内容提要

《中医外科学》是中医药学高级丛书之一，由湖南中医药大学谭新华教授和何清湖教授主编，由上海中医药大学陆德铭教授审订。

全书分四篇。第一篇为总论，主要介绍中医外科学发展史、疾病命名和分类、病因病机、辨证与辨病、治法等内容。第二篇为外科疾病。计116种。第三篇为肛肠疾病，计11种。第四篇为皮肤病与性传播疾病，计106种。书末为常见病附方。

本书面向21世纪，在发掘、整理、发扬祖国医学的基础上，摄取了当代新经验、新理论、新观点、新技术，突出临床实用，可供外科医、教、研人员参考。

中医药学高级丛书

中医外科学

第2版

审　订　陆德铭

主　编　谭新华　何清湖

副主编　喻文球　陈红风　秦国政　张燕生　杨志波

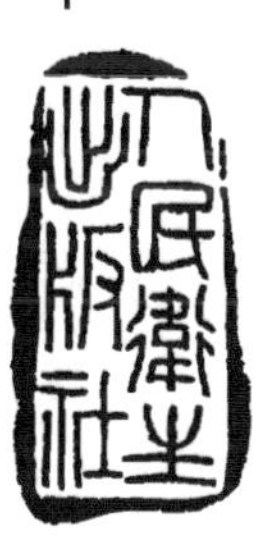

图书在版编目（CIP）数据

中医外科学/谭新华等主编. —2 版. —北京：人民卫生出版社，2011.4
（中医药学高级丛书）
ISBN 978-7-117-13740-9

Ⅰ.①中… Ⅱ.①谭… Ⅲ.①中医外科学 Ⅳ.①R26

中国版本图书馆 CIP 数据核字（2010）第 238388 号

中医外科学

第 2 版

主　　编： 谭新华　何清湖
出版发行： 人民卫生出版社（中继线 010-59780011）
地　　址： 北京市朝阳区潘家园南里 19 号
邮　　编： 100021
E - mail： pmph @ pmph.com
购书热线： 010-59787592　010-59787584　010-65264830
印　　刷： 北京虎彩文化传播有限公司
经　　销： 新华书店
开　　本： 787×1092　1/16　**印张：** 67
字　　数： 1672 千字
版　　次： 1999 年 10 月第 1 版　2023 年 5 月第 2 版第 16 次印刷
标准书号： ISBN 978-7-117-13740-9/R・13741
定　　价： 129.00 元

中医药学高级丛书

中医外科学(第2版)
编写委员会

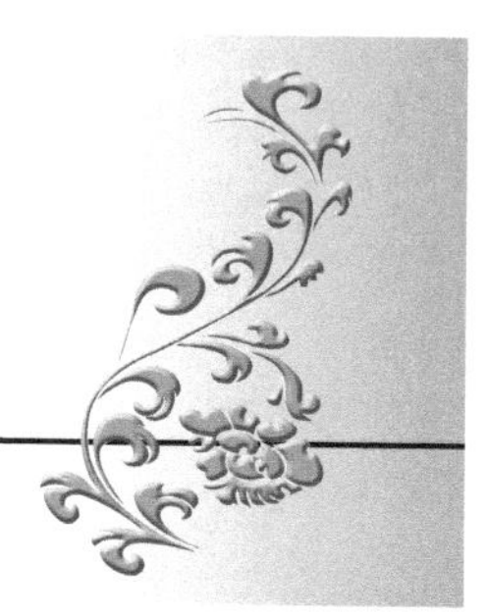

审　订

陆德铭

主　编

谭新华　何清湖

副主编

喻文球　陈红风　秦国政　张燕生　杨志波

编　委（以姓氏笔画为序）

王　军　王万春　叶媚娜　匡　琳　朱明芳
刘　明　刘仍海　刘丽芳　刘佃温　刘朝圣
许　斌　杨　柳　杨志波　杨恩品　杨素清
何清湖　张春和　张董晓　张燕生　陈红风
周　涛　金文银　郑佑君　侯玉芬　唐乾利
秦国政　郭伟光　曹烨民　喻文球　韩万峰
谭新华　魏跃钢

中医药学高级丛书

中医外科学(第1版) 编写委员会

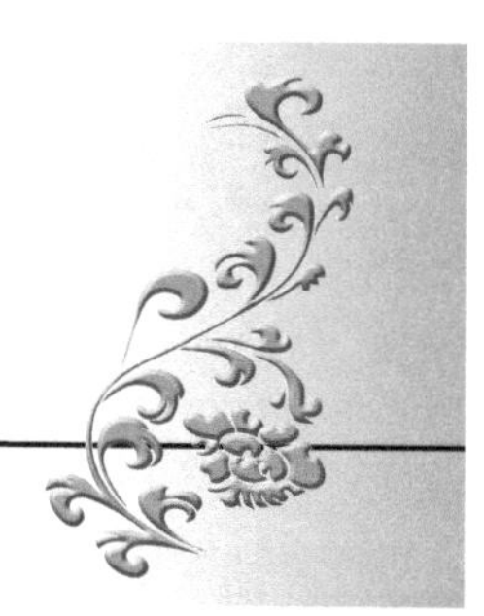

主　编

谭新华　陆德铭

副主编

王　沛　马绍尧　何清湖

禤国维　喻文球　贺执茂

编　委（以姓氏笔画为序）

马绍尧　王　沛　占永贵　朱晓明　李咏梅

何永恒　何清湖　陈红风　陈达灿　陈志强

陆德铭　杨文彪　杨志波　吴胜利　张耀圣

范瑞强　贺菊乔　贺执茂　周聪和　谌莉媚

康国志　曹烨明　喻文球　蔡炳勤　谭新华

禤国维　潘晓明

出版者的话

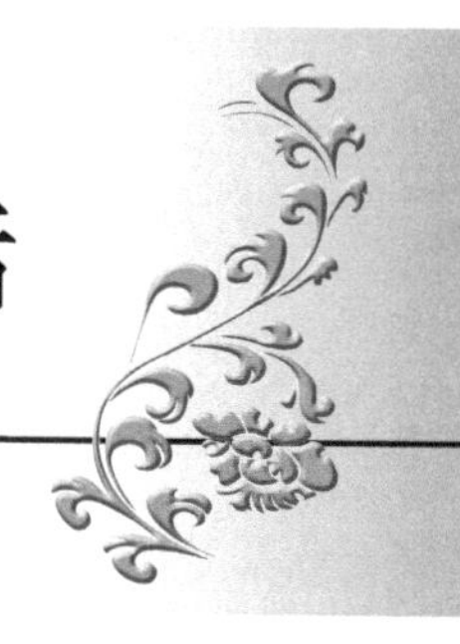

《中医药学高级丛书》(第1版)是我社在20世纪末组织编写的一套大型中医药学高级参考书,内含中医、中药、针灸3个专业的主要学科,共计20种。旨在对20世纪我国中医药学在医疗、教学、科研方面的经验与成果进行一次阶段性总结,对20世纪我国中医药学学术发展的脉络做一次系统的回顾和全面的梳理,为21世纪中医药学的发展提供借鉴和思路。丛书出版后,在中医药界反响很大,并得到专家、学者的普遍认可和好评,对中医药教育与中医药学术的发展起到了积极的推动作用,其中《方剂学》分册获得"第十一届全国优秀科技图书三等奖",《中医内科学》获第16批全国优秀畅销书奖(科技类)及全国中医药优秀学术著作一等奖。

时光荏苒,丛书出版至今已十年有余。十余年来,在党和政府的高度重视下,中医药学又有了长足的进步。在"读经典,做临床"的学术氛围中,理论探讨和临床研究均取得了丰硕的成果,许多新观点、新方法受到了学界的重视,名老中医学术传承与经验总结工作得到了加强,部分疑难病及传染性、流行性疾病的中医诊断与治疗取得了突破性进展。在这种情形下,原丛书的内容已不能满足当今读者的需求;而且随着时间的推移,第1版中存在的一些问题也逐渐显露。基于上述考虑,在充分与学界专家沟通的基础上,2008年,经我社研究决定,启动《中医药学高级丛书》的修订工作。

本次修订工作在保持第1版优势和特色的基础上,增补了近十几年中医药学在医疗、教学、科研等方面的新进展、新成果。如基础学科方面,补充了"国家重点基础理论研究发展计划(973计划)"的新突破、新成果,进一步充实和丰富了中医基础理论,反映了当前我国中医基础学科研究的新思路、新方法;临床学科方面,在全面总结现代中医临床各科理论与研究成果的基础上,更注重理论与临床实践的结合,并根据近十年来疾病谱的变化,新增了传染性非典型肺炎、甲型H1N1流感、艾滋病等疾病的中医理论与临床研究成果,从而使丛书第2版的内容能更加适合现代中医药人员的需求。

本次修订的编写人员,在上一版专家学者的基础上,增加了近年来中医各学科涌现出来的中青年优秀人才。可以说此次修订是全国最具权威的中医药学家群体智慧的结晶,反映了21世纪第1个10年中医药学的最高学术水平。

本次出版共21种,对上一版的20个分册全部进行了修订,新增了《中医急诊学》分册。工作历时二载,各位专家教授以高度的事业心、责任感,本着求实创新的理念投入编写或修订工作;各分册主编、副主编所在单位也给予了大力支持,在此深表谢意。希望本版《中医药学高级丛书》,能继续得到中医药界专家和读者的认可,成为中医药学界最具权威性、代表性的重要参考书。

由于本套丛书涉及面广,组织工作难度大,难免存在疏漏,敬请广大读者指正。

人民卫生出版社

2010年12月

2版前言

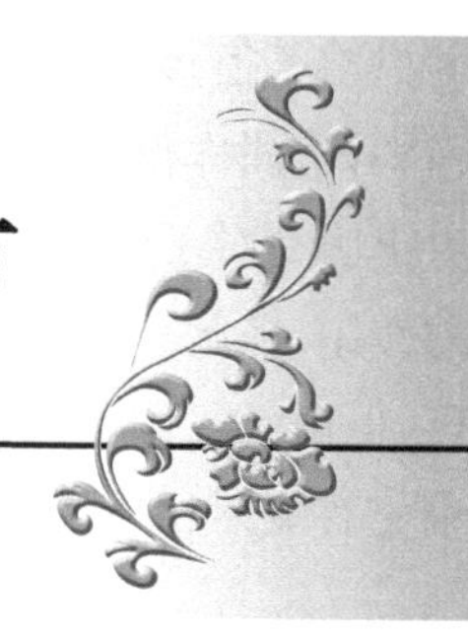

20世纪末，人民卫生出版社从全国遴选数百名中医药学科带头人和著名学者，组织出版了大型学术丛书——《中医药学高级丛书》，含中医、中药、针灸3个专业的主要学科，共计20种。丛书出版后，得到了中医药学术界与中医药院校师生的高度赞誉，被誉为是中医药学界具有权威性、代表性的学术专著和教学参考书，是全国第一流中医药专家群体智慧的结晶。

《中医外科学》是本套丛书的重要组成，于1998年正式出版，由谭新华、陆德铭教授任主编，全国近30位中医外科学专家参与了编纂工作。该书对促进中医外科学学科的发展起到了一定的作用，得到了中医外科学界的认可，为中医外科学学术发展和人才培养起到了积极的作用。《中医外科学》出版至今，已有12年，随着生命科学迅猛崛起，中医外科学学科内又产生出一大批新成果、新思路、新方法，知识不断更新，而且在图书的使用过程中，也难免又发现一些不足或错误之处，需要不断更新、补充或修订，以推陈致新，满足现代中医外科学学术发展的需要，满足读者不断追求新知识的需要。为此，在人民卫生出版社的支持下，我们对《中医外科学》进行了再版修订。

本次修订原则：①修订专家尽量维持原编纂作者，根据情况适当增删；②编纂的定位、读者对象不变，依然强调学术的权威性，供中级以上职称的中医和中西医结合外科医师、中医药院校教师、中医外科学研究生，以及从事中医外科学研究的高层次人才使用；③本书的篇、章、节原则上不变，根据学科发展的具体情况，作了适当增删；④全书的编纂体例与第1版基本保持一致，不作大的修改；⑤全书的基本概念、基本理论与因机证治体系内容根据学科发展与临床的实际情况可略作修订，原则上不作大的变动；⑥本书修订的重点是"【现代研究】"部分，应将近12年以来在中医外科学领域内新成果、新理论、新思路、新方法充分反映，注意参考文献的权威性、科学性、创新性；⑦全书篇幅较第1版有所增加。

再版修订由谭新华、何清湖教授任主编，有17所中医药院校共32位专家参与，具体分工如下：第一篇：谭新华、何清湖、刘朝圣。第二篇第一章：刘丽芳，王军、曹烨民；第二章：陈红风、张董晓、叶媚娜；第三、四、五章：喻文球、王万春；第六章：唐乾利；第七章：侯玉芬、刘明、周涛、曹烨民；第八章：许斌；第九章：秦国政、韩万峰、郑佑君、张春和。第三篇第一、二、三、四、五章：张燕生、刘仍海；第六、七、八、九章：刘佃温。第四篇第一、二、三章：魏跃钢；第四、七、十、十一、十三、十五、十八、十九章：杨志波、朱明芳、匡琳；第五、六章：杨恩品；第八、九、十二章：杨素清；第十四章：郭伟光；第十六、十七章：杨柳；第二十章：金文银。

本书第1版出版后，全国很多中医外科界同仁来信、来电、发表论文或会议交流中，对本书提出了很多中肯的建议和意见，指出了一些错误和不足，使我们深受感动。在再版修订过程中，也同样得到了很多前辈、专家的悉心指点，陆德铭教授百忙之中抽空审定全书，人民卫生出版社对于此次修订提供了很大的支持，这些对我们的再版修订工作都起到了十分重要的作用，在此一并表示感谢！虽然是再版，是站在第1版全体编纂成员坚实成果基础上的修订，但由于我们学识有限，加之个人学术观点之影响，对中医外科学的新发展、新成果的总结难免有疏漏和不足之处，恳请各位专家、读者能继续不吝指正，以便我们不断完善并提高。

谭新华　何清湖

2010年11月于长沙

目　录

第一篇　总　论

第二篇　外 科 疾 病

第三篇　肛肠疾病

第四篇　皮肤病与性传播疾病

第一篇　总论

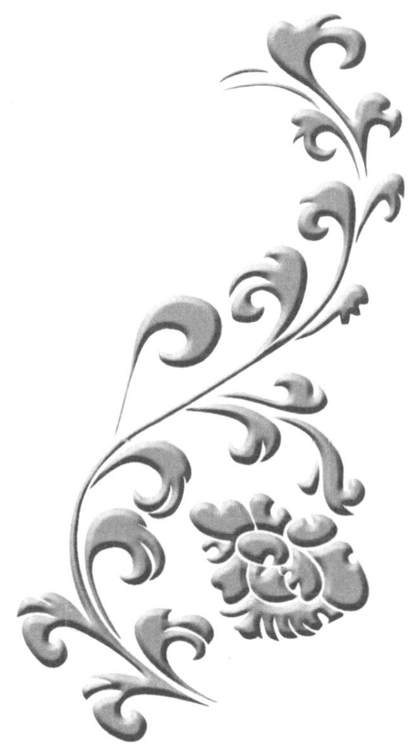

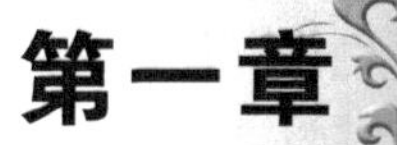

第一章 中医外科学发展简史

中医外科学是中医学的一个分支学科，其内容包括疮疡、皮肤病、肛门病和外科杂病等。在中医学发展史上，跌打损伤、金刃刀伤，眼、耳鼻喉、口腔等病，曾属于外科范围，由于医学的发展，分工愈来愈细，以上各病都先后归属于有关专科。而急腹症、乳房病、甲状腺疾病、泌尿系统疾病、男性病等，以前属于中医内科范围，因为中西医结合工作的开展，这些病种有的逐渐归入中医外科学范畴。中医外科学有着悠久的历史，几千年来，经历了起源、形成、发展、成熟、停滞和复兴等不同阶段，取得了巨大的成就。

一、起　源

根据考古学的研究，我国大约在 50 万年以前就有了人类。在原始社会，人类为求得生存，在日常劳动和生活中免不了与野兽搏斗，和严寒酷暑抗争，加上没有良好的生产工具，在生产工作上的意外灾害，创伤极多，自然产生了用草药或树叶包扎伤口、拔去体内异物、压迫伤口止血等最早的外科治疗方法。以后发展为用砭石、石针刺开排脓治疗脓肿。这可以说就是外科的起源。

从公元前 21 世纪后，经历了夏、商、西周和春秋战国，前后约 1 800 年期间，中医外科不断积累了知识和经验。大约在公元前 1324 年，甲骨文上有“疾自(鼻病)、疾耳、疾齿、疾舌、疾足、疾止(指或趾)、疥、疕”等记载。《山海经 · 东山经》中说：“高氏之山……其下多箴石。”郭璞注说：“砭针，治痈肿者。“在当时，砭针是切开引流的工具，也是最早的外科手术器械。该书载有 38 种疾病，包括痈、疽、痹、瘿、痔、疥等外科疾病。当时的一些经书、子书也有外科疾病病名的记载，如《尔雅》载有癫、痱、骭疡、瘇，《周礼》载有痒疥疾、肿疡、溃疡、金疡、折疡，《礼记》载有秃、创疡、苛痒，《春秋左传》载有瘅疽、伤疾、烂，《春秋公羊传》载有痍，《荀子》载有胼胝、肬赘，《庄子》载有痈、痤，等等。周代，外科在临床上已形成独立的专科。《周礼 · 天官冢宰篇》中已有食医、疾医、疡医和兽医之分，其中，疡医主治肿疡、溃疡、金疡和折疡。如说：“疡医下士八人，掌肿疡、溃疡之祝药劀杀之齐。”(祝药即是敷药，劀是刮去脓血，杀是腐蚀剂去恶肉或剪去恶肉，齐是疮面平复。)还记载有：“凡疗疡以五毒攻之，以五气养之，以五药疗之，以五味节之。”汉 · 郑玄注“五毒”说：“今医人有五毒之药，合黄堥、置石胆、丹砂、雄黄、矾石、慈石其中，烧三日夜，其烟上着，以鸡羽扫取以治疡。”即是现在升丹的炼法和应用。在 1973 年出土的马王堆文物《五十二病方》，系春秋时所写，这是我国目前发现最早的一部医学文献，记载了很多外科疾病，如感染、创伤、冻疮、诸虫咬伤、痔漏、肿瘤、皮肤病等。在“疽病”下，有“骨疽倍白蔹，肉疽〔倍〕黄耆，肾疽倍芍药”之说，针对不同的疽病，调整药物的剂量，可见到中医外科“辨证施治”的萌芽。在“牝痔”中，具体记载了割治疗法，如“杀狗，取其脬(膀胱)，以穿籥(竹管)入脏(直肠)中，吹之，引出，徐以刀割去其巢，冶黄芩而屡傅之。”其他尚有用小绳结扎“牝痔”、用地胆等药外敷“牝痔”(类似枯痔疗法)、用滑润的“铤”作为检查治疗漏管的探针等。由此可见,当时外科已有一定的治疗水平。战国时期,出现了著名的外科医生。有记载的第一个外科名医是医竘,大约生卒于公元前5—前4世纪,据《尸子》载,其曾"为宣王割痤,为惠王割痔,皆愈。"

二、形 成

中医外科有文字记载的资料很早,但初具规模,形成一个学科,则在汉朝(公元前206—公元220年)。因为那时已经有了医学理论著作——《内经》,该书系统地整理了战国以前的中医基本理论和实践,从病因病机到临床诊断和治疗原则都有了具体论述,对中医外科学的发展奠定了理论基础。如痈疽病因、病机、诊断方面,《素问·生气通天论》:"高梁之变,足生大疔。""荣气不从,逆于肉理,乃生痈肿。"《灵枢》中立有"痈疽篇",专述痈疽的因机证治,"营卫稽留于经脉之中,则血泣而不行,不行则卫气从之而不通,壅遏而不得行,故热。大热不止,热胜则肉腐,肉腐则为脓。然不能陷,骨髓不为焦枯,五脏不为伤,故命曰痈。""热气淳盛,下陷肌肤,筋髓枯,内连五脏,血气竭,当其痈下,筋骨良肉皆无余,故命曰疽。疽者,上之皮夭以坚,上如牛领之皮。痈者,其皮上薄以泽,此其候也。"载外科病名17种。治疗方面,用"菱翘草"作煎剂内服,用"豕膏"外涂患处。"发于足趾,名曰脱疽。其状赤黑,死不治。不赤黑,不死。不衰,急斩之,不则死矣。"这是手术方法治疗脱痈(脱疽)的最早记载。

史载第二位外科名医是汉时的淳于衍,据《汉书·外戚传》载:"女医淳于衍,得入宫侍后疾。"《霍光传》中称他为乳医,这"皇后疾"很可能就是乳病。号称外科鼻祖的华佗是史书所载较为详细的一位伟大的外科学家,其生于东汉末年,大约在公元141—203年之间,号元化,沛国谯郡人(安徽亳县),其通晓古代术数,精于医术,内、妇、儿、针灸各科无所不晓,尤擅长外科技术,对针药所不能及的疾病,则酒服麻沸散,进行剖腹涤肠术。如《后汉书·华佗传》中写道:"若疾发结于内,针药所不能及者,乃令先以酒服麻沸散,既醉无所觉……刳破腹背,抽割积聚;若在肠胃,则断截湔洗,除去病秽;既而缝合,傅(敷)以神膏,四五日创愈,一月之间皆平复。"可见华佗当时已经能在全身麻醉下,比较精巧的进行腹腔等手术,这对中医外科学的发展有着重大的贡献。可惜这些宝贵的经验久已失传,无以查考。据《医藏目录》所载,华佗著有《外科方》一书,亦佚。

具有"医圣"之称的张仲景(公元150—219年),不仅开创了中医辨证论治的先河,其所著《金匮要略》对外科急腹症的论治亦有较大贡献。如在"疮痈肠痈浸淫病脉并治篇"中说:"肠痈者,少腹肿痞,按之即痛如淋……时时发热,自汗出,复恶寒。其脉迟紧者,脓未成,可下之,当有血。脉洪数者,脓已成,不可下也。大黄牡丹汤主之。"上述诊治原则和方剂,一直为后世医家所沿用,并为现代中西医结合治疗急性阑尾炎提供了极其宝贵的经验。其辨脓有无的诊法,对后世脓肿的辨证有所启发。

西汉前后的《金创瘈疭方》是我国第一部外科专著,《汉书·艺文志》载其30卷,可惜没有保存下来。

由此可见,到了汉代,从理论、实践、药物、手术、著作等方面看,中医外科已初步形成一个独立的学科。

三、发 展

两晋南北朝、隋唐五代时期中医外科有了进一步的发展。晋代医家皇甫谧(公元214—282年)所著的《针灸甲乙经》(约成书于公元260—264年)中,有外科3篇,提出了近30种病证，特别对痈疽的论述较为详尽。如“治痈肿者，刺痈上，视痈大小探浅刺之，刺大者多而深之，必端内针为故止也。”

葛洪（约公元 281—341 年）所著《肘后救卒方》中，总结了许多有科学价值的外科治疗经验，如用海藻治疗瘿疾，是世界上最早用含碘食物治疗甲状腺疾病的记录；用狂犬脑敷贴狂犬咬伤创口的外科被动免疫疗法开创了用免疫法治疗狂犬病的世界先例。能在 3 世纪就有这样的记述，应当说是难能可贵的。我国炼丹术很早，魏伯阳著《周易参同契》（公元 142 年）是世界上第一部炼丹著作。葛洪在《抱朴子》内篇里，在前人炼丹的基础上，总结了炼丹术的经验，促进了制药化学的发展。后世外科所用的红升丹、白降丹等有效外用药，即是炼丹术的发展。

南北朝时南齐龚庆宣（5 世纪末）所著《刘涓子鬼遗方》（成书于公元 499 年）是我国现存最早的外科学专著。全书共分 5 卷，对痈、疽、金疮、疮疖、皮肤病等疾病的诊断和治疗有较详细的论述，共列有内治法、外治法方剂 140 余首，对外伤的治疗有止血、止痛、收敛、镇静、解毒等方法，并用黄连、雄黄、水银等多种药物配成药膏治疗疮疡。对辨脓的有无和切开引流方法有较确切的诊断和适当处理，如“痈大坚者，未有脓；半坚薄，半有脓；当上薄者，都有脓，便可破之。所破之法应在下，逆上破之令脓得易出……”因此，该书在中医外科学专籍中占有一定地位。

隋唐时代（公元 581—907 年）外科学发展较快。由巢元方等集体编著的《诸病源候论》是我国第一部病原病理学专书，其中有不少外科内容。对痈疽、疔疮、丹毒、瘿病、痔瘘、伤疮、虫兽杂毒、金疮、损伤、皮肤病等病因证治都有详细记载，尤以皮肤病论述较详，病种多达 40 余种。如漆疮，以为“人有禀性畏漆，但见漆便中其毒”，肯定了此病与个体差异有关；明确指出，疥疮有疥虫，“湿疥者，小疮皮薄，常有汁出，并皆有虫，人往往以针头挑得，状如水内瘑虫。”癣病有癣虫，“在头生疮，有虫，白痂甚痒。”在当时的条件下，能认识到有病原体的存在，确是一项重大的突破。在“金疮肠断候”中，对腹部外伤的处理也有很大成就，如“夫金疮断肠者，视病深浅，各有死生……肠两头见者，可速续之，先以针缕如法，续断肠，便以鸡血涂其际，勿令气泄，即推纳之。”可见当时对于腹部外伤的处理已达到相当高的水平。书中还记载了血管结扎、拔牙等手术方法。

唐代孙思邈（公元 581—682 年）的《千金方》和王焘（约公元 670—755 年）的《外台秘要》，广泛地总结了前人的医学理论和诊治经验，收载了许多外科治疗方剂和各种外治疗法，是外科方药的重要参考文献。孙思邈尤重医德，其言：“人命至重，贵于千金；一方济之，德逾于此。”故其书名为《千金方》。他是饮食疗法和脏器疗法的创始人，采用吃动物肝脏治疗夜盲症，吃牛羊乳治疗脚气病，吃羊靥、鹿靥治疗甲状腺肿大，都是现代科学证实了的成功经验。至于用葱管导尿，则比 1860 年法国发明橡皮管导尿早 1200 多年。

宋代（公元 960—1279 年）外科学家从理论上更加重视整体和局部的关系，使辨证论治进一步用于外科临床，并注重治疗上的扶正与祛邪相结合、内治与外治相结合。如《太平圣惠方》（公元 982—992 年）中有关外科疾病部分，除了对痈疽病因、病机、治疗、预后等进一步阐述外，尤对不同症状，详列不同治法，充分反映了辨证论治在外科疾病上的具体运用。对外科疾病的诊断，首先记载了“五善七恶”的观察方法；在临床治疗上，创立了“内消”和“托里”方法。并首先提到用砒剂治疗痔核。将金疮痉定名为破伤风。《圣济总录》（公元 1111—1117 年）共 200 卷，其中 101～149 卷均属外科，在每类之前冠以总论，词简理明；后分述各种外科治疗方的组方、用法和功用主治，是外科学的重要参考文献。公元 1227 年魏岘的《魏氏家藏方》已载有痔核周围先涂膏剂，以免灼痛，使枯痔疗法更为完善。

宋时外科专著日益增多。其中东轩居士著有《卫济宝书》(公元 1170 年)，专论痈疽，原书 1 卷 22 篇，现存《四库全书》辑佚本析为 2 卷。卷上为痈疽论治、五发(癌、瘭、疽、痼、痈)图说、试疮溃法、长肉、溃脓法、打针法、骑竹马灸、灸恶疮法等，卷下为正药指授散等 40 首外科方剂及乳痈、软疖的证治。全书论述外科诸证，首分五善七恶，详尽描述证象，论述患病原因，对疮证的诊断，分疮色缓、疮色急、疮证吉、疮证凶 4 类，并结合患者全身症状确定预后，选方系从经验旧方裒辑，多是作者外科经验的总结。书中还记载了很多医疗器械，如灸板、消息子、炼刀、竹刀、小钩等的用法。

李迅的《集验背疽方》(公元 1196 年)，全书 1 卷，对背疽的病因、主证和兼证的鉴别、诊治及多种经验药方、禁忌等均有阐述。指出发疽有内外之别：外发者虽肿大热痛，但易治；内发者因脏腑溃烂，则较难治。所载方剂如五香连翘汤、内补十宣散、加减八味丸、立效散等仍为临床所用。

陈自明首编以外科命名的专著《外科精要》(公元 1263 年)，全书 3 卷。重点论述了痈疽发背的诊断、鉴别及灸法、用药等，认为外科用药应根据经络虚实，因证施治，不拘泥于热毒内攻而专用寒凉克伐之剂，提出七情所郁、服食丹石、房劳伤肾病机论点，重视整体和内外结合治疗。是一部很有价值的外科专著。

元代(公元 1279—1368 年)的外科著作，有朱震亨的《外科精要发挥》、齐德之的《外科精义》、危亦林的《世医得效方》和杨清叟的《仙传外科集验方》等。其中，其成就以《外科精义》为代表。此书成书于公元 1335 年，共 2 卷。其遵《内经》外科疮疽病因说，重视整体观念，辨证简明扼要，诊断强调四诊合参，留意其外观形色与脉候虚实，详析疾病阴阳、虚实、脏腑、气血、上下之属，明辨证之善恶、轻重、深浅，治疗主张以证遣方，内外兼治，内治开创内消、托里法，外治则有砭镰、针烙、灸疗、贴胁、追蚀诸法，强调早期治疗的重要性，并重视外科护理。一些诊断方面的经验仍有实用价值，如辨疮疽虚实，“肿起坚硬脓稠者……实也；肿下软漫脓稀者……虚也。”辨深浅，“高而软者，发于血脉；肿下而坚者，发于筋骨；肉皮色不相辨者，发于骨髓。”“以手按摇，疮肿根牢而大者，深也；根小而浮者，浅也。”“疮疽肿大，按之乃痛者，脓深也；小按之便痛者，脓浅也；按之不甚痛者，未成脓也。”另外，成书于公元 1337 年的《世医得效方》是一本创伤外科专著，记述了骨折、脱臼、软组织损伤、战伤等治疗方法，对伤科的发展有很大贡献。该书对麻醉药的组成、适应证和剂量均有具体的说明，是世界上已知最早的全身麻醉文献，比日本的华同青州在 1805 年用蔓陀罗汁麻醉要早 450 年。

四、成　熟

中医外科到明代(公元 1368—1644 年)、清代(鸦片战争前，公元 1644—1840 年)时已较为成熟，出现了大量的外科名医、系统专著，并形成了不同的学术流派，中医外科学得到全面发展，成为外科发展的全盛时期。薛己(约公元 1486—1558 年)，号立斋，世医出身。其承继医业，钻研医术，闻名于当时，先后任御医及太医院使，通内、外、妇、儿、眼、齿、本草等科，尤精于疡科，著有《外科发挥》、《疠疡机要》和《外科枢要》。其中。《外科发挥》(公元 1528 年)8 卷，主要论述了作者治疗肿疡、溃疡、发背、脑疽、时毒、肺痈、肺痿、肠痈、瘰疬等 31 类外科疾患的验案。其论病简明扼要，强调辨证施治，所载方药有内服之汤、丸、散、丹，亦有外治之膏、饼、箍药等剂型，并载灸法、针法等，适宜临床参考。《疠疡机要》(公元 1529 年)3 卷，是中医学第一部关于麻风病的专著。全书遵《内经》之旨，详论疠疡病候，条目清晰，治案颇多，治法全面，内外并用，所载方药如大风子膏备受后世推崇。《外科枢要》（公元 1571 年）4 卷，先明有疮疡诊断大意，论疡科 26 脉主病及疮疡预后善恶，次而总述疮疡之因，详论脑疽、耳疮、瘰疬、时毒、痄腮、发背、乳痈、瘤赘、疣子等疮疡痈瘤之证，所论条理分明，辨证精详，方药合宜，所附治验，温清消补诸法皆用，尤以补益为多。

汪机（公元 1463—1539 年）著述颇丰，对内、外、针灸、痘疹等方面均有一定见解。所著《外科理例》（公元 1531 年）7 卷，补遗 1 卷。全书详述痈疽疮疡等外科疾病，认为理论上需辨明外科疾病的发病原因、病理及治疗原则，才能以前人的经验为例，灵活运用。主张外病内治，切戒滥用刀针，具体治疗中强调调理元气之先，不轻用寒凉攻利之剂，并尽量以消散为常法。不使化脓穿溃，提出托里、疏通、和营卫三大法则，其立法用药，随证变通，不拘成方。

沈之问于公元 1550 年辑成《解围元薮》一书，4 卷。全书专论风癞（麻风）的病因、症状、治法和方药，载风病 36 种、癞病 14 种。论其病因为恶风、寒湿、房劳嗜欲、醉绝露卧变驳所成，认识到风癞是一种为害最烈的传染病，治疗主张排毒杀虫、补血壮元理气为原则，内外并治，列方 249 首。

成书于 1569 年的《疮疡经验全书》，又名《窦氏外科全书》，旧题宋·窦汉卿所撰，实为窦梦麟补辑明代以前诸书而成。全书 13 卷（现仅有 6 卷本）。书中内容庞杂，不限于外科疮疡，如五官科、皮肤性病科、小儿科、诊断学及解剖学等多有论述，多系全部或部分辑录他书，又未标明出处，故仅作为临床参考。

王肯堂（公元 1549—1613 年）重视并擅长外科，认为“疾病于人，唯疮疡最惨”。其广搜博览，结合自己的临床经验，经 11 年编成《证治准绳》44 卷，分杂病、类方、伤寒、外、儿、妇六科。其中《疡医证治准绳》辑集自《内经》、《金匮要略》、《刘涓子鬼遗方》至《外科精义》、《医垒元戎》等近 20 种医籍，博采陈无择、李杲、张元素、刘河间、薛立斋、刘宗厚等 10 多位著名医家之医论，加上自己丰富的临床经验和独特的理论建树，可谓集外科之大成。书中所载方治，大多切合临床实用。所辑成方达 1170 余首，如外科习用的名方荆防败毒散、仙方活命饮、神功散等，均载于本书。对于损伤以及肿瘤的分类描写较详，并采用了缝合口唇、气管等手术。

申斗垣于公元 1604 年所撰的《外科启玄》，广辑前贤精华，博采民间奇方异论，参以作者临床经验，对于痈疽、疔疮、瘰疬等外科疾病的病因证治记载较详。强调“营气不从，逆于肉理”而生痈疡的病理，主张治外必本诸内，提出外科施治的基本大法在于先定标本，而后分标本施治，内托以调和营气为治本，次去其兼见之证为治标，具体施治强调因证、因时、因地、因人制宜；在外治上主张疮疡脓成，不宜开迟、死肉当去等。

由于学术空气的活跃，不同的观点开始酝酿和形成。如以陈实功为代表的“正宗派”注重全面掌握传统外科理论和技能，临证每以脏腑经络为辨证纲领，治疗内外并重，内治长于消托补，外治讲究刀针手法。陈实功（公元 1555—1636 年），字毓仁，又字若虚，江苏南通人。年轻时开始学外科，行医 40 余年，临床经验丰富。于 1617 年撰成《外科正宗》一书，首论外科总论，包括痈疽原委、治法、五善、七恶、调理及痈疽图形等；次论流注、乳痈、肠痈、脏毒、疔疮、痔疮、杨梅疮等常见外科病证 120 余种，每病先明病因、病理，次论诊断要点，再次详其治法并出示验案，后载其所用方药，理法方药，丝丝入扣。其中，论病机，遵陈无择“三因说”，强调“外之证，必根于内”；论治疗，强调“痈疽虽属外科，用药即同内伤”，重视保护脾胃，认为脾胃对“外科尤为紧要”，反对无原则的使用寒凉，攻伐胃气，并力辟当时“只重内治，轻视外治”的倾向，载有“截肢”、“除死骨”、“切开引流”、“手术复位”等多种外科手术和外用药物治疗方法。其论治偏温补而忽视内消,有一定局限性。全书内容丰富,论述简明,层次清楚,具有医理明、论证详、治则明、选方当、附图精、验案良、歌诀简等特点,反映了明以前我国外科学的重要成就,成为后世研习中医外科理论和从事中医外科临床不可缺少的参考文献,誉为中医外科"正宗派"的开山。

其后,陈文治于公元1628年刊行的《疡科选粹》8卷,辑录各家学说并参以己见,论述了发背、疮疡、肿疡、溃疡、疔疮等外科病证的辨证治疗,主张疡科治疗,虽然要辨别虚实,但始终以调理脾胃为大法,持论、立法、选方切于实用。陈司成于公元1632年撰成的《霉疮秘录》是我国第一部梅毒学专著,指出此病由性交传染,且会遗传。书中采用砒石、轻粉、雄黄、朱砂等药物制成丸剂或丹药内服,是世界上使用砷剂治疗梅毒最早的记载。成书于明代(撰年不详)的《外科百效全书》(旧题龚居中原编),据传出自民间铃医张某之手的《外科十三方》,明末清初傅山所著的《青囊秘诀》等,均有一定的特色。

自陈实功创中医外科"正宗派"之后,其学术影响深远,且有后学推崇、继承和发挥。如清顺治、康熙时的御医祁坤,便是重要的人物。所编著的《外科大成》即是继承"正宗派"的重要著作。该书全面论述了痈疽等外科疾患的病因、病机、辨证、治法以及方药,内治与外治并举,理论与经验映辉。其辨名从博,虽小疵悉备无遗,重视脉诊,以三因概病源,列阴阳善恶、生死逆顺以判吉凶,肿疡、溃疡之辨治详尽,内外诸方俱备,内治重在消与托,外治方法丰富,有针、烙、砭、灸、烘、拔、蒸等,所选方药强调临床疗效,药简方约,其中不乏不传秘方。正所谓"疮疡之微者无不载,方法之善者无不备,集曰《大成》,洵可谓集外科大成也。"后其子昭远承继父业,康熙、雍正时任太医院判官;其孙祁宏源亦太医院人员,于公元1739年编成的《外科心法要诀》,即在《外科大成》基础上整理而成,并收入国家组织编纂、吴谦主持的《医宗金鉴》。

成书于公元1694年的《洞天奥旨》,又名《外科秘录》,托名岐伯天师所传,系陈士铎所著。该书16卷,集前贤名论、家传刀针良法及作者临床经验于一帙,所论多具创见,辨证清晰,论治详尽,切合实用。论疮疡重视明标本、脏腑、经络;析疮疡火毒主张分阴阳,特别要明阳火阴毒;提出从疮疡形、色、疼、痒、脓血及全身症状辨其阴阳虚实、吉凶顺逆;创制新方,用药颇有独到之处。

自陈实功创立中医外科"正宗派"之后,全面、详尽的"正宗派"基本上占据了中医外科学术的主导地位。但也有一些医家另辟蹊径,大胆创新,提出不同的学术观点。如以王维德为代表的"全生派"继承与发展明代张景岳《外科钤》外证阴阳辨证,受汪机《外科理例》之影响,治疗主张以消为贵,以托为畏,反对滥用刀针,而以温通法为主要大法。王维德(公元1669—1749年),字洪绪,江苏吴县人,祖辈世业外科。《外科证治全生集》(公元1740年)是他家业医外科的经验总结。该书论述痈疽的诊治经验丰富,主张要善辨证之阴阳虚实,强调辨证论治,一反过去有些医书所述的那种只注重根据疮肿所生部位去诊治或只是简单地循经投药的说法,而重视全身症状在鉴别诊断上的意义。其言:"凭经治症,天下皆然,分别阴阳,唯余一家。"其阴阳之分,又重在望诊。凡患处红肿疼痛为阳为痈,其毒浅,多为火毒之滞;凡患处色白(皮色不变)根盘平塌为阴疽,其毒深,多为寒痰之凝,阴毒深伏。治疗上,反对滥用刀针手术及追蚀药,他认为唯疔可刺,此外一概不轻用刀针,"殊不知毒在皮里膜外,或应开刀,尚忌深过三分,恐伤内膜。若深入寸许,伤透内腑,病人何能堪此极刑?七恶之现顷刻矣。世之宗其法治,尽属刽徒。"除外治外,王氏重视内治,强调"以消为贵,以托为畏",认为痈与疽病因有别,治法当异,即痈宜清火败毒、消肿止痛,非溃者不可用托毒之法;而治疽宜开腠理、散寒凝，溃者当退补排脓、兼通腠理。所创制的阳和汤、阳和丸、西黄丸及外敷之阳和解凝膏等，至今仍为有价值的方剂。此书刊刻问世后，历经200余年，流传甚广，对中医外科的发展有很大影响。而后，私淑王氏而著书立说者，不乏其人，如许克昌、毕法与邹五峰等。

公元1760年，世医出身而以疡科著称的顾世澄汇集前代有关治方，并录其先祖宁华、父青岩家藏秘方，辑成《疡医大全》40卷。全书分部论证，论证广泛，论理有源，对外科诸疮辨证详尽，论治得法，用方有验，内治外治紧密结合。除灸、烙、刺、割、熨、洗、内服等法外，还配合手术疗法，且书中有图有文，可按图施治，深受后世赞誉，被视为疡证全书。

萧晓亭于公元1796年撰成的《疯门全书》1卷，遵循经旨，广辑各论，参以己见，所载麻风36种理法方药详尽，具有较大的参考价值。

清代温病学四大家叶天士、薛生白、吴鞠通和王孟英等创立和完善的温病学派，曾给整个中医学的发展产生了巨大的影响。同时，温病学说对中医外科学也产生了较大的影响与渗透，为中医外科的理论与临床的发展拓开了新的境地。由高秉钧所创立的中医外科"心得派"即是典型例子。"心得派"吸取了清代温病学派的学说内容，强调温病与外疡在病因病机、治法上的一致性。高秉钧(生卒年不详)，字锦庭，江苏无锡人，擅长内、外科。于公元1805年撰成的《疡科心得集》，成为"心得派"的开山之作。该书秉承《内经》之旨，阐发医家汪机"外科必本于内"之意，申明外疡实从内出，外疡与内证异流而同源，主张外病内治，列举诸种内治原则，切中世俗忽视整体观念、只知以外治外的时弊。具体根据疮疡的发病特点，以为发病部位与发病原因攸关，从而确立"审部求因"之诊治规律，将温病学说融会于治疡之中，即：疡科之证，在上部者，属风温风热，用牛蒡解肌汤以辛凉轻散；在下部者，属湿火湿热，用萆薢化毒汤以清化湿热；在中部者，多属气郁火郁，用升阳散火汤、柴胡清肝汤以解郁清肝。并提出毒气内陷是疮疡的严重变证，将之分为"火陷、干陷、虚陷"的"三陷变局"。由于此书记述了作者治疗外科病的大量临床经验心得，学术上不乏真知灼见，实践上切合临床实用，故被后世誉为中医外科"心得派"。较高氏之学而更进一步的，可推镇江大港的沙石安；晚清医家余听鸿的《外证医案汇编》亦可说承"心得派"之学而有所发挥。

时世瑞于公元1831年所撰的《疡科捷径》3卷，集前人外科之作，"选集诸篇，撮取要领"，汇之成书。以作为学习疡科之"捷径"，此书条理清晰，简明扼要，通俗易懂，更编以歌诀，易学易记，故多被后世作为习医之普及读物。

许克昌、毕法同辑的《外科证治全书》(公元1831年)以王维德的《外科证治全生集》为蓝本，强调望诊和阴阳辨证。关于阴疽的治疗，虽本于王氏的温通腠理法，但用方不拘于阳和汤，而是随证施治。不选升降丹药之方，认为"世人以升降药为外科拔脓之要药，殊不知升降药乃盐、矾、砂、汞火力锻炼而成，药之霸道者也。去瘀生新，或有赖焉；若证患日久，气血本已虚亏，岂可任用霸剂。"书中附有《外科证治全生集》的医案，可见其学术之所踵。

邹五峰的《外科真诠》(公元1838年)亦重外科之阴阳辨证。他辨阴阳，不仅有纯阴纯阳之分，更有半阴半阳之分。认为半阴半阳证表现为坚硬微痛，皮色淡红；治法以和营解毒为主，内服加减活命饮，外敷乌龙膏，溃后仍宜托里。诊断上不像王维德那样偏于望色，而略于诊脉，主张久病仍当以脉定虚实，而经络、切脉、症状辨证均很重要。也不一概禁用刀针，而关键在于辨别有脓无脓，根据部位浅深正确用刀。书中载有多种外科怪病。

沙石安(公元1820—1887年)，世操医业，以外科名世，时称"大港沙派"，著有《疡科补苴》一书，对中医外科"心得派"多有发挥。他强调温病与外疡在发病上的一致性，其言"热蕴六经为温病，毒聚一处为外疡。"认为痈疽不分阴阳，皆属热毒。疽属阴症，只不过是因为"疽从阴中发出，气化最缓，皮色不变，非寒也"，实乃"毒火陷阴"之故。对疮疡初起，反对温散温托，主张辛凉宣解。以为那些服以阳和汤之类而愈者，实际上不是骨疽或肉疽，乃是寒胜的痛痹或湿胜的着痹。强调治疡症以顾阴为主。全书体现了"能治温病，即能治外疡"的基本思想。

五、停 滞 期

近百年来（公元1840—1949年），尤其是从辛亥革命到中华人民共和国成立前，中国在帝国主义、封建主义和官僚资本主义统治下，中医学受到严重摧残，使中医外科学处于奄奄一息的状态。这个时期的《理瀹骈文》（公元1870年，吴尚先撰）对中医外科学的发展贡献稍大。这是一部以膏药为主的外治法专书，书中提供的一些外治膏药方对于中医外科临床仍有一定的实用价值。其他如张贞庵所著的《外科医镜》（公元1883年）、马培之所纂的《外科传薪集》（公元1892年）、张山雷所撰的《疡科纲要》（公元1927年）等，临床上亦有一定的参考价值，或对中医外科学的发展曾经产生过一定的影响。

六、复 兴 期

中华人民共和国成立后，由于贯彻执行党的中医政策，积极开展中西医结合研究工作，使中医外科学获得突飞猛进的发展。1954年首先在北京成立中医研究院，各省市也先后成立中医药研究所，建立了不少中医医院，1956年各地相继建立了中医学院，著名的中医外科专家到中医学院任教，对历代外科医家的学术经验进行全面的、系统的教授，这样，一支从事中医外科专业的队伍迅速成长壮大。1960年中医研究院编著《中医外科学简编》，1960年、1964年上海中医学院主编《中医外科学讲义》，1980年广州中医学院主编《外科学》（中医专业用），1986年和1996年分别由顾伯华、陆德铭主编的《中医外科学》作为全国中医学院外科教学的统一教材，使学生比较系统地学习和掌握中医外科学的理论知识和临床常见外科疾病的辨证论治的内、外治法，为培养中医外科专业的人才打下了良好基础。同时，还编著和重印了大量的中医外科学专著，不断交流全国各地中医外科学的学术经验与成就，使中医外科学的理论和经验得到较大的普及与提高。在外科疾病的诊疗方面取得了较快的进展，积累了很多有益的经验，临床治疗对象远远超出了传统中医外科的一般疮疡、痔瘘、皮肤病等范围。中西医结合外科研究取得了新的成果，创立了新的独特的临床治疗体系。1954年，自河北省沧州专区人民医院首先应用四妙勇安汤治疗血栓闭塞性脉管炎取得显著效果以来，中西医结合治疗血栓闭塞性脉管炎在全国已取得显著成绩，临床治愈与显著好转率有报道达70%～80%，使大多数坏死期病人避免了截肢手术，截肢率下降。从1958年以来，中西医结合治疗急腹症已总结出比较完整有效的治疗规律，据统计，在开展中西医结合治疗急腹症的医院中，急性阑尾炎的非手术率达80%左右，有效率在90%以上；胃、十二指肠溃疡急性穿孔，约70%适合非手术疗法，近期和远期疗效优于穿孔缝合术；急性肠梗阻约60%～70%可用非手术疗法治愈；肝、胆管结石的排石率可达60%以上。治疗肛门直肠疾病，继承和发扬了中医枯痔疗法、挂线疗法，总结出了中西医结合治疗的方法，提高了临床治疗效果。中西医结合治疗烧伤的工作进展较快，在防治烧伤休克的实践中，根据"治病必求其本"的原则，进行合理的内服外治，以控制渗出，改善气血灌流，保护内脏功能，增强机体的调节适应能力等，在防治烧伤休克和减少感染的发生上有了明显的提高。在中医外科治法方面，开展了“消、托、补”之法和“祛腐生肌”等的临床研究和机制的探讨，对“以消为贵”尤其重视，这对加深理论的认识，提高临床疗效等起了一定作用。对外科名方和针灸疗法在外科方面的应用，进行了大量的临床观察和实验研究，丰富了中医外科治疗经验。针刺疗法对外科急性炎症的疗效及其抗炎作用已被重视；某些清热解毒方剂和药物被证实具有抗菌消炎和提高机体免疫力等作用，治疗外科感染性疾病和预防手术后感染均有显著效果；某些活血化瘀方剂和药物，能改善血液循环，降低血液黏度，防止血栓形成，软化结缔组织增生，减轻炎症反应，促进炎性肿块消散，以及调整机体免疫功能等，故对周围血管疾病、炎性肿块、外伤瘀血肿痛等疾病，均有满意的治疗效果……

中医外科学是祖国医学宝库中的重要组成部分，它具有独特的理论体系和丰富的临床经验，对外科疾病的认识和治疗，很重视整体观念和辨证论治，强调内治法与外治法及其他治法相结合。我们坚信，认真贯彻党的中医政策，继续努力学习，勤于实践，勇于开拓，用现代科学的知识和方法（包括西医学）对中医外科的理论和治疗经验进行深入、持久的研究，不断向着未知领域开发，中医外科的研究将会取得更大的成就，中医外科学将得到更大的发展，并为人类的健康事业作出更大的贡献。

【古籍选粹】

《外科正宗·自序》　历下李沧溟先生尝谓：医之别内外也。治外较难于治内何者？内之症或不及其外，外之症则必根于其内也。此而不得其方，肤俞之疾亦膏肓之莫救矣。乃今古治外者，岂少良法神术哉！或缘禁忌而秘于传，或又蹈袭久而传之讹。即无所讹，而其法术未该其全。百千万症，局于数方，以之疗常症，且不免束手；设以异症当之，则病者其何冀焉。余少日即研精此业，内主以活人心，而外悉诸刀圭之法，历四十余年，心习方，目习症，或常或异，辄应手而愈。虽徼及岐黄之灵，肉骨而生死，不无小补于人间，自叩之灵台，则其思虑垂竭矣。既念余不过方技中一人耳。此业终吾之身，施亦有限，人之好善，谁不如我，可不一广其传，而仅韬之肘后乎？于是贾其余力，合外科诸症，分门逐类，统以论，系以歌，殽以法，则微至疥癣，亦所不遗。而论之下从以注，见阴阳虚实之元委也；方之下括以四语，见君臣佐使之调停也；图形之后，又缀以疮名十律，见病不可猜、药石之不可乱投也。他若针灸、若炮炼、若五戒十要、造孽报病之说，不啻详哉其言之也，余心其益熯矣。集既成，付之梓，名曰《外科正宗》。既而揽镜自照，须鬓已白。历下所云治外较难于治内，庶几识余之苦心哉。里中顾比部诸君似亦嘉余之有裨于世，各褒以言，而弁其端。余则惶悚逊谢曰：韩伯休名根未划耶？第诸君且褒余，余敢不益广诸君意，谨唯命，而以是公之养生家前。

《外科证治全生集·自序》　明刘诚意伯言：“药不对证，枉死者多。”余曾祖若谷公秘集云：“痈疽无一死证。”而诸书所载，患生何处，病属何经。故治乳岩，而用羚羊、犀角；治横痃，而用生地、防己；治瘰疬、恶核，而用夏枯、连翘。概不论阴虚阳实，唯凭经并治。以致乳岩、横痃成功不救，瘰疬、恶核溃久成怯，全不悔凭经之误。夫红痈乃阳实之证，气血热而毒滞；白疽乃阴虚之证，气血寒而毒凝。二者以开腠里为要。腠里一开，红痈毒平痛止，白疽寒化血行。彼凭经而失证治者，初以为药之对经，而实背证也。世之患阴疽而毙命者，岂乏人乎？如以阴虚阳实分别治之，痈疽断无死证矣。余曾祖留心此道，以临危救活之方，大患初起立消之药，一一笔之于书，为传家珍宝。余幼读之，与世诸书治法迥别。历证四十余年，百治百灵，从无一失。因思痈疽凭经并治，久遍天下。分别阴阳两治，唯余一家。特以祖遗之秘，自己临证，并药到病愈之方，粗制药石之法和盘托出，尽登是集，并序而梓之。以质诸世之留心救人者，依方修合，依法法制，依证用药，庶免枉死。使天下后世，知痈疽果无死证云尔。

《疡科心得集·例言》 是集论所列诸证，不循疡科书旧例，每以两证互相发明，而治法昭然若揭。其中有两证而同一治者，亦有两证而治各异者。如发背、搭疽、流注、腿痈，虽生两处，而治法则一；如乳痈、乳痰及颈项火痰、痨痰，即发一处，而治法各异。总以虚实阴阳寒热分别，临证者务以意会之，审辨明确，然后用药，始无所失。

一是集编次诸证，前后依人身上中下为序例。他如痘毒、疯疮、广疮、结毒等类，发无定处，不能属于何部者，另列于后，始不致牵率混淆，以便如例捡阅。

一是书未入内景经络之图，不详本草气味之论，以古人成书具在，考镜有资，毋庸赘述。学者稽古证今，寻求此集，与前哲当有印合处，知虞初之本有自也。

一是集采摭古人外，俱系集腋成裘。间有一二寻其原论者，则标其姓氏于首，余俱不及著名，以难于备载也。并非掠美，识者谅诸。

一集中所举汤头丸散膏丹，有可通用者，有不可通用者，若于逐条论后详载，未免复出繁冗，今概列于后，查阅较为简易。

一世俗每称我有秘方，我有不惜工本好药，每遇病即执秘方施治，不明药中气味，不识疡发根源，阴阳寒热，药不对证，反受其误。是书悉究病因，用药不执板法，虽曰外科，实从内治。窃以为得古圣贤之心法，故名之曰《心得》。

一大方中有四绝证，风、痨、臌、膈是也。疡科中亦有四绝证，谓失荣、舌疳、乳岩、肾岩翻花是也。此外诸证，明其阴阳寒热，知其气血标本，俱可医治。然亦有不愈者，如脑疽、发背、疔毒，正虚邪实，毒甚营枯，津液耗伤，正不敌邪，火毒内陷，致有神昏闭脱；及阴证之肾俞虚痰、阴寒附骨，脓出清稀，日久不敛，精神疲乏，胃衰脾败，谷食渐减，形神俱夺，气血不能来复，或潮热自汗，或昼夜热不退，致成损怯而毙。其论俱详叙集中，细心求之，临证自有把握。

一是书凡有紧要外疡，俱已论列，其余零星细证，名目犹多，兹不繁载者，非敢为遗漏也。盖以疡科之证，在上部者，俱属风温风热，风性上行故也；在下部者，俱属湿火湿热，水性下趋故也；在中部者，多属气郁火郁，以气火之俱发于中也。其间即有互变，十证中不过一二。集内所论，颇已详括，余证悉可参悟而得，毋俟再为拈示也。

一景岳先生《新方八阵》，悉皆平生心得经验之方，立法纯粹以精，能补前贤所未备。习斯业者，日夕浸润而不觉，蒙其惠者，饮食仁寿而有余，惜无歌括成书，便人诵习。余师圣学范先生，临证之暇，曾囊括成章，如汪讱庵《汤头歌括》之例，然简而未备。兹表兄吴鹤山复为增润，汇为一帙，因附刻于集后，以公同好，亦足为博古之一助云。

（何清湖　谭新华　刘朝圣）

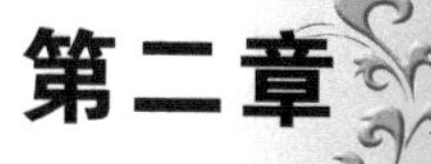

第二章 中医外科疾病的命名和分类释义

中医外科历来强调对病的认识，在商代即有外科病名的记载。如殷墟出土的甲骨文上有“疾自、疾耳、疾齿、疾舌、疾足、疾止、疥、疕”等的记载，此后随着历代对外科疾病认识的不断深入，病名逐渐增多。从马王堆出土的《五十二病方》到第一部现存外科专著《刘涓子鬼遗方》外科病名已有数十种，及至清代《医宗金鉴·外科心法要诀》外科病名达 360 余种。然而历代医著中外科病名并不一致。造成的原因主要有：我国地域广阔，沟通困难；师徒相传，父子家授；方言有别，称谓自异；认识角度不一，取名不同；前代命名不当，后世有所改正，等等。这就造成了古籍中外科病名繁杂丰富而不统一，一个病名有时包括着多种性质的疾病；有的同一性质的疾病，因所患部位、阶段、形态等的不同，而有几个病名。使后学者无所适从，既不利于挖掘、整理、继承古人的学术经验，也阻碍了外科的发展与提高。探讨总结外科疾病的命名规律，尽快将外科病名统一化、科学化、标准化，正确分类外科疾病，准确解释其本质意义，无疑是发展和提高中医外科学水平的必备条件，同样也是外科工作者起码具备的知识。

第一节　外科疾病的命名

中医外科疾病虽然名目繁多，但从其命名的共性来看，仍有一定的规律可循。一般来说，绝大多数外科病名由两部分组成，前一部分是依据疾病的部位、穴位、脏腑、病因、症状、形态、颜色、特性、范围、传染性、病程等取名，后一部分则是分类的名称。如：“人中疔”，前部分“人中”是取自穴位，而“疔”是一类病的名称。

以部位命名的　如颈痈、背疽、颧疔、肛痈、乳癖、腿痈、腋疽、缺盆疽、足踝疽、肛裂。

以穴位命名的　如委中毒、太阳疔、环跳疽、三里发、百会疽。

以脏腑命名的　如脑疽、肺风粉刺、脉痹。

以病因命名的　如破伤风、冻疮、漆疮、膏药风、水渍疮、水火烫伤、毒蛇咬伤、日晒疮。

以症状命名的　如翻花疮、黄水疮、瘰疬、麻风、有头疽、蜂窝发。

以形态命名的　如蛇头疔、鹅掌风、蝼蛄疖、酒齄鼻、红丝疔、猫眼疮、鼠乳。

以颜色命名的　如丹毒、白疕、白癜风、赤游丹、黑痣、白驳风、丹癣。

以疾病特性命名的　如烂疔、流注、狐臭、流痰、鸡眼。

以范围命名的　如小者为疖、大者为痈。

以病程命名的　如千日疮、走马牙疳。

以传染性命名的　如时毒、疫疔。

了解上述外科疾病命名的规律，有助于阅读古籍，同时可为将来制定统一的外科病名提供必要的参考。

第二节 外科疾病的分类释义

时至今日，外科疾病的分类仍不统一，必须说明的是，疾病的分类不能混同于分科，应以疾病的性质作为标准。《周礼·天官》有“疡医掌肿疡、溃疡、金疡、折疡之祝药劀杀之齐”，既明确了外科当时的范围，也作了最初的疾病分类。《黄帝内经》首先对痈疽作了鉴别，同时也提出许多不同的外科病名。后世医家依自己的见解和经验增入病名，并加以分类，但均不统一。时至明代《外科启玄》又云：“夫疮疡者，乃疮之总名也……疮之一字，所包括者广矣，虽有痈疽、疔疖、瘰疬、疥癣、疳毒、痘疹等分，其名亦指大概而言也。”指出疮疡乃外科一切疾病的总名，其中分类甚多。清《外科心法真验指掌》指出：“疮者，皮外也；疡者，皮内也；痈者，肉之间；疽者，骨之里。”上述可见外科疾病分类之异。正确地进行外科疾病的分类有两个意义，其一有利于探索揭示同类疾病的共同规律，进而提高临床疗效；其二为统一外科病名，奠定基础。每一类疾病，必须阐明其准确的概念，所以释义内容必须掌握。

疡　根据《周礼·天官》的记载，广义的“疡”包括一切外、伤科疾患，如肿疡、溃疡、折疡、金疡。狭义的“疡”则如清《外科心法真验指掌》所指“疡者皮内也”，如痈、疽之类。

疮　疮者，创也。广义的疮，即《外科启玄》云：“夫疮疡者，乃疮之总名也……疮之一字，所包括者广矣，虽有痈疽、疔疮、瘰疬、疥癣、疳毒、痘疹等分，其名亦指大概而言也。”《素问·至真要大论》所说：“诸痛痒疮，皆属于心”之意。狭义的疮，即“疮者皮外也”，凡皮肤外有形可见的各种损害，如起丘疹、疱疹、红斑、皲裂、渗出破溃糜烂等，均可称为疮。丘疹者如粟疮、血风疮；脓疱如黄水疮；红斑如猫眼疮；水疱渗出如湿毒疮；糜烂如水渍疮；皲裂如皲裂疮等。

疮疡　广义指一切外科疾病，如明《外科理例》云：“以其痈疽、疮疡皆见于外，故以外科名之。”狭义是指一切化脓性外科疾病。

肿疡　《外科发挥》原注说：“肿疡，谓疮疡未出脓者。”即一切体表外科疾病尚未溃疡的肿块，包括化脓与非化脓性疾患。

溃疡　溃疡一词早见于《周礼·天官》，但无论述。隋《诸病源候论·痈肿久愈汁不绝候》描述道：“脓溃之后，热肿乃散，余寒不尽，肌肉未生，故有恶液澳汁，清而色黄不绝也。”而明《外科发挥》则作了简洁的概述：“溃疡，谓疮疡已出脓者。”即指一切外科疾病溃破的疮面。准确地讲，中医溃疡的概念应该是，凡有脓腐的破溃疮面。

痈　早在《灵枢·痈疽》有云：“营卫稽留于经脉之中，则血泣而不行，不行则卫气从之而不通，壅遏不得行，故热。大热不止，热胜则腐肉，肉腐则为脓。然不能陷，骨髓不为燋枯，五脏不为伤，故命曰痈。”指出了痈的意义、特征及发生机制。《外科正宗·痈疽原委论》指出：“故成痈者……其发暴而所患浮浅……故易肿、易脓、易敛，诚为不伤骨易治之症也。”而清《医宗金鉴·外科心法要诀·痈疽总论歌》说：“发于肉脉之间，名痈，属阳。”概括地讲，痈者壅也。气血为邪毒所阻，壅塞不通而发为痈。发于脏腑为“内痈”，生于体表为“外痈”。外痈具有红肿热痛的特征，范围在6～9cm，易肿起、易成脓、易破溃、易收敛，预后良好。

疽　《灵枢·痈疽》云：“黄帝曰：何谓疽？岐伯曰：热气淳盛，下陷肌肤，筋髓枯，内连五脏，血气竭，当其痈下，筋骨良肉无余，故曰疽。疽者，上之皮夭以坚，上如牛领之皮。”《外科心法真验指掌》指出：“疽者骨之里。”总之，疽者，阻也，沮也。气血为毒邪所阻，沉滞于里而发。临床分为两种：病灶深在，发于筋骨，初起无头，漫肿色白，酸楚少痛，不红不热，未成难消，已成难溃，溃后难敛，损筋伤骨，称之为阴疽，如环跳疽、附骨疽等。如清《外科证治全书·阴疽证治则例》云："阴疽之形，皆阔大平，根盘坚硬，皮色不异，或痛或不痛，为外科最险之症。"又称无头疽。另一为阳疽，初起即有粟粒状脓头，焮热红肿胀痛，易向深部及周围扩散。溃破之后，形如蜂窝，范围较痈大。常在 9～30cm 之间，疮腔较深。其实质与古代"发"为一类疾病。《外科启玄》云："初起有头，如蓓蕾，白色焦枯，触之痛应心者疽也。"故又名有头疽。

发　"痈之大者"名发，属阳证，多为有头疽。

疖　《素问·生气通天论》说："汗出见湿，乃生痤疿。"明《类经·疾病类五》注："痤，小疖也。"唐《备急千金要方·痈疽第二》云："凡肿，根广一寸以下者名疖。"总之，疖者节也，疡毒之小者。所患浮浅突起，常生于皮肤浅表，具有红肿热痛，肿势局限，范围多在 3cm 左右，易脓、易溃、出脓即愈。如热疖、暑疖等。而疖之此起彼伏谓之疖病；蝼蛄疖为疖之变。

疔　古亦称丁。《素问·生气通天论》有"高梁之变，足生大丁。"此"丁"泛指一切外疡。《中藏经》始，疔独立为一类病，即《外科精义·论丁疮肿候》所说："夫疔疮者，以其疮形如丁盖之状是也。"及至清《治疗大全》把一切外疡都冠以疔，又非仅指今之疔疮。对疔疮描述最准当数《医宗金鉴·外科心法要诀·发无定处·疔疮》："盖疔者，如丁钉之状。"一类初起如粟，麻痒相兼，继则红肿热痛，寒热交作，处理不当，易成走黄，多发于颜面部。另一类初起局部漫肿无头，麻木作痒，继则焮热疼痛剧烈，每多损筋伤骨，多发于手足。还有一类疔疮具有传染性，其邪毒剧而病势重，如烂疔。《千金方》云："烂疔其状色稍黑，有白瘢，疮溃有脓水流出，大小如匙面。"其最易腐烂，实为"气性坏疽"。而疫疔则为"或感疫死牛、马、猪、羊之毒"，其状如《诸病源候论·鱼脐疔疮疾》所云："此疮头黑深，破之黄水出，四畔浮浆起，狭长似鱼脐，故谓之鱼脐疔疮。"即西医之"皮肤炭疽"。总之，所谓疔疮，是外科疾病中发病迅速而危险性较大的疾病。

流注　《仙传外科集验秘方》云："流注起于伤寒，伤寒者未尽，余毒流于四肢经络，涩于所滞，而后为流注也。"《外科正宗》又云："流者行也，及气血之壮，自无停息之机；注者住也，因气血之衰，是有凝滞之患。行者由其自然，住者由于瘀壅。"及至《疡科心得集·辨流注腿痈阴阳虚实异证同治论》中说："夫流注腿痈证虽殊而治则一，要在辨其阴阳，明其虚实而已。若因于风寒客热，或暑湿交蒸，内不得入于脏腑，外不能越于皮毛，行于营卫之间，阻于肌肉之内，或发于周身数处而为流注……此属实邪阳证"，而"其色虽白，不可认作阴证虚证。"概括之，流注是由于原发病灶的邪毒，随气血流行，扩散于肌肉深部，停留于某一部位而发生的转移性、多发性脓肿，具有初起漫肿微痛，结肿不显，皮色如常，发无定处，此起彼伏，容易走窜等特点。病变在肌肉之间，为实邪阳证。

走黄　首见于《疮疡经验全书·暑疔》："凡疔疮初生时，红软温和，忽然顶陷黑，谓之癀走，此症危矣。"癀走即走黄。而《外科正宗·疔疮论》云："凡见是疮，便加艾灸，不知头乃诸阳之首，亢阳热极所致，其形虽小，其恶甚大，再加艾灸，火益其势，逼毒内攻，反为倒陷走黄之症作矣。"总之走黄是一种由于疔毒走散入血，内攻脏腑而引起的全身性危险性证候。"走黄"二字，历代诸家众说纷纭，或谓"黄即毒也"（清·马培之注《外科证治全生集·走黄治法》）；或曰："黄即横，散也"；亦有谓"或有全身发黄如金色者，实即毒入经络，不能自化，郁蒸以成此变。走黄之名，盖由于此。"终不能全释，一言蔽之，则疔毒散而内攻，谓之走黄。

内陷　凡生疮疡，疔疮外，由于正不胜邪，毒不外泄，反陷入里，客于营血、内传脏腑而引起的全身性危险症候，称之为内陷。临床多见于有头疽并发者，又称"疽毒内陷"，清《疡科心得集·辨脑疽对口论》中云："……犹有三陷变局，谓火陷、干陷、虚陷也。"故又称三陷变局。

概括本病的病因及其临床特点的不同，分为火焰（多发生在初起期）、干陷（多发在溃脓期）、虚陷（多发生在收口期），称之为三陷症。

瘰疬 《医宗金鉴·外科心法要诀·项部瘰疬》云："此证小者为瘰，大者为疬。"古代文献中包括两种性质的疾病，如《外科正宗·痈疽门》中说："夫瘰疬者，有风毒、热毒、气毒之异，又有瘰疬、筋疬、痰疬之殊。"前者以非特异性炎症多见，初起不甚红肿，成脓后头软微红，肿核终不融合。后者为特异性结核性炎症，多见于颈项两侧及胸、腋、腹股沟等处，属虚证，初起不红、不肿、不痛。如其所云："瘰疬者，累累如贯珠，连接三五枚……其患先小后大，初不觉疼，久方知痛。疬者……生于项侧、筋间，形如棋子，坚硬大小不一，或陷或突，久则虚羸，多生寒热，若怒则甚。"目前瘰疬仅指结核性淋巴结炎。

流痰 是一种好发于骨关节之间的结核性化脓性疾病。清以前的文献中，多混于"骨疽"、"流注"、"阴疽"等之中，但对该病的描述却不少。清以后流痰的概念才出现，对其认识已基本明确。如《外科医案汇编》云："痰凝于肌肉、筋骨、骨空之处，无形可证；有血肉可以成脓，即为流痰。"本病起病之初，筋骨内损、外症不显，渐次痰液凝集，形于体表，不红不热，或痛或酸，难于溃破，溃后流出清稀脓液，淋漓不断，久则成瘘。

丹 隋《诸病源候论·丹候》："丹者，人身体忽然焮赤，如丹涂之状，故谓之丹。"指出了丹是皮肤出现鲜红色皮损，状如脂染丹涂。在古代文献中主要指丹毒，即一种突然皮肤变赤，色如涂丹，游走极快的传染性疾病。起病突然，伴明显全身症状，好发于头面、腰胯、下肢。

核 泛指一切皮肉之间的类圆形肿块。正如《圣济总录》所说："结聚成核"之意。古文献中有"结核"、"痰核"、"臖核"之不同，大致包括慢性炎症（淋巴结），良、恶性肿瘤等。而"结核"亦非结核杆菌所致的疾患。其临床表现如《医宗金鉴·外科心法要诀》所述："此证生于皮里膜外，结如果核，坚而不痛。"

痰 外科所言之痰，有两个意思。凡皮里膜外，肿硬似馒，皮色不变，按之有囊性感者称为痰；若肿块破溃，流出黏液或败絮状脓液者亦称为痰。分为虚痰与实痰，虚痰指结核杆菌引起的一类疾患，除此而外，均属实痰。

毒 外科以毒取名的疾病很多，包括许多种不同性质的疾病，实是由于前人对疾病认识不清造成的。归纳起来，凡称之为毒者有以下共同点：一是多为外邪侵袭；二是多有传染性；三是多病势发展快而且较重。即"邪之凶险者谓之毒"，大致包括感染性疾患，如中毒、时毒；过敏性疾患，如风毒、湿毒；传染性疾病，如梅毒性之便毒等。

痔 《增韵》称痔为："谓隐疾也。"《医学纲目》云："如大泽之中有小山突起为痔。在人九窍中，凡有小肉突出皆曰痔，不独生于肛门边。"痔有峙突的意思，凡肛门、耳、鼻等孔窍处，有小肉突起者，都可称痔。如：生于鼻腔内的称鼻痔；生手耳道内的称耳痔；生于肛门齿线上的称内痔。目前言痔，主要指肛门部疾病。

皲裂 指患部皮肤全层裂开，疼痒难忍，常伴出血。多发生于手足、肛门、乳头、口唇处。隋《诸病源候论·手足皲裂候》中说："皲裂者，肌肉破也。"明《外科正宗·手足破裂》认为："破裂者，干枯之象，气血不能荣养故也。"

漏 亦称瘘。早在《黄帝内经》中即有"瘘"的记载。隋《诸病源候论》中记有九瘘、三十六瘘，并在瘘候中提出："脓血不止，谓之漏也。"凡溃疡疮口处流脓，经久淋漓不止，好像滴漏一样，故名曰漏。多发生于乳房、颈部、肛门等处。漏包括瘘管和窦道两种。瘘管是指体表与脏腔之间的病理性管道，具有内口和外口。窦道指深部组织通向体表的病理性盲管，只具一个外口。

瘿　瘿者，缨也，如缨络之状。《说文解字》有："瘿，颈瘤也"。《释名》："瘿，婴也。在颈婴喉也。"病变多发生于颈项结喉之处。局部漫肿或结块，随吞咽上下活动。古代文献分有五瘿：气瘿、肉瘿、血瘿、筋瘿、石瘿。相当于西医的甲状腺疾病。

瘤　瘤者，留也。隋《诸病源候论》云："瘤者，皮肉中忽肿起，初梅李大，渐长大，不痛不痒，又不结强，言留结不散，谓之为瘤。"凡瘀血、浊气、痰滞停留于组织之中，聚而形成结块赘生物者称为瘤。与瘿相对而言，瘤为阴，色白而漫肿，皮嫩而光亮，顶小而根大，随处可生。临床分为气瘤、肉瘤、骨瘤、筋瘤、血瘤、脂瘤、胶瘤等。

岩　又写作嵒、岸、癌等。宋《仁斋直指·附齿方论》中说："癌或上高下深，岩穴之状，颗颗累赘……毒根深藏，穿孔透里，男则多发于腹，女则多发于乳或项或肩或臂，外症令人昏迷。"宋《疮疡经验全书》论乳岩云："此疾若未破可疗，已破即难治，捻之内如山岩，故名之，早治得生，若不治内溃肉烂见五脏而死。"均说明，岩为恶性赘生物，其肿坚硬如石，凸凹不平，状如岩石，溃后但流血水，臭秽难闻。即西医之恶性肿瘤。生于全身各部。

癖　明《外科活人定本》云："何谓之癖，若硬而不痛，如顽核之类，过久则成毒，如初起用灸法甚妙。"多指乳房肿块，皮色不变，增长缓慢的疾病，亦名乳疬。

疝　始出于《黄帝内经》。有冲、狐、㿉、癃、颓、瘕、厥疝等名。包括多种病证，散见各科。隋《诸病源候论·疝病》中说："疝者，痛也。"为诸疝之共同点。《儒门事亲》中论述其成因："非肝木受邪，则肝木自甚也。"故创"诸疝皆属于肝"之说。综历代文献所论，疝大致包括：腹部疼痛病证，如冲疝、厥疝、寒疝心腹痛；二便不通的病证，如颓癃疝；腹内癥瘕积聚病证，如附疝、癥疝；阴囊阴茎等前阴部位病证，如水疝；腹腔内容物向外突出病证，如狐疝、气疝；女子二阴病证，如女子之疝。今外科所言疝，主要指阴囊肿大，不痛或痛，连引少腹，或时伏时出，或其形渐大，重坠而胀的一类疾病。

癃　古作瘙，《五十二病方》载："瘙，溺不利，脬盈。"明《医学纲目》说："癃闭合而言之一病也，分而言之，有暴久之殊。盖闭者暴病，为溺闭，点滴不出，俗名小便不通是也。癃者久病，为溺癃，淋漓点滴而出，一日数十次或百次。"说明癃为小便不利，甚至不通的一类病症。外科常见前列腺增生引起的精癃、尿结石所致的石癃等。

淋　《素问玄机原病式》云："淋，小便涩痛也。"隋《诸病源候论·淋病诸候》指出："诸淋者，由肾虚而膀胱热故也。"淋通指小便频数、涩痛不利的病证，外科常见有石淋、劳淋等，而"淋病"亦有小便时痛，前阴流脓，属性传染病，与通常所言淋证不同。

风　外科以风取名的疾病很多，包括病种甚广，缘"风为百病之长"故。其共同特点是多与风邪有关，起病较急，发展较快。常包括以下数种：①来去迅速，倏起倏平，如风痞瘟，赤白游风；因食某些野菜、外受风毒或中药毒突然而起的风毒肿。②与皮肤相平，干燥脱屑、肌肤瘙痒无度，搔之迭起白屑者，如面游风、鹅掌风、肾囊风、四弯风等。③皮肤如常、风淫作痒的风瘙痒。④风邪外客肌肤，气血凝滞或不和致皮色失常如白驳风、紫白癜风、疬疡风等。⑤外受毒风、气血不运而致皮肤麻木不仁如大麻风。尚有创伤后外感风邪之破伤风；咽喉暴肿之喉风等。

疹　《韵会》："皮外小起也。"《丹溪心法》说："疹，浮小而有头粒者。"指出疹类疾病的特点，凡皮肤间起丘疹如针头大小者，如瘾疹、风疹等。

斑　《丹溪心法》说："斑，乃有色点而无头粒者是也。"凡皮肤间颜色改变，或大或小，或多或少，斑斑如锦纹，抚之不碍手者为斑。辨其色分红斑、白斑、黑斑等。

疳 凡黏膜部发生浅表溃疡，呈凹形有腐肉而脓液不多者称为疳。根据发生部位之不同分别称为口疳、牙疳、下疳、耳疳等。

瘖 皮肤间的汗疹称为瘖，如白瘖。

痘 水疱如豆粒大。指皮肤间起小水疱，内含浆液的疾患。如水痘等。

疣 《医学入门》说：“疣多患于手背及指间，或如黄豆大……拔之则丝长三四寸许。”又名千日疮、鼠乳、疣目。即指皮肤上良性赘生物。

癣 癣者徙也，言其到处转移，状如苔藓。《证治准绳·疡医》中说：癣之状，起于肌肤瘾疹，或圆或斜，或如莓苔走散”，“搔出白屑”，“搔则多汁”，“其状如牛领之皮厚而且坚”。癣之含义甚广，凡皮肤增厚伴有鳞屑或有渗液的皮肤病，统称为癣。早在《诸病源候论》中分为九癣，目前癣大致包括：真菌引起的如体癣、银屑病（白癣）、神经性皮炎（牛皮癣）、湿疹（湿癣）等。

疥 《说文解字》：“疥，瘙也。”疥者，芥也，疹如芥子而小。凡称疥者，如沾芥子之气而奇痒。隋《诸病源候论·疥候》分五疥：大疥（脓窠疥）、马疥（结节性痒疹）、水疥（丘疹性荨麻疹）、干疥（粟疮）、湿疥（湿疹）。目前所言疥主要指传染性、发丘疹损害的皮肤病，如疥疮。

痣 痣者，志也，又称记，指生于皮肤间不同颜色的赘生物。如黑痣、血痣等。

（何清湖 谭新华 刘朝圣）

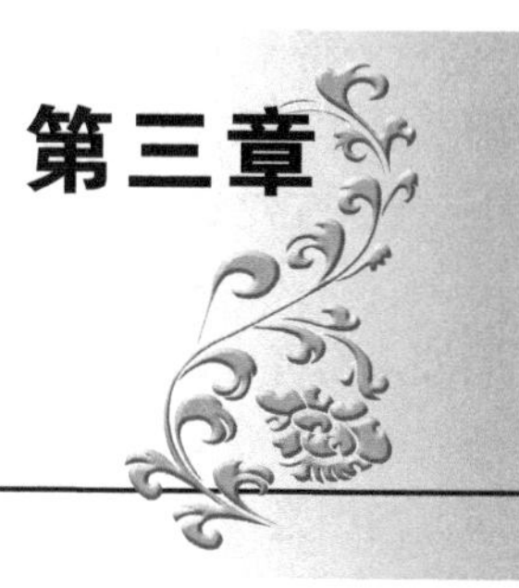

第三章 病因病机

中医学认为，人体是一个有机整体，人的生理功能、生命活动对自然环境的正常变化是能相适应的。当各种致病因素侵袭时，机体的平衡功能失调，就会发生疾病，局部受邪可以影响全身的功能，全身的失衡也可表现为局部病变。每种疾病的发生和表现，与机体禀赋强弱、感邪之轻重、病邪之性质有着密切的关系。外科疾病的发生，虽然表现为局部病证，但与全身有着密切的联系，所谓“必先受于内，然后发于外”。只有充分认识不同病因致病的特点、邪正相争的变化过程，以及局部病变与全身的相互关系，才能真正掌握外科疾病的本质及变化规律，从而指导临床辨证论治，做到“治病必求其本”。正如汪机所言，外科疾病“有诸中然后形诸外，治以遗内，所谓不揣其本而齐其末。”

第一节 病 因

外科病因学说，早在《黄帝内经》中已初步形成。《灵枢·玉版》篇云：“病之生时，有喜怒不测，饮食不节，阴气不足，阳气有余，营气不行，乃发为痈疽。”《素问·生气通天论》又云：“高梁之变，足生大丁。”“因而饮食，筋脉横解，肠澼为痔。”“劳汗当风，寒薄为皶。”说明由于精神刺激、饮食不节、劳作适宜、感受外邪，影响人体生理功能，导致机体阴阳失调，气血失畅，从而产生外科疾病。《素问》有关运气学说的论述中，阐明了五运太过不及，使自然界六气成淫，侵犯人体，致生多种外科病证。而《素问·异法方宜论》中阐述了由于地理环境、生活习惯的不同导致外科病的发生。如东南地区，滨海傍水，平原沼泽较多，地势低洼，湿热多雨，其民食鱼而嗜咸，大都皮肤色黑，肌理疏松，病多痈疡。较为全面地论述外科疾病的产生与自然气候、居处环境、饮食劳作、生活习惯、精神因素的关系，建立了外科病因学说的基础。同时对这些致病因素首次进行分类，《素问·调经论》指出：“夫邪之生也，或生于阴，或生于阳。其生于阳者，得之风雨寒暑；其生于阴者，得之饮食居处，阴阳喜怒。”认为外感六淫之邪属阳，而饮食居处、房室喜怒致病属阴。这种阴阳分类的方法，对后世临床以调整平衡而愈疾，具有深远的指导意义。

东汉·张仲景在《伤寒杂病论》中指出一切疾病的发生只有三条途径：“千般疢难，不越三条。一者，经络受邪入脏腑，为内所因也；二者，四肢九窍，血脉相传，壅塞不通，为外皮肤所中也；三者，房室、金刃、虫兽所伤。以此详之，病由都尽。”仲景的发病途径着重于病机传化，对后世病因学说的发展影响很大。到宋《三因极一病证方论》继承《黄帝内经》之旨，在“万病不出三因”的原则下，提出外科病因分类，外因乃寒热风湿所伤，内因由喜怒忧思所郁，而饮食起居、房室等列为不内外因所伤，是对仲景“三条”途径的明确说明。此后历代医家在此基础上不断补充、完善。如《疡科准绳》认为外因包括天行时气、体虚外感、身热搏于风冷；内因为七情内郁、脏腑之变；不内外因由饮食炙煿、醇酒丹石之热毒及房室之虚等所致。而

《疡科心得集》则归纳为内外二因：七情发于脏为内因属阴，六淫发于腑及天行时气为外因属阳。上述可见，历代阐述的病因学观点既不能统一，又均欠全面。在辩证唯物主义思想指导下，继承古代病因学说基础上提出：无论古人所谓的三因或二因，均属外来的致病因素，六淫、天行时气不必细言，七情内伤亦均由外来刺激引起，而饮食、居处、房室、兽虫、金刃同样属外来伤害，故均为外因，是人体生理平衡的破坏因素，其致病的途径则各有不同。而内因是人的"正气"，内在的抗病力，即人体的平衡状态，"外因通过内因而起作用"，导致机体发病。内因是决定疾病发生的关键。这一内外因发病学说，既继承了古人病因学说的合理内容，统一了古人的观点，又充分显示了中医整体观念，体现了正与邪在发病中辩证关系，科学而有力地指导临床。

归纳历代对病因的论述，主要有六淫侵袭、感受毒邪、饮食不节、房劳损伤、七情郁滞，以及各种伤害等，分别就其病邪特点、致病途径、发病特征等进行叙述。

一、六淫侵袭

风寒暑湿燥火是自然界随着时令变化的六气，是人体生理功能、阴阳平衡、生长收藏之道不可缺少的。然而六气太过不及就成为六淫，能侵害人体而发生外科疾病，这种因气候变化产生六淫而致病者，则称为"六淫侵袭"，是最常见的外感疾患的病因。导致六淫外感的原因有二：一则患体虚弱，卫表不固，人处在"气交"之中，同样的自然气候变化，体强者外邪不能为害，体弱而则留而成病。这是个体发病的主要原因，而且是症每随感邪的轻重久暂、机体的虚弱程度而异。其二是气化时邪的偏盛，或外邪久客，邪感太过，正气御邪之力不足，或超过了正常的抗病力而致病，所具外证多与季节有关，呈流行群体发病。两者都属六淫外侵，不得散发，留于肌腠筋肉脉络，形成外证。前者因于正虚为主，后者则属邪气太盛。

六气随季节变化，春天多风，夏则多暑，长夏湿盛，秋则燥行，冬天多寒，因此六淫外感亦随自然气候的变化，呈现季节性。由于人的体质不同，六淫变化无常，外感邪气常表现为或单独出现，或两种以上同时感受，地理环境的不同亦可使病证各别。诚如《温热赘言》所云："西北风高土燥，风寒之为病居多；东南地卑水湿，湿热之伤人独甚。"外科发病亦相同，北方多风寒，寒邪凝于筋骨多见；南方多湿热，湿热蕴于肌腠者多。临床应全面考虑，方可无误。

1. 风邪　风为春季主气，但四季皆有风，感受风邪以春季为主。风为阳邪，其性开泄，易袭阳位，且善行而数变。风邪伤人无微不入，经络受之，由皮而入肌肉，留于骨空肢节；口鼻受之，则入于胃肠留于六腑。风邪外袭，皆因机体腠理不密，卫外不固，邪乘隙而入，内不得通，外不得泄，致使营卫不和，气血运行失常，经络阻隔。感而随发者，多患于皮腠为病，如瘾疹；留不即发的，则多客于经络关节之间，如痹证。风邪致病每多伤于头面、上肢，发病迅速。风为百病之长，常为外邪致病的先导，兼夹寒、湿、燥、热之邪。如风夹寒湿痹着肢节发之为痹，风胜为行痹。风邪所致外科病证的特点主要表现为：其病位在表、在上，其肿宣浮，向四周扩散迅速，痛无定处，瘙痒剧烈，患部皮色或红或不变，病情变化较快，常伴恶风、头痛等全身症状。兼夹温、热多伤于表肌、头面；兼杂寒湿多见于筋骨关节、下身发病。伤于风者阴血内虚，阳气外固不密患病重。

2. 寒邪　寒为冬季主气，感受寒邪，每于冲冒霜雪、久坐湿地、气温下降急骤、汗出雨淋涉水等时。寒为阴邪，易伤阳气，不得宣通透泄，阻滞气血，发于阴；或日久阳虚而邪得入，阻于经络筋骨，病证加重。正如《灵枢·痈疽》篇云："寒邪客于经络之中，则血泣，血泣则不通，不通则卫气归之，不得复反，故痈肿。"说明寒邪侵入，气血受阻，经络不通，从而形成外科疾病。寒邪多袭阳虚之体；且阳气愈虚其邪愈深，其病也重。寒邪凝滞，多深入于内，久着缓发，使正气渐虚而成重证大疡。寒邪收引，易致血脉运行不畅，四末不得温养则是肢端青紫发冷，痛而喜温，如肢端的动脉痉挛症；寒夹湿邪，久留脉络，气血凝滞，不通则病痛，局部色黯，如脱疽；久坐湿地，寒邪下入，久着筋骨，气不运行，血凝不畅，久则发为附骨疽。可见寒邪致病多为阴证，常袭于筋骨关节之间，发病缓慢，其肿散漫不泽，其痛固定而剧烈，皮色紫黯，不红不热，得暖则轻，化脓迟缓，常伴恶寒、四肢不温、小便清长等症。若寒邪郁闭阳气日久，则“寒从热化”，成脓而外泄，或有糜烂，此为毒邪外出之象。

3. 暑邪　暑为盛夏主气，乃火热所化。《素问·五运行大论》云：“其在天为热，在地为火……其性为暑。”暑邪具有明显的季节性。暑性炎热，伤于暑者，起病急骤，多伤于头面、肌腠。暑热蕴结肌肤、头面，营卫运行不畅，气血阻滞，化腐成脓而生疖肿、痈疽；暑邪伤气耗津，其性外散，津气不足，暑邪外致，腠理开泄，邪乘虚而入，结毒于肌肤之间，化为外疡。暑多夹湿，暑湿互蒸蒙闭清阳，阻滞气血，腐烂肌肤，流滋作痒。暑湿内袭，困阻脾胃，运化失司，气血生化无源，正虚邪盛而成迁延不愈之疡。暑邪致病多为阳证，患部焮红肿胀，糜烂流脓，或伴滋水，或痒或痛，遇冷则缓，水疱脓疱，或聚或散，常伴神疲乏力、口渴胸闷等症。

4. 湿邪　湿为长夏主气。久居卑湿、坐卧湿地、淋雨涉水、梅雨绵绵之时易感湿邪。北方以寒湿多见，南方则湿热为甚。湿性重浊，外侵肌表则水液停滞而成疱疹、糜烂，漫肿如裹；入于肌肉，阻滞营血，损伤阳气，湿瘀互结而成肿疽；久留筋骨关节，闭阻气机，则关节沉滞重痛而成着痹。湿邪下受，其性下趋，湿邪为患多于下身，缠绵反复，兼夹风、寒、热邪为病。如湿热郁闭肌表脉络，则发为下肢流火；湿热阻于肌肉之间，化腐成脓，则患如臁疮；湿流阴囊，化热成脓，发为囊痈；湿热流连，随气血而行，阻于肌肉，发为流注；湿邪初感，不易察觉，日久发病，其去也缓。其致病多肿胀明显，沉重如裹，水疮叠现，化热流脓，糜烂如棉，渗液流滋，瘙痒无度，伴食欲不振、胸闷腹胀、大便黏滞等症。

5. 燥邪　燥为秋季主气，初秋多燥热相合，深秋每寒燥袭人。久晴无雨则燥生，地高风劲则燥烈，故燥邪为患多见于西北地区。《素问玄机原病式》云：“诸涩枯涸，干劲皲揭，皆属于燥。”《素问·阴阳应象大论》说：“燥胜则干。”燥邪外袭，首伤津液，肌肤失润，则皲裂干枯；口鼻失泽，必化热成疮；营卫为燥邪所阻，皮肤失养，则脱屑、瘙痒。燥邪日久不除，内伤营血，血燥生风，则瘙痒剧烈、缠绵难愈。温燥袭人，化腐成疮，疮面干枯不泽。凉燥外袭，四肢不温，手足皲裂，气血阻滞，病裂难忍。燥邪致病多犯手足、皮肤、黏膜窍道，患部干燥、枯槁、皲裂、脱屑、瘙痒，其疮久泽不润，伴口干唇燥、咽喉不爽或疼痛等症。

6. 火邪　火为阳盛所生。火与温热，性质相同，程度有别。热为温之渐，火为热之极。火热炎上，其性暴烈，感而致病，发病迅速，燔灼升腾，变化亦快。外科病症，独以火热多。如《医宗金鉴·外科心法要诀》云：“痈疽原是火毒生。”六气皆可从热化火，火热外犯肌表，营卫不和，焮红肿痛，旋即化腐成脓，如疔肿、热疮；火热蕴于肌肉之间，营气不行，逆于肉里，而成痈疽，热盛肉腐，成脓外泄而成溃疡；火热蒸于头面则有颜面疔疮，火毒炽盛，每成走黄之势；火毒结于手足，化腐成脓，伤筋损骨而成手足疔疮；火热流于肌肉经脉之间，随处化脓而成流注；或火邪直入营血，气血两燔，内侵心包而成危症。火热蕴于脏腑之间，化腐成脓而为内脏之痈肿。总之，火为阳邪，多致阳证，其性暴烈，致病迅速，来势猛急，患部焮红灼热，高肿皮薄光泽，其疼痛剧烈，每化脓腐烂，火入营血则瘀斑外现，或流血不止。疱疹聚集，脓稠流溢，气味浓厚，其痒也剧，甚则痛痒交作。常伴发热口渴、喜冷饮而恶热、大便秘结、小便短赤等症。火邪侵袭，每于阴虚之体，发病暴烈，形成重症。

二、感受毒邪

实为感受疫病之毒，其有强烈的传染性，虽与六淫邪气同属外感，但其致病之源、症状表现、预后有所区别。毒邪外袭，或自肌肤而入，或从口鼻侵犯，毒气暴烈，致使人体御防无力不支，轻则害于皮腠，重则引起营卫脏腑失调。正如《素问·刺法论》所云："五疫之至，皆相染易，无问大小，病状相似。"《温疫论·原病》亦说："疫者，感天地之疠气……此气之来，无论老少强弱，触之者即病。"疫疠毒邪多由天行时气、大风苛毒、疫死畜毒等感染所致。

天行时气，由自然气候反常所致的暴戾之气，如久旱久雨，秽浊之气熏蒸，随风传布，虚邪贼风，乘虚而入，流行传染，此种四时不正之气，可按六淫中之寒、火、湿、燥分别，但较六淫之邪更为剧烈，且有传染性，大多受之于口鼻。正如喻嘉言所云："疮疡之起莫不有因。外因者天时不正之气也，起居传染之秽毒也。"外科所见，如暴寒外来，疫毒内郁，则发喉痧；燥气盛行，复感疫毒，熏蒸肺胃，则患生白喉。天行时气，感而发病，虽症状相似，然轻重有不同，禀素强健者，治疗及时，每能速愈；正气内虚者，感毒之后，预后多不良。温邪上受，阻于上焦气分则头面颈项作肿，如痄腮等症；一旦逆传心包，并见高热不解，神昏不醒。前者预后佳，后者病情险恶，多见于正气不足之人。

大风苛毒，乃生活不洁，卫生不良，酿成恶疠之邪，侵袭人体而致病。或由皮表之虚，邪从腠理而入；或恶习秽浊，毒从下受，精化而染。外科临床，前者如麻风病，因露卧当风，久居湿地，风湿相乘，阴疠恶浊之毒气，入于皮毛血脉肌肉筋骨，以致荣卫不行，积久而外发。后者如梅毒，染毒于不洁性交，或由父母患生，从胎中感染，毒气郁遏，沉伏骨髓之中。积时日久而外攻。今日艾滋病亦属苛毒，一旦感染，大损真元，其毒日深，终不能愈。对于这类外来邪毒，预防更重于治疗。

死畜疫毒，因染急暴疫疠之毒而死的牛马牲畜、飞禽走兽，是其致病之源。其邪气性急暴烈，毒剧而鸱张，如外科临床所见之疫疔。一旦罹患，症状急剧发展，迅速高热神昏，故有"早发夕死"之说，其重危可知，这类毒邪，或由皮肤感染毒邪，由表入里，或因食用中毒，内显而外发，均致病情危急，实外科的恶症。

上述三毒，其邪剧烈，非一般外邪可比，或自口鼻而入，或从皮肤而染，变化迅速，证情重急。其邪都具有传染性，天行时气，往往患者成群，集体流行，然积极治疗，预后良好。疫死畜毒，来势最猛，毒气攻心，变证丛生，及时治疗，预后亦良。唯大风苛毒，其毒深伏，染毒于不知觉中，败坏真元，预后不良。感受邪毒者重在解毒，而六淫外感者主在祛邪，二者自有相别。

三、饮食不节

饮食是人体赖以维持生命的重要资源之一，是健康的必要条件。但必须保持适其所宜，足以营养全身。饮食不节，如饮食失宜、饥饱失常、饮食不洁和饮食偏嗜，均会导致气血化生不足，聚湿生痰化热，使五脏气偏，形成各种外科疾患。过度饥饿，气血化生不足，正气虚弱，抵抗力下，营气内虚，外邪易袭，气机运行易于失常，如瘰疬之人，每多形单力薄，脾胃虚弱，气血不足；过饱暴食，脾胃不能运化，饮食阻滞气机，蕴生湿热，致使营气不从，逆于肉理，而发痈肿；炙博生热，醇酒助火，厚味生湿，湿热相搏，火毒内炽，外发于肌腠，而生疮疔疖肿，如《素问·生气通气论》说："高梁之变，足生大丁。"湿热下注肛门，患生肛痈、痔疾，如《素问·生气通天论》说："因而饮食，筋脉横解，肠澼为痔。"湿热流注前阴，影响膀胱气化，煎熬生石，则成淋浊之证。饮食偏嗜，寒热失宜，寒伤中阳，湿邪内生，流注内伤，形成各种痈疽病证。热燥内蕴，六腑传导不利，外发成疮疡肿疖。五味偏嗜，脏气不平，久则发生各种疾病。如《素问·五脏生成》篇云："多食咸，则脉凝泣而变色；多食苦，则皮槁而毛拔；多食辛，则筋急而爪枯；多食酸，则肉胝䐢而唇揭；多食甘，则骨痛而发落。"

四、房劳损伤

房劳包括房室和劳倦所伤致病因素。房室损伤主要指性生活过度，早婚、早育、多育导致肾精亏损、肾气内虚从而引发各种疾病。肾藏一身之元阴元阳，肾虚则阴阳俱亏，正气必虚，外邪易袭致病。肾主骨为髓之府，肾气充足，则髓实而骨强，肾虚则髓空而骨弱，一旦外邪入侵，而成骨、关节痼疾。如《灵枢·五邪》篇云："邪在肾，则病骨痛阴痹。"外科常见之流痰、附骨疽、瘰疬以及岩证，多由于肾气不足，肾精亏损，外邪入侵，阻滞气机，化为痰瘀，结聚于骨、关节等处而形成。临床常见之石淋、精浊以及精癃等病，亦多是由于肾虚在先，而后湿热下注，阻滞气机，痰湿瘀热，相互搏结而成。由房室损伤所致的外科疾病，大多为慢性疾患，病变深在，如骨与关节多见，虚证寒象较多，患部肿胀不显，不红不热，隐隐酸痛，化脓迟缓。若化热，虚火上炎，则皮色暗红，微有灼热，痛亦不剧。伴腰酸、遗精、神疲、眩晕、月经不调等症。

劳倦损伤主要指劳累过度，如劳神、劳力等而致病。劳则伤气，元气虚弱，百病丛生。卫气不固，外邪侵袭，轻则皮腠发病，重则脏腑患疾。中气虚弱，脾胃不运，痰湿内生，或结聚脏腑，阻滞气机，形成急症；或外发皮腠肌肉筋脉而成外疡、瘤、瘿。中气下陷，肛门失摄，患痔疾、脱肛等症。营气虚弱，运行无力，或逆肉理而生痈肿，或滞留经脉而患臁疮。

房劳损伤均属因虚致实，虚损于日常生活之中，感邪于不意之时，日久发病，实成痼疾重病，攻邪则正虚不支，正多留邪不除。房劳伤在肾，劳倦伤在脾，临床时又当有所侧重，而有所兼顾。

五、七情郁结

喜、怒、忧、思、悲、恐、惊七种情志变化，称为七情，是人体精神状态的表现，是对外界各种不同刺激的反应。正常情况下，七情不会致病。只有突然、强烈或持久的情志刺激，超过了人体本身正常的生理活动范围，使人体气机紊乱，脏腑阴阳气血失调，才会导致疾病的发生。如《素问·举痛论》说："怒则气上，喜则气缓，悲则气消，恐则气下……惊则气乱……思则气结。"七情导致外科疾病主要表现为"七情郁结"，正如高锦庭所言："发于脏者为内因，不问虚实寒热，皆由气郁而成。"《三因极一病证方论·三因篇》亦云："七情，人之常性，动之则先自脏腑郁发，外形于肢体。"七情郁结，肝气不舒，脾失健运，气滞则血瘀，脾虚则生痰湿，气血痰湿，阻于经络则生瘰疬、瘿瘤、乳癖；郁久化热，热盛肉腐形成痈肿；痰瘀搏结，日久不化，形成坚硬如石之岩证；气郁化火，发于胸胁则成缠腰火丹；肝郁化热，脾虚生湿，湿热下注而成淋、癃、阴肿。由于七情内发，直接损伤脏腑，故所致外科病证，亦多为顽证痼疾。如朱丹溪在论乳岩中指出，乳岩的发生是由于"忧怒郁闷，朝夕积累，脾气消阻，肝气横逆"所致。《医宗金鉴·外科心法要诀》亦说失荣之证乃"忧思恚怒，气郁血逆与火凝结而成。"总之，七情所致外科病，大多起病缓慢，发生于乳房、胸胁、颈之两侧等肝胆经循行部位，患处肿胀，或软如馒，或坚如石，皮色不变，疼痛剧烈，化火则炽灼难忍，破溃则日久不愈。伴精神抑郁、性情急躁、易怒等症。七情致病重在气机失调，然日久必郁中夹虚。

六、各种伤害

凡跌打损伤、水火烫伤、寒冷冻伤、虫兽咬伤等所致外科疾病，均属外来伤害，因起病突然，人所不测，损害轻则皮肉筋骨，重则脏腑受损，气血损伤，甚至危及生命。各种伤害都有其各自特点，亦有其共同之处。正如《素问・缪刺论》云："人有所堕坠，恶血留内。"凡外来伤害，首先引起局部气血凝滞，邪毒与气血相搏，或成瘀肿；或化热腐肉成脓；或复染外邪，形成疔疮疖肿、破伤风等；或瘀阻脉络，气血运行失常发生脱疽等。各种伤害伴有邪毒内侵者，其病尤重，如毒蛇咬伤、狂犬伤、破伤风、水火烫伤复染邪毒等，由于外来伤害发病急、变化快，临床应及时诊断，迅速处理。

七、痰　与　瘀

痰饮和瘀血在古代文献中并没有列入病因学说中。近几十年来的研究探讨认为，痰饮和瘀血是临床中常见的特殊而重要的致病因素，在外科疾病中更属常见，因此有必要增入。

痰饮和瘀血是人体受某种致病因素作用后在疾病发展变化过程中形成的病理产物，痰饮与瘀血形成后，又能直接或间接地作用于人体某一组织脏腑，引发多种病证，所以又属致病因素之一。

痰饮　痰和饮均属人体水液运化失常所产生。稠浊者为痰，清稀的称饮，合称痰饮。临床中咯吐而出、疮口流出的为有形之痰；滞于脏腑经络等组织中未排出的痰液，称无形之痰。饮即水液停留于人体局部形成。痰饮的形成多由外感六淫、饮食劳倦、七情郁结、感受特殊之毒等，使肺、脾、肾及三焦等脏腑气化功能失职，水液运化失常，致使体内津液停滞而成。其中肺主气司宣降，通调水道，敷布津液，肺失宣肃，水道不畅，则水溢上焦；脾主运化水液，脾失健运，则痰饮中聚，水泛中焦；肾主蒸化水液，肾气不足，肾阳疲惫，则气化不行，水留下焦。三焦主司气化，为水液运行之道路，三焦气机失常，则痰饮聚生，泛滥全身。痰饮形成后，或留聚于肠胃、胸胁及肌肤，或随气而行，内滞于脏腑、经络之中，形成积聚；外达于皮肉筋骨关节之间，结为瘿瘤、痰包、瘰疬等病证。痰饮为患，起病缓慢，患部或漫肿无边，或聚成结块，皮色不变，麻木酸重，伴胸闷心悸、痞满呕恶、神呆乏力、舌胖苔厚等症。

瘀血　是指体内停滞之血液，或离经之血积存体内，或血运不畅，阻滞于经脉及脏腑之间。瘀血的形成或由七情内郁，气机不畅引起血瘀；或内饮食劳倦导致气虚不足运血，因虚而致瘀；亦有因内外伤害，气虚不摄及血热妄行等造成血离经脉，积存于体内形成瘀血。瘀血形成后，失去了正常血液的濡养作用，而且影响局部或全身的血液运行，产生瘀血症状，形成各种病证。瘀血停留又影响脏腑、经络以及皮肉筋骨脉正常功能的发挥。瘀血结于皮肉间形成肿块，停于脏腑间形成癥积，日久可转化成岩证。瘀血引起的病证因部位及形成瘀血的原因而有所不同。但归纳起来，有如下共同特点：刺痛而固定不移，拒按，夜间加剧，患处肿胀青紫，积于体内则固定不移，按之痛剧，出血则紫暗有块，久瘀则面色黧黑，肌肤甲错，唇甲青紫，舌现瘀斑、瘀点，脉涩等症。

外科临床所见痰、瘀病证，多属陈年痼疾，往往属痰瘀互结，且正气有所亏虚。

第二节　疾病的发生

中医学认为，人体健康是脏腑、经络、四肢百骸的生理功能正常，全身气血充足流畅。阴阳相互协调平衡的状态，即“阴平阳秘”。当人体在某种致病因素作用下，脏腑经络、四肢百骸等生理活动异常，气血阴阳平衡受到破坏，导致“阴阳失调”，出现了临床症状，便发生了疾病。也就是说“阴阳失调”是疾病发生的根本原因。那么为什么会出现“阴阳失调”呢？原因有两方面；一是人的机体本身功能失调，二是外来的各种致病因素对机体相对平衡状态的破坏。人体的功能活动（如脏腑、经络、气血等功能）及其具有的抗御外邪、修复损伤的能力，称之为“正”或“正气”；而六淫、邪毒、七情郁结、饮食不节、外来伤害等各种致病因素，称之为“邪”或“邪气”。阴阳失调的发生，就是由于邪正相争，正不胜邪时导致的结果。

一、正气不足是疾病发生的内在根据

中医发病学非常重视人的正气，凡内脏功能正常，正气旺盛，气血充盈，卫外固密，病邪难以入侵，疾病无从产生。《素问・刺法论》云：“正气存内，邪不可干。”《外科秘录》中说：“天地之六气，无岁不有，人身之七情，何时不发，乃有病、有不病者何也？盖气血旺而外邪不能感，气血衰而内正不能拒。”只有在人体正气相对虚弱，卫外不固，抗邪无力的情况下，邪气方能乘虚而入，使人体阴阳失调，脏腑经络功能紊乱，才能发生疾病。《素问・评热病论》说：“邪之所凑，其气必虚。”《灵枢・百病始生》篇也说：“风雨寒热，不得虚，邪不能独伤人。卒然逢疾风暴雨而不病者，盖无虚，故邪不能独伤人。此必因虚邪之风，与其身形，两虚相得，乃客其形。”所以说，正气不足是疾病发生的根据。

二、邪气是发病的重要条件

强调正气在发病中的主导地位，并不排除邪气对疾病发生的重要作用。邪气是发病的条件，是破坏阴阳平衡、损伤正气的主要原因，在一定的条件下，甚至起主导作用，主要见于邪气异常强烈、凶猛，如外来伤害、疫疠之邪等，即使正气强盛，也难免发病。正如《素问・刺法论》指出：“五疫所至，皆相染易，无问大小，病状相似。”充分说明邪气是发病的重要条件，故《黄帝内经》又提出“避其毒气”，以防止邪气之伤害。

三、正邪相争的胜负决定疾病的发生与否

邪气侵袭人体时，正气就起来抗邪。若正气强盛，抗邪有力，则病邪难于侵入，或侵入后即被正气及时消除，不产生病理反应，即不发病。若邪气偏胜，正气相对不足，邪胜正负，从而使脏腑阴阳、气血失调，气机逆乱，便可导致疾病的发生。

四、邪正强弱决定病之轻重

《灵枢・五变》篇云：“一时遇风，同时得病，其病各异。”说明由于人的抗病力强弱，虽同时感受外邪而有轻重之分，所得疾病亦有深浅缓急之别。如同属暑湿之邪外感，郁于皮，则发为天疱疮等；交蒸于肌肉，则成为暑湿流注。又如风寒相搏，邪客于皮腠之间，骤发而为瘾疹；体质素虚，风寒湿邪深入肌肉筋骨之间，蕴结日久则发为骨与关节的深部疾患。这些充分说明素禀薄厚，即正气之强弱、感受病邪程度的轻重，直接关系到疾病发生于皮肉、筋骨或脏腑的不同。

五、邪气的性质决定病证的内外

外科疾病的发生，正气不足是主要因素，外邪的侵袭是发病的条件，正邪相搏，正不胜邪

导致气血阻滞，营气不从，随着阴阳的偏胜偏衰所属，出现脏腑失调、经络阻隔、气血凝结等病理变化，而有病发于表里内外之别。历代医家多有论述。齐德之说："痈疽之生，有内有外，内生胸腹脏腑之中，外生肌肉筋骨之表。"认为形成外科疾病，多为内使阴阳不得平衡而蕴结，外使营卫凝滞不解而外溃。《景岳全书·外科钤·论证》认为郁怒忧思，在肝脾肺肾，出于脏为内病之最；饮食五味，其壅在胃，出于腑为内病之次；六气外袭，寒暑不调，侵入经络营卫，为表病之谓；风热之毒，来暴入浅，为表病之浅。说明邪气的性质对病发于内外，具有决定性意义。一般来说，六淫外袭，邪自皮毛而入，为气血壅滞之证；其犯于皮肉之间，实则发为痈，浅则成癣疥斑之疾；侵及经络，气血凝阻，则深入于里或在筋骨之间，而发为附骨疽之属。饮食所伤，病起于胃，传化六腑，蕴毒外发，则为疔毒发背之类；如积热于里，升降受碍，则生腹病攻冲之急症。七情内伤，病由情志而致脏腑气机凝阻经脉，则发为乳癖、瘰疬等；郁久而痼着不除，则生瘿瘤，甚则形成岩证大疾。无论病发内外，正气盛衰是决定病情轻重的关键，亦是病发所在的原因，故前人有"最虚之处，便是容邪之地。"故只要是病发部位，患处必正气相对虚弱，属因虚受邪，因虚致病。

六、正气决定疾病的发展

外科疾病一旦发生，邪正即相争而消长。正气相对强盛者，六淫则从阳化火生热。七情郁结，六淫深入，气血亏损，正气无力聚毒、托毒，则毒邪流散深结，脏腑功能亦现减弱。七情内伤，气虚不运，痰瘀复生，与气相搏，深入脏腑、关节而成瘤岩痼证，病多由阳转阴，正气衰败。如又疮疡之症，正气相对充足，即使邪盛，无论起发、酿脓、破溃、收敛均时短而易；若正气亏虚，纵邪不盛，则多表现为漫肿不散，根脚散漫，久不成脓，即使有脓，表皮不破，破溃之后脓液清稀，淋漓不尽，腐肉不去，新肉不生，迁延日久。所以说，正气是决定疾病转化的关键，正强邪衰则病得消散，或自深达浅而向愈；邪盛正虚则毒势深沉而扩展恶化。故《素问·阴阳应象大论》云："故善治者，治皮毛，其次治肌肤，其次治筋脉，其次治六腑，其次治五脏，治五脏者，半死半生也。"邪气轻浅者易治，正气内衰者难复，要在时时扶助正气，削弱祛除邪气。

第三节 病 机

病机，即疾病发生、发展、变化的机制。是邪正相争、阴阳失调过程，是邪气引起气血凝滞、经络阻塞、脏腑失调的病理变化。每一种外科疾病，都有其各自的具体病机，但归纳其共有的规律，对临床中具有普遍的指导意义，现就邪正盛衰、阴阳失调、气血凝滞、脏腑失调、经络阻隔以及外科常见的特有的病机不通则痛、肉腐成脓、邪毒壅结、火毒攻心等分别论之。

一、邪正盛衰

邪正斗争是一切疾病过程中，自始至终存在着的基本矛盾，是病机的总纲。邪正斗争过程中表现出邪正盛衰，既决定着疾病的发展，又同时影响病证的虚实变化。当疾病发生之前，正气盛则邪不可干，正气虚则邪易侵入。发病后，正气盛邪气衰，则病退而向愈；邪气盛正气衰，则病进而恶化。正气是邪正交争中消长进退的主要因素，决定着疾病的发展变化。邪正相争的具体类型如下：

邪盛正实　邪盛为病气有余，正实为元气尚足，邪正俱盛的外科疾患，均属阳证。由于正邪相搏，斗争剧烈，反应明显，在临床上出现一系列病理性反应比较剧烈的有余的证候，称之为实证。临床所见如疖、痈、丹毒、急腹症等的初起，某些疾患的急性发作阶段，局部可见红、肿、热、痛，较重的则全身并见高热烦渴，便秘溲赤等阳、热、实的证候。其发病骤急，及时祛其病邪，则正胜邪而内消，及至成脓，由于正气未虚，气血充溢，则脓出邪挫，亦多正能胜邪而自平，故溃后其愈亦速。一般来说，邪盛正实之证多是由于感邪太盛，体质尚实，正气充沛，邪毒炽盛，超过正气的捍卫能力而发病，正气为本，邪气为标，正气内固则邪毒留肌表而能托毒外出，此为邪盛正实现象之常；但亦有正气未衰而毒邪炽盛引起变证的，如疔疮极期，往往肿势向四周扩散，并见高热呕恶等象，则为毒邪内攻，"走黄"之先兆。如症势继续扩展，则正气渐伤，此时正气御邪能力的程度，关系到症状传变的轻重。若毒邪走散于肌表，络脉壅塞不通，则可见遍体皮肤瘀斑；流窜于经脉之间，毒邪凝滞不行，则随处作肿而成余毒流注；毒邪内攻，入于营血，涉及脏腑，则见神昏痉厥、身面漫肿等走黄症状。无论肌腠、脏腑，都为毒邪炽盛，邪正相搏，正不胜邪所致，而正气的消长，是其见证在里在外的主要关键。邪盛正实，多属阳实之证，阳胜则热，热甚则痛，故其治疗重在祛邪以安正，即使邪盛正气渐伤，变证出现，亦应祛邪为先为主，邪去而正方可复。

邪盛正虚　正虚为元气不足，邪盛为毒邪深沉，邪盛正虚形成的外科疾患，多属阴证。正虚的原因，主要为先天不足的生理素质和后天失调的病理因素。机体处于虚弱状态时，邪气为侵，内着凝滞，临床表现为阳虚或阴虚之证。如疽、流注、瘰疬等初起之时，色白平塌，或坚硬结肿，不热不痛，全身多有畏寒倦怠等属虚属寒的证候。正气虚弱，运行无力，邪气留滞为病，外邪寒湿所侵，内在情志郁结，脏腑蓄毒不流，均能导致病变深伏在里；或结积凝聚而成外科重症。邪正相搏而正虚不能胜邪，则邪盛而正愈虚，其发缓慢，初期及时扶持正气，则邪正对比转化，可使邪祛而不致伤正，或能由大化小；及至外溃，每因正虚气血亏损，无力化脓而脓出清稀，荣气不调则生肌无力，故易形成瘘管而淋漓不敛，或则迁延难以速愈。《景岳全书·外科钤·总论治法》曰："正气不足而邪毒有余，补之不可，攻之又不可者危。"正虚宜补，邪盛宜攻。若以扶正祛邪治疗，正气渐复而祛邪外达，则成顺候。若正虚而邪气过盛或结聚不行，无力托毒外达，邪毒炽盛，反致毒邪入里而内陷。此时补之留邪，攻之伤正，多为逆证。临床中疽毒内陷之干陷，流痰之极期，岩证后期，多为正虚而邪盛，预后不良。正虚邪盛之证，多属虚证、寒证，阴盛则寒，夺精则虚。其治疗当扶正以达祛邪。

邪正相持　在疾病过程中，邪正相持是于大多数慢性疾患的中期，或是急性转为慢性时期，是疾病发展过程中的一个阶段，最终随邪正的转化而有不同的预后。临床中有两种形成过程：一种为感邪盛、正渐伤，既溃之后，邪毒泄，而成邪正相持之慢性溃疡经久不愈；一种为正气虚弱，邪毒内伏，凝滞不解，正气祛邪不出，邪正相争，持久肿硬，一旦溃破，正气大伤，易成阴阳俱虚之证，预后不良。前者多见于附骨疽，后者每出现在流注。邪正相持是疾病发展中相对静止状态，临床表现多无变化，但也是疾病向愈、恶化的转折点，临床中应仔细、谨慎审察病情，特别要注意邪正的消长，争取正气渐复、邪气渐消。

邪去正虚　外科重症邪正相争中，邪毒渐衰而正气亦大伤，成为后期常见的邪去正虚之象。临床中每因感邪不同，正气虚弱的不同而异，有气、血、阴、阳之虚。如脾气素虚之人，溃后脓血出多，气随之而泄，证见神疲乏力，食少纳呆，脓少而肌肉不生等气虚之候。阳虚之人，复感寒湿，凝滞血脉，日久元阳亏虚，致面色㿠白，畏寒肢冷，倦怠乏力，自汗便溏等阳虚之候；亦有热毒炽盛，高热津伤，脓毒外泄，肌肉不生，口干烦躁，神疲乏力，低热盗汗等气阴两虚之象；亦有素体虚弱，大疮破溃，失血较多，出现面色苍白，肌肤不泽，四肢欠温，心悸心慌，神疲不支，夜寐易醒，经血亏少等血虚之候。由于邪气已去，治疗中应把握气血相生、阴阳互依的规律，逐渐扶助正气使之恢复。临床中凡邪去正不复者，多是由于正气衰竭，或脏腑功能已败，亦有扶正不得法"补坏"者。

二、阴阳失调

阴阳失调　即阴阳消长失去平衡协调的简称。机体在疾病发生发展过程中，由于各种致病因素的影响，导致机体的阴阳消长失去相对的平衡，从而形成阴阳偏胜、偏衰，或阴不制阳、阳不制阴的病理状态。同时阴阳失调又是脏腑、经络、气血、营卫等相互关系失调，以及表里出入、上下升降等气机失常的概括。各种致病因素只有作用于人体，引起阴阳失调，才能形成各种外科疾病。所以阴阳失调又是外科疾病发生、发展的内在根据。根据外科临床中阴阳失调的病理变化，分述如下：

阴阳偏胜　阴或阳的偏盛，在临床中主要表现为"邪气盛则实"。病邪入侵人体，阳邪形成阳偏胜，阴邪导致阴偏胜。《素问·阴阳应象大论》说："阳胜则热，阴胜则寒"。外科临床中疔疮丹毒、乳痈等，多由于火热、火毒之邪外侵人体，导致阳胜则热；附骨疽、脱疽、冻疮等，由于寒湿阴邪侵袭，故病之初起多形寒肢冷，表现为阴胜则寒的现象。由于阴阳是一对既对立又统一的矛盾，阴阳相互制约，阳长则阴消，阴长则阳消，阳偏胜则制阴，使阴偏衰；阴偏胜则制阳，使阳偏衰。正如《素问·阴阳应象大论》所说："阳胜则阴病，阴胜则阳病。"外科临床中，有头疽为阳胜之病，其郁毒日久，多损伤阴津而成消渴之状；冻伤为寒邪侵袭所致，感邪太盛，大伤元阳，则四肢逆冷，溲清便溏而呈阳衰之象。

阳偏胜即是阳盛，是机体在疾病过程中，所出现的一种阳气偏盛，功能亢奋，热量过盛的病理状态。其病机特点多表现为阳盛而阴未虚的实热证。形成阳偏胜的主要原因，多由感受温热阳邪，或虽感受阴邪，但从阳化热，也可由于情志内伤五志过极而化火，或因气滞、血瘀、食积等郁而化热所致。外科疾病中常见的病证如乳痈由情志内郁而发，颜面疔疮由外感火毒所致，肠痈由气滞食积引起等。由于阳是以热、动、燥为其特点，阳偏胜，即出现热象，如其肿焮热而红，面红目赤，全身壮热，喜凉恶热，烦躁不宁等，正如《素问·调经论》说："阳盛则外热"。阳盛则阴虚即阳盛而阴虚，临床中有两种表现，一种是阳相对盛而阴相对虚，是实热证，攻其邪热使阴阳趋于平衡；另一种是阳相对盛阴绝对虚，是虚热证或实热伴阴亏证，此时必扶阴津为主，才能使阴阳处于正常的平衡。如消渴之人出现有头疽，多为实热伴阴亏证；而瘰疬之人，乃虚热为主，当以保津液为要。

阴偏胜即阴盛，是指机体在疾病过程中所表现的一种阴气偏盛，功能障碍或减退，产热不足，以致病理性代谢产物积聚的病理状态。其病机特点多表现为阴盛而阳未虚的实寒证。形成阴偏胜多由感受寒湿阴邪，或过食生冷，寒湿中阻，阳不制阴而致阴寒内盛。外科疾病中常见的阴偏胜的病症有冻伤、脱疽早期、疝气、流注早期等。由于阴是以寒、静、湿为其特点，阴偏胜，就再现寒象，所以说"阴胜则寒"。如漫肿则皮色不变，触之不温，形寒肢冷，舌淡苔白等，即是阴偏胜的具体表现。《素问·调经论》在论"阴盛生内寒"时说："寒气积于胸中而不泻，不泻则温气去。寒独留，则血凝泣，则脉不通，其脉盛大以涩，故中寒。"说明阴寒偏盛的病理机制。"阴胜则阳病"即阴盛则阳虚。从理论讲，阳有相对与绝对不足之分，但在外科临床中，由于邪气是导致外症的关键，故以邪实为主，所以表现以阳气的相对不足为常见，表现于临床，多见舌淡苔白而厚、脉沉迟而有力。

阴阳偏衰　阴或阳的偏衰，是指"精气夺则虚"的虚证。所谓的"精气夺"，实指机体的精气血津液等基本物质的不足及其生理功能的减退，同时也包括了脏腑、经络等生理功能的减退和失调。机体的精气血津液和脏腑、经络等组织器官及其生理功能，可分为阴阳两类属性，正常情况下，阴阳之间存在着相对平衡的状态。在某种致病因素的作用下，再现阴或阳的某一方面物质减少或功能减退时，必然不能制约对方而引起对方的相对亢盛。形成阴虚则阳亢、阴虚则热，阳虚则阴盛、阳虚则寒的病理现象。外科临床中阴阳偏衰的现象主要见于疮疡的后期，邪毒已去，正气亦衰时。

阳偏衰即阳虚，指机体阳气虚损，功能减退或衰弱，热量不足的状态。其病机特点多表现为阳气不足，阳不制阴，阴相对亢盛的虚寒证。形成原因多由于先天禀赋不足，或后天饮食失养和劳倦内伤，或久病损伤阳气所致。阳气不足常见脾肾之阳虚，其中肾阳为诸阳之本，所以肾阳虚衰（命门之火不足）具有极重要的地位。阳虚不能温煦，脏腑经络等组织器官的某些功能活动也因之而减退，血和津液运行迟缓，水液不化而阴寒内盛，临床见面色㿠白，畏寒肢冷，舌淡，脉迟而无力，喜静嗜卧，小便清长，下利清谷。外科临床中阳虚之人多见于老年患者、岩证、附骨疽、流痰等晚期。

阴偏衰即阴虚，指机体精、血、津液等物质亏耗，以及阴不制阳，导致阳相对亢盛的病理状态。其病机特点多表现为阴液不足及滋养、宁静功能减退，以及阳气相对偏盛的虚热。形成的主要原因多由于阳邪伤阴，或因五志过极，化火伤阴，或因久病耗伤阴液所致。阴液不足，以肝肾之阴为主，其中肾阴为诸阴之本，故肾阴不足在阴偏衰的病机中占有极其重要的地位。由于阴液不足，不能制约阳气，从而形成阴虚内热、阴虚火旺和阴虚阳亢等多种表现。临床见五心烦热，骨蒸潮热，面红火升，消瘦，盗汗，咽干口燥，舌红少苔，脉细数无力。外科疾病阴偏衰者多见于瘰疬、流痰、烧伤后期、有头疽后期等。

阴阳互损　指在阴或阳任何一方虚损的前提下，病变发展至相对的一方，形成阴阳两虚的状态。由于肾藏精气，内寓真阴真阳，故阴阳虚损只有在损及肾脏阴阳及肾之本身阴阳失调时，才表现为阴阳两虚。阴损及阳乃指由于阴液亏损，累及阳气化生不足或无所依附而耗散，从而在阴虚的基础上又导致阳虚，形成了以阴虚为主的阴阳两虚状态，外科临床中常见的瘰疬后期由于阴虚火旺，化成脓、溃破流出败絮状样脓液后，由于气血极度损伤而出现神疲乏力、畏寒肢冷、面色㿠白的阳虚症状，从而形成阴损及阳的状态。阳损及阴乃指由于阳气虚损，无阳则阴无以生，导致阴液的生化不足，从而在阳虚的基础上又导致了阴虚，形成了阳虚为主的阴阳两虚状态。外科临床中常见的痹证患者，早期因风寒湿邪杂至，伤及阳气，日久阴无阳以化生而日见亏耗，形成消瘦、烦躁不宁等阴虚症状，转化为阳损及阴之阴阳两虚证。此二者最终伤及肾之阴阳时才出现阴阳两虚。

阴阳亡失　包括亡阴、亡阳两类，是导致生命垂危的一种病理状态。亡阳指机体的阳气发生突然性脱失，而致全身功能突然严重衰竭的一种病理状态。多由于邪盛，正不敌邪，阳气突然脱失；或由于素体阳虚，正气不足，疲劳过度等多种原因；或过用汗法，汗出过多，阳随阴泄，阳气外脱所致。慢性消耗性疾病之亡阳，多由于阳气的严重耗散，虚阳外越导致。外科临床中亡阳之人见于严重的冻伤、系统性红斑狼疮晚期、岩类晚期等，表现为大汗淋漓、肌肤手足逆冷、嗜卧、神疲、脉微欲绝。亡阴是指由于机体阴液发生突然性的大量消耗或丢失，而致全身功能严重衰竭的一种病理状态。亡阴多由于热邪炽盛，或邪热久留，大量煎灼阴液所致，也有由于大量耗损阴液而致亡阴者。外科临床中亡阴之人见于烧伤、疔毒走黄、创伤失血、药毒、火陷等患者，表现为喘渴烦躁、手足虽温而汗多欲脱的危重证候。由于阴阳互根互用，阴亡者阳无所依附而散越，阳亡则阴无以化生而耗竭，故临床中亡阴、亡阳多相继出现，最终阴阳离决死亡。

三、气血凝滞

气是充养全身、推动和维持人体各种组织功能正常活动的动力，包含先天之元气与水谷化生的精气。其中卫气有温煦脏腑、肌腠，启闭汗孔的功能，具有捍卫肌表，抗御外邪的作用；营气为运行于脉管之中的精气，与血共行脉中，以化生血液，营养全身；血则为构成和维持人体生命活动的基本物质，具有很高的营养和滋润作用，血由气推动而循行全身，脏腑、肌腠、筋骨等均需充足的血液滋养。气血循行全身，周流不息，如环无端，是温煦肢体、濡养脏腑的源泉。“气为血之帅，血为气之根”，“运血者即是气，守气者即是血”，气失血之濡养，则无所依附而郁结；血无气之统率，则离经散溢而瘀凝。所以气滞可以引起血瘀，血瘀亦多兼致气滞。不论先有气滞、先有血凝，终形成气血凝滞，气血俱伤。早在《内经》中已有气血凝滞导致外科疾病的论述。如《素问·生气通天论》云：“营气不从，逆于肉理。乃生痈肿。”《灵枢·痈疽》篇亦云：“夫血脉营卫，周流不休，上应星宿，下应经数。寒邪客于经络之中则血泣，血泣则不通，不通则卫气归之，不得复反，故痈肿。”外科疾病一旦形成，必有外症表现，外症之形成必因邪毒与气血相搏，阻滞气血，导致气滞血瘀。所以说气滞血瘀是每一种外科疾病必有的病理机制之一。临床中气滞血瘀的表现则有寒化与热化两种病理机制。根据邪气的不同，素体的强弱，而有气滞于血与血瘀于气之分。正如《医林纂要》所说：“气血相滞，不独得之寒热，而七情色欲之伤为尤甚”，认为外得之于六淫的为阳，内起于七情的为阴。六淫之中以气滞血者为阳之阳，以血滞气者为阳之阴；七情之郁于忧思恐惧而气血以乱者为阴之阴，动于愤怒色欲而气血以乱者为阴之阳。朱丹溪则认为，痈疽乃阴阳相滞而生。气，阳也；血，阴也。血行脉中，气行脉外，相并周流，寒与气血相搏则凝滞行迟为不及，热与气血搏之则奔腾行速为太过。气因邪而郁，津液稠黏，为痰为饮，积久渗入脉中，为之浊，此阴滞于阳也。血因邪而郁，隧道阻滞，或溢或结，积久渗出脉外，气为之乱，此阳滞于阴也。百病皆由于此，不止痈疽而已。可见气血凝滞的形成是不同的，可因气血的盛衰、感邪的不同而表现不一。如由于风火温热邪气所致，或由五志过极化火化热而生，则热邪沸动，气血壅盛，结聚于皮肉之内，热腾于外，发于体表则局部红肿热痛；结于脏腑之间，则局部剧痛而高热不解。若由于寒湿之邪所袭，寒邪抑遏则血凝，血凝则气亦滞，稽留于经脉之中，郁遏于肌肉之分，则局部色白漫肿；阻于经络则痹痛而活动不利；深结于里，蕴结于筋骨之间，则局部无形而酸楚作痛，如阴疽、流痰等症。更有因寒湿入络，冰凝成瘀，局部气血痹塞不行，则营卫失养，而见麻木肢冷，肉死筋烂，如脱疽等。有因情志内伤，恚怒则气结，忧思则气郁，见于外证，多为气血凝滞之候，如瘿、瘤。肝脾郁结则络脉受阻，痰浊凝聚，凝积日久，则外见局部结块坚硬，如乳癖、瘰疬等。若有外伤所致，恶血留内，属血瘀而气滞之证。瘀着于经络脏腑之间，外虽无形而痛处固定，阻于肌肉之间，则局部漫肿，形成伤筋、瘀血流注。气血不足，则感邪深入，凝滞于里，其发也缓，其变也慢，攻之不及，扶正则留邪而成痼疾。凡外科疾病初起，气血凝滞为其共同的主要病机，详审病起于气或血，结合寒热虚实的辨别，采取不同的措施，以解决气血凝滞之癥结，达到各循其常，使疾病消于无形，这也是《黄帝内经》提出的治未病思想之一，是后世消法应用的依据，是外科治疗中极需努力发展和提高的重要课题。如果不及时施治，则营卫稽留不行，气血郁遏不通，病情将进一步发展。正如《灵枢·痈疽》篇云：“寒气化为热，热胜则腐肉，肉腐则为脓，脓不泻则烂筋，筋烂则伤骨，骨伤则髓消，不当骨空，不得泄泻。血枯空虚，则筋骨肌肉不相荣，经脉败漏，熏于五脏，脏伤故死矣。”如阳实之证，邪热炽甚，气血壅盛，则热蒸肉腐而成脓，多属急性疾患；阴虚之证，寒邪蕴结，气血凝滞，日久则寒化为热，成脓多迟缓，多为深部疾病；郁结之证，气郁则血结，气血郁久则横逆化火；瘀凝之证，血瘀则气滞，气血瘀阻日久则生热，均能化腐成脓。《外科证治全生集·痈疽总论》谓："脓之成必由气血，气血之化，必由温也。"由气血凝滞到化腐成脓，使气血更伤，气血旺则脓稠厚，气血衰则脓清稀。溃后脓毒外泄，若瘀滞不解，余毒内存则疾病亦成慢性迁延；若瘀滞因化脓而解，气血变通，则肌生肉长，渐趋愈合；更有气血亏虚者，气血凝滞不解，邪毒日深，气血日益亏损，以至不能托毒聚集，难以化腐成脓外泄，终至腑脏生机日衰，邪毒流窜，导致不治，如临床所见之岩证等。

总之，气血凝滞是外科极重要的病机之一。气血凝滞的形成既与感邪之轻重有关，又与气血之盛衰相关。气血凝滞的形成，其表现又有气滞于血、血滞于气之别，及时疏通气血则消外症于无形。若气血衰弱，则或日久化脓，或毒日深，使病情进一步加重。可以说一切外科病证，气血凝滞是其共有的病理阶段，如何把握和处理气血凝滞阶段，直接关系到疾病的转归和发展。

四、脏腑失调

脏腑是人体主要组成部分，是气血津液等化生的源泉，主持气机升降出入，《素问·五脏别论》云："所谓五脏者，藏精气而不泻，故满而不能实。六腑者，传化物而不藏，故实而不能满也。"脏主封藏，腑主通达，一动一静，动静结合，相互制约，维持着人的正常生理活动。脏腑失调，或精气不生，封藏失职；或纳谷不运，邪浊内生；或动静失宜，气机失调，从而导致各种病理变化，形成外科疾病，《外科正宗·痈疽原委论》云："盖痈疽，必出于脏腑乖变，开窍不得宣通而发也。"《疡科心得集》亦云："发于脏者，其色白，其形平塌，脓水清稀，或致臭败，神色痿惫，阴也；发于腑者，其色红，而形高肿，脓水稠粘，神清气朗，阳也。"历代文献就外科疾病的发生与脏腑失调的关系多有详论，总而言之，在外科疾病中，既可由脏腑失调而外发体表疮疡，又可因体表患疮疡影响脏腑功能失调。在外科疾病发展过程中，脏腑失调可出现各种病机变化。分述如下：

《素问·至真要大论》云："诸痛痒疮，皆属于心。"心主血脉而藏神，与小肠相表里，开窍于舌。心为五脏之大主，心动则五脏六腑皆摇。心火内炽，迫血妄行，脉流搏疾，血脉失调，逆于肉里则为痈；脉血交错纵横则成血瘤；心火上炎，舌失滋养，则成舌疮；气不常行而郁结则舌肿色紫，或成舌菌。心火下移，小肠湿热则成淋浊之证。心血不足，阴血虚弱，无以充养滋润，肌肤失养则成瘙痒之症；外邪内侵，血脉受阻，凝滞不通，则疼痛难忍。亦有外邪火毒，迫入营血，内攻心脏，则神昏病危。

肺主宣肃，外主皮毛，上通喉鼻。外邪未解，郁而不发，蕴结成湿，化热生疮，蚀肺成痈。火毒外袭，肺气内虚，邪结咽喉，则成痈肿喉风。与气血相搏，结成鼻痔。肺气不足，卫外不固，营卫不和，邪气外袭，蕴结于皮毛之间，而成癣疥瘾疹。

脾主运化，外主肌肉四肢，开窍于口，其华在唇。脾健则气血化生充足；脾虚则气血不足，抗邪无力，百病生焉。运化不足，痰湿内生，随气而行，结于皮里膜外，则成流注、流痰；留于颈项两胁，则有瘰疬瘿瘤；阻于乳房则有乳癖；凝于外阴则成硬结；脾受邪热，津液不行，医失调养而成口疮。

肝主疏泄，外主筋而开于目。情志内伤，肝气郁结，日久化火，迫于阴血，发于胸胁则有缠腰火丹、腋痈等症；肝气不足，营血内亏，诸脉失养，风寒湿毒外袭，则成附骨疽、痹证等症；

肝火内炽，毒火相搏窜于颈项则成瘰疬瘿瘤；肝经火热兼夹湿邪，下注前阴而成囊痈；肝郁日久，津液不行，血亦凝滞，气血瘀滞与痰浊相搏，结于经络之间，而成石疽、肿瘤等。

肾主藏精，为先天之本，原气之根。肾失封藏，精失固摄，流溢于精道，化成痰湿则生精浊；肾气衰败，邪毒外染结于前阴，则成肾之痈疽；肾气内虚，气化无力，湿热内生，日久而成为淋浊；肾主骨，肾骨空，痰浊结聚，风寒搏结，阻于骨节之间，而成流痰、龟背等。大凡外科疾病，日久则必累及于肾，肾气虚损，预后多凶；肾气尚足，病为向愈。

六腑失调导致的外科疾病，多与传导失职，气机不利，升降失常有密切的关系。胃气不降，痰湿内生，夹热上犯而成咽疮；阻于乳络而成乳痈；流于四肢而发流注疔肿；湿热下迫，阻于肛门而生痔疾；膀胱不利，气化不行，湿热阻滞而成淋癃；饮食不节，湿热内生，郁发于皮肉而成疥癣疮疹。总之六腑失调，总与所属气机不利、传导失职有关，所致外科疾患，多有疼痛剧烈、二便失常。

脏腑失调不仅可以导致各种外科疾病，而且对外科疾病的发展转归亦有极大的影响。如大疮溃后，肌肉不生，或收敛迟缓，多与脾胃失调、气血生化不足有关。脾主肌肉，脾胃为生化之源，健脾壮胃，则气血盛而肌肉渐生；脾胃困惫，则气血无以化生，溃疡难敛。《疡医大全》说：“脾胃之气无所伤，而后能滋元气。”脾胃为后天之本，元气为人身生化动力的源泉，脾胃旺盛，则元气充盈，正气恢复而预后良好。历代医家总结临床经验，根据中医理论，提出“五善”与“七恶”之候，来预测疾病的预后。所谓“五善”，指五脏功能良好；“七恶”指脏腑、气血皆已衰败。即所谓：“五善见三则吉，七恶有二即凶。”故脏腑功能是否协调，不仅决定外科疾病的发生，而且决定其发展和转归。在外科临床中，对脏腑失调者，要把握虚实的变化，同时着力于调整气机，解决致病之源。

五、经络阻塞

经络分布全身，内属脏腑，外连体表，沟通上下内外，是气血运行周流于脏腑以至皮肉筋骨的径路，起着濡养和维护人体各项功能的平衡协调作用。其中径而直者为经，支而横者为络。外感六淫等邪毒，局部经络阻塞，气血凝滞产生各种外症；内伤七情、饮食内伤等导致脏腑失调，邪自内成，由经络传导，发于体表窍道亦可形成各种外症，正如《外科秘录》所云：“五脏六腑各有经络，脏腑之气血不行，则脏腑之经络即闭塞不通，而外之皮肉即生疮疡。”可以说，所有的外科病证，均有经络阻塞、气血凝滞。无论邪自外入，或由内传于外，均是因经络相传。外科发病的部位不同即与感邪有关，同时与经络之虚实有密切的联系。“邪之所凑，其气必虚”，毒邪客居之处，便是最虚之地，如临床所见外伤后继发感染形成疮疡。随着邪毒阻滞气血、闭塞经络的不同部位，而外科病证有深浅之别，如皮肤浅表疾病，因“卫气先行皮肤，先充络脉”，故邪伤卫表，卫气因而留止，则皮部的络脉阻塞不行而发病；风寒湿邪入侵经络筋脉，则筋脉闭阻，活动不利，形成痹证或附骨疽等；局部外伤外感风毒，毒邪流窜经络，阻塞气血运行，经筋失养，则出现筋经屈伸不利之破伤风。如果邪毒炽盛，经络虚弱，脏腑失调，则邪毒随经络传导，流于全身或深入脏腑，阻塞经络，凝滞气血使外科病症加重，如红丝疔、走黄、流注等。一般认为经络是运行气血的通道，经络阻塞，必然出现气血瘀滞，而气血瘀滞亦会导致经络之阻塞，但是由于感邪有内外，发病有轻重，经络阻塞与气血凝滞又有先后之别，如外邪所侵，必先舍于皮毛，以经络壅塞而导致气血凝滞为多，故留而不去，则入于孙脉、络脉、经脉，直至脏腑，层层深入；内伤于脏腑、七情者，多为先有气血运行不畅，而致经络阻隔为多，气血不行，蕴生痰湿，气血与痰湿相互搏结，由经络传导结聚阻塞而形诸于外。

可见一旦外科病证形成，则经络阻塞、气血凝滞必均存在，而且互为因果，加重病情，临床中必须同时疏通气血，调达经络。《外科启玄》又说：外证形成“凡有壅滞，是奇经八脉之所为病也。”以阳维、阴维来分疮疡之所属，患生于头、面、背、脊的是阳维证；生于颈、项、胸、腹、肢、股、内臁者，是阴维证。盖维络一身表里之阴阳，以阳主一身之表，阴则主里，《难经》谓“维络于身，灌溉诸经”，阴阳不能自相维，则经络气血阻滞而为病。既对外科证从共性上作了概括，又充分说明了经络阻塞是外科疾病主要病机之一。

综上所述，不论何种致病因素，一旦形成外症，首先是邪正相争，正不胜邪的结果，若正气渐复，邪气外达则病向愈；若正气衰则邪毒日深，则病重；邪正相争，日久不解，而成慢性迁延，所以把握判断邪正盛衰，既有助于对病情的诊断，又能作出预后发展的估计。无论病情深浅，每一种病从总体讲，必然表现出阴阳失调。正常状态下，人体的阴阳平衡是处于一定水平范围内的动态平衡，一旦机体失调，外邪侵袭，必然引起阴阳的偏盛偏衰，或超出正常范围，表现为太过、偏盛，或低于正常范围，表现为不足、偏衰。因此阴阳失调为外科病证的病机总纲，调理阴阳为治疗外科疾病总的治疗原则。外科病证，都是由于致病因素——邪气侵袭，引起人体失调而发病的，邪气入侵人体，所居之处，气血不行，经络不通，或自外而内，或自内而外，引起脏腑功能失调。邪气不除，气血凝滞，经络阻塞，则不能得到解除，因此调整脏腑、疏通经络、行气活血是外科治疗最基本的方法，也是关键的步骤。

以下就外科疾病共有病机逐一论述。在外科临床中，经常见到外科独有的或者是外科极常见的病理表现，如：不通则痛、肉腐成脓、热毒壅结、火毒攻心、气滞血瘀痰浊互阻等。

不通则痛　外证形成，多由于致病因素导致气血经络的凝滞，脏腑气机的失调而发病，凝滞与失调则导致局部组织器官功能的障碍，壅阻郁结而不通，古人说：“不通则痛。”痛是外科临床中极常见的自觉症状，盖气伤则痛，痛为神主，心主血脉而藏神，精为神之质，神是精之外现，故凡痛，必为精气闭阻而伤。痛之所成，在外科主要是邪气所伤而致痛。见于体表痈肿初起，为气血壅滞或凝结，经络的阻塞，不得流行而成痛；见于脏腑的，多为脏腑的升降失常，不能传导化物，或则气机闭塞而疼痛。所以邪气不除，不能使局部气血、经络通畅，则疼痛不能缓解。疼痛的轻重缓急，标志着邪气闭阻的轻重。痛增则病进，痛减往往病退。

肉腐成脓　外邪侵袭，内邪蕴结，使局部气血壅塞不通，聚而成肿，所谓“形伤则肿”，或外现于体表肌肉，或内结于脏腑、筋骨。壅结日久，邪正相争不解，则肿势日甚，此为蒸脓先兆。若为阳邪致病，则局部热甚而腐肉，肉腐则成脓；若为阴邪致病，如《灵枢·痈疽》云：“寒气化为热，热胜则腐肉，肉腐则为脓。”说明一切外科体表、内脏的化脓性疾患成脓的共同机制是热盛则腐肉，肉腐则成脓。《外科证治全生集·痈疽总论》亦云：“脓之来必由气血，气血之化，必由温也。”肉腐成脓必伤气血，脓稠则气血旺，脓稀则气血衰。《医学入门》则说：“盖热非湿，则不能腐坏肌肉为脓。”并解释说：“盖热非湿不能导致初谷之腐败，其理明矣。”提出了化脓与湿的关系。但亦有医家认为化脓是阳极生阴的表现，是阴阳转化的明证。总之。肉腐成脓，是邪毒外泄的途径，是邪正相争、阴阳转化的转折点，邪毒随脓外泄，气血渐复，则溃敛而愈；邪毒炽盛，气血虚弱，无力束毒外排，则脓毒可随经络流窜，或内攻脏腑，至成败证。所以肉腐成脓，临床应密切注视外疡的发展变化，一旦成脓，当及时设法外排，使邪毒早出、尽出。

热毒壅结　热毒壅结是外科极常见的病机之一。阳邪致病，壅积日久，热势渐增，甚则化火，此属其一。阴邪致病，损伤阳气何以产生热毒壅结呢？早在《灵枢·痈疽》中已有论述，外邪侵袭人体，闭阻卫阳不得宣通，日久郁而化热，从而产生“寒化为热”，热毒壅结的病理过程。故历代医家多有论述，如《外科精义·贴胁法》云："夫疮肿之生于外者，由热毒之气蕴结于内也。"《外科秘录》亦说："疮疡之证，皆火毒症也。"刘河间对"六气皆从火化"曾有详细的论述。说明热毒壅结的确属外科疾病中绝大多数共有的病理机制。当然热毒壅结是疾病动态变化过程中的一个短暂的阶段，同样存在表里之分。根据外科发病总机制，热毒壅结之时，亦不可过用、纯用苦寒之剂，而忽视正气的强弱。如疔疮火毒壅结为阳证之最，其邪之盛，非他疾可比，但运用苦寒亦不可太过，以防损伤正气，冰凝邪毒，所以五味消毒饮中用酒水各半煎服。以上说明了"热"之形成。另需注意的是外科之"毒"与一般所说的"有毒"之毒不同。《寓意草》说："疮疡之初，莫不有因。外因者，天时不正之时毒也，起居传染之秽毒也；内因者，醇酒厚味之热毒也。"热毒壅结，是指邪之盛，必须尽力外祛，治疗以清热解毒为主，不同于传染之毒，以宣泄毒邪为主。热毒壅结的临床特点是局部红肿热痛，但部位深在者有时主要体现在舌、脉上。其阳实者以清热解毒为主，如疔疮等；而阴虚火炽者，多为元气不足，虽有热毒壅结，但宜以滋阴降火为主，不同于实证之热毒壅结。

火毒攻心　属外科危重症，多见于各种急性化脓性疾病出现变证，或治疗不当，或局部挤压，或切开太早等致使火毒扩散，内入营血，直攻心脏，出现神昏谵语，壮热不解，甚则痉厥。常见于疔疮走黄、火陷、烧伤极期等。凡火毒攻心，其邪炽烈，病情变化极快，且多累及他脏，故其救治，不可延缓；遏制火毒，救护阴津，为必备之举，邪毒外达多以脓毒外泄为标志。同时神志转清，二便通畅，则转危为安。后期往往表现出邪去而正衰，气阴两伤之象。此时亦当妥善调养，正气渐长而愈。若邪毒已去，气血衰竭，则阴阳不相维，形成亡阴或亡阳，可在极短期内死亡。

痰气瘀互结　外科临床中经常见到的一类疾病是局部结块，或痛或不痛，经久不化脓。此多属痰气瘀结而成。其始于气者，或外感浊邪，壅阻气机，或七情内郁，疏泄不利，气滞于内。气滞则津停，结而成痰，痰气相搏，日久影响血脉的运行，导致血瘀，痰气瘀互结，形成肿块，终不见化脓。临床表现初起肿小，随喜怒而消长，形圆而质软，迁延数日则渐变质韧，形状不规则，活动度变小，越年之后，皮色不泽，或有青丝外露，反现疼痛，入夜为剧，如乳癖而变乳岩者。其始于痰者，多见于体胖之人，素嗜醇酒肥甘，痰湿内生，随气而行，结于局部，阻滞血脉，经年累月，则痰气瘀互结，日久不消。临床表现为初起即硬而韧，结于局部，活动度差，渐长大，皮色不变，日久肿硬更甚，皮色不泽，常见如石疽者。若始于血瘀，多见于外伤之后，局部瘀血未除，日久气行不利，壅滞于局部，气停则液津结聚，化生痰核，痰瘀气滞，搏结日久，形成恶疾。如外伤后诱发的骨瘤，初有疼痛，皮色青紫，日久皮色正常，而肿僵不消，积久则夜痛明显，肿硬更甚。总之，痰瘀气互结所致病证，多属顽疾恶病。其始也易治，其成则难疗，初时慎辨在气、在痰、在瘀，后期则痰瘀气俱存，正气已衰，攻邪则伤正，扶正则敛邪，故预后多凶。此类病症，不同于化脓疾患，一旦脓成，泄脓则毒解，谨于调养则多康复。痰气瘀互结之证，病位深在，或表浅，但终不成脓，后期毒邪扩散，或入脏腑，或流筋骨，正气衰败，其实难疗。

第四节　疾病的转归

外科疾病的转归与患者素禀的强弱、受邪的轻重、发病的部位、治疗的时机、治疗的适当与否以及患者的调摄均有密切的关联。概括之有：或早期消除致病因素，使得正气恢复而内消于无形，或则脓毒外泄，邪退肿消，恢复健康而愈；有的因病深毒盛，或则迁延日久，致使肢体或脏腑受损，虽去其病之癥结，取得临床基本治愈，但每有部分遗留症状；亦有治疗不及时，邪毒炽盛，内攻脏腑，导致正气衰败，证候恶化，则阴阳决离而死亡。不论病程长短，疾病的转归终取决于邪正的消长，把握邪正消长的病机，即能预示疾病的转归。

一、正不胜邪

外科疾患形成正不胜邪的常见原因有：或邪毒太盛；或病程日久，正气衰败；亦有治疗不当，犯虚虚实实之戒。邪毒太盛主要见于化脓性急性病，如疔、疮、疽毒等，由于邪毒炽盛，正气不能聚邪敛毒，一旦毒入营血、内攻脏腑，则病情迅速逆转，多有败症。病程日久，多见于慢性疾患，如瘰疬、阴疽、岩证等，其病始于正气不足，邪毒久居，耗竭正气，或损伤阴津，或挫伤元阳，导致正气衰败，无力攻邪，扶正则邪留，攻邪则伤正，或有脓毒外泄，亦多气血大亏，故多成逆证，终致不救。而虚虚实实导致正不胜邪者，临床中亦不少见，更需临床工作者警惕，或过服寒凉，损伤中土，阳气大伤；温补太过，助火生风，营血两燔，元阴耗竭；或误用剧烈毒品，损伤气血，败坏脏腑，气血不生，导致阴阳离决。无论何种原因形成正不胜邪，都属危候，预后不良，但临证中亦应全力救助，使正渐复而邪渐去，转危为安者并不少见，关键在于不失时机，正确施治。

二、邪去正复

外科疾病最终出现邪去正复的原因，主要是治疗得当，调摄适宜。疾病初期，准确辨证，攻邪有力，正气渐复，一旦邪除，气血流通，疾病康复；或有邪毒不除，日久化脓，破溃脓泄，毒随脓解，气血渐复，肌生皮长，渐向全愈。若邪毒较盛，有扩散变坏之势，即时控制邪毒，设法泄毒，顾护正气，使正长而邪消，亦可转败为安。临床中变证于瞬间，关键在于把握邪正的消长。凡能鼓励患者，积极抗病，谨慎调摄，是邪去正复的关键。

（何清湖　谭新华　刘朝圣）

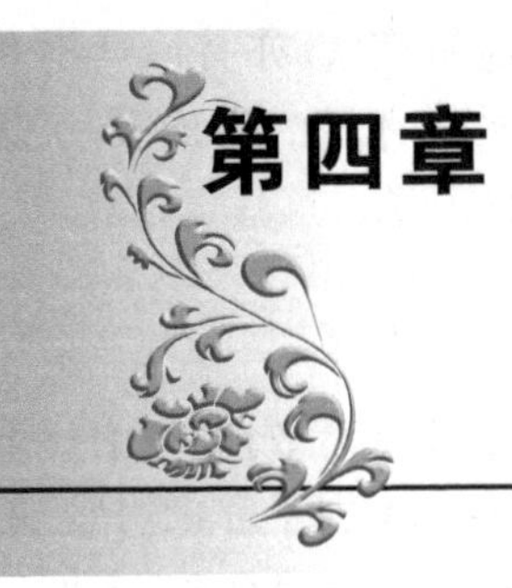

第四章 辨证与辨病

中医外科学在认识疾病时，是在中医学基础理论指导下，运用望、闻、问、切的四种诊查方法，收集患者的表现，通过辨证分析，审察致病之因，推断病情、病位、病性、病势，鉴别病种、证候，从而为防治疾病提供依据。所以掌握四诊的方法和特点，熟悉辨病的意义和原则，准确应用辨证的方法，对外科工作者非常重要。

第一节 四 诊

四诊是指望、闻、问、切四种诊察疾病的方法，人体是一个有机的整体，局部的病变可以影响全身，内脏的病变可从五官、四肢、体表等各方面反映出来。正如《丹溪心法》说："欲知其内者，当以观乎时；诊于外者，斯以知其内。盖有诸内者形诸外。"所以通过四诊等手段，诊察疾病显现在各个方面的症状和体征，就可以了解疾病的病因和病性、病位，从而为辨证、辨病提供客观的依据。四诊作为诊察疾病的方法，各有其独特作用，不能相互取代，必须将它们有机地结合起来，即所谓"四诊合参"，这样才能全面而系统地了解病情，作出正确的判断。临床中出现的误诊、误治的例子，多由于四诊不全面，或诊察不细，如何全面总结历代医家在外科四诊中的临床经验与方法，进行继承和发扬，是外科学者必须重视的问题。

由于外科疾病所具有的特点，在运用四诊诊察病证时，必须掌握四诊的特点。

局部与整体相结合　局部病变是外科患者就诊的主要目的和原因，但任何局部病变，都与整体密切相关，所以应该把局部病变看成是整个机体失调的局部表现，时刻存心于局部与整体的关系，才能准确把握外科病证。正如《外科理例・前序》所云："然外科必本于内，知乎内以求乎外。"高锦庭亦强调说："外疡实从内生。"临床中从事外科者，并不乏只重局部，不重整体的例子。

辨证与辨病相结合　任何外科疾病都具有其自身的特点，如痈、疖、疔、丹毒、有头疽，都属阳证，多为火热之毒内蕴而发病，其辨证大同小异，可以说异病而同证，然而此五种病证，又各具特点，同中有异，而这一异，是临床中必须引起足够重视的，如痈、疖、疔、有头疽化脓时间有不同、有速缓，这就决定了攻邪之时机、临床施治是不同的。所以强调外科辨证与辨病相结合，是十分重要的。历代外科医家，均有论述。如高锦庭在《疡科心得集》中特意将相似相近的病证设同篇论述，以资鉴别，尤为醒世，并在该书中指出："凡治痈肿，先辨虚实阴阳。经曰：诸痛为实，诸痒为虚，诸痛为阳，诸疽为阴。又当其是疖、是痈、是疽、是发、是疔等证，然后施治，庶不致于差谬。"当然仅强调辨病，忽视辨证，也不能正确施治。

重点诊察与一般诊察相结合　外科疾病局部表现是诊察的重点，必须详细诊察，许多症状和体征是辨病与辨证的关键所在，不但要从静态诊察望闻问切，还要从动态进行详审，这样才是重点诊察。但是对局部的重点诊察，不是放弃或忽视全身的一般诊察，对全身的一般诊察亦应全面而系统，这样才能是准确的诊察。正如《外科大成·论证治次第》指出："凡看大疮，先以见标日为始，至今几日，看与日期可否；次看受病之源，出何部位，属何脏腑；再辨阴阳老幼并气血之盛衰；再次方诊脉之虚实顺逆，以决其终。"

一、问　　诊

问诊是通过询问患者或知情人，了解疾病的发生、发展、治疗经过，现在症状和其他与疾病有关的情况，以诊察疾病的方法。问诊是诊察疾病的第一步，也是认识疾病的开始，是取得第一手资料的重要手段。历代医家向来重视问诊，《素问·三部九候论》说："必审问其所始病，与今之所方病，而后各切循其脉。"《素问·疏五过论》亦说："凡欲诊病，必问饮食居处。"《素问·徵四失论》则强调："诊病不问其始，忧患饮食之失节，起居之过度，或伤于毒，不先言此，卒持寸口，何病能中。"临证问诊必须注意以下几点：①医生首先要高度的热情，认真负责的态度，同情患者，取得患者的信任，语言应该通俗易懂，但要注意表达的准确性。②根据病情的轻重缓急，决定问诊的内容，必要时可重复进行，同时要注意帮助患者树立信心，切不可给患者精神刺激或不良暗示。

根据外科疾病的特点，临床问诊应按下述内容与次序进行问诊。

1. 一般项目　姓名、年龄、性别、婚否、民族、职业、籍贯、现住址等，这些项目有的与疾病密切相关，有的为建立病案所必需，因此应逐一书写准确、清楚。如年龄可了解患者的体质、身体的强弱，决定药量的轻重；职业了解特殊病或发病原因；籍贯、住址与地方病有关等。

2. 主诉　主诉是患者感受最主要的疾苦或最明显的症状或体征，也是就诊的主要原因。外科患者一般都是先诉说局部的痛苦，包括部位、异常感觉、功能障碍及形态上的改变等，再诉说全身症状。记录时要突出外科的特点，要有显著的意向性，尽可能用患者自己的言辞，而不是用医生的诊断用语。

3. 现病史　是指患者患病后的全过程，即发生、发展及衍变。询问现病史时，医生应尽可能让患者充分地陈述和强调他认为重要的情况和感受。主要依据以下各项问诊。

(1)起病情况与患病时间：如饮食不节可以诱发急腹症；创伤可诱发破伤风；挫伤可引起瘀血流注等。每种疾病的起病与发作都有各自的特点，详细询问起病的情况对疾病病因的探索具有重要的鉴别作用。起病急骤的多属阳证、实证，起病缓慢者，多属阴证、虚证。患病时间是指起病到就诊或入院的时间，患病时间可说明病情变化、邪正的消长等。

(2)主要症状和特点：包括主要症状出现的部位、性质、持续时间和程度。如主要症状是便血，大便时便上带有鲜血，同时肛门剧痛可能是肛裂；若大便时血点滴或喷射而出，肛门不痛者，多为内痔出血；大便逐渐变细，排便习惯改变，血色浑浊者，应考虑锁肛痔。

(3)病情的发展与演变：患病过程中主要症状的变化或新症状的出现，都可视为病情的发展与演变。以乳房肿块为例，肿块出现快，疼痛明显，很快即化脓者，多为乳痈；肿块日久，疼痛轻微，发展缓慢，数月后才化脓者，多属乳痨；肿块发展缓慢，不痛亦不化脓，可能属良性肿瘤；肿块经前增大、痛剧，经后缩小、痛减，多为乳癖；若肿块在短期内迅速变化，与表皮粘连，伴有橘皮样征，乳头内陷、溢血，不化脓者，当属乳岩。

(4)伴随症状：在问清主症后，要继续询问伴随主症而来的明显的其他症状，有利于疾病的鉴别。如便血患者，伴便秘、不痛、脱出者，可能是内痔；伴便秘、周期性疼痛者，可能是肛裂；伴流脓血臭水、大便变形多为肛管直肠癌。

(5)诊疗经过：了解患者已做过的诊断、检查、治疗方法和药量，以及获得的结果，作为本次诊治的参考和线索。对于因药物中毒引起的疾病，更应详细了解所用药物的名称、剂量、用法。或有复方中某一味药物引起的过敏反应，必须索取前方，认真分析，以免再次致敏，加剧病情。

(6)一般情况：抓住主诉、围绕主要症状询问是辨病中很重要的方法，而一般情况往往易被患者忽视而不主动叙述，但一般情况，除能为辨病提供更多的依据外，对准确地进行辨证亦具有十分重要的意义。应在上述问诊内容之外，结合"十问歌"即："一问寒热二问汗，三问头身四问便，五问饮食六胸腹，七聋八渴俱当辨，九问旧病十问因，再兼服药参机变，妇女尤必问经期，迟速闭崩皆可见，再添片语告儿科，天花麻疹全占验。"对患者进行全面系统的一般情况问诊，从而为辨证提供全面准确的第一手资料。一般情况常常反映正气的强弱，脏腑功能的盛衰。例如形寒发热是人体与疾病抗争的反应，外科疾病一有寒热，标志着病邪鸱盛。发热通常分为三期，即上升期、持续期、下降期，这与疮疡病程演变的初、中、后期相一致。如疮疡阳证，初起体温逐渐上升，常在37.5～38℃之间，多因火毒内发，外感风邪而致。如寒多热少，为风寒表证；热多寒少，为风热表证。中期发热持续不退，常在38～39℃之间，兼之疮疡肿势渐渐增大，这是酿脓的现象。后期，脓毒已泄，发热渐下降，是属一般正常规律。若脓泄而发热依然不退，是为毒邪未去，正不胜邪。若疮疡中、后期，出现寒战高热，多为毒邪走黄或内陷。疮疡阴证，初起一般多不发热，中期可有低热，后期则往来潮热。

4. 既往史　包括患者既往的健康状况和过去曾经患过的疾病，特别是了解与现病有密切关系的疾病。如有"消渴病"史者，再患脑疽、脱疽者，其治疗较困难；曾有结核病史者，有利流痰、瘰疬的诊断。

5. 个人史　包括社会经历、职业、工作条件、习惯与嗜好。平素喜食膏粱厚味者，易成痈疽疔疮的诱因；久立职业者易患筋瘤、臁疮；久坐伏案者，易便秘而生痔疾；商贾奔走者，易染性病；深井作业者，多感寒湿之邪而生痹证；地处高寒多有脱疽。

6. 婚姻史　丧偶、独居、婚姻破裂者情绪抑郁，易成瘰疬、乳疾；早婚、多产者每致肾虚。

7. 月经史　初潮闭经的年龄，了解冲任、肝肾之强弱；伴随经期变化的乳病，如乳癖；经期、孕期用药的选择等。

8. 家族史　对具有遗传与传染性疾病的诊断治疗有重要的参考价埴。如麻风、乳岩、梅毒、疥疮、白疕等。

问诊是以扎实的医学知识为基础，同时结合临床经验，艺术、客观、科学地调查疾病的经过及现症的诊察方法。作为一名临床工作者，必须时刻注意，努力钻研，同时要不断改进问诊的技巧和语言，如果能广博地了解各地的语言、习惯等，就更有利于问诊的顺利进行。

二、望　诊

医生运用视觉，对人体全身和局部的表现以及排出物等，有目的地进行观察的诊断方法就是望诊。望诊的适用范围很广，所获得的诊断性资料比任何方法都要多。而准确的望诊，必须建立在扎实的医学基础理论和丰富的临床经验，以及认真细致的观察基础上才能取得，否则会经常出现视而不见的情况。中医学长期实践证明，人体外部和五脏六腑有着密切的关系，通过对外部的观察，可以了解整体的病变，正如《灵枢·本脏》篇所说："视其外应，以知其内藏，则知所病矣。"故《难经》有"望而知之谓之神"之说。《外科大成·察形色顺逆法》认为："凡阅人之病，必先视其形色，而后与脉病相参，诚识于始，以决其终，自无一失矣。"外科望诊仍主要指望神、色、形、态，但在外科领域更注重局部望诊。

1. 神色形态　望神是观察患者全身生命活动的外在表现，主要包括眼神、语言、呼吸、动作反应等。精气足则神旺，精气虚衰则神疲。神藏于心，外候于目。目光明亮，神采奕奕为有神，虽病而正气未衰，气血充足，脏腑功能良好。目光黯然，迟钝缓慢则属失神，是正气已伤，气血衰弱，脏腑功能失常。如皮肤疮癣小疾，患者多属神清语利、动作敏捷、两目精彩，虽有疾而神未伤；而疮疡后期、岩肿晚期，疔毒扩散、疽毒内陷时，多表现为精神萎靡、表情淡漠、神志昏蒙、饮食不进、二便不利等异常现象，如《外科秘录》说："形容憔悴，精神昏……死兆也。"而"奇痛奇疼而有神气，此生之机也。"说明神既标志正气之强弱，又可反映预后的凶吉。

望色主要观察面色。色赤主热，见于急性疮疡的高热期。色青主寒、主痛，常见于急腹症腹痛剧烈及久病寒邪内结之人。黄色主虚、亦主湿，重症疮疡，气血亏损，脾胃不足者面色萎黄；湿热内蕴，郁蒸肝胆，则现黄如橘色或黯黄。白色主虚、主寒，面色㿠白不泽，见于严重的疮疡及岩肿晚期；面色苍白，常见于痛厥或外伤严重失血时。黑色主肾气大亏，常见于岩肿晚期，晦黯不泽。

望形主要观察患者形体强弱胖瘦。强者指骨骼粗大，胸廓宽厚，肌肉充实，皮肤润泽等。弱者乃骨骼细小，胸廓窄狭，肌肉瘦削，皮肤枯燥。形强则脏盛，形弱则脏衰。肥胖者每易聚湿生痰，瘦人阴虚多火而津少。凡"鸡胸、龟背"等，多属先天禀赋不足，肾之精气亏损，或后天失养，脾胃虚弱。凡患病形体骤瘦者，其预后不良；而形体渐复，气色日泽者，其虽有大病，预后亦良。

望态主要指观察患者的动静姿态。见病人行路脚跷者，多是下肢筋骨关节有病；驼背者，多数是脊柱有病；有颈项强硬不能转侧者，提示颈项部有病变，如有头疽、颈痈；若患者以手托乳房缓慢而行者，多为患有乳痈；其他如脸如狮面，眉毛脱落者是麻风；皱眉苦脸者知有痛处等。

2. 望局部　局部表现是外科病人必具备的临床症状，也是望诊的重点。首先望局部病变色泽的变化：青色，常见于外伤皮下瘀血，毒蛇咬伤的皮下出血，筋瘤，伤患肢初期等。赤色，常见于浅表组织的急性化脓性疮疡，如痈、疔、疖、丹毒等。白色，如白癜风、血栓闭塞性脉管炎、肢端动脉痉挛症及冻疮，有时皮肤呈苍白色。在外科有时将皮色不变之阴证，亦称之为"白色"。黑色，皮肤病如黧黑斑、黑痣等，烂疔及脱疽在肢体坏死时，常显黑色。总之色青者多属血瘀、寒凝、毒剧；色赤者为火热之毒炽盛；色白者为寒、为阳虚；色黑者或为肾气亏虚，或为肌死。望形态，即观察局部病变的形态变化。凡疔疮当疮顶高突、皮色鲜红，忽而疮顶下陷，颜色转为黯红，则为将要走黄；高肿诸疮，忽见疮顶平塌凹陷，四周漫肿不束，或腐脓净后，红色肉芽转为白光板亮，状如敷粉，则属内陷之象。散漫无界者为虚证。溃疡出脓稠厚者为正气充足；脓液稀薄者为气血亏少。肉芽致密红润者为气血充足；肉芽欠泽、或瘀黯或苍白，为邪毒未尽，气血亏虚。其他如脂瘤多体正中有一黑色小点，去除之后，轻轻挤压有白色乳酪样物溢出；乳岩每见"橘皮征"、"酒窝征"等。

3. 望舌象　舌象包括舌质、舌苔和舌的形态三个方面的变化，舌为心之苗，苔为胃气之反映。脏腑气血之虚实、病邪深浅、津液盈亏，都在舌象表现出来。望舌可以判断正气盛衰，分辨病位浅深，区别病邪性质，推断病情进退。《外科大成・辨证》说："舌红湿润如常者吉，青黄赤白黑胎者重，干燥碎裂疼痛者死。"

望舌质　舌质红在外科急性病中见之多属热证，慢性疾病见之则多属阴虚。舌红而起刺者属热极；舌红而干燥的属热盛而津液不足；舌绛为邪热入于营分，多见于疔疮走黄、有头疽内陷、烫伤后期等。舌质淡而白，一般均为气血两虚。如果淡嫩而胖，多属阳虚，常见于疮疡溃后，脓出过多的患者，或为慢性消耗性疾病（流痰）。舌胖嫩而舌边伴有齿痕，多属气虚、阳虚，系统性红斑性狼疮后期或应用大量激素之后常能见到此种舌质形态。舌光如镜，舌质红绛，伴有口糜，为病久阴伤胃虚，应用抗生素之后亦能见到此舌质。青紫舌，多属瘀血征象，常见于瘀血流注。

望舌苔　白苔见于外科疾病兼有表证，或属寒证，或属脾胃有湿；黄苔多为邪热蕴结，外科疮疡在化脓阶段多见此苔。腻苔，多为湿重征象，白腻为寒湿，黄腻为湿热，若黄腻不化，舌绛起刺，体温升高，疮疡兼见疮陷色黯，则为病情恶化或并发内陷、走黄之象。黑苔有寒热之分，热者是苔黑乌燥，为热极似火，犹如火过炭黑；寒者是苔黑而湿润，为阳虚极寒、命门火衰所致。

望舌时应注意光线充足，伸舌自然，亦需注意因服药或饮食而染色的假苔，尤其是舌苔与病症不相符合的情况下，更要注意询问，如原为薄白苔，食橘子、糖果后，每染成黄苔；食橄榄后，能染成黑苔，但刮之即去；夜间看黄，每成白色等。

三、闻　　诊

闻诊是指通过耳听声音、鼻嗅气味来辨别病和证，听声音、嗅气味必须在安静而清洁的环境中，凝神致意，静听细嗅，才能有所发现，所谓“闻而知之谓之圣”。由于各种声音和气味都是在脏腑生理和病理活动中产生的，所以闻诊能反映出脏腑的生理和病理变化。

1. 听声音　是指诊察患者的声音如语音、呼吸、呕吐、呃逆等各种声响。

语音　患者谵语、狂言，多是疮疡热毒走黄或内陷的证候之一；呻吟呼号，多是疮疡毒热鸱张或溃烂时出现剧烈疼痛的表现，常见于脑疽、指疔、岩症晚期等。其他如烂疔疮面按之有捻发音；胸膜部疮疡透膜者，可有儿啼声或气泡破碎音等。

呼吸　患者气粗喘急，是走黄或内陷，毒邪传肺的危险证候之一；气息低促，是正气不足的虚脱现象，多见久病之人，如岩症晚期、系统性红斑狼疮脾肾阳虚时等。若急性病患者，由气粗喘息转为气息低促，为正气已伤，病情也更为危重。

呕吐、呃逆　均由病邪犯胃，胃气下降，浊气上升，而致胃腑功能失职，出现呕吐或呃逆。疾病不同阶段的呕吐、呃逆，发生原因也截然不同。肿疡初起见之，多声高有力，为邪热炽盛；溃疡后期见之，多声低无力，为阴伤胃虚；若大面积烧伤、癌症晚期等大病重症而见之，多声低而弱，为胃气已绝，预后多不良。

2. 嗅气味　是以嗅觉来嗅辨患者分泌物的气味，如脓液、痰涕等。在外科疾病中有重要意义的是：咳唾黄色脓痰并有恶臭味者，常提示有肺痈；脑疽、背疽、脱疽病者，若伴有烂苹果的呼吸气味，应警惕伴有严重的消渴病；胸腹部溃疡闻到臭气，一般是透膜的见证，常见于脐漏之病。肛周痈疽溃破脓液臭秽，易成瘘管；儿童头部糜烂结有黄痂，伴有鼠尿臭者是头癣；小腿部腐烂坏死，有浅棕色混浊稀薄脓液，并有恶臭气味者，可能是烂疔；其他如指疔、脂瘤，其脓液及分泌物多带臭秽。总之溃疡脓液无异样气味者，容易痊愈；倘脓液腥臭难闻，病在深里，则较难愈。

四、切　　诊

切诊是指运用双手对病员体表进行触、摸、按、压，从而获得临床资料的一种诊察方法。切诊包括按诊和脉诊两部分。

1. 按诊 就是用手直接触摸或按压患者的病所或有关部位，以了解局部的异常变化，从而推断疾病的部位、性质和病情轻重等情况的一种诊病方法。按诊的手法大体可分为：触、摸、按三类。触是以手指或手掌轻轻接触患者局部，如额部、皮肤等，以了解凉热、润燥等情况。摸是以手抚摸局部，如肿胀部位，以了解病位的感觉情况及肿物的形态、大小等。按是以手按压局部，如腹部、肿物部位，以探明深部有无压痛，肿块的形态、质地，肿胀的程度和性质等。按触时，医生要取得患者的理解、信任和配合，要体贴患者，手法要轻柔，避免暴力，随诊随观察患者的表情变化和询问患者的感觉，了解其痛苦所在。按诊的步骤是先触摸、后按压，从正常部位向病所过渡，用力时由轻到重，由浅入深。按诊是外科医生临床的基本功，必须熟练掌握，准确应用。

外科按诊的重点是按局部病位。触皮肤：医生手的温度在正常情况下，扪局部温度是否正常，并需要双侧或病侧与健侧对比检查。焮热灼手或冰凉不温均为局部有病变，前者属于阳热证；后者属于部分疮疡皮肤温度正常，称为"不热"，归属阴证范畴。肌肤濡软而喜按者，为虚证；患处硬痛拒按者，为实证。皮肤干燥者，尚未出汗；干瘪者，津液不足；湿润者，身已汗出；皮肤甲错者，阴伤或内有干血。按之局部凹陷，举手即起者，为气肿；触按病变局部，肿而木硬不热者，属寒证；肿处略高，压痛者，为热证。

触疼痛性质 医生用右手食指或中指，由轻而重地按压患者所指的疼痛部位，以了解疼痛的有无、轻重、位置、深浅与范围大小等。一般以拒按为实，喜按属虚。无疼痛感觉的，归属阴证范畴。

按肿块形态 包括肿块范围的大小，境界是否清楚，质地是软的或是硬的，是实质性的或是囊性的，表面是光滑的或是高低不平的，形态是圆的、扁的、结节状或条索状，肿块是活动的还是固定的，肿块有无应指（波动）感等。一般如按及有明显肿块，界限分明、高肿、灼热，轻按即痛，重按剧痛拒按者，多为阳证实证；如触之无明显肿块，或肿块界限不清，平塌漫肿，不热或微热，重按隐痛或不痛，或喜按者，多为阴证虚证。如触及肿块高低不平，坚硬如石，推之不能移动，表面与表皮粘连，多为岩性肿块，如乳岩、石瘿、石疽、失荣等；如肿块表面光滑，硬而不坚或质软如棉，或质硬而坚，或按之有囊性感，根脚活动，不与皮肤粘连者，多为良性肿瘤或囊肿。其他如质软有分叶状、扁平者多为肉瘤（脂肪瘤）；形圆有头与表皮粘连，压之有白色粉渣流出者为脂瘤等。

2. 脉诊 又称切脉，为四诊之一，历代外科名家均十分重视脉诊，外科文献中亦多论述。切脉是了解外科疾病的发生、发展、变化与全身脏腑、气血相互关系的一种诊法，为辨证论治必备的临床资料。通过切脉可以判断疾病的病位、性质、邪正盛衰，推断疾病的进退预后。正如《疡科选粹》说："痈疽因有形之病，目可得而治也。其真元之虚实，治法之泻补，不脉何以知之。"外科切脉，最早见于汉代张仲景的《金匮要略·疮疡肠痈浸淫病脉证并治第十八》篇："诸脉浮数，应当发热，而反洒淅恶寒，若有痛处，当发其痈"，指出了切脉、局部与全身辨证相合，论断早期"痈"。而"其脉迟紧者，脓未成，而下之，当有血；脉洪数者，脓已成，不可下也。大黄牡丹汤主之。"说明脉诊可判断肠痈之有脓无脓。仲景之后，外科文献对脉诊多无建树，偏重于局部辨证，直至元代齐德之才特别重视外科脉诊，并多有创见。齐氏疾呼："独疮科之流，多有不诊其脉候，专攻外治；或有证候疑难，别召方脉诊察。于疮科之辈，甘当浅薄之名，噫其小哉！"齐氏在《外科精义》详论疮疡邪正、虚实之 26 种脉象。目前临床中常以八脉为重点，论述如下：

浮脉 肿疡脉浮，浮而有力，主邪毒在表，在上部，见于急性疮疡之早期，如面部丹毒、颈痈、疔疮、痄腮；而风热之毒夹有痰邪上攻头面，则无不浮而滑数；凡外感邪毒导致的外科疾病，早期多见浮脉。若浮而无力，则多表示气血不足。溃疡脉不应浮，若非外感之邪未净去，则有续发之可能，如外邪已散、疡无续发，脉却浮者为气从外泄，乃正虚而邪未去也。重大疮疡，溃后脓多，病至危殆之时，其脉浮而无力，是正气耗散欲绝之象。

沉脉　肿疡脉沉，多见于阴顽之症，乃邪气深闭，病在深部，为寒凝络滞，气血壅塞，如瘿瘤、石疽、岩肿、脱疽之早期。溃疡脉沉说明毒邪深闭内伏，气血凝滞未解，见于岩肿等晚期、脱疽坏死溃烂长期不愈。脉沉而无力者，多见于重证疮疡，病久而正虚。

数脉　肿疡脉数，为病进，热毒蕴结，其势正盛，或即酿脓，急性疮疡多数而有力；慢性疮疡多数而细，如瘰疬、流痰等。溃疡脉数，为邪热未净，毒邪未化，多数而有力；久溃之人，忽脉数而虚细，乃正气日虚，形神已惫，预后不良。

迟脉　肿疡脉迟，为寒邪蕴结，气血衰少，迟而有力邪盛为主，迟而无力正虚为主，溃疡脉迟多为脓毒已泄，邪去正衰。久病脉迟无神，神疲气短，而余邪犹盛者，预后不良，如岩证晚期。

滑脉　肿疡脉滑，乃邪盛为主，滑而数者为痰热，滑而迟者为寒痰，滑而洪数乃酿脓之象。溃疡脉滑，余邪未尽，滑而数大，热毒内阻；滑而无力，痰多气虚。滑脉之人，必有邪滞，然其正气尚未虚衰。

涩脉　肿疡脉涩，涩滞有力，乃气结、血瘀、痰凝，经络闭塞，根深蒂固，难以消散：涩而无力，多邪毒内阻而气血已亏也。溃疡脉涩，乃气血已虚，阴精大伤。

大脉　肿疡脉大，邪盛正实；溃疡脉大，邪盛病进，其毒难化。

小脉　肿疡脉小，正不胜邪，无力聚毒；溃疡脉小，大都气血两虚，邪已尽除。

以上八种脉象，总而言之，浮沉属浅深，表明病位；迟数属速度，说明寒热；滑涩指搏动度，反映邪正相搏之强弱；大小属幅度，标志气血之盛衰。浮数多见表病，沉迟则属里病。浮数滑大，为阳脉，多为热、实、阳证；沉迟涩小，为阴脉，多为寒、虚、阴证。热实阳者易治，寒虚阴者难疗。还需说明的是弦脉在外科常见，多见于痛剧患者，乃气机不通之象。

辨脉纲要　外科疾病，乃邪正相搏而成，邪毒内结，成肿疮；溃脓之后毒去正虚。反映于脉象，主要分有余之象与不足之象，故外科切脉可由博返约，执简驭繁，有纲要可执。正如《洞天奥旨·疮疡辨脉论》云："惟是疮疡之变证多端，而疮疡之脉亦不一状，吾又何触尽示之乎！然不可尽示之中，而实有简要之法在。大约疮疡未溃之先，脉常其有余；而疮疡已溃之后，脉常其不足。""有余之脉，宜现于来溃之先，而不宜现于已溃之后；不足之脉，宜现于已溃之后，而不宜现于未溃之先。"归纳如下：

有余之脉　浮、滑、实、弦、紧、洪、长、大、数，宜见于肿疡，乃毒邪虽盛，而正气未衰，属宜盛而盛；不宜见于溃疡，乃正气已虚，而毒邪未解，属不宜盛而盛。前者为顺，后者属逆。

不足之脉　微、沉、缓、涩、迟、伏、软、弱、结、细，宜见于溃疡，乃毒邪已解，正气亦虚，属宜虚而虚，顺证也；不宜见于肿疡，乃毒气正盛，而正气已虚，属不宜虚而虚，逆证也。

辨脉率而知病进退　外科疾病之脉象为四诊之一，具有辨证意义，而脉率的快慢至数，对判断疮疡之转归(发展或向愈)亦具有一定的临床价值，简而述之。

阳证　初期一般脉率稍数，常在80～84次/分之间；中期(化脓期)病情进展，脉率增快，可在84～100次/分钟之间；后期(溃后)和中期肿痛渐消之时，症情向愈，则脉率由数转缓，一般在72次/分钟左右。倘病情恶化，并发走黄或内陷，则脉率由数而转快，常在100～120次/分钟，甚则更快。

阴证　初期一般较缓，常在72次/分钟以下；中期症情发展，脉率由缓转数，可在80～100次/分钟之间；后期或中期症情向愈，则脉率由数逐渐转缓。若病情进展，脉率更快，常在100～120次/分钟。流痰之病，脉率由快转缓，病趋于好转，反之病进；系统性红斑狼疮，脉率由缓转快为病进，反之则病情稳定或好转。

外科辨脉须知　①病浅局限，脉象多正常，可重视局部；一旦毒邪波及全身，当参脉象。②素禀不同，其脉有异，乃常中有变；久病新病其脉不同，当细推敲之。

脉诊属四诊之一，临证当参望、问、闻诊，不可仅凭脉诊而舍余三诊。脉诊在于辨证，而不在辨病。诚如《外科启玄·明疮疡脉理论》所诫："更参疮之轻重、标本虚实、色脉相应，良为上工也。"

第二节　辨病大法

中医外科历来强调辨病，早在《灵枢·痈疽》篇就全面而详细地论述了人体各部位的痈疽疾病，并对其各自的特点作了扼要的阐述。此后历代外科文献均对外科疾病的认识有所发展和提高。如《外科图说》、《外科证治全书》详细地介绍了人体各部位疮疡。有的文献中以图示予以辅助说明，为辨病提示了很好的方法，如《外科启玄》、《医宗金鉴·外科心法要诀》等书。病，指有其各自发生的原因、发展过程、不同转归及独特临床表现的独立疾病。所谓的辨病，就是认识和掌握疾病的现象和本质及其变化规律等。而证，既非病名，也不是症状，是对疾病过程中，某阶段所表现的各种症状和体征的综合判断，是对疾病中的病邪、病位、病性及邪正斗争等的概括。在疾病过程中，同一种疾病，往往因患者体质、生活习惯、患病季节、气候、病程阶段的不同，形成不同的证，即所谓同病异证。有时几种不同的疾病，由于病因、病位的相似，在不同的患者身上表现为相同的证，即所谓异病同证，所以临床中应做到既辨证又辨病。均因为邪毒炽盛，疫疗与一般的颜面疔疮，其治疗、预后、预防、处置措施截然不同，那么外科如何准确地进行辨病呢？结合现代临床介绍其基本的程序大法如下。

必须具备扎实的理论知识。临床中辨病失误者，多数情况是由于没有掌握好每种疾病的理论知识，特别是没有抓住疾病的特殊表现，使辨病过程中，茫然不知如何去辨病，找不出相似病间的不同之处，而不能准确辨病。

其次是详细、全面、认真的诊病态度亦是辨病的重要一环。临床中一般典型表现的疾病，多可迅速简洁地做出辨病，而疑似之间的疾病则往往不易做出辨病，因此详细、全面、认真的诊察，是取得辨病的关键。不可否认，粗浅疏略的诊察既不会准确的辨病，也不能正确的辨证，疗效可想而知。

留心积累临床经验，有时在辨病中非常重要，每个人都有体会，上级医师能很快做出准确的辨证，其中有一个原因，就是其具有诊治该病的临床经验。

结合西医学及相关检查，是准确辨病的重要参考。不可否认西医重在辨病。从事临床的工作者，如果没有一点西医知识，无论如何是达不到准确辨病的，特别是在目前中医病名尚不统一、规范的情况，难得不出现误诊。

具备上述条件，临床辨病须按以下程序进行。

一、询问病史

从疾病的诱因、起病特点、发展变化中，重点抓住决定诊断的关键线索和特征，从而进一步明确论断、做出辨病。如没有肌肤破损，则很少出现破伤风；有脚癣的患者，突然出现下肢红肿，绝大多数为丹毒。

二、观察病人

在询问病史的同时，仔细观察患者，增加分析、判断的资料。如患者腹痛恶心，手扪右下腹，或卧而屈右下肢时，应考虑到患肠痈的可能。如果小腿有一疮口，周围皮色晦黯，有蚓状青肿，脚肿明显，就要考虑臁疮、下肢静脉曲张。外伤患者全身肌肉强直痉挛，同时观察到“苦笑”面容，则应首先考虑是否破伤风。初产妇女，双手托乳，面色潮红而痛苦，首先应考虑乳痈。便血鲜红，肛门疼痛，年轻患者首先应考虑痔疮、肛裂；若年老患者，形体消瘦，伴便血要考虑肛管肿瘤。年老妇女，形体消瘦，若乳房肿物迅速增大者，要考虑乳岩。临床中细心观察患者，结合简要的主诉，虽然不能立即做出诊断，但可提供很重要的辨病线索，因此对患者的观察不仅是用眼，更重要的是用脑，即迅速地进行分析和推理。

三、局部检查

外科的每一个疾病，都有其独特的局部症状，也是辨病的关键，因此准确、全面、细致的局部检查是辨病中极重要的步骤。

首先要熟悉解剖知识，对每个部位可能发生的疾病做到心中有数。然后根据患者主诉及所指患病部位进行细致检查，确定病位之在皮肤、血脉、筋骨、脏腑之间，结合局部的表现从温度、形态、质地、活动情况、触痛、变化快慢等方面逐一加以分析，从而将疾病逐渐局限。例如，以乳房肿物为主诉的患者，首先确定其在表皮、在脂肪或腺体内，抑或在乳房后位；其次检查肿物的各方面情况，表皮颜色暗红、触痛、肤温高，病史短者，当考虑乳腺炎，慢性者当考虑乳痨；肿块位于皮下组织、呈梭形、质地韧、活动好、表面光滑者，要考虑乳房结核（乳房纤维瘤）；若肿块呈多形性表现，或片状、或结节、或游漫性质韧，经前胀痛，经后减轻，触痛不明显，痛程较长者，当考虑乳腺小叶增生；如肿物局限于乳晕区，发病年龄是男性患者，要考虑乳瘤病；如果肿物孤立，增长迅速，初起不痛，渐有疼痛，且患者年龄偏大，肿物与表皮粘连，不光滑，形态不规则，当考虑乳岩等。有时仅从局部的特征表现即可准确地辨病。如皮下圆形肿物，与表皮粘连处有一蓝色小点，即可确诊为脂瘤。

四、全面分析

辨病时，用望、闻、问、切四诊的方法，取得临床第一手资料，这些资料的完整、全面、准确与否，直接影响辨病的准确性。临床中由于原始资料的不完备、不准确导致误诊病例较多，但是即使四诊全面准确，临证时也会错辨疾病，为什么？这是由于分析、综合的方法不正确，片面强调、忽略细节、主观臆断，是造成这一结果的常见原因。学识广博、经验丰富、思维严谨的人往往对四诊资料能做到全面分析，细致入微，丝丝入扣。因此，全面分析就成为辨病中十分重要的。如何得到一种良好的分析、综合能力呢？临证时往往根据主诉结合伴随症状以及阳性体征，采用步步推断，逐一否定相似病证，最后得到诊断。这一诊断不是最终诊断，须按照诊断的疾病，返回头对病史、表现等进行逐一准确解释，来进一步验证，这样反复推敲才能得出一个准确的最终辨病。全面分析、准确辨病是一种能力，受医学知识、临床经验、思维方法的影响和制约，只有在这三方面着意锻炼，才能最终提高。

五、鉴别诊断

根据上述步骤，得出的诊断，多数能得到准确的最终诊断，但是临床中也有许多疾病在相似之中，其共同点很多，而不同之处却不易察觉，有的也受客观条件的限制，甚至需要观察，从病的变化中进一步辨病，因此，鉴别诊断就成为辨病时最终的验证和排除方法。中医文献，强调临床鉴别诊断的首推《疡科心得集》，高氏云："是集论列诸证，不循疡科书旧例，每以两证互相发明，而治法皆昭然若揭。"说明同中求异、互相说明的鉴别方法，与辨病及治疗关系直接。

六、结合西医

西医突出的特点在于辨病，特别是借助仪器进行化验、影像、病理等检查，通过微观四诊、间接四诊，进一步寻找疾病的不同表现，从而作出准确的辨病。作为一名临床工作者，必须学会利用西医、现代仪器和设备，这样才能达到准确辨病的目的，这也是时代的要求、进步的标志。

第三节 辨证大法

所谓证是对疾病所表现各种症状和体征的综合判断，是对疾病过程中的病邪、病位、病变性质和正邪斗争方面的概括，是对疾病即刻本质的提示，也是中医学特色之一。同一疾病，随着病程的不同，患者年龄、性别、习惯、地域等的不同，出现不同的证候表现，形成同病异证；而不同的疾病，由于病因、病理、病位、病性的相似，在不同的病人身上表现为相同的证候，即所谓的异病同证。所谓辨证，就是将四诊所得的临床资料，应用中医学理论，从不同的角度分析、归纳、综合揭示出疾病的证，然后指导临床施治的方法学。中医学特别强调辨证，认为只有辨证，才能抓住疾病的即刻本质，抓住动态变化中的相对静止，而后从根本上指导临床施治，目前中医外科临床中常用的有八纲辨证、脏腑辨证、卫气营血辨证、部位辨证、病程辨证、经络辨证、局部辨证、善恶顺逆辨证等。

一、八纲辨证

八纲是指阴阳、表里、寒热、虚实。八纲辨证即是对病变的部位、性质、邪正双方力量消长的归纳和概括。表实热属阳，里虚寒属阴，所以阴阳辨证又是八纲辨证的总纲。

1. 辨阴阳　是指在阴阳学说指导下，对患者的临床症状或体征从阴阳的角度进行判断、分析、概括，以便指导临床。

阴阳学说在外科的应用，最早在《黄帝内经》中已有论述，如《素问·阴阳别论》云："三阳为病，发寒热，下为痈肿。"《灵枢·玉版》篇云："阴气不足，阳气有余，营气不行，乃发痈疽。"此后历代医家均有所阐发，直至明代提出阴阳辨证。《外科正宗》在总结明以前外科成就后，以八纲立论，前列阴阳辨证歌，使阴阳的辨证明确、系统地应用于外科。清代《外科证治全生集》中，王氏将阴阳辨证立为外科辨证大则，以红者为阳，白者为阴进行概括，同时着重对阴证提出自己独到的见解，从一个角度发展了阴阳的辨证。目前临床中对阴阳的辨证，既着重局部症状，同时又结合全身表现，使阴阳辨证有了全面、系统、准确的应用。

(1)阴阳辨证是一切外科疾病的辨证总纲：由于阴和阳是一切事物和现象对立双方的抽

象概括，阴阳辨证实际是表里、寒热、虚实、气血、脏腑、经络等辨证的综合概括。即表、热、实、腑病、气病等属阳，里、虚、寒、脏病、血病等属阴。太阳、阳明、少阳经病为阳，少阴、太阴、厥阴经病为阴。所以说阴阳辨证是一切外科辨证的总纲。《素问・阴阳应象大论》云："善诊者，察色、按脉，先别阴阳。"《疡医大全・论阴阳法》亦强调说："凡诊视痈疽，施治，必需先审阴阳，乃医道之纲，阴阳无谬，治焉有差。医道虽繁，而可以一言以蔽之者，曰阴阳而已。"说明了临床中首先辨阴阳的重要性、必要性，以及指导治疗的原则性。

(2)阴阳辨证的具体内容：由于阴阳辨证是将四诊资料进行分析、归纳、概括做出的结论，而对四诊资料的分析又不能脱离阴阳学说的指导，所以对外科疾病的阴阳辨证不仅要从全身症状分析，同时更直观要依据局部的表现，内容概括如下(表 1-4-1)：

表 1-4-1

症状与体征	阳证	阴证
发病缓急	急性发作	慢性发作
病位深浅	发于皮肉	发于筋骨
皮肤颜色	红活焮赤	紫黯或皮色不变
皮肤温度	灼热	不热或凉
肿形高度	肿胀形势高起	平塌下陷
肿形范围	肿胀局限，根脚收束	肿胀散漫不收
肿块硬度	软硬适度，溃后渐消	坚硬如石，柔软如棉
疼痛感觉	疼痛比较剧烈	不痛、隐痛、酸痛、抽痛
脓液稠稀	溃后脓液稠厚	稀薄或纯血水
肉芽色泽	色泽红活致密	包晦黯或苍白不泽
疮面愈合	收口迅速	收口缓慢
皮损表现	丘疹、疱疹、脓疱、糜烂	鳞屑、皲裂、色素沉着、苔藓样变
病程长短	病程较短	病程较长
全身症状	初起常伴形寒发热、口渴、纳呆、大便秘结、小便短赤	初起症状轻微或仅觉酸麻不适，中期骨蒸潮热、颧红、面色㿠白、疲倦、自汗、盗汗
预后顺逆	易消、易溃、易敛，预后多顺(良好)	难消、难溃、难敛，预后多逆(不良)

上述内容从常见的临床表现中列取突出的标准，临床中要善于从症状和体征的相互关系中进行辨证。而《外科真诠》曾对外科辨阴阳作了极简洁的概括："第一宜辨阴阳，纯阳之毒，高肿焮痛，来势暴急，治法以清热解毒为主。""纯阴之毒，清冷坚硬，皮色不变，不痛或痒，来势缓慢，治法以温经通络为主。"

(3)辨阴阳的方法：首先要准确认识局部症状，结合全身辨证。如《疡科纲要・论阴证阳证》云："要之见证，分别阴阳……望色辨脉，兼验舌苔，能从大处着想，为阴为阳，属虚属实，辨之甚易。若仅以所患之地位为据，已非通人之论。"指出从整体出发，全面辨证，才能准确不误。例如：老年人伴有消渴病，出现脑疽时，局部多表现为红肿热痛。若从局部看，当属阳、热、实证。但是随着病情的发展出现疮形平塌，根脚散漫，腐肉不化，全身表现为虚的证候。因此不能归属于阳证、实证，而属虚证、阴证。

其次要深入分析，辨别真假。临床中有许多疾病属于阳证似阴，细致分析，甄别阴阳真假是十分重要的。特别是仅凭局部的、一时的表现很容易出现误辨。例如流注一病，初起往往局部色白、漫肿、隐痛，从局部看属阴证，但是化脓溃破后，脓出稠厚，收口迅速，全身症状表现为阳热证。故临床中细致、全面的分析，有利于鉴别真假。

最后要掌握阴阳消长、转化。由于每一种疾病都是邪正相争，阴阳失衡。根据临床表现，切实把握阴阳变化，才能对治疗做出更准确的指导。临床中有许多疾病非纯阴或纯阳表现，往往是阴中有阳，阳中有阴，抓住邪正的盛衰，扭转阴阳的变化，使阴证转为阳证，防止阳证变为阴证，是临床中需要努力的关键。阴阳转化，既有疾病自身的转化，又有治疗后发生转变。概括地讲，正气由衰转强时，证型要由阴转阳；邪气内盛转衰时，阴证亦可转为阳证。而阳证由于正气衰弱亦可转为阴证，所以把握邪正盛衰是阴阳辨证中很重要的方法。阴阳辨证的真正实用价值正在于从阴阳的转化中，提示疾病的本质和趋向，通过临床施治，最终取得阴阳平衡，使疾病痊愈。

2. 辨表里　表里是指病变部位的深浅。局部辨表里，主要是指局部病灶之深浅；而全身辨表里，主要指毒邪蕴结之脏腑、经络。表证者，邪气浅居，证候轻，正气充足；里证者，邪气深居，证候重，正气多虚。

（1）辨病灶之深浅：《卫济宝书·论治》云："痈患属表，骨髓不枯，易为医治；疽患属里，伤骨坏筋，则难调理。"指出皮肉之间其病为表，筋骨之中其病为里。表者易治，里者难疗。《外科精义·辨疮肿浅深法》又云："凡疗疮疽，以手按摇，疮肿根牢而大者，深也；根小而浮者，浅也。"说明局部辨表里之简法。

（2）辨病邪之表里：邪之在表，其脉浮，邪毒结聚则浮而紧；邪之在里，其脉沉，邪毒结聚则沉而紧。在里之证，有因虚而里证，亦有邪重而致里证。溃疡之后里证多虚，肿疡之初里证多实。外科之疾，初起之表证，多邪实为主，肿疡成形，表证多不明显；里证初起，邪毒内聚，全身症状明显，外症成形，邪毒炽盛；溃破之后气血大伤，里证必虚多实少。

总之，外科之疾，当引邪外越，不可陷邪于内。表证误攻里则邪陷而正伤，里证误发表则邪留而内外俱虚。攻泻结聚之邪于内，发越皮肉之邪于外，则邪去而正复。故临证当慎辨表里。

3. 辨寒热　寒热是外科疾病性质的概括。

肿疡之寒证表现为：皮色苍白、不变或青黯，触之冰凉，喜暖而畏寒，其邪在表者，脉浮紧而苔白；其邪在里者，形寒、肢冷，苔白脉迟，如脱疽、肢端动脉痉挛症、冻伤等。

溃疡之寒证表现为：身凉肢冷，面色青白，精神疲惫，局部疮面苍白不泽或青黯污浊，脓水清稀，久不愈合。溃疡之寒证多属于气血衰败导致的"阳虚生外寒"，如流痰、瘰疬等。

需说明的是阴证与寒证是不能相等的，阴证包括寒证，而寒证不能概括阴证，阴证还包括里证、虚证，而寒证未必都有里证或虚证。

肿疡之热证表现为：皮肤焮红灼热，喜凉而恶热。

溃疡之热证表现为：疮面肉色红赤，时有渗血，脓液稠而黄，气味较重。

热证因邪气在表、在里的不同，而表现各异，在表者发则微恶寒、汗出、面赤，脉浮而数，苔薄而黄，舌红；在里者全身发热，口渴饮冷，大便燥结，小便短赤，舌红苔黄，脉数有力等。

需说明的是上述热证为邪毒所致，故属实热，而临床中尚有大病之后，痨疮脓成溃破之时，由于气阴而亏，虚热内生，证见五心烦热、口干不渴、自汗盗汗、面赤颧红，脉象细数，舌红少苔者。当与实热之证相别。外科临床中热证多见，且以毒热为甚，故其热证变化较快，往往出现温病的证候，多反映出卫气营血的不同。临床中应进一步细辨。

寒证与热证不是孤立不变的，在疾病的变化及治疗以后，往往出现寒热的相互转化。寒邪郁久则化热，转为热证；热证寒凉太过，冰凝血脉出现寒证，如肿疡不消，热病已解，迁延不愈。临床中应引起足够的重视。

4. 辨虚实 虚与实主要反映邪正双方盛衰的情况。虚指正气虚，实指毒邪盛。临床中准确辨证虚实非常重要，决定攻邪与扶正之不同，若虚实有误则犯“虚虚”、“实实”之戒，后果可想而知。

局部之虚实证 肿形高突，根盘收束，肿块质硬，皮肤焮赤，疼痛拒按属实；肿形平塌，根脚散漫，肿块较陷，隐痛、酸痛或不痛，久不腐溃为虚证。脓出而肿痛渐消，脓液稠厚，疮口胬肉壅塞为实证；疮口久不收敛，脓水清稀，新肉如冻色者属虚。

全身之虚实 大便坚硬，小便短涩，饮食不减，腹满胀，胸膈痞闷，肢节疼痛，口苦咽干，烦躁多渴，身热脉大，精神昏愦，为脏腑实证；泻痢肠鸣，饮食不进，呕吐恶心，手足不温，皮寒形冷，小便清长或不出，声音不扬，为脏腑虚证。肿起色赤，寒热头痛，皮肤壮热，脓水稠黏，头目昏重，为气血实证；脓水清稀，疮口不合，聚肿不赤，精神不爽，为气血虚证。

虚证与实证由邪正双方消长而决定，因此，随着疾病的自身转化及治疗的作用，虚实之间存在着相互的转化，临证时，一般采用补虚泻实的治疗原则，然而外科疾病的复杂性在于正虚与邪实夹杂，攻邪则伤正，扶正则敛邪，如何达到正气渐长，邪气渐退，主要是在辨证时，准确判定虚证与实证的主次及转化。

二、卫气营血辨证

外科疾病中有许多是由于外感温热之毒所致，既具有局部外证，又有全身症状，其来势之急骤，变化之迅速，极似内科之温热疫病。历代均以毒邪视之，直至清代叶天士提出温病应用卫气营血辨证，在温热病中取得良好效果后，才逐渐渗透于外科的治疗中。对外科影响最大的医家当属清代江苏无锡的高锦庭，由于其精通内、外科，深受温病学派的影响，将温病学说应用于外科临床，取得前所未有的疗效，对后世外科医家影响较深。另一位是余听鸿，其集温病学说倡导者有关外科案例的治验，编成《外证医案汇编》，既总结了诸位医家的外科学术思想和临床经验，又概括出温病学派的共同特点，即将卫气营血辨证方法引入外科临床中。可以说卫气营血辨证在外科临床中主要应用于由热毒、火毒、温毒等引起各种发病速、变化快的诸症中，这些疾病的变化过程符合卫气营血辨证规律。

卫分证 邪毒侵犯体表，卫气功能失常，出现的临床证候：发热，微恶风寒，无汗或少汗，头痛咽痛，肢体酸楚，舌尖红苔薄白，脉数，局部疼痛，肿势宣浮，皮肤红热不显，或突发丘疹、瘾疹、风团等。此证见于急性化脓疮疡早期，证候存在短暂，不能及时消散，即可转入气分。

气分证 卫气不解，邪热由表入里，内传六腑，布于三焦，出现气分证候，表现为热盛邪实，阳热亢盛的里热证候。症见发热不恶寒，心烦口渴，舌红苔黄，脉数等症。气分证范围广泛，涉及六腑，证型多变。在外科主要表现出中、下焦证候，但上焦证候亦可见到。常见病证如肺痈、腋疽、胆疾、肠梗阻等急症。共见症有发热，不恶寒，或寒战高热，汗出热不退，口渴烦躁，呼吸气粗，小便黄少，大便燥结，舌红苔黄，脉洪而数。局部外证肿胀加重，焮红灼热，疼痛剧烈，化脓成腐之期多见。此时如果脓出毒泄，多数可热退身凉，证候转轻，而脓毒一旦扩散，必内攻五脏则急转出现营、血分证候。

营分证 气分不解，邪毒扩散，气血两虚，邪毒炽盛。表现为高热稽留不退，口干反不甚渴，烦躁不安，皮肤斑疹，甚神昏谵语，舌红，脉细数。外证出现内陷表现，疮色紫滞，根脚欠清，或脓虽外泄，肿胀尤盛，疼痛剧烈，全身皮肤斑疹隐隐而其色紫滞。营分证一旦出现，则气阴大伤，为病情加重的标志。

血分证　为邪热迫于血分引起的一类严重证候，是卫气营血传变的最后阶段，也是病情最危重阶段。或由营分不解传入血分，亦有邪热由气分直传血分者。临床病理特征表现为：血热扰心，血热妄行，烦热躁扰，昏狂，谵妄，斑疹透露，色紫或黑，或见吐血、尿血、便血，舌质深绛或紫，脉细数等。外证表现邪毒扩散、内攻的极期，忽见疮顶平塌，根脚散漫，疮色紫滞，干枯无脓，或流血水等，急腹症则出现弥漫性腹膜炎体征，如腹肌紧张，按之如板，疼痛剧烈等。

卫气营血辨证在外科的应用，使外科急症有了很显著的发展，使许多危、急、重者得到了有效的治疗，也是清以后外科发展的重要标志之一。

三、脏腑辨证

外来邪毒侵入人体，通过气血经络传变，可引起内在脏腑功能的失常和病变；内在因素引起的脏腑功能失调，可通过经络反映于体表，导致某一部位的气血壅滞而形成外证。脏腑辨证就是通过分析四诊资料，推断、综合、概括出外疡的形成是哪一个脏腑功能失调导致的，其病位、病性、邪正关系如何？《诸病源候论・痈疽病诸候》中指出："痈者，由六腑不和所生也"；"疽者，五脏不调所生也"。指出痈疽之生源于脏腑。而《疡科心得集・疡证总论》则进一步指出："发于脏者，其色白，其形平塌，脓水清稀，或致臭败，神色萎惫，阴也；发于腑者，其色红，而形高肿，脓水稠黏，神气清朗，阳也。"临床中不仅要从整体上认识外疡与脏腑的关系，更要详辨每一疾病的具体脏腑病理的变化。外科脏腑辨证首先通过病位所在组织、所在穴位、所在经络以及组织器官的不同，而判断所属何脏何腑，然后根据局部与全身症状表现，分析概括出寒热、虚实，从而指导临床治疗。如气瘤生于皮，是肺之病；肉瘤生于肉，是脾之病变等。中府穴隐痛微肿者，是脾生痈；中脘穴隐痛微肿者，是胃生痈；天枢、关元二穴隐痛微肿者，是大小肠生痈。生于手厥阴经的掌心毒，是心包经积热；生于足厥阴经的肋疽，是肝经火毒；生于足少阴经的涌泉疽，是肾虚湿热下注。舌疳属心经火毒，乳痈是胃热壅滞，囊痈是肝经湿热下注。五脏失调，邪毒侵犯所致的外科疾病，大多病情危重，临床时，在一旦出现必须积极救治的同时，预后亦多不良。如邪毒攻心者，高热烦躁，神昏谵语，面色红赤，身发斑疹，舌质红绛。邪毒熏肺者，咳嗽胸病，咳唾脓血，气喘鼻煽，喉中痰鸣。邪毒伤肝者，胁肋肿痛，狂躁易怒，痉厥抽搐，角弓反张。毒邪伤脾者，呕吐不止，肚腹胀大，屎气全无，或腹痛便泻。毒戕肾者，尿少尿闭，身体浮肿，或目黯肢冷、舌卷囊缩。

四、经络辨证

经络是指根据中医经络学说，对临床四诊资料进行分析、归纳、综合，从而判断出外科疾病所属经络寒热、虚实及其与体表、脏腑的联系，从而指导临床治疗的方法。由于任何外科疾病都有"经络阻塞"这一共同病机，经络在生理情况下，运行气血；在病理状态下，传导邪毒。所以经络辨证在外科具有重要意义，是探索疾病规律的主要途径之一。

1. 体表各部、组织、器官所属的经络　掌握体表各部、组织、器官所属经络，才能了解外科疾病的发生是何经络病变，进而也确定属何脏腑功能失调，从而进一步判断其病理性质及证候本质，详见下表（表 1-4-2）。

表 1-4-2 部位、器官、组织所属经络表

部位			器官/组织		
			器	目	肝
	头顶	膀胱经		鼻	肺
	头侧	三焦经、胆经		耳	肾
	额	胃经		舌	心
	颧	胃经		口	脾
部	颐	胃经		唇	胃
	颈侧	三焦经、胆经		喉	肺
	项后	正中：督脉；两侧：膀胱经		睾丸	肾
	缺盆	任脉		肛门	大肠
	胸	肺经	官	乳头	肝
	胁	胆经		乳房	女：胃；男：肾
	腋	肝经		阴茎	肾
	腹	脾经		尿道	小肠
位	脐	小肠经		阴囊	肝
	背	正中：督脉；两侧：膀胱经	组	皮肤	肺
	上肢	外侧：小肠、三焦、大肠		肌肉	脾
		内侧：心、肺、心包经		筋腱	肝
	下肢	前、外、后侧：胃、胆、膀胱经	织	血脉	心
		内侧：脾、肝、肾经		骨骼	肾

2. 经络辨证的目的　辨别外科疾病属何经络，也就认清了属何脏腑失调，在治疗时，采用引经药有针对地调整病变经络与脏腑，达到迅速取效的目的。同时不同的经络又具有不同的生理特征，其发生外科病证就具有自身的特点，掌握这些特点才能在治疗上取得显著的效果。

3. 引经、归经、引导药　掌握各经络、器官、部位的引经、引导药，使药物通过经络直达病所，而归经药是选择直接用于某经络、脏腑的药物进行治疗。见下表（表 1-4-3，表 1-4-4，表 1-4-5）：

表 1-4-3 六经引经药

经络		太阳经	阳明经	少阳经	太阴经	少阴经	厥阴经
药	上	羌活	白芷 升麻	柴胡	桔梗	独活	柴胡
物	下	黄柏	石膏	青皮	白芍	知母	青皮

表 1-4-4　十二经引经药

经络	手经						足经					
	太阳	阳明	少阳	太阴	少阴	厥阴	太阳	阳明	少阳	太阴	少阴	厥阴
药物	羌活 藁本 黄柏	葛根 升麻 白芷	柴胡 川芎 青皮	白芷 升麻 葱白 生姜	独活 细辛 灯心 龙眼肉	柴胡 川芎 青皮	藁本 羌活 黄柏	葛根 升麻 白芷	川芎 柴胡 青皮	白芍 麻黄 大枣 莲肉	独活 肉桂 牛膝 盐酒	川芎 柴胡 青皮 乌梅

表 1-4-5　部位、器官的"引导药"

巅顶	羌活	耳窍	菖蒲
头脑	藁本	胁肋	柴胡　青皮
鬓	川芎	腹部	香附
额面	白芷	腰骶	杜仲　独活
胸部	桔梗	上肢	桂枝　姜黄
颈	夏枯草	手指	桑枝　忍冬藤
项背	羌活	下肢	牛膝
乳房	蒲公英	睾丸	橘核
鼻	辛夷	肛门	枳壳

4. 十二经络气血与外科疾病　十二经络气血之多少，始载于《灵枢·九针论》，从明代开始应用于外科临床，指导治疗。如《外科启玄·明疮疡生十二经络当分气血多少论》说："夫分经用药，当知气血多少，多则易愈，少则难痊。疮科之医，明此大理，不致有犯禁、颓坏、败逆之失也。如手少阳三焦经、手少阴心经、手太阴肺经、足少阳胆经、足少阴肾经、足太阴脾经，此六经皆多气少血，凡有疮疡，最难收口；如手厥阴心包络经、手太阳小肠经、足太阳膀胱经、足厥阴肝经，此四经皆多血少气，凡有疮疡宜托里；手阳明大肠经、足阳明胃经，此二经气血俱多，初宜内消，终则收功易得。"说明凡外疡发于多血少气之经，血多则凝滞必甚，气少则外发较缓，故治疗时要注重破血、补托。发于多气少血之经，气多则结必甚，血少则收敛较难，故治疗时要注重行气、滋养。发于多气多血之经，病多易溃易敛，实证居多，故治疗时应以行气活血为要。对经络辨证的临床应用，目前研究较少，理论上所阐述的，尚需临床中进一步验证，如何在临床中准确应用，确切发挥其独到的作用，是外科工作者面临的课题之一，值得深入探讨。

五、病位辨证

所谓的病位辨证，是指按外科疾病发生的部位上中下，进行辨证的方法，又称"外科三焦辨证"。外科疾病的发生部位，不外乎上部（头面、颈项、上肢）、中部（胸腹、腰背）、下部（臀腿、胫足）。清代医家高锦庭在《疡科心得集》中，首先归纳上、中、下三部的发病特点，提出外科病位辨证的思想，进一步完善了外科辨证方法。病位辨证，以上、中、下三个部位，作为探讨其共同规律的出发点，与其他辨证方法相互补充、相互联系，但对临床应用具有极简洁而有效的指导作用，既与内科三焦辨证相联系，又具有鲜明的外科特点。具体辨证内容如下：

1. 上部辨证 人体上部包括头面、颈项以及上肢，按照经络运行图分析，生理状态的人体应为上肢上举，而非下垂，故归入上部。从三焦功能看，“上焦如雾”，而人体上部生理特点是属于阳位，阳气有余，阴精不足，卫阳固护，营阴内守，营卫互相为用，始自上焦，宣达布散于全身。

发病部位：头面、颈项、上肢。

病因特点：风邪易袭，温热多侵。风邪易袭阳位，温热其性趋上，故病因多风温、风热。当然绝不是说上部发病无寒邪、湿邪，只是相对而言。

发病特点：上部疾病的发生，一般来势迅猛。因风邪侵袭常于突然之间，而起病缓慢者，风邪为患则很少。

常见症状：发热恶风，头痛头晕，面红目赤，口干耳鸣，鼻燥咽痛，舌尖红而苔薄黄，其脉浮而数。局部红肿宣浮，忽起忽消，根脚收束，肿势高突，疼痛剧烈，溃疡则脓稠而黄。

外科疾病：头面部疖、痈、疔诸疮；皮肤病如油风、黄水疮等；颈项多见瘿与瘤，上肢多见外伤后感染，如疖、疔、时毒等。

证型特点：常见有风热证、风温证，实证、阳证居多。

2. 中部辨证 人体中部包括胸、腹、腰、背，是五脏六腑所居部位，为十二经所过部位，是人体气机升降出入的枢纽，也是气血化生、运行、转化的部位。发病中部的外科疾病，绝大多数与脏腑功能失调关系密切。

发病部位：胸、腹、腰、背。

发病原因：五志不畅形成的气机郁滞，五志过极化火生热。病因主要责之于内脏功能失调。当然，外邪侵袭致中部疾病亦有，同样受内脏功能失调的影响。

发病特点：中部疾病的发生，常于病前伴有情志不畅的刺激史，或者素体性格郁闷。病发于不易察觉之时，一旦发病，情志变化影响症状的轻重与变化。

常见症状：中部症状极其多样复杂，由于影响脏腑功能，症状表现轻重不一。概括之主要有：情志不畅，呕恶上逆，腹胀痞满，纳食不化，返酸嗳气，大便秘结或便而不爽，腹痛肠鸣，小便短赤，舌红苔白，脉弦而数。局部症见：初觉疼痛灼热，继则红肿起疱，或流滋水；或局部高肿，触之硬痛，脓腔深在，脓液稠厚，或伴鲜血；或局部肿物，随喜怒消长，忽大忽小等等。常见疾病：乳房肿物、腋疽、胁疽、背疽、急腹症、缠腰火丹，以及积聚等。

证型特点：初多气郁、火郁，属实，破溃则虚实夹杂，后期正虚为主，其病多及肝胆。

3. 下部辨证 人体下部指臀、前后阴、腿、胫、足，其位居下，阴偏盛、阳偏弱，阴邪常袭。

发病原因：寒湿、湿热多见，由于湿性趋下，故下部疾病者，绝大多数伴有湿邪，初或寒袭，继则化热，而湿邪始终存在，故下部疾病，必夹湿邪。

发病部位：臀、前后阴、腿、胫、足。

发病特点：起病缓慢，初觉沉重不爽，继则症形全现，病程缠绵不愈，反复发作，或时愈时发。

常见症状：患部沉重下坠不爽，二便不利，或肿胀如棉，或红肿流滋，脓出清稀，疮面时愈时溃。

证型特点：初起多表现为阴证，后期虚证为主，多兼夹余邪，病变涉及肺、脾、肾三脏。

六、病程辨证

外科病程具有突出的特点，即初期邪正相争形成肿疡，中期成脓破溃形成溃疡，后期脓尽肌肉生长、收口愈合。这种化脓性疾患典型的病理过程，使临床辨证施治具有一定规律可循。总结前人的学术思想和经验，提出病程辨证，进一步完善了外科辨证理论体系。早在金代刘完素《素问病机气宜保命集》中就提出邪气所袭，导致外科疾病，病程变化大致是初则营卫不行，继则邪气居于半表半里，后期邪结于里，说明随着疾病的变化，邪正相争具有共同阶段。病程辨证，就是以病程发展为出发点，对四诊资料进行分析、归纳、总结，判断出不同病程阶段病变的性质、部位及邪正相争状态，从而为治疗提供依据和指导。

1. 初期辨证

病因特点：外邪所犯居多；内邪结聚者，多合外邪，共同致病。

病理特点：或外邪初袭，邪居于表，或内邪初结，邪居于里，均表现为邪正相争。

发病特点：无论外邪侵犯、内邪初结，均形成肿疡；外邪致病时起病急，内邪致病时起病缓。

常见症状：初期症状多样复杂，但外邪所致伴有发热恶寒、头痛身重、脉浮苔薄；内邪致病症状随病位变化，但其脉多沉紧或数。外证表现以肿疡为主。

证型特点：初期邪正相争属于实证，或表实或里实。

2. 中期辨证

病理特点：随病变的发展，邪正相争出现两种中期表现，或邪毒与气血相搏，化热生火，腐败成脓；或正不胜邪，邪结愈深，正气已衰，形成虚实相兼。

常见症状：肿疡高突者，内已成脓；或破皮而溃，脓出毒泄；或肿势不限，有散漫趋势。

证型特点：虚实夹杂之证多见。

3. 后期辨证

病理特点：脓毒外泄，气血已伤；或余邪未尽，气血已衰；或邪毒深入，正不聚邪，病情转重。

常见症状：溃疡时，脓液渐少，肉芽红润，渐趋收口；或脓水稀薄，疮面欠泽，肉芽不鲜，疮口不敛。肿疡时，肿势扩大，平塌不聚，或毒邪流散，肿块蜂起，形体消瘦。

证型特点：气血不足为主，余邪不尽。多表现为虚证。

七、局部辨证

局部病变是外科疾病共有的特征，是外科患者就诊时最突出的表现，也是外科治疗时必须诊查和解决的。许多轻浅小疾，仅有局部症状，所以临床施治时，必须依靠局部辨证，即使较重的外科疾患，全身辨证时，也必须结合局部辨证，才能全面准确。所以局部辨证是外科辨证的主要方法之一，是临床论治最直接的依据。局部辨证就是指对局部病变的四诊资料进行分析、归纳、总结、判断，概括出其病位浅深、病性及邪正相争的状态，从而对病理状态做出概括的诊断。目前临床中主要以常见的局部症状如：肿、痛、脓、麻木、痒、酸楚、溃疡等进行辨证。

1. 辨肿　肿是由于各种致病因素作用于人体，引起的经络阻滞、气血壅塞而成的。《素问・阴阳应象大论》曰："形伤肿。"孙鼎宜疏曰："形不欲壅，壅则肿。"说明肿是有形变化，是形体受伤所致，主要是由于气血之壅塞而成。《素问・生气通天论》又曰："营气不从，逆于肉里，乃生痈肿。”进一步阐明，肿之发生必及营气。《医宗金鉴·外科心法要诀·痈疽辨肿歌》更清晰地论述道：“人之气血，周流不息，稍有壅滞，即作肿矣。”上述可见，历代医家对肿的病理认识的准确和全面了。临床中肿又可分为肿胀与肿块的不同。肿胀者边界欠清，形态不明，分局限性与弥漫性肿胀。局限性肿胀，肿势高突明显，与周围组织有模糊的界限，见于浅小轻疾；而弥漫性肿胀，肿势散漫不清，病变范围大，无一定形态，与周围组织无明显界限，见于外科重大之疾。肿块具有一定形态，呈多样性，与周围组织有较明显的界限，是外科极常见的症状表现。

(1)辨成因

1)火肿：肿而色红，皮薄光泽，焮热疼痛，肿势暴急。《外科秘录·疮疡肿溃虚实论》曰：“肿而高突，焮热作痛，是阳邪毒盛，病在表，实也；如肿而坚硬、深痛，亦阳邪毒盛，病在里，实也。”

2)寒肿：肿而不硬，皮色不泽，肤温清冷，常伴酸痛，色苍白或紫黯。此为初起寒邪深伏在里所致，待日久寒从热化时，痛加剧而疮色微红热，其肿稍隆起。

3)风肿：漫肿宣浮，或游走不定，不红微热，轻微疼痛，如瘾疹。

4)湿肿：肿而皮肉重垂胀急，深则按之烂棉不起，浅则光亮如水疱，破流黄水，如下肢急性湿疮等。

5)痰肿：肿势或轻如棉馒，或硬如结核，皮色不变，起病缓慢，边界尚清，溃破脓稀，状如败絮，或如腐渣，如瘰疬、脂瘤。

6)气肿：皮肤不红不热，皮紧内软，随喜怒而消长，如气瘿、气瘤、乳癖等。

7)瘀肿：肿而胀急，皮色初为黯褐，后转青紫，渐次变黄消退，如外伤瘀肿。若久治不消，瘀血化热，酿脓成痈，或为瘀血流注。

8)郁结肿：多由几种邪毒相搏而成。肿势坚硬如石，或边缘有棱角，形如岩突，不红不热，如岩类。

9)脓肿：肿势高突，焮红灼热，皮薄光泽，按之应指。

10)虚肿：肿势平坦，根盘散漫。

11)实肿：肿势高起，根盘收束。

(2)辨部位及色泽：病变组织疏松，如手背、足背等处，肿势易于漫延，其肿每较他处大而明显；病变组织致密，如手指处肿势不甚，但疼痛剧烈；大腿部由于肌肉丰厚，肿势虽甚，外观不显。

一般来讲，病发于皮肤、肌肉之间，则肿势高突而焮红，发病较快，并有易脓、易溃、易敛之特点。若病发于筋骨、关节之间，肿势平坦而皮色不变，发病较缓，及至脓熟仅透红一点，并有难脓、难溃、难敛之特点。

(3)辨肿块

1)大小：测量肿块体积之大小，观察客观疗效。

2)形态：肿块形态特征包括：扁、圆、卵圆、条索状、不规则形态及表面是否光滑等特征。从肿块形态特征，可初步判断其性质，如乳腺增生症多见结节或条索状；乳腺纤维瘤为圆形或卵圆状肿块。良性肿块表面多光泽有完整包膜；而恶性肿块表面多高低不平，多无包膜。

3)质地：从肿块质地的软硬可判断其不同性质。如囊性肿块按之软而波动，脂肪瘤则柔软如馒，炎性肿块质地多坚实，骨肿瘤或恶性肿瘤坚硬如石。

4)活动度:总的来看,良性肿块多活动度好,恶性肿块活动度差。根据活动情况可初步确定肿块的位置,如皮内肿块,可随皮肤提起,如皮脂腺瘤等;皮下肿块用手推之,能在皮下移动,如脂肪瘤等;肌肉或肌腱处肿块,随肌肉收缩而移动,如腱鞘囊肿;骨肿块则固定不移,如骨瘤。

5)触痛:炎性肿块多有触痛;囊性肿块多无触痛;良性肿块除少数疾病有触痛外,大多无触痛;恶性肿瘤中后期可有不同程度的触痛。

6)内容物:囊肿性肿块多有各种不同内容物,为明确内容物性质,有时须穿刺或手术才能证实。如甲状腺囊肿内含淡黄和清亮液体,皮脂腺囊肿内含豆腐渣样物质,结核性脓肿脓液稀薄黯淡或夹有败絮样物质,腱鞘囊肿内含清亮胶冻状液体,乳腺囊肿内含乳汁,淋巴管瘤则为清亮无色透明液体。

7)境界:是指肿块周围组织之间的界限。非炎症性良性肿块如脂肪瘤等囊肿性肿块,常有明确的界限;而恶性肿块与健康组织常互相融合、粘连、无明确界限;炎性肿块也分界欠清,但可从发病时间、有无触痛等加以辨别。

2. 辨痛　疼痛是外科疾病中最常见的自觉症状,它不仅是疾病的信号,也是病势进退的重要标志。疼痛是由于多种因素导致气血凝滞、阻塞不通而成的。《素问・阴阳应象大论》云:“气伤痛。”孙鼎宜疏曰:“气欲通,通则不痛。”

一般说来,凡是色赤焮痛,痛在皮肤肌肉之间,局限在一处者,阳证居多,轻而易治;皮色不变,酸痛、微痛,重按至骨、关节间方痛的,阴证居多,重而难愈。发于皮肉致密组织处则其痛较剧。

疼痛之处多伴肿胀,一般来说:先肿而后痛者,病灶浅表,肿块先出现,继则由轻而重的疼痛才出现,如疔、疖、痈、丹毒之类;先痛后肿者,病灶深在,初起既无肿块,也不肿胀,只有疼痛和触痛,而后渐出现肿胀,如附骨疽、环跳疽、流注之类。亦有痛而不肿者,如脱疽;亦有肿而不痛者,如瘰疬、瘿、瘤、赘疣、岩肿之类。

(1)辨病原因

1)热痛:皮色焮红,灼热疼痛,遇冷则痛减。见于急性化脓疮疡。

2)寒痛:皮色不红、不热,酸痛,得暖则痛减。见于脱疽初期、冻疮等。

3)风痛:痛无定处,发生快,游走速。见于痹证。

4)气痛:痛而流窜,常随情志变化加重或减轻。如乳癖之胸胁腋痛等。

5)血痛:固定不移,痛而拒按。

6)湿痛:痛而酸胀,肢体沉重,或见糜烂流滋。如丹毒、臁疮等。

7)痰痛:疼痛轻微,或不痛,或轻微隐痛、酸痛,皮色不变。如脂瘤、肉瘤等。

8)虚痛:痛势缓和,喜按,按则痛减,劳则加剧。如脱疽。

9)实痛:痛势急迫、剧烈,拒按,按则痛剧。如阳证疮疡等。

10)脓痛:痛势剧烈,持续胀痛、跳痛,如同鸡啄,按之中软应指,多见成脓期。但脓肿生于肌肉丰厚处,痛势较缓。

(2)辨疼痛之发作

1)猝痛:疼痛突然发作,痛势急剧,见于急性疾患。

2)阵发痛:忽痛忽止,发作无常,多伴绞痛,痛时异常剧烈,见于肠道、输尿管、胆道疾患,特别是痉挛及梗阻时。

3)持续痛:痛无休止,持续不减,见于未溃之前;痛势和缓,持续较久,多属阳证。

(3)辨疼痛之性质

1)刺痛:痛如针刺,病变多在皮肤,如蛇串疮(带状疱疹)、热疮(单纯疱疹)等。

2)灼痛:痛而有灼热感,病变多在肌肤,如疖、有头疽、颜面疔、丹毒、烧伤等。

3)裂痛:痛如撕裂,病变多在皮肉,如肛裂、手足皲裂者。胀裂样痛,胀如紧绷,痛势如裂,日夜不宁,见于烂疔。

4)钝痛:疼痛钝滞,病变多在骨、关节间,如流痰、附骨疽转入慢性阶段等。

5)酸痛:又酸又痛,病变多在关节,如流痰、系统性红斑狼疮等。

6)抽掣痛:除痛时有抽掣外,还伴有放射痛,如石瘿、乳岩、失荣之晚期。

7)绞痛:痛如绳绞,病变多在脏腑,如胆总管结石、泌尿系结石伴梗阻、胆道蛔虫病发作期。

8)啄痛:痛如鸡啄,并伴有节律性痛,病多在肌肉,见于化脓阶段,如手部疔疮、乳痈等病。

3. 辨痒　痒是由于风、湿、热、虫之邪客于皮肤肌表,引起皮肉间气血不和而成,或由于血虚风燥阻于皮肤间,肤失濡养而成。《外科启玄・明疮疡痛痒麻木论》中说:"经云:诸痛痒疮,皆属于心。盖火之为物,能消烁万物,残败百端故也。盖人之肌肤附近火灼则为疮,近火则痛,微远则痒……经云:痛者为实,痒者为虚。非为虚寒之虚,乃火势微甚之意也。"

痒是皮肤病中最常见的自觉症状。

(1)辨原因

1)风胜:走窜无定,遍体伤痒,抓破血溢,随破随收,不致化腐,多为干性。其走窜无定,遍体作痒者,因风性善行之故;抓破血溢,随破随收不致化腐,因风胜致燥,则病多干性。如牛皮癣(神经性皮炎)、白疕(银屑病)、风疹块(荨麻疹)等。

2)湿胜:浸淫四窜,黄水淋漓,易沿表皮蚀烂,越腐越痒,多为湿性,或有传染性。其皮损浸淫四窜,黄水淋漓,或有传染性,因湿胜则潮湿,水湿浸于肌表之故。如急性湿疮、脓疱疮等。

3)热胜:皮肤隐疹,焮红灼热成痒,或只发于暴露部位,或遍布全身,甚则糜烂流水淋漓,结痂成片,常不传染。热胜作痒,多由于禀赋不耐,是皮肤腠理不密的过敏性疾病的表现。

4)虫淫:浸淫蔓延,黄水频流,状如虫行皮中,其痒尤烈,最易传染。如手足癣、白秃疮、肥疮、疥疮等。

5)血虚:皮肤多厚、干燥、脱屑,体痒,很少糜烂流水。如湿疮、白疕、牛皮癣等慢性皮肤病,经久不愈,由血虚生风生燥,内风致使肌肤失于润泽引起,无传染性。

痒在皮肤病中极常见,探求其发病机制,根本在于气血不和,这种不和一则由于邪气阻结于其间,致气血失于正常的相辅相成的调和状态;另一方面与气或血之亏虚、失于常态有关。对痒的辨证,不但要探清邪气的性质,更要进一步搞清气与血失常的原因,临床中气血的情况最终常要责之于脏腑的功能,因为脏腑为气血生化之源。

(2)从病变过程辨痒

1)肿疡作痒:一般较为少见,凡疮疡初起,局部肿势平坦,根脚散漫,脓犹未成之时,常有痒感,此乃毒势炽盛,正不聚邪之故,预示着病变的发展趋势,特别是疫疔、蛇毒咬伤者。如乳痈、腿痈及时治疗后局部根脚收束,肿痛已减,余块未消之时,也有痒感,此乃正气已复,气血疏通,毒势已衰,病变消散的趋势。

2)溃疡作痒:既溃之后,肿痛渐消,忽然患部感觉焮热奇痒不安,多数是由于溃疡的脓液外溢，浸渍皮肤，护理不善所致，或因应用汞剂、砒剂、敷贴膏等引起疮面及皮肤过敏而成。如溃疡经过治疗，脓流已畅，四周余肿未消之时，或于腐肉已脱，死肌渐生之际，而皮肉间感觉微微作痒，是毒邪渐化，气血渐充，助养新肉，将要收口的佳象。

4. 辨脓　脓是化脓性疾病常见的病理产物，由于肿疡阶段不能消散，必须化腐成脓，脓出毒泄，才能痊愈。因此，辨脓是外科的基本功之一，也是局部辨证中最主要的一环。

脓是由于皮肉、脏腑、筋骨之间，邪毒化热，腐败组织，蒸酿而成，是邪毒与气血相搏，两相俱败而化生。《灵枢·痈疽》篇说："寒气化为热，热盛则腐肉，肉腐则为脓，脓不泻则烂筋，筋烂则伤骨……筋骨肌肉不相荣，经脉败漏，熏于五脏，脏伤故死矣。"《诸病源候论·疮病诸结候·热疮候》说："风多则痒，热多则痛，血气乘之，则多脓血。"指出了脓之成因。《外科证治全生集·痈疽总论》进一步指出："然毒之化，必由脓，脓之来必由气血，气血之化必由温也。"论述了脓与气血、邪热火毒的关系，乃气血经过火热邪毒蕴酿腐败液化而成。而《医学入门·外科·痈疽总论》中又说："盖热非湿，则不能腐坏肌肉为脓。"提出了脓之成，除火热之邪毒外，必由湿之蒸酿，方能壅腐成脓。对成脓的机制，作了进一步的探索和阐释。成脓外出，是正气载邪毒外出的方式，犹如伤寒表证邪随汗得解；腑实内结，下之邪出；邪壅上焦，涌吐而出一样。虽伤正气，但邪出正气才能恢复。所以辨脓之有无，察脓之形、色、味，辨脓之浅深，就成为化脓性疾病非常重要的局部辨证方法，是指导排脓外出，兼察正气强弱、预后吉凶的前提条件。

(1)辨脓之有无：有关辨脓之法，早在汉《伤寒杂病论》中就有依脉象辨脓的记载。《刘涓子鬼遗方》中亦有辨脓之记载。而最早以辨脓立论，进行阐述者，当推《外科精义》，其书说："凡疮疽肿，大按乃痛者，脓深也；小按之便痛者，脓浅也。"而辨脓最精者，乃属《疡科纲要》。顾世澄在《疡医大全·论刀针砭石法》中论述了辨脓及时处理的重要性时说："若大疮既成脓，皮肤不得疏泄，昧者待其自穿。殊不知不壮而充实者，或能自解。若老弱之人，气血枯槁，兼或攻太过，不行针刺，脓毒乘虚内攻，穿肠腐膜，鲜不误事。"

1)皮肤颜色：《疡科纲要·论肿疡辨脓法》中说："漫肿焮起，皮肤绷紧，甚至光亮，则不必手按，而已知其皮肉皆软，脓必盈盈矣。"指出了浅部脓肿只看皮色即可判断脓液有无的简单方法。脓成之后，脓液充盈脓腔，张力较大，故肿胀高起，皮肤绷紧光亮，不问皮肤红与不红，都为有脓。深部脓肿，却不易从肤色判断，乃由于病灶深在，其表尚有完好的肌肤，故不明显。当然，不能仅凭皮色的变化来否定脓成，特别是深部脓肿，一旦延误，则脓腐已相当严重，甚则内及脏腑，扩散入血。

2)局部温度：由于脓之由来是热胜则肉腐，肉腐则为脓，故成脓之处，肤温必高。未成脓处，肤温相对低。故检查局部温度即可判断脓之有无。早在《金匮要略·疮痈肠痈浸淫病脉证并治》中已应用此法："诸痈肿欲知有脓无脓，以手掩肿上，热者为有脓，不热者为无脓。"临床中以下法检查：以正常手温为条件，用一手中指或食指中节的指背，置于肿块的皮肤上，先测试健侧的皮肤温度，再测试患侧肿块的温度，对比中判断脓液之有无，一般浅表者易测，深在者不易测知，必须仔细反复对比测试，当然要先排除非化脓性肿疡的局部温度高的情况，如痹证等。又有湿纸试验法，也是利用皮肤温度判断，方法是取一薄纸，以水浸湿，敷于肿疡，若有先干者，则此处已有脓成。

3)指压法：《疡医大全》云："凡肿疡按之转陷，随手而起者为有脓；按之坚硬，虽按之有凹不即随手起者，为脓尚未成。"检查方法：用食指尖轻缓地压向肿块中心，然后快速离开，观察凹陷恢复的速度。凡凹陷能迅速恢复者，脓成；凹陷不能迅速恢复者，脓未成。此法对浅部脓肿较适宜。

4)触痛:化脓性肿疡一般均有触痛,但成脓之后,由于脓腔压力增大,自觉胀痛或啄痛,触之疼痛异常剧烈,因此对比看,疼痛加剧者,为脓已成。《外科精义·辨脓法》认为触痛不仅可以辨脓之有无,还可辨脓之深浅。需要说明的一点是:触痛辨脓,要在未成脓前相对比。

5)应指法:即用两手食指指端轻放于脓肿患部,相隔适当的距离,然后以一手指端稍用力按一下,则另一手指端即有一种波动的感觉,这种感觉称之为应指。检查时应置手指于相对的垂直方向,变换角度仔细感觉。这种方法适用于表浅而小的脓肿,同时要排除非化脓性疾患。应指法首载于《疡科纲要·论肿疡辨脓法》。

6)透光法:是应用光在固体和液体中传导的差异性,辨识有无脓液的操作方法。手足指(趾)部组织相对致密,而脓腔又相对小,经验不足者,用其他上述方法不易准确掌握时,可采用透光法。具体方法是:以左手遮住患指(趾),右手将电筒放在被检查指(趾)的下面,对准患处直射,注意观察患指(趾)的色泽,如见有深黑色阴影者为有脓,并可按阴影显现的部位,测知脓腔的位置、大小。未成脓时可见清晰潮红,若阴影涉及骨质,则骨膜或骨质可能受侵。透光法验脓,适用于指(趾)部的辨脓。

7)穿刺法:利用消毒的注射器进行穿刺验脓。肌肉深部的脓肿,脓虽成而脓液不多,用按触法辨脓难以辨准。采用穿刺法,简便易行,既可辨脓之有无,又可采取脓液。穿刺时要注意消毒和进针的浅深等。

8)点压法:手指部的脓肿有时可用点压法检查,此法简单易行。具体操作方法:用大头针针尾或火柴头等小的圆钝物,在感染区域轻轻点压,如测得有局限性的剧痛点,显示已有脓肿形成,而剧痛的压痛点即为脓肿部位,此法可补充触法的不足。

9)超声及CT等探查法:采用超声波以及CT检查,可以准确地判断脓之有无及脓腔之位置。一般多用于内脏脓肿的探查。

10)诊脉辨脓:以脉象来辨脓之有无,是中医学独特的诊断方法,尤其对内脏脓肿具有更重要的意义。《金匮要略·疮痈肠痈浸淫病脉证并治》云:“肠痈者……其脉迟紧者,脓未成;脉洪数者,脓已成。”大抵疮疡,肠痈出现浮数之脉,脓尚未成,可望消散,治当内消;紧数之脉,脓虽未成,但毒已结聚,消散无望,治当托脓,催其速腐。紧去但数者,为脓势已成。若见洪数之脉,则脓必大成。

需要说明的是:上述各种辨脓方法各有其最佳的适应证,均有其优点及不足,临床中辨脓之有无,最好采用几种方法相结合,方可准确辨出脓之有无。

(2)辨脓之浅深:脓一旦形成,必须切开引流,但切开之前,要判断脓腔之浅深,才能准确切开,若深浅不辨,浅者深开则增加患者痛苦,深者浅刺则达不到引流目的。历代医家多有辨脓浅深的论述,现归纳如下:

浅部 肿块高突坚硬,中有软陷,皮薄灼热焮红,轻按便痛而应指。

深部 肿块散漫坚硬,按之隐隐软陷,皮厚不热或微热,不红或微红,重按方痛而应指。

脓肿的鉴别:外科临床中,不但要辨脓之有无,更要鉴别肿物内部所包含的是否为脓液,如果不是脓液,切忌开刀。

血瘤,如各种血管瘤、曲张之静脉团等,好发于体表,肿块柔软,不痛,甚或应指,其内无脓,不可切开。

气瘤,柔软而有一定弹性的肿块,如神经纤维瘤,其内实质而不含液体,不宜切开。

水瘤,内含水样液体的肿块,如囊状淋巴管瘤,不宜切开,而应全部切除等。

(3)辨脓之形质、色泽、气味

形质　脓液为气血所化，宜稠厚而不宜稀薄。稠厚者气血充盛，稀薄者气血虚弱。阳证多见脓液稠厚，阴证多数脓液稀薄。先出黄稠脓液，次出黄稠滋水，为将敛佳象。脓由稀薄转稠厚，为体虚渐复，有收敛之象；由厚稠转为稀薄，为体质渐衰，一时难敛。脓成日久不泄，溃后稀如水直流，其色不晦，其气不臭，非败象；如脓稀似粉浆污水，或夹有败絮状物质，且色晦而臭者，为气血衰竭，属败象。

色泽　宜明净不宜污浊。如黄白质稠，色泽鲜明者，为气血充足，是佳象。如黄浊质稠，色泽不净，为气火有余，属顺证。如黄白质稀，色泽洁净，气血虽虚，不为败象。如脓色绿黑稀薄者，为蓄毒日久，有损筋伤骨之可能。如脓中夹有瘀血，色紫成块者，为血络受伤。脓色如姜汁，每兼虚证，病势较重。

气味　脓液宜淹气而不宜臭气，一般略带腥味的，其质必稠，大多是顺证；脓液腥秽恶臭的，其质必薄，大多数是逆证，且往往是穿膜着骨之征。

5. 辨酸楚　酸楚是指全身或局部肌肉、关节沉滞不爽，困倦不适，痛而不剧的自觉表现。外科疾病中，引起酸楚不适者，主要由于邪毒阻滞，气血运行不畅而成。如急性化脓性疮疡，毒邪在表，伴全身恶寒发热，酸楚不适，汗之则毒邪去，酸楚渐除。下部肌肉、关节酸楚，常见于房劳、久行、久立之人。劳累负重、睡卧湿地等外感风寒湿之邪，全身疲劳，局部疲劳不适，当发流注、流痰等病。

6. 辨麻木　麻木是由于气血不运或毒邪炽盛，以致经脉阻塞而成。《外科启玄·明疮疡痛痒麻木论》中说："又有疮疡麻木而不知痛痒者，是气虚而不足，又兼疮毒壅塞，经络不通，致令麻木而不知有无也，亦分轻重耳。盖麻者木之轻也，木者麻之重也。假如人坐久有腿膝木而不知有无，少顷舒伸，良久多疏则麻，乃壅之少通，气血复行之意也。大抵未溃之先有麻木者，毒塞轻重之分也。已溃之后有麻木者，乃肌肉腐烂，气血已亏，是虚之轻重也。"指出麻木之成因有轻重之别，毒邪炽甚，常易致走黄或内陷，表现为坚肿色竭、麻木不知痛痒，伴有较重的全身症状；麻木而冷痛多为气血、经络阻塞，如脱疽。

7. 辨溃疡　肿疡不消，化脓破溃，形成溃疡。《外科大成·论证治·论溃疡》说："肿疡之作，由胃气不从，既已溃时，则气血不足。"视溃疡之形色，辨其盛衰，乃治疡之大要。

(1)辨溃疡色泽：一般阳证溃疡面，脓液稠厚，色鲜或黄或白，不臭，且腐肉易脱，肉色红活鲜润，新肉易生，疮口易敛，知觉正常。《疡科纲要·外疡总论·脓之色泽形质》说："以脓之形质言之，则宜稠不宜清。稠厚者，其人元气必充；稀薄者，其人之本质必弱……色泽不晦，气臭不恶，尚是正宗。"阴证溃疡，脓液清稀，或时流血水，腐肉不易脱落，或虽脱，新肉不生，色泽灰黯，疮口经久难敛，疮面不知痛痒。如疮面污浊不清，腐肉不易脱落，四周紫黯，疮面上方青筋暴露，或动脉搏动消失，或患部肤温减低，多为气血凝滞所致。《疡科纲要·论脓之色泽形质》说："若脓色如青如绿，稀薄不浓者，则蕴之多日，熏酿而质薄者也。其有脓中兼以瘀血，色紫成块，则血络亦腐……若脓血不分，形色不纯者，已有正虚邪盛之虑。如疮面腐肉已净，而脓水质薄，或偶带绿色，新肉不生，状如镜面，光白板亮，不知疼痛，是为虚陷之证。若疮顶突然陷黑无脓，肿势扩散，多为疔疮走黄之象。"《疡科心得集·辨脑疽对口论》说："……干陷者……根盘紫滞，头顶干枯，渐致神识不爽，有内闭外脱之象；虚陷者，脓腐虽脱，新肉不生，状如镜面，光白板亮，脾气不复……皆不治之证也。"

(2)辨溃疡形态：一般来说，阳证、顺证疮疡溃后，肿势聚而渐退，疮顶随脓泄而渐低，色由红而渐淡，热亦渐退，腐肉渐脱，脓水亦渐清而少，新肌渐生，色红润，四围起白膜而疮口日小，渐至敛合。倘或溃而根盘不束，肿势不聚，脓水污秽，腐肉难脱，或疮顶陷凹、干枯，便为逆证。阴证溃疡则多见疮色紫滞，出脓水或夹血水，秽污不清，或疮口凹陷，或如翻花，或出败絮，或腐不脱，或如空壳，或僵硬不消，坚如岩石，经久不敛，或敛而每易成瘘。其他特殊的溃疡形态，有利于溃疡之鉴别。脓毒性溃疡：溃疡一般是底小口大，边缘呈坡状。瘰疬溃疡有空腔或伴漏管，疮面肉色不鲜，脓水稀薄，并夹有败絮样物，疮口愈合较为缓慢。流痰之溃疡疮口紧贴于骨，且呈凹陷形，四周乌黑，或伴漏管形成。附骨疽可见死骨从疮孔中排出。褥疮溃疡：疮面坏死不易脱落，或疮口凹陷甚深，肉芽不鲜，日久不易愈合。臁疮生于两臁上下、内外皮肉浅薄之处，皮色紫滞，小腿青筋暴露，溃口四周多起缸口，新肉难生，迁延不愈。麻风溃疡呈穿凿形，常可深及骨骼，发生难闻的臭味，但并无痛觉。梅毒性溃疡边缘陡峭如凿成或略见凹陷，基底高低不平，有黯黄色坏死组织而带臭味。岩性溃疡，疮面多呈翻花状或如岩穴，有的溃疡底部可见有珍珠样结节，疮周色泽黯红，内有紫黑色坏死组织，渗血出水，始终不愈。手指疔疮，一个指节内，溃口二三处，胬肉高凸，肿胀不消，状如蛇头、竹节，脓水臭秽，经月不敛者，每多损伤筋骨。

八、辨善恶顺逆

辨善恶顺逆，就是判断外科疾病的预后好坏，在外科辨证过程中具有重要的意义，《外科精义·辨疮疽善恶法》说："疮疽证候，善恶逆从，不可不辨。"

1. 辨善恶　首载于宋代《圣济总录·痈疽门·痈疽统论》，该书提出善证有五，恶证有七，并未作进一步的解释。此后历代医家均未有新的发展，到了明代，陈自明在《外科精要·辨痈疽阴阳浅深缓急治法》中对五善七恶有了新的见解，以痈疽为纲，并以善证属腑，恶证属脏，将恶善与脏腑理论相联系。而《外科正宗》则将善恶进一步理论化、系统化。所谓善就是好的现象，恶就是坏的现象。善证表示疾病转归良好，恶证表示疾病转归凶险。辨善证恶证，是以观察分析外科疾病的全身症状变化为主，用来判断其转归预后的一种学说。

(1)五善：即脏腑没有因毒邪侵犯而功能失常。

心善　精神爽快，言语清亮，舌润不渴，寝寐安定。

肝善　身体轻便，不怒不惊，指甲红润，大便通利。

脾善　唇色滋润，饮食知味，脓黄而稠，大便和调。

肺善　声音响亮，不喘不咳，呼吸均匀，皮肤润泽。

肾善　并无潮热，口和齿润，小便清长，夜卧安静。

(2)七恶：即脏腑受到毒邪侵犯而功能紊乱，甚而衰竭。

心恶　神志昏糊，心烦舌燥，疮色紫黑，言语呢喃。

肝恶　身体强直，目难正视，疮流血水，惊悸时作。

脾恶　形容消瘦，疮陷脓臭，不思饮食，纳药呕吐。

肺恶　皮肤枯槁，痰多音喑，呼吸喘急，鼻翼煽动。

肾恶　时渴引饮，面容惨黑，咽喉干燥，阴囊内缩。

脏腑败坏　身体浮肿，呕吐呃逆，肠鸣泄泻，口糜满布。

气血衰竭　疮陷色黯，时流污水，汗出肢冷，嗜卧语低。

运用五善七恶来观察疾病转归时，古人积累了许多经验。《外科精义·痈疽善恶法》中说："凡患疮疽之时，五善之中乍见一二善证，疮亦回矣；七恶之内，忽见一二恶证，宜深惧之。"《证治准绳·疡医》曰："五善见三则吉，七恶有二即凶。"善证与恶证的出现，并不绝对表示疾病的吉凶，治疗的影响可以使善证与恶证互相转化。正如《外科启玄·明疮疡五善七恶论》说："然疮有七恶，而观其皮肤紧急，脉无止数，微有神气，善会调摄者，亦可保其生命。此凶中变吉也。然疮虽有五善，见其皮肤肉缓，又不能善会调养，多欲多劳，亦伤生命。此吉内生凶。后学者不可不知也。"从目前实际情况看，凡属岩证，一旦出现恶证，绝大多数难转化为善证。

2. 辨顺逆　顺，即正常现象；逆，即反常现象。顺证是指外科疾病在其发展过程中，按顺序出现应有的症状者，表示疾病发展过程顺利，能取得好的结局。逆证是凡不以顺而出现不良症状者，表示疾病发展经过不顺利，转归凶险。

辨顺逆在明以前的文献中，仅有零星的记载，无完整的论述，明《外科正宗》首先提出"论病生死法"、"察形色顺逆法"、"疮疡看法"等三篇。至《医宗金鉴·外科心法要诀》综合改编为"痈疽顺证歌"与"痈疽逆证歌"。至此才使辨顺逆成为完整的、系统的辨证方法。辨证顺逆主要从局部症状进行辨析。

（1）顺证

1）初起：由小渐大，疮顶高突，焮红疼痛，根脚不散。

2）已成：顶高根收，皮薄光亮，易脓易腐。

3）溃后：脓液稠厚黄白，色鲜不臭，腐肉易脱，肿消痛减。

4）收口：疮面红活鲜润，新肉易生，疮口易敛，感觉正常。

（2）逆证

1）初起：形如黍米，疮顶平塌，根脚散漫，不痛不热。

2）已成：疮顶软陷，肿硬紫黯，不脓不腐。

3）溃后：皮烂肉坚无脓，时流血水，肿痛不减。

4）收口：脓水清稀，腐肉虽脱，新肉不生，色败臭秽，疮口经久难敛，疮面不知痛痒。

临证中应防止逆证出现，一旦出现逆证，也要积极救治，使症状由逆转顺，不可轻易放弃治疗。

（何清湖　谭新华　刘朝圣）

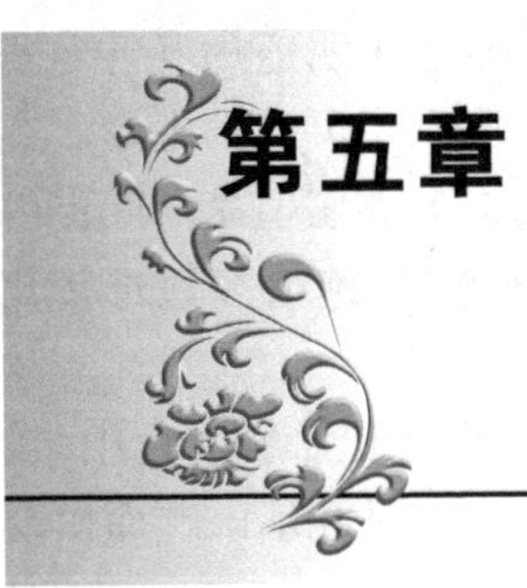

第五章

治　法

外科疾病的治疗是遵循中医学治疗原则大法，即从整体观念出发，运用四诊取得的临床资料，进行辨病与辨证，对疾病作出病与证的诊断，然后根据诊断的结果，依据治病必求其本的原则，作出恰当的治疗措施，但是由于外科疾病具有独特的特点，即必有局部症状、体征，其从发病、病机转化、诊断、辨证以及施治，均必须把住这些特点，从而形成其独有的外科诊疗体系。在治法上，有内治法与外治法，内治法既与内科等有共同之处，又有托毒、透脓等特别治法，同时在处方用药上，也有极鲜明的特色。外治法在外科不仅丰富多彩，还独具内涵，如祛腐生肌、箍围、掺药、膏剂等。在具体治疗中，或内外治结合，治疗大症重症；或专靠外治，治疗浅表外证；或只用内治，疏调内脏，釜底抽薪而愈内疡急症。关键均在于依据辨证，准确用药，灵活施治。

第一节　内　治　法

外科内治的指导思想启源于《黄帝内经》对外科疾病的论述。《灵枢·痈疽》篇云："夫血脉营卫，周流不休，上应星宿，下应经数。寒邪客于经络之中，则血泣，血泣则不通，不通则卫气归之，不得复反，故痈肿。"《灵枢·玉版》篇亦云："病之生时，有喜怒不测，饮食不节，阴气不足，阳气有余，营气不行，乃发为痈疽。"《素问·生气通天论》中说："营气不从，逆于肉理，乃生痈肿。"这些论述说明：不论致病因素是外感或内伤，导致外科疾病形成之初，均由于气血凝滞，营卫稽留所致，这种以"气血"为中心阐明外科疾病的形成，对外科治疗的指导意义较为广泛，特别是对内消的处理显得更为重要。汉代张仲景在《金匮要略》中，既提出了"三因致病"的发病观点，又对许多外科疾病采用辨证施治的原则立法处方，建立了外科内治的方法学。到了金代，刘完素在《素问病机气宜保命集》中，提出治疮之大要，须明托里、疏通、行营卫之法。外邪侵袭，恐邪气极而内行，故先托里；病发于里，其邪气深于内，故疏通以绝其源；内外之中，其病在经，当和营卫。指出"用此三法之后，虽未差，必无变证，亦可使邪气顿减而易痊愈。"刘氏据发病原因及病邪所居而立汗、下、和的治疮三法，对后世诸家影响深远，薛己、汪机、申斗垣等的外科医著，亦承其法，被称之为"三因分治"，又称"病因疗法"，重点在于祛邪于外，体现了审因论治、治病求本的治疗思想。

晋代《刘涓子鬼遗方》，则遵《内经》古训，对外科疾病，采用清热解毒以泻热，凉血活血以调营，行气散结以治肿，托里透毒以排脓，补益气血以生肌，即根据痈疽发病过程中的不同证候特点，进行辨证论治，对后世创立消、托、补三大法则的建立开启了源头。到了元·齐德之《外科精义》指出，疮肿之生，皆由阴阳不和、气血不流所致，以辨证为基础，立内消、托里二大法则。认为初起气血郁滞则可内消，辨证求因，审因论治。若气已结聚，则宜托里，"脓未成者，促脓早成；脓已溃者，使新肉早生；血气虚者，托里补之；阴阳不和，托里调之。"这种以疾病发展为依据的确定外科治则，既包括了刘完素审因论治的治疮三法，也对外证的初、成、溃各个阶段，提出了不同的治疗措施，发展了外科内治法则。后经王肯堂、陈实功的进一步发挥，确立了初起宜消、已成宜托、溃后宜补的消、托、补三大法则。清代《医宗金鉴》亦遵循之，作为指导外科临床内治的准则。后世称之为“病程疗法”，与“病因疗法”相比，“病程疗法”既遵循了辨证求因、审因论治的原则，又充分体现了外科内治的特点。因此，消、托、补三大治则成为中医外科临床遵循的共同法则。

一、内治三个总则

1. 消法　《外科启玄·明内消法论》说：“消者灭也……使绝其源而清其内，不令外发，故云内消。”消法，是运用各种治法方药，使肿疡在初起阶段得以消散的治疗方法。《临证指南医案·疮疡》中说：“大凡疡证虽发于表，而病根则在于里，能明阴阳虚实寒热，经络俞穴，大症化小，善于消散者，此为上工。”

消法仅应用于没有成脓的初期肿疡。外证的形成，是由于营卫不和、气血凝滞、经络阻隔所致，而其致病之因多端，所现症状各异，应审因辨证，灵活地采取不同的治疗方法。具体应用时，如表邪者宜解表，里实者宜通里，湿阻者宜祛湿，热毒蕴结者宜清热，寒邪凝结者宜温阳通络，痰凝坚结者宜化痰软坚，气滞者宜理气，血瘀者宜化瘀和营，去其所因，清其病源，均是内消的措施。由于气血凝滞是外科疾病共同的机制，故在对因治疗的同时，适当采用理气活血的处理方法，以改善气血之运行，使邪毒易解而肿疡易消，正如《疡科准绳·内消》云：“欲令内消于初起红肿结聚之际，施以行气血、解毒消肿之药……”肿疡之初多属实证，但亦有正气不足者，攻邪同时兼以扶正，往往有利于肿疡之消散。正如《医宗金鉴·外科心法要诀·内消治法歌》云：“若脉证俱虚，便宜兼补。”总之，内消法之目的在于消散肿疡于初起之际，达到消散于无形，其中审因论治、行气活血、疏通经络、兼顾邪正又需在临床中灵活应用。

消法的作用在于消散肿疡于初起之际，即使不能内消，亦可移深居浅，转重就轻。

消法的使用贵乎早，如《疡医大全·论初起肿疡》说：“初起肿疡……七日之内，未成脓者……施治之早，尽可内消十之六七。”若疮形已成，则不可概用内消法，以免“养痈成患”，使毒散不收，气血受损，脓毒内蓄，侵蚀好肉，甚至腐烂筋骨，反使溃后难敛，不易速愈。《外科启玄·明内消法论》说：“如形症已成，不可此法也。”

2. 托法　《外科启玄·明内托法论》说：“托者，起也，上也。”就是用补益气血透脓的药物，扶助正气，托毒外出，以免毒邪内陷的一种治疗大法。《外科精义·托里法》说：“大抵托里之法，使疮无变坏之证，凡为疮医，不可一日无托里之药。”说明托法在外证中期治疗中的重要性。《外科理例·内托》中论述了托法的用药原则：“内托以补药为君，活血驱邪之药为臣，或以芳香之药行其郁滞，或加温热之药御其风寒”，指出本法以补气血、和营卫为主，祛毒邪为辅，相应的气郁者佐以行滞之品，寒凝者酌加温热之药。可见托法适用于气血虚、邪毒盛之中期病变。托法又分为透托与补托两法。

透托法适用于肿疡成脓阶段，正气不虚而邪毒炽盛，不能及时溃脓者。

透托法的作用在于：如脓毒蕴于深部，则透托法可促进移深居浅，透脓外溃；如溃而脓出不畅，肿势扩展的，应用透托可使托毒外泄而肿势收束，防止毒窜旁流之变。

透托法不宜过早用之，在肿疡初起或未成脓时禁用，临床应用时一般均需酌加败毒之品，以挫邪毒之势。

补托法运用于正虚毒盛，不能托毒外出阶段，局部平塌，肿势散漫，体虚不能托毒外出，致使难溃难腐；或溃后坚肿不退，脓水清稀，新肉不长，并有身热食呆，神疲面㿠等虚象。

补托法的作用在于：或扶正气聚敛邪毒，以免毒邪内陷，或疏通郁滞，运行气血，滋养疮面，托余邪于外，生肌收口于中。

补托法应用于正虚毒盛，不能外达阶段，故邪盛正虚两者兼备者最宜，纯虚无邪，用之不免伤正；毒盛正不虚用之，多有助邪滋长之虞。

托法是外科独有的治法之一，是根据外科疾病必有邪居，祛邪外出才能治愈所立。托法有扶正聚毒、逼毒外达的作用。肿疡之早期，应用托法有助邪之弊。溃疡脓尽，应用托法难免胬肉增生。故《外科证治全生集》坚决反对使用托法，认为“外疡为病，血凝气滞，实证为多，泄之、化之、消之、散之、通之、行之犹恐不及，初无所用其托里之法也。”

3. 补法 《外科启玄·明补法论》说：“言补者，治虚之法也。经云：虚者补之。”补法就是用补养的药物恢复其正气，助养其新生，使疮口早日愈合的治疗大法。

补法运用于溃疡的后期，毒势已去，精神衰疲，元气虚弱，脓水清稀，疮口难敛者。

补法的应用，根据虚证的原因是在气在血，在脏在腑，而有针对地予以补之。气血虚弱者，宜补养气血；脾胃虚弱者，宜健脾和胃；肝肾不足者，宜补养肝肾等。补法应用恰当，使气血渐充，正气得复，助养新肉之生长，而加速疮口的愈合。补法是外证后期的主要治法。

临床中补法的应用，目的在于扶正，但邪毒未尽之时，切勿遽用纯补，以免留邪为患，助邪鸱张，而犯“实实之戒”。疮疡溃后无虚象之表现，则不宜应用补法，易致助邪而影响愈合；余邪未尽，正气已虚者，当祛邪为主，兼以扶正。

二、具体内治法

根据上述消、托、补三大治则，结合审因论治，制定出相应的具体治法，从而指导临床处方用药。这些具体治法，是典型的代表性治法，临床应用时，应该灵活使用，达到最佳的疗效。

1. 解表法 是以发汗的药物开泄腠理，使留于肌表之邪，随汗而解，从而达到消散肿疡的目的。早在《素问·五常政大论》中就提出：“汗之则疮已。”《外科启玄·明疮疡汗下和大要三法论》曰：“言疮之邪自外而入，脉必浮数而实。在表故当汗之。邪从汗出，毒自消散。”根据邪气性质、正气强弱分以下三类，临床中常用。

(1)辛凉解表法：用于疮疡初起及皮肤、肛肠诸疾兼有风热表证者，如颈痈、乳痈等。

常见症状：疮疡初起，红肿热痛，或皮肤间出现急性泛发性皮损，皮疹色红，兼见恶寒轻而发热重，口渴，咽喉肿痛，汗少，尿黄，苔薄黄，脉浮数等全身症状。

方剂举例：牛蒡解肌汤、银翘散等。

常用药物：金银花、连翘、薄荷、桑叶、蝉衣、牛蒡子、葛根等。

方解举例：牛蒡解肌汤，本方出自《疡科心得集·辨风热痰惊痰论》。原是高锦庭为治头面风热、颈项痰毒初起而设的表散透邪方。因以牛蒡子启领诸药，功擅透发肌表风热故名。方中以牛蒡子、薄荷、荆芥等疏散肺经肝络之风热为主。其中牛蒂子清泄之中又能透发，用治瘟毒发颐，可外解其毒，内泄其热；薄荷外能表散风热，内可解郁疏气，上清头目，下导气滞；复以荆芥清冽芳香之气，轻扬疏导之能，导瘀散结，故风热之邪自得透发。又取连翘、山栀、牡丹皮为臣，清肝热而散壅滞，王好古云：“连翘伍大力治疡疮有神功。”以连翘质轻而浮，解毒透毒，专消上焦风热肿毒；山栀外能散邪于肌表，内可泄热于三焦，解毒于血分；牡丹皮通瘀散结，解血脉中之热结。三药合力，则散热于上焦，泄热于肝经。以石斛、玄参为佐者取玄参有滋肾阴、生津液、解毒降火之妙，石斛有清养肺胃之功，《本草纲目》尚谓有消痈排脓之能，二药相合，既可防伤阴于未然，又能为消肿散结之使。夏枯草专入厥阴，功擅清肝火、散郁结，堪为之使。全方合用，祛风清热、化痰消肿，用治头面、颈项痈毒初起以风火痰热见证者。

(2)辛温解表法：用于外感风寒之疮疡、皮肤病者，如瘾疹、麻风初起等。

常见症状：疮疡初起，肿痛酸楚，或皮肤间出现急性泛发性皮损，皮疹色白或皮肤麻木，伴见头痛，恶寒重而发热轻，无汗，口不渴，舌苔薄白，脉象浮紧者。

方剂举例：荆防败毒散、万灵丹等。

常用药物：荆芥、防风、麻黄、羌活、独活、桂枝、生姜等。

方解举例：荆防败毒散，出自薛己的《外科发挥・时毒》。《医宗金鉴・外科心法要诀》收录，附歌云："荆防败毒治初疮，憎寒壮热汗出良，羌独前柴荆防桔，芎枳参苓甘草强。"乃钱乙《小儿药证直诀》败毒散加荆防演变而来。方以荆防为君，荆芥芳香而散，气味轻扬，温而不燥，以辛为用，以散为功，发散上焦风寒；荆芥炒黑可入血，发散血分郁热。防风气味俱升、温而润，善走上焦，宣散风邪，走气分，能驱周身之风，且能胜湿，两药相得，功擅发散上焦风寒，祛风胜湿，透发皮肤之毒，消散疮疡初起邪之在表者。臣以羌独活者，取羌活走表，以散游邪，行上理上，可以上巅顶而横肢臂；独活行里而宣伏邪，祛风湿行气血，下行腰腿，一上一下，直入足太阳膀胱经，散脑疽之湿，透脑疽之毒。更取柴胡、桔梗散热升清；前胡、枳实消痰降气；藉川芎之芳香，行血中之气；假茯苓之淡渗，利气中之湿；佐人参以鼓气托邪外出，生津而资汗源。以生姜、薄荷为使。本方重在托肌表之邪，宜于疮疡初起，表证头痛无汗，恶寒重，发热轻者。

(3)扶正解表法：用于体表虚弱的外疡患者，复感表邪，或疮疡中后期兼有表证者。常见症状：正虚之临床症状，随气、血、阴、阳之所偏而表现各异，兼之外邪有风、寒、湿之区别，故临床应细辨之。

方剂举例：益气解表用参苏饮；助阳解表用再造散；滋阴解表以加减葳蕤汤；养血解表以七味葱白饮。

常用药物：人参、党参、玉竹、当归、白芍、生地黄、熟地黄、茯苓、白术、鹿角胶以及解表发汗之药。

上述解表三法，前二者用于表实证，后一法用于表虚兼邪。外科之汗法，与内科的不同之处在于：汗出宜少，重在疏泄外达，凡用解表法，必须准确诊断，具有表证。解表的目的不在于发汗，而在于散邪，祛散邪气需要汗出相助，但汗多则反伤正气，肌表不固，易复感外邪。溃疡之后气血多亏，或有表证者，亦不可过度解表。正如《医宗说约》曰："发散非溃后所宜"。临床应用解表法，归纳之需注意以下几方面：①药后宜避外邪，或覆被取微汗，以达邪随汗外出之目的。②由于汗为津液所化，故本法中病即止，防止过汗伤津、伤阴，甚或有亡阳之危。③疮疡溃后体虚者，即使有表证存在，亦不可发汗太过，以防正气被伤，致生亡阳、痉厥等变证。《伤寒论》指出："疮家不可发汗，汗出则痉。"④身体极度虚弱和剧烈呕吐、腹泻后，不宜使用本法。⑤夏季气候炎热，辛温解表法宜慎用。

现代研究：解表法具有促进汗腺分泌和血管舒张反应，以利于祛除病邪，其中可能包括排泄毒素、中和毒素、抑制细菌与病毒，以及加强机体吞噬细胞的防御能力；通过发汗和扩张周围血管，以发散体温而起到退热作用；同时能改善全身和局部的功能，促进代谢产物的排泄和局部炎症的吸收。有资料报道，某些药物可以由汗液排泄，实验观察到汗液中药物浓度大致和血浆中相等。不难看出，解表法在外科中应用，不仅在于发汗，更在于调和营卫。运用得法，具有防病于未然，于形症未成之时而解除之的作用。适当的配伍，避免过汗，发挥其舒张血管、抑制病毒与细菌、促进炎症吸收、排除体内毒的作用。

2. 清热法 即以寒凉的药物，用于泻火解毒，使内蕴之热毒得以清解的方法，即《素问·至真要大论》"热者寒之"的治法。《内经》云："诸痛痒疮，皆属于心。"心属火。《医宗金鉴·外科心法要诀·痈疽总论歌》云："痈疽原是火毒生"，盖外邪感受，五令过极皆能生热化火；情志内伤，五志太过亦能生火化毒；醇酒厚味能助火生热，可致火毒内生。故热邪火毒是外科疾患的主要致病因素，因而清热法在外科广泛应用。临床中根据火热之盛衰、邪侵犯之部位、正气之虚实，分为以下几种。

(1)清热解毒法：用于红肿热痛之阳证，如疖、疔、有头疽等。

常见症状：局部红肿热痛，疮形高突，根脚、根盘收束，发热，口渴饮冷，便干尿黄，舌红苔黄，脉弦数。

方剂举例：五味消毒饮等。

常用药物：蒲公英、紫花地丁、大青叶、金银花、野菊花、四季青等。

方解举例：五味消毒饮，本方是《医宗金鉴·外科心法要诀·疔疮》为疔疮初起而设。歌云："五味消毒疗诸疔，银花野菊蒲公英，紫花地丁天葵子，煎加汤服发汗灵。"方中金银花伍野菊花为君，立意疏散清热，以其寒凉之性清泄血中之热毒，芳香透达、清轻宣散之力透血分之邪外达而解。用凉血消肿之紫花地丁为臣，治疔疮初起之红肿热痛。又佐以消肿散结之蒲公英，化痰散结、利尿消肿的紫背天葵。

(2)清气分热：用于疮疡红肿或皮色不变，灼热疼痛之阳证，或皮肤病之热证。如痈、脓疱疮等。

常见症状：疮疡红肿或皮色微红，灼热疼痛，皮损糜烂，流脓或滋水，伴壮热、口渴饮水，大便燥结、小便短赤，舌苔薄黄，脉数或滑数等全身症状。

方剂举例：黄连解毒汤、白虎汤加味等。

常用药物：黄连、石膏、知母、山栀、生甘草等。

方解：黄连解毒汤，本方出《外台秘要》。方以黄连为君，功擅泻火解毒而名。药用黄连泻心火为君。黄芩泻肺火，黄柏泻肾火为臣。山栀通泻三焦火毒，导诸火从膀胱而出为之佐使。本方一派寒凉，泻上下内外之实火，为治火剂之代表方。本方纯用大苦大寒之品，非惟清泻三焦实火，苦可燥湿，治热夹湿者亦佳。只是苦寒每易伤阴，热甚伤阴者，非所宜也。临床应用，所辨在苔，黄或黄腻者咸宜；光者、燥者、焦者皆不宜。

(3)清血分热：用于疔毒走黄、大面积烧伤、烂疔、白疕等血分热毒者。

常见症状：外证焮红灼热，皮肤红斑、瘀点、灼热，高热夜甚，口渴不喜饮，舌苔黄腻舌质红，脉弦数或滑数等症状。

方剂举例：犀角地黄汤*、清营汤等。

常用药物：水牛角、鲜生地、赤芍、牡丹皮、紫草、大青叶、板蓝根等。

方解举例：犀角地黄汤，本方出自《千金要方·呕血》。专为温热火毒燔于血分而设，亦用于疮疡走黄、内陷、毒入营血证。叶香岩云："入血就恐耗血动血，直须凉血散血。"故此方立意凉血散瘀。而邪热深入血分，不清其热则血不得宁，故用水牛角咸寒凉血为君，盖水牛

* 犀角地黄汤：原方名，为便于查阅，现仍用犀角地黄汤一名，方中犀角用水牛角代替。下同。

角寒而不遏，以清降为用，清心火，凉血热，热清而血自宁，火平而证自已也。热盛则阴伤，若不凉血，血不宁；若不滋阴，阴难复，故臣以生地之甘凉，清热凉血而滋阴液，既可助水牛角凉血而解血分之热毒，又可追复已经散失之阴血。热邪灼伤血络，热逼血溢，瘀于肌肤，故用牡丹皮凉血散瘀为佐；赤芍活血行滞为使，庶使凉血而不留瘀，既可防骤用寒凉而致瘀血停滞之弊，又可去瘀血又生新血，正补水牛角、地黄行滞、散瘀之不足。全方有清热解毒、凉血散瘀之功。而其清热之中顾养阴，使其热清血宁而无耗血伤津之虑；于凉血之中以散瘀，有止血而无留瘀之弊。

(4)清心开窍法：用于热毒内攻心神。如疔疮走黄、疽毒内陷等。

常见症状：神昏谵语，烦躁不安，甚或昏愦不语，舌苔焦黑而干，舌质红绛或深绛，脉细数。

方剂举例：安宫牛黄丸(针剂清开灵)、紫雪散、至宝丹等。

常用药物：水牛角、竹叶卷心、鲜生地、赤芍、牡丹皮、紫草、羚羊角、磁石、连翘、玄参等。

(5)养阴清热法：用于急性疮疡后期或慢性外科疾患化脓阶段，出现阴伤有热，阴虚火旺者。

常见症状：午后或夜间低热，五心烦热，溃疡而脓液稀薄，腐肉未尽，疮面紫红，舌光无苔，脉细数。

方剂举例：知柏地黄汤、加减玉女煎等。

常用药物：鲜生地、玄参、麦冬、石斛、天冬、知母、龟甲、黄柏等。

(6)清骨蒸潮热法：用于流痰、瘰疬等阴虚疾患。

常见症状：潮热不退，虚烦不寐，舌光红无苔，脉象细数或虚数。

方剂举例：清骨散、秦艽鳖甲散等。

常用药物：银柴胡、胡黄连、青蒿、知母、秦艽、鳖甲、地骨皮等。

方解举例：清骨散，本方出自《证治准绳》，因有清阴分之虚劳骨蒸潮热之功故名。原为肺痨所制，疡医家衍用来治疗流痰、胁肋疽溃后日久。方中取甘寒之银柴胡为君，清热凉血，擅退虚热而无苦泄之弊。臣以知母泻肾火而清虚热，地骨皮降肺中伏火，胡黄连除下焦肝肾虚热，三药同清阴分之虚火，善清有汗之骨蒸，平之于内；又以青蒿泻火热而不耗气血，引骨中之火，行于肌表；秦艽泄热，而益胆气，除肝胆之热，可治无汗骨蒸，透之于外。佐以鳖甲之咸寒滋阴潜阳，入里而退虚热。使以甘草除虚热而和胃气。全方集退热除蒸药之大成，而有平有透，有清有补，总以清为主，故用于肺痨、流痰、胁疽等以骨蒸潮热，形瘦盗汗，舌红少苔，脉细数等阴虚内热见证者。

上述六法均为清热法，热证概括起来又分为实热与虚热两大类。清热法多用于实火热毒证，虚火的形成不外素体阴虚及外邪伤阴，导致阴虚火旺或骨蒸潮热，治当滋阴降火、清骨蒸潮热。应用清热法时须注意以下几点：①中病即止，切勿过剂。疮疡溃后，过投寒凉往往易于影响疮口愈合。②过用寒凉清热解毒，有凉遏气机之弊，故不可见外疡红肿热痛，火毒为患便一味清解，应适当佐以行气活血之剂，则疮疡易于消散。③清法不宜久用，应用清热法宜兼顾胃气。过用苦寒之品最宜损伤脾胃，影响消化功能，而致纳呆、便溏等症。④热邪炽盛，服清热药入口即吐者，可于清热药中少佐辛温之姜汁，或采取凉者热服的方法，即“甚者从之”的从治法之意。

现代研究：从20世纪50年代初开始对清热法的研究渐增多，从清热法的抗感染、消炎退热作用到动物造模，综合研究中医证型，发现清热法具有兴奋网状内皮系统、增强机体免疫功能的作用，而且有强心、利尿、降压的作用。目前发现，其清热解毒功能在于抑制炎症反应因子。

3. 通里法 即用泻下的药物，疏通排泄蓄积在脏腑内的毒邪，以除积导滞，逐瘀散结，泻热定痛，消散疮疡的治法。薛己在《外科枢要·论疮疡用汗下药》中说："其邪在内，当先疏其内以下之。"通里法也属疏通法，分有峻下、寒下、温下、润下等。正如《外科精义·疗疮肿权变通类法》所云："荡涤邪气，疏通脏腑，令内消也。"临床中常用有攻下和润下法。

(1)攻下热结法：用于疮疡早期而有热毒入里，内结便秘的实热阳证，以达内消，或衰其燎原之势之目的，如痈等。

常见症状：疮疡焮红高肿，疼痛剧烈，或皮肤病之皮损焮红灼热，或肛肠病之肛门、肛周胀痛，伴见高热，烦躁不安，口渴饮冷，腹胀，大便不通，舌苔黄腻或黄糙，脉沉数有力等。

方剂举例：内疏黄连汤、凉膈散、承气汤。

常用药物：大黄、芒硝、枳实、槟榔、厚朴、牡丹皮、冬瓜仁、生首乌等。

方解举例：内疏黄连汤，本方出自《外科发挥·肿疡》。《医宗金鉴·外科心法要诀》收集并歌曰："内疏黄连泻里热，痈疮毒火阳盛狂，肿硬发热二便秘，烦躁干呕渴饮凉，栀翘薄草芩连桔，大黄归芍木槟榔。"方以黄连等为君，以疏通二便为法，清解在里之火毒实热故名。方中黄连、黄芩、山栀、连翘为君，清泄心、肺、三焦之火；临证既见腑实，便以大黄、槟榔、木香为臣，行气导滞，通下腑实，而助君药泻热。痈疽之起总由营卫失和，火毒为病，难免伤阴，故以归芍为佐，养血、和营、敛阴、润肠；疮疡既已成形，欲不使其内攻，必求外达，故用桔梗排脓，连翘消肿散结，薄荷疏肝解气分之郁滞，透毒外发，以求外解，不能消散，便望透脓，复以甘草和之。一方之中既用清热解毒以图疮疡之本，又有通下腑实的截其内传之途，再以和营、行气、消肿、排脓散结透毒外出；养血敛阴润肠，旨在使入腑之热毒得泄，火毒得清，内外疏通，营气得和，脓毒外透而解。

(2)润下法：用于阴虚肠燥便结之证，如疮疡、肛门病、皮肤病等。

常见症状：津伤肠燥，大便秘结，伴见食少，舌红少津，脉象细数等症。

方剂举例：润肠汤、麻仁调肠丸等。

常用药物：火麻仁、郁李仁、瓜蒌仁、桃仁、熟大黄、当归、肉丛蓉、蜂蜜等。

方解举例：润肠汤，申斗垣《外科启玄·明疮大便秘结论》云："大凡疮疡皆由五脏不和、六腑壅滞，则令经络不通而所生焉……如已溃后，脉缓芤数涩者，必脓血大出，气体衰弱者，宜八珍汤丸，圣愈汤内加桃仁、天麻子、当归，少加熟地黄、大黄以润之……切不可以……峻利之药。"润肠汤即取此意而立，用诸药润肠以治血虚津枯肠燥便秘、老年虚秘。疮疡溃后，脓血大泄，血虚津枯，无水行舟，大便乃闭，欲导下须养血增水以行之。故取生地黄、当归补肝肾以养阴血，臣以桃仁入血分破瘀结、通经络，是补中有行，破中有补，生生不息之意。而有形之血不能速生，岂可即刻化水行舟，乃用性润滑利之天麻子伍油当归，加桃仁之油脂润滑之性润下通结为之佐，甘草为使缓其行，俾使下而不伤阴，下而可存阴，渐而阴液得复，使自不药而畅。

上述二法均属下法，即经所谓："实者泻之。"本法用于外证中热毒入腑的实热阳证，可达表邪内消外通，或衰其燎原之势的目的。因而对于毒蛇咬伤、瘰疬等病，即使并无里结，只要确属内有实热，亦可以本法泻下热毒，以疏其内而绝其源。攻下热结与润肠通里法从作用上有缓峻之别，使用时当视阴津损伤程度而加以选择。否则，当峻而缓，其力不逮，延误治疗；当缓而峻，更伤阴津，内结更甚，甚至引起亡阴亡阳之变证。

下法的应用还应注意以下几个问题:①表证未解,里实已成者当先解表或用表里双解,以免引起深入,方如防风通圣散之类。②年高体弱,阴虚患者或妊娠妇女,经期用下法须慎重。③下法不宜过剂,当中病即止,以邪去为度,以免损伤正气,甚而致病邪内陷。

4. 温通法 应用温经通络、散寒化痰等药物,驱散阴寒凝滞之邪以治疗寒证的治法。即《素问·至真要大论》云:"寒者热之"之意。《灵枢·痈疽》篇谓:"寒邪客于经络之中则血泣",盖血得温则行,遇寒则凝,寒凝血滞,则络脉痹塞不通,气血通行受阻,而有不通则痛的征象,治以温通。

温通法主要适用于流痰、脱疽、冻疮、雷诺病及风寒湿痹等寒邪阻于经络、骨骼形成的里寒证,或寒痰夹杂证。

常见症状:患处隐隐酸痛,不红不热,肌肤苍白青紫,口不作渴,畏寒肢冷,小便清利,舌苔白腻,脉沉迟等。

方剂举例:阳和汤、独活寄生汤、当归四逆汤等。

常用药物:附子、肉桂、干姜、桂枝、麻黄、青葱管、白芥子、细辛、生姜、羌活、独活、秦艽、防风、桑寄生等。

方解举例:阳和汤,本方是王洪绪创制的一张治疗阴证疮疡的著名外科方。见于《外科证治全生集》。因该方有温阳补血、散寒通滞之功,能化阴寒痰凝而使阳和,故名阳和汤。方以大剂熟地补营血,血肉有情之鹿角胶生精补髓,养血助阳,强筋壮骨为君。臣以姜炭、肉桂,入血而温经散寒;姜入脾,既可领君药入于血脉经络,又可行于肌肉,在里之寒邪得以驱逐。佐以麻黄、白芥子,麻黄辛温宣散,发越阳气,可驱寒邪出表;白芥子辛温,功擅去皮里膜外之痰,搜剔经络,宣通内外。麻、芥相得,功专宣通,使熟地、鹿角胶之滋腻补而不滞,故有"熟地得麻黄则不腻,麻黄得熟地则不表"之说。使以生甘草者,既有调和药性之功,又有解疮毒之能。本方以补为体,以温通为用,滋腻与辛散疏通之品相伍,宣散寒湿而不伤正,填补精血而不恋邪。

使用温通法,①证属阴有热者,不宜使用本法,以免辛燥温热之品助火劫阴,致生变证。②寒邪深着日久,郁而化热,势将酿脓者,此时脉必由迟转数,不宜用本法,而当以扶正托毒论治。

现代研究:药理实验证明,温通法能兴奋中枢神经,兴奋肠胃,促进肠胃蠕动,强心,进而有利于改善全身功能低下的状态;具有较强的镇痛作用,符合中医"通则不痛,不通则痛"的病理机制。具有抗菌消炎作用,有利于慢性炎症的恢复,临床中半阴半阳证,由阳转阴证多属于慢性炎症,运用温通法,可起到抗菌消炎作用。温通法还具有止吐、祛痰、镇静、扩血管等作用。

5. 祛痰法 是用咸寒化痰软坚药消散痰凝肿块的治法。外感六淫或内伤七情,以及体质虚弱等,皆可使气机阻滞,聚湿成痰。正如《疡科纲要·论外疡治痰之剂》中说:"有因外风时热以激动生痰者……有因肝胆内热以熬炼其痰者……有胃络之结痰,……气液久虚痰流经隧,历久始发之流痰……久郁之痰。"临床中,根据痰的不同成因所致外科疾病,而分以下几种祛痰方法。

(1)疏风化痰法:用于风热夹痰之证,多患生于头、颈等上部,如颈痈、瘰疬、痰包等病。

常见症状:局部结块肿痛,寒热交作,舌苔薄白,脉浮数者。

方剂举例:牛蒡解肌汤合二陈汤、仙方活命饮等。

常用药物:半夏、僵蚕、贝母、牛蒡子、薄荷、蝉衣、夏枯草、陈皮、杏仁、菊花等。

(2)解郁化痰法:适用于气郁夹痰、肝气不舒之瘰疬、乳癖、肉瘿等病。

常见症状:结块坚实柔韧,色白不痛或微痛,伴胸闷气塞,性情急躁易怒,舌淡苔白腻或黄腻,脉弦滑数。

方剂举例:逍遥散合二陈汤、开郁散等。

常用药物:柴胡、川楝子、香附、郁金、海藻、昆布、夏枯草、蛤壳、白芥子等。

(3)燥湿化痰法:用于痰湿阻滞证。

常见症状:结块高肿而质软,形寒身热,舌苔厚腻,脉多濡数。

方剂举例:二陈汤加减、阳和汤加减。

常用药物:半夏、陈皮、胆星、茯苓、瓜蒌、薏苡仁、苍术、夏枯草、杏仁、白芥子等。

(4)养营化痰法:适用于体虚夹痰之证。

常见症状:瘰疬、乳癌溃后,脓水稀薄,或渗流血水,久不收口,疼痛持久,形瘦神倦,肢软无力,食欲不振,舌体瘦小,少苔或无苔,脉象沉细者。

方剂举例:香贝养营汤。

常用药物:当归、白芍、丹参、熟地黄、首乌、川芎、贝母、陈皮、夏枯草、茯苓、猪苓、桔梗、瓜蒌等。

方解举例:香贝养荣汤,出自《医宗金鉴·外科心法要诀·石疽》,其方歌云:"香贝养营用四君,四物贝桔香附陈,气血两虚宜多服,筋瘰石疽效如神。"方取四君补气,四物养血,匡扶正气为君。臣以桔梗、茯苓、贝母,意在化痰凝,散积滞也。又瘰疬、石疽及瘀积于肝经,故佐以香附、陈皮行厥阴之气,通调于三焦,俾痰瘀积滞渐剔而气血得行,肿块渐消。使以姜、枣,旨在调和脾胃,以助生化气血之用,脾运既健,则痰湿化生无由矣。全方补中寓攻,补为攻设,勿可因其补重于攻而轻之。

上述四法均属祛痰法。其治疗主要侧重在疏理气机和软坚散结两方面。临床主要应用于治疗乳岩、乳癖、流痰、瘰疬、痰包、阴茎痰核等痰凝结块证。由于痰与气滞、火热之邪常易致外科痰证,故当慎用温化之品,以免助生火热,有碍化痰散结。

现代研究:中医外科认为,凡人身上、中、下有块,必为痰所致。现代实验表明,中医所谓的"痰"包括许多代谢障碍产生的毒性物质。祛痰法不但具有稀释和排出痰液,镇咳、解除支气管平滑肌痉挛的作用,而且具有镇静、止呕、利尿、通便、降压等综合作用,更具有抗病原微生物及排除体内毒性物质的作用。

6. 理湿法 是用燥湿或淡渗的药物祛除湿邪的治法。由于湿邪黏滞难化,又可生热化火,并多兼夹他邪为病,故外科常见湿热郁蒸、风湿相侵、寒湿困阻等,常用以下三法。

(1)清热利湿法:用于湿热郁蒸之证,如湿疮、臁疮等。

常见症状:局部肿胀疼痛,焮红灼热,或皮肤糜烂渗液,滋水淋漓,伴肢酸沉重,小便短赤,舌苔黄腻,脉濡数等。

方剂举例:萆薢渗湿汤、五神汤等。

常用药物:黄柏、萆薢、苍术、赤茯苓、车前子、木通、牛膝、土茯苓、金银花、紫花地丁、龙葵、滑石等。

方解举例:萆薢渗湿汤,出自《疡科心得集·辨漏蹄风驴眼疽论》。因以萆薢为君专主渗利下焦湿热故名。方取萆薢分清化浊,利水渗湿;用黄柏之苦寒下降,入肝肾而治下焦湿热为君。牡丹皮凉血散瘀而清血中伏火为臣。用薏苡仁、泽泻、茯苓渗利下焦湿热以佐萆薢利湿,助黄柏、牡丹皮以清热。使滑石、通草之清热滑窍,通利小便而渗热于下。本方为治疮疡、皮肤病的常用方剂。

五神汤出自《外科真诠・委中毒》，邹五峰用治湿热凝结腿部所生诸疡，如委中毒、臁疮、足背发。此方取药五味，其效如神故名。方取金银花为君，清热利下焦湿地。紫花地丁功能凉血清热，解毒消肿，既可佐金银花解毒之功，又能借茯苓、车前之力，以利水消肿。而专用牛膝活血通经，宣导下行之功为使，引达诸药下行，活血通经消肿。本方由湿热下注的病机立意，取清热、利湿二途立法，以引经达下，消散痈肿为使，配伍精当，卓有神效。

(2)祛风除湿法：用于风湿相搏之证。

常见症状：局部关节疼痛，或有肿胀，恶风身热，舌苔白腻，脉象浮细或弦细等。

方剂举例：羌活胜湿汤、豨莶丸等。

常用药物：羌活、威灵仙、穿山甲、姜黄、厚朴、苍术、薏苡仁、泽泻、地肤子、白鲜皮、老鹳草、豨莶草等。

(3)散寒祛湿法：用于寒湿型脱疽、风寒湿痹等寒湿侵犯肌腠、经络、骨骼关节之证。

常见症状：局部筋骨疼痛，不红不热，恶寒发热，舌黄白腻，脉紧。

方剂举例：独活寄生汤等。

常用药物：桑寄生、杜肿、牛膝、独活、茯苓、细辛、防风、豨莶草、威灵仙、当归、人参、川芎等。

理湿之法，通常按湿邪留滞三焦论治，上焦宜化、中焦宜燥、下焦宜利。《河间六书》中说："治湿之法，不利小便非其治也。"强调通利小便以给邪出路，此皆治湿之大法。因中焦为运化之枢，健脾理湿亦是其关键。湿热久羁，易生热伤阴，应用祛湿之品，亦每致伤津、伤阴之弊，故对于体弱阴虚、津液亏损者，本法宜慎用。

现代研究：理湿法具有抗感染、调节机体免疫功能、抗关节炎、镇痛、改善呼吸及消化系统等功能，具有利尿作用，可加强水液的排泄。

7. 理气法　是用疏导行气的药物，以宣通气机，调和气血，以发挥行气解郁，止痛消肿的作用。外科疾病的发生，由于气血凝滞者最多，气为血帅，血随气行，气行则血行，气停则血凝，当肿疡初起，内消处理中，理气法的应用是解决凝滞，使各得其常的主要手段。其属情志内伤所致外证，由于肝气郁结，则气机不利而导致气郁血结，脉络不畅，形成肿块，随喜怒而消长，亦应以理气法疏其肝气，使其条达，则气机疏畅而郁结之滞得解。正如《血证论・脏腑病机论》说："肝主藏血……至其所以能藏之故，则以肝属木，木气冲和调达，不致遇郁，则血脉得畅。"一般行气之法，多与活血之药相伍使用。临床常用以下二法：

(1)理气活血法：适用于肿疡初起，因气滞而致血壅结肿证。

常见症状：硬结肿痛，或局部板滞，软绵痛轻，舌苔薄白，脉弦或细数。

方剂举例：舒肝溃坚汤、十全流气饮。

常用药物：柴胡、芍药、夏枯草、陈皮、僵蚕、红花、香附、石决明、姜黄等。

方解举例：舒肝溃坚汤，出自《医宗金鉴・外科心法要诀・瘰疬》。方以疏肝理气、溃肿散坚立法，故名舒肝溃坚汤。歌云："舒肝溃坚汤开郁，筋病石疽柴决当，夏枯陈蚕香附抚，红花芍草甲姜黄。"方以归、芍养肝血，柴胡、陈皮、香附疏肝气，此五味总养血疏肝理气之功是为君。石决明平肝，治骨蒸劳热；夏枯草之去阴血，清虚热，散痰结，丹溪誉为治瘰疬之圣药；僵蚕化痰消坚，三药相得，功在治痰于未成之际，是为臣。复取破血通经之红花，行气活血之川芎，破血下气，迅速疏通之姜黄，伍以攻坚散结之山甲，消散瘀结，既作破瘀散结之用，又佐臣药有消散痰结之妙。使之以甘草者，和之以味，行之以缓也。

(2)疏肝解郁法:运用于肝胆两经循行部位出现的病证,如乳癖、乳岩等。

常见症状:肿块坚硬如石,或质软而能随情志的喜怒而消长,疼痛有轻有重,舌苔薄腻或黄,脉弦数。

方剂举例:逍遥散。

常用药物:柴胡、薄荷、茯苓、半夏、白术、香附、白芍、枳壳等。

方解举例:逍遥散,出自《太平惠民和剂局方·治妇人诸疾》。《庄子·逍遥游》注:"逍者消也。如阳动冰消,虽耗也不竭其本。遥者摇也,如舟行水,虽动也不伤其内。"譬之于医,消散其气郁,摇动其血郁,皆无伤乎正气也。逍遥者,即疏肝解郁也。服此肝郁得解,脾虚得健,血虚得养,气血和畅而肝郁脾虚之证自愈,故名逍遥散。方以柴胡、当归、白芍为君,养血柔肝、疏肝解郁;俾阴血足,气机和,才能更好地发挥其疏泄功能。又以白术、茯苓、煨姜为臣,健脾补中,温中散寒,意在脾运健而生化气血有本,脾强而肝不能因乘也。少佐薄荷,可助柴胡疏散条达。使以炙甘草,和中而调和诸药。以血虚得养,肝郁得解,脾虚得补,神怡志达乐逍遥也。如偏于肝火旺盛,去煨姜加牡丹皮、山栀以凉血清肝,名丹栀逍遥散。

理气法为外科常用治法之一,一般很少单独应用,而是依据症状及病机变化的表现,适当结合其他治法并用,故不论外科的各个阶段,调理气机升降的正常,是调理气血、经络、脏腑正常活动的不可或缺的措施。在内消、补益、理湿、活血、通络等方剂中,均可加用理气之品,以增强治疗作用。理气药物大多香而燥,重用或久用,则易耗气伤津,故对血虚阴虚以及火旺等症,须要慎用。

现代研究:理气法能调节内分泌功能,能抑制肠胃运动,使紧张度或(及)振幅下降、痉挛缓解;对蠕动缓慢甚至消失的胃肠平滑肌有兴奋作用,且作用温和而持久。同时有镇静、安定、催眠、抗惊厥、镇吐等作用。

8. 和营法 用调和营血的药物,促使血行流畅,从而达到改善疮疡症状的目的。《素问·生气通天论》中说:"营气不从,逆于肉理,乃生痈肿。"说明营气不和是外科疾病共同的病理机制。《外科心法·真验指掌施治门·内托治法》说:"疮势已成而不起,或硬而赤,或疼而无脓,或破而不敛,总宜调和营卫,再以去毒行滞。"临床中常用以下数法。

(1)和营祛瘀法:适用于疮疡初起,或溃后坚肿未消,体表肿块或腹内瘀积日久不愈者,尤以慢性疾患常用。

常见症状:肿痛红热,拒按或疼痛如针刺刀割,固定不移,舌紫黯,舌下络脉迂曲色紫红黯,脉沉涩。

方剂举例:桃红四物汤、少腹逐瘀汤。

常用药物:当归、川芎、桃仁、红花、赤芍、丹参、牡丹皮、延胡索、蒲黄、五灵脂、官桂等。

方解举例:桃红四物汤,出自《医宗金鉴·外科心法要诀》。以桃仁、红花领四物汤为养血活血祛瘀为用故名。疡医家衍用来治疮疡、皮肤病、脱疽等以瘀血见证者。方取桃、红为君,桃仁功专破血行瘀,红花活血散瘀通经。血滞者每多血虚,故以熟地伍白芍,生血和营,调补肝肾,和阴抑阳为臣。当归补血、和血、活血,既佐桃仁以活血,又可佐地、芍以养血。血之行赖于气,用川芎辛温走窜,擅行血中气滞,为活血行血之使。此方既有养血补虚之能,又有破血、行血、散瘀作用,祛瘀而不伤正,滋阴而不留瘀。

和营与祛瘀同为调血,前者使其循环流畅。后者使瘀去而肿消散。故和营祛瘀活血在外科中占有重要的位置。

(2)和营解毒法:用于毒邪阻滞夹有血瘀者,如有头疽、脱疽等。

常见症状:初起未溃,或溃后肿势不消,红肿热痛明显,或皮肤病皮肤焮红,或起斑痞、结节,伴发热,舌质黯苔黄,脉数有力。

方剂举例:四妙勇安汤、化斑解毒汤。

常用药物:牡丹皮、紫草、蚤休、红藤、银花、防风、白芷、当归、川芎、赤芍、穿山甲、皂角刺、生甘草等。

(3)益气和营法:用于疮疡肿势散漫不聚,风寒湿痹,病久肢体麻木等正气已虚,营卫阻滞失调者。

常见症状:肿势散漫不收,溃后脓水稀少,坚肿不消,肢体麻木,活动不利,舌淡黯,苔白,脉缓而迟。

方剂举例:四妙汤、补阳还五汤。

常用药物:生黄芪、炙黄芪、当归、川芎、赤芍、白芍、丹参、人参等。

和营法可促使经络疏通,血行流畅,从而达到瘀血散、肿痛消之目的。外科诸病凡疼痛、麻木、肿胀、化脓、结节、肿块、青紫、瘀斑及皮肤瘙痒、增厚、癥瘕积聚等,均可应用和营法,一般多配合行气之品,对有热毒、寒邪等,可合相应疗法。而祛瘀破血之品,性多属温热而偏燥,故症见阴虚火旺、气血亏损者,宜加佐制,以防伤阴亡血之弊。

现代研究:外科和营法包括了和血、活血、破血之不同程度的活血化瘀法。目前认为,该法具有抑制组织异常增生之作用,既可直接抑制瘤细胞,又可抑制良性异常组织增生,抑制胶原合成,促进分解,使增生变性的结缔组织转化、吸收。能够抑制病原体及炎症反应。通过调整机体反应及免疫功能改善局部循环及血管通透性,减少渗出,促进炎症局限化及吸收;也可调节机体免疫功能,镇静止痛,促进组织修复和再生;还可调节微循环及血管通透性,降低血小板表面活性,抑制血小板的聚集,提高纤维蛋白溶解酶活性,调节血液流变性等。

9. 内托法 是用透托和补托药扶正透邪,使疮疡毒邪移深就浅,早日液化成脓;使扩散的证候趋于局限,邪盛者脓毒不致旁窜深溃;正虚者,不致毒邪内陷,从而达到脓出毒泄,肿痛消退的目的。《外科精义·托里法》说:"脓未成者使脓早成,脓已溃者使新肉早生,气血虚者托里补之,阴阳不和托里调之。"《外科大成·内消内托法》说:"托者,起也。已成之时,不能突起,亦难脓,或疮口不合者,皆气血虚也。主以大补,佐以活血祛毒之品……是为内托也。"临床分以下两种。

(1)透托法:脓成未溃,或破而脓出不畅,四周僵肿。毒邪盛而深蕴,正气尚未虚。

常见症状:肿疡中期,内已成脓,但不破溃,或破溃之后脓出不畅,肿势扩散。

方剂举例:透脓散。

常用药物:川芎、穿山甲、皂角刺、生黄芪、当归。

方解举例:出自《外科正宗·肿疡主治方》,以其能使已脓未溃之痈疽溃破,透脓出毒而名。《医宗金鉴·外科心法要诀·肿疡治法》录之,有歌曰:"透脓散治脓已成,不能溃破剂之平,用此可代针泻毒,角刺归芪山甲芎。"言取穿山甲、皂角刺为君。穿山甲咸寒,性善走窜,《本草备要》谓其有消肿溃痈,止痛排脓之功;皂角刺以其辛散温通之气,性锐力利,攻走血脉,直达经络,用于未成脓者,可以消散;将破者,可以促其穿溃;已溃者,可以托毒。穿山甲、皂角刺相伍,功效益彰。臣以生黄芪益气托毒,佐以当归养血和营;使以川芎,行血中之滞气,通调内外。为一切疮疡透脓托毒的基本方。若体实火盛者,不用黄芪,以免恋邪助火。

(2)补托法:用于肿疡毒势方盛,正气已虚,不能托毒外出者。

常见症状：疮形平塌，根盘散漫，难溃难腐，或后脓水稀少，坚肿不消，并出现精神不振，面色无华，脉数无力等。

方剂举例：托里消毒散、薏苡附子败酱散。

常用药物：生黄芪、白术、人参、当归、白芍、川芎、生地黄、金银花、甘草、桔梗、白芷、皂角刺、茯苓等。

方解举例：托里消毒散，出自《外科正宗·肿疡主治方》。《医宗金鉴·外科心法要诀·肿疡主治类方》歌云："托里消毒助气血，补正脱腐肌易生，皂角银花甘桔芷，芎芪归芍术参益。"方取八珍汤，益气养血匡扶正气为君。因熟地滋腻，防其呆滞，故易黄芪。黄芪是疮家要药，生用功擅托毒生肌，得当归便是当归补血汤。以金银花、甘草汤为臣，清解疮毒。桔梗能排脓化痰，白芷可排脓生肌，为之佐，可使脓毒早熟。借皂角刺辛散温通之气，性锐力利，攻走血脉之用，直达经络，引之自溃。皂角刺得白芷、桔梗又有行脓之功，庶气血渐复，脓毒得泄，新肌生而疮趋平复。

透脓法不宜用之过早，肿疡初起未成脓时勿用。补托法在正实毒盛的情况下，不可施用。否则不但无益，反能滋长毒邪，使病势加剧，而犯实实之戒。故透脓药中的黄芪一味，凡湿热炽盛时，皆去而不用。如正虚之中见精神委靡，脉象沉细，舌质淡胖等阳气虚衰者，则还宜加附子、肉桂以温补托毒；又脓乃气血凝滞、热胜肉腐所致，故内托法须与和营、清热等法同用。《外科证治全生集》王洪绪有"以消为贵，以托为畏"之说。外证固首重内消，而脓成之后不用托法，脓毒积聚，不易外出，势必"养痈成患"，故"以托为畏"之理，未免失之于偏。

10．补益法　宗《素问·至真要大论》："虚者补之"、"损者益之"之意，用扶正药，补益气血，以消除虚弱，恢复正气，助养新肉生长，使疮口早日愈合的治法。《疡科纲要·论疮疡补益之剂》说："虚损流痰及腰疽、肾虚流注等症，皆为气血俱衰，运化不健，痹着不行，非得补益之力流动其气机，则留者不行，着者不去，然必非专持参其数味可以幸中。若脑疽、发背既经腐化，而脓毒不畅，恶肉不脱，无非气血不充，不能托毒外泄，也非补剂不为功，而老人虚人尤须温补。更有疡毒既溃，脓水较多，而其人顿形癯瘠者，也宜参用补法。"临床常用以下几种。

（1）补气升提法：用气血不固，升举无力者，如痔核脱出、脱肛等。

常见症状：内痔脱出不能自行回纳，肛门下坠，或直肠脱出肛外，伴自汗，乏力，纳呆，食后腹胀，舌淡苔黄，脉弱。

方剂举例：补中益气汤。

常用药物：升麻、柴胡、党参、黄芪、白术、陈皮、枳壳等。

（2）益气养血法：气血两虚者用之。

常见症状：疮疡肿势散漫，难脓难腐，或溃后脓水稀少，久不敛口；皮肤诸疾见肌肤干燥脱屑、瘙痒，伴见神倦乏力，心悸健忘，失眠多梦，自汗出，纳少便溏，或小便频数，余沥不尽，妇女经行量少而衍期，舌淡苔白，脉细弱等。

方剂举例：八珍汤、十全大补汤加减。

常用药物：人参、当归、黄芪、白术、赤芍、川芎、茯苓、甘草等。

（3）养血润燥法：皮肤病风邪郁久，伤营耗血者；痔疮血虚津亏之肛裂者。

常见症状：肛裂便秘，周期性疼痛，皮损干燥、脱屑、肥厚、粗糙、皲裂、苔藓样变，毛发干枯脱落，伴头晕，目花，面色苍白，舌淡少津，脉细而无力。

方剂举例：养血润肤饮、四物消风饮、当归饮子等。

常用药物：生熟地黄、当归、芍药、黄芪、天冬、麦冬、天花粉、丹参等。

(4)滋养阴液法:肿疡、溃疡、皮肤病阴液亏损者。

常见症状:疮疡色泽紫滞而失红活,脓液稀薄,灼热疼痛,疮口不敛,伴潮热盗汗,五心烦热,腰酸腿软,颧红唇赤,口干咽燥,头晕目眩,目涩耳鸣,舌红苔少,脉细数等症;或男子遗精白浊,阳事易兴,或见血精等。

方剂举例:六味地黄丸。

常用药物:熟地黄、山药、山萸肉、牡丹皮、泽泻、茯苓等。

(5)补气法:运用于气虚证。

常见症状:疮疡后期,呼吸短气,语声低微,疲倦乏力,自汗,饮食不振,舌淡苔少,脉虚乏力。

方剂举例:四君子汤。

常用药物:人参、黄芪、茯苓、白术、山药、甘草等。

(6)补血法:适用于一切血虚之证。

常见症状:面色苍白或萎黄,唇色淡白,头晕眼花,心悸失眠,手足发麻,脉细无力等。

方剂举例:四物汤。

常用药物:当归、白芍、阿胶、鸡血藤、川芎、熟地黄等。

(7)温补助阳法:适用于肾阳不足证。

常见症状:疮疡难溃难腐,溃后疮色黯淡,新肉不生,伴形寒,四肢厥冷,神疲乏力,腰酸沉重,便溏尿频,或见浮肿,小便自溢或尿闭,阳痿早泄,或劳后白浊等。

方剂举例:金匮肾气丸、右归丸。

常用药物:当归、补骨脂、肉桂、制附子、熟地黄、山萸肉、泽泻、茯苓、山药、牡丹皮等。

方解举例:右归丸,出自《景岳全书·新方八阵》,以其功可补火,归还右肾散失之原阳故名。疡医家用来治脱疽、皮痹(硬皮病)、流痰等肾阳不足之证。方用辛甘大热的附子、肉桂,一走一守,一烈一缓,回阳、补火、归源为君,温补命门之火,疗下焦虚寒、阳气不足诸证。臣以熟地黄滋补肾精,填补真阴;山萸肉、栀子益肝肾,养精血;山药健脾滋肾。三药相君,肝、脾、肾三脏并补,以助温阳化气之本。肾阳既衰,肾阴先惫,相火妄动,精关不固,故用杜仲、菟丝子以壮肾阳、固精矣。经云:"形不足者,温之以气;精不足者,补之以味。"故取鹿角胶益肾补虚、强筋活血为佐。此一路药皆重在补阳、填精。使以当归者,以其能活血、补血、和血,而助诸药化生不绝也。

应用补法应当灵活,要根据气血关系、阴阳互根的原则,相互配合。同时补以扶正,以不敛邪为主;余邪不可纯补,进补剂首先要顾护脾胃,补剂多滋腻,如脾胃不能运化,则任何补剂都不能发挥作用。

现代研究:补益法具有较强的调节机体免疫功能及神经内分泌功能的作用;同时能够补充微量元素及其他营养物质;对改善心血管系统,调节物质代谢,亦具有良好的作用,还具有抗休克、镇痛、抗癌、抗炎、抗菌等作用。

11. 养胃法　用扶持胃气的药使纳谷旺盛,以壮气血生化之源的治法。外疡溃后脓血大泄,必须靠水谷之营养,以助气血之恢复,加速创口愈合,《疡科纲要·论溃后养胃之剂》说:"外疡既溃,脓毒既泄,其势已衰,用药之法,清其余毒,化其余肿而已。其尤要者,则扶持胃气,清养胃阴,使纳谷旺而正气自充,虽有大疡,生新甚速……无论如何大证,但得胃气一调,转机立见。纵其溃烂綦巨,亦可指日收功。"气血为疮疡之本,若胃纳不振,则生化乏源,气血不充。临床分以下几法调养胃气。

(1)理脾和胃法:用于脾胃虚弱,运化失职。

常见症状:肿、溃疡兼见纳呆食少,大便溏薄,苔薄质淡,脉濡等。

方剂举例:异功散。

常用药物:党参、白术、茯苓、陈皮、砂仁等。

(2)和胃化浊法:湿浊中阻,胃失和降,溃疡后期、手术后期。

常见症状:胸闷欲呕,胃纳不振,苔薄黄腻,脉濡滑。

方剂举例:二陈汤。

常用药物:陈皮、茯苓、半夏、竹茹、谷芽、麦芽、炒枇杷叶。

(3)清养胃阴法:胃阴不足,走黄、内陷、烧伤、急腹症术后。

常见症状:口干少液而不喜饮,胃纳不香,舌质光红或伴口糜,脉象细数。

方剂举例:益胃汤。

常用药物:沙参、麦冬、玉竹、生地黄、天花粉。

理脾和胃、和胃化浊均适用于胃纳不佳症。前者用于脾虚而运化失常,后者用于湿浊中阻而运化失常。区分要点,在于腻苔之厚薄,舌质之淡与不淡,以及有关便溏、胸闷欲恶之症。清养胃阴法的应用,应抓住舌质光红的指征。

方解举例:益胃汤,出自《温病条辨·中焦温病证治》,原为温病后期损伤胃阴而设,“阳明温病,下后汗出,当复其阴,益胃汤主之。”疡医用治外疡高热之后,久病之后,脾胃阴伤者,方取沙参为君,入肺胃滋阴清热,劫热存阴;用养阴生津之麦冬、玉竹臣助沙参调肺清胃;佐以生地黄补肝肾养阴血,滋生津液而少腻滞;胃喜甘,故使以冰糖,既得甘味补中之用,又可以其冰清甘寒之质,庶免黏腻之弊。五味皆取甘寒,是甘可养胃,寒可养阴、清热。胃阴既复,余热亦清。

第二节 外 治 法

外治法是相对于内治法而言的。广义的外治法,泛指临床各科除内服药物治疗以外的一切治疗方法。外科外治法,是指运用药物、手术或配合一定的器械,直接作用于病变部位或患者体表某部,从而达到治疗目的的方法。

外治法的应用实早于内治。在神农尝百草以前就有了砭石、草药外敷治病,在《山海经》、《周礼》等中都有关于外用药治疗的记载。在《五十二病方》中,外治已有了广泛的应用,而《黄帝内经》从理论上给予外治的指导,《素问·五常政大论》所说:“上取下取,内取外取,以求其过。”张仲景在《伤寒杂病论》中创立了辨证论治的方法学,指导内外结合的治疗方法。此后历代医家不断丰富和发展,使外治法日趋成熟。到了清代,外治大师吴师机著《理瀹骈文》,系统全面地建立了外治法的理、法、方、药理论体系,使外治法得到了质的飞跃。时至今日,由于科学技术的不断发展,使古老而颇具特色的外治法得到了前所未有的发展,随着研究的深入,临床中外治法的应用将起到更好的疗效。

外治法的作用机制在于:体表皮毛、腠理、穴位,通过经络气血与内脏相联系;体表的病变采用外治,比内治更捷径。诚如吴师机所言:“外治之理,即内治之理;外治之药,即内治之药,所异者法耳。”

外治法的优点在于:局部用药,更近病所;内外治结合,可增强疗效;或弥补内治不足;难以服药者亦可接受;方法多样,相互配合,施用灵活;药之无效,迅速中止,不似内治,不易纠正治疗之错误。

一、外治法的应用原则

1. 辨病辨证论治 无论外治局部病变或调整全身功能，都必须遵循辨证论治的原则，才能取得好的疗效。

(1)外治方法的选择：外科外治方法多种多样，根据病情之不同，选择适当的外治法，才能达到治疗目的。如肿疡脓成，为促其溃破，有药破与手术切开两法，而手术切开又有用刀破和针破两种。一般脓疡，病灶深在者可选择刀破法，如附骨疽、流痰。头面部、手指部的脓肿，应以火针刺破的“洞式”疗法；年老体虚，性情畏刀、针，病灶浅在者可用药物代刀，蚀破疮头而排脓。又如外治止血法，根据病变部位、损伤特点而选用止血带法、填塞法、烧烙法、指压法、抬高患肢、外敷止血药、加压包扎、缝合等不同方法，使出血尽快止住。

临床外治者须数法合用，以便更好地发挥治疗作用。一般疮疡换药，多先用淋洗法清洁疮面，再以药粉掺布其上，然后以油膏或硬膏外敷。又如肿疡脓熟，先用手术切开，然后配合药线引流法等。外治的关键之一是外治方法的选择，多种外治法联合应用是提高疗效的一个重要途径。

(2)外治剂型的选择：外用药物剂型有多种，如丸剂、散剂、硬膏、油膏、丹药、糊剂、油剂、熏剂、洗剂、捻剂、酊剂等。不同剂型各具特点，既有所长，又有所短，临床应用时应根据病情选择，扬其长而避其短，使之发挥最佳疗效。例如酊剂多用于皮肤及表浅外证，由于其溶媒为酒精，在体表易于发挥，影响药物作用的深入。又如龟版散调以花椒油治疗脓疱疮，有杀虫、减少渗出、保护创面、促进愈合的作用；若改用油蜡膏调制同样药物，则非但不能收到如上效果，反而因疮面渗出物的滞留，刺激周围皮肤，加重浸淫，迁延病情。又如皮肤渗液多的皮损，应用湿敷熏洗，则渗液减少；若用散剂掺之则渗液反增多，皮损加剧。可见如不针对外证的具体情况、药物特性及各种剂型的特点选择治疗，不但难以达到治疗目的，反而可能引起不良反应。

(3)外治方药的选择：外治方药的选择是疗效的关键之一，必须辨证施药，才能达到理想的疗效。以丹药的运用为例：同是以丹药为主配伍石膏，不但有红升、白降两类的不同，且因剂型中含丹药比例有别，又分为九一丹、八二丹、七三丹、五五丹数种。使用时应根据疮面具体情况，选用适当的配方制剂。用于祛腐肉、化瘘管时，可选用五五丹、七三丹之类腐蚀作用较强的配方；用于疮面腐肉较少，化阴回阳、敛疮生肌时，宜用八二丹、九一丹。丹药中用石膏来缓和药性，收湿敛疮，而石膏又有生、熟之异，生石膏清热解毒，配用于溃后红肿不消之症，熟石膏偏于收敛，宜用于溃疡脓水较多者。此外，丹药还可以与其他药物配合使用。临证中须详审病情，谙熟方药，才能丝丝入扣。

2. 内外合治原则 外科治疗的另一特点在于整体与局部相结合的内外同治法，这是整体观念在外科的具体体现。外科疾病的治疗一般来讲有三种情况：一是单用内治即可治愈；二是单用外治即可治愈；三是必须内外合法方能取效。为了提高疗效，缩短病程，减轻患者之痛苦，也往往是内、外治相兼使用，故而内外合治是临床最为常用的治疗方案。外科疾病的局部表现，往往是全身脏腑经络气血阴阳失调的表现，所以，一方面必须纠正那种忽视外治，一味地局限于汤药内治的做法；另一方面也要避免专恃外治，忽视从整体出发、全身调节的错误倾向。例如溃疡后期，以生肌收口为主要治法，凡属阳实腐脱之证，单用生肌散外敷即可取效；而对溃疡范围大，或阴虚之证，正气不足，无力生肌，在外用生肌药物的同时，采用内治法助养脾胃亦是必不可少的。这种内服外敷结合，体现了局部结合整体，治标结合治本的治疗思想，是提高临床疗效的关键。

古人在内治外治同理的思想指导下，创制了许多既可内服，又能外用的方药，进一步体现了中医外科内外合治的原则。如蟾酥丸治诸疮恶毒，外用化腐消坚，内服则驱毒发汗。又如六神丸、紫金锭、梅花点舌丹、云南白药、季德胜蛇药等中成药，均可内外两用。

二、中医外科外治三大法则

外科内治法消托补是根据疮疡病程中邪正相争表现的外证特点而设立的内治原则。而同样道理，根据外疡初起肿疡、中期成脓破溃、后期生肌收口的变化特点，结合邪正消长的变化，外治的原则以消、溃、敛三法作为初起、成脓、溃后三个阶段的治疗指导思想，使外治法的应用有一个可循的规律，便于更好地灵活应用具体治法。

1. 消法　是运用具有行气、活血、祛风、消肿、解毒、定痛等作用的药物收束疮毒，使轻者得以消散于无形，使重者其毒邪结聚早日成脓的一类外治方法。“以消为贵”作为早期外证治疗的原则，主要用于肿疡未成脓者，一般肿势散漫不聚而无集中之硬块者，或溃后肿势尚存、余毒未消者均可应用。消法的作用在于消散邪毒。临床中应用消法，首先要辨证施治，针对不同的病因，进行组方施药，同时要选择恰当的剂型。既可以单法施治，又可以数法合施。凡中心无硬块者，施药时可满敷肿势，范围超过病变范围，如果虑其有成脓之势，则中心应留孔，使邪毒聚而外出。对于急重之外证，应及时确定其脓成与否，不可一味消法，以免迫毒内攻。根据古人的经验，有“疔无消法”之说，是指疔疮多需经成脓、破溃阶段方能治愈，故临床应用时应慎重。

2. 溃法　是指通过手术或使用具有提脓、祛腐作用的药物，促使疮疡内蓄之脓毒尽早排出，腐肉迅速脱落的外治方法。主要适用于肿疡脓成未溃，或溃疡脓栓未落，死肌腐肉未脱，或脓水淋漓，形成瘘管，经久不愈者。溃法是疮疡中期的基本外治法。对本法的理解，不能局限在狭义的“使脓肿溃破”上，而应理解为肿疡后期、溃疡早期一切能促使溃破、排脓、祛腐、蚀赘等外治方法之总结，是以祛邪为目的的一种治法。大致上溃法包括提脓祛腐、腐蚀平胬、丝线结扎、手术切开、药物引流、竹筒拔法等。

溃法的使用，在消之不去之时，主要用于脓者内蕴，不能外泄，对于各种增生、瘤、赘、疣等体表肿疡，使用溃法时，不是使其破溃，而是尽可能的一次将其治愈，因此所谓溃法的应用，不能片面理解，简单应用，必须抓住“祛邪外出”这一根本，以免出现错误施治。

3. 敛法　敛即敛疮，促进溃疡愈合之意。敛法的含义，指使用具有益气养血，收敛固摄，促进肌肉生长，使皮肤尽快覆盖创面的药物或方法，从而迅速痊愈的外治方法。主要应用于溃疡腐肉已脱，脓水将尽，肉芽生长迟缓者。

应用敛法，必须是疮面脓毒已尽、腐肉已脱，否则不仅达不到敛的目的，反而增加溃烂，延缓愈合，甚至迫毒内攻。对于形成瘘管、窦道者，不宜早用，因虽勉强收口，仍可复溃。

消、溃、敛作为外治法的指导原则，是总结外证变化规律，从初、中、末三期特点而提出的，临床应用时必须灵活变通，才能执法而不僵，灵活而不乱，心中有数。

三、外治法的具体作用

1. 药物疗法　是用药物制成不同的剂型，施用于外证局部，利用药物的性能，直达病所，而产生治疗作用，是外治中使用最广泛的一种疗法。大体包括：膏药、油膏、围药、掺药、擦药、涂药、吹药、草药等。由于制作方式、使用方法、作用特点不同，因而它们有着各自的特性。即使同一药物剂型中也是同中有异，临床使用时必须掌握其制作方式、使用方式，同时要相互配合，以达到最佳的治疗目的。

（1）膏药：膏药古代称之为薄贴，《徐灵胎医书·医学源流·论膏药》中说："今所用之膏药，古人谓之薄贴。"近代有称"铅膏"，现称为硬膏。中医学应用膏药治疗疾病已有悠久的历史。唐代时正式膏药（铅膏）即已得到发明和使用，如《备急千金要方》中治疗疮疡的乌麻膏，即由现代膏药基质麻油、黄丹和蜡三味熬制而成。时至宋代，膏药的使用在作用方面已有所区别。如《外科精要》载碧油膏用于排脓，神异膏、清凉膏等用于溃后。宋《卫济宝书》详细记载了用药和麻油煎熬后加入黄丹再煎，制成麝香膏的方法。此后许多医著对膏药均有记述，如《外科启玄》的作者已认识到膏药不但有治疗作用，而且还可保护疮面。清代徐大椿在谈到膏药的作用时说："其用大端有二，一以治表，一以治里。治表者，如呼脓、祛腐、止痛、生肌，并遮风护肉之类，其膏宜轻薄而日换。治里者，或驱风寒，或和气血，或消痰痞，或壮筋骨，其方甚多，药亦随病加减，其膏宜重厚而久贴。"

膏药是按配方用若干药物，浸于植物油中，经过高温煎熬促其发生化学变化，去渣存油加入黄丹再煎制而成。在高温作用下，黄丹中四氧化三铅分解出一氧化铅和氧而释放出热量；油脂在高热和氧的作用及重金属氧化物的催化作用下，发生聚合反应，生成黑色树脂样物，即药肉。亦有不用煎熬，经捣烂制成膏，再用竹签将药肉摊在纸或布上而成的。

膏药的功用：由其药理作用和物理作用相合而成。药理作用根据其配方选药的不同具有不同的功效：有的具有驱风散寒，调气活血，消痰化痞，强筋壮骨的作用；有的可使肿疡肿消痛止；有的用于溃疡提脓祛腐，生肌收口。而所有的膏药，因其富有黏性，敷贴患处，能固定患部位置，从而得到充分的休息，并可保护溃疡疮面，避免外来刺激如细菌重复感染。用时膏药加温软化，敷贴患部，能使患处得到较长时间的热疗，改善局部的血液循环而增加抵抗力等。

适应证：一切外科病证初起、已成、溃后各个阶段均可应用。

用法：膏药剂型有厚薄之分，临证须根据疮疡性质和病情区别使用。肿疡初起应以消散、退肿、化毒为原则，宜用厚型膏药，贴敷时间长，如太乙膏、阳和解凝膏。溃疡应以提脓祛腐、排毒生肌为要，宜用薄型膏药，适于勤换，如朱砂膏、拔毒膏等。又如阴疽顽痰、病程冗长，宜用厚型膏药，如雄鸡化骨膏。阳证初肿，病程短暂，虽在肿疡期，也可用薄型膏药，如朱砂膏。又如太乙膏、千捶膏虽系厚型膏药，亦可用于溃疡，但用时宜摊薄。外科病证属性有阴阳，药物性质有寒热，膏药随其药物配方的组成不同，而有寒热温凉之差异，阳证疮疡宜用寒凉之薄膏；阴寒之证则用温热属性的厚膏药。如太乙膏性偏清凉，功能消肿、清火、解毒、生肌，为一般阳证肿疡、溃疡通用方。阳和解凝膏性偏温热，功能温经和阳，祛风散寒，调气活血，化痰通络，一般适用于阴证未溃者。千捶膏性偏寒凉，功能消肿、解毒、提脓、祛腐、止痛，一般适用于痈、有头疽、疔、疖等一切阳证，初起贴之能消，已成贴之能溃，溃后贴之能祛腐。咬头膏长于腐蚀，功能蚀疮破头，一般运用于肿疡脓成，不能自破，又不愿接受手术治疗者。消核膏性属温热，偏于消痰软坚，主治皮里膜外之痰核，以及流痰呈色白坚肿症状者。膏药中和入掺药，配合使用，能提高疗效。

注意事项：外证使用膏药后，有时可引起皮肤焮红，或起丘疹，或发生小疱，瘙痒异常，甚则溃烂等。这是因为皮肤过敏，形成膏药风（接触性皮炎）；或溃疡脓水过多，由于膏药不能吸收脓水，淹渍疮口，浸淫皮肤，而引起皮肤湿疮。凡见此等情况，可以改用油膏或其他药物。此外，膏药不可去之过早，否则，易使疮面不慎受伤，再次感染，复致溃腐，或使疮面形成红色瘢痕，不易消退，有损美观，《证治准绳·疡医·溃疡大法》中说："凡痈疽疮口已收，但皮嫩，未可便去膏药"的观点，是正确的。

(2)油膏：油膏又称软膏，特点是不含铅丹。在中世纪前期文献无药膏、膏药、油膏等名称，泛称之为膏。依膏的性质和制法大体分为油膏、铅膏、膏糊、膏滋四种，其中最早出现的首推油膏和膏糊。膏糊是围药之始，油膏即指以油脂为基质熬制的药膏。早在先秦时代油膏即已发明使用。如《五十二病方》载："治胻膫：取无夷中覈，冶，豮膏以糒，热膏沃冶中，和，以傅。"即治疗小腿部烧伤，取芜荑核，粉碎，将凝固的阉猪油加热融化，浇注在粉碎的药物中，搅和，敷贴患处。《灵枢·痈疽》篇有："……疏砭之，涂以豕膏……"的记载，李念我《内经知要·病能·痈疽篇》注："豕膏者，即猪油煎当归以蜡收者也。"豕膏便是油膏。至魏晋时代，医家们在前代制膏的基础上，广泛使用蜂蜡、松脂等赋型基质，使药膏剂型日趋至臻。

油膏是以动物、植物油脂，凡士林、蜂蜡等油脂性物质为基质，与配方药物煎熬或调匀制成的半固体制剂。油膏具有柔软、滑润、黏附性强等优点，无板硬黏着不舒之感觉，尤其对凹陷折缝之处的病灶，或大面积的溃疡，更为适宜。

适应证：一般用于肿疡、溃疡、肛门病及皮肤病糜烂结痂渗液不多者。

用法：由于油膏方剂的组成不同，油膏的应用当视疾病的不同阶段和性质辨证选方。例如金黄膏、玉露膏运用于阳证肿疡、肛门周围痈疽等病；冲和油膏适用于半阴半阳证；回阳玉龙油膏运用于阴证；生肌玉红膏功能活血祛腐，解毒止痛，润肤生肌收口，适用于一切溃疡或烧伤、腐肉未脱，新肉未生之时，或日久不能收口者；红油膏功能祛腐生肌，适用于一切溃疡；生肌白玉膏功能润肤生肌收敛，适用于溃疡腐肉已净，疮口不敛者，以及乳头皲裂、肛裂等病；疯油膏功能润燥杀虫止痒，适用于牛皮癣(神经性皮炎)、慢性湿疮、皲裂等皮肤干燥肥厚作痒等症；青黛散油膏功能收湿止痒，清热解毒，适用于蛇串疮、急慢性湿疮等皮肤焮肿痒痛出水不多之症；消痔膏功能消痔退肿止痛，适用于内痔、赘皮外痔、血栓痔等出血、水肿、疼痛之症。

注意事项：①油膏使用时应摊在消毒敷料上。摊制的厚薄依病情而定，一般肿疡宜厚，溃疡宜薄。亦有直接涂布患处，外盖敷料者。②溃疡创面脓水较多或有胬肉突出者不宜用油膏，以免脓水浸淫，影响疗效。③以凡士林作基质的油膏，有时可引起局部皮肤刺激症状，发现应立即停用或改换其他适宜的油膏。如对药物过敏者，应改用它药。④油膏制备所用基质不同，外用亦异。蜂蜡和凡士林(矿物油)配制的油膏有润滑和保护皮肤的作用，但对水分的吸收较差。植物油作基质，涂在皮肤上作用持久。蜂蜜调制的油膏吸水性较强，加醋配制者，除渗透性强外，还具有软坚作用。制配比例一般为10%～20%。

(3)箍围药：又称围药、敷药、围敷药。古时属贴胁的范畴。早在两千年前即有围药使用的记载，《五十二病方》中已有围药的处方，并叙述了围药的用法："勿尽傅，圆一寸，干，复傅之，而以汤酒去药，已矣。"即将药物圜围患处，药粉干后，则用汤液淋洒去除，而后置换药物围敷，其方法与今之围药方法并无多大差异。晋代葛洪《肘后备急方》亦记载了许多围药处方，且使用许多调制剂如鸡子白、苦酒、醋、姜汁、黍米粥清、蜜等。宋《外科精要》有凉性围药麦饭石膏；而元《外科精义》有属温热的围剂乌金散。明以后围药已按疮疡的不同性质施以不同围药的辨证体系。薛己在《外科精要·附录》中强调内服与箍围药相辅为用。殆至清代箍围药已普遍应用于外科，徐大椿在《医学源流论·围药论》中说："外科之法，最重外治，而外治之中，尤重围药……"

箍围药是一种具有箍集围聚、收束疮毒作用的粉剂，使用时以液体、蜜或饴等调成糊状敷疮上，使肿疡初起轻者消散；毒包结聚，也可使疮形缩小，趋于局限，早日成脓和破溃；溃后，余肿未消者，也可用之消肿，以化余毒。

适应证：外疡初起或成脓及溃后，凡肿势散漫不聚，无集中硬块者，均可使用。

用法：箍围药以“散者收之”为其理论指导，共同作用是收束疮毒。疮疡初起“欲消息肿毒”图其消散于无形；若毒已结聚，则“使脓易热而毒不走”，促使脓肿局限；破法“脓后围贴则收散漫遗毒，尽随脓出疮口”；“败肉去后，围贴则气血活，新肉易长。”可见箍围药必须在辨证选方基础上应用之。《外科启玄·明疮疡宜敷药记》曰：“如赤肿焮甚……寒性药敷之；如不变色而肿势深暗者，宜玉龙膏性温之药敷之；如不热不凉，以冲和膏……以敷之，使脓易热而毒不走，乃易于消散矣。”《外科理例·外施贴药》中说：“外施贴药，正是发表之意，经曰：发表不运热。大凡气得热则散，得冷则凝，庸医敷贴冷药，岂理也哉。”箍围药的代表方剂如金黄散、玉露散药性寒凉，功能清热消肿、散瘀化痰，适用于红肿热痛的一切阳证。金黄散对肿而有结块者，尤其对急性炎症控制后形成慢性迁延性炎症时更为适应；玉露散对焮红、灼热、漫肿无块，如锁喉痈、丹毒、毒虫咬伤等，清热解毒作用更佳。回阳玉龙膏药性温热，功能温经活血、散寒化痰，适用于不红不热的一切阴证；冲和膏药性平和，功能行气疏风、活血定痛、散瘀消肿，适用于疮形肿而不高，痛而不甚，微热微红，介于阴阳之间的半阴半阳证。

调制法：由于疾病的性质和阶段不同，调制的液体也有多样。以醋调制，取其散瘀毒的功用；以酒调制，取其助行药力；以葱、姜、韭、蒜汁调制的，取其辛香散邪；以菊花汁、丝瓜叶汁、银花露调制的，取其清凉解毒，而其中丝瓜叶汁调玉露散治疗暑天疖肿效果甚好；以鸡子清调制的，取其和缓刺激；以油类调制的，取其润泽肌肤，利于药物吸收。亦可使用冷茶汁加少许白糖调制。一般来讲，阳证多用菊花汁、银花露或冷茶汁调制；半阴半阳证多用葱、姜、韭捣汁或用蜜调；阴证多以醋、酒调敷。目前临床上对阳证及半阴半阳证常用凡士林调制成油膏使用。

敷贴法：箍围药外围必大于肿势范围，宜厚敷。如用于肿疡初起，宜满摊；用于毒势已聚或溃伤余毒未消者，皆宜空出中央，四周摊药围敷箍毒消肿。

注意事项：外疡初起、肿势局限者，一般用消散之品厚敷，阳证不可用热性药敷贴，阴证不可用寒凉药敷贴，以免助邪碍邪。糊剂使用前应先将药物制成粉末备用，随用随调。尤其如姜汁、葱汁、醋、酒、银花露等辛香易挥发的基质，不可久贮，以免药力散失或减弱。糊剂敷贴后逐渐干燥，则药力减弱。宜用同种基质时时淋洒其上，使其潮润，既可保持有力持久，又可避免药物剥落或干板不舒。糊剂更换时，“肿皮厚者宜干换”，待其干燥剥落；“肿皮薄者宜湿换”，先将药物淋湿再除去，以免不必要的损伤与痛苦。

（4）掺药：古称散剂，今称粉剂。早在《周礼·天官》载“疡医掌肿疡、溃疡、金疡、折疡之祝药劀杀之齐”。郑玄谓：“祝者，注也，指附著药；杀，指以药食其恶肉。”可见在周代已开始应用散剂掺药治疗疾病了。《五十二病方》中载有“止血出者，燔发，以安其痏。”即以血余炭外掺止血。此后历代医家广泛使用和发展了掺药，目前已广泛应用于一切外科病证的各个阶段，成为内容最丰富的外治法。

掺药法是指根据辨证处方的药物制成极细药末，掺于膏药或油膏上，亦可直接掺布于病变部位，以达到治疗目的的方法。

掺药由于配方不同有寒凉、温热之分。根据辨证具体情况，大致分消散、提脓祛腐、腐蚀平胬、生肌收口、止血等几类。

掺药配制时,应研至极细,以无声为度。一般植物药物先烘焙干燥,研细后过筛;矿物类药品研细后当水飞;虫类药当先去头足翅后,烘干燥再研;含油较多的药物粗研后应徐徐放入少量研细的植物药同研;细料药不宜烘焙,其中如麝香、樟脑、冰片、牛黄、珠粉、熊胆、马宝等贵重药或香料药,均当分研后渐渐加入他药的药末中研和;研制斑蝥、砒、升、降丹等物时,应戴防毒口罩,避免吸入。全方研细后混均,备用。如果研制不匀,或颗粒不够细,用于肿疡则药性不易渗透;用于溃疡则容易引起疼痛。有香料的药粉最好以瓷瓶贮藏,塞紧瓶盖,以免芳香油挥发散失而降低疗效。掺药常分以下几类:

1)消散药:具有渗透和消散作用,掺布于膏药或油膏上,贴于肿处,可以直接发挥药力,使疮疡蕴结之毒得以移深居浅,肿消毒散。

外科之法,以消为贵,任何外疡,如能消散,就可以缩短疗程,减少痛苦,这是处理肿疡初期外治的一种基本疗法,也是最理想的治疗方法。

适应证:适用于肿疡初起,肿势限局于一处者。

用法:阳毒内消散、红灵丹功能活血止痛,消肿化痰,适用于一切阳证。阴毒内消散、桂麝散、黑退消散有温经活血,破坚化痰,散风逐寒之功,适用于一切阴证。

注意事项:若病变处肿势不局限,应配合箍围药使用。

2)提脓祛腐药:具有提脓祛腐的作用,能使疮疡内蓄之脓毒,得以早日排出,腐肉得以迅速脱落。

一切外疡在溃破之初,若脓水不能外出,则攻蚀越深,腐肉不去,则新肉难生,这样不仅增加患者的痛苦,并且影响疮口的愈合,甚至造成病情变化而危及生命,因此,必须先用提脓祛腐药。提脓祛腐是处理溃疡早期的一种基本方法。

适应证:凡溃疡初期,脓栓未落,腐肉未脱,或脓水不净,新肉未生之际,均可使用。

用法:提脓祛腐的传统制剂为升丹,由水银、火硝和明矾三种原料炼制而成,是外科的要药。临床及实验研究证明,升丹确有优良的提脓祛腐作用,与石膏配合,制成九一丹、八二丹、七三丹、五五丹等,用时根据脓腐的多少,决定含升丹的药量。

注意事项:升丹有毒,口腔、咽喉之疾患,不宜使用。面部、暴露部位应慎用;大面积的疮面应慎用。升丹放置越久,药力愈缓。凡对升丹过敏者,应及时停止,可改为黑虎丹。凡见不明原因的高热、乏力、口有金属味等汞中毒症状时,应立即停用。凡靠近大的血管、神经处的疮面应慎用。

现代研究:有关升丹的化学成分与药理作用,其主要化学成分是氧化汞、硝酸汞、氧化铝等。汞化物有毒,有杀菌消毒作用。药理作用机制是由于汞离子能和病菌呼吸酶中的硫氢基结合,使之固定而失去原有活动力,终致病原菌不能呼吸而趋于死亡。硝酸汞是可溶性盐类,遇水分解成酸性溶液,对人体组织有缓和的腐蚀作用,可使病变组织与药物接触面的蛋白质凝固坏死,逐渐与健康组织分离而后脱落,产生所谓“祛腐”的作用。

3)腐蚀药与平胬药:腐蚀药又称追蚀药,具有腐蚀组织的作用,掺布患处,能使疮疡不正常的组织腐蚀枯落。平胬药,具有平复胬肉的作用,能平复疮口增生的胬肉。

适应证:凡肿疡在脓成未溃时,或痔疮、瘰疬、赘疣、息肉等,或疮疡破溃以后,疮口太小,疮口僵硬,或胬肉突出,或腐肉不脱等妨碍收口时,都可使用。

用法:由于腐蚀平胬方的药物组成不同,药性作用有强弱,因此,在临床上需要视其适应证而分别使用。例如白降丹,适用于溃疡疮口太小,脓腐难去。临床多用桑皮纸或丝绵纸做成裹药,插入疮口,使疮口开大,脓腐分出;如肿疡脓已成而不能穿溃,且身体虚弱,或不愿接受手术治疗者，亦可用白降丹少许，水调和点放疮顶，代刀破头；赘疣点之可以腐蚀枯落；如以米糊作条，用于瘰疬，又有攻溃拔核之功。枯痔散，一般用于痔疮，涂敷痔核表面，可使之焦枯脱落。三品一条枪，将药条插入患处，能腐蚀漏管、脂瘤，也可以蚀去内痔，攻溃瘰疬。平胬丹，掺于疮口突出的胬肉上，能使胬肉平复。

注意事项：腐蚀药物一般均含有汞、砒成分，因汞、砒的腐蚀力量比其他药物为大，在应用时需谨慎。尤以头、指、趾等肉薄近骨之处，不宜使用过烈的腐蚀药物，即使需要应用，也必须加赋型药以缓和其药力，使之不损伤筋骨。此外，掺布烈性的腐蚀药，以不伤及周围健康组织为原则，待腐蚀目的达到时，即应改用其他提脓生肌药。对汞、砒有过敏性反应的患者，则应禁用。

4)生肌收口药：具有解毒、收涩、收敛、促进新肉生长的作用，掺布疮面能使疮口加速愈合。

适应证：溃疡腐肉已脱，脓水将尽时均可使用。一般来说，即使脓腐已尽，新肉生长之时，为了加速愈合，也可应用。

用法：生肌收口药对于疮疡阴证、阳证可以通用。生肌散、八宝丹能促进肉芽生长，用于溃疡脓腐已尽、肉芽生长缓慢者。生肌定痛药功能解毒、生肌、止痛，用于溃疡脓腐将尽，而局部微有红肿疼痛者。珍珠散则用于疮面脓水已净，久不收口者。

注意事项：生肌收口药的应用指征是疮面大者以腐脱脓清为度，疮口深者以药线制出时带黏丝者为度；若见疮面上白膜，为新生上皮，不可用力擦伤，影响收口；脓腐未尽，腐肉不去者，不宜过早使用生肌收口之品。早用不仅无益，反增溃烂，延缓愈合，甚至引起迫毒内攻之变。若已成瘘管，即使用之，或能勉强收口，仍可复溃。若溃疡肉色灰白而少红活，新肉生长迟缓，宜配合内治，如内服补养气血之品，增加营养，以助新生。若属顽症，宜配合活血化瘀之药，改善局部气血运行。

5)止血药：将具有收涩凝血止血作用的药粉，掺布于出血之处，外用敷料包扎固定，使创口血液凝固，达到止血之目的。

适应证：适用于溃疡或创伤小络损伤出血者。

用法：桃花散，多用于溃疡出血；如圣金刀散，多用于创伤性出血；其他如参三七粉调成糊状，或止血粉(成药)涂敷局部，也有良好的止血作用。痔疮出血可用痔疮止血粉，手术后局部创面以止血粉掺于油纱条，有较好的止血作用。

6)清热收涩药：用具有清热、解毒、收涩、止痒等功效的药粉掺扑于皮肤糜烂而渗液不多的损害面，以达消除红热、止痒及收敛干燥疮面的目的。

适应证：阳证疮疡初起，局部红肿热痛者；急性、亚急性皮炎渗液不多而痒甚者。

用法：青黛散具有较强的清热解毒止痒作用，一般用于大片潮红丘疹而无渗液的皮肤病。三石散收涩生肌作用较好，故一般用于皮肤病糜烂、稍有渗液而已无红热者。用时可直接干扑于损害面，或先涂一层薄的油剂后再扑三石散，外加包扎。

注意事项：掺药一般不宜用于糜烂、渗液较多的皮损，用后易使渗液不能流出，而导致自身过敏性皮炎，也不宜用于毛发生长的部位，因粉末每易与毛发结成团，影响药末的敷布而降低疗效，必须用时，可剃去毛发再扑药粉。

(5)熏洗药：是指用熏蒸和洗涤方法，借药力和热力直接作用于患处以治疗疾病。熏是取其“邪在表者，渍形以为汗，汗之则疮已”；洗则有荡涤之功。熏洗相辅，祛逐邪毒，温通腠理，调和气血，涤除脓腐，清洁疮口。

《礼记·曲礼》曰："头有疮则沐，身有疡则浴。"可见我们的祖先在远古就已用洗浴的方法治疗外科疮疡了。《五十二病方》也载有沐浴、淋洒、冲洗、气熏等多种熏洗方药和方法。如"沐浴为蛊者"、"浴之道，头上始，下尽身，四支毋濡。三日一浴，三日已。""痈痛而溃……洒以叔汁"、"稍石直温汤中，以洒痈。"其中硝石水溶液治疗痈肿的方法至今仍为临床所常用。该书最早记述了熏蒸疗法。唐代以后，熏洗药方在诸方书中记载较多，如《备急千金要方》的猪蹄汤，《千金翼方》的猪蹄汤、地榆汤等，并有洗疮、温浴、渍洗等不同用法。《必效方》载有治疗痔疮的坐洗药方。明《证治准绳·疡医·淋洗》根据病情分期选择洗药，如"肿疡宜紫葛汤，一日五七次洗之……溃疡用猪蹄汤，一日一二次洗之。"《外科启玄·明疮疡宜溻浴洗论》明确阐述了熏洗的作用机制及其临床意义，说："凡治疮肿，初起一二日之间，宜药煎汤洗浴熏蒸，不过取其开通腠理，血脉调和，使无凝滞之意，免其痛苦，亦清毒耳。如已溃洗之，令疮净而无脓……"由于熏洗药具有直接作用于患处，疗效明显，简便易行等优点，所以仍为临床所常用。

适应证：用于一切外疡，初起、已成或溃后，肛肠诸疾。

外科熏洗药由于用药范围不同，一般分为解毒洗药和肛门洗药。

1)解毒洗药：多由具有清热解毒、消肿止痛、疏通腠理、调和气血或祛腐生肌作用的药物配伍组方。如疮疡初起，促其消散，随病情选用葱归溻肿汤、洗毒汤；若疮疡已成，宜深引热毒，化大为小，使之局限，仍用葱归溻肿汤；溃后则宜疏通气血，祛腐生肌，用猪蹄汤、感染外洗方；若疮生胬肉，可用附醋汤；疮口冷滞不收，可用葱艾汤；疮口将敛时痒，可用细茶葱盐汤热洗。

2)肛门洗药：多由具有清热燥湿、杀虫止痛、解毒收敛作用的药物配伍组方，用于肛门及阴部疾患。如治疗痔疮、脱肛、阴痒等病，用蛤蟆苦参汤、五倍子汤；治疗热毒下注、肛门肿痛的清肛汤；治疗阴部湿疹、阴蚀、下疳等疾患的甘草大豆汤。

熏洗药使用时可分以下几种：①熏洗。将药物煎煮后，乘热先熏，待温度略降时，趁热洗涤，用于四肢部疮疹。②淋洗。将药物煎煮后待温度降至适宜对，取纱布蘸取药液淋洒冲洗患处，适用于股、背部疮疡。③坐浴。将药液煎开后，倾于盆内，患者坐于盆上，先熏后洗，适用于会阴及臂部疾病。

注意事项：①洗涤患处时药液温度不宜过高，以免烫伤皮肤。若洗涤中温度过低，可重新加温后再行熏洗。洗毕，揩干患处，根据病情外敷药物，则疗效更佳。②若熏洗过程中出现中毒或过敏反应，应立即停止并做适当处理。③夏季熏洗次数可略频，时间稍长；冬季次数宜少，时间宜短。不论冬夏，洗中、洗后皆须避风寒。

(6)擦药：凡用擦拭肌体等部来治疗疾病的药物称擦药。擦药是通过按摩和药物对局部皮肤的渗透而起作用的。外科擦药的特点是：直接以药物擦于患处。

擦药在《肘后备急方》中有治疗头面部疮疡的记载。《刘涓子鬼遗方》中治痈白蔹薄方即是一种擦药方剂。书载："白蔹、大黄、黄芩各等分……以三指撮，置三升水中煮三沸，绵注针，拭肿上数十过……"唐《外台秘要》乌蛇膏治疗风毒成疮，焮赤多脓，每用少许摩之，令热。即是油膏类擦药良方。宋《和剂局方》载玉池散擦治口疮，则系粉剂擦药，临证用之，确有疗效。需要指出的是历代医籍中载有许多擦药方剂，但多用于皮肤病。

适应证：一切皮肤病、肿疡、溃疡。一般按照剂型的不同而区别应用。

1)酊剂：将药物浸泡于酒精(汤)，或水煎以后，取出滤过液，即为擦药酊剂。如红灵酒活血、消肿、止痛，适用于冻疮、脱疽未溃时。三黄洗剂擦治疖病，有清热消肿作用。10%土槿皮酊、复方土槿皮酊，功能杀虫止痒，适用于鹅掌风、灰指甲、脚湿气等皮肤病；白屑风酊功能祛风、杀虫、止痒，适用于白屑风。用时以毛笔蘸药液搽，或以手指蘸药液摩，一日数次。

注意事项：酊剂多有刺激性，疮疡溃口及皮肤病糜烂处，均应禁用。酊剂应盛于遮光密闭的容器，充满、盖紧，置凉暗处保存。

2）油制剂：以植物油浸药，熬煎至枯去渣，再加入适量黄蜡。用于急性、亚急性伴轻中度糜烂、渗出的皮肤病、皮肤干燥、皲裂等。青黛油、黄连油用于漆疮、黄水疮等；黄连油用于皮肤糜烂或溃疡，久不生肌；大风子油用于手足皮肤皲裂等。外擦油剂时，要做好隔离防护，尽量减少对衣被的油渍。

3）粉剂：将药物研为极细粉干擦，或取鲜植物生姜、黄瓜把等蘸药外擦。如治疗口腔疾患的四黄散、玉池散。粉剂燥湿作用较强，渗透性较差。

（7）涂药：将药物粉末为极细粉，调成稀糊状，涂于疮疡表面的方法称涂法，所用药物为涂药。

涂药法在《五十二病方》中最先记载："刑赤蜴，以血涂之"治疗疥疮。"豙，以兔产齿涂之。"即用兔的脑浆涂治冻疮等。时至晋代，涂药应用已较广泛，常以酒、蛋清、醋等引调剂来调和涂药。尔后医家沿用并有所发展。

适应证：涂药一般因药物的组成不同而具有不同的功效。紫金锭、离宫锭消肿止痛、散坚破结，用于痈疽肿毒。一笔钩消肿镇痛，治疗肿毒初起。蝌蚪拔毒散清热解毒、消肿止痛，用于瘟毒、无名肿毒。又如治疗鼻渊的鱼脑石散，治疗烧伤的烧伤油、鸡蛋清蜂蜜膏，用于冻疮的马勃膏、冻疮膏等均属于涂药。涂药一般常用油脂、蜂蜡、酒、醋、鸡蛋清、鲜植物汁等调，多数情况下仅用一种调剂，但亦有用两种以上调和药粉的。

注意事项：使用时要注意涂抹均匀；对于具有腐蚀作用的涂药，涂敷时要准确得法，注意保护周围健康肌肤。

（8）吹药：吹药是将研为极细的药物，用喷吹的方法喷布和直接作用于病灶的外用剂。主要用于口腔、耳道、鼻腔、咽喉部，尤以咽喉疾病最为常用。

早在葛洪《肘后备急方》中已载有用芦管、笔管、小管作工具，吹药于鼻腔、耳道治疗疾病。所用药物有凉酒、韭汁、菖蒲屑等。《备急千金要方》载血余吹鼻治鼻衄等。目前吹药用于取嚏开窍、麻醉止痛，治疗肿疡、溃疡等病。

由于五官窍道的疾病，多由火毒风热为患，故吹药多用具有清热解毒、消肿止痛、疏风除痰、祛腐生肌作用的药物配伍组方。

口腔用药有：冰硼散、冰麝散、西瓜霜散、麻药、珠黄散、锡类散、八宝珍珠散。

鼻腔吹药：通鼻散、通关散、鼻渊吹药方。

耳道吹药：中耳炎散、枯冰散等。

注意事项：使用吹药时宜用消毒药棉将患处脓液、痰涎等分泌物揩拭干净，然后用吹药器将少许吹药喷布患处。吹药时应操作敏捷轻快，药粉喷布均匀，喷药面积要大，吹药次数视病情而定。吹药研制时不宜过粗，应研为极细面。制成后宜密封贮藏，以防气味走散影响疗效。

（9）鲜药捣敷法：特指新鲜采集的植物药，野生者佳。是将新鲜采集的生药洗净后捣烂，直接敷于患处，有清热解毒、消肿止痛、收敛止血等治疗作用。鲜药外治，民间流传着许多经验方，用之恰当，确有疗效。具有简、便、廉、验的优点。

适应证：一切外科疾患之阳证，红肿热痛者；创伤浅表出血、皮肤病瘙痒疼痛及毒蛇咬伤等，均可应用本法。

蒲公英、紫花地丁、马齿苋、丝瓜叶、芙蓉花叶、野菊花叶、七叶一枝花、仙人掌、芦荟、独角莲等具有良好的清热解毒之功，用于疮疡阳证。旱莲草、丝瓜叶、白茅根具止血之效，用于创伤浅表出血的止血。地肤子、蛇床子、徐长卿等解毒止痒，适用于各种急慢性皮肤病以瘙痒为主症者。

注意事项：采取鲜药后宜洗净，去泥土杂质。外敷患处，干燥后可更换药物或以冷开水淋润，保持一定的湿度，使药物更好地发挥效果。

2. 手术疗法　是指运用器械和手术操作来进行治病的外科疗法。是外科临床中十分重要的方法之一，必须熟练地掌握。外科疾病内服、药物外治消之不退，疮疡形成脓肿，或溃疡成漏，或皮肤病赘疣蚀之不脱等，则宜以手术排除脓液，去除病灶，以利早日治愈。常用的手术疗法有切开法、烙法、砭镰法、挂线法、结扎法等。

(1)切开法：指切开成熟脓肿的方法。是手术疗法中最常用和最重要的一种方法。凡疮疡确已成脓，就必须切开，务使脓液早日排出，毒随脓泄，肿消病止；否则脓毒内蓄，侵蚀良肉，徒增痛苦，甚至脓毒内攻脏腑，或腐筋蚀骨，或旁窜流注，造成不良后果。所以《外科启玄·明疮疡宜刀割论》云："如背痈疔疮杖毒内死肉侵之，若不急用刀割，恐内毒侵于脂膜脏腑，多致不救，岂不畏之。"

切开法古已有之，早称为针脓。《五十二病方》记载有使用砭石切开脓肿时，因方法不当所致的几种不良后果。《素问·长刺节论》说："治腐肿者刺腐上，视痈小大深浅刺。"《灵枢·官针》篇说："病为大脓者，取以铍针。"《灵枢·九针十二原》篇说："铍针，长四寸，广二分半……末如剑锋，以取大脓。"说明在《内经》成书前已有专门工具用于脓肿切开了。《疮疡经验全书·开刀手法》一文中明确提出，开刀前应辨明脓之有无，若分辨不明，无脓妄开，只能"鲜血突出，脓何从来？"并载述了辨脓之有无、进刀方向及其意义。

适应证：一切外疡，不论阴阳证，确已成脓者，均可使用。

用法：开刀之前，应当辨清脓的生熟、脓腔位置浅深及所属经络，然后决定切开与否，具体运用如下：

1)选择有利时机：即辨清脓成与否，以准确掌握切开排脓的有利时机。肿疡成脓之后，脓肿中央出现透脓点（脓腔中央最软的一点）即为脓之熟，此时为切开的最佳时机。切开后，毒随脓泄，诸症悉退。如疮疡脓未成，过早切开，则徒伤气血，而脓反难成。《外科正宗·痈疽治法总论》指出："若脓生而用针，气血反泄，脓反难成；若脓熟而不针，腐溃益深，疮口难敛。"所以准确地辨别切开的有利时机乃是切开应用的第一大要。

2)切口位置：切口位置的选择，以低位引流为原则。古代医家有着丰富的临床经验，如《备急千金要方·痈疽》说："破痈口当令上留三分，近下一分针之。临床选择切口位置应取近脓腔底部的皮薄处。低位切口，可以保证脓腔的引流通畅，不致有袋脓之弊。对已熟的较小脓肿，临床上常依照"刀路"定位，选择切口。"刀路"即脓熟后脓腔中间皮薄较软处的透脓点。切开时刀锋向上，以刀尖直刺刀路略低下处，顺势向上扩开，脓毒因势疏导而出，这种切开常可达到最佳效果。但较大的脓肿或深在脓腔，或阴证流痰，常找不到"刀路"，只要选择脓腔的低位切开，使引流通畅便可。

3)切开方向：一般疮疡，宜循经直开，刀锋向上，免伤血络；乳部宜放射形切开，免伤乳囊；面部脓肿以沿皮肤的自然纹理切开较为适宜；手指脓肿，最好从侧方切开，免伤伸屈功能；关节区附近的脓肿，切口尽量避免越过关节；若在关节区，一般施行横切口，不宜用纵切口，纵切口在瘢痕形成后影响关节功能。总之，除特殊情况外，很少采用横断的切法。

4)切开深浅：根据疮疡所患部位、深浅、大小、性质各不相同，切开时须仔细忖度切口的深浅。如果脓深而刀不及，则脓毒不得外泄，反致走散；如脓浅而刀过之，内脓虽可得泄，但刀过徒伤好肉，甚或使脓毒走窜血络。《医宗金鉴·外科心法要诀·痈疽针法歌》说："盖皮薄针深，反伤好肉；肉厚针浅，毒又难出。大抵肿高而软者在肌肉，针四五分；肿下而坚者在筋脉，针六七分；肿平肉色不多者，附于骨也，宜针寸许；若毒生背腹肋胁等处，宜偏针斜入，以防透膜。"扼要地指出了不同病变部位的进刀深浅必须适度，脓腔浅的或疮疡生在皮肉较薄的头、颈、胁肋、腹、指等部位的，必须浅开；如脓腔深的或疮疡生在皮肉较厚的臀、臂等部位的，虽可稍深，但总以得脓为度。

5)切口大小：切口的大小，应视疮疡的脓肿范围大小，以及病变部位的肌肉厚薄而决定。凡是脓肿范围大，肌肉丰厚而脓腔较深的，切口宜大；如脑疽脓熟疮口过小，脓出不畅，腐肉不脱者，可取"十"字形、"井"字形切口，以利泄毒，且应保留皮肤，以使收口后减少瘢痕挛缩之苦。结核性溃疡，切口宜尽量大些，以利提毒。脓肿范围小，肉薄而脓腔较浅的，切口宜小。如暑疖只需点破脓头，出脓便好。一般切口不能过大，以防损伤好肉筋络及愈后形成较大瘢痕；但切口也不能过小，以免脓水难出，拖延治愈日期。

6)操作方法：术前应对成脓的肿疡有全面的认识，明确诊断，辨准脓点(即肿疡的化脓中心)，选择切口的方向，估计切口的大小及进刀的深浅度，准备好切开手术的器械和局部麻醉用具，再进行皮肤消毒、局部麻醉。手术时一般以右手握刀，刀锋向外，拇、食二指夹住刀身，这样可以把握进刀的深度，其余三指把住刀柄，并把刀柄的末端顶在鱼际上1/3处，这样能使进刀有力准确，同时左手拇、食二指按捺在所要进刀部位的两侧，作脓肿切开。进刀时，刀口一般宜向上，在脓点部位向前直刺，脓腔大的可觉刀下"扑"的一声，压力骤减，是已切开脓腔，即可直出刀。如嫌切口过小，可将刀口向上或向下轻轻延伸。如采用西式手术刀，可应用Ⅱ号尖头刀以反挑式执刀法进行直刺；如欲创口开大，则可将刀口向上轻轻延伸。切口的大小，总以不借按压达到脓流通畅为准。某些特殊部位的脓肿切开，应根据不同部位作不同切口。如蛇头疔(脓性指头炎)除在指端侧方作切口外，如脓肿较大，可在对侧作协助切口，保持引流通畅。乳晕部脓肿，由于位置表浅，可在乳晕边缘作弧形切口；下颌部的脓肿施行横切口，如作纵行切口，则破坏肌纤维，影响疮口愈合。

注意事项：关节和筋脉错杂部位的脓肿切开，每易损伤筋脉，致使关节不利，要格外谨慎。血瘤、岩肿等，切开每致出血不止，预后不良，不宜用切开法。患者过于虚弱，应先内服调补药物，然后切开，以免晕厥。凡颜面疔疮，尤其在鼻唇部位，应忌过早切开，以免疔毒走散，并发走黄危证。切开后，任脓自流，切忌用力挤压，以免脓毒扩散，毒邪内攻。在切开过程中，必须严格消毒，操作切忌粗暴，以免发生意外。

(2)烙法：是用火针和烙器，在火上加热后，进行手术操作的一种外治法。烙法一般分为两种，一种是火针烙法，另一种是烙铁烙法，两种烙法适应证与用法均不相同。

1)火针烙法：古称"燔针淬刺"，是指将火针针具烧红后刺激患部的治疗方法。

《灵枢·官针》篇有"淬刺者，刺燔针则取痹"的记载，即是以火针刺患处，治疗痹证的论述。唐代《备急千金要方·痈疽》正式提出"火针"之名，载有治疗痈疽"当头以火针针入四分即差"的方法；该书"用针略例篇"则提出火针排脓的方法，并对火针的用具及刺法作了详细说明，指出："火针亦用锋针，以油火烧之，务在猛热，不热即于人有损也。隔日一报，三报之后，当脓水大出为佳。"九漏篇"还记载了用火针烙法治疗瘰疬，谓："诸漏结核未破者，火针针使著核结中，无不差者。”明代《外科正宗·瘰疬论》对火针治疗瘰疬痰核的操作方法也有详尽的描述。

火针分粗针与细针两种，粗针用以刺脓，细针用以消散。细针应用时将针烧红后对准患部速刺速出。

适应证：粗针用于附骨疽等已成未溃的深部脓疡，以及流痰等肉厚脓深的阴证。虽溃而疮口过小，引流不畅者亦可用。细针多用于瘰疬，亦可用于顽固的关节肿痛、痈疽、顽癣以及丝虫病、象皮肿等证。

用法：使用时将针头蘸麻油在炭火或酒精灯上烧红，由脓腔低处向上方斜入烙之，至脓随之流出为度。拨针时取直出方向退出即可，如欲加大切口，只要在出针之时向上或向下一拖，斜向拔出即可。一烙不透，可再烙，烙后插入药线，使疮口一时不致黏合而排脓通畅。进针深浅、注意事宜等，均与切开法同。

注意事项：红肿焮热的阳毒小疮不宜用烙法，用之反增肿痛，加深溃烂；筋骨关节之处，用之恐焦筋灼骨，造成残疾；胁肋、腰、腹等部位，不可深刺，否则易伤及内膜；头面为诸阳之会，而且皮肉较薄，也在禁用之列。

2)烙铁烙法：烙铁系用银制，现均改用铁和铜制成，其头如半粒蚕豆大小，装有长柄。烙铁烧灼病处，非但可以烫治病根，而且可用于止血。《外科启玄·血瘤赘》记有：“凡生血瘤赘，小而至大，细根蒂者，与茄子相似，宜调恶针散，一服，即以利刃割去。以银烙匙烧红，一烙即不流血，亦不溃，不再生。不然复出血瘤。”

适应证：适用于创伤大络裂断，大量出血，势如喷泉者；赘疣，息肉突出，不易消退者等。

用法：先在患部作局部浸润麻醉后，用烙器烧赤烙之，如赘疣、息肉等证，可用刀剪齐根，剪除后再烙；如大络断裂，大量出血，势如喷泉者；可对准出血点烧灼。目前采用高频电流刀的电灼法代替烙铁烙法，其理相同。

注意事项：使用时，勿使患者看见，以免引起精神极度紧张而发生晕厥。血瘤及岩肿等病宜慎用。

(3)砭镰法：又名砭法，俗称飞针。是指用三棱针、刀锋或瓷片的尖锋在疮疡患处浅刺出血，使内蕴热毒随血外泄，以达肿消痛减目的的一种外治法。具有操作简便、费用低廉、痛苦小、疗效好等特点。多用于丹毒及红丝疔等证。《山海经》中已载“针石”之名，《内经》中已有用“针石”、砭石”治疗疾病的记载。《灵枢·官针》篇更有“络刺者，刺小络之血脉也”，“赞刺者，直入直出，数发针而浅之出血，是谓治痈肿也”，“豹文刺者，左右前后针之，中脉为故，以取经络之血者”等论述，与现在的砭镰法极其相似。晋代《肘后备急方·治痈疽妒乳诸毒肿方》亦有“气痛之病，岙中忽有一处如打扑之状，不可堪耐，而左右走身中，发作有时，痛静时便觉其处冷如霜雪所加……宜先服五香连翘数剂，又以白酒煮杨柳皮暖熨之，有赤点点处，宜搀去血也”，“丹毒，须针搀去血”等记载。宋代《圣济总录·诸丹毒》有用镰割的治法，而元代《外科精义》则已正式使用“砭镰法”这一名称。明代《疮疡经验全书》有用本法治疗红丝疔的记载，谓：“红丝疔……急当头以磁锋刺破，挤出毒血，其红丝之中再刺之，方绝其根。”

适应证：一般适用于急性阳证，如丹毒、红丝疖，亦可用于外伤性瘀血疼痛。

用法：常用三棱针、尖手术刀或瓷片，用前须消毒。刺前，病变部位亦须洗净并常规消毒，然后以三棱针针尖、刀锋或瓷片有锋处直刺皮肤，并按一定的规律移动击刺多点，以患部微微出血为度。若无上述器具，以毫针浅刺，用手指挤捏针孔周围，微出血，亦可同样取效。刺毕，用消毒棉球按压针孔。

砭镰法的作用：可使内蕴热毒随血外泄，而有活血消肿、通经活络、泄热解毒之效。

注意事项：注意无菌操作，以防感染。击刺时，宜轻、宜浅、宜快，出血不宜过多。应避开较大血管。慢性阴证、虚证及有出血倾向的患者禁用。

(4)挂线法：用各种不同的线或橡皮筋挂在瘘管上，利用线的紧力，使气血阻绝，肌肉逐渐坏死，达到切开目的的外治法。本法具有操作简便、治愈率高、复发率低、无明显出血等优点。用治肛瘘，无肛门失禁之虞。

挂线法治疗肛瘘的记述，最早见于元代的《永类钤方》。采用芫花根煮线，达到挂开肛瘘，引流脓液，消除瘘管的目的。后世采用各种线并加以改进。

适应证：主要用于疮疡溃后久不愈合所形成的各种瘘管而不宜手术切开者，临床上多用于高位肛瘘。有时也用于窦道、过深的疮口，因生于血络丛处而不宜采用切开手术者。

用法：可用普通丝线、药制丝线或纸裹药线，目前一般都采用橡皮筋线，用前应消毒。挂线时，将银制探针球头部自甲孔探入管道，从乙孔穿出，然后用丝线做成双套结，将橡皮筋线结扎于探针的球头部，再由乙孔回入管道，从甲孔抽出，使橡皮筋线出线，以丝贯穿瘘管。此时将扎在探针上的丝线和橡皮线剪开，抽出探针，收紧橡皮筋线两端，并以止血钳紧贴皮肤夹紧，以粗丝线在钳下方将橡皮筋线扎紧即可。最后抽出保留在管道内的丝线，外盖纱布。用于窦道或较深疮口时，须根据具体情况，在适当部位选一人工瘘口，并使之与原窦道或疮口相通，形成一人工瘘管，然后再依上法挂线。

注意事项：探针穿过瘘管时必须细心，操作轻柔，以免造成人工假道而将真正瘘管遗漏，导致手术失败。必要时可作造影，确切探明瘘管的所在，以确保无假道形成。若瘘管较深较长，当发现所挂之线松弛时，应及时紧线，以免达不到挂开的目的。本法适用于不宜直接用刀切开治疗的瘘管、窦道或过深的疮口，凡能用切开法治疗者，不必采用本法，以免延长疗程。

(5)结扎法：又名缠扎法。是将线缠扎于病变部位与正常皮肉分界处，使病变部分坏死脱落的一种方法。此法简便安全，不易出血。常用于内痔及本小末大之疣赘等，现代适用于脉络断裂出血。

此法很早即应用于临床中。《五十二病方》中用结扎法治疗牡痔和人马疣的记载。唐代《千金翼方·鼠瘘》治鼠乳用“常思根拭去土勿洗，以附本示之，一日一夜便断消。”宋代《续博物志》和《圣济总录·瘿瘤门》分别有以蜘蛛丝缠扎疣赘和瘤子，使之干枯脱落的记录。明代《疮疡经验全书》载用芫花根捣汁浸线系瘤与痔的方法。《外科正宗》则谓芫花、壁线与白色细扣线同煮，结扎于根部，可疗“诸痔及五瘿六瘤，凡蒂小而头面大者”。用头发丝结扎可除掉脱疽的患趾等。此外，隋代《诸病源候论·金疮肠断候》载有结扎血管，防止出血，然后切除坏死组织的方法。

适应证：主要用内痔、息肉、头大蒂小之疣赘，以及因血络断裂引起的出血。

用法：结扎之线，前人应用丝线、药制丝线、纸裹药线、蜘蛛丝、头发、马尾等。现主要用医用丝线，用前应消毒。一般来说，结扎断络以止血者多用细线；结扎赘生物欲其脱落者宜粗线。凡头大蒂小的痔、息肉、疣赘等，可在根部用双套结扎紧；头小蒂大之痔核则以带线缝针贯穿其根部，作“8”字形结扎；如截除脱疽的患趾，可用丝线缠绕十余匝，渐渐扎紧。脉络断裂而致出血者，先找到断裂络头，以止血钳夹住，然后以细丝线作“方结”扎紧；若断头回缩不易扎住时，可用缝针引线贯穿出血点底部予以缝扎。

注意事项：如内痔结扎，缝针不可穿过痔下的肌层，以免化脓；一般扎线应扎紧，否则不能达到完全脱落的目的，扎紧未脱，应俟其自然脱落，不宜硬拉，以防出血。血瘤、岩肿禁用结扎法。

3. 其他疗法　外治法除药物疗法及手术两大法之外，尚有药线引流、垫棉法、药筒拔法、针灸法、熏法、熨法、热烘疗法、溻渍法、挑治法等。

(1)引流法：引流法有使脓毒畅出，防止毒邪内蓄扩散，促进腐脱新生敛疮之功。脓肿切开或自溃之后，腐肉未脱，脓毒未净，若不引而导之，疮口自合，脓毒内蓄，势必死灰复燃，甚或出现走黄内陷变症，须设法除之，在脓腔较深较大时更有必要。引流法分药线引流、导管引流、扩创引流等。

1)药线引流：即是用药线插入疮孔中，起到提脓祛腐、引脓外出的目的。《疮疡经验全书·开刀手法》说："……取出刀，再燃绵纸条，润油度之，使脓水齐会，半日扯出，则脓水易干。"此引流脓液的方法。《卫济宝书·五曰痈》说："已溃者，捻子探之……疮已溃，须用好厚纸作一合索捻子，捻入看分数。"此即有药线探查疮腔浅深的记载。《医学入门·流注》说："内有脓管，以药线腐之。"说明药线可作蚀腐漏管之用。药线有三种制法，用于不同的病证。

制法、适应证：①外黏药线：即用绵纸、桑皮纸、拷贝纸等，根据需要裁成长短宽窄适宜的纸条，沿纸条的一边搓起，再搓成绞形状，用时放入水或油内浸润，取出黏药插入疮口。优点是选药灵活，可根据病情随时决定选用药物。或将白及汁与药和匀，黏附在纸线上，阴干备用。优点是药物分布均匀，药品可进入脓腔深部。适用于提脓祛腐，黏附药多选用白灵药、拔毒散、化腐生肌散、三仙丹。②内裹药线：将药物预先放在纸内，裹药紧搓成绞形备用。特点是：药品可随药捻进入脓腔深部，并可减缓药物刺激，取出时不会遗留药滓在脓腔内。适用于腐蚀窦道、漏管，祛逐顽腐。药物多选用红升丹、白降丹、枯痔散等作用强烈的药物。③赋型药物：用药粉和赋型剂(如黄米饭)做成药线。特点：分解缓慢，作用持久。

适用于漏管，由于取出不便，目前少用。

注意事项：药线应消毒；药线插入疮口时，应留线尾在疮口外，折放于疮口边缘，以利取出；外盖膏药、油膏固定。脓水已尽时，改用生肌收口药，不可再插药线。

2)导管引流：是用特制的引流导管插入位深、脓多、引流不畅的脓腔，使腔毒从管中引流而出的一种外治法。

《医门补要·医法补要·外症用刀针法》说："若患口内脓多，壅塞难出，果然皮肉薄者，随插拔脓管，钓动脓势，自从管中涌出……"并介绍了拔脓管的制法和用法。目前所用的引流导管多采用橡胶管，并以斜口引流，侧壁加开侧孔，以免脓腐、瘀血块阻塞而引流不畅。

适应证：附骨疽、流痰、流注等脓腔较深，脓液多且引流不畅，体内感染性手术后，痔疮大出血等。

用法：首先将导管消毒，轻轻放入疮口内，直达疮底部，再稍退出一些，以见管中有脓液畅出为度。然后将导管固定与疮口边缘，防止脱出，再以厚敷料包扎，外接引流袋。经常挤压胶管，使引流通畅，如果脓腐阻滞管腔，可用注射器抽吸，使引流通畅。脓少便拔去导管，改用药线引流。痔疮大出血，气囊袋压迫止血，红油膏纱布压迫止血时皆以橡胶导尿管裹其中，观察其是否继续出血，用时要将导尿管内口插至直肠壶腹部。

3)扩创引流：是手术扩大引流疮口，使脓腔引流得以通畅一种外治法。

《医门补要·浮皮兜脓须剪开》说："痈疽溃脓日久，内肉烂空，外皮浮软，上下有孔浓脓，中间薄皮搭住如桥，使毒护塞，不能尽性掺药，难以完功，用剪刀将浮皮剪开，自可任意上药，易于收口。"又说："倘肿势延大，脓孔兜住难出，待数日后，皮肉穿薄，顺其下流处再开一口，泄净脓毒，方易收功。"

适应证：痈疽有溃或刀溃疮口位置偏上，溃口太小，引流不畅，造成袋脓，应用药线引流法、垫棉压迫法、导管引流法等均无效者；瘰疬空腔漏管形成，脂瘤继发感染化脓时。

操作法：扩创术应当在消毒、局麻下进行。对脓腔范围较小的袋脓疮口，只需用手术刀将疮口向下扩开少许，使引流通畅即可。脓腔大者作十字形扩创。扩创后第一日，须用消毒药棉蘸提脓祛腐药塞入疮口并加压固定。

扩创引流法一般应在炎症控制的情况下进行，否则易使毒邪扩散。

(2)垫棉法：是用棉花或纱布折叠成块衬垫疮部敷料上，并加压包扎，借垫托加压的力量，使处于溃口下方脓腔中的脓毒得以排出，过大溃疡空腔的皮肤与新肉得以黏合的一种辅助外治法。

《外科正宗·痈疽内肉不合法》所述："痈疽、对口、大疮，内外腐肉已尽，唯结痂脓时，内肉不粘连者，用软绵帛七八层放患上，以绢扎紧，将患处睡实数次，内外之肉自然粘连一片，如长生成之肉矣。"详记了垫棉法治疗脓腔不合的具体操作。徐灵胎批《外科正宗》时又介绍了垫棉法治疗乳痈袋脓。

适应证：适用于溃疡脓腔在疮口下方，脓出不畅有袋脓现象者，或疮孔窦道形成脓水不易排尽者，或溃疡脓腐已净，新肉已生，而皮肤与肌肉一时不能黏合者，以及新生儿疝者。

用法：垫棉疗法的使用原则是：欲使脓液不致下袋或欲使脓液短期排尽，则将棉垫衬垫在溃疡下方或有空腔之处，但必须存留疮孔，以利出毒。有袋脓现象者，使用时将棉花或纱布垫衬在疮口下方空隙处，并用阔带绷住；对窦道深脓水不易排尽者，用棉垫压迫整个窦道空腔，并用绷带扎紧。溃疡空腔的皮肤与新肉一时不能黏合者，使用时可将棉垫按空腔的范围稍微放大，满垫在空腔上，再用阔带绷紧。新生儿疝的应用，以稍超出疝孔面积的厚棉垫，覆盖于疝孔上，再用阔绷带扎紧，以帮助回纳。

注意事项：急性炎症时不得应用本法。单独应用效果不佳时，结合其他疗法。

(3)药筒拔法：将药物与竹筒一起煎煮后，乘热急合疮上，借药物宣通气血、拔毒泄热的作用和竹筒的负压抽吸原理，吸出疮面的脓液或毒水，以达到治疗目的的一种方法。

药筒拔法最早见于《五十二病方》，当时称"角法"，即用动物的角做工具。葛洪《肘后备急方》亦有记载，即用角法吸疮疡的脓血等。《外科启玄·明疮脓宜吸法论》中称为吸法，并详述了适应证、吸脓法、煮竹筒法。《外科大成·总论部·药筒拔法》正式称之为药筒拔法。《医宗金鉴·外科心法要诀·疯犬咬伤》中有用砂烧酒壶拔疯犬毒的拔法。

适应证：一般用于有头疽坚硬散漫不收，脓毒不得外出者；毒蛇咬伤，肿势迅速扩散，毒水不出者；或疯犬咬伤，以及反复发作的流火等症。

用法：取口径略大于疮口的新鲜嫩竹，截成8～10cm的竹竿，留一端节做底，刮去青皮，筒壁厚2～3mm，筒底中心钻一小孔，以杉木条塞紧，平置煎药器皿内，用物压住。配伍煮拔筒方药物，共煮5～10分钟，取出竹筒，倒去筒内药液，乘热急对疮口合拢，按紧，吸取5～10分钟，温度已减，拔除筒底木塞，竹筒自脱。据患者的体质和病情确定药筒拔法的次数。目前有用火罐者，也可用机械吸收器等。

注意事项：以脓血得以排出而无积脓为原则。避开大的血管，以免出血不止；吸拔后疮口宜敷贴膏药或药膏，忌受风寒邪毒。

(4)针灸法：针灸法是由"针"和"灸"两种治法组成的。以针刺激局部，用灸在患处熏灼，以调整脏腑气血，疏通经络，活血散结，化阴回阳，使疮疡未溃则"拔引郁毒，透通疮窍，使内毒有路而外发”,“已溃则补接阳气,祛散寒邪”。这样,则疮疡初起易消,脓成易溃,溃后易敛。

针灸法在春秋战国时代已形成了比较完善的理论,《灵枢·官针》说:“赞刺者,直入直出,数发针而浅之,出血,是谓治痈肿也。”《灵枢·玉版》说:“故其已成脓血者,其唯砭石、铍、锋之取也。”《针灸甲乙经》中亦有三篇专论外科病的针灸。《圣济总录·痈疽统论》云:“汤药疏其内,针灸疏其外,内外之治不同也。”《外科理例·灸法总论》亦云:“疮疡在外者引而拔之,在内者疏而下之,灼艾之功甚大……东垣云若不针烙,则毒气无从而散,脓瘀无从而泄,过时不烙,反攻于内。”可见针灸疗法历代外科医家均有应用。

1)针法:大体包括体针、刺络、刺脓肿、火针等。

体针,用毫针作工具,按照疮疡发病部位与经络的关系,根据“经脉所通,主治所及”的原则进行取穴治疗。一般疮疡的发生多与火热邪毒有关,故手法多用泻法,“热则疾之”,宜疾刺疾出针,以祛邪泻热。如丹毒、疔疮、乳痈、痄腮等均采用泻法治疗。若系阴虚、气血痰湿郁结则可用平补平泻的方法,如瘿、阴虚咽喉肿痛。

刺络,又称放血疗法,《灵枢·官针》说:“络刺者,刺小络之血脉也。”以锋针为工具,按疮疡部位与经络的关系远道取穴或直接作用于患处放血。如咽喉肿痛,取少商、关冲穴点刺放血;用三棱针速刺、散刺丹毒局部及周围,放出血液等。

除上述方法外,刺脓法已被手术刀代替,火针法已列入烙法中。详见有关内容。

2)灸法:因艾叶具有温经通络、行气活血、祛湿逐寒、消肿散结的作用,故用其制成艾栓或艾条,根据病情选取施灸部位和施灸方法,从而相辅针刺共用于外科疾病的治疗方法。

《灵枢·官能》篇说:“针所不为,灸之所宜。”《医宗金鉴·外科心法要诀·痈疽灸法歌》注:“开结拔毒,非灸不可。”

灸法用于疮疡初起可助消散,酿脓期则拔引郁毒,溃后补接阳气,促进收口。多适用于:肿疡初起坚肿;阴寒疽证,阳气亏虚,难以起发,须化阴为阳,托毒外出者;溃后脓水清稀,肌肉生迟,久不收敛。

外科灸法大体分为直接灸、间接灸和其他灸法。①直接灸:又称明灸,即单纯用艾炷或艾条着皮肤施灸。由于施灸方法不同又分为无瘢痕灸和瘢痕灸。无瘢痕灸:施灸部位先涂少许油脂(凡士林),将艾炷直接置于穴位上,点燃施灸,患者感到皮肤发烫或灼痛时,即换置新艾炷,灸后局部不留灸疮。瘢痕灸:施灸部位先涂大蒜汁,艾炷燃尽,除去灰烬,继续加置艾炷,灸后留有灸疮。因患者不易接受,临床已很少应用。直接灸适用于阴寒痼疾或用隔灸疗效不理想者。《证治准绳·疔疮》说:“若灸而不痛者,宜明灸之。”②间接灸:又称隔灸,即艾炷不直接放在皮肤上,而用药物隔开,由于间隔药物不同而其名称各异。隔蒜灸:取新鲜大蒜头,切成1分厚的薄片,中间用针刺数孔,置施灸部位,上面再放艾炷灸之,每三壮易蒜。隔蒜灸具有清热解毒的作用,多适用于肿疡初期、瘰疬、毒虫咬伤等。隔香豉饼灸:取香豆豉适量,加少许黄酒,共捣为泥,做成薄饼状,中间刺数孔,置施灸部位,上放艾炷灸之。取其辛香行气散邪之功,多用于疮疡初起。隔附子饼灸:用附子粉末和酒,做成饼状,中间数孔,置施灸部位,艾炷灸之,饼干换置。隔附子饼灸具有温经散寒、行气活血的作用。适用于阴疽肿疡难以起发,溃后阳气亏虚、疮口难敛者。另外还有隔姜灸、隔盐灸等方法,此不赘述。③其他灸法:雷火神针灸是将处方中药物与艾绒配伍,做成药条,燃灸,用于附骨疽和痹证。神灯照是将处方中药物做成药条,经麻油浸泡后燃灸,用于痈疽轻症。

临床应用灸法要遵循以下几条原则：按循经取穴的原则治疗。按“病在上者，下取之；病在下者，高取之”，“以右治左，以左治右”的方法施治。外证局部施灸，即选取疮头部位灸治，为外科灸治法中最常用方法。

注意事项：凡属实热阳证疮疡，头面、颈项部疮疡慎用或不用灸法。肾俞穴、手指等皮肉较薄处，疔疮、疮疡脓肿已成，不宜用灸法。

(5)溻渍法：溻是将饱含药液的纱布或棉絮湿敷患处，渍是将患处浸泡于药液之中，两法合称溻渍法。

溻方首见于《肘后备急方》：“又丹痈疽始发浸淫进长并少小丹搨方。”《刘涓子鬼遗方》亦称“搨汤方”，并记有“令极冷，搨肿上”及“温洗疮上”，“令恒湿”的冷敷和热敷两种方法。《备急千金要方》已有数种溻方。还载有渍、浸方法。《外科精义》论述了溻渍法的作用和意义。《外科正宗》则溻洗结合运用。

溻渍之法具有疏通腠理、调和气血、消肿散结、止痛祛腐、温通经络或清凉散邪的作用。

溻渍法大体分为：冷溻、热溻、罨敷、浸渍几种。

1)溻敷：包括冷溻、热溻、罨敷。

冷溻相当于西医之开放性冷湿敷。适用于阳证疮疡初期及溃后脓腐较多。

热溻相当于西医之开放性热湿敷。适用于局部渗液较少之阳证溃疡、半阴半阳及阴证疮疡。

罨敷是取其减慢敷液挥发，相当于西医闭合性冷湿敷。温罨如热溻，外加包扎。

2)浸渍：是将患处直接置药液中，浸、渍基本一致，所不同的是渍比浸的时间更长。一般只用于四肢、乳头及阴部疾患。初起阳证用溻肿升麻汤，阴证用升麻溻肿汤，将溃用葱归溻肿汤，溃后用猪蹄汤。

注意事项：①器具应清洁消毒，敷料以质地细软纱布为好，不要用粗硬、吸水性差的敷料；②溻敷范围可略大于疮界，敷料应保持潮湿；③指、趾部溻敷时应用纱布分开指趾，防止渗液干涸时发生粘连；④一般溻敷不宜超过 72 小时；⑤溻渍后应避风寒，冬天应用时注意保暖。

(6)熨法：是借药力和热力直接作用于疮疡部位，促使局部腠理疏通、气血流畅的外治法。

《史记・扁鹊仓公列传》载：“扁鹊曰：疾之居腠理也，汤熨之所及也。”《五十二病方》中也载有热熨方法数种。《灵枢・上膈》首载用刺熨结合治疗外科疾患。

适应证：凡风寒湿痰凝滞筋骨等阴证、乳痈初起，回乳等均可应用。

熨风散功能温经祛寒、散风止痛，适用于附骨疽，流痰皮色不变，筋骨酸痛，或风湿性关节炎等。生香附熨法功能行气止痛，适用于腹中攻击作痛之肠粘连、疝气痛等。蚕砂熨方适用于风肿及荨麻疹等。

注意事项：同“灸法”。

(7)挑治法：又称挑针疗法、截根疗法，用于治疗痔疮者俗称“挑痔疗法”，是指用针挑断或用刀割断人体特定部位的皮下纤维组织来治疗疾病的一种方法，具有疏通经络、调整气血和脏腑功能的作用。

该法属于古时刺络的范畴，《灵枢・血络论》所说：“血脉者，盛坚横以者，上下无常处，小者如针，大者如筋，则(依法)而泻之(出血)”。《理瀹骈文》有挑胸背红点治朱砂症及诸痧证、挑胸前红丝治内外缠喉风的记载。

适应证：适用于内痔出血、针眼、瘰疬等。

用法：针具为三棱针、医用缝针等。分选点挑治和穴位挑治两种。前者选用在体表有关部位出现的疹点，多在背部，如痔疮在腰骶部及上唇系带处；针眼在肩胛区；瘰疬在双肩胛下角以上、脊椎两侧。后者选用与各疾病的有关穴位。治疗时，或俯卧或前倾坐位，暴露背部，常规消毒，挑破皮肤，挑断其下纤维，敷料覆盖。

注意事项：严格消毒，术前消除患者顾虑。

（何清湖　谭新华　刘朝圣）

第二篇　外科疾病

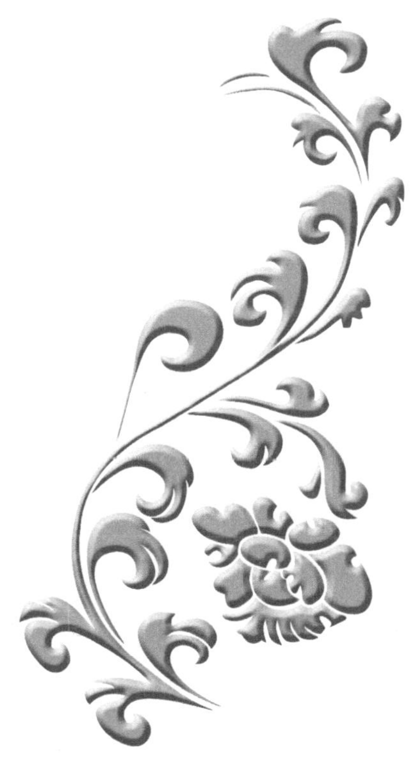

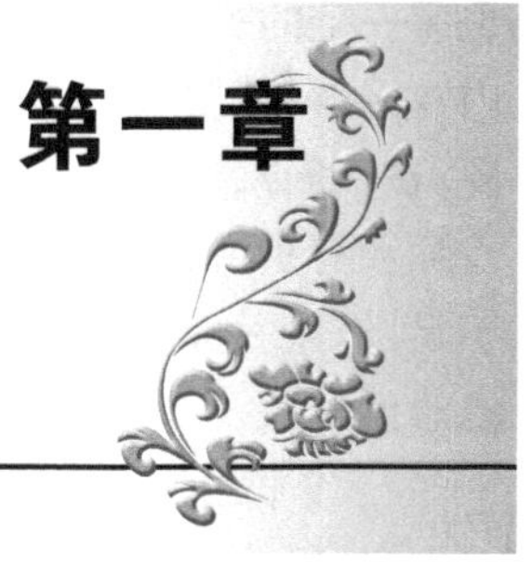

第一章 疮疡病

第一节 概　　论

疮疡是各种致病因素侵袭人体后引起的体表化脓性疾患。有急性和慢性之分，是中医外科范围最普遍、最常见的疾病。它包括了所有的肿疡和溃疡。其临床特点，在肿疡阶段一般以红、肿、热、痛为主，在溃疡阶段则多以溃腐流脓及机体组织损伤为主要症状，可伴有功能障碍及全身中毒症状。

疮疡是中医外科的临床基础部分，古人曾有“疮者创也，疡者伤也”的解释，把疮疡看作是机体在致病因素作用下产生损伤病变的一种疾病。历代中医外科文献常用“痈疽”来概括疮疡疾病。《医宗金鉴・外科心法・痈疽总论歌》认为“能疗伤寒杂证易，普察痈疽肿毒精”，说明外科的疮疡和内科的杂病一样，是中医外科医生必须掌握的临床基础学科。

【病因病机】

红、肿、热、痛、溃腐流脓和全身中毒症状是疮疡的主要临床特征。每一种具体疮疡疾病的致病因素和发病机制都有各自的特异性，但也有其共同的致病因素和病理机制，了解疮疡总的病因病机，对疮疡的治疗有着一定的指导意义。

1. 致病因素　疮疡的致病因素，概之不外于外感（六淫邪毒、特殊之毒和外来伤害）和内伤（情志内伤、饮食不节和房室损伤）两大类，与总论“病因病理”所述大致相同。但疮疡的发病更强调“热毒”、“火毒”的致病作用。《医宗金鉴・外科心法要诀・痈疽总论歌》说：“痈疽原是火毒生……外因六淫八风感，内因六欲共七情，饮食起居不内外，负挑跌仆损身形，膏粱之变营卫过，藜藿之亏气血穷。”对疮疡的病因病机作了最基本的概括。外感风、寒、暑、湿、燥等引起的疮疡，在初起阶段大多不具有热毒、火毒的红热现象，倘若失治或误治，病情继续发展，待到中期，就会逐渐显现红肿热痛的火热之象，即金元四大家之一的刘河间所说“五气过极，均能化热生火。”内伤引起的疮疡，大多因虚所致，且慢性疾病居多。喜、怒、思、悲、恐五志过极，郁而化火，可产生热毒，外发疮疡，即所谓“五志化火”；饮食不节，过食肥甘炙煿、醇酒及荤腥发物，损伤脾胃，湿热火毒内生，亦可发生疮疡；房劳过度，肾络空虚，则易为风寒痰浊侵袭，而成为流痰；肺肾阴虚，虚火上炎，灼津成痰而成瘰疬，肝肾阴虚，阴血不足阴虚而不能制阳则火毒更为炽盛。无论哪一种病因引起的疮疡疾病，发展到后期，都会产生溃腐流脓的现象。而脓的产生，系由火热熬炼血肉，以致肉腐成脓，即《内经》所言“热胜则腐”。因此可以说，疮疡的发生，多有一个化火的过程，与热毒、火热关系最为密切，故其治疗常以清热解毒为治疗法则。但临床上外感所致者病相对较轻，而内伤所致脏腑蕴毒发病者病相对较重，治疗难度较大，故有言“从外感受者轻，脏腑蕴毒从内而发者重。”

中医更认为“正气存内，邪不可干”，“邪之所凑，其气必虚”。正气内伤与疮疡病的发生也有一定的关系。脾胃亏虚、肝肾不足、气血不足、阴精亏虚等常构成某些疮疡疾病发病的内在因素，其发病在临床上形成虚实夹杂的证象，而给辨证和治疗带来一定的困难。这些情况，在临床诊疗中应加以重视。如消渴病患者多有阴盛内热之内在因素，容易感染邪毒而并发痈和有头疽，这种痈和有头疽的治疗较一般的痈和有头疽难度更大。再如小儿体质肝肾不足，气血亏虚，而因外伤染毒，或余毒湿热，侵入骨骼，而生附骨疽，其病亦常虚实夹杂，诊治难度较大。

2. 发病机制

(1)经络阻隔，气血凝滞：无论哪一种致病因素引起疮疡的发生，均能导致局部和全身的一系列病理反应。人体气血，周流全身，循环不息，而“经脉者，所以行气血而营阴阳，濡筋骨利关节者也”，各种致病因素侵入人体后，就会破坏这种生理功能，引起局部气血凝滞，营卫不和，经络阻隔，首先产生肿痛症状。所以《内经》说：“营气不从，逆于肉理，乃生痈肿。”经络阻塞，气血运行受阻，气不通则肿，血不行则痛。《医学入门・痈疽证治》认为：“先痛后肿，伤乎血；先肿后痛，伤乎气；肿痛并攻，气血俱伤。”如人体抗病能力低下，又得不到及时、正确、有效的治疗，病情不能控制，热毒炽盛，进一步形成“热胜肉腐，肉腐为脓”的病理改变，从而导致脓肿的形成。治之得当，患者抗病能力较强，病情顺利发展，脓肿溃破，疮毒得泄，经络畅通，气血调和，气血充足而新肌渐生，疮自敛，病情愈合；若患者抗病能力差，加上失治或误治，正气亏虚，毒邪太盛，疮毒走散，则变为走黄或内陷等虚证；或即使脓已泄，腐肉已脱，毒邪已攻，因气血亏虚，新肌难生，疮口难敛，而病情难以愈合，甚或容易反复发作。

(2)脏腑功能失调：疮疡大多数为体表的局部病变，但体表通过经络与脏腑有着密切的联系。脏腑功能失调，脏腑蕴毒，自然会导致疮疡的发生。如心火炽盛，可致口舌生疮；胃火炽盛，内脏蕴毒，可致颜面生疔；肺肾阴虚火旺，易生疖与有头疽；肺肾阴虚火旺，灼津为痰，可致瘰疬等。反之，体表疮疡邪毒炽盛，超过了人体正气的生理防御能力，或机体正气虚弱，不足以抗御外邪时，则毒邪可以通过经络、气血传导走散入血，或内陷脏腑，引起脏腑功能失调，产生一系列全身的病理反应，轻则出现发热、口渴、便秘、溲赤等症，重则有恶心呕吐、烦躁不安、神昏谵语、咳嗽痰血等症。如疔毒走散，毒入血分，内攻脏腑的疔疮走黄；疽毒不泄，反陷于里，内犯脏腑的疽毒内陷。因此，观察有否脏腑病理反应，可以作为辨别疮疡轻重的一个重要依据。

【辨证】

疮疡的辨证也是根据阴阳、脏腑、经络、气血、津液、卫气营血等学说，按照四诊八纲的原则来辨证的。但疮疡的发病较其他外感杂病又有其特殊性，它不但表现为全身症状，更有明显的局部症状，所以局部辨证是认识疮疡很重要的一种辨证方法。既重视局部辨证，又把它和整体辨证结合起来，这就是疮疡辨证的独特性。

疮疡的辨证概要，基本与总论的“辨证”内容相同，本节主要论述辨疮疡临床表现的普遍规律、辨疮疡转化过程、辨疮疡特殊体征、辨损骨透膜等几个方面。

1. 辨疮疡临床表现的普遍规律　疮疡临床表现的普遍规律，是指机体在病邪侵入人体后，在邪正交争的复杂的矛盾斗争过程所产生的局部症状和全身症状。但是，由于疮疡的性质、发病的部位、毒邪的强弱、人体正气的盛衰等各个方面的因素不同，其临床表现也有一定的差异。然而，疮疡的发病也有其共同的发病因素和发病机制，在临床上存在着某些共同常见的临床症状，包括局部症状和全身症状。

(1)局部症状：各种致病因素侵入机体，常首先侵犯人体某一个部位，从而导致局部经络阻塞，气血凝滞，瘀而化热，热胜肉腐，肉腐成脓，并产生红、肿、热、痛、化脓和功能障碍等局部症状，这是一般阳证疮疡所共有的局部病证规律。但有些急性疮疡，如颈痈、附骨疽、流注等症，初起时常表现为皮色如常，漫肿、热、痛，除由于部分病因尚未化热之外，主要由于病位较深，邪热一时不能反映于体表，因此，在辨证时可能误辨。而流痰、瘰疬等阴证疮疡，初起亦无红、热现象，只有寒凝化热时才有微红、微热，但肿、痛却有不同程度的存在。所以辨疮疡的局部症状时，应明辨阴阳、寒热、虚实及部位深浅。现将疮疡病理过程与临床症状的关系列表(表 2-1-1)如下：

表 2-1-1 疮疡的病理过程与临床症状的关系

病理	临床症状
热邪与气血相搏	红
经络阻塞，气血凝滞，营气不从，逆于肉理	肿
热毒壅盛，外蒸肌肤	热
血壅气滞，阻塞不通，不通则痛	痛
热胜肉腐成脓	溃脓
筋骨损伤	功能障碍

(2)全身症状：疮疡毒邪由表传里，内侵脏腑，或由里及表引起邪正斗争而导致全身一系列的病理反应。在各种化脓性感染性疾病中，其全身症状基本一致，仅在程度上轻重不一。如阳证疮疡一般都有轻重不同的畏寒、发热等全身反应，轻者可出现寒战、高热、头晕头痛、骨节酸痛、食欲不振、大便秘结、小便短赤，严重时出现烦躁不安、神昏谵语、脉象洪数或弦数、舌苔黄糙或灰腻、舌质红绛等。阴证疮疡常有低热、颧红、面色苍白、自汗盗汗等虚象。但当机体反应能力减弱时，尤其是年老体衰之人，可能全身症状并不明显，而实际病情很重，临床需予以重视。

2. 疮疡的转化过程　邪毒与人体正气之间的斗争、邪正的相互消长，决定了疮疡的发展、转化与结局。因此，了解这些邪正斗争的过程，了解疮疡转化的一般规律，对于指导医疗实践是十分重要的。

疮疡的初起：此期为邪毒蕴结，如果人体正气充足，抗病能力强，则正能胜邪，而拒邪于外，热壅于表，使邪热不能鸱张，渐而肿势局限，疮疡消散，即形成疮疡尚未化脓的消散阶段；反之，如果正气虚弱，人体抗病能力低，或邪气已结聚，正气无力消之，正不胜邪，热毒深壅，滞而不散，久则热胜肉腐，腐而成脓，导致脓肿的形成。

疮疡的中期(成脓期)：此期为热胜肉腐，脓肿已成。若此期患者正气尚旺，能促脓肿自溃，脓毒外泄。溃疡则腐脱新生，疮口结痂愈合，或治疗得当，及时切开引流，脓液畅泄，毒从外解，形成溃疡，进而腐肉逐渐脱落，新肉生长，最后疮口结痂愈合。此过程即为疮疡后期(溃疡期)。

若在疮疡初、中期，人体正气不足，抗病能力低下，不能托毒外出，可致疮形平塌，肿势不能局限，难溃、难腐等；若再未能及时治疗，或处理不当，致使邪毒走散全身，入于营血，或内陷脏腑，则形成“走黄”、“内陷”，出现恶逆之症，甚至危及生命。疮疡后期，邪从外解，病邪渐退，理应逐渐趋向痊愈。若由于气血大伤，脾胃损伤而功能不得恢复，加之肾阳亦衰，可致生化乏源，阴阳两竭，此时毒邪虽不甚炽盛，但正气已虚，无以抗邪，同样可致毒邪内陷(虚陷)

而危及生命。因此，在制订疮疡的治疗原则时，应以其发病的规律为依据。初期宜消散，以祛邪为主；中期宜托，以扶正祛邪为主；后期宜补，以扶正为重。疮疡发病及转化过程见表 2-1-2。

表 2-1-2 疮疡发病及转化过程

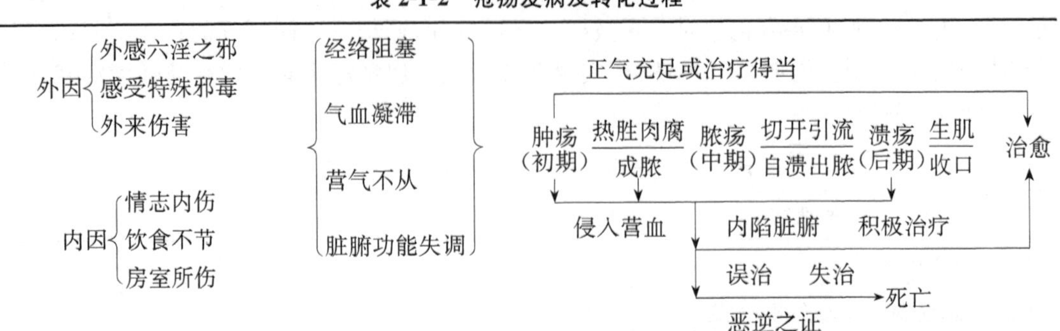

3. 辨疮疡的特殊体征 在疮疡的发病过程中，由于病理变化造成的特殊形态，或由于功能障碍产生的特殊体征，对于诊断常有一定的意义。如颜面疔疮患者步态蹒跚，局部突然疮肿塌陷，皮色黯滞，常是“走黄”的先兆；红丝疔皮肤必有一条或数条红丝上窜；蛇头疔患指末节肿胀形如蛇头，若有损骨，其溃后疮口多有胬肉外突形如蛇眼；胸椎流痰，可出现“鸡胸”、“龟背”；髋关节流痰除两臀肌肉不对称外，甚至患肢短缩，髋部外凸；膝关节流痰常因大小腿肌肉萎缩后形如鹤膝；指关节流痰则指肿如蝉腹；髂窝流注使患肢屈曲而难伸。

4. 辨疮疡损骨与透膜 疮疡邪毒入蕴，深烂入里，便可出现损伤骨骼和穿透内膜（胸膜或腹膜）的症状。

（1）辨损骨：损骨主要发于四肢，无论肿疡，还是溃疡阶段，若毒邪久蕴，不得外泄，深烂入里，或直接发生于骨骼，均可损骨，其辨证要点是：

肿疡：肿势为胖肿，皮面可有细小红丝或青筋暴露，摸之骨骼有增粗感，多为损骨。

溃疡：疮口胬肉外翻，经久不愈，脓出臭秽，以探针探之可触及粗糙感，多为有朽骨的表现。

（2）辨透膜：透膜发于躯干，无论肿疡还是溃疡阶段，脓肿深溃，均可穿透内膜（胸膜与腹膜），产生透膜的症状。

肿疡：肿势漫无边际，扪之软绵，或有捻发感，多为气肿或透膜。

溃疡：脓出似蟹沫，或夹有气泡，在胸壁有时可听见“唏唏丝丝”声，贴纸片试验（即取薄纸一片贴疮口上）可见纸片随呼吸而微微煽动，在腹部有时可看见粪便流出，多系透膜。

总之，疮疡的辨证，除应辨清疮疡的局部症状外，还应注意全身症状、整个发病史以及季节、环境等各个因素，掌握疮疡发生、发展的规律，全面系统观察和认识疾病，才能得出正确的诊断，为正确的治疗提供前提。

【治疗】

疮疡的治疗，有内治与外治之分，内治系指通过口服或注射等途径进行全身治疗，外治是指局部治疗。在治疗过程中往往进行内、外结合的综合治疗。但轻浅的疮疡，有时只用外治即可获得痊愈。所以在疮疡的治疗中，外治法更为重要，所谓：“外科之治，最重外治”，说明了外治法是中医外科的一个重要特色。总之，在治疗过程中，必须首先辨明阳证、阴证，根据不同疾病的致病因素、疾病转化的阶段，患者正气的强弱、邪气的盛衰等，决定内治和外治的具体治疗法则。

1. 内治 疮疡根据其转化过程，可分为三个不同阶段，即初期、中期（成脓期）、后期（溃后）。初期为邪毒蕴结，经络阻塞，气血滞凝，但尚未成脓，宜用“消法”，以消散邪毒，解除经络阻塞；中期为瘀滞化热，腐肉成脓，若脓成不溃，或脓出不畅，宜用“托法”，以托毒透脓外出，以免毒邪深溃旁窜，甚或内攻脏腑；后期为脓毒外泄，正气耗伤，宜用“补法”，以扶助正气，或助其生肌敛口，或促其体质康复。这是疮疡内治法的总则，现按疮疡正邪相争和转化过程的三个不同阶段，将常用的内治法概述如下：

（1）初期：宜用消法，以祛邪为主。即用消散祛邪的药物，使初期尚未化脓的肿疡得以消散吸收。消法的具体方法很多，临床应用时必须针对病因、病情运用不同的方法，如热毒者，清热解毒；血瘀者，和营行瘀；气滞者，行气；表邪者，解表；里实者，通里；湿阻者，理湿；寒凝者，温通；痰聚者，化痰。但常是多法合用，如清热解毒与行气和营合用，由于临床上阳证疮疡居多，故以清热解毒为疮疡初起最重要的法则，常用方剂有五味消毒饮、仙方活命饮、黄连解毒汤、五神汤和犀角地黄汤等。若阴证疮疡则以温通化痰治法常用，常用方剂如阳和汤、小金丹等。

（2）中期：宜用托法，以扶正祛邪并重，即用补益气血、透脓托毒的药物，扶助正气，托毒外出，以免毒邪内陷。托法有透托与补托两种，具体应用主要根据邪实和正虚的情况而定。透托法适应于疮疡酿脓尚未成熟，毒盛正不虚者，常用方剂为透脓散，并宜与清热、和营等方法配合使用；补托法适用于疮疡中期，正虚毒盛，不能托毒外达，疮形平塌，肿势散漫，难溃难腐的虚中夹实证，常用方剂为托里消毒散。

（3）后期：宜用补法，以扶正为主，即应用补气、养血、滋阴、补肾、健脾、益胃等药物调补气血阴阳，扶助正气，使体内气血充足，从而消除各种虚弱现象，助养新肉生长，使疮口早日愈合。常用方剂如四君子汤、四物汤、六味地黄丸、肾气丸、归脾汤、香砂六君子汤、益胃汤等。一般来说，轻浅的疮疡后期不必应用补法，疮口可自行愈合。如疮疡大症，脓泄较多，气血亏乏，则疮口愈合缓慢，大多应用调补气血之剂；如疮疡高热之后热甚伤阴，或慢性疮疡久病伤阴，见有阴虚症状者，则宜应用滋阴清热、补阴益胃之法。至于补阳的方法则一般很少应用，因为疮疡的病因主要是“热毒”、“火毒”所致，用之不当，易助火邪，如釜底增薪，或致死灰复燃。若疮疡的发病过程中，耗气伤阴，阴损及阳，引起脾肾阳虚者，则又宜温脾补肾。

以上初、中、后期各种内治法则，是疮疡内治的一般规律。但疮疡的病情变化错综复杂，在治疗时应灵活运用，往往需数法合并使用，或以祛邪为主，或扶正祛邪并重，或用补法。总之，立法时应根据全身和局部情况，根据病情的变化和发展选方用药。

（4）支持疗法：在疮疡的发病过程中，邪毒往往可以耗伤人体气阴，造成机体正气虚弱，特别是在一些疮疡大症，如疔毒走黄、疽毒内陷、烂疔、附骨疽等，为了改善这种虚损现象，除根据中医辨证施治，采用扶正祛邪的办法外，还应加强营养、输液、输血。这些支持疗法能改善患者的全身情况和增强抗病能力，并能使各种疗法通过人体更好地发挥作用。通常采用的支持疗法有：

1）保证病人有充分的休息和睡眠，必要时用镇静、止痛药物。

2）加强饮食营养，可食精猪肉、新鲜蔬菜、蛋类等含有丰富维生素及蛋白质类食物。忌食辛辣、鱼、虾、牛肉、狗肉、羊肉、春笋等发物及醇酒。

3）高热病人宜用物理降温法（冷敷、冰袋、酒精擦浴），针刺曲池穴降温，以减少体质消耗。

4)高热不能进食的病人,需经静脉输液,供给必要的体液和热量,以加速体内毒邪的排泄,并纠正水、电解质和酸碱紊乱。

5)有贫血、血浆蛋白低或全身性消耗者,应予输血。

6)体质衰弱,疮疡反复发作者,可注射丙种球蛋白、胎盘球蛋白,以提高机体的抵抗力。

2. 外治　外治是运用药物和手术,或配合一定的器械,直接施用于患者体表的病变部位,以达到治疗目的一种治疗方法。它包括药物外治、手术外治和其他外治三个方面。疮疡的发病有初期、成脓与溃后三个不同阶段,因此,外治的方法也应根据具体的病情进行辨证施治,选用不同的治疗方法与药物。

(1)初期:宜用箍毒消肿法。按剂型分为草药、箍围药、油膏、膏药、掺药等。

1)草药:可选用蒲公英、紫花地丁、野菊花叶、芙蓉花叶、马齿苋、丝瓜叶、犁头草、四季青、乌蔹莓、七叶一枝花等。

用法:将新鲜草药洗净,加食盐少许,捣烂敷患处,每日1～2次。

2)箍围药:用散剂加适量的液体调成糊状的制剂。临证时可根据证型不同而选择不同功效的散剂。阳证,常用金黄散、玉露散;阴证,常用回阳玉龙膏;介于阴阳之间的半阴半阳证,用冲和散。

基质的选择:一般用凉开水调敷。阳证者,用银花露、菊花汁、冷茶调敷;阴证者,用酒、醋调敷;半阴半阳证者,用葱、姜、韭汁或蜂蜜调敷,更能提高疗效。

用法:将散剂加基质调成糊状后直接涂敷于患处,也可先摊于不吸水的纸上面再贴于患处,或摊开薄薄一层消毒纱布,裹湿药敷于患处。

3)油膏:阳证,用金黄膏、玉露膏;阴证,用回阳玉龙膏;半阴半阳证,用冲和油膏。

用法:将油膏摊于纱布上(涂药宜厚),敷于患处。一般2～3天换药一次,如皮肤过敏,不宜再用。

4)膏药:又称硬膏。阳证,用太乙膏、千捶膏。太乙膏为肿疡、溃疡之通用方,但使用于初期时常加红灵丹等掺药;而千捶膏则可不加掺药,单独用于病变部位。阳证,用阳和解凝膏,使用时常加黑退消等掺药。

用法:用于初期肿疡的膏药,宜厚型,一般5～7天换1次,但若用于溃疡时,则宜薄型,每天应换药1次。贴用膏药时如出现皮肤过敏现象,即当揭去,不宜再用。

5)掺药:阳证,常用阳毒内消散、红灵丹;阴证,用黑退消、桂麝散、丁桂散、阴毒内消散。

用法:将掺药粉掺于相应的膏药或油膏上,贴于患部,一般数日一换。若换药过勤,药力未到,反影响疗效。敷药后,皮肤出现丘疹、水疱、潮红、渗液、瘙痒时,属过敏现象,应暂时停药。

(2)中期:当确辨脓肿已形成时,宜切开排脓。切开排脓的目的,可以防止疮疡毒邪扩散,形成走黄、内陷等并发症,同时减少组织坏死,使脓液顺利地及时排出,即减轻患者的疼痛,又有利疮口的愈合。切开排脓时,应注意消毒,适量地应用麻醉剂进行局部麻醉,切口宜在脓肿稍低的部位,切口宜稍大,以防袋脓和引流不畅。若袋脓时,可采用垫棉法。如患者不愿手术切开,可用咬头膏咬破疮头。

(3)后期:脓肿切开或自行穿溃而形成溃疡,宜提脓祛腐、生肌收口。临床需根据具体情况处理,分有洗涤、提脓祛腐、腐蚀、生肌收口、垫棉法等。

1)洗涤法:适用于溃疡疮口脓水较多时,作洁净疮口用。阳证,可用野菊花、蒲公英、乌菝莓等草药，煎淡汁冷却后冲洗或揩洗创口；不论阴证、阳证，均可用等渗盐水清洗创口。

2）提脓祛腐法：适用于溃疡脓腐未净阶段。阳证，可用含升丹浓度低的九一丹、八二丹；阴证，用含升丹成分大的七三丹、五五丹。浅表溃疡，可直接掺入疮面上，掺药宜少，掺时应均匀；对疮口深者，可将药粉黏附在药线上插入疮口中，作引流之用，外用红油膏或太乙膏盖贴；一般脓水多时，每日换药 2～3 次；脓水少时，每日换药 1 次。对汞剂过敏者应禁用，可改用黑虎丹，同时将外盖药膏改用青黛膏。在无提脓祛腐药时，疮面较大者，可用大黄或黄柏煎汤，或等渗盐水等作湿敷。

3）腐蚀与平胬法：适用于溃疡疮口太小或疮口僵硬，或腐肉不脱，或疮面胬肉突出等。常用有：①白降丹、千金散，适用于溃疡疮口太小，腐肉难去。用时可用桑皮纸或丝绵做成裹药药线插入疮口，使疮口扩大，脓腐则易去；也可将白降丹用米糊做成条，插入瘰疬内，则能起攻溃拔核的作用。②平胬丹，适用于疮面胬肉突出。将药掺其上，一般能使胬肉平复。用法同提脓祛腐药一样，可直接掺、涂，或做成药条插入，用于去腐或平胬者，每天换药 1 次，用于蚀管可数天换药 1 次，均外盖红油膏或太乙膏。腐蚀药大多含砒、汞，腐蚀性强，故用时需要谨慎，尤以头部、指、趾等肉薄近骨或近大脉之处，不宜使用过烈的腐蚀药物，如必须使用，可加赋型药减轻其药力，以免损伤筋骨、血络。此外，掺布烈性腐蚀药，应以不伤及周围的正常组织为原则；待腐蚀目的达到，即应改用其他提脓祛腐、生肌收口之药，对汞、砒有过敏反应者，则应禁用。

4）生肌收口法：适用于溃疡腐肉已脱，脓水将尽时。常用有八宝丹、生肌散。不论阴证、阳证均可应用，用时可直接掺在疮面上，再贴上太乙膏或生肌白玉膏；也可将生肌类散药调成油膏应用。但不论散剂或油膏，均宜薄而均匀，药粉过多易堆积成痂盖，药膏过厚易生胬肉，不易生肌收口。一般每天或数天换药 1 次，当脓腐未尽时，可用生肌玉红膏等，不宜用本类掺药，过早用之，反增溃烂，延长疗程。

5）垫棉法：适用于溃疡脓出不畅，有袋脓现象者；或溃疡新肉不能黏合者，将棉垫或纱布垫按空腔的范围，稍为放大，垫在疮口之上，再用阔绷带扎紧。使用本法不能取效时，则应采取清创手术。

（4）固定与局部休息：能明显减轻疼痛。颜面部和颌颏部感染时，应尽量少说话，进流汁饮食，避免咀嚼；感染发生于四肢时，可将患肢抬高，固定于功能位置。

此外，其他疗法如针刺、耳针、挑治等，除分述于有关各病外，在针灸学中将有专门介绍，故不重复。

疮疡的治疗，除上述内治法、外治法外，护理也是治疗过程中重要的一环，患者的精神、饮食、起居、换药四个方面，尤应注意。同时还应注意了解患者的思想情况，充分调动其积极因素、医患合作，共同战胜疾病，促使患者早日康复。

【古籍选粹】

《证治准绳・疡医・卷之一》痈疽之证，发无定处，欲令内消于初起红肿结聚之处，施行气活血消肿之药是也……痈疽已成，血气虚者，邪气深者，邪气散漫者，不能突起，亦难溃脓，或破后脓少，或脓清稀，或坚硬不软，或虽得脓而根脚红肿开大，或毒气不出疮口，不合聚肿不赤，结核无脓者，皆气血虚。气血既虚，兼以六淫之邪而变生诸论，必以内托，令其毒热出于肌表则可愈也。内托之药，以补药为主，活血祛邪药佐之，或以芳香之药行其郁滞，或加温热之药御其风寒。

《外科启玄・卷之一・明溃疡虚实论》夫溃疡者，乃痈疽已出脓后之称也，当视其虚实而治之。如脓大出，而反痛，疮口久而不敛，发热口干，脓水清稀，肿下软慢，脉大虚微，此疮之虚也，宜补之八珍汤。如脓稀肿硬色泽，脉沉实大，焮痛，发热烦躁，大便秘结，疮口壅实，此疮之实也，宜解毒清凉饮治之则愈。

《疡科心得集·卷上·疡证总论》而外科之证，何独不然。有由脏者，有由腑者，有在皮肤肌骨者，无非血气壅滞，营卫稽留之所致。发于脏者，其色白，其形平塌，脓水清稀，或致臭败，神色痿惫，阴也；发于腑者，其色红而形高肿，脓水稠黏，神清气朗，阳也。此其大概也。细论之，发于脏者为内因，不问虚实寒热，皆由气郁而成，如失营、舌疳、乳岩之类，治之得法，止可带疾终天而已。若发于腑，即为外因，其源不一，有火热助心为疡，有寒邪伤心为疡，有燥邪劫心为疡，有湿邪壅滞为疡，此俱系天行时气，皆当以所胜治之。又有寒邪所客，血泣不通者，反寒热大作，烦躁酸疼而似热，热邪所胜，肉腐脓腥，甚至断筋出骨，以致声嘶色败而似寒；又有劳汗当风，营逆肉里，而寒热难辨者。又有不内外因者，膏粱之积，狐蛊之感，房劳之变，丹石之威，无不可作大疔，成大痈；即如误食毒物，跌压杖棒，汤火虫兽等伤，亦皆作痈作脓，总由营气不从之所致也。

《外科真诠·卷上·疮疡总论》第一，宜辨阴阳。纯阳之毒，高肿焮痛，来势暴急，治法以清热解毒为主。初起内服加减消毒散，外敷洪宝膏，自可消散。如已溃脓，外用乌云散盖膏。腐重者用冰翠散盖膏，毒尽自然生肌合口。纯阴之毒，清冷坚硬，皮色不变，不痛不痒，来势缓慢，治法以温经通络为主。气虚者宜四妙汤加味，血虚者宜阳和汤。外用玉龙膏。若已溃口者，总宜补剂调理，外用海浮散盖膏，方能收功。半阴半阳之毒，坚硬微痛，皮色淡红，治法以和营解毒为主，内服加减活命饮。外敷乌龙膏。溃后仍宜托里，外用乌云散盖膏，或用海浮散亦可。大抵疮疡纯阳固多，纯阴原少，惟半阴半阳之毒居多。阳者，轻而易愈。阴者，重而难痊。能分阴阳调理，大症化小，小症化无，以图消散，斯为上上之技。若不辨证之阴阳，纯用苦寒攻逐，名为清火解毒，实则败胃戕生也。

【现代研究】

1. 发病学研究　疮疡是各种致病因素侵袭人体后引起的体表化脓性感染，包括急性和慢性两大类。大部分外科感染由几种细菌引起，即使有些外科感染开始是由一种细菌引起，但在病程演变过程中，常发展为几种细菌的混合感染。多数有明显的局部症状，与全身症状相比，局部症状常较突出。感染的病原菌有细菌、真菌和病毒等，但以细菌为主。除葡萄球菌、链球菌、大肠杆菌、绿脓杆菌和变形杆菌五种与外科感染有重要关系的化脓性病原菌外，尚有一些革兰阴性杆菌和厌氧菌与外科感染密切相关。近年来产气杆菌和不动杆菌在感染中的重要性也引起了人们的关注。

人体组织接触病原菌并不都发生感染。感染的最后发生一般取决于人体的抵抗力，细菌种类、数量和毒力等各种因素的综合作用。在人体局部或全身防御功能削弱，或病原菌数量、毒力过大时，人体才会发生感染。当细菌进入人体组织后，局部即发生炎症。最初是血管反应，因血管内皮细胞受损而血管通透性增加，以致白细胞游出和血浆渗出增多。在渗出的血清蛋白中有许多种对人体抵抗力有重要作用的因子如抗体、补体等。补体被抗原抗体复合物激活后释放趋化物质，吸引大量白细胞向细菌周围聚集，白细胞进一步将细菌吞噬，并在白细胞内将细菌破坏和杀灭。在感染灶处，吞噬细胞和调理素（即抗体和补体）的集中，均有赖于血管系统的参与。如果组织灌流减少或炎性反应的发生受到阻止，则吞噬细胞和调理素的释放均会不足，人体就容易遭受感染。在炎症的早期，渗出的白细胞以中性粒细胞为主，以后单核细胞逐渐增多。中性粒细胞是人体最主要的吞噬细胞。

感染的演变也受患者的抵抗力、细菌的毒力和治疗措施三方面的影响。患者抵抗力有全身和局部两方面。全身抵抗力与年龄、营养、一般情况有关。局部抵抗力与受累组织的结构、部位和血液供应情况有关。细菌毒力的大小决定于细菌的种类、菌株、数量、繁殖速度和毒素的性质。混合感染时，细菌之间可出现协同作用。由于上述一些因素的影响，急性感染发生后可有三种结局：局限化、吸收或形成脓肿；转为慢性感染；扩散。

2. 临床研究

（1）辨证施治：姜楠采用辨证分期治疗糖尿病皮肤化脓性感染，分为三期：

①初期：临床表现为疖肿等，可发生于全身各部位。如疖好发于颜面、头部及臀等处，初起豆大红结，渐增大成坚硬结节，有灼痛和压痛，可伴见口干口苦、畏热喜饮等症，舌质红或暗红，舌苔黄、少津，脉细或细数。治拟清热解毒、滋阴活血，方用黄连解毒汤或五味消毒饮加减，药用黄连10g、黄芩10g、黄柏10g、栀子10g、金银花15g、野菊花10g、蒲公英10g、紫花地丁10g、天葵子10g、生地30g、桃仁10g、红花10g。热重者加连翘15g、半枝莲15g；阴虚内热明显者加牡丹皮10g、知母10g；肿痛盛加丹参30g、葛根30g；气血虚弱加当归10g、西洋参10g。②中期：临床表现为疖痈、痈肿为主，痈的炎症范围比疖广泛，可出现多个脓栓，局部红肿热胀，内已成脓，疼痛剧烈，可伴发热、乏力、全身不适、附近淋巴结肿大等全身症状，舌质红或红黯，舌苔黄，脉数或滑数。治拟托脓解毒、益气养阴，方用透脓散合四妙勇安汤加减，药用黄芪10g、穿山甲10g、川芎10g、当归10g、皂角刺6g、金银花30g、玄参15g、甘草6g。疼痛明显，脓肿已成未溃者加青皮10g、白芷10g；气血亏虚，无力托脓者加人参15g、白术10g；瘀阻肿胀明显者加桃仁10g、红花10g、泽泻10g。③后期：临床表现为疖痈脓溃后久不愈合，肉芽苍白生长缓慢，甚则发展成痈疽，疮口溃烂黑腐、痛不可忍；可伴见乏力倦怠，面色苍白或萎黄，四末麻冷，食欲减退等症，舌质淡黯或黯红，舌苔薄白，脉细弱或兼数。治拟益气养血为主，清解余毒为辅，方用八珍汤加清营汤加减，药用当归10g、川芎10g、白芍10g、熟地黄15g、党参10g、白术10g、茯苓15g、甘草6g、玄参10g、麦冬10g、丹参10g、黄连4g、金银花10g、连翘10g。气血亏虚，疮口难愈者加黄芪30g；四末麻冷疼痛明显者加桂枝10g、桃仁10g、红花10g；气血虚弱、食欲不振者加陈皮10g、茯苓15g。

（2）外治法：祝爱春等用消炎散结膏治疗早期外痈60例，药用黄连50g、山豆根30g、生大黄30g、威灵仙30g、当归30g、干姜30g、冰片5g、二甲基亚砜与食醋占药物总量0.5%的比例，凡士林适量，将黄连、山豆根、生大黄、威灵仙、当归、干姜烘干后磨成细末，过120目筛，再将冰片研细粉与上述药物搅拌均匀，依次加入二甲基亚砜、食醋及适量的凡士林调成稠膏状，分装密封备用；以消炎散结膏涂于无菌纱布上，面积超出肿块1cm左右，胶布固定，1日2次，痊愈停用，最多连用10日。结果痊愈50例，显效5例，有效4例。严一锋等用苗药疗疖散治疗疗疖126例取得良效，药用黄栀子、折耳根、延胡索等，醋调外敷患处，并用苗药疗疖散口服，每次2～5g，1日3次，饭后服用。黄展等用自制消炎生肌散治疗疖痈100例，药用大黄炭（熟石灰炮制）1000g，冰片50g，将大黄炭粉碎过120目筛，冰片用乳钵研磨极细，等量递增法混合，特殊处理后，无菌条件下装封，装量20g/袋，^{60}钴照射20分钟备用；根据感染局部的大小，选择适量的灭菌凡士林纱布，将消炎生肌散适量置放在该凡士林纱布上，敷于感染患处，2日换药1次，1周为1疗程。结果显示其疗效优于常规外科治疗。王雷空等采用自拟骨疡拔毒膏治疗疔毒恶疮252例，药用冰片25g、蜂蜡50g、海浮石75g、白膏75g、铜绿150g、乳没各5g、樟脑3g、松香10g、生地黄10g、僵蚕12g、穿山甲16g、血竭10g、蜈蚣4条、红娘子25个、斑蝥25个、香油900g，先将锅内香油，放蜂蜡用武火熬至熔化，熬至油刚好滴水成珠时，将经过100～200目筛的海浮石、白膏、铜绿、斑蝥、红娘子、蜈蚣、血竭、穿山甲、僵蚕、生地黄、松香、樟脑、乳香、没药混合放入高温油内，离火待冷，放罐内埋水中或放冰箱中冷藏24小时，去火毒后摊敷料上外用；外贴患部，3日换药1次，急性病1周1疗程，慢性病2周1疗程。结果1疗程治愈193例，2疗程治愈52例。许启俊采用祖传铁箍散外敷治疗疖肿痈疽，药用牛荆条嫩叶30g、车前草10g、蛇莓叶10g、五爪龙10g、小尖刀草5g、鱼腥草10g、败酱草10g、紫花地丁5g、夏枯草10g、蒲公英10g，春夏之日将以上药物采集鲜嫩叶适量，切细晒干，共研细末，贮于大口玻璃瓶中密封备用；用时取药粉适量以冷开水或鸡蛋清调成糊状敷于患处，1日换药1次。3～7次即可获愈。

(3)针刺治疗：匡国宏采用穴位隔蒜灸治疗疮疡65例，于腰阳关穴旁开1寸处取穴，运用隔蒜灸，取得满意疗效。刘乃元等用三棱针点刺、拔罐加艾灸法治疗体表痈肿200例，痈未成脓者，局部消毒，用三棱针点刺放血，再用闪火法拔罐15分钟，然后艾灸10分钟，至周围皮肤红热灼微痛；成脓未溃者，消毒皮肤后，三棱针点刺放脓，再用闪火法拔罐15分钟，至黑色血液流出，再艾灸10分钟，至周围皮肤红热灼痛；脓已溃者，不用三棱针点刺，直接用闪火法拔罐10分钟，吸出脓液及黯红色血液，直至无脓液或黯红色血流出，再艾灸10分钟至皮肤灼热。以上三种方法均每日1次，结果平均4.5日治愈。

【述评】

疮疡是体表外科化脓性感染性疾病的总称。西医学认为其发病的主要原因是细菌感染，其致病菌除了非特异性的葡萄球菌、链球菌、大肠杆菌等外，特异性的细菌如结核杆菌、产气荚膜杆菌、炭疽杆菌亦可相应地产生瘰疬、烂疔和疫疔等特异性的疮疡疾病。中医认为，其发病的原因包括外感六淫、感受特殊邪毒、外来伤害和情志所伤、饮食内伤、房事不节等，其总的发病机制为营气不从，经络不畅，气血壅阻和脏腑功能失调。然临床特别强调火热、火毒致病的重要性，以阳证疮疡较为常见，故多主以清热解毒法为治疗大法。但也不能拘泥于此，如流痰、瘰疬等阴证疮疡也屡见不鲜，此又当审辨阴阳，区分治疗，不可拘泥于“痈疽原是火毒生”，而妄投清凉之品。对于疮疡的辨病、辨证，特别强调局部症状与体征的分析，但也不忽全身症状的把握。疮疡的治疗，中医主张内治、外治相互结合，特别强调外治法的运用，其优势在于药物外治法。药物外治法治疗方法、剂型丰富多样，应根据发病的不同阶段、疮疡的特点、患者的体质等各种因素灵活选用。某些较重的疮疡，配合使用西医的抗菌消炎药、支持疗法等治疗措施，有利于提高临床疗效，缩短病程，并可防止走黄、内陷等危急重症的发生。今后，在改进中药外用剂型、探讨治疗方药的作用机制等方面的研究有待加强。

【参考文献】

1. 吴阶平. 黄家驷外科学. 第6版. 北京：人民卫生出版社，2000
2. 姜楠. 糖尿病皮肤化脓性感染与消渴兼证“疖、痈”及其中医治疗. 中国临床医生，2006，34(6)：14-15
3. 祝爱春. 消炎散结膏外敷治疗早期外痈120例观察. 四川中医，2005，23(11)：86-87
4. 严一锋. 苗药疗疖散治疗疔疖216例疗效观察. 中国民族医药杂志，2008，(5)：12
5. 黄展. 自制消炎生肌散治疗疖痈100例疗效观察. 黑龙江医药科学，2006，29(5)：25
6. 王雷空. 自拟骨疡拔毒膏治疗疔毒恶疮252例. 中医外治杂志，2004，13(4)：52
7. 许启俊. 铁箍散外敷治疗疖痈. 中国民间疗法，2001，9(10)：28
8. 匡国宏. 隔蒜灸治疗疮痈的效验和体会. 针灸临床杂志，2001，17(110)：37
9. 刘乃元. 民间疗法治痈肿. 中医外治杂志，1999，8(3)：41

（刘丽芳）

第二节 疖

疖是生于皮肤浅表的急性化脓性疾患，本病西医亦称“疖”，指单个毛囊及其皮脂腺或汗腺的急性化脓性感染。疖的特征是随处可生，患处红、热、肿、痛，疮形虽肿突但浮浅无根，病变范围局限，常径不逾寸，出脓即愈。疖四季均可发生，但多见于夏秋暑季。发于暑天者称“暑疖”、“热疖”。疖初起可有头、无头两种，有头者称“石疖”，无头者称“软疖”。本病一般症状轻而易治，但亦可因治疗或护理不当而形成“蝼蛄疖”，或反复发作，日久不瘥而成“疖病”。二者虽然性质都属于疖的范围，但前者为疖之常，后者属疖的特殊类型，其在治疗上也较前者难。

疖在《内经》中称“痤”，《素问·生气通天论》说：“汗出见湿，乃生痤疿”。“疖”的病名则首出于晋《肘后备急方》：“热肿疖，煼胶数涂，一日十数度即瘥；疗小儿疖者尤良，每日神效。”隋《诸病源候论·疖候》说：“肿结长一寸至二寸，名之为疖。亦如痈，热痛，久则溃脓，捻脓血尽便瘥。亦是风热之气，客于皮肤，血气壅结所致。”说明了疖的定义、范围和病因，并与痈疽区别开来。至明《外科理例·疮名有三曰疖曰痈曰疽十九》：“疖者，初生突起，浮赤无根脚，肿见于皮肤，止阔一二寸，则少疼痛，数日后微软，薄皮剥起，始出青水，后自破脓出。”进一步指出了疖“浮赤无根脚”的特点。《医宗金鉴·外科心法要诀》则对“蝼蛄疖”、“发际疮”、“坐板疮”等疖的特殊类型作了详尽的论述。

由于疖、蝼蛄疖、发际疮、疖病、坐板疮的证治同中有异，故分别叙述。

暑 疖

暑疖是夏秋炎暑季节皮肤单个毛囊及其周围的急性化脓性感染性疾病，又叫热疖、火疖。小儿易患，老人、新产妇女次之。多发生于头面、颈、胸部，明《外科启玄·时疫暑疖》：“是夏月受暑热而生，大者为毒，小者为疖，令人发热，作脓而痛，别无七恶之症，宜清暑香薷饮，内加芩连之类治之而愈；外加敷贴之药为妙。”概括了本病的病因、特点和清暑解毒的治疗原则。

【病因病机】

暑疖为夏秋季节之时令小疡，其发病总因感受暑、湿、热毒而致。盛夏时令，地气溽润，天气炎熇，暑、湿、热三气蕴蒸，人处于气交之中，或受烈日曝晒，暑热之气袭于肤腠，或由汗出见湿，皮肤浸渍，或阳气受邪，汗泄不畅等，致暑、湿、热邪与卫阳怫郁于皮肤，久则热聚成毒，复从肤腠发出而为疖；或因暑热怫郁，先生痱痦，复经搔抓，皮肤破损，感染毒邪而生。小儿稚阳之体，皮肤娇嫩，气血未充；老人脏腑虚弱，应变力差；新产妇女，气血未复，腠理空疏，均易于感受时邪，结滞化热而发生本病。清《洞天奥旨·时疫暑疖》说：“身生疖毒，乃夏天感暑热之气，而又多饮凉水冷物，或好生果、寒物，以致气流不通，血不疏泄，乃生疖毒矣。”亦说明本病是由暑、湿、热杂感，“气流不通，血不疏泄”，结滞于肌腠而成。

【辨病】

1. 临床表现　初起局部皮肤潮红，次而发生肿痛，出现圆锥状结肿，但浮浅无根，病变局限，宽不逾寸。

若为有头疖，则肿势高突，红肿热痛明显，4～5日后，顶部皮薄而泽，有黄白色脓头，随后疼痛增剧，自行破溃，流出少许黄白脓液，继流黄水，肿痛渐减，结痂向愈。无头疖则患部结块无头，红肿疼痛，肿势高突，3～5天成脓，皮薄光软，形成脓肿，触之复指，自行溃破或切开排出黄白色稠脓，但中心无脓栓，脓出后，数日收口而愈。

暑疖轻者可仅发1～2个，且一般无全身症状。暑毒重者，可多处发生，少则几个，多则数十个，或在头面颈部簇生在一起，星罗棋布，与痱痱相夹，俗称珠疖、米疖，破流脓水成片，痒痛相兼，并可出现全身不适，寒热头痛，心烦胸闷，口苦咽干，便秘溲赤，苔薄黄，脉数等症状。

生于面部的疖，若初起用力挤压或不慎碰撞，则脓毒扩散可转为"疔疮"；若患在小儿头顶部，如脓成不予早切排脓，或切开太小引流不畅，可致脓液蓄积，旁窜深溃，而转变为"蝼蛄疖"；生在大腿部和小腿部的有头疖，由于挤压或碰伤，可引起脓毒流窜经络，发为流注。

2. 诊断要点

(1)多见于夏秋暑季，常见于小儿。

(2)好发于毛囊、皮脂腺较多，且经常受摩擦和刺激的部位，如头皮、面、颈、背及胸腋部。

(3)初起为小圆形结块，随之隆起皮面，红、肿、热、痛，3～5日化脓，随之溃脓向愈。

(4)一般多无明显的全身症状，或有轻微发热、胸闷口渴等暑热及气阴受损的症状。

3. 鉴别诊断

(1)颜面疔疮：发病无季节性，发于颜面，初起即有粟粒脓头，根脚较深，状如钉丁，肿势散漫，病势急剧，大多数初起即有全身症状。

(2)痈：多单个发生，头面部少见，初起局部红肿结块，成脓时肿势收束，光软复指，可有明显的全身症状。

(3)有头疽：红肿范围较大，初起有多数脓头，溃后状如蜂窝，病情较重，病程较长。

【辨证】

本病依局部症状可分初起、成脓、溃后三个病期。结合全身症状可分别为暑热蕴结、暑湿蕴毒、暑热伤阴三种证型。

1. 暑热蕴结证　多为发病初期。患处结块，灼热红痛，根脚浮浅，肿势局限，一般无明显全身症状或有轻微发热，周身违和。舌质正常，舌苔薄黄或白腻，脉象浮数。

2. 暑湿蕴毒证　多为疖化脓阶段。疮形肿突，灼热疼痛，无头者皮薄中软，按之复指，脓成破溃，数日而愈；有头者顶突焮赤，薄皮，剥起，虽溃而脓液稀少，肿硬不消。此期或有发热，头痛不适，胸闷少食，小便短赤等全身症状。舌质红，苔薄黄，脉象滑数或濡数。

3. 暑热伤阴证　此属疖之溃后期，病久新愈，热邪已去而阴津被伤。故疖肿已愈，但余毒未尽，新疮又起，全身违和，午后潮热，或见烦热口渴，尿黄。舌质红而少津，脉象细数。

【治疗】

暑为阳邪，其性炎上，暑多夹湿，暑热又易伤气阴。故疖的内治以清解暑热为主，兼以利湿，并注意固护气阴。若病情轻浅，可仅予外治。

1. 内治法

(1)辨证论治

1)初期：治宜清暑化湿。选用清暑汤酌加鲜佩兰、青蒿、鲜荷叶、鲜藿香、晚蚕砂等。

2)成脓：治宜清热解毒，选用五味消毒饮。

加减：热毒盛者，加黄连、黄芩、生山栀；小便短赤者，加茯苓、六一散；大便秘结者，加生大黄；脓成未溃者，加皂角刺；体质虚弱者，加黄芪、当归。

3)溃后：亦宜清化暑湿，可继用清暑汤、五味消毒饮。若热毒盛伤及气阴者，治宜益气养阴、清暑解毒，方用王氏清暑益气汤加金银花、佩兰、绿豆衣。

(2)成药验方

1)清解片，每次 5 片，每日 2 次；或牛黄解毒片，每次 2 片，每日 2 次。

2)六应丸或六神丸，每次 10 粒，每日 3 次，婴幼儿减量。

3)金银花、鲜藿香、鲜佩兰、菊花、生甘草各 9g，煎汤代茶；或鲜野菊花 30g，煎汤代茶。

2. 外治法

(1)初起

1)箍围药：金黄散或玉露散，用温开水调成糊状，敷于患处。珠疖，可用青黛散茶水或麻油调敷。

2)膏药：千捶膏贴患处。如在头皮部，需剪去头发再贴。

3)草药外敷：鲜蒲公英、紫花地丁、木芙蓉叶、野菊花叶、马齿苋等，选用 1～2 种，洗净捣烂外敷，药干则易或以茶水润湿，每日换药 2～3 次。

(2)成脓：可用千捶膏咬头促溃，或切开排脓。

(3)溃后：一般可用黄连素软膏换药至愈。也可用太乙膏掺九一丹贴疮口，每日换药至愈。

【预防与护理】

1. 注意个人卫生，勤洗澡，勤理发，勤修指甲，衣服宜宽大，勤洗换。

2. 炎热夏季外出宜戴帽遮阳，避免烈日直接曝晒。并宜饮清凉饮料，如金银花露、地骨皮露，或绿豆衣汤，或鲜车前草、野菊花等煎汤代茶，可预防疖病的发生。

3. 平时少食辛辣炙煿助火之物，高温作业要做好防暑降温工作。

4. 有消渴以及体质虚弱者，应及时治疗原发病，增强体质。

5. 疖疮不宜挤压、碰撞，以免引起并发症。

6. 箍围药敷药干燥时，宜随时湿润。

蝼　蛄　疖

蝼蛄疖，俗名蟮拱头。西医称脓肿性穿掘性头部毛囊周围炎。多生于小儿头上，未破时如蛐蟮拱头，溃后似蝼蛄窜穴，乃以形状命名。明《外科正宗·蟮拱头》较早地记载了本病，指出"愈而复发"为本病的临床特征。清《外科证治全生集》以本病初起色白、缠绵不愈为辨证要点，认为其病性属"阴寒虚弱之证"，而主张用火金丹治疗。清《医宗金鉴·外科心法要诀》认为本病病因有胎毒与暑毒两种，应分证论治，以日趋完善其治疗体系。

【病因病机】

本病多因暑疖治疗不当，疮口太小，脓流不畅，引起脓毒潴留所致；或因护理不慎，搔抓碰伤，以致脓毒旁窜而成；或因小儿胎中受毒而成；成人则多因风热之邪，蕴结头部皮肉而生。而头顶皮肉较薄，容易互相蔓延，腐蚀肌肉，头皮窜空，加之气血亏虚，脓毒旁流，故发为本病。

【辨病】

1. 临床表现　病变多在头皮，小儿多见，疖肿多无头，一处或数个，临床上可分两型：一种是疮形肿势虽小，但根脚坚硬，溃破虽出脓水而坚硬不退，疮口愈合后，过一时期还会复发，往往一处未愈，他处又生；另一种疮大如梅李，相连 3～5 枚，溃破脓出，其口不敛，日久头皮窜空，如蝼蛄串穴之状。常因局部皮厚且硬的较重，皮薄呈空壳的较轻。若失治，或治疗不当，往往迁延日久，重者内损颅骨，有朽骨形成，用探针或药线探之，可触到粗糙之骨擦音，需待朽骨脱出后方愈。

2. 诊断要点

(1)多生于头皮，小儿多见。

(2)疮形虽小，但根脚坚硬，溃后脓出不畅，而坚硬不退，愈后复发，此处未愈，他处又生。或疮肿大如梅李，相连3～5枚，溃破出脓，不易愈合，日久头皮窜空，呈紫褐色。

(3)皮厚且硬者难治，头皮窜空者易治，但均以体虚者症重，日久失治可损及颅骨，必待死骨脱出，才能收口。

(4)一般无全身症状，重者可伴形瘦神疲，纳呆便溏等体虚征象。

3. 鉴别诊断

发际疮：好发于头项发际之间，皮损初起为红色毛囊性丘疹，继而出现脓疱，周围红晕，顶白肉赤，多不损骨。

【辨证】

1. 暑湿蕴结证　疖肿如梅李，溃脓不畅，久不收口，脓窦串通，或脓出渐消，复日又肿。常伴精神不振，食少纳呆，烦躁不安，舌苔薄黄而腻，脉濡数。

2. 风热上攻证　初起如豆，根脚坚硬，肿势局限，脓溃不消，或本处未罢，他处又生，疖肿相近，疮口不敛，宛如蝼蛄窜穴，可有面赤口渴，头痛烦躁，苔黄，脉数。

3. 正虚毒结证　经年不愈，或作结块，迟不化脓，或已溃破，脓液淡薄，或疮口日久不敛，伴神疲乏力，面色无华，舌质淡，脉虚细。

【治疗】

1. 内治法　本病一般不需内治，但有并发症者可适当选用内服药调理。

(1)辨证论治

1)暑湿蕴结证：治宜清暑利湿，解毒托脓。选用五神汤加木芙蓉花、皂角刺、土贝母、青蒿、佩兰等。

2)风热上攻证：治宜疏风清热，解毒散结。选用防风通圣散加减。

3)正虚毒结证：治宜扶正托毒，透脓散结。选用透脓散加土茯苓、土贝母、槐花等。

(2)成药验方

1)人参养营丸，每次1丸，每日2次，温开水送服。多用于正虚时。

2)两仪膏，每日15～30g，开水冲服。体虚时服。

3)山药粉9g，和入大米内煮粥吃，并加牛肉汁佐餐。体虚时服。

2. 外治法

(1)扩创手术：将相互串通的空壳作“十”字形剪开，如遇出血，可用垫棉法，以压迫止血。

(2)用太乙膏掺九一丹外贴，每日换药2～3次，脓尽改用生肌散收口。

(3)有死骨者，待松动时可用镊子钳出。

【预防与护理】

1. 禁食辛辣刺激食物及酒类，多吃水果，蔬菜。

2. 扩创术后要注意引流通畅。

发　际　疮

发际疮是指发于颈后发际间的毛囊及其周围的化脓性皮肤病。该病主要发于颈后，但亦有发于腋部、阴部、发际者。尤以夏季炎热季节多见。该病常反复发作，此愈彼起，病程缠绵，迁延难愈。

【病因病机】

盛夏之季，暑湿交蒸，蕴于肌肤，化为热毒；或素嗜食辛辣油炸肥甘食物，湿热内生，蕴蒸肌肤而致，湿邪热毒久恋不去，日久则伤正，正不胜邪，气血瘀滞，毒凝经脉皮肉之间，故致此起彼伏，缠绵难愈。

【辨病】

1. 临床表现　初起为发际部毛囊口周围粟米大小至黄豆大小淡黄色脓疱，呈半球形或圆锥形，中心有一毛发穿出，周围有一线红晕，所谓顶白肉赤，先痒后痛，3～4 日后，疱破，流出稠脓少许，渐而结痂，痂脱落后即愈。疮数目不定，少则数个，多则数十个，亦可成批发生，迁延数月乃至数年不愈。如脓疱向深处及周围发展，即成为多发性疖肿，或两者同时发生。

2. 诊断要点

(1)本病好发于头顶发际之间，皮损数目不定，常迁延难愈。

(2)皮损初起为红色毛囊性丘疹，继而出现脓疱，周围红晕，顶白肉赤。

(3)一般无全身症状。

3. 鉴别诊断

(1)秃发性毛囊炎：毛周起粟样小脓疱，肿痛较甚，溃后肿痛减轻，其皮损可见小片毛发落脱。

(2)丘疹性痤疮：多发于青春期，皮损主要在颜面、上胸及背部，初起红丘疹，中央有黄白色粉刺(角栓)。

【辨证】

1. 湿热蕴毒证　多见于盛夏之季，皮损为针尖大小的红色毛囊性丘疹，继见黄豆大小淡黄色脓疱，周围红肿，灼热痒痛，伴口苦咽干，便结溲赤，舌质红，薄黄苔，脉弦滑。

2. 正虚毒凝证　见于老年与儿童素体虚弱者，其疮常此起彼伏，经年不愈，皮损周围皮肤呈紫黯，中央淡黄脓痂，伴有口渴喜饮，大便结，小便黄或清长，舌质红，苔薄白，脉细带数。

【治疗】

1. 内治法

(1)辨证论治

1)湿热蕴毒证　治宜清热除湿，活血解毒。方用五味消毒饮加减。

2)正虚毒凝证　治宜益气养血，托毒排脓。方用托里消毒饮加减。

(2)成药验方

1)大黄䗪虫丸，每服 1 丸，每日 2～3 次；三黄丸，每服 6～9g，每日 2 次。

2)防风通圣丸，每服 6g，每日 2 次；栀子金花丸，每服 6g，每日 3 次。

2. 外治法

(1)外洗法：苍耳子 60g，明矾 30g，大黄 15g，冰片 3g。煎水外洗，每日 2 次，每次反复冲洗 15 分钟。

(2)红色消毒膏，先以三黄消毒液清洗皮损处，再将油膏外贴皮损处，每日 1 次。

(3)颠倒散洗剂外搽，每日 3～4 次。

【预防与护理】

1. 注意个人卫生，保持皮肤清洁。

2. 忌食辛辣肥甘厚味。

坐 板 疮

坐板疮是指生于臀股之间的多发性疖肿，相当于西医臀部脓肿性穿掘性慢性脓皮病。明《外科启玄·坐板疮》就有记载，认为："此疮乃脾经湿热，湿毒郁久，以致生于臀部，最痛最痒。"清《医宗金鉴·外科心法要诀·坐板疮》概括了本病的临床特点，指出："初起形如蚕豆，色红作痒，硬肿而痛，破流脓水，甚者，皮肤窜空，缠绵不愈。"将暑湿热毒列为主要原因。清《洞天奥旨·坐板疮》综合前人的观点，使该病的病因病机和对治疗的认识基本完善。

【病因病机】

本病多由暑湿热毒，凝滞肌肉而成。暑季久坐湿地，外受热毒，湿热蕴结，下注臀部；或臀部皮肤擦伤，不慎染毒而生；而脾胃素虚，水湿不运，湿热内生，郁久而注于臀部，致生是疮。脾为生血之源，臀是至阴之所，脾经血少，气血难至，以致脓毒旁窜，皮肤窜空，而缠绵难愈。病久，经脉凝滞，则肿疖坚硬，此愈彼起。故清《洞天奥旨·坐板疮》说："坐板疮生于两臀之上，臀乃脾经所属也，脾为至阴，而臀为至阴之地。脾经血少，血少则易受热矣，血少而热又加湿气浸之，则湿温两停，郁久不宣，臀乃生疮也。"

【辨病】

1. 临床表现　本病生于两臀之间，初起形如蚕豆，色红发痒，硬肿而痛，呈多发，或散发，或簇生一处。继则结肿焮痛，软化，形成脓肿，破溃流脓，渗流脂水，疮周瘙痒，随后结痂而愈，但多此愈彼发，连绵不断，甚至患部皮肤窜空，形成瘘管，按之有脓汁流出，质薄而稀。患侧皮肤变硬，色黯红不泽，常可经治暂愈，但愈数日即又复发，全身症状不明显。

2. 诊断要点

(1)多发于夏令暑季，常见于成人。

(2)病位在臀股两侧。

(3)皮损初起形如蚕豆，色红作痒，硬肿而痛，呈多发，常成簇分布，软化后形成脓肿，破流脓水，甚则皮肤窜空。

(4)病程缠绵，此处未愈，他处又生。

3. 鉴别诊断

股癣：发于近腹股沟的大腿内侧，亦可见于外阴、臀部、会阴、肛门周围等处。多为丘疹或水疱，逐渐形成边界清楚的钱币红斑，其上覆盖细薄鳞屑，无结肿形成。

【辨证】

1. 湿热内蕴证　结块红肿，痒甚疼痛，溃破脓水，此愈彼发，缠绵不愈。胸闷纳呆，口干不渴，苔黄而腻，脉濡数。

2. 脾虚毒结证　结节硬肿，二三相连，迟不作脓，或脓成溃破，脓汁稀薄，或皮肤窜空，形成瘘管。体倦乏力，食少，面包不华，舌质淡薄，脉虚无力。

【治疗】

1. 内治法

(1)辨证论治

1)湿热内蕴证：治宜清热利湿解毒。选用五神汤加赤芍、薏苡仁、滑石、土茯苓。湿重者，用除湿解毒汤加减。

2)脾虚毒结证：治宜健脾利湿。选用健脾除湿汤或四妙散加减。

(2)成药验方

1)双黄连粉针剂 1.2～1.8g,加入 5%葡萄糖溶液 250ml,静脉滴注,每日 1 次。

2)三黄丸,每日 9g,分 2 次吞服。

3)清解片,每次 5 片,每日 2 次。

2. 外治法

(1)早期:先以芫花洗方(芫花 15g,川椒 15g,黄柏 30g,研末,煎水 2500～3000ml)外洗,次用黑布化毒软膏外敷患部。顽固难愈者,用黑色拔膏棍外贴。

(2)皮下窜空,有脓液潴留者,宜切开引流。

(3)有瘘管形成者,可用红血药捻插入瘘口内,外盖黄连膏。

【预防与护理】

1. 注意局部卫生,保持局部清洁、干燥。

2. 忌食醇酒、辛辣及其他刺激物。

疖 病

疖病是指多个疖在一定部位或散在身体各处反复发作的疾患,其特点是此愈彼起,日久不愈,治疗往往不能控制其复发。四季均可发生,老幼皆可罹患,任何部位均可生,但以颈后、腋窝、臀部发病者居多。本病西医亦称疖病,古医籍无本病病名记载。

【病因病机】

本病多由内郁湿火,外感风邪,蕴阻于肌肤所致。亦有因患消渴、习惯性便秘等慢性疾病,阴虚内热,或脾虚便溏者,易于染毒而成。

【辨病】

1. 临床表现　在一定的部位,如臀、项、背、腋下等处,或全身各部散发数个至数十个疖肿,反复发作,此愈彼发,经年不愈,或间隔周余、月余再发,可伴有大便干结,小溲黄赤等全身症状。

2. 诊断要点

(1)好发于青壮年,或抵抗力差,营养不良的小儿,或消渴患者。

(2)或局限于一处,或散发全身,少则几个,多则数十个,多发于颈、背、臀部。

(3)疖肿此起彼伏,或间隔旬月余又复发,缠绵难愈。

3. 鉴别诊断

(1)暑疖:常与红痱同时存在,多发于夏秋季节,患者以小儿、新产妇居多。

(2)有头疽:形如粟粒,顶有脓头,红肿热痛,与本病初起有相同之处,但根盘较大,范围在 3～4 寸左右,疮顶有多个脓头,早期即有明显症状。

(3)囊肿性粉刺:初为坚实丘疹,可挤出白色粉样物质,反复挤压形成大小不等的结节。

(4)沥青皮炎:有接触沥青和日光史,夏秋季节发病严重,以暴露部位多见,皮损以丘疹或黑头粉刺样损害为主,或有硬结,脓疱。

【辨证】

1. 湿火风邪证　虽散发于全身各处,但多发于项后、胸腹以上部位,尤多好发于四肢,以上肢为多见。疖呈现有头或无头,高肿焮红,根盘收束,护场宣浮,成脓较速,脓出黄稠,可伴有恶寒,发热,大便干结、小便黄赤等全身症状。苔薄黄,脉数。

2. 阴虚内热证　散发于全身各处,疖肿较大,易转变为有头疽,常有口渴唇燥,舌红苔薄，脉细数等。

【治疗】

1. 内治法

(1)辨证论治

1)湿火风邪证：宜祛风清热利湿。选用防风通圣散加减。

2)阴虚内热证：宜养阴清热。选用防风通圣散加生地黄、玄参、天冬、麦冬。

加减法：脾虚便溏者，加黄芪、党参、白术、怀山药；如有消渴病或肾病等患者，应针对原发病的具体情况，进行辨证施治。

(2)成药验方

1)三黄丸，每日9g，分2次服。

2)清解片，每次5片，每日2次吞服。

3)六应丸或六神丸，每次10粒，每日3次。婴幼儿减量。

4)双黄连粉剂1.2～1.8g，加入5%葡萄糖溶液250ml，静脉滴注，每日1次。

5)蒲公英30g，大青叶30g，车前子15g，生甘草3g。水煎服。

2. 外治法　用千捶膏外贴，或三黄洗剂外搽。

3. 针刺

主穴：在督脉经上，第6胸椎棘突处。

针法：令患者端坐，抱肘低头，在穴处0.1cm圆针沿皮下进针，深至4.5～6cm，留针20分钟。

配穴：后合谷穴(在第1、2掌骨连线之缘)。

针法：用毫针快速进针，得气后将针退至皮下，然后将针倾斜呈15度，沿第2掌骨前缘约达指掌关节处，得气后留针10～15分钟。

疗程：每周2～3次，2～3周为1疗程。

【预防与护理】

1. 忌辛辣、油腻食物，少食甜腻饮食。

2. 经常保持局部皮肤清洁，患者的头部宜理发，背臀部宜勤洗澡，勤换衣，裤宜宽大，不宜穿合成纤维内衣。病灶周围用75%酒精搽擦。

3. 外用药尽量少用油膏类药物敷贴。

4. 保持大便通畅。

【古籍选粹】

《外科正宗·蟮拱头第一百六》　蟮拱头，俗名猶猪是也。患小而禀受悠远，皆父精母血蓄毒而成。生后受毒者，只发一次，其患肿高，破之又肿，皆禀受时原有衣膜相裹，毒虽出而膜未除，故愈又发。肿甚脓热者，以针刺破，以三品一条枪插入孔内，化尽内膜自愈。又有肿而不收口者，此必风袭患口，则败铜散搽之，兼戒口味自愈。

《证治准绳·疡医·卷之三·发际疮》《鬼遗》云：左右发际，起如粟米头，白肉赤热痛，如锥刺，此疾妇人患多，丈夫患少，始因风湿上攻发际，亦宜出脓无伤。或问发际生疮何如？曰：此名发际疮也，状如芡实，漫肿寒热，或痛、或痒者，发际疽也。此由风热上壅所致。宜服防风通圣散、紫金丹、夺命丹汗之。

《外科证治全书·后阴证治·坐板疮》　生臀股之间，形如黍豆，或如风癣，色红作痒，破流黄水，浸淫微痛，甚则焮痛，延及谷道。由溽暑坐日晒几凳，暑湿凝滞肌腠所致。初用芫花、川椒、黄柏煎汤即消，如毒盛痒痛仍不止者，用朱砂、雄黄朱各一钱，轻粉、枯矾、黄柏各五分，共为末，敷之愈。如湿肿流水者，用五美散敷渗。

《外科证治全书·发无定处证·疖》湿热怫郁，先见红晕，次发肿痛，患不满寸，名曰疖毒，解暑汤主之。初起以发面一块调稀贴疖上，中留一孔即消。或以点毒丹点之亦消。如溃脓作痛者，贴洞天膏。

【现代研究】

1. 发病学研究　疖是金黄色葡萄球菌自毛囊或汗腺侵入所引起的单个毛囊及其所属皮脂腺的急性化脓性感染，炎症常扩展到皮下组织。皮肤不洁、搔抓、摩擦、高温、潮湿多汗常为本类疾病发生的诱因。糖尿病、肾炎、贫血、维生素缺乏及瘙痒性皮肤病患者易于发生。疖病发生可能与机体免疫功能低下、长期服用皮质类固醇激素、并发糖尿病或细菌毒力较强有关。蝼蛄疖是由葡萄球菌感染引起的头部限局性的深在毛囊炎及毛囊周围炎，可形成相互通连的深部脓肿。

2. 临床研究

(1)辨证施治：王晓红等将蝼蛄疖分为四型：①气滞痰凝证(初期)：治拟理气化痰、软坚散结，方选通气散坚丸加减，药用陈皮、制半夏、胆南星、白茯苓、当归、川芎、天花粉、黄芩、蒲公英、浙贝母、海藻、香附、石菖蒲。②气滞血瘀证(中期)：治拟活血化瘀、消肿解毒，方选通窍活血汤加减，药用赤芍、川芎、桃仁、老葱、生姜、当归尾、青皮、香附、王不留行、黄芩、浙贝母、海藻、石菖蒲。③气血虚弱，余毒不尽证(后期)：治拟补气益血、扶正托毒，方选托里透脓汤加减，药用党参、白术、炮山甲、白芷、升麻、当归尾、甘草、生黄芪、皂角刺、青皮、金银花、连翘、薏苡仁。④阳虚寒凝，余毒未清证(后期)：治拟温阳散寒、托毒外出，方选阳和汤加减，药用熟地、炙麻黄、鹿角霜、白芥子、肉桂、生甘草、炮姜、皂角刺、炙黄芪、炮山甲、当归尾。并配合外治法治疗，取得了满意效果。

(2)单方验方：张翠月用养血活血通络解毒汤治疗疖病36例，药用当归15g，赤芍、穿山甲、金银花、皂角刺各12g，熟地黄20g，丝瓜络、生黄芪各30g。大便燥结者加大黄9～15g；小便赤涩者加木通15g；心烦急躁者加焦栀子10g；舌苔白腻明显者加生薏苡仁30g。10天为1疗程。用药1疗程后，痊愈30例，显效4例，好转2例。林寿江用槟附透湿汤合刺五加片治臀部疖病36例，药用黄芪、皂角刺各30g，泽泻、车前子(包)、碧玉散(包)各15g，槟榔、当归、川芎、黄芩、山栀各10g，穿山甲片(先煎)、制附子(先煎)、龙胆草、柴胡各5g。臀部皮肤瘙痒加蝉衣15g。连服7天后，服刺五加片(市售)30天。结果治愈33例，好转3例。齐昌菊用五味消毒饮加味治疗糖尿病并发疖肿60例，药用野菊花15g，蒲公英15g，紫花地丁15g，天葵子15g，金银花30g，黄连10g，天花粉20g，生地黄15g，葛根15g。并发冠心病、心肌缺血，加丹参、桂枝、瓜蒌、薤白、川芎、苍术等；并发高脂血症，加山楂、苍术、红花等；并发肾功能不全，加黄芪、五加皮、茯苓等。治疗1个月后，痊愈46例，显效11例，无效3例。

(3)外治法：唐顺英用疔疖膏治疗疖病120例，药用麻油200g，制松香500g，松节油25ml，黄蜡250g，川白蜡50g，制没药125g，铜绿125g，百草霜125g，制乳香100g，制成膏药，外贴患处，每日换药1次，7日为1疗程。结果痊愈92例，好转21例，无效17例。张义民等用金冰如意膏治疗疖肿50例，药用姜黄80g，大黄80g，黄柏80g，苍术32g，白芷80g，厚朴32g，陈皮32g，生天南星32g，甘草32g，天花粉160g，冰片15g，蜂蜡120g，麻油500ml。先将前10味药浸泡在麻油内24小时后，微火加热至沸，持续煎炸至白芷、生南星外焦黄而不发黑时捞出(1小时左右)弃去药渣，用3层消毒纱布过滤麻油，后放入蜂蜡搅拌至完全溶解，至油温降至40～50℃，缓慢加入冰片，边加边用玻璃棒搅拌至油蜡结晶时，倒入已灭菌的容器内封闭备用。取药膏5～10g，放入纱布中央，外敷患处，重者每日换药1次，轻者隔日换药1次，3次为1疗程。结果治疗1～3个疗程后全部治愈。牛静用鲜芦荟汁治疗早期疖肿16例，结果痊愈。王宏用马应龙麝香痔疮膏治疗疖，外用涂搽换药治疗，每日2次，连用5日，结果45例中治愈26例，好转17例，无效2例。

(4)针刺治疗　郭之平以调理脾胃为主，运用针刺疗法辨证治疗顽固性疖病。其将疖病分为四型：①营卫不和型：治则为调和营卫，疏风解表。处方：泻曲池，补足三里，阴陵泉平补平泻。②湿热蕴结型：治则为清利湿热，活血消肿。处方：合谷、曲池、丰隆、阴陵泉均用泻法。③痰浊外泛型：治则为运脾化痰，清热活血。处方：泻合谷、曲池、丰隆，补阴陵泉。④气阴两虚型：治则为补气养阴，清热生肌。处方：合谷、曲池均先泻后补，补大于泻，以泻余邪；补足三里、阴陵泉。针刺每日1次，每周5次，20次为1疗程。结果33例中痊愈19例，好转10例，无效4例。

【述评】

疖可分为暑疖、蝼蛄疖、发际疮、坐板疮、疖病等，暑疖是最常见的类型，为暑湿热毒蕴蒸肌肤所致。暑疖易治，疖病难治。故现代研究多以疖病为重点，中医在治则上强调补虚托毒与解毒祛瘀，这与现代研究从免疫学角度来认识其病因病理是一致的，可供临床参考。

【参考文献】

1. 吴阶平. 黄家驷外科学. 第6版. 北京：人民卫生出版社，2000
2. 王晓红. 蝼蛄疖内、外治法选用体会. 江苏中医药，2008，40(3)：72
3. 张翠月. 自拟养血活血通络解毒汤治疗疖病36例. 四川中医，2003，21(8)：76
4. 林寿江. 槟附透湿汤台刺五加片治臀部疖病. 四川中医，2001，19(3)：67
5. 齐昌菊. 中草药治疗糖尿病并发疖肿60例疗效观察. 中国中医基础医学杂志，2000，6(9)：50
6. 唐顺英. 疔疖膏治疗疖病120例观察. 湖南中医药导报，1998，4(12)：22
7. 张义民. 金冰如意膏治疗疖肿50例. 中医外治杂志，2003，12(1)：43
8. 牛静. 鲜芦荟汁治疗早期疖肿16例. 护理研究，2003，17(3)：293
9. 王宏. 马应龙麝香痔疮膏治疗疖45例疗效分析. 中药材，2008，31(5)：799
10. 郭之平. 从脾胃失调立论针治顽固性疖病的临床观察. 中国针灸，2003，23(3)：138-139

（刘丽芳）

第三节　疔　　疮

疔疮，古称丁，是中医特有的外科病名，西医无此病名。系一种发病迅速、易于恶化、危险性较大的疮疡，包括了多种性质不同的急性化脓性感染。其临床特点是：疮形虽小，但根脚坚硬，有如钉丁之状，病势急剧，容易造成毒邪走散蔓延。此证随处可生，但多发于颜面和手足等处。发于颜面的疔疮，如处理不当，易发生走黄而危及生命；发于手足的疔疮，易损筋伤骨影响肢体的功能；红丝疔多由手足疔疮诱发，常见红丝一条迅速向上走窜，亦可走黄；烂疔则见皮肉迅速大片坏死脱落，状如卸肉、脱靴；疫疔则如蚊迹蚤斑，中有脐凹，状如牛痘，症情凶险，多可发生走黄，且能传染。

疔疮在《内经》中称“丁”，《素问·生气通天论》说：“高梁之变，足生大丁。”这是疔疮最早的文字记载，但此处“丁”字泛指一切外疡。华佗《中藏经·卷中·论五疔状候第四十》始将面部疮疡定名为疔，并以白、赤、黄、黑、青五种颜色命名，对病因、病理、预后方面均有阐明，指出："五疔者，皆由喜怒忧思，冲寒冒热，恣饮醇酒，多嗜甘肥，青鱼酢浆，色欲过度之所为也。蓄其毒邪，浸渍脏腑，久不摅散，始变为疔。"并告诫："五疔之候，最为巨疾。"《诸病源候论·丁疮候》则云："初作时，突起如丁盖，故谓之丁疮。"该书除列论十疔的临床表现外，并记述了疔疮走黄的症状和预后："犯丁疮，谓丁疮欲瘥，更犯触之……则更剧，乃甚于初。更令热焮肿，先寒后热，四支沉重，头痛心惊，呕逆烦闷，则不可治。"唐《备急千金要方》将本病分为十三种，各立疮名，并首次对"烂疔"作了较为详细的描述。元《外科精义》总结前人各家之说，指出本病"青、黄、赤、黑，无复定色"，但以疮形初起如丁盖，兼见憎寒壮热，烦躁闷乱等全身症状者，"即其候也。"后来诸家按其部位、形态命名，种类繁多，但其病因学说一直局限于内因火毒，至明《医学入门·卷六·疔疮》中记载："因感死畜、蛇虫、毒气而发者，其死尤速。"《证治准绳·疡医·卷二·疔疮》认为："因开割瘴死牛马猪羊之毒……致发疔疮者。"《医宗金鉴·外科心法要诀·疔疮》指出："盖疔者，如丁钉之状，其形小，其根深，随处可生，由恣食厚味或中蛇蛊之毒，或中疫死牛、马、猪、羊之毒，或受四时不正疫气，致生是证。"后来医家在大量临床实践中认识了竹木刺伤、皮肤破损，感染邪毒，是引起疔疮之外因，逐步完善了疔疮致病的病因学说。

本节按照发病部位和性质不同，分为颜面部疔疮、手足部疔疮、红丝疔、烂疔和疫疔五种论述。

颜面部疔疮

颜面部疔疮是指发生在颜面部的急性化脓性疾病。包括西医颜面部疖、痈、蜂窝织炎等。其特征：疮形如粟，坚硬根深，如钉丁之状，或痒或痛。因头面为诸阳之首，火毒蕴结，故反应剧烈，且发病迅速，若不及时治疗，或处理不当，毒邪易于扩散走黄而危及生命。

颜面部疔疮由于发病部位不同，故名称各异。如生于眉心的叫眉心疔或印堂疔，生于两眉棱的叫眉棱疔，生于眼胞的叫眼胞疔，生于颧部的叫颧疔，生于颊车的叫颊车疔，生于鼻部的叫鼻疔，生于人中的叫人中疔，生于人中两旁的叫虎须疔，生于口角的叫锁口疔，生于唇部的唇疔，生于颏部的叫承浆疔或颏疔。由于印堂疔、颧疔、鼻疔、唇疔、颜疔等临床上有其特殊性，故另篇论述附录于后。

【病因病机】

本病主要是火热之毒为病。恣食膏粱厚味，醇酒辛辣炙煿，脏腑蕴热，火毒结聚；或喜怒忧思，情志内伤，气郁化火，火炽成毒，毒从内发。若因感受火热之气，或因昆虫咬伤，或因抓破皮肤等，复经感受毒邪，蕴蒸肌肤，以致气血凝滞，血腐肉败，则为外感而成。但外感火毒与脏腑蕴毒常相互作用，合而为患。如《疡科心得集·辨龙泉疔、虎须疔、颧骨疔论》云："……其轻者，多因风热而结……其重者，或因七情内伤，或因高粱厚味，醇酒炙煿，五脏蕴毒，邪毒结聚而发。"《疡医大全·卷十四·唇疔门主论》亦说："有唇上生疔者，或口角旁、或上下唇，不论大小，大约皆脾胃火毒也。"具体地说明了本病病因与致病的特点。

【辨病】

1. 临床表现

(1)初期：颜面部患处皮肤上有一粟米样脓头，或痒或麻，以后逐渐红肿热痛，肿势范围虽仅3～6cm，但多根深坚硬，形如钉丁之状。

(2)中期：发病5～7天，肿势逐渐扩大，向四周浸润，疼痛加剧，脓头破溃。

(3)后期：发病7～10天，肿势局限，顶高根软溃脓，脓栓(疔根)随脓外出，肿消痛止，身热减退。

疔疮初起一般全身症状不明显，重者有恶寒发热等症状；中期则可伴发热，口渴，便干，溲赤，脉弦滑数，舌苔薄腻或黄腻等；后期热退肿消，病情痊愈。一般病程10～14天。凡颜面部疔疮，特别是生于鼻翼、上唇部疔疮，若处理不当，妄加挤压，或不慎碰伤，或过早切开等，可引起顶陷色黑无脓，四周皮肤黯红，肿势扩散，失去护场，以致头面耳项俱肿。此时常伴壮热烦躁，神昏谵语，胁痛气急，苔黄糙，舌质红绛，脉象洪数等症状，是为“走黄”。少数患者在中期也可走黄。若疔毒走窜入络，出现恶寒发热，在躯干或四肢有明显痛处者，则为并发流注；若毒邪内传脏腑，可引起内脏器官转移性脓肿；若毒邪流窜附着于四肢长管骨，骨骼胖肿，可形成附骨疽。

2. 诊断要点

(1)初起患部有粟粒性小疮，痒麻相兼；继则焮红疼痛，根脚较深，如钉丁之状。

(2)5～7日成脓，中有脓栓(疔根)，随后溃脓，肿痛渐消，收口而愈。病程10～14天。

(3)轻者可无全身症状，重者可有寒战、高热、头痛、厌食等毒血症状。

(4)发生于危险三角区者，若出现高热、寒战，眼角压痛，甚至昏迷，表明已形成化脓性海绵状静脉窦炎。

(5)实验室检查 血白细胞总数及中性粒细胞增高，甚至出现中毒性颗粒。

3. 鉴别诊断

(1)暑疖：亦好发于颜面，但红肿范围不超过3～6cm，根脚浮浅，一般无全身症状。

(2)有头疽：初起亦有粟粒样疮头，但为多头，溃后状如蜂窝，红肿范围在9cm以上。多发于项背部肌肉丰厚之处，发展缓慢，病程较长。

(3)疫疔：多有疫源接触病史，初起皮肤上有一红色斑丘疹，迅速周围肿胀，作痒不痛，中央呈黯红色或黑色坏死，而坏死周围有成群的灰绿色小水疱，形如脐凹，很像种的牛痘，并有严重的全身症状。

【辨证】

本病多为实证，一般根据其发病的初期和成脓期火毒为患的较重，区分为火毒蕴结证和火毒炽盛证。

1. 初期(火毒蕴结证) 疮头如粟粒，或麻或痒，红肿热痛，肿势在3～6cm以上，顶突根深坚硬，或伴恶寒发热，舌质或边尖红，苔薄黄，脉数。

2. 成脓期(火毒炽盛证) 疔疮肿胀范围增大，四周浸润明显，疼痛加剧，脓头出现，伴有发热口渴，便秘尿赤，苔黄腻，脉弦数等。

【治疗】

疔疮为火毒所致，发病迅速，易于扩散走黄，其治疗以清热解毒为主，应注意内外合治。出现走黄等变证时，参照有关章节治疗。

1. 内治法

(1)辨证论治

1)初期(火毒蕴结证)：治宜清热解毒。方选五味消毒饮或黄连解毒汤加减。

2)成脓期(火毒炽盛证)：治宜泻火解毒。方选五味消毒饮或黄连解毒汤合大承气汤加减。

加减：恶寒发热，加蟾酥丸3粒吞服；壮热口渴，加竹叶、石膏；不易出脓者，加皂角刺、穿山甲。

(2)成药验方

1)清解片,每次 5 片,每日 2 次;或牛黄解毒片,每次 2 片,每日 2 次。

2)梅花点舌丹,每次 2 粒,每日 2 次;含化或吞服,儿童减半。

3)蟾酥丸,每次 3～5 粒,每日 1～2 次,吞服,儿童减半。

2. 外治法

(1)初期:宜箍毒消肿,用玉露散、银花露或冷开水调而围箍,或用千捶膏敷贴疮头。

(2)中期:宜提脓祛腐,用九一丹、八二丹并药制苍耳子虫放于疮顶部,再用玉露膏或千捶膏敷贴。如脓出不爽,并用药线引流。如脓已成熟,中央已有波动感时,应及早切开排脓,加药线八二丹或九一丹引流。

(3)后期:脓尽新生,宜生肌收口,用生肌散,以太乙膏、红油膏或白玉膏盖贴。

【预防与护理】

1. 有全身症状者,宜卧床休息。
2. 忌内服发散药,以免疔毒扩散。
3. 忌灸法、过早切开、针挑及挤脓,防止跌仆损伤患部,以免毒邪走散,发为走黄。
4. 节制房事,情志乐观,忌辛辣、鱼腥、煎煿、醇酒等。

印 堂 疔

印堂疔,或称眉心疔。是生于颜面部、病位以印堂穴为中心的疔疮,相当于西医的眉部疖肿、深部毛囊炎。由于眉心部皮肉浅薄,范围狭小,上连前额而毗邻两目,此处患疔病重者易向四周扩散而致肿胀上至前额,下及两目胞,疼痛牵引额巅,其状颇急;若处理不当,亦有走黄之险。

南齐《刘涓子鬼遗方·治痈疽神仙遗论》一书有发眉的记载:"左右眉棱发者,不拘在头在尾,皆为发眉,其未出脓之前,攻击眉头,恐攻入眼;攻击眉后,恐攻入太阳,并宜谨慎。"从部位与症状分析,与本病大致相同。明《证治准绳·疡医》有眉疔之名,谓:"眉疔发于眉,""若黑色痛甚,或麻或痒,寒热并作者,疔也。"清代《医宗金鉴》、《增订治疔汇要》、《疔疮要诀》等均载有眉心疔一病,并对其病因病机、证治方面有较全面的论述。

【病因病机】

本病亦为火毒结聚为患。眉心为督脉所过,上连前额而为心肺所主,故《医宗金鉴》将其责之于"督脉经风热壅结气滞而成。"《增订治疔汇要》认为是"俱系心肺二经火毒"所致。简要地说明了外感风温、风热之邪,或心肺蕴热,上壅督脉,化火生毒是其病因病机。

【辨病】

初起眉心处有粟粒黄色小疱或有一黑头粉刺,麻痒相兼,继则红肿坚硬有根。亦有初起即漫肿坚硬,色黯红而疼痛剧烈者。一般 3～5 日即可成脓,轻者毒聚疮形高凸,大如龙眼,疔根易脱,脓液稠厚;重者毒散不聚,肿势平塌。上至前额,下及目眶,红肿光亮,甚至头面目胞合肿,成脓较慢,疔根难化,皮剥顶溃而流黄黑色血水。多伴恶寒发热,烦渴目赤,便秘尿赤,舌红、苔黄,脉弦数等全身症状。

【辨证】

1. 初期(心肺风热证) 眉心处有粟粒样黄色小疮或黑头粉刺,麻痒相兼,焮红热痛,硬肿如钉,或漫肿坚硬,色黯红而痛剧,伴畏寒发热,头痛,舌苔薄黄,脉浮数等。

2. 成脓期(热胜肉腐证) 轻者疮形高突,疔根易税,脓液黏稠,无全身症状,重者肿势平塌，红肿光亮，成脓较慢，疔根难化，溃流黑水，伴身热烦渴，目赤，便秘尿黄，舌质红，苔黄，脉弦数等。

3. 溃后（余毒未消证） 疔根脱出，肿痛渐消，症状减轻，或见口干乏津，食欲不振，心烦潮热，舌质红，脉细数等。

【治疗】

1. 内治法

（1）辨证论治

1）初期：治宜清利心肺，疏风散热。选用五味消毒饮加黄芩、栀子。

加减：上焦热盛者，加桑叶、薄荷、桔梗；脾胃积滞者，加山楂、枳实；热毒炽甚，壮热烦渴者，合用黄连解毒汤。

2）成脓期：治宜清热和营，托毒排脓。选用五味消毒饮加当归尾、赤芍、皂角刺、僵蚕，或用仙方活命饮加减；体弱者，用四妙散加皂角刺、白芷。

3）溃后：治宜清理余热，兼顾养阴。选用枇杷清肺饮加减；火盛伤阴，舌红少津者，选用益胃汤加减。

（2）成药验方：同“颜面部疔疮”。

2. 外治法

（1）初起：治宜箍毒消肿，用鲜草药、箍围药或膏药外敷，以期消散。

1）鲜草药：任选适量野菊花叶、木芙蓉花叶、马齿苋、蒲公英、紫花地丁等，洗净捣烂外敷患处。

2）箍围药：可用天仙子，或金黄散适量，水调成糊状围敷。

3）膏药：可用千捶膏或红药膏，患部敷贴。

4）六神丸或紫金锭研碎，醋调涂敷。

（2）成脓期：治宜聚毒排脓。脓成未溃，可切开排脓，疮口掺以凌氏拔疔散，或五五丹少许，外贴玉露膏、黄连膏以聚毒提脓。疮头已溃，疔脚不化，可于疮头插入拔毒疔或立马回疔丹1粒，外贴膏药以蚀拔疔根，扩大引流。反唇疔不宜在唇内侧使用丹药与膏药，可用蟾酥丸研细掺疮口，或用金银花、甘草煎汤，纱布浸湿敷患部。

（3）溃后：治宜提脓祛腐，生肌收口。初溃时脓腐未尽，疮口掺凌氏拔疔散或九一丹，外敷黄连膏。脓尽肿消，疮口未敛，疮口掺生肌散，外敷生肌玉红膏至疮口完全愈合。

颧 疔

颧疔亦称颧骨疔，为发生在两颧部位的疔疮。西医的炎症较重或并发有蜂窝织炎的面部疖肿相当于本病。

明《证治准绳》有颧疔的记载，谓：“颧骨疔生于颧骨上，亦名为赤面疔”。清《医宗金鉴》、《增订治疗汇要》、《疡科心得集》等书始对其病因、证候、治疗有较系统的论述。《增订证治汇要·颧疔》具体描述了其证候：“初如粟米黄色小疱，施如赤豆，或起疙瘩，或色白而顶凹，坚硬似疔，麻痒疼痛，寒热交作。”并认为本病常造成走黄的危险。《医宗金鉴·外科心法要诀》则告诫：本病“初觉即当急治，迟则毒火攻心，令人昏愦谵语，恶证悉添，多致不救。”说明早期治疗对本病的预后有着积极的意义。

【病因病机】

本病主要是火毒蕴结为患。两颧为面部中央，是足阳明胃经之主部，与手足太阳、足少阳、手阳明诸经相连。阳明为多气多血之经，感受火毒，或饮食辛辣、醇酒，胃腑积热，气血凝滞则颧部生疔；若火毒燔灼，邪毒走散，循经入络而上走空窍，入脑巅，与气血并，常致走黄之变证。如《医宗金鉴·外科心法要诀》说：此病“多因过食炙煿药酒，以致胃经积火成毒而生。”《增订治疗汇要·颧疔》认为：“若丁陷无脓，面目肿亮，身体发热，此乃正虚邪实，毒气内攻，不能治矣。又泡色先紫后黑，麻木不知痛痒，四周肿散，此肾经之毒已深。”

【辨病】

初起颧部多有一黄色粟粒小疱，周围红肿如赤豆，疱形虽小而坚硬似疔，麻痒疼痛；毒轻者，肿势局限，疱色或黄或白；毒重者疱色紫黑。顺者，疮肿红活，毒聚而肿突，脉静身和，数日化脓，疔根易脱，火毒得泄；逆者，疮色紫黯，肿低而四散，麻木而不知痛痒，至成脓时肿势不收，疼痛引脑，或虽溃而忽见疮顶倒陷无脓，寒热交作，甚则面目肿亮，神昏痛厥，出现疔毒走黄之变。

【辨证】

1. 初期（胃经积火证） 颧部有黄色粟粒小疱，周围红肿如赤豆，坚硬根深，麻痒疼痛，伴畏寒发热，便秘尿黄，口苦，苔黄，脉数。重者赤肿焮热疼痛，疱色紫黑，憎寒壮热，渴饮唇焦。

2. 成脓期（热胜肉腐证） 轻者疮形高突，疔根易脱，无全身症状，重者肿势平塌，化脓较慢，疔根难化，溃流清水，伴身热烦渴，目赤尿黄，舌质红，脉细数等。

3. 溃后（余毒未清证） 疔根脱出，肿痛渐消，或见口咽干燥，食欲减退，心烦潮热，舌质红，脉细数。

【治疗】

1. 内治法

（1）辨证论治

1）初期：治宜清胃泻火解毒。选用五味消毒饮合清胃汤。麻痒者，发汗驱毒，宜蟾酥丸，次服五味消毒饮；大便秘结者，用内疏黄连汤；重症者，选用清胃黄连饮。

2）成脓期：治宜清热解毒，兼以透脓。选用五味消毒饮加穿山甲、皂角刺，或用仙方活命饮加减。

3）溃后：治宜清理余毒。选用五味消毒饮加石斛、天花粉。

（2）成药验方：同“颜面部疔疮”。

2. 外治法 各期外治方法同“印堂疔”。

鼻 疔

鼻疔系指疔生于鼻孔内而言，为颜面部常见疔疮之一。相当于西医的鼻前庭疖。

汉《中藏经》论五疔记载：“白疔起于鼻下……其根在肺。”说明本病最早当属白疔范畴，与肺脏关系密切。《证治准绳·疡医·鼻疔》则认为：“鼻疔生于鼻内，痛引脑门，不能运气，鼻大如瓶，黑色不治。”具体描述了本病的病位、症状和预后。清《增订治疗汇要·鼻疔》则告诫：本病“初起即当速治，迟则毒气内攻，神昏呕哕，鼻肿如瓶。”对其治疗有着积极的意义。

【病因病机】

本病病位在鼻孔，多由肺经火毒上攻，气血凝滞所致。鼻为肺窍，鼻又为足阳明经所主。外感六淫，饮食辛辣炙煿、醇酒厚味，内伤情志，致鼻气不通，气血凝滞；或肺经火毒上攻，蕴结于鼻内，阻滞经脉；或阳明湿热上壅，均可导致本病。如《济生方·鼻论治》指出：“若七情内郁，六淫外伤，饮食劳役，致鼻气不得宣调，清道壅塞，其为病也……为痈……为疮疡。此皆肺脏不调，邪气蕴积于鼻，清道壅塞而然也。”

【辨病】

鼻孔内可见初起如粟粒状小结节，红肿而硬，四周浮肿迅速，重者鼻孔闭塞，妨碍呼吸，疼痛较甚，或痛引及脑门，可伴有畏寒发热、饮食不振、口渴、鼻出火气等全身症状。病情严重时，唇腮俱肿，鼻孔大如瓶，神昏、呕吐等，为疔毒扩散的反应。本病病程一般 7～14 天，待疔根脱出，疮口即愈。

【辨证】

1. 初期　疮形如粟，红肿而硬，鼻孔内发痒，疼痛较甚，或有微热，苔薄黄，脉浮数。

2. 中期　疮形高肿，闭塞鼻孔，呼吸不利，疼痛较剧，引及脑门，随之出现黄白色脓头，全身发热，鼻出火气，口渴口臭，苔黄，脉滑数。

3. 后期　疔根脱出，肿痛渐消，全身症状亦渐减轻，最后收口而愈，或有鼻干、口微渴等症。

【治疗】

1. 内治法

(1)辨证论治

1)初期：治宜清肺解毒。选用五味消毒饮加黄芩、栀子仁；麻痒者，宜发汗驱毒，内服蟾酥丸。

2)中期：治宜清火解毒。选用凉膈散加减。欲走黄者，用疔毒复生汤加金石斛。唇腮俱肿，鼻肿如瓶，神昏者，业已走黄，则按疔疮走黄论治。

3)后期：治宜养阴清肺，佐以解毒。选用养阴清肺汤合银花甘草汤。

(2)成药验方：同“颜面部疔疮”。

2. 外治法

(1)初期：用蟾酥丸研成细末，吹入鼻孔患处，以消肿止痛；或以离宫锭外涂；亦可用药制苍耳虫 1～2 条捣烂，与黄连少许混和，涂患处亦可。

(2)中、后期：参见“印堂疔”。

唇　疔

唇疔是指发生在嘴唇部的疔疮，相当西医的唇部疖、痈和蜂窝织炎。其临床特点是发病急骤，初起如粟，痒痛相兼，毒重根深，容易造成毒邪走散。可发生在任何季节，一般预后良好，少数患者可因病重或失治而发生走黄。

《中藏经》记述的“黄疔”谓：“黄疔起于唇、齿、龈边。其色黄，中有黄水”。为本病的最早记载。《证治准绳》则有“脾疔”、“龙泉疔”、“虎须疔”、“髭疔”之分；《医宗金鉴》更增有”反唇疔”、“锁口疔”之名。此外，二书所称之“唇疽”也属于本病范畴。古医籍中本病多以形色、部位、穴位而命名，如生于上唇人中穴位者称”人中疔”、“龙泉疔”，生于人中之旁的称“虎须疔”、“髭疔”，生于左右口角的称“锁口疔”，生于下唇下方承浆穴的称“承浆疔”，生于两唇内的称“反唇疔”。预后方面，《疡科心得集·辨唇疔》篇指出：“若唇口上下紫黑者.根行甚急，不一日间头面肿大，三四日内即不救。”说明了本病走黄逆证的凶险，该书在治疗方面引进了温病学的方法，丰富和发展了本病的治疗，这些宝贵经验，一直指导着唇疔的临床工作。

【病因病机】

本病的发生总责之于火毒结聚为患。火毒之化生，或因脏腑积热，熏蒸于上；或因外感时令之邪郁于肌肤；或因毒虫叮咬，皮肤破伤染毒所致；或滥用壮阳助火之剂，久则真阴被灼，火毒内生，亦可导致本病。唇为脾胃所生，若饮食不节，恣食肥甘、辛辣炙煿，醇酒厚味，久必化生积热，火热之气上蒸唇口，轻则痊愈，重则生疔；又风、暑、燥、火均为阳邪，而头面属于人体之上，感受时令火热之邪，外邪袭于肌肤，留于经脉，致气血怫郁，与邪气搏结，郁久化毒而生疔；虫毒叮咬，外伤染毒，内入肌肤，深着蔓浸，毒聚血壅，则焮赤肿痛而酿生疔疮。故《疡医大全·唇疔门》曰："有唇上生疔者，或口角旁，或上下唇，不论大小，大约皆脾胃火毒也。"《中藏经》亦认为"黄疔根于脾"。说明了本病病位在脾经，而与火毒关系密切。

总之，本病有轻重之别，一般由外感时邪而发病者轻，由脏腑积热而发病者重。脾胃多气多血，唇口经脉交错，故本病发生，火毒易张，一旦邪毒炽盛，如复妄加火炙，或挑刺挤压，则气血为之燔灼，疔之"护场"破坏，毒邪扩散，流注经脉，内攻脏腑，则有疔毒走黄之变。

【辨病】

本病发于唇部或其周围，发病急骤而传变迅速。初起局部有黄白色粟粒小疱，继则红肿结块，麻痒不适，肿如赤豆。不久明显红肿灼痛，扪之坚硬而深，疼痛应心。发于上下唇者，嘴唇肥厚肿胀而前伸，甚则令唇外翻，是为"反唇"；发于口角则张口，咀嚼困难，是锁口；发于承浆则肿连下颐，甚及颏颈。3～5 日局部根盘渐见收束，顶突根软而化脓，轻者有一个脓头，重则多个脓头簇集；发于唇里者，肿胀在外，而脓头在内。化脓后，疔根腐化成黄白脓栓，须待脓栓脱出，脓液方能畅泄，脓液多稠而色黄白，或为紫赤；脓毒外泄后，肿势渐消，逐渐收口而愈。病程 7～14 天，常伴憎寒发热、头痛肢麻、口苦口干、便秘、尿黄等症。

一般来说，本病生于人中、上唇两口角者重，生于下唇、承浆者次之。以疮形而言，则色红活者顺，色紫黯者逆；肿势局限，顶突根束者为毒聚易愈，木硬、漫肿无头，肉肿疮不肿者毒重而易扩散。若肿势迅速扩大，上及面眶，下连颐颔，疮形平塌，干陷无脓，兼见壮热烦渴、头痛如裂、冷恶呕吐，甚至神昏谵语、手足蠕动，多为走黄之逆证。

【辨证】

1. 初期　患部有粟粒小疱，或黄或赤，麻痒相兼；或木硬而暴肿无头，焮热坚硬而根如钉丁，疼痛应心，周身违和，畏寒发热，头痛身寒，四肢、唇口发麻，舌苔黄，脉数。

2. 成脓期　疮形高突，根盘渐收，根软肿甚，疔根腐脓，伴壮热头痛，口臭气粗，烦渴喜饮，便秘尿赤，苔黄腻，脉滑数等。若出现疮色紫黯、倒陷，则为走黄之变证。

3. 溃后　疔根脱出，脓毒外泄，局部疼痛渐消，或口干乏津，食欲不振，心烦潮热，舌质红，脉细数无力。

【治疗】

1. 内治法

(1)初起：治宜清热解毒或发汗解毒。前者用五味消毒饮加减。焮热暴肿，加赤芍、牡丹皮、草河车、天花粉；高热烦渴，恶心呕吐，加黄连、石膏、竹茹；疼痛剧烈，加乳香、没药；大便秘结，小便黄赤，加大黄、栀子等。若疮头低平，木硬肿痛，形寒畏冷者，宜发汗解毒，选用五味消毒饮加荆芥、防风，或选用蟾酥丸、七星剑汤、追疔夺命汤等。

(2)成脓期：宜清热解毒，托里透脓。选用五味消毒饮合透脓散，或选用救唇汤。毒火炽盛，壮热口渴，焮赤痛剧者，五味消毒饮合黄连解毒汤，并吞服琥珀蜡矾丸。

(3)溃后：宜清理余热，兼以护阴。选用五味消毒饮去天葵子、紫花地丁，加沙参、麦冬、石斛、甘草。

成药验方：同"颜面部疔疮"。

2. 外治法

(1)分期外治:同“印堂疔”。

(2)单验方:苍耳虫若干,浸泡于麻油或蓖麻油中,并加少许朱砂末。用时,每取2~3条置于疮头,外贴黄连膏。初起、成脓时均可应用。

3. 其他疗法

(1)针刺法:患者取坐位,背部向光,在背部第2~4胸椎间寻找毛孔明显扩大、且汗毛倒贴在背部之反应点(此反应点一般与患处呈左右交叉)。用6号引线针消毒后,直刺该反应点毛孔处。进针时注意反应点局部皮肤向上提取,以利进针和避免刺入过深,进针到针长1/2左右,留针约1分钟,出针后可挤出毒血少许。每日针刺1次,一般连刺3次。治疗期间须忌口,特别是鸡蛋和油腻重的物质。

(2)委中放血法:唇疔疼痛剧烈,可细看腿弯中紫黑之青筋,如不显可选用手蘸冷水,轻轻拍打,使其显露。常规消毒后,用针在委中穴砭刺,令出恶血,肿痛即渐消。

手足部疔疮

本病是指发生于手足部的急性化脓性感染性疾病。发病手部多于足部,临床上具有发病较急,红肿热痛明显,化脓后易损伤筋骨,以致影响患指功能的特点。其发于手指部者多与外伤有关,故多见于从事手工操作的劳动者。由于发病部位和形态不同而名称各异,如生于指头顶端者叫蛇头疔,生于指甲下的叫沿爪疔,生于指甲后的叫蛇背疔,生于指甲旁的叫蛇眼疔,生于指腹部的叫蛇肚疔,生于手指骨节间的叫蛀节疔,生于手指螺纹的叫螺疔,生于五指丫处的叫手丫疔,生于手掌心的叫托盘疔,生于虎口合谷穴的叫虎口疔或合谷疔。

古医籍中对本病早有记载,如隋《诸病源候论·代指候》中:“代指者,其指先肿,焮焮热痛,其色不黯,然后方缘爪甲结脓。极者爪甲脱也。亦名代甲。”形象地描述了甲周感染以致甲下结脓的临床表现。唐《备急千金方》、《千金翼方》除代指外,还记述了“瘭疽”一证,曰“瘭疽喜著十指”,能烂筋坏骨,并列举了治法与方药。如唐《千金翼方》中治代指的“单煮地榆作汤”渍法,“猪脂和姜末”外敷法以及“和黄泥厚敷患指,然后内煻灰中令热,泥干易之”等。《外科启玄》论述蛀节疔之预后,“凡手指生蛀节疔,重则腐去本节,轻则拳挛”。《外科正宗》把蛇头疔名为“天蛇毒”,云:“患指大肿若蛇头,赤肿焮痛,疼及连心,甚者寒热交作,肿痛延上。”并提出了各期的内、外治法。清《外科大成》、《医宗金鉴·外科心法要诀》对本病的辨证尤详,各立命名,分为蛇头疔、蛇眼疔、蛇背疔、蛀节疔、蛇蝮疔(包括泥鳅疽)等,并另列代指一证,以别于指疔,使本病的命名、诊断和治疗日臻完善。

蛇 眼 疔

蛇眼疔是指疔毒生于指甲两旁,形如蛇眼,故名。首见于《外科大战》,又叫虾眼疔,俗名沿爪疔,相当于西医的甲沟炎。清以前的文献叫“代指”。如《证治准绳·疡医》说:“代指者……肿焮热痛,色不黯,缘爪甲边结脓,剧者,爪皆脱落,但得一物冷药汁溻渍之,佳。爪者筋之余,筋赖血养,血热甚注于指端,故指肿热,结聚成脓,甚则爪甲脱落。”

【病因病机】

多由外伤感染所致。如针尖、竹、木、鱼、骨、修甲等创伤、昆虫咬伤等,从而感染邪毒,阻于皮肉之间,留于经络之中,引起经络阻隔,气血凝滞而形成本病。

【辨病】

1. 临床表现　初起时多局限于指甲一侧边缘的近端处,有轻微的红肿热痛,一般2~3

天即成脓。若失治或处理不当，可蔓延到对侧而形成指甲周沟炎；若脓液侵入指甲下，可形成指甲脓肿，则指甲背面上可透现出黄色或灰白色的脓液积聚阴影，形成指甲溃空或胬肉突出。

2. 诊断要点

(1)指(趾)甲有刺伤、逆剥或其他外伤史。

(2)甲沟一侧或两侧皮下组织有红肿热痛，当脓肿向甲下蔓延，指甲下可见黄色脓液。

(3)血白细胞和中性粒细胞可升高。

3. 鉴别诊断

蛇头疔　手指末节呈蛇头状肿胀，酿脓时疼痛剧烈。而蛇眼疔则为指甲一侧，或两侧甲沟或甲下化脓。

【辨证】

1. 初期　甲沟一侧或两侧有轻微疼痛，近端处红肿，酸麻不适。

2. 中期　2～3 天后患处即成脓肿，常蔓延到对侧或指甲周围，甚至侵入甲下，形成甲下脓肿，可伴恶寒、发热等全身症状。

3. 后期　甲下溃空，指甲脱落，脓出肿消，疼痛渐减，或有胬肉脱出等。

【治疗】

1. 内治法　一般不需内治，严重者可参照“颜面部疔疮”处理。

2. 外治法

(1)初起：外敷金黄膏；或用蒲公英捣烂外敷；或选用 10%黄柏溶液湿敷。

(2)成脓：宜切开排脓，沿甲旁 0.2cm 处挑开引流，甲下积脓应切除部分指甲；重者，指甲溃空，需要拔除整个指甲，外用红油膏、九一丹。

(3)溃后：有胬肉高突，伤口难愈者，修剪胬肉，用平胬丹或枯矾粉；脓尽宜生肌收口，用生肌散或白玉膏。

【预防与护理】

1. 有外伤破损皮肉，应及时清洁消毒。

2. 患肢忌提重物，可用三角巾悬吊。

3. 其他参照“颜面部疔疮”。

蛇 头 疔

蛇头疔是指疔毒发于手指末端，肿胀形如蛇头者。若发于手指螺纹处者，又称螺疔。相当西医的脓性指头炎。明《证治准绳·疡医》称“天蛇毒”。《外科正宗》云：“天蛇毒一名蛇头疔，乃心火旺动攻注而成，其患指大若蛇头，赤肿焮痛，甚者疼及连心，寒热交作，或肿痛延上。”对该病症状予以了详细的描述。患于手指末节的疔疮，容易合并指骨坏死，损伤骨骼。

【病因病机】

多由外伤染毒，火毒郁结以致经络阻隔，气血凝滞，血腐肉败而成。

【辨病】

1. 临床表现　初觉指端麻痒，焮热肿痛明显，但皮色不变，随后肿势扩大，手指末节呈蛇头状肿胀，酿脓时剧烈跳痛，患肢下垂时疼痛更甚，局部触痛明显，约 10 天左右成脓。常伴发热、恶寒、头痛等。后期一般出黄稠脓，肿痛渐消。若溃脓迟缓，约 2 周后穿溃，且溃后脓水臭秽，经久不尽，余肿不消，多是损骨的征象。

2. 诊断要点

（1）多有指端外伤史。

（2）开始指尖有针刺样疼痛，逐渐患指肿胀严重，疼痛剧烈。当指动脉受压时，可有搏动性跳痛，后期患指可组织缺血坏死，虽疼痛可减轻，但可引起指骨缺血坏死并形成指骨慢性骨髓炎。

（3）中期常伴发热、头痛、全身不适等。

（4）透光试验：有脓时，手指上面可有深黑色的阴影；如尚未化脓，则清晰鲜红。

（5）血白细胞和中性粒细胞计数升高。

3. 鉴别诊断

蛇眼疔：甲沟一侧或两侧红肿疼痛，化脓。但无手指末节呈蛇头状肿胀，患肢下垂时加重。

【辨证】

1. 初期　或痒或麻，焮热疼痛，有的红肿明显，有的皮色不变。

2. 中期　肿势逐渐扩大，手指末节呈蛇头状肿胀，红热显著，疼痛剧烈而呈搏动性，可引起同侧肘部或腋部臖核，约1～2周成脓。伴有畏寒、发热，食欲减退等。

3. 后期　一般脓出黄稠，逐渐肿退痛止，趋向痊愈。若溃脓迟缓，在10～14天穿溃，且脓水臭秽，经久不尽，余肿不消，多是损骨征象，必待死骨取出，方能愈合。

【治疗】

1. 内治法　参照“颜面部疔疮”。

2. 外治法

（1）初期：用玉露膏或金黄膏外敷，或用鲜猪胆汁1枚套入患指，每日1次。

（2）中期：宜切开排脓减压。应在患指侧面纵行切开，切口尽可能长点，但勿超过手指中节与末节交界之处。切开后用药线蘸九一丹或八二丹插入疮孔，外敷金黄膏。

（3）后期：脓尽用生肌散、白玉膏外敷。

（4）合并指骨坏死者，溃烂肿胀，久不收口，可用2%～10%黄柏溶液浸泡患指，每次10～20分钟，每日1～2次，再按中期用药。如死骨存在，用镊子钳出部分碎骨片或整节指骨，即能收口。

【预防与护理】

1. 忌持重和剧烈活动。

2. 其他参照“蛇眼疔”。

蛇　肚　疔

疔疮生于指腹部，肿胀如蛇肚者，叫蛇肚疔。相当西医的化脓性腱鞘炎。常可损坏筋膜，影响手指的屈伸功能。《外科证治全书》中叫蛇腹疔、泥鳅痈，“泥鳅痈，一指通肿，色紫，形如泥鳅，焮热，痛连肘臂”。又说：“蛇腹疔生于指中节前面，形如鱼肚，色赤疼痛。”如筋骨损坏，可影响手指的伸屈功能。

【病因病机】

多由脏腑火毒凝结，加之外伤染毒，阻隔经络，气血凝滞而致血腐肉败形成本病。

【辨病】

1. 临床表现　整个患指红肿，疼痛逐渐加重，皮肤极度紧张、发亮；肿胀呈圆柱状，患指轻度屈曲，不能伸展，任何伸指动作都会引起剧烈疼痛。一般7～10天成脓，但由于指侧皮肤坚厚，不易出现波动，溃后脓出黄稠，症状逐渐减轻，约2周左右愈合。如损伤筋脉则愈合缓慢，并影响手部功能。

2. 诊断要点

(1)常有外伤史。

(2)发病快，1～2天患指出现明显红、肿、痛，患指呈半屈位以减少疼痛，明显均匀性肿胀，沿整个腱鞘均有压痛。

(3)透光试验：有脓时可见深黑色阴影，如尚未化脓，则清晰鲜红。

(4)血白细胞和中性粒细胞计数可升高。

3. 鉴别诊断

蛇头疔　手指末节呈蛇头状肿胀，患肢下垂时加重。而本病则多患指呈半屈位以减少疼痛，病变可及整个腱鞘。

【辨证】

1. 初期　患指红肿，呈圆柱状，形似小红萝卜，皮红而光亮，关节轻屈，不能伸展，伸则痛剧。

2. 中期　疼痛日剧，7～10天成脓。多因指腹皮厚而无波动感，亦难自溃，常伴发热、畏寒、全身不适。

3. 后期　溃后脓出黄稠，症状逐渐而愈，若愈合缓慢，多影响手部功能。

【治疗】

1. 内治法　同“颜面部疔疮”。

2. 外治法

(1)初期：用金黄膏或玉露膏外敷。

(2)成脓：宜切开排脓。切口应在手指侧面、切口长度不能超越上下指关节。切开后用红油膏、八二丹药线引流。

(3)溃后：脓尽改用白玉膏、生肌散外敷。

【预防与护理】

1. 忌持重和剧烈活动，应以三角巾悬吊。

2. 愈合后，影响屈伸者，应注意关节的功能煅炼，以帮助早日恢复。

3. 其他同“颜面部疔疮”。

托 盘 疔

疔发生于手掌心劳宫穴处，肿胀形如托盘之状，叫托盘疔。又因发于手掌心，故称掌心毒或手心毒。相当西医的掌中间隙感染。《证治准绳·疡医》称为穿窟天蛇，曰：“手心结毒，焮赤肿痛，俗名病穿掌，又名穿窟天蛇。”

【病因病机】

多因脏腑火毒凝结，尤以手少阴心经、手厥阴心包两经火毒炽盛所致；或由外伤染毒，气血凝滞，郁而化热而成。

【辨病】

1. 临床表现　初起先见掌心红点如粟，继而坚硬起疱，随后变为黑色。肿胀可失去正常的掌部凹陷，甚或稍凸出，肿势还可延及手臂，疼痛剧烈，约2周成脓，因患处皮肤坚韧，虽已化脓,也不易向外透出,有损伤筋骨的可能。初起即有发热、头痛、食欲不振等全身症状,并可在患侧肘部或腋部发生臖核;严重时,可致走黄。

2. 诊断要点

(1)可有外伤史,或中指和无名指腱鞘炎。

(2)手掌心正常凹陷消失而隆起,皮肤紧张发白,压痛明显;中指、无名指、小指半屈曲;手背部水肿严重。

(3)血白细胞或中性粒细胞计数可升高。

(4)X线检查:疑有骨髓炎时,可确诊。

3. 鉴别诊断

蛇肚疔　病位在指腹,红肿热痛明显,患指呈半屈位,而手掌心凹陷正常,无压痛。

【辨证】

1. 初期　手掌肿胀高突,手掌心失去正常凹陷或稍凸,疼痛剧烈。伴恶寒、发热、头痛、纳呆,苔薄黄等。

2. 中期　约2周左右成脓,因手掌皮厚难以自溃脓,伴疼痛、发热,脉滑数等。

3. 后期　溃后脓出黄稠,症状逐渐减轻,亦可损伤筋骨而致功能障碍。

【治疗】

1. 内治法　参照“颜面部疔疮”。

2. 外治法

(1)初期:用金黄膏或玉露膏外敷。

(2)成脓期:切开排脓,应依掌横纹走向切开,开口应足够大,保持引流通畅。切开后用红油膏,八二丹药线引流。

(3)溃后:脓尽用生肌散、白玉膏外敷。

【预防与护理】

1. 不要因手背肿胀较手掌为甚,而误认为脓腔在手背部而妄行切开。

2. 宜手背向上,手掌向下,使脓毒易流出。

3. 其他同“蛇肚疔”。

虎口疔

虎口疔是指发生在手拇指、食指歧骨间的疔疮,因其位于手足阳明经合谷穴处故又称合谷疔,相当西医的手掌鱼际感染。有较重的全身症状,重者若治疗不当亦可造成疔疮走黄或愈后造成筋脉受损影响手的功能。

古医籍中亦称本病为“虎口疽”、“丫叉毒”、“擘蟹毒”等。明《证治准绳》又称合谷疽,谓:“虎口结毒,焮赤肿痛,又名合谷疽。”《外科正宗》则以合谷疔命名,并对本病发病部位、病因病机、症状特点、治疗法则一一作了概括的论述,为后世医家所宗;清《医宗金鉴·外科心法要诀》则在本病的辨证方面,提出“根深为疔大为疽”的辨证要点,在内治方面应用内疏黄连汤通里泄热解毒,补充了《外科正宗》的不足。

【病因病机】

本病主要由脏腑积热,外伤染毒,湿火阻于经络,凝聚于肌肤,气血凝滞,化腐酿脓而成。饮食不节,脏腑壅滞,湿热内蕴而发,尤以手阳明大肠、足阳明胃湿热火毒内蕴,凝聚于肌肤而发者多。而虎口为手阳明经脉所过,合谷为十二原穴之一,故《灵枢》谓:“五脏有疾也,应出十二原。”《诸病源候论·时气毒攻手足候》认为:“热毒气从脏腑出,攻于手足,手足则焮热赤肿疼痛也。人五脏六腑井荥俞,皆出于手足指,故此毒从内而出也。”虎口部又为劳动操作最易受摩擦破损之处,其下有鱼际间隙而位于次指屈肌腱的深面,一旦皮肤外伤,邪毒乘隙而深入,沿肌腱而抵此间隙,外邪深入与气血并,郁滞久而化生火毒,火毒壅盛则生脓肿。

【辨病】

1. 临床表现 虎口合谷处初起有黄粟小疱,麻痒相兼,焮赤热痛,根深如钉,合并红丝疔则见有红线上腋内;严重者,初起如豆,漫大色青,木痛坚硬。一般3～5日或7～10日化脓,溃脓后肿痛即减,约10天左右则脓出而愈。常伴发热、头痛口渴、尿赤便秘等全身症状。

2. 诊断要点

(1)多有虎口处外伤史。

(2)大鱼际和大拇指指蹼肿胀明显,压痛;拇指外展呈半屈位,拇指不能对掌,可伴有全身症状。

(3)并发急性淋巴管炎时则可见红丝一条走窜腋下。

(4)血白细胞和中性粒细胞计数可升高。

(5)X线检查:怀疑骨髓炎时,可确诊。

3. 鉴别诊断

托盘疔:手掌心正常凹陷消失而隆起,皮肤紧张发白,压痛明显;而本病则为虎口合谷穴处肿胀、压痛。

【辨证】

1. 初期 虎口有黄色粟粒小疱,麻痒相兼,或无小疱,唯肉里胀痛、刺痛。红肿一般以手背为著,重者虎口部焮赤肿痛,累及拇食指基底部,手指屈伸不利,可有红线隐隐自疮肿沿手背而上延肘腋,兼见形寒、发热、便秘尿黄等症。

2. 中期 局部焮赤暴肿,胀痛不休,虎口部高肿,拇指、食指微屈相对成蟹叉之状。若初有小疱者,此时多成为脓疱,疱顶凸而中软复指。发自指蹼者多见蹼间赤白鱼际处鼓突,鱼际部饱满,按压中软而痛剧,伴有寒热交作,头痛口渴,苔黄腻,脉弦数等。

3. 溃后 溃脓后肿痛即减,若脓液引流通畅,约10天则可收口而愈。脓泄过多者可见面色皖白,唇舌色淡;或愈后仍遗手指屈伸不舒。

【治疗】

1. 内治法

(1)初期:治宜疏风通络,清热解毒。选用五味消毒饮加当归尾、赤芍、秦艽、牡丹皮。

加碱:焮热暴肿者,用黄连解毒汤;局部红肿不著者,用羌活散加减;红丝上窜,臖核肿痛者,用五味消毒饮去菊花,加夏枯草、玄参、牡蛎;口渴便秘,苔黄脉数者,用内疏黄连汤。

(2)成脓期:治宜透脓泄毒,消肿止痛。选用仙方活命饮加减。肿痛胀急、壮热烦渴者,选用黄连解毒汤加僵蚕、皂角刺、乳香、没药。

(3)溃后:治宜和营益阴,清解余毒。选用四妙散加赤芍、丝瓜络、秦艽、桑枝。筋挛不舒者,加薏苡仁、伸筋草、木瓜。

2. 外治法

(1)初期:治宜清热消肿,活血止痛。选用金黄散水调围敷;或鲜草药蒲公英、野菊花、木芙蓉叶洗净,任选一种,加生姜少许,捣烂外敷。患部有疱者,可将疱头挑破,外贴红油膏。

（2）成脓期：切开排脓。切口宜在虎口中央处，挑出脓后，用红油膏纱布条或黄连素软膏纱布条置入脓腔引流。

（3）溃后：脓尽后用生肌玉红膏外敷，换药至愈。愈后筋挛不舒者，可用中药桂枝、红花、伸筋草、艾叶、苏木煎汤熏洗患手，并加强功能锻炼。

【预防与护理】

1. 注意劳动保护，防止手部皮肤损伤。

2. 发病后患指要适当制动休息，抬高患肢，忌持重物。

3. 忌食辛辣厚味、醇酒及发物。

4. 后期应注意患指功能锻炼，防止筋挛僵直。

足　底　疔

足底疔是指发于足底部的疔疮，相当于西医的足底部急性化脓性感染。常因发生于足底部的具体病位不同而有特定的名称，如生于涌泉穴者，又叫涌泉疔，古籍中又称涌泉疽，《证治准绳·疡医》说："足心发毒肿痛，亦名涌泉疽，俗名病穿板。"

【病因病机】

本病多有火毒夹湿的特点。外伤染毒，或脏腑蕴毒，酿生湿热，下注足底，气血凝滞，化腐成脓，则成本病。

【辨病】

1. 临床表现　初起时足底疼痛，不能着地，按之坚硬。3～5天有搏动性疼痛，修去老皮后，可见白头。重者肿势蔓延到足背，痛连小腿，不能活动。可伴恶寒、发热、头痛、纳呆等全身症状。偶可并发红丝疔，溃后流出黄稠脓液，肿消痛止，全身症状也随之消退。

2. 诊断要点

（1）常有外伤史。

（2）足底部疼痛，不能着地，按之坚硬，但皮色多不变，3～5天有搏动性疼痛。

（3）常伴有恶寒、发热、头痛、纳呆等全身症状。

（4）血白细胞和中性粒细胞均可升高。

3. 鉴别诊断

足癣：多生于足趾脚丫，随起白斑作烂，先痒后痛，破流臭水。严重者亦可出现脚面俱肿，恶寒发热及继发红丝疔等。

【辨证】

湿热下注证　足底部肿痛、坚硬，肿势可蔓延足背，痛连小腿。伴发热、纳呆，舌苔黄腻，脉滑数等。

【治疗】

1. 内治法

（1）辨证论治

湿热下注证：治宜清热解毒，利湿消肿。选用五神汤合萆薢渗湿汤加减。

加减：发热口渴甚者，可加黄芩、生地黄、生石膏、知母等清热及生津护阴之品；大便秘结，可加大黄以通腑泻热。

（2）成药验方　参照"颜面部疔疮"。

2. 外治法　参照"托盘疔"。

【预防与护理】

1. 忌多走动，休息时患肢抬高30度。

2. 其他参照“颜面部疔疮”及“手足部疔疮”。

红 丝 疔

红丝疔是指多发于四肢，有红丝一条，迅速向上走窜的疾病。相当于西医的急性淋巴管炎。粗的红丝一条，《肘后方》名“蝙病”，俗称红筋胀。古医籍中亦有“血箭疔”、“赤疔”、“红演疔”、“血丝疔”。唐代以前的文献尚未对本病明确记载，宋·严用和《济生方·丁肿论治》明确指出本病应属疔疮范畴，且提出刺血疗法，谓：“有红丝疮证，乃疔疮之类……其疮生手足间，有黄泡，其中或紫黑色，即有一条红丝，迤逦向上而生，若至心腹，则使昏乱不救；其红丝或生三两条者。治法以针横断红丝所至之处，刺之，止使出血，以膏药敷之，更不复发动即愈也。”《外科正宗》在治疗方面主张“用针于红丝尽处挑断出血，盖膏，内服汗药散之自愈。凡治此证，贵在乎早。”立论颇为中肯。《疮疡经验全书》则提出了“毒灌经络”的发病观点。使红丝疔的因机证治等理论趋于完善。

【病因病机】

本病多由火毒之邪，走窜经络，气血凝滞而成。患者内因情志抑郁，心火内盛，火毒凝聚，外因手足生疔，或是湿气糜烂，或皮肤破损，感染毒邪，以致毒流经脉，向上走窜继发。故《疮疡经验全书·红丝疔》说：“心肠积毒，气血相凝，灌于经络之间，发于肌肤之上。”

【辨病】

1. 临床表现　初起手足生疔部位或皮肤破损之处，有红肿热痛症状；继则在前臂或小腿内侧皮肤上有红丝一条，迅速向躯干方向走窜，上肢可停于肘部或腋部，下肢可停于腘窝或胯间，或更向上蔓延。肘、腋或腘窝或腹股沟常有臖核作痛。病位较深者，其色黯红，或无“红丝”，整个肢体肿胀、疼痛。红丝较细者，1～2天可愈；而较粗者，可有结块，若不消散，7～10天左右化脓溃破，然收口尚易；若二三处串连贯通，则收口较慢。常伴恶寒发热、全身不适、食欲不振等。若伴有高热神昏、胸痛咳血等证，是为“走黄”之征象。

2. 诊断要点

(1)多见于四肢，常由手足生疔或手足癣感染引起。

(2)伤口近侧出现“红线”，向上走窜，并可有区域淋巴结肿大。

(3)常有发热、畏寒、头痛、乏力等全身症状。

(4)血白细胞和中性粒细胞可升高。

3. 鉴别诊断

丹毒：皮肤突然发红，色如丹涂脂染，蔓延成片，稍高出皮面，边界清楚。亦可由手足生疔或手足癣引起，但不像红丝疔仅一条红丝向上走窜。

【辨证】

本病根据局部症状和全身症状轻重不同有轻症、重症之别，严重者可出现“走黄”之变证。

1. 轻症　形似小疱，红肿而痛，继发红丝向上走窜，全身症微，或仅有微热、恶寒等症，舌质淡红，苔薄白或微黄，脉浮或浮而带数。

2. 重症　初起疮处，红肿热痛，随发红丝，一条或二三条，向上蔓延，长而盈尺，甚至腋下，或达腘窝，或无红丝，肢体肿胀，疼痛较重，发热恶寒，恶心呕吐，食欲不振，舌红苔黄，脉数或弦数。严重者高热神昏。

【治疗】

本病虽有轻重之别，但均不容忽视。凡治此证，贵在乎早。临床常采取清热解毒佐以活血散瘀内治，结合外治，循经刺血。

1. 内治法

(1)辨证论治

1)轻症：治宜清热解毒，行气和营。选用仙方活命饮或五味消毒饮加赤芍、牡丹皮、乳香、没药。

2)重症：治宜清热解毒，活血祛瘀。选用黄连解毒汤合五味消毒饮加紫草、乳香、没药、竹叶。欲成脓者，加皂角刺；发于下肢者，合二妙丸；肢体肿胀，疼痛，红丝不显者，用萆薢化毒汤加丹参、蒲公英；走黄者，按"疔疮走黄"论治。

(2)成药验方：参照"颜面部疔疮"。

2. 外治法

(1)挑刺疗法：对红丝较细的，可局部皮肤消毒后，以刀针沿红丝行走途径寸寸挑断，并用拇指和食指轻捏针孔周围皮肤，微令出血；或在红丝尽头挑断，挑断处盖贴太乙膏掺红灵丹。

(2)成脓期：宜切开引流。

(3)溃后：可用八二丹或九一丹药线引流，外敷红油膏，如二三处相互贯通的，可用绷带缠缚患部，或将串连贯通处彻底切开，以加速疮口愈合，脓尽改用生肌散、白玉膏。

【预防与护理】

1. 积极治疗原发病灶，如手足部疔疮、足癣糜烂及皮肤破损等。

2. 其他参照"手足部疔疮。"

烂　疔

烂疔是指发生于皮肉间、容易腐烂、病势较急的一种疔疮。其来势暴急，易并发走黄，可危及生命。西医称之为气性坏疽。古医籍谓之烂疔，俗名水疔、卸肉疔、脱靴疔等，但与一般疔疮不同。隋《诸病源候论・丁疮候》说："亦有肉突起，如鱼眼之状，赤黑，惨痛彻骨，久结皆变至烂成疮，疮下深孔如大针穿之状……令人恶寒、四肢强痛……一二日疮便变焦色黑，肿大光起，根脚强，全不得近。"所述症状，与本病近似。唐《备急千金要方・丁肿痈疽》首载："烂疔，其状色稍黑，有白斑，疮中溃，溃有脓水流出，疮形大小如匙面。"对本病的局部形态变化，已有较清楚的认识。《疡科纲要・论外疡清热之剂》说："足背亦有所谓水疔者，初则红肿蔓延，大热大痛，不一二日，而腐比甚巨。"说明本病好发于足部，但臂、臑、手背等处也偶或有之。临床起病急骤，局部焮热肿胀疼痛，皮色黯红，然后稍黑或有白斑，迅速腐烂，范围甚大，疮形略带凹形(如匙面)，溃后流出脓液，稀薄如水。多见于战场或农业劳动中意外创伤者。

【病因病机】

本病总由阳发大毒所致。皮肉破损，接触潮湿泥土、脏衣、脏物等，感染毒气；或因伤调治不当，伤口遂合，瘀血郁闭，气血凝滞，加之湿热火毒内蕴，与外因相合，蕴结于皮肉之间而发。由于湿热火毒炽盛，热胜则肉腐，故容易腐烂。正如《疡科纲要・论疮疡之水》中说："别有足部之疡，积湿蕴热，忽发红肿，形势坚巨，浮红光亮，按之随指陷下，一时不能即起，此证湿火若盛，化火最易，即是阳发火毒。"如毒邪入营，则易造成"走黄"重症。

【辨病】

1. 临床表现 患者多在伤后24～48小时内即发病，但也有晚至5～7日者。最先感觉患肢沉重、麻木，或有包扎过紧感，伤口处突然开始剧烈疼痛，随之可见全身高热等中毒症状。

局部初起常见受伤部位明显肿胀，疼痛彻骨，呈“胀裂样”。伤口周围皮肤高度水肿，浮红发亮，按之随指陷下，一时不能即起，色呈灰白，或棕黄，或如紫铜色，并泛发大小不等的水疱，破溃后渗流棕色的浑浊浆水，气味秽臭，一般无脓液。伤口肉腐坏，呈紫红色，或土灰色，没有弹性，刀切亦不收缩，也不出血，犹如水煮。按压伤口有污血水溢出并混有气泡。轻按之，可闻及捻发音，叩之有空匣音。如至腐肉与正常皮肉分界明显，并在分界处溢出稠脓者，为转机之象；腐肉脱后，疮面盈尺如盘，虽能收口而愈，但尚需数周至数月。

全身症状初起即有高热(40～41℃)、烦躁、头痛、呕吐、面色苍白。多数病例在高热24小时后，虽体温略降，但仍有烦渴引饮，食欲不振，大便秘结，小便短赤，苔黄腻而干，舌质红绛，脉洪滑数等。

2. 诊断要点

(1)发病急骤，多发于严重污染的深部伤口和广泛损伤的肌肉组织，潜伏期1～2天，长者可达5～7天。

(2)局部有胀裂样剧痛，一般止痛药不能控制。

(3)患肢肿胀，发展迅速，皮肤由苍白—紫红—灰黑色，并出现大小不等的水疱。

(4)伤口内溢出浆液性或血性液体，气味恶臭。

(5)出现高热、烦躁、脉数等全身中毒症状严重。

(6)伤口周围皮肤可闻捻发音。

(7)血白细胞总数增高，红细胞和血红蛋白显著下降。

(8)伤口渗液涂片检查，可见大量革兰阳性杆菌。

(9)X线检查可见患肢肌群间有积气阴影。

3. 鉴别诊断

(1)下肢丹毒：常有反复发作史，局部皮肤鲜红，边缘清楚，高出周围皮肤，压之能褪色，一般无水疱，或虽有水疱也较小，刺破后流出黄水，肉色鲜红，无坏死现象。

(2)腓腨发：即小腿部的蜂窝织炎。其红肿以中心明显，四周较淡；溃烂后患处无捻发音，全身症状较烂疔为轻。

【辨证】

1. 初期 患肢沉重，沉痛彻骨，疮口色紫，疮周浮红发亮，按之陷指，高热、烦躁、口渴引饮，汗出不止，恶心呕吐，小便短少，舌质红，苔黄而干，脉洪数。

2. 中期 疮面腐坏，色如土灰，形如匙面，溃流血水，气味腥臭。疮周色紫，泛生水疱，破流浆水，肿势蔓延，疼痛异常，神昏谵妄，躁动不安，或皮肤发黄，舌质红绛，苔黄糙，脉弦滑数，或四肢发厥，体温降低，脉细数等。

3. 后期 患肢肿胀，渐渐退消，疮口腐肉，界线已清，疮周出脓。继之腐肉渐脱，疮面转红。身有微热，倦怠无力，胸闷口腻，纳谷不香，或口渴欲饮，舌红少苔，脉虚数。

【治疗】

本病为阳发大毒，湿火与毒火相合之病，须用大剂清热解毒之品，如羚羊角、黄芩、黄连，并佐以渗淡导湿。可根据病性行手术广泛切开引流，必要时要配合大剂量抗革兰阳性菌抗生素中西结合治疗。

1. 内治法

(1)辨证论治

1)初期:治宜清热解毒,利湿消肿。方用白虎汤合黄连解毒汤、五神汤加减。

2)中期:治宜凉血解毒,利湿退肿。方用犀角地黄汤合黄连解毒汤、萆薢渗湿汤。

3)后期:治宜滋阴益气,利湿解毒。方用顾步汤加薏苡仁、通草、赤小豆。

加减:胸闷、纳呆者,加郁金、大豆卷、蚕砂、麦芽;患肢重着者,加木瓜、防己、萆薢;气阴虚重者,用解毒养阴汤。

(2)成药验方

1)紫雪丹2~3分,急冲服。适用于中期高热不退者。

2)安宫牛黄丸1~2丸,急温开水调服,适用于中期高热神昏者。

2. 外治法

(1)初期:用玉露膏外敷;如皮肤紫黑,用蟾酥合剂以银花露或菊花露调敷,外盖太乙膏。

(2)中期:宜切开引流,腐肉与正常皮肉分界明显者,改掺5%~10%蟾酥合剂或五五丹。

手术切开 如肿势局限,呈一片黑色,匙形疮面,按之有轻微波动感和捻发音时,说明内有积脓,应做多个纵行切口引流,术后外敷药物同上。

若经诊断后立即手术,在不用止血带下进行多处纵深切开,直切到颜色正常,能够出血的健康组织为止,清除一切坏死或濒于坏死的组织,用大量氧化剂(如过氧化氢、高锰酸钾)溶液,反复冲洗伤口。切口任其敞开,用氧化剂溶液纱布松松填入伤口,使之引流通畅。术后,患肢制动,每日换药1~2次;每次换药时,需以过氧化氢溶液冲洗。有条件者,还可配合高压氧舱治疗。如经以上处理,仍不能在短期内控制病变发展者,应考虑进行高位环形切肢术,以保全患者生命。

(3)后期:腐肉脱落,掺生肌散、红油膏盖贴。

【预防与护理】

1. 早期实行彻底清创术,切除一切坏死及血液供应不良的组织,清除异物,消灭死腔,污染严重的创口,清创后用双氧水纱布松填,不予缝合。

2. 增进创伤部位血液循环,及时纠正休克,注意保暖,避免包扎过紧,上止血带时间不可太长。

3. 隔离伤病员,用过的敷料应该焚毁,换药用具应彻底灭菌。

4. 神志不清的患者,宜用鼻饲法。

5. 注射多价气性坏疽抗毒血清,有严重污染的肌肉创伤,受伤后即注射抗产气荚膜杆菌血清1万单位,抗腐败弧菌血清5000单位及抗毒性水肿杆菌血清1.5万单位,伤后超过24小时者,预防注射量应增加3倍,注射前应做血清皮内敏感试验。

6. 加强宣传教育,尽量避免赤足劳动,以预防本病的发生。

疫 疔

疫疔是指接触疫畜染毒而生疔,因其疮形如脐凹陷,又称“鱼脐疔”。相当于西医的皮肤炭疽病。其形疮头色黑,凹陷似鱼脐,痒而无痛,全身症状轻,易于传染,常发生在头面、颈、前臂等暴露部位。多见于畜牧业、屠宰或皮毛制革工作者,如牧民、屠宰和制革工人,或兽医等。多在接触后1～3天发病。

中医古籍对本病早有记载，隋《诸病源候论·疔疮病诸候·鱼脐疔疮候》中说："此疮头色黑，破之黄水出，四畔浮浆起，狭长似鱼脐，故谓之鱼脐疔疮。"此外，该书所载"马毒入疮候"，按其发病原因及症状表现亦属本病范畴。明《医学入门》则明确认识到本病由皮肤破损，感染疫畜之毒所发。《疡医大全·卷三十四·疔疮门主论》引胡公弼曰："鱼脐疔如鱼之肚脐，多生肐膊肚，小腿肚上。"指出了疫疔的好发部位，并认为其是一种特殊的急性传染病，与一般疔疮不同，故名"疫疔"。

【病因病机】

本病总由皮肤损伤，感染疫畜之毒而成，或兼感湿邪所致。《诸病源候论·马毒入疮候》认为："凡人先有疮而乘马，汗为马毛垢及马屎尿，及坐马皮鞯，并能有毒，毒气入疮，致焮肿，疼痛，烦热。"说明了皮肤破损，接触病疫死畜，或染污皮毛，毒气自疮口入侵皮肉而导致"疫疔"发生。《证治准绳·疡医·疔疮》中说："疔疮者……或感疫死牛、马、猪、羊之毒……皆生疔疮。"并指出："若因开割瘴死牛马猪羊之毒，或食其肉致发疔毒，或在手足，或在颈面，或在胸腹，或在胁肋，或在背脊，或在阴胯，或起紫泡，或起堆核，肿痛创人，发热烦闷，颈痛、身痛、骨节痛。"更具体地说明了本病的发病原因与症状。总之，本病是由于感染疫毒，阻于皮肤之间，以致气血凝滞，毒邪蕴结而成。少数患者，疫毒侵入营血，尚可发生"走黄"逆证。

【辨病】

1. 临床表现　好发于头面、颈项、手、臂等暴露部位，潜伏期为12小时～12天，一般为1～3天。初起发痒，继则皮肤上有一个或多个红色丘疹，形如蚊迹蚤斑，旋即增大，演为紫色水疱，周围肿胀，在短期内，即化腐破溃，结有干痂，形成黯红或黑色坏死，形状如炭，故名炭疽；疮形凹陷，狭长如鱼脐，疮周皮肉扪之而坚，发红肿胀，泛起水疱，其色淡黄，同时伴有局部臖核肿大，发热，全身不适，头痛骨楚等症。但大多数患者全身症状较轻，经1～2周腐肉脱落，形成溃疡；再经1～2周，溃疡收口而愈，亦有几月不愈者；少数可出现壮热神昏，痰鸣喘急，身冷脉细等"走黄"之症。

2. 诊断要点

(1)多见于畜牧业、屠宰、皮毛制革工作者，有传染性。

(2)潜伏期1～3天，好发于头面，颈项、手臂等暴露部位。

(3)初起皮损为红色斑丘疹，第2天变成水疱，3～4日水疱干涸，形成黯红色或黑色坏死，坏死周围有成群的绿色小水疱，疮形如脐凹，很像牛痘，同时局部肿势散漫增剧，软绵无根，有淋巴结肿大。1～2周中央坏死与正常皮肤分离，流出少量脓液，而后肿势消退，坏死脱离，3～4周愈合。

(4)自觉瘙痒不痛，初起有轻度发热，继则发热逐渐增高，可达39℃以上，伴有头痛，骨楚，周身不适等。

(5)如肿势蔓延不止，壮热神昏，痰鸣喘急，脉细身冷，是合并"走黄"之征。

(6)水疱内液涂片或培养，可发现革兰阳性炭疽杆菌。

3. 鉴别诊断

(1)颜面部疔疮：疮形如粟高突，坚硬根深，焮红、灼热、疼痛，全身症状重，易于走黄。而本病则疮似鱼脐，色黑如炭，有接触疫毒史。

(2)丹毒：皮包鲜红，边缘清楚，焮热疼痛，反复发作。而本病则疮凹色黑，有接触疫毒史。

【辨证】

1. 初期　患部发痒，继起红色斑丘疹，形如蚊迹，伴有微热，全身违和，脉浮而数。

2. 中期　水疱色黯红或紫，破溃结痂，色黑如炭，疮形凹陷，形似鱼脐，疮周肿胀，四畔水疱，破流黄水，发热呕吐，头痛身痛，舌红，苔黄，脉数。

3. 后期　10～14 天，腐肉分离，渐至脱落，疮面色红，肿胀渐退，热退疮愈；或肿胀不减，壮热神昏，痰鸣喘急，身冷脉细，则为走黄之变证。

【治疗】

本病由疫死牛羊猪马之毒所致，兼感湿邪，其毒较一般火毒为甚，而具有传染性。故治疗上，内主清瘴解毒，外则祛其腐肉；禁用刀割，以防疫毒走黄内陷。

1. 内治法

(1)辨证论治

1)初期：治宜解毒消瘴，行气和营。方用仙方活命饮，佐服蟾酥丸或玉枢丹。

2)中期：治宜解毒清热，利湿消肿。方用五味消毒饮加萆薢、土茯苓、泽泻，佐服蟾酥丸或玉枢丹。热重者，合黄连解毒汤；呕吐口渴者，加竹茹、黄连、法半夏；大便泄泻者，加地榆、金银花改金银花炭、马齿苋；大便下血者加地榆、黄柏、黄芩炭；咳吐痰血者，加藕节、白及、鱼腥草、桑白皮。

3)后期：治宜清解余毒。方用四妙散加玄参、石斛、土茯苓。若走黄者，按“疔疮走黄”论治。

(2)成药验方

1)蟾酥丸，每次 3 粒，每日 2 次。服 1 日。

2)玉枢丹，每次 3g，捣碎急冲服。

2. 外治法

(1)初期：治宜消肿解毒。用玉露膏掺蟾酥合剂，或升丹外敷。发于头面、颈部者，可用玉枢丹或六神丸研碎，醋调外敷；发于前臂等部位者，用天仙子如意散外敷。

(2)中期：治宜解毒祛腐。选用 10%蟾酥合剂，用玉露散或银花露调敷患部；或用三棱针刺破疮面 2～3 处，外掺麝香少许或用阴毒内消散。亦可用白降丹，蟾酥丸各等份，用器皿研极细末，用凉开水调成糊状，敷疔上薄薄一层，每隔 1 小时用少量水湿润，若凹陷外隆起为好转。24 小时后，如仍未隆起，可再敷上药。周围红肿部位用梅花点舌丹研末水调外敷，隔日 1 次。若凹陷已隆起，周围红肿消退，局部可敷比毒散软膏，每日换药 1 次，换药前，用甘草水清洁创面。若腐脱，但未脱落尽者，则可用 5%蟾酥合剂或七三丹外掺。

(3)后期：腐肉未脱，改掺 10%蟾酥合剂或五五丹；腐脱新生，宜用生肌散，盖贴黄连膏。

【预防与护理】

1. 隔离患者，患者所用敷料，应予焚毁；所用器械，必须严格消毒。医护人员接触患者时，应遵循消毒隔离原则。

2. 加强屠宰管理，及早发现病畜，予以隔离或杀死，死畜必须深埋；其作业人员必须做好防护。

3. 加强畜产品管理，疫毒污染的皮毛、骨等，应先行消毒处理。制革、毛纺工人，畜产品收购、搬运人员，工作时要穿工作服，戴口罩和橡皮手套，

4. 发现疫疔患者接触过的牛、马、猪、羊的毛和猪鬃，应进行蒸气消毒，皮革可用盐酸及食盐水浸泡消毒。

5. 在本病的流行病区，对牛、马、猪、羊等家畜进行预防注射。

【古籍选粹】

《外科枢要·论疔疮九》《内经》曰：高梁之变，足生大丁。多由膏粱厚味之所致，或因卒中饮食之毒，或感四时不正之气，或感蛇虫之毒，或感死畜之秽，各宜审而治之。其毒多生于头面四肢，形色不一，或如个疮，或如水疱，或疼痛，或麻木，或寒热作痛，或呕吐恶心，或肢体拘急，并用隔蒜灸，并服解毒之剂。若不省人事，或牙关紧急者，以夺命丹为末，葱酒调灌之，若生两足者，多有红丝至脐；生两手者，多有红丝至心；生唇面口内者，多有红丝入喉。皆急用针挑破其，使出恶血，以泄其毒。若患于偏僻之处，药所难导者，惟灸法大有回生之功。然疔之名状，虽有十三种之不同，而治法但审其元气虚实，邪之表里，而庶无误人于夭札也。若专泥于疏利表散，非惟无道，而反害之。凡人暴死，多是疔毒，急取灯遍照其身。若是小疱，即是其毒，宜急灸之，并服夺命丹等药，亦有复苏者。

《外科正宗·天蛇毒第六十五》 天蛇毒，一名蛇头疔也。乃心火旺动攻注而成。其患指肿大若蛇头，赤肿焮痛，疼及连心，甚者寒热交作，肿痛延上。肿顶上小艾灸五壮，以雄黄散深之，内服蟾酥丸发汗解毒，轻者渐消，肿者溃脓，甚则腐烂。破后肿仍不消者，以蟾酥条插入孔内膏盖有效。腐烂者，玉红膏搽之，虚而不敛者，兼服补剂。

《外科正宗·合谷毒第六十七》 合谷疔，俗称虎口百丫也。此患者多有疙瘩泡起，亦有红丝走上，故有疔名之称。此手阳明胃经湿注作痒，痒热焮痛，初起挑破，贴蟾酥饼膏盖，金黄散敷之。三日后，肿聚必欲作脓，换膏贴之。软肿胀痛者，脓已成，针之即愈。肿甚寒热者，必内外消耗。

《外科全生集·阳症门·红丝疔》 手小臂，足小腿，生如红线一条者是也。要在红丝两头始未刺破，毒随血出而愈，迟则毒入肠胃不救。

《外科证治全书·唇部证治·唇疔》 生上下唇角，初起形如粒米，坚硬肿盛，麻痒木痛，憎寒发热，甚则令唇外翻，或口不能开，故有反唇、锁口之名。须按疔疮法速治之，迟则走黄致命。

《外科证治全书·膊臂手三部证治·蛇眼疔、蛇背疔、蛇节疔、蛇腹疔、泥鳅痈》 此五证，名虽殊而治一也。蛇眼疔生于指甲两旁，形如豆粒，色紫，半含半露，硬似铁钉。蛇背疔生于指甲根后，高肿色紫。蛇节疔生于中节绕指俱肿，其色或黄或紫。蛇腹疔生于中节前面，肿如鱼肚，色赤疼痛。泥鳅痈一指通肿色紫，形如泥鳅，焮热痛连肘背，五证俱敷雄黄散，内服仙方活命饮，溃贴洞天膏即愈。

《外科真诠·足部·冷疔》 冷疔生于足根。由湿寒凝结而成。初起紫白泡，疼痛彻骨，渐生黑气，腐烂孔深，时流血水气秽，经久不敛者，宜先用熏法，徐用铁粉散敷之，内服托里散治之。

【现代研究】

1. 发病学研究 疔疮是一种发病迅速而且危险性较大的外科感染，它的范围很广，包括了西医的疖、痈、瘭疽、甲沟炎、化脓性指头炎、急性淋巴管炎、急性坏疽、炭疽病等多种不同性质的急性化脓性疾病。不仅其发病部位不同，细菌感染的种类也有所区别，颜面部疔疮系金黄色葡萄球菌自毛囊或汗腺侵入所引起的单个毛囊及其所属皮脂腺的急性化脓性感染。其中以生于唇、鼻周围及耳部的危险性较大，因为面部有丰富的淋巴管和血管网，随意挤压或挑刺可使细菌或脓栓进入血液，造成颅内感染。如唇和鼻周围疔，感染可经眼内角的内眦静脉、眼静脉和翼静脉丛传入颅内海绵窦引起海绵窦血栓形成或经颅面静脉传入脑膜静脉引起脑膜炎。手足部疔疮多因外伤后感染引起，常见致病菌为金黄色葡萄球菌。红丝疗多数由于溶血性链球菌从破损的皮肤或其他感染灶蔓延到邻近淋巴管所引起。烂疔多由梭状芽胞杆菌感染所致，梭状芽胞杆菌是厌氧性、能形成芽胞的革兰阳性杆菌，其中重要的有产气荚膜杆菌、恶性水肿杆菌、腐败杆菌和溶组织杆菌等，感染发生时往往不是单一细菌，而是几种细菌的混合。由于梭状芽胞杆菌广泛存在于泥土和人畜粪便中，在适合的环境中可迅速生长繁殖，产生多种外毒素和酶，α外毒素是主要的外毒素，可引起溶血与广泛的内脏出血。疫疔是由炭疽杆菌引起的急性特异性感染，该杆菌是粗大无鞭毛的革兰阳性、需氧而有荚膜的杆菌，产生的毒素含保护性抗原、水肿因子和致死因子三种成分。人类感染炭疽，多来自职业性接触，由于皮肤擦、裂、割伤，病原菌得以侵入，或在免疫功能抑制情况下，摄入污染肉品、吸入该菌的芽胞而发病，细菌可沿淋巴循环进入血液，导致脓毒症或菌血症。

2. 临床研究

(1)内外合治：吴克永运用五味消毒饮加味内服，并配合外治方法治疗重症手部疔疮，取得了较好疗效。基本方为紫花地丁、紫背天葵、蒲公英、野菊花、金银花、半枝莲、车前草、生甘草，红肿初起加黄芩、蚤休、延胡索、玄参，煎汤内服，外敷金黄膏；脓成之后加生地黄、皂角刺、路路通、穿山甲，煎汤内服，适时切开清创引流，外用红油膏掺八二丹；后期创口不敛、余肿不消加黄芪、太子参、当归、珍珠母煎汤内服，外用生肌散。马学元采用仙方活命饮合五味消毒饮内服、橡皮生肌膏外敷加手术切开引流治疗蛇腹疔 31 例，结果潜在感染期 5 例全部治愈；Ⅰ期 17 例，治愈 10 例，显效 4 例，有效 2 例；Ⅱ期 8 例，治愈 3 例，显效 3 例，有效 1 例，无效 1 例；Ⅲ期 1 例，有效。总显效率为 82.9%。熊利亚等应用消毒饮内服配合疔疖膏外用治疗颜面疔疮 80 例，取得良效。清毒饮组成：金银花 15g，连翘 15g，生地 10g，花粉 10g，蒲公英 10g，芦根 10g，黄芩 10g，土茯苓 10g，木通 10g，大黄 6g，生甘草 5g。每日 1 剂，分 2 次服。疔疖膏组成：制乳香、制没药、铜绿、百草霜、麻油、松香、白蜡、黄蜡。将其捻成圆形，贴敷患处，外用纱布覆盖，每日换药 1 次。薛彩莲等自拟消疔汤治愈手足部疔疮 22 例，先用消疔一方：金银花 60g，连翘 15g，蒲公英 15g，黄芩 15g，黄连 10g，黄柏 10g，栀子 10g，炙山甲 10g，皂角刺 10g，天花粉 10g，丝瓜络 10g，甘草 6g，加水 600ml，浸泡 30 分钟，武火煮沸，继以文火煎 20 分钟，取汁 300ml 温服。二煎加水 2000ml，先以武火煮沸，继以文火煎 20 分钟，药汁并药渣倒入瓷盆放温，浸泡患部，每次浸泡不少于 1 小时，每日浸泡 3 次以上，每日 1 剂。当患部明显好转后，改用消疔二方：桃仁 10g，红花 10g，木瓜 30g，炙山甲 10g，皂角刺 10g，丝瓜络 10g，伸筋草 10g，金银花 30g，连翘 15g，蒲公英 10g，黄芩 10g，黄连 10g，甘草 6g，用法同一方。

(2)单方验方：刘士安用清热解毒汤治疗疔疮疥肿，药用：金钱草 30g，蒲公英 30g，大黄 15g，野菊花 12g，紫花地丁 15g，连翘 12g，生地黄 30g，白茅根 12g，牡丹皮 12g，赤芍 12g，茜草根 12g，栀子 12g，川黄连 9g，花粉 12g，绿豆衣 18g。结果 30 例中，治愈 23 例，显效 4 例，好转 3 例。

(3)外治方剂：孙登培等运用铁枯散外贴治愈疔疮 668 例，药用紫花地丁 100g，蒲公英 100g，五爪龙 100g，冰片 30g，青黛 100g，黄连 50g，大黄 100g，黄柏 80g，马蹄草 100g，蛇难爬 80g，透骨草 100g，先将紫花地丁、蒲公英、五爪龙、黄连、大黄、黄柏、马蹄草、蛇难爬、透骨草共研细末，再将冰片研细末，加入青黛，取上药粉以 1∶1 比例拌成糊状软膏备用。用时按疮形大小将厚 0.5cm 的药膏置入于纱布块上，外贴包扎，每 2 日换药 1 次。任梅芳等应用复方苍耳虫油膏外治颜面疔疮 30 例，药用苍耳虫、蒲公英、大黄、乳香、没药、赤芍、冰片等，以麻油作基质制成油膏。未成脓者将药物涂一薄层于病灶局部，以完全覆盖红肿区域为度；已成脓或脓肿溃破者用凡士林纱条填塞引流，外敷复方苍耳虫油膏，每日换药1次，疗程为7天。结果痊愈23例，显效5例，有效2例。吴春燕等用星夏栀子解毒方治疗疔疮肿毒110例取得良效，药用生南星200g，生栀子400g，天花粉500g，海藻250g，紫花地丁500g，生黄柏500g，生姜黄500g，生大黄500g，苍术500g，青木香250g，生半夏500g，以上诸药粉碎为末备用。取药末适量加开水调成糊状，外敷患处。刘小钢等用四味洗药治疗手足疔疮156例，药用黄柏60g，蒲公英60g，白矾30g，儿茶30g，将上4味药用水浸泡0.5小时，武火煎沸，文火煎煮30分钟后熏洗患处，待药液稍温后，可将患处浸泡于药液中，每次约1小时，每日浸泡2次，6日为1疗程。结果第1个疗程内治愈112例。史霞等治疗指趾疔380例，用洁净大葱葱白(约3寸许)、红糖5g，放在青石板上，捣烂如泥，加入冰片0.5g和匀，用敷料包扎消过毒的病灶，1日更换1～2次，3日为1疗程。结果1个疗程痊愈者150例，2个疗程痊愈者200例，3个疗程痊愈煮30例。

(4)针刺治疗：张艳华等采用循经取穴针刺法治疗手足部疔疮80例，生在指端的蛇眼疔、蛇头疔、蛇肚疔，取其所在经络的郗穴、荥穴、合穴，毫针直刺或斜刺，斜刺指尖指向病所，采用提插补泻或捻转之泻法，强刺激，进针后留针10分钟，其间运针3次。1日1次针刺。生在手掌、手背，足心、足背的疔疮，取其所在经络的井穴、郗穴、合穴，井穴用三棱针点刺放血，约2～3滴；郗穴、合穴仍用同上之泻法，强刺激，留针10分钟，运针3次。1日1次针刺。凡疔疮合并发热者，取大椎穴，三棱针点刺放血，约1ml；红丝疔者，沿红丝每隔1寸三棱针点刺，以微微见血为度，红丝尽头处，三棱针放血1～3滴。疔疮破溃者，酌情外用二黄膏、生肌散等外敷。董青军采用艾条隔蒜灸治疗疔疮14例，先将独头蒜切成0.5cm厚的薄片，用针穿刺数孔备用，治疗时患者取适当体位，充分暴露患部，然后将备用蒜片放于该处，点燃艾条施灸。距离皮肤约2～3cm，以患者局部有温热感而无灼痛为宜。如果病灶已化脓，则先用三棱针点刺排出脓液后再行此法，一般灸20～40分钟，至皮肤红晕为度，每日1次，10日为1个疗程。1疗程后痊愈9例，显效4例，有效1例。

【述评】

疔疮是中医外科学中特有的病名，包括西医的疖、痈、瘰疽、甲沟炎、化脓性指头炎、急性淋巴管炎、急性坏疽，炭疽病等，因其发病迅速，容易恶化而引起疮疡外科的特别重视，中医认为，其发病原因多种，但是病理机制均为火热之毒壅结，故针对其病因病机而临床一般以清热解毒为常法，并根据其发病的阶段性(初期、成脓期、溃后)施以外治疗法，内外结合，疗效较佳。西医认为其发病的原因系细菌感染，抗菌消炎为其主要治疗原则，临床常将中医的辨证论治内治法、分期辨证的外治法与西医的抗菌消炎结合运用，以提高临床疗效。对于疔疮，特别强调早诊断，早治疗，注意加强防护，以免“疔毒走黄”危候。出现“走黄”之症时，应积极治疗，可正确采用大剂量抗生素进行静脉滴注，并配合中医药进行治疗，使逆证早日转为顺证。各种治疗疔疮的临床经验各有特色，或内治，或外治，或内外配合，或针刺治疗，均可供临床参考。

【参考文献】

1. 吴阶平. 黄家驷外科学. 第6版. 北京：人民卫生出版社，2000
2. 吴克永. 重症手部疔疮的内外合治. 上海中医药杂志，1999(5)：36-37
3. 马学元. 中西医结合治疗蛇腹疔31例临床观察. 青海医药杂志，1999，29(11)：32-33
4. 薛彩莲. 自拟消疔汤治疗手足部疔疮22例. 中医外治法，2003，12(12)：47

5. 熊利亚.消毒饮合疗疖膏治疗颜面疔疮80例.湖南中医药杂志,1999,5(3):20-21
6. 刘士安.清热解毒汤治疗疔疮疥肿30例观察.中华现代临床医学杂志,2005,3(11):1093
7. 孙登培.铁枯散治疗疔疮668例.中医外治杂志,2004,13(1):12-13
8. 伍梅芳.复方苍耳虫油膏外治颜面疔疮30例临床观察.中医药导报,2006,12(6):41-42
9. 吴春燕.星夏栀子解毒方治疗疔疮110例.中国乡村医药杂志,2005,12(10):45
10. 刘小钢.自拟四味洗药治疗手足疔疮临床观察.吉林中医药,2002,22(3):25
11. 史霞等.葱白红糖膏治疗指趾疔.中国社区医师,2002,18(12)36
12. 董青军.艾条隔蒜灸治疗疔疮14例.河南中医,2004,24(12):58-59

(刘丽芳)

第四节　痈

痈者,壅也,是气血为毒邪壅塞而不通的意思。痈之名最早见于《内经》,《灵枢·痈疽》篇对痈的特点、病因病机、预后均有较详细的论述,如"夫血脉营卫,周流不休,上应星宿,下应经数。寒邪客于经脉之中则血泣,血泣则不通,不通则卫气归之,不得复反,故痈肿……营卫稽留于经脉之中,则血泣而不行,不行则卫气从之而不通,壅遏而不得行,故热。大热不止,热胜则肉腐,肉腐则为脓。然不能陷,骨髓不为燋枯,五脏不为伤,故命曰痈……痈者,其皮上薄以泽,此其候也。《灵枢·脉度》篇又云:"六腑不和,则留为痈。"此后历代医家对痈的论述颇丰,将生于脏腑与体表的痈,分为内痈与外痈,并按痈所发生的部位分别加以命名,由于内痈与外痈在辨证施治上各有特点,而内痈如肺痈等病已归于内科范畴,本节只叙述外痈。

外痈是一种发生于皮肉之间的急性化脓性疾患,其特点是局部光软无头,红肿疼痛(少数初起皮色不变),结块范围多在9～12cm左右,发病迅速,易肿、易脓、易溃、易敛,或有恶寒、发热、口渴等全身症状;一般不会损伤筋骨,也不造成陷证。中医的痈证不同于西医学所称的"痈",痈证其中绝大多数属于皮肤浅表脓肿和发生在各个部位的急性化脓性淋巴结炎。而西医学所称的"痈",相当于中医的有头疽。西医学所称的脐尿管闭合不全,或卵黄管残留症并感染,虽性质不同,但中医书籍均称为脐痈,故归在本节论述。

痈发无定处,随处可生,因发病部位不同,中医文献中有各种不同的命名,如:生于头部的称顶门痈,生于下颏部的称颏痈,生于胸部的称幽痈,生于腰部的称腰痈,生于上腹部的称中脘痈,生于下腹部的称腹皮痈、少腹痈,生于上肢的有肩痈(又名肩风毒)、臑痈(又名藕包毒)、臂痈(又名冬瓜串)、腕痈,生于下肢的有坐马痈、大腿痈(又名肚门痈、箕门痈、阴包毒)、膝痈、黄鳅痈等,均属西医的浅表脓肿范畴;另发于耳根后的名耳根痈(又名耳根毒),颈后的鱼尾毒,颈部的颈痈,腋下的腋痈,肘部的肘痈,胯腹部的胯腹痈(左名上马痈,右名下马痈),腘部的委中毒等,都是各部位的急性化脓性淋巴结炎。还有生于手背与足背部的痈称为手发背与足发背。上述的病名虽说不同,但均是皮肉间急性化脓性疾病。由于痈的发病部位不同,中医对其病因病机、证治规律的认识存在一定的差异,故按颈、躯干、上下肢部位的顺序择其有代表性的痈分别进行阐述,以其触类旁通。其特殊功能部位的痈,如发生于乳房、前后阴的乳痈、子痈、囊痈、肛痈则在各相关章节论述。

颈　痈

颈痈是指患发于颈部的痈肿,俗名痰毒。相当于西医学所称的急性化脓性淋巴结炎。

《医宗金鉴》中称“夹喉痈”。《疡科心得集·辨颈痈锁喉痈论》对该病论述较详，如“颈痈生于颈之两旁，多因风温痰热而发，盖风温外袭，必鼓动其肝木，而相火亦因之俱动，相火上逆，脾中痰热随之。颈为少阳络脉循行之地，其循行之邪至此而结，故发痈也。”其他文献中尚有将发于耳垂后者称“耳根痈”，发于项后发际二旁角处者称“鱼尾毒”、急性瘰疬等记载。均是以痈发的部位而另命其名，其因机证治与“颈痈”基本相同，故归在一起论述。

【病因病机】

本病多由外感风温、风热，夹痰浊蕴结于少阳、阳明经络所致；或因肝胃火毒上攻，夹痰凝结而成痈；亦有由乳蛾、口疳、龋齿或头面部疮疖等，或附近皮肤、黏膜破损后，毒邪流窜而诱发。《外证医案汇编·风痰》云：“颈项痰核，不外乎风邪入络，忧郁气结，气血失于流通，凝痰于络，俱在少阳、阳明部位。”

颈痈若火毒壅盛，病邪鸱张，正气虚弱，痈肿向两侧蔓延，红肿绕喉；或上攻面颊；或损及肝胃二经，压迫结喉；或绕项而生，下及胸腋，《疡科心得集》中称“锁喉痈”，《医宗金鉴》称为“结喉痈”，《灵枢·痈疽》篇称之为“猛痈”。古人是因其病位与病势凶险而冠其名，提示其病情较一般颈痈重，可危及生命，预后较差，相当于西医学所称的“口底部蜂窝织炎”。其病因症状与颈痈基本相同，可参照颈痈辨证施治。

【辨病】

1. 临床表现　初起结块生于颈项一侧或两侧，或颌下、耳后、颏下，起病急促，肿核大小不定，小者呈杏核大，大者如鸡卵，皮色不变，肿胀，灼热，疼痛。逐渐漫肿坚实，焮热疼痛。伴恶寒、发热、头痛，舌苔黄腻，脉滑数等症状。若 4～5 日后发热不退，肿势高突，皮色渐红，疼痛加剧如鸡啄，伴口干、便秘、溲赤，或兼见口舌齿龈肿痛，舌苔黄腻，脉滑数等症状，是欲成脓。至 7～10 日按之中软而有波动应指者，为内已成脓。溃后脓出黄白稠厚，排脓畅通，肿退痛减，一般 10～14 日可愈合；亦有患者因体质虚弱，溃后脓出稀薄，痈肿残存，迁延反复 1～2个月，收口愈合较慢，多伴有精神不振，神疲肢软，面色萎黄，舌苔薄，脉细。若治疗得当，正气来复，祛邪外出，脓液变稠，疮面转现红活，将迅速收口愈合。

2. 诊断要点

(1)多见于儿童，发病前多有乳蛾、口疳、龋齿或头面部生疖肿等，或附近皮肤黏膜有破伤病史。

(2)多生于颈旁两侧的颌下，亦可见于耳后、颈后、颏下。

(3)初起时局部肿、热、痛而皮色不变。肿块边界清楚，多具有明显的风温证全身临床表现。

3. 鉴别诊断

(1)痄腮(流行性腮腺炎)：呈流行性发病，具有传染性，出现两侧腮部肿大，相继而起，濡肿色白不化脓，酸胀少痛，检查腮腺内口红肿，腮肿进食时疼痛，约 1 周左右可消退。

(2)臖核(慢性淋巴结炎)：亦多因头面、口腔等部疾患及皮肤黏膜破损引起，但肿核较小，活动度大，很少化脓，压痛明显，无发热、恶寒等全身症状。

【辨证】

1. 风热痰结证　颌下痰核肿大，形如杏核或鸡卵，继而焮红热痛，伴发热恶寒，咽痛咳嗽。若肿势扩大，可延及对侧颌下或颏下，头痛头昏，口干，尿黄便结，舌红苔黄腻，脉滑。

2. 气郁化火证　痈发于颈项一侧，来势较缓，渐渐肿大，若至鸡卵大小，皮色渐红，肿胀疼痛，伴心烦胁痛、失眠易怒、口苦咽干，若肿块按之软而有波动，为脓成外透，穿刺之可抽出脓液，舌质红苔薄黄，脉弦数。

3. 胃热壅盛证 颌下肿胀疼痛，皮肤焮红，或波及颏下，甚者可连及腮颊，开口困难，口干口苦，齿龈肿痛。头痛发热，口气臭，唇干燥，大便秘结，舌红苔黄少津，脉洪数。

4. 气虚邪恋证 痈肿溃脓，疮面色黯，脓出稀薄，消散较慢，久不收口，精神不振，神疲乏力，少气懒言，语声低弱，面色萎黄，舌淡苔薄，脉细弱。

【治疗】

颈痈之治，应先其所因，伏其所主，因势利导，适时切开排脓，保持引脓通畅，遵循表者疏之，郁者散之，热者清之，痰者化之的治疗法则。若赤肿疼痛，痛如鸡啄酿脓者，宜透脓，常加穿山甲、皂角刺等，使邪去毒消正自安。若为正虚邪恋，排脓不畅，则需托补排脓祛邪。切忌用苦寒冰伏之品，致使痈肿硬结，毒滞难化。

1. 内治法

(1)辨证论治

1)风热痰结证：治宜疏风清热，化痰消肿。方选牛蒡解肌汤加减。热甚，加柴胡、黄芩；便秘，重用牛蒡子，加瓜蒌仁、枳实。

2)气郁化火证：治宜清肝理气，散结消肿。方选柴胡清肝汤加石决明、金银花、穿山甲、皂角刺、夏枯草、玄参。

3)胃热壅盛证：治宜清胃泻热，散坚消肿。方选清胃散或玉女煎加黄芩、蒲公英、金银花、紫花地丁、板蓝根、连翘、牛蒡子等。

4)气虚邪恋证：治宜补气祛邪，托毒生肌。方选托里排脓汤加柴胡、升麻、山甲片、皂角刺，加重黄芪用量。

(2)成药：下列成药可选择应用。

1)醒消丸，成人每次 3～6g，一般连服 7 天后，停药 3 天；或蟾酥丸，每次 3～5 粒，每日 1～2 次，均可用陈酒或温开水送下，小儿剂量酌减，孕妇忌服。

2)银黄片，成人每次 4 片，每日 3 次；或清解片，每次 5 片，每日 2 次，小儿药量酌减。

3)六应丸，每次服 10 粒，每日 3 次，小儿剂量酌减。

4)内消瘰疬丸，每服 9g；或麝香新消丸，每服 3g，重急症可再进一服，小儿量酌减，孕妇及肝肾功能有损害者忌服。

2. 外治法

(1)初起：铁箍膏或金黄散、玉露散，用温开水调成糊状，外敷患处。

(2)成脓：适时切开排脓，顺皮肤纹理切开，应熟悉解剖，避免伤及神经、血管。

(3)溃后：先用八二丹、九一丹药线引流脓液，待脓尽腐去后，改用生肌散。生肌白玉膏外敷，俟至疮口痊愈。

【预防与护理】

1. 注意气温变化，适寒温，避风寒、风热、暑热之邪外袭。

2. 及时治疗乳蛾、龋齿、口腔溃疡及头面部疮疖。

3. 注意调节饮食，少食难消化易滞之物，如冷荤、煎炸等食品。初期、成脓期宜进半流饮食。

4. 颈痈早期忌用苦寒冰伏之剂治疗，不宜挤压。高热时应卧床休息，多饮开水。

5. 及时湿润外敷药、箍围药，使药力易于透达。

腋痈

生于腋窝部的痈肿为“腋痈”，又名“夹肢痈”，俗称“夹痈”。相当于西医学所称的腋下急性化脓性淋巴结炎。

【病因病机】

本病多由外感风热之邪，或上肢皮肤破损染毒，或因疮疡等毒邪感染循经流窜所致；亦可因肝脾血热兼忿怒气郁化火，或房室过度，肝肾阴亏，虚火灼经，经气不利，郁于腋部皮肉经络而成痈。《医宗金鉴·外科心法要诀·腋痈》曰：“腋痈暴肿生腋间，肿硬焮赤痛热寒，肝脾血热兼忿怒，初宜清解溃补痊。”

【辨病】

1. 临床表现　初起局部暴肿，皮色不变，灼热疼痛，上肢活动不利，伴有恶寒发热、纳呆，苔薄脉滑数等症状。若疼痛日增，寒热不退，势在酿脓，消散者较少。若 10～14 天后肿块中间变软，皮色转红，按之波动明显时，此为内已成脓。一般溃后脓出稠厚，肿消痛止，容易收敛；若溃后脓液不尽，肿势不退，多因切口太小，或因任其自溃，疮口太小，或因疮口位置偏高，引起袋脓，以致引流不畅，影响愈合。此时需及时扩创，否则迁延日久，难以收口，甚至出现痈毒内陷，走入营血，危及生命。

2. 诊断要点　腋下暴肿、灼热、疼痛而皮色不变，发热恶寒，胸闷口渴，上肢举动不利，2 周左右化脓，易敛。

3. 鉴别诊断

腋疽：腋疽初起推之可动，疼痛不甚，约需 3 个月时间才化脓，溃后脓水稀薄，并夹有败絮样物质，收口缓慢，一般无明显全身症状。血白细胞总数及中性粒细胞正常，淋巴细胞增高。

【辨证】

1. 风温阻络证　多为发病初期，局部暴肿，皮色不变，灼热疼痛，上肢活动不便，伴恶寒发热、纳呆，舌苔薄黄，脉浮数。

2. 热毒壅滞证　多为成脓阶段，局部肿痛日增，肿块皮色转红，中间变软，按之波动明显，患侧上肢活动受限，恶寒发热，四肢酸楚，口渴溲赤，舌红苔黄燥，脉滑。

3. 气郁化火证　初起如梅李，渐长如碗如盆，色红焮肿作痛，痛引肩背，或及两胁，口苦咽干，舌质红苔黄，脉弦数。脓成外溃，脓出稠黄，疮口渐合。

【治疗】

1. 内治法

(1)辨证论治

1)风温阻络证：治宜疏风散热，清热解毒。方选五味消毒饮加荆芥、薄荷、羌活。

2)热毒壅滞证：治宜清热解毒，行气和营。方选仙方活命饮加减。溃后宜用托里消毒散。

3)气郁化火证：初起宜清肝解郁，散坚消肿。方选柴胡清肝汤加金银花、蒲公英、野菊花；酿脓时则宜托里排脓，方用透脓散、托里消毒散；若溃后脓出正虚，则宜补益气血，用十全大补汤或益胃汤加减；阴虚者，用六味地黄汤或一贯煎加减。

(2)成药：参照“颈痈”。

2. 外治法

(1)初起：外敷金黄膏、玉露膏。

(2)成脓:应及时切开排脓,刀口应避开经脉、血管,宜做纵行切口,低位引流。提脓用七三丹、八二丹药线引流,外敷金黄膏。

(3)脓尽:外敷生肌散、生肌白玉膏收口。疮口将敛时需外盖棉垫,紧压疮口,可加速愈合。

【预防与护理】

1. 积极治疗原发病因、病灶。

2. 应限制患侧上肢活动。

3. 调情志,保持心情舒畅。

4. 忌食辛辣炙煿、肥甘厚味食物和饮酒。

脐 痈

脐痈是发于腹壁脐部的痈疡,溃后一般能较快收口愈合,属痈证范畴,为急性化脓性疾患。《外科大成·脐痈》曰:“脐痈,生于脐,大如瓜,突如瘤,属任脉与胃经。”《疮疡经验全书·脐痈》指出:“若不速治,即内溃,脐中出脓,四周坚硬出血水者即难治也。”《疡科心得集·辨腹痈脐痈脐漏论》中有“小儿脐中撒尿”的记载。《疡医大全·卷二十一·脐痈门》中引胡公弼曰:“毒发于脐,甚至脐中出粪。”从文献记录分析,脐痈相当于西医学的脐部化脓性感染,如“卵黄管残留症”或“脐尿管闭合不全”等,若脐中流出粪水者,可能是肠穿孔引起的“肠瘘”。

【病因病机】

多由外感六淫之邪;或五志过极化火;或饮食不节,房劳过度,而致气滞血凝,火毒之邪结于脐部而发病;亦有患者先出现脐中流出粪汁、尿水,复因瘙痒染毒而致病者。

【辨病】

1. 临床表现　初起脐部微肿微痛,渐渐肿大如瓜,或高突若铃,皮色或红或白,触之疼痛。当脐痈根盘日大疼痛相应加剧,伴发热恶寒,周身疼痛,四肢酸楚,小便短赤,为酿脓的表现。若痈溃脓水稠厚而无臭味者,易敛;若溃脓臭秽,或夹有粪汁,或流出尿液,或脐翻胬肉、触脐孔正中可及条状硬结者,可致久不收口。

2. 诊断要点　脐肿外突,疼痛较剧,发热恶寒,溃脓稠黄,或夹有粪汁、排出尿液,久不收口。从瘘口注入造影剂作 X 线摄片,可明确诊断。

3. 鉴别诊断

脐风(脐周围湿疹):脐中不痛不肿,潮红湿润,或湿烂流水瘙痒。

【辨证】

1. 实火证　发病较急,脐部肿痛,或高突若铃,或肿大如瓜。伴发热恶寒,疼痛较剧,夜不能寐,周身疼痛,四肢酸楚,苔黄腻,脉滑数。溃脓黄稠,疮口渐愈合。

2. 虚火证　病程缓慢,脐肿色白或黯赤,根盘散漫,肿大如拳、口干不欲饮,身重酸痛,舌红苔少,脉细数。溃脓臭秽,或脐中流出粪汁、尿液,疮口久不愈合。

【治疗】

脐痈早期宜消散,若脓成有内溃有透肠之险。若脓成外溃,疮口不敛者,宜固本育阴,则虚火可熄。

1. 内治法

(1)辨证论治

1)实火证:宜清热利湿,散坚消肿。方选黄连解毒汤合五苓散。酿脓期,加穿山甲、皂角刺;溃后,用托里消毒散加减。

2)虚火证:宜滋阴除湿,散坚消肿。方选导赤散加当归尾、赤芍、金银花。酿脓期,加穿山甲、皂角刺透脓;遗后,选知柏地黄丸加减。

(2)成药:参照"颈痈"。

2. 外治法

(1)初起:用玉露膏,或金黄膏外敷。

(2)成脓:适时切开排脓。

(3)溃后:先以八二丹,或九一丹药线引流,用金黄膏盖贴。脓水尽,则用生肌散,红油膏盖贴。

【预防与护理】

1. 保持脐部清洁,平时勿用手抓弄脐窝。

2. 脐部有先天性畸形者,应予以手术治疗。

3. 脐痈愈后复发者,亦应考虑手术治疗。

臂 痈

泛发于自肩至腕部位皮肉、经脉之间的痈,名臂痈。相当于西医学的急性化脓性蜂窝织炎。由于患病部位与形状不同,历代文献中有不同病名的记载,古人认为自肩至肘之间曰臑,自肘至腕之间曰臂。痈生于肩至肘之间,周围漫肿,色赤焮痛,名臑痈;生在臑内侧或臑外侧的痈肿形如桃如卵,名藕包毒;生在臑后部垂肉处的痈暴肿色赤,名鱼肚发;发于肘至腕之间的痈,名臂痈。而现在的书籍将肩膀以下至手腕以上的部位统称为臂。上述部位的痈,在辨证治法上,具有共同特点,故一并讨论。

【病因病机】

多因外感风热,或寒湿之邪郁久化火:或因情志内伤,气郁化火;或为恣食辛辣炙煿之品,火毒内生,其风热火毒循手三阳、三阴等经脉,搏结于上臂部肌肉之间,逆于营卫之内而为痈肿。

【辨病】

1. 临床表现　初起时臂部出现肿块形小,继而增大,高肿红活,焮痛不已,垂臂时痛剧,伴发热恶寒,口渴喜饮冷,若10天左右肿块中间变软,按之波动明显,为内已成脓,溃出脓液黄稠,疮面易敛、易愈。若疮色紫黑漫肿、坚硬麻木疼痛,上肢屈缩而难伸,为脓毒深伤筋脉之重症。

2. 诊断要点　臂部红肿疼痛,垂臂时痛剧,伴发热恶寒、口渴,肿块数日后变软,脓出黄稠,易溃,易愈。

3. 鉴别诊断

附骨疽(急性化脓性骨髓炎):起病急骤,寒战高热,患部疼痛彻骨,1~2天即出现患肢活动受限,溃后出脓,初稠后薄,不易收口,形成窦道,从疮口可探得死骨。

【辨证】

1. 火毒炽盛证　结肿疼痛,高焮红活,发热恶寒,口渴饮冷,小便黄赤,大便秘结,溃后脓出黄稠,舌质红苔黄,脉浮数。

2. 虚火内扰证　局部漫肿疼痛,色紫黯,时有痛深彻骨,午后潮热,舌质红少津少苔,脉细数。

【治疗】

1. 内治法

(1)辨证论治

1)火毒炽盛证:治宜清热解毒,理气和营。方选仙方活命饮加桑枝、木瓜、川芎。

2)虚火内扰证:治宜补益气血,托里透脓。方选托里消毒散合清骨散加炒山甲。

(2)成药

1)火毒炽盛证:选黄连上清丸每次6g,每日2次;或清解片每次5片,每日3次口服。

2)虚火内扰证:选知柏地黄丸口服,每次10g,每日3次;或蟾酥丸口服,每次3～5粒,日1～2次,孕妇忌服。

2. 外治法

(1)初期:火毒炽盛证,外敷金黄膏、玉露膏:虚火内扰证,外敷冲和膏。

(2)成脓:应及时顺经络循行走向切开排脓,保持引流通畅。

(3)溃后:提脓祛腐用七三丹或九一丹,外敷红油膏;待脓尽腐脱后改用生肌散、生肌白玉膏收口。

【预防与护理】

1. 患肢宜制动,用胸带固定于胸前。

2. 疮口愈合后,早日进行肢体锻炼,使其早日恢复功能活动。

3. 积极防治原发病灶,避寒暑,调饮食情志。

手发背

毒邪聚结于手背而发者,名手发背,又名蜘蛛背、手背发。其临床表现大致上有两种证型:一是手背部满肿,焮红疼痛,出脓黄稠;二是手背部漫肿坚硬,不红不热,溃迟敛难。《疡医大全》引朱丹溪曰:"手发背由风火与湿凝滞而成。初起形如芒刺,渐觉疼痛,高肿红活,焮热溃速为脓者顺,若漫肿坚硬,无红无热,溃迟者为疽。其证形势大小但溃深露筋骨者难全。"本病类似于西医学所称的手背部皮下疏松结缔组织的急性化脓性炎症。

【病因病机】

手背为手三阳经循行部位,多因风热外袭或风热与湿滞于手背;或为情志内伤、饮食不节、湿热内生与风热之邪相乘,互为搏结,毒聚手背;或为三焦气滞,气郁化火,风火内动,复感风热之邪,相凝聚结于手背,致使手背部气血壅滞,血热肉败而成痈脓。

【辨病】

1. 临床表现　患者初起手背形如芒刺,渐觉疼痛,继则满手背渐渐肿起,焮热疼痛、恶寒发热,口渴,若10天左右手背肿痛尤甚,中间渐变软,为已成脓。溃后出脓黄稠,肿痛日减,发热渐退,疮口易敛。若满手背漫肿,肿硬而坚,微红微热,溃脓迟缓,病位较深,伴憎寒壮热,头身疼痛,烦闷口渴。若未及时治疗,火毒内陷,可烂及筋骨,亦可内攻脏腑。出现痈毒内陷。

2. 诊断要点　手背满肿,焮红疼痛,出脓稠黄,疮口易敛;或手背漫肿坚硬,微红微热,溃脓迟,难敛。

3. 鉴别诊断

毒虫外伤:手背为毒虫咬伤或螫伤后,手背皮肤多有痕迹或瘀点,急骤间红肿、疼痛较剧；甚者出现皮肤坏死、痉挛或麻痹。若毒邪走散，可出现全身症状甚至危及生命。

【辨证】

1. 风热证　局部肿痛焮热，发热恶寒，口渴欲饮，舌质红，苔薄黄，脉浮数。

2. 火毒内结证　手背满肿，疼痛彻骨，微红微热，肿块坚硬，溃脓较难，头身疼痛，憎寒壮热，小便短赤，舌质红，苔黄腻，脉滑。自溃后多烂露筋骨，疮口难愈。

【治疗】

初起宜消肿散结，清热解毒；若消散未效，聚毒成脓者，予以清透，适时切开排脓，保持引流通畅，防止疮毒烂及筋骨、火毒内陷、内攻脏腑。

1. 内治法

(1)辨证论治

1)风热证：治宜疏风清热，解毒消肿。方选五味消毒饮酌加连翘、荆芥、黄芩、桑枝；成脓毒聚者，则用上方加穿山甲、皂角刺；溃后，选托里消毒散加减。

2)火毒内结证：治宜清热解毒，消肿排脓。方选仙方活命饮合黄连解毒汤加减。溃后，宜扶正祛邪、托毒透脓，方用托里消毒散加减。

(2)成药

1)风热证：黄连上清丸口服，每次 6g，每日 2 次；或银黄片口服，每次 4 片，每日 3 次。

2)火毒内结证：六应丸口服，成人每次 10 粒，每日 3 次，小儿酌减；或清解片口服，每次 5 片，每日 3 次。

2. 外治法

(1)初起：外敷金黄散或玉露散。

(2)成脓：切开排脓。本病虽肿在手背，有时脓毒聚在掌中间隙，切口应选中指与无名指间，切至排脓通畅为目的，注意避开血管、神经勿损伤。

(3)溃后：外用八二丹提脓，外敷红油膏；脓尽敷以生肌散、生肌白玉膏收口；若自溃烂露筋骨者，外敷布珍珠散，盖以生肌白玉膏收口。

【预防与护理】

1. 适当抬高患肢，或以胸带吊手臂于胸前。患病初期及时消散，勿使毒邪内结，甚至形成内陷。

2. 手背部外伤及时治疗，有伤口者应局部清创消毒后，外用无菌敷料防护，防止毒邪感染诱发本病。

3. 调饮食、情志，避风热寒暑外感。

臀　痈

发生于臀部肌肉丰厚之处的痈，谓之臀痈。因肌内注射引起的脓肿，俗名“针毒结块”，亦归属在臀痈中讨论。相当于西医学所称的臀部急性化脓性蜂窝织炎。《洞天奥旨・臀痈》说：“本经多血少气，而臀上尤气之难周到者也，故不痈则已，一生痈则肉必大痛疼。以气少不及运动耳。”《医宗金鉴・臀痈》说：“此证属膀胱湿热凝结而成，生于臀肉厚处，肿、溃、敛俱迟慢。”简要概括了本病的病因与致病特点。臀痈较一般痈起病暴急，范围大，成脓快，但溃破较难，疮口收敛缓慢。

【病因病机】

多因外感寒邪，体内正气虚弱，致使气血阻滞聚结于臀部肌腠分肉之间，化热而成痈肿；

或因饮食不节，饥饱失度，恣食肥甘厚腻之品，克伤脾胃，湿热内生；或为情志内伤，气机郁滞，生湿化火，搏结于臀部而成痈。

现在因肌内注射而造成臀部感染，腐肉化脓成痈者时有发生。

【辨病】

1. 临床表现　多表现为一侧臀部红肿热痛，步履艰难，初期红肿以中心部明显，四周色淡，边缘不清，随之红肿逐渐扩大变硬，伴恶寒发热、头痛、骨节酸痛、胃纳差，苔黄口渴，脉数等全身症状；数天后焮肿疼痛日增，肿势渐聚，皮肤湿烂，随后变为黑色腐肉，或中软不溃；溃后一般脓出黄稠，排脓通畅，全身症状随之减轻，日渐收口。也有局部大块坏死腐肉脱落，造成疮口深坠而形成空腔，逾月难以愈合者。亦有臀部肿块坚硬伴疼痛压痛，局部红热与全身症状较轻，经及时治疗后肿块消退，不造成腐肉溃烂者。

2. 诊断要点　臀部肿痛暴急，肿块部位深，日渐增大，压痛明显，伴身热口渴，患肢活动受限，溃脓黄稠，排脓通畅，则肿痛身热诸症减轻。

3. 鉴别诊断

(1)有头疽：初起有粟粒样脓头，痒痛并作，肿胀扩大，腐烂时形如蜂窝状。

(2)环跳流注：初起患部酸痛，皮色如常，形寒发热，来势缓慢，六七日后则结肿变硬，不局限臀部一处，常表现为此处未愈，他处又起。

【辨证】

1. 火毒证　臀部肿胀疼痛，中心部位皮肤焮红灼热，硬肿逐渐扩大，伴恶寒发热，头身疼痛，骨节酸痛，口干口苦，尿黄便秘，舌质红苔黄，脉弦数；成脓欲溃时痛如鸡啄，夜不能眠，溃后脓出黄稠，诸症日渐减轻。

2. 湿热证　初起局部漫肿疼痛，硬块拒按，四肢酸痛，身热不扬，身困重纳差，口渴不欲饮，舌红苔黄腻，脉滑；溃后疮深脓稠，排脓通畅疼痛身热诸症俱减，疮口渐敛。

【治疗】

1. 内治法

(1)辨证论治

1)火毒证：治宜清热解毒，行气活血。方选内消活血汤加减。阴虚者，加生地黄、怀山药、鳖甲；兼气虚者，加太子参，重用黄芪等。

2)湿热证：治宜清热祛湿，解毒消肿。方选黄连解毒汤合仙方活命饮加减。酿脓时，重用穿山甲、皂角刺；托毒排脓，重用黄芪、人参、白术补气祛邪。

(2)成药：参照“颈痈”。

2. 外治法

(1)初期：肿块红热明显者，用温开水或麻油调玉露膏外敷；红热不显者，用如意金黄膏或冲和膏外敷；若肿块硬痛甚者，可用隔蒜灸法，每日1次。

(2)成脓：应适时切开排脓。若皮肤湿烂色褐，坏死组织与正常组织分界明显时，应及时清除腐肉；痈肿部位较深，则应切至深部脓腔，保持排脓通畅。

(3)溃后：先用八二丹、红油膏外敷；脓腔深者，加用药线引流；腐脱新生，渗出黄稠脂水时，改用生肌散、生肌白玉膏盖贴。若疮口有空腔而不易愈合，可加用垫棉法加压固定。

【预防与护理】

1. 患病后应卧床休息，限制患肢活动，因臀部肌肉运动，可致病邪扩散，加重病情。

2. 肌内注射应严密消毒，防止细菌感染，避免不洁药液注入而发病。

3. 调节饮食、情志，避免外感风寒暑湿之邪而致病，注意锻炼身体，增强抗病免疫力。

委 中 毒

委中毒又名腘中毒，俗名曲鳅，指发生在膝后腘窝中央委中穴部位的化脓性疾患。相当于西医学所述的腘窝急性化脓性淋巴结炎。明《证治准绳·疡医·委中毒》曰："……往来寒热，膝后腘内约纹中，属太阳、胆经，由脏腑积热流入膀胱而发。"《疡科心得集·辨委中毒膝眼毒论》曰："清湿热，活血化瘀，舒筋散邪，若不速治，恐筋缩，遂成废疾。"简要论述了其发病部位、病因病机、症状及治法与预后情况。

【病因病机】

外感寒湿之邪，循足少阳胆经，凝滞于腘窝部委中穴，蕴积化生湿热；或因湿热内生，循足少阳胆经移热、膀胱湿热下注结聚于委中穴，而腐肉化脓成痈。《疡科心得集·辨委中毒膝眼毒论》曰："夫膀胱为聚湿之所，热入混淆，注于络脉生痈，则莫非湿热凝结为患。"或因患肢皮肉破伤、足跟皲裂、冻疮溃烂、足癣、湿疹等毒邪感染，以致湿热蕴阻，气血凝滞，积结于委中部而成痈。

【辨病】

1. 临床表现　病初起委中穴木硬疼痛，皮色微红，逐渐坚硬如石，患肢小腿屈伸困难，行动不便，成屈曲状，故名曲鳅。若肿痛日剧，发热恶寒不退，约 2～3 周渐化脓，脓成外溃疮口流出清稠如鸡蛋清状黏液时，为即将收口之兆，疮口愈合约需 15 天。疮口愈合后患肢仍屈曲不伸者，应适当进行功能锻炼，才可逐渐恢复。

2. 诊断要点

(1)发病部位在委中穴。

(2)局部木硬疼痛微红，渐肿硬化脓，溃后脓色质如蛋清状。

(3)患肢成屈曲状、活动不便，伴发热恶寒等全身症状。

3. 鉴别诊断

筋瘤(腱鞘囊肿)：可发于腘窝中，肿块如核桃大小，呈圆形，表面光滑，质硬，局部稍有微痛，或无感觉，不发热，不化脓。

【辨证】

1. 气滞血瘀证　多为发病初期，腘窝部木硬疼痛，皮色微红，活动不利，伴发热恶寒，舌苔白腻，脉浮数。

2. 湿热壅盛证　多为酿脓阶段，委中穴肿硬，焮红疼痛，屈伸艰难，身热憎寒，口干不欲饮，舌苔黄腻，脉滑数。

3. 气血两亏证　多为溃脓阶段，患病日久肿块中心部变软欲溃，或溃脓清稀量多，疮口收敛迟缓，患肢活动不便，伴头晕眼花、神疲乏力、少气懒言，舌质淡少苔，脉弱。

【治疗】

1. 内治法

(1)辨证论治

1)气滞血瘀证：治宜活血化瘀，舒筋散结。方选《医案金鉴》活血散瘀汤，酌加三棱、莪术、红花活血散瘀。加牛膝、川楝子行气。

2)湿热壅盛证：治宜清热利湿，消肿散结。方选《疡科心得集》萆薢渗湿汤，酌加紫花地丁、金银花等清热解毒，加桃仁、红花、泽兰活血消肿。

3)气血两亏证:治宜补益气血,托疮生肌。方选十全大补汤,加皂角刺、穿山甲透脓外出,加乳香、没药行气活血,托疮生肌。

(2)成药:参照"颈痈。"

2. 外治法

(1)初期:用冲和膏或铁箍膏外敷。

(2)酿脓期:外敷金黄膏或玉露膏。

(3)脓成应及时切开排脓,切口选腘窝中央横纹偏下方,脓出如蛋清样时,停止引流,改用生肌散收口。

【预防与护理】

1. 伤口愈合后,患肢屈伸不利者,嘱患者坐位脚踩圆杠,来回活动患肢膝关节,量身体情况适其度运动为佳。

2. 及时治疗下肢足踝部的伤口、冻疮、癣等诱因,预防发病。

足发背

足发背,前人多称为足背发,足发,因足背曰胕,故又有足胕发之称。系指发生于足胕部位的化脓性疾患。《灵枢·痈疽》篇曰:"发于足上下,名曰四淫,其状大痈。"《疡科准绳·足跗发》曰:"足发背属足厥阴肝阳明胃经之会,多因湿热乘虚而下注。"《外科启玄·足背发》曰:"此疮发于足背,冲阳、陷谷二穴,乃足阳明胃经,多血多气,初发时令人发热作呕,痛痒麻木。"《疡医大全》曰:"脚发背生于脚背筋骨之间,乃足三阴三阳之所司也,比之手发背为尤重,皆缘湿热相搏,血滞于至阴之交或足行走沾染毒涎,抑或撞破误触污秽而行,总之外染者轻,内邪留滞者重。"《医宗金鉴·外科心法要诀·足发背》曰:"发背者,大疮之通名也。须当细辨,或疽、或痈,顺逆既分,则生死定焉。"阐述了本病的发病部位、病因病机、症状与辨证及预后转归。

【病因病机】

多因外感风湿热邪或情志内伤,气机郁阻,痰湿互结化火,湿热下注相互搏结于足胕,壅滞气血,腐肉而成痈。饮食起居失调,房室不节,脏腑内伤,精血亏损,湿热与虚火内生,循足三阴经积结于足胕,腐肉灼筋而致病。《疡科心得集·辨脚发背脱疽论》曰:"经云:三背不宜生疮,惟足背多筋少骨,肉少皮薄,又在至阴之下,发疮疽者,升发迟慢,所以为险候也。其证或由于足三阴精血亏损,或由于足三阳湿热下注而生。"

由于患者的邪正盛衰,病位深浅不同,故病机证候上有寒热、虚实、阴阳之别。

【辨证】

1. 临床表现 初起多为足背红肿灼热疼痛,肿势弥漫,边界不清,活动受限,伴发热恶寒,周身酸痛,约1周左右化脓,溃后脓出黄稠,随之身热酸痛减轻,疮口逐日收敛。亦有足背微赤微肿,疮色紫黯,成脓迟缓,日久皮肤腐烂,脓出清稀,或夹有血水,疮面溃疡日久不愈者。

2. 诊断要点 一足背肿痛,活动受限,日渐溃烂流脓。

3. 鉴别诊断

丹毒:皮肤出现红色水肿性红斑,灼热疼痛,红斑界限清楚,向周围蔓延,有时于其上出现水疱,伴发热恶寒、头痛尿赤。以不高肿、不溃为特点。

【辨证】

1. 湿热聚结证 足背红肿灼热胀痛,肿势弥漫,边界不清,日渐增大,5~7天化脓,伴发热恶寒，身热不扬，肢体酸痛，舌红苔黄腻，脉滑。溃后脓出黄稠，脓泄毒去，症状随之减轻，疮口渐渐愈合。

2. 阴虚灼筋证 足背微赤肿痛，或疮色紫黯，成脓迟缓，日久溃脓清稀、疮腐色黯难收敛，伴头晕目眩、午后低热、五心烦热、盗汗，舌暗红少苔，脉细数。

总之，病位浅体质不虚，局部红肿痛甚，排脓稠为易治，愈后较好。若病位伤及筋骨，精血亏损，脓稀如水或夹血水者为难治，愈后较差。

【治疗】

1. 内治法

(1)辨证论治

1)湿热聚结证：治宜清热利湿，解毒消肿。方选仙方活命饮加黄柏、苍术、怀牛膝、萆薢。脓成，加皂角刺、炙山甲。

2)阴虚灼筋证：治宜滋阴降火，活血祛瘀。方选知柏地黄丸加龟甲、鳖甲、青蒿、地骨皮、川芎、桃仁。

(2)成药

1)湿热聚结证：可服清解片，每次5片，每日2次；或银黄片，每次4片，每日2次。

2)阴虚灼筋证：可服小金丹，每次1丸，每日2次；或知柏地黄丸，每次6g，每日3次。

2. 外治法

(1)初期：湿热聚结证，外敷金黄膏、玉露膏；阴虚灼筋证，外敷冲和膏，或阳和解凝膏。

(2)成脓：已成脓，及时切开排脓。脓水清者，撒布阴毒内消散，外敷阳和解凝膏。

(3)溃后：溃脓者，先以七三丹、九一丹药线引流，外敷红油膏；疮面腐肉不去者，外敷蟾酥饼祛腐消坚；疮面红活腐去，则用生肌散或生肌白玉膏外敷收口。

【预防与护理】

1. 患者宜卧床休息，抬高患肢限制活动；有下肢静脉曲张者，脓毒净后宜绑缚。

2. 疮口痊愈后，逐日作适度的患肢关节功能锻炼。

3. 宜调节饮食、情志，增强体质，避外感风湿热之邪，积极防治足背部外伤。

【古籍选粹】

《景岳全书·外科钤·论述》 痈者，热壅于外，阳毒之气，其肿高，其色赤，其痛甚，其皮薄而泽，其脓易化，其口易敛，其来速者，其愈亦速。

《外科证治全生集·痈疽总论》 夫痈疽二毒，由于心生，心主血而行气，气血凝滞而发毒。患盘逾径寸者，红肿称痈。痈发六腑，若其形止数分，乃言小疖。按之陷而不即高，顶虽温而不甚热者，脓尚未成。按之随指而起，顶已软而热甚者，脓已满足。无脓宜消散，有脓当攻托。醒消一品，立能消肿止疼，为疗痈之圣药。

《疡科心得集·辨颈痈锁喉痈论》 颈痈……初起头痛身发寒热，颈项强痛，渐渐肿赤，投以疏解散邪，势轻者即能消散，若四五日后寒热不解，便欲成脓，当清热和营，出脓后扶胃和营，约半月收功，亦有因于阴虚少阳三焦火郁上攻，气血凝滞而发者，然此证必兼夹风热，非纯乎内伤之证也，所以较他证肝郁所发者犹为易愈耳。

锁喉痈生于结喉之外，红肿绕喉，以时邪风热客于肺胃，循经上逆壅滞而发，又或因心经毒气兼夹邪风结聚而发，初起外候与火痰相似，根盘松活，易于溃脓者顺，坚硬而难脓者重，治法与前证可以参用。

《疡科心得集·辨胁痈肋痈论》 胁痈，又名穿胁痈，或发于左胁，或发于右胁，人之两胁,乃足厥阴肝经气分出入之道路,一有阻滞,不得疏通,郁而为痈,故血为之凝聚矣。是以胁之上下发毒,此证多因郁怒肝火而发,或因肝胆之气不平,而风火内搏,营逆血热结聚而发。

《证治准绳·疡医·卷之三肘痈》 肘之内生痈,属三阴经,乃心、肺、胞络郁火。引经黄连、升麻、柴胡。肘之外生痈属三阳经,乃胃、大小肠积毒,引经藁本、升麻、柴胡,并用黄连消毒饮、活命饮,或乌金散、紫金丹、玉枢丹选用。壮实有里证者,一粒金丹、八阵散下之;老弱者,黄芪木香散、十全大补汤、千金内托散托之。

《证治准绳·疡医·卷之三手发背》《鬼遗》云:两手背发痈疽,初生如木刺,无头脑,顽然满手背,肿满后聚毒成疮,深入至骨而为发手背。此属五种,皆发毒之类也。手背肿毒,乃三阳经风热郁滞而发,宣服活命饮加芩连、山栀、桔梗、升麻,寒加桂枝,热加姜黄,水酒煎服。

《疡科心得集·辨臀痈骑马痈论》 臀痈生于臀上胯下近大腿外,由太阳膀胱湿热流结,气血凝聚而成。形大如盘,肿阔盈尺,上覆其腰,下遮其胯,为阴中之阴,务须宣热拔毒,大补气血,培养肾胃,滋补根源,如此庶血易聚,而脓易作,毒易出,而热可宣。

《外科启玄·臀痈》 臀上乃足太阳经,多血少气,盖精肉气血罕来,最痛。因见虚弱,即当内补其血气,如疮少向胯骨环跳穴者,兼足少阳经,少血多气,更加引经药更妙。

《疡科心得集·辨委中毒膝眼毒论》 委中毒生于膝弯内委中穴,穴在膝后腘中中央摺纹纹陷中,属膀胱经。经曰:腘中毒由胆经积热流入膀胱,壅遏不行而成。夫膀胱为聚湿之所,热入混淆注于络脉生痈,则莫非湿热凝结为患,初起木硬肿痛,微红屈伸艰难,故又名曲鳅,寒热不退,则成脓矣,治宜清湿热,活血化瘀,舒筋散邪,若不速治,恐筋缩成废疾。

【现代研究】

1. 发病学研究 中医的痈是指发生在皮肉之间的急性化脓性疾病,相当于西医的浅表脓肿、急性化脓性淋巴结炎等。浅表脓肿的常见致病菌为毒力强且有凝固血浆能力的金黄色葡萄球菌,可原发于急性化脓性感染的后期。炎症组织因受细菌产生的毒素或酶的作用,发生坏死、溶解,形成脓腔,腔内的渗出物、坏死组织、脓细胞和细菌等共同组成脓液;脓液中还有较多的纤维蛋白,能形成网状支架,使病变限制于局部。脓腔周围有明显的充血、水肿和白细胞浸润,以后周围肉芽组织增生,形成脓腔壁。浅表脓肿多数能向体表穿破,或经切开排脓后,逐渐形成肉芽组织修复,瘢痕愈合。急性淋巴结炎则多数继发于其他化脓性感染病灶,由化脓菌沿淋巴管侵入淋巴结所引起。

2. 临床研究

(1)辨证(或分期)施治 《今日中医外科》将痈分为四型论治:风温化火型,治法拟疏风清热,泄火解毒,方用仙方活命饮加减,药用金银花、赤芍、穿山甲、乳香、没药、当归、天花粉、贝母、防风、白芷、玄参、黄芩、大青叶、皂角刺、生甘草。高热不退者可用普济消毒饮加减,便秘者加生大黄、芒硝、瓜蒌仁,发于头面加连翘、野菊花、蒲公英,发于上肢加桑枝、木瓜。肝胆火郁型,治法拟清肝解郁,散坚消肿,方用柴胡清肝汤加味,药用柴胡、生地黄、当归、赤芍、连翘、黄芩、栀子、天花粉、牛蒡子、防风、甘草、金银花、蚤休。酿脓时改用托里消毒散或透脓散,溃后脓去正虚用益胃汤加减,阴亏者用六味地黄汤加减,溃后脓水稀薄者用滋阴除湿汤加减。脾胃湿热型,治法拟清热除湿,行气和营,方用四苓汤和黄连解毒汤加减,药用黄连、栀子、金银花、生薏苡仁、茯苓、泽泻、白术、蒲公英、陈皮、乳香、没药、赤芍。热重者加天花粉,湿重者加苍术,肿甚者加白芷。湿热下注型,治法拟清热利湿,解毒消肿,方用龙胆泻肝汤或萆薢化毒汤加减,药用金银花、龙胆草、栀子、黄芩、柴胡,车前子、泽泻、当归、生地黄、甘草、赤芍。成脓时加穿山甲、皂角刺,阴亏者用滋阴除湿汤,脾胃虚者用六君子汤。燕旭云将急性臀痈发病初期分为两期治疗：湿热火毒壅盛期，治拟清热解毒，和营化湿，方选清热解毒汤加减，药用蒲公英50g、皂角刺30g、当归15g、赤芍30g、金银花30g、紫草15g、连翘30g、薏苡仁30g、黄柏15g、陈皮10g、白豆蔻10g、三七12g、甘草6g。疼痛甚者加制乳香、没药各10g，紫黯坚硬者加红花、桃仁、炮山甲各10g，热盛者加知母12g、生石膏30g。每日1剂，水煎分3次服。外用消肿解毒洗剂熏洗，药用刘寄奴100g、芒硝30g、大黄30g、五倍子50g、川花椒20g、白芷20g、败酱草30g，每次熏洗40～60分钟，每日2～3次，洗后局部扑以滑石粉。毒滞壅结迁延期，治拟祛瘀解毒，软坚化痰，方选解毒散结汤加减，药用炮山甲10g、皂角刺15g、黄芪20g、当归20g、川芎10g、桃仁10g、红花10g、大贝母12g、蒲公英45g、青皮10g、白芷6g、姜黄10g、生牡蛎20g。每日1剂，水煎3次分服，以黄酒适量为引。外用拔毒化结膏，其主要成分为麻油、松香、商陆、五倍子、百部、百草霜、当归、冰片、阿魏等，隔汤炖溶，摊于布上，贴敷局部，隔日易之。结果34例患者中，治愈25例，显效7例，无效2例。

(2)中西医结合研究：孟捷采用中西医结合治疗颈痈，内服中药，药用牛蒡子20g、薄荷12g、荆芥10g、连翘15g、山栀12g、牡丹皮12g、石斛12g、玄参12g、夏枯草15g、葛根10g。热盛加黄芩15g、生石膏12g；便秘加瓜蒌仁12g、莱菔子12g、枳实10g；脓成加炙山甲12g、皂角刺10g，减去荆芥、牛蒡子、薄荷；成脓后及早切开排脓，用八二丹药线引流，外盖金黄膏；脓尽改用生肌散，同时静滴敏感抗生素。结果优良率达100%。叶上珠运用五味消毒饮合青霉素治疗急性会厌痈，中药基本方为金银花15g、野菊花15g、紫花地丁20g、蒲公英20g、紫背天葵子10g。畏寒发热者加荆芥、防风、白薇、青蒿，舌红苔黄、口干、口臭、大便秘结者加玄明粉、大黄，舌苔黄厚腻、大便稀烂者加川黄连、穿心莲，痈肿已成脓者加穿山甲、皂角刺，咽痛消减者加玄参、麦冬、生地。水煎服，1日1剂。同时予青霉素静脉滴注，5日1疗程。结果总有效率为93.3%。

(3)单方验方：金淳民运用普济消毒饮治疗颈痈，药用黄芩10g、黄连6g、连翘15g、板蓝根30g、牛蒡子6g、僵蚕3g、玄参10g、马勃3g、升麻3g、桔梗3g、柴胡6g、陈皮6g、生甘草3g。热毒炽盛者加金银花15g、紫花地丁30g、牡丹皮10g、生大黄6g，气虚者加生黄芪15g。每日1剂，早晚各服1次。结果56例中，痊愈42例，好转12例，无效2例。海志刚运用清热解毒法为主治疗糖尿病并发重症大痈，方用五味消毒饮合四妙散加减，药用金银花30～60g、蒲公英30g、连翘20g、野菊花30g、紫花地丁20g、生黄芪30～45g、当归15g、赤芍20g、牡丹皮15g、天花粉30g、玄参30g、甘草6g。水煎服，每日1～2剂，分2～3次口服，同时予降糖药及局部治疗，2～3周后48例患处均结痂愈合。

(4)外治验方：滕青等采用五倍子粉热醋调膏外敷治疗糖尿病颈痈，取五倍子100g，烘干，研辗成细粉末，过80目筛，混合均匀备用。将米醋放于砂锅中煮沸，再将五倍子细药粉放入砂锅中搅匀，随搅随下适量淀粉，增加黏稠度。待成糊状药膏后，即倒在牛皮纸上涂抹，厚度约3mm，涂抹面积大于颈痈患部。待五倍子药粉糊状膏稍凉时，趁温热将膏药敷于颈痈病变部位，然后再用纱布包扎固定，每日更换1～2次，10日为1疗程。结果36例中治愈29例，好转5例，无效2例。姜美红等用芙蓉叶六神丸治疗痈疖39例，取新鲜芙蓉叶适量，六神丸40～60粒，先把六神丸研磨成粉状，再与芙蓉叶混捣成泥状，摊在2层无菌纱布上，厚约3cm，敷于患处，隔日1次。结果2周内全部治愈。

(5)针灸治疗：孙巧梅采用围刺配合隔蒜灸治疗痈65例，首先在痈的周围触摸到边际，皮肤常规消毒，进行围刺，留针30分钟，每日1次。已成脓者于痈中央皮肤常规消毒，用火针刺3～5处，拔火罐排脓，之后继续围针治疗；围针的四周任取4针，蒜切成薄片，中央取一小孔套于针上，紧贴于皮肤，取中号艾炷紧贴针体，置于蒜片上，每处灸3壮，之后起针去蒜，每日1次，1周为1疗程。结果痊愈53例，好转12例。童云仙等用点刺法治疗外痈42例，臀部及下肢痈取腰阳关；背部、胸腹及上肢，取督脉上阿是穴；身柱、灵台为常用穴；头面、颈部痈取大椎及承浆穴。用三棱针在所取穴位处点刺，并挤血数滴。每日1次，5次为1疗程。结果痊愈34例，有效6例，无效2例。杨文龙等运用拔罐法治疗痈，于痈初期予广谱抗生素及支持对症药物静脉注射，成脓后，在波动感最明显处切开排脓，切口充分，用拔罐法吸取脓液，选用与病变部位大小相宜口径的玻璃罐，吸取约15分钟左右，起罐后创口内可以3%过氧化氢溶液、0.9%氯化钠溶液或0.01%新洁尔灭溶液清洗。最后置药线引流，敷料包扎。此后根据敷料渗出情况判断脓液量，脓液多时当每日拔罐换药1次。创口无分泌物，呈收口状态时停用拔罐治疗。创口用0.01%新洁尔灭溶液纱条湿敷，直至创口干燥、结痂，停静脉用抗生素。

【述评】

痈，中西医的病名含义不同。中医所称的痈绝大多数属于浅表脓肿和发生于身体各个部位的急性化脓性淋巴结炎。西医所称的痈，相当于中医所称的有头疽。西医的尿管闭合不全或卵黄管残留症并感染，中医称脐痈。

痈的病因病机，中医认为是某一部位的气血为毒邪壅塞而不通，致使局部皮肉间出现热盛肉腐而成脓。初期治则宜清热解毒，消肿散结；若已成脓，则宜托里透脓，排脓祛腐，保持引脓通畅；当脓去腐脱，疮口敛迟者，则宜补益气血，托疮生肌。西医学认为是因毛囊、皮脂腺、淋巴管、汗腺为细菌感染，出现局部红、肿、热、痛，急性化脓，治疗以抗菌消炎、切开排脓、引脓扩创、增强免疫抵抗力等方法，两者的认识与治疗原则基本相同。中医辨证施治、外治法积累了丰富的经验，西医应用抗生素抗感染有良好效果，两者在临床上可结合使用，相辅相成，提高疗效。

【参考文献】

1. 吴阶平. 黄家驷外科学. 第6版. 北京：人民卫生出版社，2000
2. 王永炎. 今日中医外科. 北京：人民卫生出版社，2000
3. 燕旭云. 急性臀痈（针毒）溃脓前期34例治疗观察. 河南中医，1999，19(1)：44
4. 孟捷. 中西医结合治疗颈痈30例临床观视察. 中国中医基础医学杂志，2002，8(8)：611-612
5. 叶上珠. 五味消毒饮结合青霉素治疗急性会厌痈30例疗效观察. 右江医学，2005，33(4)：380
6. 金淳民. 普济消毒饮治疗颈痈56例. 江苏中医，2000，21(3)：25
7. 海志刚. 清热解毒法治疗糖尿病并发重症大痈48例分析. 中医药学刊，2003，21(9)：1581
8. 滕青. 五倍子粉热醋调膏外敷治疗糖尿病颈痈36例. 职业与健康，2007，23(14)：1247
9. 姜美红. 芙蓉叶六神丸治疗痈疖的体会. 中华临床医药，2003，4(20)：4
10. 孙巧梅. 围刺配合隔蒜灸治疗痈65例. 陕西中医，2003，24(12)：1118-1119
11. 童云仙. 点刺法治疗外痈. 浙江中医学院学报，2000，24(5)：63
12. 杨文龙. 拔罐法在痈证治疗中的应用. 陕西中医学院学报，2004，27(2)：44-45

（刘丽芳）

第五节　有　头　疽

在叙述有头疽之前，首先应了解什么是疽。在古代文献中可以看到，《五十二病方》里已有颐痈、痈者、骨痈、骨疽、肉疽、血疽、气疽、烂疽等记载。《内经》中也多处提及并论述痈疽。《说文解字》注:“疽,痈也。”表明古代学者经常使用“痈疽”二字,而且是痈疽并称者居多。说明此时的“痈疽”主要是指疮疡而言,是一切体表浅显外科疾病的总称。另一方面,古人也将痈疽分而论之,使痈疽又各有独立的含义,如《灵枢·痈疽》“营卫稽留于经脉之中,则血泣而不行,不行则卫气从之而不通,壅遏而不得行,故热。大热不止,热胜则肉腐,肉腐则为脓。然不能陷,骨髓不为燋枯,五脏不为伤,故命曰痈。黄帝曰:何谓疽?岐伯曰:热气淳盛,下陷肌肤,筋髓枯,内连五脏,血气竭,当其痈下,筋骨良肉皆无余,故命曰疽。疽者,上之皮夭以坚,上如牛领之皮。痈者,其皮上薄以泽,此其候也。”指出二者的病因最终都为热邪壅盛所致,但由于病邪所犯人体的部位不同、深浅不一、脏腑有别,所以其造成损害的程度、症状、预后等也各不相同,这一点是后世论痈、疽的基础。随着历史的发展,后世医家对痈疽的认识也得以深化,如《诸病源候论》在继承《内经》论痈疽的基础上,又有所发挥,认为“肿一寸至二寸,疖也;二寸至五寸,痈也;五寸至一尺,痈疽也。”进一步指出痈疽的区别,重点在于病变范围大小的不同。清·王洪绪《外科证治全生集》则认为:“色白者言疽,红肿者言痈”、“红痈乃阳实之证,白疽乃阴虚之证”。极力主张以色泽分痈疽,以痈疽分阴阳。《医宗金鉴·外科心法要诀》则载:“发于筋骨间者,名疽,属阴;发于肉脉之间者,名痈,属阳。”而张山雷《疡科纲要》则说:“痈者壅也,疽者止也,皆为气血闭塞,遏止不行之意,本是外疡笼统之名词,无所轩轾于其间,何尝有一阴一阳之辨别。”

由此可见,尽管早在《内经》成书时期对痈疽已有所确定,但两千多年来,关于痈疽的争论却一直在继续。综合诸家思想及临床实践,可以认为:痈、疽是气血为毒邪阻滞不通而导致的化脓性疾患。其区别在于:①范围大小不同:痈较小,一般在 6～9cm;疽较大,在 9～12cm,甚则更大。②病变部位不同:痈发于肌肤之间,疽则发于肌肉及筋骨。③症状轻重不同:痈症状轻,疽较重。④病程长短不同:痈病程短,一般为 2 周左右;疽病程长,一般在 1 个月以上,甚者经年累月。⑤内侵脏腑不同:痈一般不会内攻脏腑,但邪气可壅滞于脏腑形成内痈,以犯腑为多,疽则可内攻脏腑,且以攻五脏者居多,形成内陷。⑥预后不同:痈易肿,易脓,易溃,易敛,顺而易治;疽难肿,难脓,难溃,难敛,逆而难疗。

所以,疽是气血为毒邪阻滞不通而导致的发于肌肉及筋骨的急、慢性化脓性疾患。一般可分为两类,一类为无头疽,因其部位深在,多位于肌肉深部、筋骨和关节,初起无脓头出现,所以称为“无头疽”。包括阴疽和初起无脓头,又具有疽特点的阳性疮疡,如附骨疽、环跳疽。另一类为有头疽。有头疽是发于皮肤、肌肉的急性化脓性疾患,是中医外科的常见病。因在初起即出现了粟粒样脓头而命名,大多数有头疽属于阳证。其临床特点是:初起红肿结块,随即出现粟粒样脓头,灼热,肿痛,脓头相继增多,溃后状似蜂窝,脓肿易向深部及周围扩散,脓液不易畅泄,所以肿块范围较大,常在 9～12cm 之间,甚则大逾盈尺,病情严重者还可导致疽毒内陷。

本病好发于脑后、项部、脊背等皮肤较厚且坚韧之处,虽然其发病可在任何季节、年龄和性别,但临床上更多见于中老年男性,夏秋季节,消渴病患者尤为多发。

有关有头疽的命名是多种多样的,住古代医籍中常以“疽”和“发”共同命名,并由于病因、发病部位、穴位和损害形态不同,命名亦异。如依据病因命名的有:酒毒发,痰注发。根据发病部位命名的:生于头部的有玉顶疽、玉顶发、浸脑疽、透脑疽;生于颈后的有脑疽,包括天柱疽、玉枕疽、对口,又名对口疮、对口发、对口疽、落头疽等,还有项疽、项中疽、脑后发、脑烁、偏脑疽、偏对口、发脑、夭疽、锐疽等;发于胸部的蜂窝疽、井疽、中庭疽、甘疽、脾发疽;生于背部的背疽，包括发于背中的发背，又分上发背（脾肚发）、中发背（对心发），下发背（对脐发）；发于脊背两侧的搭手，又分为上搭手、中搭手、下搭手等；发于腹部的有少腹疽；生在四肢部的有太阴疽（包括髎疽、乐疽）、石瘤疽（又名肘尖）、腕部疽、臀疽、腿疽等。根据穴位命名的有：百会疽、缺盆疽、膻中疽、中脘疽等。根据形态命名的有：莲子发、蜂窝发。以上虽然名称众多，但基本上是同一类疾患，因此近代学者对本病有了统一的认识，称为"有头疽"。

中医学自古以来就对有头疽的证因论治非常重视，在大量文献中都有本病的详细描述，如《灵枢·痈疽篇》："阳留大发，消脑留项，名曰脑烁，其色不乐，项痛如刺以针，烦心者死，不可治。"说明阳毒壅盛结于项后可致脑烁，病情较重，预后不佳。《刘涓子鬼遗方》继承了《内经》论痈疽的思想，在疽（发背等）的治疗上有所创建，如用"兼味竹叶汤方"、"黄芪汤方"治疗发背，用"白石脂汤方"治"发背已溃而下不住"，用"内补黄芪汤方"治疗"发痈疽，肿溃去脓多，里有虚热"。可见在晋代治疗发背已体现出辨证论治的思想，各阶段证候不同，用方亦异。尤其治发疽时擅用黄芪，为后世托补的理论奠定了基础。《诸病源候论》在论疽发病时，以《内经》、《刘娟子鬼遗方》为基础，更加强调"喜怒不测，饮食不节，阴阳不和，五脏不调，荣卫虚者"（《诸病源候论·疽候》）是造成疽的主要原因，进一步指出："疽发背者，多发于诸脏俞也，五脏不调则发疽"（《诸病源候论·背发疽候》），强调五脏功能失调是导致发背的主要原因。陈自明《外科精要》则认为发背应安心早治，尤其主张使用灸法治疗。提出："痈疽未溃，脏腑蓄毒，一毫热药断不可用，痈疽已溃，脏腑既亏，一分凉药亦不可用。"（《外科精要·疗发背痈疽灸法用药第一》）等治疗发背的原则。《疡科心得集》则认为有头疽有阴阳之分，"感于六淫之邪而发者，为顺为阳；伤于七情而发者，为逆为阴。"并强调此阴证"犹有三陷变局，谓火陷、干陷、虚陷也。"对后人认识有头疽的性质及变证很有指导意义。

本病相当于西医所称的痈，是指汇聚在一起的多个毛囊和附属皮脂腺、汗腺的急性化脓性感染。可能引起广泛的蜂窝织炎及坏死，严重者可并发败血症或脓毒血症，即中医的内陷，而危及生命。所以认为本病是外科重症之一。

脑疽　偏脑疽　天柱疽

脑疽生于脑后、项后正中部位，也称正脑疽、脑后发、对口疮、对口发等；而发于项后两侧部位的叫偏脑疽，或称偏对口；而疽发于项后高骨（名天柱骨），即大椎部位，称天柱疽。此三者虽然名称各异，但其部位都位于脑后及项部，因此在这里一并叙述。本病相当于西医所称的项后痈。可发于任何季节，但以夏秋季多见，中老年患者尤其多发。

本病的特征是：在项后皮肤上初起红肿结块，坚硬，随即出现粟粒样脓头，麻痒兼痛，继则皮肤溃破，脓头增多，状似蜂窝，并向深部及周围扩散，范围在9～12cm。伴寒热、头痛、口干、便秘、食欲不振等全身症状。一般认为脑疽、天柱疽发于督脉所主部位，督脉主一身之阳，所以发疽易于起发，阳实之证居多，易脓、易溃、易敛，多属顺证；偏脑疽则患生两旁，属足太阳膀胱经所司，膀胱为寒水之腑，难于起发，故难脓、难溃、难敛，多属逆证。但临床亦不尽然，主要在于患者体质的强弱，感受病因之不同，有无消渴等原发病，其证有阴阳虚实之分，可作为证治的依据。至于所属经络部位在临床上仅对部分患者的施治起参考作用。

【病因病机】

明·陈实功《外科正宗·脑疽》云："夫脑疽者，俗称对口是也，但所发不同，其源有二。得于湿热交蒸，从外感者轻；五脏蕴结，从内发者重。"清·高秉钧《疡科心得集·辨脑疽对口论》说："脑疽属太阳膀胱经积热，或湿热上壅，或风温外盛，或阴虚火炽，或肾水亏损，阴精消涸所致。”综上所述其病因病机有以下几方面：

1. 外感六淫

（1）湿热壅盛：外感暑湿、温热之邪；或伤于饮食，湿热上壅，客于督脉或足太阳膀胱经。督脉主一身之阳，阳气与外邪相搏结，蕴而化热，热胜肉腐形成脑疽；太阳膀胱经主司寒水，乃聚湿之所，水湿与外盛热邪或暑湿相合，则湿热壅盛，阻滞气血，蒸酿为脓。由于太阳经为多血少气之经，因此偏脑疽多难于起发，疮形也较散漫。

（2）外感风温、风热：巅顶之上，惟风可至；火性炎上。因此，风温、风热等阳邪，易袭人上焦，喜伤阳统之经督脉及诸经之表太阳经，风温、风热之邪侵入经脉，阻滞气血，郁而化热，蒸酿为脓，形成痈疽。所以，发疽早期都有恶寒、发热等表证症状。

2. 情志所伤

（1）心火妄动：心绪烦扰，煽动不宁，以致火旺而沸腾，行于项间，与寒水交滞而为脓。

（2）恼怒伤肝：项乃三阳经统筋之所，肝伤则盘脉不潮，筋无荣养，凝结为肿。

（3）思虑伤脾：脾气日损，中脘痞塞，气不运行，逆于肉理，乃生痈肿。

（4）忧郁伤肺：肺伤则毛窍闭塞，腠理不通，气不舒畅；纵横经络，结而为肿。

3. 伤于饮食

（1）过食膏粱厚味、辛辣炙煿之品，饮酒过度，导致脾胃湿热壅盛，蒸熏肌肤，结于项后而成。

（2）藜藿薄食，或素体脾胃虚弱，令人胃气不充，气血亏少，易于为外邪所乘发为痈疽。

4. 房劳所伤　恣欲伤肾，肾伤则真阴之气败，真阴一败，相火自生，阴虚火旺而使热毒蕴结更甚，煎熬脏腑，消烁津液，致使病程冗长，难以治疗。

总之，外感风温、湿热是造成本病的外因，而脏腑功能失调则是脑疽发病的基础。因此，平素体质虚弱，脏腑空虚，年老气血不足，消渴之人真阴受损，则更易为外邪所乘而发病。

【辨病】

1. 临床表现　初起红肿结块，质地较硬，并逐渐增大，随即出现多个粟粒状脓头，麻痒兼痛，此是起病第一周，伴恶寒发热、头痛、食欲不振等症。随后，肿痛日益严重，表面溃破形成多个脓头，状如蜂窝，中央皮肤逐渐坏死，范围在3～4寸左右，伴壮热口渴，便秘溲赤，苔黄腻，脉弦滑数；至3周左右，腐肉渐脱，脓液畅泄，逐渐脉静身凉，新肉生长；至4周左右，收口而愈。以上为顺证。另有逆证，初起局部漫肿平塌，根盘不收，形体憎寒，身无发热，多属正气不足，不能托毒，过候不脓。或虽已酿脓，不易穿透，溃后脓水清稀，腐肉难脱，愈合迟缓。

2. 诊断要点

（1）多见于夏秋季节，中老年男性、体弱或消渴病患者多发。

（2）初期红肿结块并出现多个粟粒样脓头，溃破后状似蜂窝，范围较大，局部可产生脓液和坏死组织，脱落后形成深溃疡。

（3）常伴高热、恶寒等全身症状，局部疼痛剧烈。常有局部淋巴结炎、白细胞计数增高。

3. 鉴别诊断

（1）发际疮：即多发性疖病，发生于项后、发际附近。初起皮肤潮红，肿痛，根脚浮浅，范围局限，少则几个，多则十余个，反复发作，缠绵不愈，或一处将愈，他处又起。患者多为青壮年，任何季节都可发生。

（2）脓癣：发生于头发根部，为毛囊性脓疱，可形成片状红肿，不发生明显穿孔，也没有很多坏死组织，患处头发常易折断及拔除，且可找到真菌。

【辨证】

根据患者的体质和致病原因的不同，一般可分为阳证和阴证两大类，但以阳证最为多见。

1. 阳证（热毒炽盛证） 初起患部起一肿块，上有粟粒样脓头，随即焮肿高大，脓头增多，疼痛日增，伴恶寒发热、头痛，舌红，苔薄黄，脉滑数等症。成脓后逐渐溃烂，形如蜂窝，脓出黄稠，溃后脓液畅泄，腐肉脱落，继则新肉生长而痊愈。其间可伴高热、口渴、尿赤便秘等症，后期则脉静身凉。

2. 阴证

（1）阴虚证：多见于消瘦之老年人，或以往有消渴病史。表现为疮形平塌，皮色黯滞，微热，根盘散漫，不易化脓，腐肉难脱，脓水稀少或带血水，疼痛剧烈，愈合迟缓。伴壮热口干、唇燥，便秘溲赤，不思饮食，舌红少苔，脉细数。

（2）气血两虚证：疮形平塌散漫，疮色灰黯不泽，化脓迟缓，腐肉难脱，脓水稀薄，色带灰绿，新肉生长缓慢，疮面难敛。伴低热，精神不振，面色苍白，舌质淡，苔薄白，脉数而无力。

【治疗】

1. 内治法

（1）辨证论治

1）阳证：初期多由于感受风热湿热之毒，蕴积皮肉之内，以致气血运行失常，气滞血瘀所致，再则，太阳经乃多血少气之经，易致气虚血瘀之证。治宜疏风清热利湿，和营托毒为主。选用仙方活命饮加减。寒热者，加荆芥；便秘者，加大黄、枳实；焮热高肿者，加牡丹皮、蒲公英。溃脓期，则去防风，加穿山甲、皂角刺用量，并加黄连、黄芩，山栀。收口期，一般不需内服，或者给八珍汤补益气血，或者六君子汤健脾益气，加速愈合。

2）阴证：证型不同治疗亦异。

阴虚证 初期，宜滋阴降火，和营解毒。用五味消毒饮加生地黄、玄参、知母、黄柏、牡丹皮、白芍等；成脓期，用托里消毒散加石斛、玉竹、天花粉等。后期，可用六味地黄丸加减。

气血两虚证 宜扶正补虚，托毒外出。用托里消毒散。中期，宜行气活血托脓，用四妙汤加穿山甲、皂角刺。后期，可用八珍汤或十全大补汤治疗。

（2）成药验方

1）三星汤：金银花60g，蒲公英30g，生甘草9g。水煎服。主治湿热上壅，脏腑积热之阳实热证。

2）鲜公英120g，黄芩30g，丹参30g。水煎服。

3）鲜马齿苋90g，金银花30g，大青叶30g。水煎服。

（3）西药治疗：选用磺胺药或其他抗生素，必要时做细菌培养及药物敏感试验，以挑选最有效之抗生素。局部可用50%硫酸镁溶液湿敷。

2. 外治法

（1）阳证初期：用金黄膏或玉露膏，阴证则用冲和膏外敷。每日一换。

（2）溃脓期：上方掺八二丹或七三丹，脓少时改用九一丹并加盖玉红膏或生肌白玉膏外敷。如范围较大，脓头虽穿破而仍引流不畅，需手术治疗，在全身麻醉下，在患部作“+”字形或“++”字形切口，切口长度要到达病变边缘或略超过，深达深筋膜，剪去坏死组织。有条件者，可用电刀切开，减少出血，手术操作宜轻巧，切勿挤压，以免感染扩散。

(3)收口期:若脓腐已尽,可用生肌散掺布其上,加盖玉红膏,或生肌白玉膏。

(4)外治验方

1)大叶芙蓉花或叶,加红糖、赤小豆各适量,捣烂外敷,每日换药1次。

2)紫花地丁60g。研细末,加蜂蜜适量,调膏外敷。

3)松香9g,酒精或烧酒适量,将松香研成细末,加酒精调成糊状,隔水加温,待溶解后,外敷患处。1日换1次。

3. 针灸疗法

《外科精要·脑疽灸法第十》:"脑疽及颈项有疽,不可用隔蒜灸,恐引毒上攻,宜灸足三里五壮,气海穴三七壮,仍服凉血化毒之药,或以骑竹马穴法灸之。"

《医宗金鉴·外科心法要诀·天柱疽》:"宜于疽上以艾灸之,若灸之有疱者顺,无疱者逆。"

4. 其他治疗　有头疽根盘肿大超过10cm的,可用局部周围封闭疗法,以0.25%~5%普鲁卡因20ml、40万单位青霉素钾盐(应先作皮试)混合后,在根盘外约2cm边缘,作浸润周围封闭,每日1次,对于有青霉素过敏者,可单用普鲁卡因封闭。

【预防与护理】

1. 饮食　脑疽初期忌食鱼腥鲜发、辛辣刺激等食物,宜食清淡易消化食品,如阳证,可嘱患者以菊花、赤豆、绿豆、冬瓜、丝瓜佐餐,以利于疽毒消散;阴虚火旺者应禁辛辣烟酒及热性食物,恢复期宜食甲鱼、淡菜、银耳、百合等清补食品,或以鲜石斛煎汤饮用;气血两虚者,不宜食生冷瓜果,以免损伤脾阳,有碍运化。有消渴病者,应严格控制饮食。破溃出脓后,可适当增加营养,吃鸡蛋、瘦肉、豆腐、牛奶等食物。

2. 卧床休息　高热时按发热常规护理,气血两虚者应注意保暖,避免风吹感寒,加重病情。

3. 局部施护　检查局部情况,判断疾病虚实及阶段,并注意保护,避免受压,并将周围毛发剃净,及时更换敷料,保持患部清洁。换药时,初期应敷药稍厚,溃脓期则药膏宜薄,药粉宜少,如有胬肉突出,可修剪平整或用平胬丹,或用高渗盐水湿敷,当疮面已无脓腐,换药时勿再揩洗疮面,只要清洁周围皮肤,以利新皮的生长即可。若疮面四周皮下有空腔时,可用垫棉法促使粘连愈合。

4. 严密观察病情,防止内陷发生。

发　背

有头疽发于脊背正中者,称为发背,也叫背疽。发背有上发背、中发背、下发背之分。俱属督脉经所主部位。上发背,伤于肺,生天柱骨下,又名脾肚发;中发背,伤于肝,生于背心,一名对心法;下发背,伤于肾,生于腰中,也称对脐发。因其病变范围较大,溃破以后状如蜂窝或似莲蓬,所以又有莲子发、蜂窝发之称。另外,古人尚有痈发背与疽发背之说。《诸病源候论》认为:"夫痈发背者,多发于诸腑俞也,六腑不和则生痈……痈初结之状,肿而皮薄以泽。""疽发背者,多发于诸脏俞也,五脏不调则发疽……疽初结之状,皮强如牛领之皮是也,疽重予痈,发者多死。"可见两者虽部位相同,但在病情轻重、病位深浅、预后好坏等方面仍有差别,现在认为两者性质相同,同属疮疡阳证。

总之本病病名虽多,但其发病特点、性质基本相同,都是发于脊背正中、皮肉之间的急性化脓性疾患,其特点是初起肿痛结块,有多个粟粒样脓头,焮红灼热,溃破后状如蜂窝,且外小里大（古人云：外大如豆，里大如钱，外大如钱，里大如拳；外大如拳，里大如盘，外大如盘，里大如船），范围在9～12cm，甚至大愈盈尺，局部可产生大量脓液及坏死组织，外溃较难。伴寒热、身疼、食欲不振等明显全身症状。

【病因病机】

发背是中医外科常见病，多发病，病情较重，而且常致内陷变证而危及生命，因此古代医者极其关注其发病。《诸病源候论·背发疽候》认为："五脏不调则发疽"。《千金要方·发背》则说："发背皆因服五石寒食更生散所致"。元·杨清叟《仙传外科秘方·叙论痈疽发背品第一》记载："（发背）其源有五：一、天行时气；二、七情内郁；三、体虚外感；四、身热搏于风冷；五、食炙煿、饮法酒、服丹石等热毒。"《疡科心得集》将发背分为阴阳两证，"其感于六淫之邪而发者为阳证……其感于七情而发者为阴证，或由于郁怒忧思；或由于房劳过度；或由于膏粱厚味、醇酒炙煿、丹石热毒，其人平素阴精消涸，火毒内生结聚，酿成大患"。兹分述如下：

1. 风热火毒　外感风、暑、火、热等阳邪，最易侵袭阳位，而背为阳，背中由督脉所主，为阳中之阳，因此，外感阳邪最易阻滞该部经脉，致使经络阻隔，气血凝滞，化为火毒，形成发背。

2. 湿热蕴阻　由于饮食不节，过食生冷，水湿内生，与火毒相搏结形成湿热；或是膏粱厚味太过、醇酒炙煿、丹石热药，导致脾胃湿热内生；或是外感暑湿之邪，熏蒸肌肤，致使脏腑湿热壅盛，困遏肌腠，阻滞气血，郁而化为湿热火毒，湿热蒸酿，化为脓液。

3. 七情郁结　忧思恼怒，情志郁结，气机不畅，气血凝滞，郁而化热，发为痈疽；再则气有余便是火，情志内伤，肝火妄动，与凝滞气血相搏结，形成火毒，发为背疽。正如《证治准绳·疡医·发背》所说：发背"皆由积热、怒气所致。"

4. 气血两虚　素体虚弱，脾胃不足；或是藜藿薄食不足；致使胃气不充，气血亏少，正气不足以御邪，邪气结聚，而发疽。元·杨清叟《仙传外科秘方》："胃气弱而体虚，则邪气盛而宿于经络，凝涩流积，血脉不潮，肉腐而成疽。"即是如此。

5. 阴虚火旺　形体瘦弱之人，房劳过度，损伤肾精，思虑太过，暗耗阴血，致使真阴亏耗，脏腑空虚，诸火诸邪乘虚而入，结于经络，发为背疽。《外科正宗·痈疽原委论》指出："是为疾者，房劳过度，气竭精伤，欲火消阴，外阳煽惑，以致真水真阴从此耗散，既散之后，其脏必虚，所以诸火诸邪乘虚而入，既入之后，浑结为疮。"临床上，消渴病患者多数即此。

总之，外感风热火毒、湿热蕴阻，或是伤于饮食者，多为阳证、实证、顺证；而伤于七情，气血两亏，阴虚火旺者，多为阴证、虚证、逆证。两者虚实有别，治法迥异，临床宜谨慎辨之。

【辨病】

1. 临床表现　发背一病，因其病因病机不同，其证也有阴阳之分、虚实之辨，临床表现也各不相同。

（1）阳证（实证、顺证）

1）初起：局部肿胀结块，随即出现粟粒样脓头，痛痒并作，焮红，灼热，坚硬，继之脓头相继增多，疼痛加剧，伴恶寒、发热、头痛、食欲不振，舌苔薄白或黄腻，脉滑数。

2）溃脓期：约经二候，疮头溃破，状似蜂窝，脓液及坏死组织形成，但不易畅泄，疮形9～12cm，甚至大愈盈尺，且外小里大，伴壮热、口渴、尿赤、便秘，舌红苔黄，脉数。三候左右，腐肉渐脱，脓液渐少，肿痛略退。

3）收口期：约在四候左右，腐肉渐尽，脓液渐干，肉芽红润，生长迅速，收口而愈。

整个病程在1个月左右，正如《疡科心得集》所说："对疽发背，必以候数为期，七日成形，二候成脓，三候脱腐，四候生肌。"

(2)阴证(虚证、逆证)

1)初期：疮形平塌，根盘散漫，疮色紫黯，麻痒不痛或微痛，伴恶寒微热，脉象细数。

2)溃脓期：疮面逐渐肿焮成脓，但溃脓较难，溃后脓水不畅，腐肉难脱，肿硬难消，疮色不红或发黯，疼痛剧烈，精神疲惫，舌淡苔白，脉细无力。

3)收口期：疮面苍白或紫黯，生长迟缓，难以收口，甚则局部下陷发黑，平塌散漫，出现高热，恶心呕吐，神昏痉挛等内陷症状。

2. 诊断要点

(1)病发于脊背中部，范围9～12cm，甚至更大，并且外小里大。

(2)余同"脑疽"。

【辨证】

1. 正盛邪实证

(1)风热凝结证：多出现在初期，皮肤有粟粒状脓头，肿硬疼痛，灼热，或有麻痒感，伴恶寒发热，头痛、骨节酸痛，舌苔薄白，脉数。

(2)湿热蕴阻证：肿痛较甚，范围扩大，疮面逐渐腐烂，形如蜂窝，脓出稠黄，伴壮热，口渴，尿黄热，胸闷，呕恶，舌红苔黄腻，脉滑数。

2. 正虚邪实证

(1)阴虚毒热证：局部肿势平塌，根盘散漫，皮色紫滞，脓腐难化，溃后脓水稀少或带血水，疼痛剧烈，伴高热，唇燥口干，食欲不振，大便秘结，小便短赤，舌红苔黄，脉细数。

(2)气血两虚证：常见于老年人，疮形平塌，色泽晦黯，腐肉难脱，脓水稀薄，颜色灰绿，肉芽灰白，伴身热不高，面色苍白，舌质淡红，脉细无力。

【治疗】

1. 内治法

(1)辨证论治

1)正盛邪实证：风热凝结者，治宜疏风清热，和营消肿。选用仙方活命饮加减。若便秘，则加大黄、枳实；红肿较重，加蒲公英、紫花地丁、当归、赤芍。

湿热蕴阻者，则应清热理湿，托毒消肿。以加味芩连汤治疗。方用黄连、黄芩、山栀理湿清热，厚朴、茯苓、薏苡仁、六一散清化理湿，佐以金银花解毒，皂角刺托毒外出。若高热烦渴者，加生石膏、天花粉；若毒盛便秘者，也可用内疏黄连汤加减；脓成不畅泄者，重用穿山甲、皂角刺。

总之，在正盛邪实证的治疗上，风热凝结证多见于病之初期，而湿热蕴阻证则多在溃脓期出现。在施治时应辨明症状而用药。收口期一般仅以外治为主，但有气血不足者，可补益气血，用八珍汤或十全大补汤治疗。

2)正虚邪实证：阴虚毒热证，宜养阴清热解毒。方选竹叶黄芪汤加减治疗。溃脓期，则酌情加穿山甲、皂角刺、石斛、天花粉、连翘等；收口期，则应养阴和胃，以益胃汤治疗。

气血两虚证，以补益气血、解毒消肿为主。早期，可用仙方活命饮加生黄芪、当归、赤白芍等；溃脓期毒滞难化者，宜用托里消毒散加减；收口期，可酌情用八珍汤或人参养荣汤补益气血。

上两证皆为正气不足，毒邪炽盛证候，所以治疗不当或失治、误治，都有可能导致内陷。

因此，发病期间应服用护心散、琥珀蜡矾丸，以防止疽毒内陷。

(2)成药验方：同“脑疽”。

(3)西药治疗：同“脑疽”。

2. 外治法

(1)初起

1)箍围药：金黄散或玉露散，调蜜水外敷。

2)膏药：千捶膏摊贴患处。

3)软膏：外用黑布化毒膏，敷药部位超过局部红肿的范围，药宜厚摊，与病灶紧密贴合。

4)草药外敷：用马齿苋 30～60g，捣烂外敷。

(2)溃脓期：用五五丹掺金黄膏或千捶膏外敷；若脓腐难溃时，可作“十”字形或“十十”字形切开引流(操作见“脑疽”)。

(3)收口期：脓未尽可用九一丹或生肌玉红膏外敷；脓腐已尽，疮口不敛者，可用生肌白玉膏，若有胬肉突出，可用平胬散或剪去胬肉。

(4)外治验方

1)豆蛋糊：绿豆粉，鸡蛋清适量，调成糊状，敷于患处，用于本病红肿高大者。

2)乌升散：蓖麻 60g，巴豆 60g，升丹 30g，分别制成炭，共研细末，敷于患者，可拔毒祛腐。

3)白胡椒，研细末，用凡士林或蜂蜜调敷，每日一换。用于初起。

4)药葫芦 1 个，拣如碗大，肚大颈细者，平切上口，掏去内瓤，内入白酒 200ml，将口封闭，放入锅内，煮沸极热时取出，将酒倾尽，乘热对准疮口，突然拔之，以吸紧为度，务使疽毒宿脓连根拔除。

3. 针灸疗法

隔蒜灸法　适用于初起时，不论虚实，即宜隔蒜灸之，如灸之不应，则就患顶当肉灸之，痛灸至不痛，不痛灸至痛为度。大则化小，移深居浅。若脓已成者，于灸后用针当顶点破一孔，随用拔筒法，以泄其脓，使毒气内外疏通庶不致内攻。

4. 其他治疗　同“脑疽”。

【预防与护理】

1. 饮食方面　初期应予清淡食品，忌食鱼腥、辛辣食物，高热时进流质或半流质，有消渴病者，应严格控制饮食。中、后期则须滋养，但亦须顾及胃气，可增食鸡蛋、瘦肉、豆腐、牛奶等食品。体虚之人，腐肉不化，脓水稀少，此时可吃雄鸡，使火毒得以透发。当腐脱新生收口时，饮食调理尤为重要，可吃富于营养而又鲜美可口的菜肴，如火腿汤之类。

2. 应卧床休息，宜取侧卧位，避免受压，并适当调理寒温，切勿受寒。

3. 疮面换药时，初起时敷药应调敷得法，紧贴疮面；溃脓期脓水增多，应注意经常保持疮周皮肤清洁，以免浸渍，发生皮炎；脓水多时应及时换去污染敷料，必要时一天可换药 2～3 次。此时药膏不宜厚，掺药分布要均匀。收口期换药，药膏宜薄，药粉宜少，因药膏厚不易长皮，药粉多刺激肉芽增生，形成胬肉。疮面已无脓腐，换药时勿再擦洗疮面，只要清洁周围皮肤即可，以利新皮的生长。若疮面四周皮下有空腔时，可用垫棉法促使粘连愈合。

4. 严密观察病情，防止内陷发生。

搭 手

有头疽生于腰背部两旁，因患者能以自己的手触及，故名搭手。其生于背之上部肩胛处者为上搭手；生于背之中部者为中搭手；生于背之下方及腰部者为下搭手。如明·汪机《外科理例》指出："疽发背上，以两手搭着者，谓之左右搭，以两手下摸着者，谓之腰疽。"明·王肯堂《证治准绳·疡医》认为"肩后疽又名鼠疽即上搭也，生肩膊后骨上，乃怒气积热所致。""或问第九椎两旁忽肿痛而无头，寒热大作，何如？曰：此名龙疽，即中搭也，属太阳经，由七情不和，愤怒积热所致。""或问十四椎旁腰肾之间发疽，何如？曰：此名连肾发，即下搭也，由房劳太过，致伤肾水，令人口干，寒热大作，百节俱痛。"明确指出了搭手的部位，强调内伤七情、房劳伤肾、火毒蕴结是本病的主要病因。《医宗金鉴·外科心法要诀》则说："（上搭手）生于太阳膀胱经肺俞穴，在两肩骨之动处，无论左搭手、右搭手，其名虽同，而偏在左者属肝，偏在右者属肺，故曰经有别也。总由气郁痰热凝结而成。""（中搭手）生在脊骨两旁，属足太阳膀胱经膏肓穴，一名龙疽。由七情不和，愤怒火凝而生。""（下搭手）发于腰窝旁开三寸，属足太阳膀胱经肓门穴。由房劳过度，有伤肾水，水竭不能制火，火旺以致荣卫不和，逆于肉理而生也。"指出搭手是发于足太阳膀胱经的疾患，其发病与肺、肝、肾等脏腑功能失调有关，再次强调了内伤七情、房劳伤肾、火毒壅盛，是导致本病的关键。而高锦庭《疡科心得集》则认为："盖上搭由上焦积热，中搭由心火有余，下搭由肝脾火炽，总归于下元虚弱，肾水耗散而成。"并指出搭手也有阴证、阳证之分，"阳证由于外感，阴证由于内伤"。强调"其调治之法，与发背之证，大略可通"。

综上所述，表明搭手发于脊背两侧，足太阳膀胱经所主部位。其由外感所致者多为阳证，表现为局部形高而肿起，焮红，初起疼痛，溃后脓液多而稠厚。其由内伤所致者为阴证，表现为形低而陷下，颜色紫滞，初起必痒，溃后脓液少或出血水。可以认为内伤七情、房劳肾伤造成脏腑功能失调，以致痰凝、气滞、火郁、气血不调是发病的关键，但下元亏虚，肾水耗散，是搭手难治且易内陷的重要原因。临床上应引起注意。在搭手的治疗上，与发背大致相同，可相互借鉴。

【病因病机】

1. 外感风温、风热之邪，侵犯上焦，袭于肺卫，致使肺热壅盛，痰热互结，阻于足太阳膀胱经，郁久化为火毒，形成搭手。

2. 情志不遂，肝气郁结，气郁化火；加之过食膏粱厚味、醇酒炙煿，致使脾胃湿热内生，湿热与肝火互结，熏蒸肌肤，结于背部，蒸酿气血形成本病。

3. 房室不节，气竭精伤，使真阴耗损，相火自生，火旺以致营卫不和，逆于肉理而生斯疾。

总之，脏腑功能失调，气血不足，阴液耗损，正气亏虚，致使太阳之表卫外不固，邪气乘虚侵入足太阳膀胱经，阻于经脉之间，与内在的湿热火毒相凝结，发为搭手。太阳经乃多血少气之经，血多易瘀，气少易散，所以本病初起肿块较硬，而且病变范围较大，肿势多平塌，尤其肾虚之人（如下搭手），气血阴液不足，应注意防止内陷的发生。另外，膀胱经乃聚湿之所，因此本病多伴湿邪，病程较为缠绵。

【辨病】

1. 临床表现　初起红活焮肿，寒热往来，口渴烦躁，百节疼痛。本病也分顺逆，顺证即阳证，形高而肿，色红焮痛，溃后多稠脓。逆证形低而陷下，色泽不红，初起痒痛，或伴有恶心、昏眩、便泄、谵语等症，溃烂多脓血。其他症状与发背相同。

2. 诊断要点

(1)病发于脊背两旁，范围较大而弥漫。

(2)余同“脑疽”。

【辨证】

本病与发背相似，临证时须辨正气盛衰，邪毒轻重，若正盛邪实，则为阳证、顺证；若正虚邪盛，则多为阴证、逆证。

1. 阳证

(1)初期：红肿结块，上有粟粒状脓头，周围硬结，界限不清，轻度瘙痒，随之肿势扩大，疼痛加剧，伴发热恶寒，头痛厌食，舌苔薄黄，脉弦带数。此时证候以风热为主。

(2)溃脓期：脓头相继增多，逐渐糜烂坏死，形似蜂窝，伴高热、口干、便秘，或渴不多饮、胸闷、恶心，苔黄腻，脉滑数。此时为湿热壅盛，蒸酿气血所致。

(3)溃后期：腐肉渐脱，脓尽肌生，逐渐痊愈。

2. 阴证

(1)初期：局部疮顶不高，根盘散漫不收，皮色紫黯，灼热，疼痛，不易成脓。

(2)中期：疮头较多，形如莲蓬中各含黄浊稠脓，但流脓不多，不易溃腐。

(3)后期：烂成一片，时流脓血，腐肉不脱，肌肉难生，收口迟缓。

【治疗】

1. 内治法

(1)辨证论治

1)阳证

初期：治宜祛风清热，托毒消肿为主。用消痈汤加减。方中荆芥、防风，祛风解表；当归、赤芍，活血和营；金银花、天花粉、甘草，清热解毒；白芷、贝母、山甲片、皂角刺，托毒软坚。

溃脓期：治宜理湿清热，托毒消肿。用加味芩连汤治疗(见“发背”)。

收口期：一般不需服药。若有气血不足者，宜补益气血，用八珍汤治疗。

2)阴证：治宜补益气血，托毒透脓。用参芪内托散治疗。

(2)成药验方：同“脑疽”。

(3)西药治疗：同“脑疽”。

2. 外治法

(1)初期

1)油膏：玉露膏或金黄膏外敷。

2)膏药：千捶膏贴于中央部位，若是阴证周围用冲和散调葱汤敷贴。

3)箍围药：四虎散(川乌、草乌、狼毒、甘草各 15g)，共研细末，用时以 7/10 蜂蜜，3/10 冷开水调，未溃者全敷，已溃者只敷四周，留出头顶。

4)草药：木芙蓉叶或花，洗净，捣烂，和白蜜调敷。或白凤仙花连根、茎、叶，捣烂，并用米醋洗净患部，然后敷上，均 1 日换 1 次。

(2)溃脓期：用红升丹掺撒疮顶，加盖三黄琥珀膏或玉红膏。脓泄不畅，则宜切开(见“脑疽”)。

(3)收口期：疮面有少量脓液可用七三丹或八二丹，加盖生肌玉红膏；若脓腐已尽，则用生肌散外盖生肌白玉膏。

(4)外治验方

1)五倍子研细末,调醋外敷。

2)松香 250g,葱 50 根(连须),研如泥状,量疮大小摊贴患处。

3)陈金墨磨浓,涂四围红晕处。再以猪胆汁、生姜自然汁各等分,不拘多少,和匀,有顶露顶,无顶一概用鸡翎扫上,干则又扫,未成可消,已成即溃。

3. 针灸疗法 《疡科心得集·辨发背搭手阴阳虚实异证同治论》:“又治发背、搭手之证,最妙灸法,不问日期、阴阳、肿痛或不痛或痛甚,但未成脓,或不溃者,俱可灸之。取大蒜切片,安疮头上,用大艾炷灸之,三壮换一蒜片,痛者灸至不痛,不痛者灸至痛方止,其毒气自然随火而散;若有十数头作一处生者,即用大蒜研成膏,作薄饼,铺疮头上,聚艾于蒜饼上烧之亦可。

4. 其他疗法 同“脑疽”。

【预防与护理】

1. 要精神愉快,严防恼怒,避免房事。窦汉卿云:“此证切忌怒气、行房,犯之不治。”

2. 饮食调理。初起时,饮食宜清淡。溃后期则需营养之物,但不宜过于滋腻,或食生冷滞气之物,以免损伤脾胃。

3. 睡时宜侧卧。薛立斋云:“凡患背疮,切忌仰卧,若仰卧,则疮陷矣。”

4. 宜避风邪。王肯堂云:.“勿冒风寒,大寒与大热当避。”

【古籍选粹】

《急救仙方·发背》 广一尺深一寸,虽溃至骨,不穿膜不死。此证因饮食而感其毒,发在胛肚之间,急宜用药治其胛肚中之毒,内外夹攻之,否则易腐作臭,初发时用追疔夺命汤化毒消肿,托里散内托,千金散可以内消,中间敷解毒生肌定痛药,四围敷拔毒散,后用生肌膏药,必定见效。

《外科钤·发背》 又《诸毒治法》曰:如头痛有表证者,宜先服人参败毒散一二剂。如焮痛发热脉数者,用金银花散、槐花酒、神功托里散。如疼痛肿硬脉实者,以清凉饮、仙方活命饮、苦参丸。肿硬木闷,疼痛发热,烦躁饮冷,便秘,脉沉实者,内疏黄连汤,或清凉饮。大便已通,欲作其脓,宜仙方活命饮、托里散、蜡矾丸,外用神异膏。如饮食少思或不甘美,用六君子汤加藿香,连进三五剂,更用雄黄解毒散洗患处,每日用乌金膏涂疮口处。俟有疮口,即用纸作捻蘸乌金膏纴入疮内,若有脓为脂膜间隔不如,或作胀痛者,宜用针引之。腐肉堵塞者去之,若瘀肉腐动,用猪蹄汤洗之。如脓稠或痛,饮食如常,瘀肉自腐,用消毒与托里药相兼服之,仍用前二膏涂贴。若腐肉已离好肉者,宜速去之。如脓不稠不稀,微有疼痛,饮食不甘,瘀肉腐迟,更用桑柴灸之,亦用托里药。若瘀肉不腐,或脓清稀,不焮痛者,急服大补之剂,亦用桑木灸之,以补接阳气,解散郁毒。

《外科活人定本》 上搭手:此症生于饭匙骨之上,去背沟二指之间,乃手足太阳之所司也,去肺膈不远,最忌勾割。由下元枯竭,上焦积热,宜滋阴降火,用三香内托散入黄柏、知母、连翘、金银花;定痛消毒饮入黄柏、知母、栀子、鼠粘子、连翘、黄芩、天花粉,相兼而服,后排脓定痛敛口生肌可愈。中搭手:此症生于背沟中心侧三指之间。亦系手足太阳、太阴经之所司也。离脏腑甚近,不宜用刀针之处。由肾水不足,心火有余,郁热相兼,致生此疾。宜顺气清热追毒,先服三香连翘汤,次服定痛清热饮,然后定痛排脓生肌而愈。下搭手:此症生腰腿近半寸之间,乃足太阳经之所司。此症痛苦殊甚。由肾水耗散,心肝热炽,宜先服益肾制火汤、定痛败毒散排脓生肌则愈。

《外科证治全书·背部证治》　发背乃痈疽中大患，因其位对心对肺对脐耳。偏曰手搭发背，因手可搭而名。红肿痛甚者属阳，以阳痈治法。初起用五通丸、醒消丸，早晚以散毒汤轮服，则皮皱痛息，再服至愈。如溃即用内托散、醒消丸，亦早晚轮服，外贴洞天膏收功，此阳发背之治法也。色白肿痛或平塌不痛者属阴，以流注阴疽治法。初起用加味二陈汤加阳和丸，或即用阳和汤消之。皮色稍变，痛急难忍，惟服阳和汤以止其痛，消其未成脓之余地，使已成脓者至不痛而溃。既溃，贴阳和解凝膏，内服阳和汤，气虚者兼加味保元汤，毒深兼犀黄丸，早晚轮服至愈乃止。愈后或背上仍如负板，舒转不快者，用小金丹十丸，每日早晚两进，消其根毒自好，此阴发疽之治法也。

《医宗金鉴·外科心法要诀·背部》　初起治法，不论虚实，即宜隔蒜艾灸，灸之不应则就患顶当肉灸之，至知痛为效，以大化小，移深居浅。灸后用针当疮顶点破一孔，随用拔法，务使毒气内外疏通，庶不致内陷。如有表证，发热恶寒无汗者，宜荆防败毒散汗之；如有里证，发热恶热，大便燥者，宜内疏黄连汤下之；表里证兼有者，宜神授卫生汤双解之，以减疮势。脓将成，必行托里。如溃破腐肉不去，外贴巴膏以化之。

【现代研究】

1. 发病学研究　有头疽是发生于肌肤间的急性化脓性疾患。相当于西医的痈，是金黄色葡萄球菌所引起的多个相邻的毛囊和皮脂腺或汗腺的急性化脓性感染。感染先从一个毛囊底部开始，沿深部阻力较小的脂肪组织柱蔓延至皮下深筋膜向四周扩散，累及邻近的许多脂肪组织柱，然后向上穿入毛囊群而形成多个脓头。常见于身体比较衰弱的人或糖尿病患者。

2. 临床研究

(1)治法研究：唐汉钧对重症有头疽的治疗具有丰富的临床经验，在治法上主张：①扶正托毒，治疗大法：有头疽发病主要是因正虚邪盛，故治疗多采用扶正托毒法，必须在全过程服用扶正托毒中药，以扶正托毒，透脓达邪外出为宗旨。初期宜散风透表，清热化湿托毒，选用荆芥、牛蒡子、桑叶、紫花地丁、银花、连翘、野菊花、蒲公英、黄连、黄芩、山栀等；中期宜和营托毒，选用桃仁、当归、赤芍、丹参、泽兰等；后期，则视其虚弱程度不同而用扶正托毒之法，如益气托毒、养阴托毒、温补托毒。对于发生于青壮年正气较实的毒热炽盛患者，宜佐仙方活命饮合犀角地黄汤(清热地黄汤)；对于年老体弱、气血不足的正虚患者，宜佐四君、四物等益气养荣扶正；对发生于消渴的阴虚患者，宜佐生地黄、玄参、麦冬、石斛、天花粉、黄精、山药等。②扶正祛邪，顾护胃气：胃气的盛衰是重症有头疽病情转机的重要环节，故临证时总以顾及胃气为本。③内外合治，注重外治：临证必须加强内外治协同，尤重局部的辨证施治。早期初起未溃，局部红肿，宜箍围聚肿；中期成脓宜切开排脓；后期予生肌散、白玉膏生肌收口。④以中为主，中西结合：对伴随糖尿病时，应中西医结合治疗。向寰宇应用扶正托毒、和营清化法治疗重症有头疽，基本方为生黄芪30～60g、太子参15g、白术9g、穿山甲9g、皂角刺9g、生地黄15g、赤芍15g、当归12g、丹参15g、金银花12g、白花蛇舌草30g、连翘9g、陈皮9g、姜半夏9g、生甘草3g。结果35例患者均取得良效。

(2)中西医结合治疗：孙玲等采用中西医结合治疗糖尿病合并有头疽34例，临床分为两型施治，热毒炽盛证，治拟清热降火解毒，方用痈疽Ⅰ号，药用金银花、连翘、蒲公英、大青叶、白芍、当归尾、白芷、天花粉、皂角刺、知母；气阴两虚、火毒炽盛证，治拟益气养阴、清热解毒，方用痈疽Ⅱ号，药用黄芪、太子参(或西洋参)、石斛、玄参、金银花、连翘、蒲公英、白芍、当归尾、白芷、穿山甲、皂角刺，水煎服，1日1剂；同时配合局部切开引流及西药抗炎、降糖、对症等支持治疗，平均疗程为38日。结果33例治愈，1例死亡。孙中伟等采用内外合治、中西医结合治疗有头疽。内治以补益气血、和营托毒为主，方用乳香黄芪散加减，药用当归20g、白芍15g、党参15g、黄芪30g、川芎10g、熟地黄20g、乳香10g、没药10g、陈皮15g、罂粟壳10g、甘草10g，局部治疗采用手术切开与外敷中药相结合，病变早期有全身中毒症状者配合应用抗生素。

(3)外治方剂：周亮等采用复方苍耳虫油膏外治有头疽溃后期32例，该方以苍耳虫为主药，配以大黄、蒲公英、乳香、没药、赤芍、冰片，辅以基质麻油制成；常规清洗疮口后用复方苍耳虫油膏覆盖疮面，加盖两层无菌纱布并固定，1日换药1次，4周为1疗程。结果痊愈23例，显效6例，有效2例。卢新华等采用消痈膏治疗有头疽、乳痈等疗效显著，药用鱼腥草50g、天花粉50g、白花蛇舌草30g、大黄30g、白芷30g、厚朴15g、南星10g、苍术15g、凡士林和液体石蜡适量。将药物在60～70℃烘干后混合粉碎，研细过120目筛，高压消毒备用，以凡士林为基质即成消痈膏，加适量的凡士林和液体石蜡即成消痈糊剂，将药膏涂于无菌纱布条上敷用即成消痈纱条。可直接外涂患处，厚度2～3mm，涂敷无菌纱布，换药时清洁疮面，消毒周围皮肤，已成脓者切开排脓，剪去坏死组织，伤口内填塞消痈膏纱条。

【述评】

有头疽相当于西医的“痈”。其病情重、范围广、病程长，患者痛苦大，且中老年人多发，容易造成脓、毒、败血症，是阳证疮疡中较为棘手的疾病。临症时应辨证施治，既要祛除毒邪，又要慎防邪气内陷，必要时可配合西药抗生素的使用。现代研究，多以验方验案整理，临床观察较多，机制探讨较少。

【参考文献】

1. 吴阶平. 黄家驷外科学. 第6版. 北京：人民卫生出版社，2000
2. 阙华发. 唐汉钧教授治疗重症有头疽的经验. 陕西中医，2004，25(3)：245-247
3. 孙玲. 中西医结合治疗糖尿病合并有头疽34例. 中国中西医结合外科杂志，2002，8(3)：204-205
4. 孙中伟. 中西医结合治疗有头疽. 吉林中医药，2004，24(10)：36-37
5. 向寰宇. 扶正托毒、和营清化法治疗重症有头疽35例. 山东中医杂志，2004，23(3)：151-152
6. 周亮. 复方苍耳虫油膏外治有头疽(溃后期)64例临床观察. 中医药导报，2006，12(1)：45-46
7. 卢新华. 中药消痈膏疗效观察. 中医药研究，1999，15(1)：12-13

(刘丽芳)

第六节 无 头 疽

无头疽是相对于有头疽而言的，因为本病初起无脓头出现，故名无头疽。在此无头疽主要是指发于骨和关节的化脓性疾患。其临床特点有：病灶部位深，初起漫肿色白，疼痛彻骨，难消、难溃、难敛，并能形成瘘管。若发生于骨骼的，多在四肢长管状骨，容易损筋伤骨，产生死骨、窦道及慢性脓疡；发于关节的最易造成畸形。

无头疽是一个范围广泛的病证，但古代文献中并没有无头疽这一病名，因此，凡发于骨和关节具有上述特点的疾病都可纳入其范畴。而有这些临床特点的疾病很多，归纳起来一般分两类：一类为阴疽，中医辨证认为，本类疾病属纯阴无阳之证，其特点是：病因多为寒邪所致，病情进展、变化缓慢，部位多附筋着骨，固定不移，早期表现为疮形平塌，根盘散漫，溃脓则非常迟缓，且脓液清稀，夹杂“败絮”状物，肉芽生长缓慢，色紫黯或苍白，甚至形成瘘管或者窦道，产生死骨，缠绵不愈，证候以气血两虚、肺肾阴虚者居多。根据这些特点，可以认为该类疾病大都属“流痰”、“瘰疬”等范畴，即发于骨、关节或是淋巴结的结核性疾病。由于其证治都自成体系，所以本书将该病另立章节叙述。无头疽为第二类，是指发于骨、关节的非特异性化脓性感染，即化脓性骨髓炎和化脓性关节炎，此类疾病病位虽然也有骨和关节，但因为感邪性质不同，所以在病之初起即表现为阳实之证。局部表现，早期虽也是漫肿无头，皮色不变，但最终可蕴热成毒，出现明显红肿热痛，脓溃稠黄，伴典型的高热、寒战、头身疼痛等阳证、实证的症状。在后期，本病也可转为慢性，出现虚损的改变。

常见的无头疽包括：发于四肢的，如附骨疽、咬骨疽、多骨疽、股胫疽等，此处生疽，易伤筋骨，相当于西医的化脓性骨髓炎；生于关节的，如在肩关节的肩中疽、干疽、过肩疽、疵疽；肘关节的肘疽；腕关节的兑疽；生于髋关节的环跳疽；生于膝关节的疵疽；生于踝关节的内踝疽、外踝疽等，最易造成畸形，相当于西医的化脓性关节炎。虽然病名繁多，但其证因论治大体相似，兹特选“附骨疽”、“环跳疽”作为典型疾病分别叙述。

附骨疽

附骨疽是一种毒气深沉，附着于骨的化脓性疾病，也称附骨痈、贴骨痈。其部位不同，命名亦异，如生在大腿外侧的叫附骨疽，生在大腿内侧的叫咬骨疽，只生在股胫部的叫股胫疽。又因溃后常脱出败骨，所以又有多骨疽、朽骨疽之称。

有关附骨疽自古就有记载，如《灵枢·刺节真邪》中说：“虚邪之入于身也深，寒与热相搏，久留而内著，寒胜其热，则骨痛肉枯；热胜其寒，则烂肉腐肌为脓，内伤骨，内伤骨为骨蚀”。而《灵枢·痈疽》则指出：“发于股胫，名曰股胫疽，其状不甚变，而痈脓搏骨，不急治，三十日死矣。”以上表明外邪侵入是导致本病的原因，也说明了本病的好发部位、基本症状及其预后。《刘涓子鬼遗方》进一步强调，本病具有“脓出不止，壮热，碎骨”的临床表现，并称之为“骨疽”。《诸病源候论》则将附骨痈和附骨疽分别叙述，如“附骨痈肿候”：“其状无头，但肿痛而阔，其皮薄泽，谓之附骨痈也”。“附骨疽候”：“（附骨疽）喜著大节解间，丈夫及产妇妇人，喜著鼠髅、髂头、胜膝间，婴孩嫩儿亦著髆肘背脊也，其大人老人著急者则先觉痛，不得转动，按之应骨痛。经曰：便觉皮肉生急，洪洪如肥状则是也，其小儿不知字名，抱之才近，其便略唤，则是支节有痛处，便是其候也。”明确指出了两者的异同，对本病的认识又进一步有所深入。宋·窦汉卿《疮疡全书》则指出：“夫附骨痈者即贴骨痈也，皆附骨贴肉而生，字虽殊而病则一。附骨成疽着大骨节间，其急者，身不得动，按之应骨痛。经曰：便觉皮肉生急，洪洪如肥状，其缓者，一点酸痛，渐觉长大，行步艰难，以致骨肉不相续。”认识到附骨疽即附骨痈、贴骨疽。其证缓急有别。至明代医学家对本病的发病又有新的认识，《证治准绳·疡医·附骨疽》载：“附骨疽何以别之？曰：凡患流注，表未尽则余毒附骨而为疽。”确切地认为本病与流注有关，是流注余毒未尽所造成的。已经认识到附骨疽是继发性感染，与西医所称的骨髓炎是因细菌入血，经血行传播的理论极为相似。《外科正宗》则对本病的证因论治，作了较全面的归纳，提出了早期宜消散，已成则宜温通经络，脓成宜泻，溃后宜补，关节不利者当滋补气血等治则。《疡医大全》在总结前人可信之说的同时，强调尽快取出腐骨是治愈本病的关键所在。

从现代的观点来看，附骨疽相当于西医所称的化脓性骨髓炎。其临床特征是：多发于四肢长骨，局部胖肿，附筋着骨，推之不移，疼痛彻骨。溃后脓水淋漓，不易收口，可成窦道损筋伤骨。本病尤其好发于10岁以下的男孩，部位以胫骨为最多，其次是股骨、肱骨和尺桡骨。

【病因病机】

1. 内因 《外科正宗·附骨疽第二十七》："但人之气血生平壮实，虽遇寒冷则邪不入骨。凡入者，皆由体虚之人，夏秋露卧，寒湿内袭，或房欲之后，盖覆单薄，寒气乘虚入里，遂成斯疾也。"说明人体强壮，气血充盈，骨髓充实，则外邪难以侵入；反之，若身体羸弱，气血不充，肾精耗竭，骨髓空虚，则易为邪气所乘而发病。

(1)肾精亏虚：小儿先天不足，肾精亏虚；或是成人房欲太过，耗伤肾精，精不生髓则骨髓空虚，外邪乘虚侵入而致病。正如《证治准绳·疡医·附骨疽》所说："骨者，肾之余，肾虚则骨冷，而遂附着于骨也。"

(2)气血不足：平素脾胃不健，加之劳欲过度，或膏粱厚味饮酒太过，使脾胃大伤，气血生化不足，正气虚衰，邪气乘之而发病。因此在治疗上尤其应顾及脾胃。如《外科正宗·附骨疽第二十七》所说："不可误用损脾、泄气、败毒等药，外禁寒凉等法，如误用之，必致气血冰凝，内肉瘀腐，日久化为污水败脓，流而不禁者终死。"可见顾及脾气的重要性。

(3)忧思郁怒：肝气郁结，使气血凝滞；再则肝气郁结，则不藏血，气郁化火，耗伤阴血，都可致精血亏虚，筋骨则为外邪所乘而发病。

2. 外因 内因尽管在本病的发病中起一定作用，但是外因则更为重要。归纳起来有以下几方面：

(1)外感六淫：《诸病源候论·附骨痈肿候》说："附骨痈亦由体盛热而当风取凉，风冷入于肌肉，与热气相搏，伏结近骨成痈。""附骨疽候"曰："附骨疽者，由当风入骨解，风与热相搏，复遇冷湿，或秋夏露卧，为冷所折，风热伏结，壅遏附骨成疽。"可见外感风寒湿热之邪，乘虚侵入人体，凝滞筋骨，是造成本病的重要原因。六淫郁久，皆可化火生毒，致使热盛肉腐形成脓液。故《丹溪心法》说："附骨痈，热在血分之极。"

(2)余毒流注：气血虚弱之人，外感伤寒或有痘痧等疾患，由于邪气较盛或失治、误治，使毒邪未能解除，湿热毒邪乘虚而走散入血，流结于骨骼而发病。因此，明·王玺《医林集要·附骨疽》说："附骨疽，乃流注之败证也。"

(3)外来伤害：尤为开放性骨折，局部骨骼受伤，复又感受毒邪，瘀血化热，以致经络阻塞，凝滞筋骨为患。

附骨疽相当于西医所说的化脓性骨髓炎，是指骨髓、皮质骨和骨膜因化脓性细菌感染而引起的炎症。最常见的致病菌是金黄色葡萄球菌，约占75%；其次是溶血性链球菌，约占10%；其他如大肠杆菌、绿脓杆菌、肺炎双球菌都能引起骨髓炎。

本病的感染途径有三：①细菌从身体其他部位的化脓性病灶经血流传播至骨骼，称血源性骨髓炎。②由创口感染引起，如开放性骨折感染后所发生的骨髓炎。③由邻近软组织感染直接蔓延到骨骼，如脓性指头炎引起的指骨骨髓炎。

细菌侵入的途径不同，引起骨骼反应的程度各异，由创口感染或邻近软组织感染引起的骨髓炎，病变比较局限，临床症状一般不很严重。血源性骨髓炎有典型的病理变化和临床症状。在此要叙述的主要是这一类。

急性血源性骨髓炎发病前大都有一个未曾正确处理的化脓性感染病灶，如疖、痈、扁桃体炎、咽喉炎、中耳炎、上呼吸道感染等，细菌进入血流是该病发生的先决条件。如果正常人如此，由于全身抵抗力强，或细菌毒力较弱，细菌很快就被消灭。但是，在体弱、营养不良、过度疲劳、受寒、着凉等情况下，机体全身抵抗力降低，未能立即将侵入的细菌全部消灭。小儿长管骨生长活跃，干骺端有丰富的毛细血管网，因该处是终末动脉，血流缓慢，血中细菌容易在此沉淀。这时如果关节，特别是膝关节，因跌倒、扭挫等损伤，以致干骺端毛细血管网破裂出血，机体局部抵抗力降低后，就有利于细菌繁殖，而引起感染，并经如下途径蔓延：①干骺端脓肿穿过骨皮质达骨膜下，形成骨膜下脓肿。病变区骨组织因骨膜被剥离失去营养而形成死骨。其外的骨膜逐渐形成新生骨，称包壳。②干骺端的脓肿也可先直接侵入骨髓腔，经骨髓腔扩散，穿过骨皮质，再形成骨膜下脓肿，脓肿穿破骨膜后，可引起软组织感染并形成窦道。③干骺端的脓肿也可穿入附近的关节，继发化脓性关节炎。当急性炎症消退后，若留有死骨、窦道或死腔，即为慢性骨髓炎。由于急性炎症未能及时控制，病变处出现死骨和包壳，成一死腔，经常有分泌物自窦道流出。死腔内含脓液、炎性肉芽组织和死骨。有时窦道虽能暂时愈合，但因脓液得不到引流，或当患者抵抗力降低时，急性炎症即可反复发作。待脓液重新穿破皮肤流出后，炎症又逐渐消退。如此反复发作，使骨质增生硬化，周围软组织大量瘢痕增生，皮肤色素沉着。全身内脏器官可因长期慢性消耗而发生淀粉样变，窦道附近皮肤可发生鳞状上皮癌。

【辨病】

1. 临床表现　本病多见于12岁以下小儿，男女之比为4∶1。患者多身体虚弱，常有感染病灶和外伤史。起病急，开始即有明显的全身中毒症状：全身不适，食欲减退，烦躁不安，头痛，高热常在39℃以上，有时伴寒战，脉数，口干，可有呕吐、惊厥。早期仅患处持续剧痛，附近肌肉痉挛，患儿不愿活动病肢。局部皮温增高，有深压痛，但无明显肿胀。此后，患部皮肤发红，肿胀明显，疼痛、压痛，功能障碍也逐渐加剧，表示已形成骨膜下脓肿。脓肿穿破骨膜流入软组织后，压力减轻，疼痛缓解，但软组织的炎症开始明显，局部红、肿、热、痛，并出现波动感。脓液进入骨干髓腔后，整段肢体剧烈疼痛、肿胀，功能障碍显著。感染如未被控制，患者可出现中毒性心肌炎，昏迷或休克，危及生命。若能度过急性阶段，则于3～4周后脓液穿破皮肤，形成窦道，体温渐下降，疼痛缓解，转入慢性骨髓炎。

慢性骨髓炎无急性发作时，仅表现为局部症状而无全身症状。主要有患肢增粗变形，或有肢体不等长或畸形。皮肤变薄，色素沉着，易形成慢性溃疡；皮下组织增厚变硬，附近关节可畸形。皮肤窦道常有脓液外溢和小块死骨排除。窦口可见肉芽组织增生，流出恶臭脓液。急性发作时，局部再次出现红肿热痛等局部表现及炎症的全身症状，皮面出现波动性肿块或混浊水疱，肿块、水疱穿破后流脓或小死骨。如此反复发作，使病人出现衰弱、贫血等慢性中毒症状。

2. 实验室及其他检查

(1)实验室检查：白细胞总数明显增多，一般可达$20\sim40\times10^9$/L，中性粒细胞亦增高。血培养可为阳性。穿刺抽脓可培养出致病菌。

(2)X线摄片和CT检查：早期常无骨质改变，2周后才出现受累骨端呈云雾状混浊，局限性脱钙、斑点状透明区。局部骨膜阴影增加或不对称。骨质破坏与死骨形成在后期发生。CT检查较X线摄片可明显提早发现病灶，精确显示病变范围。

(3)核素^{99m}锝-锡-焦磷酸盐骨扫描：对早期诊断骨髓炎有帮助。当临床症状出现48小时内，此种趋骨性同位素示踪剂即可于干骺端炎症充血部位积聚，显示病变区，对确诊骨髓炎很有意义。

(4)早期局部分层穿刺：对明确诊断有重要意义。可用带芯针(如骨髓穿刺针)，于压痛最明显的干骺端处先穿入软组织内，如无脓液再深入骨膜下，如仍无脓液可穿入干髓端骨髓内。切勿一次穿入骨髓内，以免将仅为软组织感染的细菌带入骨髓腔，引起骨髓炎。若抽得炎性渗出液或脓液，涂片检查有脓细胞或细菌，即可确定。抽出液作细菌培养及药敏试验以作为药物治疗的指导。

3. 诊断要点

(1)急性化脓性骨髓炎

1)近期有化脓性感染病灶，或创伤史。

2)起病急，全身症状明显。

3)持续性局部剧痛，患肢活动受限，干骺端有明显深压痛和肿胀，成脓后局部红肿热痛，或有波动感。

4)外周血白细胞总数、中性粒细胞升高；早期血培养阳性，局部脓液培养有化脓性细菌；血色素降低。

5)发病 2 周左右 X 线开始显示骨质疏松，干骺端有模糊区及骨膜反应等改变。CT 摄片可清楚显示骨内外膜病变。

(2)慢性骨髓炎

1)有急性骨髓炎、开放性骨折或战伤史。

2)局部有一个或数个经久不愈的窦道排出脓液，或有时死骨排除，探针可触及骨质。窦道周围色素沉着，窦道口肉芽组织增生，多年不愈者，偶有癌变。

3)X 线正侧位摄片可发现骨质破坏、增生和死骨。

4)窦道造影术，经窦口注入碘油或 12.5%碘化钠溶液后摄片，明确死骨与骨腔、窦道的关系。

4. 鉴别诊断

(1)历节风(风湿性关节炎)：肿痛位于关节，呈游走性，且起病缓慢，全身症状(发热)、局部症状均较附骨疽轻，病程长，反复发作，不会成脓，血沉快，抗“O”呈阳性。

(2)环跳疽(化脓性髋关节炎)：痛在关节处，不在骨端，髋关节功能障碍，臀部外突，大腿外翻等，必要时配合关节穿刺和 X 线片检查。

(3)骨肉瘤：好发于 10～25 岁的青少年，部位多在长骨骨端，近膝、肩关节，呈钻骨样疼痛，以夜间为甚，局部迅速肿大，皮肤不红表面可有怒张的血管，并时有血管搏动感。局部穿刺吸取活组织检查，可明确诊断。

(4)软组织炎症：早期应与蜂窝织炎、丹毒等相鉴别，软组织炎症全身中毒症状轻，局部红肿明显，压痛较浅，压痛点局限于肢体一侧，而急性化脓性骨髓炎呈肢体圆柱形压痛。

【辨证】

1. 热毒内蕴证(初期)　寒战高热，患肢剧痛、肿胀、功能受限，重者神昏，谵语，舌质红或红绛，苔黄或黄腻。

2. 热腐成脓证(成脓)　局部红肿灼热，压痛明显，或有波动感，舌红质干，苔黄腻，脉滑数。

3. 正虚毒滞证　自行溃破或切开排脓。开始脓液稠厚腐臭，热退痛缓，部分患侧脓水淋漓，经久不愈，形成死骨，难以脱出，并伴有虚热、盗汗，腰膝酸软，舌淡苔白，脉沉细。转为慢性骨髓炎。

4. 余毒内蕴证　见于慢性骨髓炎急性发作时，有寒战高热，局部红肿疼痛，脓流不畅，舌质红、苔黄，脉弦数。

【治疗】

1. 内治法

(1)辨证论治

1)热毒内蕴证:宜清热解毒,化瘀行湿。用萆薢化毒汤合黄连解毒汤加减。若症见神昏谵语,邪毒炽盛者,方用白虎地黄汤加金银花、玄参,并冲服紫雪丹。

2)热腐成脓证:宜清热化湿,和营托毒。方用仙方活命饮加减。可酌加重穿山甲、皂角刺用量。

3)正虚毒滞证:益气补血,托里排脓。用托里消毒散加减。气血两虚者,可用八珍汤。

4)余毒内蕴证:宜清解余毒,托毒排脓。用四妙散加减。

(2)成药验方

1)气血不足者,可口服虎挣片 0.3g,每日 2 次,儿童减半。四季青片每次 4 片,每日 3 次。

2)急性骨髓炎时,服用飞龙夺命丸,每次 5 粒,每日 2 次。或服用加味西黄丸,每次 3g,每日 2～3 次。

3)慢性骨髓炎时,可口服人参养荣丸,每次 9g,每日 2 次,用于正虚毒滞时。也可服西黄丸,每次 3g,每日 2 次。

4)体虚恢复后,用小金片,每次 4 片,每日 2 次。同服清热消炎片,每次 8 片,每日 3 次。疮口愈合后,尚需继续服用清热消炎片、抗炎灵片等清热解毒药半年,以防止或减少复发。注意每隔 1 周交替使用一种,以免产生抗药性。

(3)西医治疗

1)全身支持疗法:如高热时应降温、补液、纠正酸中毒;中毒症状严重时可少量多次输新鲜血,大量维生素 C 静脉注射,补充维生素 B_1 保护心脏,并给予高蛋白饮食。

2)抗病原治疗:即应正确应用抗生素,早期联合应用大剂量有效抗生素可能制止病变发展。体温下降后须继续应用抗生素 4 周。如青霉素类、头孢菌素,或用万古霉素、林可霉素、红霉素等。不能等待组织块或血液细菌培养,以及细菌对抗生素敏感试验的结果,以免贻误治疗时间。给药 3 日后若体温不降,症状不减应调整抗生素。若不能控制感染,需配合手术治疗。

2. 外治法

(1)初起皮色不变者,以冲和膏茶酒随证调敷;若皮色转红则用金黄膏、玉露膏厚敷,也可用鲜芙蓉叶、绿葡萄根、石菖蒲、生香附各适量,捣烂外敷。

(2)成脓期:宜早期切开引流,防止脓水浸淫骨骼。并用五五丹药捻换药,太乙膏盖贴,脓尽者用生肌玉红膏换药,每日 1 换。

(3)溃后:依疮口情况及腐肉多少,选用化腐生肌的丹药捻插入疮内,外敷生肌玉红膏;如触及死骨松动者,可用镊子夹出,若朽骨难脱,应手术治疗。

(4)外治验方

1)侧柏叶 60g,黄柏 30g,大黄 6g,薄荷 3g,泽兰 20g。共研细末,调拌蜂蜜或鸡蛋清,外敷贴患处。

2)熟石膏 12g,升丹 3g。共研细末调拌凡士林,外敷贴患处。

3)地龙 30g,穿心莲 12g,穿山甲 12g,乳香 12g,牡蛎 12g。共捣烂或研细末,调拌鸡蛋清或童便,外敷贴患处。

3. 手术疗法

(1)急性骨髓炎炎症不能控制,骨膜下形成脓肿者,行软组织切开,骨钻孔开窗术。

(2)慢性骨髓炎有死骨、死腔,窦道流脓,新骨形成包壳,尚能支撑身体者,可以行手术治疗。常用的手术方式有:单纯病灶清除术;带蒂肌瓣填充术;病骨摘除术;游离皮瓣移植术;截肢术;碟形手术;松质骨髓腔植入术等。

【预防与护理】

1. 饮食 普通饮食,高热时给吃富于营养易消化的半流质,溃后及收口阶段,应加强营养,但不要过于滋腻。

2. 卧床休息,限制活动,患肢用夹板或石膏固定,保持功能位,可减轻局部疼痛,防止畸形和病理性骨折。

3. 疮口周围红肿已消,但脓水时多时少,久不收敛,应注意疮口深处有无死骨残留。切开排脓后患肢要放于易引流的位置。溃口脓水淋漓,日久不已,应注意保护疮口周围皮肤,防止皮炎发生。对于长期卧床者,要防止褥疮发生。

4. 疮口基本愈合,摄片证实骨骼破坏不严重,可去除夹板或石膏托,鼓励患者进行功能锻炼。

环 跳 疽

疽毒发于股部环跳部位(髋关节)称环跳疽,又称股阳疽。相当于西医所称的化脓性关节炎。其特点是:好发于儿童,男多于女,局部漫肿疼痛,影响关节屈伸,臀部外突,溃而难敛,易成残疾,全身症状较重。

有关本病,在古代文献中记载较少,至明代《证治准绳·疡科·股阳疽》才有“发于股阳名曰股阳疽,其状不甚变色,痈肿内薄于骨,不急治,三十日死矣”等记载。清代对于本病的论述逐渐增多。如清代邹岳的《外科真诠》和《医宗金鉴·外科心法要诀》认为:“股阳疽生于股外侧,胯尖之后,其毒内搏于骨节脓深至骨,故漫肿不变色也。”环跳疽生胯骨节间之环跳穴,所以腰难屈伸,漫肿隐痛也。此二证皆由风、湿、寒凝结而成,属足少阳胆经。王洪绪《外科证治全生集》则明确指出,“贴骨疽患在环跳穴,又名缩脚疽。皮色不异,肿鞕作痛者是。”并强调“大忌开刀,开则定成缩脚损疾”,主张以阳和通腠,温阳散寒之阳和剂作为主要治疗方法。清·余听鸿《外科医案汇编》则说:“体虚之人,寒湿所袭,流注骨骱之间,气痹血阻所致,日久不治,寒郁化热为脓。先宜温通气血,无不效验。或夹风夹痰,参入祛风消痰。下焦温则寒凝自散。”并不主张以大剂阳和汤温热助火,或发表攻里,戕贼正气,火针乱刺,否则,至成劳怯者亦多。据上述记载可以认为,本病发于髋关节,初起多为外感风、寒、湿邪所致,其久则郁而化热,酿为脓血,若治疗不当常可落下残疾。

【病因病机】

有关本病的病因,文献所载虽不尽相同,但归纳起来不外乎正气不足、外邪入侵所致。

1. 风寒湿邪凝滞 《医宗金鉴·外科心法要诀》股阳疽、环跳疽节说:“二症皆由风、湿、寒凝结而成,属足少阳胆经。”《外科真诠》也说:“皆由风寒湿凝结而成,风寒之气抟于骨节,故骨痛;湿邪盛则筋漫肿,日久,阴变为阳,寒化为热,甚而肉腐成脓,若治之不差,则筋挛,骨节僵直。”说明风寒湿邪凝滞筋骨,是本病的主要原因。

2. 正气不足,余毒所致 先天不足,后天失调,或病后气血虚弱,精髓空虚,余毒乘虚流注于骨关节间而发病。

3. 直接由关节附近外伤感染毒邪，或附骨疽脓毒流注关节而发生。

西医学认为，本病的常见致病菌为金黄色葡萄球菌，其次为白色葡萄球菌、大肠杆菌、肺炎双球菌等。感染经常为细菌由身体其他部位的化脓性病灶经血循环传播到髋关节腔；或为股骨颈、髂骨骨髓炎直接蔓延至髋关节；或因外伤、细菌由伤口进入关节，而引起化脓性髋关节炎。

当细菌进入关节腔后，早期的变化为滑膜充血、水肿、白细胞浸润，并产生浆液性的渗出液。此时关节软骨未被破坏，若治疗恰当，渗出液可被吸收，关节功能完全恢复。如病变发展渗出液增多，滑膜可因过度充血、水肿而肿胀，并引起肥厚和坏死。渗出液亦逐渐变为混浊、黏稠，其中含有大量脓细胞、细菌和纤维蛋白渗出物，变为脓液。由于纤维蛋白在关节内沉积，粘在关节软骨表面上，妨碍软骨内代谢产物的释出和滑膜液内营养物质进入软骨，因而软骨可遭破坏。此后，如炎症继续发展，还可侵犯软骨下骨质。关节囊和附近软组织可有蜂窝织炎改变。其附近的骨质增生，滑膜、关节软骨的破坏使关节失去润滑的关节面，纤维蛋白在关节内形成纤维性粘连，使关节活动发生障碍，严重者可完全强直。

【辨病】

1. 临床表现　起病前有身体其他部位感染和外伤史。髋关节疼痛，早期皮肤无明显发红，但局部软组织常肿胀，关节处于屈曲、外展、外旋位，并常有沿大腿内侧延向膝部的放射性痛。患肢不能承重，关节活动时有剧痛。伴高热、畏寒、食欲减退等全身症状。查体时髋关节各方面均有压痛，各方向的被动活动均引起剧烈疼痛。由于关节腔被积液膨胀而扩大，加上强烈的肌肉痉挛，常发生病理性脱位和半脱位。

2. 实验室及其他检查

(1)实验室检查：白细胞计数和中性粒细胞增多，红细胞沉降率增快。关节穿刺抽出液可为浆液性、血性、混浊或脓性液体，显微镜下可见大量白细胞、脓细胞和革兰阳性球菌。

(2)X线检查：早期仅表现为关节间隙增宽，以后见有附近骨质疏松，后期当关节软骨被破坏时，见骨面毛糙，关节间隙变窄或消失。如感染侵及软骨下骨质时，可见骨质破坏或增生。病变愈合后关节有纤维性或骨性融合，关节间隙完全消失。

3. 诊断要点

(1)有原发感染病灶及外伤史。

(2)发病急骤，有寒战、高热等全身不适症状。

(3)髋关节疼痛、肿胀、积液，关节处于屈曲、外展、外旋位，活动受限，动则痛剧。

(4)关节穿刺抽出混浊样或脓性渗出液。涂片检查可见大量白细胞、脓细胞和细菌。

(5)白细胞总数及中性粒细胞增多，红细胞沉降率增快，血培养阳性。

(6)X线摄片检查可助诊断。

4. 鉴别诊断

(1)环跳流注：为臀部多发性肌肉深部脓肿，病灶位于肌肉，易脓、易溃、易敛，愈后不损伤筋骨。

(2)髂窝流注：为髂窝深部的脓肿，患者有下肢或肛门、外阴部化脓性感染，一般仅有腹股沟上方疼痛，以后行走困难，髋关节屈曲大腿略向内翻，髋关节不能伸直，伸髋时疼痛加剧。体查时，可在腹股沟部扪及有压痛的肿块。

(3)环跳痰：即髋关节结核。起病缓慢，病程久。初起全身及局部表现均不明显，化脓迟缓，脓液清稀，夹有“败絮”状物，甚则久不收口，形成胯部窦道，缠绵难愈。

(4)历节风:即风湿性关节炎,关节多红、肿、热、痛,呈游走性,不会化脓溃破,常有反复发作史,全身症状较环跳疽轻。

(5)附骨疽:病变多在长骨,压痛点局限在骨的干骺端,关节活动不受影响,愈后大多不造成残废。

【辨证】

1. 阴寒证　见于早期,病胯漫肿,肤色不变或略白,触之微热,屈胯,形寒怕冷,疼痛,舌质淡,苔白,脉沉紧。

2. 热毒内蕴证　高热不退,胯部红肿热痛明显,关节腔积液,积脓,舌质红、苔黄腻,脉滑数。

3. 正虚毒滞证　关节肿胀消退,功能障碍或僵直,或有畸形,舌淡苔薄白,脉弦缓。

【治疗】

1. 内治法

(1)辨证论治

1)阴寒证:治宜温通散寒,和阳解凝。方用阳和汤加减,或服小金丹。

2)热毒内蕴证:治宜清热解毒,消肿止痛。可用萆薢化毒汤合黄连解毒汤加减;若兼湿热壅盛者也可用五神汤加苍术、黄柏治疗;若时而跳痛者,内脓将成,宜服托里消毒散加减;若症见高热不退者,宜大剂清热解毒,投以犀角地黄汤合紫雪丹等。

3)正虚毒滞证:治宜调理气血,舒筋活络。用八珍汤加牛膝、伸筋草、威灵仙等。

(2)成药验方

1)梅花点舌丹,每次3粒,每日1～2次。

2)三黄片,每次6～9g,每日3次。

3)西黄丸,每次3g,每日2次。

4)羊蹄草(鲜品)120～240g,或干品15～30g,水煎服。或取鲜羊蹄草捣烂外敷患处,拔脓作用较好。

5)金银花6～12g或藤30～60g,水煎服。

2. 西药治疗

(1)病因治疗:根据细菌培养或药物敏感试验选择有效抗生素。常用氨苄青霉素每日2～6g,静注或稀释后静滴;红霉素每日1g,静滴;先锋霉素Ⅴ每次1g,每6～12小时给药1次,静注或静滴。

(2)对症治疗:补液,纠正水、电解质紊乱;必要时少量多次输血;高温时物理降温。

3. 外治法　外治法参见“附骨疽”。若晚期关节活动障碍者,用川乌30g,草乌30g,红花10g,伸筋草30g。煎液熏洗,每日1次。

4. 手术疗法

(1)适应证:①关节腔内脓性液体,经治疗,全身及局部情况未见好转者。②晚期关节严重畸形者。

(2)手术方式:①关节切开引流术。②关节成形术。③截骨矫形术。④关节融合术。⑤全关节置换术。

5. 其他治疗

(1)注射疗法:关节穿刺抽液,冲洗后注入有效抗生素,一般1～2天穿刺注药1次,至关节无渗液为止。

(2)理疗:适用于晚期关节疼痛,活动受限者。

(3)按摩:适用于关节功能障碍或僵直。

(4)功能锻炼:急性炎症消退后2～3周,开始患肢肌肉收缩锻炼,若无不良反应,逐渐进行关节功能锻炼。

【预防与护理】

参见"附骨疽"条。

【古籍选粹】

《外科枢要·论附骨疽》 附骨疽有因露卧、风寒深袭于骨者;有因形气损伤不能起发者;有因克伐之剂,亏损元气,不能发出者;有因外敷寒药,血凝结于内者。凡此皆宜灸熨患处,解散毒气,补接阳气,温补脾胃为主。若饮食如常,先用仙方活命饮,解毒散郁,随用六君子汤,补托荣气。若体倦食少但用前汤,培养诸脏,使邪不得胜正。若脓已成,即针之,使毒不得内侵。带生用针亦无妨,如用火针,亦不痛,且使易敛。其隔蒜灸,能解毒行气,葱熨法能助阳气行壅滞,此虽不见于方书,余常用之,大效。

《外科枢要·论多骨疽》 多骨疽者,由疮疡久溃,气血不能营于患处,邪气陷袭,久则烂筋腐骨而脱出,属足三阴亏损之症也。用补中益气汤,以固根本。若阴火发热者,佐以六味丸,壮水之主以镇阳光。阳气虚寒者,佐以八味丸,益火之源,以消阴翳。外以附子饼、葱熨法,祛散寒邪,补接荣气,则骨自脱,疮自敛也。

《外科正宗·附骨疽第二十七》 凡治此症,初起寒热作痛时,便用五积散加牛膝、红花发汗散寒,通行经络,或万灵丹发汗亦可;次以大防风汤行经活血,渗湿补虚。又有生于尻臀部位漫肿作疼者,内托羌活汤;腿内近膝,漫肿木痛者,内托芪柴汤;腿外侧者,内托酒煎汤。初起通用人参败毒散加木瓜、牛膝、苏木、红花,虚者十全大补汤加羌活、防己、牛膝;已成欲作脓者,附子八珍汤;脓成胀痛者,即针之;脓稠而黄体实者,十全大补汤;脓清色白体虚者,保元大成汤;食少体倦者,香砂六君子汤;脾虚寒热者,补中益气汤,以此调理可也。

《外科秘集·贴骨疽治法》 贴骨疽患在环跳穴,又名缩脚疽。皮色不异,肿硬作痛者是。外用白芥子捣粉,白酒酿调涂,或以大戟、甘遂二末,白蜜调敷。内服阳和汤,每日一服,四五服可消。消后或服子龙丸或小金丹,以杜患根。

《外科真诠·股阳疽、环跳疽》 二症皆由风湿寒凝结而成,属少阳胆经。初起宜服黄狗下颏方,更刺委中穴出黑血,其腿即能转动。若漫肿大痛者,俱宜服黄芪内消汤,或大防风汤。若时时跳痛,内脓将溃,宜用托里散服之。溃后脓水清稀者,宜服峻补调理,外用乌云散盖膏。

【现代研究】

1. 发病学研究 无头疽是发于骨骼及关节间的脓疡,相当于西医的化脓性骨髓炎和化脓性关节炎。化脓性骨髓炎的致病菌主要是金黄色葡萄球菌,其次是溶血性链球菌、大肠杆菌、绿脓杆菌、肺炎双球菌。其感染有三条途径:细菌从身体其他部位的化脓性病灶经血流传播至骨髓;由创口感染而引起;由邻近软组织感染直接蔓延到骨骼。急性血源性骨髓炎发病前大都有一个未曾正确处理的化脓性感染病灶,细菌进入血流是造成急性血源性骨髓炎的先决条件。在诱发因素的作用下即可发病。细菌侵入长管骨干骺端,形成感染病灶后,若全身抵抗力弱,细菌毒力强,治疗又不及时,则病灶可继续扩大,侵及更多的骨组织,也可波及整个骨干,一般可分为四个阶段:脓肿形成、包壳形成、骨坏死与死骨形成、修复。急性骨髓炎若未及时正确处理,以致产生死骨、形成窦道和死腔,则为慢性骨髓炎。化脓性关节炎最常见的致病菌是金黄色葡萄球菌，其次为链球菌、脑膜炎双球菌、大肠杆菌、肺炎双球菌等。多由细菌从身体其他部位的化脓性病灶，经血液循环传播至关节腔，关节感染后因关节渗出液的性质不同，可分为浆液性渗出期、浆液纤维蛋白性渗出期和脓性渗出期三个阶段。

2. 临床研究

(1)辨证施治：牛振华等以中医药为主结合外治及必要的手术治疗慢性化脓性骨髓炎。内治分为七型：①毒热炽盛型：治拟清热解毒，方用牛氏骨炎1号，药用金银花30g、云石英25g、紫花地丁25g、连翘15g、野菊花15g、黄连10g、黄柏15g、丹参15g、白芷15g、天花粉10g、乳香5g、没药5g、炙甲珠5g、甘草10g、陈皮10g、当归15g、大贝母10g、牡丹皮5g。②气虚血瘀型：治拟补气活血，祛瘀解毒，方用牛氏骨炎2号，药用当归15g、丹参15g、乳香15g、没药15g、透骨草15g、人参6g、黄芪50g、甘草10g。③阳虚内寒型：治拟温阳散寒，补气消瘀，方用牛氏骨炎3号，药用熟地黄30g、白芥子10g、鹿角胶10g、姜炭3g、麻黄3g、肉桂5g、甘草10g。④脾胃虚弱型：治拟健脾和胃，托里消毒，方用牛氏骨炎4号，药用人参10g、木香10g、砂仁10g、茯苓10g、陈皮10g、山药15g、麦芽15g、山楂15g、炙甘草10g。⑤气血两虚型：治拟补气补血，祛瘀解毒，方用牛氏骨炎5号，药用人参5g、白术10g、茯苓10g、甘草10g、熟地黄15g、白芍10g、当归15g、川芎15g、黄芪25g、肉桂3g、五味子10g。⑥肾阴虚：治拟滋肾益精，方用牛氏骨炎6号，药用熟地黄30g、山萸肉15g、山药15g、牡丹皮10g、茯苓10g、泽泻10g、枸杞子15g、菟丝子15g、鹿角胶15g、龟甲胶15g、川牛膝10g。⑦肾阳虚：治拟温肾助阳，方用牛氏骨炎7号，药用熟地黄30g、山药15g、山萸肉15g、枸杞子15g、菟丝子15g、鹿角胶15g、杜仲15g、当归10g、肉桂7.5g、附子10g、牛膝10g、桂枝10g。结果390例患者，治愈率达90.7%。赵明山等运用枫柳树皮膏外贴，中医辨证分型治疗附骨疽500例。内治分为三型：①湿热内蕴型：治宜清热化湿、扶正托毒，方用清热托毒汤，药用金银花20g、连翘10g、紫花地丁15g、生黄芪15g、蒲公英20g、败酱草10g、当归10g、川断10g、川黄连10g、黄柏6g、甘草6g。②脾肾阳虚型：治宜温补脾肾、托里解毒，方用托里消毒饮加减，药用黄芪15g、党参15g、山药10g、白术10g、白芍10g、金银花20g、茯苓15g、熟地黄24g、白芷6g、皂角刺6g、桔梗6g。③气血两虚型：治宜益气养阴、扶正解毒，佐以健骨，方用八珍汤加减，药用党参10g、黄芪20g、当归10g、白术10g、茯苓15g、金银花20g、川断10g、土鳖虫10g、骨碎补15g、煅自然铜20g、甘草6g。结果治愈368例，好转43例，无效9例。汪芳记在扶正的基础上采用瘀毒并治的原则治疗慢性骨髓炎，取得了满意疗效。常用四法：①清热祛瘀法：用于慢性骨髓炎毒热较盛阶段，主要药物有玄参、金银花、蒲公英、赤芍、紫花地丁、茯苓、薏苡仁、白花蛇舌草、土鳖虫等。②温阳祛瘀法：用于慢性骨髓炎，阳气不足，阴寒凝滞者，常用阳和汤加丹参、附子、补骨脂、甲珠、桃仁等。③宣痹祛瘀法：用于附骨疽日久，缠绵反复发作者，常用药物有防己、黄芪、白术、茯苓、当归、赤白芍、丹参、桃仁、蜈蚣等。④补虚祛瘀法：用于附骨疽日久，精气不足者，常用补中益气汤或六味地黄汤，加白芍、枣皮、丹参、龟甲、狗脊等。

(2)中西医结合治疗：曹湘予等采用中西医结合治疗慢性骨髓炎，治疗方法：①急性发作期：治拟清热化湿、和营托毒，药用当归、赤芍、金银花、蒲公英、板蓝根、象贝母、茯苓、连翘、穿山甲、皂角刺、黄连、黄柏、生山栀等加减。初起外敷止痛消炎膏；成脓后切开引流，用生肌玉红膏外敷。患肢制动，采用皮牵引或石膏外固定。静滴抗生素和维生素。②非急性发作期：以手术清除病灶，切除死骨，切除窦道，敞开死腔，并植骨或填充带蒂肌瓣，使用有效的抗生素静滴。中医治拟调补气血、益气化瘀，药用人参、炙黄芪、当归、白芍、焦白术、茯苓、陈皮、炒枣仁、谷芽、炙甘草。疮口外敷生肌玉红膏。结果27例患者，临床痊愈7例，显效15例，有效5例。程冬云等采用内外合治、中西医结合的方法治疗慢性骨髓炎38例，内服药方为壁虎、黄芪、丹参、紫花地丁各15g、土鳖虫、鹿角胶、川断、牛膝、蜈蚣各50g。四肢倦怠、脉沉细者加肉桂、干姜；局部红肿者加蒲公英。上方共为细末，炼蜜为丸，每次10g，每日3次。外用药方为壁虎40g、蜈蚣100g、冰片2g，先将壁虎、蜈蚣烘干，研细末过筛，高压消毒，加入冰片粉末，储灭菌瓶内备用。引流时，剪适当纱布条放入灭菌生理盐水中浸湿，蘸上药物置入，每日换药1次；全身情况差者，予支持治疗，应用抗生素；常规行病灶清除术，包括摘除死骨，切除坏死瘢痕组织及窦道。结果痊愈26例，有效11例，无效1例。

(3)单方验方：王新卫等运用骨炎托毒丸治疗慢性骨髓炎，骨炎托毒丸主要由生黄芪、党参、熟地黄、当归、川芎、桔梗、金银花、土茯苓、蒲公英、陈皮、白芷、皂角刺等药物组成，制成浓缩水丸，每次6g，每日2次，3个月为1疗程。结果260例患者，治愈132例，显效52例，有效48例，无效28例。王羿等采用骨髓散内服治疗慢性骨髓炎，药用生黄芪30g、乳香12g、没药12g、赤芍15g、金银花10g、紫花地丁10g、连翘10g、黄柏8g、淫羊藿10g、熟地黄12g、甘草6g等，用原药研末，装胶囊，每次9g，每日2次，4个月为1疗程。结果96例患者，治愈46例，显效19例，有效18例，无效13例。张丽华等内服复方蜜桶花根汤加减治疗脓毒蚀骨类附骨疽，药用蜜桶花根、明矾、金银花、连翘、当归、赤芍、生地黄、牛膝、附片、续断等，气血虚者加黄芪、党参、女贞子，皮色紫黯者加红花、丹参、甲珠，肾阳虚者加肉桂、黑附片、山萸肉、枸杞子，热毒型者将蜜桶花根加至60g，配以水牛角、黄连、黄芩、大黄、竹叶，虚热型加黄芪，寒凝型加鹿角胶、熟附片，气血两虚型加党参、黄芪、白术、柴胡、升麻、陈皮、甘草，同时配合局部治疗。结果98例患者，治愈89例，好转7例，无效2例。

(4)外治方剂：杜金焕等治疗手指及足趾骨髓炎100例，外用附骨疽膏剂，药用黄芪、连翘、天花粉、白芷、土茯苓、紫草、樟脑、冰片、血竭、儿茶、松香、煅龙骨、乳香、没药、红花、当归、透骨草、黄蜡等，用时将附骨疽膏剂摊于无菌纱布上，贴敷患处，分泌物多时每3日换1次，分泌物少时每周换1次，同时配合抗炎、手术等治疗。治愈56例，好转32例，有效率88%。赵明山等治疗附骨疽350例，应用枫柳树皮膏外贴，方药组成为鲜枫柳树皮5000g、鲜蒲公英1000g、鲜紫花地丁1000g、炮山甲200g、制乳香50g、制没药50g、甘油250ml，制成膏剂，取膏药摊于生白布上外敷，绷带包扎，隔日换药1次，1个月为1疗程。总有效率为94.86%。

【述评】

无头疽是指初起无脓头、部位较深在的化脓性感染，本文阐述了附骨疽(化脓性骨髓炎)和环跳疽(化脓性髋关节炎)。根据传统，本文所述部分重点在于此类病的急性阶段，而现代人们研究的重点多放在慢性骨髓炎的治疗上。在临床时，本病的防治重点仍在于早期，如果怀疑是骨髓炎，则应及早处理，治疗方法应中西合璧，在使用中药辨证论治的同时，宜尽早使用足够剂量的抗生素，不可等待或依靠细菌培养或X线诊断而贻误病情。在慢性阶段，应发挥中医的长处，内外治法兼用，这方面值得深入研究。

【参考文献】

1. 吴阶平. 黄家驷外科学. 第6版. 北京：人民卫生出版社，2000
2. 牛振华. 中医药为主治疗慢性化脓性骨髓炎. 世界中医骨伤科杂志，2001，3(2)：169-170
3. 赵明山. 枫柳树皮膏与中医药辨证治疗附骨疽. 中医药外治报，2004，13(3)：30
4. 汪芳记. 瘀毒并治附骨疽体会. 中华临床医学杂志，2007，8(5)：87

5. 曹湘予. 中西医结合治疗慢性骨髓炎27例. 河南中医药学刊,1999,14(2):51-52

6. 程冬云. 中西医结合治疗慢性骨髓炎38例疗效观察. 中华医学研究杂志,2007,7(5):449

7. 王新卫. 骨炎托毒丸治疗慢性骨髓炎260例疗效观察. 中医正骨,2005,17(2):28-29

8. 王羿. 骨髓散治疗慢性骨髓炎96例临床疗效观察. 时珍国医国药,2007,18(9):2236-2237

9. 张丽华. 复方蜜桶花根汤治疗脓毒蚀骨类附骨疽98例疗效观察. 中国民族民间医药杂志,1999,(36):21-23

10. 杜金焕. 附骨疽膏剂治疗手指及足趾骨髓炎疗效观察. 时珍国医国药,2007,18(9):2273-2274

11. 赵明山. 枫柳树皮膏治疗附骨疽350例. 中医外治杂志,1999,8(5):40

(刘丽芳)

第七节 流 注

流注是毒邪流窜于肌肉深部的脓肿。本病相当于西医的肌肉深部多发性脓肿。其特征是发无定处,随处可生,或此起彼伏,在身体各部不断形成多发性脓肿,局部漫肿结块,皮色如常,不痛或微痛。流注由于病因不同,症状各异而有不同名称。如发于夏秋之间的名暑湿流注,由于疔疖后而引起的名余毒流注,因产后恶露停滞或跌仆损伤引起的名瘀血流注,如仅发于髂窝部的称髂窝流注。

流注证候的记载,最早见于《诸病源候论·走注候》,其说:"人体虚受邪气,邪气随血而行,或淫奕皮肤,去束击痛,游走无有常所。""流注"作为病名,则始见于《仙传外科集验秘方》:"流注起于伤寒,伤寒表未尽,余毒流于四肢经络,涩于所滞,而后为流注也。"该书对不同的流注还分别予以论述。《外科正宗》谓:"流者行也,及气血之壮,自无停息之机;注者住也,因气血之衰,是有凝滞之患。行者由其自然,住者由于瘀滞。"概括地阐述了流注命名的含义,以及由于气血流行不畅瘀壅而形成流注的病理变化。《疡科心得集》也载有:"夫流注……此属邪实阳证,初起憎寒壮热或微恶寒发热,遍体骨节疼痛,其肿处渐渐加大,其色虽白不可认作阴证虚证。"指出了流注的性质是属实邪阳证。

由于暑湿流注、余毒流注、瘀血流注、髂窝流注的病因不同,证治各异,故分述如下。

暑湿流注

暑湿流注多发于夏秋之交,以7～9月最为多见。其特点为局部患发结肿数处,无固定部位,色白微痛,恶寒发热,以小儿多患。明《外科正宗》谓:"多生于体虚之人,勤劳之辈,不慎调燮,夏积露卧,纵意取凉,热体当风,图身快爽"而导致本证发生。

【病因病机】

由于夏秋间烈日曝晒,暑热下逼,加之暑令多汗,其气必伤,正气不固,则暑邪乘虚侵袭,入于分肉,致使邪气壅滞,气血壅结,营气不从,则发为肿痛;或风邪外客,露卧乘凉,风邪乘虚外袭,暑热为寒凉遏伏,营络失和,阻于气分,结于肌肉,致使经络阻隔,气血凝滞而遍发漫肿;或坐卧湿地,外湿自表入侵,湿为黏腻恶浊之邪,与暑湿相结,留着于经脉肌肉之间,致气滞血凝而遍发本病;暑湿交蒸,邪气郁滞于营卫肌肉之间,气机失常,致气血凝滞也发本病。清《疡科心得集》说:"若因风寒客热,暑热交蒸,内不得入于脏腑,外不能越于皮毛,行于营卫之间,阻于肌肉之间而发。"说明本病病变在肌肉。

【辨病】

1. 临床表现

(1)初期:在四肢近端或躯干部,如两臂、两腿、腰胯之间都可发生。有一处或数处肌肉疼痛,漫肿色白微热。约2～3天后,肿胀焮热,疼痛明显,可触及肿块。伴恶寒发热,头身酸痛,食欲减退,胸闷欲呕。

(2)成脓期:肿块增大,疼痛加剧,肿块中央皮肤微红而热,按之中软而应指。伴壮热不退,时时汗出,口渴欲饮,小便黄。此时脓液已成熟。

(3)溃后:自行溃破或切开后流出黄稠脓液,脓出后肿消痛止,身热渐退。约2周左右,脓尽收口而愈。

若溃后脓出,但身热不退,应仔细检查身体其他部位,是否有新发之脓肿。

2. 诊断要点

(1)多见于夏秋季节。

(2)多发于四肢近端或躯干部。

(3)初起患处漫肿,肌肉酸痛,皮色如常;成脓时疼痛增剧,皮色焮红;2周左右成脓。随之溃脓而愈。

(4)有明显的恶寒、发热、口渴等全身症状。

【辨证】

本病依局部症状可分初起、成脓、溃后三个阶段。结合全身症状可分为暑湿交蒸、暑热偏盛、气阴两虚三种证型。

1. 暑湿交蒸证　多为发病初期,患处漫肿,肌肉疼痛,皮色不变,伴恶寒发热、胸闷欲呕、精神衰疲,舌质正常、苔黄腻,脉濡数。

2. 暑湿偏盛证　多为化脓阶段,肿块增大,疼痛加剧,皮色焮红、灼热,按之中软应指,见壮热不退,时时汗出,口渴欲饮,小便短赤,大便秘结,舌质红、苔黄,脉洪数。

3. 气阴两虚证　为暑湿流注之后期,暑热已去而阴津被伤,余毒未尽,新肿又起,见肿势不消,或身热又起,口渴,尿黄,苔薄而干,脉濡数。

【治疗】

1. 内治法

(1)辨证论治

1)暑湿交蒸证(初期):治宜清暑化湿。选用清暑汤加栀子、金银花、连翘清热解毒,青陈皮、赤芍理气活血。

2)暑湿偏盛证(成脓期):治以清热解毒。选用黄连解毒汤加鲜佩兰、黑山栀、青蒿清暑解毒。

3)气阴两虚证(溃后):宜益气养阴,清解余毒。若肿势不消,脓水淋漓,宜选用四妙汤;若见气阴两虚症状,则用八珍汤加石斛以养阴,加金银花以解余毒。

(2)成药验方

1)清解片,每日5片,每日2次。

2)蟾酥丸,每次10粒,每日3次。

2. 外治法

(1)初起:金黄散或玉露散,用温开水调成糊状,敷于患处;肿而有块者,用太乙膏掺红灵丹贴之。

(2)成脓期:宜切开排脓。

(3)溃后:先用八二丹药线引流,脓尽改用生肌散,均以红油膏盖贴。

【预防与护理】

1. 平时少食辛辣煎炒食物,以免助火生热。

2. 夏秋炎热之季,避免烈日直接曝晒,也不要露卧乘凉。

3. 宜卧床休息,多饮开水,或以西瓜汁代茶。

余毒流注

余毒流注是因余毒不尽,毒邪走散所致的多发性深部脓肿。本病可发生于任何季节,无固定部位,以四肢、胸、背、腰、臀等处较多见。明《外科启玄》:“疮发于背,流窜手足臀臂。”说明余毒流注是毒邪走散而形成。本病相当于西医学所称的多发性转移性脓肿。

【病因病机】

余毒流注多因病后余邪不散或毒邪走散,流于经络,阻于肌腠而成。其发病总因伤寒表解不尽,疔疖毒邪走散而致。伤寒等病发表不尽,余邪袭于经络;或因大病之后,正气已虚,腠理不密,复感风寒,失于表解,邪不能外达注于经络肌腠之间而成;或因生疔疖之后,毒泄不尽;或强行挤压,过早切开,余毒流于经络,稽留于肌肉之中,致气血不行而发。明《证治准绳·疡医》云:“流注起于伤寒,伤寒表未尽,余毒流于四肢……疔疮有毒走窜他处,经络涩于所滞而后为流注也。”说明本病的发生,均由余毒引起。

【辨病】

1. 临床表现

(1)初起:常数处同时出现色白漫肿或坚硬肿块,按之疼痛,伴形寒身热或高热,口渴胸闷,食欲不振。

(2)中期:肿块焮红,疼痛加剧,肿胀局限,按之微有波动感,兼见高热,汗出,口渴多饮。

(3)溃脓:溃后或切开后流出黄稠或稀白脓液,肿渐退,寒热消失,渐收口而愈。

若溃脓后,仍见烦躁,壮热,神昏谵语,胸胁疼痛,咳喘痰血,则为邪毒内攻心肺之证。

2. 诊断要点

(1)有疔、疖或局部损伤史。

(2)患处有结块,疼痛明显;成脓时,皮色焮红,肿块有明显波动感;溃脓后脓出黄稠,肿消痛减。

(3)有发热、恶寒、口渴欲饮等全身症状。

【辨证】

本病依局部症状可分初起、成脓、溃后三个阶段。结合全身症状可分为毒邪炽盛、热毒攻心、气血不足三种证型。

1. 毒邪炽盛证　多为发病初期,数处结块,坚硬,按之疼痛,身热或高热不解,口渴神烦,舌红、苔黄腻,脉洪数。

2. 火毒攻心证　多为化脓阶段,肿块高突,灼热剧痛,按之复指,或脓成溃破,流脓不畅,并见高热心烦、神昏谵语,舌质红或绛,脉细数或洪数。

3. 气血不足证　此属溃后阶段,病久新愈,热毒之邪已去而气血耗伤,见神疲乏力,食欲欠佳,舌质正常、苔薄黄,脉细弱。

【治疗】

本病初起，治疗重在祛邪；火毒内传者，解毒以清源；后期则宜健脾益气，清解余毒。

1. 内治法

(1)辨证论治

1)初期：治宜清热泻火，凉血解毒。选用黄连解毒汤合五神汤加减。

2)成脓期：治宜清热解毒。选用黄连解毒汤合五味消毒饮。

加减：若热入营血，高热，神昏谵语，宜用黄连解毒汤合犀角地黄汤；若脓出不畅，疼痛日增，用黄连解毒汤合透脓散。

3)溃后：宜补养气血。选用人参养荣汤或八珍汤。若夹余毒者，宜益气养血，清解余毒，方用四妙散。

(2)成药验方

1)牛黄解毒丸，每次 2 片，每日 2 次。

2)六神丸，每次 10 粒，每日 3 次。

2. 外治法

(1)初起：金黄膏或冲和膏外敷。由病后余邪所致的，可用消散膏掺消核散敷贴患处。

(2)成脓期：及时切开排脓。自行溃破者用五五丹、三味散等提脓祛腐。脓腔深者，以药线引流，外盖太乙膏。

(3)溃后：流脓渐少，用生肌散收口，外敷生肌玉红膏。

【预防与护理】

1. 积极治疗疔、疖、痈等原发病。

2. 绝对卧床休息，多饮开水或以西瓜汁代茶，勿强力走动。

3. 忌鱼腥及辛辣刺激性食物。

瘀血流注

瘀血流注是因瘀血阻滞所致的肌肉深部脓肿。可发生于任何季节，无固定发病部位。本病初起局部肿硬结块，疼痛较剧，大多有跌仆损伤史，也可发生于产后的经产妇。明《外科理例》云："闪挫及产后瘀血而发，宜散之，大要以固元气为主，佐以见证之药。"指出了本病的病因及扶正散瘀，标本兼顾的治疗原则。

【病因病机】

瘀血流注的病因，一为跌仆损伤而起，一为产后败瘀所致。由于劳动时不慎，皮肤碰伤，湿热毒邪入于筋脉，窜流阻滞，结而为肿；或跌仆损伤，瘀血停留，流注于肌肉之间，结聚壅滞而成。亦因产后血脉空虚，恶露不得畅行，败血乘虚下注入络，阻于经脉，气血瘀凝，流注于经络而发本病。明《外科正宗》说："跌打损伤，瘀血瘀滞；或产后恶露未尽，流宿经络……皆成斯疾。"说明本病是由跌仆损伤，产后败瘀，血凝不散，流于肌肉而成。

【辨病】

1. 临床表现

(1)初起局部结肿疼痛，按之微热，皮色不变或微红或现有紫色，全身症状轻微。

如为筋脉损伤而发，则多发于四肢内侧，下肢多于上肢，肿块蔓延或自胫至股，或自股至胫，或自前臂至上臂，有的一处未愈，他处又起，皮色黯红。若为产后瘀阻而发，多发于小腹及大腿等处，隐隐作痛。

(2)成脓期:10 天左右即可成脓,肿块焮红灼热,按之波动,见恶寒发热,头痛纳呆。

(3)溃后:溃后排出夹有瘀血块的黯红色或黄色黏脓,如流脓通畅,则收口尚易,部分因败瘀所致,则有窜发现象。

2. 诊断要点

(1)有跌仆损伤或产褥史。

(2)随处可生,好发于四肢或躯干部的肌肉深部,多为单发,局部肿胀明显,皮色紫红,疼痛明显。

(3)初起即有恶寒发热,身体疼痛,肢体倦怠,食欲不振等全身症状。

3. 鉴别诊断

孢子丝菌病:主要与劳伤筋脉的流注鉴别。该病亦发生在四肢,但在皮肤及皮下组织有孤立不痛的硬结或溃疡,附近淋巴结不肿大,脓液培养可查到孢子丝菌。

【辨证】

1. 跌仆成瘀证　局部结块疼痛,皮色微红,或现青紫,全身症状轻微。若肿痛渐增,发热持续不解,肿块按之波动,即为成脓。舌质淡红,苔黄,脉弦数。

2. 产后败瘀证　局部色漫肿,隐隐作痛或觉深部作痛,发热恶寒,食欲减退,继则局部形成肿块,舌边有瘀点,或色紫,脉濡数。

【治疗】

1. 内治法

(1)辨证论治

1)初期:因跌仆损伤所致者,治宜活血祛瘀,选用活血散瘀汤加减;产后败瘀而气血两虚的,治宜养血活血、理气通经,选用通经导滞汤加益母草。有表证者,加荆芥、防风。

2)成脓期:治宜和营托毒。选用透脓散加当归、白芍、甘草。

3)溃后期:治宜补益气血,选用八珍汤或十全大补汤加减。若气虚瘀凝不尽,宜于补益之中加香附、木香以行气。

(2)成药验方

1)丹七片,每次 3 片,每日 2 次。

2)牛黄解毒丸,每次 2 片,每日 2 次。

2. 外治法

(1)初起:以消散为主。用冲和膏外敷;或用消散膏掺丁桂散敷贴局部。

(2)成脓期:切开排脓,用二宝丹药线引流,外盖太乙膏。

(3)溃后:一般用生肌散换药至愈,也可用生肌玉红膏换药以生肌收口。

【预防与护理】

1. 卧床休息。

2. 勿食辛辣刺激食物及鱼、虾、牛肉等发物。

髂窝流注

髂窝流注是生于髂窝部的深部脓肿。本病多单发,不似其他流注能引起多发现象。该病以夏秋季节较为多见,儿童易患。本病发生时患肢胯部突然拘紧不适,髂关节处屈曲位而不能伸直,故又称为“缩脚流注”。清《疡科心得集・辨流注腿痈阴阳虚实异证同治论》载:“其发为腿痈也,则漫肿无头,皮色不变,乍寒乍热,时痛时酸,筋屈不伸。”描述了本病的特征。

【病因病机】

暑湿外受，或余毒走散，化火生毒，注于经络关节之间，则气血凝滞，凝结于髂窝部位，结肿而发。

总之，本病之因多因外感湿热，邪毒蕴结，阻于经络关节之间，气血凝滞而成。

【辨病】

1. 临床表现

(1)初起患侧大腿突然拘挛不适，步履呈跛行，2～3日后大腿即向上收缩，不能伸直，妨碍行走，但膝关节仍能伸屈。若将患肢拉直则可引起剧烈疼痛，此时可使腹部向前突起，脊柱似弓状。伴恶寒发热，头痛，无汗或微汗。

(2)成脓：约1个月左右。皮色不变，但肿块按之中软，为已成脓。伴高热不退，形容消瘦，饮食大减。

(3)溃后：溃破后流出黄稠脓液，诸症逐渐减轻，肿块逐渐消退，一般约20天收口。愈后患侧大腿仍然屈曲，不能伸直活动，往往需要1～2个月，才能恢复正常。

2. 诊断要点

(1)发病前常有会阴、肛门、外阴、下肢破损，或有疖、痈，或外受暑湿史。

(2)多发于一侧髂窝部，发病后患肢即屈缩不伸，触及肿块，压痛明显。

(3)初起即有恶寒发热、身疼肢倦等全身症状，成脓时有高热、汗出等表现。

3. 鉴别诊断

(1)环跳疽：疼痛在髂关节部，可致臀部外突，大腿略向外旋，患肢不能伸直和弯曲。中期皮肤红肿较为明显，患侧漫肿上延腰胯，下及大腿，必要时可行骨关节穿刺以作鉴别。

(2)肠痈：需与右侧髂窝脓肿相鉴别。肠痈初期，一般先有消化道症状，仅有发热而无寒战，触痛和肿块多位于右下腹深部，较髂窝流注略高，且偏向内侧，腰大肌试验呈阴性，一般无髂关节屈曲状态。

【辨证】

1. 湿热蕴结证　患侧大腿拘挛不适，步履微现跛行，渐则痛势增加，大腿向腹部挛缩，不能伸直。可在髂窝部摸到长圆形肿块，按之疼痛明显，恶寒发热，全身不适，舌苔白腻或黄腻，脉数。

2. 热毒炽盛证　肿块中央已软，肿痛较甚，大腿挛缩加剧，壮热日久不退，形容消瘦，口渴多饮，小便短赤，大便秘结，舌红苔黄腻，脉滑数。

【治疗】

1. 内治法

辨证论治

(1)初期：治宜清热解毒，理气通络。选用舒筋活血汤酌加牛膝、薏苡仁。

(2)成脓期：治宜清热解毒，和营托毒。选用黄连解毒汤合透脓散加减。

(3)溃后：气血两虚者，宜补益气血，选用八珍汤；如气血虚弱，余毒留恋，宜补益气血、清解余毒，选用四妙散。

2. 外治法

(1)初起：金黄散或玉露散，用温开水调成糊状，敷于患处；或千捶膏外贴。

(2)成脓：切开排脓，用五五丹或三味散药捻提脓祛腐。

(3)溃后：脓水渐少，用九一丹或生肌散收口，外敷生肌玉红膏。

【预防与护理】

1. 绝对卧床休息。

2. 愈后功能障碍者，应进行适当的下肢屈伸功能锻炼，每日2～3次。

3. 多饮开水、凉茶。

【古籍选粹】

《仙传外科验秘方》 流注起于伤寒，伤寒表未尽，余毒流于四肢经络，涩于所滞，而后为流注也。

《外科正宗·流注论》 夫流注者……既成之后，当分表里、寒热、虚实、邪正，新久而治之。初因风寒相中，表症发散未尽者，人参败毒散散之；房欲之后，体虚寒气外侵者五积散加附子温之；劳伤郁怒，思虑伤脾而成者，归脾汤加香附、青皮散之；跌扑伤损，瘀血凝滞而成者，复元活血汤逐之；产后恶露未尽，流注经络而成，木香流气饮等之。此症初起将成之法，一服至三四服皆可。外俱用琥珀膏敷贴，其中亦可消者，十中五六。如服前药不得内消者，法当大养气血，培助脾胃，温暖经络，通行关节，木香流气饮、十全大补汤俱加熟附子、香附培助根本。此则未成者自消，已成者自溃，已溃者自敛，而终无残败破漏不敛之症。且如有脓，宜急开之。患者又当慎起居，戒七情，远寒就温，俱可保全。若误用寒凉克伐、内消等药，终至不救者多矣。

《疡科心得集·辨流注腿痛阴阳虚实异证同治论》 夫流注腿痛，证虽殊而治则一，要在辨其阴阳，明其虚实而已……初起憎寒壮热，或微恶寒发热，遍身骨节疼痛，其肿处渐渐加大，斯时宜以发汗透解，或亦可以消散或身热无汗，即能成脓。其色虽白，不可认作阴证虚证。或亦有根盘白而顶微红者，此必脓已成，即欲开之，以泄其邪；邪泄后方得热退身凉，而元气自然来复，脾胃亦醒，饮食有加数日间气血充盈，即能收口矣。

【现代研究】

1. 发病学研究 流注一病是发于肌肉深部的多发性转移性脓肿，常继发于各种急性化脓性炎症，亦可由局部损伤后(如血肿、异物留存处)感染而引起。致病菌多为金黄色葡萄球菌、链球菌、大肠杆菌和肺炎球菌。当原发性感染病灶，如疖、痈、急性化脓性乳腺炎等处理不当，或未能及时控制感染发展时，病灶内的细菌栓子进入血液循环，在多处肌肉或脏器形成转移性脓肿。

2. 临床研究

(1)辨证施治：顾伯华辨证，首重辨分阴阳，并根据流注的不同症情，分为暑湿流注、湿痰流注、余毒流注、瘀血流注、髂窝流注五种，在论治中抓住湿、热、瘀、毒四字为要诀，论治法则归纳为清暑化湿、清热解毒、和营活血、凉血通络。流注初起寒热交作，焮热疼痛，侧重清暑，佐以和营；后期身热虽退，肿块未消，又当侧重和营活血，佐以清热通络。黄寿轩注重审因辨治，认为临证之时要抓住三个关键，即辨风寒湿痰、辨脓肿疼痛、辨虚实顺逆，治疗之时依脓肿期、化脓期、愈合期、牵延期分治。凌云鹏将此病分为虚实两种，注重首辨虚实。

(2)单方验方：祝君逵等用红藤煎治疗流注9例，基本方：红藤、乳香、没药、金银花、连翘、紫花地丁、赤芍，均获痊愈。马绍尧用新消片治疗流注40例，基本方：雄黄、乳香、没药、公丁香，研粉，轧片，每片含生药0.3g，每次服5片，1日2次。袁群生用托里消毒散加减(太子参40g，金银花30g，白术30g，茯苓20g，白芷20g，桔梗20g，皂角刺20g，当归30g，熟地黄30g，白芍30g)治疗本病40例，疗效显著。

【述评】

流注为中医病名，西医学称之为多发性转移性肌肉深部脓肿或脓血症。中医根据其发病原因或发病的特殊部位将流注分为暑湿流注、余毒流注、瘀血流注、髂窝流注等，其病机较为复杂，治疗较为困难。中医诊治多分期辨治，并结合其发病的具体原因，如暑湿、余毒、瘀血而论，治则上贯穿消、托、补三法，多内治、外治相互结合。西医学研究多从细菌感染入手，治疗强调抗菌消炎。临床上常将中西医的方法相互结合，疗效大大提高。

【参考文献】

1. 马绍尧. 顾伯华老中医治疗流注经验(附 40 例分析). 广西中医药，1981，(5)：1
2. 黄寿轩. 流注辨治. 江西医药杂志，1965，(6)：857
3. 凌方鹏. "流注"证治概述. 江西中医药，1959，(10)：44
4. 祝君逵. 消托补三法治疗髂窝脓肿. 浙江中医杂志，1986，(2)：68
5. 马绍尧. 顾伯华老中医治疗流注经验介绍. 上海中医药杂志，1989，(1)：10
6. 袁群生. 中西医结合治疗骨脓肿 40 例. 江西中医学院学报，2000，(4)：38

(王　军)

第八节　丹　　毒

丹毒是一种皮肤突然发红，色如涂丹脂染，迅速蔓延的急性炎症。其特点是患处焮赤灼热迅速向外扩大。本病任何年龄、季节均可发病，因发生于不同部位，故有不同名称。发生于头面者称为抱头火丹，发于躯干者称为内发丹毒，发于腿者称腿游风、流火，新生儿丹毒称赤游丹。

丹毒的记载首见于《内经》，称之为丹熛，《素问・至真要大论》："运气丹熛皆属火，少阳司天，客胜则丹疹外发，及为丹熛是也。"《疡医大全・赤游丹门主论》："夫一切丹毒者，为人身体突然变赤如丹之状，故谓之丹毒也。或发手足，或发腹上，如手大，皆风热恶毒所为。"概括了丹毒的症状，并认识到本病是由于毒热之邪感染所致。清《医宗金鉴・外科心法要诀》："诸丹本于火邪，其势暴速，自胸腹走于四肢者顺，从四肢攻于胸腹者逆。"指出了丹毒内攻的特征。

丹毒的病因以火毒为主，但抱头火丹、流火的证治不尽全同，故分别叙述，并附类丹毒予以介绍。

抱头火丹

抱头火丹是发于头面部的丹毒，又称颜面丹毒，小儿、老年人易患。清《疡科心得集・卷上》："时毒，其候发于鼻面、耳项、咽喉，赤肿无头，或结核有根。初起状如伤寒，令人憎寒发热，头痛，肢体甚痛，恍惚不宁，咽喉闭塞，五七日乃能杀人，若至十日之外，则不治自愈矣。"具体描述了本病的病因、症状及预后。此外，还指出了互相传染、流行的特点。

【病因病机】

由于素体血分有热，外感天行邪热疫毒之气或风热之邪，化火化毒，风火相煽，风助火势，袭于肌肤而发。如《圣济总录》："热毒之气，暴发于皮肤间，不得外泄，则蓄热为丹毒。"同时，也可因挖鼻、挖耳、头部创伤，毒邪乘隙而入所致。

【辨病】

1. 临床表现　初起即有突然恶寒、发热、头痛、胃纳不香等全身症状。局部先起小片红斑，很快蔓延，大片鲜红，稍高出皮肤表面，境界清楚，摸之灼手，肿胀触痛，有的可出现水疱，头大如斗，两目合缝。

若高热不退，恶心呕吐，咽喉闭塞，汤水难入，则为危候。

2. 诊断要点

(1)好发于颜面部。

(2)发病前，往往有皮肤鼻黏膜破损、抓头挖耳、挖鼻等损伤史。

(3)初起患部皮肤红肿，或有水疱，边缘稍凸起，与正常皮肤分界明显，自觉灼热，红肿扩展较快，一般不化脓。

(4)有明显的恶寒、发热、头痛、呕恶不适等全身症状。

3. 鉴别诊断

(1)面游风毒：病发突然，可见焮红灼热红斑，两目合缝，但红肿界线不明显，发病前一般无恶寒发热，问诊有服药或进食物史。

(2)漆疮：有接触油漆史，红肿界线不明显，灼热渗出，但不疼痛。

【辨证】

1. 风热化火证　鼻额部红肿，延及颜面，焮赤肿痛。延及头部，则肿大如斗，口唇外翻，伴壮热气急，口干唇燥，咽喉不利，不能进食，舌红，苔黄燥，脉洪数。

2. 毒邪内攻证　红肿迅速蔓延，两目肿甚，不能睁开，兼见壮热不退，神昏谵语，烦躁不安，恶心呕吐，头身疼痛，小便黄赤，大便秘结，舌红绛，苔黄燥，脉洪数。

【治疗】

1. 内治法

(1)辨证论治

1)风热化火证：治宜散风清火解毒。方选普济消毒饮加减。大便干结者，加生大黄、延胡索粉；咽喉痛，加玄参、生地黄。

2)毒邪内攻证：宜凉血解毒。方选清瘟败毒饮加减。神志昏迷者，加服安宫牛黄丸(1粒化服)；口舌干燥，烦渴者，加玄参、麦冬、石斛。

(2)成药验方

1)成药：紫金锭胶囊2～3粒，1日2～3次。

2)验方：生地黄20g，板蓝根30g，黄柏12g。煎水，内服，1日2～3次。

2. 西药治疗

(1)青霉素80万单位，肌注，1日2次。

(2)红霉素或四环素也可酌情使用。

3. 外治法

(1)初起红肿甚者，用玉露散，鲜银花露调敷。

(2)草药外敷：仙人掌、鲜马齿苋捣烂涂敷患处。

【预防与护理】

1. 勿用手挖鼻、挖耳，以免黏膜破损。

2. 患者应卧床休息，多饮开水。

流　　火

流火指发于下肢的丹毒，是丹毒病中较多见的一种类型。本病多发于农民、体力劳动者及素有脚湿气之人，好发于青壮年，春、夏季节多发。其特点是小腿突然红肿，恶寒发热。清《外科真诠》曰："腿游风，生于两腿里外忽然赤肿，状如堆云，焮热疼痛，由营卫风热相搏结滞而成。宜先砭去恶血。"概括了本病的病因、特点和治疗方法。

【病因病机】

初起多为湿热火炽，由于湿热下注，化火化毒；或素有脚湿气，或有外伤，染毒而成。后期为湿热久恋，经络阻滞，气血运行不畅。

【辨病】

1. 临床表现　初起有恶寒发热，头身疼痛，胃纳不香，便秘尿赤等全身症状。发于小腿，局部皮肤先见小片红斑，红斑很快蔓延成大片，色鲜红，稍高出皮肤，境界清楚，压之红色减退，放手后又显红色，摸之灼手，肿胀触痛，行动不便，后期易于复发。由于反复发作，脚肿始终不退，皮肤纹理变粗变硬，患腿逐渐肿大，可形成象皮腿。

2. 诊断要点

(1)多见于夏秋季节，好发于小腿。

(2)发病前常有恶寒发热，头身疼痛，呕恶不适等全身症状。

(3)初起患部有红斑，边缘稍凸起，与正常皮肤分界清楚，自觉灼热，触之稍硬，红肿蔓延，中央红色逐渐消退，一般不化脓。

(4)易复发，反复发作，可形成象皮腿。

3. 鉴别诊断

(1)烂疔：发病时壮热恶寒，患处皮肤呈黯红色，1～2 日后迅速形成大水疱及大片溃烂坏死，疮面略带凹形，气味臭秽难闻，流出污脓，带有气泡。

(2)蜂窝织炎：皮色紫红，中央隆起，红肿显著而边缘炎症较轻，境界不清，稍发硬而坚实，可有深部化脓。

【辨证】

1. 湿热化火证　发于下肢胫足，患肢潮红焮热，痛如火燎，表面光亮，伴恶寒发热、身倦乏力、纳呆，舌质红，苔黄腻，脉弦数。

2. 丹毒内陷证　皮损漫肿黯红或紫瘀，全身高热，口渴，烦躁，甚或斑疹隐隐，吐血衄血，舌质红绛，苔黄，脉数。

【治疗】

1. 内治法

(1)辨证论治

1)湿热化火证：治宜利湿清热解毒。方选五神汤合萆薢渗湿汤加减。大便秘结，加大青叶；胀痛，肿久不消，加桃仁、红花、牛膝。

2)丹毒内陷证：治宜清热凉血解毒。方选清营汤合黄连解毒汤加减。若神志昏迷，吞服安宫牛黄丸(1 粒化服)或紫雪散 3g(分 2 次吞)。

(2)成药验方

1)玉枢丹，每次 1g，每日 3 次；或六神丸，每次 10 粒，每日 3 次。

2)防己、苍术、泽泻各 60g，升麻 30g。研末，水泛为丸。每日 18g，分 2 次服。

2. 外治法

(1)砭镰法：患肢消毒后，用三棱针轻浅砭皮肤放血，以泄热毒。

(2)熏洗法：反复发作，已形成象皮腿者，用鲜乌桕叶、鲜樟叶、鲜松针各 60g，生姜 30g，切碎，水煎，熏洗患处，每日3次。

(3)敷药法：用金黄散或玉露散调敷。

【预防与护理】

1. 有足癣者，应积极治疗以免复发。

2. 抬高患肢30°～40°。

3. 已成象皮腿者，可用绷带缠缚，松紧适当，也可用弹力绷带缠缚。

附：类丹毒

本病多发于手指或手部，与职业有关，常发生于宰猪业、渔业工人以及菜场的鱼、肉售货员或家庭妇女。以初起患部呈紫红斑片，向四周缓慢扩散，中心渐退为其特征。

【病因病机】

由于猪骨、鱼刺等刺伤皮肤或接触猪肉、鱼肉感染毒邪所致。

【辨病】

1. 分型　本病在发展过程中，可分3型。

(1)局限型：多局限于单个手指受伤后1～3日，局部先起一个红点，疼痛、肿胀，逐渐扩大成暗红紫色斑片，边缘高起，重者表面亦可发生水疱或大疱，灼热瘙痒。若手指被累，指关节疼痛，活动困难，但不化脓、破溃，约经3～4周即可自愈。

(2)弥漫型：在全身可见大小不等、形色各异的紫红色斑片，伴有微热及关节酸楚不适。愈后可在原处或附近复发。

(3)败血症型：病情严重，全身起泛发性紫红斑片。关节酸楚疼痛，伴有壮热、神昏谵语、烦躁不安。

2. 诊断要点

(1)有猪骨或鱼刺划伤皮肤史。

(2)初起时手指或手部发现红点，逐渐扩大成一片紫红，境界清楚，灼热痒痛相兼。

(3)伴有恶寒发热，烦躁口渴等全身症状。

3. 鉴别诊断

(1)蛇头疔：指头肿痛剧烈，色赤焮热，约7天左右成脓，脓出即愈。

(2)丹毒：发病突然，皮肤损害进展迅速，颜色鲜红，伴发热恶寒等全身症状。

【辨证】

1. 热毒蕴结证　局部有红色斑点，逐渐扩大成暗红紫色斑片，灼热瘙痒，伴口苦、烦热不适、小便黄赤、大便秘结，舌红苔黄，脉弦数。

2. 热毒内陷证　皮疹漫肿暗红，或紫瘀疼痛，伴全身高热、口渴、烦躁不安，甚或斑疹隐隐，吐血、衄血，舌质红绛，少苔，脉数。

【治疗】

1. 内治法

(1)热毒蕴结证：治宜清热解毒。方选五味消毒饮加牡丹皮、赤芍。

(2)热毒内陷证：治宜清热凉血解毒。方选犀角地黄汤合黄连解毒汤。高热神昏者，并服紫雪丹或安宫牛黄丸。

2. 西药治疗　选用青霉素、四环素及磺胺药等，均有一定疗效。

3. 外治法　外敷玉露膏或金黄膏。

【预防与护理】

1. 对肉类、鱼虾蟹加工者及营业员、家庭妇女加强卫生宣教工作，以及加强对肉类的管理及检疫工作。

2. 患肢宜用三角巾悬吊，局部忌用水洗。

【古籍选粹】

《诸病源候论·丹候》 丹者，人身体忽然焮赤，如丹涂之状，故谓之丹。或发于手足，或发于腹上，如手掌大，皆风热恶毒。

《外科正宗·火丹》 火丹者，心火妄动，三焦风热乘之，故发于肌肤之表，有干湿不同，红白之异，干者色红，形如云片，上起风寒，作痒发热，此属心脾二经之火，治以凉心泻肝，化斑解毒汤是也。

《外科正宗·小儿赤游丹》 赤游丹，受毒于来生前，发病于有生后。盖身在胞胎，皆赖父精母血借以生养，父母不能节其欲，多致淫火猖炽，胎必侵受；又不能戒诸厚味，以及炭火炽熏，重衾叠褥，往往受热，子无弗有及致生后，热汤洗浴，烘熏衣物，触动内毒，而欲发之时，先发身热，啼叫、惊搐，次生红肿光亮、发热，瞬息游走，发无定处。先从头额起者，名无奇丹，以升麻葛根汤母子同服。余皆起于腹背，流入四肢者轻，起于四肢、流入胸腹者重，有此总皆先砭恶血为要。砭血之后，先用精猪肉缝片贴之一时许，换如意金黄散，用水芭蕉根捣汁调敷，甚者日换二次。内以大连翘饮、消毒犀角饮、五福化毒丹。毒气入里，腹胀坚硬不乳者，紫雪散下之。三日后身渐彻凉，砭血之处肉便软活，声清腹软，乳哺如常者顺，反此为逆。

《外科证治全生·流火治法》 患生小腿红肿热痛，不溃不烂，世之医家，惟以刀镰血出，或以鳝鱼血涂，总无痊愈之日。时常发作复镰复涂而已。须以矿灰化于缸水内，次日水面上定结一层如薄冰者，取起以桐油对调腻厚，每日拂上二三次，三四日痊愈。后不复发，医时忌食猪肉。

《医宗金鉴·外科心法要诀》 诸丹总属心火，三焦风邪而成。如色赤亦干，发热作痒，形如云片者，即名赤游丹，属血分有火而受风也。

《外科真诠》 腿游风，生于两腿里外，忽然赤肿，焮热疼痛，由营卫风热相搏结滞而成，宜先砭去恶血，用牛肉片贴之，或调黄柏冰片末刷，先内服红花去瘀汤，次服当归拈痛汤。

【现代研究】

1. 发病学研究 丹毒是由 A 组 B 型溶血性链球菌引起的急性化脓感染性真皮炎症，其病因是致病菌通过皮肤、黏膜的细胞破伤处侵入皮肤引起真皮组织炎症。近来文献报道，除 A 组 B 型溶血性链球菌外，还有葡萄球菌、化脓性细菌、绿脓杆菌或变形杆菌、大肠杆菌等其他致病菌所致丹毒。

纵观现代医家论述，均认为发于下肢的丹毒，多为足癣或下肢外伤所诱发，尤其是足癣更为最常见的诱因。郑彬彬统计 104 例下肢丹毒，除 7 例原因不明外，由足癣引发的 53 例，外伤引发的 44 例，占绝大多数。邹桃生以四妙丸治疗丹毒 178 例，分析发病原因，足癣 110 例、外伤 38 例、毒虫咬伤 12 例，均足以说明这一结论。

此外，鼻部、外耳、牙齿的感染病灶也是本病发病的常见因素。朱仁康、李博鉴等均认为发于面部的抱头火丹的感染途径是通过抠鼻孔、耳孔，沾染毒邪，内侵肌肤，或体肤破伤，外邪入内。

丹毒是否发病以及症状的轻重与患者的易感性和对疾病的免疫力大小也有很大关系。任何使人体抵抗力下降的情况，如长期营养不良、糖尿病、尿毒症等均可成为本病的发病因素。另外，到过血吸虫病流行的地区的反复发作的慢性丹毒患者，应考虑到伴有血吸虫病的可能。

2. 临床研究

(1)辨证论治 丹毒的辨证分型主要是依据其发病部位结合临床表现分析病因、病机的结果。郑则敏以丹毒发于头面辨为风热上扰证，治以散风凉血、清热解毒，以普济消毒饮加减；发于腰胁部，为火郁气滞证，治以泻肝火、清湿热，用龙胆泻肝汤加减；发于下肢的，为火毒夹湿证，治以和营利湿、清热解毒，方用萆薢化毒汤合五神汤加减。朱仁康将丹毒按发于头面、腰胯胁下、下肢胫足、新生儿丹毒，以及丹毒毒邪内走的重笃变证归纳为风热化火型、肝脾湿火型、湿热化火型、胎火胎毒型、毒邪内攻型，分别以散风清热解毒法(普济消毒饮加减)、清肝泻热利湿法(柴胡清肝汤或化斑解毒汤加减)、利湿清热解毒法(五神汤和萆薢渗湿汤加减)、凉营解毒法(清瘟败毒饮加减)治疗。

(2)外治方法

1)药物外治：丹毒生于人之体表，其症状较轻者，仅外治即可获愈，尤为基层卫生单位所推崇。如江苏高邮县甘垛卫生院报道，用鸭跖草置入食醋内浸泡 1 小时，以其叶片外敷，共治疗丹毒 86 例，均在短期内治愈。孙迅以红花液(红花、大黄、黄柏、牡丹皮各 100g，水煎 2 次，分别浓缩至 250ml，混合、过滤)，用六层纱布浸湿敷贴患处，干后在浸敷，治疗丹毒 160 例，均获痊愈。张连春用冰片芒硝外敷治疗丹毒，其方法是将冰片、芒硝按 1∶10 的比例混合研末，按病变范围大小，取适当纱布一块展平，将药末适量，均匀撒在纱布中央约 0.5cm 厚，然后将纱布四边折叠包好，贴敷患处，用胶布固定或用绷带包扎，以防药末漏出。每 2～3 天换 1 次，用药后局部凉爽、舒适。治疗丹毒 25 例，均于换药 3 次获愈。郑则敏用金黄散(煅石膏 30g、广丹 1.5g、冰片 0.3g，共研细面)麻油调敷患处，象皮腿者用金黄散调蜜水各半外敷，疗效确切。

2)三棱针放血疗法：三棱针点刺放血疗法适用于下肢丹毒尤其是反复发作的慢性下肢丹毒。顾伯华提出若下肢丹毒红斑上出现紫癜者应禁用，因针刺放血后易形成局部坏死。

(3)单方验方：窦金华等用芒硝湿敷治疗丹毒，其方法是芒硝 250g，溶于 500ml 开水中，待凉，用其溶液湿敷毛巾敷患处，一日 4～6 次，24 小时后更换新鲜药液，一般 3～5 日即愈。

【述评】

丹毒是由溶血性链球菌从皮肤或黏膜的细微破损处侵犯皮内网状淋巴管所引起的弥漫性炎症。其症皮色焮红如丹，界限分明，一般不化脓，但有复发倾向。丹毒根据其发病部位分为抱头火丹、流火。其病机多为血热内蕴，郁于肌肤，复感外湿毒热之邪，内外之邪结于皮肤，客于络脉，使气血凝滞而发病。病发头面者，多为风热上扰，以散风凉血为主；病发于腰胁，多为肝脾湿火，以清肝利湿为主；病发下肢者，多为湿热化火，以利湿解毒为主。部分患者毒邪太盛，或正虚不能抗邪，以致红肿迅速蔓延，势如燎原，壮热神昏等毒热入营证，临床上必须配合西医的抗生素治疗，方可转重为轻，提高疗效。

本病易复发。因此，应彻底治疗足癣、皮肤皲裂、鼻窦炎等原发感染病灶。

【参考文献】

1. 郑彬彬. 中医治疗下肢丹毒 104 例临床报告. 中医杂志，1988(7)：57-58

2. 邹桃生. 四妙丸治疗丹毒 178 例. 辽宁中医杂志，1989(2)：20-23

3. 朱仁康. 中医外科学. 北京：人民卫生出版社，1989

4. 郑则敏. 辨证论治丹毒 64 例小结. 福建中医药，1985(5)：25

5. 江苏高邮县甘垛卫生院. 外敷鸭跖草治疗丹毒. 赤脚医生杂志，1975(5)：37

6. 孙迅. 红黄液湿敷为主治疗丹毒及接触性皮炎 300 例. 中西医结合杂志，1989，9(6)：359

7. 张连春，张兴礼. 冰片芒硝治疗一般外科感染203例. 中医杂志，1984，4(5)：272
8. 窦金华. 芒硝外敷消炎治疗丹毒. 中医杂志，1993，(9)：548

（王　军）

第九节　走黄与内陷

走黄与内陷是疔、疖、痈、疽等感染性疾病的火热毒邪不能内消或随脓出外解，反而客于营血、内陷脏腑，引起严重的全身性中毒症状，包括营血分证及脏腑七恶证，是中医外科的险恶性变证。它属于西医学的全身性化脓性感染的范畴。

疔疮火毒炽盛，早期失于治疗未能及时控制毒势，走散入营，内攻脏腑，称之为走黄。如生疽毒，因正不胜邪，毒不外泄，反陷入里，客于营血，内传脏腑，称之谓内陷。走黄之名出自宋《疮疡经验全书·疔疮》，其曰："疔疮初生时，红软温和，忽然顶陷黑，谓之'癀走'，此证危矣。"疽毒内陷，发生在疽病的不同阶段，又分为火陷、干陷、虚陷三个证型，清《疡科心得集》谓："其中犹有三陷变局，谓火陷、干陷、虚陷也。火陷者，气不能引血外腐成脓，火毒反陷入营，渐致神迷，发痉发厥。干焰者，脓腐未透，营卫已伤，根盘紫滞，头顶干枯，渐致神识不爽，有内闭外脱之象。虚陷者，脓腐虽脱，新肉不生，状如镜面，光白板亮，脾气不复，恶谷日减，形神俱削，渐有腹痛便泄寒热。"对三种陷证的不同阶段、不同症状作了概括性的描述。

由于走黄、内陷在证治上有所区别，故分述于下。

疔毒走黄

疔毒走黄是疔毒走散，毒入血分，内攻脏腑的一种急性危重证候。明《证治准绳·疔疮》曰："疔疮四畔红赤，渐散开阔，走散不止，此名疔疮走黄，是疔疮的严重并发症。"临床以疔头忽然陷黑，肿势蔓延，心烦作躁，神昏谵语为主要表现。凡是疔疮，皆可发生走黄。然相对来说，颜面部疔疮，因其居生之处，血脉丰富，经脉繁多，又为诸阳所聚之地，故易走黄。明《外科正宗·疔疮论》说："殊不知头乃诸阳之首……再加艾灸，火益其势，逼毒内攻，反为倒陷，走黄之证作矣。"

关于"走黄"二字的解释，说法不一。清《外科证治全生集·走黄治法》说："黄即毒也"；又说："疔毒发肿、神昏，谓之走黄。"近代《疡科纲要》："以患疔毒死者，或有全体发黄如金色者，实即毒入经络，不能自化，郁蒸以成此变。走黄之名，盖由于此。"尽管各家对"走黄"的字义解释不一，而各家对"走黄"实质的理解是一致的。

【病因病机】

由于生疔之后，因早期失治，未能及时控制毒势；或因挤压碰伤；或因过早切开，造成毒邪扩散；或误食辛热之药及酒、肉、鱼等发物；或加艾灸，更增火毒之势。如明《外科正宗·疔疮论》："凡见是疔，便加艾灸……火益其势，逼毒内攻，反攻倒陷，走黄之证作矣。"清《医门补要·疔疮食荤腥味散黄》曰："误食荤腥，即动火助痰，闭毒不出……是为走黄。"上述原因皆可反助其邪，促使火毒鸱张，以致机体防御功能破坏，而邪毒走散，入于营血，四散经络，内陷脏腑而成为走黄之证。

【辨病】

临床表现

(1)疔疮早期被挤压、碰撞、切开排脓，或用艾灸之后，容易发生。

(2)原患之疔疮由红活高肿，忽变为陷黑无脓，肿势迅速向四周扩散，或见红丝走窜。

(3)有明显的高热、头痛、呕吐、烦渴等全身症状。

(4)若毒传脏腑，可有不同见证。毒入营血，可见腹胸斑疹隐隐；毒入于心则神志昏迷；入于肝则面赤痉厥；入于脾则腹胀腹泄；入于肺则胸痛喘咳；入于肾则尿少目黯，手足冷。

【辨证】

疔疮走黄系火毒为患，火为阳邪，其毒入于营血，耗伤营阴，扰动血分，内走脏腑。故其证型可分为气营两燔、毒入营血、疔毒内闭、壮热亡阴等证。

1. 气血两燔证　寒战高热，头痛烦躁，汗出口渴，恶心呕逆，肢体发麻，小便黄赤，大便秘结，舌质红，苔黄糙，脉弦数。

2. 毒入营血证　壮热不退，或身热夜甚躁扰不宁，或神识昏糊，或痉厥抽搐，或皮肤发斑，舌质红绛少苔而干，脉细数。

3. 疔毒内闭证　面青唇焦，神思恍惚，四肢发厥，胸腹灼热，气粗喘息。舌质红绛，苔黑有芒刺，脉沉迟而弱。

4. 壮热亡阴证　身热烦躁，神志恍惚，大汗淋漓，四肢温，呼吸气粗，渴喜冷饮，舌质红绛，苔黄而焦，脉细数无力。

【治疗】

1. 内治法

(1)辨证论治

1)气血两燔证：治宜清气泄热，凉血解毒。方选白虎汤合清营汤。若高热不退者，加羚羊角粉 0.2～0.3g 调服；恶心呕吐者，加竹茹、陈皮。

2)毒入营血证：治宜清营凉血，解毒泄热。方选犀角地黄汤合黄连解毒汤、五味消毒饮。烦渴引饮者，加石斛、天花粉、白茅根，发斑者，加紫草、白茅根；神昏谵语者，加安宫牛黄丸 1 粒冲服；痉厥抽搐者，加至宝丹 1 粒冲服。

3)疔毒内闭证：治宜宣泄血毒，清透伏邪。方选紫雪丹合玉枢丹内服。

4)壮热亡阴证：治宜生津固阴，凉血解毒。方选清营汤合竹叶黄芪汤。

(2)单方验方

1)井底泥、千脚泥，冷敷头部、四肢、腋窝部。

2)羚羊角 1g，钩藤 12g，龙齿 15g。煎水内服。

2. 西医治疗

(1)早期大剂量应用抗生素：开始时可根据原发病选用相应的抗生素，如青霉素、庆大霉素、红霉素等。在治疗过程中，根据细菌培养，选择敏感抗生素。

(2)支持疗法：每日或隔日输新鲜血液 200～400ml，补充各种维生素。

(3)激素疗法：病情危急，机体反应不佳者，在大量应用抗生素的同时，可配合应用激素治疗。每日可用地塞米松 20～30mg，或氢化可的松 300～500mg。

(4)对症治疗：高热时可采用退热剂或物理降温。

3. 外治法　积极处理好原发病灶，包括扩创引流及外敷箍围收束药物。具体见疔疮外治法。

【预防与护理】

1. 凡生疔肿，严禁局部挤压、碰伤、艾灸，及早期切开。

2. 忌食辛辣、酒及荤腥之品，忌服辛热药物。

3. 绝对卧床休息，高热不退者，可配合头部冰帽降温。

4. 宜流质或半流质饮食，禁食腥、甜、辣、热等品。

疽毒内陷

凡生疮疡，正不胜邪，毒不外泄，反陷入里，客于营血，内传脏腑而引起的全身性危险证候者称为内陷，临床上以有头疽并发本证者较为多见，故名疽毒内陷。可发生于有头疽的初期、溃脓期、收口期的不同阶段。相当于西医学的全身性化脓性感染疾病。因其内陷的病因与特点不同。故又可分为火陷、干陷、虚陷三种类型。一般认为火陷的毒热炽盛，如正气实则预后较佳；干陷的为正虚邪盛，预后次之；虚陷的为阴阳两竭，预后不良。

【病因病机】

本病发生的根本原因，在于正气内虚，正不胜邪，致使火毒炽盛，助邪为病，如治疗失时或不当，以致正不胜邪，反陷于里，客于营血，内攻于脏腑，而成本证。

1. 火陷型　多由于阴液不足，火毒炽盛，复因挤压疮口，或治疗不当，或治疗失时等影响，以致正不胜邪，毒邪内陷入里而成。

2. 干陷型　多由气血两亏，正不胜邪，不能酿化为脓，托毒外出，以致正气愈虚，毒热愈盛，从而形成内闭外脱症。

3. 虚陷型　毒邪虽已衰退，而气血大伤，脾气不复，肾阳亦衰，遂至生化乏源，阴阳两竭。

【辨病】

1. 临床表现　三陷证易并发于脑疽、发背患者，但其中尤以脑疽更为多见。本病证临床上多见于老年人或正气虚弱者，或有消渴证的患者。

(1)火陷证：多见于有头疽证起1～2周的毒盛期。局部疮顶不高，根盘散漫，疮色紫滞，疮口干枯无脓，灼热剧痛，伴壮热口渴，便秘溲赤，烦躁不安，神昏谵语，或胁肋隐痛，舌质红绛，苔黄腻或黄糙，脉弦数或洪数。

(2)干陷证：多见于有头疽证起2～3周左右的溃脓期。局部脓腐不透，疮口中央糜烂，脓少而薄，疮面晦黯，肿势平塌，散漫不聚，闷胀疼痛或微痛，伴发热或恶寒，神疲纳呆，胁肋疼痛，神昏谵语，气喘息粗，舌质淡红，苔黄腻，脉象虚数；或体温反而不高，肢冷，大便溏薄，小便频数，舌质淡红，苔灰腻，脉沉细。

(3)虚陷证：多见于有头疽证起第4周的收口期。局部肿势已退，疮口腐肉亦尽，而脓水灰薄，或偶带绿色，新肉不生，状如镜面光白板亮，不知疼痛。全身虚热不退，形神萎顿，纳食日减，或有腹痛便泄，自汗肢冷，气息低促，舌质淡红，苔薄白或无苔，脉沉细或虚大无力，旋即陷入昏迷厥脱，此属脾肾阳衰；若见舌光如镜，口舌生糜，舌质红绛，脉细数，此属阴伤胃败。

以上三种陷证的预后，一般均属危证，病死率较高。其中火陷的邪盛热极者，预后较佳；干陷正虚邪盛者，预后较次；虚陷的正虚邪衰，阴阳两竭者，预后最差。

2. 诊断要点

(1)多发生于项、背部范围较大之有头疽，或其他疮疡的病程中。年老体弱或消渴病患者易于发生。

(2)可发生于疽证初起、成脓、溃后各个阶段。疮肿平塌散漫，疮色紫黯，或干陷无脓，或脓水灰绿，新肉不生等。

(3)有寒战高热，烦躁不安，神昏谵语，气粗喘急，斑疹隐隐等全身症状。

【治疗】

1. 内治法

辨证论治

(1)火陷证：治宜凉血清热解毒，养阴清心开窍，选用清营汤合黄连解毒汤加减。若神昏谵语者，加服安宫牛黄丸或紫雪丹。

(2)干陷证：治宜补养气血，托毒透邪，清心安神，选用托里消毒散加减。若肢冷便溏，宜加附子温阳托毒；若神昏谵语，加服安宫牛黄丸。

(3)虚陷证：脾肾阳衰者，治宜温补脾肾，方选附子理中汤加味。如自汗肢冷，加肉桂；昏迷厥脱，加别直参、龙骨、牡蛎。

阴伤胃败者，治宜生津养胃，方选益胃汤加减。若虚热亡阴者，加人参、麦冬、五味子。

2. 西医治疗　同“疔疮走黄”。

3. 外治法

(1)火陷证：疽证未成脓，肿势散漫，宜聚毒消肿，用金黄散外敷。疮头将溃，可予挑破，插入拔毒钉，外贴黑膏药。

(2)干陷证：疽证已溃，治宜提脓溃坚。干枯无脓，用拔毒钉插入，外贴黑膏药；若脓腐不脱，引流不畅，宜扩创引流。

(3)虚陷证：疮面光板，肉芽不生，脓液稀薄，或疮面有绿色脓苔，宜先掺红升丹少许，待脓液转稠，肉芽红活，再以九一丹、生肌散外掺，外贴生肌玉红膏。

【预防与护理】

1. 应严密观察病情变化，病室要保持清洁卫生。

2. 应卧床休息。换药时，禁止挤压。

3. 多饮西瓜汁及凉开水，忌食烟、酒、鱼、肉荤腥及发物。

【吉籍选粹】

《疮疡经验全书·疔毒》　疔疮初生时，红软温和，忽然顶陷黑，谓之“癀走”，此证危矣。

《外科精要·痈疽分表里证论第二十三》　脏气浮行于表，故痈肿浮高为易治；脏血沉寒主里，故疽肿内陷为难治。

《疡科心得集·辨龙泉疔虎须疔论》　其重者，根盘漫肿不退，面目浮肿，或坚肿焮红，恶寒身灼热，恶心呕吐，肢体拘急；三四日后或口噤如痉，神识昏糊，此以火毒陷入心包，即名走黄疔，十有九死之证。

《外科证治全生集·阳证门·走黄》　疔毒发肿神昏，谓之走黄。如在将昏之际，急取回疔散二钱，开水送服。少刻大痛，痛则许救毒化黄水，痛止命活。

《疡科心得集·辨脑疽对口论》　初起形色俱不正，寒热不加重，身虽发热，面白形寒，疡不高肿，根盘平塌，散漫不收，过候不透，脓稀不腐，正气内亏，不能使毒外泄，而显陷里之象。

【现代研究】

1. 发病学研究　疔疮走黄、疮毒内陷属于西医学的败血症、脓毒血症范畴。临床以金黄色葡萄球菌、溶血性链球菌、大肠杆菌、变形杆菌引起者为多。是临床上感染性疾病，严重者可致休克甚至死亡，病程中往往有循环衰竭、血压下降及其他休克的临床表现。其发病一般被看作是发生于宿主不能成功抑制感染时的一种复杂的炎症失调。炎症失调通过影响内皮、上皮和免疫细胞最终影响多器官功能,并导致不可逆性损伤。

2. 临床研究

(1)辨证论治:湖北中医学院将走黄与内陷分为四型:①气血两燔型:表现起病急,寒战,高热,口大渴,大汗出,小便短赤,舌质红绛,苔薄黄,脉洪数。治宜清气泄热,清营解毒,拟白虎汤加味。②热入营血型:壮热不退,烦躁不安,神识昏蒙,舌质红绛,脉洪数。治宜清热解毒,凉血清营。拟犀角地黄汤。③热盛亡阴型:身热烦躁,大汗,呼吸气粗,渴喜冷饮,舌红而干脉数无力。治宜养阴生脉,凉血解毒。拟生脉散和犀角地黄汤。④热盛亡阳型:汗出如油,四肢厥冷,气短细微,舌淡脉虚。治宜回阳救厥。拟用参附汤加味。杨吉相将此分为气营两燔和毒入营血两型,分别以解毒泻火气营两清之黄连解毒汤合白虎汤加减和清热解毒凉血清营之犀角地黄汤合五味消毒饮加减。

(2)外治方剂:疔疮走黄内陷之外治法与颜面疔疮外治法基本相同。不同之处是疔疮发展之走黄阶段则护场破坏,毒邪扩散,因此外治更注重箍毒消肿、提疔拔毒。

许履和常用五虎丹或黄升丹掺于疮头,将疔脚拔出,以通畅引流,也利于全身症状消退。戈登勋常在疮顶用三棱针针刺,插入蟾蜍片,外掺麝香化腐丹,再以黄连软膏覆盖,余肿胀处,以食醋调如意金黄散成浓汁状时涂抹。汪渭忠每以立马回疔丹敷于疮头以拔脓解毒,再以蚤休膏清热消肿,待脓头破后改用八将散、黑龙膏拔毒提脓。顾伯华、陆德铭以清热消肿为主,用金黄散、玉露散,以冷开水调成糊状,涂于肿处,并在疮头中央留一小孔,不时潮润,疮头上掺二宝丹、五五丹,用金黄膏或玉露膏盖贴。

(3)针刺疗法:针刺疗法在颜面疔疮治疗上应用古来有之,是一个有效的辅助治疗方法,目前应用之主要有针刺督脉法、针刺督脉反应点、锋钩针加拔罐法、火针法等。

【述评】

走黄与内陷,均属于西医的全身化脓性感染性疾病。疔疮走黄是由于疔毒走散,毒入血分,内攻脏腑,是在正气强盛,邪毒炽盛之下发生。疽毒内陷是因毒不外泄,反陷入里,内犯脏腑,表现为正气虚而邪毒盛或以正气衰竭为主。二者均属危重之证。中医对于疔疮走黄以清热凉血解毒为主,疽毒内陷除注重消除火毒之邪外,还要注重扶正以驱邪。古代医家多认为走黄与内陷乃“十有九死”之症,治疗难度较大。现在,由于对外科体表感染性疾病的积极和有效的论治,相对而言,走黄与内陷的发病率大大下降。另外,对于走黄与内陷的治疗,由于中西医学的合璧,大剂量抗生素的运用结合中西内外治疗,其治疗的效果亦大大提高。

【参考文献】

1. 王永炎,王沛. 今日中医外科. 北京:人民卫生出版社,2000
2. 徐福松. 许履和老师诊疗疔疮走黄的经验. 辽宁中医杂志,1981,(1):21-23
3. 李古松. 谈治外疡用麻黄. 浙江中医杂志,1989,24(2):80
4. 汪渭忠. 麻黄在外科临床中的应用. 黑龙江中医药,1985,(1):4-5
5. 顾伯华,陆德铭. 中西医结合治疗疔疮“走黄”20 例报道. 上海中医药杂志,1965,(9):23-25

(王 军)

第十节 发 颐

发颐,《外科秘录》称之为“颐发”,又称“汗毒”。是由于热性病后余毒所引起的一种急性化脓性疾患，病势较为严重，有时可出现逆证。西医学称之为急性化脓性腮腺炎。

南齐《刘涓子鬼遗方》载："下颐发者为发颐，肥人多有此疾。"明《外科正宗》指出其病因是"原受风寒用药发散未尽，日久传化为热不散，以致项之前后结肿疼痛。"同时又说："发颐乃伤寒发汗未透而成。"

【病因病机】

本病多由伤寒或温病治疗不彻底，以致余邪、热毒未能外达，而结聚于少阳、阳明之络，经络阻塞，气血凝滞而成。或由于手术后，损伤气血，加上禁食，以致阴津亏损，口腔干燥，毒邪从口腔侵入。清《疡科心得集·辨发颐豌豆疮论》，说："发颐，乃伤寒汗下不彻，余热之毒未除，邪结在腮颌之上，两耳前后硬肿疼痛。"本证经属阳明少阳，阳明者胃火上壅，少阳者肾阴虚而相火上攻，多交互而作，内外合邪，故颐肿为表，脏腑虚实为本。

【辨病】

1. 临床表现

(1)初期：在颐颌之间的一侧发生疼痛并有紧张感，轻微肿大，开口稍感困难；继则肿胀逐渐明显，并延向耳之前后；如压迫局部，在第二臼齿相对的颊黏膜上有黏稠的分泌物溢出。此时张口困难，唾液分泌物大为减少。

(2)成脓期：局部疼痛加剧，呈跳痛性，皮色发红，肿胀更甚，肿胀可波及同侧眼睑、颊部、颈部等处，压痛明显，按之有波动感，同时颊黏膜腮腺导管开口处能挤出混浊黄稠脓性分泌物。

(3)后期：若不及时切开，脓肿可在颐颌部或口腔黏膜或外耳道溃破，脓出臭秽。

本病初期即有轻度发热，发展严重时可伴高热、口渴、纳呆，大便秘结，舌苔黄腻，脉弦数。如患者极度衰弱，可有痰痛气塞，汤水难下，神识昏糊等毒邪内陷之证。

2. 诊断要点

(1)常发生于伤寒、麻疹、烂喉痧等时行热病后，或见于胸腹部大手术后长期禁食者。

(2)单侧或双侧发病，颐颌间腮腺区红肿热痛明显，常伴有不同程度的张口困难。化脓后可有波动感。

(3)患侧腮腺管口红肿，压之有脓性分泌物溢出。

(4)发病急，伴有高热、口渴等全身症状。

3. 鉴别诊断

痄腮　发于颐颌之间，多为双侧发病，色白漫肿，不会化脓，多发生于儿童，有传染性。

【辨证】

1. 温毒蕴结证　一侧颐颌肿胀疼痛，局部发红、灼热、肿胀，可逐渐波及同侧眼睑、颊部、颈项等处，张口困难，伴高热、口干口渴，舌质红，舌苔黄腻，脉滑数。

2. 胃火上壅证　肿块结于颐颌，焮红肿痛，张口困难，饮食难进，小便短赤，大便秘结，身热，舌质红，苔黄腻，脉洪数。

3. 虚火上炽证　颐颌肿痛，连及耳后，发热口渴，咽干，舌质红，少苔或无苔，脉细数。

【治疗】

1. 内治法

(1)辨证论治

1)初期：治宜疏风清热，解毒消肿，选用荆防败毒散。表邪去者，用普济消毒饮；若高热，口干舌燥者，加连翘、夏枯草、芦根；大便干结者，加生大黄、玄明粉。

2)成脓期:治宜清热解毒,托里透脓,选用普济消毒饮合透脓散。若邪毒内陷,高热神昏者,加竹叶、连翘、栀子,或加服安宫牛黄丸。

3)溃后:治宜调理气血,清解余毒,方选四妙汤加佩兰、竹茹、石斛。若为肾阴亏耗,虚火上炽者,方用六味地黄汤。

(2)成药验方

1)板蓝根冲剂,每次 1 包,1 日 3 次。

2)酸浆草 30g,水煎内服。

3)板蓝根 15g,夏枯草 15g。水煎内服,每日 1 剂,服 2～4 剂。

2. 西药治疗　青霉素为本病治疗的首选药物,病情急重者,可用大剂量静脉滴注。对青霉素过敏者可选用红霉素、四环素等,磺胺药可同时应用。

3. 外治法

(1)初期:用金黄膏或玉露膏或青黛膏外敷。

(2)脓成及时切开排脓,刀口位置在下颌角后部 1.5cm 之处,切开皮肤,向耳前、耳后分离腮腺实质,寻找脓腔,充分引流。

(3)溃后:先用九一丹药线引流,外敷金黄膏;脓尽改用生肌散、红油膏。口腔黏膜部出脓者,用青吹口散,每日 4～5 次。

【预防与护理】

1. 卧床休息,多喝开水。

2. 常漱口,保持口腔清洁。

3. 给予流质或半流质饮食,避用酸性饮食及辛辣刺激之品。

【古籍选粹】

《素问·刺热》　肾热病者,颐先赤。

《外科正宗·伤寒发颐第四十一》　伤寒发颐亦名汗毒……初起身热口渴者,用柴胡葛根汤清热解毒;患上红色热甚者,如意金黄散敷之。初起身凉不渴者,牛蒡甘桔汤散之;患上微热不红疼痛者,冲和膏和之;肿深不退欲作脓者,托里消毒散;已溃气血虚弱食少者,补中益气汤。以此治之,未成者消,已成者溃,已溃者敛,亦为平常黄道之法也,用之最稳。

《外科证治全生集·发颐遮腮》　患生于腮有双有单,一曰遮腮,一曰发颐,当宜别治。腮内酸痛是遮腮……倘病后两腮发肿,不酸痛者,是发颐。

《疡科心得集》　发颐,乃伤寒汗下不彻,余热之毒未除,邪结在腮颔之上。

【现代研究】

1. 发病学研究　本病为细菌感染引起。常见致病菌为金黄色葡萄球菌,也可为链球菌所致。病原菌沿腮腺导管逆行性感染为主要感染途径。其他尚有血行感染、淋巴感染以及邻近组织感染累及腮腺等。往往发生于急性传染病或较大手术后,此时机体抵抗力降低,加之高热脱水,饮食及咀嚼功能减少,唾液分泌功能降低,其机械冲洗作用下降,给口腔内致病菌逆行侵入腮腺管创造了有利条件,从而引起腮腺的急性炎症。

2. 临床研究

(1)辨证施治:王袭祚、李中玉将发颐分为四型论治。①风寒郁闭肌表型:腮颔之上漫肿,宣浮不硬,或微硬,皮色不变,发热轻恶寒重,舌质淡红苔薄白,脉沉紧。治宜扶正解表,宣散邪毒。方用荆防败毒散加大青叶、白僵蚕。②邪热郁闭肌表型:腮颔之上漫肿,外软内硬,皮色微红、疼痛,伴发热重恶寒轻,舌质淡红苔薄黄,脉浮数。治宜疏风清热解毒。方用普济消毒饮。③热毒炽盛，气血凝结型：腮颌之上漫肿，色赤且硬，焮热疼痛，发热口渴，舌质红苔黄，脉洪数。治宜清热解毒，活血散结。方用四物汤合柴胡葛根汤。④热毒酿脓型：腮颌之上肿块局限，高突，色黯红，时而跳痛，舌质红苔黄，脉滑数。治宜清热解毒，活血透脓。方用透脓散加蒲公英。

(2)外治方剂：王袭祚、李中玉提出初期用二味拔毒散或鸡骨膏敷贴；成脓期及溃后脓腐不尽者，用五五丹，外盖太乙膏。

【述评】

发颐是腮腺的急性化脓性炎症，常侵及面部一侧腮腺，可转化为慢性。临床上以腮腺区肿胀疼痛，触压患区疼痛加重，口内腮腺导管口轻度红肿为其特征。由于本病可形成脓肿，有时脓肿可穿破外耳道的软骨与硬骨交界处，脓液由此排向外耳道。也可进入咽旁、咽后间隙，甚至可向颅底扩散进入颅内或发生败血症。随着抗生素的普遍使用，本病在临床已较为少见。中医认为本病乃火毒所患，病邪在表在经。大凡初起宜消，在表在经者，多以辛凉而治。若邪入里入腑，予以寒凉通利之剂，使邪有出路，热毒得泄。病变后期，则分别阴阳以调之，视其气血而滋益之。总之，本病治疗得法，疗效甚佳。

(王 军)

第十一节 瘰 疬

瘰疬是发生于颈项腋间淋巴结的慢性感染性疾患，因其结块成串，累累如贯珠之状，故谓之瘰疬。俗称"老鼠疮"、"疬子颈"。一般认为小者为瘰，大者为疬；推之活动者为瘰为气，推之不动者为疬为血，所以又有气瘰、血疬之说。另外，在古代文献中有关瘰疬的命名也是繁多的，有根据发病的经络不同而命名，如发于颈前属阳明经的为痰疬，项后属太阳经的为湿疬，颈之两侧属少阳经的为气疬。有根据病因不同而命名，如外感风寒者为风毒，感受暑热或伤于饮食的为热毒，感受四时杀厉之气而成者为气毒；忧愁思虑、暴怒伤肝而致者为筋疬，饮食冷热不调、饥饱无常痰结者则可致痰疬。有的则根据形态命名，如累累如珠、历历可数的瘰疬，而瘰疬三五相堆叠者为重瘰疬，若颈项结块、形长坚硬、甚至连及缺盆及胁下者为马刀。除此之外，还有蛇盘疬、锁项疬、蜂窝疬、惠袋疬、风疬、瓜藤疬、重台疬、门闩疬、木疬、石疬、鼠疬、子母疬等称呼。总之，病名虽然繁多，但是根据其性质，归纳起来可分为两种类型，一类性质较急，多因外感风温而发，属风温痰毒范畴，证治与颈痈基本相同；另一类为慢性，多因气郁虚劳所致，相当于西医所称的颈部淋巴结结核。本文所叙述之瘰疬，即是后一类。

瘰疬的临床特点是：多见于儿童或青年人，好发于颈侧、颌下或延及缺盆、腋窝等部位。本病起病缓慢，初起时结核如豆，皮色不变，不觉疼痛，以后逐渐增大，相互融合成串，成脓时皮色转为黯红，溃后脓水清稀，夹杂"败絮"状物，形成窦道或瘘管，久不收口。

有关瘰疬的历史记载，首见于《灵枢·寒热》："寒热瘰疬在于颈腋者，皆何气使生？岐伯曰：此皆鼠瘘寒热之毒气也，留于脉而不去者也。"其中提及瘰疬及鼠瘘，并指出外感寒热阻滞经络可致本病。其后《金匮要略·血痹虚劳篇》提出："马刀夹瘿者，皆为劳得之。"是对病因的又一解释。《刘涓子鬼遗方》虽然在理论上未对瘰疬加以阐述，但却有白蔹膏方等治瘰疬的方剂。《诸病源候论·瘰疬瘘候》则综合了前人的经验，指出："此由风邪毒气，客于肌肉，随虚处而停结为瘰疬。”《备急千金要方》在禀承以《内经》为代表的前人论瘰疬的基础上，又极大地丰富了治疗和护理手段，如“凡项边腋下先作瘰疬者，欲作漏也，宜禁五辛酒面及诸热食，凡漏有似石痈累累然作疬子，有核在两颈及腋下，不痛不热。治者皆练石散傅其外，内服五香连翘汤下之，已溃者如痈法。诸漏结核未破者，火针针使著核结中，无不差者。”至今仍有临床意义。《外台秘要》强调肝肾虚损在瘰疬发病中的地位，认为“肝肾虚热则生疬”，为后世医家正确地治疗瘰疬提供了新的依据。《外科精要》则在此基础上创立了神效瓜蒌散、立效散等方剂，提出瘰疬乃肝经病也，治疗上体现了清肝火、养肝血、健脾土、培肝木等治疗原则。《丹溪手镜·瘰疬》指出：“因食味之厚，郁气之积曰毒，曰风热。实者易治，虚者可虑。夫初发于少阳，不守禁戒，延及阳明。”说明饮食失调、气郁可致瘰疬，其部位在于少阳、阳明之络。《外科精义》则说：“结核瘰疬，初觉有之，即用内消之法……经久不除，外治不明者，并宜托里。”认为腐蚀药治肿核及瘘管形成等症，可以使毒外泄而不内攻，恶肉易去，好肉易生。因此，后世医家常以内而消托、外而腐蚀作为治疗原则。明·薛己《外科枢要》认为：“夫瘰疬之病，属三焦肝胆怒火、风热血燥，或肝肾二经精血亏损，虚火内动，或恚怒气逆，忧思过甚，风热邪气内搏于肝，盖怒伤肝，肝主筋，肝受病则筋累累然如贯珠也。”特别强调内伤是发病的关键。《外科正宗》则概括、总结了该时代以前的经验，强调辨证论治，并认为：“所得此者，精血俱伤，先养正气，次治标病。”并明确指出：“散肿溃坚，服药不效，当外治引流吸脓以泄毒外出为第一要。”特别重视内治外治相结合。至清代对瘰疬的病因证治又进行了深入细致的阐发，尤其在治疗学方面，各承家学，内容丰富，如陈士铎《石室秘录》提出痰凝病生说，认为“多起于痰，痰块之生多起于郁。”开创解郁化痰治疗瘰疬的先河。他在《洞天奥旨·瘰疬疮》又提出了治瘰疬三法：“其一治在肝胆，其二治在脾胃，其三治在心肾”。并倡导从调理脏腑入手，解郁为先，补虚为主。《医学心悟·瘰疬》提及治法时说：“其初起即宜清，宜消瘰丸消散之，不可用刀针及敷溃烂之药。若病久已溃烂者，外贴普救万金膏，内服消瘰丸并逍遥散，自无不愈。”这一主张，至今仍被遵循。《医宗金鉴·外科心法要诀》则将前人所论汇综一处，提出瘰疬病名16种，推出舒肝溃坚汤、香贝养荣汤等内治方剂23首，外治方法也列出10条之多。并认为“推之移动为无根属阳，外治宜因证用针灸敷贴、蚀腐等法；推之不移者有根且深，属阴，皆不治之证也，切忌针砭及追蚀等药，如妄用之则难收敛。”所论十分中肯。《外科证治全生集》以“以消为贵，以托为畏”、“凡瘰疬大忌开刀”的见解争论于医坛，其创制小金丹、化核膏、犀黄丸等有效方剂，至今仍被广泛应用。《疡科心得集》则认为痰核、瘰疬、马刀起于痰，治宜清痰降火、宣痰败毒。在中医学瘰疬论治发展史上，堪称专著的是《疬科全书》和《痰疬法门》，对后世医者有一定影响。

【病因病机】

关于瘰疬的成因，一直为医者所关注。如从《灵枢》的外感毒气，《金匮要略》的因虚劳而得之，《外台秘要》强调的肝肾虚损而致疬，朱丹溪的伤于饮食及气郁所致，《外科正宗》则将外感湿邪、忧思郁怒、伤于饮食一并提出，清后又有多人提出瘰疬由痰所致，而痰则起于气郁等，说明瘰疬的原因也是错综复杂的，但归纳起来，主要有以下方面：

1. 脏腑失调

(1)肝气郁结：忧思恚怒，肝气郁结，气机失于疏泄，郁而化火，煎熬津液，灼为痰火，结于颈项脉络，遂成瘰疬。故《医学心悟·瘰疬》中说：“瘰疬，颈上痰瘰疬串也。此肝火郁结而成。”

(2)脾失健运：思虑忧愁太过，则伤脾土，或是肝气郁结，横逆犯脾，致使脾失健运，不能运化水湿，则湿聚成痰；脾虚失运则肝胆气滞，三焦气化不利，故痰结于少阳、阳明之络，凝聚于颈项而成。《外科医案汇编》谓："脾虚失运，肝胆气滞，浊痰注入肌肉，成核成疬。"正是对此病机的阐述。

(3)肺失治节：若肺气不足，治节无权，水湿津液失于宣化，则聚而成饮化痰，窜注皮里膜外；倘夙疾痨瘵，肺阴久耗，可内生虚火灼津炼液，凡此皆可结聚为疬。

(4)肝肾不足：先天不足，禀赋薄弱，生后未及时补养，精血素亏，肝肾不足，每致颈项结核累累，甚而骨软瘘弱，齿发难长，精神疲乏。或此时接种卡介苗，则常常可致淋巴结肿大，形成瘰疬。另一方面若肝肾虚或肝阳亢，灼及肾阴；或肾水亏耗，虚火上炎，灼烁肝阴，势必水亏火旺，炼液为痰成疬。因此《外台秘要》提出："肝肾虚热则成疬。"《外科证治全书》说："肝肾虚损，气结痰凝而成。"

2. 外感六淫 《外科正宗·瘰疬论第十九》指出："风毒者，外受风寒搏于经络……热毒者，天时亢热，暑中三阳，或内食膏粱厚味，酿结成患……气毒者，四时杀厉之气感冒而成……瘰疬者……得于误食虫、蚁、鼠残不洁之物，又或汗液、宿茶陈水混入而餐。"说明外感风、寒、暑、热，四时杀厉之气，乘虚从皮毛或口鼻侵入机体，沿经络扩散与宿邪相搏，窜注颈上、腋下，可结成顽核；倘郁滞不散，久则内溃成疬。从临证来看，由六淫引发之瘰疬大抵发病较急，多属风热痰毒范畴，与颈痈相似，但也有不同之处，即瘰疬虽有外感六淫侵袭，但却兼有内伤情志、气郁虚劳等内因。正如《医宗金鉴·外科心法要诀·瘰疬》中所说："瘰疬形名各异，受病不外痰、湿、风、热、气、毒结聚而成，然未有不兼恚怒、忿郁、幽滞、谋虑不遂而成者也。

总之，患者禀体素虚，加之情志不畅，气滞郁结，成为外邪所染，则可致脏腑功能失调，痰火或湿痰凝结于颈项而发为瘰疬。因此，本病脏腑功能失调为本，而痰浊凝滞为标。初病气血不虚，病邪在表在经，实证居多；久病者，气血亏耗，病邪在里在脏，虚证多见。亦有虚中夹实之证，应辨证论治。

西医学认为，结核杆菌大多经口腔、龋齿或扁桃体侵入，经淋巴管累及颈淋巴结引起病变，少数继发于肺或支气管的结核病变，但只有在人体抗病能力低下时，才能引起发病。结核杆菌侵及淋巴结皮层窦内形成若干结核结节，继之结节相互融合增大并逐渐向淋巴中心蔓延，可波及整个淋巴结，受累淋巴结明显增大。炎症常累及淋巴包膜，出现淋巴结周围炎，易与相邻的淋巴结及其他软组织发生粘连。这些肿大的淋巴结可因结缔组织增生而呈纤维化，但大多数发生干酪样变性、坏死及液化而形成寒性脓肿。有的脓肿穿通，彼此融合，有的向外溃破，形成瘘管和溃疡。

【辨病】

1. 临床表现 颈部一侧或两侧有多个大小不等的肿大淋巴结，一般位于胸锁乳突肌的前、后缘。初起肿大的淋巴结较硬，无痛，可推动。病变继续发展，淋巴结与皮肤和周围组织发生粘连，淋巴结亦可相互黏连，融合成团，形成不易推动的结节性肿块。晚期淋巴结发生干酪样坏死，液化，形成寒性脓疡。脓肿破溃后，脓液清稀，并流出"败絮"状物，最后形成经久不愈的窦道和慢性溃疡，溃疡边缘皮肤黯红、潜行，肉芽组织苍白、水肿，数月或经年不愈。

2. 实验室及其他检查

(1)血常规检查：常无显著变化。晚期常有贫血，此时血红蛋白、红细胞计数降低。若合并感染则白细胞计数增多。

(2)红细胞沉降率：早期常无明显改变，晚期或同时伴有其他结核病灶时常增速。

(3)微生物学检查:取局部脓液作结核菌或动物接种,常可发现结核杆菌而明确诊断。

(4)病理检查:本病未破溃前,尤其早期诊断常较困难,可作穿刺活检或切取淋巴结活检,即可明确诊断。

(5)结核菌素试验:结核菌素试验常呈阳性,但成年人临床意义不大,仅对幼儿有较大意义。

3. 诊断要点

(1)本病多发于儿童和青少年。

(2)好发于颈、耳前后的一侧或两侧,也可延及颌下、锁骨上凹、腋下,出现数目不等的花生米大小的淋巴结,不痛,活动度好。以后逐渐增大,相互粘连,推之不动。

(3)溃破后脓液清稀,夹杂"败絮"状物,并形成慢性溃疡和窦道。后期可有潮热、盗汗等全身症状,或伴其他器官病变。

(4)必要时取活体组织检查以确诊。

4. 鉴别诊断

(1)臖核:常由颜面和口腔咽喉部炎症诱发。一般多为单个的淋巴结肿大,有压痛,很少化脓,有时原发炎症已消退,但臖核仍在,应仔细询问病史。此病即西医之颈慢性淋巴结炎。

(2)失荣:亦称失营,主要是指颈部淋巴结的转移癌,头面、口鼻、咽喉等部位的恶性肿瘤,多首先转移颈部淋巴结,尤以鼻咽癌多见。但此类患者多见于中老年,颈淋巴结肿大质硬,呈进行性发展,人渐消瘦,如树木之失于荣华,枝枯皮焦故名。晚期破溃后如石榴剥开状,血水淋漓。

(3)恶性淋巴瘤:男性青年多见。以多数淋巴结肿大为特征,肝脾也往往肿大,伴有严重贫血和不规则发热,必须取活体组织作病理检查予以确诊。特别要与颈项结核累累而尚未成脓的早期结核相鉴别。

【辨证】

临床上将本病按病程分为三期,按局部表现分为三型,而每期或每型中,其证候也有不同。

1. 初期(结节型)

(1)外感毒邪证:本证发作较急,属瘰疬中表证、实证。表现为颈项两侧结核,一二枚或更多,初起肿势宣浮,皮色不变,继则转红,灼热,压之疼痛。若外感风毒则伴恶寒发热,舌质红,苔白腻,脉浮数或浮滑;若外感热毒者则发热烦燥,口苦咽干,舌红苔黄腻,脉滑数;若外感四时杀厉不正之气,则骤成肿块,宣发暴肿,色红皮热,身寒热,头痛项强,四肢不舒,脉弦数。

(2)肝郁痰凝证:本证主因内伤所致,表现为颈项两侧肿块,结核大小不定,皮色如常不痛,质中偏硬,推之可动,伴胸闷胁胀、口苦、纳食不香,舌苔薄白,脉弦或弦滑。

2. 中期(肿疡型)

(1)寒痰证:肿块按之波动,少有疼痛,皮色不变,面色㿠白,畏寒,脘闷纳呆,舌质淡,苔白,脉弦细。

(2)热痰证:肿块按之波动,皮色黯红微热,伴有疼痛。常兼见两颧潮红,低热盗汗,腰腿酸软,苔少舌红,脉沉弦而数。

3. 后期(溃疡型)

(1)气血两虚证:病程日久,肿块溃破,脓液清稀,每多夹有败絮状物,疮口腐肉呈灰白色，久不收口，伴面色无华，神疲乏力，头晕眼花，舌苔薄白，脉沉或细缓。

(2)阴虚火旺证：疮口经久不愈，皮色紫黯，脓稀量少，伴潮热盗汗，五心烦热，身体羸瘦，口干颧红，舌尖质红少津，脉细数。

【治疗】

1. 内治法

(1)辨证论治　瘰疬临证，因有标本虚实之异，治法自然有别。初起多在表在经，患者正气不虚，宜先其所因，以祛邪为主；在里在脏者，应视其病证，见机而作。体质不虚者，应以祛邪为主，但务求邪去而不伤正；虚中夹实者，则宜扶正祛邪，使邪去而正安；正气已虚者，以扶正为主，寓攻于补，解其痰结。

1)初起(结节型)

外感毒邪证　宜攻坚消肿，化痰散结。风毒者，祛风胜湿，用防风羌活汤(用于有寒热者)或牛蒡解肌汤(用于身热不寒者)；热毒者，宜清热解毒，用升阳调经汤或柴胡连翘汤；气毒者，应清肝泻火、攻坚消肿，用连翘散坚汤或舒肝溃坚汤。

肝郁痰凝证　治以舒肝解郁，化痰散结。用逍遥散合二陈汤加蒲公英、天葵，或以消瘰丸合逍遥散治之。

2)中期(肿疡期)

寒痰证　应散寒通滞，行气回阳。用阳和汤加减。可配合服用小金丹。

热痰证　治以滋补肝肾，托里排脓。用托里透脓散加减。低热，加知母、地骨皮、银柴胡、鳖甲、生地黄；盗汗，加生龙牡、浮小麦；夜寐不安，加炒枣仁、柏子仁、远志、茯神等。

3)后期(溃疡期)

气血两虚证　应补益气血，调和营卫。以香贝养荣汤治疗。也可用八珍汤或十全大补汤。

阴虚火旺证　应滋阴清热，滋补肺肾。治以六味地黄汤合青蒿鳖甲汤。

(2)成药验方

1)小金片或芩部丹片或石吊兰片，每次 4 片，每日 3 次。

2)内消瘰疬丸或消瘰丸或芋艿丸，每次 9g，每日 2 次。

3)夏枯草膏，每次 15g，每日 2 次，开水冲服。

4)龟板粉胶囊，每次 3g，每日 3 次。

5)胡桃肉 2 个，冰糖少许，每日 1 剂。

6)全蝎 1g，胡桃仁 12g，每日分服。

7)猫眼草鸡蛋：猫眼草 15g，鸡蛋 3 枚。水煎猫眼草，半小时后放入鸡蛋，蛋熟后，取出去壳，一次吃完，不喝汤。

8)灵鸡蛋：斑蝥(去头、足、翅)7 只，鸡蛋 1 枚。将鸡蛋打一小孔，把斑蝥装入，用湿纸封口，放锅内蒸至蛋熟。去蛋壳及斑蝥，凌晨空腹和米饭食鸡蛋。《医宗金鉴·外科心法要诀》瘰疬中说：服食灵鸡蛋后，就会出现米泔样或脂样小便，这是药物驱除恶物的表现。如果大小便不通时，服琥珀散(琥珀、黄芩、白茯苓、乌药、车前子、瞿麦、茵陈、石韦、紫草、白茅根、连翘各等分，共为极细末，每服 10g，用灯心汤调下，不拘时服)二三贴催之。

2. 西药治疗　主要用抗痨疗法：异烟肼 0.1g，每日 3 次；链霉素 0.5g，肌注，每日 2 次；对氨基水杨酸钠 2g，每日 4 次。进展期，可选用异烟肼、链霉素两种，按上述剂量联用；稳定期，可单用异烟肼或对氨基水杨酸钠维持。亦可选用利福平、利福定、乙胺丁醇等。

3. 外治法

(1)早期(结节型):发病较快,有阳毒证候者,可外敷铁箍膏。皮色不变者,可选用消核膏、阳和解凝膏、回阳玉龙膏等。

(2)中期(脓疡期):可外敷冲和膏,如局部皮肤转红,内脓已成者,可切开排脓,也可用火针刺破脓肿。

(3)后期(溃疡型):主要针对溃疡和瘘管进行处理。形成瘘管者,可行插药疗法。插药时可因症分别选用白降丹、红升丹、八二丹、七三丹、五五丹,与糯米粉搓成药条,亦可选用化腐生肌丹药条。施治时,将药条插于瘘管底后稍退,剪去皮肤外部的多余部分,纱布敷盖,胶布固定,隔日换药1次,一般需插1～3次,历时1周左右,待瘘管腐蚀脱出后,可改用生肌散、生肌玉红膏、白玉膏等。形成溃疡者,如创面皮肤潜蚀不整或有胬肉者,应予剪除,后用生肌散、生肌玉红膏、白玉膏等。

(4)外治验方

1)石灰大黄纱条:选质地较好的生石灰1000g,加适量水,发热松散后过120目筛,即得熟石灰粉。称取400g,放干净砂锅中,炒到烫手后,加入大黄(研细)100g,拌炒至石灰微红色时,取出放凉,再过120目筛,装瓶备用。用前加香油适量,调成糊状,用纱条浸药后敷在伤口。

2)瘰疬鼠疮方:猪胆10个,陈醋256g,生南星曲15g,生半夏曲15g。猪胆汁去皮取汁,将胆汁与陈醋共煎,成黏丝状,即入生南星曲、生半夏曲,再用微火收膏。将其涂敷患处。

3)八将丹:蜣螂虫、露蜂房、蝉衣、炙僵蚕、炙穿山甲、全蝎、蜈蚣、五倍子各等分,共研细末,如全部药粉重为32g,则加麝香0.6g,以此类推。使用时,可将本药掺入太乙膏外敷。若用探针探入创口达寸许,则将八将丹药捻下入。

4. 手术疗法

(1)手术切除:适用于初起少数较大的、局限的、尚未液化且可移动的病变淋巴结,将其完整摘除后,缝合伤口,此法往往收效甚佳。

(2)穿刺抽脓:适用于已液化成脓,但表面皮肤尚完整的病倒。先行穿刺,抽吸净脓液,然后向脓肿中注入10%链霉素或5%异烟肼冲洗后吸出,再注入适量药液留置于内,每周2次。

(3)病灶搔刮:适用于已破溃形成溃疡或窦道,但没有严重继发感染者。先仔细将结核病变组织全部刮净,伤口不加缝合,创面用链霉素或异烟肼溶液换药。

5. 针灸疗法

(1)针刺治疗:直接刺入肿大的淋巴结,配穴肝俞、膈俞,每日1次,中等刺激。对化脓的淋巴结不宜应用。

(2)截根疗法:取穴肺俞、膈俞、肝俞、胆俞、脾俞、肾俞等,每次取1～2对,轮流使用。操作时,令患者低头,背向医者坐于靠背椅,以0.5%普鲁卡因注射液,在局部消毒后作局部浸润麻醉,然后用速刺法将消毒三棱针刺入选穴皮下5～8mm,直达浅筋膜上,左右上下划剥3～5次,以划断少许浅筋膜为目的,出针后,盖以消毒纱布,胶布固定。每日或隔日1次,20次为1疗程,休息3～7日,再进行下一疗程,一般需治疗2个疗程,适用于结节期患之。

(3)挑割疗法:患者取正坐位或俯卧位均可,在第六至第九胸椎旁开1.5寸,根据循行路线,寻找阳性点(压痛点及针头大小红点)为挑割部位。施术时,消毒皮肤,局麻下用手术刀片向外划破约2cm长皮肤,见白色纤维,一一挑断,到脂肪层为止,缝合皮肤,敷以消毒纱布，相隔1个月挑割1次，重者可施术4次，适用于结节期患者。

(4)火针疗法：患者取卧位或坐位，消毒患部皮肤，局部浸润麻醉，左手捏起肿大结核，右手持针在酒精灯上灼红(或以棉花缠针蘸油烧红，迅速将针透过皮肤，刺入核内，深度以达肿大的淋巴结中心为度，留针30秒，每一病灶约3～5针，每次刺入1～2个病灶，出针后消毒纱布敷盖，每2～4天治疗1次。如针后有发热反应，改每周1次，每10～15次为1疗程，一般需治疗2个疗程。本法适用于结节型肿大的结核，亦可用于脓肿，或烙平高突的肉芽。但要注意，施术时应避开血管和神经，不能盲目刺入，以免伤及正常组织。

(5)石氏截根术：取臂臑穴，位于两臂三角肌下端，消毒局部皮肤，以0.5%普鲁卡因注射液浸润麻醉，然后捏起皮肤，以消毒钢针在皮下脂肪层(不达肌层)约3cm深处横行穿过，然后用手术刀沿钢针上切开皮肤，形成横切口，对合伤口，盖以消毒纱布，绷带包扎以防出血，过1小时后稍稍松去，次日可按干净创面换药处理，亦可配合内服药物治疗。适用于各型瘰疬。

(6)直接灸法：用艾炷直接灸结核之顶部，每次1壮；或隔姜或隔蒜灸之，每日1～5壮，每日或隔日治疗1次。如系溃疡者应距创缘3～5分处艾灸之。适用于结节、脓肿各溃疡期。

6. 其他疗法

(1)X线放射治疗：适用于病变淋巴结范围较广、界限不清且尚未化脓者，多数病变淋巴结因而钙化。

(2)发泡法：毛茛捣烂，取豌豆大1粒，贴于两列缺穴，胶布固定。起泡后用消毒针头刺破拭干，涂龙胆紫液，敷料包扎，保持清洁。

(3)涂点法：生南星1个，醋磨成糊状，用新毛笔或棉签涂于核上，或用大戟、芫花煎熬成膏，加入樟脑涂于核上。

【预防与护理】

1. 饮食　忌辛辣刺激及鱼腥食物，以免助火生痰，但应增加营养，如牛奶、鸡蛋、鱼肝油、瘦肉、牛肉、银耳等。

2. 要注意精神护理，本病是慢性病，要坚持长期治疗。平时要适当进行锻炼，增强体质，要保持心情舒畅，切忌终日忧虑或急躁易怒。因忧伤脾，怒伤肝，更不利于病情。

3. 因肿块消散缓慢，经常贴膏药容易引起皮疹，可间歇使用。间歇期可用隔蒜灸法，有利于消散。

【古籍选粹】

《丹溪手镜·瘰疬》　夫初发于少阳，郁气之积，不守禁戒，延及阳明。盖胆经主决断，有相火而气多血少，治宜泻火散结。虚则补元气，千金散主之；实则泻阴火，玉烛散主之。

《仙传外科秘方·神效治瘰疬品》　如治瘰疬，不问年久月深者，先用箍了。箍住其疮以后，用艾火从下面儿疬上灸一个起，以等下灸上去，灸到母之处即住。每一个用大蒜一片贴之，灸五七壮止，随灸一个便用膏药贴之，当日一日一换，立见神效。

《外科枢要·论瘰疬》　盖怒伤肝，肝主筋，肝受病，则筋累累然如贯珠也，其候多生于耳前后项腋间，结聚成核，初觉增寒恶热，咽项强痛。若寒热焮痛者，此肝火风热而气病也，用小柴胡汤，以清肝火，并服加味四物汤，以养肝血，若寒热既止，而核不消散者，此肝经火燥而血病也，用加味逍遥散；以清肝火，六味地黄丸，以生肾水；若肿高而稍软，面色萎黄，皮肤壮热，脓已成也，可用针以决之，及服托里之剂。

《外科正宗·瘰疬治法》　初起肿痛，憎寒壮热，四肢拘急，项强头痃者，表散之。肿硬发热，便秘口干，胸膈不利，恶心脉实者，宜利之。膏粱厚味，醇酒积热，湿痰凝结而成，化痰、降火、清中。忧思过度，郁怒伤肝，筋缩结核者，宜养血、开郁、疏肝。房欲劳伤，阴虚晡热，自汗咳嗽，形消瘦者，滋肾健脾。失利忘名，怀抱郁结，积热在心，所如不得，乖隔阴阳，虚嗽岁月，所得此者，精血俱伤，先养正气，次治标病。坚而不溃，腐而溃之，溃而不敛，补而敛之，皆活法也。

《医学心悟·瘰疬》　瘰疬者肝病也，肝主筋，肝经血燥有火，则筋急而生瘰。瘰多生于耳前后者，肝之部位也。其初起即宜消瘰丸消散之。不可用刀针及敷溃烂之药。若病久已经溃烂者，外贴普救万全膏，内服消瘰丸，并逍遥散，自无不愈。更宜戒恼怒，断煎炒，及发气、闭气诸物，免致脓水淋漓，渐成虚损。患此者可毋戒欤！

【现代研究】

1. 辨证施治　杨秀明将慢性淋巴结肿大（主为瘰疬）辨证分为四种类型：①热毒蕴结证：治宜清热泻火，软坚散结。用凉膈散加减：大黄 6g，栀子 6g，连翘 15g，竹叶 9g，海藻 15g，射干 12g，昆布 15g，鳖甲 18g，浙贝母 9g，黄芪 20g。②脾虚痰湿证：宜健脾益气，祛湿消结。用六君子汤和玉屏风散：党参 24g，黄芪 24g，防风 6g，白术 9g，茯苓 12g，陈皮 6g，半夏 6g，连翘 12g，枳实 9g，鳖甲 18g，昆布 15g，海藻 15g。③气滞血瘀证：宜活血益气，祛瘀散结。桃红四物汤加减：桃仁 9g，红花 6g，当归 15g，赤白芍 15g，川芎 9g，生地黄 12g，瓜蒌 18g，薤白 12g，牡丹皮 9g，丹参 18g，黄芪 24g，大枣 7 枚，甘草 3g。④痰火郁结证：宜清热化痰，软坚散结。玄参 12g，生地黄 12g，麦冬 12g，大黄 4g，百合 30g，桔梗 9g，连翘 12g，瓜蒌 18g，枳实 6g，鳖甲 18g，昆布 15g，海藻 15g。赵璋华将淋巴结结核辨证分为：①气郁痰结证：以疏肝养血、健脾化痰的逍遥散和二陈汤治疗；②肺肾阴亏证：以滋肾补肺健脾的六味地黄汤加减治之。治疗结果：共治 32 例患者，结合西医口服雷米封、利福平等，治愈 30 例，好转 2 例。

2. 中西医结合研究　杨彩香用全蝎 1g，蜈蚣 1g，研末分 3 份，每日 3 次，饭后服。配合西医疗法：强化治疗阶段，用异烟肼 0.4g，卡那霉素 1g，加入 5%葡萄糖 750ml，静脉滴注，每日 1 次；利福平 0.6g，每日晚 1 次，空腹服；吡嗪酰胺 0.5g，每日 3 次，饭后服。巩固治疗阶段，前 2 个月用异烟肼 0.4g、利福平 0.6g，乙胺丁醇 1g，每日晚 1 次，空腹服；后 2 个月用异烟肼 0.4g，利福平 0.6g，空腹每晚服 1 次。以此治疗体表慢性淋巴结结核 50 例，并与西药对照组（只服上述西药）比较，治疗组痊愈 19 例，显效 20 例，有效 11 例；对照组显效 8 例，有效 36 例，无效 6 例。经统计学处理，差异有显著性意义（$P<0.01$），中西医结合组优于对照组。刘凤星等用斑蝥、穿山甲、全蝎、僵蚕、红花、蓖麻子、白芥子、木鳖子仁各 30g，川乌、草乌、甘遂、大戟、防风、白芷、巴豆仁各 15g，地鳖虫 60g，蜈蚣 8 条，松香 120g，乳香、没药、肉桂 30g，按传统方法制成膏药，配合口服西药异烟肼、结核氨、利福平进行化疗。共治疗颈淋巴结结核 200 例，膏药化疗组痊愈 169 例，好转 29 例，无效 2 例；单纯化疗组（仅服西药）痊愈 97 例，好转 86 例，无效 17 例。前者疗效优于后者（$P<0.01$）。

3. 专方治验　王兆海以自拟消瘰汤（白头翁、猫爪草各 25g，煅龙骨、煅牡蛎、连翘、夏枯草、浙贝母各 20g）每日 1 剂，分 2 次口服，15 天为 1 疗程，外用金黄散茶水或醋调糊外敷，每日换药 2 次。治疗瘰疬 54 例，痊愈 40 例，显效 10 例，有效 2 例。贾长文用自拟消瘰散治疗颈淋巴结核。方法是：将小茴香、金银花、穿山甲、浙贝母、桃仁、全蝎各 10g，木鳖子 20g，蜈蚣 2 条，一并捣碎。取鸡蛋 1 枚，一端打孔，倒出少许蛋清，将药粉 5g 纳入蛋内，以面包住，草木灰烧熟，食蛋。每日2次，每次1个蛋，1个月1疗程，共治41例，治愈25例，有效14例，无效2例。兰莉等以蜈蚣2条，全蝎10g，丹参15g，生地黄15g，赤芍75g，地骨皮70g，桔梗10g，穿山甲15g，半边莲10g，白花蛇舌草20g，甘草5g，制成消瘰饮，治疗小儿淋巴结核，水煎饭后服，年长儿每日3次，小儿频饮为宜，10天为1疗程。共治9例，治愈6例。宋丽华等用红芽大戟200g(儿童100g)，红皮鸡蛋7个，加水2000ml，煮沸后文火煎4小时，去药渣及汁，每早空腹食蛋1个，连用21天为1疗程，1～2个疗程即愈(鸡蛋破裂者不可食)。路西明将白头翁2000g加水适量浸泡24小时，用铝锅煎煮赘浓，滤出药液，如此3次，获药液2000ml，沉淀过滤后将药液中加入苯甲酸钠2g，装瓶高温消毒备用，治疗淋巴结核时，每次服80ml，每日3次，2个月为1疗程。

4. 外治法　马述钧用大黄、白及各等分，晒干研末，敷患处治疗淋巴结核，每2～3天换药1次，共治7例，6例治愈，1例显效。万强用枯矾18g，蝉蜕1.2g，僵蚕1.2g，樟丹1.2g，珍珠0.5g，制成珍珠散，外用治疗破溃型淋巴结核，每日换药1次，共治69例，全部有效。朱万针用结核散Ⅰ号(红升片30g，紫贝齿粉20g，黄连10g，冰片3g，麝香0.18g)、结核散Ⅱ号(紫贝齿粉20g，红升片3g，黄连10g，冰片1.5g，麝香0.15g)治疗颈淋巴结结核性溃疡，脓腐较多时用结核散Ⅰ号，待腐祛疮面组织红活时用结核散Ⅱ号。共治98例，全部治愈。张建华取阿胶2份，藤黄1份，米醋适量，制成阿胶藤黄膏，敷贴于病灶，7～15天更换1次，共治疗瘰疬54例，38例痊愈，好转16例。

5. 实验研究　钮晓红等用拔瘰丹(内含水银、火硝、食盐、皂矾、明矾)、Ⅰ号丹(轻粉、血竭、尿浸煅石膏、红黄升、冰片研细制成)、拔瘰Ⅰ号丹(20%拔瘰丹和80%Ⅰ号丹组成)、Ⅱ号丹(黄升、血竭、樟丹、九一丹共研细末组成)。治疗淋巴结核210例，观察组用中药，脓液清稀，肉芽苍白用拔瘰Ⅰ号丹，脓腐脱落者用Ⅰ号丹，肉芽鲜红、脓液稠厚者用Ⅱ号丹；对照组用链霉素粉，每次约75mg。治疗结果，第一个月观察组105例，痊愈55例，好转50例；对照组105例，好转45例，无效60例，疗效观察组优于对照组($P<0.01$)。拔瘰Ⅰ号丹做体外抑菌试验，结果表明可抑制结核杆菌生长，通过急性和长期毒性试验，提示在治疗剂量下拔瘰丹制剂安全无毒。

【述评】

瘰疬是指发于颈项部的慢性炎症性疾病，包括颈部的慢性淋巴结炎和淋巴结结核。本文所述以后者为主，关于淋巴结核，尽管西医抗痨药物众多，但是治疗效果却不甚理想，因此人们试图在中医药和中西医结合方面寻找有效方法。多年来在对瘰疬的防治研究方面取得了很大进展，体现在：①许多老中医和其他医务工作者治疗本病的经验，相继整理成册，并使中医辨证治疗瘰疬在理论上更加完善。②一些学者对中医治疗瘰疬的有效方剂、独特方法等，进行了大量的临床观察，并有较大数量病例的报道和论文。③在治病机制的探讨上，不仅在中医上有所阐述，而且在利用现代科学方法和手段上也逐步开展。因此我们有理由相信，在不久的将来，中医药治疗瘰疬的效果和研究水平都会有长足的进步。

【参考文献】

1. 杨秀明. 慢性淋巴结肿大辨证施治体会. 福建中医药. 1993(6)：29

2. 赵璋华. 治疗淋巴结结核32例临床体会. 浙江中医学院学报，1994(4)：33

3. 杨彩香. 中西医结合治疗体表淋巴结核50例. 中国中西医结合杂志，1995(8)：475

4. 刘凤星，刘巧珍，赵桂芳等. 膏药加化疗治疗淋巴结核200例. 河北中医，1993(1)：14

5. 王兆海. 中医药治疗瘰疬54例疗效观察. 光明中医杂志. 1995(5)：47

6. 贾长文. 自拟消瘰散治疗颈淋巴结结核. 河南中医,1995(2):112
7. 兰莉. 消瘰饮治疗小儿淋巴结核 9 例. 吉林中医药,1993(6):20
8. 宋丽华. 治疗颈淋巴腺结核验方. 吉林中医药,1993(1):34
9. 路西明. 中药白头翁治疗淋巴结核 52 例. 北京中医药大学学报,1995(3):封 4
10. 马述钧. 大黄白及外用治疗淋巴结核 7 例. 南京中医药大学学报,1995(5):43
11. 万强. 复方珍珠治疗破溃型淋巴结核 69 例. 山东中医杂志,1994(10);466
12. 朱万珍. 结核散外用治疗颈淋巴结核 98 例. 安徽中医学院学报,1995(3):29
13. 张建华. 阿胶藤黄膏治瘰疬效良. 国医论坛,1993(5):39
14. 钮晓红. 中药外治淋巴结结核 216 例临床及实验研究. 中国中西医结合杂志,1994,14(7):412

(王 军)

第十二节 流 痰

流痰是指骨与关节因结核杆菌感染所引起的慢性特异性感染,俗称骨痨和穿骨流注。本病的命名具有两大特点:第一,流者流动之意,它能随痰流窜脊柱、环跳、膝、踝、肩、肘、腕、指及全身骨与关节间,壅阻而发病。第二,本病溃后脓液清稀,夹有"败絮"状物,其形如痰,故以流痰名之。

流痰这一病名出现时间较晚,在古代文献中本病多在阴疽(无头疽)、流注、骨疽等疾病中论述。如《灵枢·刺节真邪论》中的"骨疽""骨痹",以及《素问·痿论》之中的"骨痿"皆颇似本病。隋《诸病源候论》则有骨痿疽一候,其症状为"初肿后乃破,破后还合,边傍更生,如是或六七度,中有脓血,至日西,痛发如有针刺。"《备急千金要方·瘰疽第六》则明确指出:"凡贼风,其人体卒无热,中暴风冷,即骨解深痛,不废转动,按之应骨痛也,久即结痛或结瘰疬。"并认为:"若治附骨(疽)作贼风,则增益病深脓多,若治贼风作附骨(疽),即加风冷,遂成瘰疬、偏枯挛曲之疾也,疗之为效,都在其始耳……附骨之始半肿但痛而已。其贼风但痛不热,附骨则其上壮热,四体乍寒乍热,小便赤,大便涩而无汗。若得下却热并开发腠理,便得消也,纵不消尽,亦得浮浅近外。凡贼风但夜痛骨不可按,抑不得回转,痛处不壮热,亦不乍寒乍热,多觉身体索索然冷。欲得热熨痛处,即小宽时,复有汗出,此为贼风证也。宜针灸熨焫,诸服治风药即愈。"因此从症状和并发症来看,贼风与流痰如出一辙,并在当时已非常明确地指出,本病与附骨疽不同,在病因、病机及症状和治疗上迥异,若将二者混为一谈,势必引起不良之后遗症,并认为治"贼风"的关键在于早期治疗。可见孙思邈对本病的认识全面而深刻。至宋代《太平圣惠方》对本病的描述则更为具体,如"龟背"、"鸡胸"就非常形象。明《寿世保元》指出:"一切瘀血、湿痰,蓄于肢节之间,筋骨之会,空窍之所而痛也。肢节沉重者是湿痰。"提出湿痰是本病的主要病因。至清代,人们对本病的认识有所提高,在论治上也更趋合理。如《外科证治全生集》禀承家传,独树一帜,对阴阳辨证最对推崇,对阴疽的治疗,方法独特,效果非凡。其创制的阳和汤、小金丹、犀黄丸,至今仍为医者广泛使用。至晚清,诸医家对本病的认识趋于一致,显著的特征是将本病的"附骨痰"、"流痰"来命名,认识到本病乃纯阴无阳之证。如《疡科心得集·辨附骨疽附骨痰肾俞虚痰论》载:"附骨痰者,亦生于大腿之侧骨上,为纯阴无阳之证,小儿三岁五岁时,先天不足,三阴亏损,又或因有所伤,致使气不得升,血不得行,凝滞经络隐隐彻痛,遂发此疡。"《医门补要》对龟背痰的记载更为详尽。曰:"脾肾二亏,加之劳力过度,损伤筋骨,使腰胯隐痛,恶寒发热,食少形瘦,背脊骨中凸肿如梅,初不在意,渐至背伛项缩,盖肾衰则骨痿,脾损则肉削,但龟背已成,愈者甚寡,纵保得命,遂为废人。”余听鸿在《外科医案汇编·流痰》中直接称本病为“流痰”,对本病的证因论治较为细致。如:“流痰一症,脾虚湿痰凝滞最多,或病后余毒稽留肌肉之内,或欲后寒气袭于经络之中,或因气阻,或因血凝,若正气盛,阳气宣通,随阻随散,正气虚,经脉涩滞,随注随壅,屡发屡止,或溃或愈,虽云外证,俱从内生。为内科者,不得不究生焉。”说明本病绝非外伤,而伤于内才是本病的关键。

综上所述,可以认为流痰是发于骨与关节的阴寒之证,其病因与先天不足,后天失调,外感风寒湿痰及有所闪挫损伤有关。临床特点是:起病缓慢,局部皮色不变,漫肿酸痛,化脓亦迟,溃后脓水清稀,夹杂“败絮”状物,可形成窦道,缠绵不愈,易损筋伤骨,轻则致残,重则成为虚劳,危及生命。本病好发于儿童及少年,其发病部位以脊椎为最多,其次为下肢、上肢。

流痰可因为发病部位和形态不同,而有不同的病名。如患于胸背,病变成后凸畸形者。称鸡胸或龟背痰;病于腰背,痰流于肾俞穴附近者,称肾俞虚痰;病损于髋关节,活动受限损筋伤骨,为附骨痰;痰损于膝,病膝呈上下纤细,状若鹤膝,称鹤膝痰;病发于踝,疮孔内外相通,称穿拐痰;痰结于指节,形似蝉肚,称蜣螂蛀;痰积前臂,附骨而生,孔孔流浆者称蝼蛄串。

本病相当于西医所称之骨与关节结核,是体内继发结核病灶,约 90%继发于肺结核,少数继发于消化道结核及淋巴结结核。本病好发于脊椎,约占全部病例的一半,其次是膝关节、髋关节和肘关节。好发部位大都在负重大,活动多,易于遭受慢性或积累性劳损和肌肉附着少之处,如胸、腰椎椎体及长管骨骨端等。

【病因病机】

1. 先天不足,禀赋不耐　小儿先天禀赋不足,肾精亏乏,骨髓空虚,则骨骼柔软脆弱,不能支持身体,若强令早坐,闪挫扭伤,使气不得升,血不得行,如复感风寒冷气,外邪循经入里,留滞筋骨,使阴寒痰浊,气血凝滞发为流痰。

2. 后天失调,三阴亏损　患者劳欲过度肾精耗损;或是伤于饮食,内损脾胃,一则不能运化水谷,使精血更亏,再则脾虚不运水湿,而凝聚为痰;或是情志不舒,气郁化火、亦可耗伤阴血,伤及肾精。如此导致三阴亏损,骨髓不充,邪气则乘虚侵入,发为流痰。

3. 风寒湿邪,乘正气不足,侵入经络,留滞于筋骨,血得寒则凝,故致气血凝滞,与湿痰相结聚,成为流痰。

4. 跌打闪挫,强令早坐,使筋骨受损,致局部气血凝滞,又与外感之风寒湿痰相搏结,发为流痰。

总之,本病的发病是以虚损为主因,而外邪或外伤只是致病的诱因。在整个病程中,其始为寒,其久为热,即有先天不足,肾亏髓空之虚,又有气血不和,痰浊凝聚之实。其化脓之时,不仅寒化热,阴转为阳,而且肾阴不足之象也逐渐显露,致使阴愈亏,火愈旺,因此本病后期常现阴虚火旺之候;又因其脓水淋漓不断,耗伤大量气血,所以后期也可表现出气血两虚之证。

西医学认为,本病是一种继发于体内原发结核病灶(肺或淋巴结)的病变,通过血液循环达到骨骼系统。结核菌可长期潜伏在骨组织中,当机体抵抗力降低时发病。有时结核杆菌经血道先感染关节滑膜,再循血管周围淋巴腔侵入骨髓。

骨与关节结核的病理发展过程是有一定规律的,初期病变局限于骨或滑膜组织,即单纯结核或单纯滑膜结核。若能在此阶段治愈,则可全部或部分保留受累关节的功能。反之,初期病未能及时治愈而进一步发展时，单纯骨结核扩散侵入关节腔，或单纯滑膜结核侵及关节软骨面，而使关节的主要结构遭到破坏，即成为全关节结核，在此期治愈后，关节功能将全部或大部分丧失。病变进一步发展，可向外突破，即全关节结核突破关节囊，骨结核突破骨膜，则在其周围软组织间隙内形成结核感染及脓肿，进而可穿破皮肤形成经久不愈的窦道，引起继发感染。

【辨病】

1. 临床表现

(1)全身症状：发病缓慢，早期多无明显全身症状，仅有轻度的局部症状，活动期可有怠倦，乏力，体重减轻，精神不振，纳呆，午后潮热，盗汗等；晚期明显消瘦，食欲不振，全身无力及继发性贫血等。

(2)局部症状及体征

1)疼痛：早期仅有轻度疼痛及酸痛，当病变侵及全关节时，则疼痛剧烈，且多夜间加重，成人夜间可痛醒，儿童则有夜间惊啼现象。部分患者可出现相应的神经支配区的远部痛。关节部病变疼痛时动则更甚。

2)肿胀：由于滑膜增厚，关节腔内积脓或关节周围软组织内渗出而形成。一般无红、热表现，溃脓时则透红一点。

3)肌肉萎缩：由于疼痛活动减少而致失用性萎缩，以及神经营养性改变也可使肌肉萎缩。

4)肌肉痉挛与关节畸形：肌肉痉挛为保护性反应，可限制受累关节活动与减轻疼痛，并且由于肌肉痉挛可置受累关节于一定的畸形位，且多为屈曲畸形。若晚期关节正常结构被破坏及软组织挛缩，易发生病理性脱位等严重畸形。

5)功能障碍　功能障碍与病变程度成正比，早期多由疼痛及肌肉痉挛所引起，晚期则因严重畸形和固定性僵硬所致。

6)寒性脓肿及窦道　由于病骨、关节周围软组织形成脓肿，因无红、热表现，而触诊有波动感，故称“寒性脓肿”。由于重力关系，寒性脓肿可沿软组织间隙向下流注，远离病灶部位，含大量稀脓和豆渣样(败絮状)物质。脓肿可穿破皮肤形成窦道，窦道肉芽松弛、苍白，经久不愈。

2. 诊断要点

(1)有结核病史及结核病接触史。

(2)全身有低热、午后潮热、消瘦、盗汗等症。

(3)局部肿痛、功能障碍、肌肉痉挛、关节畸形、寒性脓疡及窦道。

(4)X线摄片发现关节滑膜肿胀，软骨破坏，或死骨形成。

(5)红细胞沉降率增快，脓液结核菌培养可为阳性。病理检查一般可确诊。

【辨证】

1. 阳虚寒痰证　主见于初期脓液未成之时，此期虽骨内有病变而外形症状并不明显，仅觉患处隐痛或酸痛，不红不热，皮色如常，继则关节活动障碍，动则疼痛更甚，舌淡苔白，脉弦紧或沉细。

2. 正虚毒滞证　多见于成脓期，风寒湿痰日积月累，郁而化热，腐肉为脓。表现为原发或继发部位渐渐肿起，疼痛明显或反而不痛，脓已成熟则按之应指，局部透红一点。伴午后低热，舌质红苔薄黄，脉弦细数。

3. 阴虚火旺证　多见于溃后期，此时虚热日热，阴液日耗，加之疮疡溃破流脓，更伤阴血，致使阴虚火旺，表现为破溃后脓液清稀，夹杂败絮血水，疮口凹陷，周围皮色紫黯，形成窦道，伴骨蒸潮热、盗汗、颧红、口燥咽干，舌红少苔，脉细数。

4. 气血两虚证　亦见于溃后期，由于疮疡溃破日久，大量清稀脓液流出，使气血大伤所致。表现为：疮口长期不能愈合，色泽苍白晦暗，或有瘢痕硬结，伴食欲减退、精神委顿、面色无华、形体畏寒、心悸、失眠、自汗，舌质淡，苔薄白，脉细或虚大无力。

【治疗】

1. 内治法

(1)辨证论治

1)阳虚寒痰证：治宜补益肝肾为主，辅以温通经络，散寒化痰，以促其消散。方用阳和汤加减。若兼表证，加荆芥、防风；有气虚者，加黄芪、党参；局部痛甚者，加乳香、没药、延胡索。

2)正虚毒滞证：宜扶正托毒。方用神功内托散加减。可酌加十大功劳叶，冲服骨结核散。

3)阴虚火旺证：宜养阴清热。方用大补阴丸和清骨散加减。汗多，加黄芪、山茱萸、浮小麦；阴虚甚者，加生地黄、沙参、麦冬；咳嗽严重者，加百部、紫菀、款冬花。

4)气血两虚证：宜补气养血。用人参养荣汤或十全大补汤加减。若伴腰酸足痿者，可加川断、杜仲、狗脊、鹿角胶、菟丝子、巴戟肉、牛膝等。

(2)成药验方

1)阳和丸，每次6g，每日2～3次。用于阳虚寒凝证。

2)小金丹，每次4粒，每日2次。

3)虎潜丸，每次9g，每日2～3次。用于正虚毒滞证。

4)榄核莲15g，十大功劳叶15g，牛大力30g。水煎服，15～30天为1疗程。

5)穿破石30g，铁包金60g，百部10g，水煎服。

2. 西药治疗

(1)异烟肼0.1g，每日3次，口服。

(2)链霉素0.5g，每日2次，肌注。

(3)利福平150mg，口服，每日3次。

(4)对氨基水杨酸钠2～4g，口服，每日3次。

(5)乙胺丁醇250mg，口服，每日3次。

(6)卡那霉素0.5mg，肌注，每日2次。

一般同时使用以上2～3种抗结核药，中小关节结核用药1年左右，大关节给药2年左右，术前一般用药3～4周。

3. 外治法

(1)初期(阳虚寒痰证)：用回阳玉龙膏外敷，或用阳和解凝膏掺桂麝散或黑退消盖贴，或配合隔姜灸、雷火神针灸等法，或配合熨风散局部熨之，以促其消散。

(2)成脓期(正虚毒滞证)：若脓已成熟，皮肤透红，按之应指明显可切开，或用火针烙法烙开，以排脓通畅为度。

(3)溃后期：可用五五丹插药线引流，若脓水清稀，久不收敛，可用附子饼灸法；若已成瘘，但脓出不畅时，可用白降丹外蘸药线，插入疮口，以化腐蚀管；若溃后久不收敛，但脓水转稠厚者，是行将收口的佳兆，宜掺生肌散以收口。

(4)牵引与固定：四肢关节结核，可持续皮牵引或固定，以缓解肌肉痉挛，减轻局部疼痛，矫正关节畸形，促进病变稳定，并可预防或治疗病理性关节脱位或骨折。

(5)穿刺抽脓法：脓肿较大，并有全身症状者，可行穿刺抽脓法，抽出脓液，并在脓腔内注入链霉素0.1g，异烟肼100mg，加压包扎，开始每周1～2次，以后可根据积脓情况，每1～2周穿刺1次。如脓液不易抽出时，可作小切口排脓，置入链霉素后，缝合切口，加压包扎。穿刺时应无菌操作，进针宜轻，以免形成窦道。

4. 手术疗法

(1)适应证：滑膜结核经治疗无好转，合并结核性脓肿，骨、关节骨质破坏死。

(2)手术方式：①脊柱结核应根据病情选择病灶清除术、病灶清除加植骨融合术、病灶清除椎管减压、植骨融合术等。②滑膜结核行滑膜切除术。③关节成形或关节融合术。

5. 针灸疗法　临床多使用灸法，可直接灸，也可隔姜、隔蒜灸。亦可灸百会穴及病变两旁各取1寸半之相应穴位，以培补督脉，疏通气机。

【预防与护理】

1. 局部制动　用石膏、夹板牵引固定患肢，脊柱结核宜卧硬板床休息。

2. 增加营养，多进含蛋白质、维生素的饮食，病情进展时忌食鱼腥、酒、椒、葱、蒜等。

3. 瘫痪患者定期翻身，预防褥疮，酒精按摩每日1次。

龟背痰

流痰发于胸椎，致使人体呈龟背畸形者，称龟背痰。另外，病变可使胸骨前凸，背脊后弯，呈鸡胸龟背状，所以也称鸡胸龟背。本病多发于青少年，尤以10岁以下儿童最为多见，患病后开始症状不显，当病变发展到一定程度则可致鸡胸龟背畸形，其重者常常引起下肢痿软无力，步履蹒跚，活动受限，甚至发生双下肢瘫痪。本病相当于西医所称之胸椎结核。

【病因病机】

1. 先天不足，禀赋不耐，骨髓空虚，骨骼柔软，若强令早坐，复外感风寒湿邪，使气血凝滞，痰湿结聚，发为流痰。

2. 脾肾两虚，肾精亏损，骨髓不充，加之脾肾虚弱，不能温阳化气行水，使痰浊结于骨骼而发病。

3. 督脉空虚，阳气不足，外邪乘虚直中督脉，注于骨结，以致出现背脊后突之龟背痰。

4. 肺经邪热，侵及脊骨，脊骨受损无力支持而成鸡胸、龟背畸形。故《世医得效方》说："胸高胀满，其状如龟，此肺经受热邪所致也。"

西医学认为，脊椎结核常见于5岁以内儿童，侵犯部位最常见为最下三个胸椎和第一二腰椎，多为两个以上椎体受累，在儿童期，椎体的血液供养主要依靠脊椎后动脉的分支，它分布于椎体的中央区，因此儿童期脊椎结核病也从椎体内部开始，可破坏大部分骨质，由于椎体不堪重负而塌陷，脊柱遂形成有角度的弯曲畸形。在成年期，病变常在椎体前区（该处由肋间动脉或腰间动脉供养），椎体大部分保存，因而畸形程度较轻。

【辨病】

1. 临床表现　患者站立或行走时尽量将头及躯干后仰，坐位时喜用手扶椅，以减轻体重对受累椎体的压力，脊柱后凸畸形，肿如梅李，身体缩小，渐至背伛、背驼，而呈鸡胸龟背之象，并容易造成广泛的椎旁流痰（脓肿），位于背部两侧。伴悠悠腹痛、二便枯秘，或脾败便泄，潴留或失禁，饮食少纳，或日久气血两亏，筋骨不荣。甚者可出现二足痿弱，以至于截瘫，渐成童劳而毙。

2. 诊断要点

(1)背部钝痛或酸痛，动则痛剧，并向胸部和上腹部放射。

(2)脊柱运动受限，胸腰部僵硬，拾物试验阳性。

(3)胸椎呈角状后凸畸形，形似龟背。

(4)在椎体旁或肋前胸肋形成寒性脓肿。

(5)出现下肢痿弱，甚至截瘫。

(6)X线检查

1)边缘型：早期X线平片上可见椎间隙变窄，椎体边缘骨质增生疏松或局限性骨质破坏。

2)中心型：椎体骨质疏松或有空洞改变。晚期病椎塌陷呈楔形变。

3)在病椎两旁有增浓的脓肿阴影。

3. 鉴别诊断

(1)驼背：本病多发于先天禀赋不足及后天营养不良、气血不足之儿童。患者亦有明显的畸形，但该病所致之鸡胸龟背在坐位时脊骨弯曲如弓，平卧后驼背好转或消失。范围较广，无明显的成角畸形，胸前常见串珠累累(串珠肋)，双下肢呈内弯或外翻畸形，四肢骨端常有增大现象。

(2)肾虚腰痛：以腰背部疼痛为主症，以30～40岁以上男子，腰部长期积劳者为多。背部无畸形，亦无寒性脓肿。

【辨证】

见“流痰”。

【治疗】

1. 内治法　见“流痰”。

2. 外治法　见“流痰”。

3. 手术疗法

(1)病灶清除术：病灶处有死骨存在，或有较大的脓肿，或窦道久治不愈者，在抗结核药物控制下，患者一般条件许可时，可行病灶清除术，同时行病灶内植骨术(有继发感染者不宜)。术后卧床3～6个月，并须继续用抗结核药物治疗。

(2)脊柱融合术：病灶清除术后1～2个月，或经非手术治疗已达静止期患者，但脊柱不稳定，可用自身髂骨或异体骨，行脊椎后融合术，术后卧床3～6个月。

【预防与护理】

1. 休息　为缓解疼痛，避免病变扩散，防止畸形，及时让患者卧床休息或采取其他措施是必要的。应使用软垫硬板床，在脊柱结核活动期卧床可以自由翻身，但不宜坐起或离床，直至脊柱恢复稳定为止；比较稳定的结核，可以坐起吃饭，下床大小便，其余时间仍须卧床休息。

2. 牵引或固定支架保护　可防止病理性脱位，并可整复脱位和矫正畸形。

其余见流痰“预防与护理”。

肾俞虚痰

流痰发于腰部两侧肾俞穴者，称肾俞虚痰。多发于儿童及青少年，男女无明显差别。病变以腰痛,腰强,活动受限,两侧肾俞穴处显脓性包块为主要特点。相当于西医学的腰椎结核病。

【病因病机】

1. 肾气不足,则精失所藏,骨髓不充,骨质不坚而易为外邪所侵。元阳不振,不能温化阴寒湿邪,则寒邪凝滞腰骨不去,日久寒痰损骨。肾俞在腰部两侧,为肾经之俞穴,故肾虚骨病寒痰结聚于此,发为肾俞虚痰。

2. 肾精亏损 由于先天不足,肾精亏虚,且病后失调,气血亏损,阴血日衰,若有所闪挫或外感寒湿,则邪气聚于伤处,致使局部气滞血瘀,寒凝痰滞,发为流痰。

西医学病因病理的认识参见“龟背痰”。

【辨病】

1. 临床表现 本病起病缓慢,早期一般无明显不适,随着病程进展,可出现疼痛,并逐渐加重且动则更甚。甚则腰背挺如板状,不能久坐、久站,弯腰受限,不能自如拾物。日久流痰积聚,流于肾俞穴部或少腹或两股内侧。局部饱满隆起,软如棉团,按之应指。溃破后可流出大量稀脓,夹杂败絮状物。脓水淋漓不断;疮口久不收敛。日久病,变耗损人体精微,全身消瘦无力,面色苍白或黧黑,甚至不能站立而卧床不起。

2. 诊断要点

(1)腰部疼痛,并可向下肢放射。患部有压痛及叩击痛。

(2)腰部僵硬,活动受限,拾物试验阳性。

(3)寒性脓肿:多形成腰肌脓肿,也可沿腰大肌流注于髂窝部、股部。

(4)截瘫:早期可出现肢体无力,进而肌肉痉挛失去主动运动功能。重者有膀胱、直肠功能障碍。

(5)X线检查 同“龟背痰”。

3. 鉴别诊断

(1)腰腿痛:急性腰扭伤有明显外伤史;慢性腰部损伤有较固定和较表浅的压痛点;腰腿风湿症则有遇寒疼痛加重的特点;腰椎间盘突出症有典型的坐骨神经痛症状。

(2)类风湿脊柱炎:青年男性较多,脊柱强直,活动很少,并呈圆弧形后凸,双侧骶髂关节多同时受累。晚期X线片显示脊柱呈竹叶样改变。急性期抗“O”增高。

【辨证】

1. 肾阳虚衰证 起病不显,发展缓慢,自觉畏寒,肢冷,腰膝酸痛,活动乏力,弯腰受限,脓肿按之濡软,不红不热,溃后脓液清稀,疮口久不收敛,舌质淡胖,苔薄白,脉沉迟无力。

2. 肾阴亏损证 多由肾阳虚证转化而来,自觉腰膝酸软,口干咽燥,五心烦热,盗汗,颧红,遗精,耳鸣,两足痿软。肾俞穴部位包块濡软,不红不热,积久则表皮乏红,舌质红少苔,脉细数。

【治疗】

1. 内治法

(1)肾阳虚衰证:治以补肾助阳。宜服右归丸或肾气丸。若初起兼表虚不固者,宜加玉屏风散;若兼脾虚不能运化者,可兼服六君子汤。

(2)肾阴亏损证:治以补肾滋阴。服左归丸或六味地黄丸。若盗汗明显者,可酌加黄芪、浮小麦;若血虚症状明显者,可兼服当归补血汤。

2. 外治法 见“流痰”。

3. 手术疗法　见“龟背痰”。

【预防与护理】

见“龟背痰”。

附 骨 痰

流痰发于髋部者称附骨痰，又称穿骨流痰，缩脚隐痰。其发病率居骨结核的第三位，仅次于脊柱和膝关节结核。发病年龄以4～5岁儿童最多，10岁以后发病明显减少，男性发病略高于女性。本病的特点是：发病缓慢，早期症状轻微，局部无特殊变化，髋部前方稍有压痛，多数患儿午后或晚间出现跛行，病髂或同侧膝部内侧疼痛，病情继续发展，髋部饱满隆起，患肢屈伸，内外旋转均受限制，脓肿穿破后，久不收口。本病相当于西医学的髋关节、骶髂关节结核病。

【病因病机】

1. 三阴亏损　营血虚弱，络道空虚，使气血不容四末，风寒湿痰乘虚侵入经络，凝滞筋骨，聚久为痰。

2. 情志不舒　气机紊乱，气血失调，营气不从，逆于肉里，气血不得畅行，凝滞而为流痰。

3. 跌打闪挫　瘀血凝滞，恶血不去，留宿经络，日久成流痰之症。

【辨病】

1. 临床表现　本病多见于儿童及青少年，早期患髋疼痛，跛行，关节活动不利，动则加重，休息则缓。儿童定位能力差，往往只诉膝关节疼痛，而不说髋关节疼痛。因此膝部疼痛的患儿，应注意检查同侧髋关节，以防漏诊。患侧肌肉挛缩，可出现屈曲、内收、内旋畸形，髋关节活动受限，托马征阳性。随着病情进一步发展，在髋关节周围可出现脓肿、窦道。伴有消瘦、疲乏、食欲减退、盗汗、潮热等全身症状。

2. 诊断要点

(1)髋部疼痛与跛行，或膝关节放射痛，小儿夜啼。

(2)髋关节运动障碍，托马征阳性。

(3)早期髋关节多取屈曲、外展、外旋位，晚期常取屈曲、内收、内旋位。

(4)X线片可见关节囊肿胀，关节间隙增宽，闭孔变小。晚期骨质疏松，关节间隙狭窄，骨质破坏。

3. 鉴别诊断

(1)环跳疽(化脓性髋关节炎)：发病急骤，全身及局部症状严重，患者有高热、寒战、白细胞计数增高等表现，患肢常出现屈曲、外展、外旋等畸形。

(2)骨融(股骨头缺血性坏死)：本病多发生于6～12岁之间的儿童，男多于女，患儿全身情况良好，多为肥胖儿童。局部以疼痛为主，呈进行性跛行，无寒热，活动轻度或中度受限，周围肌肉无明显萎缩。

【辨证】

见“流痰”。

【治疗】

1. 内治法　同“流痰”。

2. 外治法　同“流痰”。但是在早期滑膜结核患者，可用抗痨药物作关节内注射，每次用异烟肼 200mg，每周 1 次，3 个月为 1 疗程，用 1～2 疗程，同时患肢用皮牵引维持在功能位。

3. 手术治疗

(1)滑膜切除术：适用于早期滑膜结核，保守疗法无效者，争取将病变滑膜切除干净，术后用皮肤牵引 3～6 周。

(2)病灶清除术：适用于全关节结核及骨结核保守治疗无效者。清除关节内滑膜、脓汁、死骨及干酪样物质，尽量保留头颈，术后用皮牵引或单腿石膏裤固定 4～6 周。

(3)畸形严重者，可根据患者要求、职业等情况，采用粗隆下外展截骨术，贝氏手术、惠特曼手术或金属杯成形术等手术方式进行矫正。

【预防与护理】

1. 休息，加强营养。

2. 局部制动，可采用牵引术将关节维持在正常功能位置，以防止畸形发生。

3. 卧床期间应注意防止褥疮的发生。

4. 本病的发生与内伤七情关系甚密，因此清心静养和精神安慰也有助于健康恢复。

鹤 膝 痰

流痰发于膝部，以其膝部肿大，股胫纤细形如鹤膝者名为鹤膝痰。其发病率高，仅次于脊柱结核，占全身骨关节结核的第二位，儿童及青壮年多见，发病缓慢，且多为单发。因其部位表浅，易被发现。后期关节遭到破坏，致使活动受限，甚至出现跛行。本病相当于西医学的膝关节结核。

【病因病机】

1. 先天不足，肾气虚弱，精髓不充，骨亏络空，阴寒之邪乘虚侵入，凝聚膝部，损筋腐骨，得以为患。

2. 患者素禀脾虚，或脾胃为饮食所伤，使脾不健运，难化精微，使精血更亏，骨髓筋脉无所充养；或肝气郁结，气郁化火，灼伤阴精，更耗精血，也使骨骼、筋脉失养。膝为筋之府，故精血不足，外邪为之所乘而发病。

3. 寒湿之邪乘虚侵入，深留于膝，着于筋骨，气血阻滞，聚而成痰，损筋腐骨，成为流痰。

西医学认为，膝关节是全身关节中滑膜最丰富的关节，因此滑膜结核发病率高，单纯骨结核少。单纯骨结核多发于股骨下端，骨骺或干骺部，中心型者多有死骨形成，边缘型好发于干骺部，死骨较少见。

【辨病】

1. 临床表现

(1)疼痛和压痛：单纯滑膜结核早期疼痛多不明显，在病变部有局限性压痛，动则疼痛加剧，若转为全关节结核则疼痛、压痛剧烈，当脓肿破溃，关节内压力减轻时，疼痛反而减轻。

(2)肿胀：膝关节肿胀，当关节腔内脓液增多时，浮髌试验阳性。

(3)关节功能受限，出现跛行。

(4)肌肉萎缩：大腿肌肉萎缩更明显，小腿较轻。

(5)脓肿窦道：脓肿常出现在腘窝、膝关节两侧、小腿周围等。破溃后造成混合感染，形成窦道。

(6)畸形：主要是膝关节屈曲畸形，有时也可见膝内、外翻或反张畸形。

2. 诊断要点

(1)关节有疼痛、压痛、肿胀，浮髌试验阳性。

(2)关节屈伸障碍，屈曲畸形，跛行，股四头肌萎缩。关节侧、后方有寒性脓肿和窦道。

(3)X线摄片发现早期滑膜增厚，关节间隙增宽；晚期关节间隙狭窄，骨质破坏。

3. 鉴别诊断

(1)类风湿关节炎：有游走性多关节肿痛，抗“O”增高。无寒热，始终不化脓。

(2)慢性创伤性滑膜炎：有外伤史，关节肿胀，休息后肿胀即可消退。穿刺液呈血性或黄褐色，镜检红细胞增多，淋巴细胞不多，细菌培养为阴性。

(3)鹤膝痈(急性化脓性关节炎)：发病急，有高热肿胀、剧痛和关节活动受限，成脓快，破溃速，溃脓稠黄。关节穿刺液检查有大量白细胞、脓细胞等。

【辨证】

见“流痰”。

【治疗】

1. 内治法　见“流痰”。

2. 外治法　见“流痰”。但单纯滑膜结核时，可用抗痨药作关节腔内注射。局麻下将异烟肼100mg于髌骨内下方注入关节腔内。每2～3天注射1次，3个月1疗程，可注射1～2个疗程。

3. 手术疗法

(1)单纯滑膜结核虽经非手术疗法治疗无效而滑膜已明显增厚者，可行滑膜切除术。

(2)单纯骨结核经非手术治疗无效者，可行病灶清除术。若术后骨质缺损较大者，可行植骨术。

(3)若病灶经久不愈或有严重畸形影响关节功能，年龄在15岁以上者，可行病灶清除及加压融合术。

【预防与护理】

1. 一旦确诊为鹤膝痰，就应减少患肢活动，或扶拐行走。假如患肢肿胀明显或有脱位畸形者，就应卧床休息。

2. 如果患膝肿胀明显，压力增高时，应避免受压，防止溃破。

穿 拐 痰

穿拐痰亦名穿踝痰，系流痰发于踝部而得名，相当于西医所称的踝关节结核。本病发病率较低，仅占全身骨关节结核的3.4%，患者多为青壮年及10岁以下儿童，男略多于女。其特点为：病踝肿胀、疼痛，跛行，日久活动受限、失灵，甚至足呈下垂畸形。

【病因病机】

1. 肝肾亏损，精血不足，骨髓空虚，筋脉失养；肾阳不足，脾失温煦，水湿泛滥，结聚成痰，袭于筋骨而发病。

2. 寒湿下注　寒湿乘肝肾亏虚，筋骨失于濡养，下注于肢节，风寒湿痰，阻滞经络，气血凝滞，发为流痰。

3. 跌打损伤，损及筋骨，瘀血凝聚，寒湿之邪乘局部虚损而侵入，结聚而成痰邪。

西医学认为，踝关节是下肢三大关节最下部分，所担负的体重比其他关节要大，因此要求十分坚强和稳固，但是踝关节活动范围小，周围又无肌肉覆盖，因此一旦发生结核，可早期发现肿胀，且脓肿容易溃破形成窦道。踝关节结核以滑膜结核为多，骨型结核较少，而且发展为全关节结核的也以滑膜结核为多。

【辨病】

1. 临床表现　发病缓慢，常有扭伤史，足踝疼痛轻微，或稍有肿胀，劳累后症状加重，休息后则缓解。病变逐渐加重，疼痛更甚，肿胀明显，不红不热，一旦脓肿破溃，流出清稀脓液，久不收口，日久伤口四周紫黯硬结，脚踝失去正常活动，呈下垂畸形。

2. 诊断要点

(1)患者多为10岁以下儿童，有扭伤史。

(2)有肿胀、疼痛、跛行，动则痛甚，休息则缓，脓肿形成，不红不热，溃后脓液清稀，难以收口，晚期出现关节强直及下垂、内翻畸形。

(3)X线片可见骨质疏松，关节囊肿胀，或有单纯溶骨性破坏，死骨或死骨吸收后遗留骨空洞，全关节结核可见软骨下骨板模糊或边缘骨质破坏，如有混合感染可有骨质硬化表现。

3. 鉴别诊断

(1)踝关节扭伤：有明确扭伤病史，伤后立即疼痛、肿胀、活动受限，经休息和治疗后逐渐减轻或痊愈。若经过常规治疗无效而疼痛增剧者，要引起高度重视。

(2)类风湿关节炎：常为多关节发病，而发于踝关节者少见。在诊断时要注意结核接触史及身体他处结核病灶以帮助诊断。

(3)大骨节病：为地方病。常见踝关节呈骨性粗大，病变发展迟缓，多个关节肿大，身材矮小，肢体呈缩短畸形，永不化脓。

【辨证】

见“流痰”。

【治疗】

1. 内治法　见“流痰”。

2. 外治法　见“流痰”。单纯滑膜结核局部用关节内注射异烟肼等方法，大部分可治愈。

3. 手术疗法

(1)单纯滑膜结核经上述疗法无效，或滑膜已明显增厚者，可采取滑膜切除术。

(2)单纯骨结核，经保守治疗无效或病灶距关节较近，或已有死骨者，应即采用病灶清除术。

(3)早期全关节结核，应及时行病灶清除术，彻底清除病变滑膜及骨病灶。

(4)晚期全关节结核，12岁以上患者，可同时行病灶清除和踝关节融合术。

【预防与护理】

见“流痰”。

蜣　螂　蛀

流痰发于手指关节，背面通肿，形如蝉肚者，称为蜣螂蛀。其临床特点为：初起指节肿胀，不红不热，日久方痛，溃腐后肿痛不消，久则成疮痨之证。本病相当于西医所称的指关节结核，多发于10岁以下的儿童。

【病因病机】

《医宗金鉴》说:“此证多生于体虚人手指骨节,由湿痰寒气凝滞而成。”

1. 先天不足,肾精亏损,骨髓不充,易被外邪所乘。

2. 外感寒湿之邪,乘虚侵入人体,结于指骨而发病。

3. 局部扭伤,骨骼受损,气血凝滞,为寒湿之邪所乘,发为流痰。

【辨病】

1. 临床表现

(1)局部症状:本病早期局部肿胀比较轻微,以后局部肿胀明显,疼痛也随之增加,由于局部软组织较薄,脓肿破溃形成窦道的较多,且因指骨骨体短小,病变常波及关节。

(2)X线检查:短骨骨干有骨膜新骨形成,或形成骨气臌,也具有明显死骨。

2. 诊断要求　临床根据其发病年龄、结核病史、局部症状和X线检查结果可以确诊。

3. 鉴别诊断

(1)历节风(类风湿关节炎):本病多发于指、趾小关节,数指并发,病形如梭,疼痛剧烈,久不溃脓,有明显的全身症状。

(2)蛀节疔:本病多发于手指中节,多为单发,一般不破坏关节,病变部位绕指红肿,其色或黄或紫,溃后流脓稠黄,易溃易愈。

【辨证】

见“流痰”。

【治疗】

1. 内治法　见“流痰”。

2. 外治法

(1)药物熏洗:未溃之前可用之,以冲和散方煎汤熏洗。

(2)膏药:用阳和解凝膏外贴。

(3)溃破后脓腐较多可用五五丹药捻插入。待腐肉已脱,疮面肉芽红活,用生肌散收口。

【预防与护理】

见“流痰”。

【古籍选粹】

《疡医大全·小儿龟背门主论》　龟背者,多因未满半周,强令早坐,失护背脊,以致客风吹扑,传入于髓,寒则体痿,故变成斯证。又谓五脏皆系于背,凡五脏受过而成五疳,久则虫蚀脊髓,背骨似折,高露如龟矣。书曰:腮肿疳还盛,脊高力已衰,肾无生气,骨无坚长,故为恶候矣……《孙真人千金方》:红药首乌研末,龟尿调敷脊骨,渐渐自平。

《疡医大全·鹤膝风门主论》　冯鲁瞻曰:膝间肿痛不消,防或鹤膝风,以膝肿如鹤足胫细,脉多弦紧是也。乃三阴经虚寒湿流注为患,人多误为湿热,乃至脓成,气血大亏,已不可救矣。不知此症与附骨疽俱肾虚者多患之,因真气虚衰,邪气得以深袭,前人用附子者,以温补肾经,又能行药势散寒邪也。

《疡科心得集·辨外踝疽内踝疽论》　若其皮色不变而漫肿无头者,此名穿拐痰,由三阴亏损,寒湿注聚阻络所致;幼儿因先后天不足而发。初起宜温通,溃后宜补托,第此证属虚,每难速效。

《外证医案汇编·流痰》　况流痰一症,脾虚湿痰凝滞最多,或病后余毒稽留肌肉之内,或欲后伤寒气,袭于经络之中,或因气阻,或因血凝,若正气盛,阳气宣通,随阻随散,正气虚,经脉涩滞，随注随壅，屡发屡止，或溃或愈。虽云外证，俱从内生。为内科者，不得不究心焉。立方无一定章程，何也？天有寒暑，地有燥湿，人有虚实，病有新久，部位有上下之分，经络有脏腑之别，年有长幼强弱，症有阴阳浅深。今数百方中采择妥善醇正之方四十九，用药总总不同，寒者温之，热者清之，虚者补之，坚者软之，结者散之，损者益之，气滞理之，血瘀行之，痰凝消之，临时施治，随证变通。

【现代研究】

1. 辨证论治　汤一鹏治疗脊柱结核197例，辨证分为三型：①肾虚湿热型，用续断川连汤：续断、菟丝子、黄连、骨碎补各12g，补骨脂、泽漆各30g，甘草9g，蜈蚣3条。②气虚湿热型，用参芪川连汤：党参、黄芪各20g，炒白术、龙眼肉、黄连各12g，泽漆30g，甘草9g，蜈蚣3条。③阴虚湿热型：用青蒿川连汤：青蒿20g，鳖甲、知母、黄连各12g，生地黄10g，泽漆30g，甘草9g，蜈蚣3条。水煎服，每日1剂，30日为1疗程。阎贵旺等治疗骨与关节结核375例，辨证分为：①痨毒内攻型：见于病情演进期，宜调和阴阳，通经活络，兼顾脾胃，用阳和解痨汤：鹿角胶10g，杭白芍15g，金银花30g，蜈蚣1条，白及10g，砂仁6g，熟地黄18g，炮姜3g，炒白及子9g，淫羊藿10g，夏枯草30g，制南星10g，陈皮9g，甘草6g。②寒凝瘀热证：见于痨毒郁久，化热成脓期，应滋阴清热，软坚散瘀，托脓解毒。用清热抗痨汤：生地黄、赤芍各12g，皂角刺6g，黄芪15g，白术12g，白芷6g，金银花、白花蛇舌草各12g，贝母、百部、夏枯草各9g，甘草6g。③阴阳俱虚证：见于病久伤筋蚀骨，气血不足，阴阳俱虚者，治宜益气养血、扶阳滋阴、健脾补肾，用固本抗痨汤：鹿角胶、龟甲胶各6g，人参3g，黄芪15g，当归10g，川芎6g，熟地黄24g，白术、白芍各9g，山药、丹参各10g，金银花3g，蜈蚣1条，甘草6g。用时配合口服自制中药丸剂“消核丸”及外治法。共治375例，痊愈271例，基本治愈41例，有效38例，无效25例。

2. 中西医结合研究　范岚民采用辨病与辨证相结合方法治疗骨与关节结核122例。辨证分为：阳虚寒滞型，用阳和汤加减：熟地黄、麻黄、白芥子、鹿角霜、炮姜、肉桂、白术、熟附子、杏仁、甘草，细辛；阴虚瘀热型，服用抑痨解毒汤：生地黄、赤芍、白头翁、黄精、百部、薏苡仁、冬瓜仁、白花蛇舌草、连翘、瓜蒌；阴阳俱虚型，用加味养营汤：人参、黄芪、当归、川芎、熟地黄、白芍、鹿角胶、龟甲胶、砂仁、山药、鸡内金、甘草。配合中成药骨痨丸口服，每次1丸(12g)日服4次。西药应用雷米封、利福平、乙胺丁醇、链霉素，强化治疗5个月后，改为雷米封、利福平、吡嗪酰胺维持4个月，用于以上各型。配合外治疗法，治疗122例，治愈108例，显效6例，有效7例，无效1例。肖延龄等用结核丸Ⅰ号(含有百部、白附子、夏枯草、五灵脂、乌梢蛇、蜈蚣、骨碎补、枸杞子、首乌、五味子等)、结核丸Ⅱ号(Ⅰ号丸加麝香)，配合西药雷米封300mg，每日1次，2个月为1疗程，服药2个疗程。成脓后行脓腔穿刺术，抽脓后向脓腔内注入链霉素0.5g或雷米封0.2g，并服犀黄丸，每次3g，每日3次。共治57例骨结核患者，治愈43例，好转12例，无效2例，治疗前57例患者血沉全部增快(45～76mm/h)治疗后55例红细胞沉降率恢复正常(男性＜15mm/h，女性＜20mm/h)，2例无变化。

3. 专方治验　李积敏用金匮肾气丸加减：生地黄、泽泻、山药、山萸肉、牡丹皮、云茯苓、附子、肉桂、蜈蚣、红花等，治疗骨结核15例，治愈13例，好转2例。周虎林等用克骨汤：鹿角胶、天葵子、淫羊藿、白芥子、骨碎补各10g，猫爪草20g，炮姜、肉桂各8g，醉鱼草根6g，天龙、蜈蚣各1条，水煎服，每日1剂。配合外用克骨膏(蛇葡萄根皮、推车草各20g，蜈蚣、全蝎、生川草乌各30g，煅白信石5g，藤黄10g，研成细末，加凡士林1000g搅匀)，治疗56例骨与关节结核，痊愈47例，显效9例。董建存用抗结核丸(川牛膝15g，槐花30g，血竭10g，轻粉9g，绿豆30粒，穿山甲10g，蜂蜜适量，制成22丸)，早、晚各服1丸；消炎骨痨散(骨碎补25g，地鳖虫18g，蜈蚣18g，壁虎18g，炒白术100g，炮山甲250g，僵蚕15g，乳香18g，没药18g，三七18g，生黄芪100g，血竭18g，蜂蜜适量，制成10g丸)，早、晚各服1丸。先服抗结核丸2～3疗程，后改用消炎骨痨散，维持至愈合半年停药。共治疗30例骨与关节结核患者，痊愈23例，有效6例，无效1例。徐福宁等用抗痨丹(黄芪、党参、紫河车、田三七、当归、炮穿山甲、血竭、金丝毛、蜈蚣、全蝎、桃仁、红花，研细末，过100目筛，装入Ⅰ号胶囊内，每粒0.5g)，每次4粒，每日2次。配合流痰膏(制南星、当归、制乳香、制没药、螃蟹骨、儿茶、梅片、麝香、车丹、麻油，制成膏药)外敷，每帖4～5天，15帖1疗程。内外并治，治疗骨与关节结核332例，治愈295例，显效27例，无效10例。

庄廷明等将干燥乌梢蛇去头、皮后研细粉，每次3g，1日3次，黄酒送服，5周为1疗程。痛甚加龙骨粉；窦道久不敛口加龙骨粉、鹿角霜粉，用量比例为10∶2∶1。治疗58例骨、关节结核，痊愈46例，有效8例，无效4例。李爱华用生鸡蛋1个，将土狗(即蝼蛄)2个装入，湿纸封口蒸熟，去土狗食鸡蛋，每日3次，每次1个，治16例均治愈。

4. 实验研究 郝晋丰对31例骨关节结核中西医结合治疗前后免疫球蛋白含量的变化进行观察，检验结果提示：治疗前患者血清IgG、IgA、IgM含量有显著增高，而病灶部IgG含量和血沉的变化有一致性改变，经使用西药抗痨药及骨痨汤(以虎杖、瓜子金、金银花、重楼、紫花地丁、赤芍、川牛膝、徐长卿、当归为主)、骨痨片(蜈蚣、天龙、地鳖虫、制乳没、三七粉、炮山甲)，IgG含量显著下降。作者认为免疫球蛋白的增高反映了结核菌感染后特异抗体含量的增高，可辅助诊断骨关节结核，免疫球蛋白可较早反映结核感染和结核活动，对于预防复发有参考价值。并认为骨关节结核属源性结核，治疗较难，其原因在于机体的免疫紊乱所致，故在有效的抗痨治疗基础上应用，中药进行免疫调整，则取得了理想的疗效。中药在免疫调整中，不仅可以双向调整机体的免疫系统，而且能减轻西药的副作用，使化疗能够按疗程进行到底。

【述评】

流痰为纯阴之证，在病因、病机上与其他疮疡不同。本病正虚为本，痰浊寒湿为标。治疗上，养阴扶正，则碍于痰湿；温化寒痰则徒增火热，故治疗较难。而单纯用西药治疗，效果也不甚理想，尤其在窦道形成之后，更是缠绵难愈。因此治疗流痰是个漫长的过程。目前，医者大多以中西医结合疗法或中药内外并用治疗，已取得了很大的成绩，但是在利用中医药治流痰的机制探讨上所做的工作并不多。今后，在掌握辨证分期治疗的精华，探索证治规律，研究出更完善的有效治疗方案或方药，用现代科学手段阐明其治病机制等方面，还有许多工作要做。只要努力，有望将中医药治疗骨与关节结核的水平提到一个更高的层次。

【参考文献】

1. 唐仕勇. 中医药治疗骨与关节结核近况. 中医药信息，1994(2)：11

2. 阎贵旺. 中医药为主治疗骨与关节结核375例. 辽宁中医杂志，1994，21(11)：499

3. 范岚民. 中西医结合治疗骨关节结核122例临床观察. 实用中医药杂志，1994(6)：26

4. 肖延龄. 中西医结合治疗骨结核57例临床观察. 天津中医，1995(3)：11

5. 李积敏. 金匮肾气丸加味治疗骨结核15例的体会. 甘肃中医学院学报，1993(2)：17

6. 周虎林. 克骨汤治疗骨与关节结核56例疗效观察. 浙江中医杂志，1994(7)：17

7. 董建存. 抗结核丸消炎骨痨散为主治疗骨与关节结核. 陕西中医函授,1993(5):31

8. 徐福宁. 抗痨丹流痰膏内外兼治骨与关节结核的体会. 新疆中医药,1994(3):30

9. 庄廷明,范东杰,庄延芳等. 乌梢蛇粉治骨关节结核. 四川中医,1990,8(4):44

10. 李爱华. 土狗蒸鸡蛋治疗骨结核. 山东中医杂志,1995(2):228

11. 郝晋丰. 31 例骨关节结核中西医结合治疗前后免疫球蛋白含量的变化. 江苏中医,1994,15(11):44

(曹烨明)

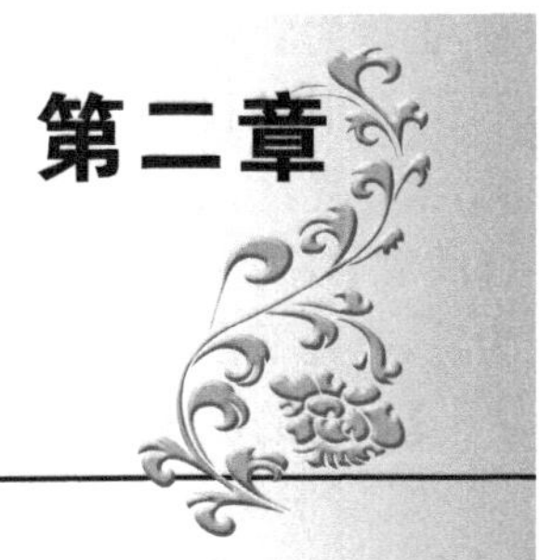

第二章 乳房疾病

第一节 概　　论

发生在乳房部位的疾病，统称为乳房疾病，是外科中的常见病，也是在中医外科治疗领域中颇具优势和特色的病种。发病人群以女性为主，极少数为男性。乳房疾病包括了乳房炎症性病变、发育异常病变、增殖性病变和乳房的各种良恶性肿瘤等。

在中医历代文献中，有关乳房疾病的症因脉治的内容很丰富，散见于中医外科学、中医妇科学专著及各种方书、全书、丛书中。历代医家在长期的临床实践中，积累了丰富的防治乳房疾病的经验。有关乳房的经络循环、生理病理等内容，最早见于《素问・上古天真论》和《灵枢・经脉》等。晋《肘后备急方・卷五・治痈疽妒乳诸毒肿方等三十六》收录了数十首治疗妒乳、乳痈、乳头破裂、发乳、乳中瘰疬诸病的经验方；《刘涓子鬼遗方》中也记载了治疗乳痈、乳发、妬乳等的方药。隋《诸病源候论・卷四十・妇人杂病诸候四》中列有乳肿候、妒乳候、乳痈候、乳疮候、发乳溃后候、发乳后渴候、发乳不利候、发乳久不瘥候、发乳余核不消候、发乳瘘候、祖发乳候、乳结核候、石痈候等，论述了它们的病因病机及部分临床表现，对后世临床具有重要的指导意义。至唐宋元代对乳房疾病的记载较前详细，论述有所发展。尤其是《千金要方・痈疽第二》、《外台秘要・乳痈肿方》、《圣济总录・乳痈》、《丹溪心法・乳痈》等，对乳痈的病因病机和临床症状、辨脓和切开时机的选择、内服外用方药等，作了详尽的论述。《妇人大全良方》中记载了乳岩的病因和初起、晚期症状；《丹溪心法》中还有男子患乳岩的记载。到明清时代，外科专著层出，有关乳房疾病的记载甚多，论述面更广。明《外科正宗》对乳癖、乳岩，《外科理例》对乳痰，《疮疡经验全书》对乳疬，清《疡医大全》对乳衄等均作了详尽的论述。《外科理例》和清《疡科心得集》还提出对乳痰、乳岩、乳癖、乳痈、乳疽等进行鉴别诊断，对后世影响颇大，其诊治方法很有临床实用价值。

除乳岩在岩一章中论述外，其他乳房疾病均在本章中讨论。

【乳房与脏腑、经络的关系】

乳房的发育、乳汁的生成和分泌不仅与脏腑、经络、气血、津液的生理功能密切相关，女性的生理特点、乳房的生理功能还与月经、胎孕、产育互相联系。

乳房与经络的关系，如：足阳明胃经行贯乳中；足太阴脾经，络胃上膈，布于胸中；足厥阴肝经上膈，布胸胁绕乳头而行；足少阴肾经，上贯肝膈而与乳联；冲任两脉起于胞中，任脉循腹里，上关元至胸中；冲脉夹脐上行，至胸中而散。可见乳房与足三阴经、足阴明胃经及冲任二脉均有关系，尤与肝、胃二经关系更为密切。故有称“乳房之部位属脾胃，乳房之经络属肝胆”，“男子乳头属肝，乳房属肾；女子乳头属肝，乳房属胃。”

乳汁由脾胃水谷之精华所化生，脾胃气壮，乳汁多而浓；血衰则少而淡。冲任为气血之海，上行为乳，下行为经，妇女哺乳则经止。乳汁的分泌和控制与肝主疏泄功能有关，若肝气不舒，疏泄不利，则可发生病变。《古今图书集成·医部全录》云："经水者，阴血也，属冲任二脉，上为乳汁，下为月水。""气血濡润，血脉畅通，则血海按时满盈，月经如期来潮，当阴阳和合而成孕，则血皆移于胎矣。胎既产，则胃中清纯津液之气，归于肺，朝于脉，流入乳房，变白为乳，或儿不自哺，则阴阳之窍不通，其胃中津液，仍归于脉，变赤而复为月水矣"。

【乳房的发育和解剖】

乳房来源于外胚层，其构造近似皮脂腺，功能活动近似汗腺。乳房的发育经历胚胎期、幼儿期、青春期、月经期、妊娠期、哺乳期及老年期等不同阶段。乳房在胚胎发育中出现异常，可发生乳房缺如、副乳、乳头凹陷等。约有60%的新生儿在出生后2～4天内，出现乳头下组织肿胀及硬结，多因从胎盘带来的母体激素的作用，一般在1～3周开始退化。婴幼儿期乳腺处于基本"静止"状态。乳腺开始发育，常在月经初潮前2～3年。女性乳房整体增大，乳头和乳晕色泽加深，继之乳房成盘状到最后形成半球形。乳管系统及管周组织同时发育，末端形成腺泡芽，最后形成腺小叶。男性乳房发育较晚，增生程度较低，不形成小叶。约70%的男孩此时可在乳头下触及钮扣大小的结块，有时有触痛，一般在1年或1年半后逐渐消失，否则可成为男性乳房异常发育症。在女性月经周期中，随着雌激素、孕激素等内分泌激素的周期性变化，乳腺也相应发生周期性的增生和复旧的改变。一般认为，在月经来潮前数天，乳腺小叶内腺乳腺上皮细胞肥大，胞浆中可见脂肪样颗料，出现分泌现象，管周组织水肿、充血，乳房胀大较硬，可有小结节触及，伴疼痛或压痛。月经来潮后，乳腺导管变小，上皮细胞萎缩和脱落，管周组织水肿消退，乳腺小叶及腺泡的体积缩小，乳房变得较为松软。妊娠期乳房的发育程度直接影响产后乳汁的分泌情况。在妊娠5～6周，乳腺即开始增生；至妊娠中期3个月，乳腺增生最为明显；至妊娠末3个月，乳腺进一步增生，腺泡的立方上皮开始分泌活动。哺乳期在催乳素的作用下，腺叶高度增生肥大，腺泡轮流分泌乳汁。若分娩后不哺乳，数日后乳腺即迅速发生退化。断乳后乳腺开始复旧，约经3个月左右恢复到哺乳前状态。在妊娠期和哺乳期，乳房原有的良性或恶性肿瘤可能增大，要引起重视。到绝经期，乳腺小叶和腺泡明显萎缩，数量明显减少，纤维组织和脂肪组织充填其中。

乳房位于第2至第6肋骨水平之间的两侧胸大肌筋膜上。乳房多呈半球形，乳头位于乳房中心，乳头周围是环状的乳晕。乳房有15～20个腺叶，每一腺叶可分成许多腺小叶，腺小叶由乳管和相应的腺泡组成。每一腺叶有其相应的导管系统，以乳头为中心作放射状排列，分别开口于乳头。在乳头、乳晕部有平滑肌纤维，收缩时可使乳头勃起，并挤压导管排出内容物。乳晕区的皮肤含有丰富的汗腺、皮脂腺和毛囊。乳房内脂肪组织的多少，是决定乳房外形大小的主要因素之一。乳腺悬韧带(Cooper韧带)在解剖上起固定乳腺的作用，在病理上若肿瘤或其他病变累及该韧带使之收缩，可引起皮肤粘连或凹陷。乳腺被整个地包裹于浅筋膜的浅、深层之间，浅层与皮肤相连，深层附着在胸大肌筋膜的浅层，其间有明显的间隙，即乳腺后间隙，可使乳腺在胸壁上有一定的移动性。

【病因病机】

乳房疾病的发生，主要由于先天肾气不足，冲任失调，或情志、劳倦、饮食内伤，或外感六淫或时疫邪毒，或外来伤害，导致气血虚弱，或气滞血瘀，或痰浊凝聚，或酿脓腐肉，形成各种乳房结块或脓肿，或肿或痛，或乳头溢液，或无乳等。各种致病因素，可以单独致病，也可以几种因素同时或相继致病，内伤因素和外伤因素常常相合致病。正如清《外证医案汇编·卷三·乳胁腋肋部》所论："乳症，皆云肝脾郁结，则为癖核；胃气壅滞，则为痈疽"，"正气虚则为岩，气虚不摄为漏，气散不收为悬，痰气凝结为癖、为核、为痞”。现将乳房疾病的辨证要点归纳分述如下：

1. 肝气郁结　情绪郁闷忧思，则肝气不舒而失条达，气机失畅而致气滞血瘀；肝木犯脾，脾失健运而致痰浊内生，气滞痰凝互结于乳房而形成肿块，质地坚实或坚硬，伴胸闷不舒、心烦易怒、月经不调，舌质淡红，苔薄白或薄腻，脉弦滑。若郁久化火，伴口苦咽干，舌质边尖红，苔薄黄，脉弦数等，如乳癖、乳疬、乳岩等。若郁火迫血妄行，则成乳衄。

2. 肝郁胃热　情志不畅，肝气郁结；饮食不节，胃经积热，郁热阻络，乳汁淤滞，气血不行，腐肉酿脓则成脓肿，局部红肿热痛，化脓时加剧，伴恶寒发热、口渴欲饮、便秘溲赤，舌质红，苔薄黄或黄腻，脉弦数，如乳痈、乳疽等。若肝胃湿火炽盛，不得宣泄，则局部焮红肿甚，毛孔深陷，迅速湿烂成片，如乳发。

3. 冲任失调　先天肾气不充，冲任失养，或生育过多，失于调养，以致冲任失调，精血不足，水不涵木，则肝气郁结，肝火易升，火灼津为痰，痰瘀互结于乳房，发病常与发育、月经、妊娠等有关，乳房结块或胀痛，伴头晕耳鸣、腰酸肢软、月经不调，舌质淡，苔薄白或薄黄，脉弦细等，如乳疬、乳癖、乳岩等。

4. 肺肾阴虚　素体肺肾阴虚，以致阴虚火旺，肺津不布，灼津为痰，痰火结于乳房，肿块皮色不变，微微作痛，化脓迟缓，脓水清稀如痰，伴午后潮热、夜寐盗汗、形瘦食少，舌质红，苔少或光，脉细数等，如乳痨。

5. 气血虚弱　素体虚弱，或产育耗伤气血，或脾胃虚弱，气血生化乏源，无以生成乳汁，则产后乳少或无乳。若脾气虚弱，气不摄血或乳汁，又可成乳衄、乳溢。乳痈、乳疽、乳痨等溃后脓水淋漓，日久不敛，气血随泄，而成乳漏。均可伴面色无华、神疲乏力、食欲不振，舌质淡或淡胖，苔薄白，脉虚细等。

【检查方法】

在采集病史的基础上，正确地进行乳房检查在乳房疾病的诊断中至关重要。

1. 望诊　患者端坐，解开上衣，两臂自然下垂置于膝上，采光良好。观察：①乳房体积有无变化、是否左右对称，在从腋下到腹股沟的两侧乳线上有无副乳隆起；②乳头有无畸形，位置高低，有无凹陷或破损；③乳房皮肤有无红肿、凹陷或橘皮样变，有无溃口、结节，浅表静脉有否扩张；④如有凹陷可让患者两臂高举过头，或用手抬高整个乳房，查看凹陷部分是否更为明显。

2. 触诊　坐位与卧位相结合。先检查健侧乳房，再检查患侧，以便对比。方法是用手指末二节的指腹平放乳上轻柔按摸，切勿用手指去抓捏，否则会将捏起的腺体组织错误地认为是乳腺肿块。其顺序是先按整个乳房；然后按次序按摸乳房的内上、外上、内下、外下四个象限；再检查乳晕部，并注意有无乳头溢液、溢液的数量和性状，以及有溢液的输乳孔的位置和数目等；最后检查腋窝、锁骨下及锁骨上区域淋巴结。医生从前面用左手检查患者右侧，右手检查患者左侧，并让患者将上臂靠近胸壁，上肢松弛下垂，或搁于桌上或检查者的手臂上。

触诊时应注意的几个问题：①检查乳房的最佳时间是月经来潮的7～10天，此时乳腺处于相对生理平稳时期，如有病变容易被发现。对于非此期间就诊的患者，宜嘱患者在上述时期复诊为妥。②发现乳房内肿块或区域淋巴结肿大时，应注意其位置、形态、数目、大小、质地、边界、表面情况、活动度及有无压痛等。③检查肿块是否与皮肤粘连，可用手指轻轻提起其附近的皮肤来确定；检查肿块是否与深部组织粘连，可让患者双手叉腰，用力使胸大肌收缩，再推动肿块，若不动者表示与胸肌有粘连。④确定一个肿块的性质，需要结合年龄、病史及必要的辅助检查方法。

3. 自我检查法 在组织肿瘤普查的同时，推广自我检查法，有利于提高广大妇女的防癌意识，并有利于及早发现乳房肿块，以便早期诊治。方法是先站在穿衣镜前，仔细观察两乳房的外观有无改变。然后平卧于床上，将枕头垫于肩部下面使肩部抬高，右手臂举过头，左手指并拢，平坦地放在右乳房表面，用指掌面轻柔地平贴着进行乳腺各部位的触摸，从外上开始，沿顺时针方向依次检查 2～3 圈，然后换右手以同样方法检查左乳。检查时间最好在每次月经来潮的 7～10 天。

4. 辅助检查 合理地配合一种或数种辅助检查手段，能大大提高乳房疾病诊断的准确性。现将几种常用的检查方法作一简单评述。①乳腺 X 线检查：包括单纯 X 线摄影和导管造影摄影。对多种乳房疾病具有较好的敏感性和特异性，特别是在鉴别良、恶性病变和早期诊断乳腺癌方面具有明显优势，是目前临床上首选的乳房疾病辅助检查方法。缺点是对致密型乳房仍有一定的假阴性；有放射线损害。②B 超检查：随着超声探测技术的不断改进，诊断水平不断提高。由于超声诊断的无损伤性，在对较丰满乳房触诊有可疑时可首选，对于区别囊性和实质性病变有明显优势。缺点是对于实质性肿块的良、恶性鉴别尚不够可靠，而且操作费时，不宜用于大规模普查。③热图检查：如红外线热图、液晶热图等。主要适宜于普查及临床初筛。④透照检查：如红外线透照、冷光透照等。可用于普查，对乳房疾病的良、恶性鉴别有一定的参考价值。⑤细胞学检查：包括脱落细胞学检查和肿块细针穿刺吸取细胞学检查。乳头、乳晕糜烂处脱落细胞检查及乳头分泌液涂片检查有一定的诊断价值。肿块细针穿刺吸取细胞学检查具有诊断率较高、简单、快速等优点。对诊断乳腺癌，认为将针吸细胞学检查与体格检查和 X 线摄影相结合是最佳方案。⑥组织病理检查：包括粗针吸取活检、切取和切除活检。是应用最广泛、结果最可靠的方法，但要注意宜作肿块切除活检以保证其安全性，冰冻切片基础上必须再做石蜡切片以保证其检查结果的可靠性。

【治疗】

1. 内治 乳房疾病的治疗，离不开“气”字。清《外证医案汇编》指出“若治乳从一气字著笔，无论虚实新久，温凉攻补，各方之中，夹理气疏络之品，使其乳络疏通。气为血之帅，气行则血行。阴生阳长，气旺流通，血亦随之而生。自然壅者易通，郁者易达，结者易散，坚者易软。再辨阴阳虚实，譬如内吹、外吹、乳痈、乳疽，属阳者多；乳岩、乳悬、乳痞、乳痨等，属虚者多；乳核、乳癖等坚硬，属气郁者多。何经之症，参入引经之药”。可见前人对乳房疾病的辨证论治较为详细，至今仍有一定指导意义。现将常用治法分述如下：

(1)疏表解毒法：适用于乳痈等初起，局部肿痛，伴恶寒发热，舌苔薄白，脉浮数等。为邪气阻滞经络，营卫不和。治宜疏表清热解毒，选用瓜蒌牛蒡汤、银翘散等。

(2)清热解毒法：适用于乳痈等热毒炽盛，肉腐成脓阶段，局部红肿高突、灼热疼痛，伴有壮热口渴、尿赤便秘，舌质红，苔黄，脉弦数等。治宜清热解毒，选用五味消毒饮、橘叶散、内疏黄连汤等。

(3)托里透脓法：适用于乳痈等体质虚弱、脓成难溃者，症见疮形平塌，漫肿不收，日久不易溃破，隐隐作痛，唇舌色淡，脉沉细无力等。为气血两虚，不能托毒外出。治宜补益托毒，选用托里透脓汤、托里消毒散等。若为脓成难溃而正不虚者，可用透脓散。

(4)解郁化痰法：适用于肝气不舒，失于疏泄，气机不利，运化失司，气滞痰凝，形成结块的乳房疾病，伴胸闷不舒、乳房胀痛，舌苔白腻，脉弦滑等。治宜疏肝解郁，化痰软坚，选用开郁散、逍遥散合小金丹等。

(5)补益扶正法　适用于乳癌、乳痨破溃后，面色无华，气短乏力，食欲不振，唇舌色淡，脉细无力；或潮热盗汗，头晕耳鸣，舌质红少苔，脉细数；或形寒肢冷，大便溏薄，舌质淡，苔白，脉沉迟等。或乳痈等脓出毒泄，难于生肌收口者，或已成乳漏，或产后乳少或流乳不止等。气血虚弱者，选用香贝养荣汤、八珍汤、归脾汤等；肝肾不足者，选用六味地黄丸、二仙汤、右归饮等。

2. 外治

(1)乳痈、乳疽、乳发、粉刺性乳痈等阳证，初起宜清热解毒、活血消肿，用金黄散、玉露散、双柏散等以水或蜜调敷、每日1～2次，或金黄膏、玉露膏外敷。溃后宜提脓祛腐，用八二丹、九一丹药线引流；脓尽腐脱，新肉始生，改用生肌散、生肌玉红膏等。

(2)乳痨阴证，初起宜温经通络，箍毒消肿，用阳和解凝膏掺桂麝散外敷，5～7天换药1次。溃后宜提脓祛腐，用七三丹药线引流，红油膏盖贴；腐脱新生，改用生肌散、生肌玉红膏。

(3)肿块类乳房疾病，宜温经和阳、化痰通络、消肿止痛，用阳和解凝膏掺黑退消、桂麝散等。

3. 手术

(1)脓成，宜切开排脓。

(2)成瘘(漏)，宜切开法、挂线法、拖线法，配合外用药创面换药。

(3)肿瘤性乳房疾病，宜手术切除。

第二节　乳头破碎

乳头破碎是指乳头和乳晕部分发生大小不等的皲裂，又称"乳头皲裂"。本病是哺乳期妇女的常见疾病，尤多见于初产妇，往往引发乳头、乳晕甚至乳房的炎症。主要表现为乳头、乳晕部皮肤破裂或糜烂，痛如刀割，反复发作，缠绵不愈，有些患者直到停止哺乳后才能愈合。

本病在中医文献中多称之为"如头风"或"乳头风"。《疡科心得集·辨乳痈乳疽论》所论较详，曰："乳头风，乳头干燥而裂，痛如刀刺，或揩之出血，或流粘水，或结黄脂。此由暴怒抑郁，肝经火邪不能施泄所致，胎前产后俱有之。"

【病因病机】

总因暴怒或抑郁伤肝，以致肝失疏泄，久郁化火，或肝经湿热蕴结，外发于乳头肌肤而成。女子乳头属肝，肝火亢盛，易生本病。况且哺乳妇女乳头皮肤柔嫩，不耐乳儿唾液及乳汁浸渍，当乳儿出牙时吮乳还可能咬破乳头；或因产妇先天乳头发育畸形(乳头平塌或内缩)，或乳汁分泌不足，乳儿吮吸困难，强力吮咂咀嚼而致乳头破损，均为本病发生的诱因。

【辨病】

1. 临床表现　乳头、乳颈部表皮剥脱，形成大小不一的裂口，可浅可深。严重者沿乳头基底部发生环状裂口，裂伤深时乳头几乎从乳晕上脱落下来。裂口中分泌物干结成黄色痂皮。伴干燥性疼痛，小儿吮吸时，痛不可忍，宛如刀割，因怕痛拒哺。乳汁郁积可产生乳房结块疼痛，继发乳痈。若引起乳头炎，则乳头溃烂不堪。若引起乳晕炎，则乳晕皮肤脂水淋漓，痒痛交作。

2. 诊断要点

(1)常见于哺乳妇女,尤多见于初产妇,或伴乳头内陷或乳头过短者。

(2)好发于乳头、乳颈及乳晕部。

(3)皮肤裂口,痛如刀割,愈后复发。

(4)可引发乳头炎、乳晕炎、乳痈等。

3. 鉴别诊断

乳头湿疹样癌:多发生于非哺乳期妇女,乳头或乳晕部糜烂不痛,经久不愈,后期可引起乳头凹陷,或腐蚀乳头如破莲蓬样。

【辨证】

1. 肝郁化火证　皮肤破裂,干燥裂痛,揩之出血,舌质尖红,苔薄黄,脉弦数。

2. 肝经湿热证　皮肤糜烂,脂水淋漓,或结黄痂,疼痛剧烈,并发乳晕皮肤湿疹,舌质红,苔黄腻,脉弦数。

【治疗】

本病一般不需内治,如病情较重,或反复发作,单纯外治无效时,可配合内治。

1. 内治法

辨证论治

(1)肝郁化火证:治宜清肝解郁。选用丹栀逍遥散加减。

(2)肝经湿热证:治宜泻肝利湿。选用龙胆泻肝汤加减。

2. 外治法

(1)青黛膏或青吹口油膏外敷。

(2)生肌散加熟猪油或麻油调敷。

(3)蛋黄油(熟鸡蛋黄文火熬油)外搽。

(4)黄柏、白芷各等分研末,用香油或蜂蜜调敷。

【预防与护理】

1. 产前检查发现乳头凹陷、内缩的,应当经常牵拉乳头或用矫治器矫正。若乳头仍然内陷的,可用吸奶器吸出乳汁喂养婴儿。

2. 妊娠5个月后,常用75%酒精棉球擦乳头,以增强乳头皮肤的坚韧性。

3. 授乳时须把乳头全部塞入婴儿口中,以免咬破乳头。授乳后宜清洗乳头,保持干燥,穿着全棉细软的内衣避免擦伤。

4. 乳头破碎后,应停止让婴儿直接吮乳,可用玻璃罩橡皮乳头放在乳晕周围皮肤上哺乳,或用吸奶器吸出乳汁喂养。

【古籍选粹】

《疡科心得集·论乳痈乳疽论》　内服加味逍遥散;外川白芷末,乳汁顿熟调敷。

《外证医案汇编·卷三·乳胁腋肋部·乳痈》　乳裂,愈而复发,发而仍愈,小儿吮奶,痛如针刺,乃肝胃受热之故。虽为小恙,治之非易。

《沈氏女科辑要·卷下·乳头破碎》　丹溪云:老黄茄子,烧灰傅之。《纲目》云:丁香末傅之。

【现代研究】

马纯用复方四黄油治疗乳头皲裂取得满意效果。复方四黄油由黄柏、黄芩、黄连、大黄、地榆、冰片加植物油制成,外涂患处,1日2~3次。赵玉英用由白及、石膏、冰片制成的三白膏治疗乳头破碎32例，其中单侧患病6例，双侧乳头患病26例。用法是喂奶后用淡盐水清洗乳头，外搽三白膏，同时轻轻按摩乳头，每日6～8次。结果全部治愈，其中3天治愈的18例，4天治愈的6例，5天治愈的8例。

【述评】

乳头破碎病小轻浅，治疗效果良好，但若护理不当，极易反复发作。患病后若未及时治疗，往往会引起乳痈、乳发、乳疽等疾病，并影响婴儿的哺养。因此，本病的预防和护理相当重要。

【参考文献】

1. 马纯.中药复方四黄油治疗乳头皲裂34例.中医研究，1993(6)：44
2. 赵玉英.三白膏治疗乳头破裂32例.中国民间疗法，1996(5)：28

第三节　乳　　痈

乳痈是发生在乳房部的最常见的急性化脓性疾病。西医称之为"急性乳腺炎"。好发于产后1个月以内的哺乳妇女，占90%以上，尤以初产妇为多见。本病的特征是乳房结块，红肿热痛，溃后脓出稠厚，伴恶寒发热等全身症状。发生于哺乳期的称"外吹乳痈"；发生于怀孕期的称"内吹乳痈"，临床上较为少见；不论男女老少，在非哺乳期和非怀孕期发生的称为"不乳儿乳痈"，则更少见。

"乳痈"之名首见于晋《针灸甲乙经》："乳痈有热，三里主之。"历代文献中还有称本病为"妒乳"、"吹妳"、"吹乳"、"乳毒"等。晋《肘后备急方》说："凡乳汁不得泄，内结名妒乳，乃急于痈"。《刘涓子鬼遗方》中记载了多个治乳痈方，但未描述乳痈的症状。隋《诸病源候论·妒乳候》指出："乳汁蓄结与血气相搏"而成痈，"壮热天渴引饮，牵强掣痛，手不得近"，提到了本病的病因病机及临床表现。宋《太平圣惠方》说："妇人乳汁不出，内结肿，名乳毒"。金《儒门事亲》中有"乳痈发痛"、"俗称曰吹乳"的记载。唐宋金元诸家对本病的病因病机、治法方药等均有所发挥。至明清对本病的认识更全面，论述更详细，其治疗方药至今仍为临床借鉴。明《秘传外科方录》将本病分为"有儿者名为外吹妳，有孕者名为内吹妳"。根据病变范围大小，《外科启玄·卷之五·乳痈》指出："乳痈最大者名曰乳发，次曰乳痈。"《外科全生集》又论："妇人被儿鼻风吹入乳房以致闭结，内生一块红肿作痛，大谓痈，小谓疖。"《外科理例》还认识到本病成脓不切开有传囊之变，"夫乳者，有囊橐，有脓不针，则遍诸囊矣。"均大大丰富了临床辨病内容。另外，《外科理例》尚有"男子乳痈"之称，清《疡医大全》引胡公弼论"又曰不乳儿，妇人患乳曰害干奶子"或"席风呵乳。"

【病因病机】

1. 外吹乳痈　总因内有肝郁胃热，或夹风热毒邪侵袭，引起乳汁郁积，乳络闭阻，气血瘀滞，从而腐肉酿脓而成乳痈。正如《丹溪治法心要·卷六·乳痈第一百二》所说："乳房阳明所经，乳头厥阴所属，乳子之母，或厚味，或忿怒，以致气不流行，而窍不得通，汁不得出，阳明之血，热而化脓。亦有儿之口气焮热，吹而结核，于初起时，便须忍痛揉令软，气通自可消散。失此不治，必成痈疖。"

(1)肝胃蕴热：女子乳头属肝，乳房属胃。新产伤血，肝失所养，若忿怒郁闷，肝气不舒，则肝之疏泄失畅，乳汁之分泌失调；或饮食不节，胃中积热，则肝胃失和，肝郁胃热阻滞乳络，乳汁淤积，气血瘀滞，热盛肉腐，终成乳痈。《医宗金鉴·外科心法要决·乳痈》即云："此症总由肝气郁结，胃热壅滞而成，男子生者稀少，女子生者颇多。"

(2)乳汁淤积:因乳头破碎,怕痛拒哺,或乳头内陷等先天畸形,妨碍乳汁排出,或乳汁多而少饮,或初产妇乳络不畅,或断乳不当,均可引起乳汁淤滞不得出,宿乳壅积,化热酿脓,而成乳痈。《圣济总录·乳痈》:“然此病产后而有者,以冲任之经,上为乳汁,下为月水,新产之人,乳脉正行,若不自乳儿,乳汁蓄结,气血蕴结,即为乳痈。”说明乳汁淤积是致病因素之一。

(3)外邪侵袭:新产体虚,汗出腠理疏松,授乳露胸,容易感受风邪;或外邪从破碎的乳头处乘隙而入;或乳儿口气焮热,含乳而睡,热气从乳孔吹入,均可使邪热蕴结于肝胃之经,闭阻乳络,变生乳痈。

2. 内吹乳痈 多由怀孕时胎气上冲,肝失疏泄,与邪热互结蕴蒸阳明之络而成。《外科正宗》明确指出:“内吹,因胎气旺而上冲,致阳明乳房结肿。”

3. 不乳儿乳痈 常因在非哺乳期给儿女假吸而诱发。男子乳痈可由胃火炽盛,壅于乳房而生。初生小儿患乳痈多因胎热余毒,加之挤伤染毒而成。

西医认为本病的发生,除产后抵抗力下降外,主要有细菌侵入和乳汁郁积两个因素。细菌多通过破损的乳头经淋巴道侵入乳腺组织;或通过输乳孔潜伏于乳腺导管内,一旦有各种原因导致乳汁郁积就易发生感染。也有因身体其他部位有感染灶通过血循环传播细菌到乳腺组织内而发病的。致病菌以金黄色葡萄球菌和链球菌为常见,偶见大肠杆菌。乳腺组织发生炎症后,如未能消散,则可形成脓肿。脓肿可以局限于某一腺叶,也可能穿破腺体间纤维间隙,引起多个腺叶内脓肿。严重者甚至可引起败血症。

【辨病】

1. 临床表现

(1)外吹乳痈:初起乳房胀痛,乳汁排泄不畅,结块或有或无,皮色微红或不红。继则结块,胀痛明显,可伴恶寒发热,头痛骨楚,胸闷不舒,纳少呕吐,大便干结,苔薄白或薄黄,脉浮数或弦数。此时若治疗适当,2~3日乳汁排出通畅,热退肿消痛减,可获消散。若结块逐渐增大,焮红灼热,疼痛加重,伴壮热不退,口渴喜饮,舌苔黄腻,脉弦数,势在酿脓。约10日左右,结块中软,按之应指,是为成脓。若病位深在,常需穿刺确诊。若脓蚀乳管,乳孔可有脓液流出。溃后脓出稠厚,多能身热渐退,肿消痛减,逐渐愈合。若脓出不畅,肿痛不减,身热不退,可能袋脓,或脓液旁侵其他乳囊形成传囊乳痈。有时乳汁从疮口溢出,久难收口,形成乳漏。也有初起大量使用抗生素或过用寒凉中药,导致局部结块质硬不消,迁延日久的;其中有些再次感染,邪热蕴蒸,也能导致酿脓。极少数患者因治疗不当,或妄加挤压,以致毒邪扩散,出现热毒内攻的危象。

(2)内吹乳痈:多见于怀孕后期。初起乳房结块肿痛,皮色不变,病情较外吹乳痈轻,但不易消散,化脓亦慢,约需1个月左右,病程较长,有些须待分娩后才能收口。

(3)不乳儿乳痈:大多与外吹乳痈临床表现相似,但发生于非哺乳、非怀孕期间,且比较容易消散、溃脓、收敛,症情最轻。

(4)实验室检查:血白细胞总数及中性粒细胞比例增高明显。病情严重者可作血液和脓液细菌培养及药敏试验,有助于必要时选用有效抗生素。

(5)影像学检查:对于位置深在或多个脓腔的脓肿,B超有助于定位。

2. 诊断要点

(1)好发于产后1个月以内的哺乳妇女,初产妇尤为多见。

(2)乳房结块,红肿热痛,约10日左右化脓,脓出稠厚,肿痛随之减轻。

(3)常有乳汁排泄不畅或乳头破碎。

(4)伴恶寒发热,头痛骨楚,胸闷纳呆,大便干结等全身症状。

3. 鉴别诊断

(1)粉刺性乳痈:多发生于非哺乳、非怀孕期,大部分患者伴有先天性乳头凹陷等畸形、初起肿块多位于乳晕部,溃后脓液中夹有粉渣样物质,不易收口,可反复发作,形成乳漏。全身症状较乳痈为轻。

(2)炎性乳癌:病变范围常累及整个乳房的 1/3 或 1/2 以上,并迅速波及到另一侧。病变部位红肿显著,但色黯红或紫红,肿胀有一种浸润感,毛孔深陷呈橘皮样,局部压痛轻,同侧腋窝常可扪及明显肿大的淋巴结,全身炎症反应轻微,预后较差,必要时可作组织病理学检查以明确诊断。

【辨证】

1. 气滞热壅证　乳房结块,皮色不变或微红,肿胀疼痛,排乳不畅,伴恶寒发热,头痛骨楚、胸闷呕吐、食欲不振、大便秘结等,舌质正常或红,苔薄白或薄黄,脉浮数或弦数。

2. 热毒炽盛证　乳房结块增大,肿痛加重,焮红灼热,继之结块中软应指,伴壮热不退、口渴喜饮、或切开排脓后引流不畅,红肿热痛不减,有“传囊”现象,舌质红,苔黄腻,脉弦数。

3. 正虚毒恋证　溃脓后乳房肿痛虽轻,但疮口脓水清稀不尽,愈合缓慢或形成乳漏,伴面色少华、神疲乏力,或低热不退,饮食量少,舌质淡,苔薄,脉弱无力。

4. 胎旺郁热证　发生于怀孕期,乳房肿痛结块,皮色不红或微红,舌质正常或红,苔薄白或薄黄,脉弦滑或数。

5. 气血凝滞证　初起应用大量抗生素或寒凉中药后,乳房结块,质硬不消,微痛不热,皮色不变或黯红,舌质正常或边有瘀点,苔薄白或黄,脉弦涩。

【治疗】

乳痈的治疗强调及早处理,以消为贵。内吹乳痈,不乳儿乳痈症情一般较外吹乳痈轻浅,治疗可参照外吹乳痈。形成乳漏等按相应病症治疗。

1. 内治法

(1)辨证论治

1)气滞热壅证:治宜疏肝清热,通乳消肿。选用瓜蒌牛蒡汤加减。

加减:乳汁壅滞者,加鹿角霜、漏芦、王不留行子、路路通、木通等;偏于气郁者,加枳壳、川楝子;偏于热盛者,加生石膏、鲜生地黄;新产妇恶露未净者,加当归尾、益母草,酌减凉药;需要回乳者,加生山楂、生麦芽等。

2)热毒炽盛证:治宜清热解毒,托里透脓。选用五味消毒饮合透脓散。

3)正虚毒恋证:治宜调补气血。选用八珍汤加生黄芪、制香附、陈皮等。

4)胎旺郁热证:治宜疏肝清胃,理气安胎。偏于热壅者,选用橘叶散加苏梗、苎麻根等;偏于气滞胎旺者,选用逍遥散加橘叶、蒲公英、苏梗等。

5)气血瘀滞证:治宜疏肝理气,祛瘀散结。选用四逆散加鹿角片、穿山甲、桃仁、红花等。

(2)验方

1)鹿角粉 10g,用陈黄酒送服,服后覆被待汗。适用于乳痈早期。

2)蒲公英 60g;或熟牛蒡、青皮各 15g,蒲公英 30g;或蜂房 30g,生甘草 15g。均为每日 1 剂,水煎服。

2. 外治法

(1)初起

1)药物外敷:金黄散或玉露散或双柏散,用冷开水或鲜菊花叶、鲜蒲公英等捣汁调敷。金黄膏或玉露膏外敷。仙人掌适量去刺捣烂外敷。皮色微红或不红者,用冲和膏外敷。

2)按摩法:适用于外吹乳痈乳汁淤滞,局部肿痛而红热不明显者。先在患者患侧乳房涂以少许润滑油,用五指从乳房四周轻轻向乳头方向施以压力,按摩推挤,将淤滞乳汁排出,同时可以轻揪乳头数次。

3)塞鼻法:公丁香研细末,用棉球包好塞鼻;或鲜芫花根皮洗净捣烂,搓成细长条塞鼻,每日1～2次。

(2)成脓:宜切开排脓。切口呈放射状,以免损伤乳络;切口位置宜取低位,以免袋脓。也可用火针放脓。

(3)溃后:八二丹或九一丹药线引流,外敷金黄膏。待脓净仅流黄稠滋水时,改用生肌散,红油膏盖贴。脓腔较大或切开创口流血时,可用红油膏纱布填塞脓腔,1～2天后,改用药线引流。

(4)袋脓或乳汁从疮口溢出:可用垫棉法,袋脓者垫在脓腔下方,乳汁溢出者宜垫棉束紧患侧乳房。

(5)传囊:可先用垫棉法压迫,以免再次手术。若无效,传囊乳痈部位已应指处,再作一辅助切口。

3. 西药治疗　病情严重者可予敏感抗生素。

4. 针灸　取肩井、膻中、足三里、列缺、膈俞、血海等穴,用泻法,留针15～20分钟,每日1次。

【预防与护理】

1. 妊娠后期常用温水清洗乳头,或用75%酒精擦洗乳头,并纠正乳头内陷。

2. 培养良好的哺乳习惯,注意乳头清洁。每次哺乳后排空乳汁,防止淤积。

3. 及时治疗乳头破碎及身体其他部位的化脓性疾病。并注意乳儿口腔清洁,有口腔炎应及时治疗。

4. 保持心情舒畅。忌食辛辣炙煿之品,不过食膏粱厚味。

5. 患乳用三角巾或乳罩托起,减少疼痛,防止袋脓。

6. 若体温高于38℃,或乳汁色黄,应停止哺乳,但必须用吸奶器吸尽乳汁。

7. 断奶时应先减少哺乳次数,逐渐减少泌乳量,用麦芽、山楂各60g或生枇杷叶15g煎汤代茶,外敷皮硝。

【古籍选粹】

《外科正宗》　又有忧郁伤肝,肝气滞而结肿,宜牛蒡子汤主之;厚味饮食,暴怒肝火妄动,结肿者,宜橘叶散主之。

《仙传外科集验方》　初发之时,切不宜用凉药冰之,盖乳者血化所成,不能漏泄,遂结实肿核,其性清寒,若为冰药一冰,凝结不散,积久而外血不能化乳者,方作热痛蒸逼乳核而成脓,其苦异常。

《疡科心得集·辨乳痈乳疽论》　凡初起当发表散邪,疏肝清胃,速下乳汁,导其壅塞,则自当消散;若不散成脓,宜用托里;若溃后肌肉不生,脓水清稀,宜补脾胃;若脓出反痛,恶寒发热,宜调营卫。

《疡科心得集·辨乳痈乳疽论》　其药初起如牛蒡子散、橘叶汤、逍遥散之类,溃后则宜益气养营汤。又若半夏、贝母、瓜蒌消胃中壅痰,青皮疏厥阴之滞,公英、木通、山甲解热毒、利关窍，当归、甘草补正和邪，一切清痰疏肝、和血解毒之品，随宜用之可也。

《外证医案汇编·卷三·乳胁腋肋部》 病者柔弱畏痛，既不敢于乳下别出一头。而脓水从上注下，颇难出尽，故有传囊之患。忽生一法，用药袋一个，于乳头之下，用帛束缚之，使脓不能下注。外以热茶壶熨之，使药气乘热入内。又服生肌托脓之丸散。于是脓从上泛，厚而且多，七日而脓尽生肌。

【现代研究】

1. 分经论治 刘光国提出三阳经辨证治疗乳痈。乳痈初起，往往见恶寒发热、脉浮紧等太阳表证，局部则乳房初现结肿，边缘不清或仅局部板滞轻痛，皮色不红，治宜辛温之剂疏散。乳痈早期未得汗解，3～5日不消散，此时乳房结肿边缘渐清，皮色泛红，此为乳痈酿脓阶段。若此时出现寒热往来见症，则为邪阻少阳，少阳为枢，故仍有消散之机，可用小柴胡汤加减治疗。乳房为阳明经循行之处，产后过食炙煿厚味，加之活动消耗较少，阳明胃经积热，则表邪易于化热转属阳明；或乳痈早期误治失治，也可渐次传入阳明。阳明胃热壅盛，与乳汁搏结，局部见色红灼热，疼痛较剧，全身则见口干苦、发热、大便闭结，苔黄腻、舌质红，脉象滑数等阳明胃热证，治宜清胃泄热，常用瓜蒌牛蒡汤加减。

2. 从温论治 叶金芳等认为若是偏气郁为主，全身症状不明显者，在乳痈初期可用阳和汤加减治疗。功能通血脉、祛郁滞，起到温通散结的作用，使乳汁得以疏通，痰瘀互结之块得以软化消散。另还可加用路路通、漏芦、王不留行、木通等药物疏通乳络、排乳散结，防止乳房炎性僵块的形成。吴佩衡认为乳痈由乳房感受风寒所致，用麻黄附子细辛汤加通草、香附、桂枝、生姜；或用白通汤加通草、香附等品。辨识时要注意患处虽红肿焮痛，必兼见憎恶风寒，头身疼痛，舌淡不红，苔白滑润，溲清不黄，便溏不结等风寒病象。李云霞等用四逆散加减以疏肝理气、温阳消肿治疗，并随访半年，发现疗效稳定、持久。

3. 针灸、刮痧 李杰以针刺列缺穴治疗急性乳腺炎50例，针尖向肘部方向，刺入深度20～30mm，用捻转泻法，刺激稍强，要求针感沿经脉循行部位直达病所。得气后，留针40～60分钟，间歇运针2～3次。1次治愈(乳管通畅，体温正常，结块消散，能正常哺乳)40例，其余10例针刺2次后症状基本消失，3次后症状全部消失。周友龙等取足三里、乳根，用泻法，使针感扩散到整个乳房，少泽点刺出血，足三里、乳根留针10～15分钟，行针2～3次；起针后，俯卧位，直刺膈俞穴，得气后行泻法，再以针为中心拔两罐，留针10～15分钟，每日1次。治疗急性乳腺炎88例，痊愈84例，总有效率100%。侯桂英等以肩井、乳根为主穴，曲池、合谷和手足三里为配穴。用艾条温和灸患侧经穴，每穴灸5～10分钟，每日1次；已成脓者加少泽穴，可促其提前排脓，加速愈合。治疗乳痈30例，1次治愈者15例，2次治愈者9例，3～5次治愈者5例，1例中途停灸。

刘在亮取双侧乳根、膺窗、膻中、大包，用口径5cm的抽气罐加压拔罐，以产妇能耐受为度，皮肤颜色变潮红即可。然后用三棱针点刺产妇双侧少泽穴，轻轻挤压，取血4～6滴或血液颜色变淡黄即可。最后暴露患者后背，先用三棱针点刺双侧肩井穴和至阳穴后分别拔罐，仍以少量出血和皮肤潮红为度。每日1次，或隔日1次，共3次。疗效显著优于对照组(常规抗生素静滴)($P<0.01$)。

罗雪冰等选取确诊为急性乳腺炎初期的172例患者，随机分为治疗组与对照组各86例，均采用清热解毒散结中药治疗，治疗组加用经络全息刮痧疗法。结果治疗组在乳痛和乳房肿块的改善方面明显优于对照组($P<0.05$)。

【述评】

治疗乳痈,强调早期,突出通乳,避免过用寒凉药物。一旦乳汁通畅,则炎症自消,结块渐散。一般发病3天之内,单用中药内服外敷常能治愈。对于西医治疗感到较为棘手的传囊乳痈、乳房硬结日久不消者,中医中药治疗也有良好疗效。

【参考文献】

1. 刘光国. 三阳经辨证治疗乳痈. 中医研究,1998,11(1):39-40
2. 叶金芳,张理梅. 浅论"乳痈"炎性僵块. 浙江中医学院学报,1998,22(4):32-33
3. 李云霞,梁冬升. 四逆散加味治疗慢性乳腺炎23例. 河南中医,2007,27(5):78
4. 李杰. 针刺列缺穴治疗乳痈. 中国针灸,2008,28(3):162
5. 周友龙. 针刺治疗急性乳腺炎88例临床观察. 中国针灸,2000,(7):409
6. 侯桂英. 灸治乳痈30例. 中医外治杂志,2001,10(5):42
7. 刘在亮. 刺血拔罐法治疗急性乳腺炎92例. 中华临床新医学,2005,5(9):8447
8. 罗雪冰、刘南梅. 中药内服配合刮痧治疗急性乳腺炎临床观察. 中国中医急症,2007(8):939-940

第四节 乳 疽

乳疽是指乳房深部的急性化脓性疾病,相当于西医所称的乳房后位脓肿。本病可发生于中青年妇女。其临床特点为局部红热不显,化脓较缓,脓成后不易测出波动感,脓毒容易内窜生变,出现"传囊"、"袋脓",甚至热毒内攻之证。

本病首见于隋《诸病源候论》,其中描述"疽发乳候"为"热久不散,则肉败为脓也。"明《外科理例》记载:"乳疽一症,肿硬木闷,虽破而不溃,肿亦不消。"《外科证治全书》也认为:"乳疽,乳房结肿一块,皮色不异,坚硬木痛,治法同流注。"清《医宗金鉴·外科心法要诀》明确指出"疽发月余始成脓"。均说明了乳疽的临床特点。

【病因病机】

本病主要由肝气郁结,胃热蕴蒸,以致气血凝滞而成,只是病变部位要比乳痈深一些。也可由乳痈脓毒深窜入里而成本病。如正虚毒盛,则发生毒攻脏腑或毒入营血的可能也较乳痈为多。

【辨病】

1. 临床表现　初起乳房结块,皮色不变,轻微疼痛。以后肿块逐渐增大,疼痛加重。约1个月左右,疼痛剧烈,皮色微红,按之应指,是为脓熟。溃后脓出黄稠,溃孔较深,容易袋脓或传囊、或形成乳漏,则愈合缓慢。

全身症状明显。初起即有恶寒发热、骨节酸痛等;酿脓时高热口渴,舌红,苔黄腻,脉滑数,严重者可出现毒攻脏腑之变证;溃后一般诸症随之渐消。若持续低热不退,或反复恶寒发热,常有传囊之虑。

因病位深在,可用穿刺法辨脓,或借助于B超确定脓肿数目和位置。

2. 诊断要点

(1)多见于中青年妇女,或继发于乳痈。

(2)初起乳房结块微痛,红热不显。化脓时疼痛加重,皮色微红,约1个月左右成脓。溃脓孔深,容易袋脓或传囊,甚至毒攻脏腑。

(3)全身恶寒发热等症状严重。

(4)须用穿刺法或B超帮助辨脓。

3. 鉴别诊断

乳痨　起病缓慢，初起乳房内一个或数个结块如梅李，皮肉相连，数月后化脓，脓出稀薄夹有败絮样物质，日久难敛。初起无明显全身症状，后期可出现阴虚内热等症状，既往有肺结核病史。

【辨证】

1. 肝郁胃热证　初起乳房结块，质硬微痛，皮色不变，伴恶寒发热、头痛骨楚，舌质红，苔薄腻，脉滑数。

2. 热毒炽盛证　乳房肿块增大，疼痛剧烈，皮色微红，伴高热烦渴、便秘溲赤，舌质红，苔黄腻，脉滑数。

3. 气血两虚证　乳房脓肿溃后，脓水转稀，收口缓慢，或有袋脓、传囊，或形成乳漏，伴面色少华、神疲倦怠、食欲不振、或低热持续不退，舌质淡红，苔薄或薄黄腻，脉细或细数。

【治疗】

1. 内治法

辨证论治

(1)肝郁胃热证：治宜疏肝理气，和营清热。选用瓜蒌牛蒡汤合逍遥散加减。

(2)热毒炽盛证：治宜清热解毒，透脓托毒。选用仙方活命饮加减。

(3)气血两虚证：治宜调补气血。选用八珍汤加黄芪、皂角刺。

(4)毒攻脏腑证：若现毒攻脏腑之证，参照内陷治疗。

2. 外治法

(1)初起：外敷冲和膏，或太乙膏掺红灵丹外贴。

(2)成脓：穿刺得脓后，再作切开排脓。

(3)溃后：八二丹或九一丹药线引流，外敷金黄膏；脓净改用生肌散、红油膏外敷。若有袋脓、传囊，延长药线引流时间，并加用垫棉法压迫，直至疮口愈合。必要时可作辅助切口，以达到引流通畅的目的。

(4)乳漏：若形成乳漏，参照“乳漏”治疗。

【预防与护理】

参照“乳痈”。

【述评】

在中医外科文献中，乳疽有两种含义，一种如前所述，是指乳房深部的脓肿；另一种则如《外科启玄・卷五・乳痈》中所论：“初发即有头曰乳疽”，是指乳房部的有头疽，相当于西医的痈。清《疡科心得集・辨乳痈乳疽论》对后一种乳疽的病因、症状、治法及方药作了较详细的论述：“若其始生硬肿，即有头出，后复旁生数头，头中有脓不多，此名乳疽。是为阳明痰热之毒，兼挟肝胆之火结成。治当清理痰气、疏通肝邪、解毒和营，如荆、防、苏叶、白芷、贝母、瓜蒌、青皮、夏枯草等物，在所需用矣。”

第五节　乳　　发

乳发是发生在乳房部容易腐烂坏死的化脓性疾病。相当于西医所称的乳房部急性蜂窝织炎或乳房部坏疽。临床较少见。多发于哺乳期妇女或平时不注意卫生的妇女。其特点为病变范围较乳痈大，局部焮红漫肿疼痛，迅速坏死溃烂，来势凶险，严重时可致热毒内攻。

本病最早见于晋《刘涓子鬼遗方》:“治发背发乳,四肢有痈疽,虚热大渴,生地黄汤”,称为“发乳”。隋《诸病源候论》中亦称之为“发乳”。明《仙传外科集验方》中有“妇人乳发”的记载。明《外科启玄》则对乳痈、乳发作了简明的鉴别:“乳肿最大者名乳发,次曰乳痈”。至清代对本病的病因病机、临床特点及治疗等均有详尽的论述,病名也有“湿火乳痈”、“脱壳乳痈”、“乳脱”等多个称呼。《疡科心得集》对本病的论述较为全面,提到“时疫”是“湿火乳痈”致病因素之一,可能包括了西医所指“乳房坏疽”这一类特异性感染的概念。

【病因病机】

1. 肝胃湿火　产后体弱,百脉空虚,湿热火毒乘虚侵犯皮肉,阻于肝胃二经,壅结于乳房而成。湿毒瘀积,故乳房漫肿,溃后脓腐连片。火性猛烈,故病势凶猛,蚀皮腐肉。湿火相兼,则肿胀溃烂严重而迅速。

2. 时疫侵袭　外感时疫之气,蕴阻经络,结聚于乳房而发病。疫毒之气较六淫外邪更为凶险。

3. 亦可由乳痈火毒炽盛而并发。

【辨病】

1. 临床表现　本病虽来势凶险,病变范围较大,但一般不会危及生命,若治疗得当,约1个月左右痊愈。

初起乳房部皮肤焮红漫肿,毛孔深陷,疼痛剧烈,伴恶寒发热、骨节酸楚、不思饮食、大便干结、小便短赤,舌质红,苔黄,脉数。约2～3天后,皮肤湿烂,随之发黑溃腐,或中软不溃,疼痛加重,伴壮热口渴;舌苔黄腻,脉象弦数。若经恰当治疗,腐肉渐脱,身热渐退,约1个月左右疮口逐渐愈合。

如损伤乳络,则疮口久不收敛,形成乳漏。若正虚邪盛,火毒内攻,则见高热神昏,烦躁不安,舌质红绛,苔黄,脉数等危象。

2. 诊断要点

(1)多见于哺乳期体虚妇女,或平时不注意卫生的妇女。

(2)病势凶险,病变范围大,乳房焮红肿胀,毛孔深陷,迅速发黑腐烂,待腐脱热退而渐愈。

(3)伴恶寒发热,骨节酸楚,不思饮食,大便干结,小便短赤等全身症状。

3. 鉴别诊断

(1)乳痈:多见于初产妇,病变范围较乳发小,多形成脓肿,一般少见皮肤湿烂征象。

(2)炎性乳癌:乳房肿胀色黯红或紫红,触痛轻,全身中毒症状轻,病变常迅速波及对侧乳房,预后差。

【辨证】

本病依据局部症状可分初起、成脓、溃后三个病期,结合全身症状可分为肝胃湿火证、火毒炽盛证、正虚邪衰证三种证型。

1. 肝胃湿火证　乳房部皮肤焮红漫肿,毛孔深陷,疼痛剧烈,伴恶寒发热、骨节酸楚、不思饮食、大便干结、小便短赤,舌质红,苔黄,脉数。

2. 火毒炽盛证　乳房部皮肤湿烂,迅速发黑溃腐,疼痛加重,伴壮热口渴,舌质红,苔黄腻,脉弦数。

3. 正虚邪衰证　疮面腐肉渐脱,脓水稀薄,肉色灰白,日久不敛,伴神疲乏力、面色无华,舌质淡红,苔薄白,脉细。

【治疗】

1. 内治法

(1)辨证论治

1)初期:治宜清热泻火,利湿解毒。选用龙胆泻肝汤加减。

2)成脓:治宜清热泻火,凉血托毒。选用龙胆泻肝汤加穿山甲、皂角刺;若火毒内攻,治宜凉血解毒开窍,选用犀角地黄汤合黄连解毒汤。

3)溃后:治宜调补气血,生肌收口。选用八珍汤加减。

(2)成药验方

1)山甲珠、皂角刺、天花粉、全蝎各9g。共研细末,每服0.6g,酒送服。

2)蒲公英、丝瓜络、紫花地丁、皂角刺各30g。水煎服,每日1剂分2次服。

2. 外治法

(1)初起:玉露膏外敷,或玉露散用冷开水或菊花叶汁调敷。

(2)成脓:若按之中软有波动感,宜及时切开排脓,切口呈放射状,并清除坏死组织。

(3)溃后:七三丹、黄连膏盖贴,每日换药1～2次。待腐肉脱落,改用九一丹、生肌散,红油膏盖贴,每日换药1次。

(4)形成乳漏者,参照“乳漏”治疗。

【预防与护理】

1. 产妇要注意调养,保持心情舒畅,合理增加营养,提高抗病能力。

2. 注意个人卫生,保持乳头清洁,及时治疗乳头破碎等。

【古籍选粹】

《疡科心得集·辨乳痈乳疽论》 又有湿火挟肝阳逆络,或时疫,或伏邪聚结而成者,起时乳头肿硬,乳房焮红漫肿,恶寒身热,毛孔深陷,二三日后,皮即湿烂,隔宿焦黑已腐,再数日后,身热退而黑腐尽脱,其生新肉如榴子象。掺以珍珠散,以白玉膏盖之;内服疏肝清湿热之剂以收功,此湿火乳痈也。

《医宗金鉴·外科心法要诀》 此证发于乳房,焮赤肿痛,其势更大如痈,皮肉尽腐,由胃腑湿火凝结而成。

第六节 乳 痨

乳痨是由结核杆菌引起的乳房部的慢性特异性感染疾病,西医称为乳房结核。本病临床少见,国外统计其发病率约占全部乳房疾病的1%左右,国内统计约占2.7%～4.7%,可以发生于任何年龄女性,尤多见于20～40岁妇女,往往在妊娠期和哺乳期发病,男性病人甚少,常有既往肺部及身体其他部位结核史。临床特点为起病缓慢,初起乳房内有一个或数个结块如梅李,边界不清,皮肉相连,日久穿溃,脓稀夹有败絮样物质,后期常伴虚劳表现。

本病在历代文献中还有“乳中结核”、“乳痰”等病名。文献中所指的“乳中结核”与西医的乳房结核不同,它是所有乳房部肿块性疾病的总称,包含了乳癖、乳疬、乳痨、乳岩等病。因乳痨溃后脓出稀薄如痰,故又称为“乳痰”。乳痨一名首见于明《外科理例》:“妇乳内肿一块如鸡子大,劳则作痛,久而不消,服托里药不应,此乳痨症也。”《外科大成》对本病的论述较为详细:“乳房结核,初如梅子,数月不疗,渐大如鸡子,串延胸胁,破流稀脓白汁而内实相通,外见阴虚等症。”不仅叙述了局部症状,而且还指出了阴虚的全身情况。清《医宗金鉴·外科心法要诀》亦云:"此证即由乳中结核而成。或消之不应,或失于调治,耽延数月,渐大如盘如碗,坚硬疼痛,根形散漫,串延胸胁腋下,其色或紫,或黑,未溃先腐,外皮霉点,烂斑数处,渐渐通破,轻津白汁,重流臭水,即败浆脓也。日久溃深伤膜,内病渐添,午后潮热,干嗽,颧红,形瘦食少,阴虚等证俱见,变成疮劳。"进一步说明了本病有虚损的表现。至于本病的病因病机,《医学入门》指出:"亦有气血虚弱,略被外感内伤,以致痰涎凝滞而成者,或乳痰日久,蕴热肉腐,破溃流脓,脓水清稀,夹杂败絮,日久耗伤气血,迁延难愈。"徐灵胎认为"忧思过度,久发成痨,左乳结核如桃半年,似痛非痛,身发潮热,诊之脉微数而无力,此正气虽弱,而邪火尚有余。"《外科备要》认为本病是由"肝脾二经,气郁结滞而成。"

【病因病机】

1. 素体肺肾阴虚,或先患肺痨、肾痨、瘰疬、腋痰之类疾病,而后继发乳痨。隋《诸病源候论・乳结核候》中有"瘰疬乳痈"一说,可能就是指严重瘰疬并发乳痨。

2. 情志内伤,肝气不舒,久郁化火,肝火与素体阴虚之火合并,火势愈炽,炼液为痰;或肝气犯脾,脾失健运,痰浊内生,阻滞于乳络而成乳痨。

3. 气血虚弱,复感外邪,气血不畅,痰浊凝结于乳房,导致乳痨。

本病的形成,素体虚弱是本,外邪内伤是标。在肺肾阴虚的前提下,常有肝气郁结,脾失健运的诱因。

西医学认为乳房结核是由结核杆菌侵入乳房所引起的,全身及局部抵抗力下降时容易发生,乳房外伤、感染、妊娠、哺乳等均为诱发因素。结核杆菌可以从肺、肾、骨等原发病灶处经血循环侵犯乳腺;也可以从同侧腋窝、颈部、锁骨上及胸腔内淋巴结结核病灶经淋巴管逆行至乳腺;有时原发病灶的病情已稳定,仍可能继发乳房结核。乳房结核还可由邻近组织结核灶直接蔓延到乳房而致,如肋骨结核、结核性脓胸等。

【辨病】

1. 临床表现 本病多见于20~40岁已婚妇女,常在妊娠或哺乳期发病,病程较长,进展缓慢。一般可分为初期、中期、后期三阶段。

(1)初期:常在一侧乳房偏上方触及一个或数个肿块,直径约3~5cm,质地硬韧,与周围组织分界不清,推之可动,压之不痛或微痛,皮色如常,以后逐渐肿块与皮肤粘连。若由胸壁结核直接累及所致者,肿块基底部固定。多无明显的全身症状,若原发病灶仍为活动性,则可伴有低热、盗汗、倦怠等症状。

(2)中期:肿块逐渐增大,皮色微红,约数月后,肿块软化,形成脓肿,常伴患侧腋窝淋巴结明显肿大、压痛,或与皮肤粘连。全身有低热、盗汗、纳呆,舌苔白或黄,脉数等症状。

(3)后期:脓肿溃破后发生一个或数个窦道或溃疡,脓水清稀夹有败絮样物质。周围皮色黯红,疮面肉色苍白水肿,边缘呈潜行性空腔,日久不愈。少数患者伴有乳头溢液,呈脓性或浆液性。有时肿块不软化,引起病变部位组织硬化,常导致乳房严重变形和乳头凹陷。常伴有身体瘦弱、神疲倦怠、食欲不振、脉象虚细,或潮热颧红、夜寐盗汗,舌质红少苔、脉象细数等症状。

(4)实验室检查:活动期红细胞沉降率加快,血液PCR-结核杆菌检查可呈阳性;混合感染时血白细胞总数及中性粒细胞比例升高;后期可有血红细胞计数及血红蛋白含量降低。局部溃疡或窦道脓液培养可能发现结核杆菌,阳性率低。

(5)影像学检查

1)X线摄片:检查肺、胸腔内、胸壁等部位有无结核病灶,摄胸片应作为常规。

2)B 超:液化阶段常能显示肿块内有液性占位。

(6)病理学检查:未溃破时可做肿块切除活检,溃后可在溃疡边缘作钳取活检,常可发现结核病变的特征。有些患者有乳头溢液或作肿块穿刺涂片,也可找到炎性细胞,作抗酸染色可能发现结核杆菌。

2. 诊断要点

(1)多见于 20～40 岁已婚妇女,好发于妊娠哺乳期。病程漫长,进展缓慢。

(2)常有身体其他部位结核病史。

(3)初起乳房结块,不红不痛,逐渐增大,与皮肤粘连,皮色微红,软化成脓,约需数月时间;溃后脓出稀薄夹有败絮样物质,可形成窦道或溃疡,皮色黯红,疮缘潜行,愈合缓慢,或伴乳房变形或乳头凹陷。

(4)初起全身症状不明显,日久可见神疲纳呆、潮热颧红、盗汗、消瘦等表现。

(5)红细胞沉降率增快;脓液或穿刺液涂片或培养可能有结核杆菌,病理学检查有助于明确诊断。

3. 鉴别诊断

(1)乳腺癌:好发年龄为 40～60 岁,肿块质地坚硬,溃后状如菜花或火山口,渗流血水,气味恶臭。乳房结核患者年龄较轻,局部溃疡、粘连,伴乳房变形或乳头凹陷,但少见橘皮样变,容易形成窦道,脓液中夹有败絮样物质。病理学检查可帮助鉴别,但病理检查确诊为乳房结核后,还要注意到乳房结核与乳腺癌同时存在于一侧乳房的可能性,国内外均有报道。

(2)浆细胞性乳腺炎:常发生于非哺乳期、非妊娠期,局部肿块多位于乳晕区或其附近,红肿热痛表现较乳房结核明显,溃后脓液中夹有脂质样分泌物,容易形成通往输乳孔的瘘管。大多数患者伴先天性乳头凹陷,或乳头常有白色脂质样分泌物。

【辨证】

1. 气滞痰凝证　多见于初期。乳房结块,形如梅李、不红不热,质地硬韧,不痛或微痛,推之可动。或伴心情不畅,胸闷胁胀,舌质正常,苔薄腻,脉弦滑。

2. 正虚痰恋证　多见于中、后期。乳房结块渐大,微红轻痛,数月化脓,溃后脓水清稀夹有败絮样物质,日久不敛,或伴窦道。伴面色㿠白,神疲乏力,食欲不振。舌质淡,苔薄白或薄腻,脉虚无力。

3. 阴虚痰热证　多见于中、后期。乳房结块,皮色黯红,中软化脓,溃后脓出稀薄夹有败絮样物质,形成窦道,久不愈合。伴潮热颧红,干咳痰红,形瘦食少。舌质红,苔少,脉细数。

【治疗】

对本病的治疗宜中西医结合,即配合使用有效抗结核西药,并注意治疗原发病灶和增强身体抵抗力。

1. 内治法

(1)辨证论治

1)气滞痰凝证:治宜疏肝理气,化痰软坚。选用开郁散合消瘰丸加减。

2)正虚痰恋证:治宜扶正托里透脓。选用托里散加减。

3)阴虚痰热证:治宜养阴清热,清化痰浊。选用六味地黄汤合清骨散加减。

(2)成药验方

1)芩部丹每次 5 片,1 日 2 次吞服。

2)小金丹每次 0.6g,1 日 2 次吞服。

2. 西药治疗　遵守早期、适量、联合、规则、全程的原则使用抗结核药物,控制结核活动。宜根据原发病灶病情及以前治疗情况,结合乳房局部表现合理选择治疗药物及方案。注意定期检查肝功能。

3. 外治法

(1)初期:阳和解凝膏掺桂麝散外敷,或回阳玉龙膏外敷,2 日换 1 次。

(2)中期:脓成宜切开排脓。

(3)后期:溃后疮口有腐肉,用五五丹或七三丹、红油膏盖贴,或药线插入溃口引流。腐脱新生,改用生肌散、生肌玉红膏收口。

(4)形成窦道,参照"乳漏"治疗。

4. 手术疗法　若保守治疗无效,或病变范围大,根据情况考虑作单纯乳房切除术。若继发于胸壁病灶应切除病变的肋骨、肋间肌、胸肌,残腔用带蒂肌瓣填塞,术后继续抗结核治疗。

【预防与护理】

1. 积极处理原发病灶,并定期复查。
2. 保持乐观情绪,坚持服药,配合治疗。
3. 补充维生素和蛋白质,增强机体抵抗力,有助于疾病康复。
4. 保证足够的休息和充足的睡眠,切忌劳累。

【古籍选粹】

《疡科心得集·辨乳癖乳痰乳岩论》　有乳中结核,始不作痛,继遂隐隐疼痛,或身发寒热,渐渐成脓溃破者,此名乳痰。或亦由肝经气滞而成,或由于胃经痰气郁蒸所致。用药疏肝之中,必加贝母、半夏、瓜蒌等以治痰,则未脓可消,至已溃必兼补气血,方易收口。

《医宗金鉴·外科心法要诀》　初结肿时,气实者亦服蒌贝散,及神效瓜蒌散;气虚者逍遥散及归脾汤合而用之。阴虚之证已见,宜服六味地黄汤,以培其本。然此疮成劳至易,获效甚难。

【述评】

乳痨的病变性质与其他部位的结核病变相同,而且往往继发于其他部位的结核,尤其是肺结核、胸壁结核等。近年来国内外统计资料显示肺结核等结核病发病率上升,成为艾滋病患者主要死亡原因之一。因此要注重临床乳痨一病的诊断和治疗,并注意乳痨与乳癌同时并存的可能性,以免漏诊。

第七节　浆细胞性乳腺炎

浆细胞性乳腺炎是西医学病名,是乳腺组织的化学性炎性病变,炎性渗出细胞以浆细胞为主。临床特点为在非哺乳期或妊娠期发病,多数伴有先天乳头凹陷,乳房肿块多位于乳晕部,化脓溃破后脓中夹有脂质样物质,易反复发作,形成瘘管,全身炎症反应较轻。本病较少见,据报道 Parson 在 1500 例乳腺疾病中发现 5 例,Harrington 在 12000 例乳腺疾病中发现 24 例。王永恒 1988 年曾作统计,在 1959—1988 年间国内共报道本病 499 例。本病的临床重要性在于极易与乳腺癌混淆,常因被误诊为乳腺癌而得不到适当的治疗。

本病于1925年由病理学家J. Ewing首次提出命名为“浆细胞性乳腺炎”，以后文献中曾用过的病名有“粉刺性乳腺炎”、“闭塞性乳腺炎”、“化学性乳腺炎”、“乳腺导管瘘”等等。C. D. Haagensen提出以上所有名称仅仅反映了本病的一个方面或一个时期的特征，认为本病的一切病变的基础是乳腺导管扩张，应称之为“乳腺导管扩张”，而浆细胞性乳腺炎是目前比较通用的病名。

在历代中医文献中，至今未查阅到与本病相类似的病证记载。1958年顾伯华在国内首先将本病形成瘘管时命名为“慢性复发性伴有乳头内缩的乳晕部瘘管”，采用中医挂线疗法、切开疗法和外用药治疗，取得满意疗效。至20世纪80年代，顾伯华、陆德铭等将本病命名为“粉刺性乳痈”，并对其病因病机、临床表现及治疗方法等作了较详细的阐述。他们采用切开脓腔及通向乳头孔的瘘管管壁，充分刮除坏死组织，创面用外用药换药等方法治疗本病瘘管期，总结出一套手术简单、痛苦少、瘢痕小、疗效好的治疗方法，并在临床上推广应用。

【病因病机】

素有乳头凹陷畸形，复因情志不舒，肝气郁滞，营血不从，气滞血瘀，凝聚成块，郁久化热，蒸酿肉腐而为脓肿，溃后成瘘。亦可因气郁化火，迫血妄行而见乳头溢血。

西医学对本病的病因尚未阐明，一般认为与导管排泄障碍、异常激素刺激导管上皮分泌及厌氧菌感染有关。先天性乳头畸形、凹陷、不洁或外来毛发或纤维阻塞引起乳孔堵塞，导管发育异常或某一段导管上皮增生引起导管腔狭窄，既往有乳腺炎症或创伤史致使该区域导管中断、闭塞等，均可导致导管内分泌物积聚，继发地引起导管扩张。也有中老年妇女，由于卵巢功能的减退。乳腺导管呈退行性改变、管壁松弛，肌上皮细胞收缩力减弱，导致管内分泌物积聚。导管的管壁变薄、破裂，淤积的分泌物或其分解产物外溢，刺激导管壁和导管周围组织产生化学性炎性反应，形成肿块，坏死液化成脓，甚至溃破为瘘。其后期突出的病理变化是导管周围脂肪组织内出现小的脂肪坏死灶；坏死组织周围有大量以浆细胞为主的炎症细胞的浸润；可出现由多核巨细胞及上皮样细胞组成的炎性肉芽肿，要注意与结核鉴别。

【辨病】

1. 临床表现　本病可发生于青春期后任何年龄女性，偶有男性，均在非哺乳期或非妊娠期发病。多数患者有先天性乳头全部或部分凹陷，常见单侧乳房发病，少数患者也有双侧乳房先后发病的。本病发展缓慢，病程可长达数月甚至数年。本病的临床表现复杂多样，大致可分为以下三期。

(1)溢液期：乳头溢液是本病的一种早期表现，也可能是少数患者的唯一表现。多为自发性、间歇性乳头溢液，呈水样、乳汁样、浆液性、脓血性或血性，数量有多有少。输乳孔多有白色脂质样分泌物，并带有臭味。患者常常忽视少量、间断的乳头溢液。

(2)肿块期：往往起病突然，发展迅速。患者感觉乳房局部疼痛不适，并发现肿块。肿块多位于乳晕部，或向某一象限伸展，直径一至数厘米不等，个别可达10cm以上。肿块形状不规则，质地硬韧，表面可呈结节样，边界欠清，常与皮肤粘连，但无胸壁固定。继则肿块红肿烘热，疼痛明显，红肿范围扩大，甚至达1/4～1/2乳房，乳房皮肤水肿，有的可呈橘皮样变，患侧腋窝淋巴结肿大、压痛，但乳房疼痛及全身炎症反应均较急性乳腺炎轻。也有些患者一直以乳房肿块为主诉，而且肿块逐渐增大，持续时间3年、5年或更长，但始终无明显的红肿表现。

(3)瘘管期：约7～10天，乳房肿块软化，形成脓肿，破溃后流出的脓液中常夹杂粉刺样或脂质样物质。常形成通向输乳孔的瘘管，创口久不收敛，或反复溃破，逐渐局部瘢痕形成，局部组织坚硬不平，乳头更现凹陷。反复红肿溃破，常形成复杂性瘘管。

(4)影像学检查

1)乳腺X线钼靶摄片：乳晕周围及其他部位有密度不均匀性增高，边界不清，其中夹杂有条索状致密影，乳晕周围皮肤增厚。

2)B超：乳腺不规则片状低回声，内见增强光点，如有多处低回声可互相连通。

(5)病理学检查

1)乳腺肿块针吸细胞学检查：涂片见多种细胞混杂存在，浆细胞较多见，约占细胞总数的20%左右，呈散在性分布，尚可有其他炎性细胞，如中性粒细胞、淋巴细胞、巨噬细胞、导物巨细胞等。腺上皮细胞分化良好，多密集成群，还有分散或聚集成群的泡沫细胞。

2)乳头溢液涂片检查：浆液性乳头溢液涂片中往往无细胞，或见少量的泡沫细胞和吞噬细胞，偶见腺上皮细胞。在脓血性和乳汁样溢液涂片中，可见到大量的白细胞、吞噬细胞、组织细胞、淋巴细胞及浆细胞，腺上皮细胞可因炎症而呈形态上的改变，但无恶变表现。

2. 诊断要点

(1)多发生在非哺乳期或非妊娠期的女性。

(2)大多数伴有先天性乳头全部或部分凹陷，并有白色带臭味的脂质样分泌物。

(3)单侧乳房发病多见，也有双侧发病者。

(4)乳头溢液或乳晕部肿块，可发生红肿疼痛。约7～10天化脓。溃破后脓中夹杂脂质样物质，久不收口。或反复红肿溃破，形成瘘管，常与输乳孔相通。

(5)有时肿块不红肿，但与皮肤粘连。或反复发作，瘢痕形成，乳头凹陷更明显。

(6)红肿化脓时可伴恶寒发热等全身症状，一般较轻。

(7)乳腺钼靶X线摄片、肿块针吸细胞学检查等有助于诊断。

3. 鉴别诊断

(1)乳腺癌：浆细胞性乳腺炎肿块期的炎症表现要与炎性癌鉴别。炎性癌多发生于妊娠期或哺乳期，病变发展迅速，皮肤呈紫红色，没有明显肿块可及，对侧乳房不久即被侵及，转移甚广，患者常于数月内死亡。浆细胞性乳腺炎肿块期还应与硬癌鉴别，后者发病年龄相对较大，肿块常与胸壁固定，一般无疼痛，X片显示其肿块影密度较高，边界相对清晰且有毛刺，范围常比临床扪及的肿块要小，或可见泥沙样钙化点，一旦溃破则常流血水，与浆细胞性乳腺炎创口流脓或脓血，有时可暂时愈合的特点不同。

(2)乳痈：多发生于哺乳期或妊娠期妇女，炎症表现典型，全身症状较明显。溃破后脓出黄稠，收口相对快。

(3)乳痨：从肿块到化脓常需数月之久，脓出稀薄夹有败絮样物质，疮口边缘多呈潜行性空腔，必要时作病理检查以资鉴别。溃后形成的窦道多位于乳房部，常与胸壁固定，一般不与乳头孔相通。并常有身体其他部位结核病史，可伴有低热、盗汗、疲倦、消瘦等。

【辨证】

1. 肝经蕴热证　乳房结块红肿疼痛，或乳头凹陷并有粉刺样物溢出，伴发热、头痛，舌质红，苔黄腻，脉滑数。

2. 余毒未清证　溃后久不收口，脓水淋漓，形成乳漏，时发时敛，或红肿溃破，或局部结块僵硬，舌质淡红，苔薄黄，脉数。

【治疗】

中医中药对本病的治疗具有良好效果。对溢液期患者，应寻找原因，适当对症处理，轻者也可不予处理，定期随访。肿块期尚未成脓时，积极治疗可望消散。若肿块未能消散，化脓或成瘘者，采用中医手术疗法，创伤小，痛苦轻，乳房外形改变少，而且疗效良好，容易被患者接受。由于肿块边界不清，故若切除不干净容易复发，而切除范围大则乳房外形改变太明显。但对疑有癌变的肿块，宜先作肿块针吸细胞学检查或术中送冰冻切片检查，确诊后制定相应手术方案，以避免误诊为乳腺癌而行根治术，或疏忽漏诊延误病情。

1. 内治法

(1)肝经蕴热证：治宜疏肝清热，和营消肿。选用柴胡清肝汤加减。乳头有血性溢液者，加茜草炭、生地榆、仙鹤草；乳头溢液呈水样者，加生薏苡仁、茯苓；脓成者，加白芷、炙穿山甲。

(2)余毒未清证：治宜扶正托毒。若局部红肿热痛者，选用银花甘草汤加减；若气血两虚者，选用八珍汤加减。

不论何型，均可酌加白花蛇舌草、生山楂、虎杖、丹参等清热活血祛脂药物。

2. 外治法

(1)肿块期

1)肿块红肿热痛者，用金黄膏外敷。

2)肿块红肿不明显者，冲和膏外敷。

3)脓成者，宜切开排脓，八二丹药线引流，红油膏盖贴。

(2)瘘管期

1)切开法：适宜于单纯性、复杂性瘘管，必要时配合挂线法或拖线法。单纯性瘘管可用局部麻醉，复杂性瘘管应用硬膜外麻醉。常规消毒后，在球头银丝探针引导下，切开瘘管。

2)挂线法：适用于较深的瘘管。常规消毒、麻醉下，用球头银丝探针探查后，再将橡皮筋引入瘘管，用丝线固定其两端，收紧橡皮筋并固定。

3)拖线法：适合于复杂性瘘管，常配合切开法。常规消毒、麻醉下，先用球头银丝探针探查瘘管，将4号丝线4～6股或纱条贯穿瘘管，两端打结，丝线或纱条掺八二丹拖入管道内，每日1次。待脓腐脱落，约10～14天拆线，垫棉压迫管腔至愈合。

4)手术后创面，均须用七三丹或八二丹药棉嵌塞，祛腐蚀管，外盖红油膏纱布，每天换药1次。待腐脱新生时，改用九一丹或生肌散，红油膏盖贴。

3. 手术治疗

(1)对乳晕下肿块及乳头溢液伴有乳晕下大导管普遍性扩张者作乳管切除术。

(2)肿块位于乳晕外并较为局限者行单纯肿块切除或乳腺区段切除术。

(3)弥漫性病变、反复切开引流致瘢痕性乳房伴有感染或乳瘘、乳管切除术后再发脓肿者，可考虑行单纯乳房切除术。

(4)疑有癌变的肿块，宜在冰冻切片检查基础上，再决定手术方式。

【预防与护理】

1. 婴儿出生后，若发现有乳头凹陷，应及时予以纠正回复。

2. 避免穿紧身上衣及配戴过紧胸罩，以免使乳头凹陷。

3. 经常保持乳头清洁，清除分泌物，并避免异物阻塞输乳孔。

4. 保持心情舒畅，忌食辛辣、炙煿食品。

5. 发病后积极治疗，形成瘘管后宜及时手术，以防止病变范围扩大、病情加重。

【现代研究】

针对临床上本病患者的病情较以往复杂、病变范围也较前扩大的情况，本病的治疗范围已从瘘管期扩展到各个不同时期，治疗方法也从单纯外治、内治发展到多种方法的综合治疗。在辨证论治的基础上，未溃偏重内治，已溃偏重外治，而且药物外治法和切开、挂线、拖线等手术外治法，及垫棉、绑缚等其他外治方法根据具体情况选择使用，对本病复杂病例尤有优势。

2000 年唐汉钧等报道内外合治本病 148 例，在外治方面全部病例均采用切开法和祛腐生肌法，还采用挂线法 16 例、拖线法 58 例、乳头楔形切开法 107 例、垫棉法 98 例；内治分为肝经郁热、余毒未清、痰瘀凝滞三型辨证治疗。结果治愈 140 例（95.2%），好转 8 例（4.8%）；随访 6～12 个月，复发 12 例（8.1%），经再次治疗而愈，平均疗程 48 天。陈红风等总结临床诊治体会，即把握本病的临床特点，配合辅助检查尤其是病理检查以明确诊断，重视临床辨证分期，强调中医药综合治疗等。程亦勤等分期治疗浆细胞性乳腺炎 149 例，其中服用中药汤剂治疗 117 例，手术前局部红肿期或术后祛腐阶段，治以疏肝清热、和营消肿、透脓外出，予自拟方（金银花、白花蛇舌草、蒲公英、皂角刺、当归、赤芍、柴胡、郁金、黄芩、生甘草等）。腐去新生阶段（术后 7～14 天），治以健脾益气、活血祛脂，佐以清热为法，予自拟方（生黄芪、白花蛇舌草、太子参、白术、桔梗、陈皮、姜半夏、乌梅、当归、生谷芽、生麦芽、生山楂、丹参、生甘草等）。另外 32 例由于病变轻浅，治以清热解毒、益气托毒，服清热败毒饮 30ml/次，每日 3 次。外治采用切开扩创术、乳头矫形术、拖线法、冲洗疗法等。术后 10～14 天拆线，多配合垫棉加压法。结果治愈 126 例，痊愈率为 84.6%，好转 20 例，未愈 3 例，平均治疗天数为 54.3 天。认为多种手术方法（如切开、乳头楔形切开、乳头矫形等）的配合使用是清除本病病灶的关键，其中乳头矫形法、拖线法的采用，大大减轻了乳房的外形损伤。内外结合、各有侧重，才能取得痊愈率高、乳房损伤小的良好疗效。

【述评】

随着对浆细胞性乳腺炎的认识不断深入，对该病各阶段的治疗方案也渐趋全面、完善，但其确切的发病机制尚未搞清，故尚无有效的预防措施。从临床病例看，近年来有相当部分患者的病变范围均大大超出乳晕区，波及一个甚至数个象限，而且深度也较深，严重者可达浅筋膜深层。因此，治疗难度大，疗程长。治疗费用也相应增加，提示对本病进行深入研究很有必要。

【参考文献】

1. 唐汉钧，阙华发，陈红风，等. 切开拖线祛腐生肌法治疗浆细胞性乳腺炎 148 例，中医杂志，2000，41(2)：99

2. 陈红风，程亦勤，郑勇，等. 中医药治疗浆细胞性乳腺炎的临床体会，中医杂志，2002，增刊，48

3. 陈红风. 第十章浆细胞性乳腺炎/林毅，唐汉钧. 现代中医乳房病学. 北京：人民卫生出版社，2003

4. 陈红风，唐汉钧，陆德铭. 中医药治疗浆细胞性乳腺炎四十五年回顾. 上海中医药大学学报，2004，18(1)：59

5. 程亦勤，陈红风，刘胜，等. 149 例浆细胞性乳腺炎的中医药治疗及临床病情分析. 浙江中医杂志，2005，40(3)：114

第八节　乳　　漏

乳漏是指发生于乳房部或乳晕部的慢性炎性管道，以疮口有脓液或乳汁流出，久漏不收口为临床特点，相当于西医学的乳房部窦道或乳管瘘。往往继发于乳房或乳晕部的急慢性炎症，如乳痈、乳发、乳疽、乳痨及粉刺性乳痈。

对本病的记载，最早见于隋《诸病源候论》："此谓因发痈疮，而脓汁未尽，其疮暴瘥，则恶汁内食，后更发，则成瘘者也。"指乳痈溃后疮口暂时愈合，而内已成瘘，故复溃破者。明《外科启玄·卷五》说："久之一年半载，破而脓水淋漓，日久不愈，名曰乳漏。"可能是指乳痨溃破成漏。《外科真诠》对乳漏的症状描述颇详："乳漏，乳房烂孔，时流清水，久而不愈，甚则乳汁从孔流出。"认为其病是"多因先患乳痈，耽延失治所致。"

【病因病机】

发生于乳房部的漏管，多因乳痈、乳发、乳疽失治，脓出不畅；或切开不当，损伤乳络，乳汁从疮口溢出，以致长期流脓、溢乳而成。或因乳痨溃后，失于调养，身体虚弱，日久不愈所致。

发生于乳晕部的漏管，多因先天性乳头内缩凹陷畸形复染毒邪，形成粉刺性乳痈，溃后最易后遗而成乳漏。

【辨病】

1. 临床表现

(1)乳房部漏：发病前有患乳痈、乳发、乳疽病史，乳房部脓肿溃破或切开后，疮口常流乳汁或脓液，经久不愈，疮面肉芽不鲜，疮周皮肤潮红湿烂。若因乳痨溃后成漏，疮口大多凹陷，周围皮色紫黯，有潜行性空腔及管道，脓水稀薄夹杂有败絮样物质，可伴潮热颧红、夜寐盗汗，舌质红少苔，脉细数等症状。

(2)乳晕部漏：多见于非哺乳期、非妊娠期的20～40岁妇女，偶可见于男子。大多伴有先天性乳头内缩凹陷，常在乳晕部结块、肿痛，红肿热痛症状较轻。溃破后脓出味臭，夹有白色脂质样物质，往往溃口与乳头孔相通，不易收口。或愈合后乳头孔仍见白色脂质样分泌物，或愈合疮口处及其他部位反复红肿溃破。

(3)常规用球头银丝探查漏管的深浅和走向。必要时局部注入泛影葡胺做漏管造影，也可钳取部分组织做病理检查以明确性质。

2. 诊断要点

(1)常继发于乳痈、乳发、乳疽、乳痨、粉刺性乳痈后。

(2)疮口流脓或溢乳，日久不敛，形成漏管。

(3)可伴有原发疾病余毒未清的全身症状。

(4)常用球头银丝探查。必要时做漏管造影或病理学检查。

3. 鉴别诊断

有时粉刺性乳痈病变范围较大，或溃口位于乳房部，要与乳房部漏作鉴别。乳痨引起的乳房部漏应与其他乳房部漏作鉴别。

【辨证】

1. 气血两虚证　乳房部漏，流脓漏乳不止，肉色不鲜，伴面色无华、神疲乏力、食欲不振，舌质淡胖，苔薄，脉细。

2. 正虚毒恋证　乳房或乳晕部红肿疼痛，伴恶寒发热、便秘溲赤，舌质淡红，苔薄黄，脉滑数。

3. 阴虚痰热证　乳房部漏，疮口凹陷，脓水清稀夹有败絮样物质，伴潮热颧红，夜寐盗汗、身体消瘦，舌质红，少苔，脉细数。

【治疗】

以外治为主，伴有全身症状者参照原发疾病治疗。

1. 内治法

(1)辨证论治

1)气血两虚证：治宜调补气血，托毒生肌。选用八珍汤加减。

2)正虚毒恋证：治宜扶正托毒。选用银花甘草汤加减。

3)阴虚痰热证：治宜滋阴清热，化痰祛浊。选用六味地黄汤合清骨散加减。

(2)成药验方：乳痨所致乳房部漏，可加服芩部丹 5 片，每日 2 次。

2. 外治法

(1)腐蚀法：用七三丹或千金散药线插入乳房部漏管内，约 7～10 天后，改用九一丹药线引流，脓尽改用生肌散、白玉膏。

(2)垫棉法：适用于疮口漏乳不止者。将纱布 6～8 层覆于疮面上，加压包扎，以促进疮口愈合。乳房部漏脓腐脱尽后，也可加用此法以利收口。

(3)切开疗法：适用于浅层漏管及腐蚀法治疗失败者。切开后创面用药参照腐蚀法。

(4)挂线疗法：适用于深层漏管，常配合切开疗法。

(5)乳晕部漏管治疗同乳房部漏管，但必须注意切开通往乳头孔的管道。

【预护与护理】

1. 及时治疗乳房部的感染性疾病。

2. 注意精神调摄和饮食调养，增强体质，以利疾病康复。

3. 哺乳期妇女患病后应适时回乳，以免疮口漏乳，徒耗气血。

【现代研究】

隋吉东应用山甲三通汤(穿山甲 10g，金银花 50g，蒲公英 50g，瓜蒌 30g，防风 15g，陈皮 30g，乳香 10g，没药 10g，柴胡 10g，皂角刺 15g，王不留行 20g，路路通 15g，木通 10g，通草 10g，甘草 10g)加减治疗哺乳期乳瘘 31 例。因切开不当形成乳瘘者 25 例，自然破溃形成者 6 例。每日 1 剂，水煎服。同时配合伤口对症处理。结果治愈(瘘口愈合，乳房肿胀完全消退，乳头部乳腺管完全通畅)30 例，无效(经治 20 天以上，乳房肿胀虽减，但瘘口不愈合，仍脓水乳汁不断)1 例。疗程 8～16 天，平均 12 天。不仅可缩短病程，而且能疏通和保护乳腺管。

高金城采用疏肝解毒化瘀中药并瘘管切除治疗乳晕部乳瘘 22 例。方法为行瘘管切除加乳头成形手术，切口用油纱条填塞，48 小时后更换敷料。对照组使用复方新诺明片或氟哌酸片口服，治疗组口服疏肝化瘀中药(柴胡 15g，当归 15g，赤芍 30g，白花蛇舌草 30g，丹参 30g，虎杖 30g，蒲公英 30g，金银花 30g，生山楂 15g，半枝莲 15g)，每日 1 剂，水煎服，共服 5 天。结果治疗组 22 例中优良(瘘管切除术后 12 天内切口愈合，1 年内无复发，无乳头内陷再发)18 例，较好(乳晕切开处 20 天内愈合，1 年内无复发，亦无乳头内陷)4 例；对照组 20 例中优良 10 例，较好 8 例，较差(切口愈合，1 年内无复发，但偏向性乳头内陷纠正不良)2 例。治疗组疗效优于对照组($P<0.05$)。瘘管切除后愈合天数治疗组明显少于对照组($P<0.01$)。

【述评】

采用中医中药外治法为主治疗乳漏，具有痛苦小、损伤少、疗效好的优点，深受广大患者欢迎。在选择切开与挂线疗法时，认为以切开法适用范围较广，病人痛苦少，治疗时间短，因为乳房位于体表，即便漏管较深在，切开所有管道但不作周围组织广泛切除，一般愈合后不会留有较大的后遗症，这与肛漏治疗不同。如果病变范围较广，不宜彻底切开所有管道以免影响外形，可适当加挂线或拖线疗法作为辅助治疗，待脓腐脱尽后再用垫锦法加压包扎，以利疮口愈合。一旦挂线或拖线疗法失败或复发，仍须作切开。对于乳晕部漏，如果乳头孔有溢脓或分泌白色脂质样物质者，必须仔细寻找通往乳头孔的管道，并予切开，方能取得良好疗效。

【参考文献】

1. 隋吉东，隋冠华，王德文. 山甲三通汤治疗哺乳期乳瘘 31 例. 中国中西医结合外科杂志，2002，8(3)：213

2. 高金城. 内服中药与瘘管切除治疗乳晕部乳瘘 22 例. 中国中西医结合外科杂志，1998，4(6)：349-350

第九节　乳腺增生病

乳腺增生病为西医学病名，是一种既非炎症也非肿瘤的增生性乳腺疾病。本病是中青年妇女的常见病、多发病，其发病率居全部乳腺疾病的首位，约占 60％～70％。

本病主要表现为乳房胀痛和乳房结块，并多随月经周期或情志改变而变化。因其病理形态复杂多样，致使该病名称繁多而不统一，如乳腺小叶增生症、乳腺囊性增生症、乳腺纤维囊性病、乳腺结构不良症等。1978 年全国肿瘤防治研究办公室将本病定名为“乳腺增生病”，其后国内大多沿用此名。

本病属中医“乳癖”、“乳中结核”范畴。乳癖之名首见于华佗《中藏经》。隋《诸病源候论》中称之为乳中结核。宋《圣济总录》对本病的病因病机及症状作了具体描述：“妇人以冲任为本，若失于调理，冲任不和，或风邪所客，则气壅不散，结聚乳间，或硬或肿，疼痛有核”，明确提出了冲任不和在发病中的重要性。至明清，对乳癖的认识较为全面。明《外科正宗》曰：“乳癖乃乳中结核，形如丸卵，或坠垂作痛，或不痛，皮色不变，其核随喜怒消长”，指出其临床特点是肿块可随情志改变而变化，与乳腺增生病的临床表现很相似。清《疡科心得集》专列“辨乳癖乳痰乳岩论”，从病因病机、临床表现及治疗方药等方面，对乳癖作了较详细的论述。对乳癖的预后，《外科真诠》认为“年少气盛，患一二载者”可消散，“若老年气衰，患经数载者不治，宜节饮食，息恼怒，庶免乳岩之变。”

【病因病机】

1. 肝郁痰凝　多由于忧郁忿怒，则肝气郁结，气血运行失常；或思虑伤脾，或肝病犯脾，脾失健运，痰湿内蕴，以致气滞、血瘀、痰凝互结于乳房而成。《外科正宗》认为本病“多由思虑伤脾，恼怒伤肝，郁结而成也。”《疡科心得集·辨乳癖乳痰乳岩论》亦说：“良由肝气不舒郁结而成”，“肝气有所不舒，胃见木之郁，惟恐来克，伏而不扬，气不敢舒，肝气不舒，而肿硬之形成，胃气不敢舒，而畏惧之色现，不疼不赤，正见其畏惧也。”

2. 冲任失调　多因肝肾不足，冲任失调，以致气血瘀滞，或阳虚痰湿内结，经脉阻塞，而见乳痛、结块，或月经紊乱等。宋《圣济总录》早有论述：“妇人以冲任为本，若失于将理，冲任不和，或风邪所客，则气壅不散，结聚乳间，或硬或肿，疼痛有核。”《马培之医案》中亦提出：“乳头为肝肾二经之冲”。《外证医案汇编·乳胁腋肋部》所述可谓提纲挈领，乳中结核“虽云肝病，其本在肾”。肾为五脏之本，肾气化生天癸，天癸激发冲任经脉通盛。若冲任失调，则下不能充胞宫，上无以滋乳房，经脉壅阻，气血不和，并可以影响肝气之疏泄条达；若情志内伤，肝气郁结不舒，气机阻滞则经隧不畅，亦可导致冲任二脉的气血失调；终因气滞、血瘀、痰凝互结于乳房，导致乳癖的发生。因此，肝郁气滞和冲任失调二者，在乳癖的发病过程中，既可单独致病，又是相互关联，不能截然分开的。

西医学对本病的病因和发病机制尚未阐明。一般认为主要与内分泌功能失调有关，雌二醇、催乳素水平过高，或雌二醇与孕酮的比率增高，导致乳腺组织过度增殖和复旧不全而发病是比较常见的观点。近年来研究发现部分患者血中激素水平并不高，而乳腺组织中激素受体的数量和活性可能存在着个体、乳腺不同部位等差异，因此提出本病的发生可能是乳腺组织局部对激素的敏感性增高所致。流行病学研究表明，在一般公认的乳腺癌的危险因素中，具有下列危险因素的乳腺增生病患者明显多于对照组，如社会经济地位较高，低孕次，未曾授乳，未生育，自然绝经迟；母系家族乳癌史等。不少学者认为具有乳腺增生病病史可增加患乳腺癌的危险性。但由于乳腺增生病的病理形态复杂、多样，因此其与乳腺癌发生的关系也有差异。近年来认为单纯的乳腺增生性疾病不属于癌前期病变，主要是在导管上皮高度增生和不典型增生的基础上发生癌变。

【辨病】

1. 临床表现　主要是疼痛、肿块、溢液。

(1)症状：多数患者有乳房或乳头疼痛，少数患者无明显症状。疼痛性质多为胀痛，也有刺痛、隐痛或钝痛。疼痛程度轻重不一，严重者乳房部不可触碰，行走或活动时亦感疼痛。疼痛部位较弥散，常牵连到腋部和肩背部，甚至影响上肢活动。疼痛常在月经前明显，月经来潮后减轻，也有疼痛发生在排卵期前后，或持续疼痛没有周期性改变。部分患者的乳房疼痛与情绪、劳累等有关。

(2)体征

1)肿块：双侧乳房多见，也可发生在单侧乳房，肿块分布范围较广，尤以外上象限为多。肿块常见多枚，少数患者只有一二枚。肿块与周围组织分界不清，不与皮肤粘连，推之活动。质地多软、韧或中等硬度。肿块大小不一，有直径小于 1cm 的，也有大于 3cm 的。形状也多样，常可分为 4 型：①片块型：肿块呈厚薄不等的片块状，呈圆形、长圆形或不规则形，立体感差，边界不清或部分清楚，表面光滑或呈颗粒状。②结节型：肿块呈结节状，形状不规则，立体感较强，边界清楚或比较清楚，常较片块小。③混合型：同一乳房内有片块、结节、条索等两种形态以上的肿块同时存在。④弥漫型：肿块分布的范围超过 3 个象限以上者。本病初起阶段，患者可能只表现为乳房或乳头疼痛，不一定有乳房肿块。也有部分患者就诊时乳房肿块明显而且质地中等硬度，但并无乳房疼痛。多数患者的乳房肿块与月经有关，可在月经前增大变硬，月经后缩小变软，伴压痛。

2)溢液：少部分患者乳头有溢液，呈浆液性色白或黄，常为多孔或双侧性溢液。

3)其他：部分患者伴有月经不规则，月经提早或延期，经量偏少，或淋漓不尽，经色淡或紫褐，或伴痛经。

(3)影像学检查

1)乳腺 X 线钼靶摄片：常表现为多发的、不规则的、均匀的密度增高区，腺体边缘有时呈牛角样。硬化性腺病可表现为散在的不规则的、边缘清楚的结节状密度增高影。

2) B 超检查：乳房部回声欠均匀，增生区出现密度增高，反射增强区域，有时表现为粗大光点或光斑。如有囊性扩张，可出现多个小的液性暗区，后壁回声稍强。

还可选用红外线检查、CT、MRI 检查等。

(4)病理学检查

1)肿块细针穿刺细胞学检查:细胞量较少,呈典型良性上皮细胞,大小形态差异不大,核染色较均匀。有时可见到大汗腺样细胞、泡沫细胞等。不典型增生时,细胞可出现一定的核异质。

2)肿块切除病理检查:对于可疑肿块或药物治疗效果不理想的肿块,可考虑切除活检。

2. 诊断要点

(1)育龄期妇女发病,尤多见于 30～45 岁。

(2)乳房或乳头疼痛。

(3)乳房内多发性、大小不等、形状多样、质地软或韧或中等硬度的活动性的肿块。

(4)乳房疼痛和肿块常在月经前加重,月经后减轻。还与情绪波动和劳累有关。

(5)乳腺 X 线钼靶摄片、B 超、红外线检查、病理检查等有助诊断。

3. 鉴别诊断

(1)乳腺纤维腺瘤:好发于 20～30 岁的青年女性,多见单个肿块,一般无乳房疼痛。肿块呈圆形或椭圆形或分叶状,边界清楚,表面光滑,质地硬而不坚,按之有滑脱感。X 线和 B 超等辅助检查有助鉴别诊断。

(2)乳腺癌:患者无意中发现或体检发现乳房肿块,多无疼痛,肿块亦无周期性变化。肿块单个,质地常偏硬或坚硬如岩石,表面高低不平,活动度差,或与皮肤或深部组织有粘连。肿块表面皮肤呈橘皮样变,或有乳头抬高或内陷等。同侧腋窝淋巴结肿大。X 线和 B 超检查有助诊断,必要时可作 CT 或病理检查以资鉴别。

【辨证】

本病主要分肝郁痰凝和冲任失调两种证型。

1. 肝郁痰凝证　多见于未婚妇女或病程较短者。乳房胀痛和肿块随喜怒消长,伴有胸闷胁胀、善郁易怒、失眠多梦、心烦口苦,舌质淡红,苔薄白或薄黄,脉弦滑。

2. 冲任失调证　多见于中年妇女。乳房疼痛和肿块在月经前加重,经后缓减,伴有腰酸乏力、神疲倦怠、耳鸣目糊、月经先后失调、量少色淡、或闭经,舌质淡胖,苔白,脉弦细或沉细。

【治疗】

1. 内治法

(1)辨证论治

1)肝郁痰凝证:治宜疏肝解郁,化痰散结。方选逍遥蒌贝散或六神全蝎丸加减。乳房胀痛较甚,加八月札、郁金、制香附。

2)冲任失调证:治宜调摄冲任,疏肝活血。方选二仙汤合四物汤加鹿角、制香附、八月札。肿块坚实,加桃仁、莪术、石见穿。

(2)成药

1)小金丹,每次 0.6g,每日 2 次。

2)乳增宁片,每次 3 片,每日 3 次。

2. 西药治疗　以三苯氧胺为代表,能明显缓解乳房疼痛症状,使肿块变软或缩小,但长期使用可致月经紊乱或闭经,或增加发生肝脏、子宫肿瘤的危险性等。

3. 外治法

(1)外敷法:阳和解凝膏掺黑退消或桂麝散外敷,7 天换 1 次。

（2）塞鼻法：法半夏、白芥子适量，研成细末，布包塞鼻，左右交替。

4. 针灸治疗　体针选取乳根、膻中、屋翳、肩井、天宗、期门、肝俞等穴，耳针选取乳腺、内分泌、神门、卵巢等穴，虚补实泻，或单独使用，或体针与耳针配合使用。

5. 手术疗法　经药物治疗后肿块未能缩小或继续增大或变硬者，或伴有乳腺癌家族史辅助检查又有可疑者，或疑为恶变者，可根据患者病情、年龄等因素，考虑作单个肿块切除或乳房单纯切除术，并送病理检查。

【预防与护理】

1. 保持心情舒畅，生活起居有规律，注意劳逸结合。

2. 多食新鲜水果和蔬菜，控制高脂肪食物摄入。

3. 积极治疗妇科及其他内分泌疾病。

4. 患病后要正确认识疾病，医护人员应对患者进行说服教育工作，以免过分紧张、担忧。

5. 有乳腺癌家族史等乳腺癌危险因素的妇女，更应重视自我检查和定期体检。

【古籍选粹】

《疡科心得集·辨乳癖乳痰乳岩论》　治法不必治胃，但治肝而肿自消矣。逍遥散去姜、薄，加瓜蒌、半夏、人参主之。

《疡医大全·乳痞门主论》　盖以瓜蒌、半夏专治胸中积痰，痰去肿尤易消也。

《医钞类编·卷二十一》　初起气实者宜清肝解蒄汤，气虚者宜香贝养荣汤，蒄法伤脾食少不寐者宜归脾汤，外用木香饼灸法消之甚效。

《女科经纶·乳证治法总论》　大凡乳证，若恚怒，宜疏肝清热……劳碌肿痛，补气血为主；怒气肿痛，养肝血为主。

《外证医案汇编·乳胁腋肋部》　无论虚实新久，温凉攻补，各方之中，挟理气疏络之品，使其乳络疏通……自然壅者易通，郁者易达，结者易散，坚者易软……乳核、乳癖等坚硬，属气郁者多。

【现代研究】

1. 内治　运用中医药周期疗法治疗乳腺增生病始于20世纪80年代，即根据月经前后乳腺组织生理病理的不同变化和临床表现而分别遣方用药以达治疗目的。比较常见的是将乳腺增生病分为经前和经后两个时期进行治疗，经前期以疏肝活血、软坚散结为主，经后期以温肾调冲、养血柔肝为主。林毅等把148例乳腺增生症患者随机分为中药周期组、消癖1组、消癖2组、三苯氧胺组。中药周期组根据月经周期，经前疏肝活血予消癖1号，经后温肾调冲予消癖2号，治疗3个月。结果中药周期组疗效优于对照组。中药周期组于治疗后3个月卵泡期催乳素（PRL）水平较治疗前明显降低。

周艳伟等应用络病理论辨治乳腺增生病。认为肝郁气滞，络为所痞者，治宜行气导滞，消痞通络；冲任失调，络失所摄者，治宜调摄冲任，补肾通络；痰凝血瘀，络为所结者，治宜化痰祛瘀，散结通络；气血亏虚，络失所养者，治宜益气养血，荣阴通络。

蒋志斌等观察穿山甲不同炮制加工方法及用量在乳腺增生病治疗中的疗效。将150例患者随机分为三组，均服用乳消汤（柴胡、白芍、枳壳、当归、荔枝核、败酱草、浙贝母、郁金、王不留行、莪术、牡蛎、皂角刺、夏枯草），其中治疗A组50例加服穿山甲每剂10g，用时捣碎；治疗B组50例加服穿山甲每剂3g，粉碎过100目筛，汁渣同服；对照C组50例只服用乳消汤，不加穿山甲。结果A组治愈26例，治愈率52%；B组治愈28例，治愈率56%；C组治愈 15 例，治愈率 30%。比较 A 组与 C 组、B 组与 C 组的治愈率，差异均有显著性意义($P<0.01$)。

2. 内外合治 在内服基础上，辅以中药外敷、针刺、电针、拔火罐、艾灸、推拿、刮痧等外治疗法，有助于提高疗效，缩短治疗时间。

罗雪冰用口服消癖饮，经期酌加补肾补气药，并于月经周期第 14 日起用中药大膏药(主要成分红花、生川乌、生草乌等)外敷乳腺增生疼痛、肿块部位，连敷 14 天为 1 疗程。对照 1 组用内服消癖饮治疗，连续服 30 天为 1 疗程；对照 2 组用大膏药外敷乳腺疼痛、肿块部位，30 天为 1 疗程。观察 3 个疗程，结果治疗组疗效优于对照组，血中 PRL 明显降低，而 P、T 明显回升，其余改变不显著。李启允用自拟消癖汤(炒柴胡、夏枯草、海藻、三棱各 30g，香附、莪术、浙贝母各 15g，郁金 20g，牡蛎、玄参各 30g)加减和三鲜药外敷(鲜地龙、鲜蒲公英、鲜紫花地丁各适量，洗净后捣泥敷于患处，2 天换药 1 次)治疗乳腺增生病患者 67 例。其中情志抑郁，乳房胀痛甚者加川楝子、瓜蒌壳；面色少华，腰部酸痛者加仙灵脾、杜仲；热象明显者加蒲公英、连翘；心烦火盛者加生地黄、栀子、淡竹叶；体虚乏力者加黄芪、党参；纳差食少者加白术、砂仁、山药。日 1 剂，月经期停药。共治愈 48 例，好转 17 例，总有效率为 97.1%。

林柯汉采用针药结合治疗乳腺增生病 116 例。主穴选用乳根、膺窗、膻中、期门。经前 7 日加太冲、合谷；经后 7 日加三阴交、太溪。中药用柴胡、白芍药、郁金、白术、益母草、当归、生地黄、茯苓、甘草。经前 2 周加麦芽、丹参、玄参；经后 2 周加淫羊藿、肉苁蓉、制何首乌。本组 116 例中治愈 43 例，占 37.1%；显效 40 例，占 34.5%；有效 26 例，占 22.4%，总有效率为 94.0%。赵志芬用围刺法配合电针(在肿块周围围刺，沿内上、外上横纹刺，1 寸 1 针，得气后加 G6805-A 电子治疗仪，每次 20 分钟)。治疗 108 例，中医辨证肝郁痰凝型加行间、丰隆、脾俞；冲任失调型加关元、肾俞；气血两虚型加气海、足三里、肾俞。10 次为 1 疗程，休息 2 天后继续治疗。少则针刺 10 次，多则针刺 50 次。共治愈 81 例，显效 12 例，总有效率为 93.5%。

郭宇飞用口服乳癖消片配合手法推拿治疗乳腺增生病 60 例。推拿手法为同时行双侧胫部足三阴经和足阳明胃经按摩 3 分钟，点按足三里、涌泉、水泉、太冲、三阴交共 3 分钟。再循督脉按摩 3 分钟，点按厥阴俞、肝俞、脾俞、肾俞共 3 分钟。最后按摩任脉 3 分钟。乳房部位以乳头为中心，用一指禅推法，放射状按摩 5 分钟。每日 1 次，10 天为 1 疗程，间隔 5 天可行第 2 个疗程。结果治疗组治愈 43 例，总有效率 96.67%。罗雪冰对 286 例乳腺增生患者用中医疏肝散结法并配合采用经络全息刮痧疗法治疗，观察对比患者治疗前后女性激素水平变化及乳痛、乳腺肿块等临床症状体征变化。结果治疗后患者泌乳素明显降低，临床症状改善，总有效率 100%，治愈率高达 79.72%。

3. 研究质量评价 虽然中医药治疗乳腺增生病的临床研究在全国广泛开展，也取得了较好的疗效，但仍然存在一些问题。李永健等对 1979—2004 年发表的有关中医药治疗乳腺增生病的临床研究文献进行质量评价，发现主要问题表现在以下几点：①标准的阙如或不统一：包括疾病诊断和中医辨证标准、纳入和排除标准、疗效标准和疗效指标的选择标准，因此导致试验结论不能在临床中交流推广应用，直接影响疗效的判定和结论的分析。②临床试验的设计不严谨，具体表现在：随机对照试验设计不恰当，存在对随机方法认识错误或错误使用随机方法的情况：未能合理将分层与随机相结合，不能很好地符合中医辨证与辨病相结合的原则；样本量的估算不足，样本量和组间样本分配比例的确定比较随意，直接影响试验的严密性与可行性；组间基线资料统计不全，可能导致选择性偏倚；盲法和安慰剂对照使用率过低等。③绝大多数文献没有描述随访时间，难以获得真实的终末结果，使研究结果可信度不高。大部分文献忽略对退出、失访与剔除病例的报道，这可能会夸大疗效。部分文献未明确说明应用何种统计方法及给出具体检验统计量值，因此无法判断其统计方法正确与否。还有的文献未进行统计甚至统计方法有误，研究结果更难让人置信。④不良反应的报道太少。如果开发的新型中药疗效虽好，但不良反应很大，在临床也很难推广应用。⑤对临床多中心协作研究不够重视。

4. 实验研究 乳腺增生病的动物病理模型有雌性成年昆明小鼠、SD大鼠、Wistar大鼠、日本大耳白兔、新西兰兔、青紫蓝兔等，常用雌性激素、DA受体拮抗剂、手术等方法造模。宋爱莉等选用健康未育成年雌性Wistar大鼠，肌内注射苯甲酸雌二醇25天，黄体酮5天，复制成乳腺增生病动物模型。在此基础上，用夹尾方式激惹大鼠，每天0.5小时；隔日喂养，禁食当日给予大黄水煎液灌胃，建立肝郁脾虚证型乳腺增生病大鼠的病理模型。常用实验观察指标主要有形态学、激素及激素受体、组织激素受体表达、单胺类神经递质、血流动力学、免疫功能、氧自由基及DNA含量等。如中药能改善光镜下和电子显微镜下动物乳腺组织增生性病理形态学变化，同时增加胸腺和脾脏系数，增加血清SOD活性，降低模型动物的血液E2、PRL等水平，降低乳腺组织ER、增高PR表达，调节单胺类神经递质，增加乳房的微循环灌注量，还可抑制大鼠棉球肉芽肿增生、小鼠醋酸所致扭体反应等。

【述评】

乳腺增生病是中青年妇女的常见病、多发病，中医药辨证治疗取得良好疗效。作为一种病位浅表的慢性病，采用外治疗法，若与内治法合用可提高临床疗效；若单纯使用可弥补内治法的某些不足，如能使部分因其他疾病不适合服药或无条件坚持服药的患者得到治疗；还具有作用直接、使用方便、价格低廉等优点，不失为研究乳腺增生病的一个重要研究方向。

【参考文献】

1. 刘晓雁，林毅，司徒红林，等. 中药周期疗法治疗乳腺增生症的临床研究. 广东医学，2002，23(9)：995-996.

2. 周艳伟，赵语华，韦长红. 应用络病理论辨治乳腺增生症4法. 河北中医，2006，28(8)：589

3. 蒋志斌，郭建波，周延平. 穿山甲不同用量及煎服法在乳腺增生病治疗中的对比观察. 四川中医，2007，25(4)：37

4. 罗雪冰. 中药内外合治乳腺增生病临床观察，第四军医大学学报，2005，26(23)：2206-2207

5. 李启允. 中药内服外敷治疗乳腺增生病67例. 实用中医药杂志，2002，18(6)：12

6. 林柯汉. 针药结合治疗乳腺增生病116例. 河北中医，2008，30(1)：30

7. 赵志芬. 围刺法配合电针治疗乳腺增生108例. 内蒙古中医药，2003(2)：15

8. 郭宇飞，郭琪. 中医药配合推拿治疗乳腺增生症60例. 中医杂志，2005，46(7)：523

9. 罗雪冰，刘南梅. 中药内服配合刮痧治疗乳腺增生病286例. 辽宁中医杂志，2007，34(8)：1119-1120

10. 李永健，陈红风，邸若虹，等. 中医药治疗乳腺增生病的随机对照临床试验质量评价. 上海中医药杂志，2005，39(1)：42-44

11. 阙华发，陈红风. 乳腺增生病实验动物模型//林毅，唐汉钧. 现代中医乳房病学. 北京：人民卫生出版社，2003

12. 宋爱莉，叶林，孙贻安，等. 抗增汤对肝郁脾虚型乳腺增生大鼠乳腺组织Bcl-2、PCNA、VEGF、MVD表达的影响，山东中医药大学学报，2003，27(5)：377-379

第十节　乳　疬

乳疬是指在乳晕部一侧或两侧出现疼痛性结块的疾病，好发于青春发育期女性(16岁以前)，青春发育期男性(13～17岁)及中老年男性(50～70岁)也可发生。相当于西医学的乳房异常发育症，包括了真性性早熟性女性乳房发育症、假性性早熟性女性乳房发育症、原发性男性乳房发育症、继发性男性乳房发育症等疾病中的乳房发育的表现。

乳疬之病始见于宋《疮疡经验全书》："奶疬，是十五六岁女子，经脉将行，或一月二次，或过月不行，多生寡薄，形体虚弱，乳上只有一核可治，若串成三四个难治。"是指女子青春发育期的发病情况。至明代之后，有关男性乳房发育的记载渐增。明《洞天奥旨》中描述本病的临床表现为"男子乳房忽然壅肿如妇人之状。"明《外科理例》、《薛氏医案》中均记载有类似本病的医案。清《外证医案汇编・乳胁腋肋部》说："男子之乳房属肾，何也？男以气为主，女以血为先，足少阴肾之脉经膀胱，其直者从肾上贯肝膈，入肺中，水中一点真阳，直透三阴之上。水不涵木，木气不舒，真阳不能上达。乳中结核，气郁，无血液化脓，比女子更甚。虽云肝病，其本在肾。"强调了肾在男子乳房发育症发病中的重要性。

【病因病机】

本病主要由肝郁肾亏、痰瘀凝结而成。

1. 冲任失调　多见于青春发育期发病者。先天禀赋不足，肾气不充，精血不能资助冲任二脉，冲任失调则女子月经不正常，男子睾丸发育不良；精血不足，肝失所养，则肝气郁结，气滞痰凝，而成乳疬。是谓"虽云肝病，其本在肾。"

2. 肝郁化火　多见于中老年男性患者。情志不遂，或暴怒伤肝，肝气不舒，郁久化火，火灼肝肾之津液，炼液成痰，则乳络失和，结成乳疬。

3. 阴虚火旺　多见于中老年男性患者。年事渐高，体衰肾亏；或因房劳伤肾，肾阴不足，虚火自炎；或水不涵木，气郁化火，皆能炼液成痰，则痰火互结，阻于乳络，而成乳疬。正如明《医学入门》所云："盖由怒火房欲过度，以致肝虚血燥，肾虚精怯，不得上行，痰湿凝滞亦能结核。"

西医学认为引起乳房异常发育的原因复杂多样。就青春期女性乳房发育而言，单纯性乳房发育可能与雌二醇的一过性升高和(或)乳腺组织对其敏感性较高有关，预后好；体质性性早熟导致的乳房发育可能与遗传有关，预后好；其余的则要考虑是否存在着中枢神经系统器质性损害，某些可导致性早熟的畸形综合征、卵巢肿瘤、肾上腺肿瘤、绒毛膜上皮癌和畸胎瘤，还有是否误用了外源性性激素，尤其要注意是否服用了含激素的食品或滋补品。对原发性男性乳房发育症的病因尚不明确，患者不伴有青春期第二性征、睾丸等变化，常可自行消退，预后良好。而继发性男性乳房发育症常继发于内分泌疾病，如睾丸发育异常、炎症、肿瘤，及肾上腺、下丘脑-垂体、甲状腺等疾病；还可继发于肝炎、肝硬化、肝癌等伴肝功能减退的疾病，支气管肺癌、肺结核、慢性肾衰竭及某些神经系统、淋巴系统的疾病；还可能是由于服用了性激素、氯丙嗪、甲氰咪胍、灭吐灵、灭滴灵、安体舒通、异烟肼、利血平、部分抗心律失常药等药物引起的，一般停药后多可恢复正常。

【辨病】

1. 临床表现　一侧或两侧乳晕部发生一个扁圆形结块，形如围棋子，质地中等或韧硬，边界清楚，推之可动，有轻触痛。有些男子乳房变大增厚，状如妇乳，或伴有乳头溢液，多为乳汁样。

若有先天性睾丸发育不全，则患者具有女性化征象，如声音变尖、面部无须、臀部宽阔等，有时伴有生殖器畸形。性早熟性女性可伴有第二性征提早出现、月经来潮等表现；中老年男性患者往往有睾丸疾病、肝脏疾病史，或长期使用激素等药物史等。根据不同的病因，临床表现也不同，需作相应的检查。

2. 诊断要点

(1)好发于青春发育期女性，青春发育期男性及中老年男性也可发生。

(2)单侧或双侧乳晕部扁圆形结块，质地中等或韧硬，边界清楚，推之活动，轻度触痛。

(3)仔细检查以排除其他可以引起乳房发育的疾病。

3. 鉴别诊断

(1)女性正常乳房发育：在排除了引起乳房发育的其他病理性疾病基础上，对于 8 岁以后的女孩出现乳房发育，要注意观察、随访。因为随着青少年性发育年龄的逐渐提前，在月经初潮前 2～3 年出现乳房发育是正常现象，这一点要引起临床医生的注意。

(2)假性男性乳房发育症：因肥胖致乳房部脂肪堆积而导致乳房部外形增大，用手指压按乳头可有一种捺入孔中的空虚感，局部无结块肿痛，常伴髋部脂肪沉积。X 线摄片阴影无明确边界，亦无导管增生影。

(3)男性乳腺癌：乳晕下结块质硬不痛，并迅速增大，或结块与皮肤或深部组织粘连，或乳头溢液呈血性，或伴腋下淋巴结肿大，均应考虑乳腺癌可能。X 线钼靶摄片、肿块针吸细胞学检查等有助于诊断。

【辨证】

1. 冲任失调证　乳房结块，疼痛不甚，伴腰酸神疲、体弱矮小，舌质淡胖，苔薄，脉细无力。

2. 肝郁化火证　乳房结块，胀痛明显，伴烦躁易怒、胸胁胀痛、口苦咽干，舌质尖红，苔白或薄黄，脉弦或弦数。

3. 阴虚火旺证　乳房结块，乳头、乳晕部皮色较深，伴头晕耳鸣、五心烦热，口干津少，舌质红，苔少，脉细数。

【治疗】

宜针对病因进行治疗。中医中药辨证论治对单纯性乳房发育、体质性性早熟性乳房发育、原发性青春期男性乳房发育及由内分泌激素紊乱或由肝脏功能减退等引起的乳房异常发育疗效较好。对于肿瘤等疾病引起者宜积极手术治疗。

1. 内治法

(1)辨证论治

1)冲任失调证：治宜调摄冲任，化痰散结。选用二仙汤加海藻、昆布、牡蛎、莪术等。

2)肝郁化火证：治宜疏肝理气，清热化痰。选用丹栀逍遥散加夏枯草、制半夏、牡蛎等。

3)阴虚火旺证：治宜滋阴泻火，化痰软坚。选用知柏地黄汤加夏枯草、炙龟甲、川贝母等。

(2)成药验方

1)肾阳虚者，逍遥丸合右归丸，每次 4.5g，每日 2 次；或逍遥丸 4.5g 合鹿角粉 1.5g，每日 2 次；或苁蓉片 5 片，每日 2 次。

2)肾阴虚者，逍遥丸合左归丸，每次 4.5g，每日 2 次。

3)小金丹 0.6g,每日 2 次。

2. 外治法　阳和解凝膏掺黑退消或桂麝散或八将丹盖贴,每 5～7 日换药 1 次。

3. 西医治疗　针对不同病因,采用相应治疗措施。如肿瘤引起者宜手术切除;药物引起者宜停药观察;甲状腺等内分泌疾病引起者宜积极治疗内分泌疾病;肝功能减退引起者宜积极治疗肝脏疾病等。

4. 手术治疗　一般不主张手术治疗,尤其是女性患者,即使活检也应十分慎重。男性患者若乳房过大,影响美观,甚至引起患者焦虑不安,同时保守治疗或观察一段时间后乳房结块无消除,患者坚持要求手术切除者,可作保留乳头的乳腺组织单纯切除术。

【预防与护理】

1. 保持心情愉快,调节情绪,注意劳逸结合。即使患病后,也要乐观开朗,配合治疗。

2. 多食新鲜蔬菜和水果,少食煎炸油腻食品,避免服用含激素类滋补品。

3. 乳房发育往往是其他疾病的一种表现,一旦发现,宜积极诊治原发疾病。

【古籍选粹】

《外科理例・乳痈》　一后生作劳风寒,夜发热,左乳痛,有核如掌,脉细涩而数,此阴滞于阳也。询之已得酒,遂以瓜蒌子、石膏、干葛、川芎、白芷、蜂房、生姜同研,入酒饮之,四帖而安。

《薛氏医案・外科枢要・论乳痈乳岩结核》　封君袁阳泾,左乳内结核,月余赤肿,此足三阴虚,兼怒气所致。用八珍汤加柴胡、山栀、丹皮,治之诸症渐退;又用清肝解郁汤而愈。

《妇科玉尺・卷六》　其有乳疬者,女子十三四岁,经脉将行,或一月两次,或过月不行,致生此疾。多生于寡薄虚弱之人。每乳上止有一核,可治。若串成三四个,即难疗。宜服败毒散加生地,再服黄攀丸,通用逍遥调经汤。

【现代研究】

1. 辨证治疗　毛玉香等认为小儿乳房异常发育症,多系肝脾不调,气机不畅,痰湿凝滞。方自拟疏肝理脾汤,药用佛手、炒枳壳、丹参、木香、柴胡、瓜蒌皮、炒白术、荔枝核、八月札、夏枯草、生牡蛎、海藻、赤芍、白芍。郭映君自拟瓜蒌荔枝汤(柴胡、炒枳壳、荔枝核、橘核、海藻、昆布、川楝子、夏枯草、赤芍、白芍、广郁金、全瓜蒌、炮山甲)治疗儿童乳房异常发育,并配合了哥王片口服。

许志萍用温肾化痰法治疗男性乳房发育症,药用郁金、浙贝母、橘叶、橘核、淫羊藿、肉苁蓉、山慈菇、三棱、莪术、生牡蛎、海藻。洪宋贞认为儿童乳房异常发育症病在冲任,源在肝肾。治疗重在肝、肾及冲任二脉,宜滋阴壮水,清肝泻火,调和气血阴阳,药用熟地黄、茯苓、白术、浙贝母、青皮、川楝子、山药、牡丹皮、山茱萸、泽泻、淫羊藿、肉苁蓉。俞建等研究滋阴泻火方对性发育提前女童生长发育的影响。符合性早熟诊断标准女童 60 例(乳核 Tanner 分期:Ⅱ期 14 例,Ⅲ期 39 例,Ⅳ期 7 例)均采用滋肾阴泻相火的性早熟合剂(主要有生地黄、知母、炙龟甲、龙胆草、玄参、夏枯草、黄柏等)治疗,每次 30ml,每日 3 次,疗程 3 个月至 1 年。其中乳核 TannerⅡ期以上 20 例随访满 6 个月,结果治疗后第二性征明显消退,乳核 Tanner 分期降低($P<0.01$)。

张卫红用清肝利湿化痰散结法,内服消疬汤加减(夏枯草、浙贝母、制南星、栀子、生山楂、泽泻、车前子、半枝莲、龙胆草、柴胡)治疗男性乳房异常发育症 30 例,外用玄明粉、大黄水煎液热敷,每天 1～2 次,每次 15～20 分钟。痊愈 18 例,显效 7 例,有效 3 例,无效 2 例。

2. 针刺治疗　郭英民在乳房肿块四周上下左右各 1 寸处,向肿块方向平刺入约 1 寸,但不刺入肿块中，按常规手法刺足三里、三阴交，平补平泻，留针 30 分钟，日 1 次，8 次为 1 疗程，休息 3 天后行第 2 疗程。取肿块四周阿是穴，采用围刺法，可疏通局部气血经络，软坚散结；刺足三里谓之上病取下，以畅阳明经气；针三阴交可调补肝肾。诸穴合用，可标本同治。治疗男性乳房发育症 62 例，治愈 38 例，有效 21 例，无效 3 例。张凯用补肝益肾、化痰消积中药内服，软坚散结中药外敷，配合针灸治疗男性乳房发育症。主穴：屋翳、乳根、膻中、天宗、肩井、足三里；配穴：太冲、三阴交、中渚、外关、行间、肾俞。以平补平泻中度刺激，留针 30 分钟，留针期间行针 3 次，10 天为 1 疗程，疗程间隔 3 天。11 例患者治疗 2 个疗程，治愈 8 例，显效 3 例。

【述评】

引起乳房异常发育的原因众多，而在青春期发生的乳房发育患者中，由于服用含激素类物质的食品及滋补品而引起的为数不少。随着全社会生活水平提高，家长对独生子女又倍加宠爱，常常孩子喜欢吃炸猪排、炸鸡腿，就一次数块随意食用，不加控制；孩子不爱吃蔬菜，也听之任之。还有的家长让孩子服用人参蜂皇浆、花粉蜂皇浆、双宝素、鸡胚、蚕蛹等制剂，从而导致假性性早熟，应当引起重视。有关研究资料已证明人参蜂皇浆等滋补品对儿童生长发育有不利影响。

【参考文献】

1. 毛玉香，雷军. 疏肝理脾汤治疗小儿乳房异常发育 30 例. 浙江中医杂志，2005，40(10)：439
2. 郭映君. 自拟瓜蒌荔枝汤合了哥王片治疗小儿乳房异常发育 35 例. 浙江中医杂志，2006，41(3)：137
3. 许志萍. 温肾化痰法治疗男性乳房发育症 38 例. 辽宁中医杂志，2005，32(10)：1036
4. 洪宋贞，赵虹. 六味地黄丸加味治疗儿童乳房异常发育症 60 例. 新中医，2005，37(8)：86
5. 俞建等. 滋阴泻火方对性发育提前女童生长发育的影响. 辽宁中医杂志，2001，28(1)：120
6. 张卫红. 清肝利湿化痰散结法治疗男性乳房异常发育症 30 例. 新中医，2005，37(12)：65
7. 郭英民. 针刺治疗男性乳房发育症 62 例. 陕西中医函授，2000，4：14-15
8. 张凯. 中药与针刺结合治疗男性乳腺发育症 11 例报告. 中国中西医结合外科杂志，2003，9(2)：128

第十一节　乳腺纤维腺瘤

乳腺纤维腺瘤为西医学病名，是来源于乳腺小叶内纤维组织和腺上皮的良性肿瘤，是乳房良性肿瘤中最常见的一种。男女发病比例约为 1∶200，好发于 20～25 岁女性，其次为 15～20 岁和 25～30 岁年龄组女性，30～35 岁以后发病明显减少，50 岁以后很少见。乳腺纤维腺瘤发生肉瘤变及癌变的几率相当低，约为 0.2%。其临床特点为多见一侧乳房单发肿块，边界清楚，表面光滑，质地坚实，活动度大，多无疼痛。

本病相当于中医的“乳核”。历代文献将本病归属“乳癖”、“乳痞”、“乳中结核”的范畴。隋《诸病源候论》谓：“癖者，癖侧在两胁之间，有时而痛是也。”明《医宗金鉴》进一步解释为：“癖者，僻也，内结于隐僻，外不可见也。”对本病的病因病机，清《医宗金鉴·外科心法要诀》概括为“症由肝脾郁结成。”清《外证医案汇编·卷三·乳胁腋肋部》亦说：“乳核乳癖等坚硬，属气郁者多。”清《疡科心得集·辨乳癖乳痰乳岩论》中记载：“有乳中结核，形如丸卵，不疼痛，不发寒热，皮色不变，其核随喜怒为消长，此名乳癖。良由肝气不舒郁积而成。”其描述的乳房肿块呈圆形或椭圆形，不红不痛，无恶寒发热等症状，与乳腺纤维腺瘤的临床表现相似。

【病因病机】

本病多因情志内伤，肝气郁结，或忧思伤脾，运化失职，痰浊积聚，导致气血、痰浊凝聚于乳房而成。清《疡医大全·乳痞门主论》即云:“多由思虑伤脾,怒恼伤肝,郁结而成也。”

西医学认为乳腺纤维腺瘤产生的原因主要有两方面:一是乳腺小叶内纤维细胞对雌激素的敏感性异常增高,可能是这些纤维细胞所含的雌激素受体的数量增多或者是质地异常。其二是由于雌激素的过度刺激所致。纤维腺瘤多发生在卵巢功能期,极少发生在月经初潮前和绝经后,这一点足以证明雌激素刺激在其发病中的重要性。乳腺小叶内纤维组织不同于一般的结缔组织,在青春期乳腺小叶发育成熟时,作为支架的纤维组织也迅速增长,如果有雌激素过度刺激,则对雌激素敏感的纤维细胞特别容易在此时过度增生而形成肿瘤,故临床上 20～25 岁年龄段纤维腺瘤发病率最高。在妊娠早期,乳腺小叶内腺泡、间质再次处于快速生长阶段,所以这时期原来微小的纤维腺瘤可能加快生长,或者有新的纤维腺瘤形成。典型的纤维腺瘤与周围乳腺组织分界清楚,呈膨胀型生长,肿瘤压迫周围组织使之发生纤维变性,可在肿瘤周围形成一层纤维包膜。有时其包膜在某一部位与邻近组织无分界,有报道发现约 10%纤维腺瘤来自小叶增生,认为部分纤维腺瘤可能是小叶在激素刺激下先发生腺体增生,继而间质增生而形成的。纤维腺瘤的腺上皮可以发生不典型增生,甚至癌变,其纤维成分也可有肉瘤变,但一般认为其恶变率很低,约为 0.2%。

【辨病】

1. 临床表现

(1)症状与体征:一般无任何症状,少数(约 15%)可有轻度疼痛。

患者多是在无意中触摸到,或在普查时发现乳房有肿块的。肿块单发者居多,多发者约占 15%。肿块大多位于乳腺边缘及厚实区域,乳晕区少见。形状多呈圆形、椭圆形或结节形,直径大多在 0.5～5cm 之间,边界清楚,质地坚实,表面光滑,按之有硬橡皮球的弹性感,活动度大,触诊常有滑脱感。在肿块的周围有时可存在乳腺增生区域。

(2)影像学检查

1)X 线钼靶摄片:多呈圆形或椭圆形致密影,密度均匀,边缘光滑锐利,周围可出现细窄的透明晕。有时可出现钙化,一般较为粗糙,形态可多种多样,如斑点状、环状、块状、花边状、珊瑚状等或无一定形态。25 岁以下女青年或致密型乳腺患者,纤维腺瘤往往不能显示。

2)B 超检查:可见边界清楚的低回声区,光点均匀,有包膜,其后方回声增强。

3)病理学检查:肿块细针吸取细胞学检查可见到密集的导管上皮细胞,并见到散在的、为数众多的裸核细胞。细胞形态规则完整,细胞间聚合性好,染色质均匀。必要时可作肿块切除活检。

2. 诊断要点

(1)好发于 20～25 岁女青年。

(2)多生于一侧乳房,单个肿块多见,呈卵圆形,边界清楚,表面光滑,质地坚实,活动度大。

(3)一般无疼痛,肿块大小与月经周期无关。

(4)X 线钼靶摄片、B 超等有助诊断,必要时作肿块切除活检。

3. 鉴别诊断

(1)乳腺囊肿:积乳囊肿或乳腺增生病形成的囊肿,肿块与纤维腺瘤很难鉴别。须借助超声波检查,囊肿大多可显示液性暗区。有时囊肿其内容物呈乳酪样物,则超声波也无法区别,肿块穿刺可抽出乳酪样物质。

(2)乳腺癌:早期肿块有时酷象纤维腺瘤,X 线检查可见其肿块密度高于周围腺体,边缘不清，可有毛刺，有钙化点细小如针尖样等，可资鉴别。必要时借助病理学检查。

(3)乳腺增生病：好发年龄为30～45岁，肿块多为扁平片块状或颗粒状，常见多个肿块或双侧乳房发病，大多数患者伴乳房疼痛，而且肿块和疼痛随月经周期和情绪改变而变化。有时在乳腺增生基础可有纤维腺瘤形成，常需借助X线摄片、B超等检查来区分。

【辨证】

1. 肝气郁结证　肿块较小，发展缓慢，不红不热，不觉疼痛，推之可移，伴胸闷叹息，舌质正常，苔薄白，脉弦。

2. 血瘀痰凝证　肿块较大，坚实木硬。重坠不适，伴胸胁牵痛、烦闷急躁，或月经不调、痛经等，舌质黯红，苔薄腻，脉弦滑或弦细。

【治疗】

对单发纤维腺瘤的治疗以手术切除为宜。对于多发性或复发性纤维腺瘤，或婚前女青年体积较小的纤维腺瘤，试用中医中药辨证治疗，可起到控制肿瘤生长、缩小肿瘤体积，甚至消除肿块，减少肿瘤复发的作用。

1. 内治法

(1)辨证论治

1)肝气郁结证：治宜疏肝解郁，化痰散结。选用逍遥散加减。郁久化火者，加夏枯草、栀子、橘叶等。

2)血瘀痰凝证：治宜理气活血，软坚散结。选用开郁散加减。月经不调者，加肉苁蓉、仙灵脾；痛经者，加益母草、泽兰；肿块较硬者，加莪术、桃仁、石见穿；多发肿块者，加生黄芪、党参。

(2)成药验方

1)内消瘰疬丸4.5g，每日2次。

2)小金丹0.6g，每日2次。

2. 外治法　阳和解凝膏掺黑退消外贴，7天换1次。

3. 手术疗法

(1)一般均应做手术切除，并做冰冻和石蜡切片检查，尤其是绝经后发现的纤维腺瘤。

(2)原有纤维腺瘤，由于妊娠易使静止的纤维腺瘤增大，故宜在妊娠前切除。

(3)观察过程中，或服药期间肿块继续增大者，宜手术切除。

(4)若患者年龄较大，同时肿块短期内增大较快，或病程较长者，应警惕发生肉瘤变或癌变。

【预防与护理】

1. 调摄精神，劳逸结合。

2. 定期自我检查，发现肿块及时诊治。

3. 手术后应定期复查，也可配合中药作预防性治疗。

【现代研究】

贾金梅治疗乳腺纤维腺瘤12例，口服血府逐瘀胶囊每天2次，同时局部外敷通络软坚中药软膏每天1次，30天为1个疗程。结果治愈4例，显效4例，有效3例，无效1例。治愈率33.3%，总有效率96.7%。

黄瑞彬自拟软坚消癖汤(柴胡10g、赤芍12g、青皮30g、生牡蛎30g、浙贝母15g、玄参10g、穿山甲10g、蒲公英30g、白芥子10g、鹿角片10g、制乳没各5g、制木鳖1g、威灵仙30g、王不留行10g)治疗乳腺纤维腺瘤，每日1剂，20剂为1个疗程。结果治疗1个疗程痊愈28

例(其中单侧 22 例,双侧 6 例),占 70%;好转 8 例(其中单侧 6 例,双侧 2 例),占 20%;无效 4 例(其中单侧 2 例,双侧 2 例),占 10%,总有效率为 90%。

【述评】

在历代外科文献中,乳癖、乳痞、乳核、乳中结核等常常混称,统指乳房部有肿块的疾病,有时也包括了乳岩、乳痨、乳疬等。至明清,乳痈等炎症性疾病、乳痨、乳疬、乳岩均作分别论述。根据各家对乳癖的临床表现的描述,如《疡医大全》、《疡科心得集》等,乳癖与西医学的乳腺增生病和乳腺纤维腺瘤相似,但未能作出区别。在顾伯华主编的《实用中医外科学》中,即将这两种病统归于"乳癖"病名下,代表了学术界比较普遍的观点。全国中医院校统编教材《中医外科学》第五版,则在"乳癖"病名下论述乳腺纤维腺瘤,另列"乳腺增生病"病名。1994 年颁布实施的中华人民共和国中医药行业标准中医外科病证诊断疗效标准中,明确中医病名"乳核"相当于"乳腺纤维腺瘤",中医病名"乳癖"相当于"乳腺增生病",这样中西医病名一一相应,有助于澄清概念,区别两种不同性质的乳房疾病。

中医中药治疗乳腺纤维腺瘤的消块疗效很不满意,但部分患者手术切除后有局部复发,或其他部位复发,少数患者两乳有多枚纤维腺瘤,这又迫切需要有效的药物治疗方法。选择有效药物,采用内服配合外敷等方法有效地治疗本病,已成为目前乳房病研究的课题之一。

【参考文献】

1. 贾金梅. 活血化瘀法治疗乳房纤维腺瘤 12 例疗效观察. 北京中医杂志,2002,21(1):62-63

2. 黄瑞彬. 软坚消癖汤治疗乳房纤维腺瘤 40 例. 福建中医药,2002,33(2):29

第十二节 乳腺导管内乳头状瘤

乳腺导管内乳头状瘤为西医学病名,是发生于乳腺导管上皮的良性肿瘤。根据其组织发生、临床表现和生物学特性不同,可分为大导管内乳头状瘤和多发性导管内乳头状瘤两种。前者发生于输乳管的壶腹部内,后者发生在乳腺的中、小导管内,其手术治疗原则及预后均不同。本病可发生于任何年龄女性,以 40~50 岁为多见,偶见于男性。多见于单侧乳房发病,双侧发病者较少。临床主要表现为单个或多个乳孔溢出血性或其他性状的液体,部分病例可触及肿块。

本病属中医"乳衄"范畴。历代文献中记载不多,论述较全面的当推清代《疡医大全·乳衄门主论》:"妇女乳房并不坚肿结核,惟乳窍常流鲜血,此名乳衄。乃属忧思过度,肝脾受伤,肝不藏血,脾不统血,肝火亢盛,血失统藏,所以成衄也。治当平肝散邪,养血扶脾为主。"

【病因病机】

本病总因肝郁脾虚、血失统藏而成。

1. 气郁化火　忧思郁怒,肝气不舒,郁久化火,迫血妄行,导致乳窍流血。

2. 脾不统血　思虑伤脾,或肝木犯脾,脾气不足以摄血,而溢于乳窍。

3. 痰瘀互结　肝火亢盛,炼液成痰,或离经之血结于乳络,痰瘀交并,络脉痹阻,则成结核。

西医认为本病的发生与雌激素刺激有关。大导管乳头状瘤肉眼可见导管扩张,肿瘤与导管内壁有蒂相连,凸向腔内,表面呈乳头状。如乳头内纤维成分多,则乳头粗,质较硬,呈灰白色,大多为良性乳头;如乳头分支细,呈鲜红色,质脆而容易脱落,则有恶变可能。粗短的蒂提示肿瘤生长旺盛,恶变机会较多。中小导管的乳头状瘤若在镜下见到乳头上皮呈高度增生,细胞排列较密集,细胞大小不一致,染色质深,核分裂相增多,则要考虑癌变的可能。

大多数病理学家否认单发性乳头状瘤是癌前期病变，认为多发性导管内乳头状瘤恶变机会较大，是癌前期病变，应注意随访。

【辨病】

1. 临床表现

(1)乳头溢液：是本病最常见的表现，约占80%。溢液是自发性的，持续性或间歇性存在。溢液性状常为血性，也有浆液血性、浆液性的。一般位于乳房边缘部分的、在小乳管或腺泡内的、较坚实的乳头状瘤出血机会较少；而位于乳房中心部位的、在大导管内增长较快的、乳头分支多且质地较脆的乳头状瘤，其出血机会就明显增加。大导管内乳头状瘤溢液导管的定位，临床上常用手指在乳晕区按顺序进行轻压，见到溢液的位置即病变导管所在之处，这对手术时选择切口和寻找肿瘤部位都有重要的指导意义。

(2)肿块：有1/3～1/2的病例，经仔细检查可以发现乳内肿块，有少部分病例因肿瘤很小而很难扪及肿块。大导管内乳头状瘤的肿块一般为0.3～1.0cm大小，常位于乳晕区，呈结节状或条索状，质地较软。按压肿块常见少量黯红色液体从相应的导管口溢出，有时排出分泌物较多后肿块会缩小或消失。多发性乳腺导管内乳头状瘤的肿块常位于乳腺的周围区域，边界不清，有实质不均质感。

(3)影像学检查：选择性乳腺导管X线造影有较高的诊断及定位价值，尤其对摸不到肿块的病例。单发性乳头状瘤都位于一级乳腺导管内，在距乳头导管开口1.7～3.5cm处可见圆形、类圆形或半月形的边缘光整的充盈缺损区；多发性乳头状瘤常位于中小乳腺导管中，在导管近端常见程度不等的扩张，但无梗阻，管壁和管网结构完整。另外，用手电筒或冷光源从乳房正下方向乳腺投射，可见积血导管为暗区，而其他区域呈橘红色。如导管内无积血或量甚少，则透照常为阴性。

(4)细胞病理学检查：乳头溢液涂片可见散在的、成乳头状排列的或成堆的导管上皮细胞，大小稍有差异，染色质均匀。

2. 诊断要点

(1)多见于40～50岁女性，单侧乳房、单孔溢液者较多。

(2)乳头溢液呈自行性的，常为血性，也有浆液性或浆液血性的。

(3)部分病例伴有乳内肿块。大导管内乳头状瘤的肿块常位于乳晕区，多发性导管内乳头状瘤的肿块可位于乳腺的周围区域。

(4)乳腺导管X线造影和溢液涂片细胞学检查有助于诊断。

3. 鉴别诊断

(1)乳腺癌：乳腺癌伴有乳头溢液者发病年龄相对较高，常伴有明显肿块，多位于乳晕区以外，而且直径多大于2cm。X线检查及溢液涂片等有助于鉴别。

(2)乳腺增生病：乳腺增生病伴有乳头溢液多为双侧乳房多孔溢液，性状以乳汁样或浆液性为多见，并伴有周期性乳房疼痛等症状。多发性导管内乳头状瘤的肿块与乳腺增生病不易鉴别，必要时可作病理活检。

(3)导管扩张综合征：溢液期常无其他症状，多为双侧、多孔溢液，并伴有乳头凹陷。肿块期的肿块虽大多位于乳晕区，但一般较大导管内乳头状瘤的肿块大，且常发生红肿疼痛或溃破流脓。乳头溢液涂片及X线导管造影可以帮助鉴别。

【辨证】

1. 气郁化火证　乳窍流血色鲜红或黯红，乳晕部或可扪及肿块，压痛明显。伴性情急躁，乳房及两胁胀痛，胸闷嗳气，口中干苦，失眠多梦。舌质红，苔薄黄，脉弦。

2. 脾不统血证　乳窍溢液色淡红或淡黄，乳晕部或可扪及肿块，压痛不甚。伴多思善虑，面色少华，神疲倦怠，心悸少寐，纳少。舌质淡，苔薄白，脉细。

【治疗】

本病原则上均应手术治疗，药物治疗一般只能改善症状。

1. 内治法

辨证论治

1)气郁化火证：治宜疏肝理气，清泻肝火。选用丹栀逍遥散加茜草、夏枯草、侧柏炭。

2)脾不统血证：治宜益气健脾，养血摄血。选用归脾汤加紫珠草、仙鹤草。

加减：溢血鲜红者，加生地、小蓟；乳房胀痛者，加橘叶、川楝子、香附；肿块不消者，加山慈菇、土贝母、牡蛎；心烦不寐者，加柏子仁、酸枣仁；食欲不振者，加太子参、砂仁、橘皮。

2. 手术疗法

(1)单发性导管内乳头状瘤：一般切除整个病变导管即可，但必须做石蜡切片检查，因为冰冻切片检查有时不易区别乳头状瘤和乳头状癌。若患者为50岁以上绝经妇女，或病理检查发现导管上皮增生活跃或有间变者，可考虑作单纯乳房切除。

(2)多发性导管内乳头状瘤：年轻者至少应作乳腺区段切除，手术范围应包括乳腺的边缘区域。年龄较大者应考虑作单纯乳房切除，以免复发，甚至癌变。

【预防与护理】

1. 注意精神调摄，性情开朗乐观。生活起居有规律，并劳逸结合。

2. 宜穿戴棉质白色内衣，换洗时注意观察有无污迹。如发现乳头有溢液或乳内有肿块，应及时就医，积极治疗。

【现代研究】

史巧英用理肝解忧汤(当归、白芍、茯苓、白术各15g，丹皮12g、香附、郁金、青皮、陈皮、黑栀子、娑罗子、桔梗各10g)治疗"乳衄"106例，所有纳入者均通过乳头分泌物细胞学检查或乳腺导管造影检查排除乳腺癌。结果治愈(出血全部停止，乳房硬结消散，半年内未见复发者)51例，占48.1%，显效(出血减少或颜色变浅，硬结变软变小者)48例，无效(治疗前后症状无明显变化者)7例，总有效率93.4%。

【述评】

乳衄即乳窍溢血，只是一个症状，能引起乳衄的疾病很多，按其出现的频度而言，最常见的是单发性导管内乳头状瘤，其次为多发性导管内乳头状瘤，再者是乳腺癌，少数乳腺增生病也可见乳衄。因此对乳衄患者，辨病的意义比辨证显得更重大些。因为不同疾病的性质和预后转归不同，治疗措施有差异，而辨证方面则大同小异。在治疗上，除乳腺增生病外，该手术的、能手术的患者，宜选手术治疗。

【参考文献】

史巧英. 理肝解忧汤治疗"乳衄"106例. 陕西中医，2006，27(6)：684-685

第十三节　乳　溢

乳溢即乳头溢液。从广义上讲，包括了所有伴有乳头溢液的乳房疾病；从狭义上讲，主要指乳头流出乳汁的疾病。乳溢只是一种症状，可见于多种疾病，属于西医学乳汁分泌失常的范畴，包括了乳溢-闭经综合征等。

在历代文献中记载了“乳泣”、“乳涌”、“漏乳”、“乳汁自涌”、“产后乳汁自出”等病症。宋代《妇人大全良方》云：“亦有未产前乳汁自出者，谓之乳泣。”可见乳泣是指妊娠期乳汁自出。近代也有学者认为产前或终止哺乳后出现乳汁溢出的皆可称为乳泣。产后乳汁自出首见于唐代《经效产宝·产后乳汁自出方论》：“产后乳汁自出，盖是身虚所致，宜服补药以止之。”以后宋代《妇人大全良方》、明代《景岳全书·妇人规》各有发挥，进一步完善了产后乳汁自出的病因病机和治法方药。《外科冯氏锦囊秘录精义》将乳汁自流不禁的原因归纳为：①胃气虚而不能敛摄津液；②气血大虚，气不卫外，血不荣里而为妄泄；③未产而乳自出者，谓之乳泣；④产妇劳役，乳汁涌下，此阳气虚而厥也。至今仍有临床指导意义。

【病因病机】

1. 气血虚弱　脾胃素虚，或产后思虑劳倦或饮食不节伤脾，或产时产后耗气伤血太过，均可导致气虚摄纳无权，则乳汁自出，甚至随化随出。脾胃虚弱，气血生化乏源，复加有限之气血又上行为乳，则冲任血海空虚，可致闭经。

2. 肝经郁热　情志抑郁，或忿怒，使肝气郁结，气机失常，或郁久化热，迫乳上行而外溢。肝郁气滞，血行不畅，冲任瘀滞，胞脉阻隔，则可导致经血不行。

导致产后乳汁自出的原因尚不清楚，可能与催乳素调节乳腺分泌乳汁的功能失调有关。但此时检测产妇血中催乳素水平却不一定很高，而给予溴隐亭治疗又常能奏效。

一般认为是催乳素分泌增多导致乳溢-闭经综合征的发生。引起催乳素分泌增多的因素很多，主要有：①分泌催乳素的肿瘤：如垂体腺瘤及支气管癌或肾癌。②下丘脑障碍：下丘脑及其附近的病变压迫或刺激下丘脑，使催乳素抑制因子分泌减少或催乳素释放因子分泌增多，或下丘脑催乳素抑制因子功能紊乱。③甲状腺等内分泌腺病变：原发性甲状腺功能低下者常伴高催乳素血症。卵巢或肾上腺瘤可能通过分泌过量雌激素而抑制下丘脑功能。④药物作用：如氯丙嗪、甲氧氯普胺、舒必利、吗啡、利血平、左旋色氨酸、促甲状腺激素释放激素、雌激素（包括口服避孕药）等。⑤胸壁病变：如胸壁损伤（外伤、手术、烧伤、带状疱疹等）刺激胸节段神经，反射性引起催乳素分泌增多。

【辨病】

1. 临床表现

（1）在不哺乳时乳汁也自行流出，而乳汁量常不足以喂养婴儿。乳房无不适，少数可有胀痛。乳汁从一侧或两侧乳头中溢出，点滴而下，质稀或正常，浸湿衣衫。

（2）乳溢-闭经综合征既可发生于产后或断乳后，也可发生于从未怀孕过的归女。部分患者伴有垂体肿瘤。均有不同程度的泌乳和闭经。挤压乳房后有少量乳汁溢出，或自行溢出。患者表现为月经稀发，或为长期闭经。约95%以上患者有高催乳素血症，但其水平高低与泌乳和闭经的程度和年限并不一定平行。患者阴道涂片常呈雌激素低落的表现，甚至有明显的阴道萎缩等。

（3）通过实验室和影像学等检查寻找病因。测定血中催乳素、促性腺激素、促甲状腺素释放激素等水平以了解垂体及其他内分泌腺功能；通过兴奋或抑制试验了解下丘脑-垂体功能，有助于判别有无垂体腺瘤。头颅X线摄片、CT、MRI等可检测有无垂体微小腺瘤。还可作眼底和视野检查，了解有无肿瘤压迫引起的眼底或视野改变。

2. 诊断要点

（1）产后乳汁自出，以产妇在不哺乳时一侧或两侧乳房自行流乳为特点，乳房软松，多无疼痛。

(2)乳溢-闭经综合征以泌乳和闭经为特点。常伴高催乳素血症,而雌激素水平多低下。头颅X线摄片、CT、MRI等能检测是否存在垂体腺瘤。辅助检查有助于寻找病因。

3. 鉴别诊断

(1)乳腺增生病:常表现为双侧乳房多个片状或结节状或条索状结块,伴乳房胀痛或刺痛,并且随月经周期和情绪改变而变化。乳头溢液多为双侧性,但自行溢液者少。少有伴闭经者。血液激素水平检测催乳素稍高或处于正常范围内的上限水平。必要的辅助检查可帮助鉴别。

(2)浆细胞性乳腺炎:大多伴先天性乳头内缩凹陷,乳头常有白色脂质样分泌物,气味臭秽。溢液期可无其他表现,但其溢液多为挤压而出,淡黄色或淡棕色液体多见。

(3)大导管内乳头状瘤:以单侧乳房单孔溢液为主,常见血性,可在乳晕部触及肿块或按压某一部位时出现溢液。溢液涂片细胞学检查、X线导管造影可以鉴别。

【辨证】

1. 气血虚弱证　乳汁溢出,量多清稀,或点滴不止,乳房柔软,不胀不痛。伴面色萎黄,头晕心悸,神疲乏力,胃纳欠佳。舌质淡,苔薄,脉细弱。

2. 肝经郁热证　乳汁溢出,量少而稠,乳房或有胀痛。伴胸胁胀满,烦躁易怒,口苦咽干,或便秘溲赤。舌质红,苔薄黄,脉弦数。

【治疗】

单纯产后乳汁自出者,中医中药辨证论治效果较理想。而泌乳-闭经综合征的病因复杂,应根据不同病因针对治疗,常须中西医结合治疗。

1. 内治法

(1)辨证论治

1)气血虚弱证:治宜益气养血,佐以固摄。选用八珍汤加五味子、芡实、牡蛎。闭经者加益母草、丹参、川牛膝;畏寒肢冷者加淡附子、桂枝、鹿角片。

2)肝经郁热证:治宜疏肝清热。选用丹栀逍遥散加夏枯草、牡蛎。闭经者,加桃仁、益母草等;烦躁易怒者,加黄芩、钩藤;便秘溲赤者,加制大黄、车前子;垂体肿瘤明显者,加蛇舌草、龙葵、蜀羊泉、山慈菇。

(2)西药治疗

1)溴隐亭:对功能性或肿瘤所引起的催乳素水平升高均有抑制作用,还能恢复正常排卵月经。先用2.5mg,每晚1次口服;4日后改用2.5m,每日2次。数周内泌乳消失,2个月内恢复排卵月经。副作用有轻度恶心、眩晕等。缺点是停药后可再复发。

2)甲状腺素:适用于原发性甲状腺功能低下者。

3)氯米芬:多用于口服避孕药所致乳溢-闭经综合征,可以诱发排卵。

2. 手术疗法　有垂体腺瘤、卵巢肿瘤、肾上腺瘤等肿瘤者,宜手术切除。

3. 放射治疗　适用于垂体腺瘤不宜手术者。

4. 其他　因药物引起者,应停药,泌乳能随之消失。因口服避孕药所致者,停药后还须调经。

【预防与护理】

1. 情绪稳定,乐观开朗,避免争吵、发怒等。

2. 产前、产后均宜合理安排饮食,注意调养,增强体质。

3. 发生乳汁自出，要积极诊治。同时勤换衣衫，避免因乳汁浸渍皮肤而发生湿疹或炎症等。

【古籍选粹】

《景岳全书·妇人规》 产后乳自出，乃阳明胃气不固，当分有火无火而治之，无火而泄不止，由气虚也，宜八珍汤、十全大补汤；若阳明血热而溢者，宜保阴煎或四君子汤加栀子；若肝经怒火上冲，乳胀而溢者，宜加减一阴煎；若乳多胀痛而溢者，宜温帛熨而散之。

《疡医大全·乳汁自流不禁门主论》 其有乳汁自出者，若胃气虚而不能敛摄津液者，宜补胃气以敛之。若气血大虚，气不卫外，血不荣里而为妄泄者，宜调补荣卫以止之。若产妇劳役，乳汁涌下，此阳气虚而厥也，独参汤主之。

《女科要旨·卷三》 若气血虚而乳汁自出者，宜十全大补汤。

【现代研究】

谭宝莲等运用中西医结合方法治疗良性乳头溢液 82 例。所有纳入者均排除垂体微腺瘤、乳腺癌。常规给予乳腺导管内药物（阿米卡星、地塞米松）冲洗，配合使用菟女止液汤（菟丝子、女贞子、炒白术、茯苓、白芍、生山楂各 15g，青皮、郁金各 12g，柴胡 9g，生麦芽、生牡蛎各 30g，炮穿山甲 10g）辨证加减施治，每日 1 剂，连服 3 个月。结果治愈 51 例，显效 15 例，有效 9 例，无效 7 例，总有效率为 90.2%。认为对导管扩张症和乳管炎症，应用导管冲洗配合中药治疗效果较好。至于导管内乳头状瘤由于其易发生癌变，故不主张行导管药物冲洗治疗。

韩蓉随机将 110 例乳溢患者分为 2 组，治疗组 60 例中辨证为肝郁火旺型以丹栀逍遥散加减，脾虚血亏型以归脾汤加减施治。先水煎内服 6 剂，见效后再加工成水丸，如梧桐子大，每次 10～15 粒，每日 3 次，3 个月 1 疗程复查。对照组 50 例口服溴隐亭 2.5mg，维生素 B_6 100mg 治疗，均每日 1～3 次口服。结果治疗组总有效率为 91.7%，对照组总有效率为 66.7%（$P<0.05$）。

【参考文献】

1. 谭宝莲，陈慧珍. 中西医结合治疗良性乳头溢液 82 例. 湖南中医杂志，2006，22(3)：70-71

2. 韩蓉. 中医辨证施治乳头溢液 60 例. 陕西中医，2006，27(10)：1195-1196

第十四节　乳　　少

乳少指产后乳汁甚少或全无，又称产后缺乳。多发生在产后数天至半个月内，也可发生在整个哺乳期。属西医学乳汁分泌及排出失常范畴。

早在隋代《诸病源候论·卷四十三》中就有“产后无乳汁候”，首先提出了津液暴竭，经血不足可导致无乳汁。唐代《千金要方》列出了“治妇人乳无汁共二十一首下乳方”，其中有至今临床上仍沿用的几种药物，如通草、漏芦、瓜蒌根，以及猪蹄、鲫鱼等催乳食物。宋代《三因极一病证方论·卷十八》将本病分为虚实两类，“产妇有二种乳汁不行，有气血盛而壅闭不行者；有血少气弱涩而不行者。虚当补之，盛当疏之”。金元时期《儒门事亲·卷五》提出还有一种是“本生无乳者不治”，相当于临床所见的先天性乳腺乳头发育不良所致的产后缺乳，药物治疗常难奏效。明代《景岳全书·妇人规》进一步分析了不同程度的乳少在病因病机上的区别，“若产后乳迟乳少者，由气血不足；而犹或无乳者，其为冲任之虚弱无疑也”；并提出“肥胖妇人痰气壅盛，乳滞不来”的观点。清代《傅青主女科·女科下卷·产后》中对本病的治法和方药有独到见地，反对一味通乳，而是寓通于补、寓通于疏，对临床治疗乳少具有重要指导意义。

【病因病机】

1. 气血虚弱　脾胃素虚，或产后失养，或思虑伤脾，则气血生化之源不足；或产后失血耗气．均可导致气虚血亏，乳汁化生乏源，故而乳汁甚少。

2. 肝郁气滞　产后忧郁寡欢，情志不舒，肝气郁结，肝失条达，气机不畅，乳络不通，则乳汁运行受阻而致乳汁缺少。

3. 痰气壅阻　素体脾肾阳虚，水湿不化，聚湿成痰；或产后恣食膏粱厚味，脾失健运，水谷不化为气血，反变湿成痰，则痰气壅阻乳络，乳汁不行而致乳少。

4. 冲任虚衰　先天肾气不足，冲任虚衰，导致乳腺乳头发育不良，必然缺乳。即所谓“本生无乳”也。

西医学认为先天性乳腺发育不良或手术创伤等损伤乳腺，均可导致产后乳汁分泌障碍。哺乳方法不正确，如产后开乳过迟，或哺乳不定时，或乳汁不能排空，或未成熟儿吸吮力差对乳头吸吮刺激弱等，降低了对垂体的反射性刺激，导致垂体分泌催乳素减少，而乳汁潴留腺腔内可使腺上皮受压而萎缩变性，均可造成乳汁分泌减少。再者产妇焦虑、恐惧等不良情绪，可抑制垂体释放催乳素和催产素-排乳素，既可使乳汁分泌减少，同时又使乳腺腺泡和导管壁肌上皮细胞收缩力减弱，影响乳汁的排出，导致乳汁不足。另外，产妇体虚或产后调理不当，营养不良，则乳汁生成减少，导致产后乳少。

【辨病】

1. 临床表现　多见产后开始哺乳时，乳房无胀满感觉，乳汁稀少或全无。也有产后曾正常哺乳，后因种种原因导致乳汁减少或无乳。乳房多无任何不适，也可有胀痛，或伴乳房结块。

2. 诊断要点

(1)多见于产后数天至半个月内。

(2)乳汁稀少或全无，乳房不胀不痛，或可伴胀痛、结块。

【辨证】

1. 气血虚弱证　产后哺乳时乳汁不足，甚或全无。乳房无胀感而柔软，乳汁量少清稀。伴面色无华，神疲倦怠，纳食量少。舌质淡白或淡胖，苔薄白，脉细弱。

2. 肝郁气滞证　产后突然为七情所伤，乳汁骤减或点滴皆无。乳汁量少质稠，乳房胀硬而痛，或伴结块，或有微热。伴精神抑郁，胸胁胀满，食欲减退。舌质黯红或尖边红，苔薄或微黄，脉弦。

3. 痰气壅阻证　乳汁稀少，或点滴皆无，乳房丰满，按之柔软无胀感。伴形体肥胖，胸闷呕恶，或食多乳少，或大便溏泄。舌质胖，苔白腻，脉沉细。

【治疗】

由于乳腺发育不良或乳腺损伤导致乳少者，药物治疗常难秦效，须改为人工喂养婴儿。辨证论治同时配合精神调摄、增加营养并采用合理的哺乳方法都很重要。

1. 内治法

辨证论治

1)气血虚弱证：治宜益气养血，佐以通乳。选用通乳丹加减。

2)肝郁气滞证：治宜疏肝解郁，通络下乳。选用通肝生乳汤加减。身热、苔黄者，加黄芩、银花；乳房结块，胀满而痛，按之感热者，加蒲公英、瓜蒌、路路通。

3)痰气壅阻证：治宜健脾化痰，佐以通乳。选用漏芦散加减。

2. 外治法

(1)葱白若干煎汤熏洗乳房，每日1次。

(2)乳房胀硬肿痛者外敷金黄膏。

3. 针灸治疗　取穴膻中、乳根、肩井。虚证配脾俞、足三里穴，用补法；实证配期门穴，用平补平泻法。留针15～20分钟，每日1次。

【预防与护理】

1. 产妇宜保持乐观舒畅的心情，生活规律，睡眠充足。

2. 合理安排食谱，既要加强营养，又不宜过分油腻。多食猪蹄、鲫鱼、鸡汤、排骨汤、淡菜等食物。

3. 养成良好的哺乳习惯，及早开乳，定时哺乳，注意排空乳汁。

4. 发现乳汁较少，要及早治疗。一般在产后半月内疗效较好；若时间过长，乳腺腺上皮细胞萎缩，再作治疗往往效果不佳。

【古籍选粹】

《傅青主女科·产后气血两虚乳汁不下七十六》　气旺则乳汁旺，气衰则乳汁衰，气涸则乳汁亦涸，必然之势也。世人不知大补气血之妙，而一味通乳。岂知无气则乳无以化，无血则乳无以生。不几向饥人而乞食、贫人而索金乎。治法宜补气以生血，而乳汁自下，不必利窍以通乳也。方名通乳丹。

《傅青主女科·产后郁结乳汁不通七十七》　壮妇产后，虽云亡血，而阳明之气，实未尽衰。必得肝木之气以相通，始能化成乳汁，未可全责之阳明也。盖乳汁之化，全在气而不在血。今产后数日，宜其有乳，而两乳胀满作痛，是欲化乳而不可得，非气郁而何？明明是羞愤成郁，土木相结，又安能化乳而成汁也。治法宜大舒其肝木之气，而阳明之气血自通，乳亦通矣，不必专去通乳也。方名通肝生乳汤。

《沈氏女科辑要·第三十七节·乳汁不通》　涌泉散：山甲炮研末，酒服方寸匕，日二服；外以油梳梳乳即通。

《沈氏女科辑要·第三十七节·乳汁不通》　陈自明《妇人良方》曰：予妇食素，产后七日，乳汁不行。赤小豆一升，煮粥食之，当夜即行。一妇乳汁不行，煎当归八钱服，即通。王不留行、白通草、穿山甲是要药。

【现代研究】

陈红以针药结合治疗气血虚弱型乳少50例，随机分组，中药组用通乳丹(人参10g、当归30g、木通5g、生黄芪30g、麦冬15g、桔梗3g、猪蹄2个去爪壳)治疗，用猪蹄汤或水煎服，每日1剂，分早晚2次温服，5天为1疗程。针药组用通乳丹配合针刺治疗，主穴取乳根、膻中，配穴取脾俞、足三里、中脘。乳根穴自下向上斜刺0.5～0.8寸，膻中穴平刺0.3～0.5寸，分别向两乳方向进针，用平补平泻法。足三里、中脘穴直刺1～2寸，脾俞斜刺0.5～0.8寸，用捻转补泻法中的补法，留针15分钟，每日1次，连续5次为1疗程。1疗程后，针药组痊愈46例，显效3例，有效1例，显效率为98%；中药组痊愈24例，显效14例，有效10例，显效率为79%。两组疗效具有显著性差异($P<0.01$)。

李密清等采用针刺治疗乳少50例。主穴以乳中为中心，建立象限坐标，距坐标中心约2寸处(同身寸法)各取1穴，共4穴。虚证配足三里，实证配膻中。虚证主穴直刺10mm，平补平泻，足三里直刺30mm，用捻转补法，得气后留针40分钟，每天一次，以针刺周围有红晕为佳。实证主穴直刺5mm，膻中平刺5mm，均用捻转泻法，得气后留针30分钟，每天1次，以针刺周围有红晕为佳。结果虚证10例中痊愈(治疗5次后乳汁下行，乳汁量充足)6例，有效(乳汁下行)4例；实证40例中痊愈40例，其中针刺治疗1次痊愈者8例，2次痊愈者20例，3次痊愈者12例，总有效率为100.0%。

【述评】

乳腺分泌乳汁的功能受多种神经内分泌因素的影响，机制比较复杂。一般认为，产妇早期缺乳是导致母乳喂养失败的重要原因，而产后早期母乳的有无及分泌量的多少，在很大程度上与哺乳开始的时间及泌乳反射建立的迟早有关。因此要改善目前比较多见的产妇缺乳现象，必须提倡产科病房母婴同室，及早开乳、哺乳。治疗上单纯使用现有的西药制剂尚难奏效，而采用中医中药辨证论治具有明显优势，可能与中医中药能整体调整机体功能，调节神经内分泌等多种功能有关。

【参考文献】

1. 陈红. 针药结合治疗气血虚弱型乳少50例. 湖南中医学院学报，2000，20(1)：55-56
2. 李密清，王敬珍，王凤霞，针刺治疗乳少50例. 中国针灸，2007，27(8)：597-598

(陈红风　张董晓　叶媚娜)

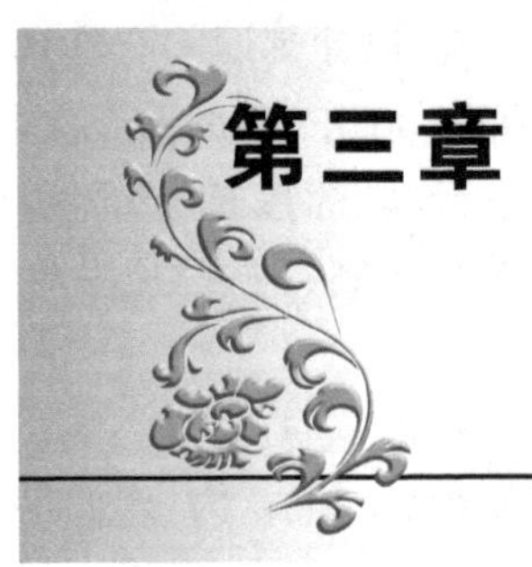

第三章

瘿

第一节　概　　论

颈前部漫肿或肿块的一类疾病，统称为瘿。《说文解字》中记载："瘿，颈瘤也，从病婴音。"刘熙解释说："瘿，婴也，在颈婴喉也。"说明了瘿是一种环颈绕喉的颈前部疾病。其特征为颈前结喉两侧漫肿或结块，逐渐增大，病程缠绵。瘿病相当于甲状腺疾病及其他良性或恶性肿块。

我国是最早记述甲状腺疾病的国家。公元前7世纪的《山海经》中就有"瘿"的记载。早在晋、唐时期，就提出用含碘药物和动物甲状腺口服治疗本病。如葛洪的《肘后备急方》载有海藻酒；孙思邈所著的《备急千金要方》记述了用动物的结喉器官鹿靥和羊靥内服治瘿的临床经验。此后，王焘在《外台秘要》中论述了治疗瘿病方剂36种，现代研究证明，其中多数为含碘药物。张从正的《儒门事亲》一书主张将海藻浸入饮水缸内饮用，可以预防瘿病的发生。明代《普济方》一书，配制了"猪靥散"和"羊靥散"治疗瘿疾。这里所指的"靥"及《千金方》所指的"靥"，都是动物的甲状腺，我国古代应用植物类含碘的药物和动物的甲状腺制剂治疗瘿病，已和现代医学对某些甲状腺疾病的治疗原则非常相似。此外，含碘类药对于颈部非甲状腺器官的肿块也有良效。如汪机的《外科理例》载有用含有海藻、昆布、海蛤壳等组成的四海舒郁丸治疗气颈，这气颈则相当于现代医学的颈部神经鞘瘤或颈部囊性水瘤。

对瘿的病因和分类研究，首见于隋・巢元方的《诸病源候论》，"瘿者，忧恚气结所生；亦日饮沙水，沙随气入于脉搏颈下而成之。"指出本病与情志和饮食有关，此外对瘿病流行的地理因素也作了分析。在瘿病的分类上，分为血瘿、息肉瘿和气瘿。孙思邈的《千金方》则分为石瘿、劳瘿、土瘿、忧瘿和气瘿。陈无择的《三因极一病证方论》和陈实功的《外科正宗》都把瘿分为石瘿、肉瘿、筋瘿、血瘿和气瘿，这样的命名和分类，主要依据瘿的临床表现以及配合五脏所属，临床比较切合实用。此外，清代沈金鳌在《杂病源流犀烛》中认为，瘿病与气血凝滞有关，并指出瘿病的脏腑辨证规律："其症皆隶五脏，其源皆由肝火。"这一理论不仅是论述甲状腺疾病，而且也包括颈部其他良性或恶性肿块性疾病。

由于现代科学技术的发展，西医学研究甲状腺疾病和其他颈部类瘿肿块取得了令人注目的进展。特别是放射性核素的广泛应用，出现了许多新的检测技术，如同位素示踪技术及放射免疫测定法、放射受体分析法、免疫分析法等诊断方法，应用同位素碘治疗甲亢和甲状腺癌，硫脲类抗甲状腺药物治疗甲亢。对弥漫性甲亢和慢性淋巴性甲状腺炎的发病研究有突破性进展，认为他们是一种自身免疫性疾病。另外随着对肿瘤的实验研究和临床研究，中西医结合治疗甲状腺肿瘤及颈部其他肿瘤都有长足进展。但是，在这些疾病的病因、发病机制、治疗等方面，仍有很多课题有待研究。

【甲状腺的解剖与生理概要】

甲状腺位于颈前下方软组织内，紧抱于喉和气管的前面和侧面，上端自甲状软骨中点，下端至第六气管软骨环，有时可达胸骨上窝或胸骨后，一般与第五至第七颈椎及第一胸椎处在同一平面。

甲状腺呈H形，由左右两侧叶和连接两侧叶的较狭窄的峡部组成。成人甲状腺一般重25～30g。在甲状腺的左右两侧叶的背面，附着四个甲状旁腺。

甲状腺有两层结缔组织被膜，内层即内被膜，也称真被膜，为颈内筋膜脏层，是一薄层结缔组织，紧贴甲状腺实质表面，并深入甲状腺组织中，将甲状腺分隔成大小不等的小叶。外层即甲状腺鞘，又叫外被膜或假囊，为颈内筋膜壁层，形如腹膜。外被膜在峡部的侧叶上方增厚成甲状腺悬韧带，把甲状腺固定于喉软骨和气管软骨上，所以甲状腺随吞咽上下移动。两层被膜间为疏松结缔组织。

正常人体含碘约50mg，其中1/5在甲状腺内，碘在甲状腺组织中的浓度比身体其他器官和组织中的浓度要高出数千倍。甲状腺的主要生理作用，是能将无机碘化合物合成甲状腺素，这是一种有机结合碘。甲状腺激素对能量代谢和物质代谢都有显著影响，不但加速一切细胞的氧化率，全面提高人体的代谢；而且同时促进蛋白质、碳水化合物和脂肪的分解。此外，还严重影响体内水的代谢，促进尿量的排出增多。反之，在甲状腺功能减退时，就会引起人体代谢的全面降低及体内水的积蓄，临床上则可出现黏液性水肿。

【瘿病的毗邻关系——颈部大体解剖】

颈部的上限为下颌骨下缘，延经下颌骨、乳突，终于上项线，其下限起自胸骨颈静脉切迹、胸锁关节、锁骨肩峰和第七颈椎棘突的连线。

颈部皮肤深面软组织由浅至深被结缔组织筋膜分隔成多层，依次为颈浅筋膜及颈深筋膜。颈浅筋膜位于颈部皮肤下，包绕颈部浅层，颈阔肌位于其中，并有颈前静脉、颈外浅静脉、颈皮神经走行其中。颈深筋膜分浅层、中层和深层。颈深筋膜浅层包绕整个颈部，其上方附着于枕外隆凸、上项线、乳突底、颧骨和下颌骨下缘，下方附着于肩峰、锁骨和胸骨柄。其中包绕着颌下腺和腮腺、斜方肌、胸锁乳突肌、副神经等。颈深筋膜中层又称颈内筋膜，分为脏层和壁层，脏层包绕颈部器官：甲状腺、咽喉、气管、食管的表面。壁层上连舌骨下入胸腔，连于大血管和心包表面纤维被膜。此层筋膜在外侧形成颈鞘或颈血管鞘包绕颈总动脉、颈内静脉和迷走神经，在前形成甲状腺外被膜。外被膜在甲状腺前的一层为甲状腺前筋膜，在甲状腺后的一层为气管前筋膜，在甲状腺叶和气管前筋膜之间有甲状旁腺。颈深筋膜中层还包绕着舌骨下肌群、颈总动脉、颈外动脉、颈内动脉、颈内静脉、迷走神经、喉上神经、喉返神经等。

颈深筋膜深层上连颅底，下至后纵隔，移行为胸内筋膜。颈深筋膜深层内有颈椎肌肉群、膈神经、颈交感神经干等。

【病因病机】

瘿病发于颈部，颈前属任脉之所主，任脉起于少腹中极穴下，沿腹和胸部正中线直上抵达咽喉，再上至颊部经过面部进入两目。颈前亦属督脉之分支，因为督脉其少腹直上者，贯脐中央，上贯心、入喉。任督两脉皆系于肝肾，且肝肾之经脉都循喉咙。所以颈前部位的瘿病与任、督、肝、肾经络和脏腑有一定联系。手太阴肺经可至咽喉，手厥阴心包经的分支夹食道上行连于目系；手阳明大肠经的分支从锁骨上窝上行经颈部至两颊；手少阳三焦经分支从膻中分出，上行出缺盆，至肩部，到项，沿耳后(乳突)直上出耳上角；手太阳小肠经的分支沿颈侧上行至面；足阳明胃经在下颌及结喉旁走行；足少阳胆经的分支经下颌角部下行至颈部；足太阴脾经穿过膈肌，沿食道两旁连舌本。因此，瘿病是多脏腑、多经络病变的结果。故陈实功的《外科正宗》论瘿病说："乃五脏瘀血、浊气、痰滞而成。"又因颈部位于人体上部，易受风热痰邪侵袭。

1. 气滞　气是维持人体生命活动的重要物质，是人体生命活动的功能表现，又是体现生命机能的动力。气是物质、功能、动力三位一体。即物质释放出能量，能量转化为动力。在正常的情况下体内各种气都在发挥其功能，如肺气主宣发肃降，肝气主疏泄，脾气主运化，肾气主气化，心气主推动心血运行等。如因饮食过偏（长期饮用缺碘的水或饮食）及因情志抑郁，可损伤肝脾，而形成气滞、气郁的病理现象，气郁、气滞日久聚而成形，成为气瘿。

2. 血瘀　气为血帅，气行则血行，说明血的阻滞凝结，多由气滞不畅所致。此外六淫之寒邪、热邪、湿邪、风邪及痰浊之邪皆可阻滞气机、阻塞脉道，而使血液瘀凝。各种原因引起血液凝滞日久，则成癥结肿块，如发于颈部的石瘿。

气滞与血瘀各形成的肿块有如下一些区别，气滞为功能障碍性肿块，多为良性；血瘀为组织器官实质性病变肿块，多为恶性。

3. 痰凝　痰是一种病理产物，可因外感风热痰邪，肝脾两伤生痰，体质虚弱生痰等多种原因引起。肝肾脾胃肺胆三焦的经络均循行或络属于颈部，其病理变化也可生痰，上注于颈部而形成肿块瘿疾。如脾胃为生痰之源，肺为贮痰之器，三焦和胆的湿热相熬生痰上注，肝肾虚热也可炼液成痰。各种原因所致的痰邪凝于结喉两侧及颈颌部可成为肉瘿和其他性质的肿块。

4. 六淫外感　颈部为人体上部，易受风温或寒冷侵犯，又风邪常夹痰邪，成为风热痰或风寒痰瘀结于颈部，而成为瘿痈，或成为其他瘿病的又一附加原因。

瘿病的病因病机还有冲任失调，肝肾不足，心火妄动等，而主要的因素是气滞、血瘀、痰凝，有的情况下，气滞、血瘀、痰凝可相互交结，成为更为复杂、互为因果的病因病机。因为颈部属任脉、属阴的经络较多，因此这种凝滞不像疮疡那样易于化热、腐肉、成脓，而是瘀毒互结性质的肿块。

【检查方法】

1. 四诊检查

(1)望诊

1)头面部：毛发是否稀疏，有无斑秃；眼球突出与否，结膜有无水肿、充血，有无眼睑下垂、瞳孔缩小、眼裂狭窄；面部表情是否呆滞或呈兴奋状态；伸舌时是否震颤。

2)颈部：颈部是否漫肿、红肿，有无手术瘢痕，色泽是否青紫，有无静脉怒张，肿块是否能随吞咽上下移动等。

(2)问诊：发病时间，用过何种药物治疗，有无出汗、心慌、性情急躁等表现，做过何种检查等。

(3)闻诊

1)心脏听诊判断心脏是否扩大，测量血压是否正常，脉压是否增大。

2)用听诊器听颈前甲状腺区，能否闻及连续性血管杂音，头向左右扭动时杂音是否消失或减弱等。

(4)切诊：切诊甲状腺，意在了解甲状腺是否肿大；若肿大，应明确是弥漫性还是结节性；如为结节性，则须注意其部位、大小、数目、质地、活动度、压痛和有无波动感等情况。

2. 实验室检查 具体分为形态学检查、功能检查和甲状腺自身抗体检查三类。

(1)甲状腺形态学检查

1)甲状腺同位素扫描:目前国内应用的甲状腺显影剂有^{131}碘、^{125}碘、^{99m}锝(^{99m}Tc)。其中^{131}碘化钠是最普遍应用的示踪剂。因为甲状腺具有摄取和浓集碘的能力。所以进入体内的同位素碘在甲状腺区有较多的放射性分布。当甲状腺内放射性碘达到一定浓度时,其放射性可以被同位素体外显影仪测量并显示出来,而且放射性分布强度不同,出现对比度不同的图像,可用于观察甲状腺的形态、位置、大小及功能状态。

甲状腺扫描指征包括:弥漫性或结节性甲状腺肿大,甲状腺结节的诊断和鉴别诊断,寻找异位甲状腺(如舌根部、胸骨后等),甲状腺转移癌转移病灶的定位,甲状腺重量的估计(主要用于^{131}碘治疗甲亢及应用含碘类中草药),了解甲状腺术后或药物治疗后甲状腺功能和形态。正常甲状腺位于颈前正中,正常甲状腺扫描图像呈蝴蝶状,分左右两叶,右叶通常略大于左叶,两叶之间有较窄的峡部相连。正常甲状腺平均面积约为$(18.9\pm3.28)cm^2$,扫描图上除峡部及两侧叶周边部因组织较薄而稍稀疏外,腺内放射性分布均匀一致。

由于先天发育异常,甲状腺可在颈部其他部位,此外区分颈部肿块是甲状腺肿块还是甲状腺外肿块,都可应用甲状腺扫描诊断。

多种甲状腺疾病都表现为甲状腺大小形态的异常,扫描图可加以区别,弥漫性甲亢的甲状腺呈弥漫性肿大,放射性分布均匀,仍大致呈蝶形。单纯性甲状腺肿,往往失去正常形态,而呈蹄铁形肿大。结节性甲状腺肿或慢性淋巴性甲状腺炎,甲状腺图像不但增大而且变形,常见放射性分布不均或呈虫蚀样。

甲状腺结节根据其摄^{131}碘或^{99m}锝的功能可分为四类。结节摄^{131}碘功能高于周围正常甲状腺组织,扫描图中显示结节部位放射性浓集称为热结节。多见于甲状腺腺瘤和结节性甲状腺肿,偶可见于慢性淋巴性甲状腺炎。在服用甲状腺激素及中药后,由于结节部位和周围甲状腺组织一样会受到抑制,摄^{131}碘功能降低,所以再次扫描时,结节部位和周围甲状腺组织都呈放射性分布稀疏或完全不显影。

温结节为结节摄^{131}碘功能接近周围甲状腺组织,扫描图示结节部位的放射性分布与周围或对侧相应部位相似或相同。即临床可摸到结节而扫描并无异常可见。温结节多见于甲状腺腺瘤、结节性甲状腺肿、慢性淋巴结性甲状腺炎、亚急性甲状腺炎恢复期及某些甲状腺癌。

凉结节即结节部位的摄^{131}碘功能低于周围正常甲状腺组织而高于本底水平。冷结节是结节无摄^{131}碘功能,扫描图上表现为结节部位的放射性分布接近本底水平。冷、凉结节两者无本质区别,均可见于甲状腺囊肿、甲状腺腺瘤囊性变或内出血、甲状腺癌、结节性甲状腺肿、亚急性甲状腺炎、慢性淋巴性甲状腺炎,甲状腺结核等。

2)荧光甲状腺扫描:这种扫描方法是不把放射性核素引入体内,而在体外进行扫描的方法。它利用具有高能量放射性的放射源(常用^{241}镅),它放射的γ射线能量高于碘原子K层的能量,因此能激发甲状腺组织内稳定碘,使之产生X线。这种X线通过探头被接受,当放射源和探头在甲状腺表面同步移动时,即得到扫描图像,从而可以判断甲状腺的形态和功能。

荧光扫描不受血液"碘污染"影响,又系放射性核素体外扫描,甲状腺局部受辐射剂量很少,无全身辐射之害。此技术可测定结节局部和邻近正常甲状腺组织碘含量之比,从而鉴别结节的性质。

3)甲状腺疾病的X线检查:正常甲状腺在X线下并不显影,只有在腺体内有钙化,体积增大,或对周围组织和器官如气管、食道造成压迫或侵蚀时,在X线下才有形态学的异常。如病史较久的地方性甲状腺肿、甲状腺腺瘤和甲状腺癌等可有不同程度、不同形态的钙化影像。胸内甲状腺肿时,可引起纵隔阴影加宽、密度增高。巨大的地方性甲状腺肿、胸内甲状腺和甲状腺癌,可压迫或侵蚀气管、食管,引起其移位或狭窄。

在平片不能够鉴别的情况下,注射造影剂后进行甲状腺淋巴造影和血管造影,可以显示出生理或各种病理情况下的甲状腺形态和结构。

4)超声波检查:目前普遍应用A型超声波检查,对于了解甲状腺肿块是囊性还是实质性有肯定的价值,对于肿块是良性还是恶性也有一定的参考意义。

5)组织学和细胞学检查:切取部分肿块组织或穿刺,抽吸少量组织和细胞,进行组织学或细胞学检查。

(2)甲状腺功能检查

1)甲状腺激素的外周效应检查,包括基础代谢率,跟腱反射的测定。

2)甲状腺合成功能的检查,是测定甲状腺摄取碘和合成、分泌甲状腺激素的能力。甲状腺摄^{131}碘率反映甲状腺摄碘和合成、释放甲状腺激素的综合功能;过氯酸盐排泄试验主要是测定甲状腺素使碘离子转化为有机碘的能力;$PB^{131}I$(血浆蛋白结合^{131}碘)测定反映了甲状腺激素合成和分泌的速度。

3)循环血液中甲状腺激素的测定,项目有血清总甲状腺素(TT_4)浓度测定、血清总T_3(TT_3)测定、游离T_4(FT_4)和游离T_3(FT_3)测定等。这些检查可协助判断甲状腺的功能状态。

(3)甲状腺疾病的免疫学检查:弥漫性甲亢、自身免疫性甲状腺炎,特发性甲状腺功能低下等都是自身免疫性疾病,患者血清中有多种异常的免疫球蛋白。其大致可分为三类:甲状腺组织抗原抗体,如甲状腺球蛋白抗体、甲状腺细胞膜抗体等;甲状腺刺激免疫球蛋白(TSI);具有免疫活性的其他物质,如垂体致突眼物质(EPS)等。

【治疗】

1. 内治法　根据瘿病的病因病机,其内治应主要抓住祛因、化痰、软坚、散结。

(1)辨证论治

1)理气解郁法:适用于发病与精神因素有关者,即肿块可随喜怒而消长,痛胀可因情绪而加重或减轻。肿块漫肿软绵为气滞,坚硬如石为气结。伴胸胁胀痛,易怒。舌苔薄白,脉弦滑,如气瘿病症等。方药选用逍遥散合四海舒郁丸加减。常用药物多为疏肝理脾和消瘿之药,如柴胡、川楝子、橘核、荔枝核、青皮、陈皮、九香虫、厚朴、枳实、枳壳、郁金、海藻、青木香等。

2)活血化瘀法:适用于瘿病肿块色紫坚硬,或不能随吞咽动作上下移动,或肿块表面青筋盘曲及网布红丝,有固定性疼痛。舌质紫黯有瘀点瘀斑,脉濡涩。如石瘿病症等。方用桃红四物汤加减。常用药物多为破气祛瘀、化痰解毒消瘿之药。如桃仁、红花、三棱、莪术、乳香、没药、土鳖虫、守宫、黄药子、山慈菇、猫爪草、拔葜、半枝莲、青皮、橘核等。此类药性质猛烈,意在攻坚,若体质虚弱者,可适当配合口服生脉饮及其他扶正合剂。

3)化痰软坚法:适用于肿块位于颈部皮里膜外,按之坚实或有囊性感,尚可随吞咽上下移动,肿块的患部无红、热变化。舌苔白,舌质淡,脉弦滑。如肉瘿病症等。方用海藻玉壶汤加减。常用咸寒软坚化痰之药,如玄参、牡蛎、夏枯草、海藻、昆布、川贝母、香附等,此方适用于偏于热痰者。若偏于寒痰者可选用阳和汤加减，常用鹿角霜、白芥子、法半夏、海藻、昆布、黄药子，猫爪草等。

4)解表散结法：适用肿块较为宣浮肿胀，肿势不能局限而界限不清楚，质地较软，或木硬胀痛，或局部皮肤有红热现象。舌苔薄白或薄黄，舌质淡红，脉浮。如瘿痈、涎腺肿瘤及其他瘿症。若为风热痰邪瘀结者宜疏风清热、化痰解毒，方用普济消毒饮加减化裁，主要药物有玄参、桔梗、板蓝根、马勃、僵蚕、牛蒡子、桑叶、野菊花、夏枯草、川贝母等。若为风寒痰邪瘀结者，宜疏风散寒、化痰散结，方用万灵丹加减，本方能发散寒毒，顺气搜风，通行经络。常用药物有苍术、天麻、麻黄、全蝎、白芥子、猫爪草、浙贝母等。

5)调摄冲任法：适用于瘿病有肝肾亏损之症，有颧红、盗汗、耳鸣、头昏目眩，或腰膝酸痛，或月经不调，或烦躁易怒。总宜调摄冲任，可辨证选用右归丸或左归丸加减。若合并心火妄动、症见心悸、心烦、失眠、口苦、舌尖红、脉数者，可在左归丸基础上加清心火之药，如黄连、栀子、麦冬、莲子心等；或用交泰丸加减治疗，以交通心肾，则可使心火不能独亢。

上述诸法应根据临床具体情况，可以灵活变通，如气滞与血瘀可互为因果。气滞常为痰凝的先着，而痰凝又可阻塞气机。气滞、血瘀、痰凝也可相互交结，外感之邪常与内生的邪毒并存，各种邪毒蕴久都可化毒生热。此外，虚实夹杂、寒热夹杂，多种因素可混合致病。在辨证论治中必须加以全面的思考，方能取得满意的疗效。

(2)成药验方

1)新癀片，每次 4 片，每日 3 次。

2)西黄丸，每次 2 丸，每日 2 次。

3)逍遥丸，每次 6g，每日 3 次。

4)天王补心丸，每次 9g，每日 2 次。

5)生脉饮，每次 1 支，每日 3 次。

6)神效开结散，治瘿疾不论年岁极验。沉香、木香各 30g，橘红 120g，猪靥 10 个，珍珠 49 粒，共研为末，每次服 3g，睡前酒送服。忌食碱酸油腻涩气等物。

2. 外治

(1)药物外治

1)阴证瘿病可贴阳和解凝膏。

2)阳证瘿病可外敷金黄散箍围药。

(2)手术疗法：甲状腺癌、甲状腺腺瘤、结节性甲亢腺肿、重度甲亢等，可行甲状腺大部分切除术或甲状腺结节单纯切除术，或甲状腺叶切除术，或甲状腺全切除术，或甲状腺根治性切除术。

【护理与预防】

1. 地方性甲状腺肿，由缺碘引起，只要坚持长期补充足够的碘，就可以达到预防作用。正常人每天需碘最少为 50～100μg，青少年为 160～200μg。补碘方法有碘化食盐法，口服碘油法等。

2. 高碘性甲状腺肿，由高碘饮食引起，停用高碘饮食即可。

3. 痄腮(流行性腮腺炎)可并发甲状腺炎，积极正确处理痄腮，可预防瘿病发生。

4. 情志不遂是本病原因之一。做到心胸开阔，情志条达，亦有利于本病的预防。

【古籍选粹】

《本草纲目·主治第四卷·瘿》 杜衡，破留血痰饮，消项下瘿瘤。贝母同连翘服，主项下瘿瘤。黄药子，消瘿气，黄酒服，传信方，甚神效。海藻，消瘿瘤结气，散项下硬核痛；初起，浸酒日饮，渣涂之。海带、昆布蜜丸。海苔、白头翁酒浸。牛蒡子根蜜丸。连翘、丹参、桔梗、夏枯草、木通、玄参、当归、常山、天门冬、瞿麦、三棱、射干、土瓜根、香附、漏芦、紫菜、龙须菜、舵菜，并主瘿瘤结气。小麦，消瘿，醋浸；同海藻末，酒服。山药同蓖麻，生涂项核。赤小豆、橙、荔枝，并消瘿。柳根、白杨皮，煮汁酿酒，消瘿气。蜣螂虫，烧酒服，治瘿。针砂、自然铜，并浸水日饮，消瘿。铅、浮石、牡蛎、海蛤、蛤蜊、淡菜、海螵蛸、鹿靥，并消瘿气结核。羊靥、牛靥并酒浸炙香，含咽。猪靥焙末酒服，或酒浸炙食。

《医宗金鉴·外科心法要诀·瘿瘤》 瘿者，如缨络之状，……多外因六邪，荣卫气血凝郁，内因七情，忧恚怒气、湿痰瘀滞，山岚水气而成。……瘿有五种，肉色不变者，为肉瘿；其筋脉现露者为筋瘿；若赤脉交络者，名血瘿；随喜怒消长者，名气瘿；坚硬推之不移者，名石瘿。五瘿皆不可破，破则脓血崩溃，多致伤生。

【现代研究】

1. 碘过量对甲状腺的损伤 碘摄入量增加对甲状腺疾病的影响主要集中在以下几个方面：高碘致甲状腺肿；碘致甲状腺功能亢进症和减退症；碘致甲状腺自身免疫；碘致乳突状甲状腺癌高发。对低度低碘地区（MUI 为 103μg/L），实行 USI4 年的地区（MUI 为 374μg/L）和高碘摄入地区（MUI 为 614μg/L）儿童和成人的甲状腺功能作了对比研究，结果表明碘过量明显增加儿童患亚临床甲减的患病率，成人临床甲状腺功能减退症和亚临床甲状腺功能减退症的患病率也明显增加，临床甲减的原因多数是自身免疫损伤所致，亚临床甲减 1/3 与自身免疫有关，2/3 可能与碘过量抑制有关。高碘摄入地区甲状腺乳突状癌高发。动物实验发现：尿碘中位数（MUI）$>$30μg/L 时可以对 Wistar 大鼠甲状腺产生毒性作用，有随着碘摄入量增加，碘摄入时间越长，损伤越重的趋势，碘过量组部分滤泡高度增生。碘过量可使碘缺乏的 Wistar 大鼠甲状腺滤泡上皮细胞凋亡数目减少，Fas 的表达明显降低，对 FasL 的表达无明显影响，而使非碘缺乏的 Wistar 大鼠甲状腺滤泡上皮细胞凋亡数目和 FasL 的表达均明显增加。

2. 古代文献治疗瘿病方剂的用药规律

（1）化痰散结类：古代医家认为瘿病大多为痰作祟，化痰软坚、消瘿散结类药物是古代医家治疗瘿病的主药，常用海藻、昆布、海带、夏枯草、浙贝母、杏仁、半夏、胆南星等，如海藻丸、昆布丸、海藻玉壶丹等。

（2）疏肝理气类：长期忿郁恼怒或忧思郁虑，肝气失于条达，气滞痰凝壅结颈前而成瘿，是瘿病的另一重要原因。所以历代医家无不以疏肝理气、消瘿散结为治疗该病的另一大法而选方用药。治疗瘿气，古有“顺气为先”之训，即疏肝气。健脾运，当用陈皮、柴胡、槟榔、青皮、香附、木香等疏肝理气药。

（3）活血化瘀类：痰气凝滞日久，使血液的运行受阻而产生血行瘀滞，则可致瘿肿较硬或有结节，肿块经久不消。《外科正宗》中的海藻玉壶汤为治疗痰结血瘀型瘿病的主要方剂。方中当归、川芎养血活血，与青皮、陈皮、海藻、昆布等理气化痰药合用共同发挥理气化痰、活血消瘿的作用。如患者结块较硬及有结节，血瘀症状较重则可酌加黄药子、三棱、莪术、穿山甲片、丹参等以增强活血软坚、消瘿散结的作用。

（4）清热泻火类：忧恚郁怒，痰气塞结，气滞血瘀，郁久极易化火，所以古代医家多运用龙胆草、栀子、黄芩、夏枯草等苦寒药物以泻其火，用以治疗肝火旺盛，烦躁易怒，汗出型瘿病。

（5）滋阴益气养血类：瘿病痰气郁结日久化火，火热耗伤阴精而导致阴虚火旺，其中尤以肝、心两脏阴虚火旺的病变更为突出。此为病久由实转虚，治疗上一要养肝之体，以助肝之疏泄，使气机条达，遏制诸郁之渐；二要“壮水之主，以制阳光”，滋肾水以上济心火，下抑肝阳。故古代医家多以玄参、麦门冬、生地、熟地、地骨皮、沙参、知母等甘寒药物以滋其阴，并主张以清润为原则，避免滋腻阻碍气机，远温近凉。

3. 临床研究

(1)吕久省治疗瘿病辨证分型为4型。①肝郁痰凝型：治宜柔肝解郁，化痰散结。方用夏贝汤化裁：海藻30g，昆布30g，牡蛎20g，夏枯草30g，法半夏15g，茯苓15g，象贝母15g，郁金10g，赤芍10g等。②肝火亢盛型：治宜清肝泻火，散结消瘿。方用龙胆泻肝汤加减：龙胆草10g，夏枯草20g，珍珠母30～60g，钩藤12g，牡丹皮10g，栀子10g，黄芩10g，玉竹15g，丹参20g，赤芍10g。③阴虚火旺型：治宜滋阴降火。药用：玄参20g，麦冬10g，生地10g，知母10g，鳖甲20g，夏枯草30g，栀子10g，柏子仁20g。瘿病最常见的证候是阴虚火旺。④气阴两虚型：治宜益气养阴。方用生脉散合牡蛎散化裁：党参10g，黄芪30～45g，白术12～15g，生地15～20g，夏枯草30g，何首乌20g，陈皮5g，牡蛎30g。

(2)陈尔东用“消瘿方”治疗甲状腺单发结节36例，消失15例(41.7%)，缩小5例，无效16例。用同位素扫描21例中结节消失11例，其中温结节6例，冷结节5例。结节消失15例中，治疗10天结节消失者1例，20天消失者9例，30天消失者5例。消瘿方：柴胡、当归、牡丹皮、制香附、丹参、蛇六谷各10g，昆布、海藻各20g，木香5g，夏枯草15g，海蛤壳30g。水煎服。

【述评】

根据古文献的有关瘿的论述，瘿病的概念是环颈绕喉的弥漫性肿胀或肿块性疾病，即颈前肿块性疾病。包括了西医学的甲状腺内分泌疾病、甲状腺良性肿瘤和恶性肿瘤，甲状腺急、慢性炎性疾病及颈前部其他肿瘤和组织器官的囊肿性疾病。

古代治疗瘿病突出的成就表现在四个方面：第一是用含碘的植物类药物补充人体内的碘不足，因为碘是合成甲状腺素的重要原料，碘元素缺乏而合成甲状腺素障碍，甲状腺组织进入代偿阶段，而引起单纯性甲状腺肿(气瘿)，通过应用海藻、昆布类，从而获得化痰消瘿的疗效。第二是用动物类含有甲状腺素的器官的羊靥、鹿靥来直接补充人体内的甲状腺素的不足，对于治疗甲状腺功能减退及甲状腺代偿性肿大等有重要作用。第三是疏肝理气、调摄冲任的治疗方法来调节甲状腺的内分泌功能，使之恢复生理状态。第四是应用活血化瘀、理气散结的治疗方法来治疗甲状腺及颈部其他良性或恶性肿瘤，而活血化瘀治疗肿瘤的方法已为现代科学研究所证实。古人在治疗瘿疾病方面常把上述四种法则灵活地综合应用，以创造出诸如海藻玉壶汤、四海舒郁丸等著名方剂。瘿疾病(大多指甲状腺疾病)可引起两类症状，一是由于气滞、血瘀、痰凝而形成的颈部肿胀和肿块；另一则是由于脏腑功能失调而产生的全身性影响的症状。中医外科学研究瘿疾病与其他学科的不同特点是从颈部肿块形态、性质入手，结合全身症状表现，即重视形态学的研究和治疗。形态学的肿块治疗又包括内服药保守治疗和手术治疗，从发挥中医药特色方面来说应更加重视研究方药的内消疗法，但对于恶性肿瘤应该首选手术疗法，或采用手术、放疗、化疗、中医辨证论治等综合治疗。

【参考文献】

1. 崔鹏，高天舒，李贺. 富碘中药治疗瘿病的研究进展. 中华中医药学刊，2007，25(10)：2091

2. 胡方林，陈大舜. 古代文献治疗瘿病方剂的用药规律. 中医药学刊，2006，24(7)：1271

3. 吕久省. 瘿病的辨证论治. 中医药学刊，2004，22(7)：1325

4. 陈尔东. 消瘿方治疗甲状腺单发结节36例. 中国中西医结合杂志，1992，12(10)：613

第二节 气 瘿

气瘿是以颈前瘿囊漫肿，按之软而有囊性感，似其内有气积，又因其肿块可随喜怒而消长，因而得名。本病相当于西医学的单纯性甲状腺肿(包括地方性甲状腺肿、散发性甲状腺肿和高碘性甲状腺肿)。好发于高原山区，或沿海地区。多见于妊娠期、哺乳期、青春期、绝经期的女性。

我国很早就注重于气瘿的研究，早在隋代巢元方所著的《诸病源候论》就有关于气瘿的论述。其症状是"颈下皮宽，内结突起，膇膇然亦渐长大"。其病因为"气结所成"。《圣济总录》论述本病有"咽喉噎塞"的压迫症，并认为本病好发于妇女。《三因极一病证方论》和《外科正宗》都认为本病肿块可随着情志的变化而增大和缩小。《圣济总录》对气瘿的不同阶段和并发症有不同的治疗。历代中医外科古籍都将瘿病作为一个重点进行研究，其临床治疗的方药，大多有含碘的海藻、昆布等及动物类甲状腺组织。

西医学认为单纯甲状腺肿是由于缺碘，以及甲状腺素合成酶缺陷，而引起代偿性甲状腺增生。这与中医学应用海藻、昆布、动物靥治疗气瘿是一致的。

高碘性甲状腺肿最早发现于日本北海道沿海地区的居民，他们长期食用含碘丰富的海藻、海带，引起了高碘性的地方性甲状腺肿。我国卫生部门在对本病的广泛调查和积极防治过程中，发现了我国沿海地区和饮用近海深井水的地方，甲状腺肿大率均明显增加。由此提出，甲状腺肿可由高碘饮食引起。说明了过去多用含碘药物治疗本病的做法是片面的，这对中医药辨证施治本病也是一个很好的启示。

【病因病机】

1. 饮食不节 碘缺乏，由于长期居住高原山区，饮用水缺乏碘，而患本病。《诸病源候论》指出："诸山黑水中，出泉流者，不可久居，常食令人作瘿病。"早在隋代巢元方等就已经对地方性甲状腺肿的流行病学进行了调查和分析。

地方性甲状腺肿流行范围很广，患病人数较多，千百年来一直就是危害人类健康的主要流行病之一。世界上很多山区都有地方性甲状腺肿，如安第斯山脉、新几内亚中部和瑞士，都有地方性甲状腺肿发生。这是由于饮水碘缺乏，使甲状腺激素生成减少，并为垂体所感知，分泌促甲状腺激素(TSH)增多，以期提高腺体对血浆碘化物的摄取效能。甲状腺竭力为满足激素生成所需的每日 60～120μg 碘化物，无论来自食物或激素降解的碘，凡进入血流的碘，几乎皆为甲状腺所摄取。与此同时，甲状腺的增生与肥大亦随之发生，而发生甲状腺肿改变。

除缺碘外，多种食物可引起甲状腺肿，有些食物如中非食用的木薯及我国的卷心菜、大头菜、油菜籽等，在体内经过水解后，可产生硫氰酸盐。硫氰酸盐化合物能抑制碘的有机化，使甲状腺素合成受阻，因而引起甲状腺肿。食物引起甲状腺肿的流行往往具有季节性，只有大量食用这些食物时，才会造成流行。

饮水被细菌污染也可以引起甲状腺肿，这可能是细菌及其代谢产物有致甲状腺肿的作用。某些微量元素对甲状腺也有一定的影响，有人认为钴能促进甲状腺激素的合成，钙和镁可以抑制碘的吸收，氟和碘在体内有拮抗作用，锰能促使甲状腺肿大。因此，饮水中锰、钙、镁、氟含量高时，钴缺乏时可以引起甲状腺肿。

经常摄入超过生理量的碘造成的甲状腺肿大称高碘性甲状腺肿。碘是合成甲状腺激素的原料，小量的碘有利于甲状腺激素的合成，但大剂量的碘能抑制腺体内碘的有机化，使甲状腺激素合成和释放反而减少，刺激垂体分泌 TSH 增加，使甲状腺增生肿大。

上述引起甲状腺肿的病因不同，但其致甲状腺肿的机制可能是相同的。中医学对这一病理机制论述过于笼统，而缺乏明确的分析。根据上述理论，由饮食不节所致的甲状腺肿，大致是因为这些致病饮食进入胃肠后，可损伤脾胃气机，肝气亦随之克伐脾胃，而产生痰气；这种痰气病理产物气多于痰，气主升，气夹痰邪循足太阴脾经和足阳明胃经上升至结喉部位，而产生气瘿病变。

2. 先天不足与冲任失调　肾为先天之本，本即生殖细胞、种质细胞。由于胚胎发育及遗传因素等，致使甲状腺缺乏甲状腺激素合成所必需的某些酶，造成甲状腺激素的相对不足，而刺激垂体分泌更多的 TSH，使甲状腺增生肥大。

由于青春期发育、哺乳、月经及外伤等易于耗伤气血，需要大量的精气血物质，肝藏血、肾藏精，精血可相互转化，故可致使肝肾亏损出现冲任不调的病理现象。素体阳虚患者，易感六淫寒邪，往往出现太少合病，外寒可直接损伤肾气肾阳，亦可导致冲任失调。冲任起于少腹中极穴下，沿腹、胸正中线直上抵达咽喉；督脉其少腹直上者亦可入喉。若冲任失调、精气血亏损，则精血不养肝而产生气滞、气郁；气亏则不能化气利水而生成痰，以致痰气互结于结喉部，而发生甲状腺肿大。

3. 情志不遂　情志不遂一般为气瘿的继发因素，在气瘿的病理过程中，由于外界因素及疾病的本身因素，可产生情志不遂的病理变化。肝经循喉，脾经夹咽，气郁伤肝，思虑伤脾，以致郁气郁痰内生，结于咽喉而加重本病。故肿块有可随喜怒而消长的临床特征。

除此以外，有些药物如二硫氰酸盐、过氯酸盐、对氨水杨酸、保泰松、间苯二酚、四环素、秋水仙素、磺胺类、硫脲类及碘化物等，都能不同程度地抑制甲状腺激素的合成，而发生甲状腺肿大。

【辨病】

1. 临床表现

(1)症状与体征

1)地方性甲状腺肿，早期为甲状腺弥漫性肿大，日久可形成结节。漫肿或结节都可随吞咽动作上下移动。肿块质地柔软，表面光滑，但在广泛钙化时，可质地坚硬。肿块长大，尤其是向胸骨后发展时，则出现各种压迫症状。压迫气管，引起呼吸困难和咳嗽；压迫食管，引起吞咽困难；压迫上腔静脉，出现头面部和上肢瘀血浮肿；压迫喉返神经，引起声音嘶哑。若甲状腺腺体内坏死、出血，则增大、疼痛。甲状腺功能正常或呈减退趋势。失代偿的患者可畏寒、乏力，甚至出现黏液性水肿。婴幼儿可发生矮小、智力低下等克汀病。可并发甲亢，尤其是结节型甲状腺肿。凡腺体突然增大，结节变硬，表面不平，有浸润症状，颈部淋巴结肿大者，应考虑癌变的可能。

2)散发性甲状腺肿，多见于青春期女性，甲状腺轻度弥漫性肿大，质软，不痛，很少有压迫症状。临床上可因病因不同而有差别：甲状腺激素需要量增加引起者，多发于青春期、妊娠期、哺乳期和绝经期的妇女；甲状腺激素合成酶缺陷的患者，较少见，常出生后即有，且多有家族性。

3)高碘性甲状腺肿，女性发病率高于男性，发病高峰在 11～25 岁。甲状腺为双侧轻度弥漫性肿大，质地稍韧；多无自觉症状，个别患者有颈部紧压感。

(2)实验室检查

1)X 线检查：轻度甲状腺肿，X 线下无明显异常改变。在甲状腺压迫气管时，X 线检查对于有无气管狭窄和气管软化有重要诊断价值。钙化腺体X线形态可分五种:块状、点状、环状、条状和广泛性钙化,以块状阴影多见。胸内甲状腺在X线下可见纵隔有圆形边缘整齐的阴影。坠入性胸内甲状腺,透视下尚可发现肿块随吞咽动作上下移动。

2)同位素检查:同位素扫描示甲状腺增大或有变形,放射性分布不均匀。甲状腺摄^{131}碘高峰可前移。

3)T_3、T_4和TSH的测定:这些测定值多正常。代偿型可有T_4低而T_3正常或相对较高。T_3/T_4比值加大,TSH升高,仍可维持正常甲状腺功能。失代偿型,T_3、T_4和TSH值降低。

2. 诊断要点

(1)地方性甲状腺肿

1)居住在地方性甲状腺肿流行区。

2)甲状腺肿大超过本人拇指末节或有小于拇指末节的结节。

3)甲状腺摄^{131}碘率呈碘饥饿曲线可作为参考指标。

4)可分三型:弥漫型,甲状腺均匀性肿大,摸不到结节;结节型,可摸到一个或多个结节;混合型,在弥漫肿大的甲状腺上,可摸到一个或多个结节或巨大结节。

(2)散发性甲状腺肿

1)青春发育期、妊娠期、哺乳期和绝经期引起的甲状腺肿大。

2)有长期服用抑制甲状腺药物的病史。

3)先天性碘摄取功能障碍者,甲状腺摄^{131}碘很低;先天性甲状腺激素合成酶缺陷者,多见有家族性。

(3)高碘性甲状腺肿:主要发生在近海地区的地方病。

3. 鉴别诊断 散发性甲状腺肿和轻度自身免疫性甲状腺炎应互相区别,进行甲状腺自身抗体检查或活组织检查方能作出正确诊断。

【辨证】

依据本病的病因病机和临床分类及表现,可分为脾胃气滞证、脾胃湿热证、肝肾不足证和肝脾气滞证。

1. 脾胃气滞证 多为单纯性地方性甲状腺肿,症见甲状腺弥漫性肿大或有结节。脾土生肺金,若脾胃痰气迫肺,可有呼吸困难和咳嗽等宣发肃降失司及升降失调等见症。苔白微腻,脉滑。

2. 脾胃湿热证 此证相当于由非缺碘饮食、饮用水及药物所致的甲状腺肿瘿病。由于这些物质多质重而浊,很容易使脾胃产生湿热痰邪。患者可有纳差、腹胀、胸闷等症状。舌苔微黄腻,脉濡数。

3. 肝肾不足证 此证多见在青春发育期、哺乳期等发生甲状腺肿大及先天性甲状腺素合成酶缺陷的患者。可伴有头昏、耳鸣、腰酸痛、经期延长,或发育不良等症状。舌苔薄,舌质淡,脉细。

4. 肝脾气滞证 以上各型在发病过程中,若因情绪活动失常,如忧思、郁怒,都可损伤肝脾,导致气郁痰郁,使瘿病症状加重。故此型主要特点是气瘿肿块可随喜怒而消长。可伴心烦、易怒、失眠、口干、口苦等症状。舌苔薄黄微腻,舌质红,脉细弦数。

【治疗】

1. 内治法

(1)辨证论治

1)脾胃气滞证:治宜理气消瘿,化痰散结,佐以调理脾胃。方选四海舒郁丸合二陈汤加减。因为此型为缺碘引起,可加大方中含碘药物的用量。如合并呼吸困难,加杏仁、桔梗、瓜蒌以宣降肺气;若合并吞咽困难,可加厚朴降气,加马勃和藏青果清利咽喉;若合并声音嘶哑,可加木蝴蝶、僵蚕、射干、远志等开咽利喉药;若合并有胀痛,加白花蛇舌草、半枝莲、橘核等行气化瘀解毒。

2)脾胃湿热证:治宜健脾燥湿,清热解毒。方选除湿胃苓汤。此证气瘿因湿热邪毒阻滞气机而成,故病虽发于上部,却根源在于中焦,故治在中。方中可加升麻,既可引药上行,散风清热,又可清阳明胃经之热。湿热蕴久可生痰、生毒,故可加半枝莲、连翘、蒲公英、板蓝根清热解毒,加川贝母、胆南星等化痰散结。

3)肝肾不足证:治宜补益肝肾,调摄冲任。方用二仙汤合四物汤。视症状可加海藻、昆布、牡蛎、海蛤壳以消瘿化痰,也可加香附、浙贝母以行气化痰。

4)肝脾气滞证:治宜疏肝理脾,化痰散瘿。方用逍遥散合二陈汤。可加百合、合欢皮、夜交藤安神;加土鳖虫、丹参、鬼箭羽活血化瘀;根据临床情况也可加用海藻、昆布等化痰消瘿。

(2)成药验方

1)根据不同证型,选用配服成药,如逍遥丸、益母草丸、乌鸡白凤丸、六味地黄丸等。

2)牛蒡子根研末,做成蜜丸,每次服 10g,1 日服 3 次。

(3)西药治疗

1)地方性甲状腺肿,碘化钾每日口服 1mg,连服 3 个月为 1 疗程;甲状腺素片,每天60~180mg,连服 15 天,休息 5 天为 1疗程,一般连续治疗 1 年左右。

2)散发性甲状腺肿,口服甲状腺素片同地方性甲状腺肿。

3)高碘性甲状腺肿,也可以给予少量的甲状腺素,以促使其更快恢复。

2. 针灸疗法　取穴大杼、甲状腺周围、合谷,强刺激,不留针。每天 1 次,15 天为 1 个疗程。

3. 外治法　0.66%碘酊甲状腺内注射法,主要适用于无纤维化、钙化的结节型和混合型甲状腺肿。每次 0.5~2ml,结内注射,每周 1 次。要注意预防感染和损伤神经。

4. 手术疗法　地方性甲状腺肿,有较大结节,或有恶变可能,或出现压迫症状,或伴甲状腺功能亢进者,应行甲状腺次全切除术。

【预防与护理】

1. 地方性甲状腺肿应坚持长期补充足够的碘,如碘化食盐法(加碘化钾,比例为万分之一到十万分之一)。或经常食用海带等海产品。

2. 散发性甲状腺肿,应补充一定的甲状腺素,或经常食用动物甲状腺器官。

3. 高碘性甲状腺肿患者,应停用高碘饮食。

4. 施行手术或甲状腺内注射后,应观察伤口有无渗血,有渗血应行止血术。并观察生命体征情况。

5. 正确认识疾病,做到心情舒畅。

【古籍选粹】

《普济方·瘿瘤门·气瘿》　夫瘿之初结者,由人忧虑,志气常逆,蕴蓄之所成也。又饮沙石流水,毒气不散之所致也,皆是肺脾壅滞,胸膈否涩,不得宣通,邪气搏颈,故令渐渐成瘿。宜早疗之,便当消散也。

白前汤,治气瘿初作。白前、昆布,厚朴、杏仁、陈皮、制附子、海藻、法半夏、甘草各一两,小麦三合。右锉如麻豆。每服三钱，水一盏半，生姜一片，枣一大枚，拍碎，煎至八分，去渣，食后温服，日三次。

必效主气瘿方。白头翁半两，昆布十分，海藻七分，通草七分，玄参、连翘各八分，桂心三分，白蔹六分。右捣筛为末，炼蜜和丸如梧桐子大。每服五丸，用酒调服。忌蒜面、猪肉、鱼及生葱等物。

紫苏膏，治咽喉气噎塞成气瘿。紫苏子、肉桂、大黄、当归、干姜各半两，陈皮一两，蜀椒一分，猪脂八两。右㕮咀，如麻豆大。先以水六碗，煎至二碗，绵滤去渣，以猪脂白煎成膏，取涂瘿上，日夜各一次，以瘥为度。忌生葱。

昆布丸，治气瘿初结，喉中壅闷，不治即渐肿，宜服此。昆布、诃黎勒皮、槟榔各一两，松萝半两，干姜半两，桂心半两，海藻一两，木通二两。右为末，炼蜜和丸如梧桐子大。每于食前，煎好酒服下二十丸。

【现代研究】

1. 甲状腺与碘的现代研究　甲状腺激素的本质是碘化酪氨酸，碘是合成甲状腺激素的必需原料。因此，碘和甲状腺间有密切关系。正常人体含碘约 50mg，20%分布于甲状腺，50%分布于肌肉，10%分布于皮肤，骨骼约占 60%。碘在甲状腺组织中的浓度比起身体其他器官和组织中的浓度要高出数千倍，可见碘对甲状腺有非常重要的意义。正常人每天需要碘 100～150μg，最低需要量为 50μg。有些情况如青春期、产褥期、寒冷等应急情况下，碘需要量增加。人体碘的来源，主要是食物和饮水，某些特殊情况下，可由皮肤和肺进入机体。食物中的有机碘和元素碘，在肠道内迅速还原为无机碘，而后进入血液。进入血液的碘能迅速为甲状腺所摄取，并迅速被转化为有机碘，结合在滤泡胶质。甲状腺每天以甲状腺激素的形式和以少量的无机碘的形式向血液内释放一定量的碘，其摄取和释放量一般情况下是平衡的。人体排泄的碘量，随摄入碘的多少而有很大的变化。正常情况下，其量很少，每天平均为 100～150μg，它包括甲状腺素及其降解产物和未被利用的无机碘。除少量碘可经汗液、唾液和乳汁排出以外，碘的主要排泄途径是肾脏。流经肾小球的血浆无机碘几乎全部经肾小球滤出，其中绝大部分在近端肾小管被重吸收，余下的随尿排出。

2. 临床研究

(1)辨证论治：任宏伟运用中医辨证施治，将本病分为痰气郁结和火盛伤阴两型。痰气郁结证治以理气解郁、化痰软坚，用四海舒郁丸合消瘰丸加味。药用：海藻，海蛤粉，昆布，青皮，香附，生牡蛎，浙贝母，柴胡，桔梗，夏枯草，玄参，莪术，佛手，黄药子。火盛伤阴型，治宜滋阴清火，化痰软坚，用消瘿丸合玉女煎加减。药物：玄参，浙贝母，昆布，香附，白芷，黄药子，熟地，麦冬，海藻，生石膏，夏枯草，莪术，陈皮。以上两证均配合云南白药外敷治疗，共治本病 66 例，结果：治愈 43 例，有效 13 例，无效 10 例，总有效率为 84.90%。

(2)专方治疗：李佩洲等用自拟消瘿汤，药用：海藻、生牡蛎各 30g，夏枯草、生晒参(炖)各 10g，牛蒡子 12g，三棱 10g，郁金、玄参各 15g。伴五心烦热，加鳖甲 20g；口苦，舌苔黄，加丹皮 12g。同时配合服用甲状腺片 40～120mg/d，分 3 次口服。对照组：用甲状腺片 40～120ml/d，分 3 次口服。两组均治疗 2 个月为 1 疗程。随机分治疗组 50 例，对照组 25 例。结果：痊愈：治疗组 46 例，对照组 10 例；有效：治疗组 4 例，对照组 15 例。两组痊愈率经 χ^2 检验 $P<0.01$，疗效有极显著性差异。吕志刚用消瘿汤(海藻，昆布，夏枯草，木香，桔梗，玄参，三棱，浙贝母，莪术，生牡蛎，炮穿山甲)治疗本病 97 例，结果痊愈 64 例，显效 17 例，有效

7例，无效9例，总有效率为90.70%。方明用千金内托散（党参，黄芪，当归，厚朴，川芎，桔梗，防风，白芷，甘草）治疗本病32例，结果消失23例，明显缩小10例，无效4例。孙守华用消瘿丸（香附，玄参，紫草，夏枯草，贝母，干姜，丹参，白芷）治疗本病60例，治愈42例，有效15例，无效3例，总有效率为90.50%。

（3）中西医结合治疗：夏治泰等采用中西医结合的方法治疗本病。具体方法为：碘化油胶丸口服，每年1次。中药用海藻、昆布、浙贝母、青皮、海浮石、半夏、生牡蛎、海蛤粉、香附、柴胡、枳壳、黄药子，每日1剂，10天为1个疗程，一般3～4疗程。外用仙人掌捣成泥浆调米醋外涂甲状腺肿区，7天为1疗程，一般2～3个疗程。治疗177例，痊愈15例，有效43例，无效2例，总有效率为98.20%。

（4）针灸治疗：韩国瑞用针灸治疗本病。选穴：人迎，水突，扶突，天突，阿是穴。配穴：合谷，曲池。手法：平补平泻。治疗102例，痊愈78例，有效24例，有效率为100%。

3. 实验研究　王立琴用自制消瘿膏（生半夏，黄药子，乳香等）对甲状腺肿动物模型进行治疗实验，结果表明，外敷消瘿膏与西药甲状腺素片作用近似，可以显著减轻甲状腺重量，使甲状腺细胞由增生状态恢复到正常状态，并能调整甲状腺功能，纠正血清低 T_4 水平。

【述评】

气瘿是临床上的常见病和多发病。从现代医学科学分析来看，其病因既有缺碘性，也有高碘性，以及食物因素和生理需要因素、遗传因素等。所以传统以理气化痰消瘿，用含碘药为主的治疗方法，显然有片面性。特别是高碘性甲状腺肿如应用含碘类中药治疗，则会更加使病情严重。

传统的中医把含碘的中药理解为化痰消瘿气之泻药，而实际上这类药物是补碘的药物，因此，只有在缺碘的情况下才能使用，用之才能起到化痰消瘿气的作用。

气瘿虽然是甲状腺的良性肿胀和肿块性病变，但是由于其肿块的增大而产生的压迫症状，以及甲状腺激素紊乱出现的甲亢症、甲状腺功能低下症，甚至肿块恶变等，这些应该引起我们高度的重视。因此，本节根据古代治疗气瘿的经验，并结合现代医学科学研究的认识，把气瘿的辨证论治分为四种证型，虽然比较切合当今的临床，但还需要在实践中进一步总结提高。

【参考文献】

1. 白耀. 甲状腺病学. 北京：科学技术文献出版社，2004：327-328

2. 任宏伟. 中药辨证施治地方性甲状腺肿66例临床效果观察. 地方病通报，1992，7(4)：91

3. 吕志刚. 消瘿瘤汤治疗单纯性地方性甲状腺肿大与甲状腺瘤129例. 内蒙古中医药，1994，13(4)：9-10

4. 方明. 用千金内托散治疗地方性甲状腺肿临床观察报告. 中医杂志，1984，25(3)：35-36

5. 孙守华. 消瘿丸治疗地方性甲状腺肿60例临床观察. 中国地方病学杂志，1995，14(1)：41

6. 夏治泰，夏振华. 中西医结合治疗地方性甲状腺肿177例临床报告. 中国地方病学杂志，2000. 19(4)：320

7. 韩国瑞. 针刺治疗单纯性甲状腺肿102例临床报道. 中国针灸，1988，8(4)：249-250

8. 王立琴. 外敷消瘿膏治疗甲状腺肿临床观察及实验初步研究. 中医杂志，1993，34(3)：153-155

9. 洪玫. 地方性甲状腺肿和地方性甲状腺疾病. 地方病译丛，1992，13(1)：40

10. 王庆浩，杨淑改. 单纯性甲状腺肿中医治疗概况. 甘肃中医，2001，14(5)：8-9

11. 李佩洲，孙艳淑，郭爱菊，等. 中西医结合治顽肿单纯性甲状腺肿大疗效观察. 辽宁中医，1999，26(8)：367

第三节　肉　　瘿

肉瘿是生于颈前瘿囊内的肿块，这肿块可随吞咽上下活动。相当于西医学良性甲状腺肿瘤，包括了甲状腺腺瘤、结节性甲状腺肿和甲状腺囊肿。本病多发于20～40岁的青壮年女性。

肉瘿最早在《三因极一病证方论》一书中已有记载，以后很多书籍虽载有肉瘿病名，但在病因病机、症状和诊断学上没有论述。直至《医宗金鉴·外科心法要诀》才对本病的病机作了阐明，本书认为"脾主肌肉，郁结伤脾，肌肉浇薄，土气不行，逆于肉理，致生肉瘿"。

【病因病机】

本病的病因多因肝脾肾失调，或湿痰内生，或外感寒痰邪毒，以致气滞、气结、痰凝、气血瘀滞，化火化毒而发生。

1. 阳虚寒痰凝滞　患者素体肾气虚，气化不利；阳气虚，易感寒湿之邪，以致冲任二脉不利，寒痰湿浊因而凝滞于颈喉。因寒痰凝滞的病理过程较长，化热化毒不明显，肿块小而增长缓慢，故一般无自觉症状。

2. 肝郁脾土滞结　肝属木，脾属土。正常情况下肝气协助脾土运化和疏升。若情绪郁闷，则气机郁结，而脾土壅滞。另外，若患者素体脾虚，而又饮食不节，以致脾气呆滞，土气壅反克肝木。二者都可以形成肝郁脾土滞结症，则运化失司，水反成湿，谷反成滞，湿痰与滞气内生，结于颈喉而成本症。

3. 气郁化火生毒　主要由于素体肝肾精血不足，阴阳失衡。阴血不能柔肝养肝，易于郁怒，此气郁特别易于化火，火邪煎熬津液成痰，毒热瘀痰，结于颈喉。若火毒迫血妄行，可合并囊内出血或坏死。火邪内扰可成甲状腺中毒症或甲亢症。此外，因阳虚寒痰凝滞或肝郁脾土滞结，久之亦可生成火毒，但因脾肾阳气不足，故火毒症状没有本证明显。

4. 气滞血瘀　上述病因都可形成气滞。气是运行血的动力，故气滞则血瘀。气是无形的物质，属阳，血是有形的物质，属阴，故气血凝滞的肿块，在形态上来说是坚硬、韧实、活动度较差的。且因阴阳合病，即形态和功能上都发生病变，故易于恶变。

【辨病】

1. 临床表现

(1)症状与体征

1)甲状腺腺瘤：多发生于20～40岁的青壮年，40岁以后发病逐渐减少。多数患者无自觉症状，往往无意中发现颈前肿物。肿瘤多为单发，圆形或椭圆形，表面光滑，边界清楚，质地韧实，和皮肤无粘连，无压痛，可随吞咽上下活动。肿瘤直径一般在1cm左右或乒乓球大小，巨大者少见。巨大瘤体可产生邻近器官受压征象，但不侵犯这些器官。有时因出血瘤体会突然增大而伴有胀痛。有些肿块会逐渐吸收而缩小。有些可发生囊性变。有些因钙化而使瘤体坚硬。有些可以发展为功能自主性甲状腺腺瘤。有些可引起甲状腺功能亢进。若肿瘤迅速增大且活动受限，肿瘤表现硬实而粗糙不平，出现声音嘶哑和呼吸困难，以及颈部淋巴结肿大，则应当考虑有恶变的可能。

2)结节性甲状腺肿：又称功能自主性结节性甲状腺肿。患病的甲状腺不受TSH(促甲状腺激素)的影响，能自主地合成，储存和分泌甲状腺激素，并能抑制垂体TSH的分泌。本病多见于女性。多发于较大年龄的患者。患者往往有长期甲状腺结节的病史，早期多无症状，或仅有轻微的心慌、消瘦、乏力。患者可表现不同程度的甲状腺中毒症状，但一般无突眼症，约一半以上患者有甲亢症状，个别可以由无症状而突然发生甲状腺危象。

3)甲状腺囊肿：本病不是一个单一的疾病，大多数可由单纯性甲状腺肿、结节性甲状腺肿和甲状腺瘤退变而来。只有少数囊壁为鳞状上皮的囊肿，有些也可能是甲状腺癌的囊性变，但是甲状腺囊肿也可以发生癌变。

根据内容物性质，甲状腺囊肿可分为胶性囊肿、浆液性囊肿、坏死性囊肿、出血性囊肿和混合性囊肿。

甲状腺囊肿多为柔软的结节，触诊有囊性感；当内容物较多而囊内压力较高时，也可很坚实。

(2)实验室检查

1)甲状腺腺瘤：各项功能检查多正常。甲状腺同位素扫描多为温结节，也可为热结节或冷结节。颈部X线检查，若瘤体巨大，可见气管受压或移位，部分瘤体内可见钙化影像。甲状腺淋巴造影显示网状结构中有圆形充盈缺损，边缘规则，周围淋巴结显影完整。

2)结节性甲状腺肿：甲状腺同位素扫描大多为热结节。血清 T_3、T_4 和血清蛋白结合碘可以正常，也可以升高。

3)甲状腺囊肿：超声波检查可探及囊内容物性质。同位素扫描多为冷结节，也可表现为温结节。

2. 诊断要点

(1)甲状腺腺瘤

1)颈前单发，少数可多发，圆形或椭圆形肿块，表面光滑、韧实、活动。

2)甲状腺功能检查正常。

3)颈淋巴结不肿大。

(2)结节性甲状腺肿：多发于年龄较大的中年女性，有长期的甲状腺结节病史。

(3)甲状腺囊肿：由单纯性甲状腺肿、结节性甲状腺肿、甲状腺瘤退变而来。肿块触诊有囊性感。

3. 鉴别诊断　甲状舌骨囊肿：位于颈前中线或其附近，由于和舌骨相连，也可随吞咽而活动。可作伸舌试验，若随舌的伸缩而上下移动，则为甲状舌骨囊肿；甲状腺腺瘤、甲状腺囊肿不能随舌的伸缩而上下移动。

【辨证】

1. 阳虚寒凝证　肿块较小，质地韧实，表面光滑，活动性好，无疼痛，无自觉症状。患者平素较怕冷，易感风寒，纳食较差，大便溏软。舌苔白、舌质淡，脉细或沉细。

2. 肝脾郁结证　肿块较大，按之坚实而有囊性感，尚能随吞咽活动上下运动，肿块有胀痛感。伴性情抑郁、纳差、胸闷、胁胀、腹胀。舌苔微黄腻，舌质淡红，脉濡细数。

3. 气郁化火证　症见肿块胀痛明显，有压痛。伴心慌、乏力、消瘦、口苦、心烦、易怒，或有低热。舌苔薄黄，舌质红，脉弦数。

4. 气血瘀滞证　肿块可钙化或开始恶变而变得很坚硬，表面粗糙不平，活动度受限，肿块有胀痛感。可伴声音嘶哑、呼吸困难、吞咽不利。舌苔少，舌质黯红或有瘀斑，脉弦涩。

【治疗】

1. 内治法

(1)辨证论治

1)阳虚寒凝证:治宜温阳散寒化痰。方选阳和汤加减。可酌加香附、浙贝母、法半夏、马兜铃、丹参、郁金、白前等。又阳虚寒邪可入里,形成沉寒,故可加细辛以散肾经寒邪。

2)肝脾郁结证:治宜疏肝理脾,化痰散结。方选逍遥散合二陈汤。选加海藻、昆布、海蛤壳、夏枯草、厚朴、橘核、枳壳、川贝母、猫爪草、郁金、丹参,车前子、杏仁等。

3)气郁化火证:治宜清火解郁。方选开郁散加减。可酌加龙胆草、栀子泻肝胆之火;黄柏、知母泻肾火,黄芩泻肺火,黄连泻心火。加养阴凉血之品如生地、玄参、石斛、赤芍,牡丹皮,加减寒软坚之品牡蛎、海藻、昆布,加解毒药如蒲公英、半枝莲、肿节风等。

4)气血瘀滞证:治宜行气活血,化痰散结。方用海藻玉壶汤加减。可加土鳖虫、穿山甲、鬼箭羽、制乳没以加强化瘀,加橘核、荔枝核、槟榔、枳实以加强理气,加半枝莲、白花蛇舌草、山豆根、蒲公英、十大功劳以加强解毒。

以上辨证论治为临床上一般规律,具体应用时,应根据临床特点灵活变通,有的需要数法合用。另外尚可加入一些疏风解表化痰之药,或根据水湿代谢的原理,应用脏腑辨证的观点,进行系统性调节,以消痰散结。对于出现的甲状腺中毒症和甲亢症,更需进一步审症求因,科学和全面地辨证施治。

(2)成药验方

1)小金丸(水蜜丸),每次 6g,每日 3 次。

2)西黄丸,每次 2 丸,每日 2 次。

3)藻草丸,海藻与生甘草 2∶1 的比例,共研末,水泛为丸,如绿豆大小,每次 15～30g,每日 2～3 次。这是利用二者药性相反,达到消除皮里膜外的痰结肿块的目的。应用时应注意有可能出现的副作用。

4)甲瘤 1 号:当归 30g,丹参 15g,黄药子(先煎)6g,夏枯草 12g,生牡蛎 30g,昆布 12g,海浮石 60g。浓煎成 300ml,每次服 100ml,1 日服 2 次。本方亦可制成药丸,比例同上,共研末为丸,每服 9g,日服 2 次。

5)甲状腺腺瘤合并囊内出血及感染,可用下方加减:大青叶 10g,紫草 10g,仙鹤草 10g.黄连 6g,牡丹皮 10g,夏枯草 10g,蒲公英 30g,连翘 15g,大黄 6g。水煎服,日服 1 剂。

(3)西药治疗:抗甲状腺药物治疗效果很差,一般不用,只作为手术或放疗前后的辅助用药。

2. 针灸治疗

(1)取定喘穴,隔日针刺 1 次,连针 15 次。

(2)沿甲状腺周围针刺,强刺激,不留针,1 日或隔日 1 次,连针 15～30 天。

3. 外治法

(1)敷贴疗法:以乌梅、甘遂比例 2∶1,共研末,每 30g 混合末加入麝香 0.05g,用醋调糊,敷贴于患处,1 日 1 次,连用 1～2 个月。

(2)萎缩疗法:浆液性或胶性单纯性甲状腺囊肿,可以穿刺抽出其内容物,而后用硬化剂或碘酊反复冲洗,亦可注入泼尼松龙,可使囊肿萎缩。

4. 手术治疗 手术是最有效的治疗方法。无论肿瘤大小,现在多主张作患叶切除或腺叶次全切除,不主张作单纯腺瘤摘除。这是因为:①临床上甲状腺瘤和某些甲状腺癌,特别是早期癌难以区别,摘除术易导致复发和转移,再次手术效果往往欠佳,或失去根治机会。②约 25%的甲状腺瘤为多发性腺癌,临床往往仅能查到一些大的瘤体,单纯甲状腺摘除术则会遗留小的瘤体,日后再发机会多。③部分良性肿瘤可以恶变。所以更不宜单纯肿瘤摘除术治疗甲状腺腺瘤。手术同时要探查同侧腺叶周围淋巴结,有恶变可疑者,送病理检查。

从中医角度来看，局部肿瘤的发生是整体失调的表现，依靠切除并不是唯一有效的方法。所以可以首选辨证综合治疗。若肿瘤迅速增大，有压迫症状，或伴有甲亢症等可行甲状腺次全切除术或囊肿摘除术。

【预防与护理】

1. 山区、高原地区应注意食用含碘食盐并多食海洋食物。

2. 注意保持心情舒畅，忌恼怒。

3. 肿块生长较快时，宜及时检查，以除外恶变。

4. 作次全切除术时，要包括瘤体深处的全层甲状腺组织，适当保留上下极，以防止遗留肿物而复发。术后应注意伤口有无渗血等。

【古籍选粹】

《医宗金鉴·外科心法要诀》：瘿有五种，肉色不变者，为肉瘿；……脾主肌肉，郁结伤脾，肌肉浇薄，土气不行，逆于肉理，致生肉瘿、肉瘤。宜理脾宽中，疏通戊土，开郁行痰，调理饮食，加味归脾丸主之。

《杂病源流犀烛·颈项痛源流》：皮色不变曰肉瘿，宜人参化瘿丹：海带、海藻、海蛤、昆布四味俱焙，泽泻（炒）、连翘、猪靥、羊靥、人参。

【现代研究】

1. 病理研究　甲状腺良性肿瘤中，滤泡性原瘤占绝大部分，其他腺瘤如涎腺型肿瘤、腺脂肪瘤等则很少见。滤泡性腺瘤是一种最常见的甲状腺良性肿瘤，从滤泡细胞分化而来。病理：肿瘤多为单发，大小不一，直径多在1～3cm，偶尔可重达数百克，实性，包膜完整，瘤内组织结构比较一致，其形态与周围邻近的甲状腺组织界限分明，可压迫周围的甲状腺组织。体积较大的腺瘤可出现退行性变，如出血、水肿、纤维化、钙化、骨化和囊性变。但与增生性结节比较，发生退行性变的机会较少。组织形态上，根据滤泡细胞的大小、滤泡的存在以及细胞质多少的程度，滤泡细胞腺瘤可被分为小滤泡型、正常滤泡型、大滤泡型和梁状/实性等几个亚型。

2. 临床研究

（1）辨证论治：艾儒棣辨证分型为四型：①气滞痰凝型：治以疏肝行气、化痰散结为法。方用四逆散合二陈汤加减。②肝阳上亢型：治宜疏肝泻火、化痰散结为法。方用丹栀逍遥散合二陈汤加减。③气滞夹瘀型：治宜疏肝行气、活血散结为法。方用逍遥蒌贝散加减。④血瘀毒聚型：治宜活血化瘀、解毒散结为法。方用海藻玉壶汤加减。

（2）专方治疗

1）张志洪运用消瘿合剂治疗甲状腺腺瘤，消瘿合剂：黄芪30g，党参15g，白芍12g，玄参15g，北沙参15g，夏枯草30g，海浮石30g，白芥子12g，象贝母12g，制香附12g，土茯苓30g。治疗甲状腺腺瘤103例，其中痊愈25例，显效29例，有效30例，无效18例，复发1例，总有效率为81.56%，治愈率为24.27%，其中腺瘤14例，囊腺瘤11例。

2）李士超运用穿山甲治疗肉瘿12例，方用：炒穿山甲10～30g，生牡蛎30g，玄参30g，浙贝母10g，青皮10g，炒白芥子10g。每日1剂，水煎温服。经治肿块消失8例，明显缩小3例，无效1例，有效率91.6%。其中治疗时间最短者60天，最长者210天。

3）顾成中运用消瘿汤治疗肉瘿，消瘿汤药物组成：姜半夏10g，陈皮6g，炒白术10g，茯苓10g，海藻15g，昆布15g，甘草5g。辨证加减：如脾失升降，水湿内停，症见纳差便溏，苔白腻，脉濡者，宜加薏苡仁、山药；忧思伤脾，夜卧不宁者，酌加酸枣仁、远志、夜交藤；如肝失条达，肝气郁结，症见烦躁易怒，胸胁烦满，苔薄黄，加柴胡、郁金；若肝郁气滞，月经不调者，加益母草、仙茅、淫羊藿等调摄冲任。结果：痊愈 61 例，其中服药 1 个疗程痊愈 13 例，2 个疗程痊愈 28 例，3 个疗程痊愈 20 例；好转 28 例；无效 11 例。

(3)内外并治：许赞斌运用中药内服外敷治疗肉瘿，内服药为海藻玉壶汤加减：海藻 15g，陈皮 6g，浙贝母 15g，连翘 15g，煮半夏 12g，青皮 6g，独活 6g，川芎 6g，当归 6g，甘草 6g，海带 15g。水煎，分 2 次服。以上方为基本方，胸闷喜叹息者，为情志抑郁、肝失条达，加柴胡 12g，白芍 15g；眩晕者，为痰气交阻，加白芥子 12g，天麻 12g；舌紫黯者为久病血瘀，加蜈蚣 2 条，全蝎 6g；烦躁易怒、口苦、舌红者，为肝火炽盛，去独活、川芎，加黄芩 15g，龙胆草 12g；易汗消瘦者为气阴两虚，去独活、川芎、当归，加麦冬 15g，黄氏 15g。外敷药：自拟化结散：樟脑 15g，蒲黄 15g，天南星 2g，木香 2g，面粉 100g，米醋 50ml。取天南星、木香研细末与樟脑、蒲黄、面粉搅拌均匀，用米醋调成糊状外敷患处，每日 2 次，早晚换药。治疗结果：治愈 16 例，好转 13 例，无效 3 例，总有效率 90%。

【述评】

肉瘿虽大致属于良性甲状腺肿瘤的范畴，但也包括了一些介于良性和恶性之间者，或恶性病变者。古代文献对肉瘿的研究比气瘿少得多，特别是在证候学和病因病机方面论述更少。本病属于疑难病证，很难揭示其病因病机的规律。在西医学手术治疗的冲击下，其中医理论和辨证论治的研究进展相对缓慢。

本节摘选的有关西医学对本病的病理学及分类学的研究，提示了本病的保守治疗方法仍较重要。根据有关资料报道，本病手术后复发率较高，说明本病并非单一的组织学病变问题，包括多种因素，特别是系统因素，这也为开展应用中医药治疗本病提供了依据。中医学认为本病根本的问题是痰瘀互结，而痰瘀互结的病因和病机都比较复杂，各种原因引起的局部和全身病变都不相同，因而需要分出多种证型，才能避免过去论治本病的过于笼统，使辨证论治逐步完善。

【参考文献】

1. 白耀. 甲状腺病学. 北京：科学技术文献出版社，2004：339-340
2. 艾儒棣. 肉瘿(甲状腺瘤)辨证论治体会. 美中医学，2007，4(4)：47-49
3. 张志洪. 消瘿合剂治疗甲状腺瘤 103 例疗效分析. 江苏中医，1998，19(8)：29
4. 李士超，穿山甲治疗肉瘿 12 例小结. 甘肃中医，2002，15(2)：35
5. 顾成中. 消瘿汤治疗肉瘿 100 例. 河北中医，2000，22(1)：33
6. 许赞斌. 中药内服外敷治疗肉瘿 32 例. 福建中医学院学报，2002，12(1)：16

第四节 瘿 痈

瘿痈泛指甲状腺炎症。是由于化脓性细菌、病毒及各种理化因素和自身免疫反应等因素引起。临床上可分为急性化脓性、亚急性病毒性、慢性自身免疫性三种类型。各类型瘿痈除有局部症状外，多伴有不同程度的全身反应。各种瘿痈不仅起病缓急、病程长短不同，而且病因病机和临床表现也不相同。

中医古代文献没有瘿痈病名记载，而把瘿痈的病症混杂于气瘿、肉瘿和石瘿之中。另外在锁喉痈中也包含瘿痈有关内容。

【病因病机】

1. 外感风温、风热　风邪犯上，热性上炎，易于侵犯颈喉，以致局部经络阻塞，气血凝滞，而形成肿胀结块；不通则有疼痛；又邪热瘀阻，可以化热、腐肉、成脓；风热犯于肺卫，故有发热、乏力等表证可见。

由于放射线大剂量辐射，这种放射性的温热属性物质，可直接杀伤甲状腺组织，以致热毒壅滞于甲状腺组织之中，壅滞又可化热，而热毒炽盛，则邪热入血，故不仅有局部的肿胀、疼痛，而且可以毒邪内扰，耗伤气阴，损害脏腑。

2. 脾肾气虚，外感风痰　卫气根源于下焦，生发于中焦，脾肾气虚，则卫气不足，故卫外不固，而易于感受风热痰邪。另一方面，脾肾气虚则水湿不运，蕴而化痰。外感之风热痰与内生之湿痰相结合，搏于颈喉甲状腺而发生肿块和疼痛。又因素体阳气不足，故邪气凝滞不能从热而化而成结节；或阳气进一步损伤，出现阳虚证。但是极少数病例也可以化热，而出现气阴两伤。

3. 气阴两伤　因外感风温热邪或内伤感邪等均可以耗伤气阴。若素体偏于阳气虚，则成为阳气虚弱证，而出现阳虚生寒的机体能量代谢不足的甲状腺功能减退症。若素体偏于肝肾阴亏，则易成为阴虚火旺证，而多出现心火亢盛、肝胃火热的机体能量代谢过旺的甲状腺机能亢进症。

4. 寒痰凝滞　素体肾阳不足，易于外感寒痰之邪，或内因脾肾气化不利而内生痰邪，均可循经结于颈喉，而形成甲状腺的慢性结节性肿块。

【辨病】

1. 临床表现

(1)急性甲状腺炎：急性甲状腺炎是由多种细菌感染或辐射损伤引起的。最常见的是由化脓性细菌感染所致，也有不少由放射性元素引起。

1)急性化脓性甲状腺炎：多由化脓性细菌引起。感染途径可经血行、淋巴或邻近组织的化脓性病灶侵入甲状腺，或施行甲状腺穿刺而感染引起。局部症状为表面皮肤红、肿、热、痛，腺体肿胀，肿块的边缘不清楚。也可在甲状腺局部出现硬结性肿块，压痛不明显，严重者可以形成脓肿。可伴有发热、乏力、全身不适等感染症状。本病痊愈后很少引起甲状腺功能障碍。

2)急性放射性甲状腺炎：^{131}碘治疗甲亢过程中，有 4%～5%的患者会发生急性甲状腺炎。一般在急性辐射损伤后 2 周内发生。由于大剂量的辐射，使甲状腺组织水肿、充血，甚至甲状腺滤泡被破坏，而较多的甲状腺球蛋白释放入血液，出现全身和局部症状。局部表现为皮肤痒痛不适，有压迫感、咽痛、吞咽困难，甲状腺触痛明显。全身症状可有低热、乏力、心慌。重症放射性损伤可引起心悸、多汗、头昏、手颤等甲亢症状，甚至可导致甲状腺危象。

(2)亚急性甲状腺炎：又称之为病毒性甲状腺炎、肉芽肿性甲状腺炎。各种年龄都有发生，但以 20～50 岁为多见，女性占多数。常发生于流感和流行性腮腺炎之后，但一年四季均可发病。

本病发病较急，先出现发热、头痛、身体酸痛乏力、咽痛等全身性症状。由于甲状腺滤泡的破坏，过多的甲状腺激素释放入血，患者可出现烦躁不安、心慌、无力、多汗、手颤、消瘦等甲亢症状。心率加快和体温升高程度不成比例，这是本病的一个临床特点。另一个特点是甲状腺局部肿痛。甲状腺呈弥漫性肿大或结节性肿大，一般为轻度或中度肿大，质地硬，表面可不平，活动良好，局部皮肤无充血，表现为自觉疼痛、触痛和放射痛，可放射至下颌，同侧齿槽，耳后、枕、肩和胸部，说话、吞咽、转动颈部时疼痛加剧。周围淋巴结不肿大。上述症状持续 2～3 个月可逐渐缓解，少数患者可反复发作。经合理治疗，本病可痊愈，极少数遗留甲状腺功能异常。少数患者无典型症状，仅以甲状腺结节为主要表现，而往往误认为甲状腺肿瘤而行手术治疗。根据临床表现，本病又可分为急性期、缓解期和恢复期。

(3)慢性甲状腺炎：又称为桥本甲状腺炎、自身免疫性甲状腺炎、淋巴性甲状腺肿。本病为典型的自身免疫性疾病。本病的发生可能基于先天免疫监护功能缺陷，在某一特定条件下，产生甲状腺自身抗体，形成抗原抗体复合物，以致激活 K 细胞，使之产生细胞毒素，使甲状腺上皮细胞受到破坏，而造成自身免疫性甲状腺炎。

本病多发生于 35～55 岁，平均年龄约为 43.92 岁。多见女性。起病隐匿，发展缓慢，常无特殊感觉，而主要表现为甲状腺肿大，呈弥漫性，峡部更明显，硬度如橡皮样也可正常，表面光滑有结节，周围淋巴结不肿大。少数患者可合并甲亢，但本病最终发展为甲状腺功能减退者较多。本病在地方性甲状腺肿中发生率较常人高，本病也可合并甲状腺腺瘤，甲状腺癌，常可合并其他自身免疫性疾病。

(4)纤维性甲状腺炎：也称硬化性甲状腺炎、侵袭性纤维性甲状腺炎，多发于中年妇女，属于慢性甲状腺炎的范畴。

起病缓慢，初为小结节，甲状腺可以正常大小或稍增大。结节坚硬异常，无触痛。因和周围组织粘连而不随吞咽上下活动。当纤维组织侵袭到甲状腺以外器官时，即产生呼吸困难、声音嘶哑、吞咽障碍等压迫症状。本病一般无发热、乏力等全身症状。

2. 诊断要点

(1)急性甲状腺炎

1)急性化脓性甲状腺炎：局部甲状腺表面皮肤红、肿、热、痛，伴发热、乏力、全身不适。白细胞计数升高，核左移。同位素扫描甲状腺区可出现放射性分布稀疏图像。摄^{131}碘率和血清蛋白结合碘检查一般正常。

2)急性放射性甲状腺炎：有接触放射性物质的病史，一般在辐射损伤后 2 周内发生。

(2)亚急性甲状腺炎

1)具有上呼吸道感染和类似甲亢的全身症状。

2)甲状腺肿痛或有结节。

3)血清蛋白结合碘升高，而甲状腺摄^{131}碘率降低，甲状腺扫描有冷结节或影像稀疏不均，甚至不显影。

(3)慢性甲状腺炎

1)甲状腺弥漫性肿大，质韧；或有结节而表面不平(占 80%～90%)。

2)甲状腺球蛋白抗体和微粒抗体阳性(占 60%～70%)。

3)血清 TSH 升高(占 20%～30%)。

4)甲状腺扫描有不规则浓集或稀疏区(占 50%～60%)。

5)过氯酸钾排泌试验阳性(占 70%左右)。

上述指标中有两项符合者可拟诊，具备四项或五项者可确诊。

(4)纤维性甲状腺炎

1)甲状腺部位出现异常坚硬肿块，并早期即和周围组织粘连固定。

2)甲状腺扫描病变区为冷结节，周围淋巴结不肿大。

3. 鉴别诊断

(1)亚急性甲状腺炎的甲状腺较硬，有结节，有些扫描为冷结节，应与甲状腺癌区别。甲状腺癌发病隐匿，无全身急性中毒症状；不痛，可有浸润症状，附近可有淋巴结肿大；摄^{131}碘率和血清蛋白结合碘可正常。

(2)亚急性甲状腺炎和急性甲状腺炎都有发热、甲状腺肿痛等症状。但是急性甲状腺炎是由细菌感染或放射线损伤引起，全身中毒症状重，白细胞计数升高；甲状腺区红肿热痛，甚至有波动感；血清蛋白结合碘正常。

(3)亚急性甲状腺炎与自身免疫性甲状腺炎两者在症状与体征上有很多相同之处，有时难于区别。但是自身免疫性甲状腺炎起病缓慢，病程长；一般不发热，80%～90%的患者为无痛性甲状腺肿大；甲状腺自身抗体滴度高。

【辨证】

瘿痈的类型虽然较多，但其病因病机之间尚有一定的联系，如外感风温、风热和脾肾气虚、外感风痰两病机，都有外感的一面，只不过一个以外感为主，一个以内伤为主，它们都可以耗伤气阴和损伤脏腑。根据各类型甲状腺炎的临床特点归类，可分为外感风温、风热证，脾肾气虚兼外感证，气阴两伤证，寒痰凝滞证四种证型。

1. 外感风温、风热证　多见于急性和亚急性甲状腺炎。因风温、风热蕴滞，局部气血凝滞，故甲状腺表面皮肤红肿热痛；瘀滞化热，可腐肉成脓，故可使甲状腺组织化脓，则甲状腺肿胀压之有波动感。若因素体偏阳气不足，则蕴滞不易化热，故也可以出现局部的硬性肿块。风温热邪客于卫气分，故有发热、口渴、乏力及全身不适之症状。

被放射线辐射过度，也是一种热力性邪毒。这种热力性邪毒伤害局部甲状腺组织，不像外感风温、风热那样腐败成脓，而是取“热性丰隆”，热性则胀的病理改变，而使甲状腺组织充血、水肿或滤泡破坏，产生毒热物质；当毒热物质客于脏腑，可耗气伤阴或损伤脏腑，而出现低热、乏力、心慌、心悸、多汗、头昏、手颤等症状。

由病毒引起的非化脓性的亚急性甲状腺炎，往往先出现发热、头痛，全身酸困无力、咽痛等症状，这是风温、痰热之邪入于肺卫的症状。这种风温、痰热之邪对局部甲状腺组织的损害和放射线的热力性邪毒几乎同样，而且易感此邪的患者，大多肝肾阴虚，故热邪更易伤肝肾之阴，而出现烦躁不安、心慌、多汗、手颤等症状。局部仍以邪毒蕴结而出现甲状腺局部肿痛。

2. 脾肾气虚兼外感证　多见于慢性、自身免疫性甲状腺炎。主要表现为甲状腺弥漫性肿大，其峡部更明显，质硬如橡皮，周围淋巴结不肿大，起病缓慢，常无特殊感觉。因脾肾气虚，气化不利而内生湿痰，加之外感痰邪，阴邪结滞于颈前，故局部症状进展缓慢。因湿痰伤阳加之素体阳气不足，故本病患者最终发展为甲状腺功能减退者较多。

3. 气阴两伤证　多由放射性甲状腺炎和由病毒引起的亚急性甲状腺炎的毒热引起。毒热有耗气伤阴的病理作用。若患者阳气耗伤为主，即可出现甲状腺功能衰退症，如怕冷、少汗、疲乏无力、精神不振、反应迟钝、体重增加、黏液性水肿等症状。若患者阴液耗伤为主，则可发生阴伤毒热症的甲状腺功能亢进症，主要表现为心慌心悸、易饥饿、消瘦、怕热、多汗、易激动等。

4. 寒痰凝滞证　多见于纤维性甲状腺炎，此外亚急性甲状腺炎缓解期也可遗留甲状腺硬结，慢性自身免疫性甲状腺炎也可表现为硬结。这类结节质地比较坚硬，一般为无痛性，而自觉症状不明显。

【治疗】

1. 内治法

(1)辨证论治

1)外感风温风热证:治宜疏风清热化痰。方选牛蒡解肌汤合五味消毒饮加减,若已成脓则用仙方活命饮加减。如系放射性甲状腺炎或病毒性甲状腺炎,出现毒热内扰等症,可用普济消毒饮加减。常用化痰消肿药有天竺黄、胆南星、川贝母、竹茹等;常用清咽护膈药有山豆根、马勃、射干、藏青果、桔梗等。

2)脾肾气虚兼外感证:治宜补益脾肾,化痰理湿。方选参苓白术散合二仙汤、二陈汤加减。可加白芥子、猫爪草、莪术、全蝎、香附等加强化痰散结。

3)气阴两伤证:宜补气养阴。方选生脉饮加减,酌加化痰散结之品。另外偏阴虚火旺者,宜养阴降火,方选知柏地黄汤加减,酌加泻脏腑热毒之药及益气之品。偏于阳虚寒滞者,宜益肾温阳,方选右归丸加减。

4)寒痰凝滞证:宜温阳散寒化痰。方选阳和汤合二陈汤加减。可加橘核、荔枝核、香附、穿山甲、丹参、红花等加强散结。

(2)成药验方

1)清热消炎宁,每次4片,每日3次。

2)小金丸,每次2丸,每日2次。

3)新癀片,每次4片,每日3次。

4)银翘解毒丸,每次1大丸,每日2次。

5)牛黄解毒片,每次4片,每日3次。

(3)西药治疗

1)急性化脓性甲状腺炎,以抗感染为主,可用头孢菌素、庆大霉素、甲硝唑组成联合抗菌用药。

2)放射性甲状腺炎症状较重者,可对症治疗,可给予镇静,止痛药物;也可给维生素C或肾上腺皮质激素;对因服用过量同位素碘致病者,可口服甲巯咪唑和鲁戈碘液或其他碘化物,并辅以利尿药,以减少同位素碘的吸收,促使其排泄。

3)亚急性甲状腺炎:可给具有非特异性抗炎作用的肾上腺皮质激素,泼尼松每日20~40mg,分3次服,或氢化可的松每日100~200mg静脉注射,用药24小时后症状可缓解,1~2周后可逐渐减量,但要维持1~2个月以上。甲状腺片可抑制垂体分泌过多的TSH,从而减轻甲状腺的急性炎症过程,可以缓解症状,缩短疗程,对于恢复期甲低也有治疗作用,用量每日60~120mg。阿司匹林、水杨酸、吲哚美辛可以解热、止痛,可根据情况选用。

4)自身免疫性甲状腺炎:甲状腺制剂的治疗原理是因本病具有过度的TSH刺激状态,多数患者血液中TSH浓度较高,应用甲状腺激素可以抑制TSH的分泌,减轻对甲状腺的刺激;另外,甲状腺激素可能和血中甲状腺自身抗体相结合,阻断甲状腺抗体所致的甲状腺损害,并且可以改善潜在的或显著的甲状腺功能减退状态;给药方法:干甲状腺片每日120~180mg,或甲状腺素每日0.3mg,T_3 每日50~75μg,若有黏液性水肿,要从小量开始,逐渐加大剂量,直到腺体缩小及TSH降至近常,甲状腺功能低下症状改善后,方可逐渐减少剂量,最后以小剂量维持;若合并甲亢可对症给予β-受体阻滞剂普萘洛尔等;若症状较重者可给予小剂量抗甲状腺药物。一般不应用肾上腺皮质激素,只有当发热、乏力、甲状腺肿痛或突眼时,才和甲状腺激素合用;另外吲哚美辛能抑制免疫反应,将吲哚美辛和甲状腺激素合用有一定效果,每日可用75mg左右。

5)纤维性甲状腺炎:可试用肾上腺皮质激素;若甲状腺功能减退,可应用甲状腺激素替代治疗。

2. 外治法

(1)急性化脓性瘿痈,可用金黄膏、玉露膏外敷,或用天仙子以水调成饼状外敷。

(2)亚急性、慢性瘿痈,可用紫金锭研末,醋调外涂,或用七叶一枝花根茎用醋磨汁外搽,或用冲和膏外敷。

3. 手术疗法 慢性甲状腺炎,若有明显的气管压迫症状,或有恶变的可能,可行甲状腺次全切除或近全切除术,术后须行甲状腺制剂替代治疗。

【预防与护理】

1. 应积极治疗颈部化脓性感染,如锁喉痈有时炎症可以波及甲状腺组织;若患痄腮应防止邪毒侵袭甲状腺组织,而采取有效的治疗方法。

2. 对于系统性红斑狼疮、皮肌炎、硬皮病等自身免疫性疾病,应经常检查甲状腺功能,并正确治疗这些疾病。

3. 由急性辐射损伤所致的甲状腺炎,应脱离放射源,使之不再继续受其损伤,即可自行缓解。

4. 慢性瘿痈若施行手术,要注意观察伤口,若引流通畅,24 小时引流总量超过 150ml,并有鲜血引出,应送患者至手术室,重新寻找和处理出血点。

【现代研究】

1. 甲状腺炎的分类及病因学研究

甲状腺炎分为急性化脓性、亚急性甲状腺炎[包括肉芽肿性和淋巴细胞性或无痛性(寂静型)甲状腺炎]和慢性甲状腺炎(包括慢性淋巴性和慢性纤维甲状腺炎),还有辐射后,寄生虫、结核、梅毒等的感染所引起的甲状腺炎。无痛性甲状腺炎可进一步区分为散发性和产后类型。

2. 临床研究

(1)急性化脓性甲状腺炎的治疗:本病一经诊断即应给予足量、高效抗生素治疗。许多学者提倡在脓肿形成后行手术治疗,但考虑本病多局限一叶,败血症可引起严重的并发症甚至死亡,所以,一旦联合、足量抗生素治疗 3 天内不能控制全身感染,即使没有完全形成脓肿,也应急诊行甲状腺患叶切除术。对已形成脓肿者,如脓腔不大可行引流术。同时注意多房脓肿的彻底引流,如原有甲状腺结节或囊肿内的化脓性感染,应力争行患叶切除,对复发或年轻的患者在术中注意寻找梨状窝瘘管,并予切除以防复发。

(2)亚急性甲状腺炎的治疗:邓铁等用益气活血法治疗亚急性非化脓性甲状腺炎,方药:生黄芪、党参、丹参、川芎、桃仁、浙贝母、海藻、茯苓、白术、生地黄、枸杞子、白芍、炙甘草。随证加减:脉数心悸手抖等症,重用生地黄,酌加生牡蛎、五味子,以滋阴潜阳安神;少气懒言易疲乏者,可酌加淫羊藿、山茱萸等;疼痛重者,可加延胡索。每日 1 剂,先用清水浸泡生药 1~2 小时,头煎煮沸后煎 30 分钟,二煎煮沸后煎 20 分钟,两煎相兑,分 2 次早晚服。2 周为一个疗程。经过 2~3 个疗程的治疗,25 例患者治愈 16 例,显效 5 例,好转 2 例,无效 2 例,总有效率 92%。姚茂篪用香远合剂治疗亚急性甲状腺炎,香远合剂由黄精 30g,景天三七 30g,制香附 12g,远志 12g,鳖甲 20g,蜘蛛香 6g,头顶一颗珠 12g,玄参 40g,夏枯草 60g,郁金 20g,五味子 20g,黄芪 40g,生牡蛎 40g,山慈菇 40g,白芍 20g,何首乌 30g,海藻 30g 这 17 味中药组成,制成 100ml/瓶装,口服,每日 2~3 次,每次 10~15ml。2 周为 1 个疗程,观察 4 周,结果:治疗 34 例,治愈 18 例,显效 9 例,有效 7 例,无效 1 例,总有效率 97.1%。

(3)桥本氏甲状腺炎的治疗：李静等用益气消瘿方治疗桥本甲状腺炎，方药：太子参25g，黄芪50g，白术15g，当归15g，升麻15g，柴胡15g，陈皮15g，夏枯草25g，王不留行15g，赤芍25g，三棱15g，莪术15g，瓜蒌20g，炙甘草10g。日1剂，水煎，分早、晚服，共治疗6个月。治疗40例，结果：治愈9例，有效20例，好转8例，无效3例，总有效率为92.5%。张兰教授治疗慢性淋巴细胞性甲状腺炎分期论治，早期从肝论治，治宜清热泻火、理气疏肝，方选柴胡疏肝散加减，药用柴胡、赤芍、香附、郁金、川芎、黄芩、当归、栀子、牡丹皮等。若见阴伤者，可加麦冬、天冬等滋阴之品。因此期常无明显甲状腺肿大，可暂不加软坚散结之品。中期从肝脾论治，治宜疏肝健脾、理气化痰，多采用逍遥散为主方加减，药用当归、芍药、柴胡、香附、陈皮、半夏、苏子、莱菔子、玄参、浙贝母、王不留行等理气疏肝、化痰软坚之品。若兼有血瘀者，可适当加活血化瘀药郁金、莪术等。后期多从脾肾论治，本病后期多发展至甲减，亦是临床最多见的一期，中医学多将此期归于“虚劳”、“水肿”范畴，治宜温补脾肾为主，兼软坚散结，方选真武汤或实脾软化裁，药用茯苓、白术、当归、木瓜、干姜、厚朴、芍药、甘草、附子、菟丝子、浙贝母、夏枯草等。

3. 实验研究　华川等用芪箭消瘿汤对实验性自身免疫性甲状腺炎小鼠进行研究，芪箭消瘿汤(陈如泉教授的经验方)由黄芪、鬼箭羽等组成。结果发现：芪箭消瘿汤能明显抑制甲状腺自身抗体水平，减轻小鼠甲状腺组织淋巴细胞浸润。模型组小鼠腹腔巨噬细胞诱生TNF、IL-6含量显著高于正常组($P<0.01$)。芪箭小剂量组、雷公藤片组TNF显著低于模型组($P<0.01$)，大剂量组与模型组有差异($P<0.05$)。芪箭大、小剂量组IL-6显著降低($P<0.01$)。结论：芪箭消瘿汤可调节细胞因子的释放，改善桥本甲状腺炎的自身免疫紊乱，对小鼠实验性自身免疫性甲状腺炎疗效明显。潘春宇等用软坚消瘿汤对实验性自身免疫性甲状腺炎小鼠进行研究，软坚消瘿汤是以传统方消遥散为基本方，在此基础上加用活血化瘀，化痰软坚散结之中药，方中当归补血活血，王不留行活血化瘀，柴胡疏肝理气解郁，配茯苓健脾补中，半夏、夏枯草、桔梗化痰散结。研究结果表明：软坚消瘿汤能显著降低自身免疫性甲状腺炎小鼠甲状腺自身抗体水平，改善甲状腺组织病理形态学变化，显著改善自身免疫性甲状腺炎的自身免疫紊乱状况。

【述评】

瘿痈一病的病证包含很多，病因病机很复杂。本病既有实证、虚证，也有虚实夹杂之证。如化脓性、放射性、病毒性的瘿痈多出现实热风痰证，自身免疫性瘿痈主要表现为脾肾气虚兼感风痰之证，放射性瘿痈和病毒性瘿痈，早期都可出现甲亢症，后期又可出现甲状腺功能低下症，故临床辨证为气阴两伤证。早期热毒盛，伤阴为主，为阴虚毒热的甲亢证；后期因热邪耗气伤阳，或阴损及阳，而表现为阳气亏损的甲衰证。纤维性甲状腺炎和部分病毒性甲状腺炎的后遗症，都可形成阳气亏损、寒痰凝滞的质地坚硬的结节。将各种瘿痈的证候分类辨证，就能得出比较符合中医科学理论的治疗法则和方药。

瘿痈是一个比较常见的疾病，如放射性引起的瘿痈现较多见。由于甲状腺解剖位置的原因，邻近组织波及，以及日益多发的自身免疫性疾病引起的瘿痈屡见不鲜。笔者已发现数例由系统性红斑狼疮和皮肌炎引起的瘿痈，而这一瘿痈有赖于对全身性自身免疫性疾病的正确治疗；痄腮和锁喉痈引起的甲状腺肿痛也有所见，说明邻近组织的化脓性细菌和病毒的感染，应该积极治疗，以避免对人体重要的内分泌器官甲状腺组织的损害。

【参考文献】

1. 白耀. 甲状腺病学. 北京：科学技术文献出版社，2004：304-322

2. 崔勇，张宝良，房修搁，等. 急性化脓性甲状腺炎诊治体会. 临床外科杂志，2001，9(1)：59

3. 邓轶，陈航，林欣潮. 用益气活血法治疗亚急性非化脓性甲状腺炎 25 例. 中国医药学报，2000，15(4)：74-75

4. 姚茂篪，姚平，杨其政. 香远合剂治疗亚急性甲状腺炎的临床研究. 辽宁中医杂志，2007，34(3)：315

5. 李静，高天舒. 益气消瘿方治疗桥本氏甲状腺炎 40 例疗效观察. 中国中医药杂志，2007，5(4)：9-11

6. 张春华. 张兰教授治疗慢性淋巴细胞性甲状腺炎经验撷菁. 实用中医内科杂志，2008，22(3)：12-13

7. 华川，陈如泉. 芪箭消瘿汤对实验性自身免疫性甲状腺炎小鼠 TNF、IL-6 的影响. 湖北中医学院学报，2004，6(1)：12-13

8. 潘春宇，张兰. 软坚消瘿汤对实验性自身免疫性甲状腺炎的影响，光明中医，2007，22(7)：77-78

第五节 石 瘿

石瘿是颈前瘿囊内有坚硬如石的肿块，相当于西医的“甲状腺恶性肿瘤”。其特点是肿块质地坚硬，有的坚硬如石，随吞咽运动而上下活动度很差，或推之不动等为主要症状。

根据组织学形态，可将原发性甲状腺恶性肿瘤分为六种，即乳头状腺癌、滤泡状腺癌、未分化癌、髓样癌、鳞状细胞癌以及甲状腺间质的恶性肿瘤(包括淋巴肉瘤、血管肉瘤、纤维肉瘤、骨肉瘤等)。甲状腺的转移性肿瘤很少见，它们通常来自肺、乳腺和皮肤恶性黑色素瘤等。甲状腺恶性肿瘤约占全身各种癌种的 1.5%，约占甲状腺肿瘤的 4.8%～16.5%，其中以甲状腺腺癌较多见。

甲状腺癌的自然发病率，美国为 1～3/10 万人，日本约为 3/10 万人，新西兰为 0.9/10 万人，夏威夷地区发病最高，男性达 8.2/10 万人，女性达 12.2/10 万人。根据国际癌学会统计：1947—1971 年间，各地甲状腺癌的发病率逐年增加。这 23 年中发病率由 2.4/10 万人增到 3.9/10 万人。我国上海市 1960 年发病率为 1.01/10 万人，1972 年为 2.39/10 万人，1978 年已升高到 3.8/10 万人。

甲状腺癌以女性发病较高，男女之比为 1：(2～3)，从儿童到老年人都可以发生，但和一般癌肿好发于老年人的特点不同，甲状腺癌多发生于青壮年，平均年龄不足 40 岁。

石瘿病名首见于《备急千金要方・瘿瘤》，《外台秘要・瘿病方》一书中有“石瘿不可治”的记载。《三因极一病证方论・瘿瘤证治》论述了石瘿的肿块特点是“坚硬不可移”，强调“不可妄决，破则脓血崩溃，多致夭枉”。并应用“破结散”治疗，还采用了动物的甲状腺作为药物治疗。《普济方・诸疮肿・瘿瘤门》对包括石瘿在内的瘿病，出现咽喉噎塞症状等，有系列的治疗方法和方药。《外科正宗・瘿瘤论》指出本病“坚硬如石，举动牵强，咳嗽生痰，皮寒食少者”为逆证。此书和《医宗金鉴・外科心法要诀》都制定了理气开郁、化痰消坚、补肾养血、散坚行瘀等治疗方法，拟定了海藻玉壶汤、调元肾气丸、通气散坚丸、活血散瘿汤等作为治疗本病证的常规方剂。这些文献对于治疗本病有一定的参考意义。本病发展缓慢，有时施行手术疗法也不理想，根据近年来临床经验，中医药在本病证减轻症状，延缓寿命等方面有一定的疗效；另外，本病手术后施行中医药调治，亦十分有益。

【病因病机】

甲状腺的部位属任脉所司，又有多经络络属，其病因病机复杂而涉及多脏腑多经络之病变。从临床症状其肿块坚硬如石，生长缓慢等来分析，其肿块当属阳虚寒凝所致，其体质可能偏寒，肾阳肾气不足，以致冲任二脉运行失常，在各种致病因素作用下而引起局部瘀结。

1. 外感热毒　如感受性质为温热的放射线或其他温热邪毒。

2. 饮食不节　如多见于低碘饮食，亦可由高碘引起及其他膏粱厚味、辛辣炙煿之品所致，以致脾失健运，湿痰内生。

3. 肝肾亏损　可由先天肝肾不足或后天损伤（如房劳等原因），以及郁怒伤肝耗伤精血，肝失所养而易于气滞气郁；另一方面，肾气亏损，则气化不利，而水湿易于停滞，则郁气、郁湿、郁痰内生。

4. 痰毒瘀变　上述各种致病因素，都可生成痰毒，而循经瘀结于颈部喉头，但因素体阳气不足，故不从热化，而是引起甲状腺组织痰毒瘀变。即上述各种致病因素作为触发因子，引起甲状腺细胞内的 DNA 特性改变，作用于下丘脑和垂体，分泌更多的具有刺激甲状腺增生作用的 TSH 作为促进因子，能促使病变的发展或导致细胞突变，而发展为具有自主生长性的甲状腺癌。这一过程可称之为痰毒瘀变。痰毒瘀变可产生下列病理变化：

（1）气郁痰凝：因肝失所养，以致疏泄不畅，或痰毒瘀阻气机，均可产生气机郁结，气机郁结又可进一步生痰，这种病理变化主要表现于局部更明显。因气郁痰凝的继续发展，而肿块增大、结硬。

（2）气血瘀滞：因痰毒瘀结，阻滞了气血的运行，而使甲状腺组织气血瘀滞，并与痰互结，多种病理产物复合积聚，故肿块增长快，坚硬如石，表面高低不平、疼痛，并有压迫症。

（3）气血耗伤：因痰毒瘀变可以使部分气血转变为瘀毒，而且痰毒之邪尚可抑制脾胃化生气血，都可导致气血耗伤。一方面气血转化为瘀毒而使肿块增大、变硬，另一方面由于气血亏损、毒邪聚积而发生全身性恶病质症。

（4）阴虚火旺：病变发展至晚期，邪毒进一步耗伤气阴；或经放疗、化疗、手术创伤等，均可损伤阴血物质，而阴虚则火旺，出现阴不潜阳的全身性症状。

【辨病】

1. 临床表现

（1）症状与体征

1）乳头状腺癌：多见于 40 岁左右的青壮年，女性多于男性。由于女性甲状腺结节发病率高于男性，又因为男性患者的甲状腺结节癌的比例高于女性，因此，性别因素只有相对的意义。儿童期甲状腺恶性肿瘤，绝大多数属本型。乳头状腺癌的甲状腺肿物，多数为单发，少数为多发或单发肿物伴有结节性甲状腺肿、腺瘤。肿物大小不一，质地硬而不规则，活动性差。肿瘤直径 3cm 以上者，大多伴有部分囊性改变，易误诊为囊肿。病史一般较长，平均病程约 5 年，也有长达 10 年、20 余年的，颈淋巴结转移常见，50%～70%的患者初诊时伴有颈淋巴结转移。在癌组织侵犯周围软组织或气管软骨时，瘤体固定，会出现声音嘶哑、呼吸困难、吞咽不适等自觉症状。

2）滤泡状腺癌：多发于中、老年人，病程较长，生长缓慢，大多为单发结节，少数为多发或双侧结节。肿块较大，质地韧实，边界不清，随吞咽可活动。常缺乏明显的局部恶性表现，易误诊为腺瘤。少数患者可出现甲亢症。

3）髓样癌：男女发病数无明显差异，生长缓慢，肿块质地较硬，多局限于一侧腺叶。可表现为家族性。可同时伴有多种内分泌疾病，如嗜铬细胞瘤、甲状旁腺腺瘤、多发性黏膜神经瘤等。髓样癌细胞分泌血清降钙素，但临床上不出现低血钙，可能是由于甲状旁腺代偿的结果。本病 20%～30%出现顽固性腹泻，为水样便，每日数次至十次不等，仅有水电解质丢失，吸收功能不受影响。癌灶切除后腹泻则消失。一般认为腹泻系由于髓样癌分泌的前列腺素、5-羟色胺、血清素引起。

4)未分化癌：老年人居多，高度恶性。患者常有甲状腺肿块或结节多年、近期突然增大，发展迅速，很快形成双侧甲状腺或颈部巨大肿块，坚硬、固定，边界不清，可广泛侵犯邻近器官而引起声音嘶哑、呼吸困难、进食障碍。具有转移快、死亡率高的特点。

5)鳞状细胞癌：发病率极少。其形态如甲状腺腺癌，质地较硬。因肿块易于形成压迫或浸润，故常表现呼吸、吞咽障碍或声音嘶哑。发展迅速、恶性程度高。

6)甲状腺间质的恶性肿瘤：很少见。包括甲状腺淋巴肉瘤、纤维肉瘤、血管肉瘤、骨肉瘤等。临床特点是生长迅速、边界不清，与周围组织易于粘连固定，肿块不能随吞咽活动。肿块可占据甲状腺的一叶或两叶，局部皮肤潮红，可有压痛或能闻及血管杂音，也可形成压迫症。

(2)实验室检查

1)同位素扫描：同位素^{131}碘只能反映结节的形态和有无摄碘功能，不能确定其性质。但有关统计表明甲状腺扫描图像中，热结节、温结节、凉结节、冷结节，甲状腺癌的可能性依次递增。无功能的冷结节比具有功能的热结节，甲状腺癌的发生率高5～6倍。

2)B型超声检查：甲状腺的B超检查，可以较精确地判断肿块的实性、囊性或囊实性，测定结节的数目或肿块的大小，以及检测颈部的肿大淋巴结。B超结合同位素扫描，可以提高甲状腺癌的诊断符合率，如甲状腺扫描为冷结节，B超检查为实性或囊实性，其甲状腺癌的可能性约为40％。

3)穿刺细胞学或组织学检查：不能确诊者，可做该项检查，诊断符合率高。

(3)X线检查

1)X线摄片检查：约25％的甲状腺结节，在照片上可见钙化阴影，一般钙化颗粒越粗大，癌的分化越好。

2)X线造影检查：用碘油或碘苯酯，行甲状腺淋巴造影，可显示出甲状腺的轮廓和区域淋巴结的引流状况。不同性质的甲状腺结节，可有不同的形态改变。用结节外甲状腺造影，若甲状腺内出现透明的充盈缺损，边界清楚，区域淋巴结显影清晰，多为良性；若甲状腺不规则增大，失去正常网状结构，造影剂分布不均，充盈缺损不规则，边缘粗糙，或呈棉絮状，周围淋巴结不显影或有虫蚀状改变者，多为癌肿。

2．诊断要点　凡是甲状腺结节，尤其是单发结节，伴有下列情况，当考虑甲状腺癌的可能。

(1)有长期甲状腺肿大或近期迅速增大变硬者。

(2)有颈部放射线照射史，尤其青少年，可能性更大。

(3)伴有声音嘶哑，呼吸困难，吞咽障碍者。

(4)吞咽时肿块活动明显受限，基底固定者。

(5)长期腹泻而无脓血便，常伴面部潮红或多发性黏膜神经瘤者，是髓样癌的表现。

(6)有原因不明的颈淋巴结肿大，抗感染治疗不缩小者。

(7)术中发现包膜不完整或与周围组织粘连者。

3．鉴别诊断

(1)结节性甲状腺肿：病史很长，多数表现为双侧腺叶弥漫性肿大，有多个大小不等的结节，表面光滑，B超检查多为囊性，可有明显钙化区，肿物很少产生压迫症状，即使很大也可活动。

(2)自身免疫性甲状腺炎:女性多见,表现为双侧甲状腺对称性肿大,质硬,扪诊整个腺叶轮廓均坚实,扫描示甲状腺内碘分布普遍稀疏。测定甲状腺自身抗体效价升高。

【辨证】

引起石瘿的外感热毒、饮食不节、肝肾亏损等原因都可以生成痰毒,结于喉头,而发生痰毒瘀变的病理变化,而痰毒瘀变又可发生气滞痰凝、气血瘀滞、气血耗伤、阴虚火旺四大病证。

1. 气滞痰凝证　瘿囊内的肿物坚硬如石,生长较快,高低不平,皮肤颜色不变。肿块无痛感,但瘿囊有发胀感。伴性情急躁或郁闷不舒,胸胁胀满,口苦咽干,纳呆食少。舌苔白或白腻,脉弦滑。

2. 气血瘀滞证　肿块增长迅速,坚硬如石,表面不光滑,高低不平,不能随吞咽动作而上下活动,肿块与基底部固定,自觉疼痛。患处皮肤青筋显露。伴形体渐瘦,神疲乏力;或伴声音嘶哑,吞咽和呼吸困难。舌质红有瘀斑,苔黄,脉弦数。

3. 气血耗伤证　肿块逐渐增大,坚硬如石,活动度差,病程较长。伴形体消瘦、神疲乏力、心悸气短、自汗盗汗、头晕目眩。舌质淡,苔白,脉细弱。

4. 阴虚火旺证　属石瘿的晚期,或经放疗、化疗、手术后耗伤阴血所致。症见肿块坚硬如石,推之不动,局部僵硬,患部皮肤紫黯,伴形体羸瘦,皮肤枯槁,口苦口干,失眠心烦,大便干结,小便短赤,腰酸痛,全身无力。舌质红,少苔,脉沉细数。

【治疗】

1. 内治法

(1)辨证论治

1)气滞痰凝证:治宜解郁疏肝,软坚化痰。方选海藻玉壶汤合开郁散加减。可加葎草30g,黄药子15g,夏枯草20g,猫爪草15g。

2)气血瘀滞证:治宜化痰解毒,活血化瘀。方选散肿溃坚汤加减。可选加莪术20g,穿山甲10g,鬼箭羽20g,海藻20g,昆布15g,干蟾皮15g,白英15g,龙葵20g。若瘀滞化成热毒,可加七叶一枝花20g,半枝莲20g,青黛6g,山豆根15g,白花蛇舌草20g,十大功劳20g,守宫6g,鳖甲15g,龟甲15g。

3)气血耗伤证:治宜补益气血,消肿散结。方选活血散瘿汤,可酌加川贝母10g,胆南星10g,鹿衔草20g,猫爪草15g,半枝莲20g,天竺黄10g,七叶一枝花20g。

4)阴虚火旺证:治宜滋补肝肾,行瘀消坚。方选调元肾气丸。可酌加白花蛇舌草30g,肿节风20g,十大功劳20g,半枝莲20g,半边莲20g,藏青果20g,射干10g,川贝母10g,鹿衔草20g。

(2)成药验方

1)成药:小金丸,每次2丸,每日2次;西黄丸,每次2丸,每日2次;散结灵片,每次4片,每日2次。

2)验方:蟾狼丸(蟾酥10g,狼毒20g,芦荟30g,半枝莲、半边莲各60g,共研末,水泛为丸,如绿豆大),每次10～30g,每日2～3次。破结散(海藻、龙胆草、海蛤壳、通草、昆布、矾石、松萝各15g,麦曲20g,半夏10g,共研细末),黄酒送服,每次1.5～3g,1日2次。蛇皮2g,将蛋壳破一小孔,装入蛇皮末,封口,煮食,每次1个,每日2次。

(3)西药治疗

1)内分泌治疗:适用于甲状腺乳头状腺癌和滤泡状腺癌原发灶或转移灶的治疗,用于对放疗诱发的甲状腺癌及预防乳头状腺癌的复发。大剂量应用甲状腺激素,可以抑制 TSH 的分泌,从而抑制肿瘤的刺激因素。口服甲状腺素 T_4,每日 300~400μg,分 3 次服用,出现甲亢症状,再适当减量,维持治疗。

2)化疗:主要适用于分化不良的甲状腺恶性肿瘤,分化良好的甲状腺癌对化疗多不敏感。可用如下方案:①环磷酰胺 0.6~0.8g,加 5%的葡萄糖 1000ml,静脉滴注。②氟尿嘧啶 500mg,加 5%葡萄糖 1000ml,静脉滴注。③长春新碱 1mg,加生理盐水 10ml,静脉注射。以上 3 种药物,每周各 1 次,环磷酰胺和长春新碱可以同一天应用,5~6 周为 1 个疗程。

2. 针灸治疗　选穴:天府、肩髃、风池,用艾条灸,每日 1 次,连续治疗 1~2 个月。

3. 外治法　药物外治:局部可外用冲和膏、阳和解凝膏、阿魏化痞膏,1 日或 2 日 1 换。

4. 手术疗法　手术疗法是治疗甲状腺癌的首选治疗措施。彻底清除原发癌和转移病灶,以防转移和复发,这是手术的基本原则。

5. 局部放射治疗　适用于术后预防性治疗。复发或切除不彻底的患者、髓样癌患者、未分化癌和甲状腺淋巴肉瘤等分化不良的肿瘤,常用 ^{60}钴和 X 线等局部照射。

【预防与护理】

1. 减少或避免颈部放射治疗,可以预防本病的发生。
2. 修炼气功、八段锦、太极拳,避免情绪激动。
3. 甲状腺癌术后患者,宜服补气养血之品,如木耳、核桃仁、鹌鹑蛋等。
4. 甲状腺癌放疗时,当服用养阴润燥之食品,如菠萝、蜂蜜、桑椹、梨、莲藕等。
5. 甲状腺化疗时,可服用健脾和胃,补肾强身之物,如扁豆,薏苡仁、莲肉、无花果、大豆、乌鱼、鳖、龟等。

【古籍选粹】

《普济方·诸疮肿·瘿病咽喉噎塞》　夫瘿病咽喉噎塞者,由忧恚之气,在于胸膈,不能消散,传于肺脾。故咽之门者,胃气之道路;喉咙者,肺气之往来。今二经为邪气所乘,致经络否涩,气不宣通,结聚成瘿。在于咽喉下,抑郁滞留,则为之出纳者,噎塞而不通。

半夏散,治瘿气咽喉肿塞,心胸烦闷。

昆布散,治瘿气结肿,胸膈不利。

通气丸,治瘿气咽喉肿塞,毒气壅闷不通。

连翘丸,治瘿病咽喉噎气塞。

《杂病源流犀烛·颈项病源流》　坚硬不可移者石瘿,宜破结散。神曲、海藻、昆布、龙胆草、蛤粉、通草、贝母、枯矾、松萝茶、半夏,蜜丸。

【现代研究】

1. 甲状腺癌相关因素　①射线暴露与甲状腺癌:射线暴露与甲状腺癌发生显著相关,15 岁以前暴露射线剂量为 0.10~10Gy 的儿童,5~30 年内甲状腺癌发生的危险性增高。与外放射不同,放射性 ^{131}I 和其他快速衰变的放射性碘的内照射是导致儿童,尤其是年龄<10 岁的儿童发生甲状腺癌的致病因素。②甲状腺良性疾病与甲状腺癌:许多甲状腺癌患者,在出现甲状腺癌之前,常有其他甲状腺病,如地方性或散发性甲状腺肿、甲状腺良性结节、自身免疫性慢性甲状腺炎和 Graves 病等。这些疾病是否导致甲状腺癌发生的危险性增加尚无定论。③女性激素和甲状腺癌:与其他甲状腺疾病一样,甲状腺癌好发于女性。提示女性激素可能参与甲状腺癌的发病。有研究显示,甲状腺癌的女男之比最高出现在青春期,

青春期到绝经前期差异逐渐缩小。提示青春期性激素出现对甲状腺癌的发生可能起作用。服用外源性雌激素，可导致甲状腺癌发生的危险性轻度增加。④碘与甲状腺癌：碘缺乏造成地方性甲状腺肿与甲状腺癌之间的关系一直受到人们的关注。人们比较地方性甲状腺肿流行地区与非流行地区甲状腺癌发生情况，发现地方性甲状腺肿流行区内甲状腺癌发病率明显增高。补碘后甲状腺癌发生的情况不一致。⑤其他因素：包括饮食、体重、职业、药物和吸烟等。其中有研究显示规则服用维生素 D，甲状腺癌，尤其是甲状腺髓样癌，发生的危险性显著升高。维生素 D 可导致 CT 产生增多，滤泡旁细胞增生。研究显示，体重越高，甲状腺体积越大，甲状腺癌发生的危险性也增加。有发现乳腺癌女性，发生甲状腺癌的比例增高。另外，与遗传因素有一定的关系，甲状腺髓样癌中 20%～25%为常染色体显性遗传。

2. 甲状腺癌的诊断 TNM 根据原发于甲状腺肿瘤大小，T 分为：T_1，直径等于或小于 1cm；T_2，直径大于 1cm 但小于 4cm；T_3，直径大于 4cm；T_4，侵袭到甲状腺外传透甲状腺包膜。甲状腺肿瘤有四个 T 级和两个 N 级以及两个 M 级。甲状腺的肿瘤还应根据病理和年龄的不同来分期。下表为美国癌症联合会使用的甲状腺癌的分期标准。

分期年龄	乳头状癌＜45y	滤泡状癌＞45y	髓样癌	未分化癌
Ⅰ	M_0	T_1	T_1	—
Ⅱ	M_1	T_2～T_3	T_2～T_4	—
Ⅲ	—	T_4 or N_1	N_1	—
Ⅳ	—	M_1	M_1	任何

3. 辨证论治 李岩提出甲状腺癌的治疗原则：早期应以手术为主，配合放射疗法或中草药治疗。辨证论治分四型：①痰凝毒聚证，治宜化痰软坚，消瘿解毒，方剂为海藻玉壶汤加减。②肝郁气滞、痰气凝结证，治宜疏肝理气，化痰破结，方剂为通气散坚丸加减。③毒热蕴结证，治宜清热解郁，散结化毒，方剂为清肝芦荟丸加减。④心肾阴虚，毒热未尽证，治宜养心肾之阴，清余热之毒，方剂为生脉散、二至丸加味。

4. 个案报道 方药：海藻、茯苓各 12g，昆布、牡蛎、贝母、莪术、赤芍、当归尾、青皮、陈皮、柴胡、川芎各 9g，黄药子、桂枝各 6g，水煎服，每日 1 剂。某男，35 岁。1978 年 9 月初诊。经检查为甲状腺左叶冷结节，疑诊甲状腺恶性肿瘤。患者惧怕手术而转中医治疗。检查左颈前部有 3.5cm×2.5cm×2cm 坚硬肿块，高低不平，无压痛，皮色正常，移动度小。辨为肝脾气机失调成瘿瘤。治宜：解郁化痰，活血消坚。上方服至 16 剂，黄药子增至 12g，另加玄参 15g，又服 20 剂后，肿块开始缩小。再守前方加重活血消坚之品，加丹参 15g，三棱 9g，炒鳖甲 18g，茯苓改为 18g，去陈皮，连服 48 剂，肿块更为缩小。再守上方，加夏枯草 12g，白花蛇舌草 24g，去牡蛎、茯苓。共服 65 剂，肿块缩至蚕豆大。精神、食欲正常。又服 80 剂，肿块全部消失。停药观察一年，一切正常。

【述评】

石瘿若伴有颈部淋巴结肿大及其他癌肿转移症状，诊断一般不困难；而单纯的甲状腺肿物或结节，目前仍缺乏有效的诊断手段。因此，石瘿的治疗原则虽然是首选手术治疗，但在疑诊的情况下或不具备手术指征的条件下，中医治疗仍十分重要。现代研究表明：甲状腺癌早期为激素依赖阶段的腺体增生，是可逆的。而且大多数分化好的甲状腺癌也为 TSH 依赖性癌，用内分泌治疗，以“反馈”作用的方式抑制 TSH 分泌，常能使病变消退。中医辨证论治施以化痰、理气、活血、解毒等疗法，是基于整体调节，不仅通过脏腑、阴阳、气血的整体调节，还可以解毒化痰抑制癌细胞，所以具有确切的临床疗效。甲状腺癌后期，中医药对其也有一定的治疗作用，主要通过补益气血、益气养阴提高机体抗癌、抗毒能力，通过化痰、散结、解毒的中药抑制肿瘤细胞的增长，并对抗其毒素。

笔者曾应用海藻玉壶汤合二陈汤加减，选加猫爪草、鹿衔草、半枝莲、夏枯草、玄参、牡蛎、川贝母、香附、橘核等，其用量大多为15～20g，处方约16味药，治疗单发性甲状腺结节，经扫描诊为凉结节3例、温结节十余例。均获得了完全消退的疗效。服药一般为30～50剂。对于甲状腺癌放疗、化疗、手术后应用中药治疗，笔者用方为生脉饮合五味消毒饮，加牛蒡子、射干、藏青果、马勃等清咽护咽药，能起到扶正支持作用，并能改善或消除这些疗法对于喉颈部的损害和全身毒副作用。

【参考文献】

1. 谷铣之. 现代肿瘤学. 北京：北京医科大学中国协和医科大学联合出版社，1993：289
2. 边杰，王广田，王智慧. 甲状腺疾病的诊断与治疗. 北京：人民卫生出版社，1983：352
3. 李岩. 肿瘤临床备要. 北京：人民卫生出版社，1989：257
4. 杜雨茂. 辨证施治消散1例甲状腺恶性肿瘤报道. 中医杂志，1982，10(7)：603

第六节　瘿　　气

瘿气是颈前瘿囊弥漫性肿胀或肿硬结块，这类肿胀和肿块可随吞咽动作上下移动。患者可伴有消谷善饥、易怒、易出汗、眼球突出等全身症状。瘿气病名首见于《医学入门·瘿瘤》，本书论述该病说：“形似樱桃，一边纵大似槌而垂，皮宽不急，原因忧患所生，故又名瘿气，今之所谓影囊者似也。忧恚耗伤心肺，故多著颈项及肩，劳欲邪气，乘经之虚而作。”《普济方·诸疮肿》论治瘿病时，多处出现治疗瘿气不同症状的各种方药。

本病相当于西医的“甲状腺功能亢进症”。按其病因分类，可分为弥漫性甲状腺肿伴甲亢、结节性甲状腺肿伴甲亢、甲状腺癌伴甲亢、亚急性甲状腺炎伴甲亢、慢性甲状腺炎伴甲亢、碘甲亢等。在本章前面已论述的甲状腺疾病里，不同程度提示过这些疾病合并甲亢的症状。说明了甲亢不是一个单纯的病，它是很多甲状腺疾病的并发症。

甲状腺组织生长在人体颈项皮下表浅之处，所有的甲状腺疾病，既有明显的外表肿胀、疼痛等症状，同时都伴有程度不同的全身症状。这更加证明了中医外科疾病是“有诸外必本诸内”的整体发病观和辨证观。

瘿气病证以往多在内科学中论述，这正是基于瘿气是各外科瘿疾病的并发症，瘿气不仅有局部肿胀症状，而且它的全身症状与局部组织的病变密切相关。全国高等中医药院校协编教材《中医外科学》已将本病列入外科瘿病的范围，这样更可以完善中医外科研究瘿疾病的系统性、科学性。

【病因病机】

本病证与七情内伤、肝肾亏损有直接关系；另外，外感风热痰邪也可加重或诱发本病。

患者可由情志不畅致肝气郁结，气郁化火。或由于素体肝肾亏损，一则血不柔肝而肝失所养，疏泄不利，而致气郁、火郁；另外，肝肾阴液不足，阴虚则阳亢，亦可化火。此外，外感风热痰邪，亦可耗伤阴血，而加重阴虚阳亢。

火热之邪最易伤阴，热邪先伤胃阴，胃火滋生故消谷善饥；耗伤心阴则心火亢，而心悸、易汗；耗伤肾阴，则水不涵木而手足震颤；肾水不济心火，则心火独亢而失眠、烦躁。火热耗伤肝肾精血，则冲任失调而月经不调。火邪亦可耗气，以致心脾气虚，故心悸、易汗、黏液性水肿。虚火炼液成痰，结于颈喉，故甲状腺弥漫性肿胀或有结块；若肝经痰热上注于目，则出现眼球突出。

【辨病】

1. 临床表现

(1)症状与体征：起病缓慢，或在强烈精神刺激、劳累、外伤、感染等诱因之后突然发病。患者不但具有心动过速、怕热、多汗、低热、闭目两手平伸震颤等症状，而且有甲亢突眼症、甲状腺弥漫性肿大、局限性皮肤黏液水肿三大特征。由于年龄、性别、病程久暂及个体差异，其临床表现程度亦有不同。一般女性患者心慌、乏力、情绪不稳等表现突出；男性患者常以多食易饥、消瘦、乏力等为主诉；老年患者则多心慌、消瘦及淡漠。年轻人甲状腺肿大较明显，老年人往往不显著。

(2)实验室检查：淋巴细胞及单核细胞增多，血沉加快。90%以上的患者基础代谢率升高。摄^{131}碘升高，摄^{131}碘高峰前移。血清甲状腺激素(TT_3、TT_4)均升高；有效甲状腺素比值(或 T_3)抑制试验，抑制率低于45%(正常抑制率大于45%)。

2. 诊断要点　其临床症状和体征有以下三点较为突出。

(1)甲状腺激素过多所致的症状和体征

1)心率快是持续的，休息和睡眠也不能降至正常，不易为一般药物所缓解。

2)怕热不分冬夏，或仅表现为不怕冷，往往有持续低热，体温一般不超过38℃。

3)多汗、皮肤湿润是全身性的，特别是胸、腹部、手足心。

4)食欲亢进而体重往往减轻。

5)大便频、粪量多，不成形，不是水泄也无脓血。

6)手、舌有微细而快速的震颤。

7)易兴奋，易激动，多语好动，性格异常。

8)收缩压升高，舒张压正常或降低，脉压增大。

9)部分患者可出现期前收缩、心房纤颤等心律失常，以及心力衰竭。

(2)甲状腺呈弥漫性肿大：常有震颤和血管杂音。

(3)甲亢眼病：可有眼睑后缩，眼球突出和眼肌麻痹三种表现。

3. 鉴别诊断

(1)单纯性甲状腺肿伴植物神经功能紊乱，有心慌、乏力、易激动和甲状腺摄碘率增高。

(2)神经官能症，有情绪不稳定、失眠、多汗、震颤、心悸、心动过速、气短、消瘦。但在休息、睡眠时心率即减慢至正常。无突眼及甲状腺肿大。

【辨证】

瘿气的主要病理变化为肝郁火旺，阴虚阳亢，心脾气虚，而这三种病理变化都可以产生痰邪。三种病理变化可单独存在，但在大多情况下，也可以混合存在。

1. 肝郁火旺证　表现为情志不舒，胁肋胀痛，乳房胀，痛经，怕热，多汗，皮肤热，而颈胸部皮肤潮红，性情急躁，眼球突出。舌苔黄，舌质红，脉弦数。若兼有心火旺，则心悸，失眠，多汗；若兼有胃火，则口渴引饮，消谷善饥。此证多见于年轻强壮的患者或本病早期。

2. 阴虚阳亢证　多表现为消瘦乏力，腰膝酸软，耳鸣目涩、月经稀少或闭经，舌红少苔，脉细数。若肝、肾、心三脏阴液皆虚，可出现虚阳上亢、虚火上炎，表现为颜面潮红，五心烦热、骨蒸劳热，心烦不寐，或舌、手震颤等症状。

3. 心脾气虚证　表现为乏力，食欲不振，自汗，浮肿，便溏，心悸，气促，易于感受风寒。舌苔薄白，脉缓无力。此证多见于久病体弱患者或老年甲亢患者。

【治疗】

1. 内治法

(1)辨证论治

1)肝郁火旺证：治宜疏肝解郁，泻火养阴。方选龙胆泻肝汤合一贯煎。若心火旺，可加川黄连、莲子心；胃火炽，可加生石膏、知母、石斛。实热内结，可加生大黄、芒硝以通便泻热。

2)阴虚阳亢证：治宜滋阴潜阳，平肝息风。方选羚角钩藤汤加减。加养阴、镇静、安神之品，如玄参、石斛、花粉、知母、牡蛎、龙骨、远志、夜交藤、柏子仁、五味子、鳖甲、龟甲等。

3)心脾气虚证：治宜补益心脾。方选归脾汤加减。加养血之品如当归、白芍、生地、山萸肉；加安神药，如夜交藤、酸枣仁、柏子仁；加化痰之药，如法半夏、远志等。

(2)成药验方

1)龙胆泻肝丸，每次6g，每日2次。

2)知柏地黄丸，每次9g，每日2次。

3)天王补心丸，每次9g，每日2次。

4)归脾丸，每次1丸，每日2次。

(3)西药治疗

1)硫脲类药物是主要抗甲状腺药物，常用有甲巯咪唑、卡比马唑、甲硫氧嘧啶、丙硫氧嘧啶。

2)用于治疗甲亢的辅助药物，有碘化物、高氯酸盐和硫氰化合物、普萘洛尔及维生素类等。

应该指出碘对甲状腺的抑制是暂时的，用药几周后便很快出现“脱逸”现象，因而会使甲亢更加重，使以后的抗甲状腺药物治疗和^{131}碘治疗更加困难。因此，目前碘化物和高氯酸盐、硫氰化合物作为单独治疗甲亢已淘汰。只在诊断或甲状腺危象、甲亢术前准备应用。

2. 针灸疗法　主穴：天突、曲池。配穴：三阴交、足三里、间使。强刺激，每日或隔日1次。1～2个月为1疗程。

3. 手术疗法　重度甲亢，基础代谢率为+60%以上，或经1年的药物正规治疗不能缓解，或停药后复发，或伴有压迫症状，或有恶变可能，均宜行甲状腺次全切除术。

【预防与护理】

1. 用碘化物防治地方性甲状腺肿时，剂量不宜过大，否则易患碘甲亢。

2. 甲亢妇女不宜受孕，早孕者尽量作人工流产，如必须保留妊娠，可用药物和手术治疗。否则有出现新生儿甲亢的可能。

3. 为预防甲状腺危象产生，必须做到积极合理的治疗，如不要突然中断疗程，尤其在用普萘洛尔时。症状严重或甲状腺肿大明显，先予抗甲状腺药物，待症状改善后再行放射性^{131}碘治疗；放疗后1～2周内要严密观察病情，不要按压甲状腺。若施行手术治疗，必须充分做好术前准备，避免过度精神紧张。

4. 突眼较重，眼睑不宜闭合，易使角膜干燥或遭异物刺激。应戴防护眼罩，为避免强光刺激，外出应戴茶色眼镜。

【古籍选粹】

《医学入门·瘿瘤》　形似樱桃，一边纵大似槌而垂，皮宽不急，原因忧患所生，故又名瘿气，今之所谓影囊者似也。忧恚耗伤心肺，故多著颈项及肩，劳欲邪气，乘经之虚而作。

《丹溪心法·瘿气》 瘿气须先断厚味。

【现代研究】

1. 发病学研究 弥漫性甲亢常发生在具有一定遗传特性的易感人群中，在精神刺激、感染等原因刺激下，机体的免疫功能发生改变，免疫细胞会产生甲状腺刺激抗体。这些抗体能与 TSH 竞争地结合到甲状腺滤泡细胞膜上的 TSH 受体上，活化腺苷酸环化酶，从而具有和 TSH 相同的作用。由于甲状腺刺激抗体和 TSH 受体结合，占据了受体位置，阻止了 TSH 和受体结合，因而使甲状腺失去了垂体的控制，而自主地大量分泌甲状腺激素。弥漫性甲亢的其他特殊体征，如突眼和局限性黏液性水肿的发生也都和自身免疫反应有密切关系。所以说，弥漫性甲亢是一种自身免疫性疾病。

2. 临床研究

(1)辨证论治：曹吉宪分三期辨治甲亢症，初期为气郁化火生痰，应解郁散火化痰，方用小柴胡汤合丹栀逍遥散加减。药用：柴胡 12g，法半夏 20g，黄芩 15g，牡丹皮 15g，栀子 15g，白芍 20g，白术 15g，当归 15g，茯苓 20g，泡参 20g，黄药子 9g，贝母 15g。中期为火热炽盛、灼津为痰、痰瘀交阻、气阴两伤，应清泻火热、祛痰软坚、益气养阴，方用白虎汤加味。药用：石膏 50g，知母 20g，黄连 12g，黄芪 20g，茯苓 20g，生地 30g，竹叶 12g，牡丹皮 20g，生龙牡各 30g，丹参 20g，黄药子 9g，苍术 15g。后期为气阴两虚、痰瘀阻滞兼余热，应补益气阴、软坚散结为主，兼清散余热。药用：黄芪 30g，太子参 20g，茯苓 20g，玄参 20g，生地 30g，海藻 30g，昆布 30g，贝母 15g，炮甲 10g，土鳖虫 10g，生龙牡各 30g，黄药子 10g，苍术 20g。艾素玲等用中医辨证治疗甲状腺功能亢进症 40 例。痰郁化火证，方用温胆汤加黄连解毒汤和消瘰丸，疗程 6～8 个月，治疗 15 例，临床治愈 9 例，显效 2 例，有效 3 例，无效 1 例。气阴两虚证，方用上海名医夏少农甲亢一方(黄芪 30g，党参 20g，鳖甲 15g，龟甲 12g，何首乌 12g，生地 12g，白芍 12g，怀山药 12g，夏枯草 30g，制香附 12g)或二方(黄芪 30g，党参 15g，鳖甲 12g，白芍 12g，怀山药 12g，焦建曲 12g，白术 15g，禹余粮 30g，夏枯草 30g，制香附 12g)，疗程 8～12 个月，治疗 25 例，临床治愈 14 例，显效 3 例，有效 2 例，无效 6 例。

(2)外治：乐小燕等采用壮医针挑术加雀啄灸治疗 66 例原发性甲亢症，取得良好效果。针挑点的选择及定位：选用背正中线及背侧线上针挑点。背正中线上针挑点在每一脊椎棘突下，选取从平第 7 颈椎到平第 11 胸椎每一棘突下的针挑点共 12 个点；背侧线上针挑点分别平背正中线上针挑点，距背正中线旁开两横指，选取从第 2 胸椎棘突下到第 11 胸椎棘突下的针挑点，左右共 20 个。总共采用 32 个点。针挑顺序：每次治疗选 3 个点针挑，按三角形顺序往下挑。如先挑第 7 颈椎棘突下针挑点，然后再分别挑左右背侧线上平第 2 胸椎棘突下的针挑点，3 个点呈一等腰三角形。针挑方法：先用针尖将穴位中心点皮肤挑破 2mm，将针尖刺入缺口皮下，挑出白色皮下纤维，将纤维挑断并挑出。疗程：1 周治疗 2 次，共治疗 33 次全疗程结束。每治疗 8 次(即一个月)复查一次甲状腺功能指标。治疗结果：治愈 32 例，好转 28 例，无效 6 例，总有效率 90.9%。葛宝和用针刺主穴：太冲、肾俞、肝俞、大椎、颈部夹脊穴、颈部阿是穴(位于肿大的甲状腺上)、内关、足三里、三阴交、太溪等治疗甲亢。32 例患者中，显效 22 例，有效 10 例，总有效率 100%。田元生用穴位埋线配合中药治疗甲亢 138 例，取双侧心俞、肝俞穴常规消毒局麻，刺入穴位得气后埋入羊肠线，以棉球按压，外敷创可贴，2 周 1 次，同时口服自拟方抑亢胶囊，与西药组对照，治疗组疗效优于对照组。

(3)中西医结合治疗：常志刚等在西医常规治疗的基础上，加用二冬汤合消瘰丸加减治疗甲状腺功能亢进症 69 例，效果满意，处方：天冬、麦冬、沙参、天花粉各 20g，黄芩、知母、玄参、浙贝母、栀子各 10g，生牡蛎 18g，甘草 6g。加减：心悸、失眠甚者，加炒酸枣仁、夜交藤各 20g；手颤甚者，加生石决明、钩藤各 30g；多食易饥，加生石膏 20g；大便清溏，加白术、茯苓各 12g。水煎服，每天 1 剂。30 天为 1 疗程。治疗结果：显效 51 例，有效 16 例，无效 2 例，总有效率 97.1%。王永标应用中西医结合方法治疗甲状腺功能亢进症 34 例，取得较好的疗效，西药开始时口服甲巯咪唑 15～30mg/d，用药减至维持量(2.5～5mg/d)时，结合自拟中药汤方口服。药物组成：黄药子 10g，夏枯草 10g，钩藤 10g，玄参 12g，麦冬 12g，赤芍 15g，茯苓 10g，生地黄 10g，五味子 5g，生黄芪 30g，生甘草 5g 等。每日 1 剂，水煎分两次服。甲状腺肿大明显者，加白芥子、浙贝母；心悸失眠，加远志、灵磁石；手震颤剧者，加珍珠母；胃热重、易饥者，加生石膏、知母；伤阴明显者，加天花粉等。治疗 3 个月后停服中药。继续服用维持量的甲巯咪唑，治疗时间为 9～12 个月。治疗结果：显效 23 例，有效 7 例，无效 4 例，总有效率 88%。

【述评】

瘿气一病可包含在中医外科多种瘿病之中，瘿气的全身性症状，正是颈喉皮肤下瘿组织病理变化的结果，说明了局部的病理变化，所产生的瘀、痰、热、毒，可侵犯有关脏腑而引起严重的全身性症状。因此正确认识和治疗气瘿、肉瘿、石瘿、瘿痈，对于防治瘿气有重要意义。

现代研究说明甲亢与自身免疫有关，而从根本上来说，自身免疫也属一种炎症反应。故甲亢症产生火毒症状。但这种火毒在局部甲状腺的表现比较轻微，主要是火毒入里，出现心火、胃火、肝火等症状。为什么火毒易于入里呢，这是由于患这种疾病的患者体质决定的，患者以素体阴亏的体质居多。故甲亢的火毒证，宜泻火与养阴相结合。火邪又可炼液成痰，痰邪又可阻滞气机再化火。火亦可耗气，而形成复杂的病机。但关键是清火养阴化痰。

【参考文献】

1. 白耀. 甲状腺病学. 北京：科学技术文献出版社，2004：244-246

2. 曹吉宪. 甲状腺功能亢进症的中医分期辨治体会. 云南中医杂志，2008，29(2)：63

3. 艾素玲，高明焕. 中医辨证治疗甲状腺功能亢进症 40 例疗效观察. 中国乡村医药杂志，2006，13(7)：43

4. 乐小燕，陈日兰，汤献忠，等. 壮医针挑疗法治疗原发性甲状腺功能亢进症 66 例. 广西中医药，2004，27(1)：29-30

5. 葛宝和. 滋阴降火、疏肝补肾针刺法治疗甲亢的临床研究. 山东中医药大学学报，1999，23(6)：443

6. 田元生. 穴位埋线配合中药治疗甲亢. 中国针灸，2001，22(9)：585

7. 常志刚，张英丽. 中西医结合治疗甲亢 69 例. 新中医，2005，37(4)：75-76

8. 王永标. 中西医结合治疗甲状腺功能亢进症 34 例. 中国中医药信息，2004，11(1)：66

第七节　类　瘿　病

类瘿病是指发生在甲状腺部位或颈前部位的非甲状腺组织肿胀或肿块。从其外表的形态来讲，也属环颈绕喉的类似瘿病的肿块，但实际不是甲状腺组织病变。如甲状腺舌管囊肿、腮裂囊肿、囊性水瘤等先天性病变及神经鞘瘤、颈动脉体瘤等良性肿瘤。这类疾病过去大多混杂在瘿瘤之中论述。

在《疡医大全》一书中将瘿病与类瘿病分开论述，其类瘿病有气颈、颈蝗等。这为我们另辟类瘿病专节开了先河。对疾病按不同性质进行分类，是科学进步的体现，这样可以更加准确地认识疾病的性质，从而找到更为正确的治疗方法。

【病因病机】

任督肝肾，太阴肺脾，阳明胃，少阳胆和三焦等经络以及脏腑都与颈部有络属关系。颈项部位居上，又易感风热之邪。

若因先天缺陷，肾气亏损，则卫气不足，一则肾气亏气化不利，可内生湿痰；脾胃功能障碍亦可化生痰毒；此外，肾气亏损，则五气不足，亦可外感风热痰邪；内生或外感之痰毒病邪，都可以循经结于颈部，而成为颈部的肿胀或包块。风热痰湿毒邪瘀阻于颈部，使局部气血瘀滞，并可导致少阳经气不舒。“左右者，阴阳之道路也。”若病阻塞一侧颈部，则该侧之阴阳道路不通畅，阴阳不调和的病变随之产生，如出现该侧眼睑下垂、眼球内陷、面红、少汗或无汗等症状。

另一方面，局部的邪毒蕴久可化热化火，故肿块可红肿和溃流脓血，并溃流成漏，久之耗伤气血而成为气血两虚、痰毒留结证。

【辨病】

1. 临床表现

(1)症状与体征

1)甲状腺舌管囊肿：又称甲状腺舌骨囊肿，是颈前正中线囊性肿物，与舌骨关系密切。常可继发感染而形成瘘管。可见于任何年龄，但多在20岁以前发病。主要表现为颈前正中线上出现肿物，多在舌骨和甲状软骨之间。囊肿呈圆形，光滑，界限清楚，囊肿固定在舌骨和深部组织，有时在其上方的皮下可摸到一索状物，向上连于舌骨，因而随着吞咽而上下移动，并于伸舌时向上回缩。囊肿穿刺可得透明黏液。若继发感染后，局部有红、肿、热、痛的症状，当其向表皮穿破或切开引流后，就形成经久不愈的瘘管，从瘘管可排出少量黏液或脓性分泌。

2)腮裂囊肿：又称为腮发性囊肿及瘘管。囊肿多发于下颌骨角的后侧或下方，位于胸锁乳突肌的前面。囊肿呈球形，表面光滑，可移动，无压痛。穿刺可得透明黏液。因囊肿壁与咽喉淋巴沟通，因此当患咽喉炎，感冒时，腮裂囊肿的壁也可发生感染，而囊肿增大且有压痛。囊肿也可因感染而破溃，形成经久不愈的瘘管或瘘道。

3)囊性水瘤：又称囊性淋巴管瘤。囊性肿物多在婴幼儿时期即已存在并逐渐长大，多发于颈部，也可发生在腋下及其他部位。在颈部常位于胸锁乳突肌的外缘、锁骨上窝处，可产生压迫症状。囊肿大小不定，柔软如一袋水状，有弹性，无压痛。肿物可达很大的体积，致使局部皮肤变薄，几乎成为一透明的囊肿。故有人称之为“水瘿”。囊肿透光试验阳性，穿刺可抽出透明液体，偶尔也可继发感染。

4)神经鞘瘤：颈部是神经鞘瘤的好发部位，颈部各个部位均可发生，但肿瘤常出现于颈前三角区，咽旁及锁骨上区。本病多见于30～40岁患者，表现为单个椭圆形肿块，坚韧、无痛、境界清楚，与四周不粘连，如肿瘤来自交感或迷走神经，用手将其推动时前后移动度较大，上下移动性极微。因肿瘤自后侧将颈动脉推向表浅移位，故在肿瘤表面可见动脉搏动，易误诊为动脉瘤，但听诊无杂音。肿瘤压迫颈交感神经可产生颈交感神经麻痹综合征（霍纳综合征），患侧可发生瞳孔缩小，上睑下垂，轻度眼球内陷，眼裂张开不全，同侧面颈部潮红、出汗少或无汗等症状。压迫迷走神经则产生刺激性咳嗽。肿瘤来自臂丛神经者，肿块出现于锁骨上三角区，活动性差，偶有患侧上臂放射性痛。

5)颈动脉体瘤：本病发生于颈动脉体，亦称化学感受器瘤或嗜铬性副神经节瘤。本病较少见，女性稍多，大多在30～50岁，多为单侧。肿瘤生长缓慢，多无自觉症状，病程长达5～7年，亦偶有生长较快者。肿瘤在上颈部舌骨大角后方，相当于颈总动脉分叉处，呈圆或椭圆形，为实体性，质韧实，偶可部分压缩，有时可触及搏动，并听到血管杂音。因肿块附着于颈动脉鞘，故可将其向侧方移动，而不能上下移动。如肿瘤增大，可在咽侧壁膨出，有时压迫舌下、迷走或交感神经而出现相应的神经症状。少数患者可有颈动脉窦综合征，即出现头晕、无力、心跳慢及血压下降等症状。

(2)实验室检查与影像检查

1)凡有窦道，可作碘化油X线造影，以助诊断。

2)可行穿刺抽液检查，如腮裂囊肿穿刺液显微镜下可见胆固醇结晶，囊性水瘤液镜下可见大量淋巴细胞。针吸活检有时也可以诊断肿瘤的性质，但是颈动脉体瘤则不宜穿刺。

2. 诊断要点

(1)甲状腺舌管囊肿：根据临床表现，并且其囊肿发生于颈前正中。

(2)腮裂囊肿：根据临床表现，并且囊肿发生于下颌骨角的后侧下方，位于胸锁乳突肌的前面。

(3)囊性水瘤：囊肿透光试验阳性，穿刺可吸出黄色水样液体。

(4)神经鞘瘤：为颈前三角区肿块、颈动脉移位及神经功能障碍。

(5)颈动脉体瘤：在颈动脉体三角区缓慢生长的肿块。

3. 鉴别诊断

(1)与气瘿、肉瘿、石瘿等相鉴别，详见本章各有关节。

(2)甲状腺舌管囊肿、腮裂囊肿与化脓性瘘痈鉴别，详见瘘痈一节。

(3)神经鞘瘤与颈动脉体瘤相鉴别，二者肿瘤表现都有动脉搏动，但是神经鞘瘤听诊无血管杂音。

【辨证】

类瘿病的甲状腺舌管囊肿、腮裂囊肿、囊性水瘤都属先天性病变。肾为先天之本，先天缺陷则为肾气亏损所致。故这三种类瘿病以先天肾气亏损为病之本，风痰湿邪凝滞瘀结为病之标。瘀滞可化热毒，热邪可蚀皮肉而成瘘，瘘久气血亏虚。故这三种类瘿病可出现风痰湿邪凝滞证、痰湿热毒证、气血两亏证。而神经鞘瘤和颈动脉体瘤则易出现阴阳失调与痰湿瘀结证。

1. 风痰湿邪凝滞证　主要表现颈前正中、颈侧上部、颈根部有囊性肿块。若偏于风邪则囊肿弥漫，若偏于痰邪则肿块坚硬，若偏于湿邪则囊肿内水液较多，肿块增长缓慢，一般无痛感。舌苔白，舌质淡红，脉弦或弦滑。

2. 痰湿化热毒证　风痰湿凝滞的肿块，瘀滞日久，加之外感热邪，可化热化毒，而出现肿块局限性红肿、胀痛，伴低热、心烦、口干等症。最后热毒腐蚀皮肉，而出现漏管和流出脓血水等症。舌苔微黄腻，舌质红，脉细数。

3. 气血两虚、痰湿留恋证　囊肿溃破后，流出脓血和脂水，日久耗伤气血。表现面色㿠白，乏力肢软，纳食不佳，消瘦等症。因正虚不能排除痰湿之邪，所以痰湿凝滞之肿胀及流脓血脂水仍不能痊愈。舌苔白腻，舌质淡红，脉濡细。

4. 阴阳失调、湿痰凝结证　表现为一侧颈部有肿块，肿块结硬，不红不热。因凝结瘀阻而经气不通，故肿块表面有动脉搏动。也可出现受压同侧眼睑下垂、轻度眼球内陷、眼裂张开不全；同侧面颈潮红、无汗等阴阳不调的症状。舌苔薄黄，舌质红，脉弦细数。

【治疗】

1. 内治法

(1)辨证论治

1)风痰湿邪凝滞证:治宜疏风化痰理湿。方选牛蒡解肌汤合二陈汤。选加胆南星、川贝母、僵蚕、橘核、荔枝核、香附、夏枯草等。

2)痰湿化热毒证:治宜清热解毒,化痰散结。方选普济消毒饮加减。选加或重用玄参、牡蛎、夏枯草、半枝莲、连翘、川贝母、胆南星、茯苓等。

3)气血两虚,痰湿留恋证:治宜补益托毒,化痰利湿。方选托里消毒散加减。选加法半夏、陈皮、茯苓、浙贝母、香附、肿节风、车前子、萆薢、猫爪草等。

4)阴阳失调,湿痰凝结证:治宜调和阴阳,健脾化痰。方用小柴胡汤合二陈汤加减。选加穿山甲、龟甲、鳖甲、莪术、鬼箭羽、鹿角霜、白芥子、牛蒡子等。

(2)成药验方

1)小金丸,每次1丸,每日2次。

2)散结灵,每次4片,每日3次。

3)西黄丸,每次2丸,每日2次。

(3)西药治疗:如合并感染,可应用抗生素治疗。如果出现了交感神经、迷走神经等压迫症状,可对症治疗。

2. 外治法

(1)肿块坚硬可外敷阳和解凝膏或冲和散。

(2)肿块合并感染,可外敷金黄膏或玉露膏。

(3)若有窦道流脓血,可用八二丹药线引流。

3. 手术疗法 根据病情,选择不同的手术疗法,以求根治。

【预防与护理】

1. 预防上呼吸道感染,可避免囊肿感染。

2. 施行手术治疗,应注意保护颈部的神经和血管。

3. 颈动脉体瘤穿刺活检需慎重,避免发生颈动脉窦综合征。

【古籍选粹】

《疡医大全·气颈》 气颈乃七情抑郁不伸,肝脾气郁不舒,结喉之间,气结如胞,随喜怒消长,甚则饮食嗌凝,治以四海舒郁丸。

《疡医大全·颈蝗》 颈蝗其毒不红,其形坚硬无脓,一年半载,长久如此,不能穿溃,两尖锁颈,嗜人脂血,食血一饱,病人即将危矣。毒发之初,先服益气养营汤十余剂,即将两患头上用三棱针针住,以艾炷针灸七壮或九壮,次服神效瓜蒌散。自消。

《疡医大全·瘿瘤》 人有喉患大肿,又非瘿瘤,忽痛忽不痛,外观五色之纹,中按之半空半实,此乃痰病结成,似瘤非瘤,似瘿非瘿也。宜消痰汤主之。此方乃消上焦之痰圣药也。

【现代研究】

1. 颈动脉体瘤症状研究

肿块位于颈动脉三角内,典型的位置是在下颌角的后下方。少数可出现压迫症状。如压迫喉返神经可有咳嗽、声嘶;压迫迷走神经可出现恶心、呕吐、心悸、腹痛或便秘;压迫交感神经则可有瞳孔散大或缩小,并可有睑裂缩小;压迫舌下神经可有舌半侧瘫痪;压迫舌咽神经,可有舌后1/3味觉失常,软腭下降,吞咽障碍感;压迫颈丛神经,则可有肩、颈、枕处疼痛;

压迫喉头、气管、食管，则可有气短、吞咽困难等症状。约有3%可发生颈动脉窦综合征，主要是站立时突然眩晕、眼冒金星、无力、晕倒、上腹不适及神志丧失等。也可伴发恶心、寒颤、大量出汗等表现，发作时间是几秒至几分钟，多因头部猛然转动或受压迫肿瘤而引起。平时症状减轻，而且不发生昏迷。

2. 临床研究 孙某，男，56岁，工人。1994年10月17日初诊。患者16年前出现右颈部酸痛，3年前在右颈部生一瘤状物，如黄豆大小，随之肿物突起皮面，疼痛剧烈，牵引至右胸胁部，日夜不安。在外院经肿块针吸活组织检查及颈动脉造影诊断为“右颈动脉体瘤”。未手术治疗。诊查：神清，痛苦面容，精神郁闷紧张，面色萎黄，食欲不振，右颈部动脉搏动应手弦劲，肿块大如半个鸡蛋，质稍硬，压痛明显，舌质淡，苔白而厚腻，脉细数而弦滑。治法：培补脾土，佐以活血化痰软坚。方药：茯苓、党参、当归、熟地、玄参、夏枯草各15g，白术、白芍、川芎、红花各10g，砂仁、贝母各9g，生甘草8g，煅牡蛎30g。水煎服，日1剂，共20剂。复诊时诉其右颈部及右胸胁部疼痛完全消失，食渐增，唯头晕较为严重。查右颈部肿块质变软，搏动力减弱，面色转红润，舌淡，苔白腻，脉细数。原方去党参、白芍、白术，加僵蚕、白蒺藜、制乳香各10g，海浮石12g，再服20剂。同时以自拟“消瘰散”外用：冰片、樟脑各30g，朱砂、雄黄各3g，用75%酒精500ml浸泡1周后外擦肿块周围，每日3次。20日后再诊，右颈局部轻微疼痛，肿块缩小如黄豆大小，外观皮肤已平，舌质淡黯苔薄白，脉细数。全当归、乌贼骨、天花粉、夏枯草、茯苓各15g，制乳香、干柿霜、白芍、生卷柏、白术各10g，贝母9g，薏苡仁20g，再服20剂。随访2年，无特殊不适，是以告愈。

【述评】

将本节所论述的五种颈部肿块性疾病称为“类瘿病”，是因为这些肿块可环颈绕喉呈现瘿病的症状和体征，似瘿而实际非瘿疾病。

西医学在治疗这些疾病方面，多采取手术疗法，但疗效也不甚理想。又因为这些疾病相同点都有肿胀包块，病程较长。根据中医“无痰不成块”的理论，其肿块与痰邪有关。而痰邪有内生和外感之别，痰邪蕴久可化热毒，可阻塞阴阳及经络的通道。“左右者，阴阳之道路也。”一侧阻塞，故同侧阴阳失调，道路不通而经气受阻，故可出现同侧系列症状。而身体两侧不协调，故可辨为阴阳失调，而用和解法治疗。笔者认为，这些疾病大多数属先天性疾病，但只要辨证准确，应用中医药治疗会产生理想的疗效。

【参考文献】

1. 李锦聪. 浅表肿物. 北京：北京出版社，1981：282
2. 崔宜武，方朝晖. 颈动脉体瘤治验两则，陕西中医，1997，18(8)：359

（喻文球 王万春）

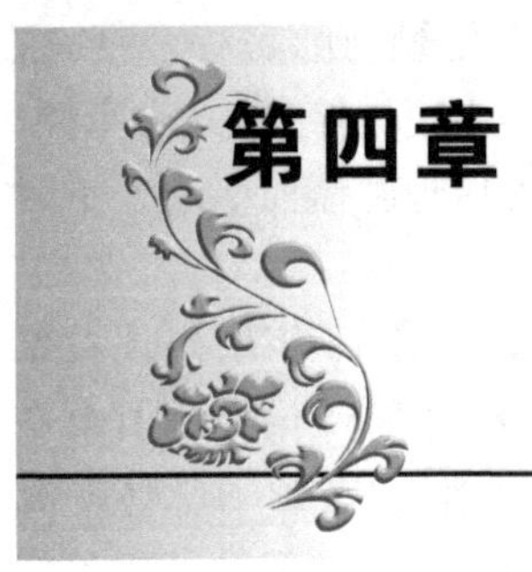

第四章 瘤

第一节 概 论

本章论述的瘤病，基本都属于体表肿瘤范畴，其中包括软组织肿瘤和骨肿瘤。这些肿瘤都有肿块外形呈现于体表或者通过简单的触及即可扪得。另外软组织内一些非肿瘤性肿块，也具有这一特点，所以也应该包括在本章节之内。

瘤者，留滞不去之意。《灵枢·刺节真邪》说："虚邪之入于身也深，寒与热相搏，久留而内著，……有所疾前筋，筋屈不得伸，邪气居其间而不反，发于筋溜。有所结，气归之，卫气留之，不得反，津液久留，合而为肠溜，久者数岁乃成，以手按之柔。已有所结，气归之，津液留之，邪气中之，凝结日以易甚，连以聚居，为昔瘤，以手按之坚。有所结，深中骨，气因于骨，骨与气并，日以益大，则为骨疽。有所结，中于肉，宗气归之，邪留而不去，有热则化而为脓，无热则为肉疽。"这里指出了瘤是由于邪气留滞与气、津液等凝结而成筋瘤、肠瘤、昔瘤、骨瘤等。历代文献都有一些关于瘤的论述，如《诸病源候论》有关于瘤的症状和注意事项的论述。《三因极一病证方论》将瘤分为骨瘤、脂瘤、气瘤、肉瘤、脓瘤、血瘤六种。《薛氏医案·外科枢要》及《外科正宗》等文献，根据瘤发生的皮、肉、筋、脉、骨部位，并与五脏配套，具体将瘤分类为气瘤、肉瘤、血瘤、筋瘤、骨瘤。以后各家文献还有脂瘤、胎瘤、胶瘤、发瘤、红丝瘤、黑砂瘤、虱瘤、物瘤等多种瘤病。关于对瘤的性质认识方面，大多认为瘤属良性，但也有关于瘤属恶性肿瘤的论述，如《外科正宗》论骨瘤是"形色紫黑，坚硬如石，疙瘩高起，推之不移，昂昂坚贴于骨"。这相当于现代骨肉瘤的症状。

软组织肿瘤和骨肿瘤有良性和恶性之分，一般将良性肿瘤称之为"瘤"，而将恶性肿瘤称之为"肉瘤"。软组织的范围很广，广义地说，除皮肤表皮及附件、内脏、骨骼及淋巴结外，其余都属于软组织，它包括了黏液、纤维、脂肪、平滑肌、横纹肌、间皮、滑膜、血管、淋巴管、周围神经系统等。所以单纯依靠传统的五脏归类法来概括软组织肿瘤和骨肿瘤，显然是不太符合临床实际的，有碍中医对体表肿瘤的辨证和治疗。

体表肿瘤属于中医外科肿疡的范畴，中医外科最早只分为肿疡和溃疡两大类，肿疡泛指一切体表未溃之肿块，包括了体表肿瘤和体表非肿瘤肿物在内。要在继承的基础上，研究和发展中医外科肿疡的学术水平和临床技能，就必须对体表肿瘤和肿块作出基本能符合临床实际需要的整理和研讨。故本章确定如下论述内容：①气瘤：除多发性神经纤维瘤病在皮肤病章节论述外，这里包括神经纤维瘤、神经鞘肿瘤。②肉瘤：包括纤维肉瘤、脂肪瘤与肉瘤、滑膜瘤与肉瘤、横纹肌肉瘤。③血瘤：除海绵状血管瘤等在皮肤病章论述外，这里包括血管内皮瘤及肉瘤，血管外皮瘤及肉瘤，血管球瘤。④筋瘤：包括腱鞘囊肿及结核、下肢静脉曲张。⑤脂瘤：包括皮脂腺囊肿及其化脓性感染。⑥骨瘤：包括骨巨细胞瘤、骨肉瘤、软骨肉瘤。⑦体表非肿瘤性肿块:包括感染性结节、囊虫病、痛风石等六种疾病。

【病因病机】

古代论瘤的病因有两种看法。《灵枢·刺节真邪》论瘤,认为瘤与外感邪气有关,而《外科正宗》则认为瘤不是外邪与内正搏结凝滞产生的,而主要是由于五脏病变而发生的。这种对瘤的病因病机偏执于一方的观点都是局限的。因为外因致病要通过内因起作用;而脏腑功能紊乱和阴阳气血失调,与机体外环境紊乱也密切相关。因此综合历代各家论述,瘤的病因病机可分如下方面。

1. 外邪入侵 六淫邪毒、疫疠邪毒等外邪入侵人体,“寒与热相搏,久留而内著,结气归之,卫气留之,不得反,津液久留,凝结日以易甚”而成。也就是说外感邪气,留结于体内,并与气血、津、液等凝结而成为瘤病。

2. 阳虚凝聚 上述病理变化,若人体阳气不虚,则可凝滞化热,而成为化脓性感染的疾病;若素体阳气亏弱,则凝滞不能热化,而寒凝为瘤。

3. 脏腑失调 陈实功等人认为,瘤是由于“五脏瘀血、浊气、痰凝而成”。然而脏腑功能紊乱,不仅可由五脏生态关系紊乱而引起,更可以由外邪入侵,阴阳失调所致。脏腑功能紊乱可产生致瘤形成的病理产物。如肝气不疏,心气不足,邪凝气机,都可产生瘀血;肝郁、脾结、肺气不调等可产生浊气;脾气不运,肺失宣降,火邪炼液可内生痰邪。以致瘀血、浊气、痰凝结成瘤病。

4. 瘤结于表 本章论述的瘤,系指体表肿瘤或肿物。不管是由哪一种原因而发生的瘤病,它们的病位都在皮里膜外、皮肉之间、皮肉以下,共同特点是有外形征象可见。中医外科的表证尚包括有外形显露于体表的表证。外形显露明显,病邪凝结于表;外形显露不很明显,病邪凝结在半表半里。

综上所述,瘤病是由于外邪入侵、脏腑功能紊乱等原因,而使瘀血、浊气、痰凝滞结于皮里膜外、皮肉之间、皮肉以下;由于素体阳气不足,这种凝滞很难从热而化,而凝滞为瘤。由于它生长的部位较浅,所以有外形征象可见,但是这种表证不是新感邪气犯表,而是邪毒凝滞在表或五脏之毒外达结于表。

【辨病】

体表软组织肿瘤可发生于全身各处的软组织,不同类型与发生部位不同的肿瘤各具特点。此外,骨肿瘤和其他软组织非肿瘤性肿物也是如此。

1. 好发部位 肿瘤生长的部位有时可提示它的起源,如纤维肉瘤大多来自躯干的皮肤和皮下组织;脂肪肉瘤多来自脂肪组织较多的臀部和大腿;滑膜肉瘤多来自下肢和上肢大关节附近;横纹肌肉瘤好发在下肢肌层内;平滑肌肉瘤以躯干和腹腔较多见。软组织的常见良性肿瘤,虽然分布很广,但多见于皮肤及皮下组织;脂肪瘤多发生于所有有脂肪的部位;纤维瘤均发生于皮内、皮下、浅表筋膜或腱鞘等处;滑膜瘤大都来自腱鞘及滑囊,绝大多数位于手足,越近肢体远端则越多;软组织平滑肌瘤主要发于皮肤及皮下组织;骨肿瘤发于四肢长骨较躯干骨多;软骨瘤多发生于手足短骨。

2. 疼痛 软组织肉瘤常为无痛肿块,但有的也伴有疼痛。某些纤维肉瘤和滑膜肉瘤,发生的初期没有疼痛,到复发后才疼痛。良性骨肿瘤有轻度疼痛,而恶性肉瘤则呈钻孔样疼痛。若肿瘤生长快,压迫或浸润神经时则导致顽固性疼痛。

3. 体积 良性肿瘤生长缓慢,体积一般较小,但有的可以长得很大;有时仅针头大小即可引起患者重视,如皮肤平滑瘤常有疼痛,假肉瘤性筋膜炎也常有压痛,就诊时体积却比较小；又如脂肪瘤、脂肪肉瘤等，由于早期症状少而轻，就诊时瘤的体积多已较大。恶性肿瘤生长快，体积一般较大，如平滑肌肉瘤、横纹肌肉瘤、滑膜肉瘤、骨肉瘤等，直径多超过5cm。

4. 硬度 软组织肿瘤的硬度可因其血液供应和病理类型的不同而有差别。良性肿瘤中胶原纤维、纤维细胞或平滑肌细胞成分多的质地比较坚硬，如纤维瘤、平滑肌瘤等；纤维成分少的或血管淋巴管成分多的，质地就比较软，如脂肪瘤等。软组织肉瘤恶性程度高的质地大都比较软，纤维成分少的脂肪肉瘤和黏液肉瘤质地较软，纤维成分多的高分化纤维肉瘤较坚硬，如果肿瘤位置较深，在局部组织较紧张时呈假坚硬感。骨肿瘤的质地多坚硬。

5. 活动度 软组织肿瘤的活动度与其发生部位和病期有关。良性或低度恶性的一般较易活动。生长于肌层内的肿瘤，当肌肉放松时可左右推动，肌肉收缩时则固定。高度恶性的肉瘤和骨肿瘤呈浸润生长，也是固定不移的。

6. 表面温度 肿瘤如位于浅部，血管供应丰富或因肿瘤细胞代谢旺盛，局部皮肤温度可较周围为高。

7. 皮肤表面的表现 神经纤维瘤皮肤有淡褐色斑。隆起性皮纤维肉瘤有典型的光滑，萎缩，伴有毛细血管扩张的表皮。其他常见的肉瘤因多发生在较深部，在初发时表面皮肤是正常的，但由于生长迅速很快就可以累及表面皮肤形成溃疡。

8. 发展速度 良性肿瘤一般生长较慢，病史可长；但低恶性的肉瘤亦可生长较慢。有的良性肿瘤存在多年，突然增长速度变快，应考虑有恶变可能。

9. 区域性淋巴肿大 软组织肉瘤远处转移常见，但有时也可以有区域性淋巴结转移。

【辨证】

尽管本章论述的体表肿瘤和肿块种类较多，但根据其症状和发病机制可以把它们分成肾气不足证、肝脾郁结证、气滞血瘀证、瘀毒化热证四个证型。

1. 肾气不足证 肿块质硬，无痛或一般不痛，增长缓慢，局部皮温低，颜色黯淡，或色褐或灰黑。舌苔薄白，舌质淡红，脉沉细或细弱。

2. 肝脾郁结证 肿块质韧或有囊性感，具有不同程度的酸胀痛，有的可随喜怒而肿块大小消长。与周围组织具有一定的粘连，活动度较差。或肿块质地柔软，边界不清，无自觉痛，无压痛。有的只有疼痛不适之症状，而肿块小如针头，极少数的只有疼痛而摸不到肿块。舌苔黄微腻，舌质红，脉弦或弦滑。

3. 气血瘀滞证 肿块坚硬如石，表面高低不平，与周围组织粘连固定，推之不活动。肿块表皮可有血管怒张，疼痛或剧烈疼痛，或伴放射性麻木或疼痛，或病变处肌肉萎缩。舌苔黄，舌质红有瘀斑，脉弦涩。

4. 瘀毒化热证 肿块上皮肤萎缩变薄、轻度灼热、红斑、水肿、溃疡，极易出血，可伴有轻度发热及头痛等全身不适症。或红色软性肿瘤，高出皮肤，易出血和感染。此外，肝脾郁结证和气血瘀滞证，瘀久也有可能化为热毒，而出现肿块增大膨胀、发热、疼痛等症状。

【治疗】

1. 内治法

(1)辨证论治

1)肾气不足证：治宜温肾益气，散寒化毒。方选二仙汤或右归丸合万灵丹加减。常用药物有：鹿角霜、鹿角胶、白芥子、制附子、菟丝子、补骨脂、仙茅、仙灵脾、细辛、麻黄、肉桂、小茴香等。

2)肝脾郁结证:治宜疏肝理脾,化痰散结。方选通气散坚丸或顺气归脾丸;或逍遥散合二陈汤加减化裁。常用药物有:青皮、陈皮、香附、郁金、台乌、厚朴、橘核、九香虫、枳壳、枳实、海藻、昆布、胆南星、僵蚕、山慈菇、猫爪草、夏枯草、白芥子等。

3)气血瘀滞证:治宜活血化瘀,解毒散结。方选活血散瘀汤加减。常用药物有柴胡、穿山甲、天花粉、三棱、莪术、楤木、鬼箭羽、土鳖虫、水蛭、䗪虫、白花蛇舌草、半枝莲、七叶一枝花、十大功劳等。

4)瘀毒化热证:治宜凉血活血,清热解毒。方选芩连二母丸或犀角地黄汤合五味消毒饮;若在头面部则合普济消毒饮,在躯干部合黄连解毒汤,在下肢合五神汤,在上肢合五味消毒饮。常用药物有羚羊角、生石膏、生玳瑁、紫草、赤芍、牡丹皮、生地、生槐花、鸡冠花、半枝莲、半边莲、知母、黄柏等。

(2)成药验方

1)六军丸,蜈蚣去头足、蝉蜕、全蝎、僵蚕、夜明砂、穿山甲各等分为末,神曲糊为丸,粟米大,朱砂为衣,每次服1g,每日2次。

2)小金丸,每次1丸,每日2次。

3)新癀片,每次4片,每日3次。

4)大黄䗪虫丸,每次1丸,每日2次。

5)散结灵,每次4片,每日3次。

6)六神丸,每次10粒,每日2次。

7)西黄丸,每次2小丸,每日2次。

(3)西药治疗:对于体表软组织和骨的恶性肿瘤可采用化疗方法。常用药物如氮芥、环磷酰胺等。对于横纹肌肉瘤手术和放疗后,配合使用放线菌素D、长春新碱和环磷酰胺等。滑膜肉瘤、纤维肉瘤、脂肪肉瘤、平滑肌肉瘤等合并用多柔比星和达卡巴嗪。

2. 外治法

(1)药物外治

1)阳和解凝膏外贴。

2)阿魏化痞膏外敷。

3)消瘤二反膏外敷。

4)天仙子适量,水调外敷。

(2)其他外治疗法:如激光、药物腐蚀、结扎法、囊性肿物的硬化剂法,可根据病情选择。

3. 手术疗法 软组织良性肿瘤在手术完全切除后,多数不会复发。对于良性和恶性成分的交界性肿瘤,手术切除时,要求在肿瘤四周一定距离的正常组织内进行,才有可能防止复发。对于恶性软组织和骨肿瘤,由于血行转移者多,疗效差,单纯作局部广泛切除或截肢手术已不能满足需要,应加用综合放疗。

4. 放疗 应用^{60}钴或超高压射线治疗。使某些不能用手术治疗的软组织肉瘤获得较好效果。另外,可采用氟尿嘧啶注射和^{60}钴照射,方法是:每日放疗前2～4小时,静脉注射氟尿嘧啶250mg(总量5～10g),^{60}钴每次剂量为1.5～2Gy,总量为50～70Gy。

【预防与护理】

1. 对于体表肿块,不能妄加挤压、穿刺,以免造成恶性肿瘤自行扩散。

2. 饮食忌辛辣、发物。

3. 手术患者及放疗、化疗患者，要注意饮食营养，多吃养阴生津的瓜果及蔬菜。

【古籍选粹】

《疮疡经验全书·论瘤》 此证受在六腑，流在经络，风寒湿热，伤于心肝脾肾之间，血聚不散，日渐增长。

《薛氏医案·论瘤》 内经云：肝统筋而藏血，心裹血而主脉，脾主肌肉而统血，肺主气而司腠理，肾统骨而主水。若怒动肝火，血涸而筋挛者，其筋肿起，按之如筋，久而或有由缕，名曰筋瘤，用六味地黄汤、四物、山栀、木瓜之类。若怒肝火，阴血沸腾，外邪相搏而为肿者，其自肌肉肿起，久而有赤缕，或皮俱赤，名曰血瘤，用四物、茯苓、远志之类。若郁结伤脾，肌肉消薄，外邪所搏而为肿者，其自肌肉肿起，按之实软，名曰肉瘤，用归脾益气二汤。若劳伤肺气，腠理不密，外邪所搏而壅肿者，其自皮肤肿起，按之浮软，名曰气瘤，用补中益气之类。若劳伤肾水，不能荣骨而为肿者，其自骨肿起，按之坚硬，名曰骨瘤，用地黄丸及补中益气汤主之。

夫瘤者留也，随气凝滞，皆因脏腑受伤；气血乖难违，当求其属而治其本。大凡属肝胆二经结核，八珍加山栀、胆草以益气血清肝火，六味丸以养肺金生肾水。若属肝火血燥，须生血凉血，用四物、二地、丹皮（酒炒黑）、胆草、山栀。中气虚者，补中益气兼服。

若治失其法，脾胃亏损，营气虚弱，不能濡于患处，或寒气凝于疮口，荣气不能滋养于患处，以致久不生肌而成漏者，悉调补脾胃，则气血壮而肌肉自生矣。若不慎饮食起居，及六淫七情，或用寒凉蚀药，以治其外，则误矣。

《疡医大全·瘿瘤》 李东垣辨瘤法：若发肿都软而不痛者，血瘤也。发肿日渐增长而大，不热，时时牵痛者，气瘤也。气结微肿，久而不消，后亦成脓，此是寒热所为也。留积经久，极阴生阳，寒化为热，以此溃必多成瘘，宜早服内塞散以排之，诸癃瘤疣赘等至年衰，皆自内溃，理于壮年，可无后忧。

【现代研究】

1. 软组织肿瘤对人体危害性较小，通常生长缓慢，或者自动停止生长，体积一般较小，完全切除后可不复发。但也有一部分所谓良性软组织肿瘤属于交界性肿瘤，虽不发生转移，却可浸润周围组织，术后反复发作，病变范围较广，可影响器官的功能或容易伴发其他疾病而引起死亡。

其他如脂肪瘤、血管球瘤、平滑肌瘤术后通常不复发。

恶性软组织肿瘤对人体危害很大，通常生长迅速，体积巨大，浸润和破坏周围正常组织，肿瘤本身可有坏死、出血及继发感染，并且经常有广泛的血行播散，转移至肺、骨、皮肤、皮下、脑、肾上腺、胰腺等脏器，少数尚可经淋巴道转移，患者往往死于恶液质、严重出血及广泛转移。防止血行播散，是治疗软组织肉瘤的重要环节之一。检查时动作不够轻柔，错误地进行理疗，不恰当的活检，手术时的挤压，甚至下肢肉瘤因患者过度行走而肌肉收缩等，都可导致肉瘤细胞的血行播散。

软组织肉瘤的病程一般较短，生长快的多属于高度恶性的肿瘤。但也有不少软组织肉瘤生长很慢，因此，病程长也不能排除是低度恶性肿瘤的可能性。

2. 诊断学研究 软组织肿瘤的诊断，主要靠病理检查，而不能光凭临床印象。由于软组织肉瘤也可以有很长的病程，甚至十数年；部分良性肿瘤有恶变的倾向；良性与恶性之间没有截然的界限；即使病理诊断属于良性，也不能排除有复发和转移的可能。所以对软组织肿瘤的诊断、治疗、病理检查、术后随诊都要有足够的重视。

3. 治法研究　瘤的治疗多数以内消为主，归纳起来为行气散结、破瘀消肿、化痰软坚之大法。长期攻消不愈，后期均以补益扶正为主，包括养气血、健脾胃、补肾气等。下面重点介绍内消法。①行气散结法：气聚可以为肿，气病既可以引起血瘀，也可使津液凝结为痰。所以行气法是治瘤的重要方法。常用药如青皮、陈皮、木香、香附、沉香、乌药、乳香等。②散瘀消肿法：气滞不散，痰凝不化，久则可以络阻血瘀，所以对肿瘤难以消散者，多兼用散瘀消肿药，如三棱、莪术、鬼箭羽、炮山甲、地鳖虫、没药之类。③化痰散结法："凡人体上中下有块者，多是痰。"所以化痰也是消瘤的要法。常用药物如昆布、海藻、胆南星、半夏、山慈菇、僵蚕、白芥子之类。

4. 外治法研究　龙翔云应用中药外敷治疗良性肿瘤。处方：巴豆 2g，冰片 5g，制首乌 10g，大黄、青木香、土鳖虫各 15g，威灵仙 10g。血管瘤，加红花 15g，川芎 10g；脂肪瘤，加草果仁 18g，炒莱菔子 21g，炒苍术 15g；纤维瘤，加白花蛇舌草 15g，细辛 8g，羌活 10g。将各药研细均匀，密封备用。用时取适量，用白醋和白酒（1∶2）调敷患处（小儿及皮肤过敏者，药量应少，并改用蓖麻油或桐油调敷），每天换药 1 次，药末干燥时以上述比例的醋酒湿润。疗程不限，病愈停药。治后，13 例海绵状血管瘤，9 例完全消失，4 例明显缩减；18 例脂肪瘤均完全消失；13 例纤维瘤，11 例完全消失，2 例明显缩减。

【述评】

中医外科所论述的瘤病，是指体表肿瘤或肿块，而且大多是指良性肿瘤，但也包括恶性的骨肉瘤。根据临床和现代医学的研究，软组织肿瘤包括了良性和恶性两大类；还有一些属于交界性肿瘤；另外有些软组织恶性肉瘤也有似良性的特点，如不少软组织肉瘤生长缓慢，病程也很长，症状和体征都有与良性相似之处。基于上述情况，本章若专论良性软组织肿瘤是片面的，这不仅仅不利于本学科发展，而且使中医外科医生在临床上麻痹大意，甚至有可能将恶性软组织肿瘤也误认为是良性，而不能及时正确治疗，不能应用正确的检查和治疗方法。中医学教材和参考书必须面对当前科学发展的实际，而不能采取避而不提的方式和方法来研究体表肿瘤。从这个意义上来讲，本章节扩编论述具有一定的意义。但由于过去对这一方面的讨论不多，而现代研究文献来源较少，所以尚待今后不断充实和提高。另外一些软组织非肿瘤性的肿块也具有瘤的特点，过去没有专节论述而混杂于各个瘤病之中。这里分出论述也是具有临床意义的。

瘤病的辨证论治及各种内外疗法，古文献和现代都有一些论述，需要我们去整理和综合归纳。由于本章节的肿瘤与甲状腺肿瘤及下一章节论述的恶性肿瘤，在症状的严重性各方面都有不同，因此病机与治法应有差异。本章节瘤病，发展缓慢，邪毒凝聚有一个较长的过程，临床在早期、中期以阴证及半阴半阳证居多。所以为应用温散解毒的外治疗法创造了机会，我们应该更多地在药物外治方面加强研究。过去对瘤病的内服药治疗，也过于片面、简单、机械，缺乏对微细症状特点的分析而去探求方药，并多认为采用手术疗法，这一点也是应该我们研究的内容。

【参考文献】

1.《实用肿瘤学》编委会. 实用肿瘤学. 第二册. 北京：人民卫生出版社，1979：158
2. 李锦聪. 浅表肿物. 北京：北京出版社，1981：61
3. 顾伯康. 中医外科学. 上海：上海科学技术出版社，1986：101
4. 龙翔云. 中药外敷治疗良性肿瘤 44 例. 浙江中医杂志，1979，4(8)：303

第二节　气　瘤

气瘤是发生在皮肉间或皮肤上的肿瘤。因其肿块按之坚韧或按之浮起似有气一般，可随情绪变化，体积增大或缩小及疼痛酸麻加重或减轻，故名气瘤。本病相当于西医的周围神经肿瘤，包括了神经纤维瘤、神经鞘瘤、恶性神经鞘瘤、多发性神经纤维瘤病（此病在本书皮肤病章节论述）等。

气瘤的病名，首见于宋代《三因极一病证方论》，明代陈实功在《外科正宗》中论述本病说："气瘤者，软而不坚，皮色如故，或消或长，无热无寒。"同时又指出应用通气散坚丸治疗。这说明气瘤是有质地柔软的，也有质地坚韧的且无皮肤颜色改变的，体积可大可小的，有多种不同特点的肿瘤。

古文献将本病笼统地包括在瘿瘤范围之内论述。西医学对本病的治疗，多采取手术疗法，但容易复发，难于根除。应用中医药辨证治疗，可抑制肿瘤生长，消除疼痛，缓解压迫，有的也可以使肿块消除。因此中医药治疗本病，具有一定的优势。

【病因病机】

气瘤总的来说是由于各种不同原因，致使气机郁结而成。然而五脏各有主气的作用，如肺主气，主一身之气；肝主疏泄，凡经隧、管道组织都依赖肝气疏泄；脾主运化，主肌肉。从脏腑而言，与肺、肝、脾关系密切。

1. 肺气不宣　肺主气，主宣发肃降。这宣发肃降不能只理解为呼吸，皮肉腠理也需宣发肃降，若这种功能发生障碍，以致浊气滞结于皮肉内，聚而成形，即成肿块。

2. 肝气郁结　经络循行于体表，不仅需要所属脏腑功能正常，而且还赖于肝气疏泄，这一身经络的气机才能条达。若肝气这种疏泄条达功能障碍，则易致气机郁滞，聚结于皮肉之内而成肿块。

3. 脾气壅滞　脾主肌肉，这肌肉也需要分清别浊，脾气不能运化，则肌肉内清气和浊气混为一团，土气壅滞，而成肿块。

4. 气滞血瘀　气是推动血液运行的动力，肺、肝、脾之气机失常，不仅造成本脏之气机郁滞，而且无力推动血行。是故气滞则血瘀，而致浊气、痰气、湿气、瘀血凝结，形成皮肉中坚硬的肿块。

【辨病】

1. 临床表现

(1)神经纤维瘤：可发生于全身各处的神经干或神经末梢，常见于皮肤或皮下组织，多为单发。表面皮肤一般无色素变。肿块可推动，质地坚韧，界限清楚，没有包膜。无疼痛，生长缓慢。如突然增大，应考虑出血、感染或恶化。

(2)神经鞘瘤：可发生在感觉神经、运动神经、混合神经、小神经或主要神经干上。发病部位最多是头颈部，其次是肢体及躯干。肿瘤呈长圆形，顺神经走行方向移动度小，与神经走行垂直方向移动度大。压迫肿瘤可引起放射性酸麻感。发生在正中神经的可引起掌肌萎缩。肿瘤生长缓慢。体积小者多呈实体性，长大后可有变性、囊性变及出血。出血时肿瘤可突然长大并有剧烈疼痛。生长肿瘤的神经支配区多伴有不同程度运动、感觉障碍及腱反射改变。

(3)恶性神经鞘瘤：此瘤虽然来自神经，但是多数表现为无痛性肿块，少数为疼痛性肿块。发生部位多为头颈部、四肢、腹壁、胸壁及背部等处。肿瘤的长径为1.5～30cm,肿瘤的质地软硬不一,但大多数为坚硬肿块。后期肿瘤可红肿灼热,溃破、溃出脓血。癌肿转移,有区域性淋巴结肿大。

2. 诊断要点

(1)神经纤维瘤:一般为单发,在皮上为柔软肿块,在皮肉之中为质地坚韧有弹性的肿块。

(2)神经鞘瘤:肿瘤呈长圆形,生长肿瘤的神经支配区域有不同程度的感觉或运动障碍。

(3)恶性神经鞘瘤:肿瘤体积较大,有受累神经支配范围的明显感觉和运动障碍。

(4)对疑似诊断者,可取活组织进行病理切片检查以确诊。

3. 鉴别诊断

(1)脂肪瘤:好发于皮下,单发或多发,通常为扁圆形、圆形,质地柔软。无酸麻胀不适感。

(2)纤维瘤:是由纤维组织构成的良性肿瘤,可发于身体任何部位,但以四肢为多见。肿物生长缓慢,体积可以生长至很大,活动性好,一般没有疼痛和功能障碍。

(3)结节性筋膜炎:好发于肢体和躯干部,肿块生长快,大小为1.5～3.0cm,位于皮下深部,肿物活动取决于与其粘连的筋膜的活动度,一般没有压迫及功能障碍。

【辨证】

1. 肺气不宣证　肿块质地较软,按之有空腔或囊性感,活动度好,表面皮色不变,不红不热。可伴气短、乏力,易于感受风寒、风热之邪,舌苔薄白,舌质淡红,脉浮数。

2. 肝气郁结证　肿块质地较坚硬,按之韧实,活动度较差,表皮颜色一般不改变,局部有放射性酸胀麻感,或有较严重的疼痛,肿块可随情绪变化而增大或缩小。伴烦躁、易怒、咽干、失眠。舌苔微黄,舌质红,脉细弦。

3. 脾气壅滞证　肿块质硬或较软,表面皮色不变,肿块体积较大,有压痛感。伴纳呆,便溏,腹胀,乏力,困倦。舌苔白腻微黄,舌质淡,脉滑或濡。

4. 气滞血瘀证　肿块坚硬,固定不移,按之有压痛,有酸麻胀痛感,伴有不同程度的运动障碍或感觉障碍。表面皮肤可有灼热红肿现象,可以溃破,渗流脓血。舌苔微黄,舌质淡红有瘀斑,脉弦涩。

【治疗】

1. 内治法

(1)辨证论治

1)肺气不宣证:治宜宣肺调气,化痰消肿。方选通气散坚丸加减。常用药物有麻黄、杏仁、桔梗、桑白皮、陈皮、枳壳、茯苓、胆南星、法半夏、甘草、天竺黄、猫爪草等。

2)肝气郁结证:治宜疏肝解郁,化痰理气。方选开郁散加减。常用药物有柴胡、郁金、香附、天葵子、橘核、海藻、昆布、川贝母、当归、白芍、全蝎、夏枯草、半枝莲等。

3)脾气壅滞证:治宜疏土燥湿,化痰清肺。方选平胃散合二陈汤加减。常用药物有苍术、厚朴、陈皮、甘草、法半夏、茯苓、九香虫、全蝎、神曲、香附、萆薢等。

4)气滞血瘀证:治宜行气活血,解毒化瘀。方选活血散瘀汤加减。常用药物有归尾、赤芍、桃仁、大黄、川芎、苏木、枳实、槟榔、土鳖虫、半枝莲、七叶一枝花、十大功劳、制乳香、制没药、马齿苋等。

(2)成药验方

1)小金丸,每次1丸,每日2次。

2)散结灵片,每次4片,每日2次。

3)新癀片,每次4片,每日3次。

4)逍遥丸,每次9g,每日2次。

5)全蝎10g,蜈蚣7条,钩藤20g,槟榔10g。共研细末。每次服2g,白开水送服,1日服2次,连服7天。

6)穿山甲15g,土鳖虫30g,香附15g。共研细末。每次服3g,每日服2次。

7)莱菔子100g。研细末。每日服3次,每次服5g。

2. 外治法

(1)回阳玉龙散,醋蜜各半调糊外敷。1日换1次。

(2)消瘤二反膏外搽,每日3次。

(3)六神丸研末,酒精调搽,可以止痛。

(4)瘤体溃破、溃疡,掺白降丹各半丹(白降丹、熟石膏粉等量研末混和),外盖生肌玉红膏,1日换1～2次。脓腐已尽,改掺珍珠粉,外盖生肌玉红膏。

3. 手术治疗　采取适当的术式,切除肿瘤包块。

4. 放射疗法　对于已恶变的肿瘤局部采取放射治疗方法。

【预防与护理】

1. 对于神经纤维瘤和神经鞘瘤,避免挤压。

2. 发现肿瘤迅速增大,应行手术治疗,并采取中药等综合疗法。

3. 调节情绪,避免精神刺激。

4. 肿瘤红肿溃烂,应适当配合应用抗生素预防感染。

5. 饮食忌食醇酒、发物。

【古籍选粹】

《薛氏医案·论瘤》　若劳伤肺气,腠理不密,外邪所搏而壅肿者,其自皮肤肿起,按之浮软,名曰气瘤,用补中益气之类。

《证治准绳·疡医·瘤证治法》　发肿日渐增长而不大热,时时牵痛者,气瘤。气结微肿,久而不消,后亦成脓。

《外科正宗·瘿瘤论》　肺主气,劳伤元气,腠理不密,外寒搏而为肿曰气瘤。……气瘤者,软而不坚,皮色如故,或消或长,无热无寒,治当清肺,调经脉,理劳伤,和营卫,通气散坚丸是也。

《医部全录·外科·瘿瘤疣痣门》　白头翁丸,治气瘿、气瘤。白头翁半两,昆布一钱,桂心三分,通草、海藻各六分,连翘、玄参各八分,白蔹六分。右为细末,炼蜜和丸,如梧桐子大。每服五丸,用酒送下。忌蒜、面、生葱、猪、鱼。

【现代研究】

1. 发病学研究　方氏通过对一例男性多发性神经纤维瘤患者的家系调查发现,其家族3代5人中3人患有此病,染色体检查均发现常染色体异常,可见多倍体,断裂及裂隙。本病为常染色体显性遗传性疾病,外显率不一,家系中有的发病,有的不发病,性染色体正常,发病者中无性别差异。婚前作染色体检查,有利于降低本病的发生率。

颈部神经鞘瘤系由神经鞘细胞发生的良性肿瘤,颈部为其好发部位之一,约占全身神经鞘瘤的10%。任何神经皆可发生。文献报告有迷走、舌下、交感、膈、颈丛及臂丛神经等,其中以交感神经及迷走神经者最多。国内报道69例中，来自交感神经22例，迷走神经17例，臂丛神经11例，颈丛神经8例，来源不明11例。术前能明确诊断者不多，往往因诊断不明及治疗不当而致丧失神经功能。

2. 临床研究 治疗方法：①制香附、炒枳实、煨三棱、煨莪术、法半夏、炒橘核(研)、旋覆花(布包)各9g，海藻、昆布、海蛤粉、牡蛎粉各15g，蒲公英24g，白花蛇舌草60g。加水煎，1日1剂。②炒橘核、香附、三棱、莪术、海藻、昆布、天葵子、法半夏、牡蛎粉、炒枳实、白芥子、青黛、地丁、蒲公英、蚤休各60g，夏枯草、苡米仁各120g，白花蛇舌草240g。共为末，蜜丸如梧子大。每次40粒，每日3次，空腹开水送下。汤剂每月10剂，以肿块全消为度。如治1例，徐某，女，30岁，腹壁正中皮肉肿块，按之坚硬作痛，系大小两个肿块连接重叠，大者在下，大如鸡卵；小者在上，似菱角样，其角在皮下向上突出明显，周界清楚。诊断为神经纤维瘤。予上方法，每日按时服药，半年之后，肿块完全消失。今已3年，未再复发。

钟某，女，66岁，1976年起左耳鸣，听力逐渐减退，至1978年耳鸣加剧。经CT检查，发现内耳前方，左桥脑小脑角有一小增强区，诊断为听神经瘤(听神经鞘瘤)。患者不愿手术而来求诊，形体消瘦，面色少华，左面部浮肿，左耳蝉鸣，听力减退，有时心悸腹泻，有甲亢病史。舌苔薄腻，脉细弦。证属肝阳偏亢，脾肾两亏，瘀毒内停，痰热郁结。治拟健脾益肾，平肝散结。处方①党参、夏枯草各12g，白术、枸杞子、莲肉、泽泻各15g，茯苓、山药、贝母各10g，牡蛎、龙骨、蛤壳各30g，生苡仁20g，甘草5g。水煎服。处方②蜈蝎片(每片含全蝎、蜈蚣各0.15g)。1日3次，每次2片。症状逐渐好转，连续服药2年余，以后间断治疗，至1985年CT复查，仍见肿瘤存在，但未增大。1986年CT复查，两侧大小脑半球内未见明显占位性病变，两侧内听道口及小脑角区未见异常改变。1990年1月20日作核磁共振检查，未见颅脑内有异常。

方药：柴胡、白芍、赤芍、茯苓、昆布、夏枯草各15g，白花蛇舌草、海藻、钩藤各25g，牡蛎50g。水煎服。加减法，睡眠不佳者，加合欢花、夜交藤各15g；病情好转后，柴胡减为7.5g，或按上方的比例投药，以蜜为丸，每丸重15g，每次2丸，每日服3次。治疗10例神经纤维瘤与多发性神经纤维瘤病。服药15～30天后，赘瘤均有不同程度的缩小，个别患者色素斑变浅。均坚持服药30～90天，黄豆大以下的赘瘤先由边缘消退，显示白色晕轮，中央部略有皱缩。服药期间，患者失眠、多梦均有好转，听力减弱者亦显著恢复。从患者年龄和病程看，年龄小及病程短者收效较快。但肿瘤消退平坦，遗留粉白色斑，再取活组织病理检查，仍有瘤组织存在，尚未完全吸收，临床虽见平复，尚需继续服药。

【述评】

本节论述的“气瘤”是沿用古疾病名称，古代医家将发生于体表，按之柔软似有气的多发性神经纤维瘤病命名为“气瘤”。但是，古代医家同时也已经认识到，另一些发于皮肉之内，按之柔软或韧实，表皮无色素改变的神经纤维瘤或良性和恶性神经鞘瘤。从古人制方“通气散坚丸”等软坚散结的方药治气瘤来看，说明了“气瘤”不仅有按之柔软似有气的肿瘤，还有坚实质韧的肿瘤。

根据本书的篇章安排，属于气瘤范畴的多发性神经纤维瘤病已归于皮肤病篇章，为了保持中医外科瘤病体系的完整性，根据上述观点，把神经纤维瘤、神经鞘瘤、恶性神经鞘瘤归于气瘤论述。

气瘤是由于各种不同原因，致使气机郁结而成。若气机郁滞于肤表，则气滞络阻而形成柔软的肿块；若气机郁结于深处，则经络阻塞，气血瘀滞，而形成较为坚硬的肿块。所以不能单纯说气瘤是质地柔软按之似有气的肿物。但一切气瘤都有体积或疼痛麻胀感随喜怒而消长的特点。

五脏皆有主持气机的功能，不单是肺主气，肝主疏泄。治气瘤抓住一"气"字。破气、行气、理气、化瘀、化痰、化湿，还可以补气，调气等。参考文献及现代研究摘录一些治疗经验，可以启迪我们研究和治疗本病的思路。西医手术治疗本病复发较多，这客观地为中医药治疗创造了优势条件。

【参考文献】

1. 方黎明. 一例男性多发性神经纤维瘤的家系调查分析. 浙江医学，1995，17(5)：319

2. 张梦侬. 中药内服消散神经纤维瘤临床经验报道. 新中医，1997，37(2)：45

3. 韦洁芬. 辨证施治听神经瘤 1 例报导. 浙江中医药杂志，1990，18(3)：35

4. 周连举. 中医药治疗 10 例神经纤维瘤与多发性神经纤维瘤疗效分析. 中医杂志，1980，12(1)：24

第三节 肉 瘤

民间传统所称之"肉"，包括了肥肉(脂肪)、瘦肉(肌肉)及其筋膜等。有关肉瘤病名，在《内经》称之为"肉疽"，《肘后备急方》始称之为肉瘤。以后不少文献都有一些零星论述。但总体不外指两大类肉瘤，一类是较为坚硬，病性严重的恶性肉瘤，另一类则是质地柔软的良性肉瘤。如《灵枢·刺节真邪》说："虚邪之入于身也深，寒与热相搏，久留而内著，寒胜其热，……有所结，中于肉，宗气归之，邪留而不去，有热则化而为脓，无热则为肉疽。"这明确指出这类肉瘤是病位较深、质地较硬、性质为阴寒凝滞的恶性肉瘤。而《外科正宗》所论述的肉瘤特点为"软似绵，肿似馒，皮色不变，不紧不宽"。这指的是良性肉瘤。因此，"肉瘤"是发生于皮肉之内的，由肌肉、脂肪或筋膜组织等赘生而形成的软组织肿瘤，包括良性和恶性两大类肿瘤，相当于西医的纤维肉瘤、脂肪瘤与脂肪肉瘤、滑膜瘤与滑膜肉瘤、横纹肌肉瘤等。

肉瘤的治疗，古文献有不少内服、外用、针灸等疗法，但疗效大多不肯定。西医学主张手术治疗。

【病因病机】

脾主肌肉，肉瘤的发病与脾的关系最为密切。脾主肌肉的功能是依赖脾阳及其生化的卫气来温分肉，脾化生的水谷精微和气血来濡养肌肉，并且依靠脾的运化功能将肉中的代谢产物清除和排泄。因此脾主肌肉功能障碍，包括肌肉防卫功能障碍而感染外邪，以及脾及肌肉代谢功能障碍而产生的病理产物。其中包括卫阳不足，感染外邪；情绪内伤，郁结伤脾；饮食不节，湿痰内生；中气不足，气虚痰凝。

1. 卫阳不足，感染外邪　卫气生发于中焦，若这种生发功能障碍，则肌肉卫阳不足，分肉不温，腠理不充，卫表不固，则易感染寒湿之邪，寒湿久留内著，结于肉中，积聚赘生而成肿瘤。

2. 情绪内伤，郁结伤脾　郁怒伤肝，思虑伤脾，以致肝脾气结；况肝郁亦可伤脾，故脾气郁结更重，而郁气、郁火、郁痰、瘀血交凝结聚，而形成坚硬之肿块。

3. 饮食不节，痰湿内生　喜食腥荤发物及其他致癌食物，以致脾胃运化失调，而变生痰湿浊邪，循经注于皮肉，进而赘生积聚形成肉瘤。

4. 中气不足，气虚痰凝　若因素体脾胃虚弱，或病气伤脾等原因，皆可致中气不足，分清泌浊失调，升降失调，水谷代谢障碍，而生成湿痰，转注于皮肉之内，而成肉瘤。

【辨病】

1. 临床表现

(1)纤维肉瘤:发生率在肉瘤中居首位,占肉瘤的27.6%～50%。好发年龄为20～50岁,男性多于女性,以四肢和躯干常见。为逐渐增大的无痛性肿块,单发或多发,圆形或椭圆形或分叶状,边界清楚,硬度不等。小者活动,大者多粘连固定。局部皮肤温度较高。肿瘤内破溃出血或继发感染或压迫,侵犯神经时发生疼痛或运动障碍。晚期位于体表的肿瘤或红色突出物破溃呈翻花状,腐臭、出血、流脓。可有发热、贫血、消瘦等恶病质状态。晚期纤维肉瘤可通过血行转移至肺,部分患者可发生区域淋巴结转移。

(2)脂肪瘤与脂肪肉瘤

1)脂肪瘤:单发性脂肪瘤良性最多见,可见于身体各处,女性多发,好发于头、胸及背部的皮下,腹膜后及深层肌间隙也可发生。肿物呈扁圆形、圆形或向组织间隙生长,呈不规则分叶状。质软,有包膜,边界清楚,可活动,无压痛,大小不一,浅表者多较小,腹膜后其深部者多巨大。位于肌内或肌间者边界不清,活动性差。

多发性脂肪瘤多系家族性,与遗传有关。肿块性状同单发性脂肪瘤。位于皮下,可达数十至数百个。可与多发性神经纤维瘤病并存。有时在颈部、腋窝、大腿等处呈对称性生长,多为良性肿瘤。

2)脂肪肉瘤:为常见软组织恶性肿瘤之一。男多于女,壮年和老年人多见。多发于脂肪组织较丰富的部位。脂肪肉瘤多发生在深部,而脂肪瘤多在皮下。肿块多较大,且呈进行性增长,呈结节状或分叶状,无疼痛及压痛,质地柔韧,时有囊性感,边界清楚,固定,表面皮肤温度低。生长缓慢,病程较长。以血行转移为主,常至肺、肝等处。

(3)滑膜瘤与滑膜肉瘤

1)滑膜瘤:20～39岁常见,多发生在小关节附近,多见于指、趾、腕、踝,右侧多于左侧。生长缓慢,病变较小,为圆形或椭圆形或结节状。直径多在2～3cm以下。边界清楚,质地坚韧,浸润时活动性差。

2)滑膜肉瘤:为常见的软组织恶性肿瘤之一。好发于20～40岁的男女,病程较短。为无痛性肿块,但部分患者为疼痛性肿块。病变好发部位依次为大腿、上臂、小腿、肘、前臂、手、足等,亦可发于头颈、躯干、腹膜后。靠近大关节的肿块,呈外突性,进行性肿大,活动性差,边界清,硬度不一,大小直径3～6cm。早期有肿痛感,病变明显时影响关节活动。有时可见区域性淋巴结肿大。

(4)横纹肌肉瘤:也是一种较常见的软组织恶性肿瘤。依其病理可分为多形型、胚胎型、腺泡型三类。多形型横纹肌肉瘤好发于老年人,常发于下肢。胚胎型横纹肌肉瘤好发于婴儿和儿童,常发于头颈、耳道、鼻咽、眼眶、女性生殖系统及上肢。腺泡型横纹肌肉瘤好发于青壮年,常发于四肢、头颈及躯干。

多数患者病程较短,首发症状是无痛性肿块,或有痛性肿块,肿块大小直径2～20cm不等,椭圆形或圆形,边界清楚,质韧或软,无压痛。受累肌肉松弛时,肿块可移动;肌肉紧张时则固定。肿块表面皮肤正常或破溃,局部温度可增高。

2. 诊断要点

(1)纤维肉瘤

1)在躯干、四肢、头颈部软组织内发现无痛性肿块,且为年轻人,对此,应首先怀疑纤维肉瘤。

2)软组织 X 线片，可见软组织阴影。若肿瘤边界清楚，伴有钙化点，提示恶性度较低；肿瘤边缘模糊并有骨质破坏者，提示恶性度高。

3)超声波在人体软组织容易传播和穿透，可用以鉴别液体、实质和含气肿块，并可鉴别实性肿块是均匀(稀疏低小波)或不均质(丛波)，后者多为恶性肿瘤。

4)活组织检查，用针吸或钝刀刮取做病理检查或冰冻切片检查。

(2)脂肪瘤和脂肪肉瘤

1)根据病史和临床表现。

2)X 线摄片可见肿物阴影，脂肪瘤透光性较好；脂肪肉瘤透光性较差。

3)活体组织针吸或切取检查。

(3)滑膜瘤与滑膜肉瘤

1)根据临床发病特点，滑膜瘤多发于小关节附近，滑膜肉瘤多发于大关节附近。

2)X 线检查可见软组织阴影。滑膜肉瘤可见钙化点，晚期骨骼受累骨质破坏。

(4)横纹肌肉瘤

1)根据年龄、好发部位及肿块性状。

2)X 线检查可见软组织阴影，有或无钙化点及骨质破坏。

3)针吸或切除活组织冰冻切片检查。

3. 鉴别诊断

(1)纤维肉瘤应与下列疾病鉴别：

1)韧带样纤维瘤：此瘤具有局部浸润而不发生转移的特点，为交界瘤。好发于多产妇的腹壁筋膜、肌肉内，也可发生于上肢、下肢、头颈部。30～40 岁发病最多。为一个发展缓慢的肿块，质硬，表面光滑，边界清，时有不适感。大小直径在 3～8cm，累及神经时产生疼痛。

2)隆突性皮纤维肉瘤：为较常见的软组织肿瘤，好发于躯干体表，多见于 30～50 岁成人。生长缓慢，呈块状、分叶状，突出于体表和皮肤粘连，表面毛细血管网扩张。一般不痛，如合并出血感染可有轻微疼痛和灼痛。

3)阴茎纤维硬结病：多位于阴茎前 1/3 外，勃起时阴茎弯曲伴有疼痛，常发于 40 岁以上成人。

(2)脂肪瘤与脂肪肉瘤应与下列疾病鉴别：

1)神经瘤：又称截肢性神经瘤或外伤性神经瘤，是增生性非肿瘤性肿块。神经被切断后，断端形成一个疼痛性结节，并有压痛。

2)神经纤维瘤：可发生于身体各处的神经末梢，常见于皮肤或皮下组织，单发或多发，肿块呈结节状，无包膜。位于皮下者，边界不清，与神经干密切有关，硬韧而有弹性；位于皮内者，边界清楚。单发性神经纤维瘤多无症状。

(3)滑膜瘤与滑膜肉瘤应与滑囊炎鉴别：滑囊炎属外伤性者有外伤史，局部肿胀，疼痛，波动感，运动不便。感染性滑囊炎是化脓性感染灶或原发性结核灶，一般容易诊断。

(4)横纹肌肉瘤应从发病年龄、部位、症状、体征等方面来与纤维肉瘤鉴别。

【辨证】

1. 寒湿留著证　肿块圆形或椭圆形，质地或软或硬，范围大多清楚，表面光滑，可活动，表面皮肤温度降低，一般无痛或轻微疼痛，肿块生长缓慢。伴畏寒，肢冷。舌苔白，舌质淡，脉浮紧弦。

2. 郁结伤脾证　肿块较大，形态不一，为坚硬、韧实或巨大柔软有弹性的肿块。边界不太清楚或不活动,肿块体积增长速度较快,表面皮肤温度高。后期可溃破、渗流血水,状如翻花。疼痛明显。伴性情急躁或善郁闷,纳食不佳。舌苔微黄腻,舌质红,脉弦滑。

3. 气虚痰凝证 肿块或硬或软,大小不一,表面不光滑,边界不清楚。肿块体积增长较快。疼痛或胀痛。肿块溃破后,胬肉翻花,渗流脂水。可伴发热、贫血、消瘦,出现恶病质。舌体胖,舌质淡红,苔薄黄,脉细数。

【治疗】

1. 内治法

(1)辨证论治

1)寒湿留着证:治宜温阳开腠,散寒理湿。方选阳和汤加减。常用药物有鹿角霜、肉桂、麻黄、白芥子、制附子、细辛、苍术、厚朴、香附、猫爪草、法半夏、徐长卿等。

2)郁结伤脾证:治宜疏肝解郁,化痰散结。方选十全流气饮加减。常用药物有陈皮、乌药、香附、青皮、木香、赤茯苓、当归、川芎、白芍、甘草、半枝莲、重楼、紫草、青黛、天葵子、蜂房、干蟾皮、鬼箭羽、楤木等。

3)气虚痰凝证:治宜健脾益气,化痰散结。方选顺气归脾丸加减或香贝养荣汤加减。常用药物有香附、贝母、陈皮、桔梗、白术、党参、熟地、当归、麦冬、五味子、灵芝、黄芪、鳖甲、龟甲、蜂房等。

(2)成药验方

1)小金丸,1丸,1日服2次。

2)西黄丸,3~6g,每日服2次。

3)浙贝母30~60g,每日1剂,煎2次服。

4)菝葜60~120g,每日1剂,煎2次服。

5)僵蚕30g,陈皮15g,每日1剂,煎2次服。

6)胆南星10g,白芥子15g,海浮石30g,蛇六谷30g,法半夏12g,苦参30g,每日1剂,煎2次服。

7)菝葜60g,蜂房10g,重楼30g,僵蚕24g,生薏苡仁60g,陈皮15g,泽漆15g,每日1剂,煎2次服。

(3)西药治疗:对于纤维肉瘤、脂肪肉瘤、滑膜肉瘤、横纹肌肉瘤,可进行化学药物治疗。

2. 外治法

(1)寒湿留著证,可外敷回阳玉龙膏掺阴毒内消散。

(2)郁结伤脾证未溃之前,可外敷冲和油膏掺阳毒内消散。已溃创面,掺白降丹各半丹,外盖生肌玉红膏敷料。

(3)气虚痰凝证未溃之前,外敷回阳玉龙膏,已溃之后溃疡掺红升丹各半丹,外盖生肌白玉膏敷料。

(4)无论何型肿块都可外敷消瘤二反膏。

3. 手术治疗 良性肿瘤应将肿瘤局部连同部分正常组织一起切除,效果良好。恶性肿瘤则应根据病位和转移情况,选用不同术式进行局部广泛切除及局部淋巴结清扫远处转移灶切除术等。

4. 放射治疗 放射线对软组织肉瘤一般是不敏感,但^{60}钴、超高压射线对上皮型滑膜肉瘤、胚胎性横纹肌肉瘤、黏液脂肪肉瘤、血管肉瘤、纤维肉瘤的治疗,可获一定疗效。手术合并放疗可使疗效提高。氟尿嘧啶和^{60}钴照射对滑膜肉瘤、脂肪肉瘤较好。丙亚胺加放疗对晚期软组织肉瘤可获较显著疗效。

【预防与护理】

1. 发现肿块采取正确检查方法,避免挤压等过度刺激。

2. 调畅情志,节制恼怒,练习静养性质的气功,使机体内环境平衡、稳定。

3. 忌食腥荤发物及辛辣醇酒刺激品。

4. 肿块外敷药忌用对皮肤过度刺激的药物。

5. 若有溃疡,应勤换药,以免脓血分泌物浸渍。

【古籍选粹】

《三因极一病证方论·瘿瘤》　瘤,……亦不可决溃,肉瘤尤不可治,治则杀人。

《薛氏医案·论瘤》　若郁结伤脾,肌肉消薄,外邪所搏而为肿者,其自肌肉肿起,按之实软,名曰肉瘤,用归脾益气二汤。

《外科正宗·瘿瘤论》　肉瘤者,软若绵,高似馒,皮色不变,不紧不宽,终年只是复肝然,治当理脾宽中,疏通戊土,开郁行痰,调理饮食,加味归脾丸是也。

顺气归脾丸,治思虑伤脾,致脾气郁结乃生肉瘤,软如绵,肿似馒,脾气虚弱,日久渐大,或微疼或不疼者服。陈皮、贝母、香附、乌药、当归、白术、茯神、黄芪、酸枣仁、远志、人参各一两,木香、甘草(炙)各三钱。上为末,合欢树根皮四两煎汤煮老米糊,丸如桐子大。每服六十丸,食远白滚汤送下。

十全流气饮,治忧郁伤肝,思虑伤脾,致脾气不行,逆于肉里,乃生气瘿、肉瘤,皮色不变,日久渐大,宜服此药。陈皮、赤茯苓、乌药、川芎、当归、白芍各一钱,香附八分,青皮六分,甘草五分,木香三分,姜三片,枣二枚。水二钟,煎八分,食远服。

【现代研究】

1. 发病学研究　纤维肉瘤多系自发生长,不见明显的发病因素,但某些因素可能与肿瘤发生有关,如外伤引起纤维肉瘤者确有报告,但为数不多。外伤种类很多,如战伤、手术创伤、烧伤瘢痕、曲张静脉的慢性小腿溃疡等。大量放射治疗后的组织,因血运不良而纤维组织玻璃样变,弹力纤维消失,表面皮肤萎缩,因而易于感染、溃破,继之而有可能发生纤维肉瘤。骨化性肌炎及进行性纤维肌炎处发生纤维肉瘤者有之。良性纤维瘤恶变为纤维肉瘤亦有报告,但多数人认为此种所谓良性纤维瘤实为低度恶性的纤维肉瘤。

软组织肿瘤的临床特点:①良性软组织肿瘤生长缓慢,体积较小,彻底切除多不复发。恶性软组织肿瘤,生长迅速,体积大,浸润和破坏周围正常组织,常有广泛血行播散,转移至肺、肝、骨、脑、肾小腺、胰腺等。②不同组织肿瘤发生部位不同,如纤维肉瘤大多来自躯干的皮肤和皮下组织;脂肪肉瘤多来自脂肪丰富的臀部、大腿和腹膜后;滑膜肉瘤多来自四肢大关节附近;横纹肌肉瘤好发于下肢肌层内。③软组织肿瘤多为无痛性肿块,但也有伴疼痛的,个别深部肿瘤可先有疼痛而摸不到肿块。

2. 临床研究

(1)辨证治疗

1)王氏认为本病以痰为基础病理改变,自拟化痰消结散为基本方(制半夏 12g,贝母 12g,白芥子 9g,竹沥 9g)。寒湿困脾,见肢体困倦,恶心呕吐,头眩,苔白腻,脉滑者,加陈皮、茯苓、胆南星等;脾气虚,见倦怠乏力,气短懒言,纳呆,消瘦,苔薄,舌淡,脉细弱者,加党参、茯苓、白术等;气滞,见胸腹胀闷而善叹息,抑郁易怒,少腹胀痛,苔白,脉弦者,加陈皮、香附、青皮等;瘀血,见局部皮肤青紫,唇甲紫黯,舌质黯红,脉细涩者,加桃仁、红花、三棱、莪术等;

阳虚,见形寒肢冷,面色白,脘腹冷痛,舌质胖嫩,苔白滑,脉沉迟者,加肉桂、炮姜、鹿角胶等。每日1剂,水煎,分2次服。20天为1个疗程,一般治疗2～3个疗程。其治疗42例,结果28例肿块完全消失,11例肿块部分消失或明显减少,3例无明显变化,总有效率达93%。

2)药物组成:海藻50g,昆布50g,香附9g,青皮9g,白芥子30g,夏枯草21g,浙贝母12g,白茯苓12g,皂角刺15g,海浮石(另包,先煎)50g。加减:如病程长,伴瘤体微痛不适者,加三棱、莪术各6g;伴体胖多痰者,白茯苓增至30g,另加陈皮12g,制半夏9g;脾胃不健表现食欲不佳者,加炒扁豆15g,砂仁(另包后下)9g,党参12g。水煎分早晚2次饭后温服。30天为1个疗程,间隔3天后再行下1疗程。治疗13例患者除1例治疗途中自行停药外,其余12例服药均在2个疗程以上,其中皮下瘤体全部消失者8例,显效(瘤体明显缩小或减少)4例,总有效率为92.31%。

(2)针药并用:针刺采用围刺法。取1.5寸针,在较大的肿瘤上、下、左、右方各刺一针,针尖朝向肿瘤基底部,有针感后留针30分钟,每隔10分钟行针1次。中药选用逍遥散、桃红四物汤、二陈汤辨证加减。药用:柴胡10g,生白芍20g,当归、川芎、茯苓、焦白术、陈皮、红花各15g。半夏、三棱、莪术、穿山甲、浙贝母、皂角刺各10g,鸡血藤、丹参、生牡蛎各30g。水煎服,每日1剂。每治疗1个月后休息3天,根据病情开始第2个月、第3个月治疗。在治疗期间,忌油腻和辛辣食品,减少烟酒,调畅情志。治疗12例,服药3个月后,痊愈2例,显效5例,有效4例,无效1例。总有效率为91%。

【述评】

大部分书将"肉瘤"单指为脂肪瘤,外延较为局限。将"肉瘤"范围扩充包括常见软组织恶性肿瘤在内,符合临床实际情况。

根据脾主肌肉的理论而确立"肉瘤"的病因病机以脾为中心,即外感寒湿是脾胃化生卫阳不足,不能抗邪所致;郁结伤肝必损脾,饮食不节亦可伤脾,脾气虚弱则本身功能障碍,皆可产生病理产物,结于分肉为瘤。治疗"肉瘤"也紧扣病机,分别应用或联合应用疏土、健脾、行气、化湿、消痰、化瘀、散结等治疗方药,可望获得治疗本病的较好疗效。

参考文献记载和现代报道,都有不少治疗"肉瘤"的方法和宝贵经验,还有一些治疗恶性"肉瘤"的验案和成果。说明即使是恶性的"肉瘤"也是可以攻克的。当然要全面攻克本病,尚须进一步努力探索。笔者也曾获得类似治疗这类疾病的经验。其中于1986年5月本院一护士亲属,男,15岁,于右侧颞面部长一质地坚硬肿块近3个月,伴头痛、面部皮肤紧胀感,张口不利。肿块固定不移,皮肤颜色不变。余处于阳和汤加减治疗,15剂完全消失。至今未有复发。故体会到阳虚寒凝是某些恶性肿块的主要病因病机,是有其临床基础的。

【参考文献】

1. 吴一纯,张学庸.中西医结合简明肿瘤学.西安:陕西科学技术出版社,1989:368
2. 孙冬红.中医药治疗脂肪瘤近况.南京中医药大学学报,2006,22(1):67-68
3. 曹学宝.海藻玉壶汤加减治疗脂肪瘤13例.国医论坛,2008,23(3):25
4. 邹积英,曲秀娟,王岩.针药并举治疗多发性脂肪瘤12例.辽宁中医杂志,2004,31(6):515

第四节 血　　瘤

血瘤即血管肿瘤,可发生于身体任何部位,大多数为良性肿瘤,亦有恶性肿瘤。海绵状血管瘤在本书皮肤病有关章节论述,本节包括血管内皮瘤及血管内皮肉瘤、血管外皮瘤及血管外皮肉瘤、血管球瘤等。

血瘤病名首载于《外台秘要·卷廿三》："皮肉中突起，初如梅李，渐长大，不痒不痛，又不坚强，按之柔软，此血瘤。"以后《外科枢要》、《外科正宗》、《外科启玄》等文献都记载了血瘤的病因病机、症状和治法。《外科正宗》、《医宗金鉴·外科心法要诀》论述红丝瘤时还提出了本病的发生是由于先天肾中伏火之学说，说明了本病与先天遗传性有关。

【病因病机】

血瘤与血的病理变化关系密切。心主血脉，脾统血，肝藏血；肾藏精，精血可相互转化；气为血之帅，血为气之母。各种原因导致上述功能发生改变，都有可能发生血瘤。

1. 心火妄动 《薛氏医案·外科枢要》说"心裹血而主脉，……若劳役火动，阴血沸腾，外邪所搏而为肿者，其自肌肉肿起，久而有赤缕，或皮俱赤，名曰血瘤。"过于劳累，可耗伤肾阴及津液，肾水不能上济心火，使心火亢旺，煎熬阴血，迫血离经妄行，复感寒湿之邪凝聚赘生成瘤。

2. 肝火燔灼 郁怒伤肝，疏泄太过，肝火内动，必燔灼阴血，阴血沸腾走窜，复感寒湿之邪，相搏而成肿瘤。

3. 脾不统血 脾为气血化生之源，又可统摄血液。若因脾气亏虚，则统摄失司，血液可以离经；复因脾虚运化失职所生痰湿，与离经之血相搏瘀积成肿瘤。

4. 肾伏虚火 先天父母肾精含有伏火，两精相搏而成形；精有血丝，以气相传；生子因禀受父母肾中之伏火，而诱动心、肝之火，迫血妄行，复感外邪，相搏而结成肿。

5. 气滞血瘀 上述各种原因而成的瘀结之证，阻滞气机；气机郁结，气滞则血瘀更甚，可瘀结成毒，成为硬块或溃破等。

【辨病】

1. 临床表现

(1)血管内皮瘤：是一种以血管内皮细胞显著增生为特点的毛细血管瘤。常见于皮肤、皮下组织、肝、脾、骨骼等处。患者以婴儿多见。肿瘤大小不一，在皮肤及皮下肿瘤直径为1～20cm。肿瘤为实质性，周围界限不清楚。为红色软性肿瘤，高出皮肤表面，无压缩性。

(2)血管内皮肉瘤：又称血管肉瘤或恶性血管内皮瘤，是一种较少见的恶性肿瘤。软组织血管内皮肉瘤好发部位是头颅、面部、乳腺、大腿深部肌肉等处。非软组织内的则多位于肝、脾及骨组织。发于头面部的患者以老年人居多，发于乳腺的以20～30岁的青年妇女居多，其他部位无明显的年龄分布特点。发生于头面部的肿瘤，位于真皮内，呈丘疹状或结节状生长，直径平均为2～3cm。部分肿瘤为多发性，结节为紫红色，表面有溃疡，极易出血。发生于深部肌肉及乳腺的肿瘤，体积较大，质地较软，内含大量血液。

(3)血管外皮瘤及血管外皮肉瘤：血管外皮瘤可发生于身体任何部位，其中尤以下肢多见，其他如腹膜后，纵隔、头面部以及肺等内脏器官也有。肿瘤体积直径自数毫米至数厘米不等。良性肿瘤境界清楚，质地如橡皮。明显恶性的肿瘤则呈浸润性生长，质地较脆，容易出血。血管外皮肉瘤生长缓慢，多为无痛性肿块，在体表者呈结节状，富有血管。硬度不一，有的质软，有的质硬。肿瘤有肺转移倾向，有的也可以发生淋巴结转移。

(4)血管球瘤：是一种良性肿瘤，来源于动静脉直接吻合处血管球的球细胞。并有"球"的器官样结构。球细胞和外皮细胞一样是一种变形的平滑肌细胞，有收缩功能。此瘤的特点是体积小和有剧烈的疼痛。

多发于指甲下，为几毫米大的紫红色肿块。发生在其他部位的有指、趾及四肢的皮内或皮下，偶可发生在内脏器官甚至骨组织。位于皮肤及皮下的特点是局部有针刺样或锐性疼痛，多为间歇性发作。触痛明显，冷却患部可使疼痛加剧。在皮下肿瘤可达黄豆到蚕豆大小。

2. 诊断要点

(1)血管内皮瘤为红色软性肿瘤，高出皮面，无压缩性。

(2)发于皮下的血管内皮肉瘤，呈丘疹状或结节状，结节为紫红色，表皮有溃疡，极易出血。

(3)血管外皮瘤及血管外皮肉瘤，发于体表皮下者，大多为无痛性肿块，结节状，硬度不一，大小直径在 5～20cm。

(4)血管球瘤，发生在指甲、指、趾、四肢皮内或皮下，体积小，有剧烈疼痛。

(5)可做活组织病理检查帮助诊断。

3. 鉴别诊断

(1)血管内皮瘤应与海绵状血管瘤区别：海绵状血管瘤略高出皮肤，外观黯红色或紫蓝色，柔软，具有压缩性或膨胀性。

(2)淋巴管肉瘤：大多数发于上肢，是在乳腺癌等手术后，上肢发生慢性淋巴性水肿的基础上发生的。少数可见于下肢，可在原发性或继发性慢性淋巴水肿的基础上发生。先驱症状是水肿加剧或有触痛，后出现红斑、丘疹、水疱，再形成多个紫红色小结节。结节可以融合或沿皮下组织蔓延。

【辨证】

1. 心肾火毒证　本证多见于初生婴儿。肿块大小不一，直径可在 1～20cm，肿块边界不清，其基底在皮下，高出皮面，色红质软，按之无压缩性的肿瘤，不痛也不痒，舌苔薄黄，舌质红。若见于成人，则脉细数，并可伴心烦、失眠、多梦等症。

2. 肝火燔灼证　多发于头面部及乳房和大腿的深部，肿块直径为 2～3cm，呈丘疹样或结节样，可伴有疼痛。肿块表面呈紫红色，易形成溃疡，并极易出血。或肿块球样结构，肿块体积可随情绪而有大小变化，受冷后疼痛加重，并触痛明显。可伴心烦、易怒、口干、口苦等症。舌苔微黄，舌质红，脉弦细数。

3. 脾统失司证　肿瘤体积不大，边界不清，基底深在皮下，可高出皮面，表面色红，好发于下肢，质地如橡皮或脆薄，极易出血。无自觉疼痛，亦无压痛。可伴乏力，肢软，面色萎黄，精神差，纳食不佳等。舌苔白或白腻，舌质淡，脉细。

4. 气滞血瘀证　肿块为实质性，基底部深，表皮色红或紫黯、紫红，肿块可呈结节样，活动度差或固定不移，肿块可单发或多发性，触痛明显，自觉疼痛。易于出血。舌苔薄黄，舌质紫黯或有瘀斑，脉弦或涩。

【治疗】

1. 内治法

(1)辨证论治

1)心肾火毒证：治宜清心肾火，凉血解毒。方选芩连二母丸加减。常用药物有黄连、黄芩、知母、贝母、羚羊角、赤芍、紫草、钩藤、侧柏叶、龟甲、鳖甲、生地、木通、生甘草、淡竹叶等。

2)肝火燔灼证：治宜清泄肝胆，行气解毒。方选清肝芦荟丸加减。常用药物有芦荟、龙胆草、夏枯草、当归、白芍、青皮、海藻、昆布、郁金、香附、紫草、牡丹皮、半枝莲、龟甲、鳖甲、羚羊角等。

3)脾统失司证:治宜统血归脾,化湿解毒。方选顺气归脾丸加减。常用药物有当归、炒白术、茯神、黄芪、党参、远志、酸枣仁、广木香、生甘草、香附、川贝母、苍术、厚朴、猫爪草、仙鹤草、七叶一枝花等。

4)气滞血瘀证:治宜通经活络,化瘀解毒。方选通窍活血汤加减。常用药物有藏红花、赤芍、川芎、桃仁、麝香、穿山甲、鬼箭羽、楤木、石见穿、土鳖虫、王不留行、漏芦、白花蛇舌草、半枝莲、蜂房等。

(2)成药验方

1)平消片,每次4～8片,每日2～3次。

2)西黄丸,每次3～6g,每日服2次。

3)大黄䗪虫丸,每次1丸,每日服2次。

4)生栀子10g,紫草20g,乌梅10g,地榆15g。每日1剂,水煎2次服。

5)水蛭3g,守宫1条,菝葜20g。每日1剂,煎2次服。

(3)西药治疗:病变过于广泛或出现转移者,可用化学药物治疗,多数可收效,控制时间可达1～3年。

2. 外治法

(1)外敷清凉膏合藤黄膏,用包扎固定方法,以促其消散。1日换药1次。

(2)外敷散瘀膏合倍黄膏,亦用包扎固定方法,1日换药1次。适用于瘀滞疼痛证。

(3)若肿瘤出血,可用云南白药掺敷伤口,不仅可以止血,亦有抗肿瘤作用。

(4)肿瘤溃烂感染,用生肌玉红膏纱条引流换药。有抗感染、抗肿瘤及收敛创口之功效。

3. 手术疗法　孤立病变可行外科切除。局部病变严重的恶性肿瘤或伴有严重感染者,宜行截肢术。

4. 放射疗法　对于恶性肿瘤应配合应用放射疗法,愈早应用效果越好。国内曾有应用放射同位素^{32}磷治疗,近期疗效甚佳。

【预防与护理】

1. 血管内皮瘤、血管内皮肉瘤,血管外皮瘤、血管外皮肉瘤,都有瘤面高出皮肤,极易出血,应注意防止意外划破,造成出血与感染。

2. 饮食宜忌辛辣、醇酒、油煎炸物,以免化热、动血,加重肿块症状及引起出血。

3. 宜节制恼怒、条达情绪。

【古籍选粹】

《薛氏医案·论瘤论》　若怒动肝火,阴血沸腾,外邪相搏而为肿者,其自肌肉肿起,久而有赤缕,或皮俱赤,名曰血瘤。……若肝火血燥,须生血凉血,用四物二地丹皮酒炒黑胆草山栀。

《医学入门·瘿瘤疣疣　心主血,劳役火动,阴火沸腾,外邪所搏而为肿曰血瘤。……血瘤,四物汤加茯苓、远志。

《证治准绳·疡医·瘤证治法》　六瘤者,随气凝结皮肤之中,忽然肿起,状如梅李,皮软光,渐如杯卵,若发肿都软不痛者,血瘤。

《外科正宗·瘿瘤论》　心主血,暴急太甚,火旺迫血沸腾,复被外邪所搏,而肿曰血瘤。……血瘤者,微紫微红,软硬间杂,皮肤隐隐若红丝,擦破血流,禁之不住,治当养血凉血,抑火滋阴,安敛心神,调和血脉,芩连二母丸是也。

芩连二母丸,治心火妄动,迫血沸腾,外受寒凉,结为血瘤。黄连、黄芩、知母、贝母、川芎、羚羊角、当归、白芍、生地、熟地、蒲黄、甘草、地骨皮各等分。右为末，侧柏叶煎汤，打寒食面糊为丸，如梧桐子大。每服七十丸，灯心汤送下。或作汤剂服之亦效。

《外科正宗·红丝瘤》　婴儿初生红丝瘤，皮含血丝先天由，精中红丝肾伏火，相传患此终难瘳。〔注〕：此证一名胎瘤，发无定处，由小渐大，婴儿落草，或一二岁之间患之。瘤皮色红，中含血丝，亦有自破者。治法虽同胎瘤，但此患由先天肾中伏火，精有血丝，以气相传，生子故有此疾，终变火证，溃处亦难收敛。

【临床研究】

1. 内外兼治　外敷药物：血管瘤局部消毒后，用化瘤膏外敷至局部药物吸收。每天换药1次，预防感染。单个瘤体，外敷一次即可，多个瘤体或面积较大的可分数次外敷。内服药物：血瘤康Ⅰ号糖浆成人30ml/次，每日3次口服，儿童酌减。3个月为一疗程。治疗76例，治愈63例，有效12例，无效1例，总有效率98.7%。内服方用芩连二母解毒汤加减：黄连6g，黄芩6g，知母10g，贝母10g，落得打10g，石见穿15g，蛇舌草15g，重楼15g，半枝莲15g，全蝎10g，甘草3g。外用消瘤膏，组成：红粉10g，白降丹10g，五倍子10g，鸦胆子10g，白及10g，共为细末，用陈石灰水调成糊状，装瓶备用。用法：先将瘤体常规消毒，然后把消瘤膏涂在瘤体上，当药物渗透至表皮层时，即有轻度的疼痛出现，病灶周围出现潮红。真皮有轻度破坏，并有一定的渗出液，经一次治疗后，多数患者有不同程度的好转，一般较小的瘤体，可一次性治愈。瘤体较大者，需治疗数次，才能获得较好的疗效。另外，涂药时间的长短，应根据瘤体大小而选择，瘤体较大，涂药时间可适当延长，一旦发现瘤体变黑时，应立即将药膏揩去，否则会发生皮肤损伤。治疗100例，痊愈91例，显效8例，无效1例。

2. 外治

（1）中药外敷联合微波热疗：充分暴露肿瘤部位，保持较为舒服的固定姿势，取山慈菇、水蛭、穿山甲、桃仁、红花、牡丹皮、黄连、冰片各等份碾为细末，过40目筛，以适量芝麻油调成糊状。将药膏均匀敷于肿瘤表面，覆盖整个肿瘤及周围约1cm范围，厚度约1mm。药膏敷好后给予微波热疗，选WE2102A型微波治疗机。根据肿瘤大小、形态、位置不同选择不同波源探头，垂直对准肿瘤部位，探头距离皮肤1～2cm，肿瘤旁皮肤上（探头覆盖范围内）固定测温探头，选择温度42～44℃，每次治疗时间60分钟。开通控制开关，选择自动或手动模式开始治疗。治疗结束即可擦去肿瘤表面药膏。每72小时治疗1次，10次为一疗程。治疗32例，治愈13例，显效15例，总有效率87.5%。

（2）自拟消瘤散：大戟、甘遂、芫花、红花、甘草、冰片各等份，研极细末备用。根据瘤体大小，取适量消瘤散，以冷开水、醋各半调成糊状，现调现用，外敷患处，2日1换，15次为1疗程，连用2个疗程无效者停用。治疗15例，1个疗程治愈4例，好转2例，2个疗程治愈5例，好转3例，无效1例，总有效率93.3%。

患者，4岁，女。1993年3月6日就诊。3年前其父发现患儿右胸壁有一拇指大小肿块，即赴某医院外科检查，确诊为血瘤（海绵状血管瘤），诊见患儿右侧胸壁有一5cm×4cm大小肿块，隆起，质韧有压缩性，无搏动，皮色正常。舌淡苔白，指纹黯淡。肿块穿刺抽出暗红色血液。依上法予消瘤散外敷治疗10次后肿块缩小约2/3，继敷10次肿块完全消散。随访至今，未见复发。

【述评】

因血管组织赘生瘤变及血液瘀积，在肿瘤的外观形态上出现淡红、黯红、紫红的颜色，故形象地称之为血瘤。传统的教科书单论述血瘤之一的海绵状血管瘤，实际上中医外科古代文献所论的血瘤，也不专指海绵状血管瘤。如《薛氏医案》称血瘤是“其自肌肉肿起”，说明血瘤的基底较深，在肌肉之内，《外科正宗》说血瘤“微紫微红，软硬间杂”，说明这种血瘤有可能是血管肉瘤。基于上述观点，本节所论血瘤包括血管内皮瘤及血管内皮肉瘤、血管外皮瘤及血管外皮肉瘤、血管球瘤等。这有利于全面正确地认识血管瘤，以满足临床实际的需要。

因本病是血脉及血液的病变，心主血脉，故与心关系最为密切，此外肝藏血，主疏泄，脾生血、统血，都与之有很大关系。故血瘤的辨证以脏腑辨证为主，当然尚有感染寒湿之邪、夹痰、夹瘀、夹毒等病机和证候。

根据文献及临床经验，中医治疗血瘤已有不少的经验与成果，说明了中医药在本病研究方面前景广阔。但在理论研究方面还要作出很大的努力。

【参考文献】

1. 汪文杰，钟新文. 中药内服外敷治疗海绵状血管瘤的疗效观察. 湖北中医学院学报，2003，5(2)：51

2. 张东伟，王曙光. 中药外敷联合微波热疗治疗皮肤血管瘤疗效观察. 安徽医药，2008，12(6)：554

3. 赵凤林，赵怀德. 中医药治疗皮肤血管瘤 200 例临床观察，陕西中医函援，1998，(2)：29-30

4. 温建余. 自拟消瘤散治疗血瘤 15 例. 广西中西药，1997，20(1)：28

第五节　筋　　瘤

筋瘤是指发生于筋脉的肿块性疾病。《灵枢·刺节真邪》称本病为“筋溜”，说它是一种“筋屈不能伸”的疾病，这大致相当于西医的腱鞘囊肿、腱鞘结核等疾病。《外科正宗·瘿瘤论》说筋瘤症状为“色紫垒垒，青筋盘曲，结若蚯蚓”，这实际上是描述下肢静脉曲张的症状。

古文献根据肝主筋的理论，认为本病与肝气郁结和肝火有关，而用疏肝清肝方法治疗。现代中医认为腱鞘疾病还与寒痰湿邪有关，而下肢静脉曲张尚可由于中气下陷所致。在治疗方面除内服中药及手术疗法外，还创造了注射疗法、封闭疗法等。

【病因病机】

1. 肝郁化火　肝藏血，肝主筋；筋脉依赖于肝血的柔养，则屈伸功能和运行气血功能正常。因郁怒伤肝，化火灼伤阴血，筋脉失其柔养，而血燥筋挛，气滞痰结和瘀血阻滞而成筋瘤。

2. 寒湿凝滞　素体卫阳不足，易感寒湿之邪，致使营卫不和，寒湿之邪结于筋脉，寒痰湿邪与瘀血互结而成本病。

3. 中气下陷　素体脾胃虚弱或因肝郁克脾，使脾胃升降失调，气机运动障碍，脾虚失于固摄和统摄，湿浊之气下陷于小腿，致局部筋脉弛缓、气血瘀滞而发筋瘤。

【辨病】

1. 临床表现

(1)腱鞘囊肿：可发生在任何年龄，女性较男性多见。好发于腕关节周围、足背及膝关节附近，尤其以腕背处多见。在腕关节周围者多在伸指总肌腱附近，或伸指总肌腱与伸拇长肌腱之间，也见于肱桡肌与桡侧屈腕肌之间。肿物缓慢发生或偶尔发现，很少有疼痛，大小不定，由豌豆大小至乒乓球大小不等，多为半球形，在腱膜内者可呈不规则的球状。囊肿光滑，无压痛但有胀感不适，有时柔软，有囊性感。发生在掌指关节掌侧面的腱鞘囊肿，一般较小，常在按压或握物时有疼痛，呈软骨样硬度。

(2)腱鞘结核：是结核病的继发性病变。局部主要表现是肿胀疼痛。起病缓慢，病期较长，可达20年。肿胀沿腱鞘行走，形态和范围与受累的腱鞘密切相关。可呈条状。如果病变穿破腱鞘，则可有流脓、溃疡，或形成窦道。早期疼痛较轻，如发生混合感染则疼痛加重，可有不同程度功能受限。局部可有捻发样摩擦音和压迫症状。

(3)下肢静脉曲张：可以看见静脉扩张淤血，表皮呈青蓝色，青筋垒垒，盘曲成团，如蚯蚓聚结。质地柔软或因发炎后而结硬。每至下午自感患肢沉重作胀。如碰破曲张的静脉，流出大量的瘀血，经压迫结扎后方能止血。病程长者，可有皮肤萎缩，颜色褐黑，可伴发坠积性皮炎或慢性溃疡。

2. 诊断要点

(1)腱鞘囊肿

1)手足掌指趾关节，腕、踝关节，膝关节等处有隆起性囊肿。

2)穿刺可抽出胶状透明黏液。

(2)腱鞘结核

1)肿胀沿腱鞘行走而呈条状伴疼痛。

2)可伴有结核病中毒症状。

3)肿处可有捻发音和压迫症状。

(3)下肢静脉曲张

1)根据外观表现诊断。

2)大隐静脉和交通静脉瓣膜功能试验：患者平卧，高抬患肢使静脉血回流排空，以后在大腿根部上一个止血带，不能过紧，以能阻断浅静脉血流为度。让患者站起来，则原有曲张的静脉较空，但放开止血带后，下肢静脉立即充满，表示大隐静脉瓣膜功能不全。再让患者平卧，高抬患肢，上止血带后让患者站立，而止血带不放松。大隐静脉在30秒内出现曲张充盈，表示交通静脉瓣功能不全。

3)小隐静脉功能试验：同上法，上好止血带后，同时用拇指在腘窝内压迫小隐静脉的上端，让患者站起来，不放开止血带，而去除拇指压迫，小腿下部静脉立即充盈，则表示小隐静脉瓣膜功能不全。

4)交通静脉瓣功能试验：同大隐静脉和交通静脉膜功能试验，上好止血带，压好拇指，让患者站起，不除去止血带，亦不除去拇指压迫，而小腿静脉血在35秒内充盈，则表示深浅静脉交通支内瓣膜功能不全。

5)下肢深静脉畅通试验：让患者站立，上好大腿根部止血带，再让患者平卧，平伸屈膝关节20～30次。观察静脉曲张充盈情况，若消失或大减轻，则表示下肢深静脉血流畅通。若静脉曲张更明显，则表示深静脉有梗阻，此时不论采用注射疗法或外科手术疗法，结果皆不佳。

3. 鉴别诊断

(1)腱鞘囊肿与腱鞘结核应与下列疾病鉴别：

1)桡侧茎突部狭窄性腱鞘炎：患者主诉腕部疼痛，有的能明确指出痛在桡骨茎突处，此种疼痛为慢性进行性，日益加重，甚者可影响睡眠。疼痛可放射至全手、肘部及肩部。拇指显著无力，以致失去功用，患者自诉拇指及腕部运动障碍。检查可见桡骨茎突处有轻度肿胀，少数无肿胀，皮下可触及一小豆大软骨样硬变之肿物，压痛。

2)屈指肌腱狭窄性腱鞘炎：本病又名弹响指。在掌指关节之掌侧，拇指平拇指根横纹，其他手指平指根横纹的近侧1.5cm处，可扪及肥厚的腱鞘，压痛，或可摸到豆样大小结节。

3)前臂桡侧肌腱周围炎:多见于手工劳动者,前臂远端桡侧有斜条样肿胀,疼痛及压痛,活动手腕与拇指时肿胀处可以出现非常明显的摩擦音,似捻发音。

(2)下肢静脉曲张应与下列疾病鉴别:

1)先天性静脉瘘:①多发于青年及儿童;②患肢皮肤较热,皮毛粗而长;③患肢组织包括骨在内较健侧过长;④有时有搏动或可听到杂音;⑤有时伴有血管瘤;⑥绝大多数为单侧性。

2)偏平足:腿沉有下肢静脉曲张,同时有扁平足。前者治愈后,后者仍使患者行走不便。

【辨证】

1. 肝郁气结证　肿块长大较快,质地坚硬或有囊性感,肿块可呈条索状、结节状,手不能握,自觉疼痛并压痛明显,有时肿块后期可以溃破。或青筋扩张显露,易于出血。伴心烦,喜怒,两胁作胀,口干苦,舌苔微黄,舌质红,脉细弦。

2. 寒湿凝滞证　肿块生长缓慢,质地较软,圆形或条索状。很少有疼痛,或早期轻度疼痛,后期疼痛加重。伴畏寒、肢冷,或有腹胀纳差。苔白或白腻,脉细涩或沉细。

3. 中气下陷证　下肢静脉曲张,青筋垒垒,盘曲成团,静脉扩张,下肢肿胀明显,但平卧可消失或消减,脚沉重感,久之可溃破形成肉芽不鲜的慢性溃疡。伴酸胀不适,乏力,肢软。舌苔白或白腻,舌质淡,脉濡细。

【治疗】

1. 内治法

(1)辨证论治

1)肝郁化火证:治宜清泻肝火。方选清肝芦荟丸加减。常用药物有当归、白芍、生地、川芎、黄连、芦荟、昆布、橘核、荔枝核、夏枯草、玄参、牡蛎、紫草、十大功劳等。

2)寒湿凝滞证:治宜温阳散寒理湿。方选阳和汤加减。常用药物有鹿角霜、熟地、麻黄、白芥子、肉桂、香附、橘核、浙贝母、法半夏、全蝎、土鳖虫、萆薢、石菖蒲等。

3)中气下陷证:治宜补中益气,和营利湿。方选补中益气汤加减。常用药物有生黄芪、炒白术、陈皮、升麻、柴胡、党参、当归、茜草、台乌、忍冬藤、黄柏、苍术、车前子等。

(2)成药验方

1)大活络丸,每次1丸,每日2次。

2)补中益气丸,每次1丸,每日2次。

3)薜荔果2个,钻骨龙20g,台乌10g,每日1剂,水煎服。治腱鞘炎和腱鞘囊肿有效。

4)治疗下肢静脉曲张:苎麻根10g,落得打15g,玉米须20g。每日1剂,水煎加红糖、甜酒适量服。

(3)西药治疗:腱鞘炎、腱鞘囊肿可以适当使用抗生素治疗。腱鞘结核可以使用抗结核药治疗。下肢静脉曲张可使用抗感染药预防感染。

2. 外治法

(1)腱鞘结核和腱鞘囊肿可外敷回阳玉龙膏或冲和油膏。

(2)腱鞘结核可在腱鞘内抽液后注入利福平适量,每周1～2次,3个月为1疗程。

(3)腱鞘囊肿可用粗针穿刺抽液及注入可的松混悬液。

(4)下肢静脉曲张,可将硬化剂注入曲张的静脉内,近年来认为较好的药物有两种:5%油酸-乙醇胺和1%～3%硫酸十四烷基钠。

(5)下肢静脉曲张合并慢性溃疡者,可外用青蛤散调菜油外搽。

3. 手术疗法

(1)腱鞘结核保守无效或已稳定、晚期的病例，可进行滑膜切除术。

(2)腱鞘囊肿可刺破或击破囊壁，将囊液挤入组织间隙，待其自行吸收。或进行囊肿切除术，术中应尽量将囊肿完整切除。

(3)下肢静脉曲张可行高位结扎大隐静脉。

【预防与护理】

1. 避免手足关节外伤，一旦发生外伤应该及时正确治疗。

2. 对于结核病患者，应增强营养，提高机体抵抗能力。对于合并溃疡者按疮疡病的规则进行换药和护理。

3. 下肢静脉曲张患者可用弹力绷带包扎，避免久站、久立、久行，宜抬高患肢，注意休息。

【古籍选粹】

《灵枢·刺节真邪》 虚邪之入于身也深，寒与热相搏，久留而内著，……有所疾前筋，筋屈不能伸，邪气居其间而不反，发为筋溜。

《薛氏医案·论瘤》：若怒动肝火，血涸而筋挛者，其自筋肿起，按之如筋，久而或有血缕，名曰筋瘤，用六味地黄丸、四物、山栀、木瓜之类。

《外科正宗·瘿瘤论》 肝统筋，怒动肝火，血燥筋挛曰筋瘤，……筋瘤者，坚而色紫垒垒，青筋盘曲，甚者结若蚯蚓，治当清肝解郁，养血舒筋，清肝芦荟丸是也。……川芎、当归、白芍、生地、青皮、芦荟、昆布、海粉、甘草节、牙皂、黄连各五钱。右为末，神曲糊为丸，如梧桐子大。每服八十丸，白滚汤，量病上下，食前后服之。

【现代研究】

1. 发病学研究 受磨擦较多地方的肌腱多有腱鞘，腱鞘由内外两层的滑膜囊组成，内层紧贴肌腱，外层通于滑囊腔与内层分开，两层之间有小量滑液。腱鞘囊肿病因尚未完全明了，有人认为是由于关节囊或腱鞘膜向外突出，亦有人认为系关节囊或腱鞘之黏液样变性。外伤亦可为其原因之一。

下肢静脉曲张主要发生于大隐静脉及小隐静脉系统，二者皆为浅静脉。这些静脉内的瓣膜功能不全时，不能有效地阻止血液倒流。另外，下肢肌肉收缩时，不但不能正常地促使静脉血液向心流动，反而使血回流至浅静脉。以上诸种因素，使下肢静脉内血液郁积。此种郁积，使血液的氧含量及营养成分显著降低，以致形成下肢局部组织严重营养障碍。

2. 临床研究

(1)中药内服：方药：白术 120g，苍术 120g，防风 100g，羌活 100g，银柴胡 100g，白菊花 100g，僵蚕 100g，女贞子 100g，菟丝子 100g，赤芍 150g，乌贼骨 100g，生甘草 50g。上药共研细末。治疗 22 例，完全缓解 5 例，部分缓解 14 例，稳定 3 例。

(2)中西医结合治疗

1)中医辨证治疗根据病情分为四型：①湿热下注证：清利湿热，解毒消肿。方用四妙勇安汤合萆薢渗湿汤加减。常用药物有金银花、玄参、当归、萆薢、黄柏、薏苡仁、泽泻、茯苓、苍术、甘草等。②热毒炽盛证：清热解毒，活血止痛。方用五味消毒饮合桃红四物汤加减。常用药物有金银花、野菊花、蒲公英、紫花地丁、鱼腥草、桃仁、红花、生地、赤芍、川芎等。③气滞血瘀证：行气活血，散瘀通络。方用血府逐瘀汤加减。常用药物有桃仁、红花、赤芍、当归、丹参、川芎、延胡索、三棱、莪术、陈皮等。④气血亏虚证：补气养血，温通经络。方用补阳还五汤加减。常用药物有黄芪、党参、白芍、川芎、丹参、当归、地龙、肉桂、白芷等。另外，局部破损溃烂反复发作久不愈合者，在上述治疗的同时，外用臁疮膏。臁疮膏制法：羌活60g，独活60g，当归60g，黄丹60g，龙骨60g，轻粉9g，为末和匀，香油调备外敷。西医治疗：①改善微循环：右旋糖酐500ml，川芎嗪120mg，复方丹参注射液16ml。静滴，1次/d。②抗感染：局部感染红肿热痛，甚则破溃，用抗生素控制感染。19例中，治愈、显效17例，好转1例，总有效率为94.7%。

2)基本方：益母草30g，毛冬青10g，水牛角片10g，生地15g，赤芍10g，牡丹皮12g，紫草15g，茜草10g，生甘草10g，大黄䗪虫丸。慢性期患肢肿胀不易消退，轻度紫红，久站或下午明显。辨证多为瘀滞湿留，属虚实互兼证。治则以活血化瘀，利湿为主。基本方为：当归10g，桃仁12g，红花12g，三棱10g，莪术10g，汉防己15g，茯苓皮10g，萆薢12g，赤小豆15g，大黄䗪虫丸。西医疗法，抗凝：肝素1～1.5mg/(kg·6h)，静脉注射。每次注射前1小时测定凝血时间，以确定所用肝素的剂量，若凝血时间在20～25分钟，肝素剂量减半，大于25分钟，暂停注射1次，4小时后再作测定，以决定肝素用量。改善微循环：用分子量为5 000～20 000的低分子右旋糖酐静脉滴注，每日1～2次，每次250～500ml，以改善微循环，防止血栓延伸。治疗20例，有效17例，无效3例，有效率达85%。

(3)内外合治：内服市售的血塞通软胶囊2粒/次，2次/d；外敷自制云南白药糊剂，该糊剂制法是：取水蛭、地龙、大黄等中药材细粉与药用淀粉混匀，过6号筛；另取云南白药粉放置乳钵中与上述药粉配研，混合均匀，分装于密封玻璃瓶内。用时按使用面积大小取适量药粉加黄酒调成糊状，敷于曲张的静脉上，范围超过0.2～0.5cm，厚度为0.1cm，覆盖油纸保湿，再用弹力绷带固定，每日换药1次。12天为一疗程。治疗36例，痊愈15例，好转18例，无效3例。

刘某，男性，48岁，长期从事人力搬运工作，双下肢大隐静脉曲张5年，小腿前内侧呈现怒张弯曲迂回成团的静脉，左侧较重，静息时常感到下肢沉重酸胀疼痛。患者舌质紫黯，苔薄白，脉弦涩，证属气滞血瘀，经脉痹阻。诊断：双下肢静脉曲张。内服血塞通软胶囊2粒/次，2次/d。外敷自制云南白药糊剂，每日换药1次。两疗程后患者双下肢浅静脉不再怒张，静息时酸痛感完全消失，能持久站立，行走如常。随访两年，未复发。

【述评】

现代中医外科书籍对“筋瘤”一病有两种认识，一者认为它包括了腱鞘疾病和下肢静脉曲张，另一种观点认为只是指下肢静脉曲张。产生这两种观点，笔者认为关键在于对《灵枢·刺节真邪》中关于筋溜的论述的理解，这里论筋溜是一种“筋屈不能伸”的疾病。如果理解为因为各种原因使筋脉屈曲，不能伸展，则应该指静脉曲张一类；如果理解为由于各种致病因素使筋脉屈曲肿起，而使肢体不能伸展而功能障碍，这就可能是指腱鞘疾病。

中医所称之“筋”，是指显露于体表的浅静脉及肌腱、腱鞘。它们的肿块性、屈曲性病变称为筋瘤。

肝主筋，肝气郁结，耗血使筋脉失养而屈曲或肿块，可用疏肝养血治疗。肝气郁结，疏泄不畅，则卫阳敷布不利，体表筋脉易感受寒邪，寒邪收敛凝滞，可使筋脉结块、屈曲；肝气郁结，可克脾土，使脾的升降功能失调，而中气下陷，下肢筋脉不能固摄而曲张，湿气下流而肢体肿胀。都无不与肝主筋有关。临床辨证论治应全面加以考虑。

【参考文献】

1. 冯兰馨，冯克一. 注射外科学. 北京：科学普及出版社，1985：87
2. 杨华. 中医治疗原发性下肢静脉曲张 22 例临床观察. 基层医学论坛，2008，12(1)：42
3. 徐彩华，李廷忠. 中西医结合治疗下肢静脉曲张 19 例. 中国煤炭工业医学杂志，2006，9(9)：1009
4. 鄢卫平. 中西医结合治疗下肢静脉曲张临床体会. 甘肃中医，2004，17(10)：25
5. 刘玉棠. 中药制剂内外合治下肢静脉曲张. 中华医学与健康，2004，4(1)：56

第六节　脂　　瘤

脂瘤亦称粉瘤，是皮脂腺中的皮脂瘀积所形成的潴留性囊肿。本病相当于西医的“皮脂腺囊肿”。常易受外邪感染而导致化脓，故又有“脓瘤”之称，有的也有可能发生恶变。

脂瘤的病名首见于宋代《三因极一病证方论》，明代《外科启玄》描述本病时说：“凡粉瘤大而必软，久久渐大，似乎有脓非脓，乃是粉浆于内，若不治之，日久大甚，亦称其累。”说明本病瘤体的内容物是一种粉浆样物质。以后《外科正宗》、《外科真诠》、《外科证治全书》等文献都载有脂瘤，并分别对其病因病机、好发部位、诊断方法、治疗方法、预后和转归等方面进行了论述。

【病因病机】

皮脂腺排泄皮脂，以保护肌肤。皮脂来源于脾胃吸收之水谷精微，而皮脂排泄需要肝气的疏泄，则皮脂腺方能收缩与舒张而产生排泄运动。因此，皮脂腺的疾病及脂瘤的发生与肝脾关系极为密切。

1. 肝脾郁滞　肝气郁滞则疏泄不畅，以致皮脂腺开合不利，则皮脂腺易因各种原因而阻塞，不通则瘀肿，而皮脂潴留囊肿。又脾主运化水谷精微而主肌肉，若脾气郁滞，则水谷之精微可瘀积于皮肉之间的皮脂腺内，而变为湿痰浊邪，成为豆腐渣样物质。

2. 瘀毒结聚　肝郁则气滞，气滞日久可化火，煎熬瘀积之皮脂而化成脓毒；又脾气郁滞，湿痰浊邪瘀积也可化火成脓毒；又肝脾郁滞，气滞则湿生，湿性黏滞，使瘀毒结聚，而病情迁延不愈，甚至恶化。

【辨病】

1. 临床表现

(1)皮脂腺囊肿：可发生于任何年龄，以成年人多见，凡有皮脂的部位都可发生，但多见于皮脂腺丰富的头面部、臀部及背部。

肿块直径常为 1～3cm，界限清楚，略隆起，囊肿埋藏在皮肤和皮下组织内，和皮肤粘连，基底部可以移动。表面皮肤受压而紧张、萎缩，有时略带青色，常在表面的皮肤处见一小孔，这是扩大了的皮脂腺的开口，此处皮肤与囊肿粘连最紧。在推动囊肿时，开口处略微下陷而形成一小坑，有时这一开口处塞着一个黑头粉刺样小栓，用力挤压时可挤出灰白色蜡样半流质物或豆腐渣样物质，有恶臭。一般无疼痛。

皮脂腺囊肿可以长得较大，可以并发化脓性感染，形成脓肿或囊肿周围的蜂窝组织炎，反复感染可导致周围结缔组织增生而局部变硬。也可以使囊肿钙化、干涸而变为硬性肿物。由于炎症等慢性刺激，极少数患者可发生囊肿局部恶变为鳞状上皮癌。

(2)多发性皮脂腺囊肿：多发性皮脂腺囊肿又称多发性囊脂瘤，是一种特殊类型的皮脂腺囊肿。有人认为是先天性潴留性囊肿，有家族史，好发于女性，以年轻人为多见。主要表现为多发性的皮脂腺小囊肿。囊肿数目很多，其直径自 1mm～1cm 不等，广布于体表或成簇地集中在胸部、颜面、阴囊等处。囊肿呈黄白色结节，界限清楚，表面皮肤菲薄，隐隐可见囊肿内有黄白色乳酪状或油状的内容物，但其上没有扩大的皮脂腺开口。病期久者囊肿可以钙化而成为一个硬结，也可以发生继发感染而化脓及破溃。

2. 诊断要点

(1)皮脂腺囊肿：好发于皮脂腺集中之处的头、面、耳后、项背及臀部，肿物呈球形，大小不一，中心部有一黑头粉刺样小栓是其特征。

(2)多发性皮脂腺囊肿：囊肿较小，呈黄白色结节，隐隐可见囊肿内有黄白色乳酪状或油状的内容物。

3. 鉴别诊断

(1)表皮样囊肿：与皮脂腺囊肿很相似，但是表皮样囊肿肿块中心无小孔，也没有黑头粉刺样的小栓。

(2)皮脂腺瘤：幼年发病，但亦可初生时即有或晚发。病变好发于鼻侧或鼻唇沟、颏部和头皮，密集而不融合，表现为针头至黄豆大或更大的、半球形、坚实性结节，呈皮肤色、黄白色或深棕红色，表面光滑或疣状，并常有毛细血管扩张。

【辨证】

1. 肝脾郁滞证　肿块表面皮肤紧张、萎缩，或略带青色，有黑头粉刺样小栓及小孔，轻度胀感。或细小肿物广布于体表或成簇生长，表皮菲薄，可见囊内容物。伴性情急躁，或有胸闷、腹胀。舌苔薄白或薄黄，舌质淡红，脉弦细。

2. 瘀毒结聚证　肿块发生较久，或肿块体积大，局部红肿热痛，溃破流出脓和脂垢样物质，感染控制后仍有脂水样脓溢出，感染亦可反复发作。或肿块基底坚硬，或瘤体硬化如核，或溃破赘生渗流脓血。可伴发热，心烦，纳食减退，大便干结，小便黄等症。舌苔微黄腻或黄腻，舌质淡红，脉弦滑数。

【治疗】

1. 内治法

(1)辨证论治

1)肝脾郁滞证：治宜疏肝理脾，消导化积。方选保和丸加减。常用药物有香附，青皮、九香虫、厚朴、神曲、山楂、茯苓、法半夏、甘草、莱菔子、麦芽、薏苡仁、穿山甲、槟榔、芜荑等。

2)瘀毒结聚证：治宜清热利湿，解毒化瘀。方选四妙散加味。常用药物有黄芪、当归、银花、甘草、萆薢、虎杖、十大功劳、半枝莲、全蝎、蜈蚣、紫草、板蓝根等。

(2)成药验方

1)保和丸，每次 1 丸，每日 2 次。

2)山楂丸，每次 1 丸，每日 2 次。

3)消炎利胆片，每次 4 片，每日 3 次。

4)新癀片，每次 4 片，每日 3 次。

5)茵陈 10g，金钱草 20g，鸡内金 10g。每日 1 剂，水煎服。

2. 外治法

(1)初起的脂瘤可贴阳和解凝膏掺麝桂散。

(2)已化脓感染的，可外敷金黄膏或玉露膏。红肿消退后，用各半丹药线插入瘤体，腐蚀囊壁，待囊壁完全破坏后，脓腐已尽，再用生肌外用药。

3. 手术治疗　择期手术治疗，作手术时应将囊肿和与之粘连的皮肤一起完整切除，不要将囊肿弄破，以避免复发和继发感染。若已成脓肿，则可切开引流，待愈后2～3个月再行切除术，也可应用抗生素或其他治疗，在炎症控制后再作手术切除。

【预防与护理】

1. 不要强行挤压囊肿，以免囊肿壁破溃，手术不易切尽，容易复发。

2. 对于已经感染溃破的脂瘤，应用丹药腐蚀囊壁，务必要彻底去除囊壁，否则愈合后还会复发。

3. 采用内服、外治等疗法，正确治疗脂瘤慢性感染，避免感染因素及瘀滞的内容物的不良刺激而引起的恶变。

【古籍选粹】

《外科正宗·瘿瘤论第二十三》　粉瘤，红粉色，多生耳项前后，亦有生于下体者，全是痰气凝结而成。宜针破去脂粉，以三品一条枪插入，数次以净内膜自愈。……一男子臀瘤五年，形如复瓢，按之隐隐黑色，此黑粉瘤也，以针破之，按出黑砂兼黑粉共约碗许，用三品一条枪插入患内十余日，每次捺出黑膜，其瘤渐消。内服十全大补汤健脾胃，养气血，月余而敛。一男子腮上生瘤半年，形若复桃，皮色不变，按之微红，此粉瘤也。针破之，捺出脂粉，插前药半月而愈。

《外科证治全书·瘿瘤》　瘤证惟粉瘤最多，其色粉红，多生耳项前后，亦有生于下体者，乃腠理津珠，偶有所滞，聚而不散则成此瘤也。治宜针破挤出脂粉，用生南星、大黄等分为末，以白玉簪花根捣汁调敷之。然每有愈而复发者乃内有肐囊，化净膏贴，生肌自愈。

【现代研究】

1. 发病和病理学研究　皮脂腺是皮肤的附属结构之一，位于真皮层内，在立毛肌与毛囊之间，皮脂腺是全浆分泌的泡状腺，每个毛囊的周围常有1～6个皮脂腺。腺泡的外层细胞有分裂增殖的能力，内层细胞由外层细胞发育而来，逐渐成熟而体积增大，而且充满了脂滴，最后连同腺细胞一起破溃排出，形成皮脂，再经导管入毛囊腔排至体外。如果腺口或毛囊因角化、外伤、感染等原因而发生阻塞，则造成皮脂潴留而形成囊肿。囊肿壁的结构与皮脂腺泡相同，上皮细胞没有角化现象，囊外为纤维结缔组织。囊肿内腔充满了逐渐分解的皮脂细胞，形成无定形的半流质状的物质。并含有大量的胆固醇及胆固醇结晶，并常见钙化。囊内容有恶臭。当囊肿破裂，其内容侵入真皮内，能引起异物巨细胞反应，并使囊壁部分分解。

2. 临床研究

(1)中医外治：五烟丹，药用：胆矾、磁石、朱砂、白矾、雄黄，研极细粉末，备用。用法：首先查看粉瘤感染发生的部位及范围，在确定病灶局部无大的血管、神经后，可将五烟丹3～6mg均匀摊在薄脱脂棉上，做成药捻，用探针插入脓瘤中心粗大已开始破溃的毛囊小孔中，若脓瘤直径超过2.5cm，可于脓瘤中心附近再插入1棵药捻，然后外敷生肌象皮膏，隔日换药1次。换药时不将原药捻取出，此时可见脓瘤颜色渐变黯紫，可继续照原方法在脓瘤中心附近插入五烟丹药捻。生肌膏外敷。药捻治疗可连续3～5次后停止，每次换药时仅用生肌象皮膏敷盖。大约1周后即可见一肿大黯紫的脓瘤脱落，脓瘤脱落的局部可见新生肉芽生长良好，继续隔日更换生肌象皮膏1次，1～2周后疮面愈合。治疗25例，治愈23例。

王某，女性，46岁，发现臀部有一鸡蛋大小肿物1年余，受压时胀痛不适，于2001年5月行手术摘除，但术后复发而来诊。诊见臀部瘢痕内可触及直径3.5cm大小肿块，光滑质硬，推按可移动，与皮肤粘连。遂予辣蓼 30g、瘦猪肉 60g 加水砂锅煎煮，分 2 次食肉喝汤，每日 1 剂。7 剂后肿块缩小变软，连服 21 剂肿块消失，未见不良反应。随访 1 年未复发。

(2)中西医结合治疗：段旭东等用中西医结合治疗皮脂腺囊肿继发感染。治疗方法：将脓肿切开排净脓液，用棉棒蘸 70%石炭酸液涂擦脓腔内壁，连续 2 次，然后用镊子将浮起的皮脂腺包囊清除，生理盐水冲洗脓腔，药线引流，金黄膏(大黄、姜黄、黄柏、白芷各 250g，天南星、陈皮、苍术、厚朴各 100g，天花粉 500g，研末，凡士林调膏。用时取适量摊于消毒纱布上)外敷红肿部，每日 1 次。连续 2～3 次后停用石炭酸，改用中药生肌黄连纱条(黄连、黄柏、姜黄、当归各 15g，生地黄 30g，麻油 500g 炸上药，加入黄蜡 30g，待凉后浸入消毒纱布条)，每 2 日换药 1 次，直至切口愈合。治疗 20 例全部治愈(肿块消失，切口愈合，1 年内无复发)，平均治愈时间 7.6 日。

王海有等用致康胶囊结合抗生素治疗粉瘤感染。致康胶囊由大黄、三七、黄柏、黄连、血竭、乳香、没药、珍珠、鹿角胶、冰片、乌贼骨等 14 味中药制成。口服致康胶囊及抗生素治疗粉瘤感染伤口创面与单纯口服相同抗生素治疗粉瘤感染伤口创面比较，可明显缩短痊愈时间。

【述评】

脂瘤一病，过去不太重视内治，而以手术治疗为主。然而手术切除不全而导致复发较为多见，亦有恶于手术治疗者而不能及时治疗，故脂瘤每多演变为脓瘤而迁延不愈。

笔者认为肝脾郁滞是脂瘤的主要病机，因为皮脂的排泄与瘀滞与肝脾的功能失调有密切的关系。故立疏肝理脾、消导化积为本病早期和中期的治疗法则。此外，瘀滞日久可化热成毒，故当一旦外邪感染形成脓瘤，则应用清热利湿，解毒化瘀法则。另外，本病与痤疮有某些相似之处，故可仿痤疮的某些治法。而常用白花蛇舌草、茵陈、厚朴、大黄、薏苡仁、山楂、麦芽、鸡内金、鹿衔草等药物配方。

应用中医药丹药引流和腐蚀囊壁的方法，自古就有应用，这对于包膜和囊壁已破溃合并感染，不易切除之症尤为适用。此种外治方法应该加以总结提高，并规范化使用，以突出中医治疗脂瘤的特色，提高临床治疗本病的疗效。

【参考文献】

1. 李锦聪. 浅表肿物. 北京：北京出版社，1981：27
2. 静蔼晨，王玉辉，王殿荣，等. 五烟丹治疗皮脂腺囊肿感染 25 例. 辽宁中医杂志，2004，31(1)：38
3. 何茂英，于永秀，宋文玲. 辣蓼治疗皮脂腺囊肿. 中国民间疗法，2003，11(6)：62
4. 段旭东，赵辉. 中西医结合治疗皮脂腺囊肿继发感染 20 例. 河北中医，2003，25(11)：859
5. 王海有，刘效惠. 致康胶囊治疗粉瘤感染伤口创面痊愈中的临床观察. 中国中医基础医学杂志，2006，12(6)：475

第七节 骨 瘤

骨瘤是骨组织赘生肿大而形成的肿瘤。其特点是肿块隆起，坚硬如石，紧贴于骨，推之不动。在《内经》一书中把骨瘤称为“骨疽”，并已初步地认识到本病的发生与外感邪气有关。以后《三因极一病证方论》、《疮疡经验全书》、《薛氏医案》等文献都对骨瘤的病因、症状、治法作了不同程度的论述。清代《外科证治全书》又将本病命名为附骨瘤。

根据有关文献论述的分析，凡是西医学所认为的骨组织良性、恶性的肿瘤，均属于骨瘤范畴。在骨肿瘤之中骨巨细胞瘤最为多见。良性骨肿瘤以骨软骨瘤最常见。恶性骨肿瘤以骨肉瘤最常见。据有关资料统计分析,骨肿瘤发病率男性为1.112/10万人口,女性为1.060/10万人口。中医学认为本病的发生多由于肾的精气不足,感染外邪,毒邪蕴于骨骼而成。西医学研究认为本病的发生不外乎机体和环境多种因素的作用,具体包括:①胚胎学说:认为是残存的胚胎组织经某种刺激而瘤化;②发育异常;③基因学说:如遗传性多发性外生骨疣、家族性软骨肉瘤等;④化学物质刺激;⑤物理因素:如电离辐射、X线、放射性同位素等;⑥病毒学说;⑦外伤等。

骨瘤的良性肿瘤预后良好,恶性骨肿瘤的预后与发现早晚、恶性程度、处理妥当与否等有关。中医辨证论治等在综合治疗骨肿瘤等方面有重要作用。良性骨肿瘤单独应用中医药治疗就能获得很好疗效。

【病因病机】

肾主骨生髓,依赖肾的阴精阳气化生骨髓,滋养骨骼,使骨骼强壮而不受外邪的侵犯。而且骨髓充足亦可转化为肾精。另一方面肾精为先天之精,它可以促进后天脾胃的功能,而脾胃吸收的水谷之精,又可以充养先天肾精。总之,精可以生髓,髓可以养骨,若这一生理功能失调,则可产生包括骨瘤在内的骨疾病。

1. 肾气亏虚,阴毒壅滞　若肾的阳气亏虚,则卫阳无根而化生不足,卫虚则易感染寒湿之邪,而且寒湿之邪能够由表及里入于肾经,聚于骨骼;又阴寒湿邪易伤阳气,故肾之阳气更虚,而无力化毒;致使阴毒壅滞于骨,经络阻塞,瘀毒互结而成骨瘤。

2. 肾阴不足,热毒壅滞　若肾的阴精不足,则营气不足,体表营卫失和,易感热邪;另外肾阴不足,水不济火,则火热亢盛;都可导致热毒之邪壅滞于骨而成本症。

3. 气滞血瘀,痰毒互结　无论外感之邪还是内生之邪毒,或者外伤等,都可阻塞骨骼气机,气滞则血瘀,而致使痰瘀毒邪互结,赘生积聚,而成岩肿。

4. 脾肾两亏,瘀毒不化　若因素体脾肾两亏或上述病理变化,使精气血生化、转化障碍以及过度消耗而脾肾损伤,则脾肾解毒化毒功能障碍,上述原因所感染的邪毒则瘀结于骨,难于清除,而骨瘤恶化。

【辨病】

1. 临床表现　本节主要论骨巨细胞瘤、骨肉瘤和软骨肉瘤几种常见的骨肿瘤,而把其他骨肿瘤在鉴别诊断中简述。

(1)骨巨细胞瘤(破骨细胞瘤):多发于四肢长骨,最多者依次见于股骨远端、胫骨近端、桡骨远端及股骨近端,尚可发生于肱骨、腓骨、脊椎、盆骨、肩胛骨。年龄分布以20～40岁多见,男略多于女。

局部疼痛是主要症状,伴局部肿胀,因骨质膨胀,有捏乒乓球感。肿瘤穿破皮质骨,则产生软组织肿块。肿瘤体积大,表面皮肤紧张发亮,色黯红,并见静脉充盈,瘤质坚硬,常可合并病理性骨折。若肿瘤发生在脊椎,除局部疼痛及功能障碍外,可合并神经根或脊髓压迫症状。本病初尚属良性病变,但极易于恶变,亦有一开始就属恶性肿瘤。恶性骨巨细胞瘤生长迅速,疼痛剧烈,易合并病理性骨折及贫血等全身症状。

(2)骨肉瘤(成骨肉瘤):为常见的骨恶性肿瘤。发病年龄分布以11～20岁最多见,男多于女。病程较短,常有外伤史。主要症状是疼痛,开始症状较轻,为间歇性,活动后增剧。逐渐加重,疼痛变持续性,尤以夜间明显。若发生于浅表部位者,局部渐肿胀可形成肿块隆起,压痛明显,有时可触到搏动。邻近关节活动受限,患肢肌肉萎缩。有时体温可升高。

本病大多发于股骨远端、胫骨近端，其次为肱骨近端、股骨近端。髂骨、骶骨、胸骨、肋骨、颅骨等也可发生。

(3)软骨肉瘤：发病多为20岁以下的青少年，男多于女，好发于四肢长骨，以股骨远端、胫骨近端、股骨近端及肱骨近端多见。盆骨、肋骨、肩胛骨也可发生。

主要表现为患部疼痛和肿块，开始时肿块坚硬如骨，表面平滑，肿瘤增大后，表面凹凸不平。患肢或患部逐渐出现功能障碍，耻骨和骶骨肿瘤向盆腔内生长，可造成直肠、膀胱受压移位，或发生阻塞症状。由良性恶变为软骨肉瘤者，一般有一段病程长、症状轻的良性肿瘤病史，然后有骤然疼痛剧烈，影响食欲和睡眠，局部肿胀明显，迅速增大等表现。如肿瘤一开始即为恶性者，则病程一般较短。

2. 诊断要点

(1)骨巨细胞瘤

1)根据发病年龄及临床症状诊断。

2)X线表现为单纯溶骨性破坏，有时呈肥皂泡沫状，边界不很清楚，骨质膨胀后变薄，可以合并病理性骨折。如肿瘤穿破骨皮质，可发现软组织肿块阴影。

3)CT和MRI表现：对胸、腰椎、骨盆和髋关节等部位的病变，在X线中往往由于阴影重叠，不易分辨病变部位和范围。若利用CT或MRI检查，在这些部位能较好地显示病变范围和骨质破坏的程度。若肿瘤穿破骨皮质，CT和MRI也可以显示软组织被浸润的范围。

(2)骨肉瘤

1)根据病史及临床表现。

2)实验室检查：贫血，白细胞增多，血沉加快，血清碱性磷酸酶增高。

3)X线征象：肿瘤破坏开始于干骺端的一侧皮质下，溶骨破坏迅速进展，形成一边缘不规则的透明样缺损。骨皮质常被穿破，骨膜下有明显的新生骨增生，表现为日光放射样阴影。由于骨肉瘤有肿瘤性骨的形成，故肿瘤本身有密度增深阴影，呈条纹状排列或纹理粗乱影像。必要时可进行CT和MRI检查。

(3)软骨肉瘤

1)典型的病史和临床表现。

2)实验室检查：贫血，血沉增快，血清碱性磷酸酶增高。

3)X线检查：原发性软骨肉瘤，表现不一，一般呈一透明的假囊肿样缺损，其中夹杂有不规则的斑点状或骨片；或在囊内产生大量棉絮状钙化块，遮蔽正常骨；被破坏的缺损区形成致密的骨化阴影；一旦肿瘤穿破骨皮质侵入软组织，即可形成毛发蓬松状增深阴影。

3. 鉴别诊断

(1)骨髓炎：化脓性骨髓炎早期，有时产生与骨肉瘤相似症状，如局部疼痛、肿胀、烧灼感、体温升高、白细胞数升高，在X线片上可见干骺端骨质破坏及骨膜反应，但骨髓炎产生的骨质破坏、骨膜反应较规则，经抗炎治疗后症状减轻。

(2)骨瘤：青少年多见。常发生于颅面骨，如额骨、顶骨、颞骨、上颌骨、筛骨等，生长缓慢，病程可长达十余年。主要为局部隆起，坚硬如骨，固定不移，疼痛及压痛多不明显，表面皮肤正常。向颅内生长可发生头晕、头痛、癫痫等症。X线为局限性骨质破坏，伴有不同程度骨化。为骨肿瘤中最良性者。

(3)软骨瘤：好发于20～30岁青年人，多见于手足短骨，以指骨和掌骨为最常见。少见于股骨、肱骨、盆骨、肋骨等。生长缓慢，临床常无症状。有时可致局部畸形或出现压迫症状或发生病理性骨折。X线片见骨干骺端近骨干处，在髓腔内见溶骨破坏，透明区内可见骨纹理或呈蜂窝状或见有散在性骨化斑。

(4)骨软骨瘤(骨软骨外生骨疣)：为最常见的一种，多发于11～30岁，男多于女。常为多发性，往往有家族史。四肢长骨干骺端为好发部位。尤以股骨上、下端，胫骨上端，肱骨上端，胫骨下端多见。X线片可见边界明显突起的骨性肿块。长骨肿瘤生长方式极为特殊，常自干骺端向邻近肌肉牵拉方向生长。临床上除见局部隆起畸形外，一般无症状。患者成年后肿瘤即自行停止生长。

(5)骨囊肿：多见于20岁以内的青少年。以10～15岁最多。好发于肱骨上端或肱骨干，其次易发于股骨上部和胫骨中下部。一般无症状，或有微痛感。X线片为不规则椭圆形透明阴影，阴影边界清晰，内无砂粒样钙化点。骨性囊壁呈被动性扩张，很少有新生骨质和骨质致密现象。

【辨证】

1. 阴毒蕴滞证　局部肿块逐渐肿起，坚硬，皮色不变，皮温不高，间歇性疼痛或隐痛而间歇性加剧。关节及肢体活动受限，身体困倦，四肢乏力，畏寒，纳差，或有腹胀，舌苔薄白，舌质淡红，脉弦浮数。

2. 热毒蕴滞证　患部肿块有膨胀感，体积较大，肿块表面脉管充盈，肿胀发亮，色黯红，或破溃渗流脓血。触摸肿块有搏动感。疼痛剧烈，尤以夜间为甚。功能活动障碍，精神倦怠，纳食不佳，口干渴，大便干，小便赤，舌质红，舌苔薄黄，脉弦数。

3. 气血瘀滞证　肿块坚硬，固定不移，肿块表面凹凸不平，表面皮肤色黯紫或血管曲张，肿块患肢肌肉萎缩。疼痛剧烈而影响睡眠与食欲，可伴发热，急躁，易怒，两胁胀痛。舌苔薄黄，舌质黯滞，脉弦涩。

4. 脾肾两亏证　肿块坚硬、疼痛绵绵不休，可伴低热，面色苍白、无华，疲倦乏力，纳差，消瘦，动则汗出，大便稀溏，腹胀。或有全身水肿、尿少。或肿块局部溃破、流血水不止。舌质淡，舌苔薄白，脉沉细无力。

【治疗】

1. 内治法

(1)辨证论治

1)阴毒蕴滞证：治宜温肾、散寒、解毒。方选肾气丸合小金丹。常用药物有制川乌、制草乌、五灵脂、制乳香、制没药、骨碎补、干蟾皮、蜈蚣、、鹿角霜、荆芥、熟地、怀山药、山萸肉、茯苓、泽泻、制附子、车前子等。

2)热毒蕴滞证：治宜滋肾、清热、解毒，方选六味地黄汤合散结灵。常用药物有制草乌、五灵脂、地龙、木鳖子、制乳香、制没药、天竺黄、牛黄、生地、熟地、山萸肉、怀山药、茯苓、牡丹皮、泽泻、半枝莲、山豆根、青黛等。

3)气血瘀滞证：治宜活血化瘀，解毒散结。方选调元肾气丸合六军丸。常用药物有蜈蚣、蝉蜕、全蝎、僵蚕、穿山甲、莪术、土鳖虫、生地、熟地、山萸肉、怀山药、人参、当归、地骨皮、知母、黄柏、干蟾皮、广木香、砂仁、楤木、鬼箭羽等。

4)脾肾两亏证：治宜补脾益肾，解毒化瘀。方选归脾汤合肾气丸加减。常用药物有灵芝、炒白术、人参、生黄芪、茯苓、炙甘草、制附子、熟地、生地、山萸肉、怀山药、泽泻、黄柏、知母、蜂房、半枝莲、制川乌、制草乌、制马钱子、枳壳等。

(2)成药验方

1)小金丸,每次1丸,1日2次。

2)西黄丸,每次3g,1日2次。

3)灵芝片,每次4片,1日3次。

4)云南白药,每次1支,1日2次。

5)千斤拔30g。水煎服,每日1剂。

6)核桃仁60g或黑芝麻60g或黑豆60g。水煎服,每日1剂。

7)土鳖虫30g,补骨脂20g,骨碎补15g,寻骨风30g,蜂房10g,莪术10g,蜈蚣3条。水煎服,每日1剂。

8)寻骨风30g,乳香10g,没药10g,薜荔果30g,穿山甲15g,七叶一枝花30g,木瓜30g。水煎服,每日1剂。

(3)西药治疗:骨肿瘤对化学治疗多不敏感,无论单用或合用疗效均不理想,目前认为综合性治疗可以提高疗效,控制微小转移灶,改善存活质量,延长生存时间。

1)多柔比星60mg/m^2,静注,加用达卡巴嗪750mg/m^2,静注。每21～28天重复1次。

2)长春新碱1.4mg/m^2,静注,加用多柔比星30～40mg/m^2。静注,再加用达卡巴嗪600mg/m^2,静注,每21天重复1次。

2. 外治法

药物外治

(1)回阳玉龙膏掺黑退消外敷。

(2)蜈蚣10g,全蝎10g,东丹30g,斑蝥1g,白果皮1g,生石膏15g。共研细末。撒在壮骨膏上,循经选穴,外敷7天。

(3)明矾15g,生石膏15g,天南星1.5g,蟾酥1.5g,东丹60g,红砒2g,乳香5g,没药5g,炮山甲10g,白芷10g,肉桂4.5g。上药共研细末。撒在壮骨膏上,外敷患处。

3. 手术疗法

(1)骨巨细胞瘤:手术为常用治疗方法。刮除术及植骨术适用于Ⅰ级或Ⅱ级巨细胞瘤破坏范围不甚广泛的患者;截除术适用于Ⅰ级或Ⅱ级巨细胞瘤破坏范围广泛者;Ⅲ级巨细胞瘤应进行截肢术或关节离断术。

(2)骨肉瘤:截肢术及关节离断术为常用方法,但手术前后必须配合化疗、放疗等才能提高手术疗效。

(3)软骨肉瘤:大部分软骨肉瘤需行截肢术或关节离断术,必要时同时作淋巴结清除。

4. 放射治疗　由于各种骨肿瘤对放射线的敏感性不同,故放射治疗应根据不同肿瘤选择不同的剂量。

【预防与护理】

1. 骨肿瘤患者饮食宜忌烟、酒,少吃生葱、生蒜等刺激性食物。

2. 患者可练习静气功,采用坐或卧式。在放疗或化疗中,可练太极拳等。

3. 手术后饮食应以补气养血为主,进食怀山药及百合、莲子、红枣、花生米等。

4. 放射治疗饮食应以滋阴养血,健脾和胃为主,可服橘饼、薏苡仁粥、母鸡汤、豆浆等。

5. 化疗的患者应多食蔬菜、水果、莲藕之类,以及精肉、排骨汤等。

6. 患者在手术或放、化疗后,一般是2～4个月复查1次。情况较好的,可间隔时间长些。

【古籍选粹】

《灵枢·刺节真邪》 ……以手按之坚，有所结，深中骨，气因于骨，骨与气并，日以益大，则为骨疽。

《薛氏医案·论瘤》 若劳伤肾水，不能荣骨而为肿者，其自骨肿起，按之坚硬，名曰骨瘤。用地黄丸及补中益气汤主之。

《外科正宗·瘿瘤论》 肾主骨，恣欲伤肾，肾火郁遏，骨无荣养而为肿曰骨瘤。……骨瘤者，形色紫黑，坚硬如石，疙瘩高起，推之不移，昂昂坚贴于骨，治当补肾气养血，行瘀散肿，破坚利窍，调之肾气丸是也。……淮生地四两，山萸肉、山药、牡丹皮、白茯苓各二两，人参、当归身、泽泻、麦门冬、龙骨、地骨皮各一两，木香、砂仁各三钱，黄柏、知母各五钱。上为末，鹿角胶四两，老酒化稠加蜜四两同煎，滴水成珠，和药为丸如桐子大。每服八十丸，空心温酒送下。忌白萝卜、火酒、房事。

【现代研究】

1. 病因学研究 根据临床观察和实验研究，下列因素可能与发病有关。①放射线因素：临床上已发现，当患有其他疾病的患者，在接受放射治疗过程中，引起照射部位的骨发生骨肉瘤。另外文献认为其他一些放射物质如^{89}Sr、^{91}Y、^{144}Ce、^{32}Pu等，在发病学上有一定意义。②良性骨病的恶变：如畸形性骨炎和骨纤维异样增生症的恶变。③其他因素：包括病毒感染、骨生长发育异常和遗传因素。文献上曾提到骨肉瘤发病与外伤有关，但在Jefte的病例中，70%无局部损伤史，曾有1例在损伤后数小时内拍片，发现股骨下端已有骨肉瘤，所以很难找到损伤足以引起骨肉瘤的证据。但损伤可引起患者的重视，及早就医检查，同时损伤可引起病理性骨折，促使骨肉瘤发展。

2. 诊断学研究 组织病理学检查是骨与软组织肿瘤诊断的“金标准”，但由于骨与软组织肿瘤组织学类型复杂、肿瘤细胞增殖阶段中组织形态差异、标本采集不全或制作技术问题等均可导致病理诊断困难，随着保肢的手术要求增加，术前的准确诊断和对肿瘤的生物学行为的判断及疗效预测和预后评估等更加具有重要意义。近年来各种相关影像学技术检查发展迅速，而^{99m}Tc-MDP全身骨显像一直是诊断恶性肿瘤骨转移的首选方法，其灵敏性高，但特异性低，假阳性发生率高；MRI对骨转移诊断的灵敏度与特异性均较高，但受扫描视野的限制无法常规进行全身检查。随着符合探测正电子成像技术的发展与推广，正电子显像剂的提供，正电子显像在骨肿瘤及骨转移瘤诊断中的价值正逐步得到人们的重视。此外，放射性核素治疗骨肿瘤日趋受到人们的关注，并取得了长足进展。

3. 临床研究

(1)中西医结合治疗

1)党省民等用中西医结合治疗膝关节滑膜软骨瘤，17例中14例双膝手术、3例单膝手术发现钙化肿块，均彻底清理关节内游离体及受损滑膜。关节腔内中药注射17例均未行关节成型关节面损伤较轻，术后创口愈口后，均采用膝关节腔内注射复方丹参液，每次4ml，每3天1次，一般4至5次，一例患者肿痛消退时间较长，注射次数增加，最多用10次后好转。结果：12例肿痛消失，膝关节活动正常，伤口愈合，无复发。5例肿痛明显减轻，过累后仍感疼痛，膝关节活动基本正常。

2)董学斌等用补肾化瘀解毒方配合化疗治疗多发性骨瘤肾损害，治疗方法：治疗组24例，全部病例进行中西医结合治疗。中药补肾化瘀解毒方基本方药组成：杜仲、桑寄生、山药、山茱萸、黄芪、茯苓各15g，当归、赤芍、延胡索、丹参各15g，制没药6g，败酱草、银花、白花蛇舌草各30g，并结合中医辨证论治，伴阴虚内热加知母、黄柏各10g；脾肾阳虚加附子10g，菟丝子15g；血虚证明显者加阿胶15g，首乌10g。结合化疗MP方案（美法仑0.1mg/kg，5～7天，泼尼松1mg/kg，1～14天）或VAD方案（长春地辛1、表柔比星10、地塞米松5，连续4日，每4周重复1次）；对照组以MP方案或VAD方案治疗（同治疗组）。治疗结果：治疗组完全缓解6例，部分缓解14例，未缓解4例，总有效率83.3%；对照组完全缓解3例，部分缓解7例，未缓解8例，总有效率55.5%。治疗组总有效率优于对照组，$P<0.05$。

3）李广诚等用补肾壮骨中药合帕米膦酸钠治疗骨转移癌15例。治疗方法：对照组予帕米膦酸钠90mg，加入生理盐水500ml静脉点滴4小时以上，每4周1次。治疗组在对照组治疗基础上加用补肾壮骨中药治疗。处方：菟丝子20g，淫羊藿15g，熟地20g，黄精30g，补骨脂20g，骨碎补20g，川断15g，杜仲15g，狗脊20g，透骨草20g，鸡血藤15g，白花蛇舌草20g等。每日1剂，加水600ml，武火煮开，文火煎成200ml，滤出药汁后，再同法二煎滤出200ml药汁，两次药汁混合后，上、下午各服200ml（均温服为宜），共服用4周。两组疗程均为4周。两组治疗前后疼痛程度比较：治疗组15例中，显效10例，有效4例，无效1例，总有效率为93.3%；对照组15例中，显效8例，有效3例，无效4例，总有效率为73.3%。两组比较，$P<0.05$。

（2）中西治疗

1）郑翠娥等用阳和汤加减治疗骨肿瘤，基本方为阳和汤加减组成：熟地黄30g，鹿角胶10g，白芥子10g，桂枝10g，麻黄6g，补骨脂24g，骨碎补24g，白花蛇舌草30g，半枝莲30g，细辛6g，杭白芍25g，威灵仙15g，全蝎6g，蜈蚣（研末冲服）2条，甘草5g。水煎服，日1剂。患处微温者，去麻黄，加生薏苡仁30g。治疗40例，疼痛消失者26例，其中6剂消失者2例，12剂消失者4例，24剂后消失者20例；症状明显减轻者10例；无效者4例。40例患者中23例服药期间原有病灶未见扩大及转移。

2）沈建平以自拟甲骨汤（炙龟甲、炙鳖甲、炮山甲、煅牡蛎、补骨脂、骨碎补、杜仲、山茱萸等）合消瘤丸（蜈蚣、全蝎、水蛭、斑蝥、土鳖虫、鼠妇等研粉）治疗骨转移癌100例。治疗结果：完全缓解6例，部分缓解58例，稳定17例，无效19例，总有效率为64%。

【述评】

骨瘤无论是良性肿瘤还是恶性肿瘤的发病都与肾的关系十分密切。这是因为肾精气能主骨。主骨则能保证骨骼系统健康。肾精，包括阴精和阳气两方面。若肾阳气不足则易感受寒毒之邪，阴精不足易感热毒之邪。气滞血瘀，毒瘀日久也会耗伤肾的精气，脾肾亏损，则精血亏损，先天后天同损，更不能主骨。所以治疗骨瘤拟补肾祛邪并施，标本兼治。但若起病急骤，而恶性程度高，症情凶险者，则宜应用以毒攻毒疗法，急则治其标，直折毒邪，以迅速终止邪毒对骨组织的损害，但挫邪之后尚应使用补肾祛邪法。

良性骨瘤应用中医药治疗疗效较为理想，恶性骨肿瘤也应该把中医药治疗作为综合疗法的重要手段。综合疗法常采用手术、放疗、化疗、中医药几方面并举。在患者已经失去手术时机或完全愿意选择中医药治疗时，必须在辨证论治上下功夫，力争达到理想的疗效。

【参考文献】

1. 王荣福，方志伟. 骨与软组织肿瘤的核素诊治应用进展，中国肿瘤临床，2007，34(19)：1127

2. 党省民，郑红，胡亚军，等. 中西医结合治疗膝关节滑膜软骨瘤17例. 现代肿瘤医学，2004，12(1)：65

3. 董学斌，赵秀荣. 补骨化瘀解毒方配合化疗治疗多发性骨瘤肾损害的临床观察. 贵阳中医学院学报，2008，30(2)：37

4. 李广诚,曾江正. 补肾壮骨中药合博宁治疗骨转移癌 15 例. 湖南中医杂志,2007,23(2):52
5. 郑翠娥,王晓红. 阳和汤加减治疗骨肿瘤. 山东中医杂志,1998,17(2):62
6. 沈建平. 甲骨汤合消瘤丸辨证治疗骨转移癌 100 例. 南京中医药大学学报,1997,13(4):47

第八节 体表非肿瘤性肿块

体表非肿瘤性肿块是指病变具有肿块的特点,但它不是肿瘤。本节论述的浅表肿物,是指肉眼看得见的,或经过简单的触诊即能诊断的体表局限性肿块。它们多数是独立性的疾病,也有一些是全身性疾患的一个表现。

体表非肿瘤性肿块就病变性质来说,包括了炎症、发育异常、增生或退行性变,还包括外伤、寄生虫、过敏、代谢障碍及其他不明原因所致的肿块性疾病。因此,体表非肿瘤性肿块,是中医外科临床工作中常见的疾病。本着从临床实际需要出发,本章辟专节讨论体表肿块,着重论述感染性结节、囊虫病、胸与腹壁结核、局限性骨化性肌炎、慢性滑囊炎、痛风石等。

中医古文献没有特指体表非肿瘤性肿块的论述,而散载于瘿瘤疾病之中,如中医外科文献中所记载的"结核"、"发瘤"、"蛔虫瘤"、"蛆瘤"、"虱瘤"等,有的可能属于体表非肿瘤性肿块,可以作为我们整理和发掘体表非肿瘤性肿块的借鉴。

【病因病机】

体表非肿瘤性肿块大多表现为局限性增生积聚性的肿块,它们多为阴邪或半阴半阳之邪瘀滞而致,既有瘀滞增生的形态,又有气滞血瘀的病理产物。

1. 湿热滞结　湿热之邪滞结于体表,阻塞气机,湿热与瘀血、浊气互结,而形成局限性肿块。湿热滞结亦可化毒,使滞结更甚。

2. 虫湿蕴阻　指感染了猪绦虫及其他寄生虫卵或幼虫,随血液运行停留或寄生于人体体表组织而形成肿块。虫多夹湿,虫湿蕴阻,局部经络不通,瘀滞结聚而成肿块。

3. 寒痰结聚　素体阳气亏损,以致不能抗御寒痰湿浊之邪,结于胸壁、腹壁及其他部位而成局限性的肿块。或因外伤,寒痰湿邪乘虚入侵与瘀血互结而成硬质肿块。

4. 风湿热结　因肝脾功能失调,内生风湿热邪,循经外达于关节等处,加之复感风寒湿热之邪,使局部滞结更甚。若以热邪为主,或蕴化热毒,则红肿热痛,肿块结硬;若寒湿为主,则以结硬疼痛为主。

【辨病】

1. 临床表现

(1)感染性结节:是由于局限性感染而形成的结节状肿块。可见于各种年龄。发病隐袭,没有明显的感染史。软组织肿物可发生在各种层次中,大小为 1～3cm 不等。肿物局限,质地较硬,表面不光滑,无压痛,活动度尚可。

(2)囊虫病:本病是链状绦虫(猪绦虫)的幼虫——囊尾蚴寄生在人体各组织所引起的肿块性疾病。主要表现为皮下结节,数目可多可少,多则可达数百个。多分布在躯干部及头部。结节呈圆形或卵圆形。直径在 0.5～2cm 不等。质地较硬,可活动,没有疼痛及压痛。表面皮肤颜色正常。结节可分批出现,有的可自行消失。如伴有脑囊虫病和眼囊虫病,可有癫痫,视力下降,神经系统的其他症状和眼部炎症等表现。

(3)胸壁结核和腹壁结核

1)胸壁结核:多由于结核菌从肺或胸膜的原发病灶侵入胸壁所致。

患者可见于任何年龄,但以青年人为多。好发于胸壁的前侧。患者多有肺或胸膜结核的病史,也常见有全身结核病的中毒症状。局部在早期没有症状,形成脓肿后则在胸壁上呈现局限性的肿块,肿块常呈半球状的隆起,界限清楚,多无压痛或轻度压痛。有明显的波动感。表面皮肤无红热现象。如病情继续发展,则脓肿渐渐增大,表面皮肤呈黯红色、变薄,最后穿破、溢脓,形成窦道。

2)腹壁结核:可发生在任何年龄,但以青壮年较多。部分病例有结核的中毒症状。主要表现为局部出现无痛性、缓慢地、进行性增大的肿物,呈椭圆形或圆形,大部分如鸡蛋大。肿块常略突出,境界不清,摸不清边缘,不活动。皮肤颜色正常。肿物呈囊性感,穿刺可得结核性脓液。肿物无压痛。

(4)局限性骨化性肌炎:本病是发生在软组织的一种肿瘤样病变。其发生与外伤有关。好发于青年男性。以易受损伤的股四头肌、股内收肌、上臂肌肉最常见。病变开始时,局部常有疼痛,深处有边界不清的肿块,伴有温度升高及关节功能障碍。经过2~6个月的活跃生长以后,肿块变坚实,界限清楚,而疼痛则逐渐消失。有的可以逐渐消退或整个病灶完全骨化,最后表现与骨软骨瘤相似。

(5)慢性滑囊炎:滑囊又称滑膜囊或黏液囊,其数目与分布和人的活动有密切关系。有些部位是人人都有的,称恒定滑囊,如肩峰下滑囊、髌前滑囊等。更多的则是在生后为了适应活动的需要而继发的,称为附加滑囊,如跟腱后滑囊等。

慢性滑囊炎造成滑囊积液和局部疼痛,是最常见的体表肿物之一。肿物逐渐增大或偶尔发现,也可在外伤后发现。囊肿的硬度与囊内压力有关,压力大的则较硬,界限清楚,较多见;反之则柔软,界限欠清晰。肿物有囊性感,无压痛,但常可因为摩擦、加压而出现疼痛或加重,为酸性或胀性痛。另外,常可见到滑囊炎的发病因素,如发生外伤、类风湿性关节炎、痛风、局部骨突较大或畸形、局部经常受到挤压或摩擦等。

(6)痛风石:痛风石是尿酸盐等沉积在关节及其附近组织而形成。好发于中年以上的男性。

本病主要表现为一种忽好忽犯、有急性症状的慢性无菌性关节炎,以趾跖关节最多,其次为踝、手腕、膝、肘以及足部其他关节。多在夜间突然感趾跖关节剧痛,局部红肿、发热、压痛及感觉过敏,也可伴有全身发热、头痛、心悸等症状。这种症状历时数日或数周后逐渐消退,关节活动尚可恢复。此后数月或数年后再出现或再度多次发作。当尿酸盐沉积增多,发作逐渐频繁,波及的关节逐渐增多,发作后肿胀也不会全消,即转入慢性期而有关节肥大、畸形、僵硬、活动受限等慢性关节炎表现。

痛风石是痛风的症状之一。为关节附近局部一结节,质硬,无压痛,皮色正常。当结石增大时,表面皮肤可变薄、破溃,形成漏管,不易愈合而排出粉笔末状的尿盐结晶。此外还可伴尿路结石、肾功能损害、高血压、动脉硬化等表现。

2. 诊断要点

(1)感染性结节

1)有化脓性感染病史。

2)病理切片镜检,为纤维组织、炎性细胞浸润、巨噬细胞组成的肉芽结构。

(2)囊虫病

1)结节肿块主要分布躯干及头部。

2)可结合脑部、眼部症状综合分析。

3)可进行活检术证实。

(3)胸、腹壁结核

1)根据临床特点诊断。

2)X线摄片可显示胸、腹壁软组织、肋骨及胸骨的破坏情况。

(4)局限性骨化性肌炎

1)有肌肉外伤病史。

2)局部X线片检查,可见致密的骨化性团块。

(5)慢性滑囊炎

1)有外伤、类风湿关节炎、痛风等病史。

2)穿刺抽液,可抽出黏性液体。

(6)痛风石

1)疼痛性肿块出现在关节附近。

2)血尿酸盐测定可浓度上升,在357μmol/L以上。

3. 鉴别诊断

(1)脂肪瘤:好发于皮下,单发或多发,通常为扁圆形或圆形,质地柔软,无全身性症状。

(2)神经纤维瘤病:有家族史,肿物大小不等,质软,有的有蒂,表皮有咖啡色斑。

(3)滑膜瘤:多发于小关节附近,生长缓慢,病变较小,为圆形、椭圆形或结节状,边界清楚,质地坚韧。多发于指、趾、腕、踝关节,右侧多于左侧。

(4)韧带样纤维瘤:好发于多产妇的腹壁筋膜及肌肉内。30~40岁发病最多,为一个发展缓慢的肿块,质硬表面光滑,边界清,大小直径在3~8cm,一般无疼痛。

【辨证】

1. 湿热滞结证　肿块的发生与曾经有过化脓性感染有关,或没有明显的感染史。肿块无压痛或轻度压痛,肿块皮肤微红或黯红,质地较坚硬,表面不光滑,肿块与周围有轻度粘连但尚可活动。可伴有纳减或脘腹胀满、便溏,舌苔微黄腻,舌质淡红,脉细数。

2. 虫湿蕴阻证　皮下结节,数目可多可少,生长在躯干部及头部,为圆形或卵圆形结节,结节可分批地出现,有的可自行消退,有的可伴有虫扰心神的癫狂症,有的可出现虫毒内耗肝血,而视力下降;可伴烦躁、胸胁作胀、纳差,或嗜食生米等症。舌苔微黄,舌质红,脉弦滑。

3. 寒痰结聚证　肿块发生于胸部或腹部或其他部位,局部出现无痛性肿块,缓慢地、进行性地增大。表面皮肤无红热现象。可伴有畏寒,舌苔白,舌质淡红,脉细。病情继续发展,则肿块寒化为热,而肿块皮肤黯红,微热,有波动感,以致穿破溢脓,形成窦道。

另一类是四肢肌肉因外伤后,肿胀疼痛,并且受伤肿痛之肌肉逐渐温度升高,疼痛加剧,此种瘀滞化热证,在感受寒痰湿邪后,因寒邪收敛凝滞,而肿块缩小,变得很坚实,局部肤温下降,疼痛消失,功能活动障碍。舌苔白腻,舌质淡而有瘀斑,脉沉涩。

4. 风湿热滞证　主要表现为关节部位肿胀疼痛,肿块结聚较硬,也有的软而有囊性感。若风热为主,或风湿热蕴化热,则红肿热痛;若风湿为主,则黯红肿痛不热或单纯肿痛而皮色不变。病证可波及多个关节而有游走倾向。若以湿邪为主则固定于某些关节,并湿滞成石。本病证可伴关节变形、僵硬,活动受限。舌苔微黄或黄腻、白腻,舌质淡红,脉浮数或弦细数。

【治疗】

1. 内治法

(1)辨证论治

1)湿热滞结证:治宜理湿解毒化瘀。方选平胃散合仙方活命饮加减。常用药物有苍术、厚朴、银花、白芷、当归、赤芍、川贝母、天花粉、穿山甲、皂角刺、黄柏、全蝎、土鳖虫等。

2)虫湿蕴阻证:治宜杀虫理湿化瘀。方选乌梅汤加减。常用药物有乌梅、百部、细辛、干姜、花椒、甘草、川楝子、芜荑、槟榔、苍术、土茯苓、车前子、香附、赤芍、茜草等。

3)寒痰结聚证:治宜散寒祛痰化瘀。方选阳和汤加减。常用药物有鹿角霜、麻黄、白芥子、肉桂、桂枝、猫爪草、穿山甲、浙贝母、橘核、土鳖虫、楤木、鬼箭羽、当归、莪术、红花、桃仁、香附等。

4)风湿热滞证:治宜疏风清热,利湿化瘀。方选祁茜汤(经验方)。常用药物有蕲蛇、茜草、虎杖、制川乌、制草乌、防风、豨莶草、苍术、蚕沙、防己、赤小豆、天花粉、板蓝根、忍冬藤、秦艽、大血藤、鸡血藤、白花蛇舌草等。

(2)成药验方

1)新癀片,每次 4 片,每日 3 次。

2)大活络丸,每次 1 丸,每日 2 次。

3)散结灵片,每次 4 片,每日 2 次。

4)跌打丸,每次 1 丸,每日 2 次。

5)感染性结节验方:七叶一枝花 15g,萆薢 15g,橘核 20g,莪术 10g。每日 1 剂,煎 2 次服。

6)囊虫病验方:芜荑 10g,槟榔 6g。每日 1 剂,连服 15 天。

7)胸、腹壁结核验方:猫爪草 10g,豨莶草 15g,九香虫 15g,全蝎 3g。每日 1 剂,连服 15 天。

8)鳖甲 10g,穿山甲 6g,钻骨龙 20g,皂角刺 15g。每日 1 剂,煎 2 次服。

9)慢性滑囊炎验方:苍术 15g,十大功劳 15g,千斤拔 10g,菝葜 20g。每日 1 剂,水煎 2 次服。

10)痛风石验方:阿胶 10g,鸡血藤 20g,鸡内金 15g。水煎服,每日 1 剂。

2. 外治法

(1)感染性结节,用紫金锭研末醋调外搽。

(2)囊虫病用二味拔毒散以醋调外搽。

(3)胸、腹壁结核,冲和散或冲和油膏外敷。

(4)骨化性肌炎,金荞麦根粉以醋蜜各半调敷,或用落得打根捣烂外敷。

(5)慢性滑囊炎用麝香壮骨膏或阳和解凝膏,掺山柰粉少许贴局部。

(6)痛风石用冲和散或冲和油膏外敷。

3. 手术及注射治疗

(1)感染性结节、囊虫病可采用手术方法摘除。痛风石很明显亦可手术取石。

(2)慢性滑囊炎可应用醋酸泼尼松和利多卡因各半混和,进行局部封闭性注射治疗。

【预防与护理】

1. 彻底治疗化脓性炎症,以避免形成感染性结节。

2. 注意饮食卫生,以防囊虫病发生。

3. 正确治疗原发性结核病。

4. 肌肉组织受伤，应辨证施以活血化瘀药物，以彻底消除瘀血对肌肉组织的刺激。

5. 痛风患者可食猪脚等胶黏性食物。

【古籍选粹】

《疡医大全·卷之十八》 张仲景曰：人有手臂生疮，变成大块，更有肚上生疮，结成顽块，终年不去者，或如拳头大者，必须用刀割去，人必晕绝，不可学也。止用小刀略破其皮一分后，以化毒丹敷之，必流水不止，急用煎方治之，方用人参、黄芪各二两，生甘草、薏米仁各五两，白芥子三钱。水煎服。二剂即消尽其水，而人绝无惫色，此内外双治之法。然此方之妙，乃补其本源之气，又利水而不走其气。刺其孔而出水，未免大伤元气，今补其气，又何惧水之尽出哉？此方之所以奇也，妙也。

《疡医大全·卷之十八》 刘河间曰：结核者，乃火气热甚，则郁结坚硬如果中核也。不须溃发，但热包散则自消。

朱丹溪曰：结核在颈，在臂，在身，皮里膜外，不红不肿，不硬不痛，多是痰注作核不散，当问平日好食何物，吐下后，用药散核。又曰：结核在颈项，用白僵蚕，炒大黄酒浸、青黛，胆南星各等分，蜜丸噙化。核在下颏，用二陈汤加酒炒大黄、柴胡、桔梗、连翘。核在臂，二陈汤加连翘、防风、川芎、酒芩、苍术、皂角针、白僵蚕、麝香，行太阴厥阴之积痰，使结核自消甚捷。风热结核，用大连翘饮加白僵蚕、牛蒡子。如风核以去风消核散常服之。又曰：凡一切风核疼痛，用大荞麦根、胡芦根磨末，半泔半醋暖涂之。

【现代研究】

1. 病因病理研究

(1)感染性结节：本病是化脓性感染的一种。细菌经血行播散，或栓塞于一支小动脉中，或在肌肉内而形成一个小脓肿，脓液可被吸收而形成一个肉芽组织结节，也可被包裹为小脓肿。

(2)囊虫病：本病是链状绦虫(猪绦虫)的幼虫寄生在人体各组织所引起的疾病。此幼虫又称囊尾蚴，常被宿虫形成的包囊所包绕，并且永远停留在这种状态而不能再发育，这叫做囊虫病。

(3)胸壁、腹壁结核：感染途径可由淋巴引流、直接蔓延、血行播散等引起。无论结核感染由哪一种途径侵入胸壁，到了晚期，病变扩大，胸、腹壁各层都会受到破坏，可发生干酪样坏死，以后液化为脓液。

(4)骨化性肌炎：肌肉受到损伤是重要因素，即使没有外伤史也不能排除有被忽略的轻伤。病变内骨质的形成，可能由移位的骨膜，也可能由未分化的纤维母细胞转变为骨母细胞而来。

(5)慢性滑囊炎：它以肿块的形式出现，不化脓。就病因来说，以长期慢性反复或持续性挤压和摩擦的刺激，外伤为多见，也见于类风湿和痛风。其病理变化主要是囊壁的变化，可见其水肿，增厚纤维结缔组织增生或滑膜呈绒毛状增生，黏液分泌增加而造成囊内积液。

(6)痛风石：发病机制中的主要环节是尿酸代谢失常所引起血尿酸过高，尿酸钠沉积于关节、软组织、软骨、骨骺、肾脏等组织内而引起多种表现。痛风石则是指尿酸盐在关节及其附近沉积而造成的结节和肿胀。

2. 诊断学研究

细针吸取细胞学检查对体表肿块的诊断有很好的价值。方法：采用友谊式细针穿刺器对387例体表肿块行细胞学检查。结果：在387例检查中，确诊结核91例，疑似结核38例；确诊恶性肿瘤29例，可疑恶性肿瘤6例；其他病变223例。结论：细针吸取细胞学是体表肿块（包括淋巴结结核）病理诊断的有效方法之一，但也存在一定的局限性，可以通过病理活检或其他方法解决。

3. 临床研究

（1）周氏等用分期综合治疗骨化性肌炎，治疗方法：根据原发病病程，X线片是否发现软组织内云雾状阴影，软组织内肿块大小、硬度，将患者分为骨化性肌炎早、中、后期治疗。早期：内服“损伤活血汤”（乳香、没药、血竭、川芎、大血藤、生地、赤芍、姜黄各10g，伸筋草15g），局部外敷“通筋散”（生川乌、生草乌、生南星、生半夏各30g，桂枝、红花、细辛、乳香、没药、生甲珠各10g等）混合“伏水散”（马钱子20g），禁用手法治疗。每2天换药1次。中期：进行局部轻柔按摩，但不强力扳拉屈伸肘关节，每2日1次。手法后用“2号洗药”（生川乌30g，羌活、独活、松节、红花、伸筋草、陈皮、木通、大鸡血藤、通草、干姜、海桐皮、当归、菖蒲、生半夏各15g等）熏洗，每日3次。熏洗之后不用外固定，不外敷药，嘱主动功能活动，以能忍受疼痛为度。后期：以局部摩、揉、抖、摇等强筋通络手法，松解粘连，通利关节，每2日1次。局部熏洗“2号洗药”，每日3次。熏洗之后不用外固定，不外敷药。嘱主动功能活动，吊单杠练习，用弹力外固定夹板夜间固定，以能忍受为度。

（2）李桂文等用中药治疗骨化性肌炎，治疗方法：中药内服，药用生地18g、地骨皮10g、茯苓15g、穿山甲10g、赤芍10g、茅根10g、薏苡仁20g、木瓜10g、宽筋藤10g、牡丹皮10g、丹参10g、牛膝10g、甘草6g。水煎内服，每日1剂。中药熏洗：药用宽筋藤20g、透骨草20g、鸡血藤20g、木瓜20g、牛膝20g、三棱15g、莪术15g、苏木20g、独活15g、威灵仙20g、乳香10g、没药10g。加水3000ml，水煎熏洗关节周围，每日2次，早晚各1次，每次30～60分钟。治疗27例，关节活动度增加60°～120°，平均109°。按关节活动度增加度数将疗效分为优、良、可、差四级。活动度增加100°以上为优级，13例，占48%；增加90°～100°为良级，9例，占33%；增加60°～90°为可级，3例，占11%；增加60°以下为差级，2例。全部病例随访1～2年。其中4例行骨化灶切除术。严密观察未见复发。总优良率为81%。

（3）张伟等用中西医结合治疗老年性慢性膝关节滑膜炎，治疗方法：抽液于髌骨上滑囊肿胀处作为穿刺抽液部位，以20ml无菌注射器进行操作，尽量抽尽肿胀液体。注射药物抽液完毕后，在上述抽液部位注入利多卡因针剂1ml和醋酸曲安奈德针剂3ml的混合液。抽液和药物注射1次/周，共3次。每次治疗完毕后即给予膝关节弹力绷带固定包扎，延续3周。中药湿热熏洗，中药采用活血祛风湿、敛阴通脉补肝肾药方，独活寄生汤加味：独活、寄生、杜仲、牛膝、细辛、秦艽、茯苓、肉桂心、防风、川芎、人参、甘草、当归、白芍、生地、薄荷、石菖蒲。同时给予患者口服中药，药物采用：温肾补阳、利水消肿汤药，济生肾气汤加减：熟地、炒山药、山茱萸、泽泻、茯苓、牡丹皮、官桂、炮附子、川牛膝，口服2次/d，持续2个月。治疗64例，1次后肿胀消退无复发的6例，占9%。2次后肿胀消退无复发的11例，占17%。3次后肿胀消退无复发的35例，占55%。总体显效52例，占81%。有10例达到有效标准，占16%。1例患者症状未见明显改善，为治疗无效，占1.5%。

（4）向国强用生玉真散外敷治疗慢性滑膜炎，药物组成：生白附子6份，防风、生南星、生半夏、天麻、白芷、羌活各等份，研成100目细粉备用，或取生玉真散粉末50g，浸入48%～53%的酒600ml中，每日搅拌1次，7日后取药汁。用法：根据患部的大小，用草纸6～8层折成后外用纱布或纱布绷带将草纸包裹在内或用纱布块，然后将药汁浸在纱布草纸或纱布块上，以浸泡后不滴出药汁为度，敷贴在滑膜炎部，外用绷带将其包扎固定，每 2 日换药 1 次。急性者可配口服双氯芬酸钠胶囊 7 天。15 天为 1 疗程，3 个疗程即达临床愈合。对酒过敏的患者禁用。治疗 137 例，临床治愈 93 例，占 68%，显效 37 例，占 27%，无效 7 例，占 5%，总有效率为 95%。

【述评】

肿块常为良性肿瘤或恶性肿瘤的主要症状之一。辟专节论述体表非肿瘤性肿块的主要目的之一，则是为了说明中医外科肿瘤疾病的性质多种多样，必须认真辨别从而作出正确的诊断。

体表非肿瘤性肿块的诊断主要根据病史、症状、体征，必要时尚应该做病理切片加以鉴别。辨证和治疗此类疾病，一方面可根据已知的病因进行治疗，如囊虫病为寄生虫感染应重点应用杀虫药，骨化性肌炎为外伤所致应多用活血化瘀的药物；另一方面此类疾病治疗的通则是化瘀解毒散结。

古代文献没有专论此类肿块的内容，但可借鉴古代文献所论"结核"、"瘤"的理论，并结合临床实践加以发挥。现代研究此类疾病的文献也不很多，但可分别参考有关病证进行研究，如骨化性肌炎、滑囊炎、痛风等，可参考有关痹证施治，如笔者治疗痛风常以祛风清热利湿、活血化瘀止痛为大法，处方有蕲蛇、茜草、虎杖、制川乌、制草乌、防风、秦艽、蚕沙、车前子、忍冬藤、肿节风等药物，每日 1 剂水煎服，常可收到很好的效果。

【参考文献】

1. 李锦聪. 浅表肿物. 北京：北京出版社，1981：113

2. 尤文燕，高铁杰，余小蒙. 体表肿块细针吸取细胞学检查诊断价值的探讨. 临床和实验医学杂志，2005，4(1)：13

3. 周光艉. 分期综合治疗骨化性肌炎 4 例. 四川中医，2003，21(5)：68

4. 李桂文，潘汉升. 中药治疗骨化性肌炎 27 例报告. 中医正骨，1999，14(4)：40

5. 张伟，史继祥. 中西医结合治疗老年性慢性膝关节滑膜炎 64 例临床观察与分析. 中华临床医学卫生杂志，2007，5(3)：8

6. 向国强，胡世兰. 生玉真散外敷治疗慢性滑膜炎. 中国中医骨伤科杂志，2003，11(5)：31

（喻文球　王万春）

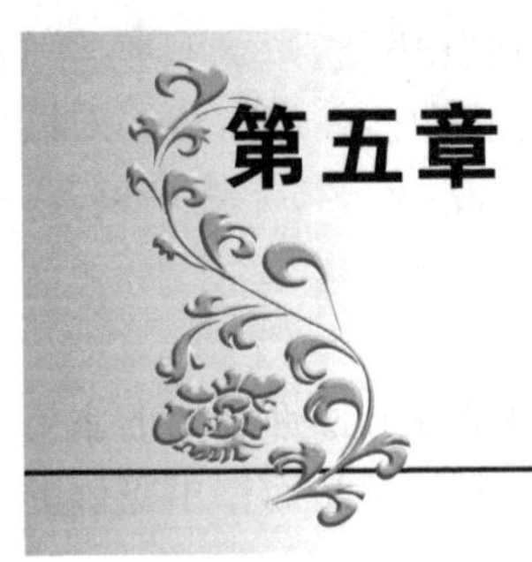

第五章 岩

第一节 概　　论

岩，泛指发生于体表的癌症。在古代，岩与嵒、巖、癌、癌通用，都是表示体表部位发生的坚硬如石、状如岩突、形状不规整的恶性肿瘤。

癌症是一类严重危害人民健康的常见病、多发病。征服癌症，这是医学科学研究的最高目标之一。癌症是临床各学科共同研究的对象，中医外科主要研究常见体表的恶性肿瘤，它包括了舌岩（舌癌）、茧唇（唇癌）、失荣（颈淋巴结转移癌）、石疽（恶性淋巴肉瘤）、乳岩（乳腺癌）、肾岩（阴茎癌）、肾子岩（睾丸癌）、石瘿（甲状腺癌）、骨癌（骨肉瘤）、锁肛痔（肛管癌）、恶性皮肤肿瘤、体表软组织恶性肿瘤等。根据中医外科的篇章结构特点及疾病的归类，其中石瘿在瘿病中论述，骨瘤和体表软组织恶性肿瘤在瘤病之中论述，锁肛痔在肛肠疾病中论述，恶性皮肤肿瘤在皮肤病中论述。本节主要论述七种岩症。这些癌症和恶性肿瘤共同的特点是肿块高低不平，边缘不规整，质地坚硬如石，推之不活动或活动度差，溃后翻花和流脓血不止，初起无明显全身症状，后期有癌症恶液质发生。

我国很早就有关于肿瘤的记载，在殷墟甲骨文中已有"瘤"这一病名。在公元前12世纪的《周礼》一书中，记载了在周代已有医学分科，中医外科研究和治疗的范围包括了肿疡，即体表一切未溃之肿块，包括了体表的良性和恶性肿瘤。《内经》一书中论述的肿瘤，其中体表肿瘤占大多数。《肘后备急方》有石痈记载，《诸病源候论》说："石痈，……其肿结坚实，坚牢有根，核皮相亲，不甚热，微痛，……硬如石，故谓之石痈。"说明石痈即恶性体表肿瘤。东轩居士的《卫济宝书》最早使用"癌"字，尔后《仁斋直指附遗方论》论癌："癌者，上高下深，岩穴之状，颗颗累赘，……毒根深藏，穿孔透里。"至宋元以后，文献中多用"岩"字命名体表恶性肿瘤，此外还用"翻花"、"恶疮"、"顽疮"等描述或诊断体表溃破的恶性肿瘤。纵观文献对属于中医外科的体表恶性肿瘤的论述是比较多的，古人认识体表恶性肿瘤也是由浅入深地逐渐总结，积累了不少防治肿瘤的宝贵经验。近40多年来，我国出现了不少中医研究肿瘤的专著。全国高等中医院校教材《中医外科学》五版和六版在继承的基础上，有很大的提高，加大了瘿瘤岩的论述篇幅，把瘤和岩分开专章论述，在病因病机的研究上进行了大胆的探索，以致在辨证施治、理法方药诸方面，更加接近现代科学，更加符合临床。本章将在上述的基础上，进一步充实有关内容，总结和归纳现代中、西医研究体表恶性肿瘤的理论和实践，以求更加深刻和准确地认识体表恶性肿瘤。

【病因病机】

病因是指岩肿发生的原始动因，没有它，岩肿就不会发生。但并不是说有了病因，岩肿就一定会发生。因此，一个岩肿的发生，除了病因之外，还需要有岩肿发病条件。西医学认为，癌瘤是由多种原因引起人体细胞的反应性增生而形成的异常新生物。这种增生组织的细胞具有异常的结构和功能，其生长能力旺盛，与整个身体的代谢不协调。这种增生对人体的危害很大。这种由正常细胞增生而转变为癌细胞的过程叫做"癌变"。这个转变的过程的本质、原理及经过，叫做"癌变原理"，即瘤的发病机制。医学科学还未能找出恶性肿瘤的单一病因，但多认为，除了各种致癌因素以外，癌症的发病与患者的易感性和遗传因素密切相关。故陈士铎的《外科秘录》说："天地之六气无岁不有，人身之七情何时不发，乃有病者不病者何也？盖气血旺而外邪不能感，气血衰而内正不能拒。"李中梓的《医宗必读》也说："积之成者，正气不足，而后邪气踞之。"说明了恶性肿瘤的病因分内、外二因，而且内因（易感性、遗传困素）是主要的。而在内因研究方面，一致认为精神因素是癌症的重要发病因素。以下就分外因、内因两个方面来论述岩的病因病机。

1. 外因　具体分为外感邪毒、饮食不节两大方面论述。

(1)外感邪毒

1)感受阴毒：这里指的阴毒是一种很难用肉眼觉察的物质，伤人多可致周身倦怠，胸闷不舒，乏力肢软，脱发，少汗等症状。阴毒凝聚于体表组织，致使气血与阴毒结聚而成为岩肿。

放射线是人的肉眼不能看见的，西医学认为它是致癌的一种重要原因。由于天空中存在着宇宙射线及放射线的广泛利用，加之环境污染致臭氧层的破坏，人类接触射线的机会越来越多。放射性物质发放微粒（α 或 β 线）或电磁型（γ 线）的电离辐射，作用于人体体表组织，使细胞癌变，多发生石疽（恶性淋巴肉瘤）、石瘿（甲状腺癌）、骨瘤（骨肉瘤）和皮肤癌等。

2)感受热邪：热邪作用于人体肌肤，可使皮肤红肿灼痛。邪热壅滞于肌肤可以化毒，热毒与气血互结，而形成某些体表岩肿。

这种热邪不单指气候异常的热，而包括紫外线和热辐射在内，它们作用于体表，可使组织细胞变性而发生癌变。

3)外感湿热和寒湿毒邪：湿邪具有重浊黏滞的特点，湿邪中人可害人皮肉，同时也阻滞气机，伤害脾胃，而使痰湿内生。湿邪最易与热邪、寒邪相结合致病。湿热、寒湿邪毒与体表某些组织相结合，毒瘀互结而成岩肿。

西医学所说的病毒具有湿热或寒湿的性质和特点。肿瘤病毒学的现代研究进展很快，很多实验和临床证明，不少病毒能诱发肿瘤，特别易发生淋巴瘤、肉瘤、乳腺癌等体表恶性癌瘤。

4)感受特殊邪毒：这种特殊邪毒属化学物质及其他不能用六淫观点来阐述致病机制的毒性物质。这些物质可直接或间接地作用于人体，其邪毒与组织细胞相结合而形成体表岩瘤。

(2)饮食不节：包括营养太过、营养不良及误食毒性食物等，它们可以从各个不同角度来影响机体，而发生体表岩肿。例如嗜食膏粱厚味及辛辣炙煿之品，可伤败脾胃，而致湿热痰浊内生，循经输送于体表，留滞结聚而成岩瘤。当然，合理的营养饮食，是气血的化生重要物质，是生成卫气的重要原料，是养先天肾气的物质，可以起到抗癌抑癌的重要作用。

2. 内因

(1)情志失调：历代中医文献都十分强调岩瘤的发生与精神因素具有密切的关系。如《外科正宗》论乳岩的病机说："忧郁伤肝，思虑伤脾，积想在心，所愿不得志者，以致经络痞涩、结聚成核。"说明情志活动是以五脏精气为物质基础；情志活动太过，不仅可过度消耗五脏精血，而且导致脏腑功能紊乱，产生郁气、郁痰，阻塞气机，凝滞血运，瘀结于体表成为岩肿。

很多研究表明，人的情志失调可以提高个体对癌的易感性。从精神因素研究癌症，是强调生物、心理、社会的医学模式。精神因素不仅是致癌的一个重要原因，而且还影响着癌症的发展、治疗和预后。

(2)先天亏损：肾藏精，为先天之精气。先天之精气是父母的生殖之精而禀赋的。肾的精气可以化生卫气，具有抵抗各种邪毒和维持人体阴阳平衡等功能。若先天禀赋不足或缺陷，就可使上述功能障碍。又因为肝藏血，血可化精；肾精不足则需肝血补充；久之则可耗伤肝血，而形成肝肾不足，使冲任失调。因而，体内各种阴阳对立统一的物质失衡、失调，机体内环境紊乱，机体处于对癌瘤呈易感性的状态，在各种致癌因素作用下，发生体表岩肿。

(3)脾肾气虚：肾为先天之本，脾为后天之本，先天生后天，后天养先天，脾肾同为人体健康的根本。这是因为卫气为脾肾所化生，卫气的卫外作用包括了对外邪侵袭的监视和防御等方面的功能。若脾肾气虚，则卫气亦亏，而监视和防御功能障碍，则外邪易于入侵，体表细胞突变，形成岩肿。

通过上述的分析可以看出，体表岩瘤的发生存在一个机体的易感性问题，情志失调、肝肾亏损、脾肾气虚等，可使脏腑功能紊乱，阴阳失调、正气不足，易于感受各种邪毒，从而导致气机不畅，气血运行失常，发生局部气滞、血瘀、痰凝，湿热、寒湿、阴毒等结聚不散而形成岩肿。所以体表岩瘤的病因病机特点是正气亏虚为本，气滞、血瘀、痰凝、湿热、寒湿、阴毒结聚为标，本虚而标实。

【辨病】

1. 早期诊断　体表癌瘤的早期诊断，是指在癌或肉瘤的发生、发展过程中，其病变尚局限于器官组织的一小部分，并未侵犯周围器官组织，也未发生局部淋巴结或远处转移，患者无明显症状，而能尽早应用各种检查方法作出正确诊断。体表恶性癌瘤出现的第一个症状就是肿块，此肿块一般无痛。如肿块近来发生，伴有红、肿、热、痛现象，经抗炎治疗后肿块迅速缩小或消失，则属急性炎症。若经抗炎治疗无效，反而继续发展，应考虑有恶性肿瘤的可能。必须进一步作出检查，以确定诊断。

2. 局部症状

(1)肿块

1)以视诊和触诊明确体表肿块发生的部位以及侵袭的范围。

2)肿块表面：皮肤颜色是正常或潮红，表面有无结节，是平滑还是凹凸不平，肿瘤与皮肤或基底有无粘连，皮肤及皮下静脉怒张情况，有无溃疡。良性肿瘤表面多平滑，恶性肿瘤表面多凹凸不平、静脉怒张明显或溃烂；皮肤基底细胞癌溃烂后多呈鼠咬状溃疡。

3)肿块形状：良性肿瘤多为圆形或椭圆形，如纤维瘤、神经纤维瘤、腺瘤，而脂肪瘤呈分叶状；皮肤癌多为菜花状。

4)肿块边界：良性肿瘤有完整包膜，边界清楚；恶性肿瘤浸润生长，边界不清。

5)肿块硬度：癌瘤质多坚硬或韧实，其中央坏死液化者有囊性感；脂肪瘤质软，纤维瘤、纤维肉瘤、横纹肌肉瘤等质韧实；恶性淋巴瘤为橡皮样硬度，略带弹性；甲状腺、乳腺肿瘤呈囊性感，但囊内充盈液体时则质韧实；骨肉瘤一般较坚硬。

6)肿块活动度：良性肿瘤作膨胀性生长，与周围组织无粘连，活动度良好；恶性肿瘤早期可活动或活动度受限，但由于浸润性生长，侵入周围组织内，故在中、后期活动度很低或完全固定。

7)压痛:如肿块有压痛,通常表示炎症、外伤或血肿;肿瘤肿块一般无痛,如溃烂、感染或压迫邻近神经者多有轻度、中度或重度压痛。

8)皮温:肿块局部皮温增高,提示炎症或血管性肿瘤;富有血管的恶性肿瘤如骨肉瘤、血管肉瘤等,其患部皮肤及皮下血管充血,局部皮肤温度多较高。

(2)肿块的溃疡:体表岩肿后期不少病例可发生溃疡并合并感染,每有腥臭分泌物或血性液排出。癌性溃疡的边缘隆起外翻,溃疡基底凹凸不平,坚实,易出血,有腐臭。另外有些经久不愈的炎性溃疡,也可癌变。

(3)区域淋巴结受累情况:头、面、颈、胸、腹、背、臀、四肢、外生殖器、肛门等部位发生肿瘤者,除有上述肿块本身情况外,还应检查有关区域的淋巴结有无肿大,及其硬度、数目、分散或融合等,以判断有无淋巴结转移。

3. 全身症状　恶性淋巴肉瘤、骨肉瘤等体表癌瘤,常以发热为主诉症状。当癌瘤转移至相关组织、器官时,则出现相应的症状,并随着病情的发展而日趋明显。晚期患者可出现消瘦、发热、乏力、贫血等全身症状,这些症状称为恶病质。

4. 有关检查　包括X线检查、细胞学检查、病理活检、放射性同位素诊断、超声波检查及免疫诊断等。

【辨证】

体表岩肿的病机非常复杂,既有机体正气亏损的一面,又有邪毒积聚的邪实一面。脏腑功能失调可产生郁气、郁火、郁痰、浊气等内生之邪毒,外可感受阴毒、湿热、寒湿、热邪和特殊邪毒,外邪与内邪可相互合并致病,或数种内外邪气混合致病,病情虚实夹杂。虽然如此,体表岩肿在早、中期或未溃之前尚是以实证为主,在后期或岩肿溃后则虚证为主。根据临床规律可分为如下证型。

1. 气郁湿痰凝滞证　主要表现为局部结块硬肿,无痛,尚可活动,患部皮色不变。伴有胸闷、胁胀、脘腹胀、纳差、精神抑郁等症状,舌苔薄白微黄腻,舌质淡红,脉细弦。

2. 寒痰凝聚证　局部肿块,质硬,无痛,表面光滑有弹性,肿块活动度较差,患部皮肤色白,肤温不高。伴周身倦怠、乏力、肢软、胸闷不舒、畏寒怕冷。舌苔白或白腻,舌质淡,脉沉而滑。

3. 毒热蕴结证　硬结肿块增大,压痛,患处皮肤色红,肤温较高。或肿块溃烂,状如翻花,时流血水,痛如火燎,分泌物有恶臭味。伴发热、心烦、口渴、尿黄、大便干结。舌质红少苔或苔黄,脉弦滑或滑数。

4. 气血瘀滞证　肿块坚硬,表面高低不平,推之不动,自觉疼痛或刺痛及胀痛,局部青筋显露。伴肋胀不适,易烦躁。舌苔薄黄,舌质黯红或有瘀斑,脉弦或涩。

5. 正虚邪实证　岩肿晚期多见。肿块增大、增多,有邻近或远处转移。或岩肿溃烂,创面灰黯、渗流血水,疮底高低不平、易出血,久不收口。伴全身消瘦,发热,面色㿠白,身体倦怠,肢软乏力,不思饮食等。舌苔薄而微黄或少苔无苔,舌质淡红,脉细数。

【治疗】

1. 内治法

(1)辨证论治

1)气郁湿痰凝滞证:治宜理气解郁,化痰散结。方用开郁散加减。常用药物有:陈皮、青皮、香附、枳壳、枳实、柴胡、橘核、预知子、郁金、厚朴、远志、川贝母、浙贝母、法半夏、僵蚕、牛蒡子、胆南星、夏枯草等。

2)寒痰凝聚证:治宜温经散寒、化痰散结。方用阳和汤加减。常用药物有:鹿角胶、熟地、麻黄、白芥子、细辛、肉桂、桂枝、小茴香、台乌、猫爪草、蜈蚣、全蝎、浙贝母、法半夏、乳香、没药、橘核、香附等。

3)毒热蕴结证:治宜清热解毒、软坚散结。方用五味消毒饮合当归芦荟丸。常用药物有:十大功劳、黄柏、肿节风、半枝莲、白花蛇舌草、肿节风、黄连、黄芩、板蓝根、天花粉、玄参、牡蛎、夏枯草、鳖甲、龟甲、山豆根、石上柏、七叶一枝花、龙葵、半边莲、川贝母、胆南星、银花、蒲公英、紫花地丁等。

4)气血瘀滞证:治宜活血化瘀、软坚散结。方用活血散瘀汤或散肿溃坚汤加减。常用药物有:丹参、川芎、桃仁、红花、赤芍、水红花子、五灵脂、凌霄花、刘寄奴、三棱、莪术、水蛭、虻虫、土鳖虫、王不留行、乳香、没药、苏木、鬼箭羽、穿山甲等。

5)正虚邪实证:治宜扶助正气为主,或扶正解毒。方用保元汤或生脉饮合五味消毒饮。常用药物有:太子参、西洋参、生黄芪、炒白术、茯苓、扁豆、北沙参、南沙参、麦冬、五味子、制首乌、黄精、旱莲草、女贞子、菟丝子、仙茅、仙灵脾、鹿衔草、白花蛇舌草、肿节风、半枝莲、银花、蒲公英、半边莲等。

(2)成药验方

1)小金丸,每次1丸,每日2次。

2)小金丹,每次3粒,每日2次。

3)西黄丸,每次3～6g,每日2次。

4)猴菇菌片,每次4片,每日2次。

5)肿节风片,每次4片,每日2次。

6)平消片,每次4片,每日2次。

7)核葵注射液,每次4ml,每日2次,肌内注射。

8)猪苓多糖注射液,每次40mg,每日2次,肌内注射。

9)洋参丸,每次4粒,每日2次。

10)灵芝片,每次4片,每日3次。

11)蟾蜍酒:活蟾蜍5只,黄酒500ml,共蒸1小时,过滤,冷藏备用。每日3次,每次10ml。

12)斑蝥烧鸡蛋:将鸡蛋钻一小孔,放入去头足之斑蝥2只,再用纸封闭小洞,微火烧熟,去蝥吃蛋。隔日1次,连服5次,休息5天再服。3个月为1疗程。

13)西药治疗:常用化疗药物和免疫治疗药物。此外,支持疗法及对症治疗也常常应用。

2. 针灸疗法　选穴与手法是取得疗效的关键,手法多用抑制法。针灸可以改善肿瘤患者的临床症状;可以增强体质,增强免疫力;可以减轻肿瘤患者的放、化疗反应。针灸疗法对部分肿瘤还有直接的抑制作用。

3. 气功疗法　气功疗法是中医学宝贵遗产之一。气功可以改善人体的物质代谢过程,促进新陈代谢,排除废气,吸入新鲜的自然界精气。气功能有效地调节神经功能的紊乱,调节兴奋与抑制二者之间的平衡,使人的脏腑协调、功能旺盛。我国的气功门派和功法很多,可根据实际情况选择练习。

4. 外治法

(1)阳和解凝膏、冲和膏、回阳玉龙膏、太乙膏、玉露膏、金黄膏、阳毒内消散、阴毒内消散、桂麝散、红灵丹等可辨证选用外敷肿块。

(2)紫金锭、小金丸、新癀片等可以分别研末，以茶水调搽肿块部位。

(3)对于溃疡创面，可选用红升丹、白降丹、或三品一条枪药线等，使癌性组织分离、脱落，外盖藤黄膏。腐肉已尽可用生肌膏。

5. 手术治疗　根据病情选择手术，以切除瘤体或转移灶。

6. 激光与冷冻疗法　可使癌性溃疡的癌组织坏死脱落。

7. 放射疗法　可用X线放射治疗，对瘤细胞敏感者，可直接杀灭癌瘤细胞，疗效较快。根据不同情况具体选用。

【预防与护理】

1. 调节情志，增强体质。要注意精神修养，提高自己认识世界和改造世界的能力，提高心理应激的素质，切忌七情过度。

2. 保护与改善环境，有效防止大气污染，避免接触或吸入化学毒性物质，对周围的环境加以改造，使之更加适应工作和生活。

3. 合理用药，做好射线防护工作。

4. 提高警惕，捕捉癌前病灶。对于肿块及溃疡等及时检查，早期发现，早期诊断，早期正确治疗。

5. 对癌瘤患者重视精神护理与治疗，消除患者的紧张情绪和精神负担。

6. 节制烟酒，增强营养，加强锻炼，练习气功，改善体质，有益于抗病能力的提高。

【古籍选粹】

《灵枢·刺节真邪》　有所结，深中骨，气因于骨，骨与气并，日以益大，则为骨疽。

《难经·五十五难》　气之所积者曰积，气之所聚者曰聚，故积者为五脏所生，聚者六腑所成也。积者阴气也，其始发有常处，其痛不离其部，上下有所终始，左右有所穷处。聚者阳气也，其始发无根本，上下无所留止，其痛无常处，谓之聚。

《卫济宝书》　癌疾初发，却无头绪，只是内热痛，过一七或二七，忽然紫赤微肿，渐不疼痛，迤逦熟紫赤色，只是不破，宜下大车螯散取之，然后服排脓、败毒托里、内补等散，破后用麝香膏贴之。

《外科启玄·癌发》　初起时不寒热疼痛，紫黑色不破，里面先自黑烂；二十岁以后不慎房事积热所生；四十岁以上，血亏气衰，厚味过多所生；十全一二，皮黑者难治必死。

【现代研究】

1. 癌瘤的发病学研究　目前国内对精神因素与癌症关系的研究比较一致的看法是：①癌症的发生、发展与精神因素有一定关系。②人体存在一种癌易感的个性类型。③癌症患者中，精神状态积极的，会使病情有改善；精神状态消极的，则会使病情恶化。内向不稳定型者对情景反应的顺应性差，认识过程扭曲变态，对事物敏感性高，持续时间长而不易外露，从而使心理状态维持在一个压抑的水平上。凡是主客观不相符合的事都能引起心理应激，所引起的恶劣情绪反应持续反复得不到松弛，造成机体神经、内分泌功能紊乱，代谢产物积聚，内环境平衡破坏，自稳机制发生变动，而发生细胞"突变"。

2. 癌瘤与维生素C的关系研究　免疫系统卓有成效地发挥作用需要维生素C，在这方面有很多证据。免疫球蛋白是蛋白性分子，常常叫抗体或抗毒素，能认识异己细胞并与它相结合，形成破坏它的标志。大量摄取维生素C的人与摄取量小的人相比，其抗体分子(IgG和IgM)较多。随着维生素C摄取量的增加，产生抗体的量也增加。此外，补体成分是胶原分子，合成它的时候需要维生素C。

3. 癌症的循证中医疗法　与目标单一的西医不同，中医通常采取广泛的治疗模式（如草药、针刺、艾灸等），从多角度出发来治疗某种特定疾病。中医的治疗没有陈规定式，每例患者都能得到个体化治疗，这在中医中已有数千年的传统。在癌症患者中，个体化治疗的原则体现得尤为明显。另一方面，西医学界对中医始终心存疑虑是因为中医的治疗方案一般都缺乏临床研究。这一状况近年来已有改观。在中国之外的其他国家和地区已经开展了大量针对中医的研究，提供了令人信服的证据证实了中医的可信度和声誉。针对中医治疗癌症的临床试验主要集中在以下三个领域：①如何通过中医药提高标准放、化疗的治疗缓解率；②如何减少标准癌症疗法导致的严重不良反应；③如何防止标准疗法与草药之间产生不应有的相互作用。中医疗法的效力和安全性取决于中医药产品的质量。对中医药产品实行适当的质最保证和质量控制，并确保中医药产品的生产能以可持续的方式开展，这是中医治疗癌症走向国际的前提。总之，要实现西医对中医的认同和施行，最重要的问题是获得关于中医药有效性的临床证据，并按国际质量标准来严格要求中医药产品。

4. 中医在癌症综合治疗中的辨证思路　癌症是恶化非常迅速的一种疾病，任何单一的疗法都难以取得完满的效果。手术固然可将绝大多数癌瘤肿块切除，但往往也达不到根治的目的。化放疗可以杀死残余的癌细胞，可这些疗法在杀灭癌细胞的过程中人体的正常组织特别是造血系统往往也受到严重的抑制或破坏，最终不得不停止。如能在化、放疗的同时就合理地配合中药治疗，还能减轻或避免某些副作用的发生，以保障化、放疗的顺利进行和预防癌瘤的复发转移。中医辨病与辨证相结合的思路如下：①调整阴阳平衡，使细胞核内已被激活的“致癌基因”重新恢复“稳态”。现代医学认为，细胞核内本来就存在着“致癌基因”。正常情况下它处于“稳态”，对细胞的生长发育不发生影响，由于化学物质、放射线、病毒等刺激，细胞对这种“致癌基因”的控制能力降低了。它便被激活，失去了原来的“稳态”而对细胞的生长发育产生剧烈的促进作用，最终导致细胞癌变。中医的阴阳学说认为，机体内一切组织结构和生理病理关系都可分为相互对立、又相互制约的阴阳双方，而且这种划分永远无穷无尽，正如《素问·金匮真言论》云：“阴中有阴，阳中有阳。”我们大胆设想细胞核内调节控制“致癌基因”的物质与“致癌基因”之间也是一种阴阳关系。把前者称为阳，后者称为阴。在正常情况下，它们维持阴阳平衡，所以属于阴的“致癌基因”处于“稳态”，一旦外因刺激，细胞内对其调节的能力（阳）减弱或严重丧失，致癌基因”（阴）就会失去原来的“稳态”，而开始活跃起来。“阳虚则阴盛”，它便开始干预细胞的正常生长发育规律，促进细胞的过度生长繁殖，这就形成了细胞的癌变。②扶正固本。提高机体免疫功能，阻断细胞癌变，阻止癌的扩散和转移。一些细胞癌变后是否形成临床上可见的癌瘤，以及形成癌瘤后的转归，都与机体的免疫功能息息相关。“邪之所凑，其气必虚”，癌的发生、扩散与转移，均有免疫低下的共性，已知扶正固本的中药含有提高免疫功能的作用，基于这一原理，合理地使用具有提高免疫功能的扶正中药，有可能会起到癌变阻断作用和阻止癌扩散与转移的作用，特别是癌变细胞尚少时，或癌瘤已形成已经手术切除，并进行了合理的化、放疗，杀灭了大部分癌细胞的时候。

【述评】

中医外科所研究的体表恶性肿瘤是医学肿瘤学的重要研究内容。以往中医外科书籍对此论而不详，是因为不敢突破前人的理论范围，而吸收一些西医学理论及技能，又恐不突出中医特色。这样就势必妨碍学科的发展，过于局限于狭小范围内，反而突出不了中医特色。

本章尽可能联系一些西医的理论知识加以中医化，从而使中医外科体表癌瘤的理论得到充实。

关于病因病机的研究，外感邪毒中的阴毒是指放射线，热邪指紫外线及热辐射，湿热与寒湿之邪指病毒，而将接触的化学毒性物质称为特殊邪毒。饮食本属不内外因，因病从口入多见，故仍列在外因之中，主要指变质食品及碱性多肽的异性蛋白质饮食致病。但是足够的营养又是产生抵抗癌症的正气化生物质。内因强调机体对癌症的易感性和遗传性，情志失调表现为精神活动失常，脾肾气虚表现为免疫功能的障碍，二者都可提高机体对癌症的易感性；先天亏损则强调遗传因素致癌的又一发病机制。

体表癌瘤的机制是非常复杂的，不仅有外感邪毒的一面，又有脏腑功能紊乱、阴阳失调的一面。外感的阴毒、热邪、湿热、寒湿等可与内生的郁气、郁火、郁痰、瘀血、浊气，交互凝结，形成了癌症疑难的复合致病因素。但归根结底，癌症是正气内亏为本，邪毒结聚为标，本虚而标实。

癌症的辨证论治，不能因为是正气亏而不攻邪，因为癌症的邪气在早、中、晚三期都是实邪。所以要抓住一切机会攻邪，特别在早期和中期更应如此。当然制定以攻邪为主的施治方案，不是单一的克伐，而重在调理，即调理脏腑功能，调整阴阳、气血、经络的功能，并在此基础上加以抗癌解毒。活血化瘀是治疗体表癌瘤的重要治法，几乎很多方剂中都要应用这类药物，这是因为要消除积聚，必须以活血化瘀为主要法则。关于扶正问题，不仅是癌肿后期的问题，凡是肿瘤有虚象，就可施用。或是祛邪为主，扶正为辅；或是扶正为主，祛邪为辅；或是扶正祛邪并重。关于调护问题，应重在精神调护，即提高患者心理应激的素质，切忌七情过度。

【参考文献】

1. 赵美芳. 精神因素与癌. 北京：中国中医药出版社，1991：41

2. (美)鲍林. 癌与维生素 C. 王艳茹，译. 北京：科技普及出版社，1987：116

3. 癌症的循证中医疗法. 癌症进展，2008，6(3)：205

4. 王会平. 浅述中医在癌症综合治疗中的辨证思路. 河北中医药学报，2008，23(1)：33

第二节 舌 岩

舌岩是发生于舌部的恶性肿物。因其形状如菌状，故又有“舌菌”之名称。本病西医称舌癌，是最常见的口腔恶性肿瘤之一。

本病多发于 40～60 岁，男性较多。有 50% 发生于舌中 1/3 的边缘部。舌黏膜长期溃疡、白斑与外伤，可致上皮增生，变成舌岩。本病的特点是舌体有肿物，或肿物状如菌状，头大蒂小，溃疡后如泛莲，溃烂可穿透舌体，侵犯腮部，疼痛难当，且可合并出血，造成吞咽困难。

本病在《沈氏尊生书》一书中称为舌菌，《外科真诠》名舌岩，《外科证治全书》称本病为舌痔或舌芝。《医宗金鉴・外科心法要诀》称本病为舌疳，对本病的论述较为全面，对其病因病机、病程发展、预后转归等都作了较详细的描述，并明确指出本病“自古治法虽多，然此证百无一生，纵施药饵，不过苟延岁月而已”。这说明本病属难治之症。现代治疗本病主要采用手术治疗及中西医结合治疗。

【病因病机】

从经络与舌组织的关系来看，因心脉系于舌下；脾脉络舌旁，散舌下；肾脉系舌本，络于会厌。因此，舌岩的发病与心、脾、肾等脏腑和经络关系极为密切。

1. 心火亢盛 肾水上济心火，则心火不亢；心火下温肾水，则肾水不寒。此乃心肾相交，水火相济的正常生理。若因各种原因致心火过盛，或肾水亏损，则水不济火，而心火独亢。舌为心之苗，心脉又系于舌下，故心火循经上炎至舌，引起舌组织红肿浸润，热毒蕴滞而赘生肿物，或火热邪毒溃腐舌组织而成溃疡。

2. 脾胃湿热壅滞 胃主受纳腐熟，脾主运化。脾胃为气血化生之源。若因肝气郁结，或因恣食膏粱厚味、醇酒辛辣，均可致脾胃运化失调，湿热火毒内生。脾脉络舌旁、散舌下，故湿热火毒循经结于舌两旁及舌下，蕴滞赘生成肿物，或湿热火毒腐烂舌肌而成溃疡。

3. 阴虚火旺 肾有阴阳，为水火之脏，肾之阴为真阴。若素体肺肾阴虚，或热病先耗胃阴后伤肾液，或肝血亏损，或脾胃化生气血不足等，都可耗伤肾阴，以致阴阳失调，相火亢盛，循经上行至舌组织，使舌组织阴火邪毒积聚，赘生肿物。阴火亢盛亦可腐烂舌组织。

4. 气阴两亏 舌岩病患日久或溃疡渗流脂血，或发热等，均可耗气伤阴，而低热、乏力、消瘦。气阴愈亏，势必阴阳耗竭，而病情危重。

西医认为本病与舌组织受到锐利牙尖、牙根和残牙冠等长期慢性创伤、烟酒刺激等因素有关，这些因素均可促使舌组织的癌变。

【辨病】

1. 临床表现

(1)症状与体征：舌岩早期一般表现为黏膜硬结或溃疡，其后很快形成肿块，肿块浸润范围大，病变很快向深部及周围组织扩展，继而在中心区域出现菜花样溃疡。一般早期无痛或微痛，当合并感染时，产生剧烈疼痛，有时向同侧颜面部和耳部放射。晚期癌肿广泛累及舌肌，妨碍说话和吞咽等功能，并有大量的流涎。瘤体浸润至口底或超过中线波及全舌时，使舌处于完全固定状态，并有开口困难。

早期舌癌有以下几种类型：①病变表面被有正常黏膜之硬结的肿块型；②病变表面有多数小颗粒密集之肉芽型；③白斑中央有溃烂的白斑型；④边缘硬结，中央糜烂之溃疡型；⑤疣状或乳头瘤型；⑥红斑型，绝大多数发现在舌腹面，口底和软腭前柱区，常表现为成片点状白色角化区分布在发红的黏膜上。也有无症状的红斑。

(2)实验室检查：病理学检查：因肿瘤表面常有坏死，若取材较浅，则不能检查到癌组织。应在肿瘤边缘部包括部分正常组织，钳取切除标本送检。

2. 诊断要点

(1)早期舌组织有硬结或溃疡。

(2)舌组织溃疡经2～3周抗炎治疗无效或继续增大。

(3)颈侧有无痛性淋巴结肿大。

3. 鉴别诊断

(1)创伤性溃疡：老年人多见，好发于舌侧缘的后方，常因被锐利牙尖、残牙根等损伤所致，溃疡的部位、外形与刺激物相应，溃疡表面有灰白色的假膜，周围有炎症浸润，质软无实质性硬结。去除刺激因素后，溃疡短期即可自行愈合。

(2)结核性溃疡：一般发生在舌背舌尖，溃疡边缘倒悬，外形不规则，呈鼠咬状的倒凹形，表面呈红色颗粒肉芽状，常有污浊渗出物。多有自发性疼痛，抗结核治疗有效。

(3)乳头状瘤：表面有细小乳头，基底无浸润，边界清楚。常发于舌尖边缘，舌背较少。

(4)叶状乳头炎：在舌侧缘的后方，两侧一般对称存在，呈垂直并列的皱褶，舌伸向一侧时可以看到。叶状乳头常与磨牙接触，易受创伤，且接近咽部，常受咽炎波及而产生叶状乳头炎。患者有舌痛，不适感。

【辨证】

根据病因病机及临床规律，本病以实证居多或以实证为主；在其晚期，由于病久耗伤气阴，则以虚证为主。

1. 心火亢盛证 舌体有坚硬的肿物，肿物增大较快，以致舌体活动不利；肿块破溃后，创面高低不平，糜烂流涎，臭秽难闻，易于出血，疼痛难于忍受。伴心烦、失眠，口渴、尿赤，大便干结。舌质红，苔黄，脉弦数。

2. 脾胃湿热壅滞证 舌体胖肿，肿块多位于舌的两旁及舌下，肿块较大，舌体转动不利，肿胀可波及咽喉，以致吞咽困难，呼吸不利；肿块破溃后，可渗流津血，糜烂腐溃，臭秽难闻。可伴发热，口渴，便秘，尿黄，纳差，不思饮食。舌苔黄腻，脉滑数。

3. 阴虚火旺证 舌体肿大溃烂，流出少许血水，肿块周围舌组织同时溃烂，舌黏膜上皮脱落，色红不鲜，疼痛剧烈。整个舌体如煮熟的红枣。伴午后潮热，朝轻暮重，腰酸腿软，头昏耳鸣。舌质红绛，少苔或无苔，脉细数。

4. 气阴两亏证 舌体肿块破溃，肉芽不鲜，渗流较多血水，形体消瘦，倦怠乏力，面色少华，可伴低热。舌质淡，舌苔白，脉沉细无力。

【治疗】

1. 内治法

(1)辨证论治

1)心火亢盛证：治宜清心凉血，泻火解毒。方用导赤散、清心莲子饮或黄连解毒汤等加减。常用药物有黄连、栀子、莲子心、生地、玄参、赤芍、牡丹皮、水牛角、车前草、泽泻、白茅根等。若为实火，重用苦寒泻火；伴阴虚津液不足，加重养阴；若为心肾不交，则加用五味子、远志等交通心肾。同时注意加清热解毒药物。

2)脾胃湿热壅滞证：治宜清泄脾胃、利湿清热。方用凉膈散、清凉甘露饮或平胃散等合方加减。常用药物有升麻、生石膏、知母、玄参、土茯苓、苍术、茵陈、厚朴、生大黄、滑石、车前子、石斛、玉竹、白蔻仁等。

3)阴虚火旺证：治宜滋阴降火，解毒消肿。方用玉女煎或知柏地黄汤加减。常用药物有生地、熟地、玉竹、石斛、山萸肉、怀山药、旱莲草、女贞子、牡丹皮、泽泻、黄柏、知母、川牛膝等。

4)气阴两亏证：治宜益气养阴，解毒抗癌。方用生脉饮或归脾汤合五味消毒饮加减。常用药物有：红参、西洋参、太子参、生黄芪、白术、扁豆、怀山药、麦冬、五味子、石斛、山萸肉、玄参、半枝莲、半边莲、蒲公英、银花、白花蛇舌草等。

以上各证型如若合并咽喉不利，吞咽、呼吸困难者，可加僵蚕、马勃、山豆根、藏青果、木蝴蝶、射干、杏仁、桔梗、川贝母、胆南星等清咽利喉、宣肺化痰之药。

(2)成药验方

1)蟾酥丸，每次 3～5 粒，每日 2 次。

2)梅花点舌丹，每次 1 丸，每日 2 次。

3)肿节风片，每次 4 片，每日 3 次。

4)板蓝根 20g，生石膏 30g。煎水 200ml，口服 1 剂，分 2 次服。有消除舌组织及咽喉炎性肿胀作用。

5)舌癌丸:白花蛇舌草 60g,穿心莲 60g,虎杖 60g,紫金牛 60g,栀子 60g,急性子 15g,水蛭 15g,徐长卿 30g,韩信草 30g,蟾酥 16g,壁虎 16 条,蜈蚣 16 条。以上各药共研细末,用猪胆汁调成糊状,再加荸荠粉适量水泛制成丸,如绿豆大小。每次 10g,每日 3 次。

(3)西药治疗:化学药物治疗:首选平阳霉素(PYM),用量为每日 15～30mg,总量为 300～450mg。氟尿嘧啶(5-Fu),用量为每日 500～1000mg,总量 8～10g。用药方法多用动脉插管灌注药物,可提高局部病变的药物浓度,减轻全身反应。也可静脉滴入或局部注射等,均可获得较好的近期疗效。一般为合并手术切除或放射疗法进行综合治疗,特别适用于有远处转移的患者。

2. 外治法

(1)初起未溃,可用玉枢丹醋磨外敷。

(2)肿块已溃,可用青吹口散、锡类散、西瓜霜等外敷。

(3)合并出血,或疼痛,可用云南白药外敷。

3. 放射疗法　为舌癌有效治疗方法之一,有时可以达到根治。治疗前要做好口腔卫生,治疗病牙,预防牙源性感染,避免并发放射性骨髓炎。局部用 X 线放射治疗,总量 30～40Gy,3～4 周内完成。

4. 手术疗法　根据情况,可行局部肿物切除,或半部舌体切除等术式。另外也可采取激光手术疗法。

【预防与护理】

1. 注意口腔卫生,纠正不适合的假牙及牙托等,戒烟,戒酒,不吃辛辣刺激之品。

2. 对口腔溃疡、白斑等癌前期病变及时治疗。

3. 局部外敷药物,粉剂宜极细,以免刺激。

4. 注意观察局部溃疡,发现出血及其他并发症应及时处理。

【古籍选粹】

《医宗金鉴·外科心法要诀·舌疳》　此症由心、脾毒火所致。其证最恶,初如豆,次如菌,头大蒂小,又名舌菌。疼痛红烂无皮,朝轻暮重,急用北庭丹点之,自然消缩而愈,若失于调治,以致焮肿,突如泛莲,或有状如鸡冠,舌本短缩,不能伸舒,妨碍饮食言语,时津臭涎。再因怒气上冲,忽然崩裂,血出不止,久久延及颈颌,肿如结核,坚硬臖痛,皮色如常,顶软一点,色暗木红,破后时津臭水;腐烂如棉,其证虽破,坚硬肿痛,仍前不退,此为绵溃,甚至透舌穿腮,汤水漏出,是以又名瘰疬风也。

盖舌本属心,舌边属脾,因心绪烦扰则生火,思虑伤脾则气郁,郁甚而成斯疾。其证外势,颇类喉风……。初起宜服导赤汤加黄连,虚者服归脾汤,热甚者服清凉甘露饮合归脾汤,便溏者服归芍异功汤,……自古治法虽多,然此证百无一生,纵施药饵,不过苟延岁月而已。

【现代研究】

1. 舌癌的免疫病理学研究　采用常规组织学、免疫组织化学方法对 45 例 40 岁以下舌癌患者的癌组织进行研究,以 70 岁以上舌癌患者的癌组织作为对照。结果年轻患者的舌癌以Ⅱ级鳞癌为主,而老年组患者以Ⅰ级鳞癌为主,两者组织学分级的构成差异有显著性($P<0.05$);年轻患者肿瘤的侵袭缘多呈细条索状,而老年患者多为较大的团块;年轻组患者区域淋巴结转移阳性率(37.5%)显著高于老年组患者(15.4%);年轻组 p53 呈强阳性表达者显著高于老年组,CK13 强阳性表达者显著低于老年组(P 分别<0.05)。结论:40 岁以

下患者舌鳞状细胞癌的恶性程度在总体上可能高于老年患者。

2. 临床研究

(1)辨证论治:王玉章将舌岩分为三型:①心脾火毒型:舌部肿物如豆,坚硬或有糜烂,溃疡凹陷较深,腐臭,疼痛剧烈,伴有心烦,易怒,口渴,舌质红,舌苔黄,脉弦略数。治宜清火解毒,化痰散结。方药:白花蛇舌草、重楼、土茯苓、栀子、黄芩、龙胆草、黄柏、生石膏、川黄连、玄参、银花、川贝母、生甘草。局部用珠黄散外撒。②气血两虚型:病程日久,舌部硬结溃烂,甚则翻花出血,剧痛难忍周身倦怠乏力,心悸,气短,饮食不下,羸瘦,面色萎黄,唇舌淡白,脉沉细无力。治宜调补气血,软坚散结。方药:茯苓、白术、党参、黄芪、当归、赤芍、生地、玄参、川贝、白花蛇舌草、土茯苓、重楼、生甘草。局部用山豆根、重楼、花粉各等分,水煎漱口。云南白药,外撒于溃烂及出血创面。③阴虚毒炽型:舌部肿块坚硬溃烂,疼痛难忍,出血鲜红,伴口干颧红,盗汗,遗精,腰膝酸软,舌红少苔,脉细数。治宜滋阴清热,解毒散结。方药:生地、玄参、麦冬、黄柏、白花蛇舌草、土茯苓、重楼、川贝母。外治同气血两虚型。

(2)邬晓东等用加味黄连解毒汤治疗舌癌 30 例,药物组成:黄连、黄芩、木通各 12g,山豆根、山慈菇、僵蚕各 15g,生地 20g,竹叶 10g,白花蛇舌草 30g,守宫 5 条,冰片 6g,甘草 9g 组成。若舌体肿痛,选加露蜂房、土鳖虫各 12g;舌体溃烂、痰多,选加浙贝、瓜蒌皮、花粉各 15g;体虚纳少,选加黄芪、党参各 30g;肝肾阴虚者,选加女贞子 15g,旱莲草 30g;气滞血瘀者,选加三七 10g,丹参 30g,赤芍 12g;瘀毒化热明显者,选加蒲公英 30g,蜈蚣 5 条,栀子 12g,先煎犀角 2g(先煎水牛角 50g 代),每天 1 剂,水煎两次,饭后服。结果:生存期 3 年以上 20 例,占 66.6%,5 年以上 5 例,占 16.6%,总有效率 83.3%。

(3)临床治验:罗国钧用中药治疗舌岩一例,患者王某,女,63 岁,家庭妇女,山西籍,因舌痛 5 个月,加重 2 个月于 1978 年 2 月 3 日初诊。患者早在 6 年前发现舌上起“白皮”,曾用青霉素加蜂蜜外敷未愈,此后未予介意,去年八月饮酒后发生舌痛而且持续不减影响睡眠和食欲,精神较差,病理活检诊为:“舌鳞状上皮癌”,患者拒绝手术,要求服中药治疗。中医辨证:心火热毒瘀阻。治宜:清热解毒,活血祛瘀。药用:白花蛇舌草 30g,夏枯草 24g,连翘 24g,茯苓 15g,苍术 9g,陈皮 9g,半夏 9g,莪术 9g,赤芍 15g,柴胡 6g,香附 9g,焦山楂 12g,半枝莲 30g,守上方加减治疗。同时配合冰硼散局部外敷。患者病情一直稳定,两年后由于患者与其子生气,情绪郁结,病情恶化。

【述评】

舌岩关键在早期诊断及预防性治疗,对于舌组织硬块、肿物、白斑、溃疡等应积极检查和治疗。舌体溃疡可见多种疾病,如白塞病、扁平苔藓、创伤、感染等,一般应用泻火解毒、益气养阴内治,适当外用收敛保护剂,如珍珠粉、冰硼散、西瓜霜等,能获得较好的疗效。对舌组织赘生物及硬块,初起大多可应用化痰散结之剂,如川贝母、浙贝母、远志、胆南星、法半夏、天竺黄、牛蒡子、僵蚕、橘核、香附、荔枝核、莪术、连翘、猫爪草等。质地坚硬尚可选加鳖甲、龟甲、土鳖虫、穿山甲、皂角刺等。并应用攻毒抗毒药如全蝎、蜈蚣、守宫、半枝莲、七叶一枝花等。应用外用消散药如阳毒内消散、阴毒内消散等综合治疗,力求使初起肿块消散。

本病文献研究不多,临床需结合本病的特点,在中医药理论指导下,多方面辨证,综合施治,并结合西医放疗、化疗、手术疗法等,可望在初期消散,在中、后期通过综合治疗尽可能提高患者的生存率。

【参考文献】

1. 韩晓哲,高岩.舌癌的临床及免疫病理学研究.中华口腔医学杂志,2001,36(2):112
2. 王玉章.舌癌辨证.北京中医杂志,1993,4:63
3. 邬晓东,王永林.加味黄连解毒汤治疗舌癌30例.陕西中医,2002,23(12):1078
4. 罗国钧.中医治疗舌癌一例纪实.山西中医,1989,5(1):24

第三节 茧 唇

茧唇是发生于唇部的岩肿,因其外形似蚕茧而得名。本病多发生于下唇,为无痛性局限性硬结,或如乳头及覃状突起,溃烂后翻花如杨梅。茧唇是常见的口腔恶性肿瘤,其发病率占所有口腔肿瘤的第3位。

早在16世纪,中医学对于唇癌的临床表现和治疗就有较为详细的论述。窦汉卿的《疮疡经验全书》有一段关于茧唇的症状和治疗的论述:"茧唇者,此症生于嘴唇也,其形似蚕茧,故名之。《内经》云:脾气开于口,又云:脾之荣在唇。但燥则干,热则裂,风则瞤,寒则揭,若肿起白皮皱裂如蚕茧,故定名曰茧唇也。"这是说明本病的命名依据。对本病的基本形态《疮疡经验全书》有这样的论述:"始起一小瘤,如豆大,或再生之,渐渐肿大,合而为一,约有寸厚,或翻花如杨梅,如疙瘩,如灵芝,如菌,形状不一。"并认为本病的病因病理的演变过程是"皆由六气七情相感而成。或心思太过,忧虑过深,则心火焦炽,传授脾经,或食醨酒厚味,积热伤脾,而肾水枯竭以致之"。从而应用脏腑生理病理观点,说明了唇部恶性病变与脾、心、肾的密切关系。并提出了应用脏腑辨证的观点辨治本病症的法则。这一基本原则是"补肾水生脾血,则燥自润,火自除,风自息,肿自消矣"。以后王肯堂的《证治准绳·疡医》在此基础上有了进一步的发展,不仅认为茧唇与脾肾亏损有关,而且还提出了肝火、胃热、风热、气虚等病因病机和治则方药。陈实功的《外科正宗》进一步强调了本病与饮食的关系。并创造了艾灸法和贴蟾酥饼膏等外治疗法。清代《医宗金鉴·外科心法要诀》又将本病分为津伤、气实、虚火三种类型,分别应用生津润燥、泻热通便、滋水养阴等疗法,在总结前人治疗经验的基础上同时也体现了当时的独特见解。

【病因病机】

本病的发生和发展与心、脾胃、肝肾等脏腑功能障碍有密切关系,而长期的唇部不良刺激,也是不容忽视的发病因素。

1. 心脾火毒湿浊 因思虑太过,致使心火焦炽,移热于脾经,夹脾之郁结湿浊,循经上升结于唇部,致使唇部气血瘀滞,火毒湿浊与瘀血互结而成茧唇。

2. 脾胃湿热痰浊 因过食肥甘厚腻之品及辛辣炙煿之味,久之使中焦脾胃内蕴湿热火毒,火毒可灼津为热痰,痰随火行,循脾经上升至唇部,湿热痰浊之邪瘀结于唇部而成本病。

3. 肝肾阴虚火旺 肝藏血,肾藏精,精血可相互转化。肝肾精血受损,或脾胃气血化生障碍,久之可造成肝肾阴虚,阴虚则不能潜阳,阴虚火旺,炼液成痰,痰火久结而成痰毒,虚火痰毒循经留结于唇部发生本病。

4. 唇部不良刺激 长期的局部慢性刺激,如长期吸烟,特别是使用烟斗者则刺激性更大;此外局部使用化妆品不良刺激,阳光曝晒,唇炎,唇部湿疹,口唇白斑等均可诱发本病。

总之本病的发生根本是由于脾胃正气亏损，一则不能御邪抗邪，另外也严重影响其本身的生理功能，导致邪毒内生或易外感病邪。其病机是火毒痰浊之邪及其局部的气血瘀滞。辨证施治本病时必须全面考虑。

【辨病】

1. 临床表现　本病多见于老年人，年轻患者较少见。好发年龄为51～70岁。绝大多数为男性，少数为女性。本病病程较长，多为0.5～4年。病变多发于下唇的中、外1/3交接处的唇红缘部，发生于口角及上唇者较少见。多在良性病变的基础上发生，如长期不愈的角化增生，白斑、皲裂或乳头状瘤等。起初为局限性硬结，状如豆粒、渐渐增大，以至唇上皮皱裂，肿块坚硬，起初无痛，以后逐渐疼痛。进而溃破如翻花或如杨梅、菜花状。表面覆有痂皮，时流血水，张口进食困难。多数患者颌下及颏下淋巴结肿大，常为癌肿转移之征象。

2. 诊断要点

(1)多发于下唇部中、外1/3交接处唇红缘部。

(2)多见于50岁以上男性患者。

(3)初为下唇部局限性硬结，无痛而坚硬；增大可致皮肤黏膜皱裂，逐渐发生疼痛；溃破后状如翻花或杨梅及菜花状。

(4)可有颏下、颌下淋巴结肿大。

3. 鉴别诊断

(1)盘状红斑狼疮：盘状红斑狼疮亦可发生于下唇的唇红部，开始表现为充血性红斑和角质性脱屑，久之病变可呈萎缩性白色瘢痕，自觉唇部病变发干、发紧，风吹日晒后可加重而成皲裂、出血、疼痛，或糜烂，经久不愈。本病局部或全身应用激素治疗有一定效果。

(2)角化棘皮瘤：为良性自愈性病变，常发生于颊、鼻和手背皮肤；很少发生于黏膜，偶可发于唇部。多为老年男性患者，肿块开始生长较快，达到直径1cm左右即缓慢不再生长，病变圆形，边缘高起，中心凹陷如脐，数月后常可自行消散。

(3)慢性唇炎(唇风)：下唇常见，初起发痒，色红伴肿，但肿不高突，表面干燥，有时有细小的纵裂，易出血，因皮裂而疼痛较剧烈。基底部不坚硬，无溃烂翻花之症状。

【辨证】

根据病因病机和临床特点，本病可分为心脾火炽证、脾胃实热证和阴虚火旺证三个证型。

1. 心脾火炽证　下唇部肿胀坚硬，结多层痂皮形如茧唇。或溃烂状如翻花或杨梅和菜花，渗流单纯血水，疼痛较为剧烈，张口进食困难。常可因情绪变化而症状加重或缓解。伴口渴，尿黄，面红，心烦，失眠。舌质红，苔黄，脉数或细数。

2. 脾胃实热证　唇红缘肿块突起或曾有小肿物而突然增大，口唇红肿，燥裂，灼热，疼痛。或肿物突然增大伴口唇红肿，肿物溃破，渗流血，下颌部可同时作肿痛。伴口渴，大便秘结，小便黄而短少，张口困难，不思饮食，口臭，舌苔黄，脉滑数。

3. 阴虚火旺证　肿块溃烂呈凹坑状或夹有赘生突起之菜花状物，疮色紫黯不鲜，时流血水，痛如火燎，伴乏力、肢软、倦怠、低热、颧红、手足心热。舌质红绛无苔，脉细数。症状有日轻暮重的特点。

【治疗】

1. 内治法

(1)辨证论治

1)心脾火炽证：治宜清火解毒，养阴生津。方用清凉甘露饮加减。可酌加栀子、土茯苓、僵蚕、蜂房、山豆根、半枝莲等。

2)脾胃实热证：治宜通腑泻热，解毒化痰。方用凉膈散合清胃散加减。可酌加射干、山豆根、蜂房、七叶一枝花、牛蒡子、川贝母、夏枯草等。

3)阴虚火旺证：治宜滋阴降火解毒。方用知柏地黄汤加减。可酌加石斛、天花粉、十大功劳、鹿衔草、紫草等。

(2)成药验方

1)西黄丸，每次服3～6g，每日服2次。

2)小金丸，每次服1丸，1日2次。

3)新癀片，每次服4片，1日3次。

4)蜈蚣1条，僵蚕10g，全蝎3g，栀子10g，甘草10g，防风10g，藿香10g，生石膏15g。共研细末。每次服3g，每日服3次。

(3)西药治疗：抗癌药物治疗：争光霉素15～30mg，每日或隔日静脉或肌内注射。总量300～450mg为1疗程。多数在用药后可见肿瘤缩小，有的可以完全消失，亦可经动脉插管灌注化学药物治疗。

2. 外治法

(1)皮癌净外敷，每日或隔日1次。

(2)蟾酥丸外敷，醋研磨后外敷患部。

(3)红灵丹油膏或青吹口散油调外敷，每日1～2次。

3. 放射疗法　局部可用X线放射疗法，早期或晚期病例均可选用，每日1～2Gy，总量60～70Gy，可收到较好效果。

4. 激光疗法　局部病变可用激光烧灼，直至肿瘤消失。

5. 手术疗法　尤其用于早期，可行局部楔形切除术。有转移之肿大淋巴结时，可做颈部淋巴结清扫术。

【预防与护理】

1. 注意口腔卫生，忌吸烟。

2. 积极治疗唇部口腔白斑、结节、疣赘、裂口，皮炎湿疹等病变，以防恶变。

3. 放疗时宜常服滋阴润燥之品，如苹果、甘蔗、菠萝、龟、鳖等。

4. 加强锻炼，增强体质，可选练气功。

【古籍选粹】

《证治准绳·唇部所属》　唇属足太阴脾经，又属足阳明胃经，又属手少阴心经，又属手太阴肺经，侠口统属冲任二脉，上唇侠口属手阳明大肠经，下唇侠口属足阳明胃经。

《证治准绳·诸证治法》　燥则干，热则裂，风则瞤，寒则揭。若唇肿起白，皮皱裂如蚕茧，名曰茧唇。有唇肿重出如茧者，有未细未大如茧如瘤者，或因七情动火伤血，或因心火传受脾经，或因厚味积热伤脾。大要审本证，察兼证，补脾气生脾血，则燥自润，火自除，风自息，肿自消。若患者忽略，治者不察，妄用清热消毒之药，或用药线结去，反为翻花败证矣。

肾虚唇茧，时出血水，内热口干，吐痰体瘦，宜济阴地黄丸。肝经怒火，风热传脾，唇肿裂，或患唇茧，宜柴胡清肝散。胃火血燥，唇裂为茧，或牙龈溃烂作痛，宜清胃散，或加芍、芎、柴胡，可治脾胃肝胆经热。风热传脾，唇口瞤皱，或头目眩，或四肢浮肿如风状，宜羌活散。风热客于脾经，唇裂无色，宜泻黄饮子。中气伤损。唇口生疮，恶寒发热，肢体倦怠，宜补中益气汤。思虑伤脾，血耗唇皱，宜归脾汤。思虑过度，蕴热于脾，沈裂无色，唇燥口干生疮，年久不愈，内服五福化毒丹，外用橄榄烧灰末，猪脂调涂，或用核中仁研末傅之。

【现代研究】

1. 病理学研究 唇癌为皮肤癌的一种，在病理形态上多为鳞状上皮细胞癌，很少为基底细胞癌或腺癌。依其形态可分为乳头状和溃疡型两种，前者为乳头状突起，基底较硬，因常被唾液浸泡而呈肉芽状，边缘不清，表面也可以发生溃疡，但向深处浸润较少，溃疡型者早期出现黏膜组织的圆形溃疡，周围有较硬的浸润块，边缘外翻，底部不洁，有深褐色的痂覆盖，痂皮脱落后容易出血，不久又出现新痂。溃疡型容易向周围组织及深部扩散和浸润。

2. 临床研究

(1)外治疗法：原发性唇癌可用五虎膏外治，其制作及用法是：番木鳖 240g，川蜈蚣 30 条，天花粉 10g，北细辛 10g，北蒲黄 3g，紫草 1.5g，穿山甲 1.5g，雄黄 1.5g，白芷 3g。将番木鳖水煎刮去皮毛，切片，晒干，先用纯麻油 300g，入蜈蚣以下八味药，煎熬至枯黑，去渣，再入番木鳖，炸松黄色，不令焦黑，用罗筛去渣，余油趁热入白蜡 30～60g 合匀，候冷，即成五虎膏。用法：先将唇癌创面用甘草水洗净，拭干，用五虎膏涂敷 0.3cm 厚，1 日 2～3 次。

(2)中西医结合疗法：宋琰华等用中药复方抗癌汤联合化疗治疗晚期口腔癌，将 12 例晚期口腔癌患者随机分为治疗组 7 例，对照组 5 例，两组化疗方案相同，用长春新碱(VCR) 1mg 加生理盐水 30ml 静推，每周二、五上午 9 时给药；平阳霉素(PYM) 16mg 加地塞米松 5mg 静滴，每周二、五下午 4 时给药；8 周为 1 疗程。治疗组在化疗的同时，加服中药复方抗癌汤，其基本方药组成：生晒参、生黄芪、黄芩、半夏、白术、莪术、白花蛇舌草、虎杖、半枝莲、枸杞子、女贞子、大枣、生姜等。辨证加减：属寒证者，加附子、干姜、肉桂等，并佐以熟地滋阴润燥；属热证者，加生石膏、知母、金银花、牡丹皮、麦冬等，佐以少量辛温健胃如高良姜等。疼痛明显者，加延胡索、全蝎、蜈蚣；出血者，加仙鹤草、紫草等。每日 1 剂，水煎两次，将两次煎液混合后，分早晚两次口服，2 个月为 1 疗程。结果：治疗组生存期 6 个月者 7 例，占 100%，生存 12 个月者 7 例，占 100%，生存 18 个月者 4 例，占 57.14%；对照组生存 6 个月者 4 例，占 80%，12 个月者 2 例，占 40%，没有生存 18 个月者。

【述评】

茧唇是发生于唇部的恶性癌肿，现代医学多采用放疗、化疗及手术疗法。采用中西医结合治疗方法，比单纯放、化疗及手术疗法效果好。但本病毕竟是难治之症。

辨证施治时不要局限于西医的诊断，不要被恶性肿瘤的诊断束缚手脚，而要着重应用脏象理论为指导来研究。笔者临床上治疗非肿瘤性唇部疾病，如唇炎、湿疹、良性结节以及一些唇部有肿块但未确诊的病例，在病机上多抓住脾胃湿热痰毒，既考虑脾胃湿热，又注意气滞血瘀；既考虑内生邪毒的 面，又兼及外感风热痰毒的一面。采用清胃散合平胃散加僵蚕、猫爪草、川贝母、天竺黄、半枝莲等煎服，获得很好疗效，即使是唇部肿块也能达到消散的目的。

在古籍选粹中，《证治准绳》所论足可看出古医家对茧唇及唇病辨证的细微和高精之处，值得我们认真继承发掘，并结合现代科学知识加以提高。

【参考文献】

1. 李锦聪. 浅表肿物. 北京：北京出版社，1981：41

2.《实用肿瘤学》编委会. 实用肿瘤学. 第三册. 北京：人民卫生出版社，1997：55

3. 宋琰华，宋树田，薛乐勋. 中药复方抗癌汤联合化疗治疗晚期口腔癌疗效观察. 肿瘤防治研究，2002，29(4)：337

第四节 失 荣

失荣是岩肿发于颈部及耳之前后，因岩肿晚期气血亏乏，运行阻滞，出现面容憔悴，形体消瘦，状如树木失去荣华，枝叶焦黄发枯而命名。历代文献对本病证尚有"脱营"、"失精"等名称。本病证相当于西医之颈部淋巴结转移癌。

《素问·疏五过论》称本病为脱营，并指出："凡未诊病者，必问尝贵后贱，虽不中邪，病从内生，名曰脱营。尝富后贫，名曰失精，五气留连，病有所并。医工诊之，不在脏腑，不变躯形，……身体日减，气虚无精，病深无气，洒洒然时惊。"张志聪《黄帝内经素问集注·疏五过论篇第七十七》进一步阐发为："此病生于志意，而不因于外邪也。……夫脾藏营，营舍意；肾藏精，精舍志。是以志意失而精营脱也。五气留连，谓五脏之神气，留郁于内而不得疏达；并者，谓并病于五腑也。五脏之气，外合皮肉筋骨，是以身体日减。"上述条文说明本病与情志有关，本病的发生非外邪所致，而是"并病于五脏也"。因此失荣应属颈部的淋巴转移癌较为妥当，而颈部原发性淋巴结的恶性肿瘤则命名为石疽更为适宜。

明代陈实功的《外科正宗》将本病定名为失荣，并认为本病主要由情志所伤而发病。清代王维德的《外科证治全生集》认为恶核失荣属阴疽的范畴。清代吴谦等人所著《医宗金鉴·外科心法要诀·失荣证》将本病的病因病机、临床表现、转归和预后都描述得更为准确。"失荣证，生于耳之前后及肩项。其证初起，状如痰核，推之不动，坚硬如石，皮色如常，日渐长大。由忧思、喜怒、气郁、血逆与火凝结而成。日久难愈，形体渐衰，肌肉消瘦，愈溃愈硬，色现紫斑，腐烂浸淫，渗流血水，疮口开大，胬肉高突，形状翻花。"以后高秉钧的《疡科心得集·辨失荣马刀生死不同论》认为本病难疗，属"四绝之一"。余景和的《外证医案汇编·失荣证附论》论述至深且精，在治疗原则方面从理论到实践作了高度精辟的分析。

综上所述，中医学对失荣的研究是比较全面和深刻的，既认识到了本病是"四绝之一"的难治之证，也没有放弃攻克绝症的探索和努力。如余景和治疗本病所述"气郁宜达之，血郁宜行之，肿则散之，坚则消之"，这对后世很有启发，故现今临床多采用疏肝理气、活血化瘀、软坚散结、清热解毒等治疗法则，以达到祛邪的目的，取得了治疗本病的宝贵临床经验。

【病因病机】

本病证系并病于五脏六腑，为肝脾气郁，脏腑之气内郁不达，包括气郁痰结，瘀毒结聚于颈部，结毒化火，局部溃破，正亏邪恋等病理过程。本病证不仅有局部的肿块及溃烂症，而且还有全身或脏腑的病证。

1. 气郁痰结　肝脾郁滞，气机升降失调，郁气郁痰内生，一则郁气郁痰循经络结于颈部而成肿块；再则脾胃为气机运动之枢纽，肝脾郁结可使五脏之气内郁不达，精气血不能滋养肌肤及躯体，因而消瘦及颈部患部皮肤枯黄。脏腑之精不达，则外部正气亏损，郁气郁痰瘀结日益加重，故坚硬不移。

2. 毒瘀互结　素体阳气不足，五脏精气亏损，五脏气化不利，导致寒湿痰邪内生，循经发于颈部积聚赘生。寒湿痰皆属阴毒之邪，最易阻塞气机，气滞则血瘀，于是阴毒与郁气郁血互结，表现为局部坚硬如石的肿块及全身气血瘀滞之症。

3. 瘀滞化火　无论是气郁痰结还是毒瘀互结，瘀滞日久皆可化火，热盛则岩肿溃腐，因病因有湿痰瘀滞，故可生成胬肉及翻花之状。又由于脏腑精气亏损，气血不足故渗流血水，及溃腐不能愈合。

4. 正虚邪恋 岩肿溃破、脓腐排泄，脓血为血肉所化，故可伤及脾胃肝肾。日久肝肾脾胃更虚，气血衰败，以致局部溃烂，肉芽不鲜，苍白水肿，全身消瘦，低热。

【辨病】

1. 临床表现 失荣(颈部转移癌)一般表现为颈部淋巴结肿大、坚硬。病变开始时多为单发结节，可活动，常先出现于原发病灶附近淋巴引流区，如口腔肿瘤先转移至颌下区，喉癌转移至颈内静脉淋巴结中组。但亦可首先出现远区淋巴结转移。如舌癌当上颈部尚无肿大淋巴结时，可出现颈内静脉淋巴结下组转移。病变进展后淋巴结转移增多，表现为多区域淋巴结转移或淋巴结融合成团，与周围软组织粘连固定。通常淋巴结转移癌无疼痛，但亦可有刺痛、压痛，若有合并感染时出现炎症症状，肿块变形固定。日久癌肿溃破，创面渗流血水，高低不平，可有胬肉，或形似翻花状。其肿胀波及范围可向面部、胸部、肩背部扩展。

颈部转移癌来源有以下几方面：

(1)原发于头颈部肿瘤的颈部转移癌：在颈部转移癌病例中，原发病灶在头颈部者占65%～80%，不同部位器官的肿瘤，不同病理类型，向颈部转移发生率也不相同，以鼻咽低分化癌为最多，原发于声带、鼻腔、上颌窦等处的鳞状细胞癌转移率较低，口腔癌也常向颈部转移。

(2)原发于胸、腹腔各部位肿瘤的颈部转移癌：这些部位的肿瘤转移至颈部者为远处转移，是晚期肿瘤的一个征象，常为锁骨上窝或颈深下组淋巴结转移。病位深在，发现时其肿块大多已固定。

(3)原发部位不明的颈部转移癌：患者以颈部肿块就诊，原发病灶无症状或症状轻微。一部分患者经过反复各种检查仍查不到原发灶，有的在几年后才出现。这些不明的部位，可以是鼻咽部、扁桃体、肺部、纵隔、乳房、肝或胃等。

2. 诊断要点

(1)根据颈部转移癌的部位，按淋巴引流的一般规律寻找原发病灶。

(2)根据颈部转移癌常见的原发部位来寻找原发灶。颈部转移癌原发部位依次为：鼻咽、扁桃体、舌根、咽喉、甲状腺、肺、食管、腹腔等处。

(3)根据颈部转移癌病理诊断，结合转移癌的部位寻找原发灶。其病理检查可分别采用针吸活检或切取活检。

3. 鉴别诊断

(1)颈淋巴结核(瘰疬)：肿块常3～5个成群融合一串，质地软，可伴咳嗽、低热等。

(2)慢性颈淋巴结炎(臖核)：单个肿大淋巴结，质地中等，活动，经久不溃破。

(3)恶性淋巴肉瘤(石疽)：肿块坚硬如石，推之不动，溃后胬肉翻花，低热，肝脾肿大及全身性淋巴结肿大。

(4)颈动脉体瘤：位于胸锁乳突肌的颈动脉三角内，坚硬，如鸡蛋大小，有或没有搏动，有或没有收缩期或连续性杂音。少数可出现颈部压迫症状。

(5)颈部皮样囊肿和表皮样囊肿：发生于任何年龄，位于较深部位，如颏舌骨肌上、下颌舌骨肌下和这二者之间，也可在颌下三角处。其肿块质地较软或有囊性感。

【辨证】

根据临床表现可分为肿块期和溃疡期，具体可分四个证型。

1. 痰火郁结证 颈部或耳前、耳后有坚硬之肿块，肿块较大聚结成团，与周围组织粘连而固定，有轻度刺痛或胀痛，颈项牵强感，活动转侧不利。患部皮色黯红微热，逐渐转为橘皮色。伴胸闷，腹胀，胁痛，心烦，口苦等症。舌苔微黄腻，舌质红，脉弦滑。

2. 阴毒结聚证　颈部肿块可发生于锁上乳突肌中段或颌下，肿块坚硬，不痛不胀，尚可推动，患部开始皮色如常，以后可呈橘皮样变。肿块部位较深。伴畏寒，肢冷，纳呆，便溏。苔白腻，舌质淡，脉沉细或弦细。

3. 瘀毒化热证　上述两型的颈部岩肿迁延日久，肿块突然增大，肿块中心质软、周围坚硬，肿块溃破，流脓流血，溃疡状如翻花。同时以肿块为中心，向四周漫肿，范围可波及面部、胸部、肩背等处。伴疼痛，发热，消瘦，头颈活动受限。舌苔黄，舌质红，脉数。

4. 精气亏绝证　颈部肿块溃破以后，长期渗流脓血，不能愈合，创面苍白水肿，肉芽高低不平，胬肉翻花。伴低热，精神差，语音低微，乏力，肢软，消瘦等恶性体征。舌苔白或无苔，舌质淡或黯红，脉沉细。

【治疗】

1. 内治法

(1)辨证论治

1)痰火郁结证：治宜清火化痰解郁。方选化痰开郁方(经验方)。药物有玄参、牡蛎、夏枯草、天竺黄、川贝母、胆南星、荔枝核、橘核、鹿衔草、半枝莲、山豆根、射干等。

2)阴毒结聚证：治宜温阳散寒，化痰散结。方选温散阴毒方(经验方)。药物有法半夏、鹿角胶、麻黄、熟地、白芥子、香附、浙贝母、山慈菇、猫爪草、半枝莲、黄药子、莪术、槟榔、土鳖虫等。

3)瘀毒化热证：治宜清热解毒，化痰散瘀。方选五味消毒饮合四妙勇安汤。药物有银花、蒲公英、紫花地丁、野菊花、天葵子、生甘草、当归、玄参、川贝母、山慈菇、半枝莲、紫草、天花粉等。

4)精气亏绝证：治宜补气益精，解毒化瘀。方选四妙散合六味地黄汤。药物有生黄芪、当归、银花、生甘草、山萸肉、熟地、生地、牡丹皮、泽泻、黄柏、知母、鳖甲、紫草等。

以上四证型的辨证论治，除根据颈部岩肿的症状辨证外，还须注意原发癌病灶所产生的症状辨证论治，具体参考有关癌瘤的辨证论治，并把二者紧密结合起来。

(2)成药验方

1)西黄丸，每次3～6g，每日3次。

2)清热消炎宁，每次4片，每日3次。

3)新鲜野灵芝1个，鲜半枝莲100g，共煎出300ml药液，为1日量，分2次服。

2. 外治法

(1)早期颈部硬肿为痰火郁结证者，可外贴太乙膏；或外敷天仙子膏，方法是取天仙子50g，用醋、蜜各半调敷，1日换1次。

(2)早期颈部硬肿为阴毒结聚者，可外贴阳和解凝膏或冲和膏。

(3)岩肿溃破有胬肉翻花及脓腐者，可用白降丹或各半丹掺创面，其上盖贴太乙膏。若溃久气血衰败，创面不鲜，根脚硬者，可用神灯照法，创面掺阴毒内消散，其上盖贴阳和解凝膏。

(4)局部病变尚可用X线放射治疗。

【预防与护理】

1. 补充营养，防止营养及体力过度的消耗。

2. 及时治疗并发症，如抗感染等。

3. 加强创面护理，预防脓血污浊物对创面的浸渍，做到及时换药。

【古籍选粹】

《外科正宗·失荣症》 失荣者，先得后失，始富终贫，亦有虽居富贵，其心或因六欲不遂，损伤中气，郁火相凝，随痰失道停结而成。其患多生肩之已上，初起微肿，皮色不变，日久渐大，坚硬如石，推之不动，半载一年，方生阴痛，气血渐衰，形容瘦削，破烂紫斑，渗流血水。或肿泛如莲，秽气熏蒸，昼夜不歇，平生疙瘩，愈久愈大，越溃越坚，犯此俱为不治。予立二方，曾治数人，虽不获全愈，而不夭札速死者，诚缓命药也。和荣散坚丸，治失荣症坚硬如石，不热不红，渐肿渐大者。归身、熟地、茯神、香附、人参、白术、橘红各二两，贝母、南星、酸枣仁、远志、柏子仁、丹皮各一两，龙齿一对煅，芦荟、角沉各八钱，朱砂六钱为衣。上为细末，炼蜜丸桐子大。每服八十丸，食后用合欢树根皮煎汤送下。若患者改往从新，淡薄生命，其中有得愈者，十中一二，否则难脱然也。

飞龙阿魏化坚膏，治失荣症及瘿瘤、乳岩、瘰疬、结毒，初起坚硬如石，皮色不红，日久渐大，或痛不痛，但未破者，俱用此贴。用蟾酥丸药末一料，加金头蜈蚣五条炙黄去头足研末，同入熬就，乾坤一气膏二十四两化开搅和，重汤内顿化；红缎摊贴；半月一换，轻者渐消，重者亦可停止，常贴保后无虞矣。

《外证医案汇编·失荣证附论》 方书所谓郁则达之，如木郁则达之也，达者通畅流利之义，不独木也，诸郁皆欲达也。其起之始，不在脏腑，不变形躯，正气尚旺，气郁则理之，血郁则行之，肿则散之，坚则消之。久则身体日减，气虚无精，顾正消坚散肿，其病日深，外耗于卫，内夺于营，滋水淋漓，坚硬不化，温通气血，补托软坚，此三者，皆郁则达之之义也，不但失荣一症。

【现代研究】

1. 发病学研究 颈部淋巴结转移癌原发常见的癌瘤及转移情况：

鼻咽癌：此癌的颈部淋巴结转移是十分常见的。它以颈部肿块为首发症状者占24%～28%，作为主要症状之一者达60%～90%。单侧转移较多，为双侧转移的两倍。鼻咽癌淋巴结转移与淋巴引流有密切关系，在鼻咽癌中线处淋巴引流是经咽后淋巴结入颈深上淋巴结，鼻咽侧方处淋巴引流则直达深上淋巴结。所以鼻咽癌的淋巴结转移集中在颈深上淋巴结，再到颈下淋巴结，因而转移癌多出现在颈上部，以后再向颈的中部、下部扩展。肿大的淋巴结常在胸锁乳突肌上段的内方，极少数人是由颈中部开始。除了颈部肿块症状外，还有头痛，鼻塞，鼻衄，耳鸣，听力减退等症状。

甲状腺癌：特点是原发癌小，转移率高，转移的范围广泛。甲状腺淋巴引流比较分散，在前、侧方分别流向腺体上下方的器官前淋巴结，在深层则达喉返神经附近淋巴结，再进一步引流则可达颌下、颈深、锁骨上淋巴结等区域。

口腔癌：最先累及的是颏下和颌下淋巴结，其次为颈深上淋巴结，波及颈深淋巴结则较少。因此，在颏下和颌下出现淋巴结转移癌，首先要考虑口腔癌的问题。

腮腺癌：发生淋巴结转移者占20%～30%，常见于腮腺淋巴结、颌下淋巴结和颈深上淋巴结。

锁骨上淋巴结转移癌：这里的转移癌可来自全身各个部位的癌瘤。头颈部的淋巴结经淋巴干至胸导管或右颈淋巴导管，锁骨下各部的淋巴液也汇集于此。锁骨上淋巴结地处全身淋巴的总汇，因此，这里的转移癌可来自全身的各部，包括喉、食管、肺、胃、肠道、泌尿生殖系统各部分。

2. 临床研究

(1)辨证论治:杨洁等用辨证分型治疗头颈部恶性肿瘤放疗副反应411例。①热毒炽盛型,治宜清热解毒养阴。处方:金银花30g,玄参18g,连翘、黄芩、麦冬、山豆根、玉竹、天花粉各12g。②肺胃阴虚型,治宜养阴生津,酌以清热解毒。处方:玄参18g,石斛15g,麦冬、桔梗、天花粉、生地黄、芦荟各12g。煎服法:每天1剂,水煎服,连服7～15剂。治疗结果:热毒炽盛型显效32例,有效184例,无效62例,总有效率为77.7%;肺胃阴虚型133例,显效1例,有效97例,无效35例,总有效率为73.7%。

(2)中药内服:周世民用壁虎散治疗鼻咽癌转移颈部包块1例,壁虎散:方①:壁虎(炙黄)90g,水蛭(炙)50g,桃仁(炒)30g,蟾酥3g,研末。每次服6g,日服3次。方②:炙壁虎300g,蜈蚣30g,水蛭150g,蟾酥3g,研粉。每次5g,日服3次。某女48岁,鼻咽癌转移,左颈部肿块。先服方①服7天致肿块松弛,后以方②加人参100g研末服,服药45剂后,肿块缩小1/3,连服3个月,肿块全部消失。

(3)临床治验:徐某,女,58岁,患者于1993年4月发现左颈有一鸽蛋大小肿物,皮色不变,不痛不痒,质硬,自觉无不适。同年8月21日在某医院肿瘤科疑诊为鼻咽癌转移左颈部,9月24日因左颈肿块增大向内挤致吞咽困难,咽痛,头颞痛而来就诊。舌质红,苔薄黄,脉弦滑。证属肝气郁结、痰瘀结聚。治宜软坚散结、理气祛瘀。处方:黄药子、浮海石各15g,海藻、昆布、浙贝母、预知子各10g,夏枯草30g,青皮、乌药各6g,当归9g,川芎6g,制大黄10g。服药2剂,大便畅通。服完4剂,肿块明显缩小,诸症减轻,纳食可。原方加生甘草5g,续服20剂,左颈肿块消失,自觉无不适,嘱购蜂王浆每日服50g,连服半月以资巩固。随访至今从未复发。

【述评】

1. 病名　以往教科书把颈部转移癌和恶性淋巴肉瘤混称为"失荣",虽然都有颈部淋巴结肿大、溃烂、翻花等症状,但实际病因及病理不同。如把二者统称"失荣",则可导致临床治疗上见肿块治肿块,只着眼于局部而轻视全身诊断。不仅使诊断不明确,而且治疗也不能针对真正的原发病灶。本节论述的失荣,系指颈部淋巴结转移癌,既有局部的坚硬结肿及溃烂翻花,又有全身各处的原发癌病灶。病因、病机、诊断和治疗都十分复杂。

2. 治疗　本节的辨证论治,分四型,有四个基本方剂,是笔者在医疗实际工作中总结出的,具有一定的疗效。鉴于失荣是全身各处原发癌瘤病灶在颈部的一个外在反应,而各个具体的癌瘤辨证施治又极为复杂,在辨证施治时,我们不能过分考虑各个具体原发癌瘤,而处方用药受其制约;也不能完全抛开原发病灶而单纯辨治失荣局部症状。笔者认为,辨证施治的主导原则是以局部岩肿状况为主,兼顾考虑原发病灶及脏腑功能,以局部症状为主,兼及其他症状,治疗的重点是攻坚散结解毒,同时兼顾化痰理湿、益气活血等各个方面,同时也考虑原发病灶的特点。如鼻咽癌引起的,除颈部肿块外,还见有鼻塞、鼻衄等,就可适当加入辛夷、白芷、藁本、槐花、紫草、苍耳子等疏风宣肺通痹、凉血止血等药物。

3. 研究失荣的治疗,实际上就是研究转移癌的治疗。中晚期癌肿的治疗是肿瘤学的攻克重点之一。一般认为癌肿要及时诊断,及早治疗,也就是说早期治疗疗效好,生存率高。但实际上,中、晚期癌肿就诊较为多见,此时已经转移。笔者认为对于转移癌来说,重视治疗转移病灶比重视治疗原发病灶更为重要。因为此时的癌肿不是一个局限的、单纯的癌。应该重点抑制其转移。古人治疗转移癌曾创造了内服和营散坚丸和外贴阿魏膏,虽为缓命之药,却开拓了治疗转移癌的方法和思路,我们应该在新的条件下不断地总结和提高。

【参考文献】

1. 李锦聪.浅表肿物.北京:北京出版社,1981:275
2.《实用肿瘤学》编委会.实用肿瘤学.第三册.北京:人民卫生出版社,1997:275
3. 杨洁,卢文娜.辨证分型治疗头颈部恶性肿瘤放疗副反应411例.新中医,2006,38(6):77
4. 周世民.壁虎散消散鼻咽癌转移颈部包块1例.北京中医,1988,14(4):33
5. 朱可勤.失荣治验.浙江中医学院学报,1995,19(4):4

第五节 石 疽

石疽是发生于浅表淋巴结的恶性岩肿,因其状如桃核,皮色不变,肿块坚硬有弹性或坚硬如石,难消难溃,不痒不痛而得名。属于阴疽的范畴。相当于西医的恶性淋巴瘤。

隋代巢元方《诸病源候论》称本病为石痈,《外科理例》、《疮疡经验全书》等都对石疽作了论述。清代吴谦等编著的《医宗金鉴·外科心法要诀》阐明了石疽有上、中、下之分,分别定名为上石疽、中石疽、下石疽。指出上石疽"生于颈项两旁,形如桃李,皮色如常,坚硬如石,臖痛不热";中石疽"生于腰胯之间,其疽,时觉木痛,难消难溃,坚硬如石,皮色不变";下石疽"生于膝间,无论膝盖及左右俱可以生,坚硬如石,牵筋疼痛,肿如鸡卵,皮色不变"。说明石疽可生于身体上、中、下淋巴结汇集之处,是一种全身性的恶性癌瘤。

西医学认为,恶性淋巴瘤是起源于网状系统的一种恶性增生性疾病,其发生与人体免疫系统功能有密切关系。本病的发病率在西方国家较我国为高,在北美、西欧和澳大利亚、新西兰等国高达10～17/10万人口。在我国根据上海市1976年的统计为4.52/10万人口。本病好发于青壮年,也常发生于儿童和婴幼儿。

西医学将恶性淋巴瘤(石疽)分为霍奇金病和非霍奇金病两大类,虽然分类不同,但都属于原发于淋巴组织的恶性实体瘤。

我国中医药学研究本病历史悠久,主要是应用中医的理论研究本病的病因病机、辨证施治、外治疗法,以及民间应用单方、验方治疗本病的实践经验。因此,目前我国治疗石疽(恶性淋巴瘤)具有中医中药辨证论治的优势,加上结合适当的放疗、化疗等治疗,不少患者获得治愈。单纯的中医辨证论治或中西医结合治疗本病,都获得了不少的宝贵经验。

【病因病机】

1. 外感邪毒 素体正气不足,易感寒湿痰浊之邪;或因正气内亏,不能抵御放射性物质及有害化学物质的侵袭。这些阴毒物质伤害机体,使气机郁滞,寒湿痰浊之邪凝聚,结于颈项及腹股沟等处,形成局部的寒痰凝聚性肿块。此外,寒邪伤气,湿浊伤脾,使气血化生障碍,可形成气血亏损之症。

2. 肝脾郁结 情志内伤或饮食伤脾,瘀血伤肝,都可使肝脾气机郁结。肝气郁结可产生郁气郁火,脾气郁结可发生湿浊痰邪。以致气郁火郁痰郁,循经结于体表肝经部位而形成肿块。另外,肝脾郁结,导致肝不藏血,脾不生血,而肝脾亏损,气血俱虚,可发生贫血及肝脾肿大。

3. 肝肾亏损 若因先天不足或后天调摄不慎,而致肝肾亏损,精血不足。一则气虚易感受邪毒,精血不足可使虚火内生。气虚不固及虚火都可使腠理开泄,而盗汗不止,虚火炼液成痰,痰火互结,而成为淋巴结肿块。

上述病因病机可以相互结合,可多种因素同时存在,也可以一种因素单独发生,这些病因病机可以产生寒痰凝聚证、气郁痰凝证、痰热瘀阻证和气血亏损证。它们既有体表肿块结硬的症状，又有全身发热、贫血、肝脾肿大、盗汗等全身症状。

【辨病】

1. 临床表现 多数患者在早期表现为无痛性颈部淋巴结肿大，以后其他部位的淋巴结亦陆续发现肿大。淋巴结可以黄豆到枣大，中等硬度，坚韧，一般与皮肤不粘连；初期和中期互不融合，可活动，晚期淋巴结可长大，或相互融合，可大如拳头，且与皮肤粘连，患部皮肤可现青筋或黑色斑片；肿块溃破无脓，时流污浊血水，创面经久不愈。

部分患者可以肝脾肿大为首发症状，但肝功能多无明显异常，少数患者可有脾功能亢进的表现。发于脾的恶性淋巴瘤预后较好，肝受侵者则预后不佳。

恶性淋巴瘤尚可侵犯肺及胸部器官，发生于肺者，患者自觉症状很少，X线摄影可见肺野内边界清楚的圆形或分叶状阴影。若侵犯胸膜，常表现为单侧或双侧胸膜腔积液。侵犯心脏可出现心包腔积液或心包缩窄的改变。

恶性淋巴瘤侵犯消化道，患者常常以发作性腹部绞痛和持续性隐痛，或发现腹部有可活动的肿块为主要症状。

有的患者可以发热、皮肤瘙痒、盗汗及消瘦等全身症状为最早出现的临床表现。有的患者长期不规则发热原因不明，经2年以上始发现浅表淋巴结肿大才确诊。1/3左右的恶性淋巴瘤患者在淋巴结肿大的同时，以及大部分晚期患者，都有程度不等的全身症状，并常伴有乏力和贫血。进行性贫血是临床上判断恶性淋巴瘤发展与否的重要指标。持续性发热、多汗、体重下降等标志着疾病的进展和机体免疫功能的衰竭。

除贫血外，恶性淋巴瘤尚可有其他血液学异常，部分患者白细胞及血小板总数高于正常；极少数患者可有类白血病反应，中性粒细胞明显升高，嗜酸性粒细胞也轻度升高。病情进展时可有血沉增快。骨髓检查能查到里-施细胞或淋巴肉瘤细胞。

2. 诊断要点

(1)无明确原因的无痛性颈部及全身浅表淋巴结进行性肿大、质硬；早期无粘连，晚期可融合成块；溃破后无脓，渗流污浊血水。

(2)常伴有长期低热或周期性贫血。皮肤瘙痒，以及疲乏，消瘦，多汗，纳差等。

(3)血象检查白细胞、淋巴细胞升高，可有轻中度贫血，血沉加快。

(4)有的可伴有肝脾肿大等脏器损害。

(5)骨髓检查，能查到里-施细胞或淋巴肉瘤细胞。

3. 鉴别诊断

(1)臀核(慢性淋巴结炎)：多有明显的感染灶，且常为局灶性淋巴结肿大，淋巴结较扁平，伴有疼痛或压痛，抗炎治疗后可缩小。

(2)瘰疬(淋巴结核)：淋巴结肿大位于颈后区，呈串珠状分布。石疽(恶性淋巴瘤)与瘰疬(淋巴结核)都可有发热、盗汗、血沉增快等，如经过抗结核治疗而淋巴结继续增大，则应考虑诊断为石疽。

(3)失荣(淋巴结转移癌)：多一侧颈部发病，常在锁骨上凹处，质硬如石，表面不光滑，活动性差，多能找到原发性病灶，很少为全身淋巴结肿大。

【辨证】

1. 寒痰凝聚证 肿块坚硬，或肿块融合成团，患部皮温不高，皮色晦暗，不痛不胀。伴形寒肢冷，乏力，纳差，腰膝酸软。舌质淡，舌苔白，脉沉迟。

2. 气郁痰凝证 肿块发于颈侧及身体两侧肝胆经部位，多发性肿块，肿块质地坚硬而有弹性，无痛或轻度胀痛，患部皮色不变或有青筋显露。伴胸闷不舒，两胁胀满，口苦咽干，性情急躁。舌苔薄黄，舌尖红，脉弦滑或弦细。

3. 痰热瘀阻证 肿块融合成团而巨大，与周围组织粘连，周围组织同时肿胀发硬，有疼痛感，患部皮肤温度升高，皮色紫红或黯红。可伴发热不退，多汗，面色红赤，肝脾肿大等。舌苔少或薄黄苔，舌质红或绛，脉滑数。

4. 气血亏损证 石疽病中、晚期，或石疽巨大肿块溃破，渗流血水，致气血耗伤，而身体日渐消瘦，乏力，发热，多汗，少气懒言。舌质淡红，舌苔少，脉细数或细弱。

【治疗】

1. 内治法

(1)辨证论治

1)寒痰凝聚证：治宜温化寒痰，散结消肿。方选阳和汤加减。阳虚，可选加仙茅、仙灵脾、制附子；若痰结难化，可选加二陈汤、猫爪草、远志等。

2)气郁痰凝证：治宜疏肝解郁，化痰软坚。方选舒肝溃坚汤加减。若气郁甚，可加橘核、槟榔、远志，亦可加浙贝母、川贝母、法半夏、枳实等行气化痰药。气郁化火血瘀者，加黄芩、栀子、黄柏等清热药以及土鳖虫、猫爪草、重楼等软坚散结药。

3)痰热瘀阻证：治宜清热化痰，解毒消肿。方选清肝芦荟丸加减。可选加玄参、牡蛎、夏枯草、川贝母、胆南星、天竺黄等清热化痰药；痰热化毒者，加银花、半枝莲、十大功劳、连翘等清热解毒药。

4)气血亏损证：治宜益气补血化痰。方选香贝养荣汤加减。可加入黄精、山萸肉、生黄芪、灵芝、紫河车等补气扶正药，亦可加川贝母、茯苓等化痰不伤正的药物。

石疽的演变在临床上有一定的规律，但因其发病往往有诸多病因相兼而致，临床证候混杂出现，除按上述辨证论治外，不管哪一型，只要出现下列症状，都可根据具体情况加减治疗。

若发热不退，可选加银柴胡、生石膏、地骨皮、青蒿、羚羊角、玳瑁等。

若盗汗不止，可选加浮小麦、黄芪、白术、防风、五味子、山萸肉、芡实、金樱子等。

若合并皮肤瘙痒，可选加乌梢蛇、白鲜皮、苦参、地肤子、制首乌、全蝎、蜈蚣等。

若肝脾肿大，可选加绣花针、半枝莲、菝葜、莪术、山甲、虎杖、鳖甲、龟甲等；或配服大黄䗪虫丸、鳖甲煎丸等。

若合并贫血，选加紫河车，阿胶、鹿角胶、制首乌等。

(2)成药验方

1)西黄丸，每次 6g，每日 2 次。

2)小金丸，每次 1～2 丸，每日 2 次。

3)取活蜗牛(野生，有壳者)5～7 只，置碗内，用白糖少许使蜗牛溶解，随后喝下溶化之液体，每日 1 次，连服 15 次为 1 疗程，治疗 2～3 疗程。

(3)西药治疗：化学药物疗法，可选用如下方案：

1)CABOP 方案：环磷酰胺 750mg/(m^2·d)，多柔比星 50mg/(m^2·d)，第 1 天静注。长春新碱每日 2mg，第 1、5 天静注；争光霉素每日 10～20mg，第 1～5 天静注；泼尼松每日 100mg，第 1～5 天口服。5 天为 1 疗程，2～3 周重复 1 疗程。

2)CVP 方案：环磷酰胺 400mg/m^2，第 1～5 天口服；长春新碱 1.4mg/m^2，第 10 天静

注；泼尼松 100mg/m^2，第 1～5 天口服。5 日为 1 疗程，每 3 周重复 1 次，直到完全缓解。

2. 外治法

(1)寒痰凝聚证和气郁痰凝证的肿块，可用阳和解凝膏掺黑退消盖贴。

(2)痰热瘀阻证肿块，可用太乙膏掺红灵丹盖贴。

(3)肿块溃后，可用各半丹药线引流，并用藤黄膏外贴。

3. 放射疗法　肿块局部可用 X 线放射治疗，每次分割照射 2Gy，总量每 4～5 周 35～45Gy。

【预防与护理】

1. 石疽的淋巴结肿块，不仅局限于颈部，而且泛发全身。因此，除注意局部肿块的观察和治疗外，还应密切注意有无纵隔、胸腔、腹腔内等淋巴结肿大及相应的症状，同时给予合理的治疗。

2. 对发热患者应加强营养，并加强支持疗法，以补充消耗的能量。

3. 外敷消除肿块的药物，勿用过于刺激的药物，以免造成局部皮炎。

4. 肿块溃破后，要注意保持引流通畅，勿使污血毒气浸渍和侵袭组织。

5. 学练保健气功，以增强体质和抗病能力。

【古籍选粹】

《证治准绳·疡医·石痈·石疽》　谓痈疽肿硬如石，久不作脓者是也。犀角汤，治痈热毒气盛，肿硬疼痛，口干烦闷。犀角、木香各七钱，连翘、栀子仁、射干、当归、升麻、赤芍药、玄参、枳壳、甘草各一两，大黄(炒)一两。右剉碎。每服 9g，水一盏煎至陆分去渣，不拘时温服。

黄连散，治石痈结硬发热紫赤色，毒气攻冲未定，日夜疼痛，宜用此消肿化毒止痛。黄连、生大黄、白蔹、马牙硝、黄柏各一两，血竭、青盐各五钱，赤小豆(炒半熟)一两七钱，杏仁(汤浸去皮)四十九枚。右为末，蜜水调涂，干即易之。

大黄散，治石痈肿硬疼痛，心腹烦闷不得宣畅。川大黄一两，芒硝、黑豆皮、枳壳各五钱，牛蒡子、当归、川芎各三钱、甘草五钱。右剉碎。分作三服，每服水一盏，煎至五分去渣，不拘时温服，以利为度。

治石痈坚如石未作脓者，用生商陆根不拘多少，熟捣敷之，干即易取，软为度。沉香汤，治石疽肿毒结硬，口干烦热，四肢拘急不得卧。沉香、防风、木香各八钱、麦门冬、当归、枳壳、独活、羚羊角屑、升麻、玄参、地骨皮、赤芍药、甘草各一两，大黄(炒)二两。右剉碎，每服四钱，水一盏半，煎至七分，去渣，不拘时温服。

《外科证治全生集·石疽治法》　此疽初起如恶核、渐大如拳。急以阳和汤，犀黄丸每日轮流服可消。如迟至大如升斗者，仍如石硬不痛，又日见患现红筋，则不治。再见患生斑片，自溃在即之证也。溃即放血，三日而毙。如现青筋者，可治。内服阳和汤。外以活商陆根捣烂，加食盐少许，敷涂。数日作痒，半月皱皮，日敷日软，而有脓袋下，以银针穿之。当用千金托里散，加熟地、生黄芪各十钱，煎汤煎药。服十剂后，以阳和解凝膏贴满患上，空出针穿之眼，使其外皮血活。因皮膜中似成脓，须用布卷膏外绑紧，使皮膜相连。内服大补保元汤，黄芪忌炙，服至收功。如其毒气未尽，忌投补剂。

【现代研究】

1. 恶性淋巴瘤发病学研究　恶性淋巴瘤(ML)是一种较常见的恶性肿瘤，其发病率近年来呈上升趋势，在我国常见恶性肿瘤中已占第 8 位，以非霍奇金淋巴瘤为例，在过去的 30

年里，非霍奇金淋巴瘤在世界范围内的发病率几乎增长了一倍，已达20/10万。人口老龄化、HIV感染和环境污染可能是其发病率增长的原因。有资料显示我国沿海地区的发病率和死亡率高于内地，经济较发达地区高于经济欠发达地区，发病年龄曲线高峰在40岁左右。ML分霍奇金淋巴瘤（Hodgkin's disease，HD）和非霍奇金淋巴瘤（non-Hodgkin's lymphoma，NHL）两大类，我国NHL占85%～90%，远高于欧美国家。在NHL中侵袭性占多数，滤泡型所占比例较低（5%），远低于欧美国家。我国的T细胞淋巴瘤比例高于欧美国家，占NHL的35%。随着对淋巴瘤研究的深入发展，目前在其病理诊断分型、分期、治疗方法和残留病灶诊断评价等多方面均有了较大的进展，对提高淋巴瘤的治愈率有很大的意义。

2. 临床研究

（1）中西医结合治疗：程纬民等用毒结清口服液结合化疗治疗恶性淋巴瘤。毒结清口服液由人参、黄芪、白术、山药、预知子、全蝎、蜈蚣、土鳖虫、薏苡仁、天花粉等四十余味中药组成，西医治疗具体为：环磷酰胺（CTX）750mg/m²，第1天静脉注射，长春新碱（VCR）1.4mg/m²，第1天静脉注射；多柔比星（ADM）50mg/m²，第1天静脉注射；泼尼松（Pre）60mg/m²，第1～5天口服。21天为1个周期，共用6个疗程（周期）。治疗组在化疗基础上加用毒结清口服液，对照组则只用化疗方法，结果：治疗组中36例中完全缓解19例（52.78%），部分缓解12例（33.33%），稳定4例（11.11%），进展1例（2.78%）；对照组中，完会缓解10例（33.33%），部分缓解7例（23.33%），稳定6例（20%），进展7例（23.33%）。说明毒结清口服液与化疗配合对恶性淋巴瘤治疗有协同增效的作用。

（2）贾玫等用中西医结合治疗恶性淋巴瘤。西医治疗恶性淋巴瘤以化学治疗、放射治疗为主进行综合治疗。中医分型论治：①寒痰凝滞证，多见于早期，症见颈项、腋下或腹股沟等处肿核，渐渐增大，质地坚硬，不痒不痛，无发热及盗汗，面色苍白，或见形寒肢冷、体倦乏力，小便清，大便或软或溏，舌质淡红，苔薄白或白腻，脉沉细。治宜温散寒凝，化痰散结。方选阳和汤加减。②气郁痰结证，症见胸闷不舒，两胁作胀，脘腹痞块，颈项、腋下或腹股沟等处肿核累累或局部肿胀，或伴低热、盗汗，舌质淡红，苔薄白或薄黄，脉弦滑。治宜疏肝解郁，化痰散结。方选柴胡疏肝散合消瘰丸加减。③痰热蕴结证，症见颈部或腹股沟等处肿核，或见脘腹痞块。发热较甚，常有盗汗，口干口渴，心烦失眠，或见皮肤瘙痒，或身目发黄，大便干结或见便血，小便短少，舌质红或红绛无苔，脉细数。治宜清热解毒，化痰散结。方选连翘消毒饮加减。④肝肾阴虚证，多见于晚期或多程化（放）疗后，症见颈部或腹股沟等处肿核或大或小，或见脘腹痞块，午后潮热，五心烦热，失眠盗汗，口干咽燥，腰酸耳鸣，头晕目眩，舌红少苔或无苔，脉弦细或沉细数。治以滋补肝肾，软坚散结。方选知柏地黄丸合二至丸。⑤气血两虚证，症见全身淋巴结肿大剧增，时有低热，身疲乏力，面色无华，舌淡红苔薄白，脉细数。治宜益气养血，软坚散结。方选香贝养荣汤加减。手术前后，放、化疗期间配合中医辨证治疗。

（3）临床治验：患者，女，70岁，干部。2003年4月13日就诊。面色灰黯，咳嗽，咯白黏痰，量多，平卧时咳嗽气短加重，胸闷，憋气，稍活动即感气促，手足心热，失眠，口干，腰酸，神疲体倦，脘腹胀满，大便溏，有时恶心，纳少；舌质淡，苔黄腻，脉弦细；双侧颈、腋、腹股沟淋巴结肿大，如黄豆、花生、枣样大小，触之较硬，活动差，腹股沟处最大者约1.0cm×1.5cm，彩超示：腹膜后区域及腹腔内、双侧髂血管旁可见较多不等的类椭圆形低回声结节，其直径约1.0cm×2.5cm，此外双侧颈区、锁骨上窝、腋下和腹股沟区域均见大量不等的低回声结节团，结节局部呈现血流彩点反射。右颈部肿块取活检病理诊断：非霍奇金淋巴瘤，为多形T细胞淋巴瘤。西医诊断：非霍奇金淋巴瘤。中医诊断：石疽。证属：脾肾两虚，痰热蕴结。治宜:益气补肾,健脾化痰,软坚散结。方药:生黄芪 20g,人参 12g,半夏 10g,陈皮 10g,茯苓 10g,炒白术 20g,女贞子 30g,菟丝子 30g,枸杞子 30g,炙山甲 10g,生麦芽 20g,山药 20g,猫爪草 20g,甘草 6g,白花蛇舌草 15g,肉桂 6g,仙灵脾 12g,生姜 3 片,大枣 6 枚。14 剂,1 剂/d,水煎 3 次,早晚饭后分服。随访至今,饮食正常,精神好,每日外出锻炼,自觉无明显不适,能料理日常家务。

【述评】

石疽相当于西医的恶性淋巴瘤,主要症状为无痛性淋巴结肿大,质硬如石,亦可全身性淋巴结肿大,肿块晚期可溃破,渗流血水,不能愈合。全身症状有肝脾肿大、腹部包块及其他脏器损害;进行性贫血,发热,盗汗,体重下降,标志着疾病的进展和机体免疫功能衰竭。

本病的病因病机分为三个方面:①外感邪毒大致相当于感染病毒、放射线、有害化学物质。这些病因可形成寒湿痰邪凝聚证。②肝脾郁结为气机升降失常,以致免疫功能障碍,而痰浊瘀结形成肿块。③肝肾亏损相当于机体免疫功能衰竭,使肿瘤进一步恶化和扩展。

本病的早期为无痛性肿块,一般多属阴证,众多古籍和现今临床经验强调应用温阳散寒化痰法,方选阳和汤加减。考阳和汤实际是一个补肾之精气、阳气为主,散寒化瘀为次的方剂,用治机体肾精、肾阳亏损,不能抵抗或消除外感寒湿痰浊之邪。所以用本方实际上是增强机体对属寒性质病邪的免疫力,及增强机体消除已侵入机体属寒湿痰浊之邪的能力。故不仅仅消散局部的肿块,而且可以进行整体治疗。

又因本病肿块多发生在肝胆经部位,而情志致病亦是一大病因,所以治疗本病肿瘤坚硬有弹性,与情绪变化有一定关系者,则应用疏肝解郁,化痰软坚的治疗方法。坚硬的肿块必然阻滞气血运行,气郁必有血瘀,瘀血必归肝,说明疏肝行气的重要性。通过疏肝行气,以增强气的功能和动力,而达到化瘀破结的目的。无论从局部和全身来说都是十分必要的。

痰热瘀阻证应用清肝芦荟汤,本方具有滋肝清热、泻火利湿之功效。因为无论是寒湿痰浊凝滞还是气郁痰凝证,久之都可化热化毒,而形成痰热瘀阻,由阴转阳。但此证不仅有阳热证,而且还有阴寒或气郁证,所以仍然在方剂中要注意这两个方面。特别注意解毒化瘀。

石疽的晚期进入气血亏损证,实际是机体免疫功能衰竭及肿瘤细胞进一步扩展恶化。此时即使应用西医的放疗、化疗也不能奏效。应用补益气血可提高机体的免疫功能,再加以化痰解毒,可以使其症状得到有效的控制。

本病的外治,古文献多处强调应用商陆根外敷,在初期可能有一定的效果。但溃破以后则应按溃疡的外治原则进行外治。笔者认为配合放疗有重要临床意义。另外对于溃疡创面而应用六神丸研末撒创面,外盖太乙膏或干净敷料保护,具有局部抑癌、抗癌的作用。

【参考文献】

1. 黄巍波,张育荣.非霍奇金淋巴瘤的内科治疗进展.实用肿瘤学杂志,2008,22(95):290

2. 程纬民,曾清,王家晓,等.毒结清口服液结合化疗治疗恶性淋巴瘤 36 例的临床观察.广西中医学院学报,2006,9(3):30

3. 贾玫,李忠.恶性淋巴瘤的中西医结合诊治.中国临床医生杂志,2007,35(5):25

4. 王大鹏,彭涛.高萍主任医师辨治恶性淋巴瘤经验.时珍国医国药,2008,19(1):246

第六节 乳 岩

乳岩是发生于乳房部的肿块,质地坚硬如石,溃破后状如岩穴或莲蓬或菜花的恶性岩肿疾病。相当于西医学乳腺癌。是女性最常见的恶性肿瘤之一。根据资料统计，其发病率占全身各种恶性肿瘤的7%～10%，98%的乳岩发生在女性，多见于40～60岁的绝经期前后。在女性所患的岩肿中，本病的发病率仅次于子宫颈癌而居于第2位。男子乳岩较为少见，约占乳岩的1%～2%，发病年龄较女性晚些。近10年来乳岩的发病率有升高的趋势。在世界范围内，西方一些发达国家(西欧各国、美国、加拿大、新西兰、澳大利亚等)是女性乳腺癌的高发地区，东欧和南欧地区是中等水平地区，而亚洲、拉丁美洲和非洲的大部分地区属低发区。我国属女性乳腺癌的低发区。两侧乳房均可能发生乳岩，但左侧略高于右侧。多见于外上象限，占47%～50%；乳腺中心部位，乳头、乳晕下方次之，占15%～22%；内上象限又次之，占12%～15%；乳晕的下半部则较为少见；内下象限为2%～5%；外下象限为6%～12%。

中医学对本病很早就有记载，隋、唐时期将本病称之为"乳石痈"，孙思邈的《千金方》中有"妒乳"记载，这实际系指乳房部的湿疹样癌。乳岩的病名首见于宋代《妇人大全良方》，书中较为详细地记载了本病的初起、晚期症状和病因，指出："若初起，内结小核，或如鳖棋子，不赤不痛，积之岁月渐大，巉岩崩破如熟石榴，或内溃深洞，此属肝脾郁怒，气血亏损，名曰乳岩。"《普济方》一书中又称本病为"石奶"、"番花奶"。《疮疡经验全书》指出了本病早期诊断与治疗的重要性。《丹溪心法》进一步详细地描述了乳岩的病因、病机、症状、治疗，还特别地提出男子亦可患乳岩。《医宗金鉴·外科心法要诀》指出了乳岩晚期癌肿转移累及腋下与胸壁的临床表现，"乳岩初起结核隐痛，……耽延继发如堆粟，坚硬岩形引腋胸"。总之，历代医家对乳岩是富有研究的，对其病因病机的认识也较为深刻，并在临床实践方面进行了宝贵的探索。

目前乳岩的治疗，早期宜手术治疗为主，并可适用中医辨证施治、成药验方，及中西医结合治疗等。根据有关报道，乳岩的治疗效果在恶性肿瘤中是比较好的。

【病因病机】

乳房为足阳明胃经所司，乳头系足厥阴肝经所属。因此，乳岩和其他乳房疾病一样，与肝胃的关系极为密切。肝主疏泄，条达气机，通利血脉，一旦发生病变则可气滞气结而为肿块；脾胃为气血化生之源，脾胃功能失调，不仅痰浊之邪可以内生，且可致气血亏损、肝脾亏损、冲任失调，痰浊和瘀血乘虚结于乳房而成乳岩。

1. 情志失调　忧郁伤肝，思虑伤脾，积想在心，所愿不得志者，致经络痞涩，聚结成核。五脏都有主神志的功能，若因为忧思、抑郁，则可使脏腑气机抑郁，而致乳房经络痞涩不畅，乳房代谢之浊气不得从乳头宣泄而出，在乳房凝结成肿块。

2. 脾胃损伤　上文所述因思虑可损伤脾胃，致使运化失职，升降失调，而痰湿内生。此外，久嗜厚味炙煿之饮食，也可伤脾呆胃，化生痰浊。脾胃所化生的湿浊痰邪，可循经流注，结于乳中，致使乳房经络阻塞，气血凝滞，日久成岩。

3. 冲任不调　由于女子生理特点是体阴用阳，以血为本，妊娠、哺乳、月经等生理需要，需要耗伤阴血。故有"女损肝胃"的说法。这是因为胃为气血化生之源，肝为藏血之器，耗血则可损伤肝胃。又精血可相互转化，肝血亏肾精亦伤，而形成冲任不调的病理机制。冲任不调，则月经不调，气郁血瘀，经络阻塞，瘀血结于乳房而成乳岩。所以乳岩多发于绝经期前后。

此外，因脏腑失调，气血亏损，乳房经气虚弱，外感风寒之邪可直接侵入乳房，致使经络阻塞而成乳岩。

西医学认为，乳腺癌的发生与内分泌、月经、婚育、哺乳、病毒、遗传、乳房良性疾病及其他因素如生活环境等有关系。

【辨病】

1. 临床表现

(1)肿块：多为首发症状。乳岩肿块一般生长较快，尤其在妊娠期或哺乳期生长更为迅速。多数能触到大小不一的明显肿块，一般在普查中发现肿块较小，患者常常不知道。形态大多数不规则，边缘不清楚。质地较硬，有的硬如石头；个别稍软，甚至囊性。早期活动，如侵犯胸大肌或胸壁则活动受限或固定。乳腺各部都可生长乳岩，但以外上方较多。

(2)疼痛：乳岩疼痛较少，约 1/3 患者伴有局部疼痛，常表现为隐痛、钝痛、牵拉痛或针刺样疼痛，多为阵发性。晚期可为持续性痛。

(3)皮肤改变：乳岩与皮肤粘连，使局部皮肤凹陷。当癌细胞皮下浸润时，皮肤可呈橘皮样，水肿，变色。晚期侵犯皮肤时可破溃。

(4)乳头内缩：乳岩常伴有乳头回缩，这时牵拉乳头，移动性较对侧减少。

(5)乳头溢液：如乳腺查不到肿块，仅有乳头溢液多属良性。乳岩伴溢液较少见，溢液的性质可为血性、浆血性、浆液性、乳汁样、水样，合并感染时为脓性。

(6)腋下淋巴结肿大：乳岩患者常腋下淋巴结转移，转移率在 60%左右。早期淋巴结还活动，晚期时融合成团，累及皮肤，固定不移，可伴发上肢水肿。

2. 诊断要点

(1)病史：注意询问乳腺各时期发育情况，如乳腺是否受过外伤，有无炎症，乳头有无溢液，有无疼痛、囊肿、包块，是否曾动过手术，有无甲状腺疾病，盆腔生殖器官疾病，肾上腺疾病，月经周期中乳房的变化，婚、产、哺乳情况，有无乳腺癌家族史及其他肿瘤。

(2)查体

1)体位：坐位或前俯位，面对光线，解开上衣，充分暴露胸廓及两乳。

2)乳腺视诊：两侧乳房发育是否对称，表面是否均匀，皮肤色泽是否正常，有无脉管怒张，乳头有无抬高、凹陷、偏移、裂口、糜烂、破溃、流血、溢液。

3)乳腺触诊：正常乳腺触诊亦可触知均匀散在的柔软小结。乳岩的肿块多为一侧单发性，形状多为球形，卵圆形，有时也可呈不规则形。典型的肿块表面征象是凸凹不平，肿块境界不很清楚，质地坚硬，移动度较差。

4)区域淋巴结触诊：应注意肿块的数目、大小、形态、境界、硬度及移动度等。包括腋下和锁骨上下淋巴结检查。

(3)病理学检查

1)乳头分泌物涂片检查：有乳头溢液者，可作涂片染色查找癌细胞。

2)肿块穿刺活检：针吸活检，阳性率可达 70%～80%。

3)肿块切取、切除、钳取活检：可作冰冻切片也可作石蜡切片。

(4)乳岩的 X 线检查

1)钼靶 X 线摄影：乳岩 X 片征象，瘤体的征象有团块状影、星形影、云片状影、半球形影、彗星状影、弥漫结节影。肿块边缘均不太整齐，多有毛刺状突起或短粗的角状突起。

2)计算机体层扫描(CT)：CT 的空间分辨率和密度分辨率都较高，有利于发现小癌灶。CT 可清晰显示乳岩患者有无腋下淋巴结增大，判断有无乳区淋巴结转移。

3)磁共振摄影：对于区别囊性和实性肿块有较大价值。

(5)物理学检查

1)热图像法:此法简单、经济、无损伤、易被患者接受,可作为初筛手段。

2)超声波探查:正常乳腺组织与乳岩回声不同,根据回声不同了解肿块大小、形状和性质。

3. 鉴别诊断

(1)乳腺痛(乳腺单纯增生病):常见于卵巢功能失调、未婚、未育、未哺乳的妇女,好发于30岁以后。主要表现乳房疼痛,经期前发作性钝痛,日久可呈刀割样痛,向腋、上臂、肩部、肩胛区放射。也可呈持续性疼痛,但乳房无包块触及。

(2)乳腺囊性增生病:多发于40岁前后,囊肿可单发或区段性结节,多呈三角形,底朝乳房边缘、尖指乳头的不规则团块,肿块表面呈小颗粒状。

(3)乳腺纤维瘤:20～25岁多发,生长缓慢,常为单个肿块,大小一般为2～3cm,多为圆形,边缘清楚,表面光滑,无压痛,能活动。

(4)乳腺结核:中年妇女多发,发展慢,常有同侧淋巴结肿大。乳房局部呈炎症改变,可形成肿块,或破溃成窦道。乳头可溢出脓汁或血性分泌物。

(5)浆液性乳腺炎乳管扩张症:非哺乳期突然乳房痛,发热或寒战,乳房普遍水肿,皮肤发红,触痛,乳头内陷并有奶油样溢液,同侧淋巴结肿大及压痛。2周后进入亚急性期,此期只有乳腺肿块和腋下淋巴结肿大,约3个月后肿块完全消失。

(6)硬化性乳腺病:为乳腺增生的一种特殊表现,多见于中年妇女,常为体积小,直径0.5～5cm的乳腺内界限不清楚的硬结。

【辨证】

1. 肝气郁结证　乳房结块,皮色不变,质地坚硬;若在病变后期则肿块与皮肤粘连,坚硬不可移动,皮肤颜色可出现青紫色。伴心情不舒,胸闷不适,两胁胀痛。遇精神刺激,上述症状可以加重。舌苔薄白,舌质红或淡黯,脉弦或弦滑。

2. 冲任失调证　乳房结块坚硬疼痛,伴腰膝酸软,月经不调,脱发,头昏,耳鸣等。舌质淡红,舌苔薄白,脉沉细。此型患者多与婚后未生育或生育过多有关。

3. 毒热蕴结证　岩肿疼痛剧烈、溃烂、翻花、血水淋漓、臭秽不堪,疮色紫黯。可伴发热,饮食不佳,身体日渐消瘦。舌苔薄黄,舌质黯红,脉弦数。

4. 气血两虚证　病程日久,乳岩溃破翻花如菜花状,不断地渗流血水,疼痛难忍,面色苍白,精神萎靡,消瘦无力,饮食不思。舌苔薄白,舌质淡红,脉沉细无力。此型患者可严重贫血。

【治疗】

1. 内治法

(1)辨证论治

1)肝气郁结证:治宜疏肝解郁,化痰散结。方选开郁散合神效瓜蒌散加减。药物有柴胡、香附、郁金、茯苓、百合、合欢皮、白芍、瓜蒌、当归、乳香、没药等。

2)冲任失调证:治宜调摄冲任,化痰散结。方选二至丸合二仙汤加减。主要药物有仙茅、仙灵脾、菟丝子、当归、女贞子、旱莲草、鹿角霜、川贝母、香附、郁金、王不留行等。

3)毒热蕴结证:治宜扶正解毒。方选化岩汤加减。主要药物有人参、黄芪、当归、白术、白芥子、茯苓、忍冬藤,白毛藤、凤尾草、蜂房、青黛、土鳖虫等。

4)气血两虚证:治宜补益气血,解毒化痰。方选归脾汤加减。主要药物有炒白术、人参、黄芪、茯苓、炙甘草、川贝母、鹿衔草、半枝莲、胆南星、山萸肉、瓜蒌等。

上述四证型都可以适当选加下列基本药物：蒲公英、七叶一枝花、天葵子、山慈菇、生薏苡仁等。

(2)成药验方

1)西黄丸，3～6g，每日服2次。

2)小金丸，每次1丸，每日服2次。

3)天门冬榨汁，用适量黄酒送服，每次服10～20g，每日服2次。

4)半边莲30g，白花蛇舌草30g，制乳香9g，制没药9g。水煎服，每日1剂。

2. 西药治疗　适用于乳腺癌的化疗药有多种，目前常用的有环磷酰胺、塞替派、消瘤芥(AT-1258)、氟尿嘧啶、甲氨蝶呤、多柔比星、丝裂霉素、长春碱、长春新碱及秋裂胺等。文献上最有效的单一药物为多柔比星。单一用药有效率一般为10%～40%，有效期短暂。近年来联合化疗取得较大进展。实践证明对乳岩联合化疗确比单一用药为好，可使一部分晚期或转移性患者得以挽救。

3. 药物外治

(1)阿魏化痞膏外敷患部肿块。

(2)天仙子茶水调敷患部肿块。

(3)鲜大蟾皮外敷患部肿块。

(4)乳岩溃破后，可用海浮散干掺，并外敷藤黄膏。

4. 放射疗法　乳岩的放疗有三种用途，根治性单纯放疗，根治性综合治疗的一部分以及晚期、复发和转移癌的姑息性治疗。照射方法有镭针、^{60}钴针、^{137}铯针以及深X线照射等。

5. 手术治疗　乳岩早期应尽量手术，可采用乳腺癌根治术或改良根治术。亦可采用化疗后再行手术，晚期乳岩及体质虚弱的乳岩患者不宜手术治疗。

【预防与护理】

1. 对于乳岩高发年龄段的妇女定时进行乳房检查和自查。一旦怀疑有肿块，应及时就诊，及早治疗。这是预防和早期治疗乳岩的关键。

2. 精神因素是乳岩发病的主要病因，应该做到心情舒畅，避免不良精神刺激。这对于治疗和预防乳岩十分重要。

3. 调节饮食，少吃腥荤发物、辛辣炙煿之品，以避免湿热痰浊之邪内生。

4. 练习气功，使机体内外环境平衡，对于预防和治疗乳岩都具有重要的意义。

5. 乳岩早期肿块外敷药，刺激性宜小，以避免皮肤破溃；乳岩后期，肿块溃破，换药时应小心清除臭秽之脓腐，使之引流通畅，则邪毒可从局部排除。

【古籍选粹】

《医宗金鉴·外科心法要诀·乳岩》　此证由肝、脾两伤，气郁凝结而成。自乳中结核起，初如枣粟，渐如棋子，无红无热，有时隐痛。宜速外用灸法，内服养血之剂，以免内攻。若年深日久，即潮热恶寒，始觉大痛，牵引胸腋，肿如覆碗坚硬，形如堆粟，高凸如岩，顶透紫色光亮，内含血丝，先腐后溃，污水时津，有时冒出臭血……五脏俱衰，即成败症，百无一救。若患者果能清心涤虑，静养调理，庶可施治。初宜服神效栝蒌散，次宜清肝解郁汤，外贴季芝鲫鱼膏，其核或可消望。若反复不应者，疮势已成，不可过用克伐峻剂，致损胃气，即用香贝养营汤。或心烦不寐者，宜服归脾汤。潮热恶寒者，宜服逍遥散，稍可苟延岁月。如得此证者，于肿核初起，即加医治，宜用豆粒大艾壮，当顶灸七壮，次日起疱，挑破，用三棱针刺入五六分，插入冰螺散撚子，外用纸封糊，至十余日其核自落，外贴绛珠膏、生肌玉红膏，内服舒肝、养血、理脾之剂，生肌敛口自愈。

《外科证治全生集·乳岩治法》　初起乳中生一小块，不痛不痒，证与瘰疬恶核相若，是阴寒结痰。此因哀哭忧愁，患难惊恐所致。其初起以犀黄丸，每服三钱，酒送十服全愈。或以阳和汤加土贝五钱，煎服，数日可消。若误以膏贴药敷，定主日渐肿大，内作一抽之痛，已觉迟治。若皮色变异，难以挽回，勉以阳和汤日服，或以犀黄丸日服，或二药每日早晚轮服。服至自溃而痛者，外用大蟾六只，每日早晚取蟾破腹连杂，以胆身刺孔，贴于患口，连贴三日。内服千金托里散，三日后接服犀黄丸；可救十中三四。溃后不痛而痒极者，无一毫挽回。大忌开刀，开则翻花最惨，乃无一活。

【现代研究】

1. 发病学研究　乳腺癌已成为一种严重影响妇女健康的最为常见的恶性肿瘤之一，其发病率几乎在全球范围内呈明显上升趋势。在美国每年约有 195 000 名妇女被确诊为乳腺癌，约占女性恶性肿瘤发病总数的 32%。据发病率变化趋势估计，美国妇女到 85 岁时，被诊断为乳腺癌的终身危险大约为 1/8(12.5%)，而死于乳腺癌的终身危险约是 3.4%。在亚洲，发展中国家乳腺癌的发病率较低，小于 35 岁的患者占 25%左右，而发达国家则仅占 10%左右。我国乳腺癌发病率较欧美等发达国家偏低，但近年来的临床观察显示，发病率有明显上升趋势，而且发病年龄较欧美等国明显提前。乳腺癌的死亡率趋势大部分与发病率趋势相平行，近年来，无论是在高发病危险人群还是在低发病人群，乳腺癌的死亡率一致呈上升趋势。在美国，年龄标化死亡率在 20 世纪 50 年代到 80 年代中期相对稳定，80 年代末乳腺癌平均死亡率开始降低，90 年代的死亡率下降更多(每年为 3%)。我国乳腺癌平均死亡年龄为 67.91 岁，其中，15～35 岁占 4%，35～55 岁占 38.7%，55～75 岁占 46.9%，>75 岁占 10.3%。在地区分布方面，沿海省、市的死亡率偏高，城市女性乳腺癌死亡率均高于农村，前者为后者的 1.4 倍。

2. 临床研究

(1)刘艳虹等对乳癌术后放疗化疗后的中医辨证治疗。①肝气郁结证：精神尚可，心情抑郁，喜叹息，脘腹胀闷或两胁胀满，失眠，烦躁，胃纳一般，二便尚可，舌质淡黯，苔白，脉弦滑。治宜：行气疏肝，解郁。方用四逆散加减。②脾虚痰湿证：平素脾胃虚弱，有乳腺增生或溢乳症状，术后多表现为面色苍白，体倦乏力，免疫力下降，易感冒，或白细胞数偏低，患侧上肢肿胀、胸闷、纳呆、便溏、苔黄而腻、脉滑。治宜：益气健脾，化痰去湿。方用四君子汤加减。③气阴两虚证：多年龄较大，中气不足，手术后伤正气，且癌症属瘀毒内蕴，耗伤阴液，故见口干、咽痛、夜眠欠佳、大便干结及手足心热、舌红少苔、脉象弦细。治宜：益气养阴。方用生脉散加减。④瘀热证：术后伤口瘢痕有皮损，或渗液，或红、肿、痒等症状，伴有口干、口苦，舌质黯红、苔白脉滑数。治宜：清热活血。方用自拟方：玄参 15g，蒲公英 15g，银花 15g，赤芍 15g，夏枯草 20g，半枝莲 20g，全蝎 10g，板蓝根 20g，桃仁 15g。

(2)武常流用加味防己茯苓汤治疗乳癌术后上肢肿胀 36 例，方药组成：防己 30g，黄芪 30g，桂枝 15g，茯苓 40g，当归 15g，川芎 15g，穿山甲 15g，路路通 15g，地龙 15g，桃仁 10g，红花 10g，甘草 10g，川椒目(另包)15g。痊愈(患肢肿胀、疼痛完全消失)20 例；好转(患肢肿胀及疼痛明显好转)15 例；无效(治疗前后症状无改变)1 例，总有效率为 97.2%。

(3)杨际平等用益气活血汤治疗乳癌术后上肢水肿 33 例，方药组成：黄芪、益母草各 30g，当归、川芎、穿山甲、路路通各 15g，桃仁、红花、地龙各 10g。水煎，头煎口服，二煎外洗局部。1个月后，痊愈（患侧上肢水肿、疼痛完全消失）20例；好转（患侧上肢水肿明显消退）9例；无效（治疗后症状无改善）4例。总有效率87.8％。

【述评】

乳岩是女性常见恶性肿瘤，有关文献报道本病发病率还在升高，并有可能成为女性好发的首位恶性肿瘤。

乳岩的病因病机主要是情志失调，然而在认识情志失调方面不能专循气郁、火郁、痰郁的病机模式。情志活动必须以气血和五脏精气为物质基础，情志活动过亢必然损伤脏腑，导致脏腑功能失调。在这一病理过程中，既有气郁、气结、湿痰瘀结实的一面，同时也有精气血耗伤、脏腑亏损虚的一面。可谓虚实夹杂。若专疏肝行气、理湿化痰，则有更加耗伤精气的可能。必须把调理气机与扶正补益结合起来。另一方面因情志失调，而致精气亏损，则易感外邪，主要易感寒湿之邪。故病初肿块不易察觉，无痛无热、皮色不变。当适当注意驱散外寒。

乳房部肿块是乳岩的首发症状，必须排除乳腺纤维瘤、乳腺增生、乳腺结核等疾病。并结合现代病理学检查、X线检查、物理学检查，以利于及早诊断和及早治疗。治疗的原则是首选手术治疗并结合放疗和化疗，但在这些治疗的全过程中都可以应用中医药辨证施治。特别是晚期乳岩和其他不适应、不愿意进行手术者，中医药的治疗则更为重要。本节叙述的四证型辨证施治并不是孤立实行的，在临床上可根据具体情况合参和变通。

笔者治疗乳岩术后放、化疗并发症方面有一些体会。乳岩术后气血大伤，脏腑精气耗伤，乳岩余毒之邪留恋，加之放、化疗最易耗气伤津，故可形成气阴两伤、癌毒留恋证型。治宜益气养阴，解毒抗癌，方选参脉饮合五味消毒饮加减，常用药物有西洋参或红参、麦冬、五味子、山萸肉、石斛、天花粉、银花、半枝莲、蒲公英、七叶一枝花、青黛、山豆根、灵芝、十大功劳、茵陈、川贝母、车前子、土茯苓等。曾治疗十余例患者，疗效很好，较为顺利地撤掉放、化疗，改善虚象，增强体质，使患者较快恢复工作。

乳岩病因病机复杂、病情变化多端，从古文献和现代文献两方面来研究，尚未有全用中医方法治愈的报道。但临床坚持中医药与其他疗法密切、有机地配合治疗，确已成为在世界范围内的中国特色。

【参考文献】

1. 王强修等. 现代乳腺疾病诊断病理学. 北京：中国医药科技出版社，2008. 88-89
2. 刘艳虹，李定夷. 乳癌术后放疗化疗后的中医辨证治疗. 广州医药，2000，31(1)：24
3. 武常流. 加味防己茯苓汤治疗乳癌术后上肢肿胀36例. 中国临床医药研究杂志，2004，122：72
4. 杨际平，丁广荣. 益气活血汤治疗乳癌术后上肢水肿33例. 四川中医，1997，15(5)：33

第七节 肾岩

阴茎属肾，岩肿生于阴茎，故名“肾岩”。由于肾岩日久创面溃破，形如去皮之石榴，如花瓣翻开，故俗称“肾岩翻花”、“翻花下疳”。本病相当于西医学的阴茎癌。肾岩病名首见于《疡科心得集》：“初起马口之内，生肉一粒，如竖肉之状，坚硬而痒，即有脂水，延至一二年或五六载时，觉疼痛应心，玉茎渐渐肿胀，其马口之竖肉处，翻花若榴子样，此肾岩已成也。”说明本病初起在阴茎头部出现小结节，自觉瘙痒，逐渐长大，溃后翻花如石榴，表面凹凸不平，滋水恶臭。本病的后期可侵犯整个阴茎，出现“饮食不思，形神困惫”等恶病质症状。是中医外科岩瘤“四大绝症”之一。

阴茎癌在我国并不少见，在男性恶性肿瘤发病率中占有相当的比例，据有关统计表明，本病占男性恶性肿瘤第10位。包皮过长或包茎已公认是阴茎癌的诱发原因。湿热环境下，卫生条件差者发病率较高。性病流行的国家阴茎癌发病率高。发病年龄为30～80岁，以31～69岁最常见。阴茎癌病理组织分类几乎全部为鳞状细胞癌，基底细胞癌很少见。好发部位依次为龟头、包皮内板、冠状沟，而阴茎干很少。常经淋巴结转移。五年治愈率达80％～90％，再转移者五年治愈率为20％～40％。如不经有效治疗，多于2～3年内死亡。

【病因病机】

阴茎为肾所主，又足厥阴肝经循少腹绕阴器，且足三阴之经从足走腹近于阴茎，心与小肠亦可通过有关途径与尿道和阴茎相通，故阴茎与肾、肝、心、小肠等脏腑有密切的关系。在病机演变方面主要表现为湿浊瘀结、火毒炽盛、阴虚火旺。

1. 湿浊瘀结　因肾气内虚而不能主阴茎，以致外感寒湿之邪从下经足三阴经上行致阴茎，或肝经湿热之邪乘虚下注阴茎，都可使湿热浊邪结于阴茎部，局部经络阻塞，气血凝滞，而赘生成为结节、肿块。

2. 火毒炽盛　湿热浊邪瘀久可化热成毒，肝胆之火下注或心火移热于小肠注于阴茎，皆可使阴茎发生肿块、结节，热盛则肉腐，则结节可溃烂、翻花、溃腐恶臭。

3. 阴虚火旺　素体肝肾阴液亏虚，加之火毒日久耗散阴血津液，或经放疗、化疗等伤败津液和气阴，则肝肾之阴液更虚，无水制火，而成为阴虚火旺之证。发生低热、贫血、消瘦、肾岩溃破不能收口等恶液质症状。

西医学认为包茎和包皮过长与阴茎癌的发病有密切关系，其证据有：①阴茎癌病人绝大多数有包茎、包皮过长病史；②早期行包皮环切术，阴茎癌发病率显著降低；③包皮垢有致癌作用。因为包皮过长或包茎，包皮垢不能或不容易排出而长期淤积在包皮囊内，这些分泌物或合并炎症长期刺激阴茎头、包皮内板，导致细胞过度增殖，终致本病的发生。

此外，阴茎癌的前期病变如阴茎白斑病、乳头状瘤、尖锐湿疣等，如不及时妥善地治疗，亦为阴茎癌发生的重要因素之一。

【辨病】

1. 临床表现　本病多发于中老年人。初起时在包皮系带附近、阴茎头部、冠状沟部及外尿道口边缘等处，可见丘疹、红斑、结节、疣状增生等病变，逐渐增大而呈皮肤黏膜溃烂，或有滋水、血水渗出，刺痒，烧灼或疼痛感。渐渐溃疡加深或肿块增大，状如翻花石榴子样，并有恶臭分泌物，疼痛较前加重。后期肿瘤侵入阴茎大部分或全部，甚至阴囊及阴囊内容物，而出现巨大肿块，龟头破烂，呈菜花样，触之易出血，严重者整个阴茎破坏脱落，仅残留癌性大溃疡于耻骨下方。

若包皮能翻转者，早期在龟头或包皮内板可见阴茎小疱、丘疹、湿疹、疣、溃疡、白斑及鳞屑状斑疹，发展缓慢，常无自觉症状。若包皮不能翻转者，早期肿瘤深藏在包皮深面，肉眼不能觉察，隔包皮扪摸可有肿块或结节感，局部触痛，自觉阴茎有刺痒及疼痛感，阴茎前端也常有脓性分泌液自行流出。

阴茎癌患者约有30％以上发生淋巴结转移，以腹股沟淋巴结最多见，但也可波及髂外及直肠周围淋巴结等。

阴茎癌经血道转移较少，通常转移至肝、肺、肾、胸腹膜、肋骨、盆骨、前列腺、精囊及睾丸等。

本病早期一般无明显的全身症状，晚期表现出发热、消瘦、纳呆、形神困顿、贫血及脾胃衰败之症。

2. 诊断要点

(1)根据病史和临床表现,警惕早期征象特别是对包茎、包皮过长和中老年人更要仔细认真检查,触摸阴茎有无肿块。

(2)细胞学检查:对可疑病例需作病灶局部刮片检查。

(3)活体组织检查:对可疑病例可取活检确定诊断。对肿大淋巴结可穿刺吸取或切取进行活检,查找癌细胞。

3. 鉴别诊断

(1)阴茎乳头状瘤:为常见良性肿瘤。多发于冠状沟、龟头及系带附近。可单发或多发,有蒂或无蒂,边界清楚。表现呈红色或淡红色,质软,生长缓慢。可活检确诊。

(2)阴茎结核:有结核病史,病变位于阴茎头及系带附近。初为红色脓疱,破溃呈浅在溃疡,边缘较硬而清晰,基底平洁,为肉芽组织。病灶分泌物涂片可发现结核杆菌。晚期因纤维化使阴茎变形。

(3)尖锐湿疣:病变呈菜花状、乳头状、颗粒状或结节状,紫红色,大小数目不定。有时带蒂,多位于龟头、冠状沟及包皮内板。

(4)阴茎白斑:多认为是癌前病变。常位于包皮、龟头、尿道外口的黏膜处。病变大小不等、边缘清楚、灰白色、质硬。

【辨证】

1. 湿浊瘀结证　阴茎龟头或冠状沟生出丘疹或菜花状结节,局部灼热,痒痛不休,出血流脓,气味恶臭,疼痛向腹股沟或肛门、少腹部放射,有的可有腹股沟淋巴结肿大。伴畏寒、乏力,下肢酸软无力,小便不畅,解尿时尿道涩痛难忍,舌苔白微黄,舌质淡红,脉沉弦细。

2. 火毒炽盛证　阴茎赘生结节或翻花溃疡,红肿胀痛,红肿波及整个阴茎及阴茎周围。溃疡时有浆液血样渗出物,腐臭难闻,刺痛灼痛,疼痛难忍,解大小便都可加重疼痛。溃疡可穿通而形成尿瘘。伴发热,口渴,大便干结,小便短赤,食欲不振,精神委靡。舌苔黄腻,舌质红,脉弦数或滑数。

3. 阴虚火旺证　见于阴茎癌手术,放疗、化疗后,或病变晚期。局部溃疡深大,甚至整个阴茎完全溃烂而形成大溃疡于耻骨下方,渗流血水、脂水、脓液,尿频,尿急,排尿不畅,局部抽掣痛,累及腰膝酸痛,伴口渴咽干、疲乏无力、胃纳不佳、全身消瘦、头晕失眠、耳鸣眼花。舌红少苔,脉沉细。

【治疗】

1. 内治法

(1)辨证论治

1)湿浊瘀结证:治宜利湿化痰,解毒化瘀。方选二妙散合二陈汤加减。常用药物有黄柏、苍术、茯苓、陈皮、甘草、法半夏、龙葵、白英、七叶一枝花、萆薢、马鞭草、紫草、茜草等。

2)火毒炽盛证:治宜解毒降火。方选龙胆泻肝汤合四妙勇安汤加减。常用药物有龙胆草、黄芩、黄连、栀子、柴胡、生地、玄参、银花、生甘草、当归、泽泻、山豆根,牡丹皮、羚羊角粉、淡竹叶、木通等。

3)阴虚火旺证:治宜滋阴清热解毒。方选知柏地黄丸合大补阴丸加减。常用药物有知母、黄柏、生地、玄参、女贞子、旱莲草、山萸肉、泽泻、土茯苓、银花、龙葵、白英、白花蛇舌草、半枝莲、半边莲、十大功劳、紫草、小蓟、栀子等。

(2)成药验方

1)小金丸,1丸,1日服2次。

2)西黄丸,3～6g,每日服2次。

3)新癀片,4片,每日服3次。

4)菝葜120g,土茯苓100g。每日1剂,煎2次服。

2. 西药治疗　应用化学性抗癌药物来治疗阴茎癌,临床有一定疗效。常使用博来霉素或氟尿嘧啶、争光霉素治疗,大多与手术及放疗联合应用。

3. 外治法

(1)岩肿溃烂不洁,用五五丹或千金散撒于疮面,或用红灵丹油膏外敷,每日1～2次更换,腐蚀至癌肿平复后,改用九一丹;如创面渗血可掺海浮散,外敷生肌玉红膏;创面清洁后改用红油膏或白玉膏。

(2)皮癌净外敷,1日1次或隔日1次,平均3～4次即可,待其焦痂及坏死组织自行破溃液化脱落。

(3)五虎丹外敷,1日1次或隔日1次,或用五虎丹酊剂外敷瘤体,使癌组织坏死脱落。

(4)平阳霉素软膏,外搽患部,1日2次。

(5)氟尿嘧啶软膏,外搽患部,1日2次。

4. 手术治疗

(1)阴茎局部切除术:适用于局限于包皮的癌肿,位于阴茎头的外生疣块型癌肿,癌肿尚未浸润阴茎海绵体者。切除范围应距癌肿边缘0.5cm,深部切至阴茎海绵体。

(2)阴茎部分切除术:是目前最常用的术式,适用于龟头、阴茎远端、冠状沟、包皮内板处肿瘤大于2cm者,在距离肿瘤2cm处切断阴茎。

(3)阴茎全切除:适用于肿瘤较大,或已破坏阴茎大部,阴茎根部正常组织不足3cm者。

5. 放射治疗　单纯放疗适用于表浅鳞癌,尚未侵犯尿道或海绵体的较早期年轻患者。以菜花型最敏感,疣型次之,硬斑型更次之,深溃疡型最差,对浸润较浅或局限的阴茎癌可用X线治疗。对腹股沟淋巴结引流区可用^{60}钴,^{137}铯或电子加速器治疗,因皮肤反应较轻,可适当提高剂量。原发癌一般50～60Gy治4～7周,即可达到根治效果。对已侵犯阴茎体部或对放疗不敏感的人,须用高压X线,超高压X线加速器或^{60}钴,^{137}铯为放射能源远距离照射,照射量为每5～7周60～70Gy。应用放疗后,配合手术治疗。对腹股沟髂淋巴结转移的患者,在腹股沟(髂)淋巴结清除术后,可于腹股沟、髂动脉旁边淋巴结区进行放疗。放射量争取达每6～7周到60～70Gy。

【预防与护理】

1. 保持包皮囊清洁,包茎、包皮过长者,或患有包皮龟头炎者,宜尽早实行包皮环切术;对包皮过长但较松弛易于上翻者,亦应经常上翻、洗涤,保持局部清洁卫生。

2. 正确及时处理癌前期病变,如乳头状瘤、尖锐湿疣、黏膜白斑、阴茎皮角等,均有发展为癌变的可能,应及时治疗,对可疑癌变者,应行活组织学检查。

3. 术后及放疗、化疗的调养　①生薏苡仁50g,鲜藕30g,冰糖30g,煮粥适量常服。②猪脊髓60g,用香油炸,常服。

4. 患阴茎癌者,应避免房事。

【古籍选粹】

《疡科心得集·辨肾岩翻花绝证论治》　夫肾岩翻花者,俗名翻花下疳。此非由交合不洁，触染淫秽而生。由其人肝肾素亏，或又郁虑忧思，相火内灼，水不涵木，肝经血燥，而络脉空虚，久之损者愈损，阴精消涸，火邪郁结，遂积疾于肝肾部分。初起马口之内，生肉一粒，如竖肉之状，坚硬而痒，即有脂水。延至一二年，或五六载时，觉疼痛应心，玉茎渐渐肿胀，其马口之竖肉处，翻花若榴子样，此肾岩已成也。渐至龟头破烂，凸出凹进，痛楚难胜，甚或鲜血流注，斯时必脾胃衰弱，饮食不思，即食亦无味，形神困惫；或血流至两三次，则玉茎尽为烂去，如精液不能灌输，即溘然而毙矣。此证初觉时，须用大补阴丸，或知柏八味，兼用八珍、十全大补之属。其病者再能怡养保摄，可以冀其久延岁月。若至成功后，百无一生，必非药力之所能为矣。此与舌疳、失营、乳岩为四大绝症，犹内科中有疯、痨、臌、膈，不可不知。

《外科证治全书·下疳疮》　结毒龟头生疳，往往有糜烂连龟身烂落者，世人多以外敷药治之。另外药不可少，然不光治其内，据用外药以止遏，不好如石压卵也。先用毒神散，黄柏三钱，茯苓一两，生甘草三钱，炒山栀三钱，肉桂一钱，水煎服四剂，则内证火毒从小便出，疼痛稍止，然后用生势丹敷之。炒黄柏三钱，儿茶一两，冰片三分，生甘草一两，大黄三钱，乳香一钱，没药一钱，麝香三分，丹砂一钱。各为极细末，和匀掺之。掺上即止痛，逢湿即掺，不数日脓尽血干，肉筋再长如旧，一月全愈，但不能再长龟头也。愈后须补气血，用十全大补汤，服数十剂，则外势仍然伸缩，尚可种子。

【现代研究】

1. 预后研究　刘氏认为影响本病预后有如下因素：①年龄因素。阴茎癌的发病年龄从15～89岁均有报道，但以40～59岁年龄组最多。文献指出腹股沟淋巴结的转移是影响预后之主要因素，但临床发现腹股沟淋巴结转移与年龄有关，年轻者发生转移的机会较多，所以年龄越轻，预后越差。②肿瘤分级。文献报道的阴茎癌大多数是Ⅰ级及Ⅱ级，而Ⅰ级、Ⅱ级肿瘤的5年生存率明显高于Ⅲ、Ⅳ级肿瘤的5年生存率。癌细胞分化越差，5年生存率越低。③肿瘤分期。分期愈晚，预后愈差。④腹股沟淋巴结转移。阴茎癌一旦发生腹股沟转移，预后明显差于无转移者。如果出现髂淋巴结转移，预后更差。文献认为，无淋巴结转移者5年生存率是69%，若有淋巴结转移者5年生存率仅为33%。⑤放化疗方法。单纯的放射治疗、化学治疗的效果明显低于采用手术治疗或手术治疗加放疗、化疗等的综合治疗，虽然文献中有单纯放疗或化疗取得了一定效果的报道，分析原因可能与其选择病理的临床分期有关，所以大多数学者认为，提高生存率，比较肯定的治疗方法是综合性治疗。

2. 临床研究

(1)武迎梅用中医治疗阴茎癌，患者，男，48岁，河北省廊坊市农民，主因冠状沟及包皮红肿结节3年，于1999年9月14日就诊。患者于1985年因包皮过长手术后，1994年又发现龟头有肿物，日益增大，呈菜花状，于1995年5月29日当地医院诊断为“阴茎癌腹股沟淋巴转移”，病理诊断为高分化鳞状细胞癌。行化疗5个周期，近期龟头包皮肿胀，冠状沟糜烂，渗出结痂，排便通畅。舌红苔黄厚腻，脉弦滑。中医诊断：肾岩翻花。证属：湿热内蕴。治宜健脾除湿，清热解毒。方药：太子参30g，白术30g，茯苓10g，陈皮10g，半夏10g，女贞子30g，枸杞子30g，菟丝子30g，生黄芪30g，山萸肉15g，雷公藤20g，金荞麦30g，车前子(包)30g，甘草10g，生姜3片，大枣6枚。同时用雄黄1g，冰片5g，枯矾10g，三七15g，共研粉局部外敷；金龙胶囊(鲜守宫、鲜金钱白花蛇等)每日3次，每次3粒，饭前口服。结果：患者临床痊愈。

(2)霍锡坚用蟾蜍治愈阴茎癌,李某,男,45岁,1975年9月就诊。3个月前患阴茎癌行阴茎部分切除,2个月后复发,第二次全切,术口经多方治疗不愈合。方法:取活蟾蜍1只剥皮,内皮紧贴敷于常规消毒的创面上,外敷消毒敷料。排尿时打开并以生理盐水清洗除去分泌物后重敷。连敷48小时弃去蟾蜍肉(及内脏和头足)加大米3两,煮熬成粥。日服2次,2日服完,停用1日后重复第2只蟾蜍,如是轮回共10只伤口愈合。愈后随访10年未复发,现健在。

【述评】

肾岩的发病与肾虚关系密切。肾的阳气亏损,气化功能失常,则膀胱寒水湿邪不化而反下流马口结于龟头,凝滞而成结肿;且肾气化不利,易外感寒湿之邪结于龟头而发病。肾岩病情险重,早期正确施治极为重要,其主要法则为消法,具体包括解毒法、利湿法、温通法、清热法及和营行气法等,临床应灵活运用。

本病初起多为气郁寒痰凝结,病久即可化火生毒,火毒日久伤及阴津;而临床又常应用放疗、化疗,更易耗伤真阴津液。为了提高患者的生存率,主张应用综合疗法,即手术、放疗、化疗和中药等综合治疗,而养阴法是对抗放疗、化疗副作用的有效方法。

包皮过长影响湿热邪毒的排泄,致使病邪易于结聚于马口而成肿块。早期治疗包皮过长是预防肾岩的重要方法之一。

【参考文献】

1. 刘振华.肿瘤预后学.北京:科学技术文献出版社,1995:609
2. 武迎梅.中医治疗阴茎癌验案1则.北京中医,2007,26(6):377
3. 霍锡坚.蟾蜍治愈阴茎癌1例.中医外治杂志,1994,(1):15

第八节 肾子岩

肾子即睾丸,俗称外肾或肾之子。因其发生肿块而阴囊皮色如常,只是肾子的肿块坚硬如石,故名肾子岩。本病尚有木肾之名称。相当于西医学睾丸癌或附睾癌。

睾丸和附睾恶性肿瘤为男性最常见的肿瘤,较前列腺癌和阴茎癌为多,占所有恶性肿瘤的1%,占男性恶性肿瘤的1%~2%。世界各地区均有发病,但以西欧和美洲发病率较高,为2~4.5/10万男性;东欧和非洲国家较低,0.1~1.7/10万男性;我国上海1978年统计资料是0.68/10万男性。

本病多发于15~35岁青年人,其中精原细胞瘤多发于30~40岁,胚胎瘤、畸胎瘤、恶性畸胎瘤、绒毛膜上皮细胞癌多发于20~40岁,某些间质细胞或支持细胞瘤则多见于儿童。

睾丸肿瘤位于体表,只要加以重视,很容易做到早期发现、早期诊断和早期治疗,如果通过及时合适的中医药及综合治疗,多数患者可以治愈。如不予治疗,多数在两年内死亡。

【病因病机】

肾子亦称外肾,又因足厥阴肝经循少腹绕阴器,故睾丸为肝肾共同主宰。若肝肾功能失调,则邪毒积聚而成肿块。

1. 寒湿瘀结 心主火,肾主水;心火下降以温肾水,则肾水不寒;心之真阳下行,以接济肾阳和肾气,则肾阳温和,气化正常。若心肾不交,则阴阳不交,水火不济,肾气亏损,而寒湿之邪乘虚凝滞瘀结于肾子,故肾子肿硬,皮色不变;而瘀滞日久,经络阻塞,则可合并坠胀疼痛。

2. 肝气郁结　肝开窍于二阴，肝经环绕阴器、络肾子。若忧思郁怒过度，则肝气郁结；气滞则血瘀，肾子因此失于肝气之疏泄，经气不通，络脉瘀阻，而瘀血、痰浊之邪积聚于肾子，以致肾子肿块坚硬如石，坠胀疼痛。肾之脉络心，故尚可疼痛上冲于心。

3. 肝肾亏损　肝藏血、肾藏精，精血可相互转化。若因先天不足或其他疾病病久，均可损伤肝肾。肝肾亏损，精血同亏，则肝虚血燥、肾虚精怯，以致肾子经络痞涩，痰浊之邪凝聚而成肿块。或在肾子岩疾病过程中，消耗过多精血，亦可损伤肝肾，则使病情进一步加重而迁延不愈。

西医学认为睾丸肿瘤与下列因素有关：①隐睾和异位睾丸，由于位置关系，隐睾所处的环境温度较正常者为高，因此使睾丸萎缩，精子生成障碍而易于恶变。②创伤，多数学者认为，创伤不一定是引起肿瘤的主要因素，但已患肿瘤的患者，很可能因创伤而使病变加重，或引起播散。③内分泌功能障碍，各类睾丸肿瘤的发生与睾丸激素的功能状态有一定关系，睾丸成熟的不同阶段，其好发肿瘤类型也有差异；睾丸恶性肿瘤发生的年龄高峰与雄激素水平的高峰相符合。④感染，很多病毒感染性疾病，常并发睾丸炎，因此可能病毒对生殖细胞有致癌作用。⑤遗传因素，睾丸肿瘤有一定的家族倾向。

【辨病】

1. 临床发现

(1)睾丸肿大：绝大多数患者都有睾丸肿大，无疼痛和压痛，正常感觉消失，肿块坚韧，表面光滑，正常弹性消失，边界清楚。如发现结节，表明肿瘤已向睾丸外发展，当肿瘤出血或坏死时质地可变软。若侵犯阴囊并与之粘连，则阴囊呈黯红色，表面有血管迂曲。肿大睾丸透光试验阴性，隐睾患者腹内可触及肿块。

(2)睾丸不适：患者常因睾丸肿大，患侧有沉坠感或下腹部腹股沟处有牵拉和不适感。当病变侵犯到周围组织或内部出血、坏死时，即发生疼痛。多数为轻度疼痛，但也有疼痛较剧烈者。

(3)转移症状：肿瘤可沿淋巴道转移，也可沿血道(肺、肝、骨等)转移。腹膜后淋巴结转移可引起腰背疼痛、压迫肠道、输尿管、肾蒂、神经，可引起便秘、肠梗阻、排尿障碍、肾区疼痛、坐骨神经痛，甚至引起尿毒症。肺转移或纵隔淋巴结被侵可出现咳嗽、咯血、气促等呼吸道症状和上腔静脉压迫综合征。腹膜后淋巴结转移压迫下腔静脉和乳糜池，也可以出现下肢水肿。颅内转移出现颅内压升高和神经症状等。

(4)内分泌失调症状：临床上可出现男性乳房发育、性早熟及女性化等。

2. 诊断要点

(1)根据病史及临床表现和体检中的阳性体征。

(2)实验室检查

1)绒毛膜癌的绒毛膜促性腺激素(HCG)分泌增多，尿中含量常超过500单位。

2)约有1/3的患者有垂体促性腺激素(TSH)增多，常超过100单位。

3)间质细胞瘤患者可见雄激素(T)分泌增多。

4)胚胎性癌、畸胎瘤及绒毛膜癌患者尿中非脂化的胆固醇含量增高，甲胎球蛋白(AFP)阳性。

5)恶性畸胎瘤患者，血中AFP增高。

(3)X线检查

1)胸部及骨骼 X 线检查,可了解有无转移发生。

2)静脉肾盂 X 线造影,可观察有无肾盂及输尿管移位或梗阻。

3)下腔静脉造影对了解腹膜后转移有参考价值。

4)双侧下肢和精索淋巴管 X 线造影,可了解淋巴结有无充盈缺损、移位和转移范围。

(4)同位素肾图和肾扫描:对测定肾功能和有无转移有帮助。

3. 鉴别诊断

(1)子痰(睾丸结核):多有其他部位结核病史,且较早侵犯阴囊及皮肤。结核常侵犯附睾尾部,输精管往往受累,呈串珠样结节。

(2)水疝(鞘膜积液及精液囊肿):作透光试验时透光良好,睾丸肿瘤则不透光。

(3)睾丸外伤性积血:有外伤史可查,且可逐渐吸收。

(4)子痈(睾丸炎及附睾炎):起病迅速,发热伴疼痛,病侧睾丸肿大光滑,质软,压痛明显。局部温度升高。

【辨证】

1. 寒湿瘀结证　肾子肿块结硬,一般无痛,或轻度坠胀不适,阴囊皮色不变,或肤温降低。伴畏寒,心烦,小便清长,舌苔白,舌质淡红,脉细缓。

2. 肝气郁结证　肾子硬结肿块,质硬如核,胀痛牵涉整个会阴部及少腹部。睾丸肿胀严重,累及阴囊皮肤,若岩肿溃破,可渗流血水,腥臭难闻。伴烦躁易怒,胁肋及乳房窜痛,纳差,腹胀,失眠,病侧下肢浮肿。舌体稍胖,舌苔厚腻,舌质黯红有瘀斑,脉弦滑。

3. 肝肾两虚证　肾子肿块,坚硬度较以上两个证型为软,坠胀隐痛。或破溃后,创面淡黯,分泌物较为清稀,久不能收口。伴畏寒、头昏、腰酸、耳鸣、眼花、失眠多梦、口苦咽干。舌苔白或薄黄,舌质红,脉细数。

【治疗】

1. 内治

(1)辨证论治

1)寒湿瘀结证:治宜温阳散寒化湿。方选阳和汤加减。主要药物有鹿角霜、白芥子、麻黄、熟地、肉桂、川连、小茴香、台乌、车前子、橘核、荔枝核、猫爪草、土鳖虫等。

2)肝气郁结证:治宜疏肝理气,破气散结。方选橘核丸加猫爪草、莪术、连翘、土鳖虫、蜂房等。

3)肝肾亏损证:治宜滋补肝肾,软坚散结。方选知柏地黄丸加减,主要药物有山萸肉、茯苓、怀山药、泽泻、熟地、知母、黄柏、鳖甲、龟甲、川贝母、鹿衔草、半枝莲、荔枝核、香附等。

(2)成药验方

1)小金丸,每次 1 丸,每日服 2 次。

2)西黄丸,1 次 3～6g,每日服 2 次。

3)菝葜 20g,败酱草 30g,荔枝核 30g,马鞭草 20g,小茴香 10g。每日 1 剂,水煎服。

4)制乳香 3g,制没药 3g,血竭 3g,儿茶 3g,炮山甲 3g,浙贝母 3g,麝香 3g,牛黄 3g,海蛤粉 3g。共为细末装胶囊,备用,每次 5～6 粒,每日 3 次。

5)薜荔果 60g,每日煎服 2 次。

2. 西药治疗　抗肿瘤药物对睾丸精原细胞瘤的疗效较突出,对胚胎性癌和绒毛膜癌也有效,对恶性畸胎瘤效果较差。

(1)氮甲(N-甲酰溶肉瘤素):成人每日 150～200mg,分 3～4 次服,每疗程总量为

6～8g。

(2)美法仑:每 kg 体重 0.25mg,口服 4 天,每 6 周重复。

(3)光辉霉素,每 kg 体重 0.025～0.05mg,静注,每 2 天 1 次,共 8 次。

(4)多柔比星,60～70mg/m^2,静注,每 3 周 1 次。

3. 外治法

(1)睾丸肿硬,阴囊皮色不变,可外敷回阳玉龙散掺阴毒内消散。

(2)睾丸肿块与皮肤粘连,皮色微红,可外敷冲和散掺阳毒内消散。

(3)岩肿溃烂:可用千金散掺于创面,外用红灵丹油膏外敷,每日换 1～2 次。如创面渗流血水可掺海浮散,外敷生肌玉红膏。创面清洁后改用生肌白玉膏。

4. 手术治疗　睾丸肿瘤无论哪一类别都应先作高位睾丸切除术及精索结扎。

5. 放射治疗　精原细胞瘤术后可作放疗。术后照射的适应证是在清除术后,病理检查阳性或清除不彻底者及已有腹腔转移的患者。

胚胎性癌和畸胎瘤对放疗不敏感,所以照射量应高于精原细胞瘤,可达每 4～5 周 40～50Gy。对肿大较大的病例,用量还应适当提高。

【预防与护理】

1. 对隐睾和睾丸异位者施行手术治疗。

2. 预防睾丸创伤,若有创伤应彻底治疗不留瘀血。

3. 积极防治病毒感染性疾病,以避免其诱发睾丸肿瘤。

4. 一旦发现睾丸肿块,应及早综合治疗。

5. 鼓励患者,乐观向上,树立战胜疾病的信心,务使肝气条达,则岩肿易于消除。

6. 患者应避免房事。

【古籍选粹】

《素问·至真要大论》　岁太阳在泉,寒淫所胜,则凝肃惨栗。民病少腹控睾,引腰脊,上冲心痛,血见,嗌痛颔肿。

《丹溪心法·木肾》　木肾者,心火下降,则肾水不患其不温。真阳下行,肾气不患其不和。既温助和,安有所谓木强者哉?夫惟嗜欲内伐,肾家虚疲,故阴阳不相交,水火不相济。而沉寒痼冷,凝滞其间,胀大作痛,顽痹结硬,势所必至矣。不可纯用燥热药,当用温散温利,以逐其邪。邪气内消,荣卫转流如寒谷回春,盖有不疾而速,不行而至者矣。

《证治准绳·疡医·阴疮》　阴器属足厥阴肝经、任脉之会。《素问》云:厥阴之脉络阴器紧系于肝。《灵枢》曰:筋者聚于阴器,而脉络于舌本。肝者筋之会也,又属督脉。《素问》曰:督脉者,其络循阴器合篡间是也。至于足太阳外合清水内属膀胱而通水道。手太阳外合淮水内属小肠而水道出焉,则又属于手足太阳也。肾主水则又属于足少阴也。饮入于胃,游溢精气,上输于脾,脾气散精,上归于肺,通调水道,下输膀胱,则又属于手太阴也。《素问》又谓:前阴者宗筋之所聚,太阴阳明之所合,则又属于脾与胃矣。痈疮生其间,须细心求而责之,不可专主一厥阴肝经而惟清肝导湿之为事,斯无误矣。

《医部全录·脏腑身形下·前阴方》　橘核丸,济生方,治四种㿗病,卵核肿胀,偏有大小,或坚硬如石,痛引脐腹,甚则肤囊肿胀成疮,时出黄水,或成痈溃烂。橘核(炒)、海藻、昆布、海带(各洗)、川楝肉(炒)、桃仁(炒)各一两,制厚朴、木通、枳实(炒)、延胡索(炒)、桂心、木香(炒)各半两。右为细末,酒糊丸如梧子大。每服七十丸,空心盐酒汤下。虚寒者,加炮川乌一两;坚胀久不消者,加硇砂二钱,醋煮,旋入。

【现代研究】

1. 诊断学研究　张氏总结出睾丸肿瘤容易误诊的 4 条原因：①患者自己认为年轻不会患癌瘤，或者不好意思而不去诊治。②医生认识不足，以致常将睾丸肿瘤误诊为睾丸炎、鞘膜积液、精液囊肿、结核、扭转或精索静脉曲张等。③由于隐睾而忽视，误诊为腹内肿块或肠扭转等。④少数由于肿瘤增大缓慢而且光滑，误诊为良性肿瘤。

2. 预防学研究　睾丸肿瘤的预防措施主要是及早处理隐睾。对有双侧隐睾或某些单侧隐睾的儿童可试用绒毛膜促性腺激素治疗，一般 500～1 000 国际单位肌内注射，每周 2～3 次。4～10 周内 10 000 国际单位为基本用量，应按年龄、体重和单双侧酌情增减。有效病例可在 2～16 周后见睾丸开始下降。

睾丸固定术是比较常用的方法，一般应在 8～9 岁以前施行。如为双侧应更提前到 3～4 岁，否则睾丸功能难以恢复。固定术做得太晚，除使睾丸易发生萎缩外，预防恶变效果也差。成人做隐睾固定术虽不能防止发生恶变，但有利于观察。已萎缩的睾丸无论位于何处，应予切除。

3. 临床研究

(1)中药复方：党参、白术、茯苓、薏苡仁、天花粉、莪术、大青叶、淡竹叶各 12g，半枝莲、皂角、白花舌蛇草各 30g，露蜂房 10g，甘草 3g，蟑螂(焙干，碾细、冲服)4～6 个。1～3 日 1 剂，煎汁约 1 000ml 作茶饮。

某男，50 岁，1975 年发现右侧睾丸肿块及右侧腰痛就诊，检查发现右侧附睾有一豌豆大的肿块，无触痛，怀疑结核，门诊观察而未引起重视。1977 年右附睾肿块逐渐肿大并有疼痛，腰痛加重，于 1978 年 3 月 30 日入院诊治。检查右下腹深压可扪及 10cm×8cm 肿块，质硬，表面光滑，周界清楚，活动受限，右睾大小正常，附睾有 3cm×4cm 肿块，质硬，表面有结节。于 1978 年 4 月 13 日做右侧睾丸切除术，术后病理诊断为右侧附睾平滑肌肉瘤。患者右下腹肿块拒绝再次手术，后用环磷酰胺 400mg 静脉注射，间日 1 次，两次后因恶心、呕吐改为 200mg，间日 1 次，用至 4 000mg 时，右下腹肿块稍缩小变软，患者因全身反应严重而不能坚持化疗。予上方服药 1 个月后，精神食欲明显改善，肿块缩至 10cm×5cm，2 个月后缩至 8cm×4cm，半年后缩至 5cm×3cm，可活动，1 年后仅残留约 3cm×1.2cm，2 年后肿块全部消失，恢复正常工作。随访 7 年，表浅淋巴结未肿大，一般状况良好。

(2)单方应用：方法：每天取 1 只中等大小的蟾蜍，除取五脏后洗净，清水煮烂，取煎汁饮用，每天分 2 次于饭后半小时口服，并用蟾蜍煎汁涂抹肿物处，每日 2 次。

宋某，男，33 岁，1975 年 8 月诊。右睾丸肿物 3 个月。查体见右侧睾丸肿大如胎儿头，右阴囊皮肤坏死，感染，液化。行右睾丸切除术，术后切口愈合良好。诊为睾丸胚胎癌。术后 2 个月行腹膜后淋巴结清扫术。病检发现右精索淋巴结转移。第 2 次手术后 2 个月，因咳嗽、胸闷、右腹股沟肿物复诊，胸部 X 线拍片发现右肺门处有一 3cm×3cm 阴影。诊断为纵隔、肺部转移性病灶。右下腹相当于内环处可检一核桃大小肿物，质硬，触痛。予上方服药 10 天后，即觉呼吸通畅，食欲增加，继续用药 2 个月后，右拇指甲缝下流脓，流脓 3 日后自行停止。自觉胸背疼痛消失，无咳嗽，呼吸通畅。胸透：右肺门阴影显著缩小。蟾蜍煎汁外敷右腹股沟部肿物处，开始局部渐肿大，随后流脓，肿物变软变小直至消失(在涂抹中局部有剧痛现象)。口服和外用蟾蜍煎汁持续半年肿块消失。

(3)中药对睾丸癌放疗后无精子的治疗：刘某，北京市人，33 岁，因不育 6 年就诊。9 年前因睾丸精原细胞瘤手术切除右侧睾丸，进行 3 个疗程放射治疗。就诊时婚后 6 年，多家医院检测报告示无精子。查体见保留的睾丸明显增大 6cm×5cm×3cm，性功能正常，每周同房 1～3 次，身体发育良好，精液常规化验 3 次示无精，精液量 2.5～3.5ml。治疗：党参、苍白术、白花蛇舌草、菟丝子、女贞子、五味子、韭菜子、生地、首乌、蜈蚣、水蛭等生精中药；根据症状相应加减调整，以健脾疏肝活血滋肾中药为主以达生精目的。服用中药 3 个月，可见到共计数个形态发育欠佳的死精子，经精子活体染色确认为死精子；服用中药第 4 个月，可见活精子数个，但精子形态仍 90%以上异常；服用中药第 6 个月，精子数目明显增加，计数达 0.25×10^9/L，精子活动率达 40%，但 a+b 级精子仅占 10%以下，精子畸形率仍占 85%；服用中药第 7 个月，精子计数继续增加达 3×10^9/L，畸形率 70%，精子活动率达 55%～60%，a+b 级精子达 20%～40%；服用中药第 8 个月女方怀孕，足月分娩健康女婴，随访 18 个月至今，发育正常。

【述评】

据有关资料统计和笔者临床统计，肾子岩（睾丸肿瘤）发病率高于肾岩（阴茎癌），是男性最常见的恶性肿瘤之一。

根据有关文献及笔者临床经验，睾丸肿瘤是所有肿瘤疾病中应用中医药治疗疗效较好的癌瘤之一。及早发现，及早治疗，大多能获痊愈。在临床实践中笔者应用自拟方“橘核汤”（橘核、荔枝核、香附、浙贝母、猫爪草、当归、莪术、连翘、栀子、土鳖虫、车前子、茯苓、蜂房等）治愈经活检诊断为睾丸癌瘤或未经确诊的睾丸肿块近 40 例。多为早、中期的肿块，经服药十余剂或数十剂，都能使肿块消失，无 1 例行睾丸切除术。橘核汤多用行气散结药，用核类能以核入核散核，行气破气散结，故瘀血湿浊自能消散。加之化瘀、化痰、理湿清热，消除各种病理产物，共同达到消除睾丸肿瘤的疗效。

肾子岩古文献论述较少，有的散在“木肾”、“石痈”、“疝”中记叙。我们应该结合西医学和临床实践经验，加以整理、总结，逐渐完善“肾子岩”的证治体系。

【参考文献】

1. 吴一纯，张学庸. 中西医结合简明肿瘤学. 西安：陕西科学技术出版社，1989：213-214

2. 谭厚生. 中西医治疗右侧附睾平滑肌瘤临床报道. 中西医结合杂志，1987，5(5)：25

3. 严泽承，王群红. 蟾蜍内服外用治愈睾丸胚胎癌 1 例. 中医杂志，1984，8(6)：228

4. 张树成，贺斌，王弘毅，等. 探讨中药对生精干细胞的可能作用——附 2 例睾丸癌病例治疗. 中国中医基础医学杂志，2004，10(1)：78

（喻文球　王万春）

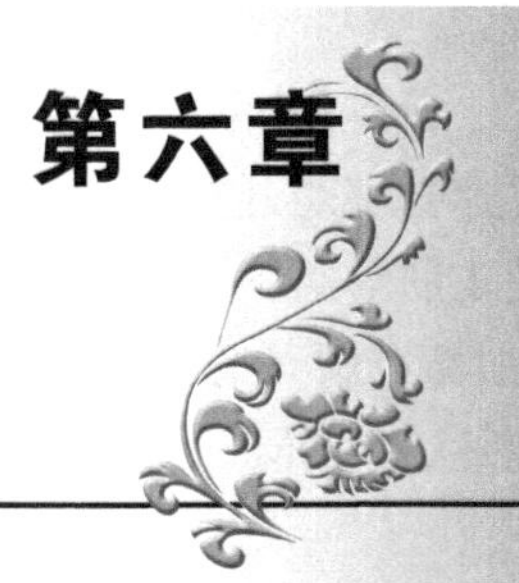

第六章 外伤疾病

第一节 概　论

外伤疾病系指外部因素(包括机械、物理、化学、生物等因素)直接作用于人体而引起肌肤骨骼、经络血脉损伤,甚至脏腑功能紊乱的一类疾病。例如金刃创伤、竹木刺伤、水火烫伤、寒冷冻伤、虫兽咬伤、跌打损伤等,都属于外伤疾病范围之内。但是,自从骨伤科独立分科以后,跌打损伤另有所述,不属本章讨论的范畴。

人类伊始就要生活,要劳动,因而不可避免地会出现损伤,所以,对外伤的处理,可以说是人类最基本的医疗实践活动之一。但是直至文字出现后才有记载,在我国现存的医学文献中,首先记录外伤疾病的是20世纪70年代初在长沙马王堆古汉墓出土的帛书——《五十二病方》,如对狂犬、毒蛇、虫蝎咬伤、烧伤与冻伤等,均有所描述,并记有多种简单的外治方法。晋代《肘后备急方》首次从急救的角度,列载多种外治急救法,如以"溶蜡著疮"处理蛇咬伤创口等。南北朝时期,由于战争频繁,对金疮的处理积累了相当多的经验。《刘涓子鬼遗方》列有金疮出血等31种损伤表现和相应的治疗方法,反映了当时的创伤外科水平。隋代《诸病源候论》首将外伤病分为"伤疮病"、"兽毒病"、"杂毒病"、"金疮病"、"腕折伤"等候,且分别从病理上进行了分析。至此,中医学对外伤病的认识从单纯的经验积累上升到说理阶段,而且作出了初步分类。至唐代,以《备急千金要方》为代表,外伤病的内外治法与方药逐渐丰富,直至《仙授理伤续断秘方》的出现,骨伤科才正式从外科分科出来。但是,此后有关文献主要是探讨外伤病的内外治的法与方,其分类仍然是大体按照《诸病源候论》所论述的方法。

外伤疾病的病因一是外来伤害,如跌扑损伤,沸水、火焰、寒冻等,均可直接伤害人体,引起局部气血凝滞,热胜肉腐等,如水火烫伤、冻伤等外伤疾病;二是感受特殊之毒,例如除了虫兽、毒蛇局部咬伤以外,更主要是感染特殊之毒而发病;而外伤后因皮肉破损,邪毒亦会随伤口而入,内犯脏腑经络,或者蕴热酿而成脓。所以,对于外伤疾病的治疗,不论何种原因致伤,首要一着是清除创面死血、坏肌、异物,或排尽毒血,畅通引流,防止风邪入疮,或毒自创口而入营血;并同时应用多种方法解毒消肿、止血止痛,俾使病损限于局部。这在外伤疾病的治疗上至关重要,从某种意义上说,是决定成败的关键之举。同时,外伤疾病虽然只损伤人体体表的某些部位,但实际上与整体和内部有着必然的联系,例如毒蛇、毒虫咬伤引起全身性中毒,水火烫伤易致津液损伤,全身性冻伤耗损阳气等,所以外伤病的治疗既要着眼于局部,又要立足于整体;既要注重外治,又不能忽视内治。例如创面伤而致瘀者,用活血祛瘀法;感受风邪而发痉者,用祛风定痉法;破伤中毒(中蛇毒、虫毒等),采用解毒(祛风、清火、凉血解毒)法;耗伤津液者,用养阴生津法;阳气衰竭者,用温阳救逆法等,须根据病情灵活运用。

近年来，中医药治疗外伤疾病取得较快发展，尤其是中医外治法的研究，其中皮肤再生医疗技术对开拓和发展烧伤疮疡治疗的新理论具有重要意义，该技术通过原位培植的方式使皮肤等组织再生。目前，皮肤再生医疗技术已广泛应用在烧伤外科、各种疮疡及皮肤病（如糖尿病溃疡、褥疮、体表溃疡、下肢溃疡、癌性溃疡、皮肤损伤、肛肠疾病、口腔溃疡、宫颈糜烂、带状疱疹、尿布皮炎、冻伤等）的治疗上。

第二节　烧　　伤

烧伤，古代医籍又谓火烧伤、汤火伤、火疮、汤泼火伤等，总称水火烫伤。多指由于热力（火焰、灼热的气体、液体或固体）作用于人体而引起的损伤。由于现代科学技术的发展，出现了化学烧伤、放射性烧伤、电击伤，然而在平时和战时仍以火焰烧伤和热液烫伤为多见。

早在晋代《肘后备急方》就有“烫火灼伤用年久石灰敷之，或加油调”和“猪脂煎柳白皮成膏外敷”的记载。南齐时期的《刘涓子鬼遗方》中有类似内容，如“火烧人肉坏死，宜用麻子膏外敷”等。说明古代对烧伤早已重视，并初步积累了一些治疗经验。至唐代则论述更为详细，例如《千金方》说“凡火烧损，慎勿以冷水洗之”，否则“火疮得冷，热气更深转入骨，坏人筋骨难瘥”。又说“治火烧闷绝，不认人，以新尿冷饮之及冷水和蜜饮之”，又说“火疮用栀子、黄芩、白蔹煎汤以淋疮，会溜去火热毒”。至清代更进一步阐明烧伤辨证与预后，如《外科秘录》说“汤烫疮，……轻则害在皮肤，重则害在肌肉，尤甚者害在脏腑”，“火烧疮遍身烧如黑色者难救，或烧轻而不致身黑者犹可疗也，然而皮焦肉卷，疼痛难熬，有百计千方用之而不验者，以火毒内收，而治之不得法也，故治火烧之症，必须内外同治，则火毒易解也”。以上记载，说明中医学在治疗烧伤方面积累了丰富经验，有些沿用至今。

【病因病机】

由于沸水（油）、烈火、电、放射线或化学物质等的强热作用，侵害人体，超过抵御能力，以致皮腐肉烂而成。轻者仅为局部皮肉损伤，而重者除受伤部位立即发生外症以外，火毒炽盛，耗损阴津，内攻脏腑，使阴阳失去平衡，从而产生火盛伤阴，阴损及阳，气血两虚等全身症状，产生诸多变证，甚至危及生命。

【辨病】

正确估计烧伤深度和面积，对指导治疗及判断预后有重要意义。所以，首先要估计烧伤面积和深度，烧伤面积愈大，深度愈深，则病情愈重。

1. 烧伤面积的估计　可采用以下方法计算人体体表面积。

（1）中国九分法（图 2-6-1）：将全身体表面积划分为 11 个九等分。如成人头颈部占体表面积 9%；双上肢各占 9%；躯干前后（各占 13%）及会阴部（占 1%）占 3×9%（27%）；臀部及双下肢占 5×9%+1%（46%）。

（2）手掌法（图 2-6-2）：以伤员五指并拢时手掌的面积，等于体表面积的 1%。此法计算简便，常用于小片烧伤的估计或补充九分法的不足。

（3）儿童面积计算法：小儿的躯干和双上肢的体表面积所占百分比与成人相似。特点是头大下肢小，且随着年龄的增长，其比例也不同，因此估计小儿烧伤面积时应予注意。可按下述公式计算。

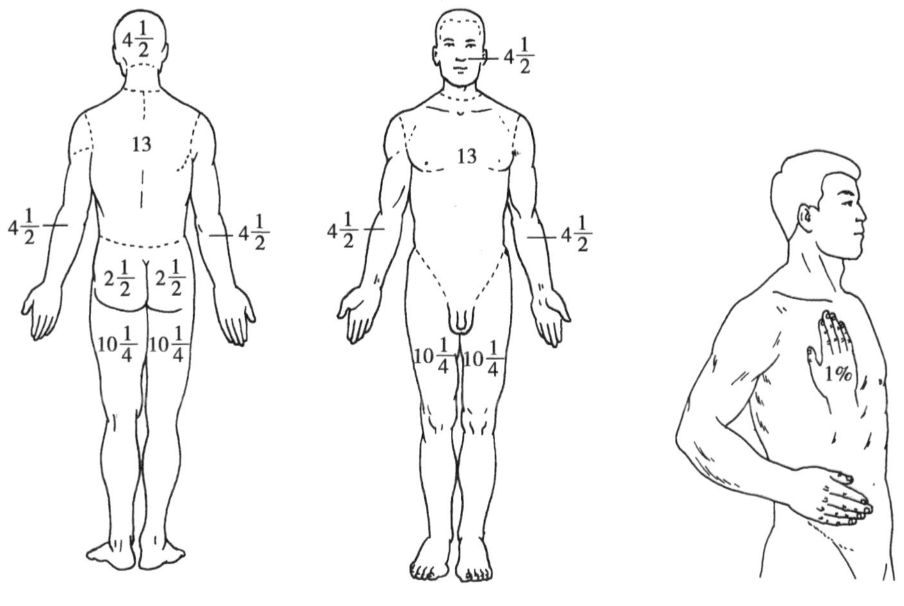

图 2-6-1 中国九分法　　　　图 2-6-2 手掌法

头颈部面积%=9+(12-年龄)

双下肢面积%=46-(12-年龄)

2. 烧伤深度的估计(图 2-6-3) 目前一般采用三度四分法。即根据烧伤的深度分为Ⅰ度、浅Ⅱ度、深Ⅱ度和Ⅲ度烧伤。临床上习惯称Ⅰ度及浅Ⅱ度为"浅度烧伤";深Ⅱ度、Ⅲ度为"深度烧伤"。各烧伤深度的临床表现、鉴别方法和转归,列表(表 2-6-1)如下:

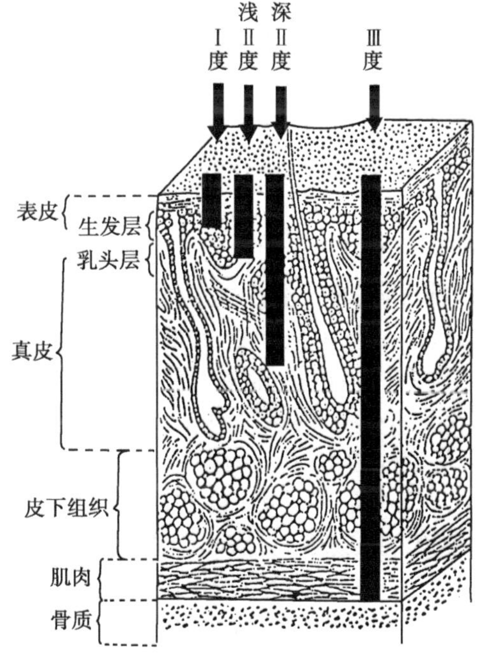

图 2-6-3 烧伤深度示意图

表 2-6-1 烧伤深度的鉴别和转归

分度		烧伤深度	创面表现	感觉	拔毛试验	温度	愈合过程
Ⅰ度（红斑性）		达表皮角质层	红斑样、微肿无水疱、干燥	灼热感	痛	微升	2～3天后脱屑痊愈，无瘢痕
Ⅱ度（水疱性）	浅Ⅱ度	达真皮浅层，部分生发层健在	水疱较大，创面湿润、潮红、肿胀	剧痛，感觉过敏	痛	温度升高	1～2周愈合，无瘢痕，有色素沉着
	深Ⅱ度	达真皮深层，有皮肤附件残留	小水疱，创面苍白，间有红色斑点，潮湿，肿胀明显	痛觉迟钝	微痛	局部温度略低	3～4周愈合，可有瘢痕
Ⅲ度（焦痂性）		达皮肤全层甚至伤及皮下组织、肌肉和骨骼	创面苍白或焦黄炭化，干燥坚硬如皮革样，多数部位可见树枝样粗大静脉网	痛觉消失，感觉迟钝	不痛且易拔除	局部发凉	2～4周焦痂脱落，须植皮才能愈合，遗留瘢痕或畸形

3. 烧伤严重程度的分类　可分为四类。

(1)轻度烧伤：总面积在9%（儿童5%）以下的Ⅱ度烧伤。

(2)中度烧伤：总面积在10%～29%（儿童5%～15%）或Ⅲ度烧伤面积在10%以下。

(3)重度烧伤：总面积在31%～49%（儿童16%～25%）或Ⅲ度烧伤面积在10%～19%之间；或烧伤面积不足30%，但有下列情况之一者：①全身情况差或已有休克；②复合伤；③中、重度呼吸道烧伤。

(4)特重烧伤：总面积在50%以上（儿童25%）或Ⅲ度烧伤面积在20%以上。

4. 临床表现　烧伤不仅造成皮肤的损伤，而且可引起全身反应。小面积烧伤一般只有局部创面的表现，而无全身反应或全身反应轻微，但大面积烧伤则有明显的全身反应。火毒大量耗损阴津，内攻脏腑，伤阴损阳，常导致水与电解质平衡失调、感染、休克等严重后果。根据烧伤病理生理变化及其发展阶段，大面积烧伤的临床过程可分为休克期、感染期和修复期三个过程。各期之间虽有不同的特点，但又紧密交错，不能截然分开。

(1)休克期：烧伤后48小时内，这段时间称为休克期。凡成人烧伤面积大于10%，或小儿烧伤面积大于5%，就应警惕休克的发生。休克是由于强烈疼痛刺激及大量体液丧失而引起。由于烧伤区域内毛细血管扩张或血管通透性增加，大量体液和血浆蛋白渗出创面和组织间隙，导致血容量急剧下降，血液浓缩，有效循环血量减少，产生低血容量性休克。体液由血管内渗出的速度以伤后6～8小时内最快，36～48小时渗出达到高峰。这时局部或全身出现反应性水肿，创面大量液体渗出，口干，尿少，烦躁不安，甚至出现四肢厥冷，血压下降，脉虚数等津伤气脱、亡阴亡阳的危重证候。烧伤面积越大，休克发生越早，一般发生在伤后6～12小时，因此救治大面积烧伤患者，防治休克是首要任务。

(2)感染期：烧伤后细菌容易在创面生长繁殖引起感染。一般在伤后3～7天水肿回收期及伤后3～4周（溶痂期）感染发生率最高，程度最重，甚至发生败血症。致病菌以绿脓杆菌和金黄色葡萄球菌、大肠杆菌最为多见。这个阶段，积极增强机体抵抗力防治感染是关键。

(3)修复期：烧伤创面的修复与烧伤深度和感染情况密切相关。无感染的浅Ⅱ度烧伤，

2周左右即可愈合。深Ⅱ度烧伤尚可依靠残存皮肤附件的上皮细胞生长,创面可在痂下愈合,但留有瘢痕,并发感染则变成Ⅲ度创面。Ⅲ度烧伤需要去除焦痂和植皮才能愈合,留有瘢痕并可产生瘢痕挛缩。

【辨证】

火为阳邪,耗气伤津,甚或因阴损及阳,导致阴伤阳脱;或邪毒乘虚而入,火毒炽盛,内攻脏腑。即使祛除病邪,正气亦必然受损,而见气血两虚或阴伤胃败之证。

1. 火热伤津证　多见于烧伤早期,证见发热,口干引饮,烦躁,便秘,尿短尿赤,唇红舌干,或苔黄,脉洪大弦数或细数。

2. 阴伤阳脱证　在火热伤津的发展过程中,兼见精神萎疲,气息微弱,四肢厥弱,汗出淋漓,言语不清,嗜睡,舌面光剥无苔,脉虚大无力或微细等。

3. 火毒内陷证　证见壮热烦渴,躁动不安,口干唇焦,大便秘结,小便短赤,舌苔黄或黄燥,或焦干起刺,舌质红或红绛而干,脉弦数等。但热毒内攻脏腑,可有不同脏腑的兼症,若热毒传心,则兼见烦躁不宁,神昏谵语;若热毒传肺,则兼见气粗喘息,鼻翼煽动,咳嗽痰鸣,痰中带血;若热毒传肝,则兼见痉挛抽搐,头摇目窜,或为黄疸;若热毒传脾,则兼见腹胀便秘,恶心呕吐,或有呕血便血;若热毒传肾,则兼见尿少尿闭,浮肿,或血尿。

4. 气血两虚证　多见于烧伤后期,邪热渐退,气阴未复,症见低热或无发热,面色无华,神疲乏力,食欲不振,时时汗出,创面肉芽色淡欠红活,上皮难长,舌质淡,苔薄白,脉虚数或濡缓。

5. 阴伤胃败证　多见于烧伤后期,热毒渐退而口舌生糜,口干津出,嗳气呃逆,纳呆食少,或有腹胀便泄,舌光如镜,舌质黯红而干,脉细数。

此外,对重症伤员,辨舌苔与脉象,临床有较大的价值。

辨舌苔:初期舌质多淡红,或有浮浊苔;火毒内攻则舌红苔黄而干;阴津损耗则舌多光绛,甚而起芒刺。病情好转则舌苔渐生,舌红转淡;体力渐变时,正常舌苔也渐出现。故舌苔变化,对观察病情转变和判断预后有很大帮助。

辨脉象:烧伤的脉象,一般是洪大弦数,尤以数脉居多,即使在治愈后往往还可持续较长一段时间,随着气阴恢复后才逐渐缓和。如合并全身化脓性感染时,脉数更甚。如由数疾之脉转沉迟时,这是脉症不符,为病情趋向恶化。

【治疗】

烧伤的治疗,主要根据其轻重程度不同以及临床表现决定不同的治疗方法。一般来说,小面积的轻症烧伤,仅外治便可收功。但是,大面积的烧伤重症,必须内外兼治。内治之法,以清热解毒、养阴存津为主,辅以活血祛瘀。然津伤及气,热毒入里,变证多端,非几种证型所能概括,故又须随证施治。对面积大之重症,还须积极配合补液抗休克,加强支持疗法,使用抗生素防治感染等综合措施积极抢救,方能取得良效。

1. 现场急救　应首先迅速消除致伤原因,脱离现场。身上有着火的衣服应就地卧倒慢滚以压灭火焰,或就近跳进水池或河沟,或用水喷洒灭火,热液烫伤后应尽快脱去沸液浸渍的衣服。若是酸碱烧伤,应立即用大量清水冲洗创面;无机磷烧伤者,除了用清水长时间清洗创面以外,还应将创面浸于水中,以释出毒素,并禁用油剂深擦;若有眼球烧伤,应用清水冲洗,禁用手或布揉擦。如呼吸道烧伤出现呼吸困难时,应行气管切开,合并大出血,应迅速给予止血。有骨折者予以固定。烧伤创面用各种干净的布单作简单包扎,以避免再污染或损伤。严重烧伤患者应立即补液,以防止休克出现,同时给予镇静止痛剂,如口服云南白药、索米痛片，或注射哌替啶等。

现场急救后，应迅速将患者移送就近医院作进一步处理。

2. 休克的防治　轻度烧伤多不发生休克，烧伤越重，休克出现越早，期限越长，病情也越重。严重烧伤多在伤后6～12小时发生休克，如烧伤面积在70%以上，可在伤后2小时内发生。烧伤休克为低血容量休克，其临床症状与出血性休克基本相似，早期主要表现为口渴，烦躁不安，周围血管收缩，皮肤苍白、发凉，心率增快，脉压变窄，尿少等，一般诊断不困难。但血压下降多已作早期症状，应予注意。

休克期的处理原则是以尽快补充血容量，固气养津为主，方法如下：

急用养气生津、回阳救逆之法，视情况选用生脉散、独参汤或参附汤。

可进食者，口服烧伤饮料（每100ml水中含食盐3g，碳酸氢钠0.15g，苯巴比妥0.005g），或口服盐粥汤，少食多饮，逐渐增加，且应以含盐饮料为主。

重度烧伤的伤员，应以静脉补液为主，所补的液体应包括胶体液（全血、血浆或血浆代用品如右旋糖酐等）和电解质溶液（等渗盐水或平衡盐溶液等）以及葡萄糖溶液。具体计算方法：

伤后第1个24小时每1%烧伤面积每千克体重补胶体和电解质液量共1.5ml（小儿2ml）另加上正常人每日生理需要水量2 000ml（可用5%～10%葡萄糖溶液，小儿依年龄或体重计算）。胶体和平衡盐溶液的比例一般为0.5∶1，严重深度烧伤可为0.75∶0.75。补液速度：开始时应较快，伤后8小时补入总量的一半，另一半于伤后16小时补入。伤后第2个24小时的胶体和平衡盐溶液量为第1个24小时的一半，水分仍为2 000ml。

例如：Ⅱ、Ⅲ度烧伤面积为50%，体重60kg的伤员。

第1个24小时补入总量为：

50×60×1.5+2 000=6 500(ml)

其中（如果胶体和平衡盐溶液按0.5∶1分配）胶体液为：50×60×0.5=1500(ml)

平衡盐溶液为：50×60×1=3 000(ml)

每日生理需要水分2 000ml。

第2个24小时胶体液为1 500÷2=750(ml)，平衡盐溶液为3 000÷2=1 500(ml)，正常生理需要水分仍为2 000ml。

为了便于记忆，可将上述公式简化，即伤后第1个24小时补液量(ml)为烧伤面积数×100（适用于成人体重55～65kg），其中生理需要水分2 000ml除外，余下的液体为胶体和平衡盐溶液，其比例可为0.5∶1或1∶1。补液速度和伤后第2个24小时补液量同上述公式。

补液公式作为初估计液量，更重要的是结合伤员的年龄、心肺功能、烧伤原因、烧伤部位、补液开始时间等因素予以考虑，尽量使补液合乎实际需要。调节外液量的临床观察指标：①尿量适宜：尿量能反映有效循环血量和肾功能状况。一般成人每小时尿量30～40ml，低于20ml应加快补液。有血红蛋白尿者，应适当加快补液速度并输入碱性药物，以增加尿量和碱化尿液，防止血红蛋白填塞肾小管而引起急性肾衰竭。但有心血管疾患或老年患者则要求偏低。②精神状态：安静者为宜，烦躁不安往往是血容量不足的表现。③末梢循环良好（肤色红润、肢体温暖、毛细血管充盈良好等），脉搏、心跳有力。④无明显口渴。有烦渴者应加快补液。⑤无明显血液浓缩；血红蛋白、红细胞计数和血细胞比容均接近正常范围。⑥中心静脉压：正常值是0.784～1.176kPa（8～12cm H_2O）。一般而言，血压低，尿量少，中心静脉压低，提示血容量不足，应加快补液；中心静脉压偏高，血压正常，尿量多，提示补液量已够，应减缓或暂停补液。但中心静脉压高，血压仍低，且无其他原因解释时，多表明心输出能力差，补液宜慎重，并需研究其原因。

3. 败血症的防治　败血症是造成烧伤死亡的主要原因，应积极防治，防治的原则如下：

(1)坚持严格的消毒隔离制度。做好床边隔离和无菌操作，减少或防止创面污染。

(2)正确处理创面是防治感染的关键，休克稳定后及早清创，保持创面干燥，对大面积Ⅲ度焦痂作早期切痂植皮等，都是预防败血症的积极措施。感染创面如有痂下积液应及时去痂引流，肉芽组织出现后尽早植皮。

(3)积极增强机体抵抗力是防治败血症的基础。治疗烧伤过程中，自始至终都要十分重视扶持机体抵抗力。应加强营养，调理脾胃，增进饮食，维持水、电解质平衡，补充多种维生素，适当输入新鲜全血、血浆以纠正贫血和低蛋白血症，必要时给予肌内或静脉注射丙种球蛋白以及应用深静脉高价营养疗法，合理安排休息等。

(4)合理使用抗菌药物以防治感染。一般烧伤后2～3天内，可用青霉素、链霉素预防感染。大面积烧伤患者在体液回收期或者一旦出现败血症的早期征象，应选用广谱抗生素，或者联合应用抗生素，并且根据创面脓液细菌培养以及血培养的结果，及早选择细菌敏感的药物。

4. 辨证施治

(1)火热伤津证：治宜清热养阴。方选黄连解毒汤、银花甘草汤、清营汤、犀角地黄汤加减。

(2)阴伤阳脱证：治宜固气养阴，回阳救逆。方选生脉散合参附汤、四逆汤。若冷汗淋漓者，加煅龙骨、煅牡蛎。

(3)火毒内陷证：治宜清营凉血解毒。方选清营汤、黄连解毒汤合犀角地黄汤、清瘟败毒饮加减。同时须按脏腑辨证施治，在清热养津方中加入清泻该脏腑的药物。如热毒传心者，加清心开窍之品，用安宫牛黄丸或紫雪丹；若热毒传肺者，加清肺化痰之品，如生石膏、知母、贝母、桔梗、鱼腥草、桑白皮、海浮石等；若热毒传肝者，加平肝息风之品，如羚羊角、钩藤、龙齿、石决明等；若热毒传脾而腹胀便秘者，宜清泻脾胃，加大黄、枳实、竹茹、玄明粉、大腹皮等；呕血便血者，加三七、白及、侧柏炭、槐花炭、地榆炭等；若热毒传肾，尿少或尿闭者，宜清热利尿，加车前子、淡竹叶、白茅根、泽泻等；血尿，加大小蓟、茜草根、琥珀、干地黄等。

(4)气血两虚证：治宜调补气血。方选八珍汤或托里消毒散加减。

(5)阴伤胃败证：治宜养阴益胃。方选益胃汤加减。

5. 外治法　创面是烧伤一系列严重变化的根源，故创面的正确处理十分重要，必须保持创面清洁，预防和控制感染；深Ⅱ度创面，争取和促进痂下愈合，减少瘢痕形成；Ⅲ度创面，早期保持焦痂完整干燥，争取早期切痂植皮，缩短疗程。

(1)清创术：轻伤患者入院后即可进行，合并休克的伤员应先行抗休克，待病情稳定后再进行清创，先剃净创围毛发，剪短指(趾)甲，用肥皂水擦洗干净健康皮肤，然后用灭菌水或消毒液(如1∶1000苯扎溴铵，1∶5000氯己定，2%黄连水等)冲洗创面，并用棉花或纱布轻轻拭净污垢或异物，但忌刷洗或擦洗。创面的大水疱用注射针将渗液吸尽，或于水疱低位刺一小孔排尽渗液。已剥脱的疱皮应予剪除。吸干创面后，根据情况予以包扎或暴露。处理创面时，可用哌替啶、吗啡类药物止痛。清创术后应肌内注射破伤风抗毒素1 500～3 000国际单位，重伤者可在2周后再注射1次。

(2)包扎疗法:于创面上,先放一层吸水干纱布,抗菌药物纱布或中草药纱布(如虎杖液、四季青液等)或凡士林纱布,再用厚2~3cm吸水棉垫覆盖,范围要超过创周3~5cm,然后用绷带由肢体远端开始,均匀地加压包扎,肢端如无损伤应予露出,关节部位应注意固定在功能位置。包扎疗法有保护创面,防止再损伤,减轻疼痛,减少污染和及时引流创面渗液的作用。但厚层敷料散热差,不适于炎热季节或地区。

包扎后应逐日检查:敷料有无松脱或被渗液浸透情况;有无臭味或疼痛,以及肢端循环情况等。如有高热、白细胞计数升高、剧痛、恶臭等感染迹象时,应及时更换敷料。敷料浸湿后,亦应及时更换,但如无感染,内层可不更换。若无上述情况,浅Ⅱ度烧伤可延至伤后10~14日更换敷料,争取早日愈合;深度烧伤在3~4日后更换敷料,以便判断深度情况,调整治疗方案。

(3)暴露疗法:清创以后,使创面暴露于空气清洁的隔离室的无菌床上,使创面干燥结痂,以保护创面,减少污染,并可在创面上用药,例如涂以虎杖、四季青等具有活血止痛、消炎收敛的中草药制剂,促使创面迅速干燥结痂,甚至痂下愈合。暴露疗法适用于各部位烧伤,尤其适合于头颈、会阴等不便于包扎的部位,大面积烧伤或有较多感染的创面,以及在炎热季节的伤员。

对创面感染要及时引流,清除已溶化的坏死组织,痂下感染要剪除痂皮。创面用黄连膏、红油膏外敷;渗液多时,用2%黄连液、2%黄柏液或其他抗菌药液湿敷,每日更换2~4次,直至创面新鲜为止。

后期腐脱生新时,用生肌膏外敷,或者植皮,促进创面愈合。发生瘢痕挛缩畸形而影响功能者,应行整形手术。

【预防】

1. 加强劳动保护,配置防火灭火设备,开展防火宣传教育,注意安全操作及积极做好烧伤的预防工作。

2. 在家庭、幼儿园,开水、热粥、热汤要放好,以免烫伤儿童,注意不让儿童玩火。

【古籍选粹】

《千金方·火疮等病》 凡火烧损,慎勿以冷水洗之。火疮得冷,热气更深转入骨,坏人筋骨难瘥。初被火烧,急向火更炙,虽大痛强忍之,一食久即不痛,神验。治火烧闷绝不识人,以新尿冷饮之,及冷水和蜜饮之,口噤拨开与之,然后以诸方治之。

《薛氏医案·论汤火疮》 汤火疮证,若发热作渴,小便赤涩,用四物、山栀、连翘、甘草养阴血以消毒。若患处肉未死而作痛,用四君、芎、归、山栀、连翘、甘草健脾胃以消毒。若患处肉已死而不溃,用八珍、白芷、甘草补气血以排脓。如未应,加肉桂。若患处死肉已溃而不收敛,用四君、芎、归、黄芪健脾胃以生肌。如未应,加炮姜。若小儿患之,或目劄头摇等证,用四君加芎、归、山栀健脾胃以清肝木。若食后即有此患,或腹胀作痛,用四君、山栀、山楂、神曲,壮脾气以消导。大凡初患此证,用神效当归膏敷之,轻者自愈,重者自腐,良肉易生。其色赤者,乃火毒未尽,必搽至色白为度。倘患于肢节伸屈之处,若敷此,且免生痂,伤碍新肉复溃难痊。倘回禄烟熏致死者,以萝卜捣汁灌之即甦,以其辛能散气也。

《医学入门·汤火疮》 汤泡火烧疮,初时宜强忍痛,急向火炙,慎勿以冷物熨之,使热不能出,烂入筋骨。后用寒水石七两,黄柏、黄连、黄芩、山栀、大黄、赤石脂各一两,甚者加冰片少许为末,酒调或鸭子清调敷,或陈玉丹亦好。

《证治准绳·汤火疮》　凡汤火伤，急向火炙，虽极痛，强忍一时即不痛，慎勿以冷物塌之，及井底泥敷之，使热气不出，烂入肌肉。

《外科正宗·汤火》　汤泼火烧，此患原无内证，皆以外来也。有汤火热极，逼毒内攻，又有外伤寒凉，逼毒入里，外皮损烂者，以清凉膏、粟壳膏涂之。毒气入里，烦躁口干，二便秘涩者，四顺清凉饮下之。泡破，珍珠散掺之，自愈。

《石室秘录·汤火伤》　人有无意之中，忽为汤火所伤，遍身溃烂，与死为邻，我有内治妙法，可以变死而生，方名逐火丹，用大黄、生甘草各五钱，当归四两，荆芥(炒黑)、黄芩、防风各三钱，黄芪、茯苓各三两，水煎服，一剂痛减半，二剂减，三剂疮口全愈，真至圣至神之方也。此方妙在重用大黄于黄芪、当归之内，既补气血，又逐火邪。尤妙用荆芥、防风引黄芪、当归之补气血，生新以逐瘀。更妙用茯苓三两，使火气尽以膀胱下泻，而皮肤之痛自除。至于甘草、黄芩，不过调过而清凉之已耳。

【现代研究】

1. 病理生理特点

(1)局部病变：烧伤时局部的病理改变，一般取决于热力(温度)和接触组织的时间。轻度(Ⅰ度)烧伤时，可使皮肤毛细血管扩张，充血，发红，疼痛，同时有少量血浆渗出到组织间隙，出现局部轻度红肿。烧伤病重(Ⅱ度)时，皮肤毛细血管壁损伤而通透性明显增高，血浆渗出增多，除了渗入组织间隙，渗液尚积于表皮与真皮之间形成水疱。同时，表皮细胞变质，以至坏死。但随着血浆渗出停止和坏死组织脱落，皮肤可借浅存的上皮细胞再生而修复。烧伤严重(Ⅲ度)时，能直接引起蛋白质凝固，组织脱水，甚或碳化皮肤形成焦痂，就不能再生。对于皮下组织、肌肉等，烧伤后的改变也类似。

(2)全身反应：烧伤后的全身反应，大部分取决于烧伤的范围和深度，烧伤范围愈广泛和愈深，全身反应也愈严重。在伤后早期常见的是烧伤后血容量减少所引起的一系列变化。由于毛细血管通透性增多，血浆渗出到创面和组织间隙，损伤组织聚合而成的大分子物质，对水钠有较大的亲和力，使大量液体渗出于烧伤组织中，引起功能性失液；此时血液浓缩，血容量减少，心排血量也减少，可发生低血容量性休克。同时，肾因缺血，加以抗利尿激素和醛固酮的分泌增多，尿量减少。深度烧伤造成红细胞破坏，释出大量血红蛋白，引起血红蛋白尿。肾缺血和大量血红蛋白尿均可并发急性肾衰竭。近年研究表明，严重烧伤后早期可出现心肌的器质性损害，显微镜下可见心肌肌横纹紊乱，肌纤维断裂、溶解，肌束分离及波浪样改变等表现，从而出现心脏功能降低。

伤后48小时后，烧伤局部的病理生理变化由以渗出为主，逐渐转为以吸收为主。血液可稀释，尿量可增多。但此时渗出液的蛋白质和坏死组织多已分解，其分解物质均对人体有害，可呈现中毒症状。在重度烧伤者，因细胞和体液免疫功能受到抑制，抗感染能力明显降低，加以创面有渗液和坏死组织，细菌就容易繁殖而引起感染，甚至在早期并发败血症。感染的存在，将会加重局部和全身损害的程度。

2. 临床过程　根据烧伤的病理生理和临床特点，一般将烧伤的临床过程分为三期：

(1)体液渗出期：除损伤的一般反应外，无论烧伤的深浅或面积的大小，伤后迅速发生的变化为血浆样体液渗出，这种渗出以伤后6～8小时最快，24小时达高峰。在较小面积的浅度烧伤，经过人体的代偿，可不明显影响有效循环血量。但当烧伤面积大(一般指Ⅱ、Ⅲ度烧伤面积成人在15%，小儿则在5%以上者)，人体不足以代偿迅速发生的体液丧失时，则循环血量明显下降，引起低血容量性休克，因此又有人称此期为休克期。导致体液渗出的主要病理生理变化为烧伤区及其周围或深层组织的毛细血管扩张和通透性增加，大量血浆样液体自血液循环渗入组织间隙形成水肿或自创面渗出，因而丧失了大量的水分、钠盐和蛋白质。因而本期的主要矛盾是休克的防治，而及早进行补液治疗，迅速恢复循环血量是主要措施之一。

(2)急性感染期：烧伤后，创面易于污染，而局部抵抗力又降低，烧伤创面的坏死组织和富于蛋白的渗出液是细菌的良好培养基，还因烧伤导致局部组织发生缺血和代谢障碍，细菌易于在创面繁殖引起严重的感染，细菌侵入血液，以致血培养阳性，称为败血症。而伤后3～10日，为水肿回收期，此阶段细菌、毒素和其他有害物质往往也被吸收。所以，不难看出，感染的预防，尤其是全身性感染的预防是此期的主要治疗原则。

(3)修复期：伤后5～8日开始，直至痊愈。这一阶段存在创面感染，焦痂脱落，愈合等一系列变化。促使创面早期愈合是本期的主要原则。

烧伤的临床过程大体可分三期，但它们又是互相重叠，互相影响的，例如在体液渗出期不久，急性感染期与修复期即已开始，不能截然分开；休克往往易导致全身性感染的发生，而急性感染又可增加休克的严重性和处理的困难，从而使某一阶段的病期延长，甚至进一步恶化。

3. 烧伤中药及制剂的研究　中药制剂治疗烧烫伤是一种比较理想的治疗方法，经药理和临床试验证明有很好的疗效。经过归纳整理，发现冰片、地榆、大黄等十多味中药的使用频率最高，其中，冰片、地榆、紫草、大黄、黄芩、黄连、黄柏、虎杖具有清热解毒功效，乳香、没药具有活血祛瘀、消肿生肌功效，白芷具止痛消肿功效，白及具有消肿生肌功效。综合上述配伍原则，很多处方都包含其中几味，少则一味，多则含处方全部。常用于治疗烧伤的中药剂型有膏剂、油剂、散剂、膜剂等。

烧伤往往给患者带来难以忍受的痛苦，通常最有效的方法是辅以丁卡因、利多卡因等麻醉剂以缓解疼痛，但副作用较为严重，而中药烧伤制剂，根据“清热解毒，化腐生肌，祛瘀生新，活血止痛”的中医辨证原理设计和配制的制剂，对开拓和发展烧伤治疗的新理论具有一定的意义。北京市宣武中医医院运用湿润烧伤膏采用暴露疗法治疗烧伤623例，一般涂药后5～10分钟内即迅速起到止痛作用。保持创面湿润是利用该药止痛效果的关键。韩赞友等运用康神油膏(虎杖、紫草、黄柏、黄蜡、冰片、当归、香油七味中药按一定比例组成中药方，文火煎至焦黄后取出，取药油兑入黄蜡与冰片，搅拌待凉即成)治疗329例各种程度的烧烫伤病例，结果发现，配合康神油膏使用后可使疼痛缓解、愈合时间提前(Ⅰ度烧烫伤创面涂药一次即可治愈，浅Ⅱ度创面绝大多数于1周内治愈，小Ⅱ度创面可封闭创面)，且无毒副作用。

烧伤创面容易继发感染，严重大面积烧伤中的死亡，绝大多数是由于并发创面脓毒症引起。然而，许多烧伤中药制剂都有促进细胞增生分化，增强创面抗感染的作用。董永洪用大黄、黄连、黄芩、黄柏制成四黄散治疗110例烧烫伤患者，结果表明，四黄散有较强的抗菌消炎、止痛止血、结痂收敛、生肌长肉作用。蒋运德用凤尾草液治疗烧伤40例，收到满意效果，用药后止痛快，能迅速与创面结成牢固的保护性痂膜，阻止早期创面大量渗出，有利于休克的防治，同时能防止外来细菌的侵袭，预防早期败血症。王宝祥等用烧伤愈肤液(土茯苓、大黄、紫草、制乳香、制没药、栀子、姜黄、连翘、当归、白芥子、虎杖、白芷、黄芪、冰片)治疗烧烫伤406例，结果浅Ⅱ度平均9天治愈，深Ⅱ度平均15天治愈，Ⅲ度脱痂时间平均24天，未见痂下感染或积液，创面1期或2期愈合。

4. 临床研究

(1)验方：顾馨等用烧伤湿润膏治疗Ⅱ度以上烧伤1000例，方药：紫草、虎杖、地榆各30g，大黄、黄连、黄柏、丹参、儿茶、石膏、寒水石、炉甘石各10g，乳香、没药、地肤子、蜂衣各6g，罂粟壳1.5g，珍珠5g，凡士林适量制成油膏(制成糊剂则用麻油)备用。结果：治愈948例，均未植皮，深Ⅱ度创面愈合后无瘢痕，Ⅲ度创面愈合后瘢痕少。愈合时间：浅Ⅱ度为4～7天，深Ⅱ度4～21天，Ⅲ度25～28天。雷国爱等用紫草油外敷治疗Ⅱ度(浅、深)烧伤患者共106例，基本方：紫草、当归、生地、川芎、白芍各30g，冰片10g，芝麻油250g，庆大霉素40万单位。制作方法：将上述各药(除冰片、庆大霉素外)和芝麻油共同置于煎药锅内，用文火加热至各药发黄未焦时离火稍冷即过滤弃掉药渣，过滤液置于无菌杯内，待冷后将冰片及庆大霉素加入上液，搅匀即可使用。结果全部病例均治愈，比一般文献报道显著缩短了疗程。根据观察，紫草油涂布烧伤创面，1～2天创面渗出显著减少，疼痛缓解，浅Ⅱ度烧伤3～4天可结痂，上皮新生，6～8天即脱痂痊愈；深Ⅱ度烧伤1周左右肉芽组织、上皮明显生长，创面明显缩小，2周左右脱痂痊愈。刘素萍常规清理创面后，将酸枣树皮、地榆、大黄、黄柏、冰片、侧柏叶、甘草、虎杖等研磨成粉后与80%乙醇以1∶2比例调成酊剂喷雾喷于创面之上，治疗300例各种类型及各种程度的烧烫伤，结果证明该喷雾剂有良好的清热镇痛、凉血消肿、促进愈合、抑菌透气的作用。官世芳将加味神应当归膏(由当归、血竭、儿茶、黄柏、大黄、白芷等制成软膏)涂平在纱布上，用绷带包扎固定，敷盖创面，共治疗269例烧烫伤患者，治愈率达100%。

(2)单方：王巨臣用狗油及地龙浸出液外治烧伤162例，方法是狗油用文火煎好备用，地龙浸出液的制法：首先将数条活地龙用自来水洗净，放入干净杯中，加入等量白砂糖，放置2小时左右，地龙被白砂糖溶化，制成地龙浸出液，经高温消毒处理后备用。使用时，首先对创面消毒和冷疗法处理，然后交替外涂狗油及地龙浸出液，每日4～8次。经上述处理后，烧伤创面会很快形成一层保护性薄膜，24小时内创面定痂，36小时内局部消肿，浅Ⅱ度烧伤患者，最短4天，最长7天脱痂愈合。深Ⅱ度烧伤患者，最短8天，最长12天脱痂愈合。一般不留瘢痕。林裕韬等用蛙皮(石蛙、牛蛙皮经消毒处理)覆盖于早期清洁创面上，外用无菌敷料包扎，12～14小时后去除敷料暴露，蛙皮即可紧贴创面，表皮迅速干燥，直到创面愈合脱落，共治疗各种烧伤50例，效果良好。

【评述】

烧伤是一种常见的损伤，大面积烧伤由于体液的大量丧失或合并败血症，病情多较危重，甚至危及生命。关节部位的Ⅱ度以上烧伤，如果创面处理不当，形成瘢痕、挛缩，影响患部功能。

烧伤面积的估计，最常用中国九分法，手掌法适用于小面积的散在性烧伤。烧伤深度的划分，以三度四分法最为常用，对指导临床治疗和判断预后都很有帮助。Ⅱ度烧伤以伤部有水疱为特点。自觉剧痛、创面红润，多属浅Ⅱ度；痛觉迟钝、创面基底苍白者，多属深Ⅱ度烧伤。痛觉消失、创面无弹力、坚硬、蜡白、焦黄或炭化，是Ⅲ度烧伤的特点。

小面积烧伤，一般只需正确的创面处理，辨证地选用一些外用药即可。大面积的严重烧伤，需中西医结合，内外治并重。加强支持疗法，补充足够的血容量，正确地处理创面，及时有效地防治败血症，是抢救大面积烧伤的关键。

近年来，中医中药在烧伤创面的处理上取得了较大的进展，影响最大的是徐氏烧伤湿润暴露疗法，认为烧伤一是强热致伤，由于创伤导致气滞血瘀；二是火毒致疮，由于火毒导致肉腐脓成，甚至入里，因而提出以活血化瘀行滞治其伤，清热解毒、去腐生肌治其疮的原则，在如何解决创面疼痛、创面感染、创面加深、瘢痕愈合等四大国际烧伤难题上做了进一步的探索。徐荣祥在烧伤湿润暴露疗法基础上发展为皮肤再生医疗技术，对开拓和发展烧伤治疗的新理论具有重要意义，该技术是脱胎于中医理论和方法的中西医结合的皮肤再生医疗技术，将烧伤组织置于生理湿润环境下，以液化的方式无损伤地排除创面坏死组织，尽可能的保留皮肤再生的信息组织，通过原位培植的方式使皮肤等组织再生。原位干细胞培植概念和模式的建立，揭示了深Ⅱ度及其以下烧伤创面无瘢痕愈合的奥秘，使深度烧伤治疗进入了生命科学的皮肤再生新阶段。多家使用中药外敷治疗，证实中医药治疗烧伤最大优势在于控制局部感染及消除瘢痕挛缩现象。

【参考文献】

1. 裘法祖，孟承伟. 外科学. 第2版. 北京：人民卫生出版社，1986：175
2. 芦金清，黄先石，余仲超. 烧伤中药及其制剂. 中国医院药学杂志，1994，14(11)：514
3. 北京宣武中医医院烧伤科. 湿润暴露疗法治疗烧伤623例. 北京中医杂志，1992，(4)：43
4. 韩赞友，傅文录，王小黑，等. 外敷康神1+1治疗烧烫伤896例分析. 中医药学刊，2004，22(8)：1450
5. 董永洪. 四黄散治疗烧烫伤110例临床观察. 浙江中医杂志，1988，23(11)：495
6. 蒋运德. 凤尾草治疗烧伤40例. 云南中医学院学报，1993，16(1)：31
7. 王宝祥，董雪梅，张杰，等. 烧伤愈肤液治疗烧烫伤406例. 山东中医杂志，2001，20(4)：217
8. 顾馨，季信良. 烧伤湿润膏治疗烧伤1000例疗效观察. 江苏中医，1993，(11)：25
9. 雷国爱，韩贵兰. 紫草油外敷治疗Ⅱ°(浅、深)烧伤的临床观察与护理. 实用中西医结合杂志，1994，7(9)：553
10. 刘素萍. 中药喷雾粉液治疗烧烫伤的临床应用. 山东医药. 2000，40(22)：71
11. 官世芳. 加味神应当归膏治疗烧烫伤269例疗效观察. 天津中医，2002，19(5)：74
12. 王巨臣. 狗油及地龙浸出液外治烧伤162例观察. 湖南中医学院学报，1993，13(3)：21
13. 林裕韬，郑庆亦. 蛙皮治疗烧伤创面50例. 人民军医，1995，(7)：31
14. 中国中西医结合学会烧伤专业委员会. 烧伤皮肤再生医疗技术临床手册. 北京：中国医药科技出版社，2005
15. 徐荣祥. 烧伤治疗大全. 北京：中国科学技术出版社，2008

第三节 冻 伤

冻伤是人体遭受低温侵袭所引起的全身性或局部性损伤。全身性冻伤称为“冻僵”，一般情况下极少发生；局部性冻伤常根据受冻环境，称为“战壕足”、“水浸足”等，而趾、指、耳、鼻等暴露部位受低温影响，出现紫斑、水肿、炎症等反应，则称为“冻疮”。本病以严寒冬季在户外工作者多见。

【病因病机】

寒冷是造成冻伤的重要条件，尤其是潮湿刮风的情况下更易引起冻伤。如《诸病源候论·冻烂肿疮候》说：“严冬之日，触冒风雪寒毒之气，伤于肌肤，气血壅涩，因即瘃冻，焮赤疼肿，便成冻疮，乃至皮肉烂溃，重者支节堕落。”但外因通过内因而起作用，当病后或平素气血衰弱，身体缺乏锻炼，耐寒性差，处于疲劳、饥饿、创伤失血、长时间静止不动和肢体上止血带时间过长等情况下，受到寒冷的侵袭，容易导致局部血液循环障碍，气血运行不畅，以至气血瘀滞，组织缺氧形成冻伤。此外，暴冻着热或暴热着冻，也能促使本病的发生，故《石室秘录》

说："肌肤受冷，骤用火烘，乃成冻疮。"

【临床表现】

1. 局部性冻伤　多发生于手、足、鼻尖、耳廓、面部等易暴露部位。每届冬令寒冷季节，老疤处易于再发。局部冻伤后，皮肤先呈苍白色，患部寒冷、麻木、针刺样疼痛，继而肿胀，局部皮色转为紫红，有结块，自觉灼痛，瘙痒，甚至出现水疱，糜烂，坏死，肢端脱落。局部冻伤的突出临床表现是在开始复温解冻后，根据损害的程度一般可分为四度：

Ⅰ度：损伤在表皮层。局部皮肤受冻后，出现红斑或轻度水肿，症见皮肤发红或紫红，热痒，自觉灼痛。症状多在数日后消失。愈合后除表皮脱落外，不留瘢痕。

Ⅱ度：损伤达真皮层。局部皮肤受冻后，有水疱或大疱形成。症见皮肤紫红，或有瘀斑，肿胀显著，起有水疱，疱液色黄，或呈血性，疼痛较剧，对针刺、冷、热感觉不敏感。1～2 日后疱内液体吸收，形成痂皮。若无感染，2～3 周后痂皮脱落痊愈，一般少有瘢痕。

Ⅲ度：损伤达全皮层，皮下组织。局部皮肤受冻后有坏死。开始复温后，初似Ⅱ度，但水疱液为血性，随后皮肤逐渐变黑，或紫黑，以至明显坏死。有的也可无Ⅱ度冻伤的表现，一开始皮肤即变白，逐渐坏死。干性坏死的分界线出现较慢，一般需 4～6 周才明显形成；坏死组织脱落后，所遗留的创面常不易愈合；愈合后，除遗留有瘢痕外，局部皮温常较低，并有轻度紫绀或长时间的感觉过敏或疼痛。

Ⅳ度：损伤达肌肉、骨骼，整个肢体坏死脱落。症同Ⅲ度，病势更重，局部完全失去感觉和运动功能，分界线出现更迟，脱落也较慢，所遗留的顽固性溃疡，肉芽组织多不健康，常经久不愈，有时植皮也不易成活。

2. 全身性冻伤　初时表现为畏寒肢冷，发白或发绀；随着体内热量继续丧失，体温逐渐下降，患者全身颤抖，感觉麻木，四肢乏力肢端冷痛，昏昏欲睡，甚至四肢厥逆、僵直，唇甲青紫，神志模糊，反应迟钝，或出现幻觉，最后知觉丧失，不省人事，呼吸浅快，瞳孔散大，脉微欲绝，陷入僵硬或假死状态。若不及时救治，易致死亡。

【辨证】

1. 寒凝血瘀证　症见局部麻木发凉，冷痛，肤色青紫或黯红，肿胀结块，或有水疱，发痒，或灼痛，感觉迟钝。舌苔白，或舌有瘀斑，脉沉或细。

2. 寒凝化热证　症见冻伤后，局部坏死，创面溃烂流脓，四周红肿，疼痛加剧，伴有发热，口干，舌质红，苔黄，脉数。

3. 寒盛阳衰证　症见时时寒战，四肢厥冷，踡卧嗜睡，感觉麻木，肢端冷痛，面色苍白，舌质淡，苔白，脉沉迟。或神识不清，反应迟钝，知觉丧失，四肢厥冷，全身僵直，唇甲青紫，面色清灰，瞳孔散大，喘息微弱，脉微欲绝，或六脉俱无。

4. 习惯性冻伤　每于冬令寒季则发，局部麻木冷痛，肤色青紫，肿胀结块，或见痒痛，感觉迟钝。伴见身疲体倦，形寒畏冷，面色少华，舌质淡，苔白，脉细弱。

【治疗】

1. 现伤急救　首先应尽快使患者脱离寒冷环境，并应给予紧急处理，迅速脱去冰冷潮湿的衣着和鞋袜，进行保暖。对全身冻僵的患者，必要时进行人工呼吸，给氧，应用中枢兴奋剂、强心剂和抗休克治疗，将患者置于 40～42℃温水中浸泡迅速复温，至肢体接近正常体温时停止浸泡。要多方面供给热量，包括给予热饮料（茶、姜糖茶）、高热量的流质或半流质饮食及少量酒（患者未脱离寒冷时，不宜饮酒，以免增加体内热量的丧失），必要时以静脉输入温溶液（不超过 37℃）如葡萄糖、低分子右旋糖酐等，以纠正血循环障碍和血糖不足，维持水与电解质平衡，并供给热量。此外尚可采用其他一些方法：如应用封闭疗法或交感神经节阻滞，应用抗凝剂、血管扩张剂以及高压氧治疗等。但严禁伤部直接火烤，冷水浸及雪磨擦等。Ⅲ度和广泛Ⅱ度冻伤，应常规进行破伤风抗毒血清注射，同时警惕气性坏疽的可能，必要时使用抗气性坏疽血清。

2. 辨证论治

(1)寒凝血瘀证：治宜温阳散寒，调和营卫。方选桂枝加当归汤加黄酒调服。气虚者，加黄芪。

(2)寒凝化热证：治宜清热解毒，活血止痛。方用黄连解毒汤合四妙勇安汤。

(3)寒盛阳衰证：治宜回阳救逆固脱，散寒通脉。方选四逆汤、独参汤加减。

(4)习惯性冻伤：宜补养气血，温通血脉。方选人参养荣汤加减。

3. 外治法　轻症患者一般不需内服药，仅作局部处理便可治愈。冻伤局部红肿痛痒未溃者，可选用红灵酒、姜汁、辣椒水等，轻柔按摩，每日 2～3 次。亦可用红萝卜、生姜煎水浸泡。有水疱时，经局部消毒，用注射器抽吸后再用消毒敷料包扎。亦可用红油膏外敷包扎，患者应抬高以利静脉血和淋巴回流，较重的下肢冻伤应卧床休息，并防治外伤。用护架支撑被盖，以免患肢受压影响血液循环。如皮肤发黑坏死，用碘酒、酒精灭菌后，采用暴露疗法，保持创面干燥，减少继发感染。痂下有积脓，应及时引流，待分界线清楚后再行坏死组织切除或截肢。溃烂时用红油膏掺入八二丹外敷；腐脱新生时，用红油膏掺生肌膏外敷，必要时可植皮。

【预防与护理】

1. 普及预防冻伤知识，配置必要的防寒设备。

2. 增强体质，加强耐寒锻炼。例如从天热时开始，即用冷水洗脸、洗脚、擦浴等，逐步到冬天早操时不穿棉衣以及进行冰上运动等。寒冷作业时要勤活动，例如在值勤、放哨、乘车时，肢体不要长时间静止不动。在风速较大或潮湿地区（如壕沟、坑道等），尤应注意。

3. 对手、耳、鼻等暴露部分予以适当保护（如口罩、手套等），必须露出部分，可薄涂一层凡士林等油剂以减少散热。鞋袜不要过紧，并注意保持干燥，潮湿后及时更换。衣着应温暖，而且松紧合适。饮食应合理安排，不宜间隔太长。注意质量并做到热食、热饮。

4. 受冻后应及时给予正确的处理以减少损害，切忌立即用火烤或用冷敷、雪擦受冻部位；足部冻伤后，尽可能不要让患者步行，以免加重伤害。

【古籍选粹】

《儒门事亲·冻疮》　经曰：寒疮流水，俗呼为冻疮。或经年不愈者，用野中净土晒干，以大蒜研如泥，捏作饼子，如大观钱厚薄，量疮口大小贴之，以艾火加于端上灸之，不计壮数，以泥干为度。去干饼子，再换湿饼子灸，不问多少，直至疮痂觉痛痒，是疮可治也。然后口含浆水洗渍，用鸡翎二十茎，缚作刷子，于疮上刷洗净，以此洗刷，不致肌肉损伤也。以软帛拭干，用木香槟榔散傅之，如夏月医之更妙。

《医学入门·冻裂》　冬月下虚身触寒冷，血涩生疮，顽滞不知痛痒，内服升麻和气饮，去大黄，外用木香、槟榔、硫黄、吴萸、姜黄、麝香为末，麻油调搽。

《外科正宗·冻风》　冻风者，肌肉寒极，气血不行，谓肌死患也。初起紫斑，久则变黑腐烂作脓者，以碧玉膏主之，生肌敛口。

《石室秘录·冻疮》　冻疮乃人不能耐寒而肌肤冻死，忽遇火气，乃成冻疮。耳上冻疮，必人用手去温之，反成疮也，方用黄犬屎。露天久者变成白色，用炭火煅过为末，再用石灰陈年者妙，各等分，以麻油调之敷上，虽成疮而烂，敷之即止痛生肌，神方也。若耳上面上虽冻而不成疮者，不必用此药，止消荆芥煎汤洗之，三日愈。坐板疮亦是肌肤之病，止消轻粉一钱，萝卜子三钱，冰片半分，杏仁去皮尖十四粒研为末，以手擦之疮口上，一日即愈。神效奇绝，无以过也。

《外科启玄·冻疮》 受其寒冷，致令面耳手足初痛次肿，破出脓血，遇暖则发热，亦有元气弱之人，不奈其冷有之。

《外科秘录·冻疮》 冻疮，犯寒风冷气而生者也，贫贱人多生于手足，富贵人多犯耳面，先肿后痛，痛久则破而成疮，北地严寒，尤多此症，更有冷极而得者，手足十指，尚有堕落者。

《医宗金鉴·外科心法要诀·冻疮》 此证由触犯严寒之气，伤及皮肉著冻，以致气血凝结，肌肉硬肿，僵木不知痛痒。……若暴冻即著热，或进暖屋，或用火烘汤泡，必致肉死损形，轻则溃烂，重则骨脱筋连。

【现代研究】

1. 病理生理 当冷冻作用于人体肌表，一般引起皮肤血管收缩，血流减少，组织缺血，使血液循环发生障碍，组织供血供氧不足而发生一系列病理生理改变。如果温度持续下降，则组织间隙甚至细胞内可形成冰晶。组织冰点因组织种类而异，皮肤开始冻结时温度约为－5℃。冻伤对组织的损伤，一方面由于冰晶的机械性损伤，造成细胞膜的破坏，另一方面由于冰晶的形成主要发生在组织间隙，使其形成高渗，致细胞发生脱水，蛋白变性，酶活性降低，代谢障碍，以致坏死。但不同的组织细胞对冻结的抗力并不一致，例如神经、血管、横纹肌则对低温的耐力甚差，而皮肤冷冻后尚可存活。表浅的皮肤冻结，在复温后，局部呈一般炎性反应，多无严重损伤。深部组织的冻结，虽经高温，损伤并未因此而终止，突出的是微循环的改变。这是由于复温后冻区微血管显著扩张和血液瘀滞，以及冷冻对血管壁的损伤，致毛细血管通透性和渗出增加，出现明显水肿和水疱，严重者可发生弥漫性血栓形成，导致组织坏死。总之，由冻结开始，早期主要为代谢障碍，继之是复温后的微循环方向改变，这是冻伤引起组织损伤与坏死的基本原因。

2. 临床研究

(1)外治法：马俊玲等用冻康灵治疗未溃冻伤 120 例，基本方：鲜生姜 40g，红花 40g，当归 40g，桂枝 40g，白芍 10g，苦参 10g，苍术 10g，肉桂 10g，熟附子 50g，辣椒 70g，甘草 10g，樟脑 25g，薄荷脑 25g，鸡血藤 20g。制备方法：将鲜生姜剁成末，用 70%乙醇浸泡后捣烂取汁备用。将桂枝、当归、肉桂、红花、辣椒、苍术低温干燥后碾成 3 号粗粉，用 70%乙醇 7 倍量浸泡 24 小时，将白芍、熟附片、鸡血藤、苦参、甘草用 70%乙醇回流提取 4 小时，均取渗液备用，配制时，将樟脑、薄荷脑共溶物溶入提取的备用液中，用 70%乙醇液适量加至 2000ml，冷藏 24 小时，过滤后即得。使用时先用温水洗净患处，除本品，轻轻按摩发热，反复数次。每日 4～6 次。结果治愈率为 60.71%，好转率为 39.29%，经临床对照观察，其消肿、止痛、止痒及防冻效果明显优于传统防冻膏($P<0.05$)。金光泉等用冻疮搽剂治疗冻疮 106 例，药物及制备方法：取芫花 7g，红花 3.5g，泡入 75%乙醇溶液 100ml 中，半月后取其滤液，加入 654-2 针剂 5mg 及甘油 35ml，摇匀密闭备用。治疗时先将患部洗净，用棉签蘸取药液稍用力擦患处，每日 3～4 次。全部病例均治愈，平均用药 3.5 天，用药半小时后止痒，搽 2～3 次即止痛，消肿。对部分往年患者的预防性治疗，取得了当年未复发的效果。范健应用川苏乳膏治疗 63 例手足冻伤患者，男 26 例，女 37 例；年龄 38～67 岁；病史 1～20 年。处方组成：川芎 60g，苏木 45g，蜂蜡 50g，单硬脂酸甘油酯 125g，脱水山梨醇油酸脂 7.5g，白凡士林

50g,乳化剂 OP 5g,液状石蜡 260g,甘油 125g,石蜡 25g,羟苯乙酯 1g,蒸馏水适量,制成 1000g。制备方法:取川芎 60g,苏木 45g,加入 200ml 80%乙醇中,浸泡 72 小时后,再用中火煮沸约 10 分钟(冷凝回流),放冷,过滤,取滤液,回收乙醇,并浓缩成稠膏,备用。取单硬酯酸甘油酯、白凡士林、液状石蜡、石蜡、蜂蜡、脱水山梨醇油酸脂、乳化剂 OP(油相),另取稠膏、甘油、羟苯乙酯及适量蒸馏水(水相),两相分别置适当容器中,水浴加热至全部熔化,将油相缓缓加入水相中,按同一方向一直搅拌至凝,即得。用药方法:清洗手足后使用该制剂,每天早中晚各 1 次,连续使用 2 周,使用期间不得使用其他药物。疗效判断:肿胀、青紫消失,无痛痒灼热感为有效;青紫消失,局部稍红肿,偶有灼热瘙痒为显效;肿胀、青紫、痛痒灼热无明显好转为无效。结果:显效 26 例,有效 33 例,无效 4 例,总有效率为 93.65%。所有患者均无刺激性和过敏症状。陈幼明应用甘草粉浸剂治疗Ⅰ度冻伤 100 例,治疗方法:每晚临睡前取甘草细粉末 0.5~1.0g,置于开水中(水温以 40~42℃为好,计 2L),拌匀,然后将冻伤部位(手或足)置入,浸泡 30 分钟以后,用干布将患部擦干,即可睡眠,如此共 7 天。如冻伤较重,已形成溃疡、并发感染者,亦可用本法。但浸完擦干伤部后。要用无菌纱布包扎。必要时根据病情使用抗生素控制皮肤感染。临床疗效:浸泡 1 次后痒止;浸泡 2 次后红肿及硬结减轻;浸泡 3 次后红肿均消失,患部皮肤可见发皱;浸泡 4 次后,有少许痒感(但不要用手搔);浸泡 7 次后痊愈(红肿硬结消失)。100 例中有 28 例"冻疮膏"治疗 7 天后无效,改用"甘草粉浸剂"治疗 7 天后痊愈。尤阳运用熏洗疗法治疗局部冻伤 98 例,治疗方法:治疗组:川椒 9g,川芎 3g,白芷 12g,防风 12g,生姜 9g,连翘 15g,加入 3 000ml 水煎汤,过滤去渣熏洗患处,2 次/d,每次 20 分钟,1 周为 1 个疗程。注意患处保暖。对照组:涂抹冻疮膏,同时也注意保暖。疗效观察:结果治疗组治疗 1 疗程后,治愈 60 例,有效 36 例,无效 2 例。有效、无效者继续治疗 1 疗程后,治愈 32 例,总治愈率 93.9%。对照组 2 个疗程后,治愈 46 例,有效 18 例,无效 4 例,总治愈率 67.6%。经统计学处理,治疗组明显优于对照组($P<0.01$)。

(2)中药内服:周纯英等采用中药内服治疗冻疮 32 例,药物组成:当归 12g,桂枝 9g,赤芍 9g,生姜 5g,大枣 10 枚,甘草 6g,水煎服,每次 200ml,2 次/d。5 天为 1 疗程,2 个疗程后评定疗效。结果:32 例中痊愈 18 例,显效 12 例,有效 2 例,总有效率 100%。

(3)综合疗法:马英俊应用 MEBO 外敷治疗 37 例Ⅳ度足冻伤患者冻伤创面,治疗方法:①全身治疗:注射破伤风抗毒素,全身用广谱抗生素预防感染治疗,并给予高热量、高蛋白及维生素营养支持,同时选用改善血液循环的药物如:低分子右旋糖酐、妥拉唑林、罂粟碱等;②局部处理:保持创面清洁干燥并保暖;从坏死组织与正常组织界线明确的跖或趾段以远行姑息性扩创截跖或趾骨术:即在手术处理软组织时严格按照"无损伤、无疼痛、无出血"的原则进行,尽力保留有可能恢复生机的间生态组织;截除坏死的骨组织时尽可能使截骨平面略低于软组织,以便于日后新生肉芽组织覆盖骨外露。足跟部扩创时,清除坏死组织后,咬除骨外露的骨皮质,以利肉芽组织从中生长;③局部创面换药方法:先用 2%碘伏消毒创面周围的皮肤,再用 1‰苯扎溴铵消毒创面,并用生理盐水反复冲洗创面,然后用湿润烧伤膏外涂创面,以 1~2mm 厚为宜,无菌纱布包扎,每 12 小时换药 1 次;每次换药时轻轻刮除创面的分泌物和坏死组织再如法换药,直到肉芽组织生长覆盖创面皮肤再生爬行愈合。治疗结果:本组 37 例冻伤创面经 MEBO 治疗 3~11 周后,35 例创面通过肉芽组织生长皮肤原位再生愈合,皮肤弹性好。1 例残足部和 1 例足跟部创面虽然肉芽组织生长良好,但皮缺损面积较大,经全层植皮和转移皮瓣治愈。本组无一例发生骨髓炎。

【述评】

冻伤是人体遭受低温侵袭所引起的全身性或局部性的损伤。临床以局部性冻伤多见，又分轻症与重症，轻症以冻疮为主，发生原因以寒冷刺激为主，并与过度疲劳、饥饿、对寒冷敏感等因素有一定的联系。中医辨证以温通经脉、调和营卫为主。全身性冻伤病情危重，较为少见，一旦发现应迅速复温，采取综合措施进行抢救。

预防冻伤关键在于增强体质，注意保暖，适当运动，使气血流畅。

【参考文献】

1. 吴阶平，裘法祖. 黄家驷外科学. 第 4 版. 北京：人民卫生出版社，1986：69
2. 裘法祖，孟承伟. 外科学. 第 2 版. 北京：人民卫生出版社，1984：185
3. 马俊玲，高斌，杨同享，等. 冻康灵的制备及临床应用. 中草药，1993，(5)：276
4. 范健. 川苏乳膏的制备及临床应用. 时珍国医国药，2005，16(7)：626
5. 陈幼明. 甘草粉浸剂治疗Ⅰ度冻伤 100 例的初步观察. 时珍国医国药，2007，18(6)：1394
6. 尤阳. 熏洗疗法治疗局部冻伤 98 例临床观察. 医学理论与实践，2006，19(2)：188
7. 周纯英，王作峰. 古方今用治疗冻伤 32 例疗效分析. 医学理论与实践，2006，19(11)：1290
8. 马英俊. MEBO 降低Ⅳ度足冻伤截肢平面的疗效观察. 中国烧伤创疡杂志，2008，20(1)：18

第四节 毒蛇咬伤

我国的蛇类有 160 余种，其中毒蛇约占 1/3，分布较广，以华南地区较多，主要出没于山林、田野、海边等处。毒蛇咬伤在我国南方地区夏秋农忙季节较为常见，被毒蛇咬伤后，可发生一系列的中毒症状，甚至危及生命，是一种对劳动人民危害较大的病害之一。

【常见毒蛇生态简介】

我国毒蛇中，危害较大且能致人死亡的有 10 种(图 2-6-4)，神经毒者有银环蛇、金环蛇、海蛇；血循毒者有蝰蛇、尖吻蝮蛇、竹叶青蛇和烙铁头蛇；混合毒者有眼镜蛇、眼镜王蛇和蝮蛇。一般来说，毒蛇的体表特征为头呈三角形，尾短而钝，身体斑纹色彩鲜明。毒蛇的上腭有毒腺和毒牙，毒蛇咬伤时，毒液从腺体排出，沿毒牙的小管或沟进入伤口，引起中毒。

1. 银环蛇　别名过基峡，头比颈大，呈椭圆形，蛇体有黑白相间的横纹带，但腹侧中断，属前沟牙毒蛇，栖于平原及山脚多水之处，常在晚间活动。

2. 金环蛇　头比颈大，稍呈黑色椭圆形，蛇体有黄黑相间的横纹带，属前沟牙毒蛇，栖于山地或水边，多在晚上活动。

3. 海蛇　种类很多，形态斑纹各有不同，但都具有侧扁尾巴，以便于水中活动，属前沟牙毒蛇，栖居于浅海中。

4. 蝰蛇　别名百步金钱，蛇背有浓褐色链状椭圆形斑三列，各椭圆形斑边缘为黑色，最外缘为白色，属管牙毒蛇，多栖于山地。

5. 竹叶青蛇　别名青竹蛇，头呈三角形，瞳孔垂直红色，颈细，全身鲜绿色，尾端焦红色，属管牙毒蛇，多栖于山林、菜地中，常在早晨和晚间活动。

6. 尖吻蝮蛇　别名五步蛇，头大呈三角形，颈细，吻端有一翘起的吻突，头背棕黑，头侧土黄色，正背有 20 个左右规则的大方斑，方斑由左右两侧大三角斑在脊中线合拢形成，属管牙毒蛇，多栖于山地森林、溪涧、沟边的岩石下或杂草中，阴雨天、早晨及傍晚时活动。

7. 烙铁头蛇　别名龟壳花蛇，头呈三角形，头长为宽的 1.5 倍，颈细，背面呈棕褐色，杂

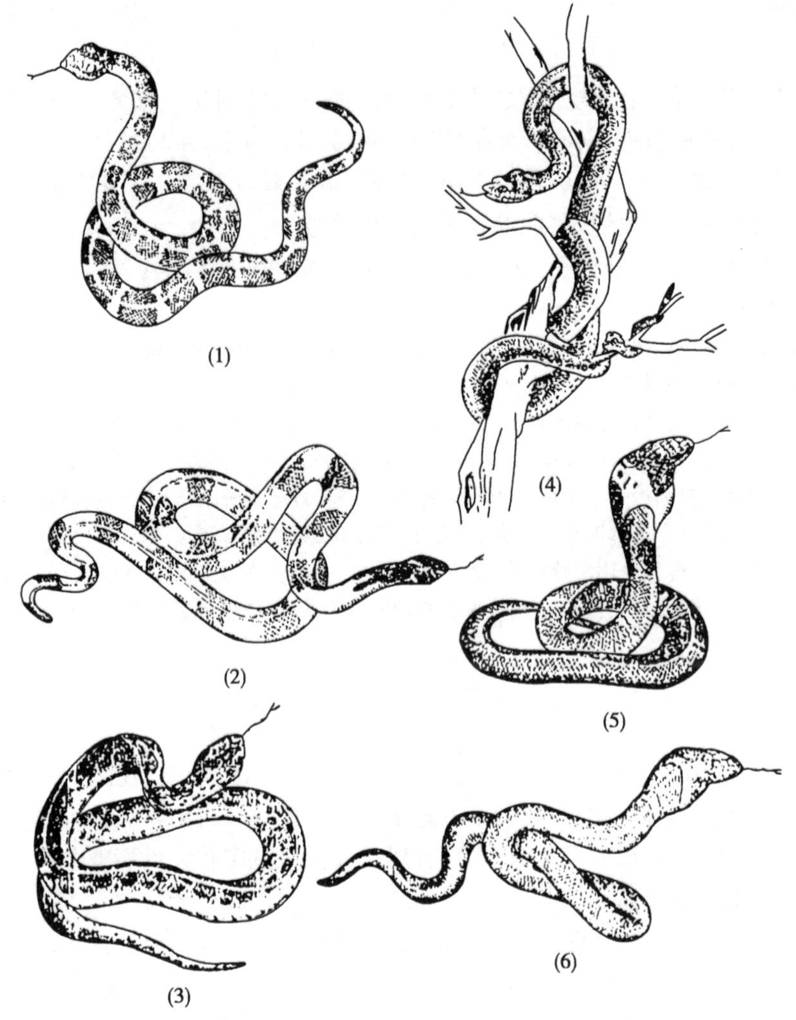

图 2-6-4　常见毒蛇

(1)银环蛇　(2)金环蛇　(3)蝰蛇　(4)竹叶青蛇　(5)眼镜蛇　(6)眼镜王蛇

有灰褐色小点，中央有两行暗褐色斑纹，边缘黑色，中间较淡，左右斑纹交错相连，形成链状或波浪状，尾有缠绕性，是管牙毒蛇，栖于山区森林，溪边、住宅附近，多于夜晚活动。

8. 眼镜蛇　别名饭铲头，头部椭圆形呈匙状，颈部有眼镜状的白缘斑纹，属前沟牙毒蛇，栖于山林、平原、水边、墙基和洞穴，多在日间活动，常主动咬人。

9. 眼镜王蛇　又名大眼镜蛇，颈部扁而宽，颈、腹黄色，背呈灰褐色，有"∧"形横纹，顶鳞后面有一对大枕鳞，属前沟牙毒蛇，常在山溪旁出现，亦能爬树，多在白天活动。

10. 蝮蛇　头呈三角形，吻端圆，背鳞起棱，背面为灰褐色，腹面灰白色，头背有一深色的"∧"形斑，颞部有一镶白的细白眉纹，尾短，有的焦黄色，生活于平原、丘陵和山区，多在夜间活动。

【病因病机】

毒蛇咬伤人体后，毒液经伤口而入，侵蚀肌肤、入于营血、内攻脏腑而发生中毒，或引起局部坏死溃烂。

西医学认为，蛇毒是一种复杂的蛋白质混合物，含有多种毒蛋白和酶类物质。新鲜毒液是类似蛋清样的黏稠液体，透明或淡黄色，含水 70％，比重 1.030～1.080，加热 65℃以上容易破坏，新鲜蛇毒呈弱酸性，腥苦味，与空气接触易生泡沫，在常温下 24 小时变性，冰箱内保存 15～30 天毒性不变，干燥蛇毒保持原毒力 25 年以上。而眼镜蛇毒虽经 100℃加热 15 分钟，仍能保持部分毒力，非经久煮，不能破坏。凡能使蛋白质沉淀、变性的强酸、强碱、氧化剂、还原剂、消化酶及重金属盐类，均能破坏蛇毒。

多数学者认为，人和动物不仅消化道腺体分泌物能破坏蛇毒，肝脏有解毒作用，而且可以从小便排出约 70％。

蛇毒主要的成分是神经毒、血循毒和酶，各种成分的多少或有无，随蛇种而异。

1. 神经毒（风毒）　主要是阻断神经肌肉的接头引起弛缓型麻痹，终至周围性吸呼衰竭，引起缺氧性脑病、肺部感染及循环衰竭，若抢救不及时可导致死亡。

神经毒作用有两种表现，一种作用于运动神经末梢的突触前及突触后部位，主要抑制运动终末上的乙酰胆碱受体，使肌肉内的神经介质——乙酰胆碱不能发挥其去极化作用，从而导致横纹肌松弛。故在临床上银环蛇咬伤的危重型患者，其所致的呼吸麻痹恢复较慢。眼镜蛇是另一种作用，对乙酰胆碱受体的功能无影响，但有抑制运动神经末梢释放介质的作用。这种呼吸麻痹的患者，用新斯的明有一定的疗效。

因为神经毒主要是产生肌肉运动障碍，如舌肌、咽缩肌、眼外肌运动障碍而分别产生语言困难、吞咽困难以及眼球运动迟钝和复视；胸肌、肋间肌和膈肌运动障碍而发生呼吸麻痹，从中医角度来看，这些症状属于风邪阻络所致，故将其命名为“风毒”。

2. 血循毒（火毒）　血循毒的种类很多，成分复杂，血循毒对心血管和血液系统产生多方面的毒性作用。

（1）心脏毒：毒性极强，可损害心肌细胞的结构及功能。高浓度的心脏毒能引起离体的蛙心收缩期停跳，低浓度的反能兴奋。此毒素对哺乳动物心脏有极强的毒害作用，发生短暂兴奋后转入抑制，心搏动障碍，心室纤颤，心肌坏死，最后死于心力衰竭。

（2）出血毒素：是一种血管毒，作用于细胞的黏合物质，使其通透性增加，而形态仍然完整，没有损害细胞作用。如尖吻蝮蛇、蝰蛇等含有出血毒素，可以引起广泛性血液外渗，导致显著的全身出血，甚至肺、心、肾、肝、脑实质出血而死亡。

（3）溶血毒素：有直接和间接溶血因子。间接溶血因子为磷脂酸 A，把卵磷脂水解分出脂肪酸而成溶血卵磷脂。直接溶血因子在眼镜蛇、蝰蛇的蛇毒中，能直接溶解红细胞。直接与间接溶血因子有协同作用，近年来研究证明直接溶血因子与心脏毒素是同一物质。

因为血循素能迅速引起局部伤口剧痛，肿胀，进而坏死，引起全身性出血及溶血等严重症状。中医认为热毒壅盛则肿，阻塞不通则痛，热胜则肉腐，热迫血妄行则出血、衄血等，故将其命名为“火毒”。火毒内陷，传入心包，可出现闭、脱等危重之证。

3. 酶　蛇毒中含有各种酶，使蛇毒的致病作用更加复杂。根据有关资料，已查明蛇毒中含有的酶有 20 多种，现仅将与毒性关系较大的介绍如下：

（1）蛋白水解酶：多种蛇毒都有水解蛋白质作用，随蛇种而异。由于它可损害血管壁内皮细胞，增加管壁的通透性，导致血浆外渗，组织水肿，局部组织坏死，甚至深部组织溃烂。此酶亦相当于中医的火毒。

（2）磷脂酶 A：其毒性作用是间接溶血作用，它使卵磷脂转变为溶血卵磷脂而致溶血，能引起严重的溶血症。磷脂酶 A 也可促成产生溶血卵磷脂而损及神经组织，或直接协助蛇毒中的神经毒或心脏毒进入神经组织中，结果表现出严重的外周神经症状。此酶还可以使毛细血管通透性增加而引起皮下出血，并可释放组胺、5-羟色胺、肾上腺素、缓激肽等，间接干扰心血管系统的功能。此酶的毒性作用相当于中医的风火毒。

(3)透明质酸酶：多数蛇毒中含有此酶。它能溶解细胞与纤维间质，破坏结缔组织的完整性，促使蛇毒从咬伤局部向其周围迅速扩散、吸收。此酶相当于中医的火毒。

(4)三磷酸腺苷酶：可以破坏三磷酸腺苷，减少体内能量供给，影响体内神经介质、蛋白质的合成，导致各系统的生理功能障碍。此酶相当于中医的风火毒。

【辨病】

1. 临床表现

(1)神经毒(风毒)：如金环蛇、银环蛇、海蛇的蛇毒主要是神经毒，主要表现为神经系统受损害。蛇毒作用于延髓和脊神经节细胞，并阻断肌神经接点，导致呼吸麻痹和肌肉瘫痪。局部症状轻微，不红不肿，无渗液，微痛，常易被忽视而不及时处理，但不久即出现麻木感，并向肢体近侧蔓延。全身症状常在伤后1～6小时出现，表现为头晕，四肢乏力，胸闷恶心，步态不稳，头低垂等。重者视力模糊，瞳孔散大，言语不清，呼吸困难，流涎，牙关紧闭，发绀，甚至全身瘫痪，昏迷，血压下降，最后呼吸麻痹而死亡。

神经毒的吸收速度快，潜伏时间长，易被疏忽，但一旦发作，就急骤发展，并难以控制，危险性较大。但如果度过危险期(一般为1～2日)，病情一经好转，即很快痊愈，少有后遗症。

(2)血循毒(火毒)：如竹叶青、尖吻蝮蛇、蝰蛇的蛇毒主要是血循毒，主要表现为心血管和血液系统受损害，局部症状出现早且重，被血循毒的毒蛇咬伤后，伤口剧痛，肿胀，起水疱，血疱，皮肤发绀。严重者伤口周围软组织或肢体坏死变黑，所属淋巴管以及淋巴结发炎。全身症状有高热、寒战，周身肌肉酸痛，皮下或内脏出血，皮下瘀斑，尿血，血红蛋白尿，便血、衄血和吐血，甚至出现谵妄、贫血、休克、循环衰竭而死亡。

血循毒引起的症状出现较快且严重，一般诊断治疗均较及时，死亡率反而比神经毒者低，但如果治疗不及时，则后果严重，伤后病程和危险期均较长，伤后5～7日仍有死亡的可能，内脏并发症和后遗症较多，伤口常经久不愈。甚至造成伤肢残废。

(3)混合毒(风火毒)：如蝮蛇、眼镜蛇、眼镜王蛇是混合毒，兼有神经毒与血循毒的中毒发现。局部症状明显；被毒蛇咬伤后，即感疼痛，逐渐加重，有麻木感，伤口周围皮肤迅速红肿，并向近侧肢体扩散，常有水疱、血疱。严重者伤口周围组织或肢体坏死，形成溃疡。所导向淋巴结发炎肿大，触痛明显。全身症状发展也较快。有头晕头痛，周身酸痛，寒战发热，四肢无力，恶心呕吐，腹痛腹泻，心悸胸闷，甚至神昏谵语，检查可见瞳孔缩小、肝肿大、黄疸及白细胞计数升高，病情发展可出现心力衰竭，呼吸停止。混合毒造成死亡的主要原因仍为神经毒。

2. 诊断和鉴别诊断　首先应鉴别是否为毒蛇咬伤，一般无毒蛇咬伤伤口为两排细牙痕，其他有毒动物如蜈蚣、毒蜘蛛等咬伤则无牙痕。而毒蛇咬伤则一般有一对较粗大而深的毒牙痕(有时仅有一个或多个，视蛇种与咬人时的体位而不同)，如蛇已被打死，则可直接检查其口内上颌前方有无毒牙。

其次是鉴别属于哪一类毒蛇，一般从蛇的外貌可以鉴别，亦可从局部和全身症状加以鉴别。

【治疗】

毒蛇咬伤后，蛇毒可迅速在体内扩散，造成严重后果。所以一旦发现，要争分夺秒地采取各项措施，促使毒液排出，防止吸收与扩散。如一时不能辨别是否毒蛇咬伤，亦应首先按毒蛇处理，并注意观察病情变化。

1. 现场急救措施

(1)缚扎：目的在于阻止蛇毒吸收与扩散。在咬伤肢体近侧约 5～10cm 用布带、绳索等就近材料进行绑扎，缚扎的松紧一般以阻断静脉血和淋巴回流而不妨碍动脉血流为度。如伤在手指可缚扎指根部，伤在手掌可缚扎肘关节下部，伤在足或小腿可缚扎膝关节上或下部。然后用手挤压伤口周围，将毒液挤出。缚扎时间可持续数小时，要注意患肢血运情况，缚扎时间长时应每隔半小时左右稍放松一次，每次 1～2 分钟。一般在伤口排毒或服药 1 小时后可解除缚扎。咬伤已超过 12 小时，则不宜缚扎。

(2)排毒

1)切开法：常规消毒后，沿牙痕切开约 1.5cm，深达皮下，如有蛇牙要取出，然后用生理盐水、1∶5 000 高锰酸钾溶液、过氧化氢水溶液等反复冲洗伤口，并用手由近心端向远心端伤口周围挤压，使毒血排出，减少蛇毒播散，减轻中毒。但若伤口流血不止，且有全身出血现象，可能为尖吻蝮蛇、蝰蛇和蝮蛇咬伤，则不应再切开，以免出血过多，发生休克。

2)吸引法：伤口切开后可用拔火罐或抽吸器等方法，将伤口毒血吸出。

3)烧灼法：用火焰直接烧灼伤口，以破坏蛇毒，如使用数个火柴头堆放于伤口点燃爆烧，这是一种简便而有效的野外急救方法。

4)针刺法：于手指蹼间(八邪穴)或足蹼间(八风穴)，皮肤消毒后用三棱针或粗针头，向近侧皮下刺入 1cm，迅速拔出后将患肢下垂，由近向远轻轻按摩以排除毒液。

经上述简单急救处理后，应立即送往就近医疗单位进一步救治。但毒蛇咬伤后行走要缓慢，切忌奔跑，以减少毒素吸收。最好是将伤肢制动后平放运送。

2. 早期综合治疗措施　目的是进一步破坏残留在伤口的蛇毒，促使已进入体内的蛇毒的排泄。

(1)局部封闭：胰蛋白酶能直接破坏蛇毒，经动物实验和临床应用，证明对多种毒蛇咬伤有效。方法是：胰蛋白酶 2 000 单位加入 0.5%普鲁卡因 5～20ml 中，在牙痕周围注射，深达肌肉层，或在绑扎上端进行套式封闭。并可根据情况在 12～24 小时后重复注射。如发生荨麻疹反应，可用异丙嗪 25mg 肌内注射。

(2)利尿排毒：可用呋塞米 20～40mg 肌内注射，或用 20%甘露醇 250～300ml，快速静脉滴入。亦可用中药八正散及金钱草、白茅根等利尿，促使血内蛇毒加速排泄，缓解中毒症状。

(3)使用有效中成药

1)蛇伤解毒片(注射液)：对我国常见毒蛇咬伤有效。用法：片剂首次 20 片，以后每 4～6 小时内服 7～10 片，中毒症状好转后酌情减量，连服 5 日。针剂首次 8ml，在伤口周围及结扎上端注射；以后每 6 小时 1 次，每次肌内注射 6ml，全身中毒症状减轻，改为口服片剂。

2)季德胜蛇药片：系由蛇药片和解毒片合制而成。对眼镜蛇、竹叶青、蝮蛇、五步蛇的咬伤治疗效果好。伤后立即服 20 片，以后每 6 小时服 10 片。中毒症状严重时，可加大剂量至每次 20～40 片。至全身中毒症状明显减轻，局部消肿时停药。局部用温开水将药片混成糊状，涂敷在伤口周围。

3)广州蛇伤药散：对眼镜蛇、竹叶青蛇、银环蛇等咬伤有效。每次 5g，每 3 小时 1 次，5～8 次为 1 疗程；重症者加倍服用。

4)上海蛇药：对蝮蛇、五步蛇、蝰蛇、烙铁头蛇、竹叶青蛇等咬伤有效。用法：片剂首次服

10片，以后每4小时服5片；注射液1号第1日每4小时2ml，以后每日3次；肌内注射，亦可从静脉滴注；冲服剂配合片剂和注射剂一起使用。首次服2包，开水冲服，以后每日服3次，每次1包。

(4)中草药

1)半边莲生用捣碎(或加用雄黄)敷于伤部，每日更换；并每日用30～60g，水煎服。

2)七叶一枝花醋磨或鲜品捣成糊状，外敷伤口周围。

(5)抗蛇毒血清的作用：抗蛇毒血清特异性较高，效果确切，应用越早则疗效越好，但对脑、心、肾等实质性器官已发生器质性改变时，则难以奏效。银环蛇咬伤注射抗银环蛇毒血清8 000～16 000单位；眼镜蛇咬伤注射抗眼镜蛇毒血清5 000～10 000单位；蝮蛇咬伤注射抗蝮蛇毒血清6 000单位；金环蛇咬伤注射抗金环蛇毒血清5 000单位；蝰蛇咬伤注射抗蝰蛇毒血清5 000单位。以上剂量约可中和一条相应毒蛇的排毒量。视病情可酌情增减。小孩用量与成人相等，不能减少，可用生理盐水或25%～50%葡萄糖溶液20ml稀释，进行静脉注射。一次即可，使用之前必须先做过敏试验，抽抗蛇毒血清0.1ml用生理盐水1.9ml稀释，皮内注射0.1ml，15分钟后，无红晕蜘蛛足者为阴性。阳性者可按脱敏法处理。

3. 辨证论治　中医学对毒蛇咬伤的治疗有悠久的历史和极为丰富的经验，流传有"治蛇不泄，蛇毒内结；二便不通，蛇毒内攻"的说法，所以，中医辨证治疗原则主要为解毒、利尿、通便。风毒者，宜活血祛风解毒，可选用川芎、当归、红花、白芷、细辛、吴茱萸、威灵仙、桂枝、七星剑、九层塔、两面针、寮刁竹等；亦可选用止痉散(蜈蚣、蝎子、僵蚕)、紫雪丹等息风定惊，清热解毒之品。火毒者，宜清热凉血解毒，可选用黄连、黄芩、黄柏、金银花、大黄、穿心莲、田基黄、半边莲、白花蛇舌草、一枝黄花、半枝莲、鬼针草、生地黄、牡丹皮、白茅根等；亦可选用犀角地黄汤、牛黄清心丸、安宫牛黄丸等清热凉血解毒之品。风火毒者在上述两类药物中根据辨证加以选用，有出血者则须加用仙鹤草、蒲黄等止血药，亦可选用下述验方之一：①七叶一枝花15g，两面针根15g，半边莲15g，一枝黄花15g，苍耳子15g，土细辛15g，穿心莲15g，水煎服。②蛇王藤25g，寮刁竹25g，七星剑25g，半边莲25g，三椏苦25g，水煎加酒服。

4. 其他处理措施　毒蛇咬伤后，一般病情较为急重，由于毒素的作用，甚至导致休克。所以，应及时给予补液等支持疗法。溶血、贫血现象明显时给予输血。呼吸不利时给予吸氧或使用呼吸兴奋剂。肾上腺皮质激素对中和毒素和减轻蛇毒的毒性反应有一定的作用，有利于病情缓解和恢复。用量大小视病情轻重，一般每日1～2次，每次可选用氢化可的松400mg加入补液中静脉滴注。

局部伤口周围坏死较多或感染较重时，可同时使用抗生素治疗。蛇口腔中有多种厌氧菌存在，蛇伤应常规皮下或肌内注射抗破伤风血清1 500单位。注射前做过敏试验，过敏者可行脱敏注射。

5. 重危伤员的处理　大部分患者经过上述治疗，都能获得痊愈，少数患者由于早期处理不当，中毒较深，或者未能及时治疗，则可能会出现心、肝、肾、脑的损害以及酸中毒、呼吸衰竭等严重并发症，甚至危及生命。所以，在抢救危重患者时，要根据病情加强全身支持疗法和防治并发症，补充足够营养物质和维生素，维持水、电解质平衡。防治休克和脑水肿，纠正酸中毒和心功能衰竭。有呼吸衰竭者要注意毒蛇咬伤所致之呼吸衰竭以呼吸肌麻痹为主，其神经损害是可逆的。当出现呼吸浅促或消失，并有烦躁、发绀等缺氧表现，使用呼吸兴奋剂亦不能奏效时，应抓紧时机，及时做气管切开，插入套管，辅助人工呼吸。同时，对由于缺氧而引起机体其他重要器官的损害，亦给予相应处理。

【预防】

1. 搞好环境卫生，特别是清除杂草，填塞洞穴，注意宿舍、厨房和饲养禽畜等处的清洁卫生，使蛇类无藏身之处。

2. 行走山林草地蛇多出没的地方时，可用竹木棍打草驱蛇，并注意蛇在树上咬人，夜间走动要有照明，注意蛇卧于路上被误踩而咬伤。蛇的生活习性，多在夏秋晚上或清晨活动，尤以天气闷热、雷雨欲临时，多出洞或藏身草垛处，野外作业人员须作防避。

3. 在蛇类冬眠季节，捕捉蛇类要注意自身防护，并应做好急救的准备。

【古籍选粹】

《证治准绳·诸虫兽螫伤》　路行卒被蛇咬，当急扯裹脚带扎缚伤处上下寸许使毒气不能恢伤肌体，又急用白矾安刀头火上溶汗沸滴于伤处，待冷以长篦子速挑去靥，则毒血随出，黯肿尚未退，更滴之，以退为度。……村居山僻及途中夜行，卒被蛇咬，难求白矾处，速作艾炷灸五壮，以唾调盐涂之，如黯肿尚未消释，当更灸更搽，毒涎自然流出，且不透里伤人。并治毒蛇所伤，细辛、香白芷各五钱，雄黄二钱，右为末加麝香少许，每服二钱，温酒服，效。防毒气攻心，又方金线重楼(即七叶一枝花)以水磨少许傅咬处，二为细辛酒服之。

《外科正宗·恶虫叮咬第一百二十七》　蛇毒伤人，用雄黄末，兰叶捣汁，调敷肿上。内用半枝莲捣烂取汁二两，热酒四两和汁服之，盖汗为效，仍用渣敷伤处亦妙。……七寸蛇，青色扁形，尖尾短足。红口者毒轻，青口者毒重，以舌螫人，其毒最恶。初螫时用雄黄末一钱，生矾二钱，杓内溶化，将箭头点药伤处，冷则易之，连点七次遂愈。毒气入里者，解毒紫金丹酒磨服一钱，盖汗即愈。迟延毒走肿痛者，麻油焰熏之亦瘥。

《外科启玄》　诸蛇有毒莫如土虺蛇最毒，如人被伤，即取半莲草揉之擦之，顷刻即安，亦可煎服。故俗云有人认得半边莲，终朝可伴毒蛇眠。雄黄亦可搽之。

《外科大成·虫兽伤》　蛇咬伤，即饮好醋一二碗，使气不随走。以绳扎伤处两头。再次用白芷末五钱，水调服。少时咬处出黄水，水尽则肿消口合而愈。

《外科证治全书·蛇咬伤》　凡被蛇伤，即以针刺伤处出血，以绳扎伤处两头，庶不致毒气内攻，流布经络。用五灵脂、雄黄等量研末，酒服二钱，外亦以敷之，中留一孔令泄其毒。或取三七捣烂罨之，毒亦消散，神效。如毒气入腹肿昏溃者，则急用白芷一两为末，麦冬一两调灌之，顷刻伤处出毒水，毒尽肿消。仍用白芷末敷之而愈。蛇伤久溃不愈，毒气延蔓者，先以净水洗净，用白芷末、胆矾、麝香少许研匀掺之，良久恶水滴出，其痛即止。日以敷之，一月愈。山居人被伤，仓卒无药者，急以溺洗伤处。蛇伤，或在足上或在头面或在身腹之间，足肿如斗，面肿如盘，腹肿如箕，三日不救则毒气攻心而死。盖蛇乃阴物，藏于土中。初出洞时，其口尚未饮水，毒犹未解，故伤人最毒，治宜解毒为主。用祛毒散(白芷、生甘草、夏枯草、蒲公英、紫花地丁、白矾)。

【现代研究】

1. 单味药　罗丽柏应用土三七外敷毒蛇咬伤局部炎症水肿 180 例，治疗方法：对照组：伤肢红肿处用季德胜蛇药片 20 片研粉，凉开水调成稀糊状，由近心端向伤口方向涂擦，每天数次。观察组：用新鲜土三七洗净捣烂，加入 5～10g 红糖，拌匀，均匀地外敷伤肢红肿处，每天 1 次。伤口有溃烂坏死者，则清除坏死组织，每天清洗伤口后，用庆大霉素 8 万 U，山莨菪碱 10mg，胰岛素 4U，生理盐水 50ml 混合，纱布湿敷创面，频谱仪照射 2 次/d，30min/次，以扩张血管，改善血液循环，促进组织生长，若创面过大难以愈合，必要时外科植皮治疗。治疗结果：显效：红肿消退，疼痛消失，治疗组 48 例，对照组 21 例；有效：红肿明显消退，疼痛明显减轻，两组分别为 35 例、44 例；无效：红肿消退不明显或有蔓延趋势，两组分别为 7 例、25 例；总有效率，两组分别为 92%、72%。3 天后，两组疗效比较，$P<0.01$，差异有统计学意义，提示观察组优于对照组。

2. 辨证施治 陈根财采用早期结扎，冲洗伤口，刀刺排毒，局部草药外敷，结合辨证施治等综合措施治疗蕲蛇、竹叶青蛇、龟壳花蛇、蝮蛇等毒蛇咬伤 121 例，草药外敷选用石荠苧适量加红糖捣烂外敷，同时用鲜马牙半边莲捣汁加少量食盐外搽伤口及肿胀处，促使排毒消肿。但对五步蛇咬伤需要采用鲜斑叶兰（又名小叶青）适量洗净加食盐少许捣烂外敷。全身用药根据中医理论，将毒蛇咬伤的临床表现归纳为风毒、火毒、风火兼证三大类。内治以清热解毒为主，且在解毒药中加入攻下药。认为治疗蛇伤时通便很重要，若早期毒蛇咬伤，经局部排毒，外敷草药等处理后，可用生大黄、香白芷末少量吞服即可。大黄可解毒、消肿，香白芷芳香行气，具有解蛇毒和解除神经麻痹及兴奋呼吸作用。若出现全身中毒症状，应以清热解毒药内服。基本方：银花、连翘、黄连、黄柏、黄芩、半边莲、半枝莲、苦丁茶、生大黄、赤芍、甘草。兼见头昏、眼花、嗜睡、昏迷、呼吸困难、四肢抽搐者，加钩藤、白芷、蝉蜕、全蝎、蜈蚣等；具有剧烈疼痛、血疱、全身皮下出血者，可加入清热凉血药，如牡丹皮、鲜生地、焦山栀、白茅根，严重者可加水牛角粉末，或安宫牛黄丸、六神丸等。结果全部治愈。陈连芽应用中西医结合救治毒蛇咬伤 257 例，治疗方法：局部常规处理并予以精制抗蛇毒血清缓慢静滴及对症治疗，中医辨证方面：中医将毒蛇咬伤的各种中毒症状概括为风、火，均为阳邪，轻扬善变，伤阴耗液，具有发病急、变化快、病势凶猛等特点。选青龙三黄汤为基础方随证加减（青木香、龙胆草、炮甲、黄连、大黄、白芷、黄芩、黄柏、仙茅、生地、麦冬等），对重度昏迷、休克、吞咽困难、牙关紧闭、频繁呕吐及不合作的患者采用中药煎汤保留灌肠及全身温敷疗法，每日 3～4 次。结果：257 例中治愈 256 例，治愈率为 99.6%，死亡 1 例（死于急性心肺衰竭）；治疗天数最长 39 天，最短 1 天，平均 4 天。

3. 外治

（1）溶液：周治忠应用断肠草煎剂外用治疗毒蛇咬伤溃疡 32 例，治疗方法：将断肠草等 5 种中草药共 1 000g，切碎洗净，加水 4 000ml，煎 2 次，过滤去渣，得汁约 2 000ml，加适量防腐剂置于消毒盐水瓶中，高压消毒后备用。将蛇伤溃疡创面常规消毒，根据溃疡创面情况，采用“蚕食”或“鲸吞”法清创；然后用断肠草煎剂冲洗创面，若溃疡在手指或足趾时则可采用浸泡法；冲洗浸泡后再用断肠草煎剂纱条湿敷患处，每日 1 次，重症患者每日 2 次。结果：本组 32 例经上述治疗后治愈 30 例（93.7%），2 例无效。

（2）粉剂：贺菊乔用蛇伤消肿散外敷治疗蝮蛇咬伤 59 例。药物组成及制法：生南星 150g，雄黄 90g，生川柏 180g，牡丹皮 180g，白芷 150g，夏枯草 120g。上药共研成细末，用塑料袋封装备用。用药方法：按常规方法处理伤口。依据肿胀范围大小取蛇伤消肿散 20～200g，用温开水或醋调成糊状，直接敷于病变部位。一般 2 天 1 换，若伤口溃烂感染，则 1 天 1 换。如伴全身中毒症状者，配合口服中药治疗。结果经治疗后 59 例全部治愈。疗程最短者 6 天，换药 4 次；最长者 23 天，换药 11 次，平均住院 13 天，换药 7 次。多数患者在换药 1 次后，局部疼痛、麻木、肿胀等症状即减轻，全身症状明显好转。肖由美等采用七味中草药外敷治疗毒蛇咬伤 267 例，治疗方法：取四季青、荜澄茄、白叶藤、威灵仙、芙蓉叶、虎杖、水杨梅叶七味剂量相等的中草药研为细末备用，对患者进行清创消毒后，根据伤口形状，用手术刀把伤口切开成“＋”、“//”、“\\”等形，再次清创后用凉开水调七味中草药合成粉剂 30～50g

敷上。如伤口靠近动脉或静脉血管，应顺其边缘扩创勿伤及血管；如患肢有捆扎绳带，应在敷药后立即解除；如局部有发热，应在敷药后研大黄末用水调后反复涂搽发热四周；如皮肤有散在性水疱，应在敷药后刺破水疱排尽毒水，然后干掺炉甘石粉。头晕、呕吐可取六神丸适量内服。治疗期间每日换药1次，不忌食。结果：本组267例均治愈，其中大部分在敷上七味中草药合成粉剂后1～5小时消除临床症状，治愈时间最短为1天，最长为63天，平均为9.7天，而且无1例并发后遗症。

(3)酊剂：黄枝优等应用四味蛇药酒治疗毒蛇咬伤75例，四味蛇药酒的制备：大叶山扁豆、节节花、紫背金牛、白花蛇舌草各500g干燥全草，加50度米酒20 000ml，浸泡3个月，过滤，灌封于250ml盐水瓶中，流通蒸气灭菌30分钟备用。使用时先用生理盐水彻底冲洗蛇咬伤口，局部常规消毒后，切开伤口，使毒液尽快排出(超过24小时者无需排毒)；早期、大剂量、短期使用糖皮质激素以抗毒、抗休克，给予5%碳酸氢钠碱化尿液，纠正酸中毒；并给利尿、补液、能量支持疗法，使用抗生素预防和控制感染等。同时给予四味蛇药酒口服，每日3次，每次20ml，小儿用量酌减。另用药酒浸泡消毒纱布，伤口局部湿敷。不能饮酒者先将药酒加热煮沸3分钟后服用。治疗结果：本组患者中治愈42例，好转31例，治愈好转率96.9%。另死亡2例，均为入院当天因中毒时间过长导致循环衰竭、呼吸心跳骤停而致。

【述评】

毒蛇咬伤是一种严重的疾患，能否及时有效地进行抢救和处理，对病情转归和预后的影响差别很大。因此，一旦发现毒蛇咬伤，应及时进行缚扎、扩创、排毒等一系列措施进行急救处理；病情危重者，要进行中西医结合治疗；一旦明确毒蛇种类，则应尽快使用相应的抗蛇毒血清，以中和蛇毒。

临床应该注意的是风毒(相当于神经毒)者被咬伤后自觉疼痛不明显，就诊不及时，一旦出现症状，就已经表现为呼吸麻痹的一系列危重症。对已经发生呼吸麻痹患者，应及时进行有效的人工控制呼吸(如气管插管、气管切开或上呼吸机等)，以保证机体供氧。

中医对毒蛇咬伤的治疗，主要是按风毒、火毒、风火毒的辨证原则进行施治，同时注意通利二便，使蛇毒外泄。外敷蛇药，也有一定的效果。

在毒蛇分布较多的地区，经常宣传和普及正确的蛇伤现伤急救知识，对防止蛇伤和及早配合救治具有重要的意义。

【参考文献】

1. 罗丽柏. 土三七外敷毒蛇咬伤局部炎症水肿180例. 辽宁中医杂志，2006，33(10)：1289
2. 陈根财. 毒蛇咬伤治疗121例小结. 浙江中医学院学报，1993，17(3)：10
3. 陈连芬. 中西医结合救治毒蛇咬伤257例. 蛇志，2001，13(2)：19
4. 周治忠. 断肠草煎剂外用治疗毒蛇咬伤溃疡32例. 中国民间疗法，2004，12(5)：25
5. 贺菊乔. 蛇伤消肿散外敷治疗蝮蛇咬伤59例. 湖南中医学院学报，1994，14(1)：21
6. 肖由美，肖由雄. 采用七味中草药外敷治疗毒蛇咬伤267例疗效观察. 蛇志，2001，13(4)：30
7. 黄枝优，谭间文. 四味蛇药酒治疗毒蛇咬伤75例. 中国民间疗法，2004，7，12(7)：49

第五节 毒虫咬螫伤

人类生活于大自然中，要参加劳动，进行各种野外活动，难免有时会被毒虫螫伤。毒虫通过它们的毒刺及毒毛刺螫或口器刺吮而使人发病，轻者局部红肿疼痛，重者可致高热，抽搐，呼吸困难，甚至昏迷等严重症状，临床不可忽视。但能导致伤人的毒虫很多，而且临床表现各异，正如《外科正宗·恶虫叮咬第一百二十七》所云："恶虫乃各禀阴阳毒种而生。见之者勿触其恶，且如蜈蚣用钳，蝎蜂用尾，恶蛇以舌螫人，自出有意附毒害人，必自知其恶也。凡有所伤，各寻类而推治。"本节仅编选临床上常见的几种作介绍。

蜂 螫 伤

蜂的种类包括有蜜蜂、黄蜂、土蜂、大黄蜂等，各种蜂尾均长有尾刺，并与毒腺相通，当蜂刺螫时，毒腺中毒液通过尾刺进入人体而致伤。一般表现为局部红肿疼痛，以大黄蜂螫伤症状较重，有时亦可出现严重的全身症状。蜜蜂螫人后，其毒刺常留在皮内。

【病因病机】

被蜂刺螫后，造成局部损伤，同时毒素亦随之侵入肌肤，导致红肿热痛；若禀赋不耐者，则会引发瘾疹、水肿、哮喘等迅速多变的严重证候。

【辨病】

1. 轻症　单个或少数蜂螫伤，尾刺刺入皮内，局部红肿、疼痛，一般无全身症状。如果蜂刺留在伤口内，有时可引起局部化脓。

2. 重症　多数为群蜂螫伤，局部表现成片红肿、灼热疼痛，伴有头晕、头痛、呕吐、恶心、汗出、胸闷、喘促，或见瘾疹，有的出现血红蛋白尿，导致急性肾衰竭。甚至出现神昏谵语，烦躁不安，四肢厥冷，血压下降，脉微欲绝等休克症状，严重者可以迅速昏迷，死亡。如果是禀赋不耐，过敏体质的患者，即使是单一蜂螫伤也可发生荨麻疹、水肿、哮喘或过敏性休克。

【治疗】

轻症患者一般仅需局部处理；重症患者除了外治以外，还需配合内治；严重者需中西医结合疗法进行抢救。

1. 外治法　如果蜂刺留在伤口内（在红肿的中心可见一小黑点），先用细针挑拨，取出蜂刺，然后外敷四黄膏，或者用蛇药片、六神丸或紫金锭加水调成糊状外搽，亦可选用鲜蒲公英、七叶一枝花或紫花地丁、半枝莲、野菊花叶等清热解毒之中草药捣烂外敷。局部症状较重者，可采用火罐拔毒，或用0.25%～0.5%普鲁卡因伤口周围封闭，疼痛剧烈者同时给予止痛药。

2. 内治法　治宜疏风清热，利湿解毒。方选防风通圣散加黄连、半枝莲、白花蛇舌草。同时口服蛇药片；症状较重者，给予输液，10%葡萄糖酸钙静脉注射，过敏反应者，应迅速用肾上腺素1～2mg肌内注射，亦可静脉滴注，同时用肾上腺皮质激素和抗组胺药如异丙嗪静脉注射；发生血红蛋白尿者，静脉滴注碳酸氢钠等碱化尿液，增加补液量以及用20%甘露醇利尿；对休克患者，除上述措施以外，尚须使用升压药等综合处理。

【现代研究】

雷利锋等采用西药常规处理并配合季德胜蛇药治疗蜂螫伤患者42例，治疗方法：将蜂螫伤患者78例随机分为两组，对照组给予糖皮质激素、抗感染，其他并发症对症处理，蜂螫伤处拔除残留毒针，局部消毒。治疗组在对照组处理基础上加用季德胜蛇药10片，每日3次，首剂口服20片；并将季德胜蛇药片碾成粉末用适量米醋调匀成糊状，涂于皮肤患处。结果治疗组患者疼痛缓解时间和住院时间均短于对照组（$P<0.05$）。

【参考文献】

雷利锋，帅家忠．季德胜蛇药治疗蜂螫伤疗效观察．中国中医急症，2008，17(5)：636

蜈蚣咬伤

蜈蚣俗称百足，在两前足各有一对中空的“利爪”，与其体内的毒腺相通，蜈蚣咬(刺)人后，其毒液经利爪注入皮下而发病。

【病因病机】

被蜈蚣咬伤后，毒邪侵入机体而致病。

【辨病】

局部迅速出现红肿剧痛，或有剧痒。检查局部可见咬伤处有两个瘀点，甚者局部皮内变黑坏死，并发淋巴管炎及淋巴结炎。轻者可无全身症状，严重者浑身麻木，发热头痛，眩晕，恶心呕吐，甚至心悸脉数，抽搐谵语、昏迷等，蜈蚣越大，注入的毒液越多，则症状越重。儿童被咬伤，症状多较严重，亦有危及生命者。病情较短，一般数天后症状可以消失。

【治疗】

1. 内治法　无全身症状者一般不需内治。严重者口服中药以清热解毒泻火为主，方选黄连解毒汤加大黄、七叶一枝花、车前子、香附。同时口服蛇药片解毒；或参照毒蛇咬伤，采取补液等综合措施救治。

2. 外治法　用等量雄黄、枯矾研末以浓茶或烧酒调匀敷伤口；或用甘草、雄黄研为细末，以菜油调敷患处；或用新鲜桑叶或鱼腥草捣烂外敷；亦可用四黄散外敷。

蚂蝗咬伤

蚂蝗又名水蛭。一般栖于浅水中，患者多在水稻田和水沟中作业时被咬。在亚热带地区的云南、广西、广东南部的丛林地带，尚有一种旱蚂蝗，常栖于树枝和草上，行人经过时被咬。蚂蝗致伤系以吸盘吸附于皮肤上，并逐渐深入皮内。当蚂蝗吸着皮肤吸血时，能分泌出含有抗凝血物质的唾液，如水蛭素、肝素、抗血栓素等，故被蚂蝗叮咬后，伤处流血不易停止，常给人以精神上的威胁。

【病因病机】

蚂蝗叮咬人体后，毒素侵入肌肤，损伤血络，血液外溢而液血不止；若失血过多可见头晕、心悸、面色苍白等血虚证。

【辨病】

受伤处微肿，流血不易停止；或伤处出现水肿性丘疹，中心有一瘀点，多无自觉症状，或仅有轻微疼痛。如流血过多，可有面色苍白，头晕，心悸，脉细，舌质淡等血虚症状。一般多伤在下肢等暴露部位，但在女子，可能进入阴道，致使阴道流血，在河中游泳或洗脸时，偶有小蚂蝗钻入鼻腔，出现鼻衄、流涕、鼻孔内疼痛并有蠕动感。如有继发感染，可见局部红肿溃烂等症。

【治疗】

1. 内治法　一般不需内服药治疗。如出现血虚表现，治宜补益气血为主，佐以解毒，方用八珍汤加半枝莲、银花。

2. 外治法

(1)压迫伤口 2～3 分钟，使血止住。然后用酒精或碘酒消毒伤口，敷料包扎。

(2)如蚂蝗仍吸附在皮肤上，可在吸附处周围轻拍，或用醋、酒、盐水、烟水、清凉油等涂抹，蚂蝗即自然脱出。切不可强行拉扯，否则蚂蝗吸盘断入皮内，有时可引起感染。伤口按上述方法处理。严重病例应进行破伤风预防注射。

若蚂蝗进入鼻腔、阴道、上呼吸道、尿道等处，可在表面麻醉下，用浓盐水冲洗，小心取出。

【预防】

1. 在山林行走或入水田前，将裤口及袖口扎紧，衣领扣紧，尽可能不赤足，皮肤外露部位可涂清凉油、肥皂、烟油水等，以防蚂蝗吸附。

2. 用石灰氮等碱性原料，或撒敌百虫等杀虫剂，或用辣椒杆、乌桕叶或芝麻叶浸出的水，倒在水田里，可杀死蚂蝗。

虱　病

虱病是虫虱子叮咬所引起的一种皮肤病。虱子因寄生部位不同和形态上的不同，可分为头虱、衣虱、阴虱三种。人虱一般不能在其他种类动物上寄生，只由人与人之间的直接接触或通过被褥、衣、帽等间接接触而传播。当虱子吸血时，其喙器的机械性刺激和唾液内的毒性分泌物可引起瘙痒和皮疹。衣虱还可传播斑疹伤寒、回归热等疾病。

【病因病机】

由于虱子叮咬，皮肤损伤，邪毒入侵，阻于肌肤所致。

【辨病】

不同虱子寄居于人体不同部位，叮咬后亦出现不同皮疹。

1. 头虱　常寄生于儿童及妇女，以枕部多见，虱咬伤处有红斑、丘疹，瘙痒剧烈，由于搔抓往往损伤出现渗液，结成血痂，继发感染则伴发脓疱疮，并引致颈淋巴结炎。重者由于渗液、血痂、脓痂和头发粘连成束，散发出臭味。检查时在毛干上可见半透明卵圆形针头大小的虱卵黏附，很难除去，有时在头皮上可见到褐黑色芝麻大小的头虱在爬行。

2. 衣虱　主要由污染的衣服和被褥所传播，隐藏在内衣衣缝或被褥的被褶里，常在肩胛部、背部及腰部等处吮吸人血。被叮咬处皮肤产生出血性红点、丘疹或风团，自觉剧烈瘙痒，因搔抓可出现抓痕和血痂、渗液，并常因继发感染而引起脓疱、脓痂等。

3. 阴虱　阴虱主要寄生于阴毛，常由性生活传染，但亦可经内衣、床褥或厕所座位等间接传播。被叮咬处发生丘疹，常自觉剧痒，因搔抓而渗液结痂、继发感染。部分患者在患处附近如股内侧、腹部及腰部可出现约 0.5cm 大小的青斑，不痒，指压不褪色。检查时阴毛或皮肤上可见到长 1～2mm，呈灰黄色的阴虱，并在阴毛上有铁锈色或淡红色虱卵。

【治疗】

除有继发感染外，一般不需内治，只要外治，以杀虫灭卵为主。

1. 头虱　可涂 25%百部酊、煤油、1%林旦霜剂，2%二氯二苯三氯乙烷乳剂，25%苯甲酸苄酯乳剂。涂后用头巾包扎密扎 12 小时，每日 1 次，连续 3～5 日，然后用梳篦去除死虱和虫卵，同时煮沸消毒患者的梳、帽、头巾、枕套等用具。亦可将头发完全剃去，不需用药。

2. 衣虱　患者的衣服被具等物要认真煮沸消毒，以后撒布 5%二氯二苯三氯乙烷粉等杀虫剂。患者用热水洗澡后，更换清洁的衣服及被褥，皮损及并发症可酌情外用 10%硫黄炉甘石洗剂等。

3. 阴虱　剃去阴毛，外搽 1%新汞酒精，或外搽 10%百部酊。患者的衣服被具等物要认真煮沸消毒。

4. 不论何种虱咬伤引起的皮肤，均可外搽三黄洗剂或颠倒散洗剂。有继发感染者，则按脓疱疮、毛囊炎治疗。

【预防】

1. 一旦发现患者，应彻底治疗，并将患者的衣服用具认真消毒，彻底消灭传染源。

2. 加强卫生宣传教育，养成良好的个人卫生习惯。

【现代研究】

外治法

(1)酊剂：何子祥应用自制百部酊局部外用治疗阴虱病 278 例，中药百部酊的配制：取适量百部粉碎。每人份称取 100g 的生药粉，加入 60%医用酒精 400ml 于玻璃容器内，密闭浸泡≥7 天，浸泡期间每日摇匀 2～3 次，7 天后即可制取上清醇浸液以备用。用法：不必剃去阴毛（只有 16 例患者自愿剃去了全部阴毛），棉球蘸药液外涂阴毛与外生殖器及阴囊皮肤。首日自己要进行 2～3 次的治疗，每次涂药后须在 1 小时内，用酸性皂或食用醋洗掉已死去或即将死去的阴虱及黏附不甚紧密的阴毛上的虱卵，待阴毛干燥后，再涂匀药液，同时要暴晒、暴冻其所用被褥，烫洗所穿内衣内裤等衣服，8～10 小时后重复上述涂药治疗。2～3 天后可改为 1 次/d，连用 10 天左右。5 天后再每日涂药一次，时间为 3～7 天，以杀灭可能还有孵活能力的虱卵，确保治愈。结果：一个疗程后，治愈例数为 274 例，治愈率达到 98.56%；用药 3 天后，及时复诊的 191 例患者，患处经细致检查，未见到活动的阴虱；278 例患者，涂抹药液后，瘙痒症状明显缓解，其中 109 例在 3 天后此症状全部消失；107 例因搔抓而程度不等的继发性感染就医者，85 例在涂药 10 天后皮色恢复正常；4 例患者 20 天后复诊，检查到活动阴虱，临床外用未见不良反应。何月光外用 50%的复方百部酊治疗阴虱病 58 例，复方百部酊制法：取百部 50g，苦楝皮 25g(生 100g)，冰片 5g 共为碾磨，加入 75%酒精 100ml，浸泡 7 昼液，过滤去渣，浸液装瓶备用。治疗方法：确诊后，剃净阴毛并焚掉，再用较硬的毛刷和肥皂彻底刷洗阴毛根部。待干净后，用棉球蘸复方百部酊涂于患部，干后再涂，连涂 3 次，每天早晚各治疗一次，3 天为一疗程。为确保疗效，嘱患者在治疗期间不洗澡。治疗结果：本组 58 例中，一疗程治愈 42 例，其余 16 例，再次剃毛，经第 2 个疗程治疗全部治愈，治愈率达 100%。

(2)洗剂：王琪等应用中西医结合方法治疗阴虱病 102 例，治疗方法：常规刮除阴毛，先用川椒 30g，苦参 30g，百部 30g，黄柏 30g，艾叶 30g，蛇床子 30g，水煎外洗，每日 2 次，每次 30 分钟；再用 10%硫黄霜外涂患处，每日 2 次，瘙痒剧烈者配合口服抗组胺药；因搔抓破溃者，外涂莫匹罗星软膏，7 天为 1 疗程。治疗期间，嘱患者禁止性生活，性伴同治，将刮除的阴毛烧掉，将内衣、床单等接触用品用开水烫洗消毒。结果：102 例患者均在治疗 2 天后皮肤瘙痒减轻或消失，3 天治愈者 21 例，5 天治愈者 70 例，7 天治愈者 10 例。治疗后检查毛囊口，毛干基部虫卵及虱虫均消失。仅 1 例因使用硫黄霜 3 天后致接触性皮炎，经抗过敏治疗后痊愈。阴虱病治愈 7 天后复诊所有患者均无复发，102 例患者全部治愈，治愈率 100%。

(3)膏剂：郑用谋用 25%的硫黄软膏外涂治疗阴虱病 48 例，治疗方法：刮除阴毛后局部涂擦 25%硫黄软膏，每日夜间 1 次，连用 1 周。结果患者均在 1 周内全部治愈。检查未见虫卵和阴虱，红疹瘙痒消失。19 例伴有性病者，分别对症治疗后均痊愈。

【参考文献】

1. 何子祥. 百部酊治疗阴虱病 278 例临床分析. 中国男科学杂志，2003，17(6)：413

2. 何月光. 复方百部酊治疗阴虱病的疗效观察. 中华现代皮肤科学杂志，2005，2(2)：147

3. 王琪，张玲. 外用药治疗阴虱病 102 例临床分析. 包头医学院学报，2008，24(3)：277

4. 郑用谋.硫黄软膏治疗阴虱病48例.中国皮肤性病学杂志,2004,18(4):232

蝎 螫 伤

蝎子尾部有锐利弯曲的尾针与毒腺相通,刺伤人体后,毒液随之进入人体而引起症状。晋代葛洪的《肘后备急方》中记载蝎螫人验方有"乌头末少许,头醋调,傅之","取半夏以水研,涂之立止";"鬼针草挼汁傅之立瘥"等等,明代的《外科正宗》记载治蝎螫方:"蝎有雌雄二种,雄者螫人,痛在一处,雌者痛牵遍体。用井底泥敷痛处,干则易之,一时无泥,取新汲水以青布随痛处搽之,温则再易。又方五月五日,用黄蜡二两溶化,将凝时投雄黄、朱砂细末各三钱,和匀,捏成饼窝,仍用猫儿眼草白汁,端午时滴入窝内阴干,愈久愈佳,复捏成块,密收,临用取一米许,刺针尖上,以灯焰化开,滴正螫之处,其疼即止矣。"清代的《外科证治全书》记载蝎螫伤方:"用大蜗牛一个捣烂涂之,其痛立止。如一时不得蜗牛,则用明矾末,醋和敷伤处。"

【病因病机】

被蝎螫伤后,局部损伤,毒素随之侵入人体所引起。

【辨病】

被刺之处出现大片红肿,有时可见水疱,患者自觉剧烈疼痛,或痒痛间作并伴有灼热感,亦可伴发红丝疔及淋巴结炎。轻者可无全身症状,但由于蝎毒主要为神经毒,所以严重者亦可出现明显的全身症状,如高热寒战,恶心呕吐,舌和肌肉强直,流涎,喘促,头痛昏睡,甚至抽搐及呕血,便血、咯血等,甚至可因呼吸肌麻痹而死亡。

【治疗】

尽管蝎螫伤有时仅出现局部症状,但由于其所致毒素为神经毒,有时会导致严重后果,尤其是年老体弱及儿童患者,更要引起重视,必须要按毒蛇咬伤的抢救和治疗原则进行处理。

1. 外治法 包括受伤后立即近心侧绑托,切开局部伤口,拔出毒针,冲洗伤口,用口吮或拔火罐排毒,局部冷(冰)敷,封闭疗法等急救措施。局部外敷药物可用鲜半边莲、大青叶、七叶一枝花等中草药捣烂外敷;或用等量雄黄、枯矾研末以浓茶或酒调匀外敷。亦可用大蜗牛一个捣烂涂之;或用明矾、米醋调敷患处。

2. 内治法 内服中药以清热祛风,解毒利湿为主,方用防风通圣散合黄连解毒汤加减。同时口服蛇药片(如南通蛇药片,每次10片,每日3次),注射哌替啶止痛,严重者给予输液,静脉注射10%葡萄糖酸钙,口服或注射肾上腺皮质激素等综合措施进行抢救和治疗。

【古籍选粹】

《外科启玄》 凡人被蜈蚣叮咬,其痛彻骨,或浑身麻木,即将雄黄末拈香油纸条点火熏其痛处,其痛自止,虽诸方不及此方之妙。

《外科正宗·恶虫叮咬第一百二十七》 蜈蚣咬伤,疼肿骤发。用蟾酥饼磨浓涂伤处,用粗纸撚蘸麻油,点火用烟焰熏之,疼肿自消。又方用雄鸡粪擂水涂之。又方用头垢搽伤处,以撚焰熏之。

《洞天奥旨》 蜂之叮人,有毒刺入肉内,即须挑去,以尿泥涂之,即止痛。

《医宗金鉴·外科心法要诀·蜈蚣咬伤》 此伤取雄鸡倒控少时,以手蘸鸡口内涎沫搽伤外,其痛立止;甚者,生鸡血乘热饮之,立效。

《医宗金鉴·外科心法要诀·射工伤》 射工,即树间杂毛虫也,又名瓦刺虫。人触着,则能放毛射人，初痒次痛，势如火燎，久则外痒内痛，骨肉皆烂，诸药罔效。用豆豉清油捣敷痛痒之处，少时则毛虫可见，去豆豉，用白芷煎汤洗之。如肉已烂，用海螵蛸末掺之，即愈。

《外科证治全书·外因杂伤证治》 蜂螫伤，才伤即用小便浸洗，拭干以香油涂之愈。又方，米醋磨雄黄涂之。又方，用井水调蚯蚓粪涂立止痛。

蚂蟥咬伤，用盐并香油调涂之。

辟虱，百部、秦艽为末，于竹笼内烧烟熏之，亦可煎汤洗衣。又方，白果三十个去壳研烂，入浆内浆衣，则不生虱。

《外科证治全书·外用杂伤证治》 蝎螫伤方用大蜗牛一个捣烂涂之，其痛立止。如一时不得蜗牛，则用胆矾末，醋和敷伤处。徐春甫云：蝎怕胆矾。余见蝎螫疼痛，用胆矾搽之立消，此制蝎第一药也。

【述评】

毒虫咬螫伤十分常见，多数病情较轻，经局部处理即可解决问题，但是某些毒虫如蜈蚣咬伤、蝎螫伤及群蜂螫伤亦会严重中毒，甚至发生生命危险，尤其是伤害重、进入人体毒液多，或者是年老体弱以及幼儿患者，更应引起重视，要及时采取有效措施进行救治，以免造成严重后果。

【现代研究】

顾京育等采用点刺放血、火罐拔毒、碳酸氢钠湿敷治疗蜂蝎螫伤 62 例，治疗方法：充分暴露螫伤部位，于肿胀中心寻找伤口和毒刺，若有毒刺，尽快用针镊取出；取三棱针在肿胀部位均匀扎上针眼，针眼间隔 0.5～1cm，深度 0.5～1cm，使渗出液和血液流出；火罐尽可能覆盖针眼，留罐 5～10 分钟；用消毒棉球擦净拔出来的毒液，消毒纱布覆盖螫伤处，并用碳酸氢钠溶液（如为大黄蜂螫伤，用食醋）湿敷 30 分钟。一般治疗 1～3 次即可痊愈。结果：经 1 次治愈 49 例，2 次治愈 11 例，3 次治愈 2 例，有效率达 100％。

【参考文献】

顾京育，梅龙风，裴夫瑜. 点刺放血拔火罐治疗蜂蝎螫伤 62 例. 人民军医，2002，45(8)：493

第六节　破　伤　风

破伤风是破伤风杆菌自伤口侵入，在体内无氧环境下繁殖，分泌外毒素，引起一种以肌肉强直性痉挛和阵发性抽搐为特征的急性感染。中医学认为本病先有破伤，而后风邪由伤口入侵而发生惊风之症状。风性善行而数变，故病发急骤以痉为特征。如《诸病源候论》说："金创得风，则变痉。"又说："夫金创痉者，其状口急，背直，摇头马鸣，腰为反折。"但定名破伤风首见于宋代《太平圣惠方》，且叙述颇详："身体强直，口噤不能开，四肢颤掉，骨体疼痛，面目㖞斜，此皆损伤之处中于风邪，故名破伤风。"外伤所致者，又称金创痉；产后发生者，称产后痉；新生儿断脐所致者，称脐风撮口。历代医家对本病的诊治有较详细的记载，如《医宗金鉴》对破伤风的证治载有 16 方之多，玉真散是治本病的名方之一。

【病因病机】

《诸病源候论》说："金创得风。"简要地说明了发病必须具有创伤和感受风邪的两个因素。创伤后，或有感染病灶，失于调治，流血过多，营卫空虚，机体抵抗力下降，风邪从创口侵袭人体，由外达里发生本病。正如《外科秘录·疮疡内外论》说："此所以六气之伤，伤于气血之亏，而七情之伤，亦伤于气血之乏也。"此外，肝具有调节血液的功能，主全身筋脉，如风邪入里传肝，肝血不调，筋脉失于滋养，就会出现筋脉濡润失常的病变，表现为角弓反张、牙关紧闭、四肢抽搐等症。此属外风引起肝风内动的征象。如不及时控制，必致脏腑功能失和，筋脉拘急不止，甚至造成呼吸、循环衰竭的严重后果。

【辨病】

1. 临床表现　本病有一定的潜伏期，一般为1～2周，但亦有短至24小时或长达数月或数年者，或仅在取出遗留多年的异物时才发作。潜伏期越短，病情越严重，预后亦越差。

发病前常有前驱症状如乏力、头痛、头晕、烦躁不安、反射亢进，肌肉牵拉感或酸痛，下颌紧张，张口不便等，至痉挛发作一般仅1～2日，往往未能引起注意，伤口可干陷无脓，周围皮色黯红，创口疼痛并有紧张牵拉感。

本病发作时，典型症状是肌肉强直性痉挛。因毒素随血流播散，故血流丰富，经常活动的肌肉首先受侵犯，最初是咀嚼肌，然后是脸面、颈项、背、腹、四肢，最后是膈肌、肋间肌。

患者开始感觉咀嚼不便，咀嚼肌酸痛、紧张，然后出现强直性痉挛，张口困难。面部肌肉痉挛收缩，蹙眉，口角缩向下外方，呈"苦笑"面容。项背部肌肉痉挛导致颈项强直，头向后仰。腹部和背部肌肉同时痉挛，由于背部肌群力量较强，导致腰间前凸，头足后屈，形成角弓反张状态。此外，咽喉部肌肉痉挛，导致吞咽和呼吸困难；膀胱痉挛，则排尿困难，甚至尿潴留；膈肌和肋间肌痉挛，可出现呼吸困难，甚至窒息而死亡。

由于毒素的持续作用，患者全身肌肉可出现阵发性抽搐，呈不同形状的身体扭曲姿态，严重者任何轻微的刺激，如声、光、风、震动、饮水以及注射等均可诱发剧烈的阵发性痉挛，患者大汗淋漓，面色青紫，呼吸急促，流涎或口吐白沫，手足抽搐。角弓反张，表情十分痛苦。每次发作可持续数秒至数分钟不等，间歇期长短不一。但患者始终神志清醒，感觉也无异常。剧烈的抽搐可造成肌肉撕裂或骨折。发作期间，患者常伴见发热、大便秘结、小便短赤或尿闭，舌红或干绛，苔黄浊，脉弦数等风从火化，阳明燥热的症状。

病程一般为3～4周，以后痉挛发作次数逐渐减少，程度减轻，间歇期延长，全身肌肉的持续收缩也逐渐减轻和缓解。

破伤风绝大多数表现较为严重(即全身型)，但也偶然有表现较轻(即局限型)的患者，例如仅有轻度吞咽困难和牙关紧闭，或某一肌群痉挛，抽搐较轻，痉挛期短，间歇期较长。

破伤风患者，特别是老幼体弱者，由于全身肌肉频繁抽搐，不仅使身体遭受极大的消耗，水、电解质紊乱和酸中毒，而且常引起多种并发症，如肺不张和吸入性肺炎，喉头痉挛以至窒息，甚至导致死亡。

2. 诊断和鉴别诊断　根据病史和临床症状，尤其是近期外伤史和出现牙关紧闭，颈项强直，角弓反张，阵发性全身肌肉痉挛发作等典型临床表现，诊断一般无困难。但早期患者仅有某些前驱症状，不易诊断，此时应严密观察，并与下述疾病相鉴别。

(1)狂犬病：多有狗、猫咬伤史，潜伏期较长，早期有流涎、吞咽困难和吞咽肌痉挛症状，即所谓恐水症。很少出现牙关紧闭。脑脊液中淋巴细胞增高。

(2)化脓性脑膜炎：虽有角弓反张，项背强直等，但无阵发性肌肉痉挛，患者颅内压增高，有剧烈头痛，喷射性呕吐，高热，嗜睡等。脑脊液检查为渗出液，有较多脓球。

(3)低钙性抽搐：主要影响上肢，血清钙较低，注射钙剂能缓解手足搐搦。

【治疗】

破伤风的发生发展过程十分迅速，必须采取中西医结合综合治疗措施，尽快控制病情。

1. 消除毒素来源　包括伤口处理和使用能杀灭破伤风杆菌的有效药物。

伤口处理的原则是立即彻底清创，消除坏死组织和异物，用大量氧化剂，如3%过氧化氢或1∶5 000高锰酸钾溶液反复冲洗和湿敷伤口，其目的是改善局部缺氧环境，使破伤风杆菌不能生长繁殖和产生毒素。但如果伤口已经愈合，则一般不需进行清创。对破伤风杆菌有杀菌作用的主要是青霉素，常用青霉素剂量为80～100单位，每4～6小时肌内注射1次，亦可经静脉滴入。

2. 尽早应用抗毒血清　中和血中游离的毒素。

可肌内注射精制的破伤风抗毒血清10万～20万单位，或5万单位加于5%葡萄糖溶液中静脉滴注，以后每日肌内注射5 000～10 000单位，直至症状好转，用前必须作血清皮内试验。伤口周围也可注射5 000～10 000单位。亦可用人体破伤风免疫球蛋白，剂量为500～1 000单位，作一次性深部肌内注射。

3. 辨证施治　发作时以息风、解毒、镇痉为原则，以中和毒素和控制痉挛，用玉真散、五虎追风散加减。高热，加黄连、黄芩、金银花、连翘、生石膏；痉挛频发，加蜈蚣、地龙、红蓖麻根；痰涎壅盛，加竹沥汁、天竺黄；伤津口干烦渴，加北沙参、麦冬、玉竹；便秘，加大黄、玄明粉、枳实、厚朴；尿少，加车前草、白茅根、金钱草。

亦可使用红蓖麻根(鲜)为主药，每天125～250g，加水1 500ml，煎至200ml，分次口服。每日1剂，儿童剂量酌减。其次可用蝉蜕、蜈蚣、生草乌(或生川乌)、两面针、葛根、穿心莲，水煎服，作为辅助剂。随证加减。

后期宜以益胃养津和疏通经络为主，用沙参麦冬汤加葛根、木瓜、金银花藤等。

4. 控制和解除痉挛　抗毒血清对已与神经结合的毒素无作用，止疼药物能阻断毒素继续作用于中枢神经系统，使大脑皮层处于保护性抑制状态，减少外来刺激的敏感性，从而控制痉挛的发生，防止窒息和体力消耗，是综合治疗的重要措施之一。可选用下列常用药物：苯巴比妥钠0.1～0.2g肌内注射，每4～6小时1次；地西泮10mg肌注，4～6小时1次；水合氯醛10ml口服或30ml灌肠，每4～6小时1次；氯丙嗪50～100mg加入5%葡萄糖溶液中缓慢滴入，每6～8小时一次或视病情使用。亦可用封闭疗法，用0.25%～0.5%普鲁卡因溶液500～1 000ml缓慢静脉滴注。痉挛严重时可静脉注射10%～25%硫酸镁溶液5～10ml。紧急时，可用2.5%硫喷妥钠20ml静脉慢注，或用硫喷妥钠0.5～1g加入5%葡萄糖溶液500～1 000ml中，静脉滴注。儿童剂量酌减。

5. 保持呼吸道通畅　造成破伤风患者死亡的主要原因有：窒息、感染和衰竭，以突然窒息为最主要，控制痉挛，预防窒息的发生和有效地处理窒息是提高破伤风治愈率的重要措施。所以，有呼吸困难或病情严重者应及时行气管切开术，从而维持通气功能，排出痰液，预防和减轻肺部并发症。

6. 支持疗法　应给予高维生素、高蛋白、高热量、高营养饮食，注意水、电解质和酸碱平衡，如患者不能进食，可通过留置胃管鼻饲或中心静脉插管，实行全胃肠外营养。

7. 加强护理，十分重要　首先患者应安置于弱光的单人监护室，尽量避免强光、声音、风吹、震动等外来刺激引起痉挛。由专人护理，密切观察病情变化，及时做相应处理。遇排尿困难应留置导尿管，使膀胱保持空虚；遇大便不通要及时用中药或开塞露、灌肠通便；特别注意有无喉痉挛和呼吸窒息，保持呼吸道通畅，及时吸出口、鼻、咽或气管内的分泌物。已经气管切开者要注意固定好导管，防止脱出，并定期清洗导管内套管，保持导管通畅，导管口盖以生理盐水纱布保持温润，导管定期滴入抗生素溶液以预防感染。患者痉挛发作时要注意保护患者，防止发生其他损伤。要注意有时病情进入缓解期，仍有突然发生呼吸停止的可能，不可大意。

【预防】

破伤风一旦发病，病情严重，死亡率高，必须贯彻预防为主的方针，广泛开展宣传，加强农村基层卫生保健工作，重视新生儿接生和创伤正确处理，接受预防注射。

1. 正确处理伤口，及时施行彻底清创术，是预防破伤风的有效措施。创口的污染和厌氧环境是发病的重要条件。对创腔较深，有泥土和铁锈等其他异物的伤口必须清创彻底，包括清除异物、血块和坏死组织，并用1∶5 000高锰酸钾水溶液或3%过氧化氢溶液反复冲洗伤口，消除缺氧环境。可疑感染的伤口，应敞开引流，不予缝合。分娩接生要严格消毒，防止新生儿破伤风。

2. 增强抗毒免疫力

(1)自动免疫：通过注射无毒的破伤风类毒素作为抗原，使人体产生抗体(抗毒素)，从而达到自动免疫，是目前最可靠和有效的预防方法，具体方法是：首次皮下注射破伤风类毒素0.5ml，1个月后再注射0.5ml，在注射第2针后6～12个月再注射0.5ml，这三针称为基础注射，以后每隔5年再皮下注射类毒素0.5ml，作为“强化注射”。免疫力一般于首次注射后10日即可产生，但约需1个月才能产生安全的抗体浓度。以后一旦受伤，只需再肌内注射0.5ml的类毒素，即可于3～7日内产生强有力的免疫抗体，不需再注射破伤风抗毒血清。

(2)被动免疫：适用于未接受过自动免疫注射而有下述伤情者：①伤口与泥土或铁锈接触或污染明显者；②严重的开放性损伤，如开放性颅脑或胸腹损伤、开放性骨折、烧伤；③伤后8～12小时，伤口未及时清创者，应尽早皮下或肌内注射破伤风抗毒素1 500单位。伤口大、污染严重或有糖尿病的患者，剂量须加倍。或1周后重复注射1次，注射前应做过敏试验，以免发生过敏反应。方法是：抽0.1ml抗毒血清加0.9ml等渗盐水稀释，然后用稀释液0.05～0.1ml于前臂屈侧作皮内注射，另侧前臂注入同量等渗盐水作对照，观察15～30分钟，若注射抗毒血清处出现超过1cm的红肿硬块为阳性，表示有过敏现象，应以脱敏注射，即将抗毒血清分次注射，首次量为0.1ml，下一次剂量为上一次量的加倍，用等渗盐水1～2ml稀释，行皮下注射，如无反应，每次间隔半小时，直到注射完毕。

【古籍选粹】

《诸病源候论·金疮中风痉候》 夫金疮痉者，此由血脉虚竭，饮食未复，未满月日，荣卫伤穿，风气得入，五脏受寒则痉。其状口急背直，摇头马鸣，腰为反折，须臾大发。气息如绝，汗出如雨。不及时救者皆死。

《太平圣惠方·破伤风》 夫刀箭所伤，……或新有损伤，……毒牙风邪从外所中，……致身体强直，口噤不开，筋脉拘挛，四肢颤掉，骨髓疼痛，面目㖞斜，……此皆损伤之处，中于风邪，故名破伤风也。

《丹溪心法·破伤风》 破伤风多死，治宜防风、全蝎之类，非全蝎不开，十个为末，酒调，日3次。

《外科正宗·破伤风》 破伤风，因皮肉损破，复被外风袭入经络，渐传入里，其患寒热交作，口禁咬牙，角弓反张，口吐涎沫；入阴则身凉自汗，伤处反为平陷如故，其毒内收矣。当用万灵丹发汗，令风邪反出，次以玉真散患上贴之，得脓为效。

《杂病源流犀烛·金疮杖伤夹伤源流》 ……或中风角弓反张，甚至痉强欲死。宜干葛末，竹沥调水送下，每服三钱，多吸取效。

【现代研究】

1. 病理生病 破伤风杆菌只能在伤口的局部生长繁殖，产生的外毒素才是造成破伤风的原因，外毒素有痉挛毒素和溶血毒素两种，前者对神经有特别亲和力，是引起肌肉紧张、痉挛的直接原因；后者则可引起组织的局部坏死和心肌损害。痉挛毒素由血液循环和淋巴系统，并附合在血清球蛋白上到达脊髓前灰质或脑干的运动神经核。到达中枢神经后的毒素，主要结合在灰质中突触小体膜的神经节苷脂上，使其不能释放抑制性传递介质（甘氨酸或氨基丁酸），以致小运动神经系统失去正常的抑制性，引起特征性的全身横纹肌的紧张性收缩或阵发性痉挛。毒素也能影响交感神经，导致大汗，血压不稳定和心率加快等，所以破伤风实质上是一种毒血症。

2. 临床研究 申庆环用荆防败毒散为主治疗破伤风 78 例，以祛风镇痉、柔肝息风、清热解毒为治法，基本处方：荆芥 10g，防风 10g，党参 10g，茯苓 10g，桔梗 10g，柴胡 10g，羌活 10g，独活 10g，川芎 10g，全蝎 10g，蜈蚣 2 条，甘草 5g。每日 1 剂，水煎一次顿服。加减法：若风毒化热，症见发热，面赤、舌红苔黄、脉洪数者，加生石膏 30～40g，知母 10～18g，黄芩 10g；痰热明显者，加川贝 10g，天竺黄 10g，胆南星 10g，瓜蒌仁 30g，人工牛黄（分冲）0.3g 或加竹沥水 15ml，每日 3 次；若牙关紧闭，项背反张，全身肌肉痉挛，抽搐症状明显者，酌加天麻 10g，钩藤（后下）15g，僵蚕 10g，朱砂面（分冲）1.5g，琥珀粉（分冲）3g。如危险期已过，但牙关紧闭，项背反张症状恢复缓慢者，酌加当归 30g，生白芍 24g，熟地 12g。瘀血明显者，加桃仁 10g，赤芍 15g，红花 10g，地龙 10g。若属产后破伤风，加当归 30g，生白芍 15g，阿胶（烊）12g；阴虚明显者，加沙参 24g，玄参 12g；自汗不止者，加黄芪 24g。西药治疗：常规给予 TAT 1 万～3 万单位肌注，青霉素抗感染，必要时予苯巴比妥肌注或水合氯醛灌肠。结果 78 例中痊愈 73 例，占 93.6%；无效（死亡）5 例，占 6.4%。其中 6 例产后破伤风全部治愈。

郭少义用中西医结合治疗破伤风 42 例，基本方药用存命汤；羌活 9g，川芎 9g，大黄 9g，清半夏 9g，防风 9g，僵蚕 9g，川乌 3～6g，草乌 3～6g，全蝎 9g，天南星 9g，白芷 9g，蜈蚣 9g，另加琥珀 3g，朱砂（研末分 3 包）3g，水煎两次混合为 600ml，每 8 小时 200ml，冲朱砂、琥珀粉 1 包，鼻饲一次。新生儿或小儿剂量酌减。西药应用破伤风抗毒素，入院当日肌注 3 万单位，静脉滴注 5 万单位，以后每日 3 万，总量 15 万～20 万单位。镇静剂用苯巴比妥钠 0.1～0.3g 肌内注射，冬眠合剂半量肌注，10%水合氯醛 30～40ml 灌肠，地西泮 10mg 肌注，交替按规定时间使用。同时用青霉素抗感染，每日 160 万～240 万单位，分次肌内注射，放置鼻饲管供给营养。结果治愈 40 例，死亡 2 例。认为护理工作非常重要，保持呼吸道通畅，清除气管内分泌物，防止肺炎并发症，发生喉头痉挛及时处理，否则窒息死亡。中西医结合可发挥各自优势，中药以祛风镇静为主，活血行气为辅，破伤风抗毒素以中和循环中游离的毒素，减轻中毒。适当使用镇静剂控制痉挛。安放鼻饲管是给药主要途径，也是补充营养、降低死亡率的有效措施。徐平以平肝祛风、安神解痉为法治疗破伤风 33 例，基本方药：全蝎、白附子、胆南星、天麻、钩藤各 10g，蜈蚣 2 条，蝉蜕、银花各 15g，地龙 12g。水煎，每日 1 剂，3 次口服或胃管内注入，另用琥珀 3g，水飞朱砂 2g 碾末分 3 包冲服。如热甚加连翘、蒲公英等；大便秘结加大黄、火麻仁；抽搐频繁加羚羊角。西药治疗：常规给予 TAT 肌注或静滴，大剂量抗生素（青霉素、头孢菌素）抗感染，必要时使用苯巴比妥钠、复方氯丙嗪及呋塞米肌内注射。结果除 4 例新生儿入院后 1～3 天死亡，1 例成人在 7 日内未控制抽搐痉挛而死亡以外，其余在 1～7 日内控制或解除抽搐痉挛的均已成活。成活率达 87.87%。

黄月明等采用西医基础上结合中医辨证论治，先期以息风解痉和清热解毒为主，用玉真散、五虎追风散加减，处方：全蝎10g、蝉蜕10g、僵蚕10g、天麻12g、防风10g、白芷10g、羌活10g、制白附子6g、制南星6g、当归20g、钩藤12g、鸡血藤20g，水煎服，每日1剂，胃管注入。若痉挛频作加蜈蚣2条，地龙10g。若高热不退加黄芩12g、金银花20g、生石膏30g。若痰涎壅盛加清半夏12g、天竺黄12g。若口干津伤加沙参12g、麦冬12g、天花粉12g。若大便秘结加大黄（后下）10g、枳实10g、川朴10g。若尿少加白茅根20g、茯苓12g、金钱草10g。后期宜益胃养津和疏通经络为主。用沙参麦冬汤加减，处方：沙参12g、麦冬15g、玉竹12g、天花粉15g、葛根12g、木瓜12g、威灵仙15g、鸡血藤20g、白芍15g。水煎服，每日1剂，胃管注入。配合中药治疗后，患者肌肉痉挛明显减轻，抽搐次数减少，停用地西泮、苯巴比妥抽搐亦不复发，病情恢复快，可明显缩短病程和住院时间。

【述评】

破伤风是由于破伤风杆菌经伤口进入体内，在缺氧环境下大量繁殖，分泌外毒素而引起发病，临床表现以肌肉强直性痉挛和阵发性抽搐为特征，其主要危害在于呼吸肌痉挛，不能有效地维持呼吸功能，进而影响重要器官的供氧及气体交换，从而发生一系列并发症，甚至危及生命，所以本病除了消除病菌，中和游离毒素以外，及时有效地控制痉挛和防止窒息，保持呼吸道通畅是抢救成功的关键。对破伤风患者，应中西医结合进行治疗，中医辨证施治以祛风镇痉和清热解毒为主要治疗原则，不能口服者可采取鼻饲给药；西医治疗的主要环节是控制痉挛和防治并发症。

凡开放性外伤，都应常规使用破伤风抗毒血清，以预防破伤风。

【参考文献】

1. 裘法祖，孟承伟. 外科学. 第2版. 北京：人民卫生出版社，1984：153
2. 申庆环. 荆防败毒散为主治疗破伤风87例. 北京中医学院学报，1993，16(5)：36
3. 郭少义. 中西医结合治疗破伤风42例. 内蒙古中医药，1993，12(1)：27
4. 徐平. 中西医治疗破伤风33例. 四川中医，2004. 22(11)：80
5. 黄月明，宋祖坛. 中西医结合治疗破伤风. 现代中西医结合杂志，2007，16(35)：5341

第七节　褥　　疮

本病又名"席疮"，因久着床褥生疮而命名。一般常见于昏迷、瘫痪、消瘦和高度水肿的患者。由于全身营养失调，局部长期受压，血液循环不良，使部分皮肤溃烂，软组织发生坏死而成为褥疮。好发于骶尾部、足跟、坐骨结节、肩胛部等易于压迫和摩擦的骨隆突处，尤以骶尾部多见。如能认真细致地做好预防工作，可避免发生褥疮。

【病因病机】

《外科启玄》指出："席疮乃久病养床之人揉擦摩破而成。"这说明本病是由于长期卧床不起，久病气血亏虚，复因受压的部位气血失于流通，不能营养肌肤，引起局部坏死而成。若再因揉擦摩破染毒，热胜肉腐，则会加重病情的发展。

【辨病】

1. 临床表现　初起时多在经常受压摩擦的部位如尾骶、背脊、足跟等部位的皮肤上，出现黯红色斑块，或有麻痛，局部出现硬结块，进而出现水疱、皮损，伴有红肿热痛等症，黯红皮肤随着继续受压而范围增大，若不及时处理，则皮损加重，累及皮下组织，皮肉腐烂而呈黑色，其四周皮肤肿势平塌散漫。若染毒成脓，则红肿明显并有发热等全身症状。腐肉脱落，形成溃疡，往往不易收敛，脓水清稀。有的自觉疼痛，有的不痛不痒。

若中央腐肉与正常皮肉开始分离，流出少量脓液，四周肿势渐趋局限，则预后较好。若腐黑蔓延不止，肿势继续发展；或溃出脓臭稀薄，形成粉浆污水，四周形成空壳，伴有形神委靡，饮食不思等，此属脾胃衰败，气血大亏，预后较差。

2. 诊断和鉴别诊断　根据患者有长期久病卧床及局部受压的病史，体质较差，局部皮肤黯红，边界不清，无脓点及明显肿胀，疼痛不明显甚至麻木不仁等特点，一般诊断不难。但须与下列疾病相鉴别。

(1)痈：是一种发生于皮肉之间的急性化脓性疾患，表现为局部红肿热痛，范围多在6～9cm左右，发病迅速，易肿，易脓，易溃，易敛，可发生于颈部、结喉、脐部、臀部等不同部位，但并非是易压迫及受摩擦的部位，易与褥疮鉴别。

(2)丹毒：起病突然，局部皮肤变赤，色如涂丹，焮热肿胀，并迅速向周围蔓延，伴有高热、寒战等全身症状。

【辨证】

根据褥疮的发生发展过程，以及全身症候和局部表现，一般分为气血瘀滞、血凝蕴毒、热毒浸淫以及气血亏虚四个证型。

1. 气血瘀滞证　见于褥疮早期，皮肤颜色黯红，或有痹痛，或者麻木不仁，局部有硬结，但未有溃烂，舌质黯淡，苔薄白，脉细涩。

2. 血凝蕴毒证　局部皮肤黯红加重或紫黑色，出现水疱，并有溃烂腐肉，分界不清，神疲口干，或有低热，纳差，舌黯红，苔黄，脉弦。

3. 热毒浸淫证　褥疮染毒，疮口溃烂流脓，周围红肿灼热，高热，口干渴饮，便结尿赤，舌红，苔黄腻，脉弦数。

4. 气血亏虚证　疮口灰白或色淡不红，脓水清稀，腐肉虽脱，但新肉不生，或愈合迟缓，精神委靡，口干口淡，短气纳差，舌淡白，少苔，脉细弱。

【治疗】

对于本病的治疗，主要是针对原发病的具体情况，进行辨证施治，积极改善患者的全身情况。轻症患者仅做局部处理即可收功。

1. 辨证论治

(1)气血瘀滞证：治宜活血化瘀，疏通经络。方选桃红四物汤加川牛膝。若气虚者，神疲气短，加党参、黄芪以补气活血；气滞者见局部痹痛，加玄胡索、枳壳以行气活血。

(2)血凝蕴毒证：治宜补气活血，托毒祛腐。方选托里消毒散加银花、败酱草、浙贝母。

(3)热毒浸淫证：治宜清热解毒为主。方选黄连解毒汤。若气血不足，神疲、面白、气短、纳呆者，可酌加黄芪、当归、赤芍、陈皮、茯苓。

(4)气血亏虚证：治宜大补气血为主。方选八珍汤。若有腐肉未清或低热、口干等余毒未清者，酌加夏枯草、金银花、连翘以清余热；若见五心烦热，口干盗汗，舌红少苔，脉细数等，阴虚内热者，加麦门冬、玄参、地骨皮、鳖甲。

特别需要指出的是，本病往往是全身疾病的并发症，内治法要根据原发病的具体情况，综合辨证论治。

2. 外治法　外治法是治疗褥疮的重要措施，如能应用得当，可以使病情逆转，加快痊愈。

褥疮早期，局部皮肤颜色黯红，出现硬结可外搽红花油轻柔按摩，改善血液循环，并注意保护皮肤清洁及干燥；每2小时翻身更换卧位一次，给予气圈、棉圈、海绵垫等，防止继续受压。亦可用艾灸局部，使气血流通。若红肿加重，或颜色变紫黑色，并出现水疱，除继续定时翻身以外，局部严格消毒后，用无菌注射器将水疱内渗出液抽出，涂1%龙胆紫，暴露创面或用红外线照射促进干燥、结痂，局部按摩时以拇指作环形运动，由近褥疮处向外按摩。若有皮肤破溃，分泌物多者，可选用双黄连溶液湿敷；分泌物少者，可用黄连素软膏外敷，再敷无菌纱布予以固定，严防局部继续受压。若表皮坏死结痂者，可用两面针根液湿敷；痂皮较厚、痂下积脓者，需行清创术；术后溃疡面，外敷生肌膏或阳和膏；若溃疡经久不愈者，加用艾灸，并用阳和膏或生肌膏外敷，亦可用白糖外敷，促进生肌长肉。

此外，尚可选用下述方法：

(1)黑木耳散(黑木耳30g研粉与等量白糖混合，温开水调成糊)外敷，每天1次，10天为1疗程。

(2)复方猪胆汁液(新鲜猪胆汁20ml，云南白药1.2g，麦迪霉素0.5g，调成糊状)，每天上药4次，10天为1疗程。

(3)局部涂甲黄膜液治疗，该溶液是用虾蟹甲壳质液与四黄液配制而成(四黄液：黄芩、黄连、黄柏、栀子)，涂后形成一层薄膜，此薄膜有人工皮肤之称，使肌肉通透性增加，并有消炎祛腐生肌作用。

【预防】

1. 积极治疗原发病，改善病情，加强营养，增强抵抗力。

2. 如遇中风、昏迷或脊柱外伤或骨折等病引起的瘫痪，或大面积烧伤及其他重症久卧不能起床者，应注意骨突出部位避免长期受压，及时翻身，动作轻柔，严禁推、拖、拉等动作，防止擦伤皮肤。保持床垫或海绵垫衬好，防止局部受压或擦破感染而发生褥疮，并且每日用红花酒精浸液按摩骨隆突部位，促进局部血液循环。

【古籍选粹】

《疡医大全·席疮门主论》　申斗垣曰：席疮及久病著床之人，挨擦磨破而成，上而背脊，下而尾间，当用马勃软衬，庶不致损而又损，昼夜呻吟也。病人但见席疮，死之征也。

心法曰：席疮乃大病后，久而生眠疮也，乃皮肉先死不治。

【现代研究】

1. 临床分期　褥疮的临床分期可分为：第一期为瘀血红润期：表现为褥疮初起时，局部受压部位出现暂时性血液循环障碍，表现为红、肿、热、触痛。第二期为炎性浸润期：局部红肿向外浸润，扩大、变硬，表面皮肤由红转为紫色，常在表皮有小水疱形成，患者有痛感。第三期为浅度溃疡期：表皮水疱逐渐扩大、破溃，真皮疱面有黄色渗出液，感染后表面有脓液覆盖，致使浅层组织坏死，患者感觉疼痛加重。第四期为坏死溃疡期：坏死组织侵入真皮下层和肌肉层，脓液增多，坏死组织边缘呈黑色，向内凹陷，有臭味，感染继续向周围和深部组织扩展，可达骨骼，严重者可引起脓毒败血症。

2. 临床研究　张善举等取黑木耳研细末，白砂糖各30g，和匀组成木耳散，加白开水调和外敷，治疗3例Ⅳ期褥疮患者，病程皆超过3个月，经常规处理及抗生素治疗无效而改用本法，结果均在2个月内痊愈。强调在使用本品时，要注意木耳与白开水的比例，开始为灭菌期，木耳与水的比例为1∶2，经换药1～2次后分泌物培养无细菌生长，即进入愈合期，此时，木耳与水之比为1∶8～1∶10。在上皮修复期，务必避免创面受压和摩擦。

葛照伦等报道应用青黛散(青黛1份，石膏2份，黄柏1份，滑石粉2份，共研细末而成)外敷治疗早、中期褥疮32例，结果均痊愈，用药最多者6次。

柴英勤等用紫草200g，加水300ml煎取液100ml，再加麻油10ml制成紫草油。治疗时，先对褥疮部位进行外科消毒，再外涂紫草油，然后外敷自制药散（青黛、黄连各20g，滑石30g，泼尼松片100mg，氯苯那敏40mg，共研细末制成），30例患者经治1～3周后全部治愈。

丁金榜报道用温和灸治疗本症6例，方法是：局部清创后，将艾条点燃对准患处，距皮肤2～3cm处行灸，使患处有温热感而无灼痛为宜。一般每处灸5～7分钟，每日1～2次，灸后创面用消毒敷料包扎，经施灸2～3日后全部结痂痊愈。

赵传铭取市售蜂蜜直接外涂患处，用于治疗骨伤科褥疮，取得较好效果，溃疡面积小而表浅者，先用双氧水或生理盐水清洗创面，待干，取蜂蜜适量外涂，外用敷料固定，每日更换1次；溃疡面积大，经久不愈，深达肌层者，先用白杨树叶煎汁冲洗或湿敷后，取适量蜂蜜加入云南白药0.5～2g，调成糊状外涂创面或填入伤口，用无菌纱布覆盖固定，隔日换药1次，至痊愈为止。溃疡一般在2～3周内愈合。

赵文研等报道用上等花生油适量过滤，加入冰片（100ml/g）溶化，局部涂搽，每日4次，外用纱布覆盖保护，溃疡表浅者用药3周，深入肌层者用药3～4周，深入骨骼者用药4～5周，即可痊愈。

近年来，运用烧伤湿性医疗技术（MEBT/MEBO）或称皮肤再生医疗技术治疗褥疮有一定的优势。湿润烧伤膏（MEBO）在湿润暴露疗法（MEBT）的配合下，创造了创面生理湿润环境，有利于组织结构的正常状态再生修复，从而产生了减少瘢痕愈合和增强创面自愈能力的作用，以及通过再生表皮干细胞的转化作用，可使脂肪组织中的残存上皮组织及血管丛和纤维组织重新再生皮肤。

杜晓红等报道将湿润烧伤膏用于神经外科褥疮的护理，观察组与单纯通用疗法相对比，观察组在常规治疗基础上添加了湿润烧伤膏，能有效地预防和控制感染，促进肉芽组织生长，达到去腐生肌和消肿止痛的目的。在同等护理条件下，通用疗法加湿润烧伤膏明显优于单纯通用疗法。皮肤再生医疗技术理论体系业已成熟，广泛地运用于烧伤、慢性溃疡、褥疮以及外伤等外科护理中。

【述评】

褥疮是躯体久着席褥磨擦而引起的瘀斑或溃疡，由于病重体虚，长期卧床，致使局部气血运行失常，所以一旦出现溃疡，往往不易愈合。临床上除了局部处理，增加血液循环、防止继续受压以外，改善原发病情，增强体质也是促使褥疮愈合的一个重要方面。对长期卧床不起的患者，应当加强护理，以预防褥疮的发生。

【参考文献】

1. 甘立君. 基础护理. 北京：人民卫生出版社，1988：143
2. 张善举，张香梅. 木耳散治愈四期褥疮的体会. 中医杂志，1990，31（9）：25
3. 葛照伦，姬胜杰，魏秀荣，等. 青黛治疗褥疮. 四川中医，1992，10（1）：43
4. 柴英勤，袁秀荣. 紫油散治疗褥疮30例观察. 陕西中医，1993，14（2）：78
5. 丁金榜. 温和灸治疗褥疮6例. 陕西中医函授，1991，（6）：24
6. 赵传铭. 蜂蜜治疗骨伤科褥疮. 中医杂志，1992，33（5）：58
7. 赵文研，陈荣，陈合云. 花生油涂剂治疗褥疮. 四川中医，1992，10（10）：48
8. 徐荣祥. 烧伤湿性医疗技术蓝皮书. 第一卷. 北京：中国医药科技出版社，2000：42
9. 杜晓红，刘铁英. 湿润烧伤膏在神经外科褥疮护理中的应用. 中国烧伤创疡杂志，2007，19（1）：66

（唐乾利）

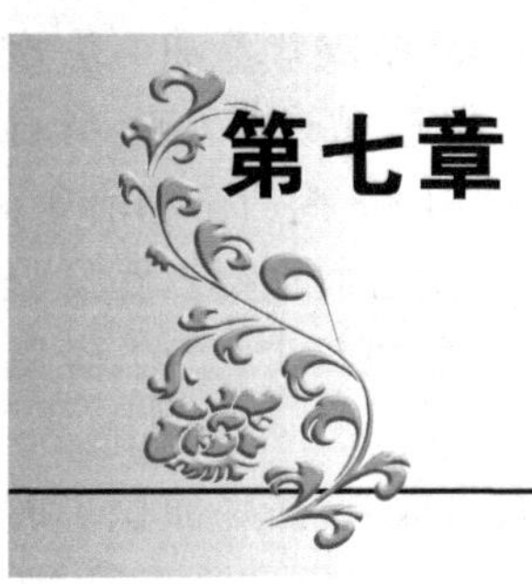

第七章

周围血管疾病

第一节　概　　论

周围血管疾病包括动脉和静脉的病变，动脉病变以缺血、静脉疾病以郁血为主要临床特征。以脱疽病为代表的动脉栓塞性疾病，临床表现为肢体苍白、麻木、冰凉、间歇性跛行，进而肢体出现瘀斑，剧烈的静息痛，最后导致肢端缺血坏疽，节节脱落。以股肿为代表的栓塞性静脉疾患，常因静脉回流受阻，水津外溢导致肢体肿胀，皮肤温度升高，日久络脉怒张，皮肤瘀黑，甚或继发臁疮溃疡。周围血管疾病大多发病缓慢，迁延时日，难以速愈。而脱疽病则往往由于长期、剧烈的疼痛，坏疽无法控制而导致截肢残废。所以周围血管疾病是一种危害性大、难治的外科疾病。

中医学无周围血管疾病的病名，但有类似本病的记载。如《灵枢·痈疽》关于脱疽的记载，包括了多种动脉狭窄或栓塞不通而导致的指(趾)坏死脱落的疾病，即动脉硬化闭塞症、血栓闭塞性脉管炎、糖尿病性坏疽等。《灵枢·刺节真邪》关于“筋溜”的记载，类似下肢静脉曲张性疾病。《素问·痹论》关于“脉痹”、“心痹”的记载，颇类似无脉症。可见，对于周围血管疾病，中医学早在两千多年前就有记载，其后经历代医家的实践，对周围血管疾病的认识渐趋全面、深化，治疗方法更加丰富，不少方药和治法一直沿用至今。

但就周围血管疾病这一领域而言，不论国内国外，不论中医西医，其进展较外科其他领域缓慢，发展也不平衡。这种情况与静脉疾病的高发生率，动脉疾病随年龄老化，发病率逐年增加的状况不相适应。近40年来，随着血管疾病检测技术的进步，显微血管吻合技术的开展，介入疗法的兴起，推动了现代血管外科的迅速发展。国内20世纪60年代开展中西医结合治疗血栓闭塞性脉管炎研究工作，显示出中医中药的生命力，开创了我国防治周围血管疾病的新局面。在不断总结经验的基础上，1980年出版了《中医外科学》高校教材，及后具有中医特色、中西医结合内容的《周围血管病学》、《中医血管外科学》相继问世，改变了过去中医对周围血管疾病命名不统一，诊断、治法零星分散，缺乏系统、规范的状况，确立了中西医结合防治周围血管疾病的基本原则，为周围血管疾病的进一步发展奠定了基础。可以预见不久的将来，中医血管外科将朝着专科化、规范化和现代化的方向不断前进，对人类做出更大的贡献。

【病因病机】

此类疾病的病因，强调内因起主导作用，外因是致病的条件，即“正气存内，邪不可干”之意。与中医外科其他疾病一样，周围血管疾病的发病原因包括外感六淫、外来伤害、饮食不节和劳伤精气等。其中，外感六淫中以风、寒、湿居多。风为百病之长，善行而数变。《素问·调经论》谓：“风雨之伤人也，先客于皮肤，传入于孙脉，孙脉满则传入于络脉，络脉满则输于大经脉。"指出了风邪伤害络脉的途径。寒为阴邪,其性收引,遇血则凝。如《素问·举痛论》所云:"寒气入经而稽迟,泣而不行,客于脉外则血少,客于脉中则气不通。"又云:"寒气客于脉外则脉寒,脉寒则缩踡,缩踡则脉绌急。"故外科血管疾病出现苍白、拘急、疼痛诸症,皆因寒邪所致。湿为阴邪,其性滞浊,趋下缠绵,举凡下肢血管疾病出现肿胀、重坠、糜烂流滋等症,均为湿邪所致。

临床上动脉疾病的早期,肢体麻木、苍白、冰凉,多属寒湿;后期肢端坏疽染毒,局部红肿腐烂则为郁湿化热。静脉疾病急性期肢体肿胀、红热、结块,多为湿热相搏;后期肢体肿胀硬实,朝轻暮重,则为寒湿所致。可见,风、寒、湿三邪可以互结,亦可因疾病的不同,或同一疾病的不同阶段,互相转化。

外伤可使血管破裂,瘀血凝结。静脉穿刺或药液刺激可引起局部发生硬结、肿痛,影响血液周流而致病。

饮食不节则伤脾,脾失健运则停痰生湿,痰瘀凝聚,脉络不通,亦是周围血管疾病常见的致病因素。故《外科理例·脱疽》云:"此症因膏粱厚味酒面炙煿积毒所致。"

内因方面,主要强调内虚致病,虚指气血亏虚和肝肾不足。《诸病源候论》云:"虚劳则血气衰损,不能温四肢,故四肢厥冷也。"年老之人,肝肾不足;房劳过度则伤肾,肾阳虚则不能推血运行,温煦肢体;肾阴虚则虚火内生,灼津为痰,痰瘀阻于经脉,气血运行不畅,都会导致外科血管疾病的发生。

总之,外科血管疾病的发生,外感、损伤是标;气血不足,脏腑衰弱是本。由于脏腑亏虚,气血推动无力,血流缓慢,在这基础上复因久卧、久站、外伤、感受寒湿之邪,阻遏气机,气不行则瘀乃成。瘀阻脉络,闭塞不通则肢体出现一系列的缺血、郁血等症状。这与西医学认为血栓形成的三大因素,即血流缓慢、血液黏稠度升高、血管壁及瓣膜的先天性缺陷或损伤是一致的。

【辨病】

1. 临床表现　周围血管疾病与其他中医外科疾病一样,有局部症状和全身情况。

局部症状以疼痛,皮色、皮温的改变,肢体肿胀或萎缩等不同临床表现为主。其中动脉疾病主要表现为运动性疼痛和静息痛。运动性疼痛即病以一定速度行走一定距离后,小腿或足部,或整个下肢出现酸胀感或抽掣痛,被迫停步,休息 1~5 分钟后症状缓解。一般认为是动脉供血不足,代谢产物刺激局部肌肉末梢神经而引起,又称为间歇性跛行。间歇性跛行是动脉功能不全的典型症状。静息痛表现为患肢持续性钝痛伴有阵发性剧痛,夜间加重,患者常抱膝而坐,喜厚盖抚摩藉以减轻疼痛。产生疼痛的病理基础是"不通则痛"。由于动脉阻塞不通,周围神经缺氧致退行性变、神经纤维化,甚至神经变性而引起剧烈疼痛。经久不息的剧烈静息痛往往是坏疽的先兆。故从疼痛的部位、程度、间歇性跛行的距离,可初步判断缺血的部位和程度。静脉疾患所引起的疼痛多表现为胀痛、抽掣痛,一般程度较轻。

皮肤的颜色和温度,取决于皮肤血管的流速、流量和血液含氧量。血行不畅,动脉供血不足,肢端出现苍白,冰凉。瘀血停留,回流受阻,则局部静脉郁血,出现皮色紫红或皮温升高。

长期动脉供血不足,肢体失养,或因长期抱膝而坐,肢废不用,均可使肌肉萎缩,肢体变细。反之,由于长期静脉血液回流受阻,水津外溢;或由于久站、久卧伤气,水湿积聚,则肢体可肿胀增粗。

动脉缺血既久，肢端无血供养，则节节脱落；静脉郁血日甚，复因外伤染毒，则局部可溃烂而成臁疮。故坏疽和溃疡是周围血管疾病后期的常见并发症。

周围血管疾病少有明显的全身症状。一些血管病急性期可伴有发热、骨节疼痛、疲乏不适等全身症状。而某些血管病后期溃烂染毒则可出现高热、寒战、口苦口渴、大便秘结、小便短赤等热毒证候。周围血管疾病多属血瘀证，舌质多为紫黯或有瘀斑，脉多沉涩。邪郁在里，气血内困，故脉沉；血行不畅，故脉涩，甚或沉伏不现。

周围血管疾病病位在脉络，多数位于体表，肉眼可见，根据症状、体征，诊断并不困难。至于脉管中血流的变化，及深部血管的病变，尚需借助于临床和实验室等检查。

临床检查：包括皮温测定、动脉扪诊、静脉功能测定，指压试验及肢体位置试验等。通过这些检查可以初步了解动、静脉功能及肢体缺血情况 。

实验室检查：主要是全血黏度、血细胞比容、血浆黏度、红细胞电泳时间、血沉等血液流变学的检查。

此外，尚有超声血管测定和血管造影等。

2. 诊断要点

(1)了解血管疾病的有关病史。如长期大量吸烟的习惯，常是血栓闭塞性脉管炎的重要诱因。下肢动脉硬化闭塞症的患者，常有心、脑、肾等全身脏器动脉硬化史。又如长期使用震颤性工具，可产生雷诺现象，而雷诺现象又往往是结缔组织疾病的症状之一。了解这些病史，有助于周围血管疾病的诊断。

(2)掌握周围血管病的特殊症状。肢体疼痛是周围血管疾病的重要症状，了解疼痛的部位和性质，可以初步判断病情的轻重。如间歇性跛行，提示有慢性动脉阻塞。跛行距离的长短，反映栓塞程度的轻重。若行走后足或小腿胀痛，提示为腘、股动脉阻塞；如整个下肢酸胀疼痛、乏力，提示阻塞的部位在髂股动脉。如双下肢疼痛，提示为腹主动脉或双髂股动脉阻塞。当间歇性跛行发展为静息痛，提示动脉缺血程度加重。严重的静息痛往往是肢端坏疽的先兆。

(3)掌握周围血管疾病的特殊体征。浅表静脉的病变常表现为迂曲怒张或条索状结节；深部静脉栓塞，则肢体增粗、发红、灼热；而动脉阻塞性疾患，则肢体萎缩、苍白、冰凉；长期的慢性缺血，则肢体出现皮肤干燥、汗毛脱落、趾甲增厚、肤色紫黯等。

根据以上周围血管疾病的特殊病史、症状和体征，诊断并不困难，必要时可结合其他各项检查，进一步明确诊断。

3. 鉴别诊断　周围血管疾病需与淋巴管系统和周围神经系统的疾病相鉴别。

(1)淋巴管阻塞与急性淋巴管炎：淋巴管阻塞与静脉阻塞一样可以出现肢体的弥漫性肿胀，但一般皮色不变，皮肤淋巴管阻塞后，局部较为硬韧，按之不凹陷。常有丝虫病感染、丹毒反复感染或肿瘤压迫的病史。

急性淋巴管炎中医称红丝疔，四肢内侧突然出现红丝一条向近端走窜，与急性血栓性浅静脉炎相似，但其红丝较细，迅速向近端走窜，往往终止于近端淋巴结，一般不出现条索状结节。常因远端化脓性感染病灶而继发。

(2)动脉缺血引起肢端疼痛需与末梢神经炎相鉴别：末梢神经炎多为四肢肢端对称性发作，疼痛较轻，并非持续性剧痛，常伴有感觉过敏或有烧灼，蚁行感。

【辨证】

周围血管疾病的主要病机是脉管阻塞不通，阻塞部位及程度不同，临床症状表现及轻重程度也不同。静脉阻塞主要是郁血。因此，临床根据脉管阻塞的对象、部位、程度以及阻塞病情发展的不同阶段，分为以下几个证型：

1. 寒湿瘀滞证　脾肾阳虚，寒自内生；或骤受寒湿，凝滞脉络，肢末失于温煦濡养，患肢苍白、麻木、痹痛、间歇性跛行，如血栓闭塞性脉管炎早期。又“寒多则凝泣，凝泣则青紫”，症见手足厥冷，肢端苍白或青紫，如雷诺病即属此型。

2. 瘀血阻塞证　血瘀是周围血管疾病最常见的证型。血阻经脉，瘀塞不通，不通则痛，故运动性疼痛、静息痛皆血瘀所致。气血停聚，结之成块，瘀滞脉络则皮色青紫，肌肤甲错。瘀血完全闭塞，则脉道搏动减弱或消失，肢端无血供养而缺血坏死。

血瘀之人，舌色多紫黯。淡紫为瘀之轻，舌见瘀斑为瘀之重。瘀郁于里，故脉沉；血行不畅，故脉涩。

3. 湿热蕴结证　寒湿郁久亦可化热。周围血管疾病中静脉炎急性期局部出现条索状肿块，红肿热痛；或肢体弥漫性肿胀，皮色黯红，皮温升高，甚至伴有头痛，发热，属湿热蕴结证。脱疽病后期，肢端坏疽染毒，局部肿胀黯红，重者伴有身热、口渴、尿黄、便结。舌黯红，苔黄，脉细数，也为湿热蕴结证。

4. 气血两虚证　血栓性深静脉炎后期，患肢弥漫性肿胀，酸胀乏力，朝轻暮重。脱疽病恢复期，局部坏死组织已脱落，但新肉不长，肉芽淡红，或光白板亮，状若镜面。伴面色皖白，消瘦倦怠，纳呆便溏。舌淡苔薄白，脉沉细，此属气血两虚之证。

周围血管疾病各病的病因、病理是错综复杂的，不是一成不变的，必须根据临床表现，综合分析。

【治疗】

1. 内治法

(1)辨证论治

1)寒湿瘀滞证：治宜温阳散寒，理气活血。方选阳和汤或当归四逆汤。若脾肾虚寒，症见腰膝酸软，便溏精冷，舌淡，苔白润，脉沉细或沉涩，酌加补肾益火之淫羊藿、巴戟天、杜仲等。

2)瘀血阻塞证：治宜理气活血、通络化瘀。方选血府逐瘀汤或桃红四物汤加减。胸腹壁血管疾患症见胸胁痞闷胀痛，酌加柴胡、郁金、川楝子；瘀重痛剧重，加乳香、没药、延胡索等。

3)湿热蕴结证：治宜清热利湿，凉血解毒。方选五神汤、四妙勇安汤加减。热重于湿，症见患足红肿热痛，腐烂恶臭伴身热者，酌加薄公英、地丁、野菊、虎杖；湿重于热，症见下肢肿胀，流滋者，酌加生薏苡仁、赤小豆、车前子等。

4)气血两虚证：治宜补益气血。方选人参养荣汤或八珍汤加减。气短声低，面色皖白，肌肉萎缩，伤口久治不愈者，重用黄芪、人参以大补元气；面黄消瘦，纳谷不香，口淡便溏者，酌加怀山药、谷芽、鸡内金、陈皮等以健脾理气。

(2)成药验方

1)成药：川芎嗪片，口服，每次 2～4 片，1 日 3 次。

2)验方：毛冬青 100g，加猪蹄 1 只及水适量同煮 4 小时，煮成 2 碗，上、下午各服 1 碗。

2. 西药治疗

(1)抗凝药物治疗，可选用肝素或双香豆素，有抑制血液凝固、预防血栓栓塞的作用。

(2)祛聚药物治疗，可选用低分子右旋糖酐或阿司匹林，有阻止血小板的凝集和释放的作用，能防治血管栓塞病。

(3)溶栓药物治疗,可选用尿激酶、链激酶或纤溶酶,有激活纤维蛋白溶解系统、溶解血栓的作用。

(4)扩张血管药物,可选用烟酸、硫酸镁等。

3. 针灸治疗　上肢选针刺曲池、内关;下肢针足三里、三阴交、血海,留针20～30分钟,每天1次,10次为1疗程。

耳针选取热穴、肾、皮质下、交感,或相适部穴位,强刺激,每日1次,留针数小时至半天,10天为1疗程。

4. 外治法

(1)熏洗法:毛冬青50～100g,煎水熏洗患肢,有疏通脉道、清洁伤口的作用。

(2)外敷法:选用各种药膏外敷以清热解毒,消肿止痛,祛腐生肌。

5. 手术疗法　包括取栓术、搭桥术、截肢术等。

【预防与护理】

1. 严格戒烟　烟草含有尼古丁,有收缩血管的作用,长期血管收缩,加重血运障碍,是一些周围血管疾病的重要发病因素,因此要严格戒烟。

2. 注意饮食　少食含高胆固醇及高脂肪、高热量的食物,防止高脂血症与动脉硬化;避免醇酒、辛辣、炙煿之品,减少对血管的刺激。

3. 避免寒冷及外伤　寒邪凝滞脉络,常致周围血管疾病发生或病情加重,冬天尤需注意保暖。

患足砸伤,静脉穿刺所伤,外科手术及分娩,有可能损伤血管,诱发周围血管疾病,必须加强防护措施。

4. 适当体育锻炼　长期坐卧,或久站负重,使血流缓慢,回流受阻,血液黏度升高,继发血栓而致病。故提倡适当体育运动,以促进血液循环,减少周围血管疾病的发生。

【古籍选粹】

《灵枢·脉度》　经脉为里,支而横者为络,络之别者为孙。

《灵枢·论疾诊尺》　诊血脉者,多赤多热,多青多痛,多黑为久痹,多赤、多黑、多青皆见者,寒热身痛。

《吕氏春秋·达郁篇》　凡人三百六十节,九窍、五脏、六腑、肌肤欲其比也,血脉欲其通也,筋骨欲其固也。

《诸病源候论·虚劳四肢厥逆冷候》　经脉所行,皆起于手足,虚劳则血气衰损,不能温其四肢,故四肢厥冷也。

《刘涓子鬼遗方》　发于足指者,名曰脱疽,其状赤黑,死不疗,不赤黑可疗,疗不衰,急斩之得活,不去者死。

【现代研究】

1. 病名研究,渐趋统一　古代文献对周围血管疾病的命名方法不一,加上受历代外科各流派的影响,使病名混乱,不利于临床经验的总结和学术交流。近代中医外科工作者对这方面进行了有益的探索,如夏少农《中医外科心得》中有"中西医外科病名对照表",其中载有"动脉病"则,"静脉病"则,至1980年高校教材《中医外科学》的出版,及1994年国家中医药管理局编印《中医病证诊断疗效标准》,使病名进一步规范化,利于中西医病名对照互参,促进了中医周围血管病学的发展。

2. 西医辨病与中医辨证相结合　中医外科著作虽然内容丰富,但对周围血管疾病的记载较为零碎、分散，缺乏系统性。如脱疽病名早在两千多年前的《内经》就有记载，脱疽病应包括血栓闭塞性脉管炎、动脉硬化闭塞症、糖尿病肢端坏疽。但在浩瀚的中医外科文献中，尚未发现对动脉硬化闭塞症有完整系统的论述。因此，要全面、深入地掌握脱疽病的辨证论治规律，就必须认识其所包含三种疾病的异同。掌握西医的辨病，与中医辨证分型结合，提高治疗的针对性。目前不少中医血管病的论著，着重这方面的研究。

3. 重视综合治疗，探索剂型改革　周围血管疾病中，大多数根本病因尚未明了，而血管壁的病理改变及血栓一旦形成，就很难复通，故多数周围血管疾病病程长，缠绵难愈。自20世纪60年代以来，从开展对血栓闭塞性脉管炎的治疗到对整个周围血管疾病系统的治疗；从一方一药发展到包括内服、外用中草药，针灸，外敷，手术等综合治疗，不断扩大治疗范围，提高治疗效果。在实践中认识到从血管给药能直达病所，提高疗效。不少学者，改革药物剂型，改变给药途径。如将毛冬青煲猪蹄的民间疗法，改变为毛冬青皮注射液作股动脉注射，直至提炼成毛冬青甲素可行静脉滴注。此外，丹参注射液、川芎嗪、蝮蛇抗栓酶等都广泛应用于静脉注射治疗周围血管病。脉络宁是中药复方的静脉注射液，在治疗周围血管疾病中取得较好的效果。

随着社会老龄化及饮食结构的改变，周围血管疾病发病率有逐年上升的趋势。现代高科技的发展，腔内外科及介入治疗的兴起，必将有力地推动周围血管疾病中西医结合工作的发展。

【述评】

周围血管疾病包括动脉、静脉两类疾患，大多数病因未全明了，危害性大，难治性高，且发病率有逐年上升之势。中医无周围血管疾病之病名，对周围血管各病症缺乏详细、系统的记载。但对脱疽一类的动脉缺血性疾病，早在两千多年前《内经》便有病名及治法的论述，其后历代医家积累了丰富的内、外治验。20世纪60年代国内开展中西医结合治疗脉管炎研究工作，显示中医药的优势。治疗脱疽病古方四妙勇安汤，备受推崇；白花丹参，毛冬青等中草药如雨后春笋；针对血管栓塞的活血祛瘀法及肢体缺血的蚕食清创法在广泛应用的基础上进行深入研究，有力地推动中西医结合治疗周围血管疾病工作的发展。但与其他外科领域相比，周围血管疾病的防治工作滞后，不适应发病率逐渐上升的状况。进一步发掘、整理中医学有关周围血管病防治经验，使之规范化，科学化，实属必要。

【参考文献】

国家中医药管理局. 中医病证诊断疗效标准. 南京：南京大学出版社，1994：52

（侯玉芬）

第二节　脱　　疽

脱疽是指血脉周流受阻，络道瘀塞不通，肢端缺血供养，导致趾（指）节脱落的疾患，包括西医的血栓闭塞性脉管炎、动脉硬化闭塞症、糖尿病足等多种动脉栓塞性疾病。具有病程长、疼痛剧、易致残的特点，是中、西医难治疾病之一。

关于本病的记载，最早见于《黄帝内经》，《灵枢·痈疽》：“发于足指，名脱痈，其状赤黑，死不治；不赤黑，不死。不衰，急斩之，不则死矣。”指出了本病的症状，并提出手术治疗原则。晋代皇甫谧的《针灸甲乙经》将“脱痈”改为“脱疽”，首次提出了“脱疽”的病名，云：“发于足趾名曰脱疽，其状赤黑，不死，治之。不衰，急斩去之，治不去必死矣。”南齐龚庆宣著的我国现存最早的外科学专著《刘涓子鬼遗方》中亦有“发于足趾名曰脱疽”的记载，此后脱疽之名一直沿用。隋代巢元方的《诸病源候论》指出脏腑功能失调及外感寒邪等邪气，引起经络、气血功能紊乱引发本病，并载：“夫消渴者……以其病变，多发痈疽。”又提出：“消渴者……久不治则经络壅涩，留于肌肉，变发痈疽。”首次认识到消渴可引发坏疽。明代之后，对本病的病因、症状、治疗有较详细的记载，其中陈实功的《外科正宗》描述的脱疽病，强调厚味膏粱，丹石补药消烁肾水，房劳过度，气竭精伤所致，类似动脉硬化闭塞症的病因。清代《马培之外科医案》论述脱疽，强调因严寒涉水，气血冰凝，积久寒化为热而成，类似血栓闭塞性脉管炎的病因。《丹溪心法》所描述的脱疽，直指糖尿病性肢端坏疽，书中载：“脱疽生于足指之间，手指生者间或有之，盖手足十指乃脏腑枝干，未发疽之先烦躁发热颇类消渴，日久始发此患，初生如粟黄泡一点，皮色紫黯，犹如煮熟红枣，黑气漫延腐烂延开，五指相传，甚则攻于脚面，痛如汤泼火燃。”

由此可见，脱疽从病因学方面分析，至少包括西医学中的血栓闭塞性脉管炎、闭塞性动脉硬化症及糖尿病性肢端坏疽等疾病。虽然病因不同，但其最终导致动脉栓塞，肢端缺血，甚至趾节脱落是一致的。总的治疗原则也是相同的。

关于本病的治疗，最早见于汉代华佗《神医秘传》，云：“此证发于手指或足趾之端，先痒而后痛，甲现黑色，久则溃败，节节脱落。宜用极大生甘草，研成细末，麻油调敷极厚，逐日更换，十日而愈。内服药用：金银花三两、玄参三两、当归二两、甘草一两，水煎服，连服十剂当愈。”指出脱疽症状的演变特点，而且首先提出了内外药物治法，此内服方即一直为后世沿用至今的治疗脱疽的热毒证之主方“四妙勇安汤”。清·邹岳的《外科真诠》提出内服顾步汤治疗；陈士铎《洞天奥旨》提出“大补气血，益以泻毒之品，往往奏功如响，何必割指方能存活乎”，不主张截肢术。王维德的《外科全生集》称“脱骨疽”，并提出用温药治之：“凡手足之无名指，患色白而痛甚者，脱骨疽也……大人用阳和汤，幼孩以小金丹，最狠者，以犀黄丸皆可消之。”为脱疽虚寒证治疗提供了有效的方法，对后世治疗该病提供了很好借鉴。清·祈坤《外科大成》记载了截趾方法。这些治疗方法和方药，为近代开展中西医结合治疗脱疽病奠定了基础。

【病因病机】

脱疽病的内因主要是劳伤心脾，肝肾不足，心、脾、肝、肾俱虚。血脉为心所主，若情志太过，心气受损，则脉道滞涩而成瘀。脾在体合肌肉而主四肢，思虑过度或饮食不节，则运化无力，湿痰内生，阻滞脉络，“升清不利”，“清阳实四肢”失权，四肢不得禀水谷之气而见肌肉酸痹，倦怠乏力，甚至痿软不用。肝藏血主疏泄，在体合筋，其华在爪。若郁怒伤肝，肝郁气滞则血行不利而致瘀，肝血不能养筋荣爪，故肢体麻木，爪甲不荣，甚则甲折筋断。青年人因肾精不足或肾阳亏损，或房劳过度，气竭精枯，温运无力，脏腑功能失调，血脉不畅；老年人则因天癸日竭，脾肾渐亏，四末气血运行缓滞；肾阳不足则四末失于温煦而苍白冰凉；肾主骨，肾阴不足则骨松而易脱。总之，本病的内因，在于肝肾不足，心脾亏虚，御邪无力所致。正如清代陈士铎的《洞天奥旨》所说：“火毒聚于一处者，亦乘气血之亏也，脱疽之生，此四余之末，气血不能周到也，非虚而何？”

本病的外因，主要为严寒涉水，寒湿下受。寒性收引，致气血凝滞而瘀阻不通，不通则痛；湿性黏滞，引而下行，故下肢怕冷，皮肤苍白而冰凉。心主神志，为五脏六腑之大主，若遇外来突然而强烈的刺激，心神受损，脏腑功能失调，肢端血行障碍，这是外伤致病的原因。此外，长期、大量抽烟，辛辣刺激，癣虫外染以及遭遇外伤，也是本病常见的原因。这些病因与西医学认为寒冷、潮湿、外伤、吸烟是本病发病因素的论点是一致的。

总之，本病的发生，由于内、外综合因素致脏腑功能失调，气血凝滞，瘀阻络脉，四肢失养而成。

西医认为导致脱疽的疾病不一，病因病理不同。

血栓闭塞性脉管炎病因不清，比较一致的观点是与吸烟密切相关，不吸烟者极少发病；发病者生活环境差，生活水平较低，寒冷及营养状况差也被认为是发病的重要因素；感染、外伤、激素紊乱、血管神经调节障碍、遗传及免疫等多种因素也与本病有关联。抗磷脂蛋白抗体（APA）、抗内皮细胞抗体（AECA）、抗中性粒细胞抗体（ANCA）等与体液免疫相关的抗体也是近期病因研究的热点。

动脉硬化性闭塞症的发病原因尚未完全明了。根据流行病学研究，动脉硬化性闭塞症的发病率与年龄、性别、高脂血症、高血压病、糖尿病、肥胖、吸烟、高密度脂蛋白低下等有关。目前公认的发病学说有：脂质浸润学说、内膜损伤反应学说、平滑肌细胞增殖学说、血栓学说、遗传学说；尚有性激素、感染、维生素的缺乏、微量元素的平衡失调、镉和铅摄入的积累、中毒等病因学说；还有人认为本病是长时期的精神恐怖、悲观、过度思考、情绪急躁及进取心过强，外周血管长期处于紧张收缩状态，而使血管壁的代谢失常，从而导致动脉硬化性闭塞症的形成。

糖尿病足病的发病原因主要涉及下肢神经病变、血管病变和感染等诸多因素；糖尿病足病发病的主要原因是由于糖尿病合并大、小、微血管病变致使局部血液灌注不足，周围神经病变及机械性损伤合并感染所致。其病理生理基础是代谢紊乱、高血糖、高血脂、高血压、高糖蛋白等及其他致病因子，导致糖尿病周围神经损伤、动脉粥样硬化，致使血管内腔狭窄或阻塞，毛细血管内皮细胞损伤与增生，内皮细胞损伤处可有血小板黏附、红细胞聚集及微血管栓塞。由于糖尿病代谢紊乱改变了血管及血液的理化特性，致使纤维蛋白增加，纤溶活力下降，红细胞聚集能力增强，变形能力下降，白细胞贴壁游出，血小板黏附，形成血管内附壁血栓，由此严重影响血液与组织之间的物质交换，使组织细胞营养物质不能吸收，代谢产物不能排除，肢端缺血缺氧，易于感染而发生糖尿病足溃疡，且创面不易愈合。

【辨病】

1. 临床表现 本病的临床表现主要是缺血，引起局部疼痛和坏疽。根据病情进展和肢体缺血所致的不同病理改变程度，一般分为三期：

初期（局部缺血期）：患肢麻木、沉重、怕冷、步履不便（间歇性跛行），即行走时小腿或足底坠胀、疼痛，出现跛行，休息片刻后症状缓解或消失，再次行走，肢体坠胀疼痛再现，每随病情加重而行走距离渐短；患肢可出现肤色苍白或变灰、皮温降低，皮肤干燥，趾甲生长缓慢，患肢足背动脉（趺阳脉）或胫后动脉（太溪脉）搏动减弱或消失。部分患者有小腿浅静脉红色条索、硬化、疼痛（游走性浅静脉炎）。

中期（营养障碍期）：患肢疼痛加重，入夜尤甚，难以入寐，日夜抱膝而坐。患肢畏寒，常需厚盖抚摩。剧烈的静息痛往往是溃烂的先兆。患足肤色黯红，下垂位明显，抬高立即变苍白，严重时可见瘀点及紫斑，患肢足背动脉（趺阳脉）或胫后动脉（太溪脉）搏动消失。皮肤干燥无汗，毳毛脱落，趾甲增厚变形。舌质黯有瘀斑，苔薄白，脉沉涩。

后期（坏死溃疡期）：患部皮色由黯红变为青紫，肉枯筋痿，呈干性坏疽。若遇邪毒入侵，则肿胀溃烂，流水污臭，并且向周围蔓延，五趾相传，或波及足背，痛若汤泼火燃，药物难解。

伴有全身发热，口干纳呆，尿黄便结等症。经治疗后，若肿消痛减，坏死组织与正常皮肤分界清楚、流出薄脓，或腐肉死骨脱落，创面肉芽渐红，是为佳兆。反之，患肢肿痛不减，坏疽向近端及深部组织浸润蔓延，分界不清，伴有发热寒战，烦躁不安，此为逆候。

根据肢体坏疽的范围，临床将坏疽分为3级：一级坏疽病变仅局限于足趾或手指部位；二级坏疽病变发于趾跖（指掌）关节或跖（掌）部；三级坏疽病变发展到踝关节及其以上部位。

2. 辅助检查

（1）指压试验：用手指压迫趾（指）端皮肤，局部呈苍白色，松压后，应迅速复原；若恢复缓慢，表示肢端动脉供血不足。

（2）肢体位置试验：患者平卧，两下肢伸直抬高45°，病变肢体即迅速变苍白色伴麻痹疼痛。让患者起坐，双足下垂，足部颜色恢复缓慢，或呈潮红色并有环形紫斑，表示动脉供血不足，毛细血管弹性降低。

（3）皮温测定：在同等室温条件下测得两侧肢体中一侧对称部位皮温下降2℃以上，表示该肢体血运障碍。

（4）甲皱微循环检查：随着循环障碍的程度不同，可见到毛细血管袢模糊、紊乱、畸形以及血流减慢、血细胞聚集、渗出等改变。

（5）血液流变学检查：本病表现为全血黏度、血浆黏度增高，红细胞电泳时间延长，血细胞比容增高。

（6）踝肱指数：是临床最常用、最简单的一种检查方法。患者仰卧位，以多普勒超声探头测定双侧肱动脉收缩压，如两侧压差＞10mm Hg（1mm Hg＝0.133kPa），则取两者中的高值；取胫后动脉及足背动脉收缩压的高值作为踝动脉收缩压，踝动脉收缩压与肱动脉收缩压之比值即为踝肱指数。以踝肱指数≤0.90为标准，管腔直径狭窄程度＞50％，其敏感性为95％，特异性为99％；对于初诊患者不论病情轻重都要测量双侧的踝肱指数，以确立下肢动脉硬化闭塞症诊断及基础参照值。

（7）肢体节段性压力测量：节段性压力测量可以准确定位动脉狭窄的部位，为制定治疗计划提供重要信息。如果在肱-股动脉之间存在明显的压差，则提示腹主动脉和髂动脉之间有狭窄；股上和膝上之间存在压差提示股浅动脉狭窄；膝上与膝下之间存在压力梯度，提示股浅动脉或腘动脉狭窄；膝下和踝部之间存在压力梯度，提示腘动脉以下狭窄。

（8）趾肱指数测量：长期患有糖尿病的患者、老年患者和长期透析的患者由于血管中膜钙化，踝肱指数或节段性压力测量可能并不能准确地评估血管病变，这时可以通过计算趾肱指数来获得正确诊断。因为这些病例趾端动脉通常没有钙盐沉积，所以趾肱指数的敏感性较高。如果趾肱指数＜0.7，则可以诊断下肢动脉硬化闭塞症。

（9）肢体搏动容积描记：肢体搏动容积描记可初步确定下肢动脉硬化闭塞症病变部位和严重程度，鉴别静息踝肱指数和节段性压力“假性正常化”的病例，通过测量不同节段肢体容积的变化，为评价肢体血流灌注情况提供定性或定量资料，可用于评价血管重建术后肢体再灌注情况。肢体搏动容积描记能够准确预测髂动脉和股浅动脉的阻塞程度，区分髂动脉与股浅动脉近端的病变，但是对远端动脉（如胫动脉）准确性较低。

（10）连续波多普勒超声：连续波多普勒血管超声检查，通过描记肢体不同部位血流速度的波形及动脉收缩压，可明确肢体缺血的程度，并可以大致判断动脉阻塞的部位。弥补了静息踝肱指数和节段性压力测量的不足，用于确定下肢动脉硬化闭塞症的病变部位和严重程度，随访疾病进展情况及对血管重建术的疗效进行量化。常用的指标为峰-峰搏动指数，如果相邻部位搏动指数降低，则说明两部位之间存在狭窄，且搏动指数的降低幅度与狭窄的严重程度成比例。

(11)平板运动试验及 6 分钟步行试验：对于怀疑有下肢动脉硬化闭塞症的患者，如果静息踝肱指数检查正常，平板运动试验有助于诊断；平板运动试验可以客观记录患者运动功能受损的程度，鉴别假性跛行，客观评价血管重建术后肢体运动功能改善情况，为跛行患者制定个体化运动方案提供客观资料。6 分钟步行试验可作为另一种评价老年人行走耐力的客观检查方法，研究显示其不仅可用于那些不适宜做运动试验人群，还可以客观评价运动训练后肢体功能恢复情况。

(12)双功超声：双功超声能够提供清晰的二维超声图像，同时也能提供血流动力学信息，可以确定下肢动脉有无闭塞性病变以及病变的部位和严重程度。

(13)CT 血管造影术：CT 血管造影术用于确定下肢动脉硬化闭塞症的狭窄部位和严重程度。CT 血管成像(CTA)可使闭塞部位远端的血管显影，且影像可以自由旋转，有助于特殊病变的诊断，能够鉴别由动脉瘤、腘动脉挤压综合征及动脉外膜囊性病变导致的狭窄或闭塞病变。

(14)磁共振血管成像(MRA)：MRA 对于确定下肢动脉狭窄的部位和严重程度很有帮助。磁共振对选择适合做介入治疗的病例很有帮助。确定流出血管，MRA 优于导管血管造影术。MRA 可用于介入手术和外科血管重建术疗效的评估。

(15)动脉造影：可以明确动脉阻塞的部位及范围。

3. 诊断要点

(1)血栓闭塞性脉管炎

1)主要发于 20～40 岁男性青壮年。

2)肢体有间歇性跛行、静息痛、溃疡或坏疽等不同程度的缺血性表现。

3)患肢足背动脉(趺阳脉)或胫后动脉(太溪脉)搏动减弱或消失。

4)部分患者小腿或足部出现游走性浅静脉炎。

5)多普勒超声、动脉造影、螺旋 CT 血管成像、磁共振血管成像有助于诊断和定位。

(2)肢体动脉硬化闭塞症

1)发于 40 岁以上，主要以老年人为主，男女均可发病。

2)肢体有间歇性跛行、静息痛、溃疡或坏疽等不同程度的缺血性表现。

3)患肢足背动脉(趺阳脉)或胫后动脉(太溪脉)搏动减弱消失。

4)常伴有高脂血症、高血压、冠心病、脑梗死等心脑血管疾病及糖尿病等。

5)多普勒超声、动脉造影、螺旋 CT 血管成像、磁共振血管成像有助于定位和诊断。

(3)糖尿病足坏疽

1)发于糖尿病患者，以中老年病人为主。

2)临床常见两种情况：一种以干性坏疽为主，临床表现同动脉硬化闭塞症；另一种患肢高度肿胀，坏疽腐肉烂筋，多呈湿性，皮温较高，常伴恶臭气味，扩展较快，但疼痛不明显。

3)化验血糖增高，血常规检查白细胞、中性粒细胞明显升高，白蛋白低，或有酮症酸中毒等。

4. 鉴别诊断

(1)三种脱疽的临床鉴别

	血栓闭塞性脉管炎	动脉硬化闭塞症	糖尿病足
发病年龄	20～40岁青壮年男性	40岁以上，以老年人为主	中老年人
浅静脉炎	游走性	无	无
高血压	少有	大部分有	大部分有
心、脑血管疾病	极少	有	多有
血脂	正常	升高	部分升高
血糖、尿糖	正常	部分有	血糖高、尿糖阳性
感染	可有，进展缓慢	可有，进展缓慢	严重，很快扩散
受累血管	中、小动静脉	大、中动脉	大血管、微循环

(2)无脉症(多发性大动脉炎)：本病多发生于青少年，尤其是女性。其特点是体内各部位的大动脉均可发生狭窄，当颈总动脉、无名动脉发生狭窄时，因头部缺血可引起头目晕眩；当无名动脉或锁骨下动脉狭窄时则引起上肢供血不足的症状，如酸麻、发凉。肌肉萎缩、无脉等症状，但皮色改变及疼痛症状不明显，一般不发生坏疽。

(3)急性动脉栓塞：本病是心内膜炎、心房纤颤等心脑病的并发症。发病急骤，栓塞部位以下的肢体发生剧痛或感觉及运动功能丧失，皮肤尸样苍白或瘀斑，坏疽范围广泛并迅速向近端延伸。

(4)雷诺病：本病多发生于青年女性，双手手指对称性发生阵发性苍白—紫绀—潮红三色改变，与情绪波动及天气变化密切相关，且常为全身结缔组织性疾病的症状表现。

【辨证】

脱疽发病与肝肾不足、脾肾亏虚，外感寒湿、湿热、湿毒等密切相关。根据脱疽的发病过程，一般而言，早、中期多属寒湿阻络、痰凝脉络、血脉瘀阻证；中、后期为湿热湿毒、热毒伤阴证；后期多为气阴两虚或气血亏虚证。根据原发疾病不同，血栓闭塞性脉管炎多为寒湿阻滞成疽，动脉硬化闭塞症多为痰阻脉络成疽，糖尿病足多为湿热壅盛成疽。

1. 寒湿阻络证　患趾(指)喜暖怕冷，麻木，酸胀疼痛，多走疼痛加剧，稍歇痛减，皮肤苍白，触之发凉，趺阳脉搏动减弱；舌淡，苔白腻，脉沉细。

2. 血脉瘀阻证　患趾(指)酸胀疼痛加重，夜难入寐，步履艰难，患趾(指)皮色黯红或紫黯，下垂更甚，皮肤发凉干燥，肌肉萎缩，趺阳脉搏动消失；舌黯红或有瘀斑，苔薄白，脉弦涩。

3. 热毒伤阴证　皮肤干燥，毫毛脱落，趾(指)甲增厚变形，肌肉萎缩，坏疽呈干性；口干欲饮，便秘溲赤；舌红，苔黄，脉弦细数。

4. 湿热毒盛证　患肢剧痛，日轻夜重，局部肿胀，皮肤紫黯，浸淫蔓延，溃破腐烂，肉色不鲜；糖尿病足坏疽则疼痛不甚，肉腐筋烂，串通性溃疡，味臭液浊；身热口干，便秘溲赤；舌红，苔黄腻，脉弦数或滑数。

5. 气血两虚证　病程日久，坏死组织脱落后创面久不愈合，肉芽黯红或淡不鲜；倦怠乏力，不欲饮食，面色少华，形体消瘦；舌淡，少苔，脉细无力。

【治疗】

1. 内治法

(1)辨证论治

1)寒湿阻络证：治宜温经散寒，活血通络。方用当归四逆汤合阳和汤加减。病在上肢，加桂枝；病在下肢，加牛膝；寒重，加附子；气虚，加黄芪；夹湿，加苍术、茯苓；痛甚，酌加三七、延胡索以活血止痛。

2)血脉瘀阻证：治宜行气活血，化瘀止痛。方用血府逐瘀汤或桃红四物汤加减。瘀重，加全蝎、水蛭；痛甚，加乳香、没药。

3)热毒伤阴证：治宜清热养阴，活血散瘀。方用顾步汤加减。口干、便结，加玄参、生地；肢体拘急抽掣疼痛，加白芍、木瓜、海桐皮。

4)湿热毒盛证：治宜清热解毒，化瘀通络。方用四妙勇安汤加减。热毒盛，加蒲公英、地丁、毛冬青、虎杖；湿重，加车前子、泽泻、生薏苡仁。

5)气血两虚证：治宜补益气血，化湿通络。方选八珍汤或人参养荣汤加减。余毒未清，加银花、蒲公英；寒湿重者，加桂枝、苍术、熟附子。

(2)成药验方

1)成药：毛冬青甲素片，为毛冬青根皮提炼的有效成分，有扩张血管，抗血小板凝集，降低血黏度的作用。口服，每次 2 片，每日 3 次。

2)验方：毛冬青 30g，算盘子根 30g，野牡丹 30g，王不留行 20g，益母草 30g，甘草 6g，大枣 30g。水煎服，每日 1 剂。

2. 西药治疗

(1)解除血管痉挛的药物：如妥拉唑林，是一种 α-受体阻滞剂，能减弱或消除肾上腺素、去甲肾上腺素对血管的收缩作用，改善小动脉和毛细血管的血运。烟酸有扩张血管和促进组织代谢的作用，罂粟碱有抑制、解除平滑肌痉挛的作用。

(2)改善微循环的药物：如低分子右旋糖酐、尼可占替诺等。

(3)通过抑制大脑皮层的作用，改善血循环的药物：如普鲁卡因、氯丙嗪、东莨菪碱等。

3. 针灸治疗

(1)体针：上肢选曲池、内关、合谷，配后溪、曲泽、少海；下肢选足三里、三阴交、阳陵泉、复溜，配太溪、血海、委中、承山。每次取 2～4 穴，针刺得气后留针 30 分钟，每天 1 次，15 天为 1 疗程。休息 1 周后可作第 2 疗程。

(2)耳针：选取心、交感、肾上腺，有调节和增强神经血管功能的作用。热穴(位于对耳轮上端上、下脚交叉处稍下方)，配内分泌，相应部位穴(足、膝、肘、腕等)。进针得气后用强刺激手法，留针 1～2 小时，每间隔半小时捻针 1 次，15 天为 1 疗程。休息 1 周后可作第 2 疗程。

4. 外治法

(1)穴位注射疗法：有增强体质，缓解症状，促进伤口愈合的作用。常用当归注射液 2～4ml 分足三里、承山穴位注射，每天 1 次，双侧交替，2 周为 1 疗程。

(2)股动脉注射疗法：山莨菪碱 10mg，地塞米松 5mg，患肢股动脉注射，每日 1 次，2 周为 1 疗程。

(3)熏洗疗法：毛冬青 100g，半枝莲 30g，虎杖 30g。水煎温洗患肢，每日 1～2 次。适于无坏疽溃疡者。

(4)外敷法：干性坏疽，可用两面针酒湿敷，使之由湿转干；湿性坏疽渗出多者，可选用双黄连溶液湿敷。坏死组织逐渐脱落，肉芽淡红者，可选用生肌膏外敷以祛腐生肌。不论溃疡是否形成，可用氧化锌油外涂以保护患部皮肤，防治感染。

5. 手术治疗　治疗脉管炎的手术有交感神经节切除、肾上腺切除、动脉血栓内膜剥离、血管旁路移植、大网膜移植术等。因本病有四肢节段性发病的特点，故手术效果不能令人满意。目前应用较多的是局部清创术和截趾(肢)术。溃疡面过大，可选择行点状植皮术。

中医外科的手术疗法主要是在坏疽和创面的处理上有独到之处。

干性坏疽：注意局部消毒并包扎，保持干燥，使干性坏疽保持稳定；待坏死组织与健康组织分界清楚，近端炎症控制，局部侧枝循环基本建立后，可行坏死组织清除术，清除坏死组织，开放创面，骨断面宜略短于软组织断面。若血运改善良好，也可行坏死组织切除缝合术，可取分界近端切口，行趾(指)切除缝合术或半足切除缝合术。

湿性坏疽：主要见于糖尿病足坏疽，表现为足背、足底、趾跖部红肿高突，按之可有波动感或已有溃破，腐筋外露，渗出物秽浊恶臭，引流不畅。采用祛腐清筋术：切开皮肤、皮下组织，暴露变性坏死肌腱、筋膜，采取"啄食法"清除病灶处肌腱、筋膜及周围已发生坏死的组织；消灭潜行性死腔，排除深部积脓及臭秽分泌物；用过氧化氢或0.5%甲硝唑液冲洗创面；创面窦道用二宝丹、三七丹蘸于棉线条拔毒祛腐引流，注意保持引流通畅。

截肢术：当坏死延及足背及踝部，可行小腿截肢术，坏疽发展至踝以上者，可行膝关节截肢术。

植皮术溃疡面较大时，可在创面干净、血运改善后行创面植皮术。

6. 剧烈疼痛的处理　脱疽最主要的自觉症状就是疼痛，严重者剧痛以至彻夜难眠，因此有效的止痛治疗成为治疗脱疽的重要措施，除按照疼痛治疗阶梯疗法使用各种止痛药物外，还可选用以下止痛方法。

(1)中药麻醉：中麻Ⅰ号2.5～5mg(或中麻Ⅱ号2～3mg)加氯丙嗪25mg，用生理盐水20ml于晚9时缓慢静脉推注，患者可入睡6～8小时，隔2～3天使用1次。治疗时，患者应平卧，头侧位，去掉枕头。施术后应密切观察，注意护理。

(2)持续硬膜外麻醉：在病室内，常规实施低位硬膜外麻醉，最好只麻醉患肢，可持续麻醉2～3天，能消除疼痛，改善患肢肿胀，对全身情况的改善和实施手术均能起到良好作用。

【预防与护理】

1. 规劝患者严格戒烟　是防止复发的重要因素。

2. 注意保暖　冬季户外工作时保暖，鞋袜宜宽大舒适，每天用温水泡洗双足，但要防止烫伤，严重缺血者不宜进行热疗，以免增加组织耗氧量，加重缺血。

3. 避免外伤　注意定期检查双足，稍有足部损伤，应及时消毒，或请医护人员妥善处理。

4. 坚持适当锻炼　鼓励患者参加散步、骑自行车、游泳、慢跑等体育运动。也可做患侧肢体运动锻炼，促进患肢侧支循环。方法是，患者仰卧，抬高下肢20～30分钟，然后两足下垂床沿4～5分钟，同时两足及足趾向下、上、内、外等方向运动10次，再将下肢平放4～5分钟，每日运动3次。坏疽感染时禁用。

5. 加强心理护理　该病为慢性病，疼痛剧烈，顽固难治，影响睡眠，患者每多忧郁，消极，情绪悲观，对治疗失去信心，甚至产生绝念。因此应多与患者谈心，精神上鼓励，生活上照顾，以积极态度引导患者树立信心，配合治疗。

6. 调理饮食　急性期饮食宜清淡，慎用辛辣、燥热、肥腻之品。缓解期鼓励患者多进营养丰富易消化的饮食，以增强机体的抵抗力，利于组织修复。

【古籍选粹】

《外科正宗》　夫脱疽者，外腐而内坏也。此因平昔厚味膏粱熏蒸脏腑，丹石补药消烁肾水，房劳过度，气竭精伤，……凡患此者，多生于手足，手足乃五脏枝干。疮之初生，形如粟米，头便一点黄泡，其皮如煮熟红枣，黑气浸漫，传遍五指，上至脚面，其疼如汤泼火燃，其形则骨枯筋缩，其秽异香难解，……内服滋肾水，养气血，健脾安神之剂。

《外科真诠·脱疽》 脱疽之生，止四余之末，气血不能周到，非虚而何？大补气血，益之泻毒之品，自可奏功如响。但宜治之早耳。初起内服顾步汤，外用大粟米饭拌芙蓉叶、菊花叶各五钱贴之。不痛者，宜先用阳燧锭灸之。日后调理补中益气汤、六味地黄汤宜酌用。

《外科大成·脱疽》 于未延散时，用头发十余根，缠患指本节尽处，扎十余转，渐渐紧之。随用蟾酥饼放原起米粒头上，加艾灸至肉枯疮死为度。次日，本指尽黑，方用利刀寻至本节缝中，将患指徐顺取下。如血流，以金刀散止之。余肿以离宫锭子涂之。次日，倘有黑气未尽，单用蟾酥饼研末掺之，膏盖之，黑气自退，其脓自生，用红黑二膏照常法生肌收口。

《洞天奥旨》 人身气血周流于上下，则毒气断不聚结一处。火毒聚结于一处者，亦乘气血之亏也，脱疽之生，止于四余之末，气血不能周到也，非虚而何？

《马培之外科医案》 古书谓丹石温补膏粱厚味太过，脏腑燥热，毒积骨髓，则生脱疽，盖富贵之疾也。然农夫童稺，间或有之，岂亦得于丹石温补膏粱厚味乎？……又感严寒涉水，气血冰凝，积久寒化为热。始则足趾木冷，继则红紫之色，足跗肿热，足趾仍冷，皮肉筋骨俱死，节缝渐久裂开，污水渗流，筋断肉腐而脱，……有数趾而败者，有落至踝骨不败者，视春禀赋之强弱，要皆积热所致，以养阴清火为主。

【现代研究】

1. 发病学研究 裴玉昆认为心、脾、肾三脏虚亏和冲脉不足是本病发生的内因。心阴虚则元气无以充养血脉，推动无力而成脱疽；或脾肾阳虚，寒邪乘隙入侵，滞于下肢，病发脱疽。肝主筋，肾主骨，若肝肾不足，则筋枯骨朽，肢端破溃脱落。外因方面，马同长统计分析，寒冷、潮湿、外伤是本病三大病因。奚九一教授于 1987 年首先提出高血糖致足部肌腱变性坏死是糖尿病足坏疽的又一主要发病因素，糖尿病足筋疽是糖尿病足的一个最常见的病理类型，提出了新的分类方法及相对应的治疗方法。

2. 临床研究

(1)辨证论治研究：尚德俊将动脉硬化性闭塞症分为四种证型：阴寒型：治宜温通活血，用阳和汤加味(熟地黄、黄芪、鸡血藤各 30g，党参、当归、干姜、赤芍、怀牛膝各 15g，地龙 12g，麻黄 6g)；血瘀型：治宜益气活血，内服丹参通脉汤(丹参、赤芍、桑寄生、当归、鸡血藤各 30g，川牛膝、川芎、黄芪、郁金各 15g)；湿热型：治宜清热利湿、活血化瘀，药用四妙勇安汤加味(金银花、玄参各 30g，当归、赤芍、川牛膝各 15g，黄柏、黄芩、栀子、连翘、苍术、防己、紫草、甘草各 10g，红花、木通各 6g)；热毒型：以清热解毒为主，佐以活血化瘀，内服四妙活血汤(金银花、蒲公英、紫花地丁各 30g，玄参、当归、黄芪、生地黄、丹参各 15g，牛膝、连翘、漏芦、防己各 12g，黄芩、黄柏、贯众、红花各 10g，乳香、没药各 3g)。

陈淑长将动脉硬化性闭塞症分四型：脉络寒凝型：治以温经益气、活血通络，药用桂枝、黄芪、当归、赤芍各 15g，川芎、牛膝、制首乌、干姜各 10g，熟地黄 15g，鸡血藤 30g；脉络血瘀型：治以活血止痛，温经通络，药用当归、赤芍、川芎、炙黄芪各 15g，红花、桂枝、郁金、乳香、没药各 10g，络石藤 30g；脉络瘀热型：治以养阴清热、活血通络，药用玄参、忍冬藤、当归、赤芍各 15g，牛膝、泽兰、石斛各 10g，红花、乳香、没药各 6g，地龙 10g，蜈蚣 3 条；脉络毒热型：治以清热解毒、活血止痛，药用忍冬藤、紫花地丁各 30g，连翘、当归、玄参各 15g，红花 6g，赤芍、牛膝、川楝子各 10g，赤小豆 30g，生甘草 6g。

奚九一辨病与辨证相结合，认为动脉硬化性闭塞症急性期是保肢的关键，急性期辨证可分为真热假寒证、痰瘀化热夹湿热、湿毒或热毒证，治疗以祛邪为先、清通为主，清解湿毒、软坚化痰，药物主选垂盆草、茵陈蒿、海藻、牡蛎、豨莶草等。湿毒重者，先予茵陈蒿、栀子、泽兰、黄芩、胡黄连等；大便不通者，加用大黄、玄明粉。清可泻火、除积滞，通可下行、破瘕。同时配以外洗方（海桐皮、威灵仙、苦参）能有效地减轻肿胀缓解疼痛，促进侧支循环建立，改善微循环并控制炎变促其分界，如足趾间有白糜可选抗真菌药膏等制剂以消灭易感因素。慢性稳定期，脾肾不足，肝失疏泄致使痰湿阻络，此期治疗以调理脏腑功能，缓消清通为原则，采用扶正补虚、软坚通脉为主，清通为辅。药选黄芪、党参、白术、制首乌、石斛、海藻、牡蛎、山楂、泽泻、豨莶草、桃仁、酒大黄、土鳖虫、当归、石斛、生地黄、补骨脂、附子、肉桂等。

马同长等将血栓闭塞性脉管炎辨证分为寒型、热型、虚型。寒型用溶栓丸一号（川乌、草乌、乌蛇、水蛭、壁虎）、二号（附子、乳香、没药、延胡索、壁虎、地龙），热型用溶栓丸三号（金银花、黄连、乳香、水蛭、穿山甲、地龙），虚型用溶栓丸四号（人参、黄芪、当归、水蛭、蜈蚣）。

凌兆熙将本病分为五型，中药辨证治疗。虚寒型，用阳和汤[熟地、干姜、肉桂、白芥子、熟附子、鹿角霜（冲）、麻黄]、补气养血汤（黄芪、熟地、当归、党参、白芍、菟丝子、茯苓、川芎）；血瘀型，用脉一方（黄芪、当归、银花、玄参、穿山甲、延胡索、乳香、没药、地龙、王不留行、甘草）、脉三方（鸡血藤、当归、岗稔根、熟地、两面针、两头尖、白花蛇舌草、牛蒡子、蒲公英）；热毒型，用脉二方（当归、玄参、黄芪、黄芩、蒲公英、穿山甲、金银花、黄柏、王不留行、党参）、脉四方（毛冬青、算盘子、野牡丹、两头尖、两面针、甘草、大枣）；气血两虚型，用人参养荣汤；肾虚型，用益肾方（肉苁蓉、熟地、当归、白芍、肉桂、甘草、补骨脂、熟附子、菟丝子）。

中医辨证分型论治各家虽有不同，但“虚是本，邪是标，瘀是变，损是果”的观点为大家的共识。

（2）中药注射液：下肢慢性缺血性疾病包括动脉硬化性闭塞症、血栓闭塞性脉管炎及大动脉炎，糖尿病足等。可以使用的注射液有：灯盏花注射液的有效成分为野黄芩苷元，属纯中药制剂，具有散寒解表、祛风除湿、活络止痛的功效。药理研究证实灯盏花具有抑制白三烯组胺等炎性介质的形成或释放，清除氧自由基，对抗脂质过氧化及缺血再灌注损伤，增加组织血流灌注量，降低血黏度，抑制血小板聚集等作用。王毅用灯盏花注射液 40ml 加入 0.9%氯化钠注射液 250ml 静脉输注。1 次/d，14 天为 1 个疗程，取得了良好的疗效。

3. 手术疗法　传统血管重建，是重症下肢缺血的首选治疗，可以迅速改善血液循环，缩短疗程，提高疗效。手术治疗方式目前主要包括动脉血栓内膜剥脱术和动脉旁路移植术。动脉旁路移植术又包括：主髂动脉闭塞的旁路移植术，股动脉闭塞的旁路移植术，续贯旁路移植术，股深动脉重建术，自体大隐静脉转流术。另外还有静脉动脉化，大网膜移植术等多种术式。

4. 介入治疗　随着医疗技术的发展，血管腔内治疗以其创伤性小、重复性强等优点受到欢迎。病变动脉口径愈小则适于治疗的病变愈短，动脉完全闭塞时无法通过导丝就无法进行腔内治疗，但利用超滑导丝有时能够通过看似完全闭塞的动脉，完成腔内治疗。超声消融和斑块旋切等技术也可将本来闭塞的动脉打通，然后进行球囊扩张和释放支架。超声消融术与其他血管腔内成形术相互结合、相互补充。髂动脉病变的腔内治疗结合股腘旁路仅一定程度上减小了手术的创伤。使一些不能耐受手术的患者，有了新的治疗手段。

5. 自体干细胞移植　近年来，促血管新生技术的出现，使得在缺血部位重新建立有效的侧支循环逐渐成为可能，从而为缺血性疾病提供了新的治疗策略。自体干细胞移植技术的出现，使血管外科多了一种治疗下肢缺血性疾病的可能有效手段，尤其是对于由于下肢远端动脉流出道差无法进行下肢搭桥的患者，或者由于年老体弱或伴发其他疾病不能耐受手术搭桥的患者而言。

【述评】

脱疽病指肢端因动脉供血不足而致缺血坏疽的一种周围血管疾病，包括血栓闭塞性脉管炎，动脉硬化性闭塞症，糖尿病的周围血管、神经并发症等。随着人民生活水平的提高和自然环境的改变，近年来，脱疽的疾病谱也有所变化。20 世纪 60、70 年代，血栓闭塞性脉管炎多发，以青壮年男性，疼痛剧烈，残肢率高等为特征，危害性大，故常以血栓闭塞性脉管炎代表脱疽。但随着饮食状况的改变，社会人群老龄化，生活环境好转，血栓闭塞性脉管炎发病率有所下降，但动脉硬化性闭塞症、糖尿病肢端坏疽发病率逐年上升。对疾病的认识也有了一定的进步，对糖尿病足坏疽的认识，在中医血管外科界已认识到除了血管闭塞缺血导致的坏疽(以干性坏疽为主)外，临床更多见的重要原因是肌腱变性坏死导致的肢体坏疽，不同于传统以缺血为特点的脱疽。因此在脱疽的辨证、辨病时，除掌握缺血分期及中医分型辨证外，还须扩展视野，发扬中医优势，结合西医辨病等，根据坏疽不同性质，不同阶段，选择不同的治疗方法，有的放矢，提高疗效。只有结合西医辨病，才能总体上更好地把握脱疽的演变规律。

脱疽病的治疗，目前主张中西医结合、内外并举。在中医辨证治疗时，可以根据三种脱疽的不同阶段异病同治，或同病异治。在现代治疗的研究上，血栓闭塞性脉管炎多从免疫学角度切入，西医常配合使用激素以及免疫抑制剂治疗，使用中医药疗法，可以逐渐替代激素以及免疫抑制剂，帮助控制血管炎，建立侧支循环，改善患者的生活质量，降低截肢率。对动脉硬化闭塞症的研究是血管外科的一个热点，西医方面以各种手术治疗为主，如搭桥转流术、动脉腔内的介入治疗等研究较多，主要解决大、中动脉的栓塞、狭窄问题，但是由于手术后，早期血栓形成，后期内膜组织增生等问题尚难解决，因此术后成功率仍欠理想。对于中、小动脉的手术问题尚罕有人触及。西药在抗凝、溶栓、祛聚等方面都有药品不断出现，降脂产品也为数不少，但对于防治慢性病程的动脉硬化闭塞症尚欠理想效果。中医中药在上述西医手术和药物所难以解决的问题上，独具优势，特别是对中小动脉的闭塞、狭窄的防治，以及促进新的侧支循环建立，阻止动脉硬化闭塞症的病变进展和消退斑块等方面都有良好效果。但是，在优化最佳组方，筛选有效药物，提取有效单体，以及防治疾病的机制上，还有很多工作要做，在病证结合、局部与整体结合、中西医结合等理论问题上应做更深一步的研究，从而利用各种手段，完善动脉硬化闭塞症的防治工作，降低患病率，提高疗效。在糖尿病足坏疽的治疗上，中医药的优势很明显，应在全国推广这些中医药的新发现和有效疗法，造福广大患者。

【参考文献】

1. 裴玉昆，赵永昌，白文山，等. 通脉片治疗血栓闭塞性脉管炎的疗效观察. 中医杂志，1987，(1)：36
2. 马同长. 血栓闭塞性脉管炎研究进展. 上海中医药杂志，1992，(2)：32
3. 郑萍. 血栓闭塞性脉管炎患者血瘀证的血液学指标探讨. 中西医结合杂志，1986，6(6)：332
4. 尚德俊. 中西医结合治疗闭塞性动脉硬化的几个问题. 山东中医学院学报，1998，12(2)：32-33
5. 陈淑长. 141 例下肢动脉硬化性闭塞症早期中药治疗疗效观察. 北京中医学院学报，1988，11(3)：32
6. 赵凯，张磊. 奚九一治疗动脉硬化性闭塞症经验. 中医杂志，2007，48(11)：975
7. 马同长. 血栓闭塞性脉管炎以溶栓丸为主治疗的临床研究. 上海中医药杂志，1987，(7)：4
8. 凌兆熙. 中西医结合治疗血栓闭塞性脉管炎. 广州：广东科技出版社，1982：41
9. 张学勇. 下肢慢性缺血性疾病治疗近况. 天津中医药，2008，25(1)：84

10. 郭勇义，郭胜，王新杰，等. 血栓闭塞性脉管炎的中医药内治法研究进展. 河南中医学院学报. 2004，19(1)：110

11. 陈淑长. 中医血管外科学. 北京：中国医药科技出版社，1993

12. 杨霄，曹烨民. 动脉硬化闭塞症的中医治疗概况. 甘肃中医学院学报，2000，17(1)：11

13. 奚九一，赵兆琳，曹烨民，等. 奚九一谈脉管病. 上海：上海科学教育出版社，2004

（曹烨民）

第三节　血栓性静脉炎

血栓性静脉炎以往分为血栓性静脉炎和静脉血栓形成两种类型。近年来，多数学者认为上述两种类型，是同一疾病发展过程中两个不同阶段，炎症与血栓可以并存，也可以相互转化，在临床上出现相应的不同症状。

中医无血栓性静脉炎的病名，葛洪的《肘后备急方》："恶脉病，身中忽有赤络脉起如蚯蚓状。"《医宗金鉴·外科心法要诀·青蛇毒》："此证又名青蛇便，生于小腿肚之下，形长二三寸，结肿，紫块，僵硬，憎寒壮热。"青蛇毒、恶脉颇似血栓性浅静脉炎，深部血栓性静脉炎则属于股肿、脉痹的范围。

人体静脉有浅、深之分，故临床上有血栓性浅静脉炎和血栓性深静脉炎之别，二者的病因、证治皆有不同，故分别叙述。

血栓性浅静脉炎

血栓性浅静脉炎中医称青蛇毒。多见于四肢浅静脉和胸、腹壁浅静脉，尤其是大、小隐静脉，头静脉、贵要静脉以及曲张静脉。常有静脉穿刺史、静脉内注射各种刺激性溶液，如高渗葡萄糖、抗生素、烃化剂、有机碘等。对静脉壁的刺激作用或静脉穿刺引起的机械性损伤是常见的发病原因。临床主要表现为静脉行径及周围组织突发硬结，红肿热痛、触痛或牵拉痛。可持续1～3周，逐渐消退，或遗留条索状硬物，长期不消。

【病因病机】

素体静脉壁软弱，复加反复多次静脉穿刺或静脉输液时消毒不严，操作不当，损伤静脉壁，或因输入药物浓度过高，刺激性过大，湿热之邪乘隙内侵，以致气血瘀滞，脉络阻塞不通，郁邪化热，不通则痛，故局部可有硬结红热作痛。

【辨病】

1. 临床表现

(1)急性期：四肢穿刺静脉或胸腹壁浅静脉行径突然出现结节，红肿热痛，牵扯痛，周围皮肤有红斑水肿。常伴有发热，全身不适。胸腹壁的血栓性静脉炎常伴有胸胁痞满，口苦咽干，甚或便秘溲赤。苔黄，脉数。红肿硬结可持续1～3周，然后逐渐消退。

(2)慢性期：一般由急性期演变而成。静脉结节长久不消，逐渐变硬成条索状，皮肤色素沉着，局部有隐痛胀坠感。位于胸腹壁的血栓性浅静脉炎，上肢抬举时则患部牵扯不适。亦有一处未愈，他处又起呈反复发作者。一般多无全身症状。舌淡红，苔薄白，脉弦细。

2. 诊断要点

(1)好发于四肢穿刺静脉或胸腹壁浅静脉。

(2)常有静脉穿刺输液史。

(3)静脉行径出现结节,红肿热痛,或条索状硬结,反复发作。

(4)一般无明显的全身症状,或有轻微发热、胸胁胀痛及全身不适。

3. 鉴别诊断

(1)红丝疔:起病急,伴有高热,上(下)肢内侧红丝一条迅速向近端走窜,止于近端淋巴结。红丝较细,走窜迅速,全身症状明显,但消退亦快,少有转为慢性者,且常因肢端感染病灶而继发。

(2)结节性、游走性浅静脉炎:为血栓闭塞性脉管炎初期或病情进展期常见的并发症。常于患肢足背或小腿内侧大隐静脉行径出现结节,微红或黯红,肿胀疼痛。反复发作,一处未愈,他处又起。伴有间歇性跛行,或患肢苍白,黯红,皮温低,足背动脉搏动减弱或消失。

【辨证】

1. 血热瘀结证　相当于急性期,病变筋脉红肿热痛,上下游走,肢体活动不利,可有身热,尿黄便结。舌红,苔黄,脉数。

2. 瘀阻脉络证　相当于慢性期,病变筋脉肿若硬索,粘连不移,牵扯不适,或呈多个硬性结节,皮色褐黑,胫踝水肿。生于胸腹之青蛇毒,上肢上举时牵扯不适,常伴口苦咽干,胸胁胀闷。轻者舌脉无明显变化,重者舌质黯红或有瘀斑,脉多沉涩。

【治疗】

1. 内治法

(1)辨证论治

1)血热瘀结证:治宜清热化瘀,利湿通络。方用五味消毒饮合三妙丸加减;或用当归、赤芍、防己、川芎、丹参、虎杖、泽兰、蒲公英、银花、毛冬青、甘草等。

加减:热重,加地丁、牡丹皮;痛甚,加延胡索、三七末;肿胀明显,加木通、赤小豆。

2)瘀阻脉络证:治宜活血祛瘀,消肿散热。方用桃红四物汤加减;或用当归、赤芍、川芎、红花、穿山甲、三棱、莪术、浙贝母、陈皮等。

加减:结块硬实者,酌加水蛭、䗪虫、牡蛎;病变在胸腹者;酌加柴胡、延胡索、郁金、虎杖。

(2)成药验方:新消片,每次 5 片,每日 2 次;或犀黄醒消丸每次 1 粒,每日 1～2 次。

2. 外治法

(1)外敷:急性期,可用四黄水蜜或金黄水蜜外敷,亦可用双柏膏或玉露膏外敷。慢性期,可用两面针酒或双氯芬酸软膏外搽。

(2)封闭疗法:急性期疼痛明显者,可用 0.5%普鲁卡因局部封闭。

3. 手术治疗　发生于胸腹部的血栓性静脉炎,顽固难愈,影响身心健康者,可行病灶切除术。

【预防与护理】

1. 本病的发生与静脉穿刺输液有关。静脉穿刺时要严格消毒皮肤,选取适宜的静脉,避免同一部位多次穿刺。穿刺时动作宜轻柔,减少静脉壁损伤。

2. 静脉输液时注意温度、速度相宜,药物浓度适中,尽量减少或避免药物对静脉壁的刺激。

【古籍选粹】

《肘后备急方》　恶脉病,身中忽有赤络脉起,如蚯蚓,……此由春冬恶风入络脉之中其血瘀所作,宜服五香连翘汤,……敷丹参膏。

《诸病源候论·膈病候》　膈病者,由劳径肢体,热盛自取冷风而凉湿所折,入于肌肉筋脉结聚所成也。其状赤脉起如编绳，急痛壮热。其发于骺者，喜从鼠蹼起至踝，赤如编绳，故名腨病。

《证治准绳·疡医·卷四·青蛇便》　或问：足肚之下，结块长二三寸，寒热大作，饮食不进，何如？曰：此名青蛇便，属足少阴与足太阴经，由肾经虚损，湿热下注所致，头向上者难治，头向下者刺出恶血，服活命饮加木瓜、牛膝、黄柏，或乌金散、紫金散选用，老弱之人呕吐腹胀，神昏脉躁者死。

《医宗金鉴·外科心法要诀·青蛇毒》　此证又名青蛇便，生于下腿肚之下，形长二三寸，结肿，紫块，僵硬，憎寒壮热，大痛不食，由肾经素虚，膀胱湿热下注而成。蛇头向下者，毒轻而浅，急刺蛇头一寸半，出紫黑血，随针孔搽拔疔散，外敷离宫锭，内服仙方活命饮，加黄柏、牛膝、木瓜。亦有蛇头向上者，毒深而恶，急刺蛇头一二寸，出紫黑血，针孔用白绛丹细条插入五六分，外贴巴膏。余肿敷太乙紫金锭，内服麦灵丹，俟毒减退，次服仙方活命饮调和之。

【现代研究】

1. 辨证研究　张建强认为病期可反映出不同的中医证候特点，急性期属脉络湿热证，治宜清热利湿、活血软坚、通络止痛；慢性期属脉络瘀血证，治以活血化瘀、软坚散结、通络止痛。甘学培等则认为本病证以热毒、血瘀为主。邓轶等根据患处以疼痛、索条、硬结为主，认为湿热之象不重，以脉络瘀阻为主兼有湿热。张春冬等认为慢性期属寒湿凝滞、气虚血瘀证，治宜温通经脉、祛瘀通络。毋中明等发现患者组的全血黏度、红细胞沉降率、红细胞变性指数、电泳指数、血浆纤维蛋白原等多项指标与正常组相比有显著性差异，不同证型患者组之间的各项指标也存在一定的差异，认为血栓性浅静脉炎中医辨证分型与血液流变学之间存在一定相关性，临床血液流变学的监测对血栓性浅静脉炎的诊断及治疗均有一定的指导意义。

2. 临床研究

(1)外治法：蔡忠仁应用紫金锭外敷患处治疗 27 例化疗所致肢体急性血栓性浅静脉炎患者，结果治愈 21 例，好转 6 例，总有效率 100%，优于硫酸镁湿敷组($P<0.01$)。傅承桦等应用复方黄赤酊(黄柏、金银花、防己、赤芍、川芎、当归等)局部外涂，既可以防止输液后静脉炎的发生，又可治疗血栓性浅静脉炎，疗效优于硫酸镁湿敷对照组($P<0.01$)。

(2)内治法：阚丽君等报道应用脉通饮(当归、红花、玄参、牡蛎、延胡索、穿山甲、萆薢、茯苓、薏苡仁、蒲公英、桃仁、牛膝、鸡血藤、蜈蚣)水煎服，治疗 60 例患者，结果治愈 43 例，好转 16 例，无效 1 例，总有效率 99%。疗效优于通塞脉片对照组($P<0.05$)。王安春等报道通过 78 例患者随机对照观察，应用红花注射液 20ml/d 静脉滴注治疗，疗效优于静脉点滴低分子右旋糖酐加复方丹参注射液对照组($P<0.05$)。蒋沁蓓报道通过 54 例患者随机对照观察，应用脉络宁注射液(石斛、玄参、牛膝、金银花等)20ml/d 静脉滴注治疗，疗效与静脉点滴复方丹参注射液(丹参、降香)对照组相当($P>0.05$)，但并发症明显低于对照组($P<0.05$)。侯玉芬等认为该病急性期湿热蕴结、瘀血留滞脉络是其主要病机。治以清热解毒合凉血止痛法，应用花栀通脉片(金银花、马齿苋、当归、赤芍、生地黄、板蓝根、栀子、黄柏等)配合消炎液(黄连、马钱子等)外涂患处，分组治疗 237 例患者，治疗组的治愈及显效率为 90.84%，疗效优于单纯清热解毒的穿王消炎片组($P<0.05$)。

(3)内外合治：陆炯等应用五香流气饮加减(金银花、连翘、瓜蒌仁、小茴香、僵蚕、地龙、乳香、丁香、木香、沉香、甘草)，结合低分子肝素及利多卡因病变静脉周围皮下注射，共治疗 30 例急性期患者，治愈 8 例，显效 12 例，有效 7 例，无效 3 例，疗效优于口服通塞脉片结合利多卡因注射液局部注射组($P<0.01$)。张凌应用清脉汤(紫花地丁、薄公英、泽泻、通草、丹参、川芎、土鳖虫)水煎服,结合中药(苏木、忍冬藤、红花)水煎外洗患处和三黄药酒(黄连、黄芩、黄柏)外涂患处,治疗 76 例游走性血栓性浅静脉炎患者,结果治愈 62 例,好转 7 例,无效 7 例,疗效优于单纯中药内服组($P<0.05$)。

【述评】

血栓性浅静脉炎多发生于四肢穿刺静脉及胸腹壁静脉,常因外伤染毒或静脉穿刺输液所致,湿热之邪外侵,导致气血瘀滞,脉络滞塞不通。急性期局部红肿热痛,证属湿热瘀阻;慢性期局部出现条索状硬结,久不消退,证属痰瘀阻络,发于胸腹壁者多兼肝脾郁滞。一般无明显全身症状,故重在外治。外治法亦须辨证,急性期宜清解热毒,如双柏水蜜、四黄膏外敷;慢性期以化痰散结为主,如用两面针酒、山慈菇酊等。预防本病的发生十分重要。诊治过程要排除血栓闭塞性脉管炎、动脉硬化闭塞症及潜在内脏癌症。

【参考文献】

1. 张建强.内外合治血栓性浅静脉炎 45 例.河北中医,2004,26(5):341-342

2. 甘学培,杨国欣,霍凤.脉通合剂治疗血栓性浅静脉炎 120 例临床观察.中国自然医学杂志,2000,2(2):93-94

3. 邓轶,陈航,崔朝阳.活血通脉法治疗血栓性浅静脉炎 58 例临床体会.中国临床医生,2000,28(6):38-39

4. 张春冬,张耕,关立祥.消肿通脉汤治疗血栓性浅静脉炎 32 例.实用中医药杂志,2002,18(3):22-23

5. 毋中明,侯玉芬,刘明.血栓性浅静脉炎中医辨证分型与血液流变学关系研究.现代中西医结合杂志,2004,13(2):1548-1549

6. 蔡忠仁.紫金锭外敷治疗急性血栓性浅静脉炎 27 例.江苏中医,1999,20(9):25

7. 傅承桦,于淑丽,贺传基.复方黄赤酊外用防治输液所致血栓性浅静脉炎的临床研究.河北医学,2006,12(1):18-20

8. 阚丽君,赵晓平.脉通饮治疗下肢血栓性浅静脉炎 60 例临床观察.中国中医药科技,2003,10(5):295

9. 王安春,钟栩.红花注射液治疗血栓性浅静脉炎疗效观察.中国中医药信息杂志,2001,8(2):60-61

10. 蒋沁蓓.脉络宁注射液治疗老年下肢血栓性浅静脉炎的疗效观察.实用全科医学,2007,5(10):878-879

11. 侯玉芬,刘政,程志新,等.花栀通脉片治疗血栓性浅静脉炎 120 例临床观察.山东中医药大学学报,2008,32(4):317-318

12. 陆炯,刘再朋.五香流气饮合用速碧林注射液治疗急性血栓性浅静脉炎 30 例临床观察.江苏中医药,2005,26(10):25

13. 张凌.游走性血栓性浅静脉炎的中药内外合治.广州医药,2000,31(5):67

(刘　明)

血栓性深静脉炎

血栓性深静脉炎属中医"股肿"、"脉痹"的范畴。本病主要表现为肢体肿胀、疼痛、局部皮温升高和浅静脉怒张四大症状,好发于下肢髂股静脉和股腘静脉。上肢亦可发病,常累及腋、锁骨下静脉。一侧髂股静脉血栓可向上繁衍致下腔静脉血栓,而上腔静脉血栓性静脉炎则极少见。中医认为本病的发生多因久劳伤气,气结筋中,气血瘀滞则痛;脉道阻塞,水津外溢则肿;久瘀化热,故肢体红肿热痛。

【病因病机】

由于妊娠盆腔受压，或因患恶性肿瘤、慢性疾病、术后长期卧床，或盆腔手术损伤等因素致久坐久卧伤气，气为血帅，气不运则血不行，加之外来损伤，瘀血阻于脉络，滞塞不通，不通则痛；脉道受阻，营血周流受阻，水津外溢，聚而为湿，停滞肌肤则浮肿；瘀久化热则患肢皮温升高；气虚不摄，脉络瘀血结聚则扩张显露。

西医学认为，静脉血栓形成是血流缓慢、血液的高凝状态及静脉壁损伤三大因素综合作用的结果。妊娠、分娩、手术创伤均为深静脉血栓形成的诱发因素。

【辨病】

1. 临床表现　血栓性深静脉炎多见于下肢，上肢亦可发生，但少见。共同的症状是肢体弥漫性肿胀、疼痛、皮温升高和浅静脉怒张。有时可伴有发热和全身不适，静脉栓塞部位常有压痛。由于栓塞部位不同，临床上有不同的表现。

(1)小腿血栓性静脉炎：指血栓发生在小腿肌肉内的静脉丛，由于未侵犯静脉主干，对血流影响不太大，激发的炎症反应较轻，临床症状较隐匿。一般以小腿疼痛为主要特征，步行时胀痛明显，局部有压痛。小腿下段及足部肿胀，行走活动后加剧，平卧休息后减轻。若将患侧足背急剧屈曲，可引起小腿深部肌肉疼痛。浅静脉多无怒张。

(2)原发性髂股静脉血栓性静脉炎：血栓形成位于髂股静脉，约70%发生于左侧。起病急骤，临床表现有4个特点：①疼痛和压痛：血栓在静脉内激发炎症反应产生局部持续性疼痛；远侧静脉回流受阻，压力升高引起胀痛。股三角区有明显的压痛，有时可触及条索状物。②肿胀：患肢呈明显弥漫性肿块，皮温升高，肤色黯红或苍白，按之凹陷。③浅静脉怒张：浅静脉扩张属于代偿性，以增加远侧部位的静脉回流，日久静脉壁失去弹性而变薄，静脉怒张更为显著。④发热：多数患者有中等程度发热，伴全身不适。

(3)继发性髂股血栓性静脉炎：血栓起源于小腿肌肉静脉丛，顺行扩展到髂股静脉。有下列临床特点：①起病隐匿。②开始时症状轻微，直到髂股静脉受累时才发现。③足靴区营养性改变，包括色素沉着、瘙痒、脱屑、湿疮、溃疡常见。④一般无发热等全身症状。

(4)上肢血栓性静脉炎：多见于恶性肿瘤患者或在患肢进行不习惯活动，上肢直接受击后骤然发病。发病部位多见于腋静脉-锁骨下静脉，右上肢占70%。主要临床表现是患肢肿胀、疼痛、发绀和静脉怒张，全身症状不明显。

2. 临床检查

(1)直腿伸踝试验(Homans征)：患者仰卧，膝关节伸直，小腿略抬高。检查者手持足部用力使踝关节背屈，牵拉腓肠肌时有明显疼痛者为阳性，是腓肠肌受牵拉后压迫深部已有血栓炎症的静脉所致。

(2)压迫腓肠肌试验(Neuhof征)：患者仰卧屈膝，足跟平置，检查者用手指按扪腓肠肌深部组织。如有增厚、浸润感和压痛，即属阳性。

以上两种试验，均为小腿腓肠肌深部血栓性静脉炎的临床检查方法。

(3)实验室检查：通过血液流变学检查可见全血黏度、血浆黏度增高，红细胞聚集性增高，红细胞电泳时间延长，红细胞变形性降低，纤维蛋白质升高。

(4)X线检查：下肢顺行性静脉造影，血栓性静脉炎的主要X线征象为：静脉充盈缺损及完全阻塞中断，也可观察静脉部分再通及交通支、侧支循环的情况。

3. 诊断要点

(1)多发生于外伤、手术、分娩、肿瘤等长期卧床患者，常见于单侧下肢。

(2)急性期,下肢突然发生自足至大腿剧烈肿胀,有胀裂感及疼痛,患肢皮肤颜色一般为青紫,也有发白的,皮温正常或略高。浅层静脉怒张,静脉压升高。沿深静脉走行有压痛,Homans 征呈阳性。

(3)慢性期,活动后患肢肿胀,浅静脉曲张,小腿皮肤色素沉着、皮炎,慢性溃疡及象皮肿。

(4)实验室血液流变学检查、静脉超声血流图、深静脉造影检查有助诊断。

4. 鉴别诊断

(1)原发性下肢静脉曲张:多见于负重久站者,下肢静脉迂曲,盘状隆起,站立时明显,伴有患肢沉重、疲乏,少有胀痛,活动后小腿踝部肿胀,休息后可减轻或消失。静脉曲张并有血栓形成时也可发生疼痛。部分血栓性深静脉炎后期也可出现静脉曲张,应予区别。

(2)下肢淋巴管阻塞:发病缓慢,开始足部轻度水肿,逐渐加重,累及小腿,皮肤肥厚、粗糙、硬韧,按之不凹陷,少形成溃疡。淋巴管造影可以鉴别。

【辨证】

1. 湿热瘀滞证　小腿部静脉病变时,腓肠肌胀痛、触痛,胫踝肿胀,行走困难。髂股静脉病变时,整个下肢弥漫性肿胀疼痛,皮肤苍白或发绀,扪之烘热,腿胯部痛及压痛,多伴有发热,苔白或腻,脉数。多见于血栓性静脉炎的急性期。

2. 气虚血瘀证　患肢肿胀久不消退,朝轻暮重,沉重麻木,肤色苍白发凉,按之不硬而无明显凹陷,皮肤色素沉着,甚则出现慢性溃疡、象皮腿。伴有青筋显露,倦怠乏力。舌淡而有齿痕、瘀斑,苔薄白,脉沉而涩。多见于血栓性静脉炎的慢性期。

【治疗】

1. 内治法

(1)辨证论治

1)湿热瘀滞证:治宜清热利湿,活血通络。方用五神汤合三妙散加减。若肿胀明显,加泽泻、土茯苓、防己、生薏苡仁;瘀痛明显,加益母草,丹参、乳香、没药;热重者,加夏枯草、蒲公英、地丁、地龙干。

2)气虚血瘀证:治宜益气健脾,活血化瘀。方用补阳还五汤加减。食欲不振,胃脘胀闷,加砂仁、木香、神曲;肢体冷痹伴有抽掣痛者,加熟附子、细辛;腰膝酸软,加菟丝子、川断、怀牛膝。

(2)成药验方

1)毛冬青甲素片,每次 2 片,每日 3 次。

2)大黄䗪虫丸,每服 1 丸,日服 2 次。

3)活血祛瘀片(山东中医学院附属医院方,刘寄奴、当归、赤芍、羌活、桃仁、红花、穿山甲、土鳖虫、丁香、生大黄、制无名异、木香),每次服 10 片(3g),日服 3 次。

2. 西药治疗

(1)抗凝疗法:能延长凝血时间,预防血栓的滋长、繁衍和再发,有利于促进早期血栓的溶解。常用的抗凝剂有肝素和香豆素衍生物两种。

(2)溶栓疗法:临床上常用的有链激酶和尿激酶。以发病 3 天内应用效果最佳。

(3)祛聚疗法:阿司匹林、低分子右旋糖酐能降低血黏度,防血小板聚集,临床作为重要的辅助治疗药物。

3. 针灸治疗　取足三里、三阴交、地机、丰隆、阴陵泉等穴,用丹参注射液 4ml,每次注 2

个穴位,每日1次。15～30次为1疗程。

4. 外治法 毛冬青、毛麝香、玄明粉、黄柏、侧柏叶、松节。先熏后洗,每次30分钟,每日1～2次。

5. 手术治疗 原发性髂股静脉血栓形成在48小时内者,可行静脉切开取栓术。

【预防与护理】

1. 手术后患者避免在小腿下加垫以影响小腿静脉回流。

2. 手术后嘱患者多作深呼吸及咳嗽动作鼓励患者多作下肢活动。

3. 下肢深静脉血栓发生后一般应卧床10天左右,肢体放置高出心脏平面20～30cm,膝关节放于5°～10°微屈曲位。开始下床活动时需穿弹力袜或弹力绷带,适当地压迫浅静脉并促使深静脉血液回流。

【古籍选粹】

见“血栓性浅静脉炎”。

【现代研究】

1. 辨证论治 下肢深静脉血栓形成由于阻塞部位不同,病因不同,临床表现也不同,因此其辨证分型变化较大,标准也不尽相同。目前,全国对本病的辨证分型尚不统一,有的分为两型,有的分为三型,也有的分为四型。尚德俊根据临床经验将本病辨证分为湿热证(急性期)、瘀湿证(慢性期)、脾肾阳虚证(慢性期)3型进行辨证治疗。湿热证治以清热利湿、活血化瘀,方用四妙勇安汤加味、抵挡汤加味;瘀湿证治以活血化瘀、利湿通络,方用活血通脉饮、丹参活血汤;脾肾阳虚证治以温肾健脾、利湿通络,方用温阳健脾汤。热盛,加蒲公英、紫花地丁,重用金银花;湿重,加薏苡仁、泽泻、猪苓、车前子等;血瘀重,加三棱、莪术、水蛭、土鳖虫等;痰瘀,加夏枯草、海藻、浙贝母、桔梗等;气虚体弱者,加黄芪、党参、白术等。颜新等根据病因,将本病分为湿热瘀阻、气虚瘀滞和脾虚湿阻3型进行辨证治疗。董田林等则根据临床表现分为湿盛血瘀、热盛湿瘀、湿盛热瘀和气虚热瘀4型辨证治疗,并以活血化瘀治疗贯穿始终。

2. 专方专药 张开伟将213例骨科创伤所致的下肢深静脉血栓形成病例随机分为治疗组及对照组,治疗组予以加味补阳还五汤(赤芍、川芎、当归尾、地龙、黄芪、桃仁、红花等),取得满意疗效。缠双鸾等用槐米浮萍胶囊(槐花、乳香、没药、浮萍、牛膝、黄芩、苦参等)治疗240例,有效率达97.2%,血液流变学的各种指标均有不同程度的降低。周志光用接骨七厘片每次5片,日3次,30天为一疗程,气滞血瘀型用黄酒送服,湿热下注型用温水送服,治疗103例,治愈53例,显效47例。李素琴用溶栓丸(大黄、壁虎、地龙、穿山甲、水蛭、乳香、没药、全蝎、蜈蚣、连翘、黄芪等)为主治疗下肢深静脉血栓形成236例,治愈135例,好转90例,总有效率95.34%。尹丽书以清热利湿汤(主要成分有黄柏、牛膝、三棱、金银花、大黄等)治疗下肢深静脉炎59例,痊愈41例,显效41例,有效12例。

3. 外治疗法 侯玉芬等运用冰硝散装入布袋内外敷患肢,配合辨证论治中药内服治疗急性下肢深静脉血栓形成92例,疗效颇佳,92例患者患肢疼痛完全消失,肿胀均有不同程度减轻,认为外治疗法对改善和消除下肢静脉瘀血状态有重要作用。王恩江用软坚散结膏(乳香、没药、山慈菇、拳参、漏芦、七叶一枝花等)外敷,治疗深静脉血栓形成综合征108例,显效率为94.8%,取得满意疗效。戴丽萍等报道在综合治疗的同时,采用外敷水调散(黄柏、煅石膏)治疗本病142例,结果显效62例,有效77例,总有效率98%,认为水调散有清热利湿、消肿散结之效。

4. 中西医结合治疗　张秀军等应用中药针剂(灯盏细辛、葛根素及丹参注射液)加用降纤酶类、低分子肝素类,中西医结合治疗下肢深静脉血栓形成后遗症 291 例,病例全部有效,明显改善率为 66.67%。刘辉报道应用中药(当归、金银花、玄参、桃仁、红花、柴胡、甘草)内服及溶栓、抗凝药治疗下肢深静脉血栓形成 297 例,临床治愈 62 例,显著好转 142 例,进步 84 例,总有效率为 96.97%。宋斌等经双向介入溶栓结合中药疏通血管的治疗方法,治疗深静脉血栓形成 78 例,取得满意疗效 67 例(86%)。

5. 实验研究　随着下肢深静脉血栓形成研究的不断深入,中药对于该病的现代基础实验研究及临床研究也日渐丰富,探讨中药如何改善血液学及血管功能的问题也得到更多学者的关注。杜猛等通过动物模型,观察溶栓合剂对深静脉血栓形成的凝血功能的影响,发现溶栓合剂能明显地改善血液高凝状态,抑制血小板活化、聚集。李国信等通过结扎家兔的股静脉造成深静脉血栓的模型,观察双藤通脉颗粒对家兔下肢深静脉血栓形成后纤溶功能的影响,认为双藤通脉颗粒具有促进纤溶,保护家兔股静脉内皮细胞,预防内皮细胞损害,抑制静脉血栓形成的作用。曹洪等从动物实验研究中发现血塞通注射液能明显地改善血液流变学各项指标,提高血清 SOD 活性,降低血清 MDA 含量,保护血管内皮细胞功能。

【述评】

近年来,下肢深静脉血栓形成的发病率呈急剧上升趋势,虽然中医药及中西医结合治疗取得了显著的疗效,但仍不能满足临床的需要。今后应在以下方面进一步深入研究:①重视肺栓塞中西医结合防治的研究,降低死亡率。②加强中西医结合基础和临床研究,提高治愈率。③建立统一规范化的辨证标准,制定统一的中医诊断、分型、分期标准,在研究各期的证候特点及发生机制的基础上,进而探讨证候的演变规律,不同证候间的转化关系,从而指导临床治疗。④加快中药剂型改革,开发高效、廉价、服用方便的制剂。总之,充分发挥中医特色,突出中西医综合治疗下肢深静脉血栓形成的优势是今后的研究课题。

【参考文献】

1. 尚德俊,陈博楠,秦红松. 尚德俊外科心得录. 北京:人民卫生出版社,2009:96-100

2. 颜新,千英信,卫洪昌,等. 下肢深静脉血栓形成的中医药治疗进展. 上海中医药杂志,2003,37(3):58

3. 董田林,王晓敏,王素兰,等. 中西医结合治疗下肢深静脉血栓形成 39 例. 河北中医,2000,22(10):785

4. 张开伟,艾儒棣. 加味补阳还五汤治疗创伤所致下肢深静脉血栓形成的临床研究. 四川中医,2005,23(4):72

5. 缠双鸾,崔茂香,刘丽华,等. 槐米浮萍胶囊治疗下肢深静脉血栓形成 240 例疗效观察. 新中医,2005,37(5):22

6. 周志光,接骨七厘片治疗下肢深静脉血栓形成 103 例临床分析. 湖南中医杂志,2000,16(5):48

7. 李素琴,张素荣. 溶栓丸为主治疗下肢深静脉血栓形成 236 例. 辽宁中医杂志,2005,32(11):1164

8. 尹丽书,王春明. 清热利湿汤治疗下肢深静脉炎 59 例疗效观察. 中医药学报,2004,11(21):28

9. 侯玉芬,周涛,刘春梅. 冰硝散外敷对急性期下肢深静脉血栓形成的作用. 中国中西医结合外科杂志,1998,4(1):9

10. 王恩江. 软坚散结膏治疗深静脉血栓形成综合征的疗效观察. 河北中医,2004,26(2):95

11. 戴丽萍,刘岩. 水调散治疗急性下肢深静脉血栓形成 142 例. 辽宁中医杂志,1998,25(8):364

12. 张秀军,李俊海,张晶. 中西医结合治疗下肢深静脉血栓形成后遗症 291 例. 中国中西医结合外科杂志,2005,11(3):217

13. 刘辉. 下肢深静脉血栓形成 297 例临床总结. 河南外科学杂志,2005,4(1):289

14. 宋斌，仝现州. 中西医结合治疗下肢深静脉血栓形成（附78例）. 山西医科大学学报，2002，33（5）：432

15. 杜猛，罗保，平尹红. 溶栓合剂对深静脉血栓形成的凝血功能的影响. 湖北中医学院学报，2003，5（1）：27

16. 李国信，宋歌今. 双藤通脉颗粒对DVT家兔纤溶功能及血管内皮形态的影响. 辽宁中医杂志，2005，32（5）：484

17. 曹洪，张颖，张功礼，等. 血塞通注射液预防深静脉血栓形成的实验研究. 中医正骨，2008，20（5）：6

（侯玉芬）

第四节　臁　疮

臁疮是发生于小腿下1/3胫骨两旁部位的肌肤慢性溃疡。文献有"裤边疮"、"裙边疮"之称。又因患病后常缠绵难愈，愈后仍遗留静脉曲张和色素沉着，每因外伤而复发，故名"老烂脚"。

本病多发生于长期站立，负重行走，伴有下肢筋脉横解（静脉曲张）的患者。患病后，局部肤色乌黑，溃疡凹陷，边若缸口，脓水淋漓，久不愈合。若迁延时日，治疗不当，偶可发生癌变。

关于本病的病因、治疗、预后，历代文献均有记载。如《疡医大全》指出本病皆由肾脏虚寒、风邪毒气外攻而成，由于疮生臁骨，肉少皮薄，故难以愈合。《医宗金鉴·外科心法要诀》将臁疮分成内、外臁，指出外臁易治内臁难愈，法宜搜风除湿热，外贴三香夹纸饯治疗。

【病因病机】

由于素体筋脉软弱，复因长期站立，负重行走，劳累耗伤气血，中气下陷，络脉瘀滞，影响局部气血运行，以致瘀血稽留于络脉中，肌肤失养；加之腿部皮肤易受外伤破损，虫咬湿疮等染毒而诱发。

西医学认为，本病主要由于原发静脉曲张或继发静脉曲张，浅静脉破坏，深静脉功能不全，足部皮肤营养障碍及郁积性皮炎，继发外伤感染而成溃疡。

【辨病】

1. 临床表现

（1）发病部位：溃疡好发于小腿下1/3处，踝骨上方内外侧，以内侧多发。可以一侧肢体，也可双侧发病。

（2）溃疡皮损形态：溃疡大小不一，多呈圆形或椭圆形，边缘清楚，基底凹陷，肉芽淡红或胬肉凸出，脓水清稀。溃疡周围大片皮肤乌黑，色素沉着或伴有湿疮，肿胀流滋。

（3）临床分期

1）初期：小腿踝关节上方皮肤红热漫肿，痒痛交加，继则溃破，滋水淋漓，渐成溃疡。溃疡大小不一，可迅速扩大，亦可边缘增厚而局限，肉芽淡红，水肿，上覆秽腐，脓水臭秽，伴有胀痛。

2）后期：溃疡日久不愈，疮口深陷，边缘高起若缸口，溃面灰黯或灰黄，滋流污绿色分泌物带有腐臭味。疮口周围皮色灰黑无光泽，或僵硬或伴湿疮浸淫。经年不愈或反复发作。

（4）并发症：常伴有下肢肿胀，朝轻暮重；或小腿青筋暴露。臁疮溃烂严重可损伤络脉致流血不止；或外肉脱尽，胫骨外露以致并发骨疽。少数臁疮，多年不愈或治疗不当，疮口呈菜花样凹凸不平，肉芽灰黯，臭秽不堪而成岩证。

2. 诊断要点

(1)发病部位在小腿下 1/3 处，内臁多于外臁。

(2)局部初起常先痒后痛，色红，糜烂，迅速转为溃疡，溃疡大小不等，呈灰白或黯红色，表面附有黄色腐苔，脓水稀秽恶臭。病久溃疡边缘变厚高起，周边皮色黯黑，漫肿或伴有湿疮，难以收口，易反复发作。

(3)多见于下肢伴有青筋暴露（静脉曲张）患者。

3. 鉴别诊断

(1)小腿放射性溃疡：有明显的接触放射线史，病变局限于放射部位，常由多个小溃疡融合成片。周围皮肤亦有色素沉着，或夹杂有小白点。损伤的皮肤或肌肉明显僵硬，感觉减弱。

(2)小腿结核性溃疡：有肺结核或身体其他部位结核病史，皮损初为红褐色丘疹或结节，中央坏死，溃疡较深，呈潜行性，边缘呈锯齿状，周围色紫。病程较长者，可见新旧重叠的瘢痕。或伴有消瘦、低热、盗汗、咳嗽等症状。

【辨证】

1. 湿热下注证　创面色黯，或上附腐苔，脓水浸淫，秽臭难闻，四周漫肿灼热。伴有湿疮，痛痒时作，甚者伴有恶寒发热，舌红、苔黄腻、脉数。

2. 脾虚湿聚证　病程日久，创面色黯，黄水浸淫，患肢浮肿，朝轻暮重，面色萎黄，纳呆，腹胀便溏。舌淡，苔白腻，脉沉无力。

3. 气虚血瘀证　溃烂经年，腐肉已脱，溃疡边厚色白，创面肉色苍白，四周皮肤乌黑，板滞木硬。舌质淡紫，苔薄白润，脉细涩。

【治疗】

1. 内治法

(1)辨证论治

1)湿热下注证：治宜清热利湿，和营消肿。方用三妙丸合萆薢渗湿汤加减。

2)脾虚湿聚证：治宜健脾化湿，利水消肿。方用参苓白术散合五苓散加减。

3)气虚血瘀证：治宜补中益气，养血和营。方用桂枝加当归汤加黄芪。

(2)成药验方：初期用三妙丸 4.5g，1 日 2 次。或清解片，每次 5 片，每日 2 次。后期可用补中益气丸 4.5g，1 日 2 次；或地龙片，每次 5 片，每日 2 次；附桂八味丸 4.5g，每日 2 次。

2. 外治法

(1)初期

1)湿敷：初期局部红肿热痛，创面分泌物多者，可用双黄连或黄柏溶液湿敷，每日 1～2 次。

2)外敷药膏：一般用刺激性小的黄连素膏；周围合并湿疮者，可用氧化锌油或青黛麻油调敷；溃破后腐肉未脱者，用九一丹掺后加上述油膏敷贴；创面基底坚硬，肉芽不鲜，被以脓腐秽凝者，用八二丹加盖金黄膏，以祛除表面坏死组织，软化基底不健康的肉芽组织为度。

(2)后期：腐肉已脱，肉芽渐生，渗出浆液性黏液者，用生肌膏外敷以祛腐生肌。若溃疡缩小变浅，可用珍珠末外掺加盖生肌膏促其生肌收口。

溃疡经久不愈，可用蛋黄油外敷以改善局部营养。

(3)溃疡周围合并湿疮，肿痒交加者，用消炎止痛洗剂（苦参、地榆、大黄、大飞扬、地肤子、蛇床子、荆芥、枯矾、甘草），以祛风止痒，收湿消肿。

3. 辅助疗法

(1)温灸疗法：用艾叶放在姜片或蒜片上，置溃疡面上用线香点燃，或用艾条点燃移近创面至自觉温热为度。每日1次，温通创面局部经络，促使阴消阳回。

(2)绑缚疗法：臁疮多伴有下肢静脉曲张或深静脉功能不全，宜配合绑缚疗法，可用弹力绷带绑缚整个小腿或戴弹力护腿、穿弹力袜。或用胶布剪成宽为2cm左右，长为小腿周径一圈半的胶布若干条，先用苯扎溴铵清洁患部，后将胶布条包扎在小腿，自溃疡面上2cm处开始，第二条胶布宽度的一半贴在第一条胶布上，另一半贴在创面上，如叠瓦状把创面封住，直到超过创面下缘2cm为止。分泌物少者，可每周更换1次，如分泌物多则3～4日更换1次。

(3)穴位注射疗法：选用维生素 B_1 或维生素 B_{12} 2ml，分足三里、承山穴位注射，隔天1次，2周为1疗程。

4. 手术治疗

(1)缝合止血法：臁疮合并血管损伤出血不止者，行缝合结扎术。

(2)伴严重大隐静脉曲张或深静脉瓣膜功能不全影响溃疡愈合者，可选用大隐静脉高位结扎、剥脱术或静脉瓣膜成型术。

(3)溃疡经久不愈者，可考虑皮瓣转移植皮术。

【预防与护理】

1. 患肢制动、抬高，有利于改善局部血运，促进溃疡愈合。
2. 进食富含维生素、蛋白质的食物，改善营养状况。
3. 换药不宜过勤，不用刺激性大的药物外敷创面。
4. 溃疡愈合后，亦应尽量避免过度负重、经久站立和远途跋涉，常穿戴弹力护腿或弹力袜，避免外伤，引起复发。

【古籍选粹】

《外科正宗·臁疮论第七十四》 臁疮者，风热湿毒相聚而成，有新久之别，内外之殊。新者，只用三香膏、乳香法纸贴之自愈；稍久紫黑者，以解毒紫金膏搽扎渐可。又年久顽臁，皮肉乌黑下陷，臭秽不堪者，用蜈蚣饯法，去风毒、化瘀腐，方可得愈。外臁多服四生丸，内臁多服肾气丸。

《疮疡经验全书·里外臁疮》 里外臁疮，三里之旁，阴交之侧生之者，因肾经寒气攻于下焦，内因风邪之所攻，外有冷气之所搏，或因撞伤所致。生此渐然溃烂，脓水不干，盖因湿热风毒相搏而致然也。

《疡医大全·臁疮门》 周文采曰：夫臁疮者，皆由肾脏虚寒，风邪毒气外攻三里之旁，灌于阴交之侧，风热邪气流注，两脚生疮，肿烂疼痛，臭秽，步履艰难，此疮生于臁骨为重，以其骨上肉少皮薄，故难得愈也。

《医宗说约·卷六·臁疮》 臁疮，红者多热，肿者多湿，痒者多风，痛者多实，早宽而暮肿者，属气虚下陷。

《医宗金鉴·外科心法要诀·卷七十一·臁疮》 臁疮当分内外廉，外廉易治内难痊，外属三阳湿热结，内属三阴虚热缠，法宜搜风除湿热，外贴三香夹纸饯。

【现代研究】

1. 理论研究 李竞在传统“腐去肌生”理论的基础上，认为臁疮愈合规律是“腐去肌生”、“肌生腐法”、“肌平皮长”、“皮长肌平”的辩证过程。唐汉钧认为臁疮的发病病因是“腐—瘀—虚”的存在，“腐”为表象，而“瘀、虚”是本病的根本病因，从而提出“祛瘀生肌”、“补虚生机”的治疗原则。刘明总结中医外科“四畔理论”的诊疗特色，既强调溃疡周围(四畔)的辨证，又重视溃疡周围(四畔)的用药和治疗，体现在围药、膏药、熏洗、热熨、针灸等外治疗法中。

2. 临床研究 近年来，前瞻性对照临床研究开始增多，其中尤以观察中药外用制剂临床疗效的研究为多。如刘明等运用自制愈疡灵软膏(紫草、地骨皮、黄柏、当归、血竭、冰片、麻油等)外敷患处，有较好的凉血散瘀、生肌收口的功效。钱业旺应用独角膏(独角莲、黄连等)外敷，结果治愈率、有效率均优于湿润烧伤膏对照组($P<0.05$或0.01)，具有清热解毒、祛风除湿、敛疮生肌作用。董贵鑫应用一效膏(煅炉甘石、滑石、朱砂、片栗粉、冰片等)外敷创面，结果治愈率58.1%，总有效率100%，优于生肌散对照组($P<0.05$)。张玉华应用地蜜液(鲜地龙、蜂蜜)外涂创面，结果治愈率80.0%，有效率100.0%($P<0.05$)，优于传统清创及外敷生肌散的对照组。徐文彬等应用生肌化瘀方(黄芪、太子参、白术、生地、丹参、水蛭、桃仁、川芎等)汤剂口服，配合外用生肌散(制炉甘石、滴乳石、滑石、血珀、朱砂、冰片)，治疗慢性下肢溃疡，可以提高创面愈合率，改善创面色泽和调节渗液量的作用，明显优于单纯外用生肌散对照组($P<0.05$)。张磊等采用红油膏外用联合下肢浅静脉腔内激光治疗，结果证实有煨脓长肉、去腐生肌作用，临床疗效和创面愈合程度均优于常规外科换药联合下肢浅静脉腔内激光治疗的对照组($P<0.01$，$P<0.05$)。

3. 实验研究 近年来，随着分子生物学的进展，许多学者通过实验研究从细胞、分子水平证实中药外用促进溃疡愈合的作用机制，如诱导创缘残留的表皮干细胞增殖分化，促进胰岛素样生长因子、碱性成纤维细胞生长因子、表皮生长因子表达，抑制基质金属蛋白酶-1分泌，促进创面Ⅰ型胶原分泌增加等。

【述评】

臁疮是发生于小腿下1/3、内外踝的慢性溃疡。由于疮生臁骨，皮薄肉少，难以痊愈。且多由于小腿青筋暴露(静脉曲张)，局部血流回流受阻，营养障碍而致病，故病程长缠绵难愈，容易复发。中医辨证早期多属血瘀湿热，后期以气虚脾湿为主。治疗宜中西医结合，内外治并举。内治法早期以清热利湿、活血通络为法，常用方剂为三妙散、萆薢渗湿汤加减；后期以补中益气，健脾利湿为法，方用参苓白术散、补中益气汤加减。本病重在外治。外治法内容相当丰富，有中药、西药、中西药结合、手术等方法，其中中药祛腐生肌法具有一定的优势和特色，有关这方面临床报道较多，而且逐步由临床实践向实验研究发展，有关祛腐生肌的机制逐步阐明。但部分药物组方复杂，药味太多，且有一些含低浓度汞化合物和铅类成分，长期应用对人体有一定损害，如何通过中医临床科研设计，严格筛选有效药物，以便推广应用，仍是今后值得研究的课题。

【参考文献】

1. 李兰青，王建平，刘华一，等. 李竞疡科学术思想集萃. 中国中西医结合外科杂志，2008，14(1)：65-67
2. 郑勇. 唐汉钧教授辨证治疗臁疮规律拾萃. 中医药学刊，2005，23(3)：404-406
3. 刘明，陈会苓. “四畔”辨证论治浅述. 山东中医药大学学报，2005，29(3)：186-187
4. 刘明，张玥，刘春梅，等. 愈疡灵软膏治疗下肢静脉性溃疡临床研究. 山东中医药大学学报，2003，27

(6):419

5. 钱业旺.独角膏外贴治疗臁疮疗效观察.中医药临床杂志,2008,20(4):391-392

6. 董贵鑫.一效膏外用治疗臁疮81例.实用中医内科杂志,2007,21(6):74-75

7. 张玉华.地蜜液治疗臁疮50例临床观察.护理研究,2005,19(7):1182-1183

8. 徐文彬,李斌,肖秀丽,等.祛瘀生肌法对慢性下肢溃疡创面色泽及渗液量的影响,中国中西医结合外科杂志,2006,12(2):103-105

9. 张磊,柳国斌,闫少庆,等.红油膏联合下肢浅静脉腔内激光治疗臁疮62例.上海中医药杂志,2008,42(7):57-58

10. 孔繁飞,黄清怡,孔焕宇,等.玉红膏对大鼠创面愈合过程中表皮干细胞增殖分化的影响.中国中医药信息杂志,2007,14(4):41-43

11. 王林扬,唐汉钧.中药外治皮肤溃疡研究的思考.中国中西医结合杂志,2001,21(7):556-557

12. 肖秀丽,李斌,王振宜,等.祛瘀生肌中药对大鼠正常创面肉芽组织中Ⅰ型胶原和基质金属蛋白酶表达的影响.中国中西医结合杂志,2007,27(10):909-911

(刘　明)

第五节　雷　诺　病

雷诺病又名原发性肢端动脉痉挛症。由于血管神经功能紊乱致肢端小动脉发生阵发性痉挛,四肢端出现对称性的苍白、青紫、潮红三色变化。

本病好发于青年女性。遇天气寒冷或情绪波动时病情加重,反复发作,缠绵难愈,是周围血管病中一种难治的疾患。

中医学无雷诺病的病名,从病证分析,相当于中医学"四肢厥冷"的证候范围。《诸病源候论》中记载:"经脉所行皆起于手足,虚劳则气血衰损,不能温其四肢,故四肢厥冷也。"指出本病的病因是由于脾肾阳虚,气血衰微,阳气不能温其四末而致厥冷之证。

【病因病机】

四肢端为诸阳之末,亦是阴阳交接之所,全赖阳气之温煦。若素体脾肾阳虚,卫外不固,寒邪乘虚入侵,经络挛急,血行不畅,四末失于温养,经脉交接处,阴阳之气不相顺接而发本病。当阴盛阳衰,阳气不能达于四末则肢冷苍白;寒凝血瘀则皮色青紫。若病程日久,气血瘀滞,肌肤失养则脂垫萎缩,皮肤变薄或增厚;若郁久化热,或复感湿热之邪,热盛肉腐,则肢端出现溃疡。

西医学对雷诺病的病因至今还不完全明了,一般认为与寒冷刺激、交感神经兴奋和内分泌功能紊乱有关,而寒冷、情绪激动等为诱发因素。患者中常有家族史,故认为与遗传因素也有一定的关系。

【辨病】

1. 临床表现

(1)症状:患者常在受寒或情绪激动、精神紧张时,指(趾)皮肤颜色突然变白,继而发紫,持续数分钟变为潮红,最后皮色恢复正常。病变部位常从小指和无名指尖开始,逐渐波及其他手指,甚至整个手掌,但拇指多不受累。双手常对称、间歇发作。发作期间若局部加温,揉擦患肢,挥动肢体时可使发作中止。在发作过程中,伴有局部发凉、麻木、针刺样疼痛或烧灼感。通常有全身和局部温度降低而桡、尺动脉和足背动脉搏动正常。

初发时发作持续时间多在数分钟至半小时左右即自行缓解。病情进展时发作频繁，症状严重，每次发作可持续 1 小时以上，甚至需将手、足没入温水中才能停止，常伴有指(趾)水肿。环境温度的轻微降低，情绪稍有波动，都可以引起发作。后期出现皮肤变薄或增厚，指甲畸形变脆，脂垫萎缩，溃疡或指端坏疽。少数患者鼻尖、耳廓或舌尖亦可累及。

(2)临床检查：将手指或足趾浸于 4℃左右的冷水中 1 分钟，或将两手握拳一分半钟后在弯曲状态下放开，如诱发皮肤颜色由苍白至青紫而潮红的变化，可考虑本病的诊断。

(3)辅助检查

1)冷刺激试验：将患肢手指(足趾)浸入冰水中 20 秒后，如指(趾)动脉收缩压降低超过原来收缩压的 20%为阳性反应。

2)反应性充血试验：在手指基部缠绕一指血压带，在指尖部置一光电体积描记的探头做手指的波形描记，将血压带充气至 26.7kPa，维持 3～5 分钟，放气后如手指的波形较充气前增高，大于 1∶1.6 为正常，说明动脉无器质性病变，可诊断为雷诺病。

3)微循环检查：可见管袢数减少，畸形管袢增加；严重时管袢轮廓不清，畸形扩张，血流缓慢，血细胞聚集，管袢周围有渗出或可见袢顶出血等。

4)血流图检查：电阻抗血流图显示主峰角变钝，波幅降低，每分钟波幅量减少。光电末梢微循环显示，波形低平似土丘状。

5)X 线检查：指(趾)动脉造影显示手部或足部动脉痉挛，无阻塞性病变存在时，即可明确雷诺病的诊断。

6)血液流变学检查：可表现为血浆黏度升高，红细胞聚集性增高，红细胞变形性降低。

2. 诊断要点

(1)好发于 20～30 岁女性，寒冷季节或情绪激动、精神紧张时发病。

(2)指(趾)皮肤出现苍白—青紫—潮红三色改变，双侧对称性、间歇性发作，以双手发病为多见。

(3)桡、尺动脉或足背动脉搏动正常。

(4)指(趾)端偶伴有浅表溃疡，很少并发坏疽。

(5)无原发性疾病可查。

(6)上述各种检查有助诊断。

凡继发于其他疾病所表现的类似雷诺病的肢端动脉痉挛现象，称为雷诺现象。故雷诺病需与继发雷诺现象的疾病鉴别。

3. 鉴别诊断

(1)职业性的肢端动脉痉挛现象：如长期使用震动工具的气锤症以及打字员、钢琴演奏者长期用手指叩击打字机或琴键，可引起肢端动脉痉挛出现雷诺现象。职业史对鉴别诊断有意义。

(2)挤压性肢端动脉痉挛现象：颈肋、前斜角肌综合征等使锁骨下血管及臂丛神经受到挤压时，可引起雷诺现象。颈部或锁骨上窝可触及肿块，患者头部向对侧旋转时，患肢疼痛加剧及桡动脉搏动消失可以鉴别。

(3)腕管综合征：是因正中神经在腕管内受压，而产生肢体持续的疼痛、麻木、感觉迟钝，劳累后加重，可有发绀，但无明显的间歇性三色变化现象。

【辨证】

1. 阴寒证　畏寒喜暖，肢端发凉，伴麻木疼痛，遇冷则肢端皮色苍白、青紫、潮红；得暖则症状缓解。劳累后发作频繁，症状日渐加重，肢端皮色苍白、刺痛，虽置于热水中亦不能缓解。面色苍白，口淡不渴，大便溏薄，小便清长。舌淡苔白，脉沉迟无力。本证多见于雷诺病早期或恢复期。

2. 血瘀证　肢端长时间出现青紫、潮红伴有冷、麻、痛，皮肤干燥脱屑，指垫萎缩，指甲变形。或伴有少腹胀痛，月事不调，情绪波动时发作加剧。舌质紫黯或边有瘀斑，苔薄白，脉细涩。

3. 湿热证　肢端溃疡，患肢肿胀疼痛剧烈。舌质红，苔黄或白腻，脉弦数。

【治疗】

1. 内治法

(1)辨证论治

1)阴寒证：治宜温经散寒，活血通脉。方用当归四逆汤合黄芪桂枝五物汤加减。常用药物有黄芪、当归、川芎、熟附子、赤芍、白芍、桂枝、干姜、细辛、甘草等。

2)血瘀证：治宜温经通脉，活血化瘀。方用补阳还五汤加味。常用药物有黄芪、丹参、桂枝、桃仁、红花、赤芍、当归、鸡血藤等。

3)湿热证：治宜清热化湿，活血通瘀。方用四妙勇安汤加味。常用当归、玄参、银花、甘草、川芎、黄芪、防己、丹参、葛根等。

(2)成药验方

1)毛冬青甲素片，每次 2 片，每日 3 次，口服。

2)复方丹参片，每次 5 片，每日 3 次，口服。

3)四虫丸(山东中医学院附属医院方)：蜈蚣、全蝎、土鳖虫、地龙各等分，共研细末，水泛为丸。每次 3g，日服 2～3 次。

2. 西药治疗

(1)α-受体阻断药，如妥拉唑林，每次 25～50mg，每日 3～4 次，口服。有消化性溃疡、冠心病、心动过速者慎用。

(2)β-受体兴奋药，如间羟异丙肾上腺素，能缓解平滑肌痉挛，改善皮温。皮下、肌注、口服均可。

(3)肾上腺素能神经阻断药，如利血平，每次 0.25mg，每日 3～4 次，口服。有溃疡病者及孕妇慎用。

甲基多巴，每次 0.25g，每日 3 次，口服。有严重眩晕或白细胞减少者应停药。

(4)抑制钙内流的药物，如硝苯地平，每次 200mg，每日 3 次，口服。副作用有潮红、轻度头痛和踝部浮肿，但较轻，患者可耐受。

(5)周围血管扩张药，如罂粟碱每次 30～60mg，每日 3 次，口服。

(6)自体活性物质：如前列腺素 E(PGE)，是一种有效的血管扩张剂和血小板聚集抑制剂。PGE_1 100～200μg 加 5%葡萄糖静脉滴注 3～4 小时，每日 1 次。

3. 针灸治疗

(1)体针：上肢取曲池、内关(或外关)、合谷透后溪；下肢取足三里、三阴交、绝骨、血海。强刺激，留针 30 分钟，每日 1 次。

(2)耳针：取心、肾、皮质下，交感、内分泌等穴，强刺激，每日 1 次。

(3)灸法：①大椎、至阳、命门、上脘、中脘。②足三里、膈俞、脾俞、肾俞、胃俞。每次选第 1 组穴位 2 个，第 2 组穴位 1 个，灸 7～9 壮，每日 1 次。

4. 外治法

(1)熏洗法:适用于无合并溃疡者。①毛冬青 100g,煎汤外洗。②生姜 60g,甘草 30g,葱头 10 个,煎汤外洗。每日 1～2 次。

(2)外敷法:适用于合并溃疡者。生肌膏外敷,每日 1～2 次。

5. 手术疗法　对于病情反复发作,非手术治疗无法控制者可考虑交感神经节切除术,但远期疗效欠佳。近年来开展手术剥除末梢指、趾动脉的外膜及交感神经末梢切断旁路支配,复发率有明显下降。

【预防与护理】

1. 不要抽烟。
2. 注意保暖。
3. 避免外伤。
4. 保持心情舒畅,防止情绪激动。

【古籍选粹】

《诸病源候论・虚劳四肢厥逆候》　经脉所行皆起于手足,虚劳则血气衰损,不能温其四肢,故四肢厥冷也。

【现代研究】

1. 辨证论治　宋汝池等将本病分为 3 型:①阴寒型:治以温经散寒、活血化瘀,方用阳和汤加减(熟地黄、黄芪、鸡血藤、党参、当归、干姜、牛膝、肉桂、熟附子、白芥子、鹿角霜、地龙、麻黄、甘草)。②气滞血瘀型:治以行气活血,自拟行气活血汤(丹参、赤芍、当归、鸡血藤、桑寄生、黄芪、郁金、川芎、香附、桃仁、红花)。③湿热型:治以清热利湿、活血化瘀,方用四妙勇安汤加味(金银花、玄参、当归、赤芍、牛膝、黄柏、黄芩、栀子、连翘、苍术、防己、紫草、生甘草、红花、木通)。

2. 专方专药　姚广全等用自拟解痉止痛散(蜈蚣、全蝎、土鳖虫、水蛭、鹿角片、琥珀各 180g,洋金花 90g,干姜、附子各 240g,共研细末),每次 5g,每日 2 次,口服。配合川乌、草乌、细辛、三棱各 25g,透骨草、肉桂、红花、苏木、桃仁各 50g,水煎熏洗。共治疗 9 例,6 例症状消失,3 例症状明显减轻。

3. 针灸疗法　王顺等用温针疗法治疗本病 30 例,痊愈 12 例,显效 10 例,有效 5 例,无效 3 例。上肢取阳池、八邪、合谷、外关、曲池;下肢取八风、太冲、足临泣、解溪、足三里,应用毫针刺法,针刺后将艾条切段缠绕针柄上点燃,针灸至自行熄灭,每日 1 次,留针 30 分钟,15 天为 1 疗程。

4. 中西医结合治疗　李青等对 31 例雷诺病患者进行中西医结合治疗,辨证分为:①营卫不和型:应用黄芪桂枝五物汤加减(黄芪、桂枝、白芍、当归、炙乳香、没药、细辛、川芎、生姜)。②血虚寒凝型:应用当归四逆汤加减(细辛、通草、川乌、草乌、当归、桂枝、炙乳香、炙甘草、没药、干姜)。③气滞血瘀型:方以柴胡疏肝散化裁(枳壳、香附、桃仁、红花、三棱、地龙、川芎、白芍、柴胡、炙乳香、没药、丹参、桂枝、薄荷)。④阳虚寒凝型:方以阳和汤化裁(麻黄、鹿角胶、熟地黄、肉桂、白芥子、炙附片、仙灵脾、丹参)。西药配合应用硝苯地平、地巴唑、烟酸等口服,结果临床治愈 16 例,有效 12 例,无效 3 例,总有效率 90.3%。指出本病不外寒凝脉络,血脉痹阻,气机郁阻,阳气不达四肢。故治疗以温经散寒,活血通络为法。同时配合西药既提高了治愈率、缩短了疗程,又减少了复发。

【述评】

雷诺病是周围血管病中少见而难治的疾患，相当中医学“四肢厥冷”证的范畴。中医古文献较少论述，目前本病病因尚不明了，缺乏确切疗效的药物。近十余年来采用补气活血、温阳散寒中药治疗，虽取得一些经验，但缺乏大宗病例的总结，且疗效评定标准不够统一，缺乏严格的对照及作用机制的探讨。

【参考文献】

1. 宋汝池，潘广军. 辨证治疗雷诺氏病48例. 甘肃中医，1999，(5)：27
2. 姚广全，等. 解痉止痛散治疗雷诺氏病9例. 浙江中医杂志，1988，(2)：66
3. 王顺，蔡玉颖，卢金荣. 温针疗法治疗雷诺综合征30例. 上海中医药杂志，2003，(3)：38
4. 李青，陈丽英，郭晓阁. 中西医结合治疗雷诺病31例. 陕西中医，2004，(3)：214

（周 涛）

第六节 无 脉 症

无脉症又称多发性大动脉炎，类似中医“脉痹”病证范畴。本病为主动脉及其主要分支的慢性、进行性、多发性、非化脓性炎症疾患。多发生于青年女性。发生炎症的动脉不同，临床症状亦不同，其中以颈总动脉、锁骨下动脉、无名动脉等受累引起上肢无脉症类型多见，其次是发生于胸腹主动脉的下肢无脉症。本病发展缓慢，在发生动脉狭窄、闭塞过程中，周围常有不同程度的侧支循环形成，故上、下肢虽然动脉搏动减弱或消失，但不发生肢端坏疽。

中医认为本病系内脏功能失调，气血运行不畅，瘀阻脉络，以致闭塞阻隔，脉涩如丝或无脉。

本节主要介绍发生于上下肢的无脉症。

【病因病机】

本病多系先天肝肾不足，后天气血失调，风寒湿邪外侵，营卫不和，气血失畅，日久渐成气血两虚。气虚则血行不畅，血亏则脉道不充，遇寒则血凝泣，凝则血脉不通，脉若游丝或无脉。气血既亏，脏腑百骸失于濡养则诸症迭生。目失所养则视力减弱，头目昏花；脑失血供则眩晕、头痛、记忆力减退，甚则晕厥；四肢失养则易疲劳，关节酸胀，肌肤麻木发凉、甚或下肢间歇性跛行。

总之，本病系由禀赋不足，寒入络脉，凝泣瘀阻，清阳无以实四肢而成本虚标实之证。

西医学认为，本病是一种自体免疫性疾病，可能由链球菌或结核菌、立克次体等感染诱发，在本动脉壁及其分支动脉壁上的抗原抗体反应，引起多发性大动脉炎。

有学者认为雌激素过多与营养不良因素（如结核感染）结合，可引起动脉平滑肌的萎缩和抗压力下降，这是造成有结核病妇女发病率较高的原因。也有人认为有一种先天性遗传因子与本病的发生有关。

总之，大动脉炎的发病因素是多方面的，确切的病因至今尚未明了。

本病所累及的都是含弹性纤维的大中动脉。多发生在主动脉弓及邻近的分支，如锁骨下动脉、左颈总动脉和无名动脉；其次为胸、腹主动脉及分支，如肾动脉、肠系膜上动脉等。病变多局限于动脉分支起始部。早期受累的动脉壁呈全层炎症反应，以外膜最重；晚期动脉壁以纤维化为主，管壁呈广泛不规则性增厚和硬化。纤维组织收缩造成不同程度的动脉狭窄，内膜广泛增厚进一步引起管腔的狭窄或阻塞。动脉阻塞部位远侧缺血，而近侧血压升高，因而出现一系列的临床症状。

【辨病】

1. 临床表现 本病发展缓慢，就诊时平均病程2～3年。发病年龄多在5～40岁，70%在30岁以内。女性的发病率比男性高，约为2～4∶1。

(1)症状：早期症状不典型，仅有低热、乏力、关节酸痛，往往被忽视或误认为其他疾病。直至晚期动脉狭窄、阻塞，引起血液供应不足或导致高血压时，始有特征性的临床表现。因受累动脉的部位、范围和程度的不同，症状表现不一。下面就常见的上肢无脉症和下肢无脉症临床表现加以分述。

1)上肢无脉症：本症的临床症状系由上肢、头、眼缺血所产生。当颈总动脉、无名动脉阻塞时，可产生脑、眼缺血和头部神经营养障碍，临床表现为眩晕、头痛、记忆力减退、视力减弱和一过性黑蒙。严重者可有发作性昏厥、抽搐、偏瘫及昏迷。少数患者有鼻中隔穿孔、眼角膜白斑、角膜混浊，虹膜萎缩、白内障、失明、牙齿松动、头发脱落、上腭及耳廓溃疡等。当无名动脉、锁骨下动脉受累时，可见上肢乏力酸麻、发凉，易疲劳，运动后更加明显。

2)下肢无脉症：本症是因下肢缺血而产生下肢肌肤发凉、麻木酸胀，容易疲劳，关节酸痛，间歇性跛行。同时由于头颈部和上肢的血压升高，及肾动脉受累，肾缺血导致肾性高血压，出现头痛、头晕、心悸等症状，甚至发生心力衰竭。

(2)临床检查：本病发展缓慢，动脉受累后常有侧支循环形成，故皮肤颜色、温度及营养障碍改变常不明显。

上肢无脉症可见单侧或双侧颈总动脉、颞动脉、腋动脉、肱动脉和桡动脉的搏动明显减弱或消失。锁骨上区或颈动脉区扪及震颤或听到收缩期杂音。胸壁及后背可见浅表动脉扩张。上肢肌肉偶有萎缩，上肢血压降低或测不出，而下肢血压升高。部分患者心率增加，左心室扩大。

下肢无脉症则见一侧或双侧股动脉、腘动脉、足背动脉搏动明显减弱或消失，血压明显降低或测不出，而上肢血压升高，可达24～32/12～14kPa。在胸骨左旁、剑突下、脐上或两肩胛骨间、腋窝部可听到收缩期杂音，并有左心房增大或左心衰竭的体征。

(3)实验室检查：本病一般无特异性化验结果。活动期患者红细胞沉降率升高，血细胞计数增多，血白蛋白降低而γ与α_2球蛋白增高，免疫球蛋白IgG、IgA及IgM亦可升高，C反应蛋白(CRP)阳性。抗链球菌溶酶素滴定常上升。血清抗主动脉抗体可阳性。血液流变学检查多表现为全血黏度与血浆黏度均升高，红细胞电泳时间延长。

(4)辅助检查

1)胸部X线平片：可有心脏、肺动脉及胸主动脉三个方面的表现：①心脏及左心室有不同程度增大。②一侧或局部肺缺血，肺血管纹理增多、紊乱，肺动脉主干凸出，肺动脉高压等。③升主动脉和主动脉球阴影增宽凸出，可呈梭形瘤样扩张并有血管壁钙化；降主动脉轮廓不规则，狭窄内收并伴有搏动减弱或消失。有的则出现狭窄与扩张相间跳跃以及肋骨切迹像。

2)心电图：可提示左心室增大、心肌损害等。

3)超声检查：可见血管腔狭窄或闭塞，并可测定病变动脉及远端动脉的搏动及血流。

4)脑血流图：病变在颈动脉者，脑血流图检查可显示脑部血流量减少。

5)眼底检查：颈动脉受累时，可有视网膜萎缩、眼底动脉硬化、静脉扩张、出血及色素沉着等。

6)静脉肾盂造影及同位素肾图:有肾动脉狭窄者,静脉肾盂造影可示肾脏缩小,肾盂显示较淡。同位素肾图显示患肾有缺血型改变。

7)主动脉造影:可见胸、腹主动脉及其主要分支(头臂动脉、肾动脉等)有不同程度的狭窄、闭塞并间有扩张。少数病例可见梭形囊状的动脉瘤形成,大多伴有侧支循环。数字减影血管造影被公认为本病诊断的黄金标准,可评估血管病变的范围,并为手术提供依据,判断手术疗效及了解病程进展情况。动脉造影虽有助于诊断,但易发生并发症,有一定的危险性,一般不作为本病的常规诊断方法。

8)螺旋 CT 血管造影(CTA):属少创性检查,较为安全。能显示胸、腹主动脉及其主要分支不同程度和不同部位的狭窄、闭塞和扩张,血管三维重建可更直观地了解病变血管的范围和程度,肺动脉受累时,可呈"枯树枝"样改变,表现为叶、段肺动脉变细小,管壁增厚及管腔狭窄。

9)磁共振血管造影(MRA):对主动脉及其分支的狭窄、闭塞及动脉瘤的诊断和随访有重要临床意义。

2. 诊断要点

(1)绝大多数患者在 30 岁之前发病,尤其是女性。

(2)单侧或双侧肢体出现缺血症状,伴有动脉搏动减弱或消失,血压降低或测不出。

(3)脑动脉缺血症状,伴有单侧或双侧颈动脉搏动减弱或消失以及颈部血管杂音。

(4)顽固性高血压,伴有上腹部Ⅱ级以上的高调血管杂音或下肢血压低于上肢。

(5)上肢脉搏消失伴有视力减退和眼底改变。

(6)不明原因的低热伴有血管杂音,四肢脉搏异常改变。

结合病史、症状及体征全面分析,一般诊断不难。必要时作血管造影可进一步确诊。

3. 鉴别诊断

(1)血栓闭塞性脉管炎:绝大多数发生于青壮年男性,病变主要在四肢中小动脉,下肢多见,局部营养障碍明显,静止痛剧烈,后期肢端坏疽,节节脱落。

(2)动脉硬化性闭塞症:多见于中老年人,男性多于女性。病情发展缓慢,下肢多见,中、后期亦有局部营养障碍及坏疽感染的症状表现。常伴有高脂血症、高血压、糖尿病及冠心病等心血管疾患。

(3)结缔组织疾病伴发血管炎:如类风湿性关节炎和系统性红斑狼疮。这类疾病主要侵犯小动脉,表现为指(趾)尖、踝部皮肤紫癜,色素沉着,皮损或溃疡,很少出现脉搏消失。患者除局部症状外,均有典型的全身表现,如发热,肌肉或关节疼痛,黏膜干燥,皮下结节,面部红斑,内脏损害以及类风湿因子或特殊抗体阳性。

(4)胸腔出口综合征:又称颈肋和前斜角肌综合征。是由于解剖异常使臂丛神经和锁骨下动、静脉受压而出现上肢疼痛、麻木、乏力三大症状。同样发生在年轻女性,活动时症状加重。但除作特殊体位如后仰、上臂外展时可有患侧桡动脉搏动减弱外,一般无脉搏变化,且症状为尺侧明显疼痛,可由颈肩向手部放射。X 线检查发现颈肋,第 7 颈椎横突过长或锁骨畸形等。

【辨证】

1. 寒邪瘀阻证　多见于发病初期,证见恶寒,低热,全身疲乏,关节酸胀,肢体沉重,脉搏减弱或消失。舌淡,苔薄白,脉沉细。

2. 脾肾阳虚证　面白气短，纳呆，憎寒喜暖，肢体厥冷，乏力麻木，腰膝酸软。患肢出现间歇性跛行，患肢动脉搏动减弱或消失。舌质淡胖，苔白，脉沉弱。

3. 肝肾阴虚证　低热，咽干口燥，心烦健忘，头目晕眩，视力障碍，耳鸣，失眠多梦，腰膝酸软，患肢动脉搏动减弱或消失。舌红少苔，脉细数。

4. 气血两虚证　全身乏力，面色苍白，少气懒言，肢体麻木，患肢动脉搏动减弱或消失。舌淡，苔白润，脉细弱。

【治疗】

1. 内治法

(1)辨证论治

1)寒邪瘀阻证：治宜温经散寒，和营通痹。方选黄芪桂枝五物汤合当归四逆汤加减。

2)脾肾阳虚证：治宜温补脾肾，通经活络。方选阳和汤或右归丸加减。

3)肝肾阴虚证：治宜滋补肝肾，通经活络。方选知柏地黄丸或左归丸加减。若阴虚内热明显者，加银柴胡、地骨皮、白薇、石斛、牡丹皮等。活动时低热、肢节酸痛，舌红脉细数者，酌选加生地黄、玄参、石斛、赤芍、牡丹皮、牛膝、鸡血藤、益母草。若见阴虚阳亢、头晕头痛者，可选加菊花、石决明、夏枯草、磁石、钩藤、桑叶、草决明。

4)气血两虚证：治宜补益气血。方选人参养荣汤或十全大补汤加减。

(2)成药验方

1)毛冬青片，每次 5 片，每日 3 次，口服。

2)养血荣筋丸(北京市中医医院方)：党参、鸡血藤、赤芍、伸筋草、川断、赤小豆、透骨草、桑寄生、何首乌、白术、补骨脂、当归、威灵仙、木香、松节、陈皮。共为细末，和蜜为丸。每次服 10～20g，日 2 次。

3)回阳通络丸(房芝萱老中医经验方)：附子、黄芪、桂枝、炒白术、桑寄生、川芎、肉桂、干姜、当归、赤芍、牛膝、木瓜、独活、党参、玄参、川断、苏木、茯苓。共为细末，和蜜为丸。每服 6～12g，日 2 次。

2. 西药治疗　早期、急性期应用激素治疗以控制炎症，使病情短期内获得改善。口服泼尼松 5～10mg 或地塞米松 0.75mg，每日 3～4 次。症状缓解后仍需较长时间持续服用，以防停药后症状易反复出现。

中、后期动脉阻塞，局部缺血症状明显者，可服血管扩张药如妥拉唑林 25～50mg 或烟酸 100mg，每日 3 次。服用双嘧达莫 50～10mg 和肠溶阿司匹林 0.3～0.6g，每日 3 次，有抗凝血，改善血循环的作用。静滴低分子右旋糖酐，有抗血小板凝集的疗效。

3. 针刺治疗

(1)体针：上肢无脉症取内关、太渊、尺泽，配曲池、合谷、通里、肩井、曲垣。强刺激，留针 30 分钟，每日 1 次。下肢无脉症取足三里、三阴交、太冲、太溪。强刺激，留针 30 分钟，每日 1 次。

(2)耳针：取心、肾、交感、皮质下、内分泌等穴，配肺、肝、脾穴。强刺激，留针 1 天，每隔半小时加强刺激 1 次。

4. 按摩治疗　患者取坐位，医者双手点按膈俞、心俞、脾俞，用以补气疏经、活血通脉。另外，医者一手握患腕，另一手施用揉拿三阴法和三阳法点按内关、太渊、曲池、合谷，可以强心益脉，活血通络。

5. 手术治疗　晚期患者表现严重的脑及肢体缺血或血压严重升高时，可选择行病变动脉旁路手术。

【预防与护理】

1. 无脉症部分患者与结核、梅毒或其他细菌感染有关，故积极防治这些疾患的发生十分重要。

2. 积极参加体育锻炼，预防感冒，增强自身抵抗力，提高免疫功能。

3. 生活要有规律，寒温适宜，避免受寒和过热刺激。防止情绪紧张，过度劳累。如有高血压症，应积极治疗。

4. 上肢无脉症患者，应防止强光照射，起卧动作要缓慢，防止脑部贫血。

【古籍选粹】

《素问・痹论》　脉痹不已，复感于邪，内舍于心。风寒湿三气杂至，合而为痹也，……痹在骨则重，在脉则血凝泣，凝则脉不通，血凝而不流。

心痹者，脉不通，烦则心下鼓，暴上气而喘，嗌干善噫，厥气上则恐。

《素问・调经论》　血气者，喜温而恶寒寒则泣不能流，温则消而去之。

《圣济总录・脉痹》　血性得温则宣流，得寒则凝涩，凝涩不行，则皮毛萎悴，肌肉痛痹。

【现代研究】

1. 辨证论治　吕贵德将本病分为：①热毒阻络型（12 例），治以清热解毒，活血化瘀。药用金银花、玄参、当归、丹参、蒲公英、薏苡仁、威灵仙、鸡血藤、地龙、桂枝、生甘草。②气滞血瘀型（5 例），治以理气活血，化瘀通络。药用当归、川芎、生地黄、赤芍、桃仁、红花、丹参、川牛膝、柴胡、枳壳、桂枝、甘草。③阳虚寒凝型（7 例），治以温补阳气，活血通脉。药用熟附子、干姜、肉桂、细辛、黄芪、山萸肉、巴戟天、当归、鸡血藤、川芎、红花、甘草。④气血两虚型（6 例），治以益气养血，活血通络。药用黄芪、党参、桂枝、白芍、当归、鸡血藤、丹参、川芎、甘草、生姜、大枣。⑤阴虚阳亢型（15 例），治以滋阴潜阳，活血通络。药用怀牛膝、代赭石、玄参、生地黄、龟甲、白芍、生龙骨、生牡蛎、枸杞子、丹参、红花、鸡血藤。结果临床治愈 12 例，显著好转 12 例，好转 16 例，无效 5 例。指出发病时间短者，疗效明显，患病时间长者，治疗颇为棘手，因此，早期治疗是获得疗效的关键。

2. 专方治疗　王书桂应用雷公藤片治疗本病 94 例，对肢体发凉、麻木、酸痛，眩晕，倦怠乏力等临床症状改善率在 90%以上。血压均有不同程度的改善，白细胞计数降至正常，血沉明显下降，肢体及脑部血流检测大多数有所改善。临床显效率为 54.25%，总有效率为 91.48%。

赵琨应用中药地龙提取物普恩复胶囊治疗多发性大动脉炎 30 例，血小板聚集率及纤维蛋白原含量均有明显降低。显效 5 例，有效 23 例，总有效率为 93.3%。

3. 针灸治疗　田从豁用针灸治疗本病 30 例，主穴取内关、太渊、尺泽，辅以神门、风池、肩井等，以较轻而短暂的刺激，1 次留针不超过 15 分钟，结果显效 1 例，良好 1 例，较好 4 例，余均有不同程度好转。并发现治疗时若刺激太强，非但效果不好，而且可使已唤起之脉搏消失。

其又取耳热穴、交感、心、肾上腺、皮质下、内分泌、肝、肺、脾治疗本病 22 例，基本痊愈 3 例，显效 15 例，好转 4 例。认为针热穴可提高疗效。

4. 中西医结合治疗　周涛等将本病分为：①阴虚内热型（17 例），以养阴清热、解毒活血，方用养阴活血汤（生地黄、玄参、石斛、赤芍、当归、青蒿、紫草、牡丹皮、牛膝、川芎、黄芩、生甘草）；②脾肾阳虚型（12 例），以温肾健脾、散寒活血，方用阳和汤加减（熟地黄、黄芪、鸡血藤、党参、干姜、桂枝、制附子、白芥子、鹿角胶、红花、甘草)；③气血两虚型(15例)，以益气养血，活血通络，方用顾步汤加减(黄芪、党参、鸡血藤、石斛、当归、丹参、赤芍、牛膝、白术、甘草)；另有肝阳上亢型(2例)和湿热下注型(2例)，前方随证加减。急性期配合应用清开灵注射液、丹参注射液、消栓灵等；慢性期应用脉络宁注射液、川芎嗪注射液、胸腺肽注射液等静滴，每日1次，15次为1疗程。结果临床治愈7例，显效15例，好转22例，总有效率91.67%。并指出急性期须配合激素、中成药等，方能迅速缓解症状。

初洁秋根据本病临床表现以及病因病理的研究进展，提出解毒活血为主的中西医结合治疗方法。以解毒活血法为主辨证治疗，配合抗风湿、抗结核、抗感染、降压等西药，治疗354例，临床治愈率为33.76%，显效率45.70%，有效率17.88%，总有效率达97.34%。

【参考文献】

1. 吕贵德. 辨证分型治疗无脉症45例. 中医药学刊，2002，(2)：241

2. 王书桂. 雷公藤治疗94例多发性大动脉炎的临床观察. 中国中西医结合外科杂志，1993，(试刊)：22

3. 赵琨. 普恩复治疗多发性大动脉炎30例的临床分析. 中国实用内科杂志，1999，(1)：55

4. 田从豁. 针灸医学经验集. 北京：科学文献技术出版社，1985：186

5. 周涛，刘春梅，孙连庆，等. 中西医结合治疗多发性大动脉炎48例. 山东中医药大学学报，2002，(6)：430

6. 初洁秋. 中西医结合诊治大动脉炎的临床经验. 中国中西医结合外科杂志，1998，4(6)：375

(周　涛)

第七节　肢体淋巴水肿

肢体淋巴水肿是因各种病因致使肢体淋巴液回流障碍所引起的肢体肿胀，以下肢为最常见。因皮肤增厚、表皮过度角化、皮下组织增生，使晚期的肢体粗肿，皮肤粗糙，坚硬增厚，故又称象皮肿。病情严重者，除肢体肿胀外，还常伴有丹毒发作、皮肤赘疣样增生及溃疡等，甚至致残，严重影响患者的生活质量。现已成为世界关注的疑难疾病。淋巴水肿无论在国内还是国外发病率均较高。根据国际淋巴学会估计，全世界约有1.4亿人患有各种类型的淋巴水肿，其中4 500万人是肢体淋巴水肿。本病属于中医“大脚风”、“足尰病”、“脚气”、“沙木骽”等范畴。

【病因病机】

多因湿热之邪浸渍肌肤，流注下肢，或脾虚水停，湿遏气阻，致使气血阻塞不通，水津外溢发为肿胀。病积久延，正气益伤，气虚血瘀，瘀血阻络，则发肌肤粗糙、坚硬等症。总之，本病的病理性质属本虚标实。初期多为湿热阻滞之实证；病至后期，则为气滞血瘀或气虚血瘀之虚实夹杂证。

西医学将淋巴水肿分为原发性和继发性两类。原发性淋巴水肿是一种淋巴结构先天性异常病变，主要因淋巴管发育不良或过度增生所致。继发性淋巴水肿可由于外伤、炎症、肿瘤、丝虫病感染、淋巴结清扫术、放射治疗等，造成淋巴管缺损、狭窄及闭塞，使淋巴液回流受阻，淤积于皮肤下层组织间隙内，形成淋巴性水肿。引起淋巴水肿的病因虽然不同，但其病理改变基本一致。初期，因淋巴液回流受阻，组织发生淋巴水肿。由于积聚在组织间的淋巴液含有丰富的蛋白质，为成纤维细胞的增生和细菌的感染提供了条件。皮内和皮下组织逐渐纤维化，患肢可继发丹毒。久之，皮肤肥厚、粗糙、坚硬，甚至出现裂纹和疣状增生物。皮下也因脂肪组织变性和纤维结缔组织增生而极度增厚，形成典型的象皮肿。

【辨病】

1. 临床表现

(1)有外伤、手术广泛切除、放射治疗、丹毒、肿瘤和丝虫病等病史及家族史。

(2)多发生在下肢。一般单侧发病，亦可双侧同时发病。

(3)水肿先从肢体远端部位开始，下肢在足、踝部，上肢在手背和腕部比较明显，逐渐向上发展。先天性淋巴水肿90%发生在下肢，病变范围不超过膝关节；后天性淋巴水肿可蔓延至整个肢体。

(4)轻症患者可无任何自觉症状，较重者则有肢体胀感和走路时下肢沉重感觉。

(5)早期病变皮肤柔软，呈凹陷性肿胀。抬高患肢和卧床休息后肢体肿胀可消失或减轻。随着病变进展，肢体粗肿加重，皮肤肥厚坚韧，呈非凹陷性肿胀，休息和抬高患肢都不能使肿胀消减，甚至发生慢性溃疡。

(6)肢体淋巴水肿极易发生溶血性链球菌感染，经常有丹毒发作，局部皮肤呈焮红、灼热，边界非常清楚，疼痛和压痛明显，伴有寒战、高热，白细胞增多等全身反应。有些患者呈慢性丹毒，全身症状不明显，而肢体经常潮红、焮热。

2. 辅助检查

(1)实验室检查：丹毒性淋巴水肿在发作期间，常有白细胞计数增加，若病情严重，合并有败血症时，血液中可培养出细菌；而丝虫病性淋巴水肿，早期在血液中可以查出微丝蚴。

(2)X线淋巴造影：①原发性淋巴水肿造影所见：淋巴管数的减少及其形态异常，还可见到淋巴管中断受阻、淋巴管扩张扭曲、淋巴管侧支通路形成以及淋巴管外渗征象。②继发性淋巴水肿造影所见：往往有明确的原因，可见淋巴管中断阻塞、扩张、扭曲、淋巴管侧支以及淋巴管外渗征象，如是癌肿转移到淋巴结致使淋巴管阻塞者，还可见到淋巴结增大、增多、形态不规则、呈虫蚀样边缘缺损。

(3)其他：为了排除或区别淋巴病变的原因，亦可行诊断性穿刺组织液分析和同位素淋巴管造影检查。同位素淋巴闪烁成像检查可观察到淋巴系统的形态学变化，如淋巴管是否显像、有无侧支循环建立以及淋巴结的形态和数目等，从而判断有无淋巴回流障碍，淋巴管是否缺损、畸形及淋巴结是否缺如。磁共振、CT和高分辨率超声虽不能直接观察到淋巴管的情况，但能清晰地显示患肢软组织的病变，可用于辅助诊断淋巴水肿和判断病变分期和严重程度。

3. 诊断要点

(1)淋巴水肿的患者均有下肢肿胀，这种肿胀均有先前反复发作的病史，如先天性淋巴管异常、反复感染病史、创伤或手术后。

(2)早期肿胀常因体位不同而有变化，肿胀的皮肤柔软、光滑，早期淋巴水肿应与黏液性水肿、心力衰竭、肾病综合征、营养不良相鉴别。

(3)后期淋巴水肿皮肤粗糙，似橘皮，皮肤坚韧形成“象皮肿”。

(4)淋巴水肿的患者，应排除各种肿瘤疾患。

4. 鉴别诊断

(1)下肢深静脉血栓形成：早期淋巴水肿与深静脉血栓形成因都具有凹陷性和抬高患肢后水肿程度可以明显减轻的特点，有时可能混淆。但下肢深静脉血栓形成发病急，数小时后水肿迅速发展为整个肢体，有明显的疼痛和压痛，伴有浅静脉扩张和曲张。而淋巴水肿绝少是急性的，一般无痛苦，没有浅静脉扩张。此外，对不能排除静脉堵塞致水肿时，可行顺行性静脉造影检查以明确诊断。

(2)下肢深静脉瓣膜功能不全：不论原发性还是继发性下肢深静脉瓣膜功能不全，由于静脉血液倒流，都可产生下肢水肿，晚期病例，皮肤亦发生纤维硬化，弹力减低。但水肿只限于小腿的下1/3部位，有明显下肢静脉曲张，时常并发色素沉着、湿疹样皮炎和顽固性溃疡等。

(3)Klippel-Trenaunay综合征：是一种少见的静脉先天性畸形，除肢体粗肿与淋巴水肿相仿外，有明显的静脉曲张，下肢骨骼增长，患肢皮肤有葡萄酒样红色血管瘤或斑痣，可供鉴别诊断。

(4)神经纤维瘤：下肢的巨大型神经纤维瘤，度肤增厚、粗糙坚硬，有赘瘤形成等，应结合病史和其他检查予以鉴别。

(5)全身疾病性水肿：营养不良、肾病、心衰、肝病及黏液性水肿等均可发生双下肢水肿。当下肢淋巴水肿呈双侧性时，应注意予以鉴别，通常经过详细询问病史，体格检查和必要的其他检查后，亦不难鉴别。

【辨证】

1. 寒湿组络证　肢体肿胀，皮色不变，按之凹陷，走路时有沉重感觉，伴形寒肢冷，苔白腻，脉沉濡。

2. 湿热下注证　患肢皮肤焮红灼热，边界清楚，疼痛和压痛，伴有寒战、发热，白细胞增多等全身症状，苔黄腻，脉滑数等。

3. 痰凝血瘀证　肢体肿胀，皮肤厚硬，按之不凹陷，或发生慢性溃疡，久不愈合。可伴有胸胁胀痛或面色少华，乏力，舌质淡黯或有瘀斑，苔薄白，脉弦涩或沉涩。

【治疗】

1. 内治法

(1)辨证论治

1)寒湿阻络证：治宜温阳行水，活血通络。方用真武汤加减：茯苓30g，生桑叶30g，益母草30g，白术15g，白芍15g，赤小豆15g，制附子10g，穿山甲10g，王不留行10g，肉桂5g，甘草5g。

2)湿热下注证：治宜清热解毒，利湿消肿。方用五味消毒饮加味：金银花20g，蒲公英15g，紫花地丁15g，野菊花15g，紫背天葵15g，板蓝根15g，虎杖15g，生地黄15g，牡丹皮15g。

3)痰凝血瘀证：治宜活血化瘀，化痰软坚。方用桃红四物汤加减：丹参30g，赤芍30g，牡蛎30g，桃仁10g，红花10g，泽兰10g，车前子10g，茯苓皮10g，海藻15g，槟榔15g，牛牛膝15g，防己12g，木通5g，甘草5g。

(2)成药验方

1)大脚风丸：防己、苍术、泽泻各60g，升麻30g，共研细末，水泛为丸，每次6g，每日2次，饭前服用。

2)鸡鸣散：槟榔60g，木瓜30g，干姜30g，陈皮30g，桔梗30g，苏叶30g，吴茱萸30g，茯苓30g，羌活30g。共研细末，分为50包，每包6g，每日晚上12时30分开始服药，每隔1小时服1次，在该夜服完5包，共服10天为1疗程，每次服药时，拌和红糖15g兑服。治丝虫病淋巴水肿有较好疗效。

2. 外治法

(1)熏洗疗法

1)伸筋草洗方:伸筋草 30g,艾叶 30g,桑枝 30g,透骨草 15g,刘寄奴 15g,肉桂 15g,穿山甲 15g,苏木 9g,红花 9g。将上药碾碎,装纱布袋内,用桑枝架水锅上蒸后热敷,或煮水浸泡,隔日 1 次。

2)活血止痛散:透骨草 10g,延胡索 10g,当归尾 10g,姜黄 10g,花椒 10g,海桐皮 10g,威灵仙 10g,川牛膝 10g,乳香 10g,没药 10g,羌活 10g,白芷 10g,苏木 10g,五加皮 10g,红花 10g,土茯苓 10g。水煎外洗,日 1 剂。

3)经验方:花椒叶、见肿消,适量煎水熏洗患肢。每日 1 次。

(2)贴敷疗法:紫荆皮、乳香、没药、白芷各适量共研为末,凡士林调膏外敷,敷药范围较患处宽出 1cm,再用纱布覆盖、包扎。每 2～3 天换药 1 次。用于急性淋巴水肿。

3. 针灸治疗

(1)上巨虚、悬钟、解溪、漏谷、昆仑、三阴交、太溪。均用强刺激泻法,并可加温针灸或艾条悬灸(皮肤红肿热时不灸)。适用于早期证候,具有健脾利湿,行气通络功效。

(2)足三里、上巨虚、丰隆、解溪、悬钟、丘墟、商丘、漏谷、三阴交、太溪、昆仑、委中。均用粗针,施强刺激泻法。适用于象皮肿期,具有泄毒祛瘀,软坚利湿功效。

4. 辅助疗法

(1)一般治疗:穿弹力袜或绑扎弹性绷带。注意保护患肢,防止外伤和感染。如淋巴水肿肢体并发感染,则必须应用中西医结合方法有效地控制感染。下肢淋巴水肿时宜经常抬高患肢,以利于淋巴回流。可作肢体向心性按摩。或用一种特制的肢体肿胀治疗仪,将患肢伸入气囊套内,然后从肢体远端到近端定时有节律地施加压力,促使组织间积液回流,起到消肿之效。

(2)辐射热疗法:上海第二医科大学张涤生借鉴民间传统烘绑疗法开发出微波烘疗法,利用微波被组织吸收后产生的热效应,促进淋巴液回流与淋巴管的再生。每日治疗 1 次,每次 45 分钟,20 天为 1 疗程。休息 1 个月后再进行第 2 个疗程治疗,休息期间以弹力绷带包扎。

(3)西药治疗:苯吡喃酮片每次 200mg,每日 2 次,连续服用 9～12 个月。地奥司明 500mg,每日 2 次,口服,具有改善局部微循环,加强淋巴回流的作用,可作为治疗肢体淋巴水肿的辅助治疗。利尿剂有短暂消肿作用,不能长期使用。在丝虫引起的淋巴水肿活动期应使用抗微丝蚴药物,肢体并发急性淋巴管炎或丹毒时使用抗生素;皮肤真菌感染是淋巴水肿常见的并发症,可外用抗真菌药物。

5. 手术治疗

(1)淋巴管静脉吻合术:在患肢远段或阻塞部位以下做淋巴管静脉吻合术,更新建立淋巴液回流的通路,通过"短路"使潴留的淋巴液得以直接进入血液循环,消除水肿,达到治愈目的。但对由于长期淋巴水肿所引起的局部病理改变,如皮下纤维结缔组织增生,淋巴管扩张,瓣膜失效等,则难以解决。因此,这种手术只适用于轻度淋巴水肿伴有反复炎症发作的患者,或者中度淋巴水肿皮肤松软者。对严重象皮肿,皮肤增厚、硬化。皮下纤维结缔组织增生明显者不可应用。

(2)网膜移植术:开腹后由胃部一侧游离大网膜至胃的另一侧,形成带完整血运的长蒂,穿出腹腔，经腹股沟韧带后方与髂血管前方到达腿部。然后在大腿部作纵形斜切口，剥离切除水肿的结缔组织、脂肪及筋膜。将网膜展开覆盖于腿前面的肌肉之上，周围用可吸收的细线缝合固定。术后注意防止发生内疝、血栓、坏死和感染。

(3)病变组织切除植皮术：将患肢病变皮肤、皮下组织，连同深筋膜一起完全切除，创面彻底止血后，再取健康自体皮或从患肢切下的标本上取皮来覆盖创面。这种手术创伤较大，术后留有广泛的植皮后瘢痕。主要用于严重象皮肿病例，患肢明显增粗，周径超过健侧10cm以上，皮肤角化粗糙，甚至有疣状增生或团块状增生物，皮下纤维结缔组织增生明显、变硬，用其他疗法无效者。

【预防与护理】

1. 丝虫病流行区，积极防治丝虫病。
2. 及时治疗足癣、丹毒等疾病，防止进一步发展或加重淋巴水肿。
3. 注意患肢的保护，抬高患肢以利淋巴液回流。
4. 鼓励患者经常活动，除急性淋巴水肿外，每日至少4次，每次15～30分钟，或平卧床上，下肢进行屈伸活动。行走时穿弹力袜或打弹力绷带。

【古籍选粹】

《素问·至真要大论》 诸湿肿满，皆属于脾……诸厥固泄，皆属于下。

《诸病源候论·腨病候》腨病者，由劳役肢体，热盛取冷风而凉湿所伤折，入于肌肉筋脉结聚所成也。其状赤脉起如编绳，急痛壮热……其著脚若不治，不消复不溃，其热歇，气不散，变作尰。

《诸病源候论·足尰候》 尰病者，自膝以下至踝及趾，俱肿直是也。皆由血气虚弱，风邪伤之，经络否涩而成也。亦言江东诸山县人多病尰云，彼土有草，其草人行误践触之，则令病尰。

《针灸资生经·第五》 上昆仑，疗恶血风气肿痛，脚肿……小肠俞治脚肿，短气，不嗜食。然谷，治足跗肿，不得履地。

《神应经·手足腰腋门》 脚肿：承山、昆仑、然谷、委中、下廉、髋骨、风市。

《潜斋医案》 凡水乡农人，多患脚肿，俗名大脚风，又名沙术骽，一肿不消，与寻常脚气发过肿消者迥异，治这辄无效。此因伤络瘀凝，气血阻碍痹，风湿热杂合之邪袭入而不能出也。故病起必胯间结核而痛，憎寒发热，渐以下行至足。

《串雅》脚气一症，即俗称大脚风，沙木骽是也。水乡农人多患之。一肿不消与寻常脚气发过则消者迥别，此因系络瘀凝气阻，热邪夹杂留恋，故病初起胯间结核而痛，憎寒壮热，渐而下行，至足即肿胀木硬，终身不便，诚可悯也。

【现代研究】

1. 内治法　王斌等认为急性淋巴水肿多为湿热下注证，慢性淋巴水肿多为痰凝血瘀互结证。分别应用四妙勇安汤加减和桃红四物汤加减，治疗36例患者，临床治愈12例，显效10例，进步8例，无效6例，有效率达83%。刘智华报道治疗300例下肢象皮肿经验，湿热型应用防己饮子(防己、木通、苍术、川芎、黄柏、薏苡仁、木瓜、翻白草)，寒湿型应用鸡鸣散(吴茱萸、木瓜、苏叶、桔梗、生姜、翻白草、陈皮、鹿角霜)水煎服，结果临床治愈271例，好转23例，无效3例。张自强报道每日服鸦胆子40粒(去壳)，连服7天。同时服用通络去湿汤(防己、威灵仙、黄芪、桂枝、白芍、丹参、牡丹皮、桃仁、茯苓、白术、甘草)，治疗丝虫病性象皮肿32例，结果治愈24例，有效6例，无效2例。程义金认为丝虫病所致象皮肿，初期应用当归四逆汤加桃仁、红花、威灵仙、穿山甲、防风等；中期应用独活寄生汤加桃仁、红花、威灵仙、穿山甲；后期应用补中益气汤加减。王培义等研制应用消肿乳糜清(桑叶提取物)注射液、口服液、生药片剂、浸膏胶囊剂，分别治疗丝虫病肢体象皮肿患者 49 例、116 例、122 例和 54 例，14 个月后的基本治愈和显效率依次为 55.00%、56.62%、65.71%和 73.91%，有效率达 100%，优于海群生对照组($P<0.01$)。魏品康治疗肿瘤术后及放疗后肢体淋巴水肿的经验为，疾病初起治用五皮饮加减(茯苓、猪苓、车前子、五加皮、夏枯草、七叶一枝花、炮穿山甲)；若局部皮色紫黯、疼痛剧烈，夜寐尤甚，方用桃红四物汤伍以全蝎、蜈蚣、地龙、壁虎、路路通等；若皮肤红肿疼痛，溃破，或见恶寒发热，方用五味消毒饮加牡丹皮、赤芍、知母、生地黄等；久病感染反复不愈，皮肤粗糙萎黄，患者形体消瘦，神疲乏力，应用八珍汤加生黄芪、皂角、炮山甲等。奚九一善用清脉祛湿法，代表方：陈兰花颗粒、复方茯苓皮消肿颗粒。常用茵陈、山栀、黄芩、黄连、泽兰、苍术、白术、茯苓皮、马鞭草、益母草、马齿苋、白头翁、浮萍、土茯苓、六一散等药，外用一边黄洗剂(一枝黄花、半边莲、黄精)。如热重加紫草，湿毒重加苦参、蛇床子，痒甚加徐长卿，湿疹样脂水渗出多加地骨皮、明矾等制成煎剂，采用浸洗、湿敷患处。周玉朱擅用葶苈子治疗大脚风虚实夹杂证，认为葶苈子能通调三焦，是标本同治、攻中寓补的利水消肿药物，大剂量应用极少有不良反应和毒性，常用量 30～70g，配商陆、泽兰、三棱、莪术、桂枝。尚德俊善用活血利湿法治疗淋巴水肿血瘀湿重者，方用活血通脉Ⅱ号，常用药：茯苓、猪苓、泽兰、薏苡仁、泽泻、益母草、当归、赤芍、丹参、牛膝、王不留行、防己、茵陈、车前子等；伴发急性淋巴管炎、丹毒等急性炎症者则应用清热活血法；淋巴水肿后期出现皮肤硬韧、增厚等血瘀重证者，应用活血破瘀法，常用方：四虫片、舒脉汤等，常用药：三棱、莪术、水蛭、土鳖虫、虻虫、全蝎、蜈蚣、夏枯草、海藻、橘核等。唐汉钧认为，“脾为后天之本”，患者脾失健运，湿浊内生，络脉受阻，故见肢体肿胀。当先通络利湿消肿治其标，予萆薢、泽泻、薏苡仁、防己等，并佐以益气健脾之品；病久必瘀，故肿势渐消之时，伍以通经活络之品，如桃仁、红花、当归、伸筋草、丝瓜络、忍冬藤、地龙等，并加重益气健脾之品，则脾气健运，湿浊自消。

2. 针灸治疗　楼百层针刺治疗大脚风的经验为：足三里配绝骨、三阴交，用粗针刺，捻转泻法，出针后不按闭针孔，使其流出稠水，隔日针 1 次，10 次为 1 疗程。黎汉忠等报道电针配合复方丹参注射液治疗乳腺癌术后上肢淋巴水肿 22 例，患肢取穴：合谷、肩髃、外关、曲池，每日 1 次，低频脉冲电流选断续波，每次 30 分钟，配合复方丹参注射液 12ml 静脉滴注。结果有效 19 例，无效 3 例，总有效率 86.4%，优于利尿剂对照组($P<0.01$)。

3. 物理治疗　张娜等报道治疗肢体淋巴水肿患者 41 例，应用 12 腔数字渐增压力治疗仪治疗配合活血散结汤(桃仁、红花、泽兰、益母草、夏枯草、生龙骨、生牡蛎、苍术、薏苡仁、桑枝、牛膝、茯苓)内服、复方丹参注射液静脉滴注，结果治疗 30 天后，肢围较单纯药物对照组显著缩小($P<0.05$，$P<0.01$)，提示中药联合数字渐增压力治疗仪治疗下肢淋巴水肿疗效显著。

【述评】

肢体淋巴水肿属于慢性进展性毁容致残性疾病，严重影响患者的生活质量。由于早期就诊率低和误诊率高，给人造成发病率低的错觉，实际在国内外的发病率均较高，据国际淋巴学会估计，全世界约有 1.4 亿人患有各种类型的淋巴水肿，其中 4 500 万人是肢体淋巴水肿。而且一旦明确临床诊断时，疾病已进展至晚期象皮肿阶段，成为难治性疾病。

肢体淋巴水肿以继发性淋巴水肿为主，应加强对淋巴水肿的预防和早期诊断意识，应注意充分利用无创、微创的诊断技术，争取早期诊断和治疗肢体淋巴水肿。

肢体淋巴水肿的治疗，目前主张中西医结合，在结合西医药物、理疗、手术等治疗方法的基础上，充分发挥中医疗法众多的优势，开展内服、静脉点滴、烘绑、缠敷、外洗、贴敷、推拿、针灸等疗法，将中医辨证论治思想贯穿于各种疗法中，进一步提高临床疗效。目前的临床研究和实验研究水平尚待提高。

【参考文献】

1. 施越冬，亓发芝. 淋巴水肿的外科治疗进展. 中国临床医学，2004，11(3)：288

2. 周黎丽，张晓杰. 肢体淋巴水肿的超声诊断. 中国超声医学杂志，2003，19(3)：218-219

3. 王晨光. 淋巴水肿的影像学诊断. 中国中西医结合影像学杂志，2007，5(3)：239-240

4. 王斌，王隆川. 中医治疗淋巴水肿36例临床疗效观察. 黑龙江中医药，2001，(6)：11-12

5. 刘智华. 下肢象皮肿临床分型治疗探析. 安徽中医临床杂志，1994，6(3)：4

6. 张自强，董精益. 鸦胆子为主治疗丝虫病96例. 江西中医药，1992，23(1)：28

7. 程义金. 丝虫病的中医治疗. 江西中医药，1992，23(1)：26

8. 王培义，张桂荣，石广佐，等. 消肿乳糜清系列制剂治疗肢体象皮肿的研究. 中国寄生虫病防治杂志，1998，11(2)：153-154

9. 张申，许玲，施俊. 魏品康教授治疗肿瘤术后及放疗后肢体淋巴肿的经验. 成都中医药大学学报，2003，25(1)：28-29

10. 王义成，曹烨民. 奚九一用清法治疗脉管病的经验. 中国中西医结合外科杂志，2007，13(2)：172-174

11. 侯勇. 周玉朱教授外科临证用药经验撷取. 安徽中医学院学报，2000，19(1)：30-32

12. 秦红松. 尚德俊教授应用活血十法治疗周围血管疾病的经验. 中国中西医结合外科杂志，2000，6(1)：56-57

13. 秦海洸. 唐汉钧治疗疑难重症经验撷菁. 中国医药学报，2003，18(10)：613-614

14. 胡焕华. 楼百层老师"五总穴"的临床应用经验. 深圳中西医结合杂志，1997，7(3)：21-22

15. 黎汉忠，黄智芬，张作军，等. 电针配合复方丹参注射液治疗乳腺癌术后上肢淋巴水肿的临床观察. 河北中医，2002，24(4)：255-257

16. 张娜，张玥，程志新，等. 中药联合数字渐增压力治疗仪治疗下肢淋巴水肿效果观察. 护理学杂志，2004，23(3)：30-31

（刘 明）

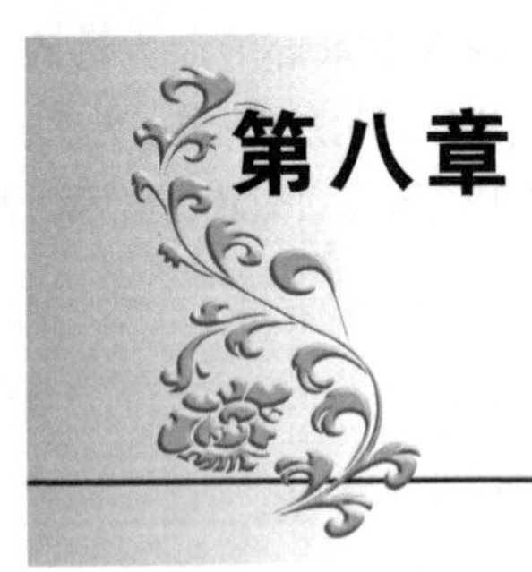

第八章

疝

第一节　概　　论

中医学早在《内经》便有关于疝的记载，如《素问·骨空论》之七疝为冲疝、狐疝、癞疝、癞厥疝、瘕疝、㿗疝、癃疝。此后历代医家有所发挥，包括各种疝证，名目繁多，众说不一。如《诸病源候论》所论之七疝为厥疝、癥疝、寒疝、气疝、盘疝、胕疝、狼疝；《儒门事亲》为寒疝、水疝、筋疝、血疝、气疝、狐疝、癞疝，主要以症状命名。根据众位医家所描述的临床表现，"疝"大体可归纳为下述三类病证，一是泛指体腔内容物经腹壁薄弱或缺损处向外突出的病证。多伴有气痛的症状，故有狐疝、疝气、小肠气、小肠气痛等症名。二是指生殖器、睾丸、阴囊等部位肿大疼痛，或流出败精浊物的病证，或可兼有腹部症状，包括水疝、癞疝、㿗疝、气疝、血疝、筋疝等。三是指腹部的剧烈疼痛，兼有二便不通的病证，如《素问·长刺节论》说："病在少腹，腹痛不得大小便，病名曰疝。"《素问·骨空论》指出督脉为病，"……从少腹上冲心而痛，不得前后（指大小便秘结），为冲疝。"本章仅讨论狐疝、水疝、血疝和癞疝。

第二节　狐　　疝

狐疝之证，主要从症状命名，相当于现代医学所称之腹外疝，指腹部脏器经腹壁薄弱或缺损向体表突出时所引起的病证。其中以腹股沟疝最为多见，占90%以上，其次是股疝，占5%左右，此外尚有切口疝、脐疝等，后者较多见于婴儿。《儒门事亲》对狐疝的描述颇类似腹股沟疝，其说："狐疝状如瓦，卧则入少腹，行走则出小腹入囊中。狐昼则出穴而溺，夜则入穴而不溺。此疝出入上下往来正与狐相似，故名。"

【病因病机】

对狐疝的病机，中医学认为多与肝经有关。因为狐疝的发生部位如少腹、阴囊等多属肝经所主，而狐疝所见胀痛肿块等亦属气机不畅，肝失疏泄的证候，所以有"诸疝皆属于肝"之说。《医学入门》指出："气疝，上连肾俞，下及阴囊，得于哭、忿怒、气郁而胀，或劳役，坐马致核肿胀。"《医宗必读》指出："故名狐疝也，盖环阴气，上抵少腹者，及肝经之部分，是受疝之处也。一切疝证，非肝木受邪，即肝木自病，此言狐疝，乃肝经自病也。"同时，其他原因如房劳、忿怒、劳倦、客邪等亦可致阴寒内盛，水湿内停、气虚下陷而导致本病的发生，但都与肝经有关。

1. 肝气郁滞　忧思忿怒，情志不舒，气机不畅，肝经郁结，而肝经循少腹，络阴器，去气机失于疏泄，筋脉不利而成，亦可因愤怒嚎哭、气胀流窜，或留于少腹或注入阴部而成疝气。

气窜于少腹或结于阴部而发病。

2. 寒湿内停　久坐寒湿之地，或雨淋受寒，感受寒湿之邪，寒湿凝滞经络而聚入阴部所致；或内有水湿，外受寒邪，寒湿相搏，筋脉挛急而发病。

3. 中气下陷　强力举重，房劳过度，伤于正气，致使气虚下陷患于少腹；或小儿先天禀赋不足；或老年人肝肾亏虚，筋脉松弛，失于固摄；或因脾胃虚弱，中气下陷，升提失职而发病。

西医学认为，腹外疝的发病原因与该处腹壁强度减弱和腹内压力过高两类因素有关。腹壁强度减弱又分先天性和后天获得性两类，先天禀赋不足的如腹膜鞘状突未闭、脐环闭锁不全、腹壁白线缺损，或宽大的腹股沟三角等。后天性的原因如腹壁有手术切口，外伤、炎症、感染、年老腹壁肌肉退化松弛、肥胖者腹壁过多的脂肪浸润、瘦弱无力或内脏下垂者。引起腹腔内压力增高的因素很多，如慢性咳嗽、慢性便秘、排尿困难、妊娠、婴儿经常嚎哭、腹水、举重等。

腹外疝的结构由疝环、疝囊、疝内容物和疝外被盖四部分组成。

(1)疝环：也称疝门，是腹壁薄弱或缺损的部位，疝囊经此而突出腹腔之外。各类疝多依疝环而命名，如腹股沟疝、股疝、脐疝等。

(2)疝囊：是腹膜壁层经疝环突出的囊袋样结构，可分为疝囊颈、疝囊体、疝囊底三部分。疝囊颈指疝囊与腹腔相连接的狭窄部，位置相当于疝门，由于疝内容物经常经此进出，局部受摩擦易产生瘢痕而增厚。疝囊体是疝囊的扩大部分，形成的囊腔是疝内容物留居之处。疝囊底指疝囊的最低部分。

(3)疝内容物：指从腹腔经疝环突出而进入疝囊的脏器和组织。疝内容物与疝的部位有关，并且以活动度大的腹内脏器为多，最常见的是小肠，约占80%，其次是大网膜，其他有盲肠、乙状结肠、膀胱、输卵管等。

(4)疝外被盖：指疝囊以外的腹壁各层组织，通常由筋膜、肌肉、皮下组织和皮肤组成，可因疝的部位不同而有所增减。上述各层组织常因疝内容物出入，留居而被扩大或受压，以致收缩，变薄。致使各层间可能难以分辨。

根据疝内容物的病理变化和临床表现，腹外疝可分为下列类型：

(1)易复性疝：凡疝内容物很容易回入腹腔的，称为易复性疝。患者在站立、行走及任何使腹压升高的情况下，体表有一半圆形或椭圆形肿块出现，用手向腹腔方向推送或患者平卧时肿块可回纳腹腔而消失，此时用手指伸入疝出现处可扪到疝环，当患者咳嗽时该处有冲击感。

(2)难复性疝：凡疝内容物难于完全回纳腹腔的，称难复性疝，常因疝内容物(多数是大网膜，也有小肠)反复疝出，与疝囊内壁摩擦，发生粘连所致。疝内容物不能以向腹腔方向推送或平卧还纳腹腔。故突出于体表的肿块不能完全消失，一般不可能扪及疝环，且时感重坠、隐痛和便秘。

如果腹膜后位的脏器在疝形成过程中，随后腹膜壁层而被下牵，也滑经疝门，构成疝囊的一部分，称为滑动性疝。常见脏器右侧为盲肠，左侧为乙状结肠与降结肠，前位是膀胱。由于滑动过程容易发生粘连，滑动性疝通常也属难复性疝。与因粘连而造成的难复性疝相比较，滑动性疝与疝囊相连的组织内含有供应下滑脏器的主要血管，一旦损伤会影响其供血而发生坏死。而难复性疝的粘连一般是可以分离的。

(3)嵌顿性疝和绞窄性疝：疝内容物突然不能回纳，发生疼痛等症状者，称为嵌顿性疝。

是疝的严重并发症，常发生于疝环较狭窄的部位（如股环和脐环等），疝囊颈周围不易扩张，如嵌顿内容物为肠或肠系膜可发生肠坏死。嵌顿疝如不能及时解除，其肠系膜受压逐渐加重、血流逐渐减少，终至完全中断，成为绞窄性疝。分开的两个连续性阶段，绞窄是嵌顿的进一步发展。对急腹症，尤其是肠梗阻的患者，关键是要想到有嵌顿疝的可能，必须详尽地仔细检查所有疝门处。首先是腹股沟区，特别对肥胖妇女，必须考虑股疝嵌顿的可能。如发现有坠硬肿块，压痛，局部皮温升高，X线直立透视发现肿块附近有多个液平，均有助于诊断。对已经发生疝嵌顿4～6小时以上局部和全身症状又比较严重者，要想到有绞窄性疝的可能。

腹股沟斜疝

【腹股沟管的解剖概述】

腹股沟管是斜贯腹前壁下部肌肉、腱膜和筋膜间的一条潜在性管道，在胚胎发育期，当睾丸下降时，系睾丸和精索经过腹壁的斜行通道，长4～5cm，有内、外两口及前、后、上、下四壁。内口又称内环，为腹横筋膜的卵圆形裂隙，经于腹股沟韧带中点的上方约1.5cm处，腹壁下动脉的外侧。外口又称外环或皮下环，是腹外斜肌腱膜的三角形裂隙，经于耻骨结节的外上方，通常可容纳一小指尖，前壁为皮肤、皮下组织和腹外斜肌腱膜，在腱膜深面，其外侧1/3尚有腹内斜肌覆盖，后壁为腹横筋膜，其内侧1/3尚有由腹内斜肌和腹横肌构成的联合肌腱。上壁为腹内斜肌和腹横肌的弓形下缘。下壁为腹股沟韧带和陷窝韧带。腹股沟管的内容物，男子为精索，女子为子宫圆韧带。精索主要由输精管和供应睾丸血液的精索动、静脉所组成，其表面有精索被膜包绕（图2-8-1）。

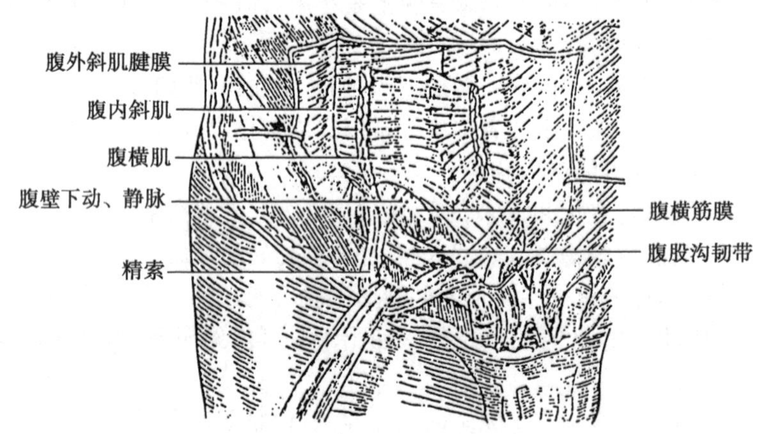

图 2-8-1　正常腹股沟管解剖图

凡疝囊从腹壁深动脉外侧的内环突出，经过腹股沟管。由深而浅斜行向内下，再穿出皮下环而入阴囊者，称腹股沟斜疝。

【病因病机】

腹股沟斜疝的发生是由腹壁薄弱和腹内压增高两个因素所造成的。在正常情况下，由于腹壁肌肉的收缩功能，即使腹内压增高时，腹壁仍有足够的抵抗力起保护作用。不会发生疝，只有在腹壁薄弱或缺损，抵抗力不足时，腹内压一旦增高，才引起疝的形成。

1. 腹壁薄弱或缺损

(1)先天性因素:在胚胎发育过程中,经于后腹壁的睾丸逐渐向下移降,在接近腹股沟内环处,将腹膜向前推移,形成鞘状突,睾丸紧贴在腹膜鞘状突的后面,大约在胚胎9个月时,一周移降至阴囊。在正常发育下,鞘状突在出生后不久,开始萎缩,除在睾丸附近形成固有鞘膜外,其余部分完全闭合成条索状组织。如果腹膜鞘状突不能闭合而继续开放,即形成先天性缺损,是先天性斜疝发生的主要原因。

(2)后天性因素:在正常情况下,腹内斜肌和腹横肌收缩时都向腹股沟韧带靠拢,有关闭腹股沟管和内环的作用,以防止疝的发生。如果这些肌肉发育不良,收缩力较差,腹内压一旦骤增,这种腹壁保护作用不能立刻发挥,内环松弛,内脏易由内环突出,形成腹股沟斜疝。

2. 腹内压增加的因素 如慢性咳嗽、便秘、排尿困难、腹水、妊娠、举重、婴儿经常啼哭等。

【辨病】

1. 临床表现 腹股沟斜疝多见于婴儿和中年男子,发病率占腹外疝的85%以上。

(1)可复性疝:早期除腹股沟或阴囊发现有可复性肿块以外,并无其他症状,或仅有些胀痛。肿块常在站立、行走、咳嗽或劳动时出现,呈梨形。用手按肿块并嘱患者咳嗽,可有膨胀性冲击感;平卧休息或用手抚推,肿块可向腹腔回纳而消失。回纳后,以手指通过阴囊皮肤伸入外环,可感到外环扩大,腹壁软弱,此时如令患者咳嗽,指尖可有冲击感。

(2)难复性疝:当疝内容物为大网膜并与疝囊有粘连时,肿块不易回纳,成为难复性疝。局部沉重下坠感加剧,有时可感疼痛。滑动性疝往往表现为不能完全回纳的难复性疝。临床上除了肿块不能完全回纳外,尚有腹胀不适、纳呆、便秘等消化功能低下的症状。

(3)嵌顿性疝和绞窄性疝:嵌顿性疝可发生在强力劳动或剧烈咳嗽、排便等腹内压增高时,但亦可无明显诱因,临床表现为疝块突然增大,伴有剧烈疼痛,平卧或用手推送肿块不能使之回纳。肿块紧张发硬,且有触痛。嵌顿物如为大网膜,局部疼痛比较轻微;如为肠管,不但局部疼痛明显,还伴有阵发性局部绞痛、恶心、呕吐、便秘、腹胀等急性肠梗阻症状。疝一旦嵌顿,自行回纳的机会较少,多数患者的症状逐渐加重,如不及时处理,可进一步发展为绞窄性疝。

绞窄性疝的临床症状多较严重,坏死的肠管可以继发感染,出现腹膜炎和脓毒败血症,如不及时处理,可危及患者的生命。

2. 诊断和鉴别诊断 可复性腹股沟斜疝,因疝内容物能回纳腹腔,同时肿块有咳嗽冲击感,诊断并不困难。但需与腹股沟直疝、股疝、睾丸鞘膜积液等鉴别。

(1)腹股沟直疝:见直疝的鉴别诊断。

(2)股疝:见股疝的鉴别诊断。

(3)睾丸鞘膜积液:肿块完全局限在阴囊内,上缘清晰可及,呈椭圆形,肿块上端不进入腹股沟管,有囊性感,透光试验阳性。睾丸因位于积液中央,故不易扪及。

(4)精索鞘膜积液:肿块位于腹股沟区睾丸上方,无回纳史,肿块较小,边缘清楚,有囊性感,牵拉睾丸时肿块可随之而上下移动。但无咳嗽冲击感,透光试验阳性。

(5)交通性睾丸鞘膜积液:肿块于每日起床或站立活动后缓慢出现逐渐增大,平卧和睡觉后逐渐缩小,挤压肿块体积也可缩小,透光试验阳性。

(6)睾丸下降不全:隐睾多位于腹股沟管内,形成局部肿块,但肿块较小,边缘清晰、柔软,压之有睾丸特有的放射性肿胀痛,患侧阴囊内无睾丸可及。

(7)髂腰部寒性脓肿：也可出现于腹股沟部，但肿块往往较大，位置多偏外侧，边缘不清楚，质软有波动感。本病是因腰椎和骶髋关节结核所致，详细检查可以鉴别。

此外，尚须与位于腹股沟管的隐睾症以及睾丸肿瘤等疾病鉴别。

腹股沟斜疝一旦发生嵌顿或绞窄后，应注意与睾丸鞘膜积液并发感染等进行鉴别。

【辨证】

1. 肝气郁滞证　症见站立或咳嗽后小腹或阴囊肿胀，结滞不舒，或有隐痛，胁肋胀满，多因忿怒忧郁而发，舌淡红，苔薄，脉弦。

2. 寒湿内盛证　症见肿物突出少腹或阴囊，牵引作痛，阴囊肿硬而冷，得暖则舒，舌淡，苔白滑，脉弦紧。

3. 气虚下陷证　症见站立、劳动或咳嗽时肿物易于突出小腹或阴囊，伴有神疲乏力，食少纳呆，动则气喘。舌淡，苔薄白，脉细弱。

【治疗】

除部分婴儿患者外，腹股沟斜疝不能自愈，如不治疗，则有可能发生嵌顿，甚至绞窄而威胁生命安全，同时斜疝继续长大而增加腹壁的破坏，造成修补术的困难而影响手术效果，故绝大部分斜疝都应及时手术治疗。老年患者伴有严重全身性疾病，或伴有能增加腹内压力因素的其他疾病，如慢性咳嗽、排尿困难、慢性便秘等，除发生嵌顿外，宜用手术治疗，或者积极治疗这些疾病，使其临床症状得到控制，再考虑手术治疗。

婴儿在长大过程中，腹肌逐渐强壮，斜疝有自愈可能。一般主张在1周岁内的婴儿，暂不手术，可用棉线束带或绷带压住腹股沟管内环，以防疝的突出(图2-8-2)。

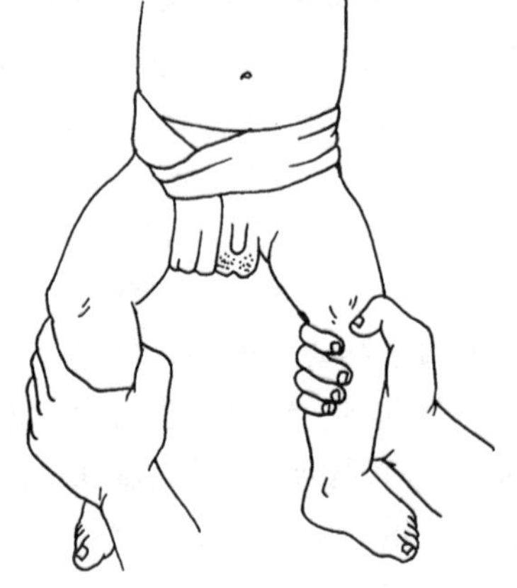

图2-8-2　婴儿右侧腹股沟斜疝棉线束带压迫法

1. 非手术疗法

(1)辨证论治

1)肝气郁滞证：治宜疏肝理气通络。方选天台乌药散加减。胀痛明显者，加荔枝核、赤芍；胸闷欲呕者，加法半夏、瓜蒌皮；胁肋不适者，加郁金、柴胡。

2)寒湿内盛证：治宜温经散寒。益气散结。方选吴茱萸汤加木香、小茴香、肉桂、川楝子。舌苔白腻、便溏者，加苍术、白术、茯苓。

3)气虚下陷证：治宜补中益气升阳。方选补中益气汤加减。

(2)疝气带的使用：适用于年老体弱或因身患其他重病不能施行手术者。疝带使用时，必须先将疝内容物完全回纳，然后用疝气带的软压垫压迫于内环处，阻止疝突出。疝带白天佩戴，夜晚睡眠时除去。由于难复性疝的内容物不能完全回纳，所以疝带不能用于难复性疝。使用疝带也有一定缺点，主要是长期使用可使疝囊颈因反复摩擦变得肥厚坚韧，这样可使嵌顿疝的发病率增高，并可促使疝内容物和疝囊发生粘连，形成难复性疝。

(3)手法复位：适用于早期(3～5小时以内)的嵌顿性疝，局部压痛不明显，估计尚未形成绞窄，没有腹膜刺激症状。可以试行复位。手法复位也适用于病史长的巨大疝，估计腹壁缺损较大而疝环松弛者。复位方法：让患者卧于头低足高位。注射哌替啶或巴比妥类药，或针刺大敦、三阴交、气海、太冲等穴以镇静止痛，并使腹壁肌肉松弛，然后用右手托起阴囊，持续缓慢地将疝块推向腹腔。同时轻轻按摩外环和内环，以协助疝内容物回纳。手法复位，切忌粗暴，以免挤破肠管。回纳后，应严密观察腹部情况24小时，注意有无腹痛、腹肌紧张以及大便带血现象，警惕挤破肠管或把已坏死肠管送回腹腔的可能以及注意肠梗阻是否解除。如有上述情况，应尽早手术探查。有嵌顿疝病史者，应建议患者进行手术治疗，以防复发。

2. 手术疗法

(1)疝囊高位结扎术：适用于儿童病例，成年人的小型疝或腹壁尚无缺损的病例。

(2)疝修补术：是常用的手术方式，适用于腹股沟管后壁缺损尚不严重者，临床常用术有：精索后腹股沟管后壁修补术（即Bassini法），精索前腹股沟管前壁修补术（即Ferguson法）和精索移置于腹外斜肌腱膜前的修补术（即Helsted法）。

(3)疝成形术：适用于巨大的腹股沟斜疝和直疝，腹股沟管后壁严重缺损，周围组织薄弱而难以修补的患者。

腹股沟直疝

腹股沟直疝是指从腹壁下动脉的内侧，经直疝（Hesselbach）三角区突出的腹股沟疝。疝囊不经过内环，也不进入阴囊。发病率约为腹外疝的10%～15%，多见于40岁以上的男性，约半数患者为双侧发病。

【病因病机】

腹股沟直疝为后天性疝，大部分发生于有慢性咳嗽、排尿困难等的男性老年人。因为腹股沟区内侧原是一特别薄弱区，如果腹内压增加，长期冲击，这一区域的腹横筋膜因缺乏肌肉和腱膜的保护而容易发生损伤，甚至破裂，内脏乘机由Hesselbach三角区，将腹膜和受损的腹横筋膜向前推进而凸出形成直疝，一般直疝的疝囊呈半球形，疝囊颈宽大，不易嵌顿。

【辨病】

1. 临床表现　在腹股沟部的内侧和耻骨结节的外上方，有一半球形肿块，站立时肿块立即出现，平卧后自行消失，不需手法复位。回复后，用手指插入腹股沟管外环，常可扪到后壁有较大的缺损。让患者咳嗽，有膨胀冲击感。直疝极少发生嵌顿，多无疼痛或其他不适，也不进入阴囊内。

2. 诊断和鉴别诊断　根据临床表现，诊断一般不难，但需与腹股沟斜疝相鉴别(表2-8-1)。

表2-8-1　腹股沟斜疝与直疝的鉴别

	斜　疝	直　疝
好发年龄	儿童及青壮年多见	老年多见
突出经路	经腹股沟管突出可进入阴囊	由直疝三角区突出不进入阴囊
疝块外形	椭圆或梨形，上部呈蒂柄	半球形，基底较宽
疝内容回纳后压经内环	疝块不再突出	疝块仍可突出
精索与疝囊关系	精索在疝囊后方	精索在疝囊前外方
疝囊颈与腹壁下动脉关系	疝囊颈在腹壁下动脉外侧	疝囊颈在腹壁下动脉内侧
嵌顿机会	较多	极少

【治疗】

一般腹股沟直疝宜施行手术疗法。但因直疝常为继发性疝，术前须考虑其发病原因(如慢性咳嗽、排尿困难、便秘等)加以处理。如不能控制或伴有严重心脏病者，则可采用中药和使用疝带等非手术治疗。中医辨证参照腹股沟斜疝。

直疝的手术方法基本和斜疝相仿，主要是修补腹壁缺损和增强腹壁抵抗力。如发现缺损过大，又无足够和坚实的腹内斜肌，腹横腱膜弓（或联合肌腱）可供缝合，则应利用自身阔筋膜、腹直肌前鞘等材料，来进行成形手术。

股　　疝

凡是疝囊在腹股沟韧带下，通过股环经股管而突出于股部卵圆窝处者，称为股疝。股疝多见于40岁以上的经产妇女，右侧较左侧多2倍。

【股管解剖概述和疝的形成】

股管是一个狭长形潜在性间隙，长约1.5cm。股管有上下两口，上口为股环、椭圆形，直径约1.25cm，为股中隔膜覆盖。股管前界为腹股沟韧带，内界为陷窝韧带外缘，后界为耻骨梳韧带，外界为股静脉。股管下口为卵圆窝，在耻骨结节外侧约2cm处是股部阔筋膜上的椭圆形孔，表面为一层称为筛筋膜的薄膜覆盖。大隐静脉也在此穿过筛筋膜而汇入股静脉（图2-8-3）。

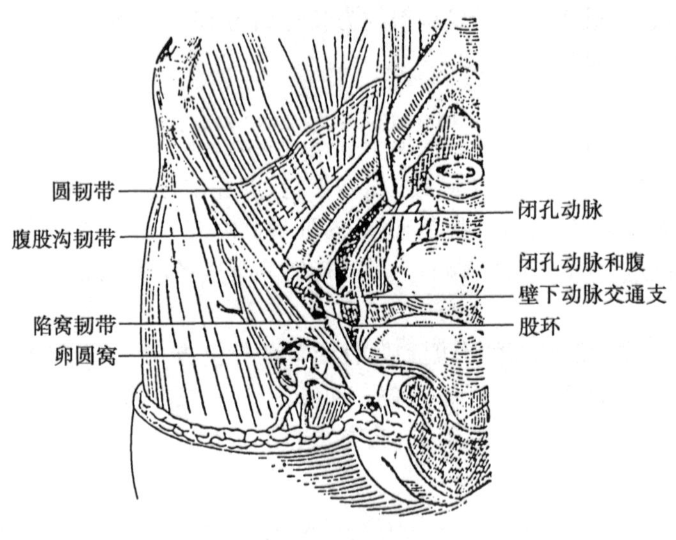

图2-8-3　股管

由于股管几乎是垂直的，一旦发生股疝，疝内容物直向下坠。而一出卵圆窝后，却突向前方，形成一转角。加以股环本身狭窄，周围韧带坚韧，极易发生嵌顿，且迅速发展为绞窄。据统计，股疝的嵌顿率是腹外疝中最高的，达60%，因股环较狭小，其中半数发展为绞窄性疝。

【辨病】

1. 临床表现　一般疝块不大。呈半球形隆起。位于腹股沟韧带下方，卵圆窝处。症状轻微，仅在久站、咳嗽或用力时，局部稍有胀坠感，常不为患者注意，特别是肥胖妇女更易疏忽。由于疝囊颈较狭窄，咳嗽冲击感不太明显。早期易回纳，由于疝囊外有较多脂肪组织，疝块并不完全消失。

股疝突发嵌顿，引起局部剧烈疼痛，出现急性肠梗阻症状。特别是没有股疝病史的患者，可掩盖局部症状，导致漏诊。因此，凡急性腹痛患者，特别是妇女，要注意检查卵圆窝部。

2. 诊断和鉴别诊断　根据上述临床表现和体征，股疝的诊断并不困难，但须与下列疾病鉴别。

(1)腹股沟疝:主要区别是腹股沟斜疝与直疝都位于腹股沟韧带上方,而股疝则位于其下方。

(2)腹股沟淋巴结炎:淋巴结发炎肿大常为椭圆形,多有原发病灶,而股疝为半球形隆起,嵌顿后伴有阵发腹痛等肠梗阻症状。

(3)腹股沟部肿瘤:如脂肪瘤和转移性癌等。脂肪瘤的病史较长,移动度较大,质软无压痛。转移癌则常可找到原发病灶。

【治疗】

股疝因容易发生嵌顿、绞窄,如无禁忌证,均应早期手术治疗;一旦发生嵌顿,应立即进行紧急手术治疗。

股疝的手术方法很多,常用的有高位修补法(腹股沟韧带上方修补法)和低位修补法(腹股沟韧带下方修补法)。

脐　疝

腹膜及部分内脏经脐环突出所引起的疝,称为脐疝。临床上分小儿脐疝和成人脐疝两种。

【病因病机】

小儿脐疝属先天性疝,发病原因有脐部发育不全,脐环未闭;或断脐后脐部的瘢痕组织薄弱,不够坚固。由于婴儿啼哭、咳嗽或便秘等腹压骤增的情况下,内脏可从脐部突出而形成脐疝。

成人脐疝多发生于中年肥胖的经产妇女。常见的诱因是妊娠、大网膜脂肪过多、慢性咳嗽、肝硬化腹水等。疝内容物往往与疝囊壁发生粘连。

【辨病】

小儿脐疝多属易复性疝,嵌顿少见。当啼哭、站立和用劲时,疝部出现肿物,平卧则消失。一般无其他症状,往往在洗澡、换衣服或无意中发现。

成人脐疝的主要症状是站立或咳嗽时脐部可见半球形疝块,有咳嗽冲击感,平卧可回纳。常伴有消化不良、腹部不适和隐痛。疝块回纳后可扪及脐部皮下有圆形缺损通入腹腔。成人脐环一般较小,周围瘢痕组织较坚韧,因此,较易嵌顿和发生绞窄。当发生嵌顿时,可出现急性肠梗阻的症状。

【治疗】

小儿脐疝,尤其是1～2周岁以内的婴儿,由于其生长发育,脐环有自行关闭的可能,所以多采用非手术疗法。常用贴胶布疗法。方法是先将疝内容物回纳,用一小块纱布垫住脐部,使疝环处于内陷状态,用双手将两侧腹直肌推向中线,消除脐部张力,用约5cm宽胶布以一侧腋中线至另一侧腋中线横行贴紧脐部,使脐环变窄,逐渐闭合。胶布条每隔1～2周更换一次,一般可在半年内痊愈。

小儿脐疝经非手术治疗无效,或2岁以上脐疝脐环直径超过1.5cm的,以及成人脐疝,一般宜手术治疗。

切　口　疝

切口疝系指发生于腹部手术切口的疝。多见于腹部纵行切口,特别是下腹部正中切口。

【病因病机】

切口疝的发病因素很多，一是术中和术后处理不当，如手术中缝合层次不当，缝合不密；强行拉拢引起组织撕裂；术后留置引流物过久和切口发生感染。二是术后并发腹胀，肺部感染而咳嗽增多等，使腹内压升高，使缝线撕脱或组织撕裂，引起切口疝的发生。

【辨病】

切口疝多发生于手术后几个月内，主要症状是腹壁切口有肿块突出，在站立、行走或用力时更为明显，平卧时则消失。有时可伴牵拉感、腹胀和消化不良等症状。检查可发现切口皮下腹壁裂开，但皮肤已愈合，切口疝的腹壁裂口通常较大，甚少发生嵌顿。

【治疗】

主要是手术治疗。若患者年老体弱，不能耐受手术，或有顽固咳嗽，不能控制者可用弹性绷带包扎。

【预防】

为了预防切口疝的发生，腹部手术时，应注意以下几点：

1. 严格遵守无菌操作规范，防止切口感染。

2. 缝合腹膜时，必须认真细致，不得遗留缺口。

3. 腹部引流物在达到引流目的后，应尽早拔除，以免影响伤口愈合。

4. 手术后有腹胀、咳嗽等并发症时，应及早处理，以免使伤口崩裂。

5. 对血浆蛋白过低的患者，术前尽可能予以纠正。

此外，对肥胖、有慢性咳嗽的腹部手术患者，或腹部手术切口较大者，术后应常规使用腹带。

第三节　水　　疝

本病是指睾丸鞘膜积液所引起的阴囊肿大，其特点如《外科大成》所说："若水疝，虽肿而光，虽痛有时，不红不热，按之软而即起者为异耳。"本病分先天性和继发性两种，前者多见于婴儿，后者多见于成人。

【病因病机】

本病所发，主要因水湿内停，聚积鞘膜所致，其常见原因有以下几种：

1. 肾虚水停　肾主水液，下通阴器，如先天不足，肾气虚则气化不利，三焦气机不畅，水道不通，水湿内停而为病。

2. 肝经湿热　肝脉循小腹，络阴器，肝气失于疏泄，枢机不畅，气滞水停，发而为病。

3. 瘀血阻络　由于外伤或肿瘤积聚等，致血气瘀滞，经络不通，水液不行，亦可形成本病。

4. 寒湿内袭　寒湿内侵，经络凝滞，水液不行，发为本病。

【辨病】

1. 临床表现　本病主要表现为单侧性阴囊内肿物，呈囊性，逐渐增大，肿块大小不一，小者无不适，肿块较大者，则有阴囊下坠感。过大时甚至影响行动，并使阴茎陷入阴囊皮肤之内，可使性交及排尿发生困难，并于直立时牵引精索引起钝痛及牵拉感。

鞘膜积液的类型不同，肿块的位置和形态亦异。睾丸鞘膜积液多为圆形，表面光滑有波动感。与阴囊皮肤不粘连。不易扪及睾丸及附睾。婴儿型鞘膜积液肿块呈梨形，在腹股沟逐渐变细。精索鞘膜积液呈长圆形或梭形，位于睾丸上方至腹股沟内环区的精索上，牵拉睾丸或精索，肿块可随之活动。先天性交通性鞘膜积液在卧位时按压肿块。可逐渐缩小或完全消失，站立后又可出现，而一般鞘膜积液不因体位不同而有所改变。体检时，阴囊透光试验阳性，穿刺可抽得液体。

2. 诊断和鉴别诊断　根据阴囊部囊性肿块、透光试验阳性等临床特点，一般诊断不难，但须与下述疾病鉴别。

(1)腹股沟疝：嘱患者咳嗽时有冲击感，透光试验阴性，可触及睾丸，有时可听到肠蠕动音，且局部不适往往比鞘膜积液重，两者不难区别。唯交通性鞘膜积液与腹股沟斜疝，两者实为同一性质的病，只是孔道大小及腔内容物不同而已。

(2)睾丸肿瘤：肿块位于睾丸内，质地坚实，无囊性感，透光试验阴性，有较明显的沉重感，通过B超或活组织检查可以确诊。

【辨证】

1. 肾虚水停证　一侧阴囊肿大，站立或走动时不明显，平卧则缩小，或伴见睾丸下降不全或发育不良。

2. 湿热积液证　阴囊肿大、微红，隐隐作痛，牵及小腹，小便短赤。舌红苔黄腻，脉弦数。常继发于子痈等病。

3. 瘀阻积液证　阴囊肿大，局部疼痛，牵及小腹，或有外伤或肿瘤病史，舌有瘀点，脉细涩。

4. 寒湿积液证　阴囊肿胀，坠重不适，阴冷囊湿汗出，或小腹按之作水声，小便短少，舌苔薄腻，脉弦紧。

【治疗】

婴儿时期的鞘膜积液，两岁内部分患者可自愈；成人鞘膜积液，应积极进行治疗。

1. 内治法

辨证论治

1)肾虚水停证：治宜补肾固本，化气利水。方选济生肾气丸加橘核、木通。

2)湿热积液证：治宜清热祛湿利水。方选大分清饮加减。

3)瘀阻积液证：治宜行气活血，祛瘀利水。方选桃红四物汤加荔枝核、车前子、泽泻。

4)寒湿积液证：治宜温肾散寒、化气利水。方选加味五苓散。

2. 外治法

(1)用五倍子、枯矾各10g，每日1剂。加水300ml，煎半小时，待温，将阴囊放入药液内浸泡，亦可用纱布蘸药液湿敷患处。每日2～3次，每次：0～30分钟。

(2)用小茴香、橘核各100g，研成粗末，炒热，装布袋内热熨，每次20～30分钟，每日2～3次，下次使用时仍需炒热，可连续3～5天再换药。本法适用于继发性水疝寒湿型或肾虚型。

3. 注射疗法　用注射器抽去积液，再注入3～5ml硬化剂(如四环素500mg或5%鱼肝油酸钠)使鞘膜壁层与脏层粘连。2周后可重复治疗1次。但交通性鞘膜积液者禁用。

4. 手术疗法　适用于各种类型。睾丸鞘膜积液行鞘膜翻转术。若为交通性鞘膜积液，须同时行疝囊多位结扎术；若为精索鞘膜积液，则用切除术。

第四节　血　疝

血疝是由于直接暴力或手术时止血不彻底。血溢脉外，积于阴囊所致。临床以局部受伤后肿胀明显，疼痛重坠。阴囊皮肤瘀斑为特点。本病相当于现代医学的阴囊血肿。

【病因病机】

阴囊遭受外来伤害后，脉络损伤，血不循经，血溢脉外而发生出血，血液瘀积于阴囊内，形成血疝。

【辨病】

阴囊外伤或手术后，阴囊肿胀明显，皮肤呈紫黯色或有瘀斑，压痛明显，阴囊透光试验阴性，穿刺可抽出黯褐色血液。日久血肿机化形成坚硬肿块，阴囊壁增厚。外表呈紫黑色，疼痛逐渐减轻，舌质红或有瘀斑，脉弦或涩。

【治疗】

1. 内治法　内服中药治宜凉血止血、清热消肿。方用十灰散加蒲公英、生蒲黄、血余炭；若出血已止者，去大蓟、小蓟、血余炭，加当归、桃仁、红花、赤芍、延胡索。

2. 外治法

(1)一般处理：早期卧床休息，并用阴囊托压迫抬高阴囊，局部冷敷。

(2)外敷药物：双柏膏外敷阴囊，每日 1 次。亦可用落得打 9g，红花 9g，生半夏 9g，骨碎补 9g，甘草 6g，葱须 15g，水 2 碗煮沸，加醋半碗，再煎沸，熏洗患处。每日 2～4 次。

3. 手术疗法　严重出血，经保守治疗无效者，应切开阴囊止血及引流。睾丸损伤严重者，可考虑切除睾丸。

【预防与护理】

加强个人防护，避免意外损伤，阴囊手术时，动作应轻柔，止血应彻底。

第五节　癞　疝

由于阴囊部淋巴液回流障碍以致慢性水肿和纤维变性所引起的阴囊部疾病，称为癞疝。临床特点为阴囊皮肤逐渐增厚变硬，不痛不痒。本病相当于西医学的阴囊象皮肿，多由丝虫病引起。

【病因病机】

本病是由于湿浊之邪凝聚下注而成。脾失运化，或肾气化不利，以致湿浊凝聚；湿性重浊，易于下趋，阻滞肝经，导致阴囊肿大。若湿郁化热，易于伴发丹毒；反复发作，气滞血瘀，结着于内，遂致阴囊肿大如升如斗，皮肤变厚变硬；若瘀结更甚，则伴结节出现。久病及肾，封藏失职，浊精外溢，则可伴见“尿浊”。

【辨病】

初起多为阴囊阴茎水肿，继则以阴囊逐渐增大为主，开始皮肤发亮，而后变粗变硬，阴茎常被阴囊皮肤遮盖，妨碍性生活。严重者阴囊肿大如斗，影响行动，皮肤极度肥厚变硬如同象皮，表面有高低不平的结节，不痛不痒不脓，但可有灼热不适感。如阴茎有象皮肿时，包皮的淋巴肿将阴茎头全部遮盖。由于阴茎皮肤伸缩性较差，易于破裂。或见米泔样尿称为“乳糜尿”，或伴见面白神倦，腰酸，舌质淡，脉沉细。

【治疗】

1. 内治法

(1)辨证论治:治宜行气和营,除湿消肿。方选程氏萆薢分清饮加金铃子、当归、虎杖、川牛膝、泽泻。若阴囊肿硬甚者,加三棱、莪术;腰酸神疲者,加川断、杜仲、黄芪、防己;若继发感染,湿热内盛者,去白术,加苍术、紫花地丁。

(2)西医西药:若周围血中查见幼丝虫者,可用乙胺嗪或与卡巴胂合并治疗。

2. 外治法

(1)用鲜马柏叶、鲜樟树叶、松针各60g,生姜30g,切碎煎汤,每晚熏洗1次。

(2)用阴囊托托高阴囊。

3. 手术治疗 严重的阴囊象皮肿,可行广泛切除增厚的皮肤,利用周围正常的皮肤或游离皮片作修复。

【古籍选粹】

《金匮要略·疝》 阴狐疝气者,偏有小大,时时上下,蜘蛛散主之。

《济生方·七疝》 疝有七证,厥疝、癞疝、寒疝、气疝、盘疝、附疝、狼疝是也。何以言之?厥疝则心痛足冷,食已则吐。癞疝腹中气乍满,气积如臂。寒疝因寒饮食,卒然胁下腹中痛。气疝腹中乍满乍减而痛。盘疝腹中痛引脐旁。附疝腹痛连脐下有积聚。狼疝小腹与阴相引而痛。诸疝不愈,邪气留滞,乃成积聚,其为痛也,或左或右,肋下有如复杯,或脐上下如臂,或腹大如盘,令人羸瘦少气,洒淅寒热,嗜卧饮食,不为肌肤,或腹满呕吐,或遇寒则痛,其脉厥而紧,浮而牢,皆积聚之脉也。但牢强急者生,虚弱急者不可治。

《丹溪心法·疝》 凡治七疝,多用热药而获效者,即《内经》从治之法耳。须用寒凉药监制之,不可纯用大热之剂,如乌头、附子之类,令人久服多服,必变剧不可治矣。但宜以二陈汤加枳实、橘核、栀子、山楂等药,煎入生姜汁,热辣饮之。

恐有瘀血作痛者,本方加延胡索、桃仁泥。

如有气作痛者,本方加木香、茴香、楝实等药。

《医方考·七疝方论》 寒疝腰痛,牵引睾丸,屈而不伸,尺内脉沉迟者,吴茱萸加附子汤主之。……水疝者,肾囊肿大,阴汗不绝,升阳除湿汤主之。……筋疝者,甘草梢黑豆汤主之。……气疝者,拂郁则睾丸肿大,悲哀则不药而消,虎潜丸主之。……狐疝者,昼则气出,而肾囊肿大,令人不堪。夜则气入,而肿胀皆消,略无疾苦。补中益气加黄柏、知母汤主之,病愈而止。癞疝者,顽疝也。睾丸虽大而无疾苦也。此以父子相传,得于有生之初已然,非若有生之后三因所致之疾也。故不必主治。或有先是癞疝,后来疼痛疾苦者,此兼前件六证也,宜于前方消息之。

《儒门事亲·七疝病形》 癞疝,其状阴囊肿缒,如升如斗,不痛不痒者,是也。得之地气卑湿所生。故江淮之间,湫塘之处,多感此疾。宜以去湿之药下之。

【现代研究】

1. 发病学研究 腹股沟疝可发生于各种年龄,是外科常见病之一。因其具有腹膜壁层构成疝囊而区别于"腹部内脏脱出"。钱礼将疝形成的原因概括为基本原因和辅助因素,这些原因和因素有先天性的,有后天获得的。不过临床上可以看到基本原因和辅助因素不是一成不变,而是能互相转换的,如辅助因素的高腹压可以是某一腹股沟疝发生的主要原因。按照疝的发生机制,一般分为斜疝、直疝和股疝三类,尽管有相似之处,但各有特殊性,不可完全混同。腹膜鞘状突不按期闭锁或永不闭锁,则腹内活动度大的内脏很易被推入鞘状突内，形成先天性斜疝。此疝不一定在生后不久立即出现，可在若干年后发病。鞘状突闭锁不全，部位不同可形成不同类型的斜疝，但是鞘状突未闭锁未必都发生疝。“无腹膜囊即无腹股沟疝”是一种误解。腹股沟管后壁的腹横筋膜一般被认为是防止发生腹股沟疝的主要屏障，然而它本身为一层筋膜，并不坚强，有的发育不良，有的受腹压、营养不良和某种刺激的不利影响，变得十分薄弱，失去作为屏障的作用。内脏从 Hesselbach 三角处不同部位逐渐突出，缓慢增大，形成直疝。腹股沟管前壁由薄弱的腹外斜肌腱膜构成，内侧纤维分裂成三角裂隙为外环，抵抗腹压能力微小，且易扩张、撕裂。腹内斜肌与腹横肌在腹股沟管上形成向上凸的弓状缘，与精索或子宫圆韧带之间有一定距离，可以扩大，是发生斜疝或直疝的潜在通道。腹股沟管内环是精索或圆韧带穿过时在腹横筋膜上形成的一个裂口，无完整的环结构，是下腹壁一个重要弱点，内脏对其压力足够大时极易突破此口进入腹股沟管成为斜疝，占腹股沟疝的 90%以上。股环由腹静脉、耻骨梳韧带、陷窝韧带、腹股沟韧带和髂耻束围成，比较坚强，很少发生股疝。只有这些韧带发育不健全，发生病理性的松弛、变性，不能承担内脏的直接压力时可形成。过去曾认为女性股环原比男性宽易致股疝，现有人否认。腹壁肌肉生理功能丧失促进腹股沟疝的发生，肌肉萎缩，收缩力弱，失去括约、箝闭的作用，等于为腹股沟疝敞开大门。而腹内压对腹股沟疝的发生与发展起着重要的作用。实验证明腹股沟疝的发生有腹壁抵抗力薄弱和腹内压增高两大因素。无论先天性还是后天性疝，这两种因素都是相辅相成，而且后天发生腹股沟疝常常是真正的病因。斜疝与股疝的嵌顿也是腹压过高的作用。此外，有人提出，生物学上的异常，如胶原纤维合成减少等可能是腹股沟疝形成的次要的辅助因素。总之，腹股沟疝的发病机制比较复杂，每一种疝，每一个患者的疝都是两种以上的原因或因素共同作用的结果。

2. 临床研究

(1)注射疗法：王铭等用消痔灵于内环旁注射治疗小儿疝气 648 例，方法是：治疗前先做好皮肤清洁，患儿取平卧位，医生应扪清腹股沟管的情况及精索内动脉之搏动位置，并且扪清双侧睾丸情况，搞清疝内容物并将其完全还纳回腹腔内。注射医生以左手食指指尖顶压相应于内环之体表部，阻止疝内容物滑脱出，用碘酒酒精作局部消毒，进针点选择在指压点内侧上方，持注射器与体表成 45°进针，深达肌层下，相当于内环旁，应避免注入疝囊内和精索内，抽吸无回血即可推药，一次将药推完。拔针后医生左手食指压点处仍不要松动或移去，以免患者哭闹时将疝内容物突出，随即将事先准备好的大棉球放置顶压处(即内环体表部)，用 1.5cm 宽的胶布条做固定棉球。然后用丁字绷带加以包扎固定，松紧以疝内容物不突出为适度。药物用量：5～8 个月 1ml，1～2 岁为 2ml，3～6 岁为 4ml，7～10 岁为 5ml，11～15 岁为 6ml，每周注射 1 次，一般注射 3～5 次就可以治愈。结果注射 1 次治愈 15 例，注射 2 次治愈 59 例，注射 3 次治愈 158 例，注射 4 次治愈 269 例，注射 5 次治愈 115 例，注射 6 次治愈 32 例，总治愈率为 95%。在注射治疗过程中有个别精索肿痛、阴囊隐痛，但皆较轻微，于注射 1 周后自行消退不需特殊治疗。同时，本治疗应由熟悉解剖的外科医生执行，切忌盲目注射。如将药液注射入腹腔、肠管或精索内，可导致粘连坏死等严重并发症。对不能还纳的疝，均不能作注射治疗。在对疝还纳后，医生以食指顶压内环之体表部位时，仍不能阻止疝内容物凸出者，说明疝囊颈宽大，亦不能采用本法。

(2)验方：王健中用中药内服外敷治疗小儿疝气病 102 例，内服处方：党参、川楝子各 9g，陈皮、炙甘草、柴胡、木瓜各 5g，升麻 7g，茯苓 6g，橘核、荔枝核各 12g，水煎服，每煎分 2 次服，大于 2 岁者用量酌增。若兼寒者，加吴茱萸 3g，小茴香 5g；兼热者，加黄柏 5g。外敷药适用于部分内服中药不效者，处方：吴茱萸 6g，木瓜 10g，小茴香 12g，川楝子、橘核各 20g。上药共为细末，放铁勺内加热，分为两包，用布包敷患侧。2 包交替使用；每日敷 1 次，每次 1 小时。结果 102 例中治愈 42 例，占 41.7%；好转 40 例，占 39%。总有效率为 80.7%，有 8 例复发，其中 4 例加外敷法，均仍服原方治愈。陆尚彬用六味地黄汤加味治疗小儿水疝 52 例，基本方：熟地黄 10g，山药 12g，山萸肉 10g，茯苓 10g，泽泻 10g，黄芪 10g，白术 10g，小茴香 10g，陈皮 5g，橘核 10g，炙升麻 3g。每日 1 剂，水煎温服，日服 5～6 次。1 个月为 1 疗程。如阴囊肿胀硬痛者，加桃仁、红花；阴囊坠胀者，可加广木香，炙升麻加倍；脾虚，纳呆，便溏者，可加炙鸡内金、太子参等。结果治愈 31 例，显效 7 例，有效 4 例，总有效率 84%。

3. 腹股沟疝的修补

(1)经典修补术

1)Marcy 修补术：适用于早期的较小斜疝。因为仅仅腹环扩大，故将环外侧腹横肌腱膜缝合到环内侧腹横肌腱膜上，并且紧贴精索，这样适度地关闭内环口。

2)McVay(Copper's 韧带)修补术：同 Marcy 修补一样，McVay 修补术也是解剖修补，适用于大的直疝和斜疝。修补原则：如果腹股沟后壁因疝而破坏，外科修补尽可能接近早期解剖。任何残留正常腹横肌腱膜都应缝合至腱膜正常边缘。

3)Bassini 修补术：Bassini 修补较上述两种方法层次浅，将腹内斜肌和腹横肌腱膜缝合在腹股沟韧带。

4)Shouldice 修补术：连续缝合 4 针将腹横肌腱膜与其外侧结构重叠接拢。就这种意义而言，这种操作融合了 McVay 的深层操作和 Bassini 的浅部操作。

(2)较新的修补术

1)Mesh 修补术：常用合成材料如聚丙烯(Marie)或聚四氟乙烯(PTFE：Gore-Tex)，近来应用越来越广泛。由于其填补空缺的能力，这些材料不仅加强了修补的解剖特点，而且是无张力修补，显著降低了复发率。然而要提高警惕，预防感染。尽管应用补片修补的感染率并不增加，但如果发生感染，可能是严重的。

2)腹腔镜修补术：有三种基本方式修补腹股沟疝：经腹壁腹膜外修补术(TAPP)、全腹膜外修补(TEP)和腹内置补片法(IPOM)。

TAPP，脐下切口，腹腔镜进入腹腔，从内侧间切开腹股沟腹膜。直视下看到直疝、斜疝和股疝横越腹横筋膜的地方。置一张补片于整个区域覆盖股环开口、直疝区和内环。金属夹将补片固定在后腹壁，腹膜回覆其修补处。

TEP 用充气球置于腹壁间隙，向后推开腹膜，形成一个空间以利腹腔镜插入。腱膜用补片修补，但并不进入腹腔，消除了损伤腹腔内结构和随后的粘连并发症风险。

IPOM 技术并未广泛应用。在行诊断性腹腔镜手术时，不解剖腹膜或辨清缺损边界，就将合成补片同金属类固定于可见缺损区。斜、直疝可迅速修补。术后小肠粘连于补片上的可能性很大。同样，仅用塞子经腹腔镜行腹股沟疝修补一直是不成功的。有高的复发率和纤维塞子移位。

腹腔镜手术的优点有复发率低，无痛苦，恢复早。缺点是需全身麻醉，手术器材昂贵。

【述评】

狐疝包括腹股沟斜疝、直疝、股疝、脐疝、切口疝等，发病原因与腹壁薄弱及腹内压升高有关，前者亦系主要病理基础，除了部分婴幼儿腹股沟斜疝可以自愈以外，大部分狐疝须行手术修补或用疝气带治疗。中医学对本病的治疗主要是根据临床所见进行辨证施治，以改善症状、增强正气、减少增加腹内压的因素。

水疝是指睾丸鞘膜积液或精索鞘膜积液，因水液积聚，故称水疝。先天性水疝属交通性鞘膜积液者，症见平卧肿块可以消失，多数为鞘状突未闭，鞘膜与腹腔相通，须手术方可治愈。水疝根据临床表现辨证施治，轻症可以药物治疗，或用穿刺疗法，重者宜手术治疗。

血疝多因外伤或手术所致，属瘀血内阻，当以活血祛瘀为正治，但瘀血阻络，郁而化热，又可并见热毒内蕴之证，当以辨证施治为要。

癞疝系指腹股沟淋巴管和淋巴结郁积所致之阴囊、阴茎象皮肿，病程多数较长，首先要主要区别致病原因，若为丝虫病所致，要确定是否仍有病原虫存在，中医辨证以健脾渗湿、疏肝通络为主。

【参考文献】

1. 钱礼. 腹部外科学. 第 2 版. 上海：上海科学技术出版社，1981：29
2. 唐清文，危进启，彭玉兰，等. 股管的应用解剖学. 临床应用解剖学杂志，1985，(3)：35
3. 严济邦，刘家奇，陈希纲. 从物理力学观点讨论腹股沟疝的修补术. 实用外科杂志，1987，7(7)：383
4. 徐少明. 腹股沟疝的发病机制及其临床意义. 实用外科杂志，1992，12(3)：117
5. 王铭，王心，梁福海. 消痔灵内环旁注射治疗小儿疝气 648 例. 陕西中医，1995，16(8)：348
6. 王健中. 中药治疗小儿疝气病 102 例. 湖北中医杂志，1990，(6)：18
7. 陆尚彬. 六味地黄汤加味治疗小儿水疝 52 例. 广西中医药，1993，16(1)：18
8. 马颂章. 疝外科学. 第 5 版. 北京：人民卫生出版社，2003
9. 张辉，李健文. 腹腔镜腹股沟疝修补术临床应用进展. 中国微创外科杂志，2008(2)：176-178

（许　斌）

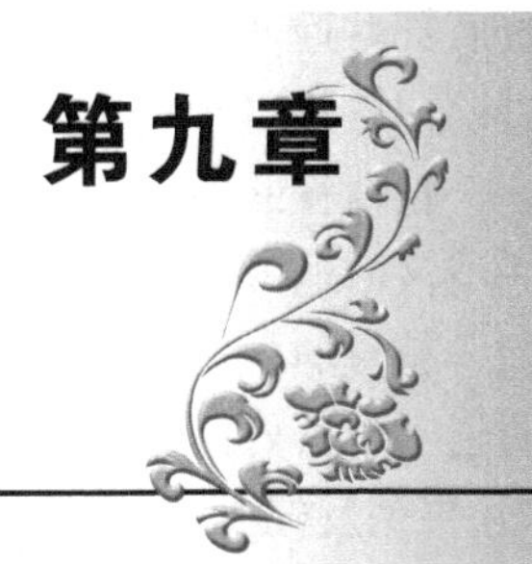

第九章

男性前阴病

第一节　概　　论

男性前阴病是近代新发展起来的泌尿男科学的重要内容。本章包括外生殖器官疾病和部分内生殖器(精囊、前列腺)疾病,男性不育虽不单纯是前阴病,因其属生殖系疾病,所以亦纳入本章。另有一些前阴疾病,如睾丸肿瘤、阴茎癌和睾丸鞘膜积液等已分别列于岩、疝章中,淋病、非淋菌性尿道炎、梅毒、尖锐湿疣、生殖器疱疹等则列于性传播疾病中,故本章不再重复。

男性前阴疾病,历代中医文献均虽有散在的记载,但缺乏系统论述,为对前阴病有较系统的了解,便于诊疗,兹将有关前阴器官的解剖、生理及其脏腑、经络归属、病因病机、辨证治法等进行概要介绍。

1. 男性部分泌尿、生殖器官应用解剖、生理

(1)睾丸和附睾:睾丸和附睾中医统称肾子、卵子。睾丸位于阴囊内,左右各一。正常成年男子的两侧睾丸体积大致相同。我国正常成年男子睾丸大小(包括阴囊皮肤在内)在国际通用睾丸体积测量器 15°～25°(4.29cm×2.58cm～5.01cm×3.01cm)之间,睾丸的外层由坚厚的纤维被膜包绕,称为白膜。睾丸中含有许多曲细精管,在睾丸后上汇合成为由 12～15 个输出管组成的睾丸网。输出管最后合而为一,离开睾丸即成附睾管,此管在睾丸之后蟠曲而成附睾。附睾上端是附睾头部,下端是附睾尾,头尾之间为附睾体。附睾管离开尾部即变直而成输精管。

睾丸分实质和间质两部分,实质的主要功能是产生精子,间质的主要功能是分泌男性激素睾丸酮。睾丸酮的功能为:①调节生精过程,促进精子发生;②维持男性第二性征;③促使附属性腺的生长发育;④维持正常的性欲和性强度;⑤促进合成代谢。

睾丸的功能受垂体前叶促性腺激素(LH、FSH)的控制,垂体又受丘脑下部分泌的促滤泡释放激素(FRH)和促黄体释放激素(LRH)的控制,而睾丸的内分泌则又对 LH、FSH 和 LRH 有反馈调节作用,由此而构成了“下丘脑-垂体-睾丸性腺轴”。

附睾的主要功能是:①贮藏精子,主要在附睾尾部;②精子在附睾内成熟;③附睾中的吞噬细胞具有细胞解体及对未排出的精子的降解和吸收作用;④精子在附睾内常停留 5～25 天,通过附睾分泌液的压力,附睾管的收缩及精子本身的活动力,精子被运送向前,达到输精管。

(2)输精管、精囊:中医合称为精道。输精管是附睾管的延续,起自附睾尾部,止于射精管。输精管在精索内向上进入腹股沟管外环,经腹股沟管至内环,进入骨盆。在膀胱与输尿管之间向内下方斜行,到近中线处成为输精管壶腹部与精囊相连。精囊在前列腺上方与膀

胱底部贴近，两侧各一，与直肠有筋膜相隔。精囊与输精管在前列腺底侧汇合成射精管，穿过前列腺开口于精阜而入后尿道。

输精管的主要功能是：①精子运输的通道；②输精管壶腹是贮存精子、积存导管分泌的润滑液的地方，是精子的第二个贮存处。

精囊的主要功能是：①贮存精子；②分泌含有蛋白质的碱性黄色液体，可稀释精液，并对阴道和子宫处酸性物质起中和作用，维持精子在阴道和子宫内的活动，分泌液中富含还原物质、果糖及柠檬酸，其中果糖能供给精子能量，增强精子活力。

(3)前列腺：前列腺一般认为相当于中医文献所论的“命门”或“精室”，但尚有异议。前列腺是一个半腺体、半纤维肌肉性组织，形如栗子，底朝上，尖朝下，其横径约 4cm，纵径约 3cm，前后径约 2cm，前列腺有坚韧的被膜包绕，被膜突入腺体形成许多隔，将腺体分隔成五个大叶，即前叶、两侧叶、中叶、后叶。位于膀胱颈部下方，围绕着尿道和射精管，前列腺的腺管分左右两排，开口在后尿道的后壁。前列腺是最大的男性附性腺，其主要的生理功能是分泌前列腺液，为精液的组成部分之一，pH 6.45，可缓冲阴道酸性分泌物，适于精子的生存和活动，其中大量的透明质酸酶可使精子容易穿过子宫颈和黏液栓及卵子的胶状膜，利于精子和卵子的结合。

(4)尿道腺：分散于整个尿道，主要集中于前尿道海绵体内，称为尿道旁腺，在阴茎勃起时受挤压而分泌清亮的黏液，以润滑尿道黏膜表面。尿道球腺位于后尿道部，为一对，开口于尿道球部，分泌一种黏蛋白，在射精时形成精液的一部分。

(5)精索：中医称“子之系”，为悬挂睾丸和附睾的索状组织，由腹股沟内环处起向内下斜行，经腹股沟管和外环进入阴囊，终于睾丸后缘。精索由提睾肌、输精管、精索内动脉、精索外动脉、输精管动脉、蔓状静脉丛、精索神经、淋巴管和筋膜所组成。与睾丸的血液供应、神经支配和组织代谢密切相关。

(6)阴茎：中医称之为“茎”、“玉茎”。主要由两个阴茎海绵体和一个尿道海绵体组成，分为头部(龟头)、体部(海绵体)和根部(阴茎脚)。阴茎外面有薄而具有伸缩性的皮肤包绕，龟头前端有尿道开口，龟头由皮肤反折形成的包皮包裹，包皮可上翻将龟头裸露出来。正常成人阴茎长度约 4.5～8.6cm，横径约 2.06～3.08cm。阴茎既是排尿的通道，又是性交接的器官。阴茎勃起的原理目前一般认为：①阴茎海绵体中的毛细血管在性冲动时大量充血，致使海绵体膨胀；②海绵体充血后，阴茎静脉血管暂时阻塞；③阴茎海绵体外层有皮肤和两层筋膜包绕，限制着海绵体的无限膨胀。因此，阴茎一旦膨胀，阴茎即刻勃起。勃起是一种反射作用，中枢在骶髓，由于条件反射或局部刺激可使其兴奋在性行为的全过程中，精神状态又占最重要的地位。

(7)阴囊：中医亦称“囊”或“睾囊”。阴囊是由皮肤、纤维和肌肉组织构成的囊性器官，其内藏有睾丸、附睾、精索等。阴囊是腹壁的延续部分。自外向内为皮肤、内膜、精索、外筋膜、提睾肌及筋膜、精索内筋膜、精索鞘膜、睾丸固有鞘膜和鞘膜腔，阴囊在中线有中隔将其分成两个囊袋，两个睾丸位于其中。阴囊是睾丸的外在保护层，主要功能是调节温度。其调节温度依赖提睾肌的收缩与松弛，借以使阴囊收缩或舒展松弛。阴囊恒定的温度范围有利于睾丸产生成熟的精子。

2. 前阴与脏腑经络的关系

(1)前阴与脏腑

1)肾：肾藏精，精化气。肾寓元阴元阳，是维持人体阴阳的本源，肾为“天癸”之源、藏精之所、施精之处。肾主命火，可济心，养肝，煦脾，生髓通脑，是生长、发育、生殖的根本。凡泌尿、生殖功能，肾均起着极其重要的作用。男子前阴诸病如阴茎、睾丸、精、溺的病变都与肾有关。肾精亏损，精少、不育、阳痿。肾阴不足，水液不利；肾阳不足，气不化水，可发生癃、闭及水疝；阴虚火旺，炼津为痰，可发生阴茎痰核及子痰；火扰精室，可发生精浊与血精。

2)肝：肝藏血，主疏泄。肝脉绕阴器，肝血濡养阴器。乙癸同源，精血互化，滋补精液。肝主疏泄，维持人体气机的调畅，也关系到精液的正常化生、排泄及阴器功能的正常发挥。若肝之功能失常或肝经为邪所阻，可发生遗精、疝气、子系拘急、睾丸疼痛；肝失疏泄，气滞血瘀，湿热下注或温毒乘机侵袭，可发生子痈、囊痈、脱囊、水疝、阳痿、癃、闭。

3)脾与胃：脾与胃相表里，经脉相互络属，纳运协调，升降相因，同为气血生化之源、后天之本。脾胃与肾先后天相互资生，脾胃化生的水谷精微补充肾精，肾阳温助脾运，二者共同作用，生殖之精才能不断地化生。脾又有升清和统摄作用，维持着精、血的秘藏。脾虚水湿下注或津液凝聚为痰，可发生水疝、子痰、阴茎痰核等病；脾虚中气下陷，可使膀胱失约发生小便淋漓失禁；脾虚生殖之精缺少水谷精微的化源则可致精少；若精无所固摄则出现尿浊、精浊、滑精等。

4)心：心主血脉，脏腑百骸均赖心血以濡养；心主神志，各脏腑之间的功能活动均赖之协调。心肾相交，水火既济，则精神互用；肾精充沛，阴平阳秘，精旺关固。若心火偏旺，肾水不济，相火亢奋，宗筋失去润养，可致梦遗、强中；心火下扰精室，可致血精；心热下移膀胱，则尿血、淋痛。

5)肺：肺主气，为水之上源，有宣发肃降之功能，能调节全身气机，协助心脏，调节和推动血液的运行。与肾金水相生，可输精微于肾，使肾精化生之源充沛。为水之上源，与肾共同参与对水液代谢的调节。若上焦不宣，肺失治节，则水道不利，可致小便不畅而致癃闭；肺气虚弱，水道不约，则可咳而尿出，甚至小便失禁。

6)膀胱：膀胱为州都之官，主藏溺，赖肾的气化以排泄。肾气不足，气不化水，能引起膀胱功能失调，出现溺闭而艰涩难出，或失控而滴沥自遗；膀胱湿热则尿频、尿急、尿浊、尿痛；膀胱瘀滞则少腹胀急肿痛而癃、闭。

7)三焦：三焦为决渎之官，调节全身水液，三焦功能障碍，亦可导致水液代谢的病变，如癃闭。

上述各个脏器功能失调所导致的前阴疾病，有时是某一脏器病变，有时是多个脏器同病，临症时要具体分析。

(2)男性前阴的经络所属：男性前阴包括耻骨联合、阴茎(含尿道)、阴囊、睾丸、附睾、精索、会阴等，熟悉它们的脏腑经络所属，对辨证治疗有着重要指导意义。

1)前阴部位：前阴部位主要与肝、肾、脾、胃的经脉及督脉、任脉等六条经脉有关。

2)耻骨联合部：耻骨中医称曲骨，耻骨联合部位即阴阜处，亦称毛际。耻骨联合部主要与肝、任、督三经有关。

3)阴茎(含尿道)：阴茎古文献中或称“茎”、“玉茎”、“宗筋”、“阳物”、“阴器”。阴茎主要与肝、肾、脾、胃、小肠、任、督、冲脉诸脏腑、经络有关。

4)阴囊、睾丸、附睾：阴囊中医文献又称肾囊，或简称囊，睾丸与附睾则常合称肾子、卵核、卵子，或简称子。阴囊、睾丸、附睾主要与肝、肾两经有关。

5)精索：中医称为“子之系”。精索主要与肝经有关。

6)会阴(篡)：《素问·骨空论》载：“任脉者，起于中极之下”，并谓“……少阴上股内后廉贯脊，属肾……其男子循茎下至篡”。一般认为“中极之下”当指“会阴”。故会阴部主要与任脉和肾经有关。

3. 病因病机　前阴病的病因主要有外邪所侵、情志所伤、饮食所伤、劳倦过度、跌仆外伤和素体禀赋等，其病机则复杂多样，然总不外邪实与正虚两方面，正邪交争，或虚实夹杂。兹将其主要病因病机分述之。

(1)外邪所侵：包括风、寒、暑、湿、燥、火六淫之邪及虫、毒等。六淫中以寒、湿、热邪致病者多。寒为阴邪，其性收引凝滞，易伤阴气，而致脏腑功能失调、经脉阻滞。《素问・举痛》：“寒气客于厥阴之脉，厥阴之脉者，络阴器系于肝，寒气客于脉中，则血泣脉急，故胁肋与少腹相引痛矣。”《灵枢・经筋》亦云：“足厥阴之筋，……上循阴股，结于阴器，络诸筋。……伤于寒则阴缩入。”寒邪所致前阴病，其病机主要为寒滞肝脉、寒伤阳气及寒湿凝聚等，可发生寒疝痛、少腹拘痛、睾丸疼痛、阴冷、阴缩、精冷不育等。

湿为阴邪，其性重着黏滞或重浊而趋下，最易阻遏气机，耗伤阳气，且常累及脾肾。湿邪常见的病机是脾失健运，水湿停留；肾阳虚损，水湿不化。湿邪可以单独致病，如水疝、尿浊等。更多的是湿邪郁久化热或夹热邪为患，如湿热蕴结、湿热下注可发生肾囊风、囊痈、脱囊、癃闭、淋浊、疳疮等。

热为阳邪，其性炎上，易耗气伤津，其病机主要有热迫膀胱，热扰精室，热伤阴津，热入营血，化腐酿脓。临床以红、肿、热、痛为其特征，常导致前阴部痈肿疮疡，如囊痈、子痈等。也常出现精窍与溺窍的症状，如血精、血淋、热淋等。

虫、毒也可纳于外邪之列。由虫致病者如阴虱、疥疮等；由毒致病者，多为性生活所传播，诸如淋病、梅毒、疳疮、尖锐湿疣等。虫毒所致前阴病，多具传染性。

(2)情志所伤：喜、怒、忧、思、悲、恐、惊是谓七情。情志不畅或七情过极均可致前阴病。情志影响脏腑气机，使气机升降失常，气血运行紊乱，进而引致脏腑病变。其病机如心肾不交、心脾两虚、郁怒伤肝、惊恐伤肾、固摄失职、气郁化火等。《灵枢・本神》：“怵惕思虑者则伤神，神伤则恐惧流淫而不止”，“恐惧而不解则伤精，精伤则骨酸痿厥，精时自下。”情志所伤可导致阳痿、阴纵、滑精、早泄、白淫、精浊、尿浊等。

(3)饮食失宜：恣食膏粱厚味、醇酒炙煿或辛辣发物等，最易损伤脾胃。其病机主要有化源不足，精血匮乏，脾气下陷，中焦不运而致湿热内蕴、湿热下注等。饮食因素可致少精、不育、癃闭、淋、浊、痈肿等。在临床中饮食所伤亦包括吸烟、吸毒等，酒性淫热，非惟乱性，亦且乱精。酗酒可因慢性酒精中毒发生阳痿、不射精，对生殖腺造成损害，精室受损，致精液缺陷而不育。吸烟、吸毒均为燥烈之毒，使脏腑功能败损，均可引起阳痿、男性不育等症。

(4)劳倦过度：劳倦包括房劳和形劳。《素问・痿论》：“入房太甚，宗筋弛纵，发为筋痿，及为白淫”，色欲无度或房事失节，不但肾精耗伤，肝肾亏损，且外邪也易乘虚侵袭而为病，正常的劳动和体育锻炼及休息可促进健康，而过度的劳累和安逸都可致形气受损。《素问・举痛论》：“劳则气耗”，《素问・宣明五气论》：“久卧伤气”。房劳与形劳可致阳痿、滑精、不育、狐疝、癃闭、劳淋、精浊、尿浊等症。

(5)跌仆损伤：跌仆外伤可直接损伤前阴部器官、经脉，而造成气滞血瘀、出血、疼痛、血疝、血尿、阳痿、癃闭以及尿失禁等症。

4. 前阴病的辨证

(1)排尿异常　排尿异常是前阴病最常见症状。

1)尿频：即小便频数。成人排尿次数白天超过 4～5 次，夜间超过 1 次者，可称之为尿频。尿频而兼尿急、尿痛、尿液混浊甚则尿血，舌苔黄腻，脉数有力者，属湿热下注；尿频见尿色黄赤排尿不畅，茎中刺痛，口渴心烦者，属心火下移；尿频而见尿道灼痛，午后为甚，兼潮热口渴，脉来细数者，多属阴虚火旺；尿频而尿色清长，兼腰膝酸冷，脉迟细者，多属下元虚冷。

2)尿急：尿急指尿意窘迫而不能等待需立即排尿。尿急而频，滴沥不爽，兼少腹满痛，胸胁胀闷，脉弦者，多由肝气郁结，三焦失宣而致；尿急而尿频、尿痛并存，即“膀胱刺激征”，常兼尿黄，脐腹满闷，舌苔黄腻，脉弦滑，为湿热下注；尿意急迫，尿少而清，溺后余沥，兼少腹坠胀，舌淡苔白，脉细无力，多属中气下陷，摄纳无权。

3)尿痛：尿痛多由热邪或湿热、瘀血败精、结石等邪阻滞溺窍所致，临床多属实证。热重则刺痛，湿重则胀痛，若有瘀血块结石异物等则尚可伴发癃闭。尿痛出现于排尿初始或合并排尿困难者，病变多在尿道；尿痛出现于排尿终末，且合并尿急者，病变多在膀胱；平时尿道隐隐作痛，排尿后仍感“空痛”，遇劳加剧，则属虚痛。

4)排尿困难：即排尿滞涩，亦称小便不利。轻者排尿不爽，排尿无力，渐至排尿滴沥而出，谓之“癃”，但并未尿闭。本症多由热结、湿阻、气郁、瘀浊阻塞而致，故多属实。小便不利而兼尿频、尿痛、尿道灼热、烦渴、脉数者为热结阴伤；小便不利，尿液混浊，少腹胀满，脉濡数，苔白腻者，为湿郁而水蓄膀胱；小便不利，尿液澄清，兼胁腹胀满，脉弦细，苔薄白者，属肝气郁结，失于疏泄；小便不利，尿线变细，兼少腹胀痛，舌有瘀点，脉细涩者，为瘀浊、砂石等阻塞。

5)尿潴留：膀胱内充满尿液不能排出者称尿潴留，有急性尿潴留、慢性尿潴留之分。尿潴留属中医的癃闭。癃与闭有轻重缓急之分，并可互相转化，由癃至闭者，为由轻转重；由闭至癃者，为由重转轻。尿潴留见于老年体弱或久病后，少腹坠胀，兼见神疲乏力，少气懒言，脉细弱，舌淡苔白者，多属中虚气陷；尿潴留，少腹胀痛，尿道灼热，发热便秘，脉沉数，舌苔黄厚者，属湿热阻滞；尿潴留，少腹胀满，兼见寒热咳嗽，茎中作痛，脉沉数，苔薄微黄者，为肺气郁闭；尿潴留，少腹胀痛，手不可近，口不干渴，舌质紫或有瘀点，脉沉涩，为气血瘀滞，膀胱蓄血。

6)尿失禁：排尿失去控制，尿液不随意地流出者，称尿失禁，亦称“遗溺”。本症多属虚，有肺、脾、肾虚之别，但总以脾肾气虚、膀胱不约为主，多见于老年前列腺增生症和前列腺摘除术后。

(2)尿液异常

1)血尿：伴尿频、尿痛者称“血淋”，不痛者谓之溺血。血尿其病位责之肾与膀胱。初始血尿则多来自尿道，终末血尿多来自膀胱三角区颈部或后尿道，全程血尿多来自膀胱颈以上的病变；无痛性血尿，应排除泌尿系肿瘤；肾绞痛后血尿，常见于尿路结石；血尿合并膀胱刺激症状，多见于泌尿系结核或非特异性感染。中医辨证尿血多属火伤血络。先血后尿或全程血尿，血色鲜红或夹有血块、尿热涩痛、尿频、尿急，苔黄，脉数者，为膀胱湿热；先尿后血，血少鲜红，时作时止，伴腰酸乏力，潮热颧红，盗汗，舌红，脉细数，为阴虚火旺；若尿中带血，尿色淡红，小便频数，或自遗，兼见少腹坠胀，神疲食减，四末清冷，脉细无力，舌淡苔薄者，则属中气虚弱、脾不摄血。

2)尿浊：即尿液混浊不澄清，或尿色乳白。尿浊初起，多属实证，常有湿热积滞之征；病久则虚证居多，常有中气不足之象。若尿液混浊兼有尿频、尿急、尿痛为膀胱湿热；尿液混浊而无尿频、尿急、尿痛为湿浊下流；若小儿尿色乳白，面黄肌瘦，腹膨厌食，则属脾虚夹滞。

3)乳糜尿：乳糜液进入尿液中排出，即是乳糜尿，多为晚期血丝虫病的症状，类似中医

“膏淋”与“尿浊”，多由下焦湿热、清浊不分所致，或因劳伤脾肾，脾虚中气下陷，肾虚固摄无权，精微脂液下流而成。

（3）前阴部疼痛：前阴部疼痛包括耻骨区、腹股沟部、阴茎、睾丸、阴囊部、会阴部所出现的疼痛。如前阴部胀痛，或走窜，或阵阵刺痛，外无红肿灼热，或有痛性结节，精索静脉曲张，外伤血肿等，脉沉弦，舌紫暗或有瘀点者，为气滞血瘀；少腹拘急，牵及睾丸坠胀疼痛，或阴囊收缩，得热则缓，脉沉弦或迟，舌苔白滑，为寒滞肝脉；前阴阴囊红肿、灼热疼痛，或睾丸肿胀疼痛，发热口渴，便秘尿赤，舌红苔黄腻，脉濡数，多见于子痈、囊痈，为下焦湿热；前阴部疼痛，其痛隐隐，或呈空痛，房劳后或排尿后明显，多为肾虚所致；兼形寒肢冷，腰膝酸冷，尿清长，阳痿，脉沉细无力，舌淡苔白者，属肾阳虚；兼见眩晕耳鸣，潮热盗汗，遗精，射精痛，脉细数，舌红少苔者，属肾阴虚；前阴疼痛轻微，或为刺痛，阴囊内并有包块或附睾结节，或阴茎有硬结，勃起疼痛等，脉沉、舌苔白滑或有瘀点，为痰瘀凝结。

（4）阳痿与阴缩：阳痿指阴茎勃起障碍，或举而不坚，不能完成正常性交，常伴性欲低下。可由肾阳不足、阴精耗损、肝郁不疏、心脾两虚、湿热下注等多种原因所致，一般病程较长。阴缩指阴茎有上缩拘急收缩感，或阴茎内缩并伴少腹疼痛，多由寒邪伤于厥阴之筋所致，病程较短。

（5）强中与阴纵：强中是指阴茎异常勃起，持久不疲软，亦称阳强。房劳所致阴茎肿胀而痛，兼心烦、口苦、目赤、舌红、脉弦者，属阴虚阳亢、相火妄动；阳强而兼尿涩痛，苔厚腻，脉濡数者，为湿热下注。

阴纵是在非性交时阴茎挺长不收或肿胀而痿软，兼见阴痒、囊肿、口苦，苔黄腻，脉濡数，多为湿热流注肝经，下注阴器，致气血阻滞、血流不畅而致。

5. 常用治法　男性前阴病的治疗可分内治法与外治法。以下为常用的内治法，外治法则详见各具体病种。

（1）清利湿热：本法具清利肝、胆、膀胱、下焦湿热的作用，适用于湿热蕴结、湿热下注所致子痈、囊痈、癃闭、精浊、尿浊、尿频、尿急、尿痛等病症。应用时需注意病位和脏腑，如外阴部疮肿，有局部红肿热痛，病在肝经，属肝经湿热，且湿热蕴结久而化毒，清热利湿并兼泻火解毒，常用龙胆泻肝汤或加蒲公英、紫花地丁、败酱草等；尿频、尿急、尿痛、尿浊、茎痛，病在膀胱，属膀胱湿热，用八正散、革薢分清饮；肾与膀胱相表里，肾阴虚而兼湿热，宜滋阴除湿汤。湿热证尚需分辨是热重于湿、湿重于热或湿热并重而加减用药。

（2）疏肝理气：本法具疏通气机开阖、畅活气血、调节情志活动的功能，适用于肝气郁结、肝失疏泄条达所致前阴病，如某些因肝郁所致的性功能障碍、气疝、男子更年期综合征等。常用方剂逍遥散、枸橘汤。

（3）暖肝散寒：本法具有温散肝经寒邪，透达阳气，促使气血畅流的作用。适用于寒滞肝经，经气被遏所致的少腹拘痛、睾丸胀痛、阴茎内缩、阴冷、寒疝等症。常用方剂如暖肝煎。

（4）活血化瘀：本法有促进血行、消散瘀血的作用，适用于因湿热久羁、跌仆损伤以及久病不愈等致使血脉凝滞、瘀血停留之症。如阴囊血肿、茎中涩痛、睾丸肿硬、前列腺肥大、阳痿、强中等症。常用方剂有桃红四物汤、血府逐瘀汤、抵当汤等。但气为血帅，气行则血行；血因寒则凝，得温则行。故活血化瘀常需据情配伍理气、益气或温经散寒药应用，以提高疗效。

（5）化痰软坚：本法有温化寒痰或清化热痰、软坚散结，使气机通达、痰浊化解、消散肿块的作用，适用于脾失健运、痰气互结或痰浊凝聚所致的子痰、阴茎痰核、精液囊肿、前阴部肿块类疾病。常用方剂如二陈汤、消瘰丸、阳和汤、小金丹等。

(6)涩精止遗:本法具有固本涩精、止遗精、缩小便的作用,适用于肾虚失藏,精关不固,溺窍失约的遗精、滑精、早泄、遗尿、尿失禁等症。常用方剂如金锁固精丸、桂枝加龙骨牡蛎汤、桑螵蛸散等。滑泄之病多与脾肾亏虚有关,涩精止遗常需与益气补益等配合,标本兼治,以提高和巩固疗效。

(7)温补肾阳:本法能补肾阳之不足,益命门之少火,振奋机体阳气,消除全身虚衰及性功能低下等征象。适用于肾阳不足,命火衰微所致的阳痿、阴缩、阴冷、色厥、睾丸萎缩、阴茎短小、精液清冷、房劳少腹痛、夜尿频多等症。常用方剂如金匮肾气丸、右归饮、五子衍宗丸、龟鹿二仙膏等。肾阳虚证多伴脾阳不足,故温补肾阳亦常是脾肾同治而温补脾肾,如还少丹。督脉总督一身之阳,故又常用温补肾督,如龟鹿二仙膏。温补肾阳同时也要注意阴阳平调,不可温补太过而导致阳亢。

(8)滋补肾阴:本法能壮水之主,补肾阴之亏虚,恢复机体阴液之不足,使阴器得以濡养,阴精有所补充。适应于肾阴亏虚所致的精少、不射精、精浊、精癃、梦遗、早泄等症。常用方剂如六味地黄汤、左归丸、大补元煎。“乙癸同源”,肾阴虚常伴肝阴虚,即肝肾阴虚,故滋补肾阴,实亦滋补肝肾。肾阴虚常伴有相火偏亢,而出现阴虚火旺,故有滋阴降火,如大补阴丸、知柏地黄汤。补阴药,性多滋腻,一派阴柔之药,久服必碍脾胃之健运,故长期服用需注意配伍。

以上为男性前阴病的常用治法,临床可一法应用,亦可两种以上治法并用。

【述评】

本章所论的男性前阴病,是中医男科学的部分内容。清·傅山著有《傅青主男科》一书,但囿于时代限制,未得到应有发展。近30年来中医男科学迅速崛起,男科建设趋向完善,现已发展成为独立的临床分支学科。

男性前阴病临床较为常见,其中不乏难治之病。中医治疗这些疾病有其独特的优势,效果比较显著。借助于现代诊疗技术,中医对本门类疾病认识上不断深化,疗效不断提高,如前列腺疾病在中医文献中都笼统地归属于“淋、浊、癃、闭”的大范畴中,现在就都从这大范畴中区别出来,而有前列腺炎、前列腺增生、前列腺肿瘤等性质有别的独立病种,这都是有利于更有针对性的治疗,如前列腺增生就可依据其增生的程度、病理类型选择手术治疗和非手术治疗,使中医的辨证治疗针对性更强,疗效更确切。又如男性不育不但从“肾”主生殖之精的藏象理论去认识,更深入到精子质量的微观领域去探求,于是中医的宏观理论与现代的微观认识结合起来,逐步形成一种独特的以提高精子质量为治疗核心的男性不育中医辨精论治理论,这无疑是一种发展。这些例子也充分提示了一种中医男性前阴病不断完善、不断发展的模型,值得深入探讨。

(秦国政)

第二节　子　　痈

子痈是发生于肾子(包括睾丸、附睾)的急、慢性感染性疾病。包括西医的急、慢性睾丸炎和附睾炎。其特征是睾丸或附睾的一侧或两侧肿大、疼痛,化脓或者不化脓。

睾丸、附睾,中医称外肾,故子痈又称外肾痈,因为急性子痈严重时阴囊亦会红肿,故在早期外科文献中归属于囊痈或阴肿范畴。直到清代《外科全生集·子痈》才另立子痈一病,并且作了鉴别。马培之在该书注说："子痈与囊痈有别，子痈则睾丸硬痛，睾丸不肿而囊肿者为囊痈。"此后，《外科证治全书》、《外科医案汇编》均有子痈论述。《外科大成·囊痈》提到了"卵子瘟"，相当于现代西医的病毒性睾丸炎，认为其为子痈的一种。《疡医大全·病气偏坠门主论》对此叙述较详，并认为是痄腮余毒未清所致。

【病因病机】

肝脉循会阴，络阴器；睾丸属肾。子痈一病与肝肾有关，究其发病原因有二：一是湿热下注。外感寒湿，袭于肌表，化生湿热，流注膀胱；或饮食肥甘厚醴之味，脾胃受伤，湿热火毒内生；或情志郁结，湿热内生下注膀胱而致气血壅滞，经络阻隔。如湿热壅结不化，热胜肉腐则为脓，而形成脓肿。二是跌打损伤。睾丸络伤血瘀，如瘀血不能消散吸收，兼感邪毒，亦能化热酿脓。另外，房室不节，忍精不泄，败精瘀血停滞于经隧之间，与湿热交作，而结为痈肿；或房室不洁，为毒邪所染，结而成痈。

现代医学认为，睾丸、附睾炎最常见致病菌为大肠杆菌、链球菌、葡萄球菌、绿脓杆菌，亦有结核杆菌、淋球菌及衣原体感染者；其感染途径有三：即血行感染、淋巴感染及输精管直接蔓延。排尿时尿液返流至输精管，也可导致附睾炎，如小儿反复发作附睾炎，则应考虑输尿管开口于精囊的可能。血循感染罕见。化脓性睾丸炎最常见的原因是由附睾蔓延而来的炎症。病毒亦可导致睾丸炎，应予以鉴别。

【辨病】

1. 临床表现　急性者，发病较急，初起恶寒发热，一侧睾丸或附睾肿大疼痛，当炎症波及精索时，精索增粗、硬痛，痛引少腹；炎症波及阴囊时，则阴囊皮肤红肿；化脓时皮肤光亮而软，脓液穿破阴囊后，症状即迅速消退，疮口亦渐愈合。因外伤所致者，初起肿痛明显，全身症状则不显，感染邪毒后，瘀血化毒酿脓时，才出现红肿热痛及全身发热。

慢性者则多由急性转化而来，亦有开始即为慢性者。一般无全身症状，附睾上有硬结，并有不同程度的触痛，精索亦可粗肿疼痛。有时可并发水疝。在慢性过程中，可有不定期的急性发作。

2. 诊断要点

(1)急性子痈：①发病急，一侧阴囊内疼痛、坠胀、疼痛常放射到腹股沟及下腹部，伴发热、寒战等全身症状；②患侧睾丸及附睾增大，精索亦明显增粗，触痛或压痛明显；③实验室检查血白细胞明显增高，可有核左移；中段尿染色或培养可确定致病菌。

(2)慢性子痈：①病程较长，患侧阴囊内隐痛，下坠感，或有急性子痈史；②患侧阴囊、睾丸、附睾肿胀不明显，但附睾质地较硬，伴压痛；③阴囊触诊可见精索增粗，或伴有鞘膜积液。

3. 鉴别诊断

(1)卵子瘟：即西医病毒性睾丸炎，是痄腮遗毒于睾丸的疾患，常有腮肿的症状或病史，睾丸虽肿痛，但不化脓。

(2)囊痈：发于阴囊皮肤，局部红肿渗液，但睾丸不肿大。

(3)子痰：起病隐渐，初起可触及结节，偶感酸胀，阴囊不红不热，经数年后形成窦道，并可流出脓液稀薄如痰，经年不愈。

【辨证】

本病可根据其发病特点及病程可分为湿热下注及肝气郁结二种证型。

1. 湿热下注证　多见于急性期或慢性子痈急性发作时，初起阴囊胀痛或下坠感，不久出现肿胀和剧烈疼痛，多生于一侧，阴囊红肿灼热，皮肤紧张光亮，睾丸肿大，质地坚硬，压痛明显，伴有恶寒发热、口渴、头痛、恶心、小便短赤或刺痛、小腹痛等，舌红，苔黄腻，脉滑数。

2. 肝气郁结证　多见于慢性期，睾丸上有较硬的肿块，有轻微的疼痛或不痛，发作时则肿痛明显，可伴有精神抑郁，少腹胀痛等，舌质偏暗，苔薄或腻，脉弦滑。

【治疗】

1. 内治法

(1)辨证论治

1)湿热下注证：治宜清热解毒，利湿消肿。选用枸橘汤加减，化脓时兼服透脓散。

加减：全身高热，阴囊亦红肿焮热，加龙胆草、山栀、黄芩；湿重者，阴囊水肿明显，加车前子、木通；睾丸疼痛剧烈者，加橘核、延胡索；外伤所致者，加桃仁、红花、三七。

2)肝气郁结证：治宜疏肝散结、活血消肿。选用橘核丸加减。

加减：硬结难消，加三棱、莪术、炮山甲、夏枯草；阴囊内积水，加赤茯苓、泽泻。

(2)成药、验方

1)龙胆泻肝丸，每次 9g，每日 2 次。

2)逍遥丸，每次 6g，每日 2 次。

3)知柏地黄丸，每次 9g，每日 2 次。

4)贯众 60g，煎水代茶。用于急性子痈。

2. 外治法

(1)急性子痈，外敷玉露膏、金黄膏。阴囊水肿明显者，用 50%硫酸镁溶液湿敷。注意卧床休息，并用布带将阴囊托起。脓肿形成时，应切开排脓，注意不要损伤附睾。脓尽创面新鲜用生肌散外敷，或用雷佛奴尔纱条换药。

(2)慢性子痈，用冲和膏外敷，或用葱归溻肿汤坐浴。

【预防与护理】

1. 患病后宜卧床休息，患部应用阴囊托将阴囊托起。

2. 勿劳后涉水，或久坐湿地。

3. 保持情志愉快，防止郁怒伤肝。

【古籍选粹】

《外科全生集·下部治法·子痈》　如肾子作痛，而不升上者，外现红色，子痈也。迟则成功，溃烂致命。其未成脓者，用枸橘全个，川楝、秦艽、陈皮、赤芍、甘草、防风、泽泻等分钱半，一服即愈。

《外科证治全书·前阴证治·子痈》　肾子作痛，下坠不能升上，外现红色者，子痈也。或左或右，故俗名偏坠，迟则溃烂莫治。当其未成脓时，用枸橘汤一服可愈。小儿偏坠，肾囊子或一个肿大，一个小，用香薷、厚朴、枳壳、木通、扁豆、生姜、甘草、车前子煎服，或用万年青根五寸，去黑皮捣碎，白酒煎服，不吃渣，即愈。

【现代研究】

急性子痈在临床上治疗以中医或中西医结合治疗效果最为理想。张定法等将本病分 3 步(即 3 期)治之，临床使用桃红半蛇汤(半枝莲、白花蛇舌草、桃仁、红藤、金银花、防风、白芷、青皮、野菊花、川楝子、路路通、蒲公英、赤芍)。第 1 步：原方不变，每日 1 剂，水煎服，连服 7 剂。第 2 步：原方加乳香、没药、穿山甲、橘核，每日 1 剂，水煎服，另将药渣热敷肿处，每次 20 分钟，每日 1 次，连用 6 天。第 3 步：2 步方减金银花、野菊花，加黄芪、当归，用法同第 2 步，连续 6 天。笔者认为初期湿热邪毒内盛，原主内服为主；中期热毒渐祛，但为防余毒留滞故再加活血通络之品，促进炎块消散；末期迭加扶正托毒之品，务使正气能鼓邪外出，不留后患；且中末期药渣热敷患处，亦有温通络脉，促进炎块消散之作用。如此环环紧扣，法能对症，药中病机，内外并施，终获全功。结果：局部肿硬及疼痛消失 57 例；好转：局部结节及疼痛均减轻但未消失，或疼痛消失，但结节未消失 3 例，总有效率为 100%。孙自学使用抗生素联合仙方活命饮与四妙勇安汤加减（金银花、皂刺、赤芍、连翘、玄参、茯苓、浙贝母、生大黄、川楝子、生甘草、炒山甲、制乳没）。用法：连用 14 天为 1 疗程。治疗初期的前 7 天，以该方每日 1 剂，水煎服。药渣待凉后再敷患处，每次 20～30 分钟。后 7 天仍以上药为主并加三棱、莪术、生牡蛎，每日 1 剂，水煎服，并用药渣热敷患处，每次 20～30 分钟。与单纯抗生素治疗作对比，治疗急性附睾炎 42 例，结果为：治疗组、对照组的痊愈率分别为 73.8%、40%，两者比较其差异具有极显著性意义。李志丹等、吴峰等、朱晨等均使用中西医结合疗法治疗急性子痈，临床取得了较好的疗效。此外，急性子痈在外治法上也很有特色，赵润璞等以如意金黄膏外敷为主治疗急性睾丸炎 46 例，结果：治疗组治愈 40 例，总有效率 100%；对照组治愈 8 例，总有效率 87.5%。2 组总有效率比较，差异有显著性意义。赫锋应用水调散（由黄柏、煅石膏组成，比例为 5∶4，共为细面，过 100 目筛，混合均匀而成）治疗急性附睾炎 42 例。结果：治愈 36 例，占 85.71%；基本治愈 6 例，占 14.29%；总有效率为 100%。孙锦海用四黄膏（生大黄、黄连、黄芩、黄柏）治疗急性附睾炎 28 例，结果：治愈 25 例，好转 2 例，无效 1 例，总有效率 96.4%。

慢性子痈由于迁延难愈，西药疗效又一般，故以中医治疗为主，内服外敷，配合以针灸治疗。黄健等应用加味橘核汤（橘核、荔枝核、川芎、赤芍、车前子、当归、桃仁、干地龙、小茴香、生黄芪、生牡蛎、肉桂）治疗慢性附睾炎 48 例。结果：治愈 8 例，显效 15 例，好转 21 例，无效 4 例，总有效率 91.67%。包立振等采用疏肝活血清利汤（橘核、荔枝核、柴胡、当归、芍药、青皮、甘草梢、川楝子、白芷、小茴香、王不留行、丹参、桃仁、红花、鸡血藤、败酱草、泽泻、黄柏）治疗慢性附睾炎 58 例。临床疗效：治愈 34 例，显效 13 例，好转 6 例，无效 5 例，总有效率为 91.4%。景洪贵认为慢性睾丸炎属湿热毒邪下注厥阴之络，以致气血凝滞所致，临床应用血府逐瘀汤治疗 36 例亦取得较好的疗效。结果：痊愈 29 例，占 80.56%；好转 6 例，占 16.67%；无效 1 例，占 2.77%。倪良玉认为慢性附睾炎属湿热下注，附睾组织纤维增生及硬结与中医的“气滞痰瘀证”吻合，治疗当从肝脾肾着手，软坚散结，行气活血，自拟子痈消散汤（柴胡、黄芩、党参、煅牡蛎、夏枯草、王不留行、苏子、炮山甲、浙贝母、车前子）治疗慢性附睾炎 20 例。结果：治愈 4 例，显效 11 例，好转 3 例，无效 2 例，有效率 90%。管小虎等、陈孝银等采用针灸配合治疗慢性附睾炎，临床取得很好的疗效。此外，柏树祥认为治疗上应以腕踝针为主，配合热敷，可通过皮部温通气血，改善局部血液循环，疏通经络，促使本病痊愈。治疗 18 例患者中，治疗时间最短 10 天，最长 2 月。结果痊愈 16 例，显效 2 例。观察表明，腕踝针治疗睾丸炎疗效确切，操作简单，值得临床推广。

临床上急性附睾、睾丸炎与睾丸扭转的鉴别十分重要，对于初诊患者要详问病史，认真查体。近些年来彩色多普勒超声在二者的鉴别诊断上有着重要价值。陈振等根据观察 14 例患者睾丸和附睾血流情况得出结果：4 例睾丸扭转患侧睾丸、附睾内血供减少或消失，10 例急性附睾炎和睾丸炎血供增多，1 例超声检查过程中自行复位后的血供增多，易误诊为急性附睾炎或睾丸炎。谢思培等亦有同样的相关论述。由此可见，彩色多普勒超声作为一种经济、实用、准确、无创性的检查手段，是目前鉴别睾丸扭转与急性附睾、睾丸炎的重要方法。

郭政新等通过对 72 例睾丸炎患者血清睾酮、卵泡刺激素、黄体生成素检测分析得出睾丸炎患者血清睾酮水平有明显下降，并提出可能由睾丸炎症使睾丸间质细胞和支持细胞出现肿胀坏死，使其分泌合成的睾酮量明显减少所致。魏霖等通过建立睾丸非特异性炎症大鼠模型，应用中药联合西药抗炎，观察大鼠用药前后病理改变和血清睾酮的变化。与正常组和模型组对比，中药联合西药组可见间质细胞和支持细胞水肿明显减轻或接近正常。在血管周围和生精小管界膜附近，未见明显炎性细胞浸润。为中西医结合治疗睾丸炎提供可靠的实验依据。

【述评】

子痈有急性与慢性之分，急性子痈多由湿热下注或湿热蕴毒所致，慢性子痈则为气血凝结而成。前者治宜清热利湿解毒，后者则应疏肝散结、活血消肿。但在未明确诊断之前，要注意与睾丸及附睾上其他慢性肿块性疾病作鉴别。

【参考文献】

1. 张定法，房金香. 桃红半蛇汤三步治疗急性附睾炎 60 例. 辽宁中医杂志，2003，31(12)：1026
2. 孙自学. 中西医结合治疗急性附睾炎 42 例. 四川中医，2003，21(2)：32
3. 李志丹，裘顺安. 中西医结合治疗急性附睾丸炎 40 例临床观察. 浙江临床医学，2007，9(12)：1586
4. 吴锋，常江平等. 中西医结合治疗急性附睾炎 52 例. 四川中医，2006，24(10)：49
5. 朱晨. 中西医结合治疗急性睾丸炎 26 例. 中华实用中西医杂志，2005，18(10)：1483
6. 赵润璞，琚保军. 以如意金黄膏外敷为主治疗急性睾丸炎 46 例疗效观察. 新中医，2005，37(1)：55
7. 赫锋. 水调散外用治疗急性附睾睾丸炎 42 例. 辽宁中医杂志，2007，34(2)：190
8. 孙锦海. 四黄膏治疗急性附睾炎 28 例. 新中医，2001，33(11)：55
9. 黄健，杨秀珍等. 加味橘核汤治疗慢性附睾炎 48 例. 四川中医，2006，24(12)：67
10. 包立振，邓宝华. 疏肝活血清利汤治疗慢性附睾炎 58 例. 上海中医药杂志，2008，42(3)：44
11. 景洪贵. 血府逐瘀汤加味治疗睾丸炎 36 例. 四川中医，2000，18(10)：17
12. 倪良玉. 子痈消散汤治疗慢性附睾炎 20 例. 湖南中医杂志，2008，24(1)：45
13. 管小虎，常海仓. 针灸合用自拟荔核丸治疗慢性附睾炎 32 例. 陕西中医，2007，28(9)：1226
14. 陈孝银. 针灸治疗慢性附睾炎 38 例. 中国针灸杂志，2004，24(10)：676
15. 柏树祥. 腕踝针为主治疗睾丸炎 18 例疗效观察. 新中医，2003，35(1)：47
16. 陈振，李献国等. 彩色多普勒超声对睾丸扭转与急性附睾和睾丸炎的鉴别诊断. 中国超声医学杂志，2003，19(11)：852
17. 谢思培，骆剑煌. 高频彩超在睾丸扭转与急性睾丸附睾炎鉴别诊断中的价值. 福建医科大学学报，2008，42(4)：378
18. 郭政新，施彪等. 睾丸炎患者血清睾酮、卵泡刺激素和黄体生成素检测分析. 蚌埠医学院学报，2002，27(4)：356
19. 魏霖，翁剑飞. 龙胆泻肝汤联合西药抗炎防治大鼠非特异性睾丸炎实验研究. 福建中医药，2008，39(2)：51

（韩万峰）

第三节　囊　　痈

囊痈是指阴囊部化脓性疾病，包括西医的阴囊蜂窝组织炎、阴囊脓肿、丝虫病阴囊炎等。其特点是急性发作，局部红肿热痛，但病变局限于阴囊而不影响睾丸。

囊痈有肾囊痈、外肾痈、阴囊毒、肾阴发等名称，在早期的外科文献中没有明确的记载，明《外科理例》始有专篇介绍，但将阴囊、阴茎、睾丸等多种疾病均包括在内。明《外科启玄·肾阴发》已有阴囊、睾丸俱腐脱而不死的记载，文中说："此疮发于肾囊，一名悬痈，又名囊痈，乃冲任脉所会之处。发者言大也，比痈更大也。况胞乃空囊之处，气血凝集，能作肿大也。亦有胞腐止存睾丸亦不死，亦有俱腐落而不死者也。"《外科正宗·囊痈论》虽论述较详，但仍包括阴囊与睾丸多种疾病在内。至清《外科大成·囊痈》才有明确的定义，如说："夫囊痈者，阴囊红肿热痛也。"并提出囊痈与疝气相类的鉴别诊断，说："但痈则阴囊红肿热痛，内热口干，小便赤涩。若疝，则腹痛牵及肾子，少热多寒，好饮热汤为异耳。若水疝，虽肿而光，虽痛有时，不红不热，按之软而即起为异耳。"《疡科经验全书》称之为外肾痈、阴囊毒，认为寒暑邪气，亦为发病因素。总之，明清以后，中医对本病的认识已有较高的水平。

【病因病机】

阴囊乃足厥阴肝经所过。肝经湿热下注，蕴结阴囊；久着汗湿衣裤或坐卧阴湿之地，或囊痒搔抓，湿毒自外而入；或过食膏粱厚味，恣啖生冷，饮食不节，脾失健运，湿自内生，与热相合，下注阴囊，以致经络阻隔，气血凝滞，郁久热盛而发本病。故《外科大成·囊痈》认为，本病"由肝肾阴虚，湿热下注所致"，或"因寒中未经发散者"，或"因膀胱酒毒所乘者"。

现代医学认为，囊痈包括了西医阴囊蜂窝组织炎、阴囊脓肿与丝虫病性阴囊炎。前二者多由于金黄色葡萄球菌或溶血性链球菌感染引起，也可由厌氧性或腐败性细菌引起，由于阴囊皮肤皱襞多，易使细菌停留繁殖。若阴囊有搔伤或创口，细菌即可入侵，所以感染大多数为原发性，但也有部分是继发引起的，如其他局部化脓性病灶扩散，或由淋巴、血行感染而来。丝虫病阴囊炎则为丝虫通过相应的途径感染，或寄生于阴囊而形成。

【辨病】

1. 临床表现　阴囊皮肤红肿灼热疼痛，继则化脓；溃后肿痛均减。腹股沟淋巴结可肿大，或伴全身发热，小便赤热，口干饮冷。如湿重于热，则阴囊水肿明显，肿大如瓢，亮如水晶；若热重于湿，则阴囊红赤灼热明显。

2. 诊断要点

(1)阴囊皮肤红肿热痛但睾丸不肿大，继则化脓，溃后痛减。

(2)常伴腹股沟淋巴结肿大或全身发热症状。

(3)阴囊蜂窝组织炎者，局部呈弥漫性红肿，但以水肿为著，不一定化脓；阴囊脓肿者，红肿比较局限，脓肿形成时隆起而波动；丝虫病阴囊炎者，阴囊广泛红肿，但境界比较清楚，一般不会化脓。容易复发，经常发作，则阴囊皮肤增厚，形成癞疝。

(4)实验室检查可见血白细胞增高，中性粒细胞比值增多，且有核左移现象，血培养可为阳性，彩超检查有助于诊断和鉴别诊断。

3. 鉴别诊断

(1)子痈：睾丸和附睾硬肿疼痛，早期阴囊肿胀不明显，如蔓延至阴囊，阴囊亦会红肿。囊痈红肿局限于阴囊，一般不波及睾丸。

(2)水疝：阴囊肿大，亮如水晶，有囊性感，但不红不热，除坠胀感外，一般无疼痛及全身症状。透光试验阳性。

(3)脱囊：病势急骤，病情较重，阴囊由红肿而迅速紫黑腐烂，甚至睾丸暴露。囊痈皮肤红肿，不会紫黑腐烂。

【辨证】

1. 湿热下注证　阴囊皮肤红肿，焮热疼痛，继之渐渐肿大，囊皮紧张光亮，形如瓢状，坠胀疼痛，或溃烂化脓，股缝有臖核，发热口渴，小便短赤，舌质红，苔黄腻，脉弦数或滑数。

2. 肝肾阴虚证　阴囊皮肤化脓溃烂，脓水稀薄，疼痛不减，舌质红，少苔，脉弦细数。

【治疗】

1. 内治法

(1)辨证论治

1)湿热下注证：治宜清泄肝经湿热。选用泻热汤加减。湿重于热而阴囊水肿严重者，加车前子、木通、泽泻；化脓时加服透脓散。

2)肝肾阴虚证：治宜滋阴清热除湿。选用滋阴除湿汤加减。

(2)成药、验方

1)龙胆泻肝丸，每次 9g，每日 2～3 次。

2)知柏地黄丸，每次 9g，每日 2 次。

2. 外治法

(1)初起，用金黄散、玉露散外敷。如红肿面积较大，用三黄汤(黄芩、黄柏、大黄)煎水冷湿敷，频换敷料，保持冷湿，有利于消炎退肿。水肿严重者，用 50%芒硝液湿敷。

(2)成脓，宜切开引流，切开时先将睾丸推开，避免损伤睾丸及鞘膜。

(3)溃后，先提脓祛腐，外掺九一丹；脓尽用生肌玉红膏掺生肌散外敷。

【预防与护理】

1. 宜卧床休息，并用阴囊带将阴囊托起。

2. 及时处理阴囊部外伤，注意保持阴囊部清洁、干燥。

3. 勿久坐湿地，以防寒湿下受。

4. 勿饮酒，忌食鱼腥、辛辣及肥甘厚味之品。

【古籍选粹】

《证治准绳·疡医·囊痈》　大抵此证，属阴道亏，湿热不利所致，故滋阴降湿药不可缺。常治肿痛小便秘滞者，用除湿为主，滋阴佐之。肿痛已退，利便已和者，除湿滋阴药相兼治之。欲其成脓，用托里药为主，滋阴佐之，候脓成即针之，仍用托里滋阴。若湿毒已尽者，专用托里，如脓消或多或敛迟者，用大补之剂，或附子饼灸之。

《外科证治全书·前阴证治·囊痈》　阴囊红肿，焮热疼痛，乃肝脾湿热下注，龙胆泻肝汤加泽泻主之。如溃，则按后囊脱治法。

【现代研究】

囊痈在外治法上较有特色。何清湖将囊痈分为初期、中期和后期。初期用如意金黄散10g，用蛋清或凡士林调匀，敷于阴囊，然后用纱布包托，日换药 1～2 次；中期主张用金黄散水调，留顶围敷。后期脓水已尽，蜂蜜沙条引流，红油膏盖贴；肿痛期时可用威灵仙 70g 加水 80ml 煎煮 30 分钟后，待温，洗浴阴囊，每日 5～6 次。

王沛将囊痈分为初期、酿脓、溃脓三个阶段，认为初期为湿热下注阴囊，宜清热解毒、利湿消肿，方用清肝渗湿汤，或仙方活命饮加减；酿脓期，宜清热和营、托毒透脓，方用透脓散，或加味滋阴内托散加减；溃脓期，宜清解余毒、补益气血，方用四妙散加减；若脓水稀薄，肿痛减轻不明显者，宜滋阴除湿，方用滋阴除湿汤加减。

徐松福根据现代医学观点，认为囊痈即阴囊脓肿，并分为湿热下注和正虚毒恋两型，分别予以龙胆泻肝汤以清泻肝火，滋阴除湿汤加减以扶正化毒。

【述评】

囊痈以阴囊皮肤红肿热痛，甚至溃腐流脓为特点，不同于子痈，子痈的病位在睾丸，或附睾；亦不同于脱囊，脱囊以阴囊溃破、睾丸脱出为特点。囊痈病因较多，但初起以湿热下注为要点，辨证时要注意湿重于热，还是热重于湿，由于炎症浅表，局部外治效果较好。

【参考文献】

1. 何清湖，秦国政. 中西医结合男科学. 北京：人民卫生出版社，2005. 337

2. 王沛. 中医外科学. 北京：中医古籍出版社，1994. 230

3. 徐松福. 实用中医泌尿生殖病学. 济南：山东科学技术出版社，1987. 261

（韩万峰）

第四节　脱　囊

脱囊是阴囊部位的急性坏死性疾病，即西医的阴囊特发性坏疽。其特点是阴囊红肿，迅速坏死，睾丸暴露。此病多见于农村，好发于不注意个人卫生的老人。

脱囊在古医籍中也称囊脱，早期外科文献中均包括在囊痈范畴，如《外科理例·囊痈》曰："一人年逾六十，阴囊溃痛不可忍，睾丸露出，服龙胆泻肝汤。"《医宗金鉴·外科心法要诀·囊痈》中称："此证若失治，溃深露睾丸者险。"实际上均是指脱囊。至《疡科心得集》才在囊痈病中单独提到此病，认识到"又有脱囊，起时寒热交作，囊红睾肿，皮肤湿裂隔日即黑，间日腐秽，不数日间其囊尽脱，睾丸外悬，势若险重，其实不妨。"至清代许克昌才在《外科证治全书》中将囊痈与脱囊分开。由于此病发病较少，所以后世文献中并不多见描述。

【病因病机】

此病多发于卫生条件差，或不讲究个人卫生，少洗澡，或随处坐卧湿地，皮肤不洁；或阴囊湿疹、皮炎，搔抓之后，感染湿毒而生。老年人常因肝肾不足，毒邪最易乘机侵袭。

阴囊特发性坏疽是一种罕见的凶险的外科疾病，由细菌感染引起，常见的细菌为链球菌、葡萄球菌、大肠杆菌、绿脓杆菌等。多由于阴囊皮肤皱襞，不注意卫生，容易使污垢存留，阴囊皮肤潮湿，细菌迅速大量繁殖，加之蜂窝组织抵抗力差，细菌自毛孔侵入，或自轻微的摩擦损伤处侵入，而使阴囊迅速水肿，阴囊组织类似急性蜂窝组织炎性改变。

【辨病】

1. 临床表现　初起阴囊红肿，2～3 天后肿胀加剧，皮肤裂开，渗液、潮湿。继则阴囊呈紫黑色，迅速坏死腐烂，渗出带有臭味的血性液体，最后腐肉大片脱落，睾丸外露。同时全身寒战发热，小便赤热。若处理得当，局部坏死组织与正常组织分界清楚，炎症迅速局限，身热随之消退为顺证；若高热不退，腐烂蔓延不止，阴囊皮肤大片坏死，睾丸外悬，多为逆证；严重者，可烂及阴茎及毛际皮肤，损伤尿道，形成尿道瘘。逆证者有发生毒邪内陷的可能。

2. 诊断要点

(1)发病急骤，突发阴囊皮肤红肿，紧张发亮，自觉剧痛。

(2)继而阴囊皮肤潮湿，有捻发音，坏死。重者可扩展到阴茎和腹壁，甚至可达腹部。

(3)阴囊坏死严重者，可见睾丸裸露，触痛极为明显。

(4)全身中毒症状严重，高热、寒战、恶心、呕吐，甚至神昏谵语等。

(5)实验室检查血白细胞和中性粒细胞显著增高，核左移。

3. 鉴别诊断

囊痈　主要以阴囊皮肤红肿热痛、化脓为主，发病较之为缓，无大片坏死，睾丸亦不裸露。

【辨证】

1. 湿热下注证　阴囊突然剧痛，硬肿灼热，继则化脓，迅速坏死，其色紫黑，破溃流脓样血水，气味腥臭，寒战高热，恶心呕吐，甚则神昏谵语，舌质红或红绛，苔黄腻，或黄厚而干，脉弦数或弦细数。

2. 肝肾阴虚证　创面腐肉大部已脱，露出红色疮面，身热已退，舌质红，苔根部黄腻，脉细数。

【治疗】

1. 内治法

(1)辨证论治

1)湿热下注证　治宜清肝利湿解毒。选用龙胆泻肝汤加土茯苓。神昏谵语者，加服安宫牛黄丸1丸。

2)肝肾阴虚证　治宜滋阴清热除湿。选用滋阴除湿汤加减。

(2)成药、验方

1)龙胆泻肝丸，每次9g，每日2次。

2)安宫牛黄丸，每次1丸，神昏时服。

2. 外治法

(1)红肿期，用玉露散、金黄散以水加少量蜂蜜调敷(不宜用凡士林调敷，因油膏能阻止热和水分蒸发)。

(2)坏死腐烂期，用三黄汤(大黄、黄连、黄柏)或紫苏煎汤清洗或冷湿敷，后涂5%蟾酥合剂。

(3)坏死脱落后，用生肌散或生肌玉红膏收口。局部坏死组织应积极清除，敞开创面，保持引流通畅。如阴囊皮肤缺损过大，无法遮盖睾丸时，用缝线将残余囊皮加以缝合，以利愈合。

【预防与护理】

1. 讲究卫生，保持阴囊、会阴部清洁、干燥。

2. 局部组织坏死腐烂、分泌物较多，气味腥臭时，应勤换敷料，保持周围皮肤清洁。

3. 卧床休息，并将阴囊托起。

4. 全身高热时，应按常规处理。

【古籍选粹】

《外科证治全书·前阴证治·囊脱》　阴囊生毒破烂，肾子落出，臭气难闻。外用紫苏煎汤日洗，更取紫苏连梗叶为末，日敷，以青荷敷之。内服黄连五分，黄芩、归尾、连翘、木通各一钱五分，甘草一钱，煎服。俟其烂孔收小，肌色红白，服归芍地黄汤，敷生肌药收功。

《外科真诠·脱囊》　阴囊溃烂，睾丸脱露，名曰脱囊。用杉木炭、紫苏叶为末，香油调，将青荷叶包好，令其仰卧养息。内服六味地黄汤，加人参、当归、白芍治之，多可保全。若睾子脱出些微，久往未断，用山蛛丝扎二三日自落，落后声音必雌，再用生肌合口药收功。

【现代研究】

李航等通过诊治9例阴囊坏疽后认为：过去Fournier及一部分临床工作者认为本病为特发性(即原因不明)的，现代临床研究证明，大多数的病例仍可以从泌尿系统或结肠、直肠等方面找出原因，仍是与细菌感染有密切关系的。对该病的治疗，应采取综合治疗，即全身治疗与局部治疗并重。解斯杰等收治3例特发性阴囊坏疽患者，均采用多次外科清创术，并认为自1920年以来此法一直是最成功的治疗方法。需要强调的是对阴囊坏疽来说，通常一次清创是不够的，由于坏死性筋膜炎的浸润特性，多次外科清创术对于清除残留感染极为重要。朱德淳、虞海峰等均有同样的报道，认为阴囊坏疽治疗应以局部清创联合大剂量抗生素及全身支持治疗，并注意原发病的治疗。范海涛等对15例阴囊坏疽患者行阴囊重建并对其进行临床资料分析，结果所有患者术后创面均Ⅰ期愈合。尽管一些学者认为阴囊皮肤再生能力强，坏疽部分无需植皮，但笔者临床经验认为，对阴囊皮肤几乎完全坏疽的患者，清创后待炎症消退，创面长出新鲜肉芽后，仍需游离周围皮肤或移位皮瓣重建阴囊。小面积的坏疽，经局部处理后无需阴囊重建。对于老年患者，在征得患者及家属同意后，亦可切除睾丸后缝合皮肤。近年来国外有些继发性阴囊坏疽的报道引起重视，Mehmet首次在临床报道一肾移植术后患者并发糖尿病，由阴茎感染引起继发性阴囊坏疽，右侧睾丸外露，采用阴囊重建治疗后取得较好的疗效。并指出，阴茎假体植入术、糖尿病、器官移植术及免疫抑制治疗都是产生继发性阴囊坏疽的因素。Robin认为在Fournier坏疽中，急诊CT检查对早期Fournier坏疽有重要的诊断价值。虽然CT对会阴部组织结构的评估意义不大，但是此病可扩散至腹膜后，CT检查就可以早期有效地明确腹膜后的改变。Vaz发表了关于Fournier坏疽的综述报道，他指出本病目前以非洲发病率相对较高，高发人群以60～80岁居多。

王沛将脱囊分为三型：①湿热下注证，用龙胆泻肝汤，或清肝利湿汤加减以清热利湿、解毒消肿。②气营两燔证，用解毒凉血汤，或解毒清营汤加减解毒凉营。③气阴两虚证，用托里消毒散加减益气养阴、清解余毒。徐福松根据现代医学观点认为脱囊即阴囊坏疽并分为湿火下注证和气阴两虚证，分别以泻热汤和益气养阴汤加减治疗。

【述评】

脱囊发病急速，开始即有阴囊广泛性红肿。其特点为阴囊红肿迅速腐烂，睾丸暴露，来势急重。虽然少见，要注意观察，不能忽视，内治着重于解毒，以龙胆泻肝汤加土茯苓。外治重点是清除坏死组织，敞开创面，保持引流通畅，以利于病灶局限。

【参考文献】

1. 李航，王连志. 阴囊坏疽的诊治. 中国男科学杂志，2003，17(3)：199
2. 解斯杰，经浩. 特发性阴囊坏疽3例临床分析. 中国医药，2007，2(12)：763
3. 朱德淳，李文吉. 阴囊坏疽的诊断和治疗. 临床泌尿外科杂志，2004，19(12)：710
4. 虞海峰，陈映鹤. 阴囊坏疽的诊断与治疗. 现代泌尿外科杂志，2007，12(6)：408
5. 范海涛，朱德淳. 阴囊坏疽的阴囊重建. 中国修复重建外科杂志，2006，20(3)：235
6. Mehmet Erikoglu，MD. Fournier's gangrene after renal transplantation. Nephrol Dial Transplant，2005，20：449
7. Robin B. Levenson，MD. Fournier's Gangrene：Role of Imaging. RadioGraphics，2008，28：519
8. Igor Vaz. Fournier's gangrene. Royal Society of Medicine Press，2006，36：203
9. 王沛. 中医外科学. 北京：中医古籍出版社，1994. 232
10. 徐福松. 实用中医泌尿生殖病学. 济南：山东科学技术出版社，1987. 263

（韩万峰）

第五节　子　痰

子痰是发生在睾丸、附睾、精索的慢性疮痨性疾病。相当于西医的睾丸、附睾、精索结核。其特点是肾子部有发展缓慢的肿块，化脓破溃，溃后流出稀薄脓水，并夹有败絮状物质，疮口凹陷，形成瘘管，经久难愈。

古医籍中称本病为“肾漏”、“穿囊漏”，如《外科启玄·阴囊破裂漏疮》描述的“外囊破裂，漏水腥臭，久治不痊。”《证治准绳·疡医·囊痈》记载的“石灰散，治肾漏，后穿破出黄水，疮如鱼口能致命”等，均论述了子痰的性质、特点与疗法。近代根据本病发病于肾子，特性是“痰”，故统一命名为“子痰”。

【病因病机】

本病总由于肝肾亏虚，络脉空虚，寒湿浊痰，乘虚下注，结于睾丸而成。寒湿日久，郁而化热，热胜肉腐则成脓；溃后脓水淋漓，形成窦道。随着痰浊化热，全身可出现阴虚内热之证候，久则阴虚及阳，可出现肾阳虚的表现。总之，本病以肝肾亏损为本，浊痰凝聚为标。本虚标实，或标本均虚，发于本病。

子痰包括睾丸、附睾及精索、精囊结核，其病原体为结核杆菌，绝大多数继发于肾结核，但部分出现时，肾双侧的皮质结核可能已经愈合，因此并无肾结核的表现。其病变主要从前列腺和精囊开始，沿输精管蔓延到附睾，始于附睾尾部，再扩大到整个附睾或睾丸。亦可经淋巴途径传染而来，血行感染者少见。一般呈慢性过程，少数可有急性发作。

【辨病】

1. 临床表现　本病多发于25～40岁青壮年，既往或有泌尿生殖系统结核史，或家族结核病史，起病缓慢。附睾上有不规则的结节，多从附睾尾部开始然后扩大到整个附睾、睾丸，精索增粗，上有串珠样结节，自觉附睾隐痛、酸胀。经年日久，病变部位化脓，睾丸与阴囊皮肤粘连，皮色黯红，并伴轻度疼痛。脓肿破溃，流出清稀如涎的脓液，最后形成窦道。病程日久，早期一般无全身症状，病情发展，可见疲劳、低热、盗汗等阴虚内热之症状，严重者，阴损及阳，可见面色㿠白，肢冷畏寒，腰膝酸软，阴囊寒冷等。

2. 诊断要点

(1)多发于25～40岁青壮年男性，既往或有泌尿生殖系结核病史。

(2)起病缓慢，开始偶有阴囊酸胀感。活动或疲劳时加重，一般无明显全身症状，后期可伴有午后低热、盗汗、腰酸痛等症状。

(3)附睾尾部可扪及大小不等、凹凸不平、轻微压痛之硬结，并延至整个附睾、睾丸，精索增粗，或呈串珠样结节。

(4)病久与阴囊皮肤粘连，形成寒性脓肿，破溃流脓，形成窦道。

(5)实验室检查　血白细胞总数正常，但分类淋巴结细胞增高；血沉增快；24小时尿液沉淀涂片抗酸杆菌阳性；结核菌素试验阳性。

(6)B超声像图可见低回声伴增强，边界清晰，形态不规则，与残存附睾组织分界明显。

(7)在B超引导下细针穿刺，行细胞活检，病理检查可明确诊断。

3. 鉴别诊断

子痈　发病较急，阴囊肿胀疼痛较剧，触痛明显，精索无串珠样结节，全身发热症状明显，血象化验白细胞总数及中性粒细胞增高。

【辨证】

1. 初起(阳虚寒凝证)　睾丸、附睾酸胀隐痛，阴囊发凉，附睾上有不规则的硬结，子系增粗，上有串珠样结节，多无全身症状，舌淡，苔白腻，脉弦沉。

2. 成脓(阴虚湿热痰结证)　数月或数年后睾丸病变部分坏死化脓，睾丸与阴囊皮肤粘连，颜色黯红，伴有轻微疼痛，全身可伴低热、盗汗、腰酸，舌红少苔，脉细数。

3. 溃后（正虚成漏证） 脓液穿破阴囊，清稀如痰证，夹有败絮状物，疮口凹陷，逐渐形成瘘管，愈合缓慢，或虽愈合，可再复发，全身虚热不退，病久不愈。甚则出现面色㿠白，形寒肢冷，双膝酸软，阳痿或不育，舌淡苔白，脉沉细无力。

【治疗】

1. 内治法

（1）辨证论治

1）初起：治宜补肾温阳，化痰散结。选用阳和汤加橘核、荔枝核，并兼服小金片。

2）成脓：治宜滋阴清热，除湿化痰，佐以透脓解毒。选用滋阴除湿汤合透脓散。

3）溃后：阴虚者，治宜滋阴除湿，续服滋阴除湿汤；阳虚者，治宜补肾温阳，常服先天大造丸或右归丸。

（2）成药、验方

1）小金片，每次 2～4 片，每日 3 次，饮前黄酒或温开水送服。

2）河车大造丸，每次 9g（或 1 丸），每日 2 次。

3）知柏地黄丸，每次 9g，每日 2 次。

2. 外治法

（1）未化脓者，宜用冲和膏外敷，或用葱归溻肿汤经常坐浴。

（2）脓肿形成不能吸收者，应切开排脓。

（3）溃后，用提毒化腐药化尽脓毒腐肉，再用生肌药收口。

【预防与护理】

1. 加强对结核病的预防与调理，增加营养，注意休息。

2. 保持伤口清洁，注意无菌操作。

3. 用阴囊托将阴囊经常托起。

4. 平时多食滋阴补肾之食品，如甲鱼、墨鱼等，忌食辛辣、刺激之食物。

【古籍选粹】

《外科启玄·卷之三·阴囊破裂漏疮》 外囊破裂，漏水腥臭，久治不痊，盖因生梅疮，毒结于此。宜内服土茯苓汤加人参等补药，外以黄粉霜药上之自安。忌行房，戒发物。

【现代研究】

王沛将子痰分为四型：①肝肾不足、痰湿阻络证，用阳和汤加减；②阴虚内热、浊痰化热证，用滋阴除湿汤合透脓散加减；③肝肾阴虚、余毒未尽证，用滋阴除湿汤合二至丸加减；④阴阳俱损、气血两亏证，用左归丸合十全大补汤加减。李彪等认为附睾结核属于“子痰”范畴，并辨证分为三型：①阳虚寒凝，用阳和汤合消瘰丸加减；②阴虚火旺，用知柏地黄丸加减；③痰瘀脓腐，用八珍汤合透脓散加减。

许履和认为本病在早期未溃破时，多为湿热下注肝经的实证，应当从肝论治，以清泄肝经湿热为主，代表方如枸橘汤、龙胆泻肝汤等；急性炎症后期溃破后伤及阴液，常见肾阴不足的虚证，应当从肾论治，以滋阴降火为主，代表方如六味地黄丸之类。配合汤药口服炙蜈蚣粉、炙地鳖虫粉各 1.5g，1 日 2 次。效果较好。

【述评】

子痰是发生于附睾、睾丸的疮痨性质的化脓性疾病，应注意与慢性子痈、附睾囊肿、精液囊肿、睾丸肿瘤相鉴别。临床上可分子痰为初期、成脓、溃后三个阶段，特点为初期肿块硬如核，成脓肿势软如馒，溃后流脓稀薄如痰。故治疗上以培补为主，早期可攻补兼施，溃后则可峻补，方可达到治疗目的。

【参考文献】

1. 王沛. 中医外科学. 北京：中医古籍出版社，1994. 230
2. 李彪，吴金术. 实用外科手册. 长沙：湖南科学技术出版社，1995. 432
3. 史宇广，单书健. 当代名医临证精华. 男科专辑. 北京：中医古籍出版社，1992

（郑佑君）

第六节　阴茎痰核

阴茎痰核是阴茎海绵体发生纤维性硬结，相当西医的阴茎硬结症。其特点是阴茎背部有条索或斑块状结节。

历代外科文献未见有本病的记载。明·汪机《外科理例·囊痈》描述："一弱人，茎根结核，如大豆许，劳则肿痛。"清代《外证医案汇编·流痰》曰："痰阻于皮里膜外，气多肉少之处，无血肉化脓，有形可凭，即成痰块、痰包、痰核、痰疬等症。"类似本病。近代医家根据痰核所生部位而取名阴茎痰核或玉茎疽。

【病因病机】

前阴为肾窍之一，宗筋之所聚，太阴、阳明之所合。饮食不节脾胃失运，则痰浊内生，下注宗筋（阴茎），凝结不化，则生本病。如肝肾阴虚者，痰浊易于化热，可出现痰热瘀结之证。

本病病因尚不清楚，可能与多次轻度外伤、感染、免疫或掌筋膜挛缩结合征有关。病变主要在白克（Buck）筋膜内、阴茎海绵体内，以及海绵体间质内、阴茎海绵体与白膜之间的纤维化病变，海绵体鞘呈珠状灰色纤维化性线状扩张或以散在的斑块形状存在，致使阴茎背侧或两侧出现单个或数个斑块，严重时可与白克筋膜粘连，甚至超出白克筋膜外。

【辨病】

1. 临床表现　多见于中年男性，平日无异常感觉，勃起时阴茎疼痛、弯曲，严重者可影响性生活，但多不影响排尿，也无破溃。检查时在阴茎背侧触及硬条索或斑块。阴茎X线相可能发生钙化或骨化阴影。

2. 诊断要点

（1）多见于中年男性，可有阴茎外伤或局部感染等病史，病程缓慢，无明显自觉症状。

（2）阴茎背侧或腹侧可触及单个或多个硬节或条索斑块，质如软骨。

（3）阴茎勃起或勃起弯曲，影响性交，或有局部触痛。

（4）X线平片可见阴茎病灶阴影，海绵体造影可显示病变情况。

3. 鉴别诊断

（1）阴茎癌：中医称肾岩翻花，初起即阴茎冠状沟附近发生硬结，迅速增大且痒，溃后状若翻花，渗出物恶臭，与阴茎痰核迥然有异。

（2）硬下疳：多发生包皮系带、阴茎体，初起为米粒大浸润点，1～2周后逐渐变硬，形成溃疡，边缘隆起，呈椭圆形硬块，但其颜色发紫，腐烂，有少量渗液。

【辨证】

1. 浊痰凝结证　痰核生于阴茎背侧，于皮下可触及索状或斑块样硬结，一个或数个不等，皮肤黏膜颜色亦无改变，可伴食纳减少，肢体倦怠等，舌苔白或腻，脉滑。

2. 阴虚痰火证　阴茎背侧结节表面颜色微红，微痛，或伴全身低热、盗汗、咽干口燥，舌红少苔，脉细数。

【治疗】

1. 内治法

(1)辨证论治

1)浊痰凝结证　治宜健脾和胃，化痰散结。选用化坚二陈汤，兼服小金片。

2)阴虚痰火证　治宜滋阴降火，化痰散结。选用大补阴丸，兼服消核丸。

(2)成药、验方

1)小金片，每日2次，服2～4片，每日3次。

2)消核丸，每次10g，每日3次。

3)六味地黄丸，每次9g，每日2次。

2. 外治法　可用玉枢丹和二白散加醋调敷，亦可用阳和解凝膏切成小块外贴。

【预防与护理】

1. 节制房事，减少局部刺激。

2. 忌辛辣饮食、醇酒及发物。

3. 注意局部卫生，防止感染。

【现代研究】

魏德忠等用化瘀散结汤(黄芪15g，丹参、山茱萸、桑椹子各12g，当归、牛膝、赤芍、柴胡、香附各10g，乳香、没药、莪术、荔枝核、茯苓、川芎、橘核、枳实各9g，甘草3g)煎水服，药渣煎汤熏洗阴茎，治疗阴茎硬结症23例，结果治愈19例，有效4例。宋桂芳用中药三棱、莪术、桃仁、红花、陈皮、厚朴各15g，黄芪、昆布各20g，白芍30g，海藻、甘草各10g，土鳖虫、水蛭各6g。水煎，每晚烫洗1次，约1小时，每周6次，休息1日作封闭治疗。西药口服扑尔敏4mg，每日3次；吲哚美辛25mg，每日3次；1%普鲁卡因2～3ml合泼尼松龙1ml于硬结部及周围封闭，每周1次。结果：所治阴茎纤维硬结症21例患者，全部治愈。

【述评】

阴茎痰核症以痰为因，以核(硬节)为症，多由浊痰凝结而成，久之则可致阴虚痰火。故治疗上化痰散结为主；日久阴虚者，则宜佐以滋阴清热。并应内外治结合，中西医并用而达到治疗目的。

【参考文献】

1. 魏得忠，等. 化瘀散结汤治疗阴茎硬结症23例. 河北中医，1994，16(5)：43

2. 宋桂芳. 中西医结合治疗21例阴茎纤维硬结症. 山东中医学院学报，1991，15(5)：29

(郑佑君)

第七节　精索静脉曲张

精索静脉血液滞留，使精索蔓状静脉丛扩张、迂曲和变长，称为精索静脉曲张。临床表现主要以阴囊区持续的牵拉、坠胀感和钝性隐痛为主，站立及行走时尤为明显，平卧休息后可减轻。此外，常伴有神经衰弱症状，并可引起阳痿、早泄、不育等。但实际上真正有症状表现的精索静脉曲张不到35%。发病率约10%～15%，多见于青壮年。本病多发生在左侧。

根据本病的主要临床表现，其属于中医“筋瘤”范畴。如《灵枢·刺节真邪》云：“茎垂者，身中之机，阴精之候，津液之道也。故饮食不节，喜怒不时，津液内溢，乃下留于睾，血道不通，日大不休，俯仰不便，趋翔不能。”“有所疾前筋，筋曲不得伸，邪气居其间而不反，发于筋瘤。”

【病因病机】

本病总的病因病机为肝肾亏虚，瘀血凝滞，络脉阻塞。具体分述如下：

1. 肝气郁滞　恼怒不解，郁怒不休，情志失畅，肝气郁滞，气滞则血瘀，气血阻涩，肝脉不畅，发为筋瘤。

2. 湿热下注　嗜食肥甘厚味、辛辣炙煿食物，脾胃内伤，蕴生湿热；或外感湿热之邪，湿热下注，阻滞经络，经络不畅，而生筋瘤。

3. 血瘀阻络　长期举重担物，久站久行，筋脉受伤，致肝络瘀滞，脉络因而暴露、弯曲，发为本病。

4. 肝肾虚损　素体肝肾不足，或房室不节，肾精亏耗，精血同源，精不生血，肝血亦虚，肝肾亏损则筋脉失养，加以劳作过力，怒伤筋脉，形成本病。

5. 气虚下陷　饮食不节，损伤脾胃，或素体气虚，气虚无以推动血运，血脉流动不畅，乃发筋瘤。

本病一般都发生在左侧。西医学认为，左精索内静脉呈直角注入左肾静脉，左肾静脉通过主动脉和肠系膜上动脉之间，左精索内静脉下段位于乙状结肠后面，这些解剖结构都使左侧精索内静脉易受压而引起血液回流阻力增加。左精索内静脉进入左肾静脉的入口处有瓣膜防止逆流，如静脉瓣发育不全，静脉丛臂的平滑肌或弹力纤维薄弱，容易引起精索静脉曲张。腹膜后肿瘤压迫精索内静脉，癌栓充塞肾静脉，使血液回流受阻，也可导致精索静脉曲张。

【辨病】

1. 临床表现

(1)症状：病变轻者可无明显症状。主要症状是站立较久、行走过多或重体力劳动时出现阴囊下坠和胀痛，休息、平卧后症状消失。

青春期患者，由于精索静脉扩张瘀血，可影响生育，男性不育患者中约14%有精索静脉曲张。

(2)体征：局部检查　患者取站立位，可见病侧阴囊松弛下垂，触诊时曲张静脉似蚯蚓团块，严重时阴囊皮肤和大腿内侧浅静脉均有扩张。改平卧位时，曲张静脉随即缩小或消失。轻度患者体征不明显，可嘱患者取站立位用力屏气，增加腹压，血液回流受阻，使曲张静脉显现。

2. 诊断要点

(1)阴囊部坠胀不适，站立过久及行走劳累后加重，平卧休息后减轻。

(2)站立检查，患者患侧阴囊较对侧增大延长，睾丸略下垂，可见蚯蚓状曲张静脉团。

(3)可伴有神经衰弱或性功能障碍等症。

(4)多普勒超声检查、红外线成像技术、同位素血池扫描及精索内静脉造影可进一步明确诊断。如合并不育者，应做精液检查。

3. 鉴别诊断

阴囊血肿　阴囊血肿肿胀伴有皮色紫黯或有瘀斑，无精索静脉曲张，结合病史不难鉴别。

【辨证】

1. 肝气郁滞证　阴囊坠胀或有隐痛，局部青筋暴露，状若蚯蚓，情绪不稳时加重。伴精神抑郁，心烦易躁，舌质暗红，苔薄白，脉弦。

2. 湿热下注证 精索静脉曲张如蚯蚓状，精索粗肿，灼热疼痛，阴囊微有红肿。伴小便黄赤灼热，大便黏滞，舌苔黄腻，脉弦滑数。

3. 血瘀阻络证 阴囊坠胀隐痛持久不减，或牵及少腹、会阴、腹股沟，阴囊肿物渐大，青筋暴露，状若蚯蚓。舌质暗有瘀点或瘀斑，脉沉弦或细涩。

4. 肝肾虚损证 阴囊坠胀或隐痛，或牵及少腹、会阴，局部青筋暴露，状若蚯蚓，久立久行加重，平卧休息减轻。伴神疲体倦，头晕乏力，腰膝酸痛，或阳痿早泄，畏寒肢冷，舌质淡红，脉沉弱。

5. 气虚下陷证 阴囊坠胀，遇劳加重，休息减轻。伴神疲乏力，气短懒言，纳呆便溏，舌淡红，脉缓无力。

【治疗】

1. 内治法

(1)辨证论治

1)肝气郁滞证：治宜疏肝理气，化瘀通络。方选柴胡疏肝散加玄胡、路路通。偏于寒滞者，加橘核、小茴香；偏于湿热者，加茵陈、黄柏；瘀甚，加乳香、没药、土鳖虫。

2)湿热下注证：治宜清热利湿，通络止痛。方选龙胆泻肝汤加泽兰、虎杖、牡丹皮、赤芍。

3)血瘀阻络证 治宜活血化瘀，通络止痛。方选桃红四物汤合失笑散加橘核、川牛膝、水蛭粉(冲)。阴囊肿物明显，加莪术、地鳖虫。

4)肝肾虚损证 治宜补益肝肾，温阳通络。方选右归丸合二仙汤加路路通、王不留行、丹参。疼痛明显者，加延胡索、乌药；阴囊肿物明显，加橘核、莪术、土鳖虫。

5)气虚下陷证 治宜益气升阳，化瘀通络。方选补中益气汤加水蛭粉、丹参。

(2)成药、验方

1)茵陈 30g，佛手、荔枝核、黄皮核、萆薢、灯笼草各 18g，川楝子 15g，青皮 12g。水煎服。用于湿热下注证。

2)三棱、莪术、荔枝核各 18g，青皮 15g，川楝子、土鳖、黄皮核、台乌药、炙甘草各 12g。水煎服。用于劳伤瘀阻证。

3)黄芪 30g，路路通 20g，仙茅 18g，皂角刺、乌药各 12g，炮山甲、九香虫各 10g，蜈蚣 2 条。水煎服。用于脾肾虚气血瘀滞证。

2. 外治法

(1)阴囊托带悬吊：嘱患者用阴囊托带将阴囊托起和固定；若感不便，可穿弹力三角裤。坚持使用，有助精索静脉血回流，减轻症状。

(2)药物局部熏洗：黄芪 30g，鸡血藤 30g，小茴香 10g，丹参 30g，红花 10g，羌活 10g。水煎，熏洗局部，每次 30 分钟，每日 2 次，每 1 剂药可用 2～3 天。

3. 手术治疗 症状较重和精索静脉曲张伴有精子异常的男性不育患者，应行手术治疗。

手术原则是下腹部切口，在腹膜后内环上方高位结扎和切断精索内静脉。如静脉曲张严重，则应做腹股沟切口，除高位结扎精索内静脉外，尚需切除阴囊内的部分扩张静脉。也可采用精索内静脉与腹壁深静脉吻合分流或经股静脉插入导管行精索内静脉栓塞。也有通过腹腔镜进行一侧或双侧精索内静脉结扎，手术创伤很小。

【预防与护理】

1. 不宜进行剧烈运动及重体力劳动，防止腹压增高。

2. 性生活不要过频，可经常穿紧身内裤，以防阴囊下坠。

3. 保持情志舒畅，避免暴怒伤肝。

4. 勿食辛辣刺激性食物，保持大便通畅。

【古籍选粹】

《外科秘录·筋瘤骨瘤石瘤》　筋瘤者，乃筋结成于体上也。初起之时必然细小，按之乃筋也。筋蓄则屈，屈久成瘤，而渐大矣。然虽渐大，亦不甚大也。固是筋瘤，亦无大害，竟可以不治置之。若至大时，妄用刀针，往往伤筋，反致死亡。故筋瘤忌割也。必要割去，亦宜于初生之日，以芫花煮细扣线系之，日久自落。因线系而筋不能长大。或可用利刀割断，辄用止血生肌之药敷之，可居安全。倘初生根大，难用线系，万不可轻试利刀割断也。

【现代研究】

1. 精索静脉曲张导致男性不育症的机理研究　精索静脉曲张与男性不育之间的关系，早在1800年就被发现。在1937年Wilhem等发现精索静脉曲张患者可影响精子的发生，使精子数量减少，精子活动率低下。到1952年Tulloch报道精索静脉曲张手术治疗，使一名无精子症的患者恢复了生育力。此后，人们才开始认识到精索静脉曲张与不育症之间有着密切的关系。由于精索静脉曲张引起睾丸瘀血，使睾丸缺血缺氧，不仅睾丸营养障碍，还产生毒素如类固醇、儿茶酚胺等，损害睾丸造精功能；又因郁血，使睾丸温度升高2℃左右，影响精子的生成；睾丸郁血还使前列腺素增高，使精子活动率下降；精索静脉曲张还可使睾丸软小，破坏睾丸实质，不仅影响生精，还使性激素的分泌下降，引起性功能障碍；两侧睾丸的静脉系统间有丰富的吻合支，使一侧精索静脉曲张也会引起对侧睾丸的生精功能减弱。由此，导致男性不育。

2. 精索静脉曲张导致男性不育症的中医药治疗　近年来，随着中医男科学的发展，应用中医中药及中西医结合的方法治疗精索静脉曲张引起的不育，取得了良好的效果，使25%～80%的患者精液质量提高，使30%～60%的患者获得了生育的能力。如陈晓平分为肾虚精亏、痰瘀互结、湿热下注和肝寒气虚4个证型进行辨证论治，取得了较好疗效。贾彦波自拟益通Ⅱ号（生熟地、泽兰、益母草、川牛膝、鹿角霜、肉苁蓉、鸡血藤各15g，杜仲、牡丹皮各12g，丹参30g，川芎15g，生甘草3g），精液异常，加菟丝子20g，紫河车15g；精子活动率低，加淫羊藿20g，黄芪15g；有脓细胞，加土茯苓30g，萆薢15g，黄芪15g；少腹抽痛，加乌药9g，小茴香、延胡索各12g，橘核9g。治疗42例，痊愈15例，好转24例，无效3例。戚广崇用通精煎（紫丹参、莪术、川牛膝各15g，柴胡10g，生牡蛎30g，生黄芪20g）加减，3个月为1疗程。治疗102例，生育39例，好转38例，无效25例，总有效率75.49%。

3. 手术方法改进的研究　精索静脉曲张的手术方法，一般采用经后腹膜精索高位结扎及经腹股沟管精索内静脉高位结扎，由于易遗漏结扎分支静脉，手术失败率为0.2%～2.5%不等。熊汝成等从1983年2月起，采用精索内静脉与大隐静脉吻合术治疗，其优点有：①能使郁积于阴囊蔓状静脉丛内的血液经大隐静脉通畅地回流；②由于高位分离精索内静脉，此处的动静脉易于鉴别而不致误伤；③因精索内静脉结扎的部位较高，杜绝了复发的可能性。

另外有精索内静脉栓塞疗法，通过股静脉插管至精索内静脉，向精索内静脉注入栓塞物（如硬化剂、金属线圈、可脱离的气囊等），阻塞血液的返流。此疗法患者痛苦少，费用低，但是有时有栓塞物脱落、精索内静脉破裂等并发症。近年来杜东岭等采用外环小切口睾丸提出显微精索静脉结扎术治疗，结果证明该术式有并发症少、复发率低及近期效果显著等优点。蒋叔凯等人将膀胱镜替代腹腔镜，并设计了直线二孔技术行精索静脉高位结扎术治疗方法，显示其优点有创伤小，恢复快，安全可靠，有推广价值。

【述评】

一般而言，精索静脉曲张对人体健康并不构成大的危害，但因其与男性不育症的发病有着一定的关系，逐渐引起医学界的重视。中医认为本病的发病机制为肝肾亏虚、瘀血凝滞、络脉阻塞，进一步可引起少精、弱精、死精而造成男性不育症。西医治疗以手术为主，中医强调辨证论治，多以活血化瘀、益精通精为治疗原则。手术治疗合并中药治疗精索静脉曲张引起的男性不育，从报道的文献看，比单纯手术或单纯中药治疗效果为好，值得临床推广应用。

【参考文献】

1. 金之刚．实用中国男性学．北京：学苑出版社，1994．372
2. 裘法祖．外科学．第4版，北京：人民卫生出版社，1996．674
3. 陈晓平．中医药治疗精索静脉曲张94例．新中医，1988，20(8)：27
4. 贾彦波．精索静脉曲张所致男性不育症的中医治疗(附42例临床观察)．河北中医，1990，12(2)：31
5. 戚广崇，等．通精煎治疗精索静脉曲张合并不育症102例临床观察．中西医结合杂志，1998，8(10)：626
6. 熊汝成，等．泌尿外科论著．上海：上海科技出版社，1987
7. 杜东岭，赵国防，凤仪萍．外环小切口睾丸提出显微精索静脉结扎术．中华男科学，2002，8(6)：433-434
8. 蒋叔凯，刘洪生，周兆峰，等．膀胱镜替代腹腔镜直线二孔法治疗精索静脉曲张．实用临床医学，2002，3(5)：20

（郑佑君）

第八节　前列腺炎

前列腺炎是中青年男性的一种常见病、多发病，往往与后尿道炎、精囊炎等同时发生。1997年美国国立卫生研究院将前列腺炎分为急性细菌性前列腺炎、慢性细菌性前列腺炎、慢性非细菌性前列腺炎和慢性骨盆疼痛综合征、无症状的炎症性前列腺炎四型，虽分型不同，但从临床表现上却难以区分，均表现为腰骶部、会阴部、下腹部、睾丸、阴茎等部位疼痛，伴有排尿刺激或梗阻症状，性功能不全或精神紧张、焦虑等症状。据不完全统计：本病约占泌尿外科男性就诊患者的1/3左右。

本病在临床上以发病缓慢、病因病理复杂、症状表现多样、体征不典型、病程迁延、反复发作、经久难愈为特点。中医虽无“前列腺炎”病名，但对本病的某些临床症状却早有认识，据文献记载，急性前列腺炎属于中医“热淋”范围，慢性前列腺炎属于中医的“白浊”、“精浊”、“白淫”、“劳淋”或“肾虚腰痛”等范畴。如《素问·玉机真藏论》说：“少腹冤热而痛，出白。”即指小腹胀痛不适，从小便滴出乳白色的混浊液体而言。因病位在精室，故又称“精浊”。

【病因病机】

中医学认为，急性前列腺炎的基本病机为湿热蕴结；慢性前列腺炎的基本病机为本虚标实，肾虚、湿热、瘀滞是病变发展的三个重要病理环节，其中，肾虚精关不固为发病之本，下焦湿热蕴结为致病之标，而气血瘀滞是疾病进一步发展的病理反应，三者相夹为患，互为影响，致使病情复杂，而给治疗带来一定的困难。具体分述如下：

1. 湿热蕴结　素食膏粱厚味、辛辣炙煿或过量饮酒，损伤脾胃，脾失健运，水湿内生，湿郁而化热；或七情六郁化热生火；或外感六淫湿热火毒，湿热下注蕴结于膀胱，导致膀胱气化功能失司、水道不利而发生此病。

2. 气血瘀滞　长途旅行颠沛或久坐硬板凳、骑马、骑车或外伤，使阴部气血不畅；或湿热下注蕴结长期不清，相火久郁不泄，精道气血瘀滞；或感受寒湿之邪，寒性收引，湿性腻滞，致使厥阴经络受阻，气血瘀滞，运行不畅，致使病情迁延难愈。

3. 肾气虚弱　先天禀赋不足，或房事过度，手淫不止，强忍精出，酒色劳倦，淋沥日久，劳伤精气，以致肾精亏损，肾气虚弱，无以濡养经脉而发生腰膝酸痛，疲乏无力，甚至阳痿、遗精、早泄，并因正虚易招邪致病。

西医学认为，急性前列腺炎多由于葡萄球菌、链球菌及大肠杆菌等致病菌通过血行和淋巴传播到前列腺，或尿道及泌尿生殖其他部位的感染向前列腺直接蔓延所致。慢性前列腺炎可由急性前列腺炎治疗不彻底而形成，但绝大多数患者均无急性阶段。也可由于房事过度、频繁的性冲动、经常在射精前的瞬间中断性交等，造成前列腺反复过度充血，使前列腺的腺泡肿胀，腺体间组织水肿，日久之后前列腺的腺体被破坏，表现为慢性炎症的病理变化。其他如酗酒，或嗜食辛辣酸冷等刺激性食物，或经常受寒冷、潮湿的不良刺激等因素，也易诱发或加重前列腺充血，发生慢性前列腺炎症性病变。

慢性前列腺炎的病理改变主要是腺叶的纤维增生、腺管的阻塞及炎细胞浸润等。腺泡及腺管的炎性反应可使腺管梗阻，分泌物郁积，引流不畅，从而又加重局部组织的病变。有学者认为，本病不仅是局部的炎症，也是一种内分泌免疫系统发生紊乱的全身性疾病。

【辨病】

1. 急性前列腺炎

(1)临床表现

1)全身症状：一般发病急，可出现发热、寒战等症状。

2)局部症状

A. 会阴部胀痛不适，小腹隐痛并伴有里急后重、肛门坠胀之感，有些患者可出现腰骶部、耻骨区或腹股沟部牵扯痛，有时容易与输尿管、膀胱结石的疼痛相混淆。

B. 多数患者可出现尿频、尿急、尿痛等症状，严重者可发生终末血尿，尿液中可见白细胞。

3)体征：直肠指诊可扪及肿大的前列腺，并有明显压痛，形成脓肿时可触及波动感。切忌进行前列腺按摩。

4)实验室检查：血常规检查白细胞和嗜中性粒细胞数多增高；前列腺液充满脓细胞，尿中有少许红细胞或蛋白。

(2)诊断要点

1)多发于青壮年，发病前常有过度饮酒、纵欲史，或其他组织器官的感染病史。

2)具有尿频、尿急、尿痛、会阴部胀痛不适的局部症状，伴发热、寒战等全身症状。

3)肛门指诊　前列腺肿大而压痛明显。

4)血常规、尿常规和前列腺液常规检查有助诊断。

(3)鉴别诊断

1)急性尿路感染：以尿频、尿急、尿痛、腰痛为主，可伴发热、寒战等全身症状，但前列腺不肿大，无压痛，前列腺液无脓细胞。

2)慢性前列腺炎：发病缓慢，病情较长，主要表现为少腹、会阴、睾丸都不适感，尿道口常有白色分泌物溢出。

2. 慢性前列腺炎

(1)临床表现：慢性前列腺炎一般分细菌性、非细菌性和盆腔会阴痛3类。临床表现复杂，症状多不典型。归纳起来可有以下几方面的表现。

1)疼痛：症状一般不太严重，多呈胀痛或抽痛性质，部位多在腹股沟及会阴部，有时可牵扯睾丸、下腹及腰骶部。

2)排尿症状：有的患者可出现轻微的尿频、尿急、尿痛等现象，尿道内可有异常感觉，如发痒、灼热或排尿不净之感，但尿常规化验一般正常。

3)前列腺溢液：多发生在排尿终末或大便用力时，自尿道流出少量乳白色的前列腺液。

4)性功能障碍及神经衰弱症状：由于本病病程较长，患者思想压力较大，部分患者可出现精神性阳痿、早泄、遗精等现象。有时可出现头晕、耳鸣、失眠多梦、疲乏倦怠、腰酸乏力等神经衰弱症状。

5)前列腺触诊：可有轻度压痛，表面软硬不均，呈结节状或腺体缩小变硬等异常情况。

6)前列腺液常规检查：按摩前列腺，收集分泌物做涂片检查，白细胞每高倍视野在10个以上，或虽少于10个，但有成堆脓细胞，卵磷脂小体减少。

7)分段尿及前列腺液作细菌培养加计数：常规消毒尿道口，留初段尿10ml作标本VB_1，中段尿10ml作标本VB_2，然后按摩前列腺，取得前列腺液作标本EPS，再排尿留10ml作标本VB_3。所有标本均做细菌培养加计数。前列腺感染者EPS和VB_3的细菌计数高于VB_1和VB_2。慢性细菌性前列腺炎的特点是有反复发作的菌尿，而且做细菌培养有较固定的菌种生长。

(2)诊断要点

1)多见于青壮年。

2)具有上述疼痛、排尿症状、前列腺溢液或(和)性功能障碍及神经衰弱症状。

3)肛门指检：前列腺正常或稍大，轻度压痛。

4)前列腺液常规检查、细菌培养及尿三杯试验可明确诊断，并区分细菌性、非细菌性和盆腔会阴痛。

(3)鉴别诊断

1)前列腺结核：多有泌尿系结核病史，可有尿频、尿急、尿痛等膀胱刺激症状，尿中检查可有白细胞。肛门指诊：前列腺可触及结节，质地稍硬。通过24小时尿找抗酸杆菌，泌尿系造影或前列腺穿刺活检可协助诊断。

2)前列腺增生症：多见于老年人，主要表现为尿频，夜尿多，排尿困难，甚至点滴不出，肛门指检前列腺增大，表面光滑，无结节，中央沟变浅或消失，前列腺液常规检查、细菌培养和B超有助诊断。

【辨证】

1. 湿热蕴结证　一般发病较急，会阴、睾丸及小腹部胀痛或刺痛，腰骶部酸痛，可伴有尿频、尿急、尿道灼热症状，小便黄赤，时有便干，口渴喜冷饮。指诊前列腺饱满，压痛较明显，前列腺液较多，细菌培养多阳性，白细胞数增高。严重者可伴有全身发热，寒战，舌红，苔黄腻，脉弦滑或数。

2. 气血瘀滞证　病程较长，以疼痛为主，痛引少腹、睾丸及下腰部。指诊前列腺压痛明显，质地不均，大小不等，可触结节。前列腺液量少或无，细菌培养多阴性。舌质黯或有瘀斑，苔薄白，脉弦滑或弦紧。

3. 肾阴不足证　多见于中年人，尿末、大便时尿道滴白，甚至欲念萌动即自行溢出，病久体虚，腰膝酸软，五心烦热，失眠多梦，遗精早泄，偶有血精，尿后余沥，茎中作痛。指诊：前列腺不大，压痛较轻，前列腺液少，细菌培养多阳性。舌质红，苔薄白，脉细微数。

4. 肾阳虚衰证　尿终滴白，腰酸乏力，萎靡不振，少腹拘急，手足不温，小便频数，淋漓不尽，甚则阳事不兴，勃起不坚。指诊前列腺软而稍小，压痛不明显，前列腺量少，细菌培养多阴性，卵磷脂小体明显减少，白细胞多接近正常。舌质淡胖有齿痕、苔薄白，脉细或弱。

【治疗】

1. 内治法

(1)辨证论治

1)湿热蕴结证：治宜清热利湿，分清化浊。方选八正散、龙胆泻肝汤或大分清饮加减。

2)气血瘀滞证：治宜活血化瘀，行气止痛。方选抵当汤或前列腺汤加减。

3)肾阴不足证：治宜滋肾养阴，清泄相火。方选知柏地黄丸或大补阴丸加减。

4)肾阳虚衰证：治宜补肾助阳，固精止浊。方选右归丸合金锁固精丸加减。

(2)成药、验方

1)中成药：肾阴不足者，可选用知柏地黄丸、大补阴丸和前列康；肾阳不足者，可运用男康片、金锁固精丸、肾气丸、右归丸和延生护宝液。

2)前列腺炎汤：黄柏、熟地、合欢、土茯苓、白花蛇舌草、地龙、蜈蚣、鳖甲、穿山甲、黄芪、王不留行、菟丝子、女贞子、萹蓄、甘草。水煎服，每日1剂。滋阴补肾，利水通淋。治肾阴虚证者。

3)复方地虎汤：黄芪、延胡索、地龙、虎杖、白花蛇舌草、穿山甲、莱菔子、赤芍、乳香、没药、萹蓄、甘草。水煎服，每日1剂。活血化瘀，理气通淋。治气滞血瘀证者。

4)清热通淋汤：当归9g，白芍9g，栀子9g，赤茯苓9g，甘草梢9g，生地12g，木通9g，竹叶9g，滑石12g，萹蓄9g，瞿麦9g。水煎服。清热利湿，育阴通淋。治前列腺炎。

5)生地10g，地榆10g，车前草15g。水煎服，每日1剂。

2. 西药治疗

(1)抗菌治疗：TMP-SMZ(每片含TMP 0.08g，SMZ 0.4g)为首选药物，在前列腺液中能达到较高浓度，抗菌作用明显提高。一般每次1～2片，每日2次，1个月为1疗程。首剂药量可加倍。其他抗生素如吡哌酸、氟哌酸、红霉素、先锋霉素、呋喃咀啶、氨苄青霉素、泰利必妥等也可选用。可先做药物敏感试验，优先选择高度敏感药物。

(2)前列腺周围封闭：0.5%普鲁卡因20ml加入可的松25mg及庆大霉素8万单位，注射于前列腺周围进行封闭治疗。

(3)前列腺段尿道冲洗疗法：将尿道外口常规消毒，应用双囊四腔硅橡胶管插入尿道使前囊平于尿道口内。在橡胶管前囊和后囊中分别注入8ml和4ml空气，使膀胱、后尿道与前尿道的通路关闭，前列腺段尿道成为一个闭合腔。经注药管注入3～4ml配制好的药液反复冲洗前列腺段尿道，每周治疗1次，直至症状消失、细菌培养阴性为止。所配药液根据细菌培养药敏试验选用1～2种抗生素溶于灭菌生理盐水30ml中，并加入氟美松5mg摇匀即可。

3. 外治法

(1)坐浴疗法:中药布包煎汤或温水坐浴,可促进盆腔血液循环,促使炎症吸收,有较好疗效。一般每晚1次,每次15分钟左右。有条件者每日可进行2次。

常用中药:朴硝50g,大黄30g,野菊花15g,血竭9g,苏木9g。

(2)直肠内给药法

1)白花蛇舌草30g,黄柏15g,乳香、没药各9g,大黄6g。水煎浓缩成150ml,保留灌肠,每晚1次,15次为1疗程。

2)野菊花栓,每日2次,每次1枚,塞入肛门内约2.5～3cm,1个月为1疗程。

3)金黄散15～30g,或山芋粥、藕粉适量,水200ml,调成糊状,微冷后(43℃),保留灌肠,每日1次。

(3)药物离子透入法:选择敏感、广谱的抗生素或中药制剂,以直流感应电动机等仪器经直肠内直流电药物导入,每次20分钟,隔日1次,10次为1疗程。所用药物有黄柏提取物或中药煎剂。

(4)敷贴疗法

1)会阴部敷贴法:熏洗坐浴后,以生姜汁调大黄末20g,外敷中极、会阴两穴,局部胶布固定。

2)脐部敷贴法:先将麝香0.15g填脐,再用白胡椒7粒研末盖在上面,白纸覆盖,胶布固定,7～10天换药1次,10次为1疗程。

(5)局部熏洗法:芒硝、马齿苋、生明矾、丹参或昆布、海藻、海浮石、夏枯草等各适量,水煎待温,熏洗会阴部,每次15～30分钟,每日2次。

4. 针灸疗法

(1)体针疗法:取穴:腰阳关、气海、关元、中极、肾俞、命门穴、志室、三阴交、足三里。以上穴位分组交替使用,隔1～2日1次,多采用弱刺激,平补平泻手法,并可配合艾条灸法。

(2)氦-氖激光针灸:主要穴位:次髎、白环俞。刺入式氦-氖激光针灸仪特制激光针内的光导纤维,把激光束引到人体穴位的适当深度,直接刺激穴位或前列腺。

5. 按摩疗法

(1)前列腺按摩:每周1次,6次为1个疗程。按摩时动作要轻柔,不可使用暴力挤压。急性前列腺炎患者禁用。

(2)体表按摩:按摩可促使小骨盆部位和腰部郁滞的血液以及淋巴液消散,改善会阴、直肠、肛门、前列腺排泄管肌肉的紧张度,对神经系统起到良好的调节作用,能缓解慢性前列腺炎患者的症状。以自我按摩为主,主要采用按、揉、擦法。站立时,按摩背部、腰骶部、臀部;仰卧时,按摩腹部。一般在早上空腹时,或饭前、饭后2～3小时进行。按摩前应排尽大小便,姿势要舒展,肌肉应放松,呼吸要均匀,按摩时间约持续10～15分钟。

6. 手术疗法

(1)手术适应证:①长期药物治疗无效,多次反复发作;②伴有膀胱颈部硬化、尿道嵴肥大;③合并结石或脓疡。

(2)手术方式:多采用经尿道镜前列腺切除的手术,手术要求切至包膜,彻底切除感染病灶,膀胱颈部需做"V"型切除。

【预防与护理】

慢性前列腺炎的病情顽固,缠绵难愈,如不注意防护,可直接影响疗效,甚至反复发作。

1. 预防感冒着凉。受凉之后，可引起交感神经活动兴奋，使尿道内压增加，前列腺管也因收缩而排泄障碍，产生郁积充血，往往使症状加重或发生反复。

2. 注意饮食。不要过食肥甘厚味、辛辣炙煿之品，勿过量吸烟饮酒，喝酒后可引起前列腺充血，使症状加重。

3. 生活要有规律。注意劳逸结合，不要久坐或骑车时间过长，以防影响会阴部血液循环；不要性交中断，强忍精出，应戒除手淫恶习；急性期忌房事，慢性者应建立合理的性生活。

4. 积极治疗身体其他部位的感染病灶，如慢性扁桃体炎、溃疡性结肠炎等。

5. 前列腺按摩时，用力不宜过大，按摩时间不宜过长，按摩次数不宜过频。急性前列腺炎禁忌按摩。

6. 急性前列腺炎患者宜卧床休息，多饮开水，保持大便通畅。

【古籍选粹】

《杂病证治准绳·赤白浊》　溺与精所出之道不同，淋病在溺道，故《纲目》列之肝胆部；浊病在精道，故《纲目》列之肾膀胱部。……每见时医以淋法治之，五苓、八正杂投不已而增剧者，不胜数。予每正之，而其余尚难以尽说也。盖由精败而腐者什九，由湿热流注与虚者什一。……戴氏云：有白浊人服玄兔丹不愈，服附子八味丸即愈者，不可不知。有小便如常，停久才方淀浊。有小便出即如米泔，若小儿疳病者，宜分清饮加茯苓半钱，下小菟丝子丸。如服药未效，宜四七汤吞青州白丸子，及展砂妙香散吞玄兔丹，及小菟丝子丸、山药丸。如白浊甚者，下淀如泥，或黏稠如胶，频逆而涩痛异常，此非是热淋，此是精浊窒塞窍道而结，宜五苓妙香散，吞八味丸、小菟丝子丸，或萆薢分清饮。

《理虚元鉴·白浊白淫论》　白浊、白淫，从新久定名。初出茎中痛而浓浊如膏，谓之白浊。久之不已，精微弱而薄，痛亦渐减，至后闻淫声，见女色，而精下流，清稀而不痛，则谓之白淫也。白浊全属火，至白淫，则火衰而寒胜矣。此因肾家元气降而不升，故黏丝带腻，马口含糊而不已。此法宜回阳气而使上升，固其精元而不使下陷，则病自止矣。外此有症非属虚，而湿热下注者，宜从丹溪治法。又有所求不遂，志意郁结而精泄，及气虚人失精气而遗者，皆非虚病也。

《景岳全书·淋浊》　浊在精分者，必因相火妄动，或逆精而然，以至精溺并至。若兼涩痛之甚者，亦宜抽薪饮、大分清饮之类，先去其火，然后再安精气。及其稍久，痛涩俱去，而惟精浊不止者，当用宁心固肾等剂，宜秘元煎、菟丝煎，或人参丸、定志丸、心虚白浊歌之类主之。

命门虚衰，阳气不固，则精浊时见，而久不能愈者，但当培补命门，宜右归丸、益志汤、石刻安肾丸、八味地黄丸之类主之。若虚本不甚，而胸气微寒不摄者，宜萆薢分清饮主之。

《证治汇补·便浊》　精浊者，因败精流于溺窍，滞而难出，故注中如刀割火灼而溺自清，惟窍端时有秽物，如疮脓目眵，淋漓不断，与便溺绝不相混。

【现代研究】

慢性前列腺炎是一种以下尿路刺激症状和膀胱生殖区疼痛为主要表现的临床综合征，是中青年男性的多发病、常见病，迁延难愈，治疗上缺乏满意的疗法。中医药治疗慢性前列腺炎存在一定的优势和特点，尤其是以中医药为主的综合疗法，能够较好地改善临床症状，取得了满意的临床疗效，已被广泛应用。

1. 辨证论治　尤卫平把慢性前列腺炎分为6型：①湿热蕴积日久，湿遏阳伏。治当温阳通阳，清利湿热。药用黄柏、乌药、肉桂、当归、贝母、苦参、茯苓、赤芍、牡丹皮、萆薢、萹蓄、红藤。②湿浊阻滞，气血瘀阻。治以行气活血，祛湿排浊。药用桃仁、红花、当归、川芎、生地黄、萆薢、石菖蒲、薏苡仁、冬瓜仁、蜈蚣。③中气不足，清阳不升。治当补中益气，升清降浊。药用生黄芪、升麻、柴胡、炒陈皮、萆薢、太子参、茯苓、白术、石菖蒲、郁金、红花、芍药。④肝郁气滞，湿阻血瘀。治用疏肝行气，活血利湿法。药用柴胡、芍药、枳壳、炙甘草、白蒺藜、郁金、橘核、荔枝核、当归、丹参、萆薢，薏苡仁。⑤肝肾阴亏，下焦湿热未清，用滋阴补肾活血泄浊法。⑥湿热蕴盛，瘀浊内阻。治以清热利湿，祛瘀排浊。药用萆薢、石菖蒲、甘草、瞿麦、茯苓、车前子、生薏苡仁、飞滑石(包)、浙贝母、当归、红藤、赤芍。按以上方法进行治疗，均收到较好效果。叶廷义等将本病分为3型辨治：①湿热下注证，治以清热导湿，用萆薢分清饮加减治疗；②肾阴虚证，治以滋阴补肾涩精，用六味地黄丸加减治疗；③瘀滞证，治以活血化瘀，用桃红四物汤加减治疗。徐福松将本病分5型：①湿热证：治以清热祛湿为主，方选萆薢分清饮加减；②瘀血证，治以活血化瘀，方选王不留行汤加减；③中虚证：治以补中益气，方选补中益气汤加减；④肾虚证；治以补肾涩精为主，方选菟丝子丸加减；⑤混合证：以上四证相兼，治以相应方药加减。

2. 专方治疗　刘经甫等自拟前列疏解汤(秦皮、蛇床子、石韦、川楝子、桃仁、川芎、木香、威灵仙、薏苡仁、败酱草、冬瓜子、青皮、甘草)，加减治疗慢性前列腺炎128例，痊愈67例，好转57例，无效4例，总有效率为96.87%。张亚强等自拟前列腺方(丹参、泽兰、赤芍、败酱草、穿山甲、枸杞子等)，采用汤剂和胶囊分别治疗本病血瘀证322例和239例，汤剂组、胶囊组临床治愈率分别为65.8%、54.4%。王成国等用萆薢分清饮为主方加减化裁，药用萆薢、台乌、石菖蒲、牛膝、瞿麦、蒲公英、猪苓、王不留行等为主方，并根据不同的症状随症加减。每日1剂，日服3次，水煎服或水冲服，20天为1个疗程，治疗最长的达半年以上，最短的2个月。治疗期间不服用西药，禁酒和辛辣食物。结果：痊愈率51%，显效率32%，有效率8%，无效率9%，总有效率91%。吴友平等报道中药内服丹泽活血饮方(丹参、泽兰各15g，赤芍、桃仁、红花、王不留行、穿山甲、牛膝、黄柏各10g，蒲公英、败酱草各20g)并随证加减。再中药坐浴：丹泽活血饮内服汤剂第3煎汤药，于煎后滤渣，趁热会阴部熏洗坐浴(先热熏后温洗)，每晚睡前进行，每次20分钟，疗程与煎服同步。但未婚及未育者坐浴时需抬高阴囊，使之避免热浴，以保护患者的生精功能。结果：经10～60天治疗，治愈15例，好转29例，无效8例。

3. 名医经验　施汉章认为精浊病机以肾虚为本，湿热、痰瘀为标，属本虚标实、虚实夹杂为患，湿邪始终贯穿本病始终。临床上既主张分早、中、晚三期辨治，又强调以化湿为重点。治疗强调清利湿热、宣窍达邪，同时兼顾肾虚血瘀，多以成方加减化裁，湿热蕴阻为主证的早期患者，偏于热重者，以自拟六草汤(金钱草、石韦、鱼腥草、车前草、灯心草、甘草)清热利尿；湿重者，以程氏萆薢分清饮加减；病程中期湿热兼夹痰瘀者，多以当归贝母苦参丸合薏苡附子败酱散化裁；久病迁延虚象明显以脾肾两虚为主者，以补中益气汤及自拟益肾汤(淫羊藿、当归、补骨脂、核桃仁、何首乌、枸杞子、怀牛膝、车前子)加减。若兼少腹痛者，多在辨证基础上合当归芍药散调和肝脾；兼睾丸坠胀、痛引精索者，加荔枝核、橘核，痛甚者，加延胡索、川楝子；伴早泄者，加芡实、煅龙骨；精神抑郁伴烦躁者，加百合、合欢皮。徐福松认为湿热、肾虚、瘀血、肝郁、中虚五者是慢性前列腺炎的基本病因病机。湿热是标，肾虚是本，瘀血是进入慢性过程的进一步的病理反应，肝郁是久病情志抑郁的必然转归，中虚是湿热伤脾的必然结果，或系素体脾虚所致；或由肾虚及脾之故。辨证强调辨证与辨病相结合，治疗强调祛邪补虚、标本同治，总的治疗原则为“消补兼施”，临床常将该病分为湿热、瘀血、肝郁、中虚、肾虚诸型论治。王琦将宏观与微观辨证相结合，根据患者出现的尿道刺激症候群、盆腔疼痛症候群和精神心理症候群等，分别提出了化浊利精窍、活血通络脉、疏肝解抑郁等论治思路，对精浊的临床治疗具有独到之处。化浊利精窍法用于论治慢性前列腺炎所致之尿路刺激症候群，方用当归贝母苦参丸加味（当归、贝母、苦参、薏苡仁、败酱草、滑石、蒲黄、天花粉、冬瓜仁）。活血通络脉法用于论治慢性前列腺炎所致之盆腔疼痛症候群，方用复元活血汤加减（柴胡、当归、桃仁、红花、制大黄、穿山甲、天花粉、丹参、茜草、路路通、王不留行）。疏肝解抑郁法用于论治慢性前列腺炎所致之精神心理症候群，方用逍遥散加减（柴胡、当归、白芍、枳壳、炙甘草、郁金、石菖蒲、白蒺藜、薄荷）。

4. 中西医结合治疗　张剑曾将41例前列腺炎患者随机分成两组，对照组根据细菌培养的药物敏感试验选用有效的抗菌素，以喹诺酮类药物为首选。治疗组在对照组治疗的基础上加服前列舒汤（桃仁10g、红花9g、当归12g、赤芍15g、川芎15g、生蒲黄12g、五灵脂12g、乳香12g、没药10g、土茯苓12g、黄柏15g、败酱草12g、蒲公英12g、王不留行12g）。加减：有明显胀痛者加延胡索12g；小便滴白者加泽泻12g、石菖蒲12g。每日1剂，水煎，分早晚2次温服。两组均以21天为1疗程，一般治疗2个疗程后统计疗效。且两组治疗期间均忌食海鲜、辛辣及煎炸食物，禁酒，禁房室。结果：治疗组的临床痊愈率和总有效率分别为34.15%和90.24%，明显优于对照组的9.76%和75.61%（$P<0.01$或$P<0.05$）。说明中西医结合治疗慢性前列腺炎疗效明显。戴胜国等将患者随机分成中西医结合治疗组、抗生素治疗组、中药治疗组，结果：中西医结合组总有效率为84.8%，抗生素对照组为34.2%，中药对照组为41%，说明运用中西医结合方法综合治疗慢性前列腺炎临床效果最为满意。黄有为采用阿奇霉素及自拟中药复春片（知母、黄柏、丹参、当归、赤芍、泽兰、金银花、蒲公英、白花蛇舌草、生地黄、浙贝母、川断、甘草、仙灵脾）治疗196例，总有效率为97.96%。

5. 外治疗法

（1）中药灌肠：金东明等采用中药灌肠及定期前列腺按摩。自拟灌肠处方：蒲公英、败酱草、白花蛇舌草各30g，黄柏、丹参、王不留行、土茯苓、车前子各15g，泽兰、红花、川楝子、大黄各10g。将方药水煎浓缩至200ml，沙布过滤，温度35～41℃，装入250ml空瓶内，消毒保留灌肠。1次/日，4周为1个疗程。125例患者完成了1个疗程的治疗，治疗组65例，痊愈20例，显效24例，有效率84.61%；随访35例，复发2例（5.71%）。

（2）药栓塞肛疗法：中药栓剂直肠离子导入治疗：贾玉森等应用前列腺炎栓（由黄连、赤芍、冰片、牛膝等组成）经肛门直肠给药，治疗101例，并与野菊花栓组30例做对照。结果：两组总有效率分别为86.4%和70.0%，差异有显著性。黄多斌使用前列安栓（黄柏、虎杖、大黄、栀子等）每晚入睡前塞入肛门，临床观察70例，显效35例，有效26例，无效9例，总有效率为87.1%。

（3）药物离子导入疗法：周亚军等取黄精、益智仁、枸杞、菟丝子、山药、桃仁、丹参、鸡内金、王不留行、毛冬青、败酱草、三七，共研细末，凡士林调膏备用。将调好的药膏放进TSQZ-600型前列腺治疗机药物离子导入探头的凹槽里，然后在探头上套上薄胶套，探头凹槽处扎上数个孔，以便药物能渗出。把电流调节为零，将探头缓慢插入直肠约7～8cm，凹槽对着前列腺，另一电极置放于髋关节处，控制电流为5mA左右，以患者能接受为度。每次治疗时间20分钟，1天1次。

（4）中药脐敷疗法：高翔等常规消毒脐部及四周皮肤，然后取前列散（黄芪、附子、川芎、大黄、黄柏、马钱子、冰片，按比例配制，焙干研末）10g，用75%酒精调匀，填入脐孔，外用麝香止痛膏固定，24 小时后取下。隔日 1 次，10 次为 1 疗程，每疗程间隔 7 天，共 3 个疗程。治疗 81 例，总有效率为 93.83%，优于利福平氟嗪酸对照组。

(5)中药坐浴疗法：杜恩伟等用青皮、三棱、莪术、白芷、荷叶，水煎后稍凉坐浴，每次 30 分钟，每日 1 次。治疗慢性非细菌性前列腺炎 117 例，临床治愈 28 例，好转 72 例，无效 17 例，总有效率 85.47%，优于前列康对照组。

(6)针灸疗法：葛继魁等以白环俞、肾俞、中极、三阴交针刺为治疗组 220 例，以口服前列康片为对照组 200 例，结果：治疗组总有效率 90.9%，两组治愈率差异显著。王振琴等将 200 例本病患者随机分为治疗组、对照组各 100 例，治疗组取穴：阴茎根部 4 穴、关元、中极、肾俞、三阴交、会阴；对照组取穴：关元、中极、肾俞、三阴交、会阴，结果治疗组有效率为 100%，较对照组有显著性差异。

【述评】

慢性前列腺炎属于临床常见的难治病之一。尽管中西医对本病都有一定的认识，积累了一定的诊治经验，尤其是近 10 年来，更是加大了对慢性前列腺炎研究的力度，但至今仍未取得突破性的进展。在目前临床上却没有一种抗菌药物能对其产生良好的治疗效果。这是由于前列腺解剖位置特殊，前列腺导管细长弯曲、开口处口径小，与尿道成直角或斜行向上进入尿道，有利于尿道菌进入腺体，不利于腺体引流，致使炎性分泌物易潴留不易排出；前列腺组织结构特殊，前列腺上皮的脂膜存在，抗菌药物不易自血浆弥散入前列腺腺泡，且受前列腺液 pH 的影响，要达到前列腺腺体内有效的杀菌、抑菌浓度，需具有脂溶性、离解常数高、与血浆蛋白结合率低、毒性低，且能较长时间服用的碱类药物，而目前临床上运用的抗菌药物尚不具备这些特点。仔细调查就不难发现，占泌尿外科四分之一的前列腺炎患者，有不少是复诊或各医院之间流动转诊的患者。造成本病患者复诊率高的原因，主要存在有以下难点：一是如何对慢性前列腺炎所致“淋浊”与非特异性泌尿系感染的一般“淋证”进行鉴别和辨证，使药物直达病所，发挥疗效。二是前列腺炎如何解决久治不愈，或稍有好转以后又加重、反复发作的问题；三是如何正确辨治慢性前列腺炎合并不育症，这类患者往往是在精液检查时发现合并慢性前列腺炎，而本人却无明显不适，经反复用药，效果不佳，不是炎症未得到控制就是精液质量有问题。由于这些难点，慢性前列腺炎久治不愈，往往使临床医生十分困惑，不知从何入手进行辨证，同时由于疗效不好，给患者及其家属也带来巨大的痛苦。所以，对于如何增进疗效、提高治愈率以及减少复发等，一直是泌尿(男)科医生共同关注的问题。因此，探讨中医治疗，是临床治疗该病的一个重要途径。

古今医家论述慢性前列腺炎的发病机理虽然略有不同，但渐趋一致，多不离乎湿热、血瘀、肾虚立论，认为湿热是病之标，肾虚是病之本，瘀滞是本病进一步发展的病理反应，辨证分型亦多从此 3 型论治，但临床往往表现虚实夹杂，各证互兼，而使病情缠绵难愈，治疗当分清主次，权衡用药。

通过对近年来大量文献的分析，发现存在以下问题：①对病名及病因病机的认识尚不统一，辨证分型不规范；②诊断及疗效判定标准不统一；③临床研究方案设计不严谨，很少遵循随机、对照、盲法的原则，很少描述随访及不良反应等；④缺乏成熟的动物模型；⑤实验研究尚不深入等。有鉴于此，应在以下几个方面加以重视：①组织有关专家进行专项研究，尽快统一病名认识，明确概念。制定统一的诊断标准、病情分级标准及证候疗效评定标准，以使本病的研究更加规范，从而有利于对各种疗法进行客观评价。②在辨证论治理论的指导下，对本病发生发展的规律进行深入研究，准确把握其病机实质，以提高临床疗效。③加强实验研究，探索建立合适的动物模型，选择确实能反映药物有效性的指标，运用现代先进的方法和技术，探讨本病的发病机制，揭示中医药治疗本病的本质。④多方合作，促使科研成果尽快转化为生产力，严格按照GCP、GMP标准，研制开发组方合理、安全有效、质量可控的新的天然药物和剂型，从而更好地应用于临床，也必将取得更好的社会效益和经济效益。另外，由于慢性前列腺炎病因复杂、病情顽固、缠绵难愈、反复发作，所以在临证过程中，要树立大卫生的观念，广泛宣传和普及对本病的预防、调护知识，认真贯彻“预防为主”的指导思想，以防患于未然。逐步实现医学领域中由“重治疗”到“重预防”的根本性转变。

【参考文献】

1. 尤卫平. 慢性前列腺炎辨治六法. 浙江中医杂志，2005，1(1)：10-11

2. 叶廷义，金维捷. 慢性前列腺炎的辨证及综合治疗. 云南中医学院学报，2001，24(2)：23-25

3. 孙建明，徐福松. 辨证治疗慢性前列腺炎的经验. 辽宁中医杂志，1999，26(4)：153-154

4. 刘经甫，文建国，等. 自拟前列疏解汤治疗慢性前列腺炎128例. 国医论坛，2002(1)：31

5. 张亚强，刘猷枋. 前列腺方治疗慢性前列腺炎血瘀证的临床与实验研究. 中国中西医结合杂志，1998(9)：534

6. 王成国，刘月刚. 萆薢分清饮加减治疗前列腺炎100例. 实用中医内科杂志，2006，20(6)：650

7. 吴友平，贾玉海. 丹泽活血饮内服并坐浴治疗慢性非细菌性前列腺炎52例. 安徽中医学院学报，2008，27(6)：24-25

8. 邢国红. 施汉章教授治疗慢性前列腺炎经验介绍. 新中医，2004(5)：11

9. 徐福松. 辨证与辨病论治慢性前列腺炎. 男科学报，1999(1)：6

10. 盖海山. 王琦对慢性前列腺炎症候群的论治思路. 中国康复理论与实践，2005(12)：1033

11. 张剑. 中西医结合治疗慢性前列腺炎41例疗效观察. 湖南中医杂志，2008，24(5)：22-24

12. 戴胜国，冷静，等. 中西医结合综合治疗慢性前列腺炎2284例分析. 中国男科学杂志，2002，16(4)：302-304

13. 黄有为. 中西医结合治疗慢性前列腺炎196例临床分析. 海南医学，1999，10(2)：108

14. 金东明，陈玲. 中药灌肠联合前列腺按摩治疗湿热挟瘀型慢性前列腺炎疗效观察. 浙江中医药大学学报，2009，33(2)：242-243

15. 贾玉森，李曰庆，孙明杰，等. 前列腺炎栓治疗非特异性慢性前列腺炎(湿热夹瘀证)104例临床与实验研究. 中医杂志，1999，40(2)：98-99

16. 黄多斌. 前列安栓治疗慢性前列腺炎. 湖北中医杂志，2003，25(5)：40

17. 周亚军. 中药离子导入法治疗慢性前列腺炎64例. 湖南中医药导报，2000，6(12)：12-13

18. 高翔，刘伟，金贤为. 中药脐敷治疗慢性前列腺炎81例观察. 新中医，1999，31(3)：14-16

19. 杜恩伟，蒲伟. 中药坐浴治疗慢性非细菌性前列腺炎117例. 中国民间疗法，2001，9(3)：44-45

20. 葛继魁，葛书翰. 深刺白环俞为主治疗慢性前列腺炎临床观察. 中国针灸，2001，21(2)：73

21. 王振琴，刘明，徐燕. 针刺阴茎根部4穴为主治疗慢性前列腺炎100例临床分析. 中国针灸，2002，22(3)：155-156

（张春和）

第九节　前列腺增生症

前列腺增生症(BPH)亦称良性前列腺肥大，是引起中老年男性排尿障碍原因中最为常见的一种良性疾病，主要表现为组织学上的前列腺间质和腺体成分的增生、解剖学上的前列腺增大、下尿路症状为主的临床症状以及尿动力学上的膀胱出口梗阻。本病的发病率随着年龄的增长而逐渐增加。国内资料总发病率为38.3%,50岁以下为0～0.5%,51～60岁为9%～31.70%,61～70岁为48.09%～55%,70岁以上为35.5%～40.7%。

中医学没有前列腺增生症的病名,但根据其主要临床表现认为属于“癃闭”、“精癃”范畴。其排尿困难为癃,癃者,小便不利,点滴而短少,病势较缓;其急性尿潴留为闭,闭者,小便闭塞,点滴不通,病势较急。中医认为本病病位在膀胱、精室,但与肺、脾、肝、肾及三焦密切相关。多因年老肾元亏虚,膀胱气化无力,加之瘀血、败精、湿热等瘀阻下焦,乃成癃闭。其病以肾元亏虚为本,以气滞血瘀、痰凝湿阻为标,肾虚血瘀水阻,膀胱气化失司是其基本病机,本虚标实是本病的病机特点。

【病因病机】

本病的基本病因为肾元亏虚,其基本病机则责之于肾虚血瘀。老年人肾气渐衰,阴阳易于失调,气血易于郁滞,肾虚则气化不利,血瘀则渐成癥结,水道受阻。当本病出现排尿困难时,又当从三焦气化审求病因。

1. 肾阳虚衰　年老体弱,久病体虚,房劳过度,导致肾阳衰微,肾气不充,膀胱失于温煦,气化不及而小便不通。《症因脉治·阳虚小便不利》:“肾之真阳虚,则关门不利。此聚水生病,而小便不利之因也。”

2. 肾阴亏耗　素体阴虚,或久病及肾,热病真阴暗耗,以致肾阴亏损,虚火自炎,无阴则阳无以化,水液不能下注膀胱,导致小便短涩。《症因脉治·阴虚小便不利》:“肾主关门,肾阴不足,则水竭于下而小便不利。”

3. 气滞血瘀　情志不畅,肝气郁结;或暴怒伤肝,气逆瘀停;或病久瘀血内阻等,气滞血瘀日久,则癥结渐成,水道受阻,小便通而不爽,甚至溺窍闭而涓滴不出。《名医类案·淋闭》:“病小便闭,若淋状,小腹胀,口吻渴,诊其脉沉且涩,曰此病在下焦血分。”

4. 肺热气壅　外感风寒,郁久化热;或外感风热、燥热,肺热壅滞,失其治节,肃降失常,不能通调水道、下输膀胱。或热气过盛,下移膀胱,致上、下焦均为热气闭阻,排尿困难。《症因脉治·小便不利论》:“肺主通调水道,肠胃主传化水谷,上焦失清化之令,则不能下输膀胱,而小便不利。”

5. 湿热蕴结　外感湿热之邪,阻滞膀胱;或肾移热于膀胱;或嗜酒、过食肥甘厚味,酿湿生热,流注下焦,蕴结膀胱,影响膀胱气化而致膀胱气化不利,小便不通。《症因脉治·小便不利论》:“肾与膀胱主下部,司小便,二经有热,则下焦热结,而小便不利矣。”

6. 脾虚气陷　老人脾胃虚弱,或饮食劳倦,损伤脾胃,中气不足,甚或下陷,清气不升,浊阴不降,小便难以排出而成癃闭。《灵枢·口问》云:“中气不足,溲便为之变。”《症因脉治·气虚小便不利》:“或元气素虚,或汗下太过,或病久气溺,或劳形气伤,或起居如惊,三焦气乱,皆小便不利之症也。”

前列腺增生症的发病机制至今仍未阐明。近20年来,在内分泌学说的基础上BPH病因研究从激素、酶、受体的细胞水平深入到生长因子、凋亡基因的分子水平,从双氢睾酮学说到胚胎再唤醒学说,逐步深入并已取得若干重大进展。目前已肯定导致本病发生的两大因素:一是高龄,二是具有正常功能的睾丸。因为在青春期前去势者,前列腺不发育,也不会发生本病;40岁以前切除睾丸者,极少发生前列腺增生。睾丸功能正常的男性,随着年龄的增长,前列腺也随之增长、增大。近年来,通过组织病理学研究已证实,前列腺增生症的特点是上皮细胞与间质细胞的增生。研究发现引起细胞增生可能与上皮细胞和间质细胞的增生失控，细胞凋亡减少有关。而雄激素、雌激素、上皮与间质的相互作用、生长因子、神经递质在其中起到了或多或少的作用，它们单独或相互配合、相互影响，最终导致良性前列腺增生症。BPH 的病理生理改变可分为三个阶段：第一阶段是 BPH 引起的膀胱出口梗阻（BOO），其是产生尿路继发性病理改变的根本原因。第二阶段是 BOO 的持续或加重所导致的继发性膀胱功能异常，其使梗阻和刺激症状明显加重。第三阶段是膀胱损伤后引发的上尿路积水及肾功能损害，此时已达 BPH 的晚期阶段，若不积极治疗则预后不良。

【辨病】

1. 临床表现

（1）症状：本病很少在 50 岁前出现症状。其临床症状主要是下尿路梗阻，一般梗阻的发展非常缓慢，当梗阻达到一定程度时，可出现下列症状：

1）排尿困难：排尿困难是本病最重要的症状，初期患者只是在排尿时需要待较长时间方能排出，排尿终了后仍有尿滴出，或每次尿须分几段排出，以后随梗阻的加重，排尿渐费力，尿的射程缩短，尿线变细，终至不能成线，仅能滴出，致使患者不能在排尿时将尿排尽，而有残余尿。残余尿的量愈大，表示梗阻愈重。

2）尿频：部分患者在初期即出现尿频，由于前列腺的充血刺激和膀胱的感受性增高所致，这一症状在夜间更为明显。随着梗阻加重，残余尿量增多时，尿频亦逐渐加重。

3）尿潴留：梗阻加重，残余尿过多时，膀胱失去收缩能力，逐渐发生尿潴留。如遇憋尿、受寒感冒、饮酒或劳累等因素，尿道黏膜充血肿胀，常诱发急性尿潴留。当患者持续处于尿潴留状态，由于膀胱过胀，膀胱内尿液超过尿道括约肌阻力时，尿液常可从尿道外口溢出，出现充溢性尿失禁现象。

4）并发症：并发泌尿系感染，可出现尿频、尿急、尿痛、发热、腰痛等症；膀胱颈部充血水肿、结石刺激，可有血尿；长期慢性严重的尿路梗阻，可出现严重肾积水，肾实质受损，而出现神疲乏力、食欲不振、恶心、腹胀、头晕、头痛等慢性尿中毒症状；亦可因长期排尿困难引起腹压增高而并发腹股沟疝、痔疮或脱肛等病。

（2）体征：直肠指诊常可触及前列腺增大，增大的前列腺一般表面光滑无结节，边缘清楚，中等硬度而有弹性。正常时前列腺大小如栗子，前列腺增生时依其程度可分为Ⅰ°～Ⅲ°。Ⅰ°大如鸽蛋，Ⅱ°大如鸡蛋，Ⅲ°大如鸭蛋，甚或更大，中央沟消失甚或中间凸出。有尿潴留时，腹部可触及膨胀的膀胱，或经叩诊有中央浊音区。

（3）实验室检查：并发有尿道感染时，尿中可发现白细胞增多、脓细胞或细菌，有时有红细胞。酚红试验、血清尿素氮和肌酐的检查用于判断肾功能是否受损及其受损的程度。

（4）影像学检查："B"型超声波检查能较精确测量前列腺大小和凸入膀胱腔内的情况。可测定残余尿量，发现膀胱内肿瘤、结石或憩室等病变。必要时也可做膀胱造影、CT 扫描等检查。

（5）尿流动力学检查：尿流率的测定可检查下尿路有无梗阻和梗阻的程度。一般尿量≥200ml 时，正常男性的最大尿流率（MFR）≥20～25ml/s，若 MFR≤15ml/s 应疑为排尿功能异常，MFR≤10ml/s 则提示下尿路梗阻。若同时测量排尿时膀胱内压，则准确性更高。

（6）膀胱镜检查：观察膀胱颈部，增生的颈部可变形，如两侧叶增生，颈部两侧受压而呈"∧"形；中叶增生时，平坦的颈部后缘会明显隆起。

2. 诊断要点

（1）发病年龄在 50 岁以上。

(2)排尿困难:尿等待,排尿时间延长,尿线细,排尿中断、无力,滴沥不尽。

(3)尿频:尤以夜尿增多明显,或伴尿急、尿痛。

(4)晚期可出现充盈性尿失禁,可因受凉、饮酒、劳累而突发急性尿潴留。

(5)直肠指诊:扪及增生的前列腺,表面光滑,质地较硬,中央沟变浅或消失。

(6)B超检查、CT检查、尿流动力学检查、膀胱镜检查和X线平片检查等有助诊断。

3. 鉴别诊断

(1)前列腺癌:发病年龄、排尿困难等症状可与前列腺增生症相似,并可同时存在。但直肠指诊前列腺常不对称,可扪得不规则结节,质地坚硬。血清酸性磷酸酶增高,晚期骨转移或全身恶病质。活体组织检查可进一步证实。

(2)慢性前列腺炎:常发于青壮年,发病缓慢,前列腺可不大。前列腺液检查可见白细胞增多,或见脓细胞、红细胞,卵磷脂减少。

(3)神经原性膀胱:常有脊髓或周围神经外伤史,或肿瘤、糖尿病史,以及长期应用降压、抗胆碱、抗组胺药物史。神经系统检查可见肛门括约肌松弛,阴茎海绵体反射消失;前列腺不增大,无下尿路器质性梗阻;尿流动力学检查、膀胱造影、膀胱镜检有助鉴别诊断。

【辨证】

本病以肾虚、血瘀为本,以肺热、气滞、湿热和脾虚气陷为标。故其证型可分虚、实两大证类。实证见于肺热气壅、湿热蕴结、肝郁气滞和瘀积内阻者;虚证表现为肾阳虚衰、肾阴亏耗和脾虚气陷。

1. 肾阳虚衰证　排尿困难,滴沥不尽,尿频,夜间尤甚,甚或小便自溢而失禁。兼见神疲倦怠,腰膝酸冷,畏寒肢冷,阴囊或阴茎冷缩,性功能减退。舌淡体胖嫩,苔薄白,脉象沉细或沉迟。

2. 肾阴亏耗证　小便频数不爽,涓滴淋沥,甚至无尿。兼见午后颧红,腰膝酸软,头晕耳鸣,咽燥口干。舌红少津,少苔,或见剥苔,脉象细数。

3. 瘀积内阻证　瘀阻膀胱,水道闭塞,小便努责难出,尿细如线,甚或小便闭塞点滴全无。兼见尿道涩痛,会阴、少腹胀痛。舌质色黯,或有紫色瘀斑,脉象沉弦或细涩。

4. 肺热气壅证　肺气壅塞、治节不行,小便不利或点滴不通。兼见咳嗽喘促,咽干口燥,烦渴欲饮。舌红,苔薄黄,脉象滑数。

5. 湿热蕴结证　湿热下注,膀胱滞塞,气不下行,尿频、尿急,尿少而黄赤,茎中灼热涩痛。兼见大便秘结,口苦渴不欲饮,口腻胸闷,少腹弦急。舌红,苔黄腻,脉弦数或滑数。

6. 肝郁气滞证　肝气郁滞则疏泄无权,小便不通或通而不爽,胸胁胀满。兼见小腹坠胀,嗳叹则舒,烦躁善怒。舌红,苔薄黄,脉象弦。

7. 脾虚气陷证　脾虚气陷,膀胱松弛,约束无力,有尿意而难解或涓滴自遗,尿清而腹重肛坠。兼见面色萎黄,气短懒言,腰冷乏力,纳少便溏。舌淡,苔白,脉象虚弱或沉弱。

【治疗】

1. 内治法

(1)辨证论治

1)肾阳虚衰证:治宜温补肾阳,化气利水。方选济生肾气丸加减。面色黧黑,足冷且肿,小便不利,加鹿角片、仙灵脾;伴脾虚失运,纳差倦怠,加党参、砂仁、白术;病势重,尿闭便秘,加大黄。泛恶呕吐,加姜半夏、姜汁炒黄连。

2)肾阴亏耗证:治宜滋阴补肾,清利水源。方选知柏地黄汤加车前子、牛膝。口干渴,加天花粉、麦冬。

3)瘀积内阻证:治宜活血祛瘀,通关利水。方选代抵当丸加萹蓄、瞿麦。瘀阻明显,加三棱、莪术。

4)肺热气壅证:治宜清热宣肺,通利膀胱。方选东垣黄芩清肺饮加桔梗、杏仁以开提宣泄肺气。

5)湿热蕴结证:治宜清热泻火,利湿通闭。方选八正散加减。苔黄腻而厚,加佩兰、蚕砂、厚朴;小便带血,加小蓟、白茅根。

6)肝郁气滞证:治宜疏肝理气,通利小便。方选沉香散加柴胡、金钱草。

7)脾虚气陷证:治宜补中益气,升清降浊。方选补中益气汤加减。气阴两虚,合六味地黄丸。

(2)成药、验方

1)成药:①前列康,为一种花粉制剂,可减轻前列腺及其周围组织充血及肿胀。口服,每次 2~4 片,一日 3 次。②癃闭舒胶囊,口服每次 3 粒,每日 2 次。③前列通瘀胶囊:每次 4~5粒,每日 3 次。

2)验方:前列腺增生丸:黄芪 20g,莪术、泽泻、肉苁蓉、熟地黄各 15g,当归、穿山甲、盐黄柏、盐知母、仙灵脾各 12g,肉桂、地龙、木通各 9g。共研细末,炼蜜为丸。每次服 9g,日服 3 次。

(3)西药治疗

1)雌激素类药物:可改善临床症状,减少残余尿,也可使前列腺缩小。但长期应用可出现乳房胀痛及增加心血管并发症等。一般可选用:己烯雌酚、溴醋己烷雌酚或戊酸雌二醇等。

2)5α-还原酶抑制剂　代表药物非那甾胺,商品名为保列治。其选择性抑制 5α-还原酶,阻止睾酮向双氢睾酮的转化,抑制前列腺继续增生,继之可能缩小前列腺,改善梗阻症状。因为 BPH 是一种缓慢发展的疾病,逆转这个病程需要几个月的治疗。

3)α-肾上腺素能受体阻滞剂　可使膀胱内括约肌松弛,减少排尿阻力,缓解症状,改善尿流率。可选用:苯苄胺、哌唑嗪、特拉唑嗪(高特灵)、多沙唑嗪、坦索罗辛(哈乐)等。

2. 针灸治疗　实证选用膀胱俞、阳陵泉等穴,用泻法;虚证选用肾俞、关元、足三里等穴,用补法,并可施以温灸。尿闭,针刺气海、中极、三阴交穴,用强刺激。

3. 外治法

(1)敷脐法:大蒜头 3 瓣,生栀子 3 枚,净芒硝 3g。先将山栀碾成粉,次入大蒜同捣烂如泥状,备用。将药泥涂于患者脐孔中,外以胶布 1 块贴紧,用于尿闭,待小便解后去药。

(2)热熨法:食盐 250g,炒热,布包熨小腹;或生葱 250g,切碎酒炒入布袋,推熨脐部至少腹,反复多次,至尿液排出。

(3)导尿术:尿潴留,若经服药、外敷、热熨、针灸法治疗无效,在无菌操作下,放入导尿管引流尿液。

(4)经尿道前列腺热疗:适用于前列腺增生症无明显泌尿系炎症或肾功能衰竭者。热疗方式有前列腺射频热疗仪、前列腺远红外线热疗仪、前列腺微波热疗仪等,均系通过特制的带有微电极装置的导尿管,插入尿道对准前列腺部位加热至 45℃ 以上,使局部腺体组织变性、坏死、液化,解除后尿道受压梗阻,使排尿通畅。热疗目前存在的问题尚多,需不断改进。

4. 手术疗法　尽管治疗前列腺增生症的新药物及非手术介入治疗相继出现,但目前手术治疗仍是治疗前列腺增生症的主要方法,尤其对有绝对或强烈手术指征的患者,首选的方法是手术治疗。前列腺增生的经尿道手术包括经尿道前列腺切除术、经尿道前列腺切开术、经尿道前列腺汽化术及经尿道激光前列腺切除术。前列腺增生的开放手术包括耻骨上经膀胱切除术、耻骨后前列腺切除术和经会阴前列腺切除术。选择何种手术，这要决定于下列三种因素：患者全身状况、设备条件及术者经验。

【预防与护理】

1. 生活要有规律，气候转冷时特别在冬春、秋冬换季之时，要注意保暖，预防感冒、抵抗力下降。

2. 避免憋尿，晚饭后、夜间要适当少喝水，注意保持大便通畅。

3. 饮食有规律，少饮酒或不饮酒，忌辛辣食物及浓茶等。

4. 加强体育锻炼，增强体质，推迟衰老过程。可适当参加太极拳、健身气功、散步等，但应避免劳累过度。

【古籍选粹】

《证治准绳·小便不利》　丹溪大法，小便不通，有热、有湿、有气结于下，宜清、宜燥、宜升。有隔二隔三之治，如因肺燥不能生水则清金，此隔二；如不因肺燥，但膀胱有热，则宜泻膀胱，此正治也；如因脾湿不运而精不升，故肺不能生水，则当燥脾健胃，此隔三。车前子、茯苓清肺也，黄柏、知母泻膀胱也，苍术、白术健胃燥脾也。

《景岳全书·癃闭》　若素无内热之气者，是必阳虚无疑也，或病未至甚，须常用左归、右归、六味、八味等汤丸，或壮水以分清，或益火以化气，随宜用之，自可渐杜其原。若病已至甚，则必用八味丸料或加减金匮肾气汤，大剂煎服，庶可挽回。

若素禀阳脏内热，不堪温补而小便闭绝者，此必真阴败绝，无阴则阳无以化，水亏证也。治宜补阴抑阳，以化阴煎之类主之。或偏于阳亢而水不制火者，如东垣之用滋肾丸亦可。

火在下焦而膀胱热闭不通者，必有火证火脉，及溺管疼痛等证，宜大分清饮、抽薪饮、益元散、玉泉散及绿豆饮之类以利之。

凡气实者，气结于小肠膀胱之间，而壅闭不通，多属肝强气逆之证，惟暴怒郁结者多有之，宜破气行气为主，如香附、枳壳、乌药、沉香、茴香之属，兼四苓散而用之。

《证治准绳·小便不能》　有瘀血而小便闭者，宜多用牛膝。……大抵小腹痛胀如覆碗者为实，亦分在气在血，气壅塞于下者，木香流气饮；血瘀于下者，桃仁煎、代抵当丸、牛膝膏。

《类证治裁·闭癃遗溺》　渴而不利，或黄或涩，热在上焦气分也。宜清肺气而滋水源，黄芩清肺饮。

《明医指掌·癃闭遗溺证》　下焦实热，小便不通者，八正散，再用通小便法。茎中痛，热盛闷涩者，导赤散加山栀、大黄。

《类证治裁·闭癃遗溺》　或元气下陷，宜升清降浊，补中益气汤加木通、车前。

【现代研究】

1. 辨证论治　前列腺增生症的中医辨证大致以湿热下注、水道瘀阻、肝郁气滞、肺热气郁、脾气虚弱、阴虚火旺和肾阳不足7型最常见。本病主要表现为尿频、排尿困难等症，治疗应根据“六腑以通为用”，着眼于通。实证者，宜清湿热、散瘀结、利气机而通水道；虚证者，宜补脾肾、助气化、升阳举陷、温阳利水则小便通。唐文涛治疗前列腺增生症分两型辨治，气陷络阻型用补中益气汤加减：黄芪60g，白术20g，升麻12g，柴胡8g，当归、党参、陈皮各15g，白芥子、皂角刺各20g，路路通15g，地龙12g，穿山甲10g，全蝎8g。气虚血瘀型用补阳还五汤加减：黄芪40g，当归、川芎、桃仁各15g，红花、赤芍、地龙各12g，白芥子、皂角刺各20g，路路通 15g，穿山甲 10g，全蝎 8g。结果：气陷络阻型显效 8 例，有效 13 例，无效 2 例，有效率 91%；气虚血瘀型显效 10 例，有效 15 例，无效 4 例，有效率 86%，两型治疗总有效率 88%。张亚大等根据 BPH 以肾虚为本、血瘀为标的理论，将其分为血瘀下焦证、肾阴亏虚证、膀胱湿热证、肾阳不足证、肺热气闭证等，以此为基础加减治疗前列腺增生症 100 例，结果取得较好的疗效。

2. 专方治疗　临床运用专方治疗的报道较多，概其治法有：补肾活血，补肾利尿，活血化瘀，化痰软坚，活血化痰，清热利湿化瘀，扶正化痰，清热化瘀，温肾化气，通尿、通便、通瘀等。其中，以补肾活血方运用较多。张春和等以尿动力学检查逼尿肌收缩力分级为极弱（VW）和弱减（W^-）、弱加（W^+）的前列腺增生症患者为主要观察对象，随机分成治疗组和对照组各 30 例，治疗组服前列冲剂（主要由炙黄芪、菟丝子、怀牛膝、肉桂、穿山甲、水蛭、乌药等组成），对照组服通尿灵，8 周为 1 疗程，观察 1 疗程。结果：治疗组临床显效率为 33.3%，总有效率为 76.6%；对照组临床显效率为 16.7%，总有效率为 66.7%（$P<0.05$）。治疗组 I-PSS 评分、膀胱剩余尿量平均减少均明显优于对照组（$P<0.05$）；治疗组在促进膀胱逼尿肌收缩力恢复方面较对照组有更好的效果，有 22 例（73.3%）的患者膀胱逼尿肌收缩力级别增高 1 级以上，而对照组则只有 9 例（30.0%）增高 1 级以上。唐景礼等运用补肾化瘀通淋法（基本方为：熟地黄、山药、山茱萸、茯苓、白术、川牛膝、穿山甲、地龙、泽泻、王不留行、通草）治疗前列腺增生症 84 例，其中治愈 29 例，有效 46 例，无效 9 例。临床实践证明，该法有利于调节膀胱功能、化瘀散结、通利小便，有助于腺体的回缩及临床症状的改善。唐涌志等用癃闭舒胶囊（主要由补骨脂、益母草、琥珀、山慈菇、金钱草、海金沙等组成）治疗中老年男性良性前列腺增生症 138 例，结果：国际前列腺症状评分（I-PSS），残余尿测定与最大尿流率获显著改善的患者分别为 82 例（共 138 例）、46 例（共 129 例）和 33 例（共 136 例），改善率分别为 59.42%、35.66%和 24.26%。黄小波等提出从肝论治，以疏肝散结、化瘀祛痰、温肾利尿为主，通过口服消癃合剂、外用消癃散合剂，在减轻患者症状、改善生活质量指数、提高最大尿流率和减少膀胱残余尿量等方面效果明显，总有效率 93.3%。

3. 中西药结合治疗　本病属于中医学的“癃闭”、“精癃”范畴，为临床难治病之一，具有病情轻重不一，病因病机复杂，症状表现多样，兼夹症、并发症多的特点。中医可明显改善前列腺增生引起的症状，提高患者生活质量的作用，但中医治疗 BPH 应该掌握适应证。对有绝对手术指征的患者，应该采用手术等综合治疗，中医辅助治疗。吴章穆等采用中药桂枝茯苓丸加味（药用炙桂枝、茯苓、赤芍、牡丹皮、桃仁、水蛭、生黄芪等），并随证加减，结合西药保列治口服治疗。结果：经 3 个疗程治疗后，56 例中，显效 26 例，好转 25 例，无效 5 例，总有效率为 91.07%。张朝德等将 78 例 BPH 患者随机分为对照组和治疗组。对照组口服那妥治疗，治疗组在对照组的基础上，合用中药补肾活血消癃汤，治疗前后分别进行 I-PSS 评分，检测尿流率、残余尿量、前列腺重量以观察比较疗效。结果：治疗组、对照组总显效率分别为 85%、50%，差异有显著性意义，治疗组优于西药组；治疗组在改善患者的症状、降低前列腺重量、减少残余尿量，提高尿流率、生活质量方面明显优于西药对照组。说明中西医结合方法治疗良性前列腺增生症具有较好的临床效果。

4. 中药外用治疗　外治法在治疗前列腺增生症中应用广泛、形式多样，如敷脐疗法、中药熏洗、中药栓剂塞肛、中药局部注射等，其途径多通过穴位、皮肤、肛门直肠、前列腺包膜下等部位给予物理或中药治疗。赵跃红以著名医家孙一奎的“温补下元，使阳气上腾，浊阴自降，小便利而癃闭可消”理论为原则，以孙氏“壮元汤”为基本方，采取方剂与针灸并用治疗

62 例 BPH 患者，获得满意疗效。祝东友在黄龙汤(黄芪、地龙、川牛膝、路路通、王不留行、炒杜仲、淫羊藿、桔梗)基础上分为肝肾阴虚型加知母、黄柏、熟地黄、山萸肉、山药，脾肾阳虚型加肉桂、附子、车前子，痰瘀互结型加丹参、海藻、浙贝母，湿热壅滞型加黄连、大黄、黄柏、蒲公英、滑石、泽泻口服，加用前列泰栓(瓜蒌、生栀子、莪术、大蒜等)睡前送入肛门，并配合药磁贴，20 天 1 疗程，治疗 63 例前列腺增生患者，结果：治疗 1 疗程总有效率为 73.0%，治疗 3 个疗程总有效率为 95.2%。

5. 实验研究 在哺乳动物中，只有人类和犬类才可能发生前列腺的自然增生。迄今，犬被公认为是研究 BPH 的一种合适的动物模型。吴建辉等研究证实给予去势 Beagle 犬丙酸睾酮 2 个月后，可成功建立前列腺增生模型。但要选用前列腺增生的老年犬作为实验，不仅价格昂贵而且数量有限，因此用犬来做实验研究受到一定程度的限制。王毅等给予去势大鼠 TP 也可建立 BPH 模型。用小鼠复制前列腺增生模型，有动物价廉易得、方法简单可行的优点，所以常被采用。张春和对中药复方的作用机制进行综述，主要有以下几方面作用：①抑制前列腺增生作用；②α-受体阻滞剂样作用；③对性激素水平的影响；④对促进前列腺细胞增殖的生长因子的影响。

6. 名医经验 施汉章常用三法：①补中益气法，以补中益气汤为主，补气升阳，疏通三焦，使清浊各行其道；再佐以熟地黄、山药、泽泻、茯苓、补骨脂等，补脾益肾利尿并施，每获良效。②温肾化瘀法，常用补骨脂、益智仁、巴戟天、菟丝子、肉桂、黄芪、益母草、王不留行、皂角刺、海藻、生牡蛎等药物。③清利散结法，常用龙葵、土茯苓、当归、浙贝母、苦参、生牡蛎、莪术、穿山甲、桔梗、川牛膝、泽泻、泽兰、琥珀等药物。徐福松治疗前列腺增生症的临床经验值得借鉴：阴虚火旺，喜用乌梅、天花粉；浊瘀阻塞，擅用穿山甲、大黄；提壶揭盖，善用黄芪、杏仁；缩小腺体，试用山药、麦芽。颜德馨常采用温肾化气法、升清降浊法、宣畅肺气法、清热利湿法、化瘀软坚法、急症通窍开闭法治疗癃闭亦有其独到之处。

【述评】

前列腺是男子的副性腺，亦称辅助生殖腺，其分泌的前列腺液为精浆的主要成分。前列腺在中医学中未见相应的解剖名称，自无前列腺增生的病名。前列腺依其分泌精浆的生理功能，似可归属于“精室”之列。前列腺增生的病理改变为前列腺的体积增大，而其临床症状主要为排尿困难乃至尿闭。《素问·宣明五气篇》有“膀胱不利为癃”，《灵枢·本输》有“实则闭癃”的论述，故后世每将“癃”、“闭”合称，逐有“癃闭”的病名。然而“癃闭”仅反映了尿滴沥难解、尿闭的症状，未能反映前列腺增生的实质，故与本病相对应的中医病名亟需规范。1994 年国家中医药管理局颁布的《中医病证诊断疗效标准》列有“精癃”病名，并指出“相当于前列腺肥大、增生症”，较之“癃闭”的病名，显然更接近实质，可供采用。

前列腺增生症(BPH)既是常见病，又是难治病，具有病情轻重不一，病因病机复杂，证候表现多样，兼夹症、合并症多的特点。中医药有明显改善治疗前列腺增生证引起的症状，但中医药治疗 BPH 应该掌握适应证。对有绝对手术指征的患者，应该采用手术等综合治疗、中医药辅助治疗。

中医在病因病机、治疗方药方面都有一定的研究和认识。据临床所见，肾虚血瘀证多见，故肾虚、血瘀为本病的基本病机，肾虚血瘀证构成本病的本证，治疗当以补肾祛瘀为其基本大法。当肺热气壅、湿热蕴结、肝郁气滞、脾虚气陷证明显时，则“需急则治其标”，或相互兼顾。中药治疗的目的仍然以改善患者的症状为主，治疗时要时时不忘顾护正气，攻补兼施，对于轻中度及无合并症的前列腺增生症以及前列腺术后的不稳定膀胱，特别在改善症状、改善病人的生活质量方面，中医中药有比较好的疗效；对于合并膀胱结石、憩室、肿瘤、大出血或梗阻性肾功能不全者，中西医结合，配合手术疗法，多数患者疗效满意。临床上既要防止不明诊断，滥用方药；又要防止过分强调手术、忽视病人整体生命质量的改善。

中医外治法治疗 BPH 临床报道较多，治疗方法多种多样。从所报道的文献看，临床疗效大多较好，无副作用，且方法简便，经济实用，易于推广，显示出中医药治疗本病的优势和苗头。“外治之理，即内治之理。”中医治病强调理法方药，一脉贯通。外治法总需在一定的中医理论指导下进行；同时，临床上应该在摸索出好的治疗方法后，探讨其治病获效之理。一般来说，外治法获效应包括药物和具体方法或穴位和具体方法等的双重和多重效应，总结这些方法的原理，有益于提高临床诊治水平。外用药物剂型的改革研究尚属薄弱环节，如何在筛选有效治疗方药的同时，针对 BPH 的发病特点，加强剂型改革，寻求最经济剂型及给药途径，按照新药研制的要求，研制出有效、安全、方便、价廉的中药外用剂型，仍是今后努力的方向。另外，加强外治法与中药内服方药结合治疗本病的临床研究，有望提高中医药治疗 BPH 的疗效。还有在外治法治疗 BPH 临床研究的基础上，进一步开展动物实验研究，探讨外治法取效的作用机理，这方面的研究尚属缺如，有待于今后进一步予以重视。

中医药治疗良性前列腺增生症的动物实验研究已取得可喜的成绩，如贾金铭等对中药复方消癃通闭的研究已达到了分子生物学水平，并从各个相关因素进行了有价值的探讨，为我们今后对中药复方的研究树立了很好的典范。但在实验动物模型的选择、复方组方的原则，研究标准的统一，实验指标的确定等方面还未完全统一，尤其是研究方法大多重复，对一些外治方法和基础理论的研究还比较少，今后还要积极开展动物实验研究，不断提高研究质量，加强对基础理论的研究，为中医药走向世界提供确凿的实验依据。

为了更好地开展中医药治疗 BPH 的科研和中药新药的开发工作，进一步提高中医药治疗 BPH 的疗效，今后应着重注意以下几个问题：①在辨证论治理论及中药处方原则的指导下，一方面应更严格准确地确定病证及证型，针对性要强；另一方面应对疾病发生发展的规律进行更深层次的探讨，紧紧抓住其内在病机，才能提高疗效。②科学判断中医中药的临床疗效。近年来有研究表明，BPH 的症状和尿流率的轻重程度，尽管在长期观察中是呈进行性发展的，但在短期内可呈波浪型变化，这样如果疗程过短（临床报道多为 1～3 月不等）可能会造成虚假效果。鉴于此，在科研设计时，需严格进行随机双盲对照实验；同时适当延长疗程。③加强实验研究。选择确实能够反映药物有效性的指标，包括临床研究指标和动物实验指标，进行实验研究。探索建立合适的动物模型，应用现代先进的科学技术和科研方法，探讨本病的发病机制，揭示中医药治疗本病的本质。④重视中药制剂的质量性能。有关其重要性诸如高益民、曹春林等老教授多次予以强调，见相关文献，此不再赘述。⑤重视中药的安全性能的考察。一个好的药品不仅具有良好的质量性能和持续有效性，而且具有良好的安全性能。副作用尽可能小，患者易于接受，不影响患者的生活质量及良好感觉，应对其健康无损害。⑥尽快促使科研成果转化为生产力。生产应严格按照中药的 GMP 标准管理，研制开发组方合理、安全有效、质量稳定可控的新的天然药物和剂型，尤其是一、二类新药，从而取得更好的社会和经济效益。

【参考文献】

1. 杨毅坚，苏子凤．秦国政教授治疗前列腺增生症的经验．云南中医中药杂志，2005，26(1)：8-9

2. 唐文涛．分型辨治前列腺增生 52 例．实用中医药杂志，1998，14(7)：14

3. 张亚大，卢子杰，张平，等．益肾逐瘀汤治疗良性前列腺增生症 100 例疗效观察及对性激素的影响．

新中医,2003,35(9):14-15

4. 张春和,秦国政,陈天波,等. 前列冲剂治疗前列腺增生症膀胱逼尿肌功能受损的临床研究. 云南中医学院学报,2008,31(2):37-42

5. 武传贵,孟繁荣. 补肾化瘀通淋法治疗前列腺增生症 84 例. 辽宁中医杂志,2004,31(6):489

6. 唐涌志,张元芳,张先有,等. 癃闭舒胶囊治疗前列腺增生症的临床观察. 上海中医药杂志,1999(2):18-19

7. 黄小波,李宗信,等. 消癃合剂联合消癃散治疗良性前列腺增生症的临床研究. 中国中西医结合急救杂志,2006,13(2):73-75

8. 吴章穆,程一宁,等. 中西医结合治疗良性前列腺增生症 56 例观察. 浙江中医杂志,2008,43(8):459

9. 张朝德,向阳. 中西医结合治疗前列腺增生症疗效观察. 辽宁中医杂志,2004,31(7):590-591

10. 赵跃红. 加味壮元汤治疗前列腺增生症 62 例. 湖南中医杂志,2004,20(3):54

11. 祝东友. 黄龙汤加减治疗前列腺增生症 63 例. 陕西中医,2003,24(4):317-319

12. 吴建辉,孙祖越,朱焰,等. 去势 Beagle 犬前列腺增生模型的建立. 中华男科学,2003,9(6):425-428

13. 王毅,邵继春,张蜀武,等. 雄激素致去势大鼠前列腺增生动物模型的抑制作用及机理研究. 中华男科学,2002,8(3):190-193

14. 张春和. 中医药治疗良性前列腺增生的实验研究进展. 中华男科学杂志,2004,10(12):949-951

15. 刘忠信. 施汉章教授治疗前列腺肥大的经验. 新中医,2001,33(1):10-11

16. 薛玉书. 徐福松教授治疗前列腺增生用药经验拾零. 四川中医,2000,18(10):4-5

17. 邢斌. 颜德馨教授治疗前列腺肥大经验. 新中医,2002,34(3):10-11

（张春和）

第十节　精　囊　炎

精囊炎是以性交时射出血性精液为主症的一种较为常见的男性生殖系统炎症性疾病，常与前列腺炎并发，是前列腺炎进一步发展累及精囊所致。其临床特点为：在性交时甚或遗精的精液中，肉眼可见混有血液，或是显微镜下见有红细胞。相当于中医的“血精”。《诸病源候论・虚劳精血出候》中早有记载：“虚劳精血出候，此劳伤肾气故也。肾藏精，精者血之所成也。虚劳则生七伤六极，气血俱损。肾家偏虚，不能藏精，故精血俱出也。”

【病因病机】

肾藏精，本病的病源在于肾，病位在精室。主要病机为房劳过度，劳伤肾气，精血虚损所致。具体原因有如下 5 点：

1. 阴虚火旺　先天禀赋不足，素体肾阴亏虚；或房劳过度，肾精亏损；或过服温燥助阳之品，耗伤阴精，阴虚里热，虚火自炎，精室被扰，迫血妄行，而致血精。

2. 相火炽盛　青壮之年，相火妄盛，强力入房；或频繁手淫，逼令精出，精室血络破伤，血随精出，而致血精。

3. 湿热下注　嗜食辛辣厚味，醇酒炙煿，损伤脾胃，运化失常，湿热内生；或房室过度，精室空虚，加上性交不洁，湿热之毒乘机侵入，湿热内扰精室，迫血妄行，而致精血并出。

4. 外伤瘀滞　阴部外伤，络破血溢，而致精血俱出。

5. 脾肾两虚　思虑、劳倦过度，脾气受损，气虚则统摄失职；肾气亏虚，则精失秘藏，血随精而出。

西医学认为，精囊与前列腺均开口于后尿道，关系密切，故精囊失常与前列腺炎同时发生。多由尿道或前列腺感染直接蔓延而引起，其次是淋巴感染或血行感染。病原菌以葡萄球菌、链球菌和大肠杆菌最多见。其病理变化为：精囊上皮细胞萎缩脱落，部分有乳头增生，黏膜下肿胀，从黏膜下至肌层毛细血管扩张，部分血管暴露于腺腔内，红细胞外溢，白细胞浸润，嗜酸性细胞增多。

【辨病】

1. 临床表现

(1)症状：精囊炎常与前列腺炎并发，因此症状与前列腺炎基本一致。但常在性交时射出含有带血的精液，精液呈红色，或夹有血块。下腹部钝痛或绞痛，或放射至腰部、腹股沟或会阴部，射精时加剧。可伴有尿频、尿急、尿痛、血尿等尿路症状，或出现性欲减退、早泄等性功能障碍的症状。急性期可有寒战、发热等全身症状。

(2)体征：下腹部可有深压痛，肛门指诊前列腺区触痛明显，可摸到精囊(正常时不易触及)，精囊增大、变硬，并有压痛。

(3)实验室检查：血常规急性期中性粒细胞增多。精液常规检查可见多量红细胞，或见脓细胞，精子大多死亡或无精子。

(4)精囊造影检查：用于慢性精囊炎，但临床极少应用。方法是：经射精管口插管逆行造影，或穿刺输精管注入造影剂后摄片，观察精囊形态不完整，边缘不平滑。

2. 诊断要点

(1)多有前列腺炎、后尿道炎病史，或慢性发作史。

(2)排精中精液混有血液或血块，呈粉红色、淡红色或鲜红色。

(3)会阴部坠胀不适，或下腹部疼痛，放射至腹股沟等处。

(4)显微镜检查精液中发现红细胞。

(5)B超及精囊造影检查有助诊断。

3. 鉴别诊断

(1)慢性前列腺炎：精囊与前列腺均开口于后尿道，故常易同时感染，且症状相似。但慢性前列腺炎临床常见尿道口滴白，会阴部不适，前列腺液检查白细胞增多，可有脓细胞，卵磷脂小体减少。若不并发精囊炎，则一般精液肉眼不见精血相混，或镜下不能发现红细胞，B超与精囊造影亦有助鉴别诊断。

(2)精囊肿瘤：具有血精及尿频、尿急、血尿等尿路症状。直肠指诊可触到精囊部不规则的硬结。精囊造影可发现充盈缺损。经会阴或经直肠的精囊活组织检查证实为肿瘤。

【辨证】

1. 阴虚火旺证　精血相混，色鲜红，或镜下精液中有红细胞，会阴部坠胀感或阴茎中灼痛，伴头晕耳鸣，腰膝酸软，心烦口干，小便短少色黄，舌红少津，脉细数。

2. 相火炽盛证　患者身强体壮，阳事易举，血精色鲜红或夹鲜红血丝，伴面赤头胀，烦躁易怒，口干口苦，小便黄热，舌红，脉数。

3. 湿热下注证　精液红色或黯红色或棕褐色，阴部坠胀，阴囊胀痛，阴茎内痒或痛，伴腰膝困重，纳呆口淡，小便黄浊，尿频尿急，大便溏薄，舌红，苔黄腻，脉滑数。

4. 外伤瘀滞证　阴部疼痛，精液黯红色或夹有血块，有阴部外伤史，舌质紫黯，或有瘀点瘀斑，脉涩。

5. 脾肾两虚证　精液淡红，或镜下精液中红细胞，伴面色少华，神疲乏力，失眠多梦，腰膝酸痛，舌淡而胖，脉细无力。

【治疗】

1. 内治法

(1)辨证论治

1)阴虚火旺证:治宜滋阴清热,凉血止血。方选知柏地黄丸或大补阴丸合二至丸选加侧柏叶、白茅根、小蓟等。

2)相火炽盛证:治宜清泻相火,凉血止血。方选龙胆泻肝汤加减。

3)湿热下注证:治宜清热利湿,凉血止血。方选八正散加小蓟、大蓟、地榆炭等。

4)外伤瘀滞证:治宜活血止痛,祛瘀止血。方选桃红四物汤合失笑散加减。

5)脾肾两虚证:治宜养血健脾,益气固肾。方选归脾汤加减。

(2)成药、验方

1)中成药:二至丸,每服5g,每日3次;或知柏地黄丸,每服9g,每日3次。适用于阴虚火旺证患者。

四妙丸,每服5g,每日3次。适用于湿热下注证患者。

2)验方:盐知母、盐黄柏、土茯苓各20g,女贞子15g,牡丹皮、大蓟、小蓟、地榆炭、车前子、莲子心、太子参、生黄芪、川楝子各10g,白茅根30g。并随症加减,水煎服。

丹参、赤芍各12g,红花、桃仁、泽兰、王不留行、败酱草各15g。每日1剂,水煎分2次服。

2. 西药治疗

(1)抗生素:使用抗生素,首选复方新诺明,每次1～2片,口服,每日2次,连服1～2周。如果效果不佳,可用卡那霉素肌内注射,每次500mg,每日2次;或用链霉素肌内注射,每日1g。

(2)止血:己烯雌酚1mg加泼尼松5mg,口服,每日3次,连服2～3周;或维生素K_3每次4mg,口服,每日3次;或维生素K_3每次8mg,肌内注射,每日1次,7日为1个疗程;或安络血每次5mg,口服,每日3次;或安络血每次10mg,肌内注射,每日1次,7日为1个疗程。

3. 外治法

(1)精囊前列腺按摩:每周按摩1次,并适当延长按摩时间,以利于精囊内液体排空。急性精囊炎患者忌用。

(2)热水坐浴:每日2次,水温保持在42℃左右,每次15～20分钟。中药煎剂坐浴效果更好。

(3)中药保留灌肠:金黄散15～30g,山芋粉或藕粉适量,水200ml调煮成薄糊状,微冷后(43℃)作保留灌肠,每日1次。

(4)黄连素离子透入法:患者解大便后用1‰黄连素溶液20ml灌肠,然后用药液浸湿纱布并垫置于会阴部位,将浸湿纱布与直流电理疗器阳极相连接,阴极置于耻骨上,电流8～20毫安,每次透入20分钟,每日1次,10次为1个疗程。此法局部药物浓度高,作用时间长,无痛苦,无副作用,患者乐于接受,远期疗效也较好。

4. 针灸疗法

取穴:会阴、肾俞。

刺法:采用泻法,重刺激,不留针,每日针刺1次,10次为1个疗程。阴虚火旺证,配太冲、照海、太溪、曲骨穴,平补平泻。湿热下注证,配阴陵泉、三阴交、太冲、行间、中极穴,用泻法。

【预防与护理】

1. 保持合理的正常性生活,不可过频。

2. 解除思想顾虑，保持心情舒畅。

3. 加强营养，日常饮食以清淡为主，可以用莲藕、薏苡仁、百合等配入甲鱼或排骨之类煮汤食用，禁酒，忌食辛辣刺激、甘腻肥厚等助湿助热之品。

4. 生活要有规律，注意劳逸结合，适当加强锻炼，增强体质。

5. 保持大便通畅，避免久坐，防止骨盆腔充血。

【古籍选粹】

《杂病证治准绳·赤白浊》　精者，血之所化，有浊去太多，精化不及，赤未变白，故成赤浊，此虚之甚也。何以知之？有人天癸未至，强力好色，所泄半精半血。若溺不赤，无他热候，纵虽赤浊，不可以赤为热，只宜以治白浊法治之。若溺赤，下浊亦赤，口渴，时发热者，辰砂妙香散吞灵砂丹，或清心莲子饮；发热不退，口燥舌干之甚者，此乃精亏内燥，肾枯不润，四物汤吞玄兔丹和加减八味丸。久服乃效。

【现代研究】

1. 辨证论治　唐志安按辨证施治的原则进行治疗，认为精囊炎总的病机是病邪由外入里，脏腑失调，气血不和，引起精囊络脉受损，血溢脉外。治疗时将本病分为三个证型：①阴虚火旺型：临床表现有心烦口干，腰酸膝软，夜寐盗汗，血精量少而鲜红，舌红苔少，脉细。治疗以滋阴降火，凉血止血，以茜根散加减治疗，药物组成：茜草根，黄芩，侧柏叶，生地黄，阿胶，旱莲草，乌贼骨，甘草。随证加减：气短乏力者，加黄芪、党参、白术；头昏耳鸣，五心潮热者，加麦冬、知母、五味子；腰酸腰痛者，加川断、桑寄生；小腹胀痛者，加橘核、乌药、延胡索；尿频尿痛者，加六一散、凤尾草；遗精者加芡实、五味子。②湿热下注型：临床表现为血精量多，尿频，排尿灼热感，会阴阴囊潮湿感，舌红苔黄腻，脉滑数。治疗以清热化湿，凉血止血，方选三妙丸加减。常用药：黄柏，苍术，薏苡仁，六一散，车前草，小蓟，牡丹皮，土茯苓。③心脾两虚型：本证多见于久病体弱之人，临床表现血精量少而淡，少气懒言，稍动则气短，面色少华，纳少便溏，夜寐欠佳，舌淡苔薄，脉细。治疗以归脾汤化裁，常用药：党参，黄芪，白术，当归，甘草，茯神，远志，酸枣仁，阿胶。每日 1 剂，服 15 天为 1 疗程，服药期间宜清淡饮食，忌房事。结果治疗组痊愈 25 例，占 83.3%；好转 5 例，占 16.7%；对照组痊愈 15 例，占 50%；好转 12 例，占 40%；无效 8 例，占 10%。张志锋临证除分为阴虚火旺、下焦湿热型外，还有外伤血瘀型，分别用自拟滋阴降火止血汤(生地黄炭 20g，生山药 12g，山萸肉 12g，牡丹皮 10g，旱莲草 15g，炒蒲黄 10g，紫草 10g，地龙 10g，藕节炭 10g，泽泻 10g，知母 10g，黄柏 10g，阿胶 10g)、消炎止血汤[萹蓄、瞿麦、黄柏、焦栀子、泽兰、佩兰、地榆、紫草各 10g，金银花 15g，连翘 12g，滑石 20g，薏苡仁 30g，白茅根 15g，甘草 3g，琥珀(研末冲服)3g]、活血止血汤(桃红四物汤加三七、炒蒲黄、茜草)治疗。

2. 中西医结合治疗　陈杰生等用中西医结合治疗精囊炎 33 例收到较好的临床效果。将患者随机分成 2 组，对照组：采用单纯西药治疗，①头孢拉定 0.5g，4 次/日，口服；或头孢噻肟或菌必治 1.0g，肌注或静滴，2 次/日。②氧氟沙星 0.2～0.3g，或环丙沙星 0.25～0.5g，口服。2 次/日；或 2%氧氟沙星或环丙沙星 100ml，静滴，2 次/日。③COSMZ，2＃，2 次/日；或利福平 0.3g，TMP 0.1g，口服，2 次/日。④酌情使用退热剂、解痉止痛剂、糖皮质激素、己烯雌酚、黄酮哌酯、特拉唑嗪。①、②、③选用之一。治疗组：在对照组治疗的基础上配合中医辨证施治。阴虚火旺选用二至地黄汤加减；湿热下注方选八正散合二妙丸化裁；气血两虚选用归脾汤化裁。以上中药，每日 1 剂，煎 2 遍，分 2 次服。2 组均治疗 10 天为 1 疗程，未愈者进行第 2 疗程，停药后随访 3 个月。结果：治疗组治疗 33 例，治愈 28 例，好转 4

例，未愈1例，总有效率97.0%。郑德全等用中西医结合方法治疗血精154例。具体治疗根据药敏结果选用有效抗生素（按喹诺酮类、磺胺类、大环内酯类的顺序选择），按常规剂量服用。中医治疗以滋阴清热、益气活血法为治则。自拟药方：知母15g，黄柏15g，石斛15g，金钱草20g，土茯苓20g，蒲公英20g，车前子15g，生地炭15g，白茅根15g，小蓟15g，仙鹤草15g，甘草5g。兼气阴血瘀者去金钱草、土茯苓、蒲公英，加黄芪20g、蒲黄10g、五灵脂10g。1剂/日，水煎服，2周为1疗程。并嘱治疗期间节房事、饮酒、吸烟和辛辣刺激性食物，避免剧烈运动，多饮水，辅以热水坐浴，1次/晚，每次20～30分钟，水温40～45℃。结果：1个疗程后，显效83例，有效46例，无效25例；有效和无效的71例再经第2个疗程治疗后，显效45例，有效19例，无效7例；总有效率95.5%。

3. 专方单方治疗　吴栋林用自拟方药"宁血康"治疗血精48例，方药组成：三七粉4g（冲服），败酱草15g，白花蛇舌草15g，车前子12g，瞿麦10g，茯苓12g，牡丹皮12g，赤芍12g，川牛膝10g，白茅根30g，通草6g，甘草6g，血余炭10g。每日1剂。治疗期间禁食辛辣油腻之品，禁房事。结果4周共治愈患者27例，占56.25%，好转18例，占37.50%，无效3例，占6.25%，总有效率为93.75%。

【述评】

精囊炎病原菌多为葡萄球菌、链球菌、大肠杆菌、类白喉杆菌，少数为寄生虫。感染途径为尿道逆行感染或血行感染。急性精囊炎治疗不彻底易酿成慢性精囊炎，其证易与慢性前列腺炎混淆，且常同时存在，但肉眼或镜下血精是精囊炎的特征，治疗上应选用广谱抗生素为主，以有效消除炎症。精囊炎相当于中医的"血精"症，多与前列腺炎并发，临床诊断并不困难，但治疗难度较大，容易反复发作。中医辨治主张辨精血的局部辨证与整体辨证相结合，现代将实验室检查的结果作为微观辨证的依据，成为宏观辨证的辅助方法。常见证型除了上述的阴虚火旺、相火炽盛、湿热下注、外伤瘀血、脾肾两虚证5个证型外，一些临床医生还提出了中气不足、心肾不交、心脾两虚等证型，丰富了中医诊治本病的内容。中医治疗的方法，除了辨证论治口服中药外，中西医结合治疗、单方验方、外治疗法亦有获效报道，但这些报道多无大样本病例的系统观察，治疗又缺乏对照组，疗程相差较大，疗效判定标准不统一，个案治验报道所占比例较大，无统计学处理，临床报道的科学性不强，说服力不够充分。今后进一步摸清本病的发病规律，总结出本病辨证论治规律，研制出简、便、廉、效的中药处方和制剂，加强药物作用机制的研究，认识亟待研究的课题。此外应嘱咐患者注重生活调理，很多患者见到血精以后，心理压力甚大，害怕患肿瘤和影响性功能，甚至担心会影响生育，因此在治疗时，应注重对患者的心理疏导和生活指导，急性期禁房事，治疗期间忌酒及辛辣刺激之物，少骑车，以免压迫会阴部，加重出血。

【参考文献】

1. 唐志安. 精囊炎的中西药比较治疗. 临床和实验医学杂志，2008，7(12)：166-167

2. 张志锋. 血精辨治体会. 甘肃中医，2006，19(6)：32-33

3. 陈杰生，庄长明. 中西医结合治疗精囊炎33例. 中华实用中西医杂志，2005，8(1)：49-50

4. 郑德全，王松. 中西医结合治疗血精154例效果分析. 广东医学，2009，30(4)：639-640

5. 吴栋林. "宁血康"治疗血精48例. 江苏中医药，2004，25(12)：39

（张春和）

第十一节　阳　痿

阳痿亦称阴痿，是指男性阴茎不能勃起，或勃起不坚，或虽能勃起，但不能维持正常性交者。阳痿是男性性功能障碍中最常见的病症，其发病率约为10%。Kinsey(1984)发现阳痿与年龄呈正相关，20岁组占0.1%，30岁组占0.8%，40岁组占1.9%，50岁组占6.7%，60岁组占18.4%，70岁组占27%，80岁组占75%。Slag(1983)调查1180名男性门诊患者中，阳痿占34%。Meyer(1979)报道297例性功能障碍中，阳痿占20%。国内樊中州(1989)报道1005例男科门诊患者中，阳痿占20%。

在临床上，一般将阳痿划分为精神性和器质性两大类。但自19世纪起，人们往往把男性阴茎勃起功能障碍归因于性欲过度或淋病所致的严重精阜和后尿道病变。到20世纪30年代，一般认为90%的阳痿为精神性，10%左右为器质性。随着现代医学的发展，对阴茎勃起机制、血流动力学和药理学的研究，以及各种新诊断技术的普遍应用，发现器质性阳痿所占的比例明显增高，国内外报道可达30%～60%。然而，多数器质性阳痿常伴有精神性因素或其他原因，因此，在分析阳痿患者的发病原因时，应全面掌握，分清主次。

中医学早在《内经》中，即有阳痿的认识，称阳痿为"阴痿"、"筋痿"。如《灵枢・经筋》："热则筋弛纵不收，阴痿不用。"《素问・痿论》："思想无穷，所愿不得，意淫于外，入房太甚，宗筋弛纵，发为筋痿，及为白淫。"直至明代《慎斋遗书》始有"阳痿"之病名。

【病因病机】

对于阳痿的病因病机的论述，早在《内经》中就有较深刻的认识，首先提出"年六十，阴痿，气大衰。"说明肾气虚衰是阳痿致病的因素之一。"二阳之病，发心脾，有不得隐曲。"说明人之精气，由中焦脾胃化生水谷所资生，二阳之病则水谷之精气不能转输五脏，肾无藏而精虚，男子精气虚，则阳事无所用。并阐述了情志所伤、肝伤筋痿与纵欲无度、耗精损阳的病机观。隋、唐、宋、元时期医家多以阳衰肾虚论述阳痿的病因病机，直至明代张景岳在总结前人阴痿论述的基础上，概括其病因包括命门火衰、七情劳倦、湿热炽盛、思虑焦劳和惊恐不释等，并提出相应的论治原则和方药，为后世辨证论治阳痿奠定了基础。有关阳痿的病因及其病机变化，临床上常见的有如下几个方面：

1. 命门火衰　肾主藏精，为水火之宅，内寓元阴元阳，若房事不节，恣情纵欲，肾精亏虚，阴损及阳；或禀赋不足，素体阳虚，元阳不足；或过食寒凉之品伤及阳气，而致肾阳不振，命门火衰，精气清冷，宗筋失去温煦，阳事不兴，渐成阳痿。《景岳全书・阳痿》言："火衰者十居七八，火盛者仅有之耳，多由命门火衰。"《明医杂著》亦说："男子阳痿不起，古方多云命门火衰。"

2. 恐惧伤肾　肾藏精，为生成之本，元气之根，精神所舍。房事之中，突发意外，卒受惊恐，恐则气下；或初次性交，惧怕不能成功，顾虑重重；或未婚做爱，担心女方受孕等，而致惊恐不释，神不守舍，精室被扰，失精、伤神、气下，渐至阳痿，举而不坚。《灵枢・本神》："恐惧而不解者，则伤精，精伤则骨酸痿厥。"《景岳全书・阳痿》："忽有惊恐，则阳道之痿，亦甚验也。"叶天士治阳痿一症时亦认识到："亦有因惊恐而得者，盖恐则伤肾，恐则气下。"

3. 肾精亏损　患者先天禀赋不足，或后天失于调养，或恣情纵欲，房事过度，或频犯手淫，或过食辛热温燥之品，阴精亏耗，而致肾精不足，阳无以附，孤阳不生，发为阳痿。《证治准绳》指出："阴痿皆耗散过度，伤于肝筋所致。"清・林佩琴《类证治裁》云："伤于内则不起，故阳之痿，多由色欲竭精，所丧太过。”

4. 心脾两虚　思虑忧郁，劳伤心脾，而致心气不足，心血亏耗；病及阳明冲脉，则生化乏源，气血不足；或大病久病之后，元气大伤，气血两虚，形体衰弱，宗筋失养而痿软，阳事不兴。《素问·痿论》：“阳明虚则宗筋纵。”《景岳全书·阳痿》：“凡思虑焦劳忧郁太过者，多致阳痿，盖阳明总宗筋之气，……若以忧思太过，抑损心脾，则病及阳明冲脉，……气血亏而阳道斯不振矣。”

5. 肝气郁结　肝主宗筋，主疏泄，条达气机，若情志不畅，多愁善感，郁闷不乐，或易怒，郁怒伤肝，肝气郁结，肝木失其疏泄条达，气机不畅，宗筋失养而痿软不用。《杂病源流犀烛·前阴后阴源流》：“又有失志之人，抑郁伤肝，肝木不能疏达，亦致阴痿不起。”

6. 肝胆湿热　过食肥甘厚味，酿湿生热；或有不洁性行为，外感湿热之邪，内阻中焦，郁蒸肝胆，伤及宗筋，致使宗筋弛纵不收，而发生阳痿。《素问·生气通天论》：“湿热不攘，大筋緛短，小筋弛长，緛短为拘，弛长为痿。”《景岳全书·阳痿》亦云：“亦有湿热炽盛，以致宗筋弛纵。”“凡肝肾湿热以致宗筋弛纵者，亦为阳痿。”《临证指南医集》更明确指出：“更有湿热为患者，宗筋必弛而不坚举，……又有阳明虚，则宗筋纵，……欲求其势之雄壮坚举，……治惟有通补阳明而已。”

7. 瘀血内阻　病久多瘀，体弱多病，动脉硬化；或有阴部外伤、手术史；或气郁日久而致血瘀，气血瘀阻，脉络不通，宗筋失养而阴茎痿软不用。

西医学认为，阴茎的勃起以阴茎本身解剖结构、神经反射、血循环为基础，受内分泌活动等生物学因素与心理、社会等非生物学因素的影响。勃起是两种因素相互作用、相互影响的一个整体过程，任何一个因素发生障碍均可导致阳痿的发生。临床上根据阳痿发生的原因分为功能性阳痿和器质性阳痿。功能性阳痿又称精神性或心理性阳痿，往往由于精神心理因素，如夫妻感情不和、家庭纠纷、离异、忧郁、恐惧、缺乏自信心、初次性交失败而思想负担加重、缺乏性知识、发育过程中心理障碍、性过程心神不安等，使大脑皮层对性抑制过强而致阴茎不能勃起。器质性阳痿常由于全身代谢或局部病变而引起，如血管性、神经性、内分泌性、药物性等因素造成。在临床上，多数器质性阳痿患者有续发性心理因素存在。血管性阳痿在器质性阳痿中约占30%～40%，常见于大动脉炎、髂内动脉闭塞症、动脉硬化、盆腔外伤、阴茎背深静脉瘘或阴茎海绵体动-静脉短路等。神经性阳痿系中枢或周围神经发生障碍，使阴茎勃起的控制功能失调，而发生阳痿，多由脑血管意外、脑脊髓损伤、脊髓肿瘤、酒精中毒、盆腔或会阴部手术损伤神经所引起。内分泌性阳痿多继发于下丘脑垂体肿瘤、甲状腺功能亢进或低下。高催乳素血症、原发性睾丸功能低下、皮质醇增多症、肾上腺功能不足、糖尿病等疾病。药物导致阴茎勃起功能障碍者亦屡见不鲜，影响勃起能力的药物作用机制尚不明确，有人认为25%的阳痿与药物有关，常见的有降压药（如甲基多巴、普萘洛尔、利血平）、镇静药（如苯巴比妥、氯丙嗪）、利尿药（如双氢克尿噻、安体舒通、呋塞米）、强心药（如地高辛）、抗菌药（如异烟肼）、抗肿瘤药（如环磷酰胺、长春新碱、阿糖胞苷）、抗雄激素药、β受体阻滞药（如甲氰咪呱、雷尼替丁）和中药雷公藤等。生殖系统本身的病变也是导致阳痿的常见原因，如尿道上裂、尿道下裂、阴茎淋巴水肿、泌尿生殖系统炎症、阴茎海绵体硬结症、精索静脉曲张等。其他全身疾病如高血压、心肺功能不全、营养不良等除了疾病本身造成性解剖和生理方面的影响外，大多数病人性功能障碍也夹杂着心理因素。

【辨病】

1. 临床表现

(1)症状：成年男子阳事不举（阴茎不能勃起），或举而不坚（阴茎虽能勃起，但硬度不够），或坚而不久（虽勃起坚硬，但时间不长不足完成性交过程），而致性生活不能正常完成，并可造成不育症。

（2）详细询问病史：耐心了解夫妻感情、家庭环境、工作性质、阴茎勃起程度、性生活情况、既往病史、服药史、有无手淫史以及烟、酒嗜好，生活习惯等等。

（3）体格检查：重点检查生殖器发育、第二性征、神经系统及心血管系统情况。

（4）实验室检查：包括血、尿常规，肝、肾功能，血糖、尿糖、血脂、睾酮（T）、促卵泡成熟激素（FSH）、促黄体生成素（LH）、催乳素等。必要时进行染色体、糖耐量试验等多项检查。

（5）其他辅助检查

1）夜间睡眠阴茎勃起测试（NPT）：正常男子夜间睡眠阴茎勃起约3～5次，从而可以初步进行鉴别阳痿是属于心理性的还是器质性的。如为器质性阳痿，睡眠时阴茎勃起减弱或消失，而心理性阳痿则勃起正常。下面介绍两种简单的测试方法：

A. 邮票试验（stamp test）：睡觉前将4张连孔邮票（长约10cm），用水浸潮背面胶水，环绕于阴茎体部，形成一环，重叠部分粘住，松紧适宜。次晨看邮票齿孔是否断裂，若断裂说明有勃起现象，应连续观察3个晚上。此方法简便易行，但误差较大。

B. 阴茎勃起硬度测试环检测，这种测试环是为在家中使用而设计的。它的测试元件是由3根抗拉伸的纤拉带构成，两端连接可任意调整套装尺寸的尼龙搭扣环。当阴茎硬度增强时3根纤拉带受力，按顺序依次被拉断。这3根纤拉带的断力是根据不同阴茎硬度通过科学计算方法而选定的。在睡眠前将测试环系在阴茎上，在睡眠中阴茎勃起如达到一定硬度时，会拉断纤拉带，其拉断的数目，直接表明阴茎的硬度值。如果夜间测试纤拉带无一拉断，说明患者可能是器质性阳痿；如果纤拉带只有一根拉断，说明阴茎勃起能力不足；如果纤拉带有2根拉断，说明阴茎勃起有一定的硬度，能完成性交，但性感不满意。如果纤拉带3根全部拉断，说明阳痿是精神性的。此法不仅可用于区分精神性阳痿和器质性阳痿，而且还可以判断阳痿发生的程度以及治疗后症状改善的状况，故本项检查可作为阳痿临床检查的基本内容之一。

2）阴茎肱动脉血压指数测量（PBI）

方法：将手指测压用的袖带置于阴茎根部，与测血压的仪器相连，同时在阴茎背部放置儿科用多普勒超声探头测血管搏动，当加压到一定数值时，血管搏动消失，此值即为阴茎动脉收缩压。然后再测量肱动脉收缩压，将两者进行比值计算。

临床意义：若比值小于0.60则提示有血管异常，若比值为0.60～0.75为可疑，0.75以上为正常。

3）罂粟碱海绵体注射试验

方法：于阴茎根部扎一橡皮筋，阴茎部皮肤常规消毒，用罂粟碱30mg加酚妥拉明1mg注入阴茎海绵体内，然后按压针眼部2分钟以防出血及血肿形成，松开橡皮筋。

临床意义：注射后即刻勃起且坚硬为阳性；若注射后15分钟以上勃起，或勃起硬度差，为中度阳性；若注射后无勃起，或阴茎稍有勃起小于45°，为阴性。其中阴性和部分中度阳性者为血管性阳痿，可进一步做其他检查，以明确诊断。

2. 诊断要点

（1）阳痿的诊断

1）在任何情况下，阴茎都不能勃起；或睡眠中、晨起有自发性勃起，但性兴奋时反不能勃起；性兴奋开始时有良好的勃起，但试图性交时，阴茎又随之痿软。

2)3 个月内,性交失败率在 75%以上。

(2)阳痿程度的诊断

1)一般根据阳痿的程度分为完全性阳痿和不完全性阳痿。

完全性阳痿　在任何场合下.阴茎均不能勃起。

不完全性阳痿　阴茎虽能勃起,但不能维持足够的硬度以完成性交。

2)Adrian 根据临床表现将阳痿分为三度:

0 度:阴茎任何时候都不能勃起。

Ⅰ度:阴茎有时能勃起,但性交时消失。

Ⅱ度:阴茎勃起无力,不能完成性交。

(3)精神性阳痿与器质性阳痿的鉴别诊断

1)精神性阳痿:多有精神创伤史,常以突然发病为其特点,可在夜间睡眠中阴茎勃起,邮票试验(+),阅读色情小说、观看影视剧的色情内容产生性幻想以及用手抚摸时阴茎可勃起。

2)器质性阳痿:多有引起阳痿的原发病灶,除外伤、手术创伤外,发病常缓慢,逐渐加重,无论是手淫、色情刺激还是夜间睡眠中其阴茎均无勃起。

3. 鉴别诊断

(1)性欲淡漠:临床以性兴趣、性欲望、性要求明显减退,性行为次数减少为主症,而阴茎的勃起无障碍。特别是睡眠或清晨勃起良好。阳痿患者的性唤起与要求正常,只是阴茎勃起功能障碍。但临床上性欲淡漠与阳痿两种疾病常同时存在。

(2)早泄:阴茎勃起功能正常,但未交媾,或插入阴道不到 1 分钟即发生射精。部分阳痿患者,阴茎亦能勃起,临房时即痿软,但无射精动作。

【辨证】

阳痿的辨证首当分辨虚实,再审有火无火。本病以肾虚火衰者居多。临床常见证型有七种。

1. 命门火衰证　性欲减退、阴茎不能勃起或勃起而不坚,精薄清冷,多伴少腹、龟头发凉,腰膝酸软,畏寒怕冷,精神萎靡,夜尿频,舌淡苔白,脉沉细无力。

2. 恐惧伤肾证　多有惊恐史,阳痿不举或举而不坚,胆怯多疑,心悸易惊,失眠多梦,舌淡苔薄,脉沉弦。

3. 肾精亏损证　阳事不举,或举而不坚,或反见性欲亢进,多伴头昏耳鸣,腰膝酸软,精液稀少,或见面赤颧红,五心烦热,低热盗汗,舌红苔少,脉细弱。

4. 心脾两虚证　阳事不举,或举而无力,伴面色无华,精神不振,神疲倦怠,腹胀纳呆,心悸多梦,失眠健忘,大便溏薄,舌淡苔薄,脉细无力。

5. 肝气郁结证　性欲低下,阳事不兴,平素多悲忧烦恼,家庭不和,精神抑郁,急躁易怒,胸胁胀满,食少寡言,善叹息,舌红苔薄白,脉弦。

6. 肝胆湿热证　阴茎不能勃起,或勃而不坚,常伴阴囊潮湿,坠胀疼痛,心烦口苦,肢体困倦,小便短赤,大便稀薄或秘结,舌红苔黄腻,脉滑数。

7. 瘀血内阻证　阳事不兴,或勃而不坚,甚或性欲淡漠,多有动脉硬化、糖尿病或阴部外伤及盆腔手术史,舌质黯有瘀斑或瘀点,脉沉涩或弦。

【治疗】

1. 内治法

(1)辨证论治

1)命门火衰证:治宜温肾兴阳,益精填髓。方选赞育丹或右归丸加减。

2)惊恐伤肾证:治宜宁心定志,益肾兴阳。方选安神定志丸或大补元煎合酸枣仁汤加减。

3)肾精亏损证:治宜补肾填精,滋阴引阳。方选六味地黄丸或左归丸加减。

4)心脾两虚证:治宜养心健脾,益肾振阳。方选归脾汤加味。

5)肝气郁结证:治宜疏肝解郁,温肾振萎。方选柴胡疏肝散或四逆散加味。

6)肝胆湿热证:治宜泻肝利胆,清热化湿。方选萆薢渗湿汤或龙胆泻肝汤加减。

7)瘀血内阻证:治宜活血祛瘀,通脉振阳。方选少腹逐瘀汤加减。

(2)成药验方

1)全鹿丸,每次服 2 丸,日服 2 次,白开水送服。补肾填精,益肾壮阳。

2)人参鹿茸丸,每次服 2 丸,日服 2 次,白开水送服。温肾兴阳,填精益髓。

3)六味地黄丸,每次服 9g,日服 3 次,白开水送服。补肾益精。

4)桂附八味丸,每次服 9g,日服 3 次,白开水送服。补肾温阳。

5)健阳片,每次 4～5 片,日服 3 次。

6)鹿茸粉 0.5g,置胶囊内,匀 3 次吞服。温肾兴阳,益精填髓。

7)蜈蚣粉 3 条,置胶囊内,匀 3 次吞服。搜肝活络,益肾壮阳。

8)韭子粉 10g,置胶囊内,匀 3 次吞服。益肾壮阳。

9)牛鞭 1 根,韭菜子 25g,菟丝子 15g,淫羊藿 15g。将牛鞭置于瓦上文火焙干,磨细;淫羊藿加少许羊油,在文火上用铁锅炒黄(不要炒焦),再和菟丝子、韭子磨成细面,将上药共和混匀。每晚用黄酒冲服一匙;或将一匙粉和用蜂蜜成丸,用黄酒冲服。

10)蜈蚣疏郁汤:大蜈蚣 2 条(研末分吞),地龙 10g,海参 10g(研末分吞),蚕蛹 15g,柴胡 10g,香附 10g,王不留行 10g,白芍 20g,当归 15g。水煎服。疏达肝脉,畅行宗筋。主治肝郁所致的阳痿。

11)化瘀起痿汤:水蛭 3～5g,当归 20g,蛇床子 15g,淫羊藿 10g,川断 15g,牛膝 15g,熟地 40g,紫梢花 5g,桃仁 10g,红花 10g。除水蛭、紫梢花研细末吞服外,水煎服。活血化瘀起痿。主治血滞精瘀所致之阳痿。

2. 西药治疗

(1)对性腺功能低下所引起的阳痿可试用性腺激素治疗。

1)丙酸睾丸素(丙酸睾酮)25～50mg,隔日肌内注射 1 次,连用 5～7 次。

2)绒毛膜促性腺激素(HCG)1000U,每周肌内注射 2 次,连用 4 周。

(2)对神经血管源性阳痿可用下列药物治疗。

1)育亨宾碱(萎必治),每次 5.4mg,日服 3 次。其副作用偶有轻微的激动、头晕、头痛、皮肤潮红和震颤等,当副作用明显时,剂量减半。

2)罂粟碱海绵体内注射(化学假体疗法) 患者平卧位,先用橡皮筋在阴茎根部勒紧,阴茎皮肤用洗必泰酒精棉球消毒后,术者左手拇指与食指分别放在阴茎上、下两侧,将皮肤向阴茎一侧牵拉,使另一侧呈紧张状态,避开浅表血管,于阴茎根部侧方穿刺入一侧阴茎海绵体,穿破白膜时有突破感觉,不须做抽回血试验,缓慢将药液(一般剂量为盐酸罂粟碱 30mg 及酚妥拉明 1mg 混合剂)注射一半,然后再推针,穿破中隔后刺入对侧海绵体内,将另一半药液也注入海绵体。拔出注射针,针孔按压 2 分钟,5 分钟后将橡皮筋去掉。有效病例多于注药后 5 分钟阴茎呈现勃起状态,多数患者勃起能持续约 1～3 小时。

注意事项:阴茎勃起持续 4～8 小时者应及时处理。可先从阴茎海绵体内抽出瘀血 20ml,再向海绵体内注射 α-受体兴奋剂,如阿拉明 2mg,一般在注射后 1 小时左右起作用;

若 1 小时后仍无效者，可重复注射阿拉明 2mg。注射后头晕者宜平卧休息。其他并发症如包皮水肿、皮肤瘀斑等无需特殊处理，可自行好转。

3）士的宁 2mg，加兰他敏 2.5mg，维生素 B_1 200mg，2%利多卡因 8ml，分别注入第 2、3 骶裂孔内，进行封闭治疗，每周 2 次，连用 2～4 周。

4）可口服安维（Andriol）、士的宁和维生素 E 等药。

3. 外治疗法

（1）药物外治

1）睾酮膜贴敷阴囊，每日更换 1 次。

2）小茴香 5g，炮姜 5g。共研细末，加食盐少许，用少量人乳（或蜂蜜，或鸡血）调和，敷于肚脐，外用纱布盖贴，胶布固定，5～7 天更换 1 次。

3）急性子 1g，蟾酥 3g，鸦片 3g，麝香 0.5g，葱白适量。前 3 味共研细末，入麝香后研极细末，滴水成大丸一粒，葱白捣融，用之包裹药丸，外用湿纸再包一层，置于木炭火中煨 3～5 分钟，取出换纸，再包再煨，去纸和葱，将药水制为丸，如绿豆大小备用。睡前取药丸 3 粒，白酒化开，涂神阙、曲骨、阴茎头部，每晚 1 次，但不可久用。

（2）性功能康复仪治疗：多利用负压原理，使阴茎充血勃起。如 FY-Ⅰ型男性外生殖器康复仪，其结构主要分两大部分：负压发生控制器和外生殖器治疗器。治疗时，将外生殖器治疗器部分套在阴茎上，通过负压发生部分产生和控制负压，使阴茎被动勃起，同时以水液或药液泡浴阴茎，并持续流动、震颤、按摩阴茎。一般每次治疗 20 分钟，15 次为 1 个疗程。

4. 针灸、按摩疗法

（1）体针疗法：取穴：①肾俞、命门、三阴交、内关。②关元、气海、足三里、神门。两组穴交替针刺，多用捻转之补法。灸法可与针刺同时进行，即针①组穴位，灸②组穴位；或灸①组穴位，针②组穴位。隔日 1 次，10 次为 1 个疗程。

（2）耳针疗法：可选用精宫、外生殖器、睾丸、内分泌等穴，采用中刺激，每次取 2～3 穴，针 5～10 分钟，隔日 1 次，10 次为 1 个疗程。或用王不留行籽行耳穴压迫疗法。

（3）按摩疗法：选性腺穴（足底中部）每次以拇指腹点按 120 次；或肾俞、关元、中极用手掌按摩各 60 次。

5. 心理疗法　通过心理咨询和性行为指导治疗精神性阳痿，夫妻双方互相配合，尤其是女方更应给予必要的同情和理解，对男方主动进行安慰和配合治疗，常可取得满意的效果。

通常多采用性感集中练习法，即：性生活开始前不要过多地谈话或考虑性交是否能成功，将注意力集中在肉体感觉上，应用非语言交流的专门技巧，夫妻彼此轻轻把手搭在一起。男方的手在上方，手轻施压力即表示要女方轻轻触摸阴茎，压力加重表示要求触摸再用力一些，通过进行触摸的非语言性暗示，可避免因谈话而冲淡愉快的感觉。一旦经过触摸，阴茎出现勃起时，男方自信心就会加强，此时女方可停止抚摸阴茎，然后进行性交。如果是严重阳痿患者，最好采用女上位姿势，由女方将阴茎插入阴道，较易使性交成功。一般经过 1～2 次性交成功后，精神性阳痿可获治愈。

6. 气功疗法

（1）入静调息丹田：仰卧位，开始前先用手掌按揉小腹（以丹田穴为中心）数分钟，全身放松，舌顶上腭，安神定志，意守丹田，呼吸缓慢而均匀，双唇微闭，吸气时小腹微鼓，下腹部肌肉稍感紧张，如此呼吸 30 次。

(2)引气足三阴：接前式，在呼气时足拇趾背伸，收引足心，似觉气从足拇趾和足心三阴经起始端经小腿内侧、大腿内侧至会阴部和丹田穴，意念引到哪里时则哪里之肌肉轻微紧张，如此呼吸 30 次。

(3)练命门：接前式，在吸气时腰向前凸，臀向后上方收(意想丹田与命门之间有气相通)，如此呼吸 30 次。

(4)夹腿收外肾：接前式，在呼气时双腿向内夹，臀部及会阴部、大腿内侧肌群收缩，同时向上收缩肛门，上引睾丸，如此呼吸 30 次。

(5)练会阴：接前式，在吸气时会阴部及尿道肌肉用力收缩，收缩后不立即放松，等到呼气时才缓慢放松，如此呼吸 50 次。

(6)运气阴茎：接前式，在吸气时意念使阴茎勃起，如阴茎勃起同样随呼吸引气，在勃起的基础上使其随吸气而坚硬有力，随呼气而略放松，如此呼吸 30 次。如意念不能使其勃起，也不必强求，应注意在练功时不练此功式，待练其他功式 3 个月或练功时感觉小腹和会阴有气的感觉之后(如饱满感、发热发胀或震颤等感觉)再练此功式，不要急于求成。

(7)收式：同一式，使气归丹田。

注意事项：①练功过程中必须思想集中。②吸气时运气用力，均是在吸入 1/3 段气后(将吸入的这一股气分作 3 等份)，再引气用力。③呼气时全身放松，意让其自动回归小腹。④每一动作一呼一吸算 1 次，呼吸 30 次是个最低数，可根据情况自己掌握多练一些。

7. 手术治疗

(1)静脉瘘所致阳痿可采用阴茎背深静脉切断剥离术。

(2)动脉供血不足的阳痿可采用阴茎血管重建术、动脉内膜切开术以及经皮腔内动脉扩张术。

(3)严重器质性阳痿经保守治疗无效者，可施行阴茎假体植入手术。

8. 饮食疗法

(1)枸杞煲猪腰：猪腰子 1 对，枸杞子 50g。将猪腰洗净，切成四块，加水煲汤，调味食用。补肾填精。

(2)韭菜炒虾米：韭菜 150g，鲜虾 50g。加调料炒熟，每周食 2～3 次。补虚益肾兴阳。

(3)百鸟回春：麻雀 7 只(去五脏、毛爪、油煎至熟备用)，枸杞子 30g(蒸熟后备用)，鹿鞭 1g，仙灵脾 15g(酒浸 1 周后备用)。经烹调后，每日一餐。补肾兴阳，填精益髓，滋补健身，强腰起阳。

(4)红烧牛鞭：牛鞭 100g，肉桂 10g。煮熟备用，烹调后食用，每日 1 餐。补肾壮阳，益肾填精。

(5)壮阳酒：枸杞子 20g，狗脊 20g，菟丝子 20g，山萸肉 20g，人参 20g，肉苁蓉 40g，当归 15g，蛤蚧尾 1 对，海狗肾 2 个。上药共为粗末，加白酒 1000ml 浸泡 7 天后服。每服 5ml，1 日 3 次。补肾壮阳。

【预防与护理】

1. 保持心情舒畅，树立治愈疾病的信心。鼓励患者积极参加文体活动，并适当学习一些性生理方面的知识，使自己的身心得到健康发育。

2. 注意生活起居，生活要有规律，注意劳逸结合，不要过度紧张和劳累，勿过量饮酒，戒烟。

3. 节制性生活，不宜过度，但也不要相隔时间太长，性生活的频率可根据患者的体质及生活习惯而定，一般以每周1～2次为宜。并要戒除手淫的不良习惯。

4. 适当进食营养食物，可选择食用一些滋阴填精、益肾兴阳之品，如韭菜、核桃仁、鱼类、狗肉、麻雀肉、公鸡肉、鹿肉、牛鞭、虾仁、羊肉等食物。

5. 积极检查、诊治原发疾病，切勿滥服、乱用药品。

【古籍选粹】

《杂病证治准绳·前阴诸疾》 仲景八味丸治阳事多痿不振。今依前方，夏减桂、附一半，春秋三停减一。疾去精足，全减桂、附，只依六味地黄丸。阴痿弱，两丸冷，阴汗如水，小便后余滴臊气，尻臀并前阴冷，恶寒而喜热，膝亦冷，此肝经湿热，宜固真汤、柴胡胜湿汤。肾脉大，右尺尤甚，此相火盛而反痿，宜滋肾丸，或凤髓丹。

《明医杂著·男子阴痿》 男子阴痿不起，古方多云命门火衰。精气虚冷固有之矣，然亦有郁火甚而致痿者，经云壮火食气。譬如人在暑热而倦怠痿弱，遇冬寒而坚强也。予尝亲见一二人，肾经郁火而有此症，令服黄柏、知母清火坚肾之药而效，故须审察，不可偏认作火衰也。

《景岳全书·阳痿》 命门火衰，精气虚寒而阳痿者，宜右归丸、赞育丹、石刻安肾丸之类主之。

凡因思虑惊恐，以致脾肾亏损而阳痿者，必须培养心脾，使肾气渐充，则冲任始振，而元可复也。宜七福饮、归脾汤之类主之。然必大释怀抱，以舒神气，庶能奏效，否则徒资药力无益也。其有忧思恐惧太过者，每多损抑阳气，若不益火，终无生意，宜七福饮加桂、附、枸杞之类主之。

凡肝肾湿热，以致宗筋弛纵者，亦为阳痿。治宜清火以坚肾，然必有火证火脉，内外相符者，方是其证。宜滋阴八味丸，或丹溪大补阴丸、虎潜丸之类主之。火之甚者，加滋肾丸、大补丸之类俱可用。

《类证治裁·阳痿论治》 故阳之痿，多由色欲竭精，或思虑劳神，或恐惧伤肾，或先天禀弱，或后天食少；亦有湿热下注，宗筋弛纵，而致阳痿者。……伤色欲者须辨水衰火衰，水衰真阴亏乏，归肾丸、还少丹、地黄汤。火衰精气虚寒，右归丸、八味丸，甚者加人参、鹿茸，或加肉苁蓉、枸杞子。若火衰不甚，斩丧太过，补骨脂丸。伤思虑者，心脾郁结，阳事不举，归脾汤、炒香散。郁伤少阳，生气日索，加味逍遥散。伤恐惧者，胆虚精却，大补元煎加枣仁、鹿角胶。先天精弱者，房后神疲，固阴煎、秘元煎。胃虚食少者，水谷不充，精髓失旺，脾肾双补丸、七福饮、玉母桃。其湿热伤及肝肾，致宗筋弛纵。为阳痿者，如筋角近火则软，得寒则坚，宜滋阴八味丸，或龙胆泻肝汤。……若肝肾虚热，仍宜养肝滋肾，地黄汤加龟板、玄参、天麦冬、五味子。又有心肾失交，梦泄致痿，远志丸加熟地、枣仁、白芍。劳伤筋骨，阳道痿弱，无比山药丸、大造固真丹。肾虚无子，精冷精滑，七宝美髯丹。通治阳事不起，如赞化血余丹、鹿茸地黄丸、三子丸、青娥丸等。

【现代研究】

新中国成立后，在命名上，以“阳痿”名之为众人所接受。但有学者认为“阳痿”一词易导致对本病阳痿即“阳虚”的误解而误导临床治疗，且《黄帝内经》根据解剖定位结合病理改变所作的“阴痿”命名具有科学性和先进性，符合疾病命名规范，因而主张使用“阴痿”病名以正本清源，图名正言顺；在论治上，观点迭出，学术纷争，有主张单从肾、肝、心、肺、胆、脑、三焦、经络、宗筋、气血等脏腑经络气血论治者，有主张从多脏论治者，有主张单从瘀、痰湿、湿热、酒毒、郁论等病因论治者，有主张分青年、中年、老年阳痿论治者，有主张分太阳、少阴、阳明、太阴、少阳、厥阴六经阳痿论治者，有主张结合脏腑经络气血、病因等分证论治者，促进了对该病理论认识的深化，提高了临床治疗的水平。

1. 病因病机　阳痿的病因非常复杂，传统观点认为本病以命门火衰者居多，如张介宾《景岳全书》说："凡男子阳痿不起，多由命门火衰，精气虚冷"，并谓火衰者十居七八。陈继安认为阳痿病因有虚有实，实者主要责之于肝，因肝藏血，主筋，主疏泄。虚者主要责之于肾，因为肾主生殖，开窍于二阴。周彦认为心脾两虚，化源不足，宗筋失养也是病因之一。李曰庆认为功能性阳痿患者既有肾虚的表现，又有肝气郁结症状，而表现为一种肾虚肝郁证候，认为其病机是标本相兼、虚实夹杂、肾虚为本、肝郁为标。秦国政对 2526 例阳痿患者进行的流行病学研究发现，当代社会条件下的阳痿，在中医发病学规律上，就病因而言，房劳损伤不是主要原因，情志改变是其主要发病学基础，不良生活习惯是不可忽视的因素；就病机而言，实多虚少是病机转变的普遍规律，脏腑功能改变以肝肾为中心而涉及其他脏腑；最基本的病理变化是肝郁肾虚血瘀，肝郁是主要病理特点，肾虚是主要病理趋势，血瘀是最终病理趋势。三者有机联系，互为因果，共同作用，中青年时期以肝郁血瘀为主、肾虚次之，老年时期以肾虚血瘀为主、肝郁次之。其中"肝郁"又最具有普遍性，阳痿患者不仅因情志变化而致者有肝郁的病机变化即"因郁致痿"，而且非情志因素所致者患病后亦多出现情志抑郁不舒而发生肝郁即"因痿致郁"，不论"因郁致痿"还是"因痿致郁"，二者均相互影响，往往形成恶性循环，使病机变得更加复杂，从而使治疗变得更加棘手。

2. 辨证分型　中医对阳痿的辨证分型不尽相同。周安方治疗阳痿 114 例，归纳为 3 型：①肝郁肾虚型，64 例，占 56.1%。②肾虚血瘀型，19 例，占 16.6%。③肝肾湿热型，31 例，占 27.1%。陶政燮把该病分为 6 型：①肝郁失达、血行不畅型；②心脾两虚，化源不足型；③惊恐伤肾、肝肾亏损型；④热结阳明，津液耗伤型；⑤气血瘀阻，经络不畅型；⑥酒毒湿著、浸淫筋脉型。秦国政对 2526 例阳痿患者进行的流行病学研究发现，当代社会条件下的阳痿，在证候学规律方面，就虚实而言，实证多，虚证少；就阴阳而言，阴虚多，阳虚少，肾阳虚更少；就寒热而言，热证多，寒证少；就脏腑而言，与肝、肾的关系最为密切，尤与肝关系紧密；就证候结构而言，复合证候多，单一证候少；最常见的证候依次是肝郁肾虚、肝肾阴虚、湿热下注、肝郁脾虚、肝经湿热、肝郁气滞，肾阳亏虚和命门火衰极少。常德贵等通过对 160 例患者的症状统计分析发现，患者主诉最多的症状是腰膝酸软(38.13%)，其他主要症状依次为胸胁胀满不适、阴囊潮湿、易怒、善太息(分别为 36.88%、29.38%、27.50%、26.25%)，提示阳痿患者大多表现出肝肾功能失调与亏虚的证候，这与目前阳痿从肝肾论治观点一致。

3. 临床治疗

(1)辨证论治：目前由于辨证分型不同，因此在治疗上各家观点及用药亦不一样。徐福松认为阳痿是男子性功能障碍中最常见者，有因虚而致者，亦有因实而痿者，临床不可概以虚证立论，须全面辨证而论治，其治疗阳痿常用的有疏肝解郁、清利湿热、活血化瘀、滋阴降火、温肾壮阳、脾肾双补、补肾宁神、补益心脾八法，分别适用于肝郁不疏、湿热下注、血脉瘀滞、阴虚火旺、命门火衰、脾肾两虚、肾虚神却、心脾两虚八证，选方分别为沈氏达郁汤或自拟起痿 1 号、柴胡胜湿汤或自拟萆菟汤、少腹逐瘀汤或活血散瘀汤、自拟二地鳖甲煎、还少丹或自拟熟地二香汤、自拟起痿壮阳汤、自拟起痿 3 号、归脾汤，其中把疏肝解郁、清利湿热、活血化瘀归纳为"实则治肝"，把滋阴降火、温肾壮阳法纳为"虚则治肾"，同时指出：治肾莫若治心，填精莫若疏肝，温补莫若清热，补虚莫若泻实。王琦论治阳痿，一是辨病与辨证结合，二是注重体质、因人制宜，三是注重调肝，以疏泄为主，四是不惟药石，兼顾咨询指导，并在辨病治疗阳痿方面积累有丰富经验，如动脉性阳痿用血府逐瘀汤合柴胡疏肝散，静脉性阳痿用当归补血汤并重用黄芪，高胆固醇血症性阳痿用桃红四物汤加生山楂、蒲黄，酒精中毒性阳痿用葛花解醒汤、血府逐瘀汤，糖尿病性阳痿用五黄桃红四物汤(黄芪、黄连、黄芩、生大黄、干地黄、桃仁、红花、当归、赤芍、川芎、葛根)，高泌乳素血症阳痿用芍药甘草汤、当归芍药散、加味逍遥散，甲状腺功能亢进性阳痿用当归六黄汤、增液汤和消累丸，甲状腺功能减退性阳痿用八珍二仙汤加鹿茸、金匮肾气丸、地黄饮子，抗精神病药物性阳痿用柴胡加龙骨牡蛎汤用茯苓、远志、磁石、生龙骨、生牡蛎，抗高血压药物性阳痿在辨证治疗基础上加羚羊粉、葛根、水蛭、地龙、益母草，男性更年期阳痿用二仙汤。李曰庆认为单从肾、从肝或从心脾论治功能性阳痿均有失偏颇，提出“补肾助阳舒肝解郁是功能性阳痿基本治则”的观点，补肾助阳喜用血肉有情之品如海狗肾、蛤蚧、仙灵脾、雄蚕蛾等，舒肝解郁药常用柴胡、当归、白芍、陈皮等。黄之光分肝气郁结、肾阳虚衰两型，分别以疏肝解郁、通络振痿之逍遥散和补肾助阳、振阳起痿之助阳汤(熟地黄 15g，牡丹皮 10g，仙茅 15g，鹿茸 5g，蛇床子 10g，巴戟天 15g，仙灵脾 15g，杜仲 10g，山萸肉 10g，肉桂 15g)治疗阳痿 115 例，结果治愈 67 例、好转 29 例、无效 19 例。姜竹成等分湿热下注、脾胃湿热、阴虚湿热 3 型，分别采用程氏分清饮、三仁汤、知柏地黄丸加减治疗酒精中毒性阳痿患者 76 例辨证，总有效率为 88.16%。杨俊伟等分 5 型辨证治疗(肾阳不足证，温肾壮阳，方用赞育丹加减；阴阳两虚证，阴阳双补，方用右归丸加减；肝肾阴亏证，滋阴清热，方用知柏地黄丸加减；肝经湿热证，宜清肝利湿，方用龙胆泻肝汤加减；肝郁血虚证，疏肝解郁、养血健脾，方用逍遥散合归脾汤加减。每日 1 剂，水煎分 2 次服，10 天为 1 个疗程)抗精神病药物引起的男性阳痿 60 例，治愈 18 例、显效 21 例、进步 12 例、无效 9 例，总有效率 85%，服药时间最短为 1 个疗程、最长 13 个疗程，平均 4.2 个疗程。

(2)验方治疗：邹世光等用自拟方土柏六五汤(土茯苓 30g，黄柏、生地黄、熟地黄、山药、山茱萸、茯苓、淫羊藿、肉苁蓉、韭菜子、菟丝子、枸杞子、覆盆子各 15g，牡丹皮、车前子、泽泻各 10g。每天 1 剂，水煎 2 次，分服。20 天为 1 疗程，一般治疗 1～3 疗程)加减(肾阴虚型加知母、女贞子、旱莲草各 15g；肾阳虚型加仙茅 15g，鹿角胶 10g；湿热下注型加滑石 30g，萆薢、竹叶各 10g。肝郁不舒型加白芍 15g，柴胡、香附各 10g)治疗阳痿 140 例，结果治愈 84 例、显效 51 例、无效 5 例，总有效率为 96.4%。刘臣等采用清热利湿、化瘀益肾之安前汤[土茯苓、薏苡仁各 30g，琥珀末(冲服)5g，穿山甲(先煎)15g，王不留行 30g，丹参、淫羊藿各 20g，怀牛膝 30g，川续断 20g，水煎服]加减治疗慢性前列腺炎阳痿 81 例，结果治愈 26 例、显效 28 例、有效 20 例、无效 7 例，总有效率为 91.36%。李德运用自拟疏肝养心汤(柴胡 9g，香附、石菖蒲、远志、合欢皮、仙灵脾各 10g，当归、白芍各 12g，熟地黄、何首乌各 15g，川芎、甘草各 6g，水煎 2 次分服)加减治疗阳痿 77 例，痊愈 61 例(其中功能性阳痿 58 例、器质性阳痿 3 例)、好转 13 例(其中功能性阳痿 5 例、器质性阳痿 5 例、神经性 3 例)、无效 3 例(均为器质性阳痿)，总有效率 96.10%。常建国等用疏肝活血之加味柴胡疏肝散(柴胡、香附、陈皮、枳壳、川芎、白芍、甘草、郁金、川楝子、蜈蚣)治疗肝郁血瘀型阳痿 50 例，结果治愈 31 例(占 62%)、好转 14 例(占 28%)、无效 5 例(占 10%)，总有效率 90%。郭国让用自制兴阳起痿胶囊(当归 50g，何首乌 40g，仙灵脾、仙茅、肉苁蓉、巴戟天、熟地各 15g，露蜂房 10g，枸杞子、山萸肉、白芍各 20g，蜈蚣 5 条。共研细末，装入 1 号胶囊。每早晚各 1 次，每次服 5 丸，20 天为 1 个疗程)治疗阳痿 120 例，痊愈 84 例、显效 20 例、好转 9 例、无效 11 例，总有效率 90.8%。

(3)针灸疗法：姜廷录针刺阳痿穴(指一组穴：脐部神阙穴至耻骨联合上曲骨穴连线任脉

经上1/3、中1/3、下1/3各一穴，中1/3旁开各1寸，共5穴）；同时配合长强穴封闭，共治疗阳痿250例，结果痊愈205例，好转35例，无效10例，总有效率96%。翟义德等采取辨证针刺，①肾虚型：取关元、中脘、肾俞、三阴交、百合；②心脾两虚型：取心俞、内关、三阴交、阳陵泉。共治疗164例，有效率为95.7%。韩世杰用针刺大赫、命门穴，配合足三里、气海、关元，并运用“探针感传法”及“烧山火补法”，治疗阳痿158例，痊愈146例，显效7例，好转3例，无效2例，总有效率为98.9%。张玉珂等采用复方丹参注射液4ml隔日分别依次注射穴位双侧归来与三阴交、双侧次髎与足三里、长强与双侧肾俞3组穴位治疗精神性阳痿768例，10次为1疗程，经1～3个疗程治疗，结果治愈633例、好转127例、无效8例，总有效率98.96%，1个疗程之内有效者652例。

(4)药物外治：王至中等自制白山雄栓（人参皂苷、鹿茸提取物、淫羊藿浸膏、水蛭浸膏等）肛门给药，治疗阳痿120例，显效39例，有效64例，无效17例，总有效率85.8%。黄学文用自制兴阳膏（石菖蒲、川芎、肉桂、巴戟天各40g，麻黄、白芷各30g，细辛20g共研末，过80目细筛，另取冰片25g研末过80目细筛后，与上药混匀共入500g白凡士林膏中，充分搅拌均匀，装瓶封闭备用）贴敷神阙、中极治疗阳痿42例，治愈8例、好转25例、无效9例，总有效率78.6%。李静等应用古方九天灵应散（蛇床子、五倍子、炮附子、蜂房、远志、石菖蒲、木鳖子各10g，公丁香5g）外洗（将上药烘干后粉碎装袋备用。每次用量80～100g，水煎后趁热熏洗阴茎，4周1疗程）配合盆底肌锻炼治疗命门火衰型心理性阳痿100例，治愈34例、显效27例、有效33例、无效6例，总有效率94.0%，疗效优于育亨宾对照组（$P<0.01$）。杨一丁等用超临界CO_2萃取檀香油制备的透皮缓释剂交替敷贴于肾俞、关元、神阙和三阴交、命门、神阙2组穴位，治疗阳痿60例。每天使用1次，每次90～120分钟，10天为1疗程。使用时间为晚7～11点之间。结果3个疗程后，痊愈38例，好转15例，无效7例，总有效率达88.33%。赵明应用中药（淫羊藿、蛇床子、皂荚、马钱子、肉苁蓉、黑附片、丁香各100g。上述药物水煎2次，再浓缩成膏，阴凉干燥，研为细末，过100目筛备用）外敷（白酒将药末调为干糊状，取药糊2g敷于命门穴处，外用胶布覆盖，每日换药1次，15天为1疗程）命门穴治阳痿80例，痊愈50例，好转30例，无效0例；治疗时间最短1个月，最长6个月。

4. 实验研究

(1)阳痿四季发病规律：通过对阳痿四季发病规律的研究，可为预防阳痿的发生和治疗阳痿寻找更好的方法。如通过临床总结，结果发现阳痿四季的发病规律是：秋季最多，冬季和夏季次之，春季最少。

(2)阳痿患者的生理病理变化：研究阳痿患者的生理病理变化，可为诊治提供客观指标。如通过研究，发现阳痿患者的阴茎动脉血流灌汁或静脉充盈障碍、红细胞变形异常、血黏度增高、甲皱微循环异常（血色黯红、流态粒状或泥沙状、流速慢），肾阳虚阳痿患者血浆睾酮明显下降而雌二醇明显增高，肾阴虚阳痿患者血浆睾酮低于正常而雌二醇有所升高，肾虚阳痿患者的超氧化物歧化酶（SOD-1）明显降低、腰椎骨密度值明显下降，阳痿患者血液黏度指标中的红细胞电泳时间和纤维蛋白显著增高等。

(3)阳痿动物模型的建立：建立阳痿动物模型，可用于药效学等的研究。阳痿造模的方法主要有两种。一为去势法，即将动物睾丸切除，大白鼠去睾丸后，攻击性行为明显减弱，性情变得温和，前列腺、精囊腺明显萎缩，肾上腺重量明显增加，血浆皮质醇和尿17-羟的含量明显升高，肾上腺索状带脂质空泡也明显增多，说明大白鼠去睾丸后，可使体内雄性激素发生改变，引起肾上腺功能的增强。家兔摘除睾丸后，可见其性功能明显减弱。可见动物去势阳痿与人之肾阳不足、命门火衰阳痿相似。另一方法为慢性应激悬空倒吊法，将小鼠距水平10cm悬空倒吊，强迫抬头，使动物处于极度紧张和恐慌状态，以造成性功能障碍，每次10分钟，连续7天。

(4)中药治疗阳痿的机制：开展中药治疗阳痿的机理研究，可为临床用药提供参考依据，但目前多偏重于对温补肾阳为主的药方进行药效学研究。如通过研究发现，白山雄栓具有保护肾上腺免受外源性激素影响及雄激素样作用；高效强力饮能明显增强造模后雄性小鼠的性活动能力，使正常雄性小鼠、去势模型大鼠的附性器官重量明显增加，提高雄性大鼠血清睾酮水平，提示该方有补肾壮阳、延缓性器官衰老的功能；痿康口服液能使动物附性器官湿重明显增加，具有显著的雄性激素样作用；补肾法能调整肾虚阳痿患者血浆性激素中睾酮、雌二醇的水平及雌二醇与睾酮的比值，提示该法可调肾虚阳痿患者异常的下丘脑-垂体-睾丸性腺轴的功能；活血化瘀法和补肾壮阳法均能改善微循环和血液流变学状况，对慢性应激负荷雄性小鼠性机能和性行为有明显促进作用；延龄长春丹能使未成年大白鼠包皮腺及前列腺湿重增加、小鼠血浆睾酮水平上升，提示其具有促性腺激素样作用；复春片能使去睾丸大鼠肾上腺重量明显增加，血浆皮质醇、尿17-羟及肾上腺组织中的RNA含量明显升高，肾上腺索状带细胞脂质空泡明显增多，表明该药可以增强肾上腺的功能，从而起到补肾壮阳的作用等；振雄展势丹具有同化激素活性作用，能够增加去势雄性大鼠除前列腺外的各生殖器官重量及脏器指数，提高去势雄性大鼠阴茎对外部刺激的兴奋性，能够缩短去势雄性大鼠阴茎勃起潜伏期，提高雄性小鼠性功能，提示该药的确能提高男性性功能、增强性交能力，尤其适用于中老年患者。

【述评】

阳痿是男性性功能障碍的常见病症之一，其病因病机相当复杂。西医认为心理因素、许多器质性疾病和药物性因素均可导致阳痿的发生，且往往相互交杂。目前中医在论及阳痿中医发病学时，多数将其病因病机混在一起论述，归纳为命门火衰、心脾受损、惊恐伤肾、肝郁不舒、湿热下注、瘀血阻滞、寒滞肝脉、思虑忧郁、脾胃虚弱及先天不足等，少则三五种，多则十数种，使学者难以把握。而且，众多学者都采纳了明代医家张介宾的观点，即强调房劳伤是阳痿发病的主要原因，肾阳亏虚是阳痿的主要病机，认为阳痿病的性质是虚多实少、寒多热少，因此致使许多医家虽言阳痿的病因多端，但治疗上往往不辨脏腑、阴阳、寒热、虚实，一遇阳痿便滥用温补之法，大量使用温肾壮阳的药物，不但阳痿不愈，反而弊端丛生，导致许多不良反应，如咽喉肿痛、鼻口出血、兴奋失眠、烦躁易怒、血压升高、血尿等，这种观念不仅在医界极有市场，在社会上亦广为流传，直到今天，其流弊仍未澄清，病阳痿者多自服补肾壮阳药物，厂家药商也大量生产和推销以温肾壮阳为主的中成药来满足这种非正常的社会需求。虽然临床上运用中医药治疗有一定的优势，但在今后的工作中，尚需进一步应该应用循证医学和临床流行病学的方法深入开展阳痿中医发病学与证候学规律的研究，进一步深刻探索其基本病理变化，揭示其发病学的本质，并辨明阳痿脏腑之位、经络之属、阴阳之分、寒热之别、虚实之异、病邪之类后，因人、因地、因时而治疗。

【参考文献】

1. 秦国政. 近50年中医研治阳痿述评——附866篇文献分析. 中医文献杂志，2000，(1)：37
2. 陈健安. 益肾养心法治疗阳痿. 四川中医，1989，(11)：30
3. 李曰庆. 补肾助阳舒肝解郁是精神性阳痿的基本治则. 湖北中医杂志，1994，(4)：8
4. 秦国政. 勃起功能障碍(阳痿)中医证候学规律研究. 中华中西医临床杂志，2004，4(4)：16

5. 周安方. 回春灵治疗阳痿114例临床观察. 新中医,1992,(10):37
6. 秦国政. 勃起功能障碍(阳痿)中医发病学规律研究. 云南中医学院学报,2003,(4):5
7. 常德贵,廖峨山,王久源,等. 阳痿患者160例症状分析. 成都中医药大学学报,1999,22(2):22
8. 徐福松. 阳痿治疗须全面辨证. 湖北中医杂志,1994,(4):9
9. 王琦. 论阳痿从肝治. 天津中医,1985,(5):15
10. 陶政燮. 阳痿从宗筋论治. 新中医,1989,(2):37
11. 黄之光. 辨证治阳痿115例. 江西中医药,1997,28(1):15
12. 姜竹成,王天玲,潘继波. 辨证治疗酒精中毒性阳痿76例疗效观察. 甘肃中医,2006,19(9):33
13. 杨俊伟,罗诚. 中医治疗抗精神病药物所致阳痿60例. 现代中西医结合杂志,2007,16(15):2097
14. 邹世光,刘志群,何静. 土柏六五汤治阳痿140例. 新中医,2007,39(2):58-59
15. 刘臣,杨燕彬,刘杰. 安前汤治疗慢性前列腺炎阳痿81例. 辽宁中医杂志,2005,32(8):804
16. 李德. 从心肝辨证治疗阳痿77例. 河南中医学院学报,2006,21(5):61
17. 常建国,王钢,刘红玉. 加味柴胡疏肝散治疗肝郁血瘀型阳痿50例. 四川中医,2005,23(3):62
18. 郭国让. 兴阳起痿胶囊治疗阳痿120例. 河南中医药学刊,2002,17(6):56
19. 姜廷录. 阳痿穴针刺及长强穴封闭治疗阳痿症250例临床观察. 中国针灸,1988,(2):28
20. 翟义德,等. 针灸治疗阳痿164例疗效观察. 中国针灸,1988,(3):17
21. 韩世杰. 针刺治疗阳痿158例的临床体会. 新中医,1989,(4):35
22. 张玉珂,范瑞岭. 穴位注射治疗阳痿768例临床观察. 天津中医,2000,17(3):35
23. 王至中,等. 白山雄栓治疗阳痿120例临床分析. 吉林中医药,1989,(2):11
24. 黄学文. 兴阳膏穴敷治疗阳痿42例观察. 中医外治杂志,1998,7(5):37
25. 李净,王岩,林翠霞,等. 九天灵应散外洗治疗心理性阳痿100例. 山东中医杂志,1998,17(7):303
26. 杨一丁,高文勇,张伟. 超临界CO_2萃取檀香油制备的透皮缓释剂治疗阳痿60例临床观察. 中医外治杂志,2003,12(1):16
27. 赵明. 中药外敷命门穴治疗阳痿80例. 中医外治杂志,2003,12(4):53
28. 黄志雄. 阳痿与季节的关系. 中医杂志,1991,7:59
29. 钱菁,诸希贤,冯惠民. 阳痿患者的血液流变学测定. 浙江中医学院学报,1992,5:47
30. 王琦,龚励俐. 肾虚型阳痿患者性激素变化的临床观察和实验研究. 江苏中医,1988,7:43
31. 张海晨,李振宇,李玉梅,等. 30例阳痿患者腰椎骨密度值观察. 辽宁中医杂志,1994,4:167
32. 曹星星,李嘉陵,任桂华. 血流变对不育患者的初探——对20例阳痿患者血流变的初步观察. 四川生理科学杂志,2002,24(1):32-33
33. 张露芬,宋崇顺,任映,等. 阳痿症的临床观察和实验研究. 辽宁中医杂志,1986,2:45
34. 傅蔓华,王玉升,王军,等. 高效强力饮补肾壮阳作用的实验研究. 中医研究,1996,5:14
35. 王至中,高鹏翔,常世华,等. 白山雄栓治疗阳痿的临床和实验研究. 中国医药学报,1991,2:12
36. 戴豪良,陈泽霖. 活血化瘀为主治疗男性性功能不全症的临床观察. 中医研究,1992,2:25
37. 吴恩融,郭欣欣,秦国政. 振雄展势丹治疗阳痿病的药效学实验研究. 中医药研究,1999,15

（秦国政）

第十二节　男性不育症

凡育龄夫妇同居2年以上,性生活正常,并未采取任何避孕措施,女方检查正常,由于男子生理功能或生殖器官的解剖异常等因素,而致女方不能受孕者,谓之男性不育症。据有关资料统计,已婚夫妇不育者约占10%～15%,其中50%～60%是女方原因,20%～25%是男方原因，20%～25%是男女双方的原因。所以，对不育夫妇，男女双方都应去医院检查，尽早找出原因，及时进行治疗。

"不育"之词最早见于《周易》："妇孕不育"。《内经》载"男子七八精少，八八天癸绝而无子"，称不育症为"无子"，后世医籍多用此名。关于不育症的治疗，最早见于《山海经》，书中载有"鵸食之宜子孙"、鹿蜀"佩之宜子孙"。南齐褚澄《褚氏遗书》内设"求嗣"一节，专门论述男女精血化生与孕育的关系。隋代巢元方在《诸病源候论》中阐述了无子的病因病机。唐代孙思邈在《备急千金要方》亦立专篇论"求子"。宋代陈自明于《妇人大全良方》论述女性不孕症时附录了男性不育症的内容。明清两代，求嗣专书不断问世，如俞桥的《广嗣要语》、万全的《广嗣经要》、徐春甫的《螽斯广育》、岳甫嘉的《妙一斋医学正印种子编》和叶天士的《秘本种子金丹》等，《秘本种子金丹》称男性不育症为"男子艰嗣"。近年来，随着男性学的不断发展，中、西医对本病的称谓逐渐统一，同称"男性不育症"。

【病因病机】

男性不育症的原因很多，唐代王冰在《玄珠妙语》中曾提出"五不男"之说，即"天、漏、犍、怯、变"。"天"即天宦，又称天阉，泛指男子先天性外生殖器或睾丸缺陷及第二性征发育不全；"漏"即精液不固，常自滑泄；"犍"指阴茎或睾丸切除者；"怯"即阳痿；"变"又称"人痾"，即两性畸形，俗称阴阳人。中医认为，男性不育症的病位多与肾、肝、心、脾等脏有关，而与肾脏关系最为密切。大多由于精少、精弱、精清、精寒、精热、精稠、精瘀、阳痿、滑精、不射精及无精子等所引起。简要归纳如下：

1. 肾气虚弱　肾气旺盛，真阴充足，天癸至，阴阳合，故能有子。若禀赋不足，肾气虚弱，命门火衰，可致阳痿不举或举而不坚；甚至阳气内虚，无力射出精液。或房劳伤肾，病久伤阴，精血耗散，而致精少精清；或元阴不足，阴虚火旺，相火偏亢，遗精盗汗，精热黏稠，均可导致不育。

2. 肝郁气滞　情志不舒，郁怒伤肝，肝气郁结，疏泄无权，可致宗筋痿而不举；或气郁化火，肝火亢盛，灼伤肾水，水不涵木，肝木失养，宗筋拘急，精窍之道被阻，亦可影响生育。

3. 湿热下注　素食肥甘厚味、辛辣炙煿之物，损伤脾胃，脾失健运，痰湿内生，郁久化热，湿热之邪蕴积于下焦，阻遏命门之火，可致阳痿、遗精、早泄等症；或外感六淫湿热之邪，湿热下注，死精败血瘀阻精关窍道，滞塞不通，小腹胀痛，精液不化或射精不能而造成不育。

4. 气血两虚　思虑过度，劳倦伤心而致心气不足，心血亏耗；或大病久病之后，元气大伤，气血两虚，血虚不能化生精液，精少精弱；或体形衰弱，神疲乏力，阳事不兴，也可引起不育。

西医学认为，男性不育症的病因是多方面的，对不育患者来讲，可能是多种因素的综合作用。任何原因导致精子的发生、精子输送以及精子和卵子相结合发生障碍，均可引起不育。常见的发病原因有：

1. 致病因素作用于下丘脑-垂体-性腺轴，影响精子的发生、成熟，导致生精障碍或少精弱精。

(1)遗传疾病：①支持细胞唯存综合征：是一种生殖细胞发育不全的病症。患者第二性征发育正常而睾丸稍小，睾丸活检可见曲细精管直径缩小，其中无生殖细胞，而完全被成熟支持细胞所代替，故称之为支持细胞唯存综合征。这种患者有性能力，但精液中无精子，故不能生育。本病约占男性不育中的2.7%，在无精子症中约占1/3。②Klinefelter综合征：又称先天性睾丸发育不全症，是由X染色体增多所致。临床表现睾丸很小，功能严重不足，呈女性体态，乳房发育，无精子。约80%患者血液中睾酮水平下降，而FSH增高。本病约占不育患者中的7%，无精子症中的20%～30%。

(2)隐睾症：包括睾丸下降不全、睾丸未降或异体睾丸。一般情况下，胎儿出生后约86%睾丸降入阴囊内，其余14%多在1周岁内下降。如果睾丸在下降过程中受到各种不利因素的影响，不能正常降入阴囊，就形成隐睾。由于睾丸长期处于温度较高的环境中，可引起曲细精管退行性改变，使生精上皮萎缩，而致生精障碍。据统计，单侧隐睾造成不育的发生率为30%～60%，双侧者为50%～100%。

(3)内分泌疾病：①下丘脑功能异常：系下丘脑不能分泌促性腺激素所致，又称Kallmann综合征。由于促性腺激素(GnRH)停止释放，导致垂体不分泌促卵泡成熟激素(FSH)和促黄体生成素(LH)。患者表现身体修长，睾丸小且软，嗅觉丧失，骨骺愈合延迟，并常伴有身体其他部位的发育缺陷，如唇裂、腭裂、隐睾等。曲细精管不发育而导致不育。②垂体功能异常：垂体肿瘤、缺血坏死、手术或放射线治疗等可致垂体功能不足。血清中FSH、LH和睾酮(T)值均偏低。曲细精管变细，精子成熟停止。③甲状腺疾病：甲状腺功能亢进或低下，可导致内分泌代谢紊乱，从而影响生殖系统功能，出现生精障碍，而引起不育。④肾上腺疾病：如肾上腺皮质增生或肿瘤，分泌大量皮质醇，反馈抑制垂体功能，可使阴茎缩小，睾丸变软，生精减退或停止。先天性肾上腺皮质增生可引起青春早熟，但生精上皮并不成熟，而导致精子数及活动率均低，异常精子增多，影响生育。

(4)精索静脉曲张：由于曲张的静脉使阴囊温度升高，肾上腺及肾脏毒性物质返流等因素引起睾丸的生精上皮及间质细胞损害，导致生精异常。

2. 生殖系畸形　睾丸、附睾、双侧输精管缺如或输精管道闭锁，尿道先天性畸形以及两性畸形等均可引起不育。

3. 男性生殖系感染　腮腺炎引起睾丸炎可导致少精、弱精或无精子；男性附属性腺的特异性和非特异性感染，可导致精浆成分发生改变，从而影响精子的生长环境，造成不育。另外，溶脲脲原体感染，由于脲原体吸附在精子表面，使精子尾部卷曲，颈部受损，精子活动力丧失，畸形精子比率升高，也可影响生育。性传播疾病也是引起不育的原因之一，近年来发病率逐渐增加，应引起足够重视。

4. 慢性全身性疾病

(1)糖尿病：可导致体内代谢紊乱，引起血管病变，从而发生性功能减退和生精障碍。

(2)慢性肝炎：可影响体内雌性激素的减少，使精子生成受阻。

5. 性功能障碍　各种原因引起的阳痿、不射精、逆行射精等，影响精子与卵子的正常结合，可发生不育。

6. 免疫因素与不育　据统计在原因不明的不育夫妇中约有一半可能与免疫因素有关。常见的表现形式有：①男性自身免疫，导致精子凝集。②女性对精子产生抗体，使精子失去活动能力。

7. 其他因素

(1)长期食用棉籽油：由于棉籽油中的棉酚可破坏生精细胞，而引起不育。在广大棉区比较多见。

(2)不良嗜好与吸毒：长期酗酒和大量吸烟，可导致酒精和尼古丁中毒，引起精子数减少，精子活动力减弱以及异常精子明显增多。另外，吸大麻成瘾也会造成性功能下降和精子质量降低，影响生育。

(3)温度过高：经常长时间热水浴或长期在高温环境中作业，致睾丸温度升高，对精子的生长发育及活动力可产生不利影响。

(4)放射线损伤:受到大剂量的放射线照射,可使生精细胞发生突变,引起一段时间的精子数减少或无精症。一般放射线损伤是可逆的。

(5)药物影响:垂体类药物、雌性激素、抗肿瘤类药物如环磷酰胺、瘤可宁、甲氨蝶呤、秋水仙碱等;另外,呋喃咀啶、阿司匹林、吲哚美辛,以及治疗阿米巴原虫的各种药物或降血压药等,可以影响精子的活动能力而引起不育。

(6)性交不当:性交时应用润滑剂,长期禁欲或性交过频,可降低精子的质量;或不了解配偶排卵时间(一般排卵时间在来月经前 14 天左右,卵子存活时间约 24 小时),在安全期内性交,精卵相遇机会减少,也可影响生育。

(7)精神或体力的过度疲劳:可以影响精子的数目和活动力,使受孕机会减少。

【辨病】

1. 临床表现

(1)症状:育龄夫妇同居 2 年以上,性生活正常,未采取任何避孕措施,女方检查正常,而女方不能怀孕。

(2)病史

1)职业:有无与放射线接触史,与有毒物品接触史及高温环境作业史等。

2)既往史和个人生活史:有无腮腺炎并发睾丸炎病史,有无隐睾、生殖系结核、附睾炎、睾丸炎、前列腺炎、生殖器损伤或手术史,有无其他慢性病及长期服用化学药品情况。是否经常食用棉籽油,有无饮酒、嗜烟习惯等。

3)性生活情况:性功能有无正常,性交时间、频度以及能否射精等。

4)婚姻史:结婚年龄、时间、避孕情况;有无前婚史,如有前妻是否妊娠、流产或生育过子女。

5)配偶身体状况:有无前婚史,曾否怀孕,做过何种妇科检查,如子宫内膜活检、输卵通气、通液或造影以及基础体温测定、B 超检查等等。

6)过去精液检查情况是否正常。

(3)体征

1)全身情况:如体型、发育营养情况、血压,胡须、腋毛、阴毛分布,乳房发育等情况。

2)外生殖器检查:注意阴茎的发育、尿道开口位置,睾丸的位置、大小、质地,有无肿物及压痛等。我国成年男性正常睾丸容积一般为 15~25ml,若小于 11ml 则提示有生精障碍。附睾、输精管有无结节、压痛或缺如,精索静脉有无曲张。

3)前列腺和精囊触诊 肛门指诊触摸前列腺和精囊的大小、硬度,有无结节及压痛,并做前列腺液的常规化验。

(4)实验室检查

1)精液分析:检查前应禁欲 5~7 天,用手淫或体外射精法收集精液,15 分钟内送检。世界卫生组织(WHO)规定精液常规分析标准:①精液量:≥2.0ml<7ml。②pH 值:7.2~7.8。③精子密度:$\geq 20\times 10^6$/ml。④精子总计数$\geq 40\times 10^6$。⑤活动力:收集标本后,60 分钟内 50%或 50%以上具有前向运动,或 25%及 25%以上精子快速直线前进。⑥形态:50%以上精子形态学正常。⑦白细胞:$<1\times 10^6$/ml。⑧液化时间:<60 分钟。⑨黏稠度:黏液丝长度小于 2cm 为正常。

2)精液生化测定:①精液果糖测定:正常人精液果糖含量为 1.2~4.5mg/ml,不育患者精液果糖若低于 1.2mg/ml 以下时,多提示无精囊液存在。②精液前列腺素的测定:精液中前列腺素 E(PGE)含量,正常为 33～70μg/ml,不育症患者精液中 PGE 浓度均较正常为低,在 11μg/ml 以下者约占 41%。

3)精液穿透宫颈黏液试验:方法较多,如 Botella-Unsia 试验、Ruiz-Velasco 试验和 Hühner 试验等,以了解精子穿透宫颈黏液的能力,对诊断不育症有一定的帮助。

4)精子凝集试验:是测定血清内精子凝集抗体的方法。常用明胶凝集试验、试管-玻片凝集试验及精子制动试验等来检测抗精子抗体,以诊断免疫性不育。

5)睾丸活组织检查:可以协助鉴别阻塞性无精子症与睾丸生精功能障碍所致无精子症。

6)输精管道的 X 线检查:可用于对无精子症或精子数极少的诊断。如体检未发现明显异常,睾丸活检显示生精功能存在,可行输精管精囊造影术,以便了解阻塞的部位、狭窄程度、病变的性质和范围等。对某些射精功能障碍的患者,如尿道和膀胱颈部无力,尿道嵴肥大或尿道嵴部先天性囊肿,可引起逆行性射精,需要用尿道造影方法来帮助诊断。由于输精管造影会给患者带来一定痛苦,临证中应采取慎重态度。

2. 诊断要点

(1)育龄夫妇同居 2 年以上,性生活正常,并未采取避孕措施,女方检查正常,由于男子生理功能或生殖器官的解剖异常等因素,而致女方不能受孕者,均可诊断为男性不育症。

(2)临床需进一步明确男性不育症的发病原因。

【辨证】

1. 肾阳虚衰证　男性不育,腰酸腿软,疲乏无力,面色㿠白或灰黯,性欲减退,阳痿早泄,小便清长,精子数少,精子活动力弱,或肾气虚弱,无力送出精液。舌质淡,苔薄白,脉沉细。

2. 肾阴不足证　男性不育,头晕耳鸣,浑身乏力,手足心热,遗精滑精,精少精薄,精子活动力弱或精液黏稠不化。舌红,苔少,脉细数。

3. 肝郁气滞证　男性不育,精神抑郁,胸闷不舒,两胁胀痛,嗳气泛酸,不思饮食,性欲低下,阳痿不举或举而不坚,精子质量下降,或性交时不能射精。舌黯,苔薄,脉弦细。

4. 湿热下注证　男性不育,头晕身重,少腹急满,小便短赤,阳事不兴或阴茎勃起不坚,精子数少或死精子过多。舌苔薄黄,脉弦滑数。

5. 气血两虚证　男性不育,身体虚弱,神疲力倦,面色萎黄,头晕目眩,性欲减退,阳事不兴或精子数少、成活率低,活动力弱。舌淡苔薄,脉沉细无力。

【治疗】

1. 内治法

(1)辨证论治

1)肾阳虚衰证:治宜补肾壮阳,生精种子。方选生精种子汤加味。

2)肾阴不足证:治宜滋阴补肾,生精种子。方选知柏地黄丸或六味地黄丸加减。

3)肝郁气滞证:治宜疏肝解郁,温肾助阳。方选柴胡疏肝散加蛤蚧、菟丝子、仙灵脾、巴戟天等。若睾丸、附睾有结节者,加橘核、夏枯草、王不留行、地龙以通络散结。若肝郁化火者,治宜清泻肝火,滋补肾阴,方选龙胆泻肝汤或丹栀逍遥散合知柏地黄汤加减。

4)湿热下注证:治宜清热利湿。方选程氏萆薢分清饮加减。

5)气血两虚证　治宜益气补血,生精种子。方选十全大补汤加减。

(2)成药、验方

1)中成药:肾阳虚衰者,可选用右归丸、还少丹、金匮肾气丸、龟鹿二仙膏、全鹿丸、龟龄集、延生护宝液；肾阴不足者，可选用金刚丸、六味地黄丸、左归丸、知柏地黄丸、大菟丝子丸、五子衍宗丸、补身强身片；肝郁气滞者，可选用逍遥丸、疏肝丸；湿热下注者，可选用萆薢分清丸、龙胆泻肝丸、三妙丸等；气血两虚者，可选用八珍丸、人参养荣丸、十全大补丸、复方胎盘片、黄精片、归脾丸等。

2)黄芪增精丸：雄蚕蛾、鹿角胶、炮附子各 90g，韭子、菟丝子、肉苁蓉、覆盆子各 60g，淫羊藿 100g，怀牛膝、枸杞子各 30g，黄精、石斛各 15g。共研细末，炼蜜为丸，每丸重 9g。早、中、晚各服 1 丸，黄酒送下。温补肾阳，增精益髓。治无精子男性不育之肾阳虚者。

3)五子衍宗酒：枸杞子、菟丝子、车前子、五味子、覆盆子、山药、熟地黄、五加皮、锁阳、淫羊藿、阳起石、杜仲、肉苁蓉、续断、黄芪、党参各 30g，黄精、海螵蛸、牡蛎、龙骨、狗骨、当归、阿胶、鹿胶、龟胶各 15g，鸡睾丸 30 个，狗鞭 1 条，白鸡 1 只，羊肾 1 对，鹿雀 4 只，猪脊髓 1 条，上品米三花酒 2500ml。每日早、晚各服 50ml。

4)千金种子丹：沙苑蒺藜 120g(研末熬膏)，莲须 120g，北萸肉 90g，覆盆子 60g，芡实 120g，龙骨 15g。上为末，炼蜜只用 120g，将药并所熬蒺藜膏，杵和为丸。空心盐汤下。治精滑无力及虚损梦遗白浊。

5)长春益寿广嗣丹：天冬(去心)、麦冬(去心)、熟地黄、山药、牛膝、生地黄、杜仲(盐水炒)、山萸肉、云苓、柏子仁(去油)、巴戟天各 15g，木香 15g，川椒(炒)、泽泻、石菖蒲、远志各 7.5g，菟丝子、肉苁蓉各 30g，枸杞子、覆盆子、地骨皮各 12g。共为极细末，炼蜜为丸，如绿豆大。每服 9g，淡盐汤送服。滋肾健脾，养心润肺。治男性不育症，症见心肾两虚，耳鸣脑响，梦遗滑泄。

6)生精汤：枸杞子 15g，菟丝子 9g，覆盆子 9g，五味子 9g，车前子 9g，桑椹子 9g，当归 12g，熟地黄 12g，何首乌 15g。党参 15g，黄芪 18g，仙灵脾 12g，川断 15g，陈皮 9g，每日 1 剂，水煎服。

2. 西药治疗

(1)绒毛膜促性腺激素(HCG)：适用于垂体功能减退，如身体矮小、缺乏性成熟等；24 小时尿 17 酮类固醇减小；或睾丸活检显示曲细精管不发育，基底膜增厚，含有许多不成熟生精细胞，间质水肿；精液化验精子数少，成活率低。用法：HCG2000 单位，每周 2 次肌注，3 个月 1 疗程。可使睾丸曲细精管直径扩大，基底膜变薄，生精细胞发育，精子数量增加。

(2)睾丸酮：适用于 24 小时尿促性腺激素、17 酮类固醇、17 羟类固醇数值均在正常范围内，睾丸活检显示曲细精管正常，间质细胞正常的少精症。用法：①小剂量睾丸酮：甲基睾丸素 5～10mg，每日 2 次，口服。也可与绒毛膜促性腺激素合用。②大剂量睾丸酮：可用丙酸睾丸酮 50mg，每周 3 次肌注，12 周为 1 疗程，6 个月内出现效果。

(3)克罗米芬：适用于特发性精子减少症，血中 FSH 水平正常者。对睾丸活检显示精子发育不全者疗效不佳。用法：每次 50mg，1 日 1 次内服，1 个月为 1 疗程，停药半月开始下次疗程，共用 3 个疗程。长期服用该药，若出现视力模糊、闪烁感等副作用，应立即停止用药。服药期间可每月做 1 次精液分析。

(4)精氨酸：是构成精子头部的主要成分，并能增强精子的活动能力。可用于精子数减少，活动力弱引起的不育患者。用法：精氨酸 4g，溶于水，每日口服 1 次，持续 3 个月。

(5)维生素：维生素 A、维生素 B、维生素 C、维生素 E 可改善曲细精管产生精子的功能。用法：维生素 A，每次 2.5 万 U，每日 3 次；维生素 B_1，每次 20mg，每日 3 次；维生素 E，每次 50mg，每日 3 次；维生素 C，每次 300mg，每日 3 次。连续服用 3～4 个月。上述药物不要同时服用，临证时可选用1～2种。

(6)硫酸锌糖浆：精液中含有微量元素锌，它是精子代谢的必需物质，能够增强精子的活动能力。用法：每次10ml，1日3次，饭后服。一般服2个月后停药。

(7)精子不液化的治疗：①50mg α-淀粉酶，混入可可脂内，做成药栓，长3cm，性交前5～10分钟置入阴道内，此药不改变精液的酸碱度，对精子也无其他害处。②玻璃质酸酶1500单位，每日1次肌注，20天为1疗程。

(8)死精症的治疗：如系前列腺和精囊炎所引起，应治疗前列腺、精囊炎。常用抗生素有：氟哌酸0.2g，每日3次内服；或先锋霉素Ⅳ号0.5g，每日3次口服。

(9)不射精的治疗：①性知识指导：有些患者属于"性盲"，譬如性交时不知阴茎要在阴道中滑动摩擦，或性交时心情紧张，双方不能很好地配合等等，均可导致不射精。如给予恰当的性生活指导，可收到事半功倍的效果。②盐酸麻黄碱：每次25mg，日服3次。能增强精道平滑肌的收缩，促进排精。

(10)免疫性不育的治疗：①如有生殖道炎症应予以抗感染治疗。②女方因阴道吸收精子而产生抗精子抗体者，可使用避孕套性交持续半年。③对男子自身存在抗精子抗体者，可用强的松5mg，口服3次，连服1个月。

3. 手术治疗

(1)因精索静脉曲张所致不育者，可施行精索内静脉高位结扎术。对隐睾患者，应尽早施行睾丸固定术，一般不要超过9岁，双侧者宜在6岁前手术。

(2)睾丸活检证实曲细精管生精功能正常，而输精管道X线造影发现某一段精道有梗阻者，可将梗阻病灶切除，把输精管与梗阻近端作吻合，以恢复精子的通路。如病变在附睾尾部，可手术切除尾部，行输精管与附睾头吻合术。

4. 针灸疗法　取穴：①针曲骨、三阴交；灸关元、中极。②针八髎、肾俞；灸命门、腰阳关。隔日1次，两组交替进行，针刺用补法，隔姜灸，10次为1疗程，连续做3个疗程。

5. 推拿疗法　患者侧卧，不用枕头，舌舐上腭，意守丹田，双腿屈曲，用右手中指指端逆时针方向按摩会阴100次。继而仰卧，再用双手中指指端同时逆时针方向旋转按摩急脉穴(位于髂前上棘与耻骨连线中点稍下方凹陷处)100次。

6. 饮食疗法　可经常吃些韭菜、韭菜子、核桃、山药、狗肉、麻雀、鱼、虾之类，以温肾助阳，调和脏腑，益气养血，滋肾填精。下面介绍几首饮食疗法便方。

(1)益肾生精汤：枸杞子15g，鹿角胶30g，鱼鳔胶30g，黑豆200g，猪脊髓200g，牛鞭100g，食盐、味精适量，用文火炖煮后服用。治精子少者。

(2)温肾活精汤：巴戟天15g，菟丝子15g，肉苁蓉10g，狗鞭20g，羊肉100g，肉桂10g，花椒、生姜、料酒、味精、猪油、细盐适量炖煮服用。治精子成活率低者。

(3)益气健脾汤：人参15g，黄芪20g，山药20g，麻雀脑5个，母鸡1只，水发香菇15g，精盐、料酒、葱、姜、味精适量，文火炖后喝汤吃肉嚼人参。治精子活动力差者。

(4)海参100g，水发加汤焖熟，放入虾仁3g煮片刻，用淀粉勾芡食用。

(5)瘦狗肉500g，加狗脊、金樱子、枸杞各15g，清水炖熟，弃药食肉饮汤。

(6)羊肾1对，黑豆100g，枸杞子12g，杜仲10g，生姜3g，共炖，弃药渣，食肉、豆，饮汤。

7. 人工授精　人工授精分为非配偶间的人工授精(AID)和配偶间的人工授精(AIH)两种。前者适用于无精子症、严重少精症、弱精子症、精子畸形、输精管结扎后复通失败。男方严重遗传疾病、严重的夫妇间Rh因子不合且女方严重致敏者以及各种原因造成的不可逆性不射精等，后者适用于精液质量差、性交困难、逆行射精、性交后试验阴性、功能性或特发性不育以及女方排卵困难者。我国湖南、青岛、济南、广州、重庆、南京、甘肃、辽宁等地已建立精子库，并已在临床上使用，每授精周期怀孕率15%，自然流产率16%～18%，总成功率约40%。

【预防与护理】

1. 及时进行青春期性卫生教育。对未婚和已婚青年，要提倡进行婚前教育，宣传生殖生理方面的有关知识，科学地指导青年男女正确认识两性关系，夫妻和睦，性生活和谐，才能建立起幸福美满的家庭。

2. 勿过量饮酒及大量吸烟，少吃芹菜，不食棉籽油。

3. 治疗相关疾病，如腮腺炎、附睾炎、前列腺炎、精囊炎、精索静脉曲张、附睾肿瘤等。

4. 消除有害因素的影响。对接触放射线，有毒物品或高温环境而致不育者，又不能用其他方面的因素进行解释，可适当调动工作。

5. 性生活要适度。性交次数不要过频，也不宜相隔时间太长，否则，可影响精子的质量。一般每周1～2次为宜。如果能利用女方排卵的时间进行性交，往往可以提高受孕的机会。

【古籍选粹】

《医学入门·求嗣》　若见命门脉微细，或绝，阳事痿弱，法当补阳；若见命门脉洪大鼓击，阳事坚举，是为相火妄动，法当滋阴。若或肾脉浮大芤紧，遗精尿血，法当补阴；若带洪数，兼以泻火；若见肾脉微甚欲绝，别无相火为病，法当阴阳双补。阳脱痿弱，精冷而薄，或来慢不能直射子宫，命脉微细者，还少丹、打老八丸。精清淡者，雀卵丸。阳痿不举，命门脉虚欲脱者，巨胜子丸、壮阳丹。肾气久旺，来慢不能直射子宫者，续嗣丹、温肾丸。精漏无火者，金锁思仙丹。阳虚有火者，大造丸、肾气丸、补阴丸、虎潜丸。四十以后，纵有火动者，只宜小菟丝子丸、天门冬膏，忌用知、柏、芍药寒凉。阴阳两虚者，八味丸、二神交济丹、通用种子大补丸、玄牝太极丸、五子衍宗丸、十子丸、加味苍术膏、何首乌丸。

《景岳全书·妇人规·子嗣》　疾病之关于胎孕者，男子则在精，女人则在血，无非不足而然。凡男子之不足，则有精滑、精清、精冷者，及临事不坚，或流而不射者，或梦遗频数，或便浊淋涩者。或好色以致阴虚，阴虚则腰肾痛惫；或好男风以致阳极，阳极则亢而亡阴；或过于强固，强固则胜败不治；或素患阴疝，阴疝则肝肾乖离。此外，则或以阳衰，阳衰则多寒；或以阴虚，阴虚则多热。若此者，是皆男子之病，不得盖诿之妇人也。倘知其由而宜治则治之，宜反则反之，必先其在我而后及妇人，则事无不济矣。

男子脏气平和而惟精血不足者，宜还少丹、全鹿丸、无比山药丸。若右肾阳气不足者，宜右归丸，或毓麟珠俱妙。若阳痿精衰，虚寒年迈艰嗣者，必宜赞育丹。若阳盛阴虚，左肾精气不足者，宜左归丸，或延年益嗣丹。若火盛水亏，多内热者，宜大补阴丸。此外，如河车种立丸、乌鸡丸、黑锡丹之类，皆可酌用。

《辨证录·种嗣门》　男子有交感之时，妇人正在兴浓，而男子先痿，阳事不坚，精难射远，人以为命门之火衰也，谁知阳气之大虚乎？……治法似宜急补五脏之阳气也。然则五脏不必全补也，但补其脾肾之气，若心、若肝、若肺之气自旺，五脏气旺，而命门之火欲不旺得乎。方用助气仙丹。

男子有泄精之时，止有一二点之精，此等之人，亦不能生子，人以为肾水之亏，谁知是天分之薄乎？……苟能淡漠以死其心，节少以养其胃，益之补精添髓之方，安在精少者不可以多生乎。……方用生髓育麟丹。

男子有精力甚健，入房甚久，泄精之时，如热汤浇入子宫，妇人受之，必然吃惊，反不生育者，人以为久战之故，使妇人兴阑，以致子宫谨闭，精不得入，孰知不然。……惟是过于太热，……然则欲胎气之永固，似宜泻火之有余矣。而火不可泻，泻火必致伤胃，反无生气，何以种玉乎？治法但补其肾中之水，使水旺而火自平。方用平火散。

男子有泄精之时，寒气逼人，自难得子，人以为命门之火衰极，谁知心包之火不能助之耶？……世人治法但去助命门之火，不去益心包之焰，则精寒不能骤复，必难受胎矣。方用温精毓子丹。

男子有滑精之极，一到妇女之门，即便泄精，欲勉强图欢不可得，且泄精甚薄，人以为天分之弱也，谁知心肾之两虚乎？……治法补心火之不足，不可泻相火之有余。盖泻相火，则君火益衰耳。方用济生延嗣丹。

男子身体肥大，必多痰涎，往往不能生子，此精中带湿，流入子宫而仍出也。……故治痰必当治肾胃二经，健其胃气而痰可化，补其肾气而痰可消矣。方用宜男化育丹。

男子有面色萎黄，不能生子者，乃血少之故也。……惟是血不能连生，必补其气。盖血少者，由于气衰，补气生血又何疑乎。方用当归补血汤。

男子有怀抱素郁而不举子者，人以为命门之火不宣也，谁知心肝二气之滞乎？……吾舒其心气，则火得遂其炎上之性；吾顺其肝气，则木得遂其条达之性矣。自然木火相通，心肾相合，可以久战以消愁，可以尽欢以取乐，宜男之道，亦不外于是矣。方用忘忧散。

男子有天生阳物细小，而不得子者，人以为天定之也，谁知人工亦可以造作乎？……然而肾为肝之母，心为肝之子，补肝而不补其肾，则肝之气无所生；补肝而不补其心，则肝之气有所耗，皆不能助肝以伸其筋，助筋以壮其势，故必三经同补，始获其验矣。方用夺天丹。

《医学心悟·求嗣》　子嗣者……皆由男女之际，调摄未得其方也。男子以保精为主，女子以调经为主。保精之道，莫如寡欲。远房帏，勿纵饮，少劳神，则精气足矣。如或先天不足，则用药培之。大抵左尺无力，或脉数有热，此真水虚也，六味丸合五子丸，以补天一之水。若右尺无力，或脉迟厥冷，此真火衰也，八味丸合五子丸，以补地二之火。若二尺俱无力，或中气馁弱，是水火两亏，气血并虚也，用十补丸合五子丸而大补之。倘精薄不凝，更加鱼鳔、鹿角胶之属。精不射远，更用黄芪斤许熬膏为丸，以益其气。此治男子之法也。

【现代研究】

古代医家治疗不育，多从肾入手，以补肾填精为大法。至清代《石室秘录·子嗣论》提出的温火、补气、消痰、补水、添精、舒郁治疗六法，突破了先贤的桎梏。当代中医对不育的治疗在继承古人经验的基础上，又有了较大的发展，使死精症、无精子症、免疫性不育等一些过去认为属于不治之症的不育症得以治愈，丰富和发展了不育的中医治疗学内容。

1. 病因病机　李彪等对163篇文献资料报道的8506例男性不育症病例从病因、分型、处方、用药及疗效等方面进行分析、归纳，认为精子异常变化是不育症的主要原因，其次是阳痿、前列腺炎和睾丸病变。虚证占一半以上，以肾虚为主，并偏于肾阳虚；实证、虚实夹杂证主要与血瘀、湿热相关。病位在肾，累及肝脾，肾虚为本，血瘀、湿热为标。核心处方是六味地黄丸辈，其次五子衍宗丸，常用药不超过55种，如淫羊藿、仙茅、菟丝子、鹿角胶、肉苁蓉、牡丹皮、路路通、泽泻等。“命门火衰，精液清冷”是历代前贤病因病机认识的主流，现不少研究者从临床实践出发，结合现代医学，认为血瘀、湿热、毒虫等也是导致男性不育症的重要因素，如贾彦波对42例精索静脉曲张不育患者进行观察，认为瘀毒蕴结、肾亏精弱是其基本病理，治以化瘀解毒、益肾填精，自拟益通Ⅱ号治疗，取得明显效果；王琦根据自己多年临床实践经验的总结，提出"肾虚夹湿热瘀毒虫"是现代男性精子异常不育症的主要病机，认为其病性是"邪实居多，正虚为少"、病位主要在"肾、肝、脾三脏"。具体内容如前述；华良才提出"肾精瘀"是男性不育重要的发病机制，认为精的病理停滞就是瘀，精瘀在男性不育症中主要表现为精液黏稠、液化迟缓、精液量偏少、精子过少、畸形精子过多等；对原因不明性男性不育，戚广崇认为，形胖体丰责之于痰湿，筋瘤作祟责之于血瘀，久病致瘀责之于肝，无症可辨责之于肾虚。

2. 辨证分型　李彪等分析了8506例男性不育诊治资料，按虚证、实证、虚实夹杂证划分，虚证占55.47%，实证占27.24%，虚实夹杂证占17.19%。虚证中肾阳不足占23.95%，肾阴不足占17.18%，脾肾两虚与7.5%，阴阳两虚占6.7%；实证中气滞血瘀占10.4%，湿热下注占7.5%，痰湿内蕴占3.6%，湿热瘀滞占5.7%；虚实夹杂证中阴阳虚血瘀占9.6%，肾虚湿热占4.9%，肾虚血热占2.6%。提示男性不育症属于虚损者占多数，这种趋势在精液量异常的分型中表现尤为突出，例如本组精液不液化症属肾虚型者占75%、无精症属虚证者占55.26%、少精症属肾脾两虚者为82.82%、精子活力低下症属虚证者为91.18%。李乾构等报道的480例中，属于肾阳虚的占38%，肾阴不足的占28%，气血瘀阻的占14%，气血亏虚的占9%，精室湿热的占8%，其中肾虚合计65.9%。

3. 临床治疗

(1)分证论治：戴宁等将116例男性不育症辨证为肾阴亏虚、肾阳亏损、肾虚血瘀、湿热下注、肝郁痰凝5型，分别采用滋养肾阴之自拟补肾养阴汤(熟地黄30g，山药15g，菟丝子、山萸肉、枸杞子、覆盆子、车前子、制首乌、当归各10g，五味子9g)、温肾益精之自拟温肾益阳汤(淫羊藿30g，肉苁蓉、枸杞子、党参各15g，炙黄芪20g，紫河车、鹿角片、川断、当归、巴戟天各10g)、益肾化瘀之补肾化瘀汤(菟丝子15g，紫石英20g，炒韭子、桃仁、红花、赤芍、柴胡、当归尾、川芎、桔梗、川牛膝各10g)、清热利湿之清化益精汤(土牛膝15g，苍术、黄柏、赤茯苓、柴胡、龙胆草、车前子、泽泻、白芍各10g，白花蛇舌草、蒲公英各20g)、疏肝化痰之疏肝解凝汤(柴胡、香附、郁金、白芍、当归、川芎、白蒺藜各10g，生谷芽20g，薄荷叶6g)治疗，痊愈74例(其中妻子妊娠38例)、有效30例、无效12例，总有效率89.7%。董惠萍等将228例精液异常男性不育症分为肝胆湿热(腰痛，口舌黏腻，会阴部坠胀疼痛，阴囊潮湿，小便频数，舌质红，苔黄厚腻，脉弦数，108例)、肝肾阴虚(头昏目眩，腰膝酸软，手足心热，多梦遗精，早泄，舌红苔少，脉细数，62例)、脾肾阳虚(腰膝酸软，神疲乏力，动则汗出，四肢不温，遗精，早泄，舌质淡胖大，边有齿痕，苔薄白，脉况细无力，40例)、痰湿内阻(平素嗜食肥甘厚味，形体肥胖，胸脘胀闷，疲乏困倦，舌胖大，苔白厚腻，脉濡数，18例)4型，分别采用清利肝胆湿热(龙胆草15g、丹参15g、车前子20g、黄芩10g、黄柏10、萆薢15g、赤芍15g、石韦20g、泽泻10g、山药10g)、滋补肝肾(生地黄15g、知母10g、女贞子20g、旱莲草20g、龟板20g、车前子15g、桑椹子15g、何首乌15g、山萸肉15g、甘草6g)、温阳健脾补肾(仙灵脾20g、巴戟天15g，山萸肉15g、菟丝子15g、熟地黄20g、党参30g、白术15g、山药15g、甘草6g)、健脾化湿行气涤痰(白术15g、苍术12g、茯苓20g、陈皮10g、半夏10g、厚朴10g、车前子10g、山药30g)治疗(每日1剂，水煎2遍，两煎药液混合，共取汁500ml，于1日内分早晚温服，1个月为1疗程)，治愈190例(其中女方怀孕88例)、有效26例、无效12例，总有效率为94%。徐福松将精液异常不育分为精浆异常(精液量过多、精液量过少、精液黏稠不液化、脓精、血精等)和精子异常(无精子症、精子减少症、精子过多症、死精子症、弱精子症、精子畸形症、精子自身免疫等）两类进行治疗，精浆异常和精子异常者以治疗精子异常为主，精子异常中的数量与质量（形态）异常者以治疗精子质量（形态）异常为主，常用脾肾双补的验方“优精汤”（生熟地、太子参、川续断、益母草、枸杞子、沙苑子、茯苓、皂角刺等，并作随症加减）治疗精液异常类不育症，以提高精子质量为主，总有效率达 85.5%；精子质量（形态）与精子自身免疫异常者以精子自身免疫异常为主，其病位首在肝肾、次在肺脾，病因本为体虚、标为损伤或感染，病机为正虚邪恋、虚实夹杂，治当扶正祛邪、消补兼施，阴虚火旺者用大补阴丸加减、肺虚易感者用玉屏风散加减、脾胃虚弱者用参苓白术加减。姜杰等将 200 例精液异常男子不育症分为肾阳虚（105 例）、肾阴虚（80 例）、肾阴阳两虚（15 例）3 型，以自拟生精育子汤（黄芪、枸杞子、仙灵脾、菟丝子、何首乌、覆盆子、益智仁各 30g，续断、五味子各 15g，桑椹、车前子、川楝子各 20g，当归 10g，甘草 5g）加减（肾阳虚加小茴香、肉苁蓉、杜仲，肾阴虚加六味地黄丸，肾阴阳两虚加党参、黄精、巴戟天、制附子、补骨脂）治疗，治愈 160 例、显效 15 例、无效 25 例。戴锦成自拟宝生汤（紫河车、淫羊藿、黄芪、菟丝子、枸杞子、当归、丹参等。湿热者加土茯苓、黄柏、白花蛇舌草或配服甘露消毒丸；大便干燥加大黄、虎杖；寒者加炮附子、巴戟天；瘀血重者加鸡血藤、王不留行、川牛膝；气虚者加党参、白术；血虚者加熟地、白芍、何首乌；肝郁者加柴胡、郁金或配服丹栀逍遥丸。服药 1 个月为 1 个疗程，一般 2～3 个疗程作疗效判断）治疗男性不育症 70 例，女方怀孕 27 例，精液常规复查正常范畴 13 例、有效 17 例、无效 13 例，总有效率 81.3%。朱俊芳自拟助育汤（熟地黄 30g，仙灵脾 20g，制首乌、菟丝子、枸杞子、覆盆子、车前子各 15g，五味子 10g。每日 1 剂，水煎服，1 月复查精液 1 次，如未愈继续服用 1 月）辨证加减（肾精亏损型：精液检查多为精液量少、精子数目、密度及活动率较低，加用生黄芪、鹿角胶、制黄精；肝郁血瘀型：液化时间长、活动率低，加用川楝子、香附、延胡索、川牛膝、红花、丹参、地龙；湿热下注型：多见精液黏度增高，精子活力低，助育汤去肉苁蓉、仙灵脾，加蒲公英、菖蒲、虎杖、萆薢、红藤）治疗精液异常男性不育症 166 例，服药 1～6 月，女方怀孕 89 例、精液指标全部正常 46 例，有效 19 例、无效 12 例。

（2）分病论治

1）精子异常：李国良等分为湿浊血瘀、痰浊下注、脾肾两虚和气血虚弱 4 型论治，毛景生分为肾阴虚、肾阳虚、气血虚弱精亏、湿热下注、肝脉瘀滞和肝经郁热 6 型论治。张志英用生精汤（熟地黄 40g，山萸肉、山药、五味子各 20g，淫羊藿 30g，覆盆子、枸杞子、菟丝子各 25g，泽泻、茯苓、牡丹皮、车前子、龟胶、鹿角胶各 15g），治疗精子减少症 220 例，痊愈 86 例、有效 112 例、无效 22 例，总有效率为 90%。罗玉清采用从肝肾论治立法组方（当归、白芍、枸杞子、桑椹子、菟丝子、茯苓、仙灵脾各 10g，生地、熟地各 15g，甘草 6g）治疗少精不育 30 例，治愈 10 例、显效 8 例、有效 8 例、无效 4 例，总有效率 86.67%，明显高于克罗米芬对照组的 43.75%（$P<0.01$）。王宏江用加味地黄汤（熟地黄、黄芪各 20g，山萸肉、山药、当归、枸杞子各 15g，丹皮、茯苓、泽泻、何首乌、补骨脂各 12g，牛膝、菟丝子、杜仲各 10g，菖蒲 9g）辨证加减治疗少精、弱精不育症 320 例，经 3 个月以上连续服药治疗，女方已怀孕或生育 136 例、有效 150 例、无效 34 例。赵创等用加味地黄汤（熟地黄、茯苓、泽泻、仙灵脾、黄芪、当归、山药各 15g，牡丹皮、肉苁蓉、山萸肉、女贞子、沙苑子、何首乌、地龙各 12g，川芎、鹿角胶各 10g）随症加减治疗男性少精、弱精子不育症 200 例，女方已怀孕或生育 84 例、有效 98 例、无效 18 例。徐吉祥根据李时珍“血盛则精长，气聚则精盈”的论述，用加味五子衍宗丸（菟丝子、枸杞子各 30g，覆盆子、淫羊藿各 15g，车前子、黄芪、党参、白术、当归、熟地黄、山药各 10g，山茱萸、五味子各 6g）治疗少精、弱精及性功能障碍所致男性不育症 153 例，治愈 111 例、显

效 18 例、有效 12 例、无效 12 例，总有效率为 92.16%。杨德放等应用自拟健脾益气填精汤（白术、茯苓、菟丝子、当归、覆盆子、扁豆各 15g，党参、陈皮各 12g，紫河车、炙升麻各 10g，黄芪、山药各 30g，炙甘草 3g）治疗脾胃虚弱精子异常不育症 68 例，治愈 56 例、有效 8 例、无效 4 例，总有效率 94%。何湘益等运用六味地黄汤合五味消毒饮（生地黄、熟地黄、败酱草各 20g，山药、黄芪各 30g，牡丹皮、石菖蒲、野菊花各 10g，蒲公英、紫花地丁、车前子、仙灵脾各 18g，茯苓、牛膝各 15g）治疗弱精症男性不育 45 例，配偶受孕 15 例、显效 20 例、有效 9 例、无效 1 例，总有效率 97.2%。赵正平等采用温肾活血之加味赞育汤（熟附块、肉桂、仙茅、仙灵脾、巴戟天、肉苁蓉、杜仲、白术、熟地黄、山茱萸、当归、枸杞子、丹参、红花、桃仁）治疗非器质性疾病所致少精症男性不育 150 例，治愈 42 例、显效 29 例、有效 27 例、无效 52 例，总有效率 65%、受孕率为 28%，疗效优于传统五子衍宗汤对照组（均 $P<0.01$）。谢普练等自拟健脾祛湿方（党参、太子参、茯苓、怀山药各 20g，砂仁、苍术、蛇床子各 10g，车前子、女贞子各 20g，白术、旱莲草各 15g，陈皮 5g）治疗精液异常男性不育 143 例，配偶受孕 27 例、显效 49 例、有效 50 例、无效 17 例，总有效率 88.1%。孙平根等采用补肾清瘀汤（熟地黄、丹参、野菊花各 15g，山萸肉、仙灵脾、牡丹皮、泽兰、白芷、穿山甲、菟丝子各 10g，怀山药、蒲公英、皂角刺各 20g）联用西药（口服盐酸左氧氟沙星分散片，每次 0.2g，每天 2 次）治疗炎性精液异常男性不育 60 例，女方妊娠 52 例、好转 2 例、无效 6 例，疗效明显优于单纯西药组（$P<0.01$）。夏大华以种子汤（山药、熟地黄、黄精、覆盆子、黄芪各 20g，茯苓、杜仲各 10g，枸杞子、菟丝子、沙苑子各 30g，桑椹子 50g，肉苁蓉、淫羊藿、当归各 15g，鹿茸 3g）治疗少精、弱精所致男性不育症 73 例，治愈 35 例、显效 17 例、有效 13 例、无效 8 例，总有效率为 89.0%。

2）死精子症：欧春等用自拟益肾壮精汤（仙灵脾、黄芪各 15g，菟丝子、当归各 12g，熟地黄 30g，桃仁 9g，红花、川芎各 6g）治疗死精过多症 182 例，治愈 67 例、显效 37 例、有效 36 例、无效 22 例，总有效率为 87.9%。高振东自拟五子补阳益气汤（枸杞子、车前子、仙灵脾、山茱萸、覆盆子、熟地黄各 15g，菟丝子 20g，黄芪 30g，人参、五味子、锁阳、沉香各 10g）加减治疗男性不育死精症 300 例，痊愈 255 例、有效 24 例、无效 21 例，总有效率为 93%。

3）无精子症：戚广崇分为肾阳虚、痰湿内蕴、气滞血瘀和气血亏虚 4 型论治，陈文伯等分为精气不足、阴精不足和精室湿热 3 型论治。赵铁砚自拟冬蛤生精汤（麦冬、白芍、菖蒲、合欢、茯苓、淫羊藿各 15g，枸杞子、知母各 20g，山药 10g，蛤蚧 1 对）治疗无精子症 60 例，痊愈 36 例、显效 8 例、好转 4 例、无效 12 例，总有效率为 80%。郭长城用当归、生熟地黄各 20g，川断、丹参、金银花各 15g，赤白芍、王不留行、路路通、香附、菟丝子、山萸肉各 9g，山药、仙灵脾、川楝子各 12g，橘核 10g，丹皮、甘草各 6g，30 剂为 1 个疗程，治疗 5 例慢性梗阻性无精子症，治愈 4 例，有效 1 例。

4）精液不液化：李曰庆用化精丸（熟地黄 30g，山药、山萸肉、麦冬、茯苓各 15g，丹皮、丹参、泽泻各 12g，知母、黄柏各 10g，五味子、颠茄片 300mg，共研细末，炼蜜为丸，每次 1 丸，日 3 次）治疗精液不液化症 80 例，液化者 36 例、无效 4 例。王子胜等用促化毓麟汤（制首乌、生地黄、怀牛膝、淫羊藿、麦芽、山楂各 15g，生苡米 30g，玄参 12g，麦冬、橘核各 10g）治疗精液不液化所致男性不育 59 例，治愈 35 例、好转 16 例、无效 8 例，总有效率 86.4%。朱彤等从气虚精亏、痰瘀阻滞精道入手，自拟促育汤（黄芪、枸杞子各 30g，丹参 20g，葛根、车前子各 15g，玄参 12g，牡丹皮、当归、鸡内金、地龙各 10g，陈皮 5g）治疗精液不液化性不育 180 例，痊愈 147 例、好转 22 例、无效 11 例。朱庆生用自拟化精汤（益智仁 15g，薏苡仁 12g，生地黄 15g，仙灵脾 12g，车前子 12g，山楂 15g，麦芽 12g）治疗精液不液化症 128 例，治愈 70 例、有效40例、无效18例、总有效率85.9%。韩松豹自拟清热利湿、解毒消肿、化瘀散结之加味仙方活命饮(白芷、川贝、防风、甘草、炒皂角刺、天花粉、陈皮、炒龙胆草、酒炒栀子各10g,赤芍、当归尾各12g,炙穿山甲、制乳香、制没药各6g,金银花、夏枯草、蒲公英各30g,蜈蚣1条,车前草50g,酒炒生地黄15g)治疗湿热下注型精液不液化症76例,治愈68例、显效5例、无效3例,总有效率96%,疗效明显优于龙胆泻肝汤对照组($P<0.01$)。黄源鹏等自拟福康精汤[地龙、车前子各15g,水蛭粉3g(冲服),桃仁10g,巴戟天、生地黄、黄柏、瞿麦各12g]治疗精液不液化男性不育症31例,治愈19例、有效10例、无效2例,总有效率93.55%,治愈率和总有效率显著优于知柏地黄汤对照组($P<0.005$)。

5)精索静脉曲张:陈晓平分为肾虚精亏、痰瘀互结、湿热下注和肝寒气虚4型论治。戚广崇用紫丹参、莪术、川牛膝各15g,柴胡10g,生牡蛎30g,生黄芪20g,临证加减,3个月为1个疗程,治疗102例,生育39例,好转38例,无效25例,总有效率为75.49%。徐吉祥用加味桂枝茯苓丸(桂枝、茯苓、牡丹皮、芍药、桃仁各10g,当归12g,黄芪、何首乌各15g,枸杞子、川牛膝各20g,甘草6g)治疗精索静脉曲张型不育症269例,治疗期间或治疗后6个月内女方怀孕97例、显效101例、有效34例、无效37例,总有效率86.25%。

6)内分泌性不育:徐吉祥等自拟加味芍药甘草汤(杭白芍20g,甘草、当归各10g,黄芪、枸杞子、仙灵脾各15g,麦芽30g)治疗高泌乳素血症男性不育67例,治愈46例、显效7例、有效8例、无效6例,总有效率91.05%。

7)免疫性不育:徐福松等分为肝肾阴虚湿热和肺脾气虚2型论治,黄海波分为肾阳不足、肾阴亏虚、肝经湿热和肝气郁结4型论治。胡德宝等用免疫Ⅰ号(黄芪、白术、甘草、仙灵脾、肉苁蓉、覆盆子、何首乌、地肤子、蛇床子、车前子、秦皮、土牛膝、水蛭)治疗免疫性不育31例,治疗后抗精子抗体转阴26例(83.9%),其中10例女方已怀孕(32.2%),无效5例。

(3)药物外治:程可佳等通过肛门直肠的前列腺局部加前列通瘀膏(地黄、三棱、莪术、野菊花、水蛭各等分,研末制膏装瓶备用)按摩(患者排净大便后,取一次性手套,于右手食指涂抹石蜡油,在肛门外轻轻按摩,等肛门渐渐松弛,以专用器具注入前列通瘀膏5~10g于肛门内,嘱患者张口呼吸,再缓缓进食指入肛门,先在前列腺各个部位逐一检查并将药膏涂敷于各部,再由上而下、由两侧向中间进行按摩,力度要适中,时间10~20分钟为宜,每周2次,2周为1疗程)治疗精液不液化不育症89例,治愈68例、显效5例、无效16例,总有效率82.02%。檀大羡等应用前列安栓(大便后塞肛,每次1粒,每日1次,3周为1个疗程,共治疗2个疗程)治疗精液不液化不育症76例,痊愈30例、无效20例,总有效率为73.7%,疗效明显优于口服葡萄糖酸锌、复方新诺明对照组($P<0.01$)。

(4)针灸治疗:王雪迎等应用针灸治疗精液异常男性不育症106例,女方受孕52例、有效43例,总有效率89.6%,疗效高于自制益肾生精丸中药对照组($P>0.05$)。针刺穴位分肾俞、次髎和关元、阴陵泉、三阴交及足三里、大赫、蠡沟3组,3组穴位轮换使用。主要应用清艾条温针灸或隔姜灸肾俞、关元、足三里等穴位,其他穴位用针法,艾灸治疗15~20分钟/天,连续治疗15天,休息5天,3个月为1疗程。

4. 实验研究

(1)探索正常精液三项指标的季节变化规律:庞保珍通过417例正常男性精液中精液量、精子密度和精子活动力在不同季节中的变化观察,发现了这些指标呈季节性变化的规律。结论是精液量和精子密度的四季变化规律相似,秋冬高,春季下降,夏季最低,以后逐渐上升。男子精子的活动力的四季变化规律则与上两项指标变化规律相反。这一规律的发现,可为临床精液检查、治疗药物的寒热阴阳属性的调理提供参考依据。

(2)病理模型的建立:不育症的模型有多种,可根据研究的内容加以选择。夏蓉西等归纳为四种方法:①去势法,即摘除睾丸。②物理方法:采用低温(－25℃)、温热方法(41～43℃)、温水浸泡法、电吹风透热等使睾丸局部透热、微波照射、红外激光或超声波等作用于睾丸。③药物或化学物质法:常用棉酚、雷公藤、3-氧丙二醇和2、3氧丙醇合并用药,0.5%腺嘌呤、鱼肝油酸钠等。④免疫方法:自身免疫、输精管内注射BCG。郑平东等用含0.5%的腺嘌呤饲料喂养大白鼠,30天后其睾丸组织萎缩,大部分曲细精管退行变化,各级精细胞变性,数量减少,3β-羟基类固醇脱氢酶活性显著降低,血中睾酮含量减少,动物体重减轻,生长发育受阻,怕冷蜷缩,精神萎靡,基础体温降低,多尿等。经中药右归丸治疗后,生化、组织学异常均得到不同程度的改善,表明该模型是一种肾阳虚的睾丸功能损害模型。这种模型具有一定的中医特色。

(3)滋阴与补阳中药对性功能作用的比较研究:通过动物实验证明,滋阴补肾与温补肾阳的中药复方对阉割公鸡的性征发育都有良性作用,而对一些主要指标的观察表明,滋补肾阴的作用更为明显和持久,激素水平的测定显示两者之间无明显差异,而外周血液指标的测定也显示滋补肾阴明显为优。这一发现告诫医生和患者,男性性功能障碍者,不能一味追求温肾壮阳,滥用壮阳药。

(4)中药复方治疗男性不育的机制探讨:现阶段探索中药复方治疗男性不育机制的基本途径有对内分泌系统的作用、对性腺和附属性腺器官的作用、对精液精子质量的作用、对精子受体的作用等,并取得了一些成绩。

1)对内分泌系统的作用:如补肾壮阳中药对下丘脑-垂体-性腺轴的性激素和促性腺激素有促进分泌和调节作用;补肾中药复方能提高促卵泡生长激素(FHS)水平;补肾生精中药对促卵泡生长激素(FHS)、促黄体生成激素(LH)、睾酮(T)和皮质醇(F)具有双向调节作用,能促使过度升高或降低的激素水平趋向正常,对环磷酰胺损害小鼠引起的血清睾酮水平下降和血清黄体生成素水平上升均有拮抗作用;优生宝能提高成熟大白鼠血清睾丸酮含量,并有雄性激素样作用。

2)对性腺和附属性腺器官的作用:许多补肾中药和复方都能促进性腺和附性腺的生长和发育。如五子壮阳汤能使幼龄小白鼠睾丸明显增重,使去势大白鼠包皮腺、前列腺和精囊增重,使环磷酰胺损害的小白鼠睾丸重量增加;优生宝能使未成熟大白鼠附性器官前列腺、精囊、提肛肌明显增重。补气、益肾之"精之助"胶囊可显著改善少精子症及(或)弱精子症患者精液指标,逆转小白鼠睾丸、附睾超微结构病理变化。

3)对精子数量和质量的作用:实验证实,给动物喂食补肾壮阳药物后,精液中的锌含量、精子密度、精子活动率、精子前向运动都显著提高。如中药男宝、五子壮阳汤等均能促进动物睾丸增生使精子计数增加,精子活动率提高,畸形率明显下降;优生宝能拮抗棉酚,保护睾丸生精上皮细胞作用,从而升高精子数和精子活动力有助育功效;二仙汤及其折方能不同程度地改善大鼠精子细胞和精子的亚微结构,使SDH反应颗粒增多,其中以泻火组精子细胞和精子亚微结构最为完好,向青年组靠拢,与古代文献有关补肾坚阴、延年通神的记载颇相吻合;而温肾组改善最小,次于其余两个用药组,可能与久服温肾药助火生热,伤精耗气副作用在生精上皮水平的表现。王琦等用电子显微镜观察,发现中药复方(何首乌、蜂房、鹿衔草、菟丝子、枸杞子、蛇床子、淫羊藿、丹参等)能使人类精子发生过程中的病理状态向常态方面转化,而提高精子的质量;巴戟天能够作用于精原细胞和初级精母细胞,显著降低雄性小白鼠的精子畸形率。在精液体外处理中，加入丹参提取液，能保护精子细胞微核、精原细胞染色体，改善精子液化状态，从而提高精子活动率、加快精子运动速度，提高精子质量。

4)对精子受体的影响：研究发现，不育症患者精子膜表面麦胚凝集素(WGA)受体低下，精子膜蛋白质大分子疏水区1.8-ANS荧光强度过强。经服补肾生精和益气养血中药(黄芪30g，仙灵脾15～30g，川断12～15g，首乌15g，当归12g，桑椹子、枸杞子、五味子、菟丝子、五味子、覆盆子、车前子各9g)治愈后，精子表面WGA受体明显增加，1.8-ANS荧光强度接近正常，特异酶LDHx活性增强，对精子膜蛋白质大分子构象亦有一定作用。从受体水平提示了中药治疗免疫性不育症的机制。

【述评】

男性不育症是男性病中常见的疾病之一，古今医家对本病的认识较为丰富，治疗方法亦多种多样。总体而言，强调辨证论治，临床以补肾填精、温补肾阳为主法，现代不少医家逐渐认识到血瘀、湿热在男性不育症发病学中的重要性，采取活血祛瘀、清热利湿或与补肾法相互结合治疗本病的报道屡见不鲜。现在，由于西医学，特别是一些先进的检测技术与手段的引起，本病的诊断水平大大提高。

由于男性不育是由多种因素和疾病干扰了男性生殖生理活动的某一个或某几个环节而造成的结果，若不进行分类和亚型诊断，便会影响治疗效果，甚至劳而无功。世界卫生组织根据发病原因的不同，将男性不育分为性交和(或)射精功能障碍性不育、免疫性不育、原因不明性不育、单纯性精浆异常性不育、医源性不育、全身病因性不育、先天异常性不育、后天获得性睾丸损伤性不育、精索静脉曲张性不育、男性副性腺感染性不育、内分泌性不育、特发性少精子症不育、特发性弱精子不育、特发性畸形精子不育、梗阻性无精子不育、特发性无精子不育16类，其他还有原发性不育和继发性不育、绝对性不育和相对性不育、先天性不育与后天性不育、功能性不育和器质性不育等分类。只有找到引起不育的因素，进行适当的分类并尽量进行亚型诊断，才能给治疗指明方向和确定目标，才能确定可治和不可治，才能制定针对性的分类辨证治疗方案，才能初步评估治疗的预后，从而取得较好的效果。就目前的水平，先天异常性不育、梗阻性无精子不育、特发性无精子不育等，难以用药物治疗取效，其他类型的不育用药物治疗的效果也不完全满意。因此，对男性不育要采用现代检查、检测设备进行检查、检测，尽量明确分类和二级诊断，给予针对性的分类辨证治疗。不具备检查、检测条件时，务必进行详细地病史询问和体格检查，尽量对不育进行分类后，才能确定给予治疗或不予治疗或如何治疗。如果不予分类，只是针对不育这个一级诊断进行总体辨证治疗，往往难以收到疗效。因此，在明确男性不育症的具体发病原因的基础上，针对其具体病因的特殊性，采取中医的辨证论治，并充分利用实验室的检测结果进行微观辨证，已成为中医药治疗本病的优势与特色。

男性不育不同于一般的疾病，发病为一漫长的过程，特别是得之于先天，不到肾气发动天癸已至，甚至婚后1～3年内都难于证实自身没有生育力。后天的原因引起者，亦非短时间内发现，甚至还不能确定原因。所以，要把生育力调整到一个稳定的、正常水平，需要一段相当长的时间，少则1月，多则数月，甚至数年。根据人体精子的发生过程，一个疗程定为1～3个月，较为妥当。如果单纯的表现为精液质量异常，则以1个月为期，若以精子的生成障碍为主，则以3个月为期。这样一个漫长的过程，患者有没有高依从性坚持治疗，直接影响到治疗效果的好坏。因此，临床工作中，必须向患者简要说明精子发生的过程和周期、确定较长治疗时间的依据和必要性，取得患者的积极配合，不间断地接受治疗。此外，由于治疗时间长，在用药时务必要佐以一两味顾护脾胃之品，以保脾胃健运，如此，既能避免久服药物伤脾碍胃之虞，又能促进药物更好地消化、吸收，提高疗效。经过既定疗程治疗未愈时，要根据治疗进展确定是否继续第二疗程的治疗，医者和患者均不要轻易放弃治疗。

中医药治疗男性不育症的临床报道较多，疗效较好，显示出中医药治疗男性不育症临床研究可喜的苗头；结合西医学检测手段开展的临床与实验研究亦屡有报道，丰富了中医药治疗男性不育症研究的内容。但进一步摸索男性不育症的发病原因，总结出本病的中医证治规律，筛选出一些有效方药开发出有效、安全的中成药，加强和深化临床研究以及实验研究的水平，仍是今后研究的努力方向。

【参考文献】

1. 李彪，潘晓明. 8506 例男性不育症证治分析. 湖南中医学院学报，1989，9(2)：77
2. 贾彦波. 精索静脉曲张所致男性不育症的中医治疗. 河北中医，1990，12(2)：31
3. 王琦. 王琦临床医学丛书. 北京：人民卫生出版社，2003. 986-994
4. 华良才. 精瘀概论. 中医药研究，1988，2：42
5. 李乾构，唐博祥. 五子育春丸治疗男性不育症 480 例临床总结. 北京中医，1995，5：20
6. 戴宁，岳广平，陈琼，等. 116 例男性不育症辨治总结. 安徽中医学院学报，1996，15(2)：22-23
7. 董惠萍，鞠秀华，于俊凤. 中医辨证施治治疗男性不育 228 例疗效分析. 泸州医学院学报，1996，19(5)：477
8. 徐福松. 不育症的中医辨证观. 中医药研究，2001，2：7
9. 姜杰，顾丽湘. 中西医结合治疗精液异常型不育症. 长春中医学院学报，2003，19(1)：33
10. 戴锦成. 宝生汤治疗男性不育症 70 例临床观察. 福建中医药，2003，34(2)：23
11. 朱俊芳. 助育汤治疗男性不育症 166 例. 河南中医，2007，27(9)：53
12. 李国良，等. 中医药治疗男性不育症 196 例. 辽宁中医杂志，1990，14(5)：21
13. 毛景生. 中医药治疗不育症 171 例临床总结. 新中医，1987，19(12)：30
14. 张志英. 生精汤治疗精子减少不育症 220 例. 吉林中医药，1989，(2)：14
15. 罗玉清. 从肝肾论治男性不育少精症 30 例临床观察. 中医药导报，2006，10：39
16. 王宏江. 加味地黄汤治疗男性少精、弱精症. 中华现代中西医杂志，2005，3(14)：1291
17. 赵创，刘怀民. 加味地黄汤治疗男性少精、弱精子不育症 200 例疗效观察. 新疆中医药，2004，22(1)：15
18. 徐吉祥. 加味五子衍宗丸治疗男性不育症 153 例. 山东中医杂志，2003，22(3)：160
19. 杨德放，阴勇. 健脾益气法治疗男性不育症 68 例. 陕西中医，2003，24(4)：330
20. 何湘益，郭惠杰. 六味地黄汤合五味消毒饮治疗男性不育 45 例. 江西中医药，2003，24(5)：31
21. 赵正平，范华昌，吴颂华，等. 加味赞育汤治疗男性不育症临床观察. 上海中医药杂志，2004，38(9)：24
22. 谢普练，韩慧. 健脾祛湿方治疗精液异常男性不育 143 例. 中医药临床杂志，2006，18(4)：396
23. 孙平根，孙菊生，胡涛. 中西药联用治疗炎性精液致男性不育 60 例. 江西中医药，2007，38(2)：40
24. 夏大华，刘金祥，何功育. “种子汤”治疗男性少精、弱精不育症临床观察. 中国性科学，2005，14(9)：22
25. 欧春. 182 例死精过多症临床观察. 上海中医药杂志，1990，(5)：28
26. 高振东. 五子补阳益气汤治疗死精症 300 例. 中国民间疗法，2005，13(12)：35
27. 戚广崇. 男性不育症证治. 中医杂志，1989，30(5)：4
28. 陈文伯. 男性不育证治研讨. 北京中医杂志，1988，(2)：12
29. 赵铁砚. 冬蛤生精饮治疗无精子症 60 例. 辽宁中医杂志，1990，14(5)：23
30. 李曰庆. 化精丸治疗精液不液化 40 例小结. 浙江中医杂志，1987，22(5)：204

31. 王子胜，毛凤仙. 促化毓麟汤治疗精液不液化. 河南中医，1996，6：363

32. 朱彤，江培睿. 促育汤治疗精液不液化症 180 例. 河北中医，1998，2：121

33. 朱庆生. “化精汤”治疗精液不液化症 128 例. 江苏中医，2000，21(12)：29

34. 韩松豹. 加味仙方活命饮治疗精液不液化症 76 例. 四川中医，2005，23(7)：40

35. 黄源鹏，吴锦发. 康精汤治疗精液不液化症的临床观察. 光明中医，2007，22(3)：55

36. 陈晓平. 中医药治疗精索静脉曲张 94 例. 新中医，1988，20(8)：27

37. 戚广崇，等. 通精煎治疗精索静脉曲张合并不育症 102 例临床观察. 中西医结合杂志，1988，8(10)：626

38. 徐吉祥. 加味桂枝茯苓丸治疗精索静脉曲张型不育症 269 例. 陕西中医，2003，24(9)：783

39. 徐吉祥，王丽华，朱鸣琴. 加味芍药甘草汤治疗高泌乳素血症型男性不育症 67 例. 中国中西医结合杂志，1997，17(11)：693

40. 徐福松. 辨证分型治疗男子免疫性不育症 33 例. 江苏中医杂志，1990，11(2)：9

41. 黄海波. 精子凝集致男性不育的治疗. 上海中医药杂志，1990，(2)：22

42. 程可佳，陈德宁，周文彬，等. 前列通瘀膏对精液液化异常的影响. 中国医药杂志，2004，1(1)：25-26

43. 胡德宝. 免疫Ⅰ号治疗免疫性不育症 31 例的临床观察. 中国第二届中医男科学术大会会议论文，1996 年 5 月

44. 檀大羡，谢丹尼，张海英. 前列安栓治疗男性精液不液化不育症的疗效观察. 中国计划生育学杂志，2006，(3)：176

45. 王雪迎，水厚地. 针灸治疗精液异常症的临床检验与观察. 针刺研究，1997，22(3)：207

46. 郑平东. 腺嘌呤诱发睾丸功能损害肾阳虚模型的研究. 中国医药学报，1989，(3)：67

47. 李锐. 助孕育儿丸药理实验研究. 新中医，1989，(7)：50

48. 郑平东. 腺嘌呤诱发肾阳虚动物模型研究. 中国医药学报，1990，(3)：68

49. 庞保珍. 男性精液三项指标季节性变化规律初探. 中医杂志，1991，12：26

50. 夏蓉西. 中医不育症的实验研究动态. 天津中医，1992，(4)：25

51. 吴志奎. 滋阴和补阳中药对阉割公鸡影响的比较. 中医杂志，1992，7：46

52. 方肇勤. 中药二仙汤及其拆方对老年大鼠精子细胞和精子的亚微结构和 SDH 的作用. 生殖与避孕，1993，1：62

53. 林健，姜瑞钗，陈冠敏，等. 巴戟天对小鼠精子畸形的影响. 海峡药学，1995，7(1)：83

54. 倪瑾. 优生宝混悬液对雄性大白鼠生精功能的影响. 中国中医基础医学杂志，1996，2(5)：33

55. 王怀秀，李弘，王毅民，等. “精之助”胶囊对生殖功能影响的研究. 中国男科学杂志，2002，16(3)：201

56. 陆遥，梁玉君，陈少卿. 丹参提取液在精液体外处理中的作用研究. 辽宁中医杂志，2002，29(7)：432

57. 沈坚华，王峻，陈铭，等. 补肾调肝方对少精症大鼠生精作用及睾酮影响的研究. 新中医，2003，1：77

（秦国政）

第三篇 肛肠疾病

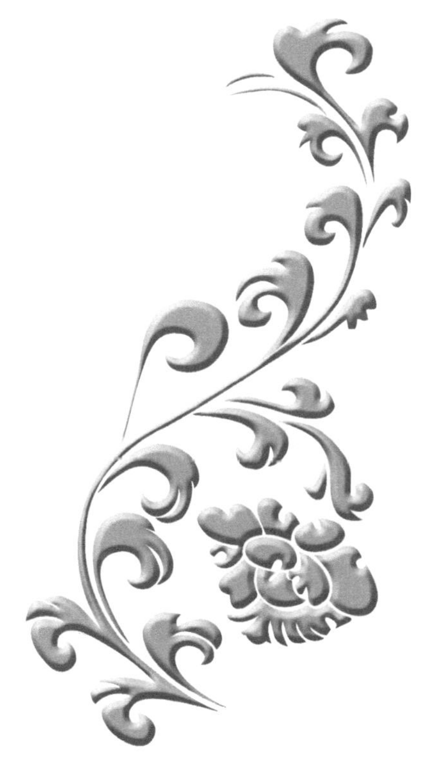

第一章

概　　论

【概说】

肛门直肠疾病包括痔、肛隐窝炎、肛裂、肛门直肠周围脓肿、肛瘘、脱肛、直肠息肉、肛管直肠癌及肛门直肠先天性畸形等。在中医文献中统称为痔、痔瘘。

1973年在长沙马王堆汉墓出土的《五十二病方》中载有“牡痔”、“牝痔”、“脉痔”、“血痔”、“朐痔”(肛门瘙痒)、“巢者”(肛门瘘管)、“人州出”(脱肛)等肛肠病。并介绍了多种治疗方法,如治牡痔的结扎切除法,治瘘的牵引切除法,治牝痔的肛门探查术,以及熏痔法,熨痔法等。《内经》论述了肛肠的解剖、生理。如《灵枢·平人绝谷》和《灵枢·肠胃》记载了回肠(大肠)、广肠(直肠)的长度、大小和走向,《素问·灵兰秘典论》中说:“大肠者,传道之官,变化出焉。”《素问·五脏别论》又说:“魄门亦为五脏使,水谷不得久藏。”书中还论述了痔瘘便血、泄泻、肠澼、锐疽、赤绝、肠道肿瘤、息肉等肛肠疾病的病因、病理和临床表现。如《素问·生气通天论》中说:“因而饱食,筋脉横解,肠澼为痔。”提出痔是由于筋脉和血管弛缓,血液瘀滞澼积的见解。

汉代对肛肠病的认识有了新的发展。西汉《神农本草经》提出了痔瘘、五痔、肠痔、疽痔、疮痔、脱肛、息肉等病名,载有治痔药物21种。东汉,张机对肛肠病的病因病理和辨证施治做了进一步的论述。如在《金匮要略·五脏风寒积聚病脉证论治第十一》中说:“小肠有寒者,其人下重便血;有热者,必痔。”在《金匮要略·惊悸吐衄下血胁满瘀血篇》中又说:“先便后血,此为远血,黄土汤主之。”“先血后便,此近血也,赤小豆当归散主之。”在《伤寒论》中还介绍了肛门栓剂和灌肠术,具体论述了对肠痈、下利等病的辨证施治。

晋·皇甫谧在《针灸甲乙经·足太阳脉动发下部痔脱肛第十二》中记载了肛肠病合并阴道、尿道瘘,介绍了针灸治疗痔、脱肛等方法。

南北朝龚庆宣著《刘涓子鬼遗方》,论述了“宂疽”、“赤施”等肛周痈疽的辨证施治,介绍了外敷药物治疗肛肠病的方法。

隋·巢元方等著《诸病源候论》详列痔病诸候6条,瘘病诸候35条,痢疾诸候40条,大便病诸候5条以及脱肛候、大肠病候、大便下血候、肠痈候等。讨论了痔、瘘、肛门痈疽、便血、脱肛等常见肛肠疾病的病因病理及证候。如“痔病诸候篇”提出牡、牝、脉、肠血、气、酒匕痔,对病因病理、临床表现都做了生动的描述。又如痢病诸候、妇人杂病诸候、小儿杂病诸候中都列有脱肛候,对久痢脱肛、妇人脱肛、小儿脱肛的病因病理分别做了说明,此外该书还介绍了防治肛肠疾病的导引术。

唐·孙思邈著《备急千金要方》、《千金翼方》,收载了数十首治疗肛肠疾病的方剂,介绍了熨痔、灸痔、灸脱肛等多种治法,其中已用具有腐蚀作用的灭瘢膏治疗痔疮,类似现在的枯痔疗法。王焘《外治秘要·卷二十六·诸痔方二十八首》集前人之大成,收集了大量的民间单方、验方、秘方等，使肛肠病的治疗有所发展。书中转引许仁则“此病有内痔，有外痔”的论述是把痔疮按部位分类的最早记载。

宋·《太平圣惠方·卷六十·治痔肛边生鼠乳诸方》记载了含砒制剂治疗痔疮、肛瘘的方法，并载有“右用蜘蛛丝，缠系痔鼠乳头，不觉自落”的结扎方法，该书明确了痔、瘘为不同性质的疾病，将痔、瘘分节讨论，使肛瘘另立一病。魏岘《魏氏家藏方》中详细介绍了枯痔法的具体使用。

金元时期，刘完素、张子和、李东垣、朱丹溪四大医学家，各有主张，学术争鸣活跃，促进了中医学的发展。刘完素在《宣明论方·痔瘘总论》中强调“五脏切宜保养、勿令受邪”。在《素问病机气宜保命集·痔漏论》中论述了治痔之法“当泻三焦火热”。张从正在《金匮十全·泄法后论》中说：“若无湿终不成疾”。在《儒门事亲·痔瘘肿痛》中说：“治湿法而治之”。强调了湿在肛肠病中的重要性。李东垣在《兰室秘藏·痔漏门》中说：“其疾甚者，当以苦寒泻火，以辛温和血温燥，疏风止痛是其治也。”朱丹溪学术上强调阳有余阴不足，对下血、肠风、脏毒、痔疮、瘘疮、脱肛等肛肠病都有专门的论述。《丹溪心法·卷二·痔疮》中提出了“疗疮专以凉血为主”，“痔漏，凉大肠，宽大肠”，“脱肛属气热、气虚、血虚、血热”等主张，推动了肛肠病学的发展。

明·徐春甫《古今医统·痔漏门》记载了肛瘘挂线法，“至于成漏穿肠串臀，支节分派，中有鹅管，年久深远者，卒未可以窥也，虽有三品锭子溃烂生肌，亦皆治其近浅之漏耳，其深远者，必是《永类钤方》挂线治法，遮可通达而除根矣。……后用治数人，不拘数疮，上用草探一孔，引线系肠外，坠铅锤悬，取速效。药线日下，肠肌随长，辟处既补，水逐线流，未穿疮孔，鹅管内消，七日间肤全如旧。……线既过肛；如锤脱落，以药生肌，百治百中。”阐述了挂线法的方法和原理，为根治肛瘘提供了实用的方法。窦梦麟在《疮疡经验全书·痔漏症并图说》中论述了脏毒、痔漏等肛肠病的病理和辨证施治。陈实功在《外科正宗·卷三·痔疮论》中较全面地总结了前人的成果，对多种肛肠疾病进行了系统条理的讨论，发展了枯痔散、枯痔钉、挂线等治疗方法，并记载了结核性的肛瘘、肛门性病、砒中毒等病证的防治。

清·祁坤著《外科大成·卷二·下部后》，对各部位的肛周脓肿（上马痈、下马痈、臀痈、悬痈、脏毒等）、肛瘘、痔、钩肠痔（肛裂）、锁肛痔（肛门直肠癌）、悬胆痔（直肠息肉）等多种肛肠疾病的证候特点作了具体的论述，治疗方法也很实用。《古今图书集成·医部全录》系统整理了历代文献，所收集治疗肛肠疾病的方法有内治、枯痔、结扎、熏法、熨贴、敷药、针灸、挂线、导引等十余种，收载的内服方剂有559首。高文晋在《外科图说·卷一·刀剪形图》中绘载了历代使用的痔瘘诊治器械，如弯刀、钩刀、柳叶刀、笔刀、尖小剪、小烙铁、探肛筒、过肛针等，其中不少器械设计独特，精巧实用，沿用至今。赵濂《医门补要》在“卷上·医法补要·痔漏”和“卷中·医法补要·肛门皮包和铁钩入肛门”中对肛瘘挂线、异物入肛、肛门皮包等手术方法有所改进和发展。

综上所述，中医学关于肛肠的解剖、生理、病理和肛肠病的辨证、治疗有着丰富的内容，形成了一个完整的体系，对肛肠病学的发展有重大的影响。

【解剖生理概要】

1. 直肠肛管的解剖

（1）直肠：直肠是大肠的末端，结肠的延续，与结肠极相近似，但因其有解剖和临床上的特殊性而有别于结肠。直肠上接乙状结肠，下连肛管，长约12～15cm；它从第3骶椎起沿骶前向下，至尾骨平面与肛管相接，形成近90°的弯曲。直肠上端与结肠粗细相同，下段扩大为直肠壶腹。直肠上 1/3 前面和两侧有腹膜覆盖；中 1/3 仅在前面有腹膜并反折成直肠膀胱陷凹，或直肠子宫陷凹；下 1/3 全部位于腹膜外，使直肠在腹腔内外各占一半。直肠肌层与结肠相同，分为外层纵肌与内层环肌两层。环肌层延伸至直肠下端并增厚，构成肛管内括约肌。纵肌下端与肛提肌和内、外括约肌相连，在排便时参与括约肛门的作用。直肠黏膜紧贴肠壁，在直肠镜下观察时无结肠黏膜所形成的螺旋形皱褶，但在直肠壶腹部有上、中、下三个横的半月形皱襞，其主要作用是防止粪便逆行。

直肠下端由于与口径较小的肛管相接，其黏膜呈现 8～10 个隆起的纵形皱襞，称为肛柱。相邻两个肛柱基底之间有半月形皱襞，称为肛瓣。肛瓣与肛柱之间的直肠黏膜形成袋状小窝，称为肛窦(或称隐窝)。肛窦的窦口向上，深 3～5mm，底部有肛腺开口。由于此处解剖上的特点，容易受到损伤及感染。在肛柱的基底部，有三角形乳头状隆起，称为肛乳头。直肠与肛管交界处有一条不整齐的环线，称为齿状线。

(2)肛管：肛管是消化道的末端，上自齿线，下至肛缘，长约 3～4cm。肛管内层在上部是移行上皮，下部是鳞状上皮。肛管周围有肛管内外括约肌环绕。肛管内括约肌是不随意肌，实际上是直肠下端延伸增厚的环肌，围绕肛管上 2/3。肛管外括约肌是随意肌，被直肠纵肌和肛提肌纤维穿过而分为皮下部、浅部和深部三部分。皮下部为环形肌束，位于肛管下端的皮下，肛管内括约肌的下方；直肠指检时可扪到肛管内括约肌与肛管外括约肌皮下部之间有一环形浅沟，称括约肌间沟或白线，相当于肛管中下 1/3 的交界线。浅部是椭圆形肌束，起于尾骨，向前分为两束，围绕肛管止于会阴部；与尾骨相连部分形成坚强韧带，称为肛尾韧带。深部位于浅部的外上方是环状肌束，后部与耻骨直肠肌纤维合并。由于肛管外括约肌深部、耻骨直肠肌、肛管内括约肌和直肠纵肌纤维组成一个肌环，可以在直肠指检时清楚扪到，称为肛管直肠环。肛管外括约肌组成三个肌环：深部为上环，与耻骨直肠肌合并，附着于耻骨联合，收缩时同时向前上提举；浅部为中环，与尾骨相连，收缩时同时向后牵拉；皮下部为下环，与肛门前皮下相连，收缩时同时向前下牵拉。当括约肌收缩时，此三环在收缩的同时并向不同方向牵拉，以加强肛管括约肌的功能。当肛管外括约肌收缩时上环及下环向前牵拉肛管后壁，中环向后牵拉肛管前壁，使肛管紧闭；三个环可反复蠕动收缩排出肛管内存留的粪便。在三个环中，上环最为重要，切断后能引起失禁；下环功能较弱，切断不致引起失禁。

肛提肌是直肠周围形成盆底的一层宽薄的肌，由耻骨直肠肌、耻骨尾骨肌和髂骨尾骨肌三部分组成，左右各一，其耻骨直肠肌部分与肛管外括约肌后部合并，共起括约肌功能。

(3)直肠肛管周围间隙：在直肠与肛管四周有数个充满脂肪组织的间隙，是感染的常见部位。在肌提肌上的有：①骨盆直肠间隙，在直肠两侧左右各一，位于肛提肌之上，盆腔腹膜之下；②直肠后间隙，在直肠与骶骨之间，也在肛提肌之上，可与两侧骨盆直肠间隙相通。在肛提肌下的有：①坐骨肛管间隙(亦称坐骨直肠间隙)，在肛管两侧，位于肛提肌下，坐骨肛管横隔之上，左右各一，相互经肛管后方相通。②肛门周围间隙，位于坐骨肛管横隔之下与肛门周围皮肤之间，左右两侧也于肛管后方相通(此处也称为浅部肛管后间隙)。

(4)直肠肛管的供应动脉：直肠、肛管的供应动脉来自直肠上动脉、直肠下动脉、肛管动脉和骶中动脉。直肠上动脉是直肠供应动脉中最主要的一支，它来自肠系膜下动脉，在直肠上端背面分为左右两支，沿直肠两侧下行，穿入肌层而达齿线上方黏膜下层，是内痔的主要供应血管，其分支分别位于左侧，右前和右后。因此这三处成为痔的好发部位。直肠指检时常可在上述部位触到动脉分支的搏动，也为注射硬化剂治疗痔的主要部位。

直肠下动脉由两侧髂内动脉前干分出，经骨盆直肠间隙达直肠下端，是直肠下端主要供应动脉，并与直肠上动脉在齿线上下相吻合。肛管动脉来自阴部内动脉，经坐骨肛管间隙供应肛管，并与直肠上下动脉相吻合。骶中动脉是由主动脉直接分出的小支，沿骶骨前而下，供应直肠下端的后壁，在直肠血供中并不重要。

(5)直肠肛管的静脉：有两个静脉丛：直肠上静脉丛位于齿线上方的黏膜下层，汇集数支小静脉，穿过直肠肌层成为直肠上静脉，经肠系膜下静脉回流入门静脉。因为静脉内无瓣膜，故易扩张成痔。直肠下静脉丛位于齿线下方，汇集肛管及周围的静脉，经肛管直肠外方形成肛门静脉和直肠下静脉丛，分别通过阴部内静脉和髂内静脉回流到下腔静脉。

(6)直肠肛管的淋巴引流：分为上、中、下三组：上组引流耻骨直肠肌附着部的直肠以上部分(壶腹及以上部分)，多数经直肠旁淋巴结，一部分直接沿直肠上动脉，注入直肠系膜内直肠上动脉起始部的淋巴结。这是直肠癌转移的主要途径。中组引流上组下缘至齿线部分，多数沿直肠下动脉经肛提肌上注入直肠下动脉起始淋巴结。下组引流齿线以下肛管，主要是经会阴及大腿内侧皮下注入腹股沟浅淋巴结，然后经髂外、髂总旁淋巴结而向上；也有经闭孔动脉旁而至髂总旁淋巴结。凡低位直肠癌(腹膜反折以下)向中组引流，甚至也向下组引流。手术时除了上组淋巴结要常规的清扫外，对中、下组淋巴结也应清扫。

(7)直肠肛管的神经：肛管周围主要由阴部神经的分支直肠下神经和前括约肌神经，以及肛尾神经和第 4 骶神经会阴支所支配。肛门周围局部浸润麻醉时应注射两侧，后方及周围。直肠神经有交感神经和副交感神经。交感神经主要来自骶前(腹下)神经丛。此丛在主动脉分叉下方，在直肠固有筋膜层外分成左右两支，各向下与骶部副交感神经会合，在直肠侧韧带两旁形成骨盆神经丛。骶前神经损伤可使精囊、前列腺丧失收缩功能而不能射精。骶部副交感神经由第 2～4 骶神经分出，是支配排尿和阴茎勃起的主要神经，手术时应勿损伤。

(8)齿状线：不仅在解剖上有意义，在临床上也很重要，因为：①齿线以上是黏膜，以下是皮肤；②齿线以上是直肠上静脉丛，回流至门静脉，也是内痔发生的部位；齿线以下是直肠下静脉丛，回流至下腔静脉，也是某部分外痔发生的部位。因此齿线附近是门、体静脉侧支吻合处；③齿状线以上由直肠上、下动脉供应，以下属肛管动脉供应；④齿状线以上淋巴引流主要入腹主动脉周围或髂内淋巴结，以下淋巴引流主要入腹股沟淋巴结及髂外淋巴结；⑤齿状线以上的直肠黏膜受自主神经系统支配，无痛感；齿状线以下肛管皮肤受阴部内神经支配，痛感很明显。

2. 直肠肛管的生理功能　主要是排便。直肠可吸收少量水、盐、葡萄糖和一部分药物，也能分泌黏液以利排便。正常情况下，粪便储存于乙状结肠内，不排便时，直肠内基本无粪，肛管关闭。结肠蠕动，粪便下行进入直肠，使直肠壶腹膨胀，引起便意和肛管内括约肌反射性松弛，同时机体自主松弛肛管外括约肌，并增加腹压使粪便排出体外。直肠下端是排便反射的主要部位，是排便功能中的重要环节。

【病因病机】

肛门直肠疾病中常见的发病因素有风、湿、热、燥、气虚、血虚等。现将各种因素致病特点及引起疾病的机制扼要分述如下：

1. 风　《证治要诀·卷八·肠风脏毒》说："血清而色鲜者，为肠风。"《见闻录》说："纯下清血者，风也。"说明风邪可引起下血。而风多夹热，热伤肠络，血不循经而下溢，风又善行而数变，故由风邪引起的便血，其色泽较鲜红，下血暴急呈喷射状。

2. 湿　湿分内湿、外湿。外湿多因坐卧湿地，久居雾露潮湿之处而发；内湿多因饮食不节，恣食生冷、肥甘，损伤脾胃而生。湿性重着，常先伤于下，故肛门病中因湿而发病的较多。湿与热结，致肛门部气血纵横、经络交错而发内痔。湿性秽浊，热伤络脉，则下血如烟尘，正如《见闻录》说："色如烟尘者，湿也。"湿热蕴阻肛门，经络阻隔，气血凝滞，则易形成肛门直肠周围脓肿；湿热下注大肠，肠道气机不利，经络阻滞，瘀血凝聚，发为直肠息肉。

3. 热　《丹溪心法·卷二·痔疮》中说："痔者，皆因脏腑本虚，外伤风湿，风蕴热毒。"热积肠道，最易耗伤津液，而致热结肠燥，大便秘结不通，久之可导致气血不畅，瘀血不散，结而为痔；热盛灼伤肠络或迫血妄行，血不循经，下溢而为便血。热与湿结，蕴阻肛门而发生肛门周围脓肿。

4. 燥　《医宗金鉴·外科心法要诀·痔疮》中说："肛门围绕，折纹破裂，便结者，火燥也。"燥有内外之分，而引起肛门直肠疾病者，多为内燥。常因饮食不节，恣饮醇酒，过食辛辣等物，以致燥热内生，耗伤津液，无以下润大肠，使大便干结；或素体阴虚，肠道失于濡润，大便干燥，排便努挣，常使肛门裂伤或擦伤痔核而致便血等。

5. 气虚　《疮疡经验全书·卷三·痔漏图说》："又有妇人产育过多，力尽血枯，气虚下陷，及小儿久痢，皆能使肛门突出。"这说明了肛门直肠疾病的发生，气虚也是其因素之一。一是脾胃本虚，功能失调，致中气不足而为痔；也有因妇人生育过多，小儿久泻久痢，老年气血衰退，以及某些慢性疾病等，皆能导致中气不足，气虚下陷，无以摄纳而引起直肠脱垂不收，内痔脱出不纳，气虚，统摄失司则下血。

6. 血虚　失血过多；或脾胃虚弱，生血乏源；或忧思抑郁，皆可导致血虚。在肛肠疾病中常见痔疮出血等。血虚生燥，无以濡润肠道，则大便燥结。同时因为气血同源，气血相依，所以气虚或血虚都可导致气血两虚，使五脏六腑、四肢百骸失于温煦濡养，抗病能力低，每易发生肛门痈疽，其初起症状不明显，蕴脓慢，溃后脓水稀薄，久不敛口。

上述各种因素，有的可单独发病，有的则多种因素同时存在，在病变过程中，有的为实证，有的为虚证，有的则虚中夹实，所以在临证时，必须"审证求因"进行全面的分析。

【辨证】

临床表现

(1)症状：肛门直肠疾病常见的症状有便血、肿痛、脱垂、流脓、便秘、分泌物等，由于病因不同，表现的症状及轻重程度亦不一致。

1)便血：常见于内痔、肛裂、直肠息肉、直肠癌等。血与大便相混，附着于大便表面，或便时点滴而下，或一线如箭，量多而无疼痛者，多为内痔；便血少而有肛门疼痛者，多为肛裂；儿童便血，大便次数和性质无明显改变者，多为直肠息肉；血与黏液相混，其色晦黯，肛门有重坠感者，应考虑直肠癌的可能。如便血鲜红，每因风邪引起，而风多夹热，热伤肠络，迫血妄行，则血下溢，故出血如箭，可伴口渴、便秘、尿赤、舌红、脉数等证，属风热肠燥之证。如便血色淡，伴有面色无华、心悸、神疲、乏力、舌质淡、脉沉细，多为血虚肠燥。

2)肿痛：常见于肛门周围脓肿，外痔肿痛等。肿胀高突，疼痛剧烈，伴有胸闷腹胀，体倦身重，食欲不振，发热，苔黄腻，脉濡数，为湿热阻滞。微肿微痛，伴有发热不高，神疲乏力，头晕心悸，便溏或结，舌质淡红，苔黄或腻，脉濡细，则为气血不足兼湿热下注之虚中夹实证。

3)脱垂：常见于内痔脱出、直肠脱垂、直肠息肉脱出等。脱出伴有面色无华，头晕眼花，心悸气短，自汗盗汗，舌质淡，脉沉细弱，为气虚血弱，中气下陷，无以摄纳。内痔脱出嵌于肛门之外，肿痛局部糜烂，伴有寒热并作，口干喜饮，大便秘结，小便短赤，舌质红，苔黄或腻，脉弦数，则为湿热下迫，复因染毒，气血瘀滞，热盛熏灼所致。

4)流脓：常见于肛门周围脓肿、肛瘘等。脓出黄稠带粪臭味，伴有发热，口苦，身重体倦，食欲不振，小便短赤，苔黄或腻，脉弦或数，多为湿热蕴阻肛门，热盛肉腐成脓。如脓出稀薄不臭，或微带粪臭，伴有低热，面色萎黄，神疲纳呆，自汗盗汗，舌质淡红，脉濡细，则为气血虚弱，抗病力减低，兼湿热下注肛门而成虚实夹杂之证。

5)便秘：常见于内痔、肛裂、脓肿、直肠癌等。腹满胀痛，拒按，大便秘结，伴有面赤，口臭，身热，心烦，小便短赤，舌质红，苔黄燥，脉数有力，多为燥热内结、津伤肠燥。腹满作胀，喜按而大便燥结，伴有面色㿠白，头晕心悸，神疲乏力，舌质淡，脉细无力，多为血虚肠燥。

6)渗出物与分泌物：常见于内痔脱出、直肠脱垂、肛瘘等。肛门潮湿伴局部肿痛，口干，食欲不振，胸闷不舒，便溏或结，小便赤，舌质红，苔黄腻，脉弦滑或数，多为湿热下注或热毒蕴结所致。

(2)肛肠疾病的好发部位：肛门直肠疾病所发生的部位有一定的规律，一般取膀胱截石位，以肛门为中心，按时钟面的十二点来描记，即将肛门分为十二个方位，前正中线(会阴部)为12点，后正中线(尾骶)为6点，左侧正中为3点，右侧正中为9点，其余依次类推。内痔好发于肛门齿线以上3、7、11点处，结缔组织外痔多发于6、12点处，环形的结缔组织外痔多见于经产妇，血栓性外痔好发于肛缘3、9点处，肛裂好发于肛管6、12点处。肛瘘瘘管外口发于肛门3、9点连线前面的，其管道多为直行；内口多在与外口相对应的肛隐窝内；发生于肛门3、9点连线后面的，其管道往往弯曲，其内口多在6点处附近；一般瘘管外口距肛缘近的，其管道亦短(指通向肛内)；瘘管外口距肛缘较远的，则其管道亦长；环肛而生的马蹄形肛瘘，其内口往往在6点处附近。肛肠疾病的病历记录，一般均需将病变部位用图标示。

【检查方法】

肛门直肠疾病的诊断，在详细询问病史后，必须进行肛门直肠检查。在检查时，患者要取适当的体位，张口深呼吸或做排便动作。医生先在指套上或肛门镜上涂以润滑剂，再将指端或镜头抵压按摩肛门口，待肛管括约肌松弛后，缓慢插入。

1. 体位　肛门直肠疾病在进行检查和治疗时，常用以下几种体位，各种体位均有一定的优缺点，应根据检查和治疗的需要选用。

(1)侧卧位：患者取左侧或右侧卧，双腿充分向前屈曲，靠近腹部，要使臀部及肛门充分暴露。为常用的检查与治疗体位。

(2)膝胸位：患者跪伏在检查床上，胸部贴近床面，臀部抬高使肛门充分露出，适用于检查直肠下端、直肠前壁，或身体矮小肥胖者。

(3)截石位：患者仰卧，两腿放在腿架上，将臀部移到手术台边缘，使肛门暴露良好，为肛门直肠检查和手术的常用体位。

(4)倒置位：患者俯卧在床上，髋关节弯曲，两膝跪于床端，臀部抬高，头部稍低，为肛门直肠手术常用体位。

(5)蹲位：患者下蹲，向下用力增加腹压，可查到二三期内痔、脱肛、息肉等。

(6)弯腰扶椅位：患者向前弯腰，双手扶椅，露出臀部。此种体位方便，不需要特殊设备，适用于团体检查。

2. 肛门视诊　患者取侧卧位，医生用双手将患者臀部分开，首先从外面检查肛门周围有无内痔、息肉脱出、外痔、瘘管外口等。然后嘱患者像解大便一样下挣，医生用双手将肛门自然分开，或用吸肛器吸出，观察内痔位置、数目、大小、色泽、有无出血点，同时也可看到有无肛裂等情况。

3. 直肠指检　患者取侧卧位，放松肛门。医生将戴有手套或指套的右手食指，涂上润滑剂，轻轻插入肛门，进行触诊检查。可以发现肛管和直肠下段有无异常改变。如皮肤变硬、波动感、硬结、狭窄、括约肌紧张度。肛瘘可触到管道走行方向和内口部位。向上可触到齿线以上部位有无异常改变，如乳头肥大、狭窄、硬结、肿块以及肛管直肠环的功能情况。直肠的前壁，在男性可以触到前列腺和膀胱；在女性可以触到子宫颈；两侧可以触到坐骨直肠窝、骨盆侧壁；其后方可以触到骶骨和尾骨。直肠指检在肛肠检查中十分重要，可以发现直肠下段，肛管以及肛门周围的病变。

4. 肛门镜检查　患者取侧卧位，先将肛门镜外套及塞芯装在一起，涂上石蜡油或软皂，嘱患者张口深呼吸，然后将肛门镜慢慢插入肛门内，先向患者腹侧方向伸入，通过肛管后，再转向尾骨方向推进。待肛门镜全部插入后抽去塞芯，在灯光照明下，仔细观察直肠黏膜有无溃疡、息肉等，再将肛门镜退出到齿状线附近，查看有无内痔、肛瘘内口、乳头肥大、肛隐窝炎等。

5. 直肠镜与乙状结肠镜检查　除肛门狭窄和妇人月经期不宜做检查外，对于直肠和乙状结肠的疾病诊断不明确时都可以进行直肠镜与乙状结肠镜检查，尤其对直肠和乙状结肠肿瘤的早期诊断有重要意义。如原因不明的便血、黏液便、脓血便、慢性泄泻、肛门直肠疼痛、粪便变形等症，都应用直肠镜或乙状结肠镜检查，以便明确诊断。

操作方法：在检查前一晚灌肠一次，镜检时患者常取膝胸位，将涂上石蜡油的镜筒缓缓插入肛内，开始时指向脐部，当放入约 5cm 时拿掉闭孔器，开亮电灯，装上接目镜和橡皮球，打入空气。此时将镜端指向骶骨，一面察看，一面把乙状结肠镜缓慢地放入直肠壶腹，距离肛门 8cm 处可见直肠瓣，距离肛门 15cm 处可见肠腔变窄，此处即直肠与乙状结肠交界部位。再调整方向，在直视下将镜筒放入乙状结肠，可以放入约 29cm 深度。当推进镜筒时常须打入空气，使肠腔扩张。检查注意黏膜颜色，有无瘢痕、炎症、出血点、分泌物、结节、肿块、溃疡等病理改变。如发现肿块、溃疡、息肉可做活体组织检查，进一步明确诊断。取下组织后之伤口，用棉球蘸上止血散或 5%酚甘油压迫止血。检查完毕，需慢慢将乙状结肠镜向外抽出。

6. 实验室检查　根据患者的具体情况做必要的实验室检查。一般内外痔和肛瘘患者做血常规、出凝血时间、大小便常规即可，必要时可做血沉、肝、肾功能等其他检查。

7. X 线检查　钡剂灌肠可了解直肠和结肠形状，是否通过顺利，有无梗阻或狭窄以及有无直肠和结肠外病变，如骶骨前畸胎瘤，可见有直肠移位。气钡双重造影可了解直肠结肠肿瘤，息肉的位置、大小、数目等。复杂性肛瘘，瘘管通道不清，内口不明的可用碘化油或 15%碘化钠水溶剂从外口注入造影。怀疑肺部有结核或肿瘤转移等，可做胸部摄片。

【治疗】

1. 内治法　一般应用于一期内痔或年老体弱者；或二、三期内痔兼有其他严重疾病，如肝脏病、肾脏病、腹部肿瘤等；或血栓性外痔初起和一切肛门炎症初起阶段等。

(1)清热凉血：适用于风热肠燥便血，血栓外痔初起。方用凉血地黄汤或槐角丸加减。

(2)清热利湿：适用于肛周脓肿湿热蕴阻证。方用萆薢渗湿汤或龙胆泻肝汤加减。

(3)清热解毒：适用于肛周脓肿热毒炽盛证，外痔肿痛。方用黄连解毒汤或仙方活命饮加减。

(4)补气养血：适用于素体气血不足或久病气血虚弱者。方用八珍汤或十全大补汤加减。

(5)泻热通腑:适用于热结肠燥便秘者。方用大或小承气汤加减。

(6)生津润燥:适用于血虚津乏,大便秘结者。方用润肠汤或五仁汤。

(7)补中益气:适用于小儿体虚、年老体弱,或经产妇气虚下陷的直肠脱垂、内痔脱出等。方用补中益气汤。

2. 外治法

(1)熏洗:以药物加水煮沸或用散剂冲泡,先熏后洗,或用毛巾蘸药汁趁热敷患处,冷则更换。此法具有活血、消肿、止痛、止血、收敛等作用。适用于内痔脱垂、嵌顿、结缔组织性外痔肿痛,血栓性外痔初期,脱肛,术后水肿等。方用五倍子汤、苦参汤加减;也可用食盐 30g,芒硝 30g,花椒 3g 加开水冲泡熏洗;或用 1∶5000 高锰酸钾溶液坐浴。

(2)敷药:即以药物敷于患处,每日大便后,先坐浴,再外敷药物,方用九华膏、五倍子散、黄连膏、消痔膏等。具有消肿、止痛、生肌、收敛、止血等作用。此外尚有清热消肿的金黄膏,提脓化腐的九一丹,生肌收口的生肌散、白玉膏。适应证同熏洗。

3. 手术 详见各有关疾病的手术治疗。

【预防与护理】

1. 锻炼身体,增强体质,促进全身气血流通和增加肠道蠕动。

2. 注意饮食卫生,少吃辛辣刺激食物,多吃蔬菜水果,保持大便通畅。

3. 养成定时排便习惯,不要长期服泻剂。

4. 保持肛门清洁卫生,要经常浴洗,保持干燥,便纸要柔软,防止擦伤。

5. 对肛门部有关的疾病应及时治疗,如肛门部附近的疖、痈、湿疹等病,要及时治疗,防止诱发肛瘘;如有蛲虫、滴虫等病应及时驱虫,防止诱发湿疹、肛裂、肛门瘙痒症等病。

【附】 腰俞麻醉

1. 适应证 各种肛门直肠疾病手术。如肛瘘手术,肛门直肠周围脓肿手术,内外痔切除术,肛门括约肌修补术,直肠固定术等。

2. 禁忌证 骶尾骨畸形、腰俞穴局部感染。

3. 常用药物 2%普鲁卡因 10~30ml,手术时间长者,可酌情用 1∶1000 肾上腺素 1~2 滴,或 1%~2%利多卡因 10~20ml,或 0.5%布比卡因 15ml。

4. 操作方法 患者取侧卧位,屈曲双腿,尽量暴露腰骶部。准确寻找出腰俞穴(骶裂孔),腰俞穴位于第四骶骨棘突和左右两骶骨角三点所构成的等腰三角形中点,相当于骶裂孔的位置。骶裂孔表面覆盖骶尾韧带和皮肤,肥胖者其标志不易摸清。局部常规消毒铺巾,术者戴无菌手套,左手摸清骶裂孔位置,右手执注射器垂直进针,针通过骶尾韧带即有落空感,抽吸无回血,推药阻力不大,证实其位置准确,可缓缓推药 15~30ml。一般 3~5 分钟后发挥麻醉效果。普鲁卡因可维持麻醉 1.5 小时,如果加用肾上腺素,可维持 2 小时左右。布比卡因麻醉时间较长,可维持 7~9 小时。

5. 注意事项

(1)用普鲁卡因麻醉,术前应做皮试。

(2)注射麻醉药的速度不宜过快。

(3)针口斜面应向尾骨尖,使药物扩散范围小,增强麻醉效果。

(4)注射麻醉药前应抽吸无回血方可注射,防止麻醉药直接注入血管,引起药物毒性反应。

(5)如遇有药物毒性反应，令患者平卧，一般数分钟症状即可消失，无需特殊处理。严重者可肌注苯巴比妥钠0.1g或静脉注射50%葡萄糖溶液40～60ml。

【古籍选粹】

《灵枢·邪气藏腑病形》 大肠病者，肠中切痛，而鸣濯濯。冬日重感于寒即泄，当脐而痛，不能久立，与胃同候，取巨虚上廉。

《难经·五十七难》 大肠泄者，食已窘迫。大便色白，肠鸣切痛。

《难经·五十七难》 大瘕泄者，里急后重，数至圊而不能便，茎中痛，此五泄之要法也。

《伤寒论》 阳明病，自汗出，若发汗，小便自利者，此为津液内竭，虽硬不可攻之，当须自欲大便，宜蜜煎导而通之。若土瓜根及大猪胆汁，皆可为导。

《备急千金要方·卷二十四·脱肛》 肛门主肺，肺热原肛门，热则闭塞，大行不通肿缩生疮。

《太平圣惠方·痔瘘》 夫痔瘘者，由诸痔毒气，结聚肛边，有疮作鼠乳，或生结核，穿穴之后，疮口不合，时有脓血，肠头肿疼，经久不差，故名痔瘘也。

《证治要诀·肛门别名》 肛门者大肠之下截也，一曰广肠，言其广阔于大小肠也，又曰魄门，言大肠为肺之腑，肺藏魄，故曰魄门也，肛门者言其处似车缸形也。

《本草纲目·卷十七·芫花》 痔疮乳核，芫根一握，洗净，入木臼捣烂，入少水绞汁，于石臼中慢火煎成膏。将丝线于膏内度过，以线系痔，当微痛。候痔干落，以纸捻膏纳窍内，去根，当永除根也。

《医宗金鉴·外科心法要诀:卷六十九·臀部·痔疮》 兼戒房劳、河豚、海腥、辛辣、椒、酒等物。

【现代研究】

有关各病的诊断与治疗方法的进展，特别是检查与治疗器械的进展日新月异，将在各病中述及，现仅将肛肠解剖学的新见解介绍如下。

1. 直肠颈和固有肛管 直肠颈，是指齿状线以上至提肌板内侧缘平面的一段肛管，长1.9～2.5cm，齿状线以下至肛缘为固有肛管，长1.3～1.9cm，直肠颈的上界与目前外科肛管以直肠环作为上界的提法不同，因而，高位肛瘘和低位肛瘘是以提肌板而不是以肛管直肠环作为区分的标志。

2. 提肛肌和提肛肌复合体 提肛肌包括髂尾肌和耻尾肌，不包括耻骨直肠肌。耻尾肌又分为两部，其水平部称提肌板，垂直部称肛门悬带。

(1)提肌板:分内外两部，其侧部称提肌脚，脚的内缘呈“U”形围成提肌裂隙，并与隙内的直肠颈借裂隙韧带相连。提肌脚的后方有肛尾缝(ACR)，在排便活动中起重要作用，它如同“宽紧带”一样，提肌脚收缩时，它变窄拉长，结果提肌裂隙扩大，拉紧裂隙韧带，间接地开大直肠颈内口，使直肠内粪块进入直肠颈。

(2)肛门悬带:提肌板在提肌裂隙的周缘急转向下形成垂直方向的“肌袖”，称肛门悬带，它包绕直肠颈和固有肛管，下端穿外括约肌皮下部，附着于肛周皮肤。提肌板收缩时，悬带相应地向外上方退缩，上提并扩大直肠颈和固有肛管，外括约肌皮下部也被拉至内括约肌下端的外侧，肛门张开以利排便。

(3)提肛肌复合体，提肌脚，肛门悬带，提肌裂隙和裂隙韧带等总称为提肛肌复合体，它对于肛管的固定和排便时的肛管扩张，起重要的作用。其作用机制如下:①提肌脚扩大提肌裂隙，间接开放肛管上口;左右提肌脚的肌束在肛尾缝处交叉相连，肛尾缝如同“宽紧带”一袢，二脚收缩时，其交叉网孔变小、变窄、拉长，结果使提肌裂隙扩大。提肌裂隙扩大，则必然向外牵拉裂隙韧带，间接地拉开了肛管上口。另外，由于左、右提肛肌（包括提肌脚）同时收缩，使其漏斗状体位变为水平位，即提肌板向外上方移动，它不仅进一步扩大了提肌裂隙，开大肛管，还可将肛管上口提至下落的粪块以上。宽息时，提肛肌下降恢复漏斗状，提肛裂隙缩小，裂隙韧带放松，肛管上口放松，此时有助于稀便的排出。②肛门悬带缩短并扩大肛管。肛门悬带主要构成提肌隧道的内壁，是耻尾肌的组成部分。当耻尾肌收缩时，悬带相应地向外上方牵引肛管，使其缩短并扩大。由于悬带下端借中央腱纤维穿过外括约肌皮下部，附着于肛管皮肤，故悬带收缩时，可将皮下部拉向内括约肌下端的外侧，使肛门张开；宽息时，则悬带放松，皮下部亦恢复至原位，关闭肛门。③提肛肌复合体对肛管具有固定作用。由于提肌隧道是通过裂隙韧带和肛门悬带固定肛管于垂直位，而裂隙韧带则提供水平方向的支持，裂隙韧带较柔软，排便时，可允许肛管有一定的活动度，当用力排便时，裂隙韧带紧张，可密闭提肌裂隙，防止腹内压通过该薄弱点作用于肛管，故裂隙韧带有维持隧道内压力的作用。如果腹内压超过其负荷的生理极限，则将导致肛尾缝过度伸展，提肌裂隙扩大，裂隙韧带拉长并松弛，肛门悬带变位，提肛肌下陷，因而肛管与隧道之间的稳定性遭到破坏，直肠和肛管因失去支持而易发生脱垂。不仅如此，此类患者的提肛肌多表现为萎缩下陷呈垂直位，这样，排便时不仅不能开放肛管上口，反而可将其拉向下移；若排便继续用力，可使肛管上口在下降粪块的前方关闭，结果，粪便块梗阻在直肠下瓣。粪块梗阻后，则更加强力收缩，结果进一步引起直肠肛管内套叠。由此可见，提肛肌（排便肌）与括约肌（自制肌）二者是相互支持的，若一组肌肉功能紊乱，也将影响另一组肌肉的功能。换言之，提肛肌机能不全，必将影响肛门的自制，反之亦然。临床常见直肠脱垂合并肛门失禁现象，其道理就在于此。因此，治疗直肠黏膜脱垂，重点应放在重建提肛肌及提肌裂隙上。

3. 耻骨直肠肌与双括约肌　耻骨直肠肌与双括约肌位于提肌脚的下方，肛门悬带的外侧，与提肛肌纤维无任何联系，它不应属于提肛肌的组成部分。在形态上，它与外括约肌深部紧密融合，由痔下神经共同支配，并均有关闭直肠颈的作用，因此，可将外括约肌深部看成是耻骨直肠肌的一部分，即单括约肌，而耻骨直肠肌的本身还将直肠颈、尿道和阴道等环抱在一起，构成这些器官的“总括约肌”，此种双括约肌结构，保证了一旦其中之一受损时，肛管的括约功能不致完全丧失。

4. 外括约肌三肌袢系统与单袢控制　外括约肌由三个“U”字形肌袢组成，即尖顶袢、中间袢和基底袢。

(1)尖顶袢：如外括约肌深部与耻骨直肠肌融合而成，绕过肛管上部的后面，向前止于耻骨联合，由痔下神经（肛门神经）支配。

(2)中间袢：即外括约肌浅部，绕过肛管中部的前面，向后止于尾骨尖，由第 4 骶神经的会阴支支配。

(3)基底袢：即外括约肌皮下部，绕过肛管下部的后面，向前止于近中线的肛周皮肤，由痔下神经支配。

三肌袢由于肌束方向、附着点及神经支配的不同，并分别包在各自的筋膜鞘内。它们各自的作用相反，又可交替收缩，故可将每一肌袢视为独立的括约肌。三袢中任何一袢受损，不会引起肛门失禁（稀便和排气除外）。因此，肛门的自制，可由单袢的收缩来维持。此即单袢控制学说。近年来，国内已开展耻骨直肠肌切断或切除术治疗便秘，但并无肛门失禁发生的报道。这种在单袢控制理论指导下，使临床实践的成功，即最好地说明了这种理论的正确性。

5. 联合纵肌的分层及其间隔　联合纵肌可分为内、外、中三层，内层属平滑肌，是直肠纵肌层的直接延续。外层与中间层属横纹肌，分别来自提肌板和外括约肌尖顶袢向下的延伸部分。

联合纵肌的三层同时向下至内括约肌下缘平面，止于中央腱。中央腱是胶原纤维、弹性纤维以及少量的肌纤维与脂肪组织交织而成。位于纵肌下端与外括约肌皮下部之间的环形间隙内。由该腱分出许多小的纤维隔，向内止于肛管皮肤，向外进入坐骨直肠窝，向下穿外括约肌皮下部，止于肛周皮肤。

联合纵肌的三层之间，有筋膜隔分界，这些筋膜隔共有 6 个，对肛管的手术和病理有重要意义。临床常见的肛周感染可沿这些筋膜隔扩散至各肛周间隙。①肛门内侧隔即肛管黏膜下层，是直肠黏膜下组织的直接延续。由于来自括约肌间内侧隔的纤维穿内括约肌进入此区，故此层的下部增厚，其下端呈扇形分散与中央腱的纤维相混，附着于肛缘皮肤。②肛门外侧隔：位于外括约肌的外侧面，为提肛肌下面筋膜的直接延续。此层下行过程中，向内分出纤维穿入外括约肌内，向外分支至坐骨直肠窝。③括约肌间内侧隔：为直肠纵肌和环肌之间筋膜层的延续部分，位于内括约肌与内侧纵肌之间，其下半部较疏松。④括约肌间外侧隔：位于联合纵肌的外侧面，是肛门外侧隔向内侧的延续部分。最初行于外括约肌深、浅层之间，以后沿外括约肌浅部与外侧纵肌之间下降，止于中央腱。⑤纵肌内侧隔：是直肠固有筋膜的直接延续，沿内侧和中间纵肌之间下降，止于中央腱。⑥纵肌外侧隔：为提肛肌下面筋膜的直接延续。其上部在中间纵肌与外括约肌深部之间，下部在中间纵肌与外侧纵肌之间，下端止于中央腱。

（张燕生）

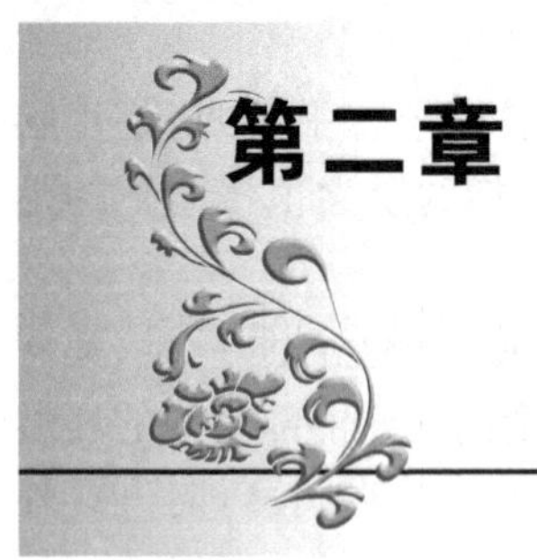

第二章

痔

痔又称为痔疮、痔病、痔核等，是发生于直肠末端及肛管的常见多发疾病。临床根据痔核发生的具体部位又分为内痔、外痔和混合痔。

男女老幼皆可发病，其中20岁以上的成年人占大多数。据国内有关文献报道，痔患者约占受检人群的46.3%。发生痔的确切病因目前认识尚不一致，但主要与解剖学因素、饮食因素、遗传因素、妊娠与分娩、职业及年龄等有密切有关。

【病因病机】

《丹溪心法》云："痔者，皆因脏腑本虚，外伤风湿，内蕴热毒，……以致气血下坠，结聚肛门，宿滞不散，而冲突为痔也。"《外科正宗·痔疮论第三十》云："夫痔者，乃素积湿热，过食炙煿，或因久坐而血脉不行，又因七情而过伤生冷，以及负重远行，气血纵横，经络交错，又或酒色过度，肠胃受损，以致浊气瘀血，流注肛门，俱能发痔。"均已明确地指出了本病的病因病机。

其主要原因有：

1. 风燥湿热四邪相合而成　如《医宗金鉴·外科心法要诀·卷六十九》所云："痔疮形名亦多般，不外风湿燥热源。"

2. 饮食失节　《素问·生气通天论》云："因而饱食，筋脉横解，肠澼为痔。"《疮疡经验全书》："饮食不节，醉饱无时，恣食肥腻，胡椒辛辣，……风热下冲，乃生五痔。"

3. 久坐久立，负重远行　《外科正宗·痔疮论第三十》："因久坐而血脉不行，……以及担轻负重，竭力远行，气血纵横，经络交错，以致浊气瘀血流注肛门，俱能发痔。"《医宗金鉴·外科心法要诀·卷六十九》云："勤苦劳役，负重远行，以致气血交错而生痔。"

4. 长期便秘　《疮疡经验全书》云："久忍大便，遂致阴阳不和，关格壅塞，风热下冲，乃生五痔。"

5. 遗传　《疮疡经验全书》云："亦有父子相传者，父精母血而成。"《薛氏医案·保婴撮要》云："痔疮之症，或因禀受胎毒，……或母食炙煿厚味所致。"

以上诸种因素，均可导致气血瘀滞于大肠，或湿热凝结于肛门，宿滞不散，经络交错，冲突为痔。

西医认为本病发生的确切病因不明，常与多种因素有关，故形成多种学说。

1. 静脉曲张学说　认为因人体直立、痔静脉缺少瓣膜、括约肌痉挛及粪便嵌塞等，导致肛门直肠静脉回流障碍，痔静脉曲张，而形成痔。

2. 肛垫下移学说　齿线以上的黏膜及黏膜下存在着静脉丛、Treitze肌、结缔组织，统称为"肛垫"，是正常的解剖组织。当"肛垫"增生、肥大，或因肛管直肠壁的支持、固定组织松弛，或肛管括约肌的紧张度发生改变，使得肛垫向下移位而成本病。

第一节　内　　痔

肛管齿线以上，直肠末端黏膜下的痔内静脉丛扩大、曲张所形成的柔软静脉团块，称为内痔，又称“里痔”。目前认为内痔是肛垫的病理性肥大并向下移位。包括血管丛扩张、纤维支持结构松弛、断裂。内痔是肛管直肠病中最常见的疾病，民间有“十人九痔”之称。好发于截石位的 3、7、11 点处。发生于该处的痔核称为母痔，其他部位的称为子痔。其症状特点是便血，痔核脱出，肛门不适感。

1. 临床表现

(1)症状：内痔初起时，症状不明显，仅在体格检查时才被发现。但随着痔核逐渐增大，症状亦会逐渐加重。临床常见的症状有：便血，脱出，疼痛，分泌黏液，便秘等。

1)便血：是最常见的症状，多见于一、二期内痔，当排粪便时和排粪后出血，不排粪时不出血，常是间歇性，无痛性出血，血色鲜红，有时血染便纸，有时滴血，有时呈喷射状出血。由于经常或多量出血，可引起严重贫血。

2)脱出：多见于二、三期内痔，有的是 1 个或 2 个痔核脱出，有的全部痔核并带中间黏膜一齐脱出。轻者仅在排粪时脱出，排粪后脱出物可自行复位。重者除排粪时脱出外，凡用力、行走、下蹲、咳嗽、喷嚏时也可脱出，脱出物需用手还纳，或卧床休息方能缩回。

3)疼痛：内痔一般不觉疼痛，有时感觉肛门部坠胀，排粪时感觉不适，若内痔发生血栓形成，或脱出后未及时复位发生嵌顿，可产生剧烈疼痛。

4)分泌黏液：直肠黏膜受痔核刺激，分泌物增多；因括约肌松弛，常有分泌物由肛门流出，污染内裤。在内痔脱出时，则分泌物更多。

5)便秘：有的患者惧怕排粪时出血、脱出、疼痛，不敢正常排便，久忍大便，粪便干硬，更增加了排便的困难，导致习惯性便秘。

(2)局部检查：肛门镜检查，可见齿线上方黏膜隆起充血。吸肛器检查，玻璃罩内可见脱出的痔核(除初期内痔不易吸出外)，中、晚期内痔患者在增加腹压或大便时，即可见到内痔脱出。

2. 诊断要点

(1)有典型的便血(便中带血、滴血或射血)症状，血色鲜红。

(2)大便或下蹲时，肛内有肿物脱出，便毕起立可自行缩回肛内，或用手还纳。

(3)肛门镜检查，在齿线上方可见直肠黏膜呈结节状隆起、充血，右前、右后、左侧三处尤为明显，有时可见黏膜表面糜烂及活动性出血点。

(4)如肿物脱出勒于肛外，可致剧烈疼痛、糜烂及坏死，甚至出现畏寒发热症状。

3. 鉴别诊断

(1)直肠息肉：常见于儿童，脱出肿块为肉红色，有蒂，质坚实，多为单个，容易出血，每次排粪都有血液，不与粪相混，或附在粪便表面，血色鲜红，量不多，混有黏液，有时也可忽然大量出血。

(2)肛乳头肥大：位于齿线上，常呈锥形或有蒂，质较硬，表面为肛管上皮覆盖，质较硬，色灰白，不出血。

(3)肛裂：大便时肛门疼痛，便结时尤甚，出血与肛门疼痛相对应，在截石位 6 点或 12 点肛管部位可见到裂口。

(4)直肠黏膜脱垂：脱出黏膜呈环形，表面平滑，有由肛门向外的放射状纵沟，无静脉曲张，有黏液渗出，一般不出血。

(5)肠出血：血色暗红，与粪便相混或脓血便，带有黏液，大便次数增多，一般伴有发热、腹痛等全身症状，化验检查可以协助鉴别。

(6)直肠癌：常误诊为痔，延误治疗，应引起注意。形状不整齐，表面不平，质坚硬，且有溃疡面，容易出血，分泌物增多，气味奇臭，肛门坠胀，病理切片可以确诊。

【辨证】

1. 分期

Ⅰ期内痔　便时带血、滴血或喷射状出血，无内痔脱出，便后出血可自行停止。

Ⅱ期内痔　便时带血、滴血或喷射状出血，伴内痔脱出，便后可自行回纳。

Ⅲ期内痔　便时带血、滴血，伴内痔脱出或久站、咳嗽、劳累、负重时内痔脱出，需用手回纳。

Ⅳ期内痔　内痔脱出不能回纳，可伴发嵌顿。

嵌顿性内痔　内痔脱出肛外，未及时还纳发生嵌顿，可致糜烂、坏死、肿痛加剧，甚至出现畏寒发热等全身症状，白细胞增高。

2. 辨出血

(1)实证：《见闻录》云："色如烟尘者，湿也；鲜红者，热也。"故风夹热者，下血鲜红，或便前便后，或量多量少，或如射如滴；湿热下注者，其血色污浊，苔黄或腻，脉弦滑。

(2)虚证：下血色清而淡，或晦而不鲜，面色少华，神疲倦怠，舌质淡，脉细或弱。

3. 辨脱出

(1)气虚：痔核脱出不纳，肛门有下坠感，气短懒言，食少乏力，舌质淡红，脉弱无力。

(2)血虚：痔核脱出，便血量多色清，头晕目眩，面色㿠白，心悸，唇舌色淡，脉细。

4. 辨肿胀痒痛　此证多以实证为主，证见痔核脱出嵌顿，表面色黯糜烂，有黏液渗出，全身有发热不适，口干，便秘，小便短赤，苔黄，脉数。

5. 辨便秘

(1)实证：腹胀满疼痛，拒按，口干，嗳气，心烦，苔黄燥，脉数。

(2)虚证：腹胀满喜按，头晕眼花，心悸汗出，咽干唇白，舌质淡，苔中剥，脉细数。

【治疗】

对内痔的治疗，可分为内治、外治和手术三种。临床只要针对不同情况选择应用，就能获得满意疗效。在具体应用时，可只用其中一种方法治疗，也可二种或三种治疗方法合用。如果内痔没有临床症状，一般就不需进行治疗。

1. 内治法　本法适用于一、二期内痔，或内痔嵌顿伴有继发感染，或年老体弱，或内痔兼有其他严重慢性疾病不宜手术者。临床可针对患者不同症状进行辨证施治。

(1)出血：实证宜清热凉血祛风，用凉血地黄汤加减。若为湿热下注者，宜清利湿热，用脏连丸加减。虚证宜养心健脾、益气补血，用归脾汤或十全大补汤。

(2)脱出：气虚宜补气升提，用补中益气汤。血虚宜补血养血，用四物汤加味。

(3)肿胀痒痛：宜清热祛风，除湿活血，用止痛如神汤。

(4)便秘：实证宜通脏泻热，用大承气汤。虚证宜润肠通便，用五仁丸、润肠汤。

2. 外治法　适用于各期内痔及内痔嵌顿、肿痛、出血等证，常用的有熏洗法、外敷法及塞药法等。

(1)熏洗法:以药物加水煮沸,先熏后洗,或用毛巾蘸药汁乘热敷患处,冷则更换。具有消肿止痛、收湿止痒等作用。常用五倍子汤、苦参汤。或大黄、威灵仙、艾叶、明矾、冰片(后入),煎水乘热熏洗坐浴。

(2)外敷法:以药物敷患处,可起消肿止痛、止血生肌作用。如如意金黄膏、三黄膏、九华膏等,或将药物制成栓剂,塞于肛内,其效更为满意。如消痔栓、九华栓等。

(3)针刺法:针刺穴位,可减轻临床症状,如出血、疼痛等。如能坚持较长时间的治疗,甚至还能使部分内痔缩小。若加艾灸,或电针治疗,临床效果就会更好。

(4)枯痔钉疗法:适用于各期内痔,尤其对一、二期内痔效果较好。枯痔钉插入痔核内,逐渐变软直至溶化,使局部组织产生无菌性炎症,引起纤维组织增生,痔块缩小,达到治愈的目的。临床常用的有有砒和无砒枯痔钉二种。有砒枯痔钉毒性较大,易致砒中毒,故目前已很少使用。

操作方法:术前嘱病人排空大便,或灌肠 1 次,然后取侧卧位或截石位,充分暴露肛门,将内痔牵出肛外,并以左手食、中指拉紧,固定,常规消毒,右手拇、食指捏住枯痔钉的尾段,距齿线上 0.3～0.5cm 处,沿直肠纵轴成 25°～35°。方向行旋转插入痔黏膜下痔核中心,一般深约 1cm,插钉多少视痔核大小而定,一般每痔一次插入 4～6 根,间距 0.3～0.5cm,剪去多余的药钉,但应使钉外露 1mm,才能保持固定和防止插口出血,然后将痔核推回肛内,同时塞入黄连膏,约 7 天左右痔核萎缩脱落,伤口逐渐愈合。

3. 手术疗法

(1)内痔注射法:这是目前治疗内痔的常用方法,适用于各期内痔,尤其对一、二期内痔效果更好。使用时,就是将药液注入痔黏膜下层之内、曲张静脉之外,使淋巴凝固引起轻度化学性炎性反应,进一步促使结缔组织增生,阻塞曲张静脉,使痔核硬化萎缩,或坏死脱落。临床常用的注射剂有硬化剂(5%石炭酸甘油,5%鱼肝油酸钠,4%～6%明矾注射液,消痔灵等)和坏死剂(如枯脱油、新六号枯痔液等)两大类。

1)硬化萎缩注射:患者侧卧,一般不用麻醉,在肛门镜直视下,局部常规消毒,以皮试针筒(25 号针头)抽取 5%石炭酸甘油,或 4%～6%明矾液,于痔核上距齿线 0.5cm 处的黏膜下层,针头斜向 15°进行注射,每个痔核注射 0.3～0.5ml,总量不超过 1ml。一般每次注射不超过 3 个痔核。注射后当天避免过多活动,并不宜排便。相隔 7 天后再进行第 2 次注射,一般需要 3～4 次治疗。据临床观察,对止血效果尤为明显。但注射时进针深浅更要适当,过浅易致黏膜溃烂,过深则会引起肌层组织发生硬化。

2)消痔灵注射:取侧卧位或截石位,肛门部常规消毒后,在腰俞穴麻醉或局部麻醉下,在肛门镜下,将内痔暴露出肛门外,检查内痔的部位、数目,并做直肠指检,确定母痔区有无动脉搏动,用不同浓度的消痔灵液,分四步注射:第一步是痔上动脉区注射,用 1∶1 浓度(即消痔灵液用 1%普鲁卡因液稀释 1 倍),一般注射 1～2ml。第二步痔区黏膜下层注射,用 2∶1 浓度,在痔核中部进针,刺入黏膜下层后成扇形注射,使药液尽量充满黏膜下层血管丛中,注入药量多少的标志,以痔核弥漫肿胀为度,一般注射 3～5ml。第三步痔区黏膜固有层注射,当第二步注射完毕,缓慢退针,多数病例有落空感,可作为针尖退到黏膜肌板上的标志。注药后,黏膜呈水泡状,一般注药 1～2ml。第四步洞状静脉区注射,用 1∶1 浓度,在齿线上 0.1cm 处进针,刺入痔体的斜上方 0.5～1cm,成扇形注射,一般注药 1～3ml。一次注射总量 15～30ml。注射完毕,肛门内放入九华膏纱条,外盖纱布,胶布固定。

3)坏死枯脱注射:患者取侧卧位,在腰俞麻醉或局部麻醉下,使肛门部充分暴露,常规消毒,用蚊式止血钳于齿线上方将痔核夹住一部分拉出固定,右手将盛有枯痔注射液的注射器,在齿线上 0.3~0.5cm 处,刺入痔核黏膜下层,缓缓将药液由低到高,呈柱状注入痔核内,用量 1~5ml,以痔核稍膨大变为灰白色为度。以此逐个全部注射完毕,将痔核推回肛内,并上以枣核型九华膏纱条,纱布覆盖,胶布固定。

注意事项:注射时,不能将药液注入肌层及外痔区,以免发生坏死、肿痛;进针后应先做回血试验,且注药宜缓慢进行;注意勿使药液注入外痔区,或注射位置过低使药液向肛管扩散,造成肛门周围水肿和疼痛;注射痔核时,宜先小后大,以免影响操作,遗漏痔核;注射当天不宜大便,便时内痔脱出应及时还纳。

(2)结扎疗法:结扎疗法治疗痔疮,早在宋代《太平圣惠方》中就有记载:"用蜘蛛丝缠系,痔不觉自落。"嗣后《外科正宗》、《医宗金鉴》等古典医籍都有关于结扎疗法治痔的记载。所谓结扎疗法,就是利用丝线或药线结扎痔核根部,阻断痔核的血流,造成组织缺血坏死脱落,再经创面组织之修复而达到治疗目的。本法适应证广泛,操作简单,近期和远期疗效都比较理想,是目前临床治疗内痔使用最为广泛的一种治疗方法。常用的有单纯结扎法、分段结扎法和胶圈套扎法等。

1)单纯结扎法:适用于二、三、四期内痔,对纤维肿型内痔更为适宜。

操作方法:患者取侧卧位或截石位,在局部麻醉或腰俞麻醉下,常规消毒,先行扩肛,使痔核充分暴露,再用止血钳将内痔基底部夹紧,并在齿线下方剪一小口,用丝线在止血钳下方剪口处结扎;或在止血钳下方基底部,用圆针、丝线贯穿做"8"字形结扎,再用弯止血钳挤压被结扎的痔核(亦可在被结扎的痔核内注射 6%明矾液,或消痔灵液,然后再钳夹挤压,以加速痔核的坏死),剪除部分已结扎的痔核(一般不超过痔核的 1/2),肛内上九华膏纱条,纱布覆盖,胶布固定。

2)分段结扎法:适用于四期及环状内痔。

操作方法:将环状内痔人为分成为几个痔核,在所划分的痔与痔之间的分界线处,用两把止血钳夹起黏膜,于中间剪开,上至痔核顶端,下至齿线。用同样方法处理其他几个痔核分界处。最后用止血钳夹住被分离出来的痔核基底部,用丝线圆针在止血钳下方贯穿作"8"字形结扎。用同样方法处理其他痔核。

注意事项:做贯穿结扎时,缝针不可穿入肌层,否则结扎后可引起肌肉层坏死或并发肛周脓肿;结扎术后当天不宜大便,如便后痔核脱出时,应立即将痔核送回肛内,以免发生水肿,加剧疼痛;结扎后 7 天左右,为痔核坏死脱落阶段,嘱患者减少活动,大便时不宜用力努挣,以免术后发生大出血。

3)胶圈套扎法:适用于各期内痔,特别是二、三期内痔及混合痔的内痔部分。它是结扎法的进一步发展,具有操作简单,痛苦小的优点。就是利用特别的套扎器或止血钳,将具有较强弹性的胶圈或胶环套入内痔的基底部,从而阻断痔的血运,使之产生缺血、坏死、脱落,遗留创面逐渐修复而愈。

A. 套扎器套扎:常规消毒后,在斜面肛门镜下暴露内痔后,套扎圆筒对准将要套扎的内痔上,借助套扎器的负压作用,将内痔吸入套扎圆筒内,同时扣动扳手将胶圈推出,套在内痔基底部,手术即告完毕。

B. 止血钳套扎:局部消毒,局麻,待肛门松弛痔核暴露后,用套有胶圈的止血钳,沿直肠壁纵行垂直,距齿线上 5mm 处将痔核基底部夹住,从齿线起向上剪口 3~5mm,再用另一把止血钳拉长胶圈绕过痔核上端，将胶圈套扎在痔核的基底部的剪口内，再向痔核中心注入复方明矾液，以痔核膨胀变为灰白色为度，除去止血钳。术毕将痔核送回肛内，并上枣核型九华膏药条，外盖纱布，胶布固定。

注意事项：套扎后当日不宜大便，以防内痔脱出嵌顿水肿，并保持大便通畅，防止因便秘努挣造成胶圈滑脱。使用的胶圈，套扎前应仔细检查，看有无弹性、老化、裂痕，且胶圈不宜高压高温消毒，或长期浸泡，以免丧失弹性。凡分次套扎的，应选择较大的母痔或正在出血的内痔。套扎后 7～11 天内为痔核坏死脱落阶段，在此期间应避免剧烈活动和便秘，以防引起大出血。

（张燕生　刘仍海）

第二节　外　　痔

发生在齿线以下，是痔外静脉丛扩大曲张或痔外静脉丛破裂，或因感染肿胀，或因反复发炎刺激结缔组织增生而成。其表面被皮肤覆盖，不易出血，其形状大小不规则。临床一般可分为结缔组织外痔、炎性外痔、血栓外痔和静脉曲张性外痔四种。

【辨病】

1. 临床表现

症状：外痔临床常见症状有肛门不洁及异物感、肿胀、疼痛、肛门瘀血。

1)肛门不洁及异物感：肛门边缘处赘生皮瓣，便后肛门不易擦净，平素自觉肛门有异物感，由于粪便残渣及分泌物刺激，常觉肛门皮肤瘙痒、湿润不洁。多见于结缔组织性外痔。

2)肿胀：多见于炎性外痔及血栓外痔。肛缘赘皮呈椭圆形或环状不规则肿胀，表面色稍黯，有时呈红色，并觉肛门坠胀。

3)疼痛：见于炎性外痔、血栓外痔。肛缘赘皮肿大，或肛缘皮下突起一圆形或椭圆形肿块，疼痛剧烈，活动或排便时疼痛加剧。

4)肛缘充血：多见于静脉曲张性外痔。当患者排便或下蹲用力时，肛门缘呈结节状隆起，多为环形，皮色紫黯，触之较软，平卧休息，或经按摩后，隆起物可逐渐缩小、瘀血消散。

2. 诊断要点

(1)结缔组织外痔：多由急、慢性炎症反复刺激，使肛门缘皮肤皱襞结缔组织增生、肥大所致，痔内无曲张的静脉丛，有肛门不洁及异物感，多见于经产妇。

(2)炎性外痔：肛缘皮肤损伤或感染后，形成肛门皮肤皱襞突起，呈红、肿、疼痛的炎性现象者。

(3)血栓外痔：因便秘而排便时用力过猛，或剧烈运动后，致痔外静脉破裂，血液凝结形成血栓，皮下隆起，突发剧烈疼痛，好发于左侧、右侧肛缘皮下。

(4)静脉曲张性外痔：久蹲或吸引时，肛缘皮下肿胀可见曲张的静脉团，不能立即消散者。大的静脉曲张外痔，临床上一般都同时伴有内痔。

3. 鉴别诊断

(1)炎性外痔与肛缘皮下脓肿鉴别：炎性外痔一般很少化脓，但可逐渐形成血栓，血栓无继发感染一般不化脓，而逐渐被吸收。肛门皮下脓肿，炎症局限时，则有明显波动，破溃即有脓液流出。

(2)血栓外痔与肛门脂肪瘤、粉瘤、纤维瘤鉴别：血栓外痔发病急骤，疼痛剧烈，局部呈炎症反应明显的青紫色圆形肿物。脂肪瘤发病缓慢，无炎症反应，肿物柔软，无触痛。粉瘤无感染时，无明显炎症，是发病慢、病程长的肿物。纤维瘤病程长，无明显炎症，表面光滑，质地较坚硬，可移动，有时有触痛。

(3)结缔组织外痔与肛乳头肥大，肛门尖锐湿疣鉴别：结缔组织外痔是肛门边缘赘生的皮垂，形状不规则，质地柔软。肛乳头肥大位于齿线上，常是三角形或有蒂、质硬的肿物，色灰白。肛门尖锐湿疣是单发、群生集簇、质硬的皮肤表面赘生物。

(4)静脉曲张性外痔与肛门水肿鉴别：静脉曲张性外痔在增加腹压时则膨胀瘀血、肿物较硬，卧床休息可缓解消散，无急性炎症反应。肛门水肿，因便秘或内痔及直肠脱垂脱出等所致的炎症反应，肿物柔软、压痛，但可逐渐吸收消失。

【辨证】

辨肿胀，疼痛：此证多为实证，有湿热下注和气滞血瘀之分。

1. 湿热下注证　肛门赘皮肿胀，色红，灼热疼痛，排便时加重，有时可有少量分泌物，舌质红，苔黄腻，脉濡数。

2. 气滞血瘀证　肛缘皮下突起肿块，局部肿胀，隐见瘀斑，质硬，疼痛剧烈，动则更甚，舌质红，或有瘀斑，苔薄，脉弦微数。

【治疗】

对外痔的治疗，一般以外治和手术为主。若肛门部皮赘红肿疼痛；或突起圆形、椭圆形肿块，疼痛剧烈时，则应采用内治法。

1. 内治法

(1)湿热下注证：宜清热利湿消肿，用止痛如神汤加减。

(2)气滞血瘀证：宜行气血，活血化瘀，用血府逐瘀汤加减。

2. 外治法　适用于各种类型外痔，对炎性外痔、血栓性外痔尤为适宜。常用的有熏洗法和外敷法二种。可起消肿止痛、促进炎症吸收的作用。

(1)熏洗法：用药物加水煮沸，先熏后洗，冷则更换。常用苦参汤熏洗，或用温开水及1/5000的高锰酸钾液坐浴外洗。

(2)外敷法：以药膏敷患处，如金黄膏、熊胆痔疮膏、九华膏。

3. 手术疗法

(1)结缔组织外痔切除术：取侧卧位，局部麻醉后，肛门部常规消毒，用组织钳提起外痔组织将其切除；对环状或体积较大、相连成片的外痔，在切除时，应考虑肛管皮桥的保留。一般均采用放射状梭形切口，并适当延长切口使之最外端到达肛缘外1.5cm处，以便于引流。术后创面填敷九华膏纱条，外用纱布压迫固定。

(2)静脉曲张性外痔剥离切除术：取截石位或侧卧位，在局部麻醉或腰俞麻醉下，常规消毒，在外痔隆起最明显处，做一长2cm左右的放射状梭形切口，剥离切除切口下及两侧创缘皮下的曲张静脉丛。对环状者，可采用多个放射状小切口，力求将静脉曲张团块剥离切除干净，创口填敷九华膏纱条，外用纱布加压固定。

(3)血栓外痔剥离术：取侧卧位，局部常规消毒，局麻后，在血栓外痔正中部做一放射状或梭形切口，切开皮肤后，用止血钳将血栓分离摘除，务必摘除干净，若有部分血栓遗留，术后疼痛、肿胀等症往往不能缓解。然后修剪创面两侧皮瓣，使创口敞开，用九华膏纱条填敷，纱布压迫固定。

（张燕生　刘仍海）

第三节 混 合 痔

混合痔是指同一方位的，内外痔静脉丛曲张并相互贯通吻合，括约肌间沟消失，使内痔部分和外痔部分形成一整体者。多发于膀胱截石位 3、7、11 点处，以 11 点处最为多见。兼有内痔、外痔的双重症状。

【辨病】

1. 临床表现 《外科大成・痔疮篇》中曾有："内外痔、肛门内外皆有，遇大便即出血、疼痛"的记载，扼要说明了混合痔兼有内痔、外痔双重症状，而且内痔部分和外痔部分相连。多发于原发部位（即截石位 3、7、11 点处），右前（即截石位 11 点处）最为多见。

2. 诊断要点

（1）便血及肛门部肿物，可有肛门坠胀、疼痛或异物感。

（2）可伴有局部分泌物或瘙痒。

（3）检查时可见肛管内齿线上、下同一方位出现肿物（齿线下可为赘皮，亦可为静脉曲张）。

3. 鉴别诊断

肛管直肠癌 齿线上或下方肿块隆起、质硬、表面不平，常呈菜花状，且有溃疡面，多与周围组织粘连，有分泌物，气味奇臭，伴肛门坠胀、便血，血色呈暗红色或果酱色，病理切片可以确诊。

【治疗】

混合痔的治疗也和内痔、外痔的治疗一样，重点均放在消除症状上。若患者没有明显的症状及体征可以不必进行治疗。对有明显症状的患者，治疗时也应首先采用内治法和外治法。治疗后，只要症状与体征消失，即达到治疗目的。如治疗无效，或效果不明显，则再考虑采用手术疗法。

1. 内治法 对症状明显，如肛缘肿痛、便血、脱出及肛门松弛，久病体虚的患者均可采用。

（1）肛门肿痛，便血，血色鲜红，宜清热凉血，润燥疏风，用凉血地黄汤加减。

（2）赘皮红肿及内痔脱出糜烂渗液，宜清热利湿消肿，用止痛如神汤或龙胆泻肝汤加减。

（3）肛周皮下隆起，肛门松弛、坠胀，少气懒言，宜补中益气，用补中益气汤加减。

2. 外治法 可作为常规治疗，尤适宜于肿痛、湿痒、脱出的患者。

（1）熏洗法：用却毒汤、苦参汤加水煮沸，先熏后洗，冷则更换。或用熏洗灌肠液兑开水坐浴外洗。

（2）外敷法：用如意金黄膏，熊胆痔疮膏，黄连膏外敷患处。或将九华痔疮栓等塞于肛内。

3. 手术疗法 外切（剥）内扎法：患者取侧卧位或截石位，局部常规消毒，局麻或腰俞麻醉，指检扩肛后，使内痔部分全部暴露，将外痔切除（结缔组织外痔）或剥离（静脉曲张性外痔）至齿线稍上方，使切口成"V"字形，再用弯形血管钳夹住已被切剥的外痔皮瓣和内痔基底部，然后进行单纯或贯穿"8"字形结扎，剪去皮瓣及静脉丛。同法一一处理其他痔核，创面填敷九华膏纱条，外用纱布压迫固定。

如系环状混合痔，则采用分段外切（剥）内扎法，即人为地将其划分为相应的几个单个的痔核，外痔与外痔之间，黏膜与黏膜之间均应保留一定的皮桥和黏膜桥，然后再按混合痔的外切(剥)内扎法进行结扎,在结扎时应使每个内痔的顶点不在一个水平面上。

【预防与护理】

1. 属久坐久站工作性质的,平时应加强体育锻炼。

2. 做到饮食有节,不宜偏食,尽量少食辛辣刺激食物,如辣椒、酒等。

3. 保持大便通畅,养成定时大便习惯,便后清洁肛门。

4. 积极治疗腹泻、便秘。

5. 每天早晚坚持做提肛运动,每次做 30 回。

6. 痔核脱出应及时复位,以防嵌顿。

【古籍选粹】

《备急千金方·卷二十三·痔漏》　五痔有气痔,寒温劳湿即发,蛇蜕皮主之,牡痔生肉如鼠乳在孔中颇出见外妨于更衣,别甲主之,牝痔从孔中起,外肿五六日,溃出脓血,猬皮主之,肠痔更衣挺出久乃缩,母猪左足悬蹄甲主之,脉痔更衣出清血,蜂房主之,五药皆下筛等分,随其病倍其主药为三分,旦以井花水服半方寸匕,病甚者旦暮服之,亦可四五服。

《外科正宗·痔疮论第三十》　痔疮治法,初起及已成渐渐大而便涩作痛者,宜润燥及滋阴。肛门下坠,大便去血,时感疼痛坚硬者,宜清火渗湿。紫色疼痛,大便虚兼作痒者,凉血祛风,疏利湿热。肿痛坚硬,后重坠刺,便去难者,外宜熏洗,内当清利。内痔去血,登厕脱肛难上收者,当健脾、升举中气。便前便后下血,面色痿黄,心悸耳鸣者,宜养血健脾。诸痔欲断其根,必须枯药,当完其窍,必杜房劳乃愈。

《外科大成·论痔漏》　内外痔,肛门内外皆有,遇大便即出血、疼痛,用熊胆、冰片膏日擦三四次,用后方熏洗。

内痔在肛门之里,大解则出血如箭,便毕用手按,良久方入,服番肛散、塞唤痔散,即番出洗净,敷如圣散五七次,其痔紫黑色自落,换收口药收口,服收肛散即入,或番出时,用药线扎之亦佳,服槐角苦参丸,或凉血地黄丸。

《医宗金鉴·外科心法要诀·卷六十九·痔疮》　顶大蒂小者,用药线勒于痔根,每日紧线,其痔枯落,随以月白珍珠散撒之收口;亦有顶小蒂大者,用枯痔散枯之。……勤苦劳役,负重远行,以致气血交错而生痔者,俱用止痛如神汤加减服之。……肠风下血,点滴而出粪前者,宜防风秦艽汤;粪后出血者,为酒毒,宜服苦参地黄丸。效后必多服脏连丸二三料除根。又有产后用力太过而生痔者,宜补中益气汤加桃仁、红花、苏木服之。又有久泻、久痢而生痔者,宜补中益气汤加槐花、皂荚子煅末服之。

《外科证治全书·卷三·痔疮》　外科用苏合膏涂患处,日二次,至愈乃止,内服杜痔丸。

有血箭痔生肛门或成堵塞坠肿,每逢大便用力则鲜血急流如箭,不论粪前粪后,由肠胃风热所致,生熟三黄汤主之,如唇白面色萎黄,四肢倦怠,属气血两虚,宜十全大补汤去肉桂,加柴胡、升麻,倍参芪服之,外用自己小便洗之,或童便热洗更妙,其血自止。

【现代研究】

1. 痔的定义与分类　关于痔的定义,各教科书均定义为直肠下段黏膜下和肛管皮肤下的静脉丛淤血、扩张和屈曲所形成的静脉团。由于对痔的认识有所更新,2003 年中华中医药学会肛肠分会对内痔的定义为:内痔是指发生于肛管齿线以上,直肠黏膜下的血管性衬垫病理性扩张或增生形成的隆起性组织。外痔是指发生于肛管齿线以下,肛管部隆起性组织。根据组织的病理特点,又分为结缔组织性外痔、血栓性外痔、静脉曲张外痔、炎性外痔四类。混合痔是指齿线上下互相融合的隆起性组织,它具有内痔和外痔的临床特征。2004 年 4 月

《中华外科杂志》编委会、中华医学会外科学会分会肛肠外科学组制定了《痔诊治暂行标准》，将痔定义为：肛垫病理性肥大、移位及肛周皮下血管丛血流淤滞形成的团块。痔分为三类：①内痔：肛垫移位及病理性肥大。包括血管丛扩张、纤维支持结构松弛、断裂。②外痔：指血管性外痔，即肛周皮下血管丛扩张，表现为隆起的软团块。③混合痔：内痔和相应部位的外痔相融合。

2. 发病机制的研究　关于痔的病因病理，目前国内外进行了深入的研究，提出了诸多学说，但是仍然没有定论。传统上认同的学说是静脉曲张学说，目前多数学者倾向于肛管衬垫下移学说。

(1)静脉曲张学说：静脉曲张学说是传统的内痔形成的机制。这种学说认为痔内静脉丛扩张是内痔形成的主要原因，其根据主要有以下几点：其一，肛门直肠血液循环的解剖特点，直肠上静脉行程长而无瓣膜，使静脉血回流困难，位于直肠下端黏膜下层的丰肠静脉丛，以及位于齿线、肛管上皮、肛缘皮下的肛门静脉丛缺乏支持作用的弹性纤维易引起直肠静脉丛和肛门静脉丛的血管扩张。其二，由于人类处于直立的姿势，血管内的血液形成液柱，产生一种向下的静脉压，以及排便时向下用力可使肛腔内增高的压力传至肛门直肠静脉，久而久之，使直肠末端静脉丛扩张。其三，痔组织内可以观察到有扩张的静脉。

(2)衬垫下移学说：这种学说认为在人体的直肠末端，位于右前、右后和左侧有三块软垫样组织，称为衬垫，具有协助关闭肛门的作用，其由血管、平滑肌(Treitz 肌)、弹性纤维和结缔组织构成。如果各种原因导致衬垫下移，就形成了内痔。其主要依据有以下几点；其一，母痔区符合衬垫所在的部位。其二，痔切除术后，肛门自制功能会出现不同程度的损害。其三，Treitz 肌在黏膜下层中缠绕静脉丛中的静脉下行，形成静脉支架，具有支持作用。其四，应用注射疗法治疗痔获得成功，是使脱垂的衬垫产生纤维化而固定。

此外，还有一些关于痔病因病理的研究如：肛管狭窄学说、细菌感染学说、括约肌功能下降学说、痔静脉泵功能下降学说、直肠肛管压力失衡学说等。

3. 临床研究

(1)中药内服：贺向东等用痔炎灵浓缩液(黄芩、黄连、黄柏、金银花、连翘、蒲公英、紫花地丁、大黄、地榆、侧柏叶、白茅根、红藤等)内服治疗混合痔感染出血 738 例，每日 3 次，每次 20ml，1 周为一疗程，连服 1～2 个疗程。结果：显效 608 例，占 82.39%；好转 95 例，占 12.87%；无效 35 例，占 4.74%，总有效率 95.26%。熊腊根用痔康片(豨莶草、金银花、地榆炭、黄芩、大黄)治疗痔疮 200 例(内痔 100 例，外痔、混合痔各 50 例)，同时与 100 例应用槐角丸治疗者进行对照观察，效果满意。李又耕用取痔丸治疗内痔出血 82 例，方用槐花、侧柏叶、荆芥穗、枳壳、生地、白芍、牡丹皮、黄芩各等分，共制成细末，用蜂蜜制成每丸 9g 的药丸，3 次/日，1 丸/次，早晚温开水送服。经服药 1～7 日，显效 76 例，有效 4 例，无效 2 例，总有效率为 97.56%。徐伟祥用"止血方"(大黄、侧柏叶、地榆、槐花、三七、血余炭等)治疗混合痔 200 例，并与槐角丸对照。治疗组 200 例中，显效 52 例，有效 132 例，无效 16 例，总有效率为 92.0%；对照组 100 例中，显效 8 例，有效 68 例，无效 24 例，总有效率 76.0%。两组总有效率经统计学检验，$P<0.05$，差异有显著性。

(2)中药熏洗：丰荣胜等自拟痔疮 1 号熏洗剂(生地黄、紫花地丁、败酱草、五倍子、黄柏、黄芩、苍术、荆芥、防风、红花、生甘草等)治疗混合痔嵌顿，对照组采用温开水坐浴，治疗 1 周进行后临床疗效对比。结果表明治疗组有效率 99.4%，对照组有效率 25.8%，两组有非常显著差异($P<0.01$)。李春生自拟痔疮外洗 1 号(野菊花、蒲公英、荆芥、金银花、苦参、红

花、大黄、当归、赤芍、毛冬青等)煎汤熏洗治疗炎性混合痔，先熏后坐浴，每次 10～15 分钟，每天 2 次，7 天为 1 疗程。结果表明，本组病例经治疗 4～7 天，混合痔水肿、疼痛消失，治疗 3～5 天血栓外痔疼痛消失，治疗 5～7 天血栓消失。张茹等用祛毒洗剂(马齿苋、苍术、川椒、五倍子、防风、侧柏炭、枳实、厚朴、芒硝等)熏洗坐浴治疗痔术后肛门疼痛 210 例，并与高锰酸钾溶液对照。治疗组在疼痛程度，疼痛持续时间和治疗效果上均优于对照组，并具统计学意义。

【述评】

痔是一种多发病、常见病，痔虽是一个古老的疾病，但对其的认识至今仍有较多的争论，关于痔的本质、痔的定义和痔的病因病理以及在痔的治疗上仍有不同的见解。但是，研究的目的是一致的，就是以最小的损伤换取最好的治疗效果，因此，各种治法应运而生，中医中药独具特色，如内服外洗，栓剂药膏等；微创治疗方法众多，如注射、套扎、铜离子电化学治疗、PPH、多普勒超声下痔动脉结扎，甚至运用超声刀、结扎束(Ligasure)等，或仍然广泛运用的传统的手术方法。因此，在治疗上要根据患者的具体情况，辨“症”和“征”，认真分析，权衡利弊，从患者的利益出发，选择最适宜的方法。对于症状和体征均轻微的患者要以保守治疗为主；对于症状明显体征较轻的可采用注射疗法，套扎疗法、铜离子电化学治疗等；对于症状明显和体征亦严重的患者可采用手术的方法。在治疗的同时，预防和康复也是一个非常重要的因素，如忌食辛辣刺激食物，保持大便通畅，注意肛门局部清洁，避免久站久坐等。

【参考文献】

1. 中华中医药学会肛肠分会. 肛裂、直肠脱垂、肛瘘、痔的诊断标准(试行草案). 中医杂志，2003，44(10)增刊：313

2. 丁义山，等. 内痔本质的探讨——痔静脉泵功能下降在痔形成中的作用. 中国肛肠病杂志，1990，10(3)：3

3. 贺向东，石耀武，郑鑫. 痔炎灵浓缩液治疗混合痔感染出血 738 例临床观察. 陕西中医学院学报，2002，25(4)：36-37

4. 熊腊根. 痔康片的药理学与临床研究. 中国肛肠病杂志，2001. 21(11)：9

5. 李又耕. 取痔丸治疗内痔出血临床观察. 天津中医药，2007，24(2)：11

6. 徐伟祥. “止血方”治疗混合痔 200 例临床观察. 江苏中医药，2008，40(4)：47

7. 丰荣胜，鹿建杰，杨翠卿. 自拟痔疮Ⅰ号熏洗剂治疗混合痔嵌顿 538 例疗效分析. 安徽中医临床杂质，2000，12(3)：200-201

8. 李春生. 痔疮外洗Ⅰ号治疗炎性混合痔 1816 例，新中医，2000，32(7)：50

9. 张茹、曾莉. 祛毒洗剂熏洗坐浴治疗痔术后肛门疼痛 210 例临床观察. 河北中医，2008，30(1)：21

(张燕生　刘仍海)

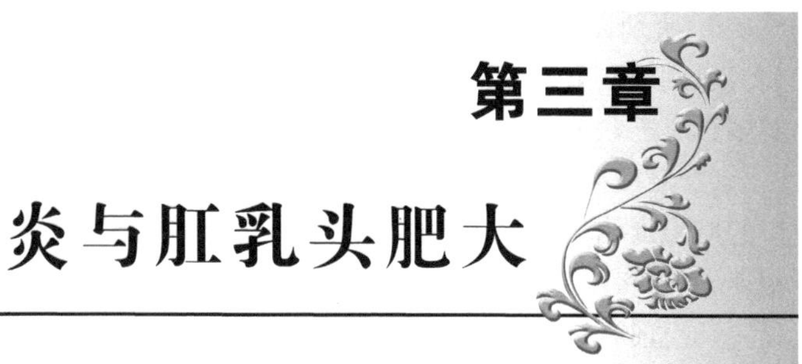

第三章 肛隐窝炎与肛乳头肥大

肛隐窝炎是指肛隐窝和肛瓣发生炎性病变，亦称肛窦炎；肛乳头肥大是指肛乳头发生炎性增生、变大的一种病变，它常继发于肛窦炎、肛瘘、肛裂等疾患。这两种疾病均为常见病，且在临床上两者多并存，由于其症状比较轻微而往往被忽视，但肛隐窝炎是引起肛周化脓性疾病的重要诱因，因此对本病的早期诊断和治疗，对预防肛管直肠部位更严重的感染有其重要的意义。

【病因病机】

本病的发生多因饮食不节，过食醇酒厚味和辛辣刺激之物，损伤脾胃，脾失健运，湿热内生，下注肛门所致；或因泄泻痢疾，肛部失洁而引起；或因肠燥便秘，便时摩擦，或粪夹异物，虫积骚扰等使肛门受损，染毒而发。

西医认为肛隐窝炎的发生是由于肛隐窝本身解剖上的特殊性。肛隐窝呈漏斗状开口向上，易受粪便污染和阻塞。一般情况下，肛隐窝和肛瓣同时收缩呈闭合状态，粪便不易进入，但发生腹泻痢疾时，稀便则易进入肛隐窝积存和污染，从而导致肛隐窝炎；再者，在排便过程中当粪块干硬，或夹有异物，造成肛瓣损伤，损伤后隐窝内积存的细菌易侵入而引起感染。肛乳头肥大是因肛乳头常被粪块擦伤，造成细菌感染，引起炎症、水肿、纤维组织增生；另外，肛管的慢性炎症，刺激肛瓣及周围纤维组织增生，直接蔓延至肛乳头，导致肛乳头发炎水肿、增大。

【辨病】

1. 临床表现　肛隐窝炎的主要症状是肛门部不适和疼痛，其疼痛为间歇性，呈短时间阵发性刺痛，痛可牵涉到会阴部、骶尾部和股后侧，一般不剧烈。但在排便时因粪便压迫疼痛加重，便后数分钟即止。并在粪便排出前常有少许黏液性分泌物先行排出，有时可混有少量血液。平时肛内有灼热、下坠或异物嵌入肛内的感觉。

肛乳头肥大的主要表现是平时肛内有异物感，排便时有物脱出肛外。此外，肿大的乳头刺激齿线和肛管，则有便意感；刺激肛隐窝，使肛腺分泌增加，引起肛门部潮湿瘙痒。

2. 诊断要点

(1)典型病史：平时肛内有短暂的阵发性刺痛，或有灼热、下坠、异物感，便时常有少许黏液性分泌物先行排出，有时混有血丝，肛乳头肥大便时有物脱出肛外。

(2)直肠指诊：在齿线附近可扪及硬结和触痛，或有凹陷性压痛处，肛乳头肥大可扪及带蒂肿物。

(3)肛镜检查：可见发炎之肛隐窝及肛瓣充血、水肿，触之易出血，或见肛隐窝凹陷，并可见患处肛乳头肿大，同时，在患处肛外挤压，肛隐窝内可溢出少许脓样分泌物。

(4)探针探查：用钝钩探针或肛窦钩能顺利探入肛隐窝内较深部位，而在正常情况下是不能探入的，但一般非手术时不做探针探查，以防炎症扩散。

3. 鉴别诊断

(1)肛裂：就其疼痛而言，肛裂疼痛时间较长，且比较剧烈，常表现为周期性疼痛，典型病例多具有三联症。

(2)肛瘘内口：肛瘘内口多在肛隐窝，肛镜检查时用组织钳牵拉瘘道外口，可见有肛瘘内口的肛隐窝明显被牵动而凹陷。触诊可摸到瘘道的条索物至直肠的终点与有内口的肛隐窝相连，由外口沿瘘道探针探查可从肛隐窝探出内口。肛隐窝炎则无以上检查所见。

(3)直肠息肉：直肠息肉位于齿线上的直肠壁上，色鲜红或粉红色，质软，无痛，易出血。而肥大的肛乳头源于齿线附近肛乳头的解剖位置处，呈乳白色或淡红色，表面光滑，质地较硬，有压痛，不出血，故二者不难鉴别。

【辨证】

本病依其局部和全身症状，以及舌、脉等，可分为湿热下注、肛门热毒、阴虚内热和气虚下陷四种证型。

1. 湿热下注证　肛门部潮湿不适，偶有刺痛，便时加剧，大便次数增多，常为黏液稀便，或腹痛即泻，其气臭秽，心烦口渴，小便短赤。舌红，苔黄腻，脉濡数或滑数。

2. 肛门热毒证　肛门部灼热，皮肤红肿糜烂，并感疼痛，便时加重，大便燥结，或腹泻。舌红，苔黄，脉数。

3. 阴虚内热证　肛门部疼痛不适，一般不剧烈，但便时疼痛明显，黏液中常带有血丝。同时，患者可伴有手足心潮热，盗汗，口干少饮，大便干结。舌红苔少，或薄黄苔，脉细数。

4. 气虚下陷证　肛门部坠胀不适，面色㿠白，少气懒言，大便溏或清稀，肛门可有黏液溢出。舌质淡，苔薄白，脉细弱。

【治疗】

1. 内治法

(1)辨证施治

1)湿热下注证：治宜清热利湿。方用止痛如神汤加减。若腹泻者，可用葛根芩连汤加减；如系肝经湿热下注肛门，应清泻肝经湿热，方以龙胆泻肝汤加减。

2)肛门热毒证：治宜清热解毒。方用黄连解毒汤合五味消毒饮加减。大便燥结者，加生大黄、芒硝。

3)阴虚内热证：治宜滋阴清热。方用凉血地黄汤加减。便秘者，加火麻仁、杏仁。

4)气虚下陷证：治宜益气举陷。方用补中益气汤，加黄连、地榆；或用参苓白术散加黄连、升麻。

(2)成药

1)香连片，每次4片，每日3次，小儿酌减。

2)对于大便干结或便秘的患者，可酌情选用麻仁丸、牛黄解毒片、上清丸等。

2. 外治法

(1)熏洗坐浴法

1)芒硝坐浴：芒硝30～50g，以开水1500～2000ml溶化待凉后坐浴，每次15～30分钟，每日2次。

2)中药煎剂坐浴：用苦参汤或用马连花煎剂(马齿苋30g，黄连15g，金银花30g，红花15g，防风10g，荆芥10g)煎水1000～1500ml，先熏而后坐浴，每次20～30分钟，每日2次。

(2)肛内塞药法：每次坐浴后用马应龙麝香痔疮膏或黄连膏和化痔栓交替塞肛。一般是白天塞马应龙麝香痔疮膏或黄连膏，晚上塞化痔栓为宜。

(3)保留灌肠法

1)三黄汤灌肠：用三黄汤(即大黄 30g，黄连 15g，黄柏 30g，可加苦参、马齿苋、金银花各 30g)水煎去渣备用，用时药液稍加温。每次 50～70ml，每日 1 次，睡前行保留灌肠。

2)金黄散灌肠　取金黄散 50g，加藕粉少许，用温开水 60ml 调成糊状行保留灌肠，每日 1 次。

(4)手术疗法

1)肛窦切开术：适用于肛隐窝炎已成脓或有隐性瘘管者。手术操作比较简单，术前令患者排尽大便，取患侧卧位，对皮肤及肛内进行常规消毒，在局部浸润麻醉下，以双叶肛镜扩开肛门，显露出有病变的肛隐窝，用钩探针或肛窦钩探入肛窦内并牵起肛窦，再用钩刀自肛窦向外沿探针方向纵行切开至肛缘，并适当修剪切口两侧组织，使其引流通畅，创口不缝合。创面以黄连膏纱条或凡士林纱条压迫止血，外加塔形纱布固定。术后处理：手术当日控制不解大便，以后每天大便后坐浴上药，直至伤口愈合，一般需要 7～10 天。

2)肥大肛乳头切除术：适用于肛乳头明显肥大的患者。术前准备及前面操作同上述，在显露肥大肛乳头之后，用一止血钳夹住其基底部，结扎后予以切除。亦可在肛镜下用套扎器施行套扎术，此法不需麻醉。术后处理：手术当日控制不解大便，无需特殊处理。

【预防与护理】

1. 保持大便通畅，注意肛门卫生，坚持便后坐浴。
2. 少食辛辣刺激之物。
3. 及时治疗肠道炎性病变，如肠炎、痢疾、肠结核等，防止久泻。
4. 养成定时排便的习惯，以预防便秘的发生。
5. 感到肛门不适，或有异物感及疼痛时，要及时检查，早日治疗。

【述评】

肛隐窝炎与肛乳头肥大在中医古籍中无本病之病名以及论述。现代医学认为，由于肛窦、肛腺及肛腺导管在解剖学上的特点，其感染扩散有一定的途径，由此将其病变分为肛窦炎、肛周脓肿、肛瘘三个阶段。即肛窦炎扩散发展可导致肛门直肠周围脓肿，脓肿治疗失时或不当就形成肛瘘。由此可见，肛窦炎、肛周脓肿、肛瘘三者有着不可分割的关系。在临床上肛窦炎反复发作，形成隐性瘘管者，实际上就是中医所述的内盲瘘。因此，可以说肛隐窝炎是肛痈和肛瘘的前期病变，可归属于肛痈和肛瘘的范畴。肛隐窝炎与肛乳头肥大虽为小疾，但它是引起多种肛门直肠疾病的祸根，据统计约 85%的肛门直肠疾病都是由肛窦炎感染所引起，故有肛门直肠疾病“发源地”之称。同时，有的学者认为肛窦、肛乳头慢性炎症与肛管上皮癌的发生也有一定的关系。因此，加强肛隐窝炎和肛乳头炎的诊治，在肛肠科的临床中仍显得相当重要。

(张燕生　刘仍海)

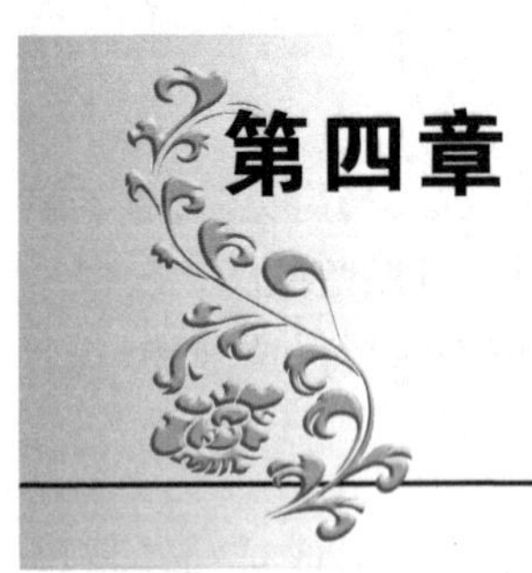

第四章

肛　　裂

肛裂又名“钩肠痔”、“脉痔”、“裂痔”，是肛管皮肤破裂，或全层裂开，并形成感染性梭形溃疡，以周期性疼痛为特征的一种肛肠疾病。肛裂是临床象形诊断，病理诊断为肛管溃疡，且溃疡多为单发，沿肛管放射成梭形。其发生部位绝大部分都在肛管后正中，其次是前正中，两侧的不多。发病年龄一般都在 20～30 岁之间，儿童及老年人较少。在性别上，根据我国调查及临床资料统计，男性多于女性。而且女性发病部位又大多位于前正中。肛裂的发病率仅次于痔疮，居肛肠疾病的第 2 位。

【病因病机】

肛裂的发生是由于阴虚津乏，或热结肠燥，而致大便秘结，排便努挣，致使肛门皮肤裂伤，然后继发感染而逐渐形成感染性梭形溃疡。正如《医宗金鉴·外科心法要诀》所说：“肛门围绕、折纹破裂、便结者，火燥也。”具体与下列因素有关。

1. 局部解剖因素　肛门外括约肌，起自尾骨，向前至肛门后正中分成“Y”字形的左右两条肌束，围绕肛管两侧至肛门前方汇合，在肛管前后方形成两个三角形间隙，而且肛提肌大部分又附着在肛管两侧，因此，肛管前后方所能承受的压力不如两侧坚强，尤其肛管后方则成为解剖上的弱点。

直肠末端走行向前向下，肛管走行向后向下，肛管与直肠形成一个角度，大便时肛管后方承受压力最大，容易受到冲击，导致裂伤。同时肛管后部正中处血液循环缺乏，弹性较差，裂伤后创口不易愈合。

2. 外伤因素　干硬粪便引起肛管皮肤损伤，是产生肛裂的基础。由于便秘，粪便干硬，或粪便混有异物，排便时过度扩张损伤肛管，或扩张肛门方法不当，以及肛门手术不当，都可以引起肛裂。

3. 感染因素　感染是肛裂的主要原因，常因肛窦炎、内痔发炎等，使肛管组织弹性减弱，脆性增加，易于损伤破裂，形成溃疡。同时，隐窝感染后，炎症向肛管皮下部蔓延，形成脓肿，溃破后形成溃疡。

4. 肛门内括约肌痉挛因素　由于肛管部慢性炎症刺激，使肛门内括约肌处于痉挛状态，黏膜肌层和肛管皮肤弹性减弱，紧张力增强，致使肛管皮肤撕裂。

综上可见肛裂的发生常常是损伤、感染等多种因素作用的结果。典型肛裂临床上常合并有六种病理改变，这六种病理改变是：

(1)梭形溃疡　肛管皮肤裂伤(包括皮肤破裂和全层裂开)，经过感染，形成溃疡。

(2)肛乳头肥大　溃疡上端与齿线相连，炎症扩散，常引起肛管炎和肛乳头肥大。

(3)哨兵痔　裂口下端皮肤因炎症改变，浅部静脉及淋巴回流受阻，引起水肿，组织增生，形成结缔组织外痔，又称哨兵痔。

(4)肛窦炎　肛裂常因肛窦炎向下扩延而在肛管皮下形成脓肿，脓肿溃破后残留溃疡，溃疡与肛窦借瘘道相通，肛窦反复感染，致使溃疡不易愈合。

(5)栉膜带形成　栉膜增厚和变硬，形成栉膜带，暴露在溃疡的基底，妨碍括约肌的舒张，影响溃疡的愈合。

(6)潜在瘘道　肛窦基底常见有瘘管与溃疡相通，这是因为肛窦感染化脓，脓肿溃破所致。

【辨病】

1. 临床表现

(1)症状：《外科大成·下部后》："钩肠痔，肛门内外有痔，摺缝破烂，便如羊粪，粪后出血秽臭大痛……"明确指出了肛裂疼痛、出血、便秘三大症状。

1)疼痛：是肛裂的主要症状，但疼痛的性质和特点有所不同。当粪便进入直肠，产生便意时，肛门括约肌开始舒张和收缩，为排便准备动作，轻微的疼痛开始，粪便通过肛管。冲击和撕裂肛裂，引起撕裂性疼痛，状如刀割，可持续30分钟左右，当肛门括约肌痉挛收缩疲乏无力时，肛门开始松弛，疼痛逐渐减轻，此时可间歇20～30分钟，为疼痛间歇期。然后肛门括约肌又开始痉挛，疼痛又开始加剧，可持续数小时，使患者坐卧不安，十分痛苦，直到括约肌疲劳松弛后，疼痛才逐渐缓解消失，这种排便时疼痛，排便后减轻，随后又产生持续性疼痛，在临床上称为周期性疼痛。

2)出血：肛裂大便时出血，血量少，色鲜红。粪便干硬则滴鲜血，软便带鲜血，稀便血染便纸。一般规律是：排便时肛门疼痛加剧则出血就多，这是排便撕伤肛裂所致的疼痛。因撕伤肛裂创口，故出血较多。

3)便秘：肛裂患者，多数都有便秘，由于粪便排出撕伤肛裂引起疼痛，因此患者不敢排便，而产生"惧便感"，致使粪便在直肠内潴留时间较长，水分被吸收，粪便变干硬，再排便时，就会更加重对肛裂的扩张和撕伤，引起更剧烈的疼痛，这样就形成了一个恶性循环。

4)瘙痒：肛裂溃疡面和皮下瘘的分泌物外渗，刺激肛门周围皮肤，引起肛门潮湿和瘙痒。

(2)局部检查：以视诊为主，一般检查常取侧卧位。肛裂好发于正前、正后肛管部，常伴有"哨兵痔"。检查时嘱患者放松肛门，用两拇指将肛缘皮肤向两侧轻轻分开，即可见到肛管部有梭形溃疡。如做直肠指诊和肛门镜检查，应在局麻下进行，否则可引起括约肌痉挛，导致剧烈疼痛。

2. 诊断要点

(1)询问病史，根据患者主诉，如有典型的疼痛周期，便秘时疼痛和出血加重。

(2)局部检查，正后(或正前)肛缘可见哨兵痔，哨兵痔上端有梭形溃疡，其上端邻近肛窦处肛乳头肥大。

(3)指检：肛门紧缩，触痛敏感。

3. 鉴别诊断

(1)肛管结核性溃疡：溃疡的形状不规则，边缘不整齐有潜行，溃疡底部呈污灰色苔膜，混有脓血分泌物，疼痛轻，无裂痔，多有结核病史，取活体组织检查可见结核结节及干酪坏死病灶。

(2)肛管上皮癌：溃疡不规则，周边隆起坚硬，周围及底部炎症浸润凹凸不平，表面覆盖坏死组织，有特殊臭味。持续性疼痛，如侵犯括约肌，则肛门松弛或失禁，取活体组织检查，可找到癌细胞，多为鳞状上皮癌。

(3)肛管上皮缺损:曾有内痔环切手术史,便时出血,但无疼痛,常有感觉性失禁,肛管全周或部分无上皮,状似浅表溃疡,但不是创面,而是正常直肠黏膜。

(4)肛门皲裂:是在肛门周围皮肤湿疹、皮炎、瘙痒症的基础上,皮肤变成革化后的继发病,裂口多发,位置不定,裂口表浅至皮下,无裂痔及肛乳头肥大,疼痛轻,出血少,冬春季加重,夏季较轻。

(5)肛管损伤:因做肛门镜检查时操作不当,或粪便过于干硬,以及外伤,均可损伤肛管,症见创面新鲜,呈新鲜浅表撕裂伤口,色鲜红,有出血。肛管任何部位都可发生,但一般多见于正后方。

【辨证】

1. 分期

(1)早期肛裂:仅在肛管皮肤上有一小的梭形溃疡,创面较浅,色绛红,边缘整齐而有弹性,周期性疼痛轻,容易治愈。

(2)陈旧性肛裂:早期肛裂未经适当治疗,继续感染,使裂口溃疡边缘组织增生变硬变厚,边缘皮肤潜行,形成"缸口",溃疡底部形成平整较硬的灰白色组织,可伴有哨兵痔及其他合并症,如肛窦炎、肛乳头肥大、潜行皮下瘘,周期性疼痛明显。

2. 辨证分型　根据病因病机及临床症状分析,本病一般可以分热结肠燥、血虚津乏和血瘀阻络三个证型。

(1)热结肠燥证:大便秘结,便时肛门疼痛剧烈,状如刀割,鲜血随粪便点滴而下,量较多。常伴有腹满胀痛,拒按,口苦咽干,溲短黄,舌质红,苔黄燥,脉沉数或滑数。裂口创面新鲜,易出血。

(2)血虚津乏证:大便秘结难解,便时肛门疼痛,如针刺状,滴血,血色淡红,可伴有腹满作胀,喜按,头晕心慌,少寐,面色㿠白,舌淡红,脉细无力。裂口凹陷,边缘起缸,色变浅。

(3)血瘀阻络证:大便秘结,便时肛门灼痛,便中夹带黯红色或鲜红色血液,舌质青紫或有瘀点,脉细涩。裂口底部变硬,色白或黯,边缘不整齐。

【治疗】

肛裂总的治疗原则是纠正便秘和促进溃疡愈合,但在临床具体应用时,应根据病变的轻重程度合理施治,不能一概而论。早期肛裂应从通便着手,并可配合局部熏洗、换药及穴位封闭、埋线。陈旧性肛裂则以手术治疗为主(如切除扩创及侧切术等),辅以润肠通便、熏洗坐浴及局部换药。所以,目前临床大多主张采用综合治疗,这样既可减轻痛苦,又能提高疗效。

1. 内治法

(1)辨证论治

1)热结肠燥证:治当清热凉血,润肠通便。方用凉血地黄汤合脾约丸加减。

2)血虚津乏证:治当补血养阴,润肠通便。方用润肠汤合增液汤加何首乌、白芍。

3)血瘀阻络证:治当活血行瘀,理气止痛。方用桃红四物汤合金铃子散加减。

(2)成药、验方

1)地榆槐角丸,每次 1 丸,每日 2 次。

2)麻仁润肠丸,每次 1 丸,每日 2 次。

2. 针灸治疗:针刺天枢,使肠蠕动加强,促进排便。肛裂疼痛出血者,可针刺承山、长强、阴陵泉、三阴交、阳陵泉、足三里、大肠俞、腰俞、合谷等,每次取 2～3 穴(双侧),一般采用强刺激手法，留针 10～30 分钟，每日针刺 1 次，直至症状消失，肛裂愈合。孕妇忌用。

3. 封闭治疗 主要是缓解肛裂疼痛，常用 0.25%布比卡因 5ml，在患者长强穴做扇形注射，隔日 1 次，5 次为 1 疗程；或用长效麻醉剂于肛裂底部及周围做点状注射。

4. 埋线治疗 就是将羊肠线埋置长强穴。临床一般有穿刺埋线和缝埋二种。

(1)穿刺埋线：患者取侧卧位，局部常规消毒，麻醉后，取一段 1.5～2.5cm 的肠线放置于 12 号穿刺针孔的前段，然后垂直刺入长强穴，达皮下层后斜向尾骨方向进针，深度约 2.5～3cm 时，在穿刺针近端接上针芯，然后边退穿刺针，边推针芯，出针后使肠线末端留置于皮下，针孔敷盖消毒纱布，胶布固定。

(2)缝埋：局部消毒，麻醉后，用大号三角针穿 1/0 羊肠线，以双线埋入长强穴，平皮肤剪断线之两端，两端的距离约 2.5cm，埋入深度约 2.5～3.5cm，埋毕纱布覆盖，胶布固定。

5. 扩肛治疗 患者取截石位或侧卧位，常规消毒，在局麻或腰俞麻醉下，医者戴无菌乳胶手套，涂润滑油，先用两手食指交叉，掌面向外扩张肛管，再伸入两中指，呈四指扩肛，持续 3～5 分钟。在扩肛中要着力均匀，不可粗暴。扩肛后，每次大便后用温开水坐浴，肛内注入九华膏，外盖纱布，胶布固定。

6. 外治

(1)熏洗法：朴硝或苦参汤外洗。

(2)外敷法：Ⅰ期肛裂用黄连膏、生肌玉红膏；Ⅱ～Ⅲ期肛裂可先用七三丹或枯痔散等腐蚀药搽于裂口，两三天腐脱后，改用生肌白玉膏、生肌玉红膏。

7. 手术疗法 根据肛裂病变的不同情况，可选用不同的手术治疗方法。常用的有：

(1)挂线术：在局麻下或腰俞麻醉下，术者用圆针丝线，从病人肛裂下端 0.2cm 处进针，在栉膜带下至肛裂内缘外 0.3cm 处出针，将贯穿的丝线两端紧紧结扎，待 5～6 天后，丝线自行脱落。患者术后，每天大便后用中药熏洗坐浴，选用银灰膏、熊胆痔疮膏、九华膏外敷，直至伤愈。

(2)切除扩创术：在局麻或腰俞麻醉下，对患者先行扩肛，然后沿裂口正中做纵形切口，上至齿线，下方略超出裂口下端，基底深度以切断栉膜带和部分内括约肌环状纤维为度。对严重肛裂患者，切口可向下端适当延长，也可切断外括约肌皮下部，既减轻术后疼痛，又便于引流。同时，将上下端的裂痔、肛窦炎、肥大肛乳头和潜行瘘道一并切除，再修剪皮肤，使之成“V”形新鲜创面，用九华粉纱条压迫止血。每天大便后中药熏洗坐浴，创面用熊胆痔疮膏、九华膏纱条换药，直至伤愈。

(3)侧方内括约肌切断术：在肛门一侧，距肛缘 1～1.5cm 处做一纵切口，长约 1cm，深达皮下，用弯形止血钳沿肛管皮下分离至齿线，然后止血钳退至肛白线的内括约肌下缘，止血钳在内括约肌外侧分离至齿线，此时可将被分离部分的内括约肌由切口内挑出切断，指诊扩张肛管，消毒后，切口缝合 1～2 针，无菌纱布覆盖，胶布固定。每天大便后清洁消毒伤口，无菌纱布覆盖，胶布固定，术后 5 天拆线。

(4)纵切横缝术：在腰俞麻醉下，沿肛裂正中做一纵形切口，上至齿线 0.5cm，下至肛缘外 0.5cm，切断栉膜带及部分内括约肌纤维，如有潜行肛瘘，赘皮外痔，肛乳头肥大和肛窦炎等，也一并切除，修剪切除裂口创缘，再游离切口下端皮肤，以减少皮肤张力，彻底止血，然后用大圆针细丝线从切口上端进针，通过基底组织，再从切口下端皮肤穿出，拉拢切口两端丝线结扎，使纵切口变成横切口，缝合 3～4 针，使肛管直径扩大，用无菌纱布覆盖，胶布固定。术后保持大便通畅，便后清洁肛门，5～6 天拆线。

【预防与护理】

1. 注意起居饮食，不可疲劳过度，不可酗酒和过食辛辣及膏粱厚味，以免损伤脾胃，滋生湿热，导致湿热下注。

2. 保持大便通畅，干硬粪便形成后，排便时切忌用力努挣，应采用温开水灌肠，或用开塞露注入肛内，以利大便排出。

3. 及时治疗肛窦炎症，防止感染后形成溃疡和皮下瘘。

4. 行扩肛和肛门镜检查时，切忌粗暴用力，损伤肛管。

5. 讲明便秘与本病发生的关系，及时治疗便秘，解除患者恐惧排便的思想。

【古籍选粹】

《外科理例·痔漏一百十》　大便秘涩或作痛者，滋躁除湿。

《证治准绳·痔》　脉痔刺猬皮丸、桑木耳散。痛者甚，秦艽当归汤、七圣丸、能消丸、地榆散、试虫散、龙脑散、白圣散、黑玉丹或用荔枝草煎汤入朴硝洗之效。痒甚，秦艽羌活汤外用槐白皮浓煎汁，它盆中坐熏之，冷即再暖。

《外科正宗·痔疮论等三十》　预防此证，……先用通利通下药物。

《外科大成·下部》　钩肠痔肛门内外有痔，……秽臭大痛者服养生丹，外用熏洗，每夜塞龙射丸一丸于谷道内，一月收功。

【现代研究】

1. 肛裂的定义与病因病理　肛裂的近代概念是，肛裂为一缺血性溃疡，是因内括约肌痉挛诱发肛管后方血供严重不足所致，肛裂的本质是缺血性溃疡。

肛裂的病因和发病机制尚未完全明确。一般认为大便时肛管损伤是一个重要起因，可由便秘或腹泻引起。传统观点认为便秘时粪便反复损伤肛管是引起肛裂的原因。与这个观点相反，只有约20%病例在发生肛裂前有便秘病史。实际上，在4%～7%肛裂病例中腹泻是诱因。在女性患者中，3%～11%肛裂是因为生产时肛管损伤引起，通常位于前正中线。

近来，肛裂发病机制的进展是认识到肛裂是因为内括约肌张力升高导致。大量证据表明内括约肌功能异常与肛裂有关。许多学者证实了肛裂患者肛管静息压升高，且最大肛管静息压通常高于90mmHg。研究证据支持肛裂是因内括约肌高张力诱发肛管后连合处缺血导致，肛裂的本质是缺血性溃疡，这个理论已得到公认。实际上在很久以前，人们就假设肛管压力升高先于肛裂发病。有证据表明，精神紧张可使肛压升高，亦即内括约肌张力升高，故精神因素也可能是肛裂发病机制中的因素之一。但是，应该注意，并非所有肛裂与内括约肌张力高有关。也有少数的肛裂患者内括约肌张力较低，常常继发于艾滋病、Crohn病、肛周结核、产伤、肛门直肠手术，也可以出现于年老患者及糖尿病、慢性腹泻患者。

2. 临床研究

(1)内治疗法：肛裂的主要症状是便血、疼痛和便秘，运用中药内治对于缓解上述症状有良好的效果。邓森田等采用芍药甘草汤内服治疗肛裂106例，并设对照组例，采用槐角丸内服。结果治疗组总有效率84.9%，对照组总有效率70.0%，两组间疗效有显著性差异。张镇国等采用口服自制肛裂合剂治疗肛裂110例，处方为生地黄、麦冬、玄参、生地榆、炒黄柏、生大黄、炒黄芩、金银花等，结果总有效率为100%。梁瑞文等用增液汤(玄参15g，麦冬20g，生地黄15g)治疗血热肠燥型肛裂61例，治愈9例(14.7%)，显效12例(19.7%)，好转21例(34.4%)，无效19例(31.2%)，总有效率68.8%。

(2)注射疗法：肛裂的注射疗法包括长强穴封闭法、局部及肛门括约肌注射法，此法主要用于治疗新鲜肛裂，可以解除括约肌痉挛，改善局部血循环，利于创口愈合。韦物采用纯注射疗法治疗Ⅰ、Ⅱ期肛裂125例，将2%利多卡因注射液10ml加生理盐水20ml配成0.5%利多卡因注射液，局部注射，治疗结果总有效率为87.20%。刘建宁采用α-糜蛋白酶加利多卡因治疗肛裂300例，结果治愈率为90.2%，总有效率100%。陈洁等采用长强穴、承山穴注射硫酸阿托品、利多卡因治疗肛裂85例，结果显示1周内治愈59例，2周内治愈18例，3周内治愈8例，总有效率100%。

(3)其他治疗：肛裂也可采用其他方法治疗。刘仍海等采用挂线疗法治疗例，结果痊愈率100%。李东冰等取长强穴埋线治疗117例，痊愈112例，有效3例，无效2例，总有效率98.2%。梁瑞文采用微波照射加外敷紫白膏治疗肛裂50例，结果总有效率100%。张洪达等采用石炭酸配无水乙醇溶液，以腐蚀疗法治疗肛裂180例，结果总有效率达100%。

(4)化学性内括约肌切开术：肛裂为一缺血性溃疡，是因内括约肌痉挛诱发肛后血供严重不足导致。括约肌切开术有术后肛门失禁的潜在危险，而且造成永久性的括约肌伤害，为此，人们尝试用药物替代手术，希望通过药物缓解内括约肌痉挛，改善局部供血，达到愈合肛裂的目的，这种方法称之为化学性内括约肌切开术。硝酸甘油外敷NO供体药物(硝酸甘油、硝酸异山梨酯等)，已作为肛裂初始治疗的药物，其中研究最多的当属硝酸甘油。NO可使内括约肌呈浓度依赖性松弛反应，内括约肌反常收缩，表明NO的释放发生障碍。硝酸甘油能降低最大肛门静息压，舒张血管，改善肛管血运，促进肛裂愈合。一些研究表明，应用硝酸甘油作为肛裂初始治疗，能使约75%/肛裂患者免于手术。其主要缺点在于副作用(头痛、体位性高血压、不能控制肛门排气以及肛门灼热感等)，患者依从性较差，疗程较长，复发率较高，对于有并发症的慢性肛裂，其疗效尚显偏低。马春莱等以0.1%硝酸甘油膏治疗肛裂106例(病程数周到数年)治愈率17.0%，有效率91.5%。陈兴长以0.15%硝酸甘油软膏配合1∶3000高锰酸钾坐浴治疗肛裂103例(Ⅰ期肛裂19例，Ⅱ期肛裂47例，Ⅲ期肛裂37例，平均病程2.8年)，疗程10天，治愈率95.1%、无效4.9%、复发5.8%。复发病例继续治疗仍能痊愈。

3. 实验研究 巫全胜等成功地建立一种血虚肠燥型慢性肛裂病动物模型，方法是模型组大鼠不禁食，限水，形成便秘，再用手术刀在肛门后中线切一切口，连续限水1个月。以至大鼠便中带血，大便粒形变小，基本符合肛裂病有肛门裂口、便秘、便血、大便变细的临床特点。

【述评】

肛裂是一种常见的肛肠疾病，其形成与多种因素有关，如解剖特点、外伤、感染、内括约肌痉挛、局部缺血等。其主要表现是便血、疼痛和便秘。针对其病因采取预防措施和针对症状进行保守治疗常常可治愈大多数患者。手术治疗应根据患者的情况具体分析，对于保守治疗无效、自觉症状严重的陈旧性肛裂可采取手术治疗，手术的方法较多，但尚无一种可靠的通用方法，每种方法均有其优缺点。一般来讲，早期宜采取侧切术，晚期宜采用肛裂切除术，合并肛管狭窄者可采用纵切横缝术。

【参考文献】

1. 张东铭. 肛裂的现代概念. 大肠肛门病外科杂志，2001，7(4)：1-5

2. McCallion K. Gardiner KR. Progress in the understanding treatment of chronic anal fissure. Postgrad Med J，2001，77(914)：783-758

3. Utzig MJ，Kroesen AJ，Buhr HJ. Concepts in pathogenesis and treatment of chronic anal fissure：a re-

view of the literature. Am J Gastroenterol,2003,98(8):988-974

4. 邓森田,朱国平,宋继刚.芍药甘草汤治疗肛裂疼痛的临床研究.现代中医药,2004,(4):38-39

5. 张镇国,夏忆澄.肛裂合剂治疗肛裂 110 例.中国民间疗法,2004,12(7):44-45

6. 梁瑞文,游志华.增液汤治疗血热肠燥型肛裂 61 例.福建中医药,2006,37(6):25

7. 韦物.纯注射疗法治疗肛裂 125 例体会.右江民族医学院学报.2004,26(5):730

8. 刘建宁.肛裂新法治疗初探.西藏医药杂志.2005,26(3):21

9. 陈洁,刘桂荣.针刺及穴位注射急性肛裂 85 例.中医杂志.2003,25(5):45

10. 刘仍海,张燕生,李薇,等.挂线疗法治疗肛裂的临床观察.北京中医药大学学报(中医临床版),2003,10(4):19-20

11. 李东冰,白宝忠,赵雅茹,等.长强穴埋线治疗肛裂 117 例临床观察.中国针灸,1996,6(7):5

12. 梁瑞文.微波配合中药治疗肛裂 50 例临床观察.福建医药杂志,2005,27(6):96-97

13. 张洪达,荣英.石炭酸溶液腐蚀疗法治疗肛裂 180 例.中国社区医师.2005,7(12):33

14. 马春莱,哈楠林.硝酸甘油膏治疗慢性肛裂.现代中西医结合杂志.2004,13(1):59-60

15. 陈兴长.复方硝酸甘油膏治疗肛裂 103 例临床观察.福建医药杂志.2006,28(2):83

16. 巫全胜,钱宁,吴曙光.血虚肠燥型慢性肛裂病大鼠动物模型的制作.江西中医学院学报,2008:20(4):88-89

(张燕生　刘仍海)

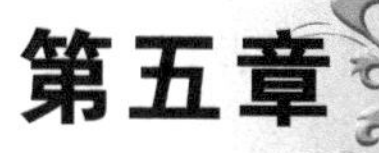

第五章

肛门直肠周围脓肿

肛门直肠周围脓肿，一般是指由肛窦感染化脓并沿肛腺管蔓延到肛管直肠周围的间隙而形成的脓肿。任何年龄均可发病，但以20～40岁青壮年多见，婴儿、老年人发病较少，男性多于女性。本病多数起病急骤、疼痛剧烈，常伴寒战高热，延误治疗往往可使病情加重，病变复杂。因此，对本病应视为一种急症，属中医的"痈疽"范畴。

关于本病的论述，最早见于《内经》。如《灵枢·痈疽》篇："发于尻，名曰锐疽，……发于股阴，名曰赤施。"《素问·生气通天论》认为其原因是"营气不从，逆于肉理，乃生痈疽。"以后历代医家，多有论述。明代《疮疡经验全书·脏毒症》篇云：脏毒者，其大肠尽处是脏头，一曰肛门，又曰屎孔者是也。毒者，其势凶也。"明代《外科正宗》云："夫悬痈者，乃三阴亏损，湿热结聚而成。此穴在于谷道之前，阴器之后，又谓海底穴也。"本病因其可发生在肛周的不同部位，故历代的命名也颇复杂，如生于肛门内外的称之为脏毒、偷粪鼠；生于会阴穴的称之为悬痈；生于尾膂穴高骨上的称之为鹳口疽；生于尾骨略上的称之为坐马痈；生于肾囊二旁大腿根里侧近股缝的称之为跨马痈；其他还有穿裆发、上马痈、下马痈、臀痈等名称。明清以来则多称为肛门痈，如清代《医门补要·肛痈辨》云："肛门四周红肿作疼，速宜凉血利湿药消之。若消不去，一处出脓者为肛痈，每易成漏。有数处溃开者，名盘肛痈。"

【病因病机】

中医认为肛门为足太阳膀胱经所主，湿热易聚膀胱，故此处生痈，多由湿热下注，经络阻隔，瘀血凝滞，热盛肉腐成脓而发，但其中有虚实之别，实证多因过食醇酒厚味，湿浊不化而生，或由内痔、肛裂感染诱发；虚证多因肺、脾、肾亏损，湿热乘虚下注而成；或因麻疹、伤寒、痨病后体虚并发。

西医学则认为细菌感染是引起本病的主要原因，其次是局部的外伤，肿瘤等原因所致。局部感染主要是指肛窦炎、肛裂、痔疮的感染，会阴部手术感染(痔注射或手术后感染，产后会阴部缝合后感染等)，常见的致病菌为葡萄球菌、链球菌、大肠杆菌、绿脓杆菌、结核杆菌、产气夹膜杆菌、变形杆菌和其他厌氧菌。

本病的发病过程大体为：感染物质首先进入肛窦，产生肛窦炎性反应，即肛窦炎；肛窦炎继续扩散，使肛腺管水肿阻塞，引起肛腺体发炎，形成肛管直肠周围炎，这一阶段为脓肿的前驱，如炎症继续发展，感染化脓，脓液可沿肛门直肠周围间隙或黏膜下蔓延，形成各种脓肿。如经肛管皮下蔓延，可形成肛管皮下脓肿，如经外括约肌皮下及浅部之间蔓延可形成黏膜下脓肿、坐骨直肠间隙脓肿、骨盆直肠间隙脓肿、肛门或直肠后间隙脓肿。当脓肿自行向黏膜、皮肤穿破或经手术切开引流后，脓腔逐渐变小，多数最后形成肛瘘，但也有少数病人，脓肿吸收后，可自然愈合。

【辨病】

1. 临床表现　本病主要表现为肛门周围肿胀、疼痛，并可伴不同程度的全身症状。

(1)辨部位：肛门直肠周围脓肿的部位和深浅不同，症状也有差异，如提肛肌以上的间隙脓肿，位置深隐，全身症状重而局部症状轻；提肛肌以下的间隙脓肿，局部浅而易见，局部红、肿、热、痛较明显，而全身症状轻。

肛门旁皮下脓肿　发于肛门周围的皮下组织内，局部红、肿、热、痛；脓已成，按之则有波动感，而全身症状不明显。

坐骨直肠间隙脓肿　位于肛门与坐骨结节之间，感染区域比肛门皮下脓肿广泛而深，初期只感肛门部不适或微痛，逐渐伴有发热、畏寒、头痛、食欲不振等全身症状。随后局部症状加重，肛门有灼痛或跳痛，在排便、咳嗽、行走时疼痛加剧，甚则坐卧不安。肛门指诊，患侧丰满，有明显压痛和波动感。

骨盆直肠间隙脓肿　位于提肛肌以上，腹膜以下，位置深隐，局部症状不明显，有时仅有直肠下坠感，但全身症状明显。肛门指诊，可触到患侧直肠壁处有浸润变硬、压痛、隆起及波动感。

直肠后间隙脓肿　症状与骨盆间隙脓肿相似，直肠内有明显的坠胀感，骶尾部可产生钝痛，并可放射至下肢，在尾骨与肛门之间，有明显深部压痛，肛门指诊、直肠后方肠壁处有触痛、隆起和波动感。

(2)辨轻重：肛门直肠周围脓肿仅限于一侧者，病情较轻，若绕肛成脓或左右两侧同时感染成脓者，病情较重，成脓期5～7天者为轻，成脓期逾月者，病情较复杂。若生于会阴部，脓腔深的或通尿道，小便可由疮口流出；或通肛门，大便可由疮口流出。生于尾膂处的，或通向肛内，或伤及尾膂骨；通尿道，损尾膂骨者，病情较重，难愈。

(3)辨预后：肛门直肠周围脓肿，一旦患病，多数不易消退，成脓溃破后，脓水淋漓，经久不止，容易成瘘，或虽敛而易于复发，虚证日后易成痨瘵。

(4)实验室检查：白细胞计数和嗜中性粒细胞增高，如淋巴细胞增高，应考虑结核性病变，或并发有混合感染。脓液培养和抗生素敏感试验，可查出致病菌的菌种和对抗生素的敏感程度。必要时可做病理组织检查。

2. 诊断要点

(1)发病年龄多在20～40岁之间，男性多于女性。

(2)肛门周围有红、肿、热、痛的炎性肿块，但骨盆直肠间隙和直肠后间隙脓肿应除外。

(3)骨盆直肠间隙脓肿与直肠后间隙脓肿常有直肠内坠胀，大便困难，里急后重，并伴有较明显的全身症状。

(4)实证成脓多在5～7天，脓液黄稠而带粪臭；虚证成脓逾月，脓液清稀色白，脓口凹陷，皮色紫黯。

(5)直肠指诊：可查清脓肿的形态、性质和位置。

3. 鉴别诊断

(1)肛门皮肤疖肿：病灶仅在肛周皮肤或皮下，可单发或多发，初期红肿，或有粟粒脓头，无全身症状，溃后易愈，不形成瘘。

(2)化脓性汗腺炎：好发于肛周及臀部皮肤，有广泛的病区和多个流脓的疮口，疮口间可彼此相通，形成皮下瘘道，但瘘道不与肛门直肠相通，病区皮肤增厚，有广泛慢性炎症和瘢痕形成。

(3)骶尾骨骨结核:病程较长,有全身性结核病史及结核症状,X线摄片可见骨质损害,与肛门直肠病无关。

(4)骶骨前畸胎瘤:较小的畸胎瘤,其临床所见与直肠后脓肿早期症状相似,但指诊直肠后有肿块,光滑、分叶。无明显压痛,有囊性感。X线检查,将直肠推向前方或一侧,骶骨与直肠之间有肿块,或有散在不均的钙化阴影。

【辨证】

1. 实证

(1)肛门热毒证:肛门局部红肿热痛,坐卧不安、受压或咳嗽时疼痛加剧,溃后脓液黄稠而带粪臭。常伴有全身不适,恶寒发烧,口渴喜冷饮,便秘尿赤,舌质红,苔黄,脉弦数。

(2)湿热下注证:肛门红肿明显,坠胀疼痛,身软倦怠,食欲不振,渴不多饮,大便燥结或稀溏,舌质红,苔黄腻,脉濡数。

(3)火毒内陷证:高热烦渴,头痛身痛,神昏谵语,腹胀便秘,肛门局部红肿逐渐扩散,舌质红绛,苔黄燥,脉数有力。

2. 虚证

(1)阴寒凝滞证:形寒肢冷,肛门肿块不红不热,坚硬不痛或隐痛,苔白滑,脉迟缓。

(2)阴虚湿热证:肛门结肿平塌,皮色黯红或不红,按之不热,疼痛轻微或刺痛,小便淋沥,大便虚秘,成脓较慢,溃后脓液淡白,稀薄不臭,溃口内陷,低热,夜间尤甚,脉虚、细或濡数。

(3)气血两虚证:平素体虚,少气懒言,面色苍白或萎黄,肛门肿痛、坠胀,局部红肿(或无红肿),溃后久不收口,脓水清稀,苔薄黄少津,脉细数无力。

【治疗】

1. 内治法

(1)辨证论治

1)实证

A. 肛门热毒证:治宜清热解毒,凉血去瘀,软坚散结。方选仙方活命饮或黄连解毒汤加减。如脓已成者,用透脓散或内托黄芪汤加减。

B. 湿热下注证:治宜清热解毒,利湿。方选龙胆泻肝汤或黄连解毒汤加减。

C. 火毒内陷证:治宜清营解毒。方选清营汤合安宫牛黄丸,或用紫雪丹。

2)虚证

A. 阴寒凝滞证:治宜温经散寒,和阳散结。方选阳和汤加减。

B. 阴虚湿热证:治宜滋阴清热,除湿软坚。方选滋阴除湿汤加减。肺虚,加沙参、麦冬、白及;脾虚,加白术、山药;肾虚,加龟板、鳖甲。

C. 气血两虚证:治宜补益气血,清热解毒。方选八珍汤合黄连解毒汤加减。

(2)西药:一般首选青霉素、链霉素或庆大霉素,或根据病情选用卡那霉素、氯霉素等药,必要时可静脉滴注青霉素、红霉素、四环素、庆大霉素,配合输液,给予足量维生素C、维生素B等全身支持疗法。

2. 外治法

(1)初起:实证,用如意金黄散、玉露膏、鱼石脂软膏外敷;虚证,用冲和膏外敷。

(2)成脓:宜及时切开排脓,应根据脓肿部位、深浅和病情缓急,选择适当的手术方式。

(3)溃后:先用却毒汤或高锰酸钾1∶5000液每日便后坐浴,再用5%红粉生肌膏纱条或凡士林纱条，利凡诺纱条换药引流。一般脓未净时，宜化腐提脓，用红粉纱条或五五丹纱条，1 周左右脓净，改用玉红膏纱条。对较大脓腔应用生理盐水或利凡诺液冲洗，有脓液还可用双氧水冲洗。

3. 手术疗法 肛门直肠周围脓肿，由于原发感染在肛窦或肛腺，加之其他解剖上的原因，很少能避免手术。往往患者在就医时即已化脓，脓肿形成后，又容易扩散蔓延，形成多个脓肿，故不应单纯依靠内服和外敷药，一旦明确诊断，就应及时手术治疗，现临床上常用的术式有以下三种：

(1)单纯切开引流法：适用于肛门直肠周围各种脓肿。具体操作方法同一般脓肿切开术。即局麻或腰俞麻醉下，选择脓肿波动最明显处切开，必要时可先行穿刺定位，切口应与肛门呈放射状，排尽脓液后，置红油膏纱布条引流，以保持引流通畅。术后每日换药，直至创口暂时愈合。待形成肛瘘后，再按肛瘘处理。故此法又称之为分次手术法。

(2)一次切开法：适用于浅部脓肿。

操作方法：在局麻或腰俞麻醉下，通过指诊，确定患者脓肿的范围和内口位置，若内口不明确，可将最有可疑的肛窦作为内口处理，先在脓肿顶部，做与肛门呈放射状切口，切开皮肤和皮下组织，敞开脓腔，放尽脓液，将探针从切口经脓腔由内口探出，沿探针切开脓腔与内口之间的组织，伤口开放引流，有时可切除部分皮肤，使引流通畅，患者术后 48 小时后排便，便后用 1∶5000 高锰酸钾液坐浴，并换药，先用九一丹或红油膏纱布条填充以化腐，待创面新鲜后，改用生肌散或皮粘散，直至痊愈。

(3)切开挂线法：适用于高位脓肿，如由肛窦感染而致坐骨直肠间隙脓肿、骨盆直肠间隙脓肿、肛门直肠后脓肿及马蹄形脓肿等。

操作方法：在局麻或腰俞麻醉下，患者取截石位，局部消毒，于脓肿波动明显处，或穿刺抽脓指示部位，做放射状切口，充分排脓后，以食指分离脓腔间隔，然后用双氧水或生理盐水彻底冲洗脓腔，修剪切口扩大成梭形。然后以球头探针，自脓肿切口探入并沿脓腔底部轻柔地探查内口，注意不要过于用力，以免造成假道，另一食指伸入肛内引导协助寻找内口，探通内口后，将球头探针拉出以橡皮筋线扎于球头部，通过脓腔拉出切口，在脓腔与内口间切开皮肤和皮下组织，用止血钳将橡皮筋勒紧所通过的肛管直肠环部，以达到切割引流的目的。再用丝线于止血钳下将橡皮筋结扎固定，防止滑脱，创口内填红油膏纱条，外敷纱布，宽胶布固定。

术后处理：酌情应用抗生素及缓泻剂，每次便后用 1∶5000 高锰酸钾液坐浴、换药。挂线一般约 10 天自行脱落，10 天后不脱落，可酌情拆线，此时创面已修复浅平，再经换药后，可迅速愈合，无肛门失禁等后遗症，此法可一次手术治愈肛门直肠周围高位脓肿，解决了后遗肛瘘和二次手术之苦。

肛门直肠周围脓肿手术的注意事项：

定位要准确：一般在脓肿切开引流前，应先行穿刺定位，抽出脓液后，再行切开引流。

引流要彻底：切开脓肿后，要用手指探查脓腔，分开脓腔内的纤维间隔，以利引流，引流伤口要里小外大，以防皮肤过早粘合而影响引流，大而深的脓腔宜采用两侧切开，对口引流法。

切口：一般应选择在脓肿波动最明显处，浅部脓肿可行与肛门呈放射状切口，深部脓肿应行弧形切口，避免损伤括约肌。

预防肛瘘形成：术中应切开或切除原发感染肛窦，即内口，预防肛瘘形成。

【预防与护理】

1. 注意个人卫生，坚持每日便后坐浴，洗净肛门。

2. 及时治疗肛隐窝炎和肛乳头炎，不让其发展成肛周脓肿和肛瘘。

3. 防止便秘和腹泻。

4. 及时治疗可引起肛周脓肿的全身性疾病，如克罗恩病、溃疡性结肠炎、肠结核。

5. 如感肛门灼热不适，可及时放入痔疮栓、马应龙麝香痔疮膏等，然后就医，及时诊治。

【古籍选粹】

《疮疡经验全书·脏毒症》　脏毒者，其大肠尽处是脏头，一曰肛门，又曰屎孔者是也，毒者，其势凶也。

《外科正宗·脏毒论第二十九》　夫脏毒者，醇酒厚味，勤劳辛苦，蕴毒流注肛门、结成肿块，其病有内外别虚实之殊分。……又有虚劳久嗽，痰火结肿肛门如粟者，破必成漏。

《医宗金鉴·卷六十九·下部》　跨马痈……由肝、肾湿火结滞而成。初起豆粒，渐渐肿如鹅卵，阴坠壅垂，色红焮痛，暴起高肿，速溃稠脓者顺；若漫肿平塌，微热微红，溃出稀脓者险，多成串皮漏证。

《医宗金鉴·卷六十九·臀部》　臀痈属膀胱经湿热凝结而成，生于臀肉厚处，肿、溃、敛俱迟慢。初宜隔蒜片艾灸，服仙方活命饮消之；不应者，即服透脓散，脓熟针之。

《医门补要·肛痈辨》　肛门四周红肿作痛，速宜凉血利湿药消之。若消不去，一处出脓者为肛痈。每易成漏。

《疡科心得集》　此处生痈，每由于酒色中伤，湿浊不化，气不流行者多。

【现代研究】

1. 发病规律研究　肛门直肠周围脓肿的发病原因主要是源于肛隐窝及肛腺的感染，其发病具有一定的规律可循。如赵自星总结了肛周脓肿 345 例，其中瘘管性脓肿 327 例，非瘘管性脓肿 18 例，认为肛周脓肿与肛瘘为肛门直肠感染的两个阶段，脓肿为急性期，肛瘘为慢性期，即属同一种疾病。肛周脓肿传变的途径与肛瘘走行一致，脓肿引流后，脓腔缩小，脓腔壁机化形成瘘管。因感染的肛窦、肛腺（即内口）存在，常有分泌物或肠液进入，故瘘管不易愈合，或反复发生感染形成外口。其内口、瘘管及外口的分布有一定的规律，即 Goodsall 规律。

2. 病原菌及药敏研究　近些年来，许多学者对肛门直肠周围脓肿的病原菌及药敏进行了研究，如史仁杰综合有关资料后认为：肛周脓肿的病原菌主要有需氧菌和厌氧菌两大类。需氧菌主要以大肠埃希杆菌和克雷伯杆菌属最多见，其次是肠球菌和粪链球菌属，还有变形杆菌、金黄色葡萄球菌、表皮葡萄球菌、绿脓杆菌、产碱杆菌、无硝不动杆菌、弗氏柠檬酸菌及沙门菌等。在需氧菌中革兰阴性杆菌约为革兰阳性球菌的 3 倍多。厌氧菌主要为脆弱类杆菌和其他类杆菌，其次是消球菌属、消化链球菌及梭状芽胞杆菌。肛周脓肿是需氧菌与厌氧菌的混合感染，且近年来，随着对厌氧菌培养方法的改进，肛周脓肿脓液中的厌氧菌的检出率也在逐年增高。关运嘉对 27 例肛周脓肿的厌氧菌培养结果显示：27 例肛周脓肿厌氧菌阳性者 18 例，占 66.6%，共检出厌氧菌 3 株，其脆弱类杆菌 11 例，占 61%，厌氧链球菌 5 例，占 27.7%，厌氧葡萄球菌 2 例，占 11.3%。在药敏试验方面，品川长夫等认为：多数肛周脓肿的致病菌对各种抗生素均有较好的敏感性，多数厌氧菌对氨基苷类欠敏感，克雷伯杆菌属对青霉素类抗生素耐药。甲硝唑、氯林可霉素及利福平等对厌氧菌有明显的抑菌作用。

庆大霉素、卡那霉素、氯霉素、新霉素对需氧菌有高敏或中敏性。青霉素、链霉素、四环素、土霉素对需氧菌耐药或低敏。吴运嘉对27例肛周脓肿厌氧菌培养阳性者18例,药敏试验结果为对甲硝唑、氯林可霉素、利福平100%敏感,对青霉素、庆大霉素不敏感。孙昱对20例肛周脓肿的脓液又进行了厌氧菌和需氧菌的培养及药敏试验,结果证明肛周脓肿以大肠杆菌为主,厌氧菌占65%,敏感药物依次为先锋霉素、卡那霉素、氯霉素、庆大霉素、甲硝唑、新诺明。加强对肛门直肠周围脓肿的病原菌及药敏研究,对其正确治疗与判断预后都具有积极的指导意义。

3. 术式研究 肛门直肠周围脓肿一旦成脓,就应尽早手术,切开排脓,并尽可能争取一次手术治疗成功,以免形成肛瘘。如张有生等采用切开挂线法治疗肌周脓肿,取得了一次手术治愈并预防后遗肛瘘的预期效果,临床治愈率达96.6%。此法安全可靠,无明显并发症,且方法简便,易于掌握,值得推广。史兆歧等认为,贯穿外括约肌深层和耻骨直肠肌以上的脓肿一次性根治术,在处理上技术要求较高,有三点要引起重视:一是排脓时必须正确分离耻骨直肠肌;二是肛管直肠环以上与内口相同的脓肿通道,要采用橡皮筋挂线;三是处理好感染肛门腺及其附近的创口。采用这种切口与挂线相结合方法治疗骨盆直肠窝脓肿,既可达到一次性根治术,又可避免肛门失禁后遗症的发生。钱海华等为克服一次性手术治疗肛周脓肿术后出现的轻度肛门失禁或锁眼样畸形,以及反复紧线过程中病人疼痛重的不足,采用低位切开、高位用橡皮筋虚挂,充分引流,即腔隙旷置,不勒断肛管直肠环,待腔隙肉芽长满后抽去橡皮筋,用此方法治疗肛周脓肿39例,均一次性治愈,随访1年未见复发。王琛等对48例肛周脓肿交叉设计分成两组,分别行拖线引流法和切开引流法,比较其疗效。结果:两组平均愈合时间分别为(12.6±3.2)天、(16.5±4.1)天($P<0.01$),两组术后形成肛瘘例数分别为2例、11例。结果显示:拖线引流法患者术后形成复杂性肛瘘的发生率远低于切开引流法,且愈合时间短。

4. 中药治疗 肛周脓肿的早期可采用中药治疗,金定国采用大黄牡丹汤治疗热毒型肛痈。方中芒硝多以玄明粉代之(宜冲服);大便不结,去芒硝,用制大黄;寒热往来者,加柴胡;肛门局部疼痛,加延胡索;热毒盛者,加金银花、连翘;体虚,加生黄芪;酿脓而未溃,加穿山甲、皂刺。夏祖宝采用托毒排脓方治疗肛门脓肿24例,疗效满意。药用生黄芪12g,党参12g,白术9g,丹皮9g,赤芍9g,升麻9g,柴胡9g,炮山甲9g,皂刺9g,川牛膝9g,当归9g,川芎9g,黄芩9g,枳壳9g,金银花9g,甘草9g,24例7天内全部达到肛痈脓熟或溃破的目的。

【述评】

肛周脓肿多数起病急骤,疼痛剧烈,并常伴寒战高热,延误治疗往往可使病情加重,病变复杂,故对本病应视为一种急症。

古代对本病命名繁多,如脏毒、悬痈、坐马痈、跨马痈、穿裆发、上马痈、下马痈、臀痈等名称,这与肛周脓肿发生的部位和深浅不同有关,临床实际意义并不很大,临床上应以现代解剖定位为准,分为肛门皮下,坐骨直肠间隙、骨盆直肠间隙、直肠后间隙脓肿四种类型,这便于指导治疗。

本病属中医"痈疽"范畴,病因多为湿、热、火毒所致,证有虚实之分。西医认为是细菌感染,属需氧菌和厌氧菌的混合感染居多,但厌氧菌感染率增高也日渐受到重视,这对临床上合理选择使用抗生素有一定指导意义。

治疗方面除辨证治疗外,应强调脓肿一旦形成,就应尽早手术,切开排脓,切不可"包脓养疮",对肛提肌以下脓肿,要争取找到原发病灶,即内口,尽可能争取一次手术处理彻底,以免形成肛瘘；对肛提肌以上的脓肿，处理要慎重，或是分次手术，或是采用切开挂线法治疗。

【参考文献】

1. 赵自星. 肛周脓肿发病规律及传变途径初探. 中国肛肠病杂志，1995，15(3)：17-18

2. 史仁杰. 肛门直肠周围脓肿的病原菌及药敏. 中国肛肠病杂志，1993，13(3)：26-27

3. 关运嘉. 27例肛周脓肿的厌氧菌培养分析. 中国肛肠病杂志，1987，7(3)：25

4. 孙昱. 肛周脓肿与坏死性软组织炎致病菌的研究. 中国肛肠病杂志，1993，13(3)：9

5. 张有生，等. 切开挂线法治疗肛周脓肿预防后遗肛瘘的研究. 中国肛肠病杂志，1985，5(3)：3

6. 史兆歧，等. 中国大肠肛门病学. 郑州：河南科学技术出版社，1985，652

7. 钱海华，黄继诚. 高位虚挂引流法治疗肛周脓肿39例临床观察. 中国肛肠病杂志，2006，26(5)：22-23

8. 王琛，黄鸿翔，丁敏，等. 拖线引流法在复杂性肛周脓肿手术中的应用. 中国肛肠病杂志，2007，27(12)：17-18

9. 金定国. 大黄牡丹汤治疗热毒型肛痈. 浙江中医杂志. 1987，22(4)：168

10. 夏祖宝. 托毒排脓方治疗肛门脓肿24例临床对照观察. 上海中医药杂志，1992，(12)：31

（张燕生　刘仍海）

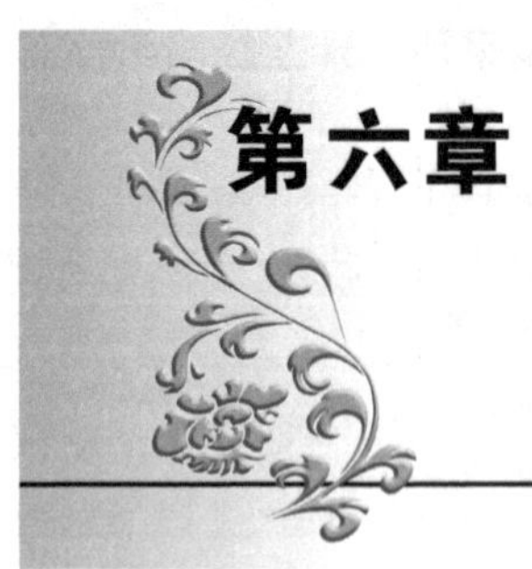

第六章

肛　　瘘

肛瘘又称肛门直肠瘘，是肛门周围脓肿破溃后的后遗疾患。肛瘘一般由原发性内口、瘘管和继发性外口三部分组成。亦有仅具有内口或外口者，内口为原发性，绝大多数在肛管齿线处的肛窦内；外口是继发的，在肛门周围皮肤上，常不止一个。肛瘘是常见的肛门直肠病，任何年龄均可发生，以 20～40 岁的青壮年多见，男性明显多于女性，男女之比约为 10∶1，其发病率占肛门直肠疾病的 8%～25%，婴幼儿发病亦不少见，主要见于男儿。

肛瘘之病名，最早见于《山海经·中山经》“食者不痈，可以为瘘”。战国时期的《庄子·则阳篇》云：“并溃漏发不择所出”。《淮南子》云：“鸡头已瘘”。《周易》有“瓮散漏”。《素问·生气通天论》有“陷脉为瘘”。古人依据本病主要症状是脓血污水，不时淋漓而下，如破顶之屋，雨水时漏，而命名为漏或瘘。《神农本草经》则将本病与痔并称为“痔瘘”。《疮疡经验全书》称为“漏疮”。《东医宝鉴》则称为“瘘痔”。而“肛漏”之名则见于清《外证医案汇编》。民间俗称本病为“偷粪老鼠疮”。

【病因病机】

肛瘘的绝大多数是继发于肛管直肠周围脓肿溃破后，伤口久不愈合而成。所以说，凡是引起肛门脓肿的原因，均可成为肛瘘发病的原始病因。

1. 中医对肛瘘的病因归纳有下述几个方面：

(1)外感风、热、燥、火、湿邪所致，如《河间六书》有“盖以风热不散，谷气流溢，传于下部，故令肛门肿满。结如梅李核，甚至乃变而为瘘也。”

(2)脏毒痈肿溃破成瘘，如《疮疡经验全书》有：“坐马痈，此毒痈受在肾经，虚毒气热，毒伤于内大肠之经，并聚成毒，发为漏疮。”《医宗金鉴》“悬痈，毒生于会阴穴，一名骑马痈，其色红作脓欲溃，若破后溃深，久则成漏”。《医宗说约》“悬痈，……又谓海底痈，……溃而流脓，破后轻则成瘘。”

(3)痔久不愈所致，如《诸病源候论》“痔久不瘥，变为瘘也”。《太平圣惠方》认为：“夫痔瘘者，由诸痔毒气，结聚肛边，……穿穴之后，疮口不合，时有脓血，肠头肿疼，经久不差，故名痔瘘也。”

(4)与饮食醇酒厚味、劳伤忧思、便秘、房劳过度有关；如《外科正宗》有：“夫脏毒者，醇酒厚味，勤劳辛苦，蕴毒流注肛门结成肿块。”

(5)与局部气血运行不足有关：如《薛氏医案》有：“臀、膀胱经部分也，居小腹之后，此阴中之阴，其道远，其位僻，太阳多血、气运难及，血亦罕到，中年后尤虑此患。”

关于病机，《千金翼方》具体指出瘘是痈疽的后遗疾患，有“一切痈疽，皆是疮瘘根本所患。痈之后脓汁不止，得冷即是鼠瘘。”《奇效良方》指出：“漏可穿臀、穿肠、穿阴，粪从孔中出，形成复杂瘘。”

2. 西医认为肛瘘是肛门直肠周围脓肿的后遗疾患，其引起的原因主要有下述几种：

(1)肛门直肠周围脓肿:是形成肛瘘的最主要原因,系由各种原因导致肛隐窝炎引起肛腺炎,继而形成肛门直肠周围脓肿,脓肿破溃后则成肛瘘。95%以上的肛瘘皆由此引起。

(2)直肠肛门损伤:外伤、吞咽骨头、金属等损伤肛管直肠,细菌侵入伤口引起。

(3)肛裂反复感染可并发皮下瘘。

(4)会阴部手术:内痔注射误入肌层或术后感染,产后会阴缝合后感染,前列腺、尿道手术后感染等,均可波及肛门直肠引起脓肿及瘘。

(5)结核:既往报道结核病并发结核性肛瘘者甚多,高达26.9%,近年来明显下降,约在4%~10%,主要为吞咽结核菌引起,少数为血行感染引起。

(6)溃疡性大肠炎:英、美报道并发肛瘘者为8.4%~13.5%,日本约为15.4%。

(7)克罗恩病:伴发肛瘘者高达14%~76%。

(8)直肠肛管癌:波及深部组织可并发肛瘘。

(9)血行感染:糖尿病、白血病、再生障碍性贫血等病,因机体抵抗力降低,常由血行感染引起肛瘘。

(10)其他:淋巴肉芽肿、放线菌病、尾骶骨骨髓炎,直肠、乙状结肠憩室炎等也可引起肛门直肠脓肿及瘘。

【辨病】

1. 临床表现 肛瘘的主要症状是肛门部经常或间歇性流脓,肛门湿痒及疼痛,在急性感染期和慢性复杂性肛瘘,可伴有全身症状。

(1)全身症状:单纯肛瘘一般无明显全身症状,当外口闭塞,脓液排泄不畅,引起化脓时,可有发冷,发热,头痛,食欲减退,大便秘结,小便黄赤,排尿困难,口苦舌燥,全身不适及舌苔黄腻,脉滑数等症。长期化脓的复杂性肛瘘可有贫血,消瘦,神疲,纳呆,面容愁苦。结核性肛瘘可有潮热,盗汗,五心烦热等阴虚骨蒸的体征。

(2)局部症状

1)流脓水:肛门局部流脓不止,久不收口是肛瘘的特征,新形成的瘘管流脓较多,且有粪臭味,色黄而稠,久之,脓液渐少,或时有时无,呈间歇性流脓。结核性肛瘘,脓水多呈米泔样,可夹有干酪样组织。

2)疼痛:瘘管通畅时,一般不觉疼痛,仅有肛门局部坠胀感,若外口自行闭合,脓液积聚,可出现局部疼痛,或有寒热,若溃破后脓水流出,症状可迅速减轻或消失。但也有因内口较大,粪便流至管道而引起疼痛,尤其是排便时或化脓时疼痛加剧。

3)瘙痒:多因流出之分泌物刺激肛周皮肤引起瘙痒及烧灼感,同时可伴发肛周湿疹。

(3)检查

1)视诊:外口较小,凸起,肉芽色红,多为化脓性肛瘘;外口较大,凹陷,周边皮肤黯紫色,皮下有穿凿性溃疡,多为复杂性或结核性肛瘘。

2)触诊:低位单纯性肛瘘,往往在肛周皮下可触及管道呈硬索条状物,并借此可明确瘘管的走向;高位或结核性肛瘘,一般触摸不到明显的硬索条状管道。

3)肛门指诊:在齿线附近与外口相对处可触到肛瘘之内口,内口多呈一凸起小硬块,似绿豆样大小,中央有凹陷,有压痛。

4)探针检查:探针检查的目的是弄清瘘管走行方向及内口位置,以球头银质探针从外口顺瘘管走向探入,另食指伸入肛内接触探针尖端,确定内口位置,检查时忌用暴力,以免造成人为假道。

5)染色检查:有时内口不易查清,可用美蓝或龙胆紫溶液,从外口注入,在颜色注入前,先用一块干纱布塞入肛门内,如纱布着色,即可确定内口的部位。

6)窥肛器检查:在肛门镜下直接用肉眼观察,注意有无瘢痕、炎症、出血点、分泌物、结节、溃疡等,内口处一般可看到有充血、水肿、瘢痕、凹陷或结节,通常在颜色注入后观察着色的内口更为方便。

7)X线造影:此法主要针对复杂性肛瘘,由于病变复杂,瘘管分支多,内口不清楚,可采用碘油造影。患者在清洁灌肠后,从外口注入造影剂(碘化油或碘化钠溶液),在X线下观察其充盈情况及瘘管的走行,然后拍正侧位片。

8)病理检查:可确定瘘管是结核性还是化脓性感染及有无癌变。

9)索罗门定律:经两侧坐骨结节后缘划一条横线通过肛门中心,如瘘管外口在此线的前方,则瘘管多呈放射状与内口相对;如外口在此线的后方,则瘘管多呈弯曲状,其内口常位于肛门后正中线附近。

(4)分类:中医文献将肛瘘分为通肠瘘、阴瘘、肾囊瘘、缠肠瘘、鼠瘘、蜂巢瘘等许多种,多以症状、部位命名,但比较模糊,对治疗无多大指导意义,目前国内多按病源及病变部位即1975年全国肛肠协作组河北衡水会议制定的肛瘘诊断标准进行分类。

1)按病源分为化脓性和结核性肛瘘。

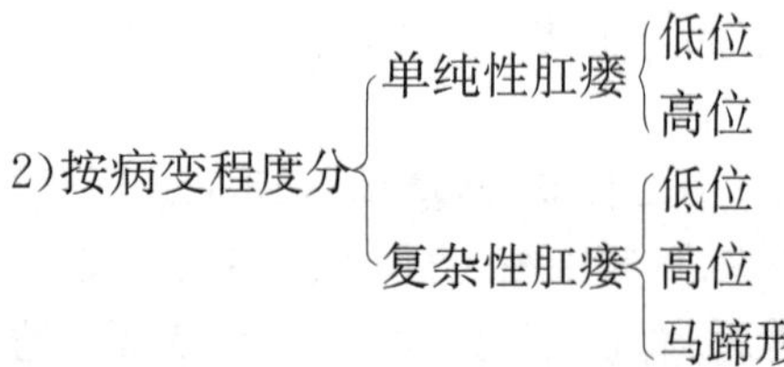

单纯性肛瘘:指肛门旁皮肤仅有一个外口,直通入齿线上肛隐窝之内口,称为内外瘘,又叫完全瘘,若只有外口而无内口,称为外瘘,又叫外盲瘘;若只有内口与瘘管相通,而无外口的,称为内肛瘘,又叫内盲瘘。以外括约肌深部划线为标志,瘘管经过此线以上为高位,在此线以下为低位。低位单纯性肛瘘仅有一个瘘管,一个内口和一个外口,内口在齿线处,管道通过外括约肌浅部或浅部以下。高位单纯性肛瘘亦仅有一个瘘管,内口在齿线以上,管道行径在外括约肌深层以上,或窜行于直肠黏膜下,而不穿过肌肉。

复杂性肛瘘:是指在肛门内、外有3个以上的开口,或管道穿通2个以上间隙,或管道多而支管横生,或管道绕肛门而生,形如马蹄,称为马蹄形肛瘘。低位复杂性肛瘘,内口在齿线处,管道在外括约肌深层以下,并有支管、空腔、外口和管道2个或2个以上。高位复杂性肛瘘,有2个以上管道或支管和空腔,其主要管道通过外括约肌深层以上或穿过直肠环,有1个或2个以上内口。

马蹄形肛瘘:瘘管环行,外口在肛门两侧,内口多在截石位6点或12点处,又有前位、后位、前后位马蹄形肛瘘之分。前位马蹄形肛瘘,瘘管环行,外口在肛门前方,两侧扩散到会阴及阴部,外口若在肛缘2.5cm之内,内口就在相对应的隐窝处,若在2.5cm以上者,内口可能在后侧。后位马蹄形肛瘘,瘘管环行,管道向肛门后两侧扩散,距肛缘较深,有多个外口,多数瘘管管腔相互贯通,内口大多在肛门后侧。前后位马蹄形肛瘘,瘘管环行围绕肛管,外口肛周一圈都有,少则几个,多则几十个,大片皮肤被侵犯,管道行径复杂。

2. 诊断要点

(1)发病年龄以20～40岁青壮年为主,多见于男性,多数有肛周脓肿病史。

(2)肛门旁有一处或多处外口溢脓,反复发作,经久不愈。

(3)肛周皮下可触到呈硬索条状物,并延伸至肛内。

(4)肛门指诊在齿线附近可触到硬结或凹陷。

(5)肛门镜检查可观察到内口处充血、水肿、瘢痕、结节或凹陷。

(6)探针检查、碘油造影、美蓝染色等检查有助诊断。

3. 鉴别诊断

(1)化脓性汗腺炎:此病最易被误诊为肛瘘,此病的主要特征是脓肿形成和遗留窦道,窦道处常有隆起和脓汁,有许多开口,区别要点是化脓性汗腺炎的病变在皮肤及皮下组织,病变范围广泛,可有无数窦道开口,呈结节状或弥漫性,但窦道均浅,不与直肠相通,切开窦道后无脓腔和瘘管。

(2)骶前窦道:是骶骨前与直肠之间的窦性疾患,有一外口,外口周围为皮肤覆盖,碘油造影显示单一窦道。不与直肠相通。无反复肿痛、流脓血等病史。

(3)骶前畸胎瘤:此病是胚胎发育异常的先天性疾病,多为青壮年时期发病。肛门后尾骨前有外口,管道向直肠后骶前走行,常无内口,肛门指诊常可触到骶前有肿物或饱满样感觉。钡灌肠侧位片可见直肠骶骨间隙增宽,直肠有半圆形充盈缺损或有压迹,手术可见腔内有毛发、牙齿、骨质。

(4)骶尾部骨结核:具有起病缓慢,无急性炎症,破溃后流清稀脓液,久不收口,创口凹陷,食欲不振,低热,盗汗,消瘦,血沉快,X线摄片可见骶尾部骨质损害和结核病灶。

(5)晚期肛管直肠癌:溃烂后可形成肛瘘,特点是肿块坚硬,分泌物为脓血、恶臭,持续疼痛,菜花样溃疡,病理学检查可见癌细胞,不难与肛瘘鉴别。

【辨证】

本病以湿、热、毒邪为患,根据临床症状,又有虚实之分,其证型可分为下述几种:

1. 湿热蕴结证　局部肿胀疼痛,瘘管流脓,其色黄稠,大便不畅、小便不利,舌红苔黄腻,脉滑数。

2. 热毒壅盛证　起病急骤,肛门局部焮红,灼热疼痛,恶寒发热,大便秘结,小便短赤,舌红苔黄,脉弦数。

3. 阴虚火旺证　瘘管外口凹陷,周围颜色晦暗,脓水清稀,病程缠绵,形体消瘦,潮热盗汗,心烦不寐,食欲不振,舌红少津,少苔或无苔,脉细数无力。

4. 气血亏虚证　肛瘘经久不愈,肉芽不鲜,脓水稀薄,消瘦,面色无华,气短懒言,唇甲苍白,舌淡苔白,脉细弱无力。

【治疗】

肛瘘的治疗以手术为主,药物治疗为辅。手术可根治肛瘘,药物治疗可减轻症状,控制病变的进展。

1. 内治法

(1)辨证论治

1)湿热蕴结证:治宜清热利湿。方选二妙丸、萆薢渗湿汤加减,亦可用活血透脓散加减。

2)热毒壅盛证:治宜清热解毒,消肿散结,方选仙方活命饮、黄连解毒汤加减。

3)阴虚火旺证:治宜养阴清热,托毒外泄,方选青蒿鳖甲汤加减。肺虚,加沙参、麦冬;脾虚,加白术、山药。

4)气血亏虚证:治宜补益气血,托里生肌。方选八珍汤、十全大补汤加减。

(2)西药治疗:根据病情,选用适当抗生素、抗结核药物,如青霉素、庆大霉素、异烟肼、链霉素、卡那霉素等,并加强营养和支持疗法。

2. 手术疗法 手术治疗是肛瘘的主要治疗方法。手术治疗的关键在于正确处理内口、主管、支管,累及肛管直肠环的肛瘘要妥善处理,防止术后大便失禁。

手术治疗原则:①正确寻找和处理肛瘘之内口,是手术成败的关键。②切开括约肌必须遵守以下原则:一般切开外括约肌皮下层不会引起肛门失禁,切开外括约肌浅层和皮下层肌肉,少数病例可出现肛门不全失禁;切开耻骨直肠肌及其以下肌肉,多数病例可出现完全性肛门失禁,如切开肛提肌的大部分,则百分之百会发生肛门失禁。因此,肛瘘在肛管直肠环及其上方的管道,应行挂线法,将瘘管缓慢切断。肛管直肠环以下的管道,可用切开法,但应与括约肌纤维方向成直角(即垂直)切断,一次不可切断二处,宜先切断一处,另一处挂线。③高位瘘管通过肛尾韧带只可纵行切开,不能横行切断,如需要横行切断肛尾韧带,一定要将切断韧带的断端重新缝合固定,避免造成肛门塌陷和向前移位。④切开或挂线术后,要求肛管内伤口小,外部伤口大、肛瘘创面开放,保持引流通畅,肉芽组织由伤口底部向上生长,再由伤口周围生长上皮,以二期愈合方式使伤口愈合,防止假性愈合(又称桥形愈合)。

(1)挂线疗法:明《古今医统》云:“药线日下,肠肌随长,僻处既补,水逐线流,未穿疮孔,鹅管内消。”清《外科图说》又创造探肛筒、过肛针、弯刀等专科器械,使挂线疗法更为完善,挂线疗法是钝性缓慢地剖开管道。其原理是用药线或橡皮筋紧缚,以机械的压力或收缩力,使局部组织的血循受阻,而发生缺血性坏死(药线尚有腐蚀作用),在剖开过程中,药线本身起到引流作用,剖开后创面形成“V”形开放,由于是慢性切开,给断端以生长和与周围组织粘连的机会,从而防止肛管直肠环断裂回缩,避免大便失禁。由于是慢性机械性刺激,可使局部与周围组织产生炎症性粘连,使挂线疗法在切断肌肉的同时,不发生两侧的肌肉回缩,从而保持括约肌功能,挂线疗法具有瘢痕小,出血少,引流通畅,不影响肛门功能等优点,仍是目前治疗肛瘘的较好方法。

适应证:距肛门 4cm 以内,有内外口的低位肛瘘,亦作为复杂性肛瘘切开疗法的辅助方法。

禁忌证:肛门周围皮肤病患者,瘘管仍有酿脓现象存在者,有严重的肺结核病、梅毒或极度虚弱者,有癌变者。

操作方法:取侧卧位,屈曲两腿,病侧在下,常规消毒,铺巾,腰俞麻醉或局麻,先在球头银丝探针尾端缚扎一橡皮筋,再将探针头从瘘管外口轻轻向内探入,在肛管齿线附近找到内口,然后,将食指伸入肛内,摸查探针球头,并将探针从内口引出,使之弯曲,从肛门拉出,但要注意在插入探针时不能用暴力,以免造成假道,将探针从瘘管内口完全拉出,使橡皮筋经过瘘管外口进入瘘管出内口,提起橡皮筋,紧贴皮下切口,用止血钳夹住,在止血钳下方用粗丝线收紧橡皮筋,并以双重结扎扎之,松开止血钳,将橡皮筋用胶布固定于臀部,术毕用红油膏纱条嵌入伤口压迫止血,外垫纱布,胶布固定。

若以药线挂线,将药线收紧,打一两扣活结,以备以后紧线;也可将药线的一端穿入另一段药线内,由肛门牵出,使线绕瘘管周围成为双股线,然后收紧,打一活结,每隔 1～2 日紧线一次,直至挂线脱落。

术后处理:术后须保持大便通畅,必要时可给予润下剂,每日便后用 1∶5000 高锰酸钾溶液坐浴，换药，先用红油膏、八二丹、九一丹，待腐脱新生，改用生肌散、生肌白玉膏收口。伤口必须从基底部开始生长，防止表面过早粘连封口。橡皮筋在 7 天左右脱落，若 10 天以后不脱落，可以剪开，如结扎橡皮筋较松，需再紧线 1 次。

(2)脱管疗法：《太平圣惠方》、《外科正宗》均有记载：插棒(三品一条枪)治疗肛瘘。后来药棒的组成方剂不断改进、将砒改为红升丹、白降丹等以汞代砒，从而减少了毒性反应。

插棒的配制：

脱管棒(钉)：白降丹 15g，红升丹 15g，朱砂 7.5g，生石膏 30g，普鲁卡因 5g，取上药共研细末，再取淀粉 80g，胶粉 20g，混合成胶剂，用手捻成粗细、长短不等的药棒，烘干备用。

生肌棒(钉)：珍珠、麝香、龙骨、象牙、儿茶、白及、花蕊石各 5g，白芷、轻粉、白蔹、朱砂各 2.5g，冰片 1.5g，取上药共研细末，取 5g 加胶着剂 1g，混合均匀，加水成糊状，用手捻成药棒，烘干备用。

插药操作方法：

患者取截石位，肛门周围常规消毒，瘘道用生理盐水或双氧水冲洗干净。取脱管棒从外口在瘘道内沿瘘道走行插入至内口又不超出内口为度，再将多余药棒剪断与外口相平，外盖灭菌敷料固定，防止药棒脱出，隔日更换药棒一次，至瘘道壁坏死与周围组织分离脱落，用双氧水冲洗干净为止，再改换生肌棒，插法同脱管棒，每日更换 1 次，瘘道逐渐变细而浅，至瘘道与外口闭合为止。此种疗法一般适用于单纯性肛瘘。

(3)切开疗法

适应证：低位单纯性肛瘘和低位复杂性肛瘘。

禁忌证：同挂线疗法。

操作方法：取截石位或侧卧位，常规消毒，铺无菌巾，在腰俞麻醉和局部麻醉下，先用探针从外口探入，仔细寻找内口，了解内口位置，以左手食指伸入肛内，将探针自肛内挑出，用手术剪或手术刀沿探针将管道完全切开，如遇内口寻找困难，可先在肛门内塞入一块纱布，再从瘘管外口注入 1%亚甲蓝或龙胆紫溶液，如纱布染色，则可有助于寻找内口，也便于手术时辨认瘘管走向，切开的瘘管壁不必完全切除，行搔刮即可，修剪创口两侧的皮肤和皮下组织，形成一口宽底小的创面，使引流通畅，仔细止血，创面填塞红油膏纱条，外垫纱布，胶布压迫固定，以后每日换药 1 次至痊愈。

(4)切开挂线法：该法是在继承传统的挂线疗法基础上，吸收现代医学解剖知识发展起来的中西医结合治疗方法。

适应证：瘘道主管贯穿外括约肌深层和耻骨直肠肌以上的高位肛瘘。

切开与挂线部位：凡波及外括约肌皮下层和浅层的管道和支管采用切开法；凡主管贯穿外括约肌深层和耻骨直肠肌以上的管道与直肠内口相通的部分，采用橡皮筋挂线，以一次或多次紧线的方法缓慢勒开肛管直肠环括约肌。

操作方法：患者取截石位或侧卧位。局部常规消毒，铺巾，腰俞麻醉后，经指诊、探针、肛门镜检查、亚甲蓝染色，查清管道走行和内口位置后，将高位肛瘘的低位部分，即通过外括约肌皮下层、浅层和内括约肌的管道先切开，同时切开肛瘘的支管和空腔，搔扒、清除腐肉，然后对贯穿外括约肌深层和耻骨直肠肌与内口相通的管道高位部分采用挂线方法，即先以探针从高位至内口穿出，在探针头结扎一粗丝线，再在粗丝线末端结扎一橡皮筋，然后将探针从管道退出，使橡皮筋留置在管道内，根据具体病变，决定拉紧橡皮筋的程度，用一把止血钳夹住橡皮筋两端根部，再在钳下方用一条粗丝线将橡皮筋结扎。在低位管道切开后和高位管道挂线前做内口处理，切开内口以下肛管皮肤，内括约肌、外括约肌皮下层，搔扒和清除感染的肛窦，修整创面，以便引流，术后处理同挂线疗法和切开疗法。

结核性肛瘘：结核性肛瘘原发者很少，多因身体其他部位结核病灶所致，以肠道结核多见，当结核菌侵犯肛门直肠周围组织时，先是生成结核性脓肿，脓肿破溃后则生成肛瘘，常见于20～40岁患者，男性比女性多，据临床统计，结核性肛瘘约占全部肛瘘的5%。

结核性肛瘘的临床特点是：①发病缓慢，无急性炎症征象，脓肿侵犯范围广，外口远而大，瘘道多而复杂，易造成马蹄形瘘，甚至形成绕肛环形瘘。②内口多而大，边缘不整齐，多在齿线附近肛窦内。③瘘道走行部位及外口周围皮肤黯紫色，外口有潜行性边缘，形状不整齐，瘘口内可见脆软的肉芽组织，易出血。④长期流脓，脓液呈稀薄乳汁样，质多清稀。⑤可伴有身体瘦弱，食欲不振，潮热、盗汗，咳嗽、咯血等结核病症状。⑥病理组织切片，细菌培养可确定诊断，胸部X线透视或摄片检查，常可发现肺部结核病灶，帮助诊断。

结核性肛瘘的手术原则和治疗方法与一般肛瘘大致相同，不同之处是先应给予抗结核治疗，如内服异烟肼、利福平，肌注链霉素，使肿胀消散，瘘口缩小，分泌物减少，待身体健康状况好转后，再行手术。

【预防与护理】

同“肛门直肠周围脓肿”。

【古籍选粹】

《山海经·中山经》　食者不痈，可以为瘘。

《庄子·则阳篇》　并溃漏发不择所出。

《诸病源候论·瘘病诸候》　但瘘病之生，或因寒暑不调，故血气壅结所作。或由饮食乖节，狼鼠之精，入于腑脏，毒流结脉，变化而生，皆能使血脉结聚，寒热相交，久则成脓而溃漏也。

《太平圣惠方·治痔瘘诸方》　夫痔瘘者，由诸痔毒气，结聚肛边，……穿穴之后，疮口不合，时有脓血，肠头肿疼，经久不差。故名痔瘘也。

《外科大成·下部后》　漏有八：肾俞漏，生肾俞穴。瓜穰漏，形如出水西瓜穰之类。肾囊漏，漏管通于囊也。缠肠漏，为其管盘绕于肛门也。屈曲漏，为其管屈曲不直，难以下药至底也。穿臀漏、蜂窝漏，二症若皮硬色黑，必内有垂管，虽以挂线，依次穿治，未免为多事，通肠漏，惟以此漏用挂线易于除根。

《医宗金鉴·外科心法要诀·痔疮》　破溃而出脓血，黄水浸淫，淋漓久不止者，为漏。

《医门补要·医法补要·痔疮》　湿热下注大肠，从肛门先发小疙瘩，渐大溃脓，内通大肠，口久难敛；或愈月余又溃，每见由此成痨者。乘初起，服清热内消散，数帖可愈。若先咳嗽而成漏者，不治。

《医门补要·医法补要》　用细铜针穿药线，右手持针插入瘘管内，左手执粗骨针，插入肛门内，钩出针头与药线，打一抽箍结，逐渐抽紧，加钮扣系药线稍坠之，七日管豁开，掺生肌药，一月收口。若虚人不可挂线，易成痨不治。

【现代研究】

近年来，国内外许多学者对肛瘘的发病规律、临床诊断、手术方式、其他疗法及术后处理等进行了研究，并取得了一定进展。

1. 发病规律研究　肛漏是肛痈破溃后的后遗疾患，发病原因主要是源于肛隐窝的感染，其发病具有一定的规律可循，索罗门氏定律在临床上具有一定的指导意义。为何婴幼儿肛漏好发于前方，肛痈传变的途径是否与肛漏一致，一些专家做了相关研究。如孙琳等对232例肛瘘患儿的临床资料进行了回顾性分析，结果资料显示女婴肛瘘好发于舟状窝(84.9%)，男婴肛瘘好发于肛门前方(69.3%)，小儿肛瘘好发于肛门前方与小儿易发生隐窝炎，排便过程中肛管前壁比后壁承受更大压力及肛管直肠交界处前壁组织结构较后壁薄弱有关。针对小儿肛瘘的发病原因目前仍有争议，一种观点认为小儿肛瘘为先天形成，是一种少见的肛门直肠畸形；另一种观点认为是后天获得性疾病，为肛隐窝感染所致。孙琳等对19个女婴肛瘘瘘管标本，2个男婴瘘管标本与11个先天性无肛会阴瘘瘘管标本进行了组织病理学对比研究。结果显示先天性无肛会阴瘘的瘘管组织结构比有正常肛门的女婴肛瘘和男婴肛瘘清楚，即前者具有较完整的上皮、固有膜、黏膜肌层、黏膜下层及较连续的平滑肌。女婴肛瘘中有5例(26%)也具有较消楚的组织结构，男婴肛瘘瘘管结构均不清楚，有如下特点：上皮细胞破坏严重，炎细胞较多(有1例脓肿形成)，肉芽组织增生明显。结论：伴有正常肛门的女婴肛瘘多数为后天感染形成，但不能否定少数为先天性畸形的提法，伴有正常肛门的男婴均为后天获得。也有学者认为，肛瘘的发生与男性激素的水平有关，如孙福庆等总结国内外资料和本人实践体会，提出肛瘘的发病与人体性激素有关。新生儿肛瘘发病多在出生后4周内，与新生儿颜面部痤疮发生于同一时期，认为这两种病可能同属于新生儿皮脂腺一过性分泌过盛所致，与母体带来的雄激素、副肾性雄激素有关，由于新生儿男性器官常有明显一过性发达，加之感染等因素，常导致新生儿肛瘘的发生。

2. 临床诊断研究　根据典型的病史、症状体征及专科检查，对肛瘘的诊断一般都能明确诊断。但在分类方法上，目前尚无统一的国际分类方法，国外多采用日本隅越幸男的四类十型分类法和圣马克医院的五型分类法，国内目前仍采用1975年全国肛肠协作组河北衡水会议制定的肛瘘诊断标准进行分类。在临床上，也有部分病例，主管、支管或内口不清楚，肛痈与肛周皮样囊肿等一时也难以辨别清楚，需借助更进一步的检查手段明确诊断。如徐道明等对36名专科体检初步诊断为直肠肛门瘘的患者，术前先常规进行经肛管腔内超声(TAUS)检查后，再行经肛管腔内超声过氧化氢(即将3%过氧化氢通过导管注入肛瘘外口)增强造影(HPUS)检查，观察瘘管走向和内口开口位置，然后将专科检查、TAUS和HPUS检查结果与手术中所见进行比较分析。结果：HPUS与TAUS对瘘管分类的超声诊断准确率分别为91%(33/36)和63%(23/36)；对内口位置的判断准确率分别为72%(26/36)和44%(16/36)。HPUS检出的内口数目为44例，符合率为93%(44/47)。TAUS检出内口数目的符合率为59%(28/47)。认为HPUS对肛瘘的诊断有较高的可视性和准确率。高煜等探讨了肛瘘的MRI表现与诊断价值。16例肛瘘患者，MRI行冠状面及横断面STIR序列扫描，冠状面及横断面FFE序列平扫及Gd2DTPA增强扫描，检查结果与手术对照。结果11例单纯性肛瘘，5例复杂肛瘘，MRI检查结果与手术结果一致。STIR序列图像上，瘘管及肛周脓肿表现为条状及片状高信号。在FFE序列平扫图像上，瘘管及肛周脓肿表现为条状及片状低信号，增强扫描后瘘管及脓肿壁明显强化。提示MRI是一种快速、无损伤及准确性相当高的肛瘘检查方法，能提供外科手术所需的解剖及病理资料。董丽卿等对术前27例怀疑肛瘘的患者瘘管造影后行多层螺旋CT(multi-slice computed tomography，MSCT)平扫及三维重建，其13例行增强扫描，并与手术或随访结果对照。本组27例手术证实单纯性肛瘘3例，复杂性肛瘘20例，4例经治疗及随访证实为皮脂腺囊肿合并感染。术前肛肠专科体检诊断单纯性肛瘘14例，复杂性肛瘘13例。MSCT则4例诊断肛周感染，未发现肛瘘，3例为单纯性肛瘘(位于括约肌间)，20例复杂性肛瘘，其中7例为马蹄形肛瘘，与手术结果完全一致。手术治疗的 23 例肛瘘共 23 个内口，其中 2 例为 2 个内口，2 例未见内口。MSCT 发现及定位准确 15 个，漏诊 9 个（直肠后壁上内口 2 个，肛管 6 点处 7 个），误诊 1 个。MSCT 对内口评价的敏感度、特异度、准确度、阳性预测值和阴性预测值分别为 60.8%、85.7%、66.7%、93.3%和 40.0%。20 例复杂性肛瘘中 13 例伴有支管，共 25 根，最多 1 例可见 4 根支管，MSCT 显示支管 23 根，漏检支管 2 根，其中 1 根位于内外括约肌间，另 1 根位于耻骨直肠肌与内括约肌间，而坐骨直肠窝、肛提肌上方间隙和肛管皮下支管均全部检出。而其中 11 例术前肛肠专科体检未发现或漏检部分支管。MSCT 对支管评价的敏感度、特异度、准确度、阳性预测值和阴性预测值分别为 92%、100%、93.1%、100%和 66.7%。对脓肿预测值均为 100%。MSCT 对 5 例肛瘘并发脓肿均检出，并定位于坐骨直肠窝，而术前肛肠专科体检均未能确诊。MSCT 三维重建能再现瘘管的形态和走行特点、瘘管与肛管内外括约肌和肛提肌的关系，是一种术前评价肛瘘和检测肛周脓肿的有效方法。

3. 术式研究　肛瘘一旦形成，绝大部分靠手术才能彻底根治，由于瘘管的复杂程度不同，手术方式也不同，针对高位复杂性肛瘘的手术治疗仍存在着复发率高，并发症、后遗症多等问题。因此，许多专家为避免上述问题的发生，进行了大量临床术式研究。孟强等回顾性分析 30 例小儿肛瘘的临床资料，结论是小儿初发肛瘘简单，局部解剖位置较成人易于暴露，较易于手术治疗。切开挂线术是治疗 1～7 岁小儿肛瘘的合理有效术式。小儿肛瘘首先采取保守治疗，无效后，<1 岁者及早行切开引流术，1～17 岁小儿肛瘘，提倡尽早行切开挂线术治疗。熊腊根等采用主管道低位切开，高位挂线，支管道对口引流术（简称切开挂线对口引流术）治疗 78 例复杂性肛瘘患者，取得满意疗效。其中低位复杂性肛瘘 22 例，高位复杂性肛瘘 56 例。外口 2 个 8 例，3 个 42 例，4～7 个 28 例。结果一次性治愈 69 例，二次手术治愈 9 例，治愈率 100%。疗程 15～72 天，平均 28 天。术后对其中的 45 例患者进行随访 1～2 年，均未见复发，无肛门失禁，肛门移位等后遗症。刘佃温分别采用访"'U'形分段切除、挂线＋缝合术"及"间断切除、挂线术"治疗高位复杂性肛瘘，结果前者 87 例全部治愈，其中 3 例伴有术后感染，经拆线后开放引流而治愈，疗程 17～35 天，平均 22 天；后者 43 例全部治愈，疗程 28～56 天，平均 31 天，前者比后者伤面愈合时间平均缩短 9 天（$P<0.01$）。郑成坤等采用瘘管部分切除加挂线疗法治疗高位复杂性肛瘘 98 例，其中瘘管呈前马蹄形 14 例，后马蹄形 84 例；2 个外口 61 例，3 个外口 30 例，4 个外口 6 例，5 个外口 1 例；外口距肛缘最远者 10cm，内口均位于肛管直肠环上方。结果本组全部治愈。肛门功能良好，无明显变形、液体失禁等并发症。疗程 15～29 天，平均 22 天。术后随访 1～10 年，未见复发。强调术后换药是手术成败的关键问题之一。范亚明采用单纯内口切开改道引流术，用于治疗各种复杂性肛瘘 166 例，其中马蹄形肛瘘 66 例，单侧马蹄形肛瘘 82 例，前马蹄形肛瘘 8 例，高位马蹄形肛瘘 10 例。结果本组一次治愈 166 例，平均愈合时间为 20～25 天，无一例出现肛门失禁、肛门移位，治愈率达 100%。姜春英等采用低位瘘管截管留桥管道搔刮，原发内口切除，顶端搔刮旷置相应肛缘开窗，同时于病变对侧打开肛管后深间隙与开窗处形成对口引流，简称顶端旷置对口引流术，治疗原发性高位肛瘘 30 例，其中单纯性肛瘘 21 例，复杂性肛瘘 9 例；2 个外口者 8 例，3 个外口者 1 例。本组中 1 次治愈 27 例，2 次手术治愈 3 例。其中 7 例遗有轻度肛门坠胀或疼痛，2 例遗有轻度肛门畸形，肛门节制功能正常。创口愈合时间 18～48 天，平均愈合时间 26 天。对其中 13 例随访 1 年，2 例复发。

4. 其他疗法　目前认为，绝大部分肛瘘通过手术治疗可以治愈，但由于手术伤面大、痛苦大、愈合时间长、易复发等缺点，往往使许多患者望而却步，失去治疗时机。为此，许多专家又在探索一些新的治疗方法。如于学林等应用介入方法治疗肛瘘。骶麻成功后，取俯卧位，在X线透视下，沿瘘管方向插入导管，当进入困难时，注入60%泛影葡胺，观察内口部位和大小，并沿造影剂方向送入导丝，使之穿越内口，以导丝为标记，用小刮匙搔刮内、外口及其瘘管的炎性坏死组织。再将医用胶0.5～1ml通过导管注入瘘管内，注射时肛门内另一食指按压内口防止外溢，并保持约10秒。3天后再向瘘管内灌注适量2%碘酊，隔日1次，共行5～7次。结果：经1次治疗治愈10例，2次治疗治愈1例，全部病例随访4～18个月，均获得治愈。汪草原采用自制“玫瑰铤”（是一种带有若干锯齿状小齿的探针）并药捻（八二丹红油膏、糜蛋白酶药捻）祛腐引流、生肌治疗肛瘘50例，其中低位单纯瘘24例，低位马蹄形瘘5例，高位马蹄形瘘2例，低位复杂瘘15例，高位复杂瘘4例。一次性治愈者46例，余4例为肛瘘合并复发性感染，治愈时间最短者12天，最长者35天，平均23.5天。

5. 促进创面愈合研究　手术后正确换药处理是保证手术成功的重要一环。术后创面假性愈合、延迟愈合或久不收口等都是医患共同关心的问题。中医学在“化腐生肌、促进创面愈合”等方面有着悠久的历史，临床研究也有显著进展。如刘佃温等将80例肛瘘术后病人随机分为两组，治疗组采用痔瘘洗剂Ⅰ号（苦参、黄柏、白芷、芒硝、五倍子、蒲公英、当归、赤芍）熏洗，外敷复方生肌玉红膏（当归、白蜡各1份，白芷、白及各1.2份，鸡血藤、黄连、紫草各2份，甘草3份，轻粉、血竭各1份，珍珠粉、乳香、没药各0.5份，麻油90份）纱条；对照组采用痔瘘洗剂Ⅰ号熏洗，外敷凡士林油纱条。结果：治疗组创面愈合时间（10.1±2.5）天，对照组愈合时间（16.3±4.2）天（$P<0.01$）。提示复方生肌玉红膏有明显促进肛瘘术后创面愈合的作用。唐智军等采用蛋黄油膏（将鸡蛋煮熟取黄捣烂，放入麻油中文火煎熬，滤渣取汁，趁热和入凡士林及冰片少许而成膏，用之浸制纱条，高压蒸汽灭菌后备用）用于肛瘘术后伤口换药26例，并与用凡士林纱条换药治疗的24例进行疗效比较，分别观察其肉芽组织开始生长时间及创面愈合时间。结果治疗组患者肉芽组织开始生长时间（4.38±0.76）天较对照组（6.40±0.80）天平均早2天，而痊愈时间（15.70±5.01，22.25±7.40）天平均缩短近1周，可见蛋黄油膏能促进肛瘘术后伤口愈合，缩短疗程。丁映钦等采用MEBO湿润烧伤膏（由蜂蜡、香油及多种中药成分制成）对46例肛瘘挂线术后创面愈合进行了疗效观察，局部用药均于手术当天或术后第1天开始局部涂抹MEBO于创面，或用MEBO纱布条置于直肠腔，术后常规每日温水坐浴，用药2～3次，直至创面完全愈合。全身用药原则上不用抗生素，创面较大时加用抗厌氧菌药物甲硝唑片0.4g，口服。结果本组46例患者均获痊愈，无一例发生肛周感染或肛门瘢痕狭窄，肛瘘挂线术后用MEBO创面愈合时间为（28±3）天，同期常规肛瘘挂线60例的愈合时间为（60±12）天，二者有非常显著差异（$P<0.01$）。同时在应用MEBO后，对减轻患者术后肛门疼痛，防治局部切口周围组织水肿及术后排便排尿困难具有良好的效果。李敏等将60例肛瘘术后患者按单盲分组法随机分为治疗组和对照组。治疗组30例，男18例，女12例；年龄19～61岁。术后第3天创面面积为：（6.6±2.2）cm^2。对照组30例，男16例，女14例；年龄20～59岁。术后第3天创面面积为：（6.6±2.6）cm^2。术后第3天开始，治疗组创面用多济敷换药，对照组创面仍用雷佛诺尔纱条换药，每日更换1次，直至痊愈，其他治疗措施两组均相同。观察两组创面面积、创面肉芽组织生长情况及愈合天数。结果多济敷换药后肉芽组织生长时间（8.42±1.33）天平均较对照组（10.03±1.2）天提前2天，创面愈合时间（19.56±2.71）天平均较对照组（27.32±3.41）天提前8天，且无瘢痕过度生长。陆庆革等研制镇痛消炎生肌纱条（紫草、地榆各250g，黄连、

黄柏、白芷、黄芪、当归各150g，乳香、没药、象皮粉各30g制成溶剂，再按0.3%的比例加入长效麻醉药罗哌卡因，浸泡纱条，高温灭菌，制成镇痛消炎生肌纱条）用于肛瘘术后换药。选择符合单纯性肛瘘诊断的90例患者，随机分为镇痛消炎生肌纱条组、雷佛诺尔纱条组、生肌玉红膏纱条组3组，每组30例，3组均从术后第1天起，分别用镇痛消炎生肌纱条、雷佛诺尔纱条、生肌玉红膏纱条换药，每日2次，直至创口完全愈合。结果创口愈合天数，镇痛消炎生肌纱条组(20.56±3.91)天与雷佛诺尔纱条组(24.33±4.31)天相比差别有统计学意义($P<0.05$)，与生肌玉红膏纱条组(21.15±4.16)天相比无显著性差异($P>0.05$)。

【述评】

1. 手术根治与保全功能问题　肛瘘大部分继发于肛痈，无论是脓肿自然破溃，还是经外科手术切开引流，其结局往往是形成肛瘘。肛瘘一旦形成，自然愈合的机会很少，绝大多数都需要手术治疗。但也有一少部分病例，保守治疗或姑息手术治疗，仍有治愈的可能。针对一些特别复杂或疑难的高位复杂性肛瘘或伴有严重合并疾病的患者，若过分强调外科手术根治又保证功能两全是不现实的，甚至是不可能的。任东林认为恰如其分的手术治疗，甚至只是建立通畅的引流通道，对患者来说可能更为有利，至少可以避免激进手术可能带来的严重危害，如肛门失禁等。

2. "带瘘生活"值得商榷　当十分复杂的病例完全没有手术治愈的把握时，或因其他原因不能耐受手术时，"带瘘生存"可作为一个原则加以选择。因为肛瘘毕竟是良性疾病，也正因如此，所以有些专家建议改为"带瘘生活"更为合适。问题是"带瘘生活"的标准是什么，目前尚无定论。"带瘘生活"有无潜在癌变的危险等等，均需进一步商榷。

3. 术后复发仍是关注的问题　关于肛瘘的复发问题，任东林认为肛瘘复发的重要原因之一是没有准确地找到和处理内口，寻找内口，应特别注意齿线附近区域。有时内口不止一个，通常情况下肛瘘的内口只有1个，但个别情况下亦有2个以上内口。因此，在寻找内口时，不应满足于有还是没有，而应具体病例具体分析。术中染色剂注入法，对判断这种情况尤为有用。术后注重换药处理也是防止术后复发的有效措施之一。部分肛瘘患者出现术后复发，是术前诊断有问题，还是术中未准确找到内口，还是术后换药处理不当，每一环节都不容忽视，正如艾中立等报道：肛瘘手术失败的原因是病因不明，诊断不清楚，治疗手段选择不当，病根未予根除。术后伤口肉芽增生长期不愈或表皮覆盖创面形成假愈合，日后瘘管复发。如结核性肛瘘的手术方法虽也相同，但术前与术后缺乏配合抗痨药物治疗，手术难以成功；炎性肠病的肛瘘应加强病因的药物治疗，按炎性直肠病变的程度而采用相应的手术对策；直肠肛管损伤并感染形成的肛瘘，直肠肛管癌性肛瘘以及其他病变引起的肛瘘亦然。否则，错误的手术方式必然导致失败。

4. 手术方式还有待进一步完善　瘘管切开术由F. Salman设计，是治疗肛瘘的经典术式，具有引流通畅、伤口无水肿等优点。但伤口的愈合时间长，伤口愈合要经过肉芽组织增生及表皮再生等过程。肉芽组织过度增生，瘢痕组织增多，术后瘢痕挛缩引起肛门变形，严重时妨碍肛门收缩。复杂性肛瘘切除术后创伤范围较大，愈合时间长，愈合瘢痕较大，肛门功能可能受到不同程度的影响，肛门形态和功能可能有一定的不满意之处。

国外如日本采用保留括约肌肛瘘根治术的方法治疗肛瘘，其技术复杂，手术创面大，尤其是对坐骨直肠窝肛瘘、骨盆直肠窝肛瘘等手术将造成组织大块缺损，需用肌瓣充填，术后要长时间禁食和控制排便。国内对于高位复杂性肛瘘多采用切开结合挂线（或虚线与实线相结合）的方法进行治疗，这种"外切内挂"的手术方法操作简单、痛苦小、无肛门失禁等合并症、后遗症，能较好地避免术后肛门功能障碍。但对高位复杂性肛瘘的手术治疗仍存在痛苦大、恢复时间长等问题，尤其是手术根治与保全功能仍需在手术方式上下功夫。

5. 其他疗法还有待于进一步验证 目前中西医结合治疗复发性肛瘘的对策很多，在治疗上突出中医特色，应用单方、验方或秘方有治愈肛瘘的报道，但无大样本的临床验证。近年来，国内外均有采用生物胶封堵的方法治疗肛瘘，闭式冲洗的方法治疗肛周脓肿等，其远期疗效还有待于进一步验证。

【参考文献】

1. 孙琳，王燕霞. 小儿肛瘘的好发部位及病因探讨. 临床外科杂志，1994，2(6)：306-307

2. 赵自星. 肛周脓肿发病规律及传变途径. 中国肛肠病杂志，1995，15(3)：17-18

3. 徐道明，李升明. 经肛管腔内超声过氧化氢增强造影诊断肛瘘的价值. 中国超声医学杂志，2001，17(9)：705-706

4. 高煜，张文杰，殷胜利，等. 肛瘘的 MRI 诊断. 临床放射学杂志. 2001，20(1)：56-57

5. 董丽卿，杨运俊，宋华羽，等. 多层螺旋 CT 联合瘘管造影对肛瘘的术前评价. 中华普通外科杂志，2007，3(22)：190-191

6. 孟强，孟荣贵，喻德贵，等. 小儿肛瘘的治疗. 中国肛肠病杂志，2006，26(5)：9-10

7. 熊腊根，熊金兰. 切开挂线对口引流术治疗复杂性肛瘘临床疗效分析. 大肠肛门病外科杂志，2002，8(3)：185-186

8. 刘佃温. U 型分段切除挂线加缝合术治疗高位复杂性肛瘘 87 例总结. 中国肛肠病杂志，1999，19(5)：9-10

9. 郑成坤，吴祝东，陈维荣，等. 部分切除挂线疗法治疗高位复杂性肛瘘 98 例. 汕头大学医学院学报，2000，13(3)：49-50

10. 范亚明. 单纯内口切开改道引流术治疗各种复杂性肛瘘. 云南中医中药杂志，1999，20(5)：25-26

11. 姜春英，阚卫兵，祝颂，等. 顶端旷置对口引流术治疗高位肛瘘. 中国中西医结合外科杂志，2000，6(2)：95-96

12. 于学林，崔进国，王晓琪，等. 应用介入技术治疗肛瘘. 中国临床医学影像杂志，2003，14(5)：371-372

13. 汪草原. 自制玫瑰铤并药捻治疗肛瘘 50 例. 中国中西医结合外科杂志，2001，7(2)：109-110

14. 刘佃温，徐志伟. 复方生肌玉红膏促进肛瘘术后创面愈合的临床观察. 中国肛肠病杂志，2007，27(12)：31-32

15. 唐智军，刘冬保. 蛋黄油膏肛瘘术后伤口换药 26 例. 湖南中医杂志，2001，17(1)：21-22

16. 丁映钦，冯国勋，朱晓全. MEBO 湿润烧伤膏对 46 例肛瘘挂线术后创面愈合的疗效观察. 空军总医院学报，2002，18(1)：51-53

17. 李敏，李锦秀. 多济敷在肛瘘术后的临床应用. 大肠肛门病外科杂志，2003，9(3)：160-161

18. 陆庆革，沈素英，吴彦奇，等. 肛瘘手术后镇痛消炎生肌纱条的临床应用. 中医药研究，2002，18(6)：16-17

19. 任东林. 有关高位复杂性肛瘘治疗的几个问题. 广东医学，2001，22(12)：1093-1094

20. 艾中立，钱群. 肛瘘复发的原因与对策. 大肠肛门病外科杂志，2002，8(3)：143-144

（刘佃温）

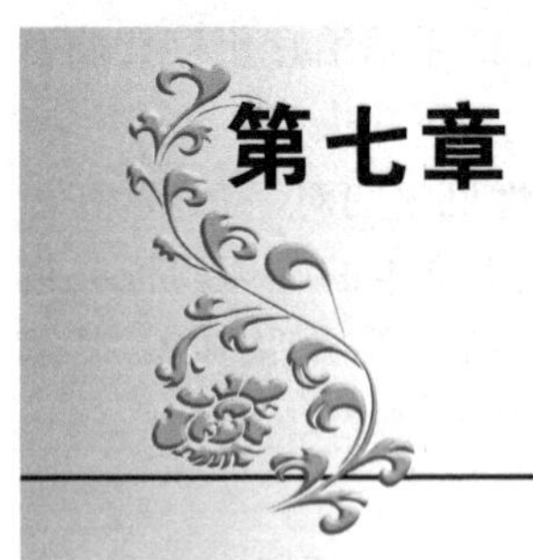

第七章

脱　　肛

脱肛是指直肠黏膜、肛管、直肠和部分乙状结肠向下移位，脱出肛外的一种疾病。本病最早称"人洲出"，在以后的古籍中又有"脱肛痔"、"盘肠痔"、"重叠痔"、"截肠"等名称，现一般统称"脱肛"或直肠脱垂。可发生于任何年龄，但多见于儿童和老年人。据我国普查统计：脱肛的发病率占肛门直肠疾病的0.58%，居第五位，而且男性多于女性。

【病因病机】

中医认为，脱肛是人体气血亏虚的一种局部表现。历代医家对此均有精辟的论述，如《难经》中载："病之虚实，入者为实，出者为虚"，隋《诸病源候论·卷十七脱肛候》中云："脱肛者，肛门脱出也。多因久痢后大肠虚冷所为"，明《疮疡经验全书·痔漏》中曰："又有妇人产育过多，力尽血枯，气虚下陷及小儿久痢，皆能使肛门突出"，清《疡科心得集·辨脱肛》中有"老人气血已衰，小儿气血未旺，皆易脱肛。"由此可见，本病的发生多因素体气血不足，或年老体弱，气血虚衰，或久泻久痢以及妇人产育过多气血亏损，从而导致中气不足，气虚下陷，固摄失司所致。

西医认为直肠脱垂的发生主要有下述三个方面的因素：

1. 解剖缺陷　解剖上的缺陷可使直肠易于向下移位，使之翻出肛外。这些解剖上的缺陷一般都是先天性或发育中形成的。如在胚胎发育过程中，直肠前陷凹腹膜返折位置很低，接近于会阴部，以后逐渐上移。若腹膜返折上移不多而位置偏低时，即可使直肠前壁更多地承受腹内压力，而向肠腔内突入。又如骶骨前面弧度较平时，直肠失去骶骨的支持，而使肠管垂直，容易向会阴部下移和套入。

2. 组织软弱　盆底部组织松弛亦使直肠脱垂易于发生，如直肠周围结缔组织松弛、肛门括约肌无力、肛提肌和盆底筋膜薄弱等。组织松弛的原因可以是先天性发育不全，也可以是年老久病、营养不良、神经麻痹所致。

3. 腹压增加　习惯性便秘、长期腹泻、排尿困难、多次分娩、慢性咳嗽、重体力劳动等均可使腹内压增高，往往成为直肠脱垂的直接原因。

此外，肛管直肠本身的疾病，如晚期内痔、直肠息肉、肿瘤等，经常脱出，向下牵拉亦与本病的发生有一定的关系。

【辨病】

1. 临床表现

(1)症状：脱肛在《针灸甲乙经》和《诸病源候论》中都明确指出："脱肛门者，肛门脱出也"。顾名思义，脱肛的主要症状就是直肠黏膜、肛管和直肠自肛门脱出。本病起病缓慢，一般全身症状不明显，仅在排便时肛门有物脱出。其脱出程度与病程的长短有关，早期仅感排便时有肿物自肛门脱出，便后能自行回纳。在数年内脱出肿物逐渐增大，须用手上托方能回复，排便后有下坠感和排不尽感，排便次数增多，有时有排尿困难和尿频现象。继而可发展到咳嗽、走路、久立或稍一用力即可脱出，脱出后局部有发胀感，亦可感到腰骶部胀痛。脱出黏膜有黏液分泌，有时黏膜表面发生糜烂和溃疡，分泌呈血性。由于长期脱垂，又可引起肛门括约肌松弛，肛门液流失禁或粪便失禁，刺激肛门周围皮肤引起潮湿、糜烂、瘙痒。由于肛门松弛，所以很少发生嵌顿。若脱出未及时回纳，一旦发生嵌顿，病人即感局部剧痛，肿物用手托不能还纳。脱出肠管很快出现肿胀、充血和发绀，黏膜皱襞消失，如不及时处理，可发生绞窄和坏死。

(2)局部检查：在未脱出时外观肛口呈散开状，指诊可见肛门松弛无力，能容纳数指，严重者可自由伸入拳头。再令患者下蹲，增加腹压，使其脱出，以观察其形态及脱出程度。

2. 诊断要点

(1)起病缓慢，病程较长，且多见于儿童和老年人。

(2)排便或努挣时，直肠黏膜脱出，色淡红，质软，便后能自行回纳。

(3)排便或腹压增加时，直肠全层或部分乙状结肠脱出，色红，呈圆锥形，表面为环状有层次的黏膜皱襞，需手法复位。

(4)肛门坠胀，并有潮湿、瘙痒感。

(5)如未及时还纳，可致脱出物肿痛，甚至糜烂、坏死。

3. 辨程度　依其脱出物和脱出的程度，临床上将直肠脱垂分为三度。

一度脱垂　是指直肠黏膜脱垂。脱出物长 3～5cm，色淡红，有放射状纵沟，触之柔软，无弹性，不易出血，便后可自然回复。多见于儿童，为不完全性直肠脱垂。

二度脱垂　是指直肠全层脱出。脱出物呈圆锥形，长 6～10cm，色淡红，表面为环状有层次的黏膜皱襞，触之较厚，有弹性，肛门松弛，便后有时需用手托回，为完全性脱垂。

三度脱垂　是指直肠全层或部分乙状结肠脱出。脱出物呈圆锥形，长达 10cm 以上，表面环状黏膜皱襞变浅或消失，触之很厚，肛门松弛无力，便后须用手托回，为重度脱垂。

4. 鉴别诊断

(1)内痔脱出：脱出呈颗粒状，三个母痔区尤为显著，色黯红或青紫，易出血。

(2)直肠息肉：脱出肿块为肉红色，有蒂，质软而有弹性，多为单个，易出血。

(3)乳头状瘤：又称绒毛状腺瘤，多发生在直肠，常见于中老年人。它的特点是广基无蒂或蒂粗短，常单个独生，瘤体较大，甚至可占满肠腔，最大的直径可达 15cm。位置较低时可脱出肛外，外观呈绒毛状，颜色与肠黏膜大致相同，触之柔软，瘤体表面可分泌大量黏液。

(4)晚期直肠癌：脱出物形状不整齐，表面凸凹不平，质坚硬，且有溃疡面，有黏液血性分泌物，有明显恶臭，肛门坠胀、疼痛。

(5)小肠滑动疝：直肠前壁脱出显著而有巨大的疝囊，不同心圆，听诊有肠鸣音，触诊可扪到脱出部分为囊状及肠曲，光滑可移动。

【辨证】

1. 气虚证　气虚而致直肠脱垂者，临床可伴见纳运不健，气短懒言，四肢乏力，大便溏薄而便意频。舌淡，苔薄白，脉虚弱。

2. 血虚证　血虚而致直肠脱垂者，临床可伴见面色苍白，或萎黄，唇舌爪甲色淡无华，头晕目眩，疲倦乏力等症。舌淡，脉细弱。

3. 肺虚证　肺虚而致直肠脱垂者，临床可伴见咳而气短，倦怠懒言，声音低怯，面色㿠白，自汗等症。舌淡，脉虚弱。此证多见于老年人。

4. 肾虚证 肾虚而致直肠脱垂者，临床可伴见面色淡白，腰膝酸软，听力减退，溲频，滑精早泄等症。舌淡苔白，脉细弱。

5. 湿热证 此证较少见，属虚中夹实之证。多为脱出后未立刻还纳，时间稍长，出现灼热肿痛，血性黏液增多，里急后重，排尿不畅，肛门坠胀疼痛剧烈。舌质红，苔黄腻，脉滑数。

【治疗】

1. 内治法

(1)辨证论治

1)气虚证：治宜益气升提。方用补中益气汤加减。脱垂严重者，重用升麻、柴胡、黄芪、党参，加五倍子、诃子；大便次数多者，加乌梅炭、赤石脂；便血者，加地榆炭、槐花、侧柏炭。

2)血虚证：治宜养血益气。方用人参养营汤加减，并重用益气生血之黄芪、当归。

3)肺虚证：治宜滋阴补肺。方用黄芪鳖甲汤加阿胶、升麻。

4)肾虚证：治宜补肾益气。方用金匮肾气丸加减。

5)湿热证：治宜清热利湿。方用萆薢渗湿汤合地榆散加减。

(2)成药、单验方

1)补中益气丸，每次6g，每日2～3次。

2)黄芪，每日50g，煎水代茶饮，适用于儿童。

3)人参芦，每日1个，研末温开水送服。

4)鳖首烘干研细末，内服每次3g，每日3次，亦适用于儿童。

5)补中益气汤1剂装入纱布袋内，再用新鲜猪肚1个洗净，一起放入锅内加水约2000ml，慢火煎至猪肚熟透、容易嚼烂为止，取出猪肚切碎与药汁调入红糖适量，温热分食之，一天食完，每3天服1剂，连服3剂为1疗程。

2. 外治法

(1)熏洗坐浴法

1)以苦参汤加石榴皮、枯矾、五倍子；或用蛇床子、明矾、乌梅、槐花、地榆、防风、葱叶煎水熏洗，每日2次。

2)石榴皮100g，枯矾10g，五倍子50g，苦参25g，煎水乘热先熏后洗，每日2次，每次30分钟。

3)朴硝50g，甘草15g，煎水熏洗，每日2次。

4)生枳壳、防风、五倍子各30g，煎水熏洗，每日2次。

5)单用芒硝30～50g，置于痰盂中，冲入热开水溶化，便后脱出不还纳，直接熏洗脱垂部位，先熏而后坐浴，每次约15分钟。

(2)局部上药法

1)五倍子散撒布患处，然后还纳复位。

2)取乌龟颈1只焙干研粉，加五倍子10g，煅龙骨10g，研极细末，混合后加次炭酸铋5g，用时取少量撒在纱布上，然后用药纱布将脱出部分轻柔复位，每日1次。

3)五倍子5g，明矾2.5g，冰片0.25g，共研细末，和匀散布患处，还纳复位。

4)石决明100g，炉甘石50g，人中白20g，共研细末，用法同上。

5)马勃末、木贼烧灰存性，共研细末，用法同上。

6)诃子、赤石脂、龙骨各等份，共研细末，用法同上。

3. 针灸疗法

(1)体针：成人可选取长强、百会、足三里、承山、合谷、阴陵泉、三阴交、大肠俞、八髎、提肛穴等和肛周相当于外括约肌部位之阿是穴，用较重手法短时间刺激(约 3～5 分钟)，每日或隔日取穴针刺 1 次。小儿则取百会、关元穴用艾灸，灸百会时须在穴位上盖一层纱布，防止烧损头发，灸后用蓖麻子数粒捣烂敷贴半天。每日 1 次，每次 10 分钟，7 天为 1 疗程。

(2)耳针：取直肠下端、神门、皮质下。

(3)梅花针：在肛周皮肤外括约肌部位点刺，以增强括约肌及盆腔肌肉对直肠的支持固定作用。

4. 注射疗法 直肠脱垂的注射治疗有黏膜下注射法和直肠周围注射法。前者是将药液注入黏膜下层，使分离之直肠黏膜与肌层粘连固定；后者是将药液注射到直肠周围，使直肠与周围组织粘连而达到治疗目的。常用的药物有 5%～10%石炭酸甘油、5%鱼肝油酸钠、6%～8%明矾液、1∶1 浓度(1 份消痔灵与 1 份 1%普鲁卡因配合)或 2∶1 浓度(2 份消痔灵与 1 份 1%普鲁卡因配合)消痔灵液。采用 6%明矾液或 1∶1 浓度消痔灵液较安全可靠，可以免除造成的组织坏死。

(1)黏膜下注射法：此法分为直肠黏膜下层点状注射法和柱状注射法两种。

适应证：一、二度脱垂，以一度脱垂的疗效为佳。

禁忌证：肠炎、痢疾、腹泻和肛门直肠急性炎症及便次多者。

术前准备：须行普鲁卡因皮试、备皮和清洁灌肠。

操作方法：取侧卧位或截石位，令患者用力努挣，使直肠脱垂部分充分显露肛外，或在肛镜下，局部常规消毒后，以 10ml 注射器装满药液，用 5 号皮试针头或 6 号长针头在齿线上 1cm 环形选择 2～3 个平面；或纵形选择 4～6 行。每个平面或每行选择 4～6 个点，点与点之间应相距 0.5～1cm，且纵横各点相互交错。每点注药 0.3～0.5ml，将药液注射到黏膜下层。注药时须注意不要过深刺入肌层，或太浅注入黏膜内，以免无效或坏死。一次注药总量为 6～10ml，小儿减半。注射完毕，若系肛外注射即还纳复位，以塔形纱布压于肛门，用胶布固定。柱状注射，在显露肛外直肠黏膜之最高处，以 3、6、9、12 点至齿线上 1cm 黏膜下层作柱状注射。长短视脱出长度而定，每柱注药 2～3ml，注后还纳复位。在行黏膜下注射术后，当日应卧床休息，流质饮食，控制 2～3 天不解大便。2 周内不宜剧烈活动，切忌用力下蹲和临厕努挣，保持大便通畅，便后用芒硝液坐浴，为防止感染，可酌情应用抗生素，无需其他处理。一般经一次注射可收到满意效果，如疗效不佳，7～10 天后可再行注射一次，剂量适当减少。

(2)直肠周围注射法：此法是经直肠外将药液注入两侧骨盆直肠间隙及直肠后间隙内，通过药液所致的无菌性炎症，产生纤维化，使直肠壁与周围组织(两侧的直肠侧韧带和后方的骶前筋膜)粘连固定而不再脱出肛外。

适应证：二、三度脱垂。

禁忌证：同黏膜下注射法。

术前准备：同黏膜下注射法。

操作方法：取侧卧位，肛周和肛内常规消毒。以 1%普鲁卡因 40ml 行肛周浸润麻醉后，选 3、9 点或 3、6、9 点为进针点，故其注射分两步或三步进行。用 20ml 注射器吸取 6%明矾注射液 12ml，接上 7 号长针头(长 8cm)，右手持注射器，先在距肛缘 1.5cm 3 点处进针，大约进入 4～5cm 时针尖遇到阻力，即达肛提肌，当穿过肛提肌时有落空感，表示进入骨盆直肠间隙。此时，以左手食指伸入直肠内触摸针尖位置，证实针杆位于直肠壁外侧未穿入直肠时，并以左手食指触摸针感为引导，再将针深入 2～3cm，一般进针深度，男性不超过 7.5cm，女性不超过 5.5cm，儿童 3～4cm。为确保针尖不刺入直肠壁内，又未刺伤腹膜，摆动注射器，以针尖在直肠壁外可以滑动为准。回抽无血，即可慢慢地注药，且一边退针一边注药，将药液注在齿线以上区域。为使药液在直肠周围分布均匀，常又将左、右两侧各分为中、前、后三条线路呈扇形注射。中线注射后，针头退至皮下，改换另一条线路，三条线路共注药 12ml，一般是中 6ml，前 2～3ml，后 3～4ml。一侧注射完毕，令患者改对侧卧位，术者更换手套和针头，以同样方法注射对侧同等剂量。最后再行 6 点注射，更换手套及针头后，并使针略成弧形，在肛门与尾骨之间刺入，沿骶骨曲进针，左手食指在直肠内作引导，针进入 5～6cm，已达直肠后间隙，证实针尖活动于直肠壁后，依前法注药 4～5ml。三点一次注药总量以不超过 30ml 为度，若系 1∶1 浓度消痔液剂量可酌情增加。患者脱垂程度不十分严重，亦可只采取两侧的骨盆直肠间隙注射，即 3、9 点注射法。两点注射通常一次注药量为 20～24ml，儿童剂量减半。注射完毕，局部消毒后，用无菌纱布覆盖胶布固定。

注意事项：一是术中严格遵守无菌操作，避免发生感染；二是要熟悉肛管直肠的局部解剖，严格掌握其注射深度，过深药液误入腹腔，产生不良后果，过浅药液注入齿线平面以下组织中，导致疼痛和组织坏死，增加患者痛苦，达不到治疗效果；再者，要避免药液注入直肠壁内或穿通肠壁注入肠腔以及注入离直肠壁过远（以左手食指针感明显为度），注入肠壁造成肠壁坏死或继发性出血，注入肠腔达不到治疗目的，离直肠壁太远影响疗效。

术后处理：除黏膜下注射法中所述之外，需加强抗炎治疗，以防感染；控制 3 天不解大便，可从静脉供给能量。

术后反应：一般无明显不良反应，仅在 1～2 天内有肛门或下腹部坠胀不适感和轻微疼痛，不必处理，可自行缓解消失；有时有低烧，如不超过 38℃，局部无炎症者为吸收热；个别患者在 1～3 天内有小便不畅现象。若术后 3 天肛门部坠胀疼痛有增无减，体温在 38℃以上，白细胞升高，局部炎症与全身反应明显者，此时应做直肠指诊，触及直肠有无肿块。若有脓肿形成，应及时切开排脓，保持引流通畅，避免炎症扩延以免导致不良后果。如注意无菌操作，注入部位和方法恰当，一般不会引起感染，注后可收到显著疗效。若一次疗效不佳，2 周后可再行注射，但药量应减少 1/2。

（3）双层注射法：此法就是将黏膜下注射和直肠周围注射两法同时使用。

适应证：成人继发性二、三度直肠脱垂。

禁忌证：同前两法。

术前准备：同前两法。

操作方法：先按黏膜下注射法行黏膜下注射，再按直肠周围注射法行直肠周围注射。术后处理及注意事宜均同直肠周围注射法。

5. 手术疗法　对于直肠脱垂的手术治疗，国内、外进行了较深入的研究，取得了一定的进展，但由于对病因的认识不同，治疗上存在的难点较多，手术的方法多种多样。有人统计自 Moschcowitz（1912 年）之后就有 54 种之多，其手术方法大致可分为 8 类：①脱垂肠管切除术；②脱垂黏膜切除或折叠术；③肛门环缩小术；④骨盆底成形或加强术；⑤直肠悬吊和固定术；⑥提高或封闭直肠膀胱或直肠子宫陷凹术；⑦肠管或肠系膜缩短术；⑧修补会阴部滑动性疝术。手术途径有四：经腹部、经会阴部、经腹会阴部及经骶部。每一种手术均有其优缺点和复发率，没有任何一种手术方法可用于所有的手术患者，有时对同一患者需用几种手术方法。迄今为止，无论采取何种手术，都不能完全满意地解决以下几个问题：①手术复杂，死亡率尚不能完全避免；②术后并发症、后遗症较多；③复发率高。目前国外对成人完全性直肠脱垂仍以手术为主，我国采用明矾注射疗法治疗成人完全性直肠脱垂取得了极其丰富的经验，并阐明了其治疗机制，且在临床上收到了满意的疗效，为非手术治疗成人完全性直肠脱垂开辟了新的途径，除个别病例外，一般不采取开腹手术治疗。故笔者在本章重点介绍了直肠周围明矾注射术，但对于脱垂严重的患者，在直肠周围注射法的基础上，还需辅以某种手术治疗，如三度脱垂合并肛门松弛无力者，辅助肛门紧缩术，才能获得满意的疗效。

(1)直肠黏膜短缩术：适应证：一度直肠黏膜松弛脱垂较严重的患者，尤其肛管皮肤缺损所致的直肠黏膜下移而脱露于肛外不能收回者；或二、三度脱垂经行直肠周围注射术后，因肛门松弛黏膜外翻者。

禁忌证：同黏膜下注射法。

术前准备：同黏膜下注射法。

操作方法：取截石位或侧卧位，局部和肛内常规消毒，在肛周浸润麻醉下，待肛门松弛后，于齿线上 1cm 分后，左前、右前(6、2、10)三处，分别用止血钳沿直肠壁纵形夹住松弛之黏膜 2～3cm，然后用圆针 10 号丝线在止血钳下中点行“8”字贯穿缝扎。术毕，肛内塞入凡士林纱条，外盖无菌纱布，胶布固定。结扎的黏膜组织坏死脱落后，使周围组织粘连在一起，形成瘢痕，达到治疗目的。

注意事项：三个结扎点要避开三个母痔区，结扎点之间要保留足够的黏膜，同时，三结扎点之起点不应在同一个水平线上；夹黏膜的止血钳应与肠壁垂直；贯穿缝扎不得穿入直肠肌层；术终时应行指诊，以指诊通畅为度。

术后处理：术后控制大便 1～2 天，以后每天便后用芒硝液或用 1/5000 高锰酸钾液坐浴，然后肛内上九华膏或黄连膏，或塞入马应龙麝香痔疮膏，直至创面愈合。为防止感染，给予肠道抗生素。

(2)肛门紧缩术：适应证：三度脱垂合并肛门松弛，不完全性失禁者。

禁忌证：同直肠黏膜短缩术。

术前准备：同直肠黏膜短缩术。

操作方法：取截石位，局部常规消毒，骶麻或局部浸润麻醉。在肛门后正中距肛缘 2cm 处沿左右肛缘做“V”形切口，长度根据肛门松弛的程度而定，如肛门松弛可伸入三指以上者，可紧缩 1/2，即切口长为肛门全周的 1/2；若在三指以下者，紧缩 1/3 即可，切口长为肛门全周的 1/3。切开皮肤及皮下组织，将皮瓣钝性游离至齿线并向上牵拉，显露出肛尾韧带和外括约肌浅层及肛门后三角形间隙，用 00 号铬制肠线或 4 号丝线将两侧外括约肌浅层缝合 2～3 针，闭合肛门后三角形间隙。将肛管推向前方，肛门亦略向前移，使直肠与肛管形成弯曲角度，增强尾骶的扶托力量。然后将向上牵拉的游离皮瓣做“∧”形切除，切口上端至齿线，使整个皮肤切口呈梭形。再自肛管开始将皮肤切口做全层缝合，肛门可通过一食指为度。检查无出血后，肛内放置凡士林纱条，无菌敷料覆盖，用胶布或“丁”字带固定。术后处理同直肠黏膜短缩术，7 天左右拆线。

【预防与护理】

1. 及时治疗肠炎、痢疾和患有痔疮、直肠息肉的患者，尤其是小儿。
2. 避免长期持续性增加腹压的活动和积极治疗增加腹压的疾病，如百日咳、肺气肿等。
3. 改变临厕久蹲和用力努挣的不良习惯，不要在排便时看书看报，对于便秘者除应予以治疗外，平时要注意多吃含纤维素多的蔬菜、水果，养成定时大便的习惯。

4. 妇女分娩后要充分休息，产后如有会阴撕裂要及时修补，以保持肛门括约肌的正常功能，如有子宫脱垂及内脏下垂者应积极治疗。

5. 年老体弱者，平时应注意饮食营养，加强体育锻炼，以增强体质。

6. 对于已患脱肛的患者，便后应及时还纳复位，以防嵌顿，并配合熏洗坐浴治疗。同时，根据医生采用的疗法，进行相应的护理和指导。

7. 提肛运动疗法　平时练习内吸上提肛门运动，每日2次，每次连续放松、紧缩肛门20～30次，有增强肛门括约肌功能的作用，对预防直肠脱垂和防止肛门松弛均有积极的作用。

【古籍选粹】

《针灸甲乙经·足太阳脉动发下部痔脱肛》　脱肛、下利，气街主之。

《丹溪心法·卷二·脱肛》　脱肛属气热、气虚、血虚、血热。气虚者，补气，参、芪、芎、归、升麻。血虚，四物汤。血热者，凉血，四物加炒柏。气热者，条芩六两、升麻一两，曲糊丸。外用五倍子为末，托而上之。一次未收，至五七次，待收乃止。

《证治要诀·卷八·大小腑门·痢疾附痢后风脱肛》　大肠头出寸余，痛苦，直候干，自退落，去又出，名截肠症。若肠尽出不治，但初截寸余可治，用芝麻油器盛之，以臀坐之，饮大麻子汁数升即愈。

《外科枢要·卷三·论脱肛》　脱肛属大肠气血虚，而兼湿热。有久痢气血俱虚而脱者，有因肺虚而脱者，有中气虚而脱者，有因肾虚而脱者。湿热者，升阳除湿汤；血热者，四物汤加条芩、槐花；血虚者，四物汤加白术、茯苓；兼痔而痛者，四物汤加槐花、黄连、升麻；久痢者，补中益气汤加酒炒芍药；中气虚陷者，前汤加半夏、炮姜、茯苓、五味；肾虚者，六味丸；虚寒者，八味丸。

《杂病源流犀烛·脱肛源流》　脱肛，大肠气虚病也。大肠之气，虚衰下陷，又或兼有湿热，故成此症。虽治不同，要以升提为主，宜人参、白术、升麻、炙甘草。

《疡科心得集·卷中·辨脱肛痔瘘论》　夫脱肛之症，有因久痢、久泻，脾肾气陷而脱者；有因中气虚寒不能收摄而脱者；有因酒湿伤脾，色欲伤肾而脱者；有因肾气本虚，关门不固而脱者；有因湿热下坠而脱者。又肛门为大肠之使，大肠受寒受热皆能脱肛。老人气血已衰，小儿气血未旺，皆易脱肛。经曰：陷者举之。徐之才曰：涩可去脱，皆治脱肛之法也。考叶天士先生治脱肛之证，不越乎升举、固摄、益气三法。如气虚下陷而脱者，宗东垣补中益气汤举陷为主；如肾虚不摄而脱者，宗仲景禹余粮石脂丸及熟地、五味、菟丝子辈固摄下焦阴气为主；如肝弱气陷，脾胃气虚下陷而脱者，用摄阴益气兼以酸苦泄热为主；如老年阳气下陷，肾真不摄而脱者，又有鹿茸、阳起石、补骨脂、人参等提阳固气一法。观其案中所载诸条，亦云备矣，医者宜奉以为宗也。又汪讱庵云：有气热、血热而肛反挺出者，宜用芩、连、槐、柏，及四物、升、柴之类，苦味坚阴。然斯证虽多，但苦寒之味不可恃为常法耳。

【现代研究】

1. 病因病机研究　本病是一种不常见的疾病，长久以来一直吸引着许多外科医生对其进行研究。直肠脱垂的确切病因并不完全明了，一些因素还显示它与人类发育状况有关，故直肠脱垂的病因可分为先天性因素和后天性因素两种。常见的致病因素或相关疾病有不良的排便习惯，特别是便秘，神经性疾病（先天异常、马尾损伤、脊髓受伤及衰老），女性未经产，直肠乙状结肠过长，Douglas窝过深，肛门松弛（内括约肌肌力弱），肛提肌分离（盆底缺陷），直肠与骶骨之间缺乏固定，肠套叠（常继发于结肠病变），手术操作（痔切除术、瘘管切除术、肛管腹腔贯通)等。沈耀祥等综合有关资料报道:早在 1912 年 Moschcowitz 就描述了直肠前陷凹特别低而深在对直肠脱垂在病因学上具有重要意义,提出直肠脱垂是一种滑疝,而 Cal-de-Sac 就是疝囊,当腹压增高时,盆腔最低处直肠前壁受压,腹腔内容物将直肠前壁推入直肠腔内,并渐由直肠经肛管脱出,因而脱出的是直肠壁的全层而不只是黏膜,腹膜返折以及小肠亦可一并脱出。目前认为这是导致直肠脱垂极重要的机制。Devadhav(1965)、Broden 和 Snellman(1968)、Thenerkauf(1970)等相继报道采用放射电影技术观察,发现直肠脱垂时先是直肠套叠,套叠起始部惯常在距肛缘 6～8cm 处,因而受累的不只是直肠前壁,而是整圈直肠壁一起脱出,同时腹膜返折亦一并经肛门脱出,部分脱垂内容物中可含有小肠。这是发生直肠脱垂的另一个机制。至于这两个机制究竟由哪一种引起,这是很难判断的问题。但不论患者和发病机理为何,直肠脱垂患者有几点共同之处:深而低的腹膜返折,具有一定活动度的直肠,以及松弛的盆底和肛门括约肌。

胡波综合有关资料认为:直肠脱垂典型的解剖特征应包括:①直肠自身套叠;②深陷凹或深 Douglas 凹;③直肠与骶骨岬不固定;④直肠和乙状结肠冗长;⑤盆底和肛门括约肌薄弱;⑥可能存在着直肠膨出和其他异常。这些直肠脱垂典型的解剖特征,也许就是每个直肠脱垂患者手术时应该考虑予以纠正的解剖缺陷。

近年来,许多学者认为滑动性疝学说和肠套叠学说基本上是一回事,只不过是程度上的不同,如滑动性疝型,直肠前壁陷入到直肠壶腹处,也可以说是一种肠套叠,只不过是没有影响到肠壁整个周径。

2. 治疗方法研究　直肠脱垂的治疗主要有手术疗法和非手术疗法。据报道,手术疗法有上百种,但手术目的都是修复直肠壁本身的薄弱点及松弛的括约肌;修复或纠正盆底组织薄弱区,提高或闭合膀胱直肠窝;纠正直肠直线化并使其固定;处理冗长的肠管及肠系膜;处理滑疝等。非手术疗法也很多,有中药内服、中药熏洗、中药内服配合熏洗、针灸治疗以及穴位封闭等,都取得了较好疗效。

(1)注射疗法:目前硬化剂注射疗法临床开展比较广泛,技术相对比较成熟。该疗法是将硬化剂注入直肠黏膜下、骨盆直肠间隙与直肠后间隙,产生无菌性炎症反应,使直肠黏膜与肌层、直肠与周围组织粘连固定。操作要点是根据黏膜脱垂程度将药物注射到脱垂直肠的黏膜下层,注意不要注射过深(刺入肌层)或太浅(未达黏膜下层),注射后控制排便。该法是目前治疗Ⅰ～Ⅱ度直肠脱垂的一种重要手段,尤以治疗Ⅰ度直肠脱垂的效果最佳,主要应用于儿童病人,对不能承受手术或不愿接受手术的患者仍能给予治疗,缺点是对注射药物与操作技术要求较高,急慢性直肠炎及腹泻病人应禁用。

如罗亨卿用 12%枯矾溶液行直肠两侧注射方法治疗婴幼儿直肠脱垂 30 例(其中直肠脱垂在肛外 2～4cm 者 20 例,4～6cm 者 10 例。伴直肠黏膜炎性出血,脱出后需用手还纳者 19 例,其中 1 例嵌顿 12 小时,经麻醉才得以手法复位)。结果:全组经一次注射治愈,但有 2 例有近期并发症,一例将药液误注入直肠壁内致黏膜坏死,术后低热,大便频,带少量血性分泌物,术后 1 周行直肠镜检见直肠侧壁浅表溃疡,2 周后复查溃疡愈合;另一例发生肛周感染,于注射后肛周疼痛红肿发热,经保守抗炎治疗无效,切开引流 3 周痊愈,无肛肠狭窄或瘘管形成。25 例获得随访,最长 20 年,最短 1 年,无复发病例。于铎采用复方明矾注射液(明矾 6g,黄连 2g,枸橼酸钠 1.5g,盐酸普鲁卡因 1g,共制成 100ml 溶液)治疗直肠脱垂 63 例,其中男性 38 例,女性 25 例。5 岁以下为 20 例,14 岁为 6 例,45 岁以上为 37 例,最小年龄为 1.5 岁,最大年龄为 75 岁。直肠脱垂Ⅰ度为 28 例,Ⅱ度为 23 例,Ⅲ度为 12 例。结果:近期治愈63例患者中1周内至患者出院前无1例复发,有效率达100%。远期疗效3年内无1例患者复发。秦俊华采用消痔灵注射液直肠黏膜下及直肠周围间隙注射外加肛门外括约肌折叠肛门紧缩术治疗成人完全性直肠脱垂23例。结果:23例1次治疗均痊愈。术后随访1~5年,复发4例,复发率17.4%。

(2)外治疗法:中药外治疗法如熏洗疗法、涂搽疗法等在治疗直肠脱垂方面发挥了较好作用。如李又耕等采用自拟五倍子汤(五倍子、升麻、苦参各30g,白矾、莲房、黄芩、黄连、蒲公英各15g)熏洗,收肛散(诃子、赤石脂、煅龙牡各15g,共为粉末,密封备用)外敷治疗肛管直肠脱垂45例(其中Ⅰ度32例,Ⅱ度11例,Ⅲ度2例),治疗后嘱患者卧床休息20分钟,做提肛运动100次,当日不大便,Ⅰ度脱垂每日1次,Ⅱ度、Ⅲ度脱垂每日早晚各1次,7天为1疗程。对于年老体弱者加服补中益气丸。结果:治疗1个疗程治愈24例,2~3个疗程治愈20例,未愈1例,治愈率97.78%。焦巧云等采用中药熏洗治疗小儿直肠脱垂取得满意效果,药物选取乌梅50g,蛇床子30g,枳实20g;或五倍子30g,石榴皮30g。方法是先将上药浸泡于3000ml水中30分钟,再煎40分钟,使药液量为1500~2500ml,后去渣将药液倒入洁净光滑盆中。充分暴露患儿臀部,先热气熏蒸肛门及周围,待药液凉至37~42℃时,坐浴15~20分钟。坐浴完毕用干净柔软毛巾擦干患部。每日2次,6日为1疗程,观察3天后行第2疗程。要求患儿每发生直肠脱垂,应立即使直肠复位,动作应轻巧,避免损伤黏膜。结果1个疗程治愈20例,2个疗程治愈13例。3例直肠脱垂较重患儿,中药熏洗后用纱布填塞肛门,胶布固定,3个疗程后病情明显缓解。段海涛等则采用丁氏脱门散(煅龙牡各15g,五倍子15g,枯矾10g,冰片2.5g,研极细末)外涂治疗小儿直肠脱垂12例取得较好效果。使用时将药粉适量撒在便纸上,便后轻按直肠脱出部分,使药物均匀粘在直肠黏膜上并使之回纳,9例随访,1~3年未复发,3例失访,未发现任何毒副作用。

(3)辨证施治:中医学认为脱肛主要是由于中气不足,失于固摄所致,治疗重在补中益气。对Ⅰ度直肠脱垂,尤其是儿童可收到较好效果,对Ⅱ、Ⅲ度直肠脱垂能起到明显改善症状的作用。如杨瑾将80例直肠脱垂患者随机分为治疗组和对照组,治疗组采用举元煎加减(炙黄芪30g、潞党参20g、炙升麻20g、白术30g、炙甘草10g、乌梅20g、罂粟壳10g、五倍子10g;便秘时,加知母15g、火麻仁20g)内服并辅以外治法(明矾水熏洗肛门,香油调五倍子粉末如糊状外敷)治疗直肠脱垂50例。对照组单纯采用补中益气汤内服治疗30例。结果:治疗组经内服8剂配合外用治疗后,痊愈22例,占44%,显效13例,占26%,有效10例,占20%,无效者5例,占10%,总有效率为90%。对照组,临床痊愈10例,占33%,显效5例,占16.67%;有效5例,占16.67%,无效10例,占33%,总有效率为66.67%,两组差异显著($P<0.01$),治疗组显著高于对照组。陈沛等采用补摄提肛汤(党参、五倍子各12g,黄芪30g,升麻、柴胡各9g,枳壳20g,乌梅、芡实各15g,鹿角胶10g,炖化紫河车6g,大枣10枚)水煎内服,兼用石榴皮60g,煎汤熏洗肛门治疗老年性直肠脱垂25例,治愈12例,好转11例,无效1例。

(4)综合疗法:对Ⅱ、Ⅲ度直肠脱垂,采用单纯的内治法、外治法或注射法,往往难以奏效,或易复发。综合疗法在临床上常能取得较好的远期效果。如吴明铨等采用消痔灵黏膜下、坐骨直肠间隙和直肠后间隙注射,再配合肛门紧缩术综合疗法治疗成人完全性直肠脱垂11例,其中男8例,女3例;年龄最大67岁,最小21岁。病程最长20年,最短2年。直肠脱垂长6~10cm 9例,11cm以上2例。肛门明显松弛、可容纳2.5横指以上7例,1.5~2.5横指4例。结果:经一次手术治疗后不再脱出9例,另2例便后仍有不完全直肠脱出,在1周后补充注射及缝扎术后未再脱出，获良好效果，且随访3年以上无一例复发。汤永志采用直肠周围注射、肛门环缩术及中药保留灌肠综合疗法治疗完全性直肠脱垂45例，取得满意效果。其方法是先取消痔灵1∶1液注入骨盆直肠间隙及直肠后间隙各6～8m，再用羊肠线行肛门环缩术。术后第一日开始配合中药（石榴皮、五倍子、乌梅各25g，大黄、牡丹皮、地榆、黄柏、红花各20g，明矾10g。浓煎至150ml备用）保留灌肠，水温要求40℃。每日1剂，直肠推注，速度宜先慢后快，一般10～15分钟注完。结果：治愈41例，基本治愈3例，无效1例。刘明全采用以补中益气汤为主方进行辨证施治，联合注射疗法进行治疗直肠脱垂35例，取得了良好的疗效。方法是：证属脾虚气陷兼有肾虚之兆者，治宜健脾益气，升阳举陷兼补肾精。方用补中益气汤加地榆、枸杞子、诃子各15g，重用黄芪45g。证属湿热下注者，治宜清热利湿，升阳举陷。方用补中益气汤合三仁汤去桔梗、当归，加黄连6g、木香10g，重用黄芪35g。证属脾虚气陷兼湿热下注者，治宜健脾益气，升阳举陷，清热利湿。方用补中益气汤合三妙散去当归，加地榆、诃子各15g，黄连6g，黄精35g，重用黄芪45g。配合化痔液适量行黏膜下及直肠周围间隙注射。结果：不完全性直肠脱垂11例，经服用加味补中益气汤治疗，8例治愈，2例好转，1例未愈，治愈率72.7%，好转率18%。完全性和重度直肠脱垂24例，在内服补中益气汤基础上，对好转、无效病例（仅2例痊愈）再联合化痔液注射治疗，均获痊愈。随访1年16例，2年11例，3年8例，未见复发。

（5）针灸疗法：针灸疗法，源远流长，早在《针灸甲乙经》即有记载："脱肛，下利，气街主之。"采用针刺治疗、针灸治疗或穴位注射等治疗Ⅰ度直肠脱垂，尤其是儿童患者，能取得较好的疗效，对Ⅱ、Ⅲ度直肠脱垂也能取得一定疗效。如陶孟等采用针刺肛门四穴治疗直肠脱垂36例（其中不完全性直肠脱垂17例，完全性直肠脱垂14例，重度脱垂5例），取得满意疗效。其方法是分别在肛门上下左右各旁开0.5寸（肛缘黑白皮肤交界）处，即膀胱截石位3，6，9，12点位处取肛门四穴。然后取4支28号3寸毫针，先直刺3点或9点处，当针破皮后，缓慢进针至2～2.5寸施捻转补法，当病人有酸胀感或肛门有上提感时即为得气，后再行针3～5分钟。接着用同样手法针刺6点及12点位，12点处进针深度控制住1.5寸左右。留针20分钟，其间行针3次。每天治疗1次，10次为1个疗程，连续2～3个疗程后观察疗效。结果：36例中，共治愈21例，占58.3%；好转10例，占27.8%；无效5例，占13.9%。总有效率86.1%。其中，不完全性直肠脱垂17例，治愈15例，好转2例；完全性直肠脱垂14例，治愈6例，好转6例，无效2例；重度脱垂5例，好转2例，无效3例。张曼则运用半刺法治疗直肠脱垂，也取得较好效果。方法是取主穴：长强，肛周3点、9点，承山，百会，气海，足三里。配穴：腹泻者加天枢、止泻穴（脐下2.5寸）；便秘者加支沟。采用半刺法，选用26号1寸毫针，常规消毒后进行针刺，浅入疾出不留针，每日1次，6次为1个疗程，治疗4个疗程统计疗效。结果，36例患儿，经过4个疗程的治疗，治愈19例，占52.8%；显效14例，占38.9%；无效3例，占8.3%。总有效率为91.7%。高麟第则采用温针治疗脱肛36例，收到较满意效果。方法是：主穴取长强穴，令患者膝胸卧位、用1.5寸毫针常规消毒针具及穴位，快速捻转直刺进针0.5～1寸，使针感向肛门方向传导后于针柄置艾条2～3cm施灸，使热力沿针身传入体内，肛门亦有向上收缩感疗效更佳，待艾条燃尽出针。另取主穴百会，常规消毒后以1寸毫针横刺0.3～0.5寸，针尖方向向前，并施艾条灸，留针20分钟。配穴取气海、足三里、三阴交，令患者仰卧位，用2寸毫针，均直刺进针1～1.5寸，待针有电麻感后针柄置艾条2～3cm施灸，留针20分钟，每日1次，1周为1疗程。

（6）手术治疗　一般而言，儿童期直肠脱垂应先采用非手术治疗和硬化剂注射治疗；对于全身情况较好的成人完全性直肠脱垂患者可选择经腹手术方式；而全身情况差者或老年病人应考虑经肛门手术。但近十几年来，成人完全性直肠脱垂也趋向经肛手术，且取得了满意效果。目前，直肠脱垂经腹直肠游离悬吊固定术已基本放弃，主要采用经肛门手术，如注射术、环缩术、盆底肌加强修补术等。近年来腹腔镜在腹部外科领域广泛应用，腹腔镜下直肠固定术也得以开展，痔上黏膜环切术（PPH）也应用于轻度直肠脱垂的治疗，并取得一定疗效。杨伟等采用综合固脱术（直肠前后壁纵行连续缝合术、直肠周围深间隙柱状注射术、肛门括约肌缝合紧缩术）治疗Ⅱ度直肠脱垂 17 例，Ⅲ度直肠脱垂 16 例，其中 2 例因脊神经损伤，马尾神经瘫痪，直肠、乙状结肠部分脱出长 12cm，肛门括约肌萎缩肛管松弛无力 16 例。结果：33 例全部临床治愈，其中 2 例未作环缩术，术后 1 周仍有轻度脱垂，加做环缩术后治愈。术后 1～5 年内随访，复发 1 例。周全胜自 1998 年 3 月以来采用腹腔镜行直肠前壁折叠术治疗直肠脱垂 4 例。结果显示，腹腔镜直肠脱垂修补术可行，手术死亡率和并发症的发生率与传统的开腹手术相近。腹腔镜手术的主要优势在于缩短住院时间和减少术中出血量。短期随访结果显示，腹腔镜自肠脱垂修补手术并不增加直肠脱垂的复发率，还可减少晚期并发症的发生和再次手术的可能性，缺点主要是手术时间长，手术效果受术者技术水平影响较大，所以未广泛开展。周乃波采用间断缝扎术加消痔灵注射治疗 42 例成人完全性直肠脱垂（其中Ⅱ度直肠脱垂 28 例，Ⅲ度直肠脱垂 14 例；病程最长 32 年，最短 2 年），取得较好效果。其方法是：按脱垂程度于齿线上不同的水平位置，选择 3～5 处缝扎点，用组织钳提起准备缝扎的松弛黏膜，再以大弯血管钳在基底部夹持，勿深及肌层，在钳下前 1/3 处进针，以 7 号丝线贯穿 8 字缝扎，稍切除残端组织。并在缝扎的基底部周围黏膜下均匀注射 1∶1 消痔灵 2～3ml，以使周围组织硬化。另外，再分别在肛门左、右、前、后正中，距肛缘 1.5cm 处，用 6 号封闭长针进针，以左食指插入肛内作引导，使针尖刺至黏膜下层，沿直肠黏膜下层，切禁刺入肠腔，约达 6～8cm 处时，边退针边均匀地注射 1∶1 消痔灵 5～10ml。此时手指有明显包块隆起之感。到齿线水平面为止。使四壁有 4 条柱状感。每日大便后用三黄汤煎剂 50ml 保留灌肠，加服补中益气汤，治疗 2 周。结果：1 次成功者 41 例，2 次加强硬化者 1 例。经 1 年后随访 26 例，未见复发者。张连阳等在 2001—2003 年间对 39 例不完全性直肠脱垂患者，采用吻合器经肛门镜下行 PPH 术，症状消失，均未复发，也未发现肛门狭窄及大便失禁等。应用 PPH 吻合器治疗直肠下段黏膜脱垂具有安全性高，手术时间短及恢复快等特点，优于其他治疗方法，由于 PPH 手术开展时间较短，缺乏长期随访资料，其远期效果尚待进一步验证。

【述评】

脱肛之名，首出《神农本草经》，在以后历代的古籍中均有论述，前人多把有物自肛门脱出于外的病症统称为脱肛。故笔者认为直肠脱垂与脱肛是有区别的，古籍中所述脱肛实际上包括痔核脱出、直肠息肉脱出、直肠脱垂、直肠肿瘤以及肥大肛乳头脱出等多种疾病。从而亦有“脱肛痔”、“盘肠痔”、“重叠痔”等许多名称，常将直肠脱垂、痔核脱出、息肉脱出等混为一谈。其中又以痔核脱出最为常见，它与直肠脱垂是完全不同的两码事。因此，严格地讲，直肠脱垂与脱肛不能划等号，而归属于脱肛的范畴较为确切。

对于直肠脱垂的治疗，笔者认为，内、外药物及针灸对一度脱垂尤其是对儿童直肠脱垂可收到较好的疗效，但对于Ⅱ、Ⅲ度直肠脱垂，则难以奏效，仅能改善症状而已，很难彻底治愈，故须采用其他疗法或手术治疗。目前治疗成人完全性直肠脱垂最理想的方法是直肠周围明矾注射术。实验已证明，明矾液有效成分是铝离子，对人体无毒性，主要作用在局部，能使组织产生较强的无菌性炎症，导致纤维化改变，瘢痕增生，从而形成粘连而达到治疗目的。与其他药物相比，刺激性小，具有安全、不易引起坏死、少感染的优点。且对主要脏器无损害，是比较理想的促使组织产生纤维化改变的药物。同时，手术方法简便易行，不破坏组织解剖结构，不影响结肠、直肠及肛管的功能，疗效确切，疗程又短，复发率低，只要操作得法，基本上不引起并发症和后遗症，临床可将此疗法作为Ⅱ、Ⅲ度直肠脱垂的首选疗法。

【参考文献】

1. 沈耀祥，郁宝铭. 直肠脱垂外科治疗的探讨. 大肠肛门病外科杂志，1995，1(1)：9-10

2. 胡波. 直肠脱垂的外科治疗研究近况. 实用医药杂志，2002，19(6)：471-472

3. 罗亨卿. 30例婴幼儿直肠脱垂枯矾注射治疗的分析. 湖北医科大学学报，1996，12(3)：288-290

4. 于铎. 复方明矾注射液治疗直肠脱垂63例. 中医药信息，1999，(1)：35

5. 秦俊华. 消痔灵双层注射加肛门紧缩术治疗完全性直肠脱垂23例. 山西中医，2000，16(3)：22-23

6. 李又耕，刘艳歌. 中药熏敷治疗肛管直肠脱垂45例. 中医外治杂志，2002，11(4)：39

7. 焦巧云，冯海峰，张茹霞. 中药熏洗治疗小儿直肠脱垂36例. 中医研究，1999，12(6)：35

8. 段海涛，曾庆祥. 丁氏脱肛散治疗小儿直肠脱垂12例. 江西中医药，1995，(3)：22

9. 杨瑾. 中药内服外用治疗直肠脱垂50例分析. 大理医学院学报，2000，9(1)：59-60

10. 陈沛，刑巨星. 补摄提肛汤治疗老年性直肠脱垂25例. 江苏中医，1996，(7)：19

11. 吴明铨，吴文俭. 综合疗法治疗成人完全性直肠脱垂11例. 福建医药杂志，1996，18(6)：66-67

12. 汤永志. 中西医结合治疗完全性直肠脱垂45例. 山西中医，2001，17(1)：35

13. 刘明全. 中西医结合治疗直肠脱垂35例. 四川中医，2002，20(6)：64-65

14. 陶孟，沈其星. 针刺肛门四穴治疗直肠脱垂36例. 中国针灸，1999，(9)：568

15. 高麟第. 温针治疗直肠脱垂36例. 中国中西医结合外科杂志，1996，2(5)：367

16. 张曼. 半刺法治疗小儿直肠脱垂36例. 北京中医药大学学报，2000，23(3)：76

17. 杨伟，何国交，陈伟红. 综合固脱术治疗Ⅱ°-Ⅲ°直肠脱垂33例临床总结. 广西中医学院学报，1999，16(3)：91-92

18. 周全胜. 腹腔镜下直肠前壁折叠术体会. 腹部外科，2000，13(4)：222

19. 周乃波. 间断缝扎加消痔灵注射治疗直肠脱垂. 江苏中医，1998，19(7)：29-30

20. 张连阳，刘宝华，文亚渊，等. 圆形吻合器直肠黏膜环切术治疗直肠黏膜脱垂的疗效. 第三军医大学学报，2004，26(12)：1042-1046

（刘佃温）

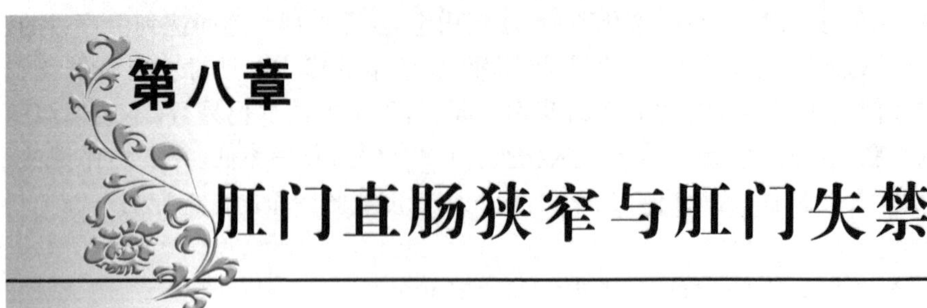

第八章 肛门直肠狭窄与肛门失禁

第一节 肛门直肠狭窄

肛门直肠狭窄，是指肛门、肛管或直肠腔道变窄，粪便通过困难，便条变细、变扁，肛门疼痛，不能顺利通过一个食指。常因先天畸形、肛门直肠炎症、损伤、手术瘢痕所致。可按发生部位分为肛门狭窄、直肠狭窄，除癌肿所致狭窄外，其他因素引出的肛门直肠狭窄均为良性狭窄，后者属本节讨论内容。

肛 门 狭 窄

肛门狭窄是指齿状线以下的肛管或肛门狭窄。

【病因病机】

中医认为此病多因先天不足或损伤后遗症所致，与气滞血瘀或湿热蕴结肛门有关，其原因有：

1. 先天性畸形　是胚胎发育中，直肠与肛管之间的肛门直肠膈膜发育异常，出生后此膜尚未消失或穿通不全，形成肛门闭锁或肛门狭窄。

2. 炎症　肛门周围脓肿、肛瘘、肛门结核、血吸虫病、放线菌病等造成的局部感染，均可损伤肛门括约肌弹性，致使纤维化而影响舒张造成狭窄。

3. 损伤　肛门、肛管的损伤产生大量的瘢痕而造成的狭窄，是最常见的原因之一。肛门部外伤、烧伤、烫伤、手术切除肛部皮肤过多，外用腐蚀性药物损伤肛门，内痔注射治疗不当等均可引起狭窄。尤其后几种医源性肛门狭窄应引起高度重视。

4. 痉挛　肛裂、肛管溃疡等原发病，由于剧烈疼痛可使肛门括约肌产生持续性收缩而致。

肛门良性狭窄的病理变化为：肛门和肛管内有放射形、半环形或环形瘢痕，造成畸形。这种瘢痕可累及皮肤、皮下组织和肛门括约肌。坚硬的瘢痕内有大量纤维组织，多核白细胞和淋巴细胞浸润。这种病理改变常累及肛门括约肌下缘。

【辨病】

1. 临床表现

(1)大便困难：便条变细变扁，难以排出。

(2)便意频繁：因一次甚至多次不能将粪便完全排尽，排便后仍有便意感。同时积存的粪便刺激直肠可产生直肠炎，表现里急后重。

(3)肛门疼痛：狭窄努挣排便，造成损伤，引起肛门疼痛及便后肛门痉挛感。

(4)习惯性便秘：因排便难，肛门痛，患者畏惧大便，自行控制延长排便时间，粪便在肠道内停留过久，水分吸收多而干结，造成习惯性便秘，形成大便困难、肛门疼痛的恶性循环。

(5)其他症状：长期大便困难，引起腹部不适、腹胀、食欲不振、恶心，因进食受影响者可消瘦，儿童影响发育。

2. 诊断要点

(1)病史：有肛周炎症、外伤、手术或肛内注射、药物腐蚀等病史。

(2)病状：长期便秘，排便不畅，粪条细扁，肛门疼痛，肛门周围常有黏液等。

(3)体征：指诊肛门，肛管变狭小，一个食指不能顺利通过，或勒指感特别明显，并可扪及肛门和肛管较硬的瘢痕或肿物。

3. 鉴别诊断　应与肛裂引起的括约肌痉挛和肛门梳硬结鉴别，并应做钡剂灌肠检查直肠和结肠有无病变。

【辨证】

本病根据局部及全身症状，可分为气滞血瘀、热结肠燥和肠道湿热三型。

1. 气滞血瘀证　肛门坠胀、疼痛，排便时加重，排便不畅，伴有腹胀、肠鸣，舌紫黯或有瘀斑，苔黄或白，脉弦。

2. 热结肠燥证　大便秘结，干硬难解，口干，舌红，苔黄少津，脉数。

3. 肠道湿热证　排便不畅，便溏次多，有黏液或脓血，低热，肛门潮湿，舌红，苔黄厚腻，脉滑数。

【治疗】

1. 内治法

(1)辨证论治

1)气滞血瘀证：治宜活血行瘀，理气止痛。方用桃红四物汤加延胡索、川楝子。

2)热结肠燥证：治宜清热通腑，理气宽肠。方用大承气汤、小承气汤加减。

3)肠道湿热证：治宜清热利湿。方用葛根芩连汤或白头翁汤加减。

(2)中成药：选用麻子仁丸、槐角丸、栀子金花丸、液体石蜡、果导等润肠通便药物，以保持大便通畅。但不可久服泻药，否则狭窄更甚。

(3)食物疗法：多食新鲜蔬菜及水果，多饮水或蜂蜜 1～30ml，每日早、晚各服 1 次。

2. 外治法

(1)外用药物治疗：可用开塞露、甘油栓及其他肛门栓剂帮助排便和消除局部炎症，亦可用肥皂水或温盐水灌肠。

(2)扩肛疗法：用手指、肛门镜或直径不同的肛门扩张器扩肛，2～3 天 1 次，至狭窄消失为止，一般需 2～4 个月，多运用于手术或损伤后的轻度狭窄不超过 3 个月者。

3. 手术疗法　轻度狭窄或新鲜狭窄，可用上述内治及外治法治疗，如系 6 个月以上的陈旧性狭窄，仍以手术治疗为宜。

(1)扩肛术：在肛门后正中线上，切开肛管皮肤和一部分括约肌，使肛门扩大，能顺利通过食指，结扎止血，九华膏纱条压迫创面，敷料固定，术后每日便后坐浴换药，每 2 天扩肛 1 次，1 个半月后，每 4 天扩肛 1 次，连续 2～3 个月。

(2)扩肛缝合术：如肛门太小者，可切开狭窄，按肛裂切开缝合法，采用纵切横缝，使肛门扩大，能防止术后复发。

(3)纵切横缝减张切口术：切开肛门后正中黏膜肛管的狭窄部分，切断内括约肌和外括约肌的肌皮下层，切开肛缘皮肤 1cm。切开的黏膜两侧再楔状切除部分黏膜，在黏膜下层游离出一部分黏膜，将游离黏膜与肛缘皮肤横行缝合，缝合部分的外侧皮肤，作弧形减张切口。将前方狭窄部分的肛管纵行切开，切断内括约肌。如肛门狭窄重者，还可切开外括约肌皮下层，创口开放。

【预防与护理】

由于多数肛门狭窄是手术和治疗不当引起，故预防应重于治疗。

1. 手术治疗时要尽量多保存肛管皮肤，切口宜放射状，不宜环切，以防瘢痕收缩，引起狭窄。

2. 内痔注射药物及混合痔结扎切除切口，不宜在同一平面，以防形成环形狭窄。

3. 肛瘘、混合痔等切除，创面过大时，尽可能部分缝合或植皮，防止大面积瘢痕形成和肛门变形。

4. 估计术后有形成狭窄可能者，应尽早进行扩肛。

直肠狭窄

直肠狭窄指直肠肠腔缩窄变细，粪便排出困难，多发生在齿线上 3～5cm 处。

【病因病机】

中医学认为此病多属大肠热结，气机不畅，或与外伤误治有关。常见病因如下：

手术时黏膜切除过多，注射疗法治疗直肠脱垂或内痔时药量过多，致溃疡、坏死、愈合后瘢痕狭窄，也有由直肠外伤如灼伤、枪弹伤、刺伤等引起。此外，肛门直肠周围脓肿、肛门直肠瘘、直肠溃疡、结核及慢性痢疾等，可使直肠结缔组织增生肥厚形成瘢痕，使直肠失去弹性和管腔变窄。

直肠狭窄的病理改变为：直肠壁充血、水肿，静脉及淋巴回流受阻，结缔组织增生，瘢痕形成，肠壁增厚失去弹性，管腔变窄，直肠狭窄的上部，常有大便积存，粪便中有害物质长期刺激而产生黏膜糜烂，形成溃疡，其表面有黏液及少量出血，直肠壁扩张呈球状，肠壁变薄，弹性下降，肠蠕动减弱甚至消失，狭窄下部黏膜灰色，变厚、变硬。

【辨病】

1. 临床表现　症状与肛门狭窄相同，但一般比肛门狭窄重，病程也较长，不如肛门狭窄能够早期发现。多以慢性、进行性排便困难，逐渐加重为主症。左下腹胀痛，肠胀气，腹膨满，食纳差，逐渐消瘦，与慢性肠梗阻症状相同，如服剧烈泻药，引起肠蠕动亢进，而致剧烈腹痛，多并发直肠炎，见里急后重，便次增多，黏液、脓血便，狭窄接近齿状线，则出现肛门失禁，稀便外流，肛门皮肤湿润、瘙痒、糜烂。

2. 诊断要点　与肛门狭窄大致相同，根据直肠指诊、直肠镜检，可明确诊断。对不能进行指诊和直肠镜检的患者，应钡灌肠照片，可查明狭窄的程度和形态。环状狭窄者，直肠呈哑铃状；管状狭窄者，呈漏斗状；部分狭窄者，显示残缺不规则影像。粪便检查及细菌培养，有助于了解狭窄的病原。

3. 鉴别诊断　应注意鉴别由炎症瘢痕所致良性狭窄与直肠癌所致恶性狭窄的区别。良性狭窄有直肠炎、外伤、手术等病史，病程经过慢，分泌物多为无臭味黏液，在狭窄部上下有浅在溃疡灶，全身状态无明显恶病质，指诊狭窄环多较软，与周围无粘连。恶性狭窄则病史不典型，病程经过快，分泌物为特殊尸臭味脓血，在狭窄之间有喷火口样溃疡，患者迅速出现恶病质，指诊触及肿物不规则而坚硬，基底粘连，恶性狭窄晚期可查到转移淋巴结，为慎重起见，应取活组织检查，最后确定诊断。

【辨证】

同“肛门狭窄”。

【治疗】

1. 内治法　同“肛门狭窄”。

2. 外治法　本病外治法主要采用各种手术治疗。

(1)挂线疗法:多应用于环形狭窄,接近齿线的患者,用组织钳夹住狭窄环基底,用圆针丝线从狭窄下缘基底穿过,丝线一端系橡胶条,从狭窄的上缘引起,再将橡胶条两端拉紧结扎。术后,每日用高锰酸钾液坐浴,肛内九华膏或银灰膏换药,或塞入消炎栓,待橡胶脱落后,定期扩张直肠。

(2)切开缝合法:也适于环状狭窄,接近齿线处者,于狭窄后部做纵切口,以不切透直肠壁为宜。以“八”字切口,切除部分瘢痕组织,使肠腔扩大,在切口上缘,游离部分直肠黏膜,牵引至切口基底,用圆针丝线,贯穿黏膜缝合在肛管切口处,直肠内放九华膏纱条,术后每日坐浴,局部换药,5～7 天拆线,定期扩张。

(3)直肠内切开术:适应直肠环状狭窄,直肠下 1/3 段,术者用手摸到狭窄,再将狭窄环取几个方向切开,注意切口不宜太深,以防穿孔,达到能顺利通过一食指即可,用直肠肛门镜检查出血点并做好止血处理,置入九华膏纱条压迫,术后每日坐浴,定期扩张。

(4)直肠外切开术:适应直肠管状狭窄,但在齿线上 6cm 以内。由尾骨距肛门 2.5cm 处做一纵形切口,切开皮下,切除尾骨,显露直肠后间隙,分离露出直肠后壁。再将金属扩张器,由肛门插入经过狭窄,然后在直肠后壁做一纵切口,切开狭窄,上下切至健康组织,取出金属扩张器,改用橡胶管围绕凡士林油纱条,由肛门插入至狭窄环之上,然后将切开的肠壁分别向两侧牵开,使纵行切口改为横行缝合,使肠腔扩大,皮肤切口缝合,置橡皮片引流 24 小时,直肠内放置胶管,术后 5 日拔出,术后控制大便,可口服易蒙停,静脉补液和应用抗生素,术后 5～7 天拆线后,坚持扩张。

(5)乙状结肠造瘘术:适应直肠管状狭窄,有持续性不全肠梗阻,其他治疗无效者;在左下腹髂前上棘至脐连线中点上方做斜行切口,长 6～7cm,逐层切开皮肤,腹外斜肌筋膜、腹内斜肌、腹横肌、腹膜。将乙状结肠提取拉出切口之外,在结肠系膜边缘以钝头血管钳,将系膜无血管区戳一孔,然后用一玻璃棒穿过此孔,两端用橡皮管套接。再将切口两端的腹膜稍缝合数针。结肠壁与腹膜每侧各缝 2～3 针固定。切口两端皮肤也稍缝合数针,待 48～72 小时后再切开肠壁,皮肤缝合术后 5～7 天拆线,结肠系膜下的玻璃棒 2～3 周拔除,结肠切开后,要及时清洗粪便,更换敷料。

(6)经腹直肠切除术:手术方法如直肠癌手术,但切除范围要小,只切除狭窄瘢痕即可。

【现代研究】

1. 成因研究　继发肛门直肠狭窄的形成因素大多与手术有关,其主要原因是肛门直肠疾病手术操作不当、术后继发感染或瘢痕形成,未能及时处理所致,其中与痔瘘手术后最为多见。如郝青义等从 1994 年 1 月—2004 年 12 月采用外剥内扎硬注术治疗各期混合痔 1160 例,术后发现有 12 例有不同程度的大便变细、粪便通过受阻,排便困难,检查发现,肛门狭窄 7 例,肛管直肠狭窄 5 例,其中 1 例为管状狭窄,1 例为环形狭窄,3 例为半弧形狭窄。李清等收治的 380 例肛门直肠狭窄,其中先天性肛门直肠狭窄 2 例,陈旧性肌裂感染所致 168 例,混合痔术后瘢痕挛缩 171 例,硬化剂注射后肛管直肠狭窄 39 例。总结术后形成肛门直肠狭窄的主要原因有:①内痔、黏膜脱垂等病注射疗法时,没有区别硬化剂和坏死剂的用量、浓度差别或注射时使药液呈环状分布于直肠肛管一周；或药液注入肌层等造成肌肉炎症，引起机化，使肛管失去弹性，造成狭窄；②痔结扎切除术特别是环状混合痔手术时，没能正确地保留好皮肤和黏膜桥，切除、结扎了过多的皮肤黏膜组织，而致肛管狭窄；③手术创面过大，易造成大面积瘢痕形成而致肛门狭窄；④术后大便不成形，未能早期扩肛。

2. 手术方式研究　肛门直肠狭窄的治疗仍以手术松解为主，其手术方式不断得到改进，如杨中权等采用皮瓣转移肛门成形术治疗肛门狭窄 10 例，其中 9 例为肛门术后狭窄，1 例为先天畸形狭窄，发病时间均超过 4 个月，10 例患者均排便困难、大便变细、排便时均伴有不同程度肛门疼痛，且长期需依赖泻药。经采用皮瓣转移肛门成形术后，伤口痊愈，10 例患者全部排便畅通，排便时无肛门疼痛，肛门括约肌功能正常，肛门指检食指能顺利通过肛管，无任何阻碍感。王春霞采用房式滑行皮瓣肛门成形术治疗肛门狭窄 12 例，12 例患者均为医源性损伤，距首次手术时间 18 天至 6 个月。其中环状混合痔行环切术 5 例，尖锐湿疣激光治疗 4 例，滥用痔切除术及黏膜硬化剂注射量过大致肛门狭窄 3 例。结果 12 例患者术后 3～5 天顺利排便，10～14 天出院，均一期愈合，未发现皮瓣坏死、肛门狭窄及大便失禁等并发症、后遗症。随访 1 年，未见复发。蔡文波自 1998 年 9 月—2004 年 7 月采用"内括约肌切开＋皮瓣成形术"为 38 例肛门狭窄的患者进行了治疗，其中痔术后 30 例，痔注射硬化剂后 3 例，会阴损伤 2 例，肛门直肠区域的化疗 2 例，直肠周围脓肿 1 例。狭窄孔径最大者 1cm，最小者 0.3cm，均不能通过食指，狭窄段最长 3cm，最短 1cm。经治疗后均解除了梗阻，狭窄处直径扩大至 2cm 以上，其中 34 例患者狭窄梗阻的各种症状消失，仍有 4 例存在不同程度的自觉排便困难。89％的患者症状改善满意。甘平等采用切开扩肛局封治疗医源性肛门狭窄 18 例，其中内痔注射术后 2 例，环痔外切内扎术后 16 例，复杂性肛瘘术后 2 例，病程 2 个月至 1 年，可通过小指尖 5 例，可通过小指 10 例，可通过食指尖的为 3 例，狭窄范围均为 1～2.5cm。经切开扩肛局部封闭治疗后，愈合期为 9～21 天，术后 1～3 天开始排便，2 周后排便恢复正常，18 例全部治愈。随访 1～8 年，全部病例无排便困难，指诊顺利通过食指，肛门镜检查可顺利通过。

3. 其他治疗研究　扩肛对肛门直肠狭窄的治疗效果显著，近年来扩肛方法不断得到改进，如李敬华等应用自制肛门直肠持续扩张器对 25 例肛门狭窄患儿进行扩肛治疗，并与传统扩肛方法治疗的 25 例进行临床对比研究。其结果用自制肛门直肠持续扩张器治疗者扩肛效果好，疗程短，并发症发生率低。并认为肛门直肠持续扩张器可以广泛使用于需肛门扩张的患儿，方便安全，明显提高了扩肛疗效。韩玉娟等通过术后肛内放置肛门支撑吻合管治疗肛门狭窄 32 例，其中男 32 例，女 19 例；年龄 35～78 岁，病程 1～15 年，均有直肠或肛门手术史，其中肛瘘术后 9 例，内痔硬化术后 7 例，环痔术后 16 例。手术切开狭窄部位，切除瘢痕组织，术后放置肛门支撑吻合管，效果满意，随访 0.5～2 年，无肛门失禁、狭窄，肛门功能正常。李清等自 2000 年 10 月—2004 年 10 月采用空心梭形棒扩肛治疗肛门直肠狭窄 380 例，其中先天性肛门直肠狭窄 2 例，陈旧性肛裂感染所致 168 例，混合痔术后瘢痕挛缩 171 例，硬化剂注射后肛管直肠狭窄 39 例；病程最短 2 月，最长 30 年。置空心梭形棒时间最短 5 天，最长 7 天。取空心梭形棒后，排便通畅，排便困难症状消除，治愈 364 例，有效 16 例，总有效率 100％，随访 2 年无 1 例肛门失禁并发症的发生。

【参考文献】

1. 郝青义，余瑛. 混合痔外剥内扎硬注术后肛门直肠狭窄 12 例临床分析. 宁夏医学杂志. 2006，28(12)：918

2. 李清，张磊，李群涛，等. 空心梭形棒扩肛治疗肛门直肠狭窄 380 例. 陕西中医，2006，27(4)
3. 杨中权，赵英武. 皮瓣转移肛门成形术治疗肛门狭窄的临床应用. 结直肠肛门外科，2008，14(3)
4. 王春霞. 房式滑行皮瓣肛门成形术治疗肛门狭窄 12 例. 山东中医杂志，2005，24(1)：26-27
5. 蔡文波. 内括约肌切开加皮瓣成形术治疗肛门狭窄的初步评价. 医学理论与实践，2005，18(4)
6. 甘平，李雁菲. 切开扩肛局封治疗医源性肛门狭窄 18 例. 国际医药卫生导报，2005，11(22)：46-47
7. 李敬华，陈宏坤，阎景铁，等. 自制肛门直肠持续扩张器的临床应用. 山东医药，2008，48(21)
8. 韩玉娟，王明明，柳晓东，等. 支撑吻合管在肛门狭窄中的应用观察. 中国肛肠病杂志，2005，25(8)：12-13

【预防与护理】

参见“肛门狭窄”的预防。肛管狭窄预防主要是避免手术中过多损伤肛管皮肤，而直肠狭窄的预防则是手术中注意尽可能减少直肠黏膜损伤。

第二节　肛门失禁

肛门部分或完全失去控制粪便、黏液和气体的功能，称肛门失禁。中医称为“遗矢”或“大便滑脱”等，属“大便失禁”范畴。本节仅讨论中医肛肠外科领域内的肛门失禁。

【病因病机】

中医认为，肛门失禁是由于年老体弱，气血亏虚，中气不足，气虚下陷，固摄失司或外伤失治所致。正如《诸病源候论·大便失禁候》中所述：“大便失禁者，由大肠与肛门虚冷滑故也。肛门大肠之候也，俱主糟粕，既虚弱冷滑，气不能温制，故使失禁。”

发生在中医肛肠外科范围内的肛门失禁常与下列因素有关：

1. 肛管直肠环损伤　多因肛门直肠手术引起，如肛瘘、肛门直肠周围脓肿、直肠脱垂等手术时切断造成；此外，肛门部外伤，如烧伤、火器等异物伤、裂伤、药物腐蚀等原因引起肛管直肠环损伤。

2. 肛门括约肌功能障碍　直肠脱垂、内痔脱出日久，肛门括约肌长期扩张松弛，或年老久病体虚肛门括约肌萎缩无力，致括约肌功能障碍。

3. 外周感受器损伤　肛管和肛门周围皮肤和黏膜有丰富的神经末梢和感受器，可感觉气体和黏液的刺激，使括约肌收缩，阻止其流出。如因痔环切术或直肠拉出手术造成肛管皮肤和直肠下段黏膜缺损，或肛门瘙痒症经皮内注射治疗，严重破坏感受器，均可引起肛门失禁。

4. 神经损伤　中枢神经疾病，脊髓神经或阴部神经的损伤，如胸腰椎压缩性骨折截瘫，脑血管意外，手术损伤骶神经及阴部神经，使支配肛门神经失去作用，肛门括约肌不能随意收缩舒张。

5. 肛管直肠角破坏　肛门直肠和阴部手术，切断耻直肌或肛尾韧带，破坏了肛管和直肠的正常生理角度，粪便排出的缓冲区消失，壶腹切除，粪便容器消失，均可致肛门失禁。

6. 先天性疾病　高位锁肛，发育不全的婴儿，因先天性肛门括约肌不全引起。

以上因素是造成大便的贮藏功能、完整的直肠反射弧、灵敏的括约肌功能发生障碍，破坏了排便控制功能，引起程度不同的肛门失禁。

【辨病】

1. 临床表现

(1)肛门完全失禁：症状重者，不能随意控制大便，排便无次数，粪便可随肠蠕动由肛门排出，咳嗽、下蹲、走路乃至休息、睡眠可有粪便或黏液流出，常使裤子和被服污染。

(2)肛门不完全失禁：粪便干燥时无失禁现象，不能控制稀粪。

(3)肛门感觉性失禁：不流出大量粪便，稀便时，在排便前动作稍慢或不自觉有少量粪便排出，污染内裤，腹泻时更著，常有黏液刺激肛门皮肤。

2. 诊断要点　本病的诊断要点是要详细询问病史，并应常规行肛门指诊。指诊时发现肛门括约肌松弛。神经系统损伤引起的肛门失禁，肛直环完整，但肛门收缩力减弱或消失。其余损伤引起的肛门失禁，肛部可见瘢痕，括约肌未损伤者，但可被无弹性瘢痕包绕，造成功能不良；亦有因瘢痕挛缩固定，括约肌不能收缩，影响肛门闭合的。肛直环损伤者，可扪到断裂或粘连瘢痕。现分类叙述如下：

(1)肛门完全失禁：肛门常张开呈圆形，或肛门畸形，可见缺损，粪便或黏液由肛门流出，指检肛门括约肌松弛，无收缩力或收缩力很弱。

(2)肛门不完全失禁者：肛门闭合不紧，括约肌收缩力减弱。

(3)肛门感觉失禁者：肛管直肠环和括约肌无异常，肛管无皮肤，由黏膜覆盖，或见黏膜外翻。

3. 鉴别诊断　根据病史、症状、肛门指诊、内窥镜检，不难鉴别失禁的类型和原因。

【辨证】

1. 中气下陷证　痢疾日久，大便不时流出，甚至脱肛不收，形体消瘦，精神萎靡，食少体倦，舌质淡胖，脉沉细无力。

2. 脾肾亏虚证　年老体弱，病后虚弱，或房劳伤肾，思虑伤脾，致肛门失约，粪便黏液不觉流出，畏寒怯冷，四肢不温，食少腹胀，酸胀耳鸣，小便清长，舌质淡胖，脉沉细。

【治疗】

1. 内治法

辨证论治

1)中气下陷证：治宜补中益气，升提固摄。方用补中益气汤加减。

2)脾肾亏虚证：治宜健脾益肾，温阳固脱。方用附桂理中汤加减。

2. 外治法　中药五倍子汤等煎汤熏洗。

3. 按摩与针灸治疗　按摩两侧臀大肌、提肛穴和长强穴等。

针灸或氦-氖光针治疗，多取长强、百会、足三里、八髎、腰俞等穴。

4. 手术疗法

(1)肛门括约肌修补术：适用于括约肌损伤或手术切断肛管直肠环的患者。方法是切开断裂处的皮肤及皮下组织，寻找断裂括约肌断端，将其分离后切除部分肌间瘢痕组织，使成一新鲜断面，两端对位后行加强缝合。

(2)肛门括约肌折叠术：适用于括约肌松弛无力未断裂的失禁。方法是肛门前方1.5cm，沿肛门前缘做一半圆形切口，切开皮肤、皮下组织，将皮瓣推向后面覆盖于肛门，暴露外括约肌，以丝线将外括约肌间断缝合2～3针，便括约肌折叠，闭合三角间隙，以肛门能通过一指为宜，最后缝合皮下组织和皮肤。

(3)肛门括约肌成形术：应用于括约肌完全破坏或先天性无括约肌，或不能用括约肌修补术治疗的病人。目前临床常用的这类手术有腹薄肌移植肛门成形术与臀大肌移植肛门成形术等。

(4)肛门紧缩术：适用于肛门括约肌松弛失禁者。方法是在肛门后方距肛缘1.5cm沿肛缘做半环切口，切口长短按肛门松弛程度而定。切开皮肤、皮下，在肛门松弛后露出肛尾韧带和外括约肌浅层，然后将皮瓣分离至齿状线，露出肛门后三角区，将皮瓣推入肛门内，用圆针肠线贯穿两股外括约肌之下，缝合一针，即将肛门后三角闭合，再将皮肤的半环形切口，做纵形缝合，然后再将推入肛门内的皮瓣拉出，做"V"字形皮瓣切除，对口缝合。

(5)皮瓣移植肛管成形术：适用于感觉性肛门失禁。S形皮瓣肛管成形术，应用于肛管皮肤部分缺损患者。肛门"Y-V"带蒂皮瓣移植肛门成形术，适用于肛管皮肤完全缺损肛门失禁的患者。

【预防与护理】

1. 要熟悉肛门直肠的局部解剖，防止术中一次性切断肛管直肠环，高位肛瘘需切断肛直环时，宜挂线疗法慢慢挂开。

2. 手术操作细致，不要过多损伤组织，注意预防感染，避免产生过大瘢痕。

3. 肛门括约肌松弛者，坚持做提肛运动，早晚各1次，每次30回，可增强括约肌功能。

【现代研究】

1. 病因及发病机制研究　排便与控便是一系列复杂的生理过程，包括肛门直肠和盆底的正常运动、神经和体液对结直肠平滑肌及盆底横纹肌运动功能的调节，任何因素引起控便与排便功能障碍都可以导致大便失禁。Curi等报告204例不同程度大便失禁者的病因，特发性大便失禁占37.7%，居首位，其次为外科手术治疗后占19.6%，直肠黏膜脱垂占13.7%，女性绝经后占11.2%，产后损伤占9.8%，神经源性占4.9%，外伤占2.9%。李全等收治18例因分娩所致的肛门失禁患者，其中11例为陈旧性会阴Ⅲ度裂伤所致大便失禁，从发病到治疗的时间最长者为10年，短者产后3天，3例为深Ⅱ度会阴裂伤，4例患者为分娩当时即发现肛管括约肌断裂，18例患者均有不同程度的肛门失禁症状。刘思义等自1996年1月—2005年10月共收治16例肛管、直肠损伤后以肛门失禁为主要表现的患者，其中男10例，女6例，均有会阴肛门手术或注射治疗史，其中高位复杂性肛瘘术后9例，产伤2例，环状混合痔注射及激光等治疗不当5例。16例患者均有不同程度的肛门失禁表现，其中完全性肛门失禁3例，不完全性肛门失禁8例，感觉性肛门失禁5例。总结肛门失禁的病因主要有以下几种：①神经障碍和损伤(神经源性)如中风、休克、惊吓之后，都可出现暂时性大便失禁；若胸、腰、骶椎断压损伤脊髓或脊神经，可造成截瘫，而引起肛门失禁；此外，直肠靠近肛门处黏膜切除后，直肠壁内感受神经缺损均可造成肛门失禁；②肌肉功能障碍和受损(肌源性：肛门的松缩和排便功能，是受神经支配内外括约肌和肛提肌来维持的。这些肌肉松弛，张力降低，或被切断、切除，或形成大面积瘢痕，都会引起肛门失禁；③肛门直肠手术损伤和分娩时外阴破裂引起的括约肌局部缺陷；④先天性疾病：高位锁肛、发育不全婴儿，因先天性肛门括约肌不全而引起肛门失禁等；⑤长期腹泻、肿瘤、放疗、克罗恩病等可破坏括约肌功能；肛周瘢痕、肛管畸形、黏膜外翻均可致肛门失禁。

2. 检查方法研究

(1)肛门直肠测压：肛门直肠测压常作为评定肛门直肠生理功能的首选方法，能够反映肛门括约肌的功能和直肠敏感性、直肠顺应性，并能知道肛门失禁的生物反馈治疗。应用肛管直肠测压，诊断率达90%，误诊率为10%。这项检查能提供肛管平时的静息压及收缩时肛门外括约肌产生的挤缩压。尽管这项检查不能特异性诊断肌门失禁，但总体来说，肛门失禁人群较正常人群挤缩压有下降趋势。关勇等通过对25例先天无肛门成形术后大便失禁患儿进行临床评分及对肛门直肠测压，并与20例对照组进行比较。结果病例组最大自主收缩压、最大收缩时间、收缩向量容积、肛管静息压、肛管直肠压力差、高压带、舒张向量容积均低于对照组($P<0.05$)，直肠感觉阈高于对照组($P<0.05$)。证实了肛门直肠测压法有助于更好地了解排便功能障碍的发病原因，并为个体化的治疗奠定了基础。

(2)排粪造影检查：用放射造影的方法研究排粪时的盆底肌和直肠运动，由此可得到某些肛直肠疾病的病理学证据，还可以提供肛直角的情况。Piloni 等通过排粪造影测量 82 例大便失禁患者静息状态、缩窄时、排便中的平均肛直角分别为 116°，95°，141°，均显著大于正常组的 104°，84°，133°，静息时差别大，并提示肛直角与大病失禁严重损伤程度有关。

(3)肛管内超声检查：将一超声探头插入肛管内行超声成像，它能够提供准确的内外肛门括约肌图像，相比较于肌电图法和通过测压来描述外括约肌，具有更准确、直观和更易为患者所接受等优点。它是了解肛门内外括约肌解剖形态的最佳选择，任何括约肌修补术前都应予以常规检查，术后检查能判断手术是否已成功修补缺损。

(4)肌电图检查：用直肠肌电和盆底肌电描述法，可了解直肠平滑肌的电活动和盆底肌的电活动，协助诊断肌门失禁。肛肠肌电图作为大便失禁生物反馈治疗的一种监测手段，在大便失禁的治疗中取得了很好疗效。国外肛肠肌电图的应用较我国为早，但目前国内外对于肛肠肌电图尚处于研究应用阶段，对盆底的肌电图的研究较多，已取得了一些经验。谭妍妍等对 14 例女性产后会阴撕裂合并大便失禁患者术前进行检查，其中 10 例患者行盆底肌电图检查，发现 4 例耻骨直肠肌肌电图反常电活动，4 例肌电活动减弱，2 例正常。

3. 治疗研究

(1)中医药治疗：功能性肛门失禁中医药治疗可采用补益中气升提法，用补中益气汤加减。陈炳磊等在 1999 年 3 月—2002 年 8 月应用补中益气丸治疗肛门失禁 24 例，其中男 18 例，女 6 例；年龄 66～78 岁，平均 71.8 岁；病程最长 4 年，最短 1 周。所有患者均未采取手术治疗，予补中益气丸口服，每次 1 丸，每日 3 次，3 周为 1 个疗程，1 个月后进行疗效评定。显效 9 例(均为不完全性失禁)，占 37.5%；有效 9 例(均为感觉失禁及自发性失禁)，占 37.5%；无效 6 例(均为完全性失禁)，占 25.0%，总有效率为 75.0%。

(2)生物反馈治疗：生物反馈训练是一种有效的治疗肛门失禁的方法，其可提高肛管缩窄压、延长收缩时间、降低直肠感觉阈值、增加直肠容量、减少排粪次数。生物反馈治疗在临床上不断得到验证及应用，训练内容包括：①感知直肠内充气小球的容量变化；②对感知到的直肠膨胀做出快速而持久的收缩反应；③括约肌收缩时不要用腹压。袁正伟等通过生物反馈治疗 21 例肛门失禁患儿，均为肛门闭锁成形术后引起，男 11 例，女 10 例，年龄 6～15 岁。其中低位畸形 3 例，中位 7 例，高位 11 例。临床评分为优者 1 例，良 11 例，劣 9 例。临床表现为便失禁 11 例(其中完全失禁 4 例，7 例为稀便失禁)，污便 10 例。根据患儿的具体控制机制异常，21 例全部接受增强括约肌力量的训练，18 例接受改善直肠感觉阈值训练，17 例接受缩短括约肌反应时间训练，12 例接受建立括约肌收缩反射训练，9 例接受改善排便动力训练。训练疗程中低位患儿为 10 天左右，高位患儿为 1 个月左右。接受生物反馈训练后，首次随访时的肛门直肠功能客观评价，结果 10 例中低位畸形患儿训练后临床评分由 3.7±1.0 提高至 5.7±0.5，全部为优(其中 2 例 5 分，8 例 6 分)，11 例高位患儿临床评分由 2.3±1.0 升至 4.6±0.5，有 7 例为优(6 例 5 分，1 例 6 分)，4 例评分为良(1 例 3 分，3 例 4 分)，治疗效果明显。孙大庆等通过生物反馈方法治疗大便失禁患者 26 例，治疗前后分别做肛肠测压和肌电图检查，评价患者的肛门功能。结果 26 例患者肛管最大收缩压、收缩肌电振幅、持续收缩时间、直肠感觉阈值和感觉收缩时间治疗前、后均有显著差异($P<0.01$)，得

出生物反馈治疗大便失禁有效的结论。

(3)手术治疗研究:肛门失禁的手术治疗主要有肛门括约肌的修补和肛门括约肌的重建两类,单纯肛门外括约肌损伤治疗方法较为明确,括约肌修补术和括约肌折叠术有效;肛管括约肌广泛损伤乃至仅有少量括约肌残留,常常需要肛门括约肌的重建,多采用自体肌肉移植术,方法为分离臀肌或股薄肌使之形成一环绕肛管的肌环,同时最好埋植肌肉起搏器,对其进行持续电刺激使起收缩功能。患者想排便时,起搏器即停止工作。骨骼肌移植术,可选择肌肉还有闭孔内肌、掌长肌等,但因臀大肌与肛门括约肌有协同收缩作用,较为常用。陈雨历总结肛门失禁(主要为儿童)行括约肌重建的临床经验并针对性提出括约肌重建的方法,回顾 1992—1997 年对 31 例完全性肛门失禁的治疗,其中 25 例为先天性肛门闭锁术后,2 例为会阴损伤术后,4 例为盆腔和会阴术后。对此组病例采取不同的括约肌重建术,包括神经压榨股薄肌转移肛门外括约肌重建 25 次,臀大肌转移 5 次,Puri Nixon 提肛肌成形术 1 次,肛门内括约肌成形 6 次。其结果对 25 例进行平均 25 个月的随访,按李正评分法,临床评分达优良 22 例,占 88.0%。故正确地选择括约肌成形术对肌源性损害致肛门失禁者都可能达到满意的效果。

【述评】

肛门直肠狭窄与肛门失禁,在中医外科肛肠领域内,多见于手术不当所致并发症,或发生于肛门直肠部严重外伤或物理、化学伤后。治疗难度较大,后果较严重。临床要求"防重于治",手术时千万要注意保护肛门直肠及其周围组织,避免并发症的发生,手术后也要严密观察患者的肛门功能,防患于未然。

【参考文献】

1. Curi LA,Genoud MT. Most frequent causes of fecal incontinence in our environment. Acta Gastroenterol Latinoam,2000,30(3):165
2. 李全,覃金霞. 产伤性肛门失禁 18 例诊治体会. 中华实用中西医杂志,2006,19(9):1073
3. 刘思义,邵正明,朱革非,等. 医源性肛管、直肠损伤 16 例整复体会. 临床误诊杂志,2007,20(11):54-55
4. 关勇,谷继卿,房志勤. 先天无肛肛门成形术后大便失禁的测压分析. 天津医药,2002,30(12)
5. Piloni V,Fioravanti P,Spazzafumo L,et al. Measurement of the anorectal angle by defecography for the diagnosis of fecal incontinence. Int J Colorectal Dis,1999,14(2):131
6. 谭妍妍,丁曙晴,张苏闽. 女性会阴缺损伴瘘和大便失禁的手术方法探讨. 河北医学,2007,10(2):76-78
7. 陈炳磊,张彦平,王永欣,等. 补中益气丸治疗老年人肛门失禁 24 例. 河北中医,2003,25(7):521
8. 袁正伟,吉士俊,王维林,等. 先天性肛门闭锁术后大便失禁的生物反馈治疗. 中华小儿外科杂志,1999,20(5)
9. 孙大庆,张丽,燕凌云,等. 生物反馈治疗大便失禁的疗效评价. 山东医药,2004,44(9)
10. 陈雨历,陈维秀,林芃,等. 肛门失禁的括约肌重建——实践与选择. 中华小儿外科杂志,1999,20(5)

(刘佃温)

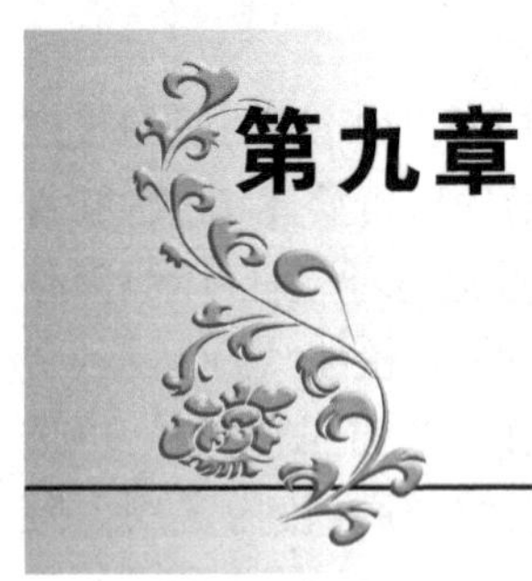

第九章 肛门直肠部肿瘤

肛门直肠部肿瘤包括直肠良性肿瘤和肛管直肠恶性肿瘤两种。直肠息肉属直肠良性肿瘤范畴，肛管直肠恶性肿瘤即指肛管直肠癌。由于性质不同，临床表现也不一样，而治疗方法更有所区别。

第一节 直肠息肉

凡直肠黏膜上有可见的突起，无论其大小、形状和组织类型，统称为直肠息肉。是一种比较常见的直肠良性肿瘤。根据息肉组织学类型和发生特征，分成腺瘤性、错构瘤性、炎症性、增生性和其他五类。并依据息肉的数目，分为单发和多发两种，前者多见于儿童，后者多见于青壮年。息肉多数是腺瘤性，其中少数还可能发生恶变，尤以多发性息肉恶变较多。直肠息肉属中医痔的范畴，历代中医文献所记载的"息肉痔"、"悬胆痔"、"垂珠痔"、"樱桃痔"均指直肠息肉而言。如《疮疡经验全书》："息肉痔，质嫩鲜红，儿童多见。"《外科大成》："悬胆痔，生于脏内，悬于肛外。"这些记载，明确指出了息肉的病名、病位和临床表现。

【病因病机】

本病是湿热下迫大肠，以致肠道气机不利，日久经络阻滞，瘀血浊气凝聚而致。

西医学对本病的发病原因至今尚未完全阐明，但一般认为与下列因素有关：

1. 炎症刺激　肠黏膜的长期慢性炎症可引起肠黏膜的息肉状肉芽肿。如溃疡性大肠炎、晚期大肠血吸虫病、阿米巴痢疾、大肠肠结核、非特异性直结肠炎等。

2. 基因突变和遗传因素　从目前研究情况表明，腺瘤性息肉的形成可能与显性基因和隐性基因有关，即显性基因与家族性息肉有关，隐性基因与孤立性腺瘤性息肉有联系。

3. 饮食因素　饮食因素与大肠息肉的形成有一定的关系，尤其是细菌和胆酸的相互作用可能是腺瘤性息肉形成的基础。

4. 机械损伤和粪便刺激　粪便中粗渣和异物以及其他有关因素造成大肠黏膜损伤或长期刺激大肠黏膜上皮，使处于稳定的平衡状态遭到破坏，或者是细胞的产生增快，或者是脱落速度减慢，或二者兼有之，可形成息肉状突起。

【辨病】

1. 临床表现

(1)症状：本病的临床表现不尽相同，有的症状明显，有的则无明显症状。主要取决于息肉在直肠的部位及被累及的范围，息肉的多少及形态的大小、病理性质及是否有合并炎症等多种因素。最常见症状有：

1)便血：有隐性和显性二种。隐性血便仅粪便镜检有红细胞或潜血试验阳性，多见于息肉位置较高或息肉较小、数量少时。显性便血即肉眼可见鲜红色血便，其量多少不一，一次数毫升、数十毫升直至数百毫升。血液有时不与大便相混，或附于大便表面。长期便血可导致贫血。

2)大便习惯改变：多为便秘、腹泻或里急后重等。如乳头状息肉以晨起排出大量蛋清状的黏液便为其特点。个别患者由于腹泻严重或持续时间长，可伴发以 K^+ 丢失为主的水电解质紊乱症状。

3)脱垂：息肉较大或数量较多时，由于重力关系，牵拉肠黏膜，使其逐渐与肌层分离而向下脱垂。低位直肠息肉在大便时可见肉样肿物自肛内脱出，或者红色肉样肿物连同直肠黏膜一起脱出肛外，便后自行回纳或用手送回肛内。

(2)直肠指检：常可触及直肠腔内柔软的球形肿物，活动，有蒂或无蒂，表面光滑。多发性息肉，则可触及直肠腔内有葡萄串样大小不等的球形肿物。指套染血或附有血性黏液。

(3)直肠镜检查：可窥视距肛缘 15cm 以内的肠腔状况。如有必要，再行乙状结肠镜或纤维结肠镜检查。

2. 诊断要点

(1)多有便血，色鲜红，可伴有黏液或肛门坠胀。

(2)排便习惯改变，便时可有肿物脱出肛外，便后可自行回纳或需手法复位。

(3)直肠指检：可触及低位息肉或高位带蒂息肉，肿物多柔软、光滑，可活动。

(4)直肠镜检查：肿物有蒂或广基，表面为黏膜样组织，单发或多发。

(5)病理检查：可助明确诊断。

3. 鉴别诊断

(1)肛乳头纤维瘤：发生于齿线附近，多呈灰白色，椭圆形，质较硬，表面光滑，不易出血。

(2)骶前淋巴结：直肠指检在肠壁可触及圆形、光滑、活动度小、质硬有触痛的肿物，内窥镜检查无阳性发现。

(3)直肠癌：便血，色紫黯，气味恶臭，里急后重感明显，直肠指检可触及坚硬如石、凹凸不平或菜花样肿块。病理检查可资鉴别。

【辨证】

1. 风伤肠络证　便血鲜红，滴血、带血或喷血，息肉表面充血明显，脱出或不脱出肛外，舌红，苔白或薄黄，脉浮数。

2. 湿热夹瘀证　腹泻不爽，里急后重，便带脓血或黏液，腹部疼痛，痛有定处，舌黯红，边有瘀点，苔黄腻，脉滑数。

3. 气滞血瘀证　肿物脱出肛外，不能回纳，疼痛甚，表面紫黯，舌紫，脉涩。

4. 脾气虚亏证　肿物易于脱出肛外，表面增生粗糙，或有少量出血，肛门松弛，舌淡，苔薄，脉弱。

【治疗】

1. 内治法

(1)辨证施治

1)风伤肠络证：治宜清热凉血，祛风润燥。方选凉血地黄汤加减。

2)湿热夹瘀证：治宜清热除湿，活血祛瘀。方选地榆芍药汤加薏苡仁、红藤、三七、白花蛇舌草、半枝莲、延胡索。

3)气滞血瘀证：治宜行气祛瘀。方选膈下逐瘀汤加减。

4)脾气虚亏证:治宜补脾益气。方选四君子汤加山药、莲肉、黄芪、陈皮。

(2)成药、验方:痔宁片,每次8片,每日3次。

2. 外治法

灌肠法:用6%明矾液50ml,保留灌肠,每日1次。或用乌梅10g,五倍子6g,牡蛎30g,夏枯草30g,海浮石12g,紫草15g,贯众15g,浓煎为150~200ml,每次50ml,保留灌肠,每日1次。

3. 手术疗法

(1)注射疗法:适用于小儿无蒂息肉。用6%~8%明矾液,或5%鱼肝油酸钠。在肛门镜下找到息肉,消毒,将药液注入息肉基底部,一般用药0.3~0.5ml。术后防止便秘,每晚睡前服麻仁丸9g。

(2)结扎切除法:适用于低位带蒂直肠息肉。局麻扩肛后,用食指将息肉轻轻拉出肛外,或在肛镜下,看清息肉用组织钳夹住息肉蒂的根部,并轻轻提起,用圆针丝线在蒂的根部作贯穿"8"字形结扎,然后将息肉切除,肛内上九华膏纱条,纱布覆盖固定。

(3)套扎法:适用于位较高的有蒂息肉,直径在1.5cm以内者。取膝胸位,在直肠镜或乙状结肠镜下,将息肉套扎器伸入肠镜管中,套扎器对准息肉,并将胶圈套入息肉蒂根部即可,待胶圈逐渐缩紧,使息肉缺血坏死脱落。

(4)电烙法:适用于高位的小息肉。在乙状结肠镜下找到息肉,直接用电烙器烧灼息肉根部,无蒂息肉可烧灼中央部,但烧灼不宜过深,以防损伤深部组织。术后卧床休息1小时,1周后复查,如脱落不完全可电灼第2次。

(5)直肠后部切开切除术:适用于生长在腹膜反折平面,基底广,体积大的息肉。或息肉位置虽低,但基底广,不便从肛门手术者。肠道准备后,在合适的麻醉下,取俯卧位,在臀部正中线上,自骶骨下端至肛门上方2cm处做纵切口,切开皮肤筋膜,切除尾骨,结扎骶中动脉,切开提肛肌和直肠后壁,显露息肉并切除之,止血后,依次缝合各层组织,局部放置纱布条引流。

【预防与护理】

1. 重视饮食卫生,不吃不洁食物,少食辛辣醇厚之品,以消除致病之源。

2. 积极防治便秘、腹泻、痢疾,溃疡性结、直肠炎、血吸虫病等一些肠道疾病。

3. 息肉脱出肛外要及时还纳,切不可盲目牵拉,以免撕伤或断裂而造成大出血。

【古籍选粹】

《灵枢·水胀》　寒气客于肠外,与卫气相抟,气不得荣,因有所系,癖而内著,恶气乃起,瘜肉乃生。

《外科大成》　悬胆痔,生于脏内,悬于肛外,……先枯去痔,不须收口,服血竭内消丸。

《医宗金鉴·外科心法要诀·卷六十九》:顶大蒂小者,用药线勒于痔根,每日紧线,其痔枯落,随以月白珍珠散撒之收口;亦有顶小蒂大者,用枯痔散枯之。

【现代研究】

1. 发病研究　结直肠息肉发病率高,总的肠镜检出率为10%~20%。研究发现结直肠息肉的发生与年龄、部位、性别均有密切关系,40岁以下人群的发病率为20%~30%,而40岁以上人群的发病率则上升为40%~50%。其发生率各国不同,随年龄的增长而增加,30岁以上结直肠息肉开始增多,60~80岁的发病率最高,尤以腺瘤增加显著,女性略低于男性。直肠和乙状结肠是息肉的好发部位,其次是降结肠、盲肠,近年来右半结肠息肉有增多趋势。邓斌等通过对 236 例结肠息肉患者的年龄、内镜特征、病理结果及临床表现等情况进行分析，认为结肠息肉好发于 40 岁以上，发病率随年龄的增长而升高，以左半结肠为多发，年轻人以炎性息肉占多数。老年人以腺瘤性息肉占多数，腺瘤性息肉的恶变率为 5.08%。周卫真等自 2006 年 1 月至 12 月通过对不同年龄组 746 例结直肠息肉发生率、病理类型及息肉恶变的分析，得出各年龄组之间结直肠息肉的检出率、多发息肉的发生率有显著性差异，随年龄的增长而增加；息肉病理类型以管状腺瘤最多，多发息肉、管状腺瘤病例中息肉恶变率高。朱元民等对 2005—2006 年在北京大学人民医院接受常规结肠镜检查的 2306 例患者为研究对象，分析各年龄、性别组人群结直肠息肉发病情况。其结果：①2306 例患者中 637 例(27.6%)检出结直肠息肉，其中 1160 例男性中检出 375 例(32.3%)，1146 例女性中检出 262 例(22.9%)，男性息肉检出率显著高于女性($P<0.001$)；②以 10 年区分年龄段，男女性大肠息肉检出率均随年龄的增加而增长，女性 40～50 岁年龄段息肉检出率为 15.6%，显著高于前一年龄段 30～40 岁息肉检出率(7.0%，$P<0.05$)。余男女相近年龄段息肉检出率差异无显著性($P>0.05$)；③男女性 50 岁以上息肉检出率分别为 44.7%及 31.4%，均显著高于 50 岁以前息肉检出率($P<0.001$)；④男女息肉均以左半结肠及直肠为主，腺瘤性息肉各占 74.1%、67.9%($P>0.05$)，单发性息肉各占 56.0%及 52.7%($P>0.05$)。结直肠息肉男性检出率高于女性，男女性均随年龄增长而增加，女性 40 岁以上息肉检出率明显升高，男女性息肉在结直肠发生部位、病理及数量等方面无明显差异。

2. 组织学分类研究　结直肠息肉为一种临床诊断名词，是指高出于黏膜、突向肠腔的赘生物，可以有蒂，也可以为广基无蒂。临床诊断的结直肠息肉在病理学上包括：肿瘤性息肉(即腺瘤，或称腺瘤性息肉)、错构瘤性息肉(幼年性息肉、Peutz-Jeghers 息肉等)和炎症性息肉(血吸虫性息肉、炎症性假息肉等)。结直肠息肉中以腺瘤性息肉为多见，约占 70%，其次是增生性息肉和炎性息肉，错构瘤性息肉主要见于幼年性息肉和黑斑息肉病(PJS 病)。其他黏膜隆起性病变，还有平滑肌瘤、脂肪瘤、淋巴性息肉和神经纤维瘤等。谢楚平等在 1996 年 1 月—2004 年 12 月之间通过电子结肠镜共检查出结直肠息肉 1324 例，其中男 784 例，女 540 例，直肠息肉 423 例，乙状结肠息肉 237 例，降结肠息肉 98 例，横结肠息肉 62 例，升结肠及盲肠息肉 84 例，结直肠多部位息肉 320 例。单个息肉 407 例，2 个息肉 529 例，3 个以上息肉 388 例。经组织学检查腺瘤性息肉 1041 例，炎性息肉 168 例，幼年性息肉 65 例，化生性息肉或黏膜赘生物 50 例。同时伴有结直肠癌 69 例，息肉癌变 41 例，110 例结直肠癌和癌变息肉中，腺癌 86 例(高分化 49 例，中分化 26 例，低分化 11 例)，黏液腺癌 8 例，未分化癌 4 例，鳞状细胞癌 9 例，类癌 1 例，恶性黑色素瘤 2 例。

3. 息肉癌变研究　大量资料已证实结直肠腺瘤性息肉是重要的癌前病变，结直肠息肉与结直肠癌的发生呈正相关，其理由有：①组织学上可发现腺瘤演变成癌的移行过程；②大肠癌中可见残存的腺瘤组织，它的比例随着癌浸润的深度而减少；③30%结直肠癌与腺瘤性息肉共存；④对腺瘤的摘除，可相应地减少大肠癌的发生；⑤大肠腺瘤与大肠癌的分布一致，均以左侧结肠为多。张桂英等回顾分析电子结肠镜检查出的结直肠息肉患者的临床、内镜及病理资料，并分析影响结直肠息肉病变的相关因素，124 例结直肠息肉中，以左半结肠、圆形、单个、腺瘤性息肉居多，息肉癌变或同时伴有肠癌的 20 例中，有 19 例是腺瘤性息肉。多发性息肉癌变率(39.5%)高于单个或 2 个息肉患者，直径 2.0cm 以上息肉癌变率(29.4%)高于 2.0cm 以下的患者。并在肠镜下息肉摘除 99 例，肠切开息肉切除 4 例，肠切除术 21 例。通过分析认为结直肠息肉数目越多越大癌变率越高，多发广基腺瘤性大息肉最易癌变，带蒂的息肉和小而无蒂的息肉，均可在结肠镜下摘除。伴肠癌息肉、有癌变的较大息肉或多发性息肉则应当行肠切除术。刘希永等在1977—1980年间在海宁市分两次对30岁以上23余万人群进行15cm肠镜筛检，对检出的4076例肠息肉进行镜下摘除后定期肠镜随访。肠息肉患者经20年定期肠镜随访，共计肠镜随防到并摘除肠腺瘤952例次，非腺瘤性息肉417例次，另外还随访检出肠癌27例。直肠镜筛检检出的直肠癌的生存率显著高于同期非经筛检或随访检出的直肠癌的生存率（$P<0.001$），筛检使肠癌生存期延长了7.89年。海宁市1977—1996年的直肠癌的标化发病率与标化死亡率均有下降趋势，受干预人群的20年累积直肠癌发病率与死亡率分别降低为68.6%与82.4%。肠息肉摘除并定期进行肠镜随访，可阻断直肠癌的自然史，从而降低直肠癌的发病率与死亡率。汪春莲等对在1998年1月—2002年12月之间检查出并经病理证实的结肠、直肠息肉1204例进行分析，认为：结肠、直肠息肉分布部位以左半结肠，尤其是直肠和乙状结肠为多，息肉好发年龄为41～70岁，息肉的类型以腺瘤性息肉最多（占55.32%）；腺瘤性息肉恶变率高（6.61%），其中尤以绒毛状腺瘤更易恶变；恶变部位以直肠息肉最多（11.19%）。

【述评】

直肠息肉可发生于任何年龄和性别。一般把单个发生称为单发息肉，积聚在一起或布满直肠、结肠，甚至波及小肠者，称为息肉病。息肉在肠道的任何部分均可发生，但以直肠和乙状结肠最为常见。其临床症状的有无及轻重程度，取决于息肉在直肠的部位、被累及的范围以及数量多少、形态的大小等多种因素，故在做诊断与鉴别诊断时一定要全面检查和分析。

在直肠息肉中，以腺瘤性息肉最为常见，而本病腺瘤性息肉属癌前病变，目前已得到了普遍的公认，如不能及时得到正确的诊断和治疗，就有变成直肠腺癌的危险。因此，重视直肠息肉的诊治是预防结、直肠癌的重要手段。

【参考文献】

1. 邓斌，徐雅，梁菲，等. 236例结肠息肉发病情况分析. 实用中西医结合临床，2006，6(3)

2. 周卫真，王月增，郝建宇，等. 不同年龄组结直肠息肉分析. 中外医疗，2008，27(9)

3. 朱元民，李菁，刘玉兰，等. 常规结肠镜对男女性结直肠息肉检出情况分析. 实用医学杂志. 2008，24(2)

4. 谢楚平，吴泽建，叶伟坤，等. 结直肠息肉的治疗及癌变因素分析. 第一军医大学学报，2005，25(7)：914-916

5. 张桂英，陈小春，潘凯. 肠息肉的癌变因素分析及治疗方法探讨. 中国现代普通外科进展，2002，5(2)

6. 刘希永，郑树，张苏展，等. 直肠息肉摘除对直肠癌预防的前瞻性评价，2000，21(4)

7. 汪春莲，谷忠星，程宗勇，等. 结肠、直肠息肉1204例分析. 中国内镜杂志，2003，9(8)

第二节　肛管直肠癌

肛管直肠癌是发生在肛管、直肠的癌肿。属于中医文献中癌、岩、脏痈疽、锁肛痔的范畴。

本病可分为肛管癌和直肠癌。肛管癌原发于肛管皮肤，多为鳞状细胞癌；直肠癌好发于直肠上段和乙状结肠直肠交界处，多为腺癌。

本病可发生于各种年龄的人，中位发病年龄是45岁，但以40岁以上者常见，且随年龄增长，发病率愈高。男性多于女性。初期症状不明显，常表现有排便习惯改变及便血，往往误诊为痢疾、痔、肠炎等。晚期癌肿坚硬如石，肛门锁紧，流脓血臭水，大便变形，并有转移及恶病质。

本病与一般癌肿相比，生长速度稍慢，转移也较晚，但仍具有细胞分化差、浸润性生长，无包膜，边界不清。后期可向远处转移扩散等恶性肿瘤的特征。

中医文献中癌又称为岩，是因其肿块坚硬如岩石，形状不规则而得名。宋《仁斋直指附遗方论·卷二十二·癌》中说："癌者上高下深，岩穴之状，颗颗累赘，……毒根深藏，穿孔透里，……外症令人昏迷。"描述了癌的形态特征。肛管直肠癌在早期文献中多散见在痔瘘病症中论述，如明·陈实功在《外科正宗·痔疮论》中说："积毒深者，其形异而顽恶；……气血日有所伤，形容渐有所削，若不早治，终至伤人。"根据所描述的证候及预后，似指发生在肛门直肠的恶性肿瘤。清代对本病的特殊性已有比较清楚的认识。祁坤《外科大成·痔漏篇》提出了脏痈疽和锁肛痔，对本病的临床表现和预后做了细致的描述，如说："脏痈疽，肛门肿如馒头，两边合紧，外坚而内溃，脓水常流，此终身之疾，治之无益。"癌肿晚期，肛门狭窄，犹如锁住一般，故称锁肛痔，如说："锁肛痔，肛门内外如竹节锁紧，形如海蜇，里急后重，便粪细而带痛，时流臭水，此无治法。"

本病为发生在肛管直肠的恶性肿瘤，初期无明显症状，病情发展，肿块增大，如岩石之坚硬，内溃流脓血臭水，里急后重。晚期肛门锁紧，大便细而带扁，并有气血损伤、形体消瘦的恶病质表现。

【病因病机】

本病多因忧思郁结，七情内伤，而致经络阻塞，气滞血瘀；或因饮食不节，过食辛辣或酿生湿热；或因久泻久痢，脾失健运，痰湿内生；或因外感六淫，湿热邪毒蕴积；如遇正气亏虚，则邪毒痰湿瘀血乘虚下注，积聚于肛肠发为本病。亦可因息肉、虫积、炎症以及湿疹等慢性刺激诱发本病。

西医认为，直肠癌病因不明，可能与下列因素有关：①直肠慢性炎症：如溃疡性结肠炎、日本血吸虫病，使肠黏膜反复破坏和修复而癌变。②直肠腺瘤癌变：特别是家族性腺瘤和绒毛腺瘤癌变率最高。③膳食与致癌物质：脂肪肉食与低渣饮食使细菌组成改变，胆酸、胆盐增加，被肠内厌氧菌分解为不饱和的多环烃、甲基胆蒽，在便秘情况下致癌物质与肠黏膜接触时间延长，增加致癌作用。

【辨病】

1. 临床表现　初期表现为直肠黏膜上或肛门皮肤上有一无痛性突起的硬结，无明显症状，以后可出现排便习惯改变，表现为排便次数较多，便意频数，但无粪便排出；或便秘，有肛门内不适或下坠感。便血表现为大便带血，血色鲜红或黯红，量不多，常伴有黏液便，往往被误诊为"痔疮"。此时病变仍属早期。随着病情进一步发展，大便次数逐渐增多，有里急后重和排便不尽的感觉，粪便内有黯红色血液、脓及黏液，并有特殊的臭味。到病变后期，因癌肿增大，肛管直肠狭窄，大便量小，形状变细、变扁，并出现腹胀、腹痛、肠鸣音亢进等肠梗阻征象。肠梗阻从不完全性可逐步发展为完全性，此时患者多有食少纳差、呕吐、气血衰败等恶病质表现。

癌肿发展到晚期可发生转移，常见的转移途径有：①直接蔓延：癌肿先沿着黏膜直接向周围及深层蔓延，并沿肠道环状运行，故容易形成肠腔狭窄。直接蔓延的速度较慢。据临床观察，癌肿波及肠壁 1/4 环时，约需 6 个月，环绕肠管 1 周，约需 18～24 个月。后期可穿过肠壁蔓延至邻近器官。②淋巴转移：直肠癌侵入肠壁淋巴组织后，可沿淋巴组织向上、下、前、后以及两侧等方向扩散。肛管癌一般向上转移到盆内淋巴结，向下转移至腹股沟淋巴结。③血行转移：癌细胞可通过直肠上静脉、肠系膜下静脉、门静脉转移至肝脏。

在癌肿发生转移后可出现相应的转移征象。若转移至肝，可有肝肿大和黄疸；侵及骶丛时，在直肠内或骶骨部有剧烈持续性疼痛，并向右下腹部、腰部或下肢放射；侵及膀胱尿道时有排尿不畅及疼痛。

直肠指检：肛管癌在肛门部可看到突起包块或溃疡，基底不平，质硬，约 80% 直肠癌位于直肠指检时手指可触及的部位，指检时可触及肠壁上硬结节性肿块或溃疡，肠腔常有狭窄，指套上可染有血、脓和黏液。因此，直肠指检在直肠癌早期诊断上具有极其重要的意义，临床切不可忽视之。

直肠镜检查：可以看到直肠内病变的大体形态，一般直肠癌肿四周隆起外翻，中央为凹陷性溃疡，必要时可以钳取小块组织做病理检查。

若指检和直肠镜均未发现直肠病变，但临床症状明显，则应做乙状结肠镜或 X 线钡剂灌肠照片检查，如有癌肿，则可见狭窄或钡影残缺。

2. 诊断要点

(1)病史：患者出现不明原因的排便不适、排便不尽感，便前肛门下坠，便意频繁，腹泻，里急后重，下腹痛；或排便时大便表面带血及黏液，脓血便，大便次数增多；或大便变形、变细，腹胀，阵发性腹痛，肠鸣音亢进，大便困难等表现，应高度警惕患本病的可能性，而进一步检查。

(2)大便隐血检查：该检查是发现早期直肠癌的有效措施，在一定的年龄组高危人群中反复多次进行检查，对发现早期直肠癌很有意义。

(3)直肠指检：简便易行，不需要任何设备，是诊断肛管直肠癌最重要的方法。可查出癌肺的部位、大小、范围，固定程度，与周围组织的关系。

(4)直肠镜或乙状结肠镜检查：对所有大便潜血检查阳性找不到原因、指检可疑或已诊断为直肠癌的患者，均应行直肠镜或乙状结肠镜检查，也是手术前必须常规做的检查。在直视下肉眼可以做出诊断，更重要的是可以取活组织进行病理检查以得到确诊。

(5)采取活体组织做病理检查：这是目前确诊肛管直肠癌最有力与最终措施，但要注意取活组织应在溃疡的边缘，要稍深一点，但不可太深以防止穿孔。一般要在肿瘤边缘及中心取 3～5 块组织，以免未能取到癌组织。

(6)钡剂灌肠检查：应常规进行钡灌肠或钡气双重造影，以排除结肠多发癌和息肉癌。

(7)直肠超声检查：对判断癌肿深度颇有用。

3. 鉴别诊断　直肠癌早期排便次数增多或便血，应与痢疾、肠炎、内痔等鉴别。直肠指检是最简单方便的方法，因此对不明原因的排便习惯改变或便血，直肠指检应列为常规检查。指检触及可疑包块时，应与炎性包块相鉴别，须做进一步检查，如直肠镜检、病理活检等。病理活检阴性而临床高度怀疑者，可反复多次做病理检查，以确定诊断。

肛管癌性溃疡还应与肛瘘、湿疣等相鉴别，病理活检是比较可靠的方法。

总之，直肠指诊、直肠镜或乙状结肠镜检查，采取活体组织行病理检查，三者联合应用，是本病与其他病鉴别的最有力手段。

【辨证】

肛管直肠癌的早、中期以实证多见，晚期以虚证或虚实夹杂证为主。

1. 气滞血瘀证　大便带血，色紫黯，里急后重，排便困难，肿块隆起，坚硬如石，舌质紫，脉沉涩。

2. 湿热蕴结证　肛门坠胀，便次增多，大便带血，色泽黯红，或夹黏液，或有里急后重，舌红，苔黄腻，脉滑数。

3. 脾肾两虚证 肛门坠胀，便次增多，便血色黯，伴面色少华，形体消瘦，食欲不振，脘腹饱胀，便溏，舌淡红，苔薄白，脉虚弱。

【治疗】

早期癌肿较小，患者体质尚可，宜尽早行癌根治性手术；晚期癌症无法行根治术而有肠梗阻者，可行结肠造瘘术。但无论手术与否，都应进行综合治疗，如中医辨证施治、放射治疗、化学治疗及免疫治疗等。

1. 内治法

(1)辨证论治

1)气滞血瘀证：治宜活血祛瘀，解毒抗癌。方用桃仁 9g，麻仁 9g，乳香 3g，没药 3g，地榆 18g，槐角 18g，当归 18g，紫花地丁 24g，金银花 24g，连翘 24g，凤尾草 12g，紫草 15g。水煎服，每日 1 剂，吞服小金片 4 片。

2)湿热蕴结证：治宜清热利湿，解毒抗癌。方用：生地 9g，熟地 9g，黄连 3g，黄柏 9g，黄芩 9g，党参 9g，苍术 9g，白术 9g，地榆 9g，乌梅 9g，红藤 30g，薏苡仁 30g，龙葵 30g，甘草 6g。水煎服，每日 1 剂。

3)脾肾两虚证：治宜健脾补肾，益气养血。方用补中益气汤或参苓白术散合四神丸加减。

气虚者，可加用四君子汤；血虚者，可加用四物汤；气血两虚者，可用十全大补汤。

(2)单验方：可选用葵树子 60g，蜜枣 30g，文火久煎，分 2 次服，每日 1 剂；或白花蛇舌草、半枝莲各 60g，文火煎服，每日 1 剂。

(3)化疗：应用 5-氟尿嘧啶或环磷酰胺等。化疗配合根治性切除术，可提高 5 年生存率。

2. 外治法

(1)外敷：溃烂者，外敷九华膏或黄连膏。

(2)灌肠：败酱草 30g，白花蛇舌草 30g，水煎 80ml，保留灌肠，每日 2 次，每次 40ml。

(3)放疗：较晚期的直肠癌可先在手术前进行放疗，使一部分原不能手术的患者，能因此而行根治性切除。直肠癌术后局部复发多见于会阴部，放疗可以抑制其生长，但不能根治。

(4)局部治疗：适用于癌肿较小（直径＜3cm），部位低，患者不能接受根治性手术切除；也适用于低位癌肿造成肠管狭窄者，作为姑息性治疗。常用电灼、液氮冷冻和激光烧灼治疗，可改善症状。

3. 手术疗法 根治性手术是直肠癌的主要治疗方法，根据肿瘤及患者的全身情况可在手术前进行化疗或放射治疗，可以提高疗效。

凡能切除的直肠癌及无禁忌证者，应尽早施行直肠癌根治术。根治性手术包括切除全部癌肿、足够的两端肠段、四周可能被浸润的组织，以及相关的肠系膜和淋巴结，此仅适用于癌肿局限于直肠壁，而只有局部淋巴结转移者。如已侵犯子宫、阴道壁，可同时切除。对孤立性肝转移者，可同时行肝叶切除或楔形切除，而得到较好的疗效。根治性切除手术主要有以下四种：

(1)腹会阴联合直肠癌根治术（miles 手术）：适用于距肛门 7cm 以内的直肠癌。切除范围包括乙状结肠下部及其系膜和直肠全部，肠系膜下动脉和周围淋巴结、肛提肌，坐骨直肠窝内脂肪，肛管和肛门周围皮肤约 5cm 直径以及全部肛管括约肌。乙状结肠近端在左下腹部壁做永久性人工肛门，此法切除范围较广泛、彻底，治愈率高。缺点是手术损伤较大，分腹、会阴两个手术组，先后或同时进行手术，必须做永久性人工肛门，术后终生要用人工肛门袋。

(2)经腹腔直肠癌切除术(直肠前切除术 Dixon 手术)：适用于直肠癌下缘距肛门 10cm 以上的，手术时尚能留下足够的直肠，可在腹腔内与乙状结肠行对端吻合者，此手术损伤不大，只需在腹部进行并保留正常肛门，是各种直肠癌切除术后控制排便功能最为满意的手术。缺点是直肠下端切除组织的范围有限，根治不彻底，盆腔内吻合技术困难，术后有一定的并发症，如吻合口瘘，出血，狭窄和复发。用吻合器进行此手术，可扩大手术的适应证，使更低位的直肠癌(距肛门 6～7cm)得以保留肛门，此手术缝合更方便、整齐及安全。

(3)经腹直肠癌切除、人工肛门、远端封闭手术(Hartmann 手术)：若患者因年老、体弱等原因不能行 Miles 手术或一期切除吻合者，可行经腹直肠癌切除，远端直肠缝合封闭，近端结肠做人工肛门。此法手术操作简易迅速，出血及并发症少，恢复期短。缺点是根治性差。

(4)拉下式直肠癌切除术：适用于直肠癌下缘距肛门在 7～10cm 之间的患者，腹部操作与上述手术基本相同。会阴部分可保留肛管，经肛门在齿线上切断直肠，将乙状结肠从肛门拉下，固定于肛门，10～14 天后切去肛门外多余的结肠。缺点是此类手术虽保留肛门，但控制排便效果不满意，手术彻底性差。

近年来国内有人设计用股薄肌或臀大肌代替括约肌以及做肠管套叠式原位肛门手术，期望在切除肛管及括约肌的情况下，即在 Miles 手术时，将近端乙状结肠拖至会阴切口处，行一期或二期括约肌成形术。此方法尚须经实践随访及总结。

对于晚期直肠癌，已不能行根治性手术时，当患者发生排便困难或肠梗阻时，可行乙状结肠造口术以解除梗阻。

肛管癌发生在肛管皮肤，多为鳞状上皮癌。由于部位浅，易于发现。肛管癌主要向两侧腹股沟淋巴结转移，行根治性手术时必须考虑同时清除已转移的两侧腹股沟淋巴结。

【预防与护理】

1. 注意劳动保护，消除或减少环境中的各种致癌物质对人体的影响。
2. 培养良好的饮食习惯，饮食不可过分精细，不吃发霉的食物，进食不宜太热、太硬、太快。
3. 精神舒畅，劳逸结合，保持良好的抗病力和免疫力。
4. 积极治疗癌前病变，如息肉、湿疣、黏膜白斑，久不愈合的瘘管、溃疡、炎症等。
5. 普及肿瘤知识，早期发现，早期诊断，早期治疗。

【古籍选粹】

《素问·举痛论》　寒气客于小肠膜原之间，络血之中，血泣不得注于大经，血行稽留不得行，故宿昔而成积矣。

《灵枢·水胀》　寒气客于肠外，与卫气相搏，气不得荣，因有所系，癖而内着，恶气乃起。息肉乃生，其始生者，大如鸡卵。

《灵枢·五变》　人之善病肠中积聚者，……财肠胃恶，恶则邪气留之，积聚乃伤，肠胃之间，寒温不久，邪气稍至，蓄积留止，大聚乃起。

《灵枢·百病始生》　厥气生足悗，……血脉凝涩则寒气上入于肠胃，入于肠胃则䐜胀，䐜胀则肠外之汁沫迫聚不得散，日以成积。卒然，多饮食，则肠满，起居不节，用力过度，则络脉伤。阳络伤则血外溢，血外溢则衄血；阴络伤则内溢，血内溢则后血。肠胃之络伤，则血溢于肠外，肠外有寒，汁沫与血相搏，则并合凝聚不得散，而积成矣。

《诸病源候论》 癥者，寒温失节，致脏腑之气虚弱而饮食不消，聚结于内，染渐生长块段，盘牢不可移动者，是癥也。”

《备急千金要方·卷十五下、脾脏下》 治月蚀恶疮息肉方，硫黄、茼茹、斑猫各等份，右三味下筛，傅疮上，干者以猪脂和傅之，日三夜一。又方：吴茱萸根、蔷薇根、地榆根各三两，右三味药下筛，以盐汤洗疮傅之。

《景岳全书·积聚篇》 凡脾肾不足及虚弱失调之人，多有积聚之病，盖脾虚则中焦不运，肾虚则下焦不化，正气不行则邪滞得以居之。

《外科正宗·脏毒论》 又有生平情性暴急，纵食膏粱或兼补术，蕴毒结于脏腑，炎热流注肛门，结而为肿，其患痛连小腹，肛门坠重，二便乖违，或泻或秘，肛门内蚀，串烂经络，污水流通大孔，无奈饮食不餐，作渴之甚，凡犯此，未得见其有生。

【现代研究】

有关肛管直肠癌的临床研究报道较多，总的认为本病的发病年龄趋向年轻化，且年轻患者的恶性程度较高。总的根治术后 5 年生存率为 50.21%，癌灶局限于黏膜内的可达 97.6%。对本病的治疗重在早期发现、早期诊断、早期手术治疗。

1. 流行病学研究　大肠癌是经济发达国家最为常见的恶性肿瘤，在我国其发病率已位居恶性肿瘤第 3 位，且随着生活水平的提高，大肠癌的发病率和死亡率在我国呈逐年升高的趋势。因此，加强科普宣传，提高民众和临床医师的防癌意识是十分必要的。尤其是有家族史、便秘史的患者更应予以足够重视。如蔡善荣等对 842 例大肠癌生存状况及其影响因素进行了多因素分析。其方法是对 1980—1999 年于浙江大学医学院附属第二医院同一研究小组作大肠癌根治手术并经临床病理证实的 842 例大肠癌，用 SPSS 软件对 36 个临床病理因素进行了单因素 Kaplan-meier 生存分析和多因素 Cox 比例风险模型分析。结果：842 例大肠癌 5、10 和 15 年生存率分别为 66.3%、54.2%和 48.5%，Cox 多因素分析结果显示，肠梗阻、慢性便秘史、家族肿瘤史、肿瘤部位、Dukes 分期是大肠癌预后的影响因素。其中，无肠梗阻史患者的 5 和 10 年生存率(67.9%和 55.8%)比有肠梗阻史的患者(55.3%和 44.4%)高 11%～12%，无慢性便秘史的(66.9%和 55.2%)比有慢性便秘史的(55.1%和 37.9%)高 12%～17%，有家族肿瘤史的(78.5%和 69.8%)比无家族肿瘤史的(63.4%和 50.7%)高 15%～19%，结肠癌患者的 5 和 10 年生存率(78.3%和 67.7%)要高于直肠癌患者(58.2%和 45.6%)20%～22%。住 Dukes 分期中，A 期的生存率最高，5 和 10 年生存率达 83.8%和 73.5%，B 期为 74.9%和 64.9%，C 期为 50.9%和 36.4%，D 期(有邻近器官转移但仍能做根治手术者)最低，为 47.9%和 32.2%。上述各因素的生存曲线比较差异均有显著性($P>0.05$)。结论：本组大肠癌术后生存率与国内外报道的相近，多因素分析显示，肠梗阻、慢性便秘史、家族肿瘤史、肿瘤部位、Dukes’分期是大肠癌生存预后的主要影响因素。有家族肿瘤史的大肠癌患者预后好于无家族史的患者。

肠造口是肛管直肠癌手术常采用的手术方式，而由此引起的排便方式改变及身体外形的改变，常给患者的身心带来极大痛苦，以致有些患者因惧怕造口，延误或放弃手术而丧失生命。因此，做好肠造口的康复治疗具有极其重要的现实意义。如陈增蓉等采用问卷调查对 120 例直肠癌结肠造口患者进行回顾性分析。结果：造口患者生存质量总体评分仅为 58.87±14.67，躯体功能、社会功能以及心理功能 3 个维度的得分均低于 70 分。生存质量影响因素主要有婚姻状况、自理能力、排便是否规律等。认为通过帮助患者建立排便规律，加强健康教育，提高自理能力，完善家庭和社会的支持，可以改善病人的生存质量。

2. 诊断研究　肛管直肠癌的早期症状无特殊性，易与内痔、肠炎、直肠息肉、痢疾等疾病相混淆。最简便、最直接的诊断方法是直肠指诊，最终的诊断需要病理确诊，已基本达成共识。但临床上常因为医患双方重视不够，并忽略了必要的指诊检查，而使大肠癌的误诊率居高不下。因此，许多专家在如何提高诊断率、降低误诊率等方面又做了大量研究。如张珊珊等通过观察肠癌患者的舌质变化，探索舌质变化与肠癌之间的关系。结果发现肠癌患者的舌质以青紫舌多见，占所有患者的42.8%，而舌苔则以白腻苔居多，占46.4%。提示舌象对本病的早期诊断有重要参考价值。黄贤权则应用大承气汤口服X线快速肠道造影法，检查了21例可疑肠癌患者，结果发现10例右侧结肠癌，认为此法有利于提高右侧结肠癌的诊断率。

大肠癌的病因不明，早期症状不明显，给早期诊断带来一定难度。早期粪便潜血试验作为大肠癌普查的首选方法具有非常重要的现实意义。如赵广发综合国内外资料认为：大肠癌普查的主要手段仍是粪便潜血试验，其中以愈创木脂隐血试验(Hemoccult)法最为常用。虽然目前尚无资料证明普查能降低普查人群的死亡率，但普查确能发现更多的早期病例，因而受到人们的重视。粪便血红蛋白定量测定(Hemoquant)和免疫化学法虽因存在一些缺点而尚未用于普查，但二者都有希望取代愈创木脂隐血试验而成为理想的大肠癌潜血普查方法。

肿瘤标记物检测在大肠癌诊断中具有一定的价值，且越来越受到广泛的重视，尤其是癌胚抗原(CEA)、糖链抗原(CA19-9)最为常用。大肠癌的血清CEA浓度可随肿瘤的增长、病理类型而改变，大肠癌肝转移时显著提高。大肠癌术后测定CEA可判断切除是否彻底，一般术后6周CEA可恢复到正常水平。因此，CEA用于监测肿瘤复发和疗效观察有重要价值。CA19-9是胰腺癌的肿瘤标记物，对结肠癌、胃癌和胆管癌也有重要意义。大肠癌CA19-9的阳性率为30%～40%，随病期进展而阳性率增高。此外，还有CA50、组织多肽抗原(TPA)、免疫抑制酸性蛋白(IAP)、神经原特异性烯醇化酶(NSE)、多胺、β_2-微球蛋白(β_2-m)等多种肿瘤标记物，但对大肠癌都缺乏特异性和敏感性。临床上采用多种肿瘤标记物联合检测，可以提高其诊断准确率。

肠道pH值升高在大肠癌的发生中可能起重要作用，据报道粪便pH值测定可能成为一种简单易行的流行病学调查和临床检测大肠癌的重要参考指标。如倪家连等通过对部分健康人，食道癌、胃及十二指肠溃疡病、肠道炎症性疾病、胃癌及大肠癌患者的粪便pH值进行了测定，结果显示，健康人与各疾病组(除食道癌外)粪便pH值具有非常显著差别；肠道炎症性疾病及大肠癌治疗后，粪便pH值下降显著，提示粪便pH值测定可能对大肠癌具有诊断价值。

3. 中医药治疗研究　中医药在治疗本病方面积累了丰富经验，在灵活掌握祛邪抗癌解毒与固护正气的基础上，遵循扶正而不留邪，祛邪而不伤正的治疗法则，配合手术治疗、化学治疗、放射治疗等，无论是在提高治愈率、改善生存质量，还是在延长寿命等方面都取得了可喜的成绩。如邵梦扬等根据40多年的临床经验，治疗直肠癌主张从辨证施治为根本、辨病辨证相结合、祛邪扶正应有度、内服外用综合治四方面着手。强调对中、晚期直肠癌，首分虚实，而实证中又分湿热下注型、毒邪壅盛型、瘀血内结型，分别用槐花地榆汤、黄连解毒汤、血府逐瘀汤治疗。虚证又分气血两虚型、脾肾阳虚型、肝肾阴虚型，分别用归脾汤、四神丸、知柏地黄丸治疗。临证时，还注重随证加减。如大便秘塞不通用大黄、肉苁蓉、何首乌等通润大便；泻下无度，滑脱不禁用米壳、诃子、无花果等涩肠止泻；如腹痛难忍应加沉香、炒延胡索等。在辨病治疗时，治疗直肠癌多以解毒散结、消坚破积为主，常用马齿苋 15g，石见穿 30g，败酱草 30g，白头翁 30g，菝葜 30g，生薏苡仁 30g，炒延胡索 15g，再加服晓光消癌液。还提出晚期治疗甚为困难，多为正气不足，邪毒亢盛，用参、芪益气扶正则滞塞胀满，用硝、黄、连、柏攻邪，则伤正气，使病情加重。治疗时切不可急于求成，大攻大补。应以攻补兼施为原则，给一些补而不滞、攻而不峻之品治疗。如生熟薏苡仁、无花果、枸杞子、菝葜、土茯苓、炒延胡索之类。待病情稳定，实行攻补兼治。同时注重外治疗法，用麝香、真牛黄、煅珍珠粉细末，肛门插管吹敷，兼用冰片、枯矾、白头翁、马齿苋等煎汤灌肠，取得了满意效果。

术后应用中药内服治疗可作为治疗本病的重要方法之一，而且具有较广阔的前景。如王蕾采用八珍汤加减治疗结直肠癌术后 30 例，取得满意效果。30 例均为门诊患者，男 17 例，女 13 例；年龄最小 45 岁，最大 78 岁，平均 61 岁；病程最短术后 6 个月，最长术后 9 个月。来诊前均做过放、化疗治疗。结肠癌 21 例，直肠癌 9 例，术后病理均证实，中医辨证属心脾两虚型。治以益气养血为主，佐以清热化瘀解毒。方予八珍汤加减：党参、白术、茯苓、熟地黄各 12g，当归、山药、败酱草、黄芪各 15g，赤芍药 9g，薏苡仁 24g，白花蛇舌草、灵芝各 30g，甘草 3g；夜寐不安加酸枣仁 6g、夜交藤 30g、合欢皮 9g；久泻加升麻、诃子各 9g，葛根 6g；腹痛加木香 3g、延胡索 12g；腹胀加柴胡 6g、郁金 12g。每日 1 剂，水煎分早晚 2 次服。4 周为 1 个疗程，服药期间不做放、化疗。结果显效 15 例，有效 10 例，无效 5 例。总有效率 83.3%。治疗前评分 60 分有 12 例，70 分有 18 例，经评分上升＜10 分有 5 例，总有效 25 例。随访 3 年，所有患者均存活，无复发及转移。

中药保留灌肠治疗本病也是较好的常用方法之一，如张益民采用中药煎剂（白花蛇舌草 30g，半枝莲 30g，木香 9g，红藤 15g，苦参 15g，生薏仁 30g，丹参 15g，土鳖虫 9g，乌梅肉 9g，瓜蒌仁 30g，延胡索 30g，八月札 5g，守宫 415g，甘遂 1g，五倍子 30g，白及 15g）200～300ml，分为 2 份，每日 2 次，保留灌肠）保留灌肠治疗直肠癌（全部病例经病理证实为腺癌）26 例，结果：26 例患者，临床治愈 16 例（61.5%）；显效 8 例（30.8%）；无效 2 例（7.7%）；总有效率为 92.3%。取得明显疗效。

中药在降低化学药物的副作用、增强免疫功能等方面也发挥了较好的治疗作用，如周韡等将 63 例大肠癌患者随机分为研究组和对照组，两组均予以相同标准化疗方案进行治疗，研究组加用中药十济汤（青黛 2g，板蓝根 15g，虎杖 10g，苦参 8g，枸杞子 12g，斑蝥 0.02g，仙鹤草 10g，薏苡仁 20g，甘草 5g，百部 10g 等，每日 1 剂，水煎取汁分 2～4 次服用，连服 10 天。14 天为 1 周期，连用 2 周期为 1 疗程，2 个疗程后评价疗效）口服；治疗 1 个疗程后比较两组肿瘤治疗的有效率、患者生存质量、癌胚抗原（CEA）、细胞免疫状态等指标。结果：研究组 31 例，完全缓解 2 例，部分缓解 17 例，有效率 61.29%；对照组 32 例，完全缓解 1 例，部分缓解 14 例，有效率 46.88%，两组有效率差异有显著性；疾病控制率均达 90%以上；研究组 CEA 降低更为显著，且较对照组细胞免疫状态和一般状态有显著改善。王广等则选用参芪注射液配合化疗治疗消化道恶性肿瘤 102 例，其方法是将 102 例患者随机分为两组，治疗组结肠癌 18 例，直肠癌 12 例，对照组结肠癌 10 例，直肠癌 7 例。化疗方案为喃氟啶每次 1000mg，静脉滴入，每周 4 次，丝裂霉素（MMC）每次 4mg，长春新碱每次 1mg，静脉滴入，每周 2 次。三联药物 5 周为 1 疗程。治疗组同时加用参芪注射液 250ml，静脉滴入，每日 1 次。治疗 5 周，结果：治疗组治疗后肿瘤总缓解率明显高于对照组，而病变进展率明显低于对照组，且治疗组治疗后食欲增加，睡眠改善，恶性呕吐减轻，白细胞数量明显增加，NK 细胞活性增加，淋巴细胞转化功能增加，巨噬细胞吞噬指数升高。说明参芪注射液对肿瘤化疗有明显的增效减毒作用。

4. 实验研究 杨小冬等为了解 G-CSF 在结直肠癌发生、发展中的作用，应用免疫组化 RT-PCR 法分别检测 42 例结直肠癌及其附近正常黏膜组织 G-CSFR 蛋白和其 mRNA 表达情况，并分析结直肠癌肿瘤细胞 G-CSFR 的表达及与临床病理因素的关系。结果，免疫组化表明结直肠癌中有明显的 G-CSFR 蛋白的表达(31/42，73.81%)，并明显高于正常黏膜(20/42，47.62%，$P<0.001$)，许多 G-CSFR 表达强阳性的结直肠癌，相应的正常黏膜 G-CSFR 阴性或弱阳性表达。G-CSFR 的表达与肿瘤病理分期、分化程度相关($P=0.001$、$P<0.001$)，与患者性别、年龄、肿瘤大小无明显相关($P=0.346$、$P=0.686$，$P=0.459$)。RT-PCR 结果示 42 例肿瘤标本中 21 例呈 G-CSFR mRNA 阳性表达，而相应正常黏膜仅 11 例。结论，G-CSFR 在结直肠癌中的表达较正常黏膜明显上调，结直肠癌患者应用 G-CSF 时应考虑其对肿瘤细胞的影响。

吴保平等从东亚钳蝎体内提取蝎毒，在其药理、毒理、免疫及分子结构研究的基础上，对人大肠癌 HR8348 细胞系和 FC^2 细胞素进行了体外抑杀实验研究，结果表明：0.01%蝎毒一次给药即对人大肠癌 FC^2 细胞素有明显抑杀作用；0.25%蝎毒对 HR8348 细胞系有明显抑杀作用，且在一次给药后 48～96 小时的抑杀作用十分显著。在相差显微镜下，蝎毒作用后的癌细胞表现为细胞拉长、变细、稀疏脱落，HE 染色可见明显细胞空泡变性和出泡现象。扫描和透射电镜下，上述变性改变更明显。从一次给药对大肠癌细胞的抑杀结果看，蝎毒有长效稳定抑杀癌细胞的特点，一次给药不仅可抑制癌细胞生长 96 小时，而且被抑制生长的癌细胞经再培养不能成活。说明蝎毒对大肠癌细胞有明显的抑杀作用，可作为一种有效的抗癌制剂用于临床治疗。

【述评】

1. 如何提高大肠癌的早期诊断率 癌症应早发现、早诊断、早手术，锁肛痔亦是如此。锁肛痔患者的生存率直接与诊断时疾病的严重程度有关，辛学永认为进展期直肠癌患者 5 年生存率为 7%；而早期癌患者 5 年生存率则可高达 92%，由此可知早期诊断的重要性。锁肛痔的早期症状由于癌肿较小，压迫肠腔不明显，并无典型的排便困难、脓血便、大便形状习惯性改变等症状，仅表现为肛内坠胀不适，警阈值低，很容易被忽视。再者，由于缺乏对直肠癌的认识，很容易把大便带血误认为痔疮、肛裂出血，贻误治疗，很多患者就诊时自己陈述痔疮出血，但是行肛内指诊往往发现质硬、凸凹不平肿物，病理活检支持直肠癌诊断。患者更有甚者不愿将病情告知医生，认为二阴属于个人隐私，有病只需对症治疗，没有必要做相关检查，女性患者占有多数。病情没有及时被发现，继续掩盖，肿瘤逐渐增长，压迫性和破坏性逐渐显露，症状随之加重，引起重视，询医就诊，此时发现已经为时已晚，癌肿广泛转移，手术价值大大下降，术后生活质量明显降低。因此获得肛管直肠癌早期诊断相关数据和资料有助于对其有益性治疗，而资料和数据可以通过自然人群普查、癌前疾病随访、遗传性大肠癌的基因预测渠道获得。美国癌症学会发表的 2004 年大肠癌早期检测指南指出，对有一般危险性的病人，从 50 岁应开始选择以下早期检查方式之一：①每年进行 1 次大便隐血检查(FOBT)；②每 5 年做 1 次纤维乙状结肠镜捡查；③每年进行 1 次 FOBT 加每 5 年做 1 次纤维乙状结肠镜检查；④每 10 年进行 1 次结肠镜检查。对有下列情况的高危人群，则建议加强早期检查：①有结直肠腺瘤性息肉病史者；②有结直肠癌根治性切除术治疗史者；③有结直肠癌家族史或一级亲属中有 60 岁以前诊断为结直肠癌者；④有长期炎性肠病史者；⑤有家族性腺瘤性息肉病或非腺瘤性息肉病家族史者。

2. 锁肛痔诊断与治疗相关性　锁肛痔最有价值的诊断是病理活检，在取活检中应尽量取癌肿中心组织，假如边缘有炎症反应，活检可能检查到炎症细胞而检测不到癌细胞，难免误诊，不支持临床诊断和手术指征，给临床治疗带来很大的阻碍。CT、B超、核磁共振均可作为主要辅助检查，有医源性，在做检查时医技人员首先面对的是检查单而不是患者，在书写检查结果时往往参照检查单的诊断，难免有时与临床诊断不符，导致诊断不出或者误诊，为进一步治疗增添困难。

目前外科手术切除仍然是治疗直肠癌的重要手段，手术方式有多种，基本的原则是使肿瘤得到根治，但前提是诊断需明确，有明显的手术适应证。诊断不清时不可贸然手术，不仅影响治疗，而且带来的后果不堪设想，主要表现在鉴别诊断。疾病的发生、发展有理可循，认识就是辨证思维，抓住疾病本质而施治。有些其他疾病可能表现出锁肛痔的症状，甚者肛门指诊也难辨别，就要求临床医生询症查因，去伪存真。由于对直肠癌扩散规律的再认识，从而导致低位直肠癌外科理念和外科模式的变化，使直肠癌的手术治疗向创伤小，既能根除肿瘤，又能保全功能方向发展，代表术式为全直肠系膜切除术(TME)。直肠系膜是指盆筋膜脏层所包裹的直肠后方及两侧的脂肪及其结缔组织、血管神经和淋巴组织，大范围清扫的目的是最大可能地减少复发。

3. 直肠癌保肛术式的选择　腹会阴直肠切除术(Miles)是直肠癌外科治疗的经典手术，广泛应用于临床，但缺点也显露无疑，术后病人生活质量明显下降，许多病人不接受腹部造瘘的事实，有时表现抵抗情绪。随着对直肠淋巴回流的逐渐认识，研究表明直肠癌经淋巴的逆行扩散转移是少见的，仅发生于 Dukes C 期的高恶性病例，其近端淋巴管已被癌栓堵塞。因此，远端切除 2cm 以上的正常肠管已足够，为低位直肠癌行保肛手术提供了理论依据。而对直肠系膜概念的认识，吻合器技术的应用，以及对术后生活质量的高要求，在直肠癌的治疗上保肛手术更多地被应用于临床，并取得了较好的效果，但必须在达到根治，避免复发，不影响生存率的前提下严格地掌握适应证。对肿块较大、肠外有浸润、肥胖、盆腔狭小、高龄及复发的病变则不能行保肛手术。

4. 放疗、手术和化疗的结合点　尽管手术治疗仍然是直肠癌重要的治疗手段，但那种唯手术是第一选择的时代已经过去，因为一个世纪以来越做越大的手术发展历程并没有带来治愈率、生存率的大幅度实质性提高。因此，综合治疗逐渐受到重视并以之作为直肠癌的治疗指导原则。术前放疗可使肿瘤体积缩小，纤维组织增生，细胞变性，浸润消失，肿物周围血管变细硬化、闭塞，杀灭周围淋巴结。肿瘤局限利于手术切除，而术后放疗由于手术操作破坏了局部组织血供，加上瘢痕反应，照射目标往往血供欠佳而降低放疗效果。同时由于术后盆腔空虚，小肠坠入盆腔成为照射对象，发生放射性肠粘连、小肠会阴瘘的几率明显增加。如行保留部分直肠并吻合的术式者，则发生放射性直肠炎、吻合口狭窄的几率也可明显增加。近年来直肠癌术后化疗也取得长足的进步，除以 5-Fu 为基础的化疗药物外，第 3 代铂类化疗药物草酸铂和奥沙利铂也在直肠癌的治疗中发挥重要作用，现已成型的 FOLFOX 方案(奥沙利铂+5-Fu+亚叶酸钙)广泛应用于临床，并取得满意的疗效，但有的患者对此方案并不敏感且奥沙利铂价格昂贵给临床应用带来困难。三者各有优缺点，取长补短，量体裁衣，根据不同的病情、个体差异而制订个体化、规范化、科学合理的综合治疗将是今后研究方向。

5. 中医药在锁肛痔术后治疗中的意义　中医药在锁肛痔术后发挥着重要的作用，首先表现在术后恢复方面，有明显手术适应证的患者选择手术后，机体处于低水平状态，免疫力低下，邪去正虚，容易受病邪的侵袭而发病。中医讲究整体观念，辨证论治，未病先防，结合患者状况辨证施治并佐以益气养血之品，寓防于补。其次表现在巩固疗效方面，术后西医一般要求半年常规定期化疗，其副作用显而易见，患者痛苦不堪，中药合理应用不仅可使患者减轻化疗之苦，而且还可提高疗效。中医药在预防肠癌术后转移方面，其优势越来越明显。大量的临床报道也说明：中医药在配合西医的手术疗法、放射疗法和化学疗法方面，有着广阔的应用前景。进一步探讨中医药治疗本病的规律，加强中医药与西医治疗的有机结合，仍是今后提高本病治疗远期效果的关键所在，也是我国防治恶性肿瘤的一大优势和特色。

【参考文献】

1. 蔡善荣，郑树，张苏展. 842 例大肠癌生存状况及其影响因素的多因素分析实用肿瘤杂志，2005，20(1)：40-42

2. 陈增蓉，李卡，印义琼，等. 120 例直肠癌结肠造口病人生存质量的分析. 四川大学学报，2005，36(3)：445-446

3. 张珊珊，等. 消化道肿瘤舌象细胞学的初步观察. 江苏中医杂志，1985，(7)：44

4. 黄贤权. 口服大承气汤 X 线快速肠道造影诊断右侧结肠癌 10 例. 上海中医药杂志，1983，(4)：21

5. 赵广发. 大肠癌的隐血普查. 中国肛肠病杂志，1993，13(2)：33-34

6. 倪家连，郑宝珍，等. 粪便 pH 值测定对大肠癌的诊断价值. 中国肛肠病杂志，1994，14(2)：16-17

7. 邵梦扬，杨学峰，周硕果，等. 直肠癌中医治疗经验谈. 河南中医，1998，18(5)：268

8. 王蕾. 八珍汤加减治疗结直肠癌术后 30 例. 河北中医，2004，26(9)：692-693

9. 张益民. 中药保留灌肠治疗直肠癌 26 例. 中医外治杂志，1997，(2)：32

10. 周犟，张建平，苏立，等. 十济汤联合化疗治疗结直肠癌临床研究. 中国中医急症，2007，16(9)：1068-1069

11. 王广，等. 参芪注射液辅助消化道肿瘤化疗疗效分析. 中国中西医结合外科杂志，1996，2(3)：169

12. 杨小冬，刘福坤. 许哲，等. G-CSF 受体及其 mRNA 在结直肠癌和其附近正常黏膜中的表达. 解放军医学杂志，2005，30(2)：149-152

13. 吴保平，高春芳，张亚历，等. 东亚钳蝎毒生物提取物对人大肠癌细胞的体外抑杀实验. 中国肛肠病杂志，1993，13(4)：3-5

14. 辛学永. 大肠癌的诊疗进展. 医学理论与实践，2007，20(5)：528

15. Smith RA，Cokkinides V，Eyre HJ. American cancer society guidelines for the early detection of cancer. CA Cancer J Clin，2004，54(1)：411

（刘佃温）

第四篇　皮肤病与性传播疾病

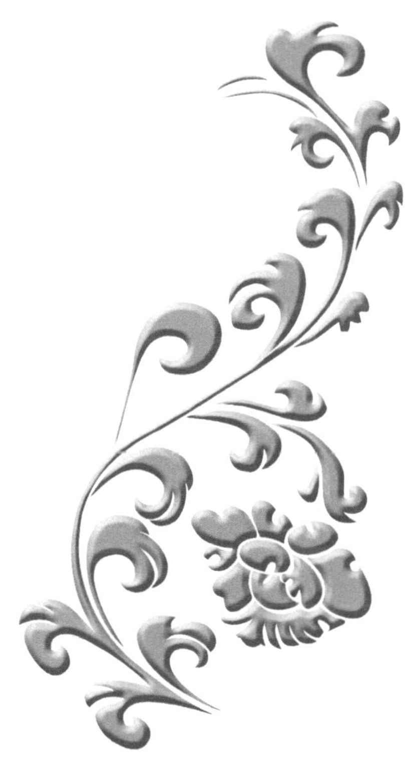

第一章

概　　论

皮肤病是指发生在人体皮肤、黏膜皮肤属器的疾病。根据现有的文献资料，有关皮肤病的论述早有记载。如在公元前14世纪，殷墟出土的甲骨文中，即有“疥”和“疕”。至春秋战国，有关皮肤病的内容逐渐增多，如中医最早的文献《五十二病方》中有“白处”、“白瘈”，指的是色素减退，类似白癜风。《素问》一书提及皮肤病有几十种，如痤、皶、痈等，并阐述了感染性疾病的病因病机。汉张仲景的《金匮要略》对狐惑病作了较为详细的描述，其治疗原则和处方，至今仍为临床所应用。用黄连粉治疗浸淫疮（湿疹）疗效显著。晋《刘涓子鬼遗方》首先记载了用水银治疗皮肤病。隋《诸病源候论》中，有关皮肤病的描述已较为详细，提到的有疣、癣、疥、瘾疹等几十种皮肤病。唐《千金要方》和《外台秘要》收载了很多丹药以及硫黄、雄黄等治疗皮肤病的方药，至今尚有临床实用价值。16世纪以后，如《外科精义》、《外科正宗》、《霉疮秘录》、《外科大成》、《医宗金鉴》等，对皮肤病的病因病机、临床症状、治疗方法等方面作了更丰富的记载，留下了宝贵的经验。目前，我国已基本上控制了麻风、头癣等病；职业性皮肤病的发病率也有所下降；一些常见病、多发病临床疗效显著；一些疑难病如银屑病、白癜风等的中医治疗，有较好疗效。但皮肤病仍是人类的常见病、多发病，影响着人类的健康。虽然运用中医中药治疗皮肤病积累了丰富的经验，但仍需在实践中不断总结，不断完善，加以提高，更好地为人们的健康服务。

【病因病机】

病因是研究疾病发生的因素，病机是研究疾病在发生、发展过程中机体变化的机制。了解皮肤病的病因病机，结合疾病的症状、四诊八纲，加以分析、归纳，从中探测疾病的转归，从而为治疗提供依据。皮肤病的常见发病因素有风、寒、暑、湿、燥、火（热）、虫、毒、血瘀、血虚风燥、肝肾不足等，今分述之。

1. 风　许多皮肤病都与风邪有着密切的关系。凡人体腠理不密，卫气不固，风邪得以乘虚而入，阻于皮肤之间，内不得通，外不得泄，使营卫不和，气血运行失常，肌肤失于濡养而致病。如《诸病源候论·风瘙隐疹生疮候》中说：“人皮肤虚，为风邪所折，则起隐疹。”《诸病源候论·风瘖瘟候》中说：“夫人阳气外虚则多汗，汗出当风，风气搏于肌肉，与热气开，则生瘖瘟。”

（1）风为百病之长：风邪是皮肤病的先导，多数皮肤病的发病与风邪有关，寒、湿、燥、热等邪，往往都依附于风而侵犯人体，所以临床上风邪为患很多。如风寒所致的荨麻疹，风热所致的玫瑰糠疹等。

（2）风为阳邪，其性开泄：因风邪上扬升散，有向上向外的特点，所以易伤人上部，易犯肌表。如油风（斑秃）。

（3）风性善行而数变：因其善行而数变，故风邪引起的皮肤病其证候发生迅速，消退也快，游走不定，泛发全身，瘙痒无度。如荨麻疹、风疹等。此由卫气与风邪相搏，游行于肌肤经络之间所致。

(4)风性燥裂：风为阳邪，易于化热，久则热盛伤阴血，致阴虚血燥，肌肤失养，而皮肤表现为干燥、脱屑、粗糙，甚则皲裂。同时血虚又能生风而致血燥，形成恶性循环。

风邪所致的皮肤病，可伴有发热、恶风、汗出等表证，如兼皮损色白，遇寒易发，苔薄白，脉浮紧的为“风寒”；如兼皮损色红，遇热易发，苔薄黄，脉浮数的为“风热”。

2. 寒　寒为阴邪，为冬天之主气，有内、外之分，外寒则侵袭肌表，郁遏卫阳；内寒则机体阳气不足，寒从内生，肌肤失于温煦而致病。

(1)寒性收引：寒为阴邪，寒侵腠理肌表，则毛窍收缩，卫阳闭阻。皮肤表现为色苍白或青紫，甚则经脉挛缩，如冻疮、血栓闭塞性脉管炎。

(2)寒性凝滞，主痛：由于寒凝气血，而致气滞血凝，不通则痛，故皮肤麻木，肌肉酸痛。一般得热则缓。如雷诺病、硬皮病。

寒邪引起的皮肤病，主要表现为关节疼痛或酸痛，肌肉拘急或僵硬，活动困难或不和，舌淡，苔薄白，脉沉细。

3. 暑　暑性炎热，为夏天之主气，乃火热之气所化，暑邪侵入肌肤，则腠理闭塞，汗出不畅为患；或暑湿之邪浸淫肌肤所致。

(1)暑为阳邪，其性炎热：因阳盛，故使人大热，热迫津液外泄则汗出，暑邪侵入肌肤，则腠理闭塞，汗出不畅。如痱子、疖、夏季皮炎等。

(2)暑多夹湿：暑邪致病，多夹湿邪，暑湿困脾，蕴阻肌肤，如脓疱疮。

暑性升散炎热，为病必见热象，且暑多夹湿，常与湿邪相混成病，皮损表现为潮红、糜烂、流汁，且多伴有胸闷、纳差、乏力、小便黄赤，苔薄腻，脉濡细等。

4. 湿　湿邪有外湿、内湿之分，皮肤病病因的湿邪，以外湿为多，因皮肤为人体的外卫，湿邪侵犯，首当其冲，但有时外湿常与内湿相合致病，在辨证时不能孤立对待。故湿邪致病或为湿邪侵入肌肤，郁而不散与气血相搏为患；或为湿邪损阳，易致外邪入侵，合而为病。

(1)湿为阴邪，其性黏滞：湿邪具有黏腻、留着难去的特点，故湿邪致病病程缠绵，日久难愈，如湿疮(湿疹)。

(2)湿性重浊、趋下：湿为阴邪，易伤阳气，其性重浊类水，每多困脾、阻滞气机，故湿邪致病常有水疱、水肿、糜烂、滋水等皮损；且病位常趋下部，如脚湿气、阴部湿疹等。

总之，湿邪引起的皮肤病，其皮损水疱或为多形性，或皮肤糜烂，或浸淫四窜，滋水淋漓，迁延日久，缠绵难愈，若与内湿相合，则伴胸闷乏力，食欲不振，苔白腻，脉濡缓等症状。

5. 燥　燥为秋天之主气，其气清肃，气候或环境干燥，易伤阴液，致使干燥性皮肤病的发生。如《素问・阴阳应象大论》云：“燥胜则干。”

燥性干涩伤津：燥性干涩，易伤津液，津伤阴亏，肌肤失于濡润，故口、鼻、咽、眼等五官七窍干涩，皮肤干燥、脱屑、干裂、毛发不荣、枯槁等。如手足皲裂、鱼鳞病、干燥综合征。

由于燥邪具有易伤津耗液的特点，故感受燥邪，除皮肤干燥、粗糙、皲裂外，都伴有咽干唇燥，口渴欲饮，大便干结，舌光红而干，脉细等。

6. 火(热)　火与热同类，仅是程度不同而已。“火为热之极”，故统称为热邪。由热邪而致的皮肤病，亦有外热、内热之分，外热引起的皮肤病，如《诸病源候论・夏日沸烂疮候》中说：“盛夏之月，人肤腠开，易伤风热，风热毒气，搏于皮肤，则生沸疮，其状如汤之沸。”内热引起的皮肤病，如《诸病源候论・时气疱疮候》中说：“夫表虚里实，热毒内盛则多发疱疮。”

(1)火为阳邪,其性炎上:火性炎上,热气上腾,故致病多在人体上部。如抱头火丹、热疮、面部蛇串疮等。

(2)火邪易消灼阴津:火邪内侵,易耗气伤津、伤阴,而致阴液亏损。黏膜损害常与火邪有关,如口腔黏膜溃疡。

(3)火易生风动血:火热之邪内侵,灼伤脉络,迫血妄行,常出现发斑、肌衄、皮肤焮红等,如紫癜、药物性皮炎。

(4)热胜肉腐:火邪化毒,热甚则气血壅滞,肉腐为脓,可致红肿、疼痛,如疖、痈等。

由此可见,不论外感热邪,或脏腑实热,皆蕴郁肌肤,不得外泄,熏蒸为患。由热邪引起的皮肤病,其证候是皮损色红、糜烂、脓疱、灼热、作痒、作痛,可伴有身热、口渴、便秘、尿赤、苔黄、舌红、脉数等。

7. 虫 由虫而致的皮肤病,一为确由虫所引起,如疥疮;一为由虫的毒素侵入或过敏而引起,如虫咬皮炎。此外,在中医文献中较多的皮肤病均说有虫,如《诸病源候论·癣候》中所列 11 种皮肤病,言有虫的约占 10 种,由于历史条件限制,此虫大部分可能是指真菌而言;以虫形容皮肤病的瘙痒,"痒如虫行",而实非有虫;有肠寄生虫的患者往往能引起湿热蕴蒸肌肤,而致皮肤病的发生。由此可以看出,虫引起的皮肤病,由于虫直接寄生或毒虫咬伤,毒素刺激皮肤,邪毒蕴积肌肤而致;或肠寄生虫使脾胃运化失常,湿热内生,积聚肌肤所致。其皮损多为丘疹、水疱、糜烂、滋水、红肿等。自觉瘙痒、疼痛,可伴有发热、纳呆、腹痛、腹泻等全身症状。

8. 毒 由毒而致的皮肤病,可分为药物毒、食物毒、虫毒、漆毒、热毒等。药物毒:是由于药物内服蓄积、外用刺激或过敏而引起的皮肤病。如药毒(药物性皮炎)。食物毒:是指因食用某种物质后,引起的中毒或过敏反应,如食马鲛鱼引起高热、皮疹。虫毒:是指因虫之毒素侵入刺激皮肤,蕴结肌肤而致的皮肤病,如虫咬皮炎。漆毒:是由于素体禀性不耐,受漆刺激,漆毒侵袭皮肤而致,如漆疮(漆引起的接触性皮炎)。热毒:热邪侵袭,蕴阻肌肤,积而化毒,由热毒所致的皮肤病如脓疱疮、疖等。上述各种由毒引起的皮肤病,有中毒与过敏两类。由毒过敏引起的皮肤病,只有人体在过敏状态下,接触某种致敏物质,才会发病,即所谓"人有禀性畏漆,但见漆便中其毒"。

由毒引起的皮肤病,是由于禀性不耐,毒邪侵袭,蕴积肌肤,内不得通,外不得泄,郁结为患。其皮损为红肿、灼热、丘疹、水疱、溃疡等多种形态,自觉瘙痒或疼痛;可伴有寒战高热、神昏谵语、口干唇燥、便干溲赤、苔黄糙、舌红绛、脉弦滑洪数等全身症状。

9. 血瘀 凡离经之血不能及时排出和消散,停留于体内,或血行不畅,壅遏于经脉之内,及瘀积于脏腑组织器官的,均称血瘀。其成因可概括为气滞、气虚、寒凝、血热、外伤等。气滞则血行不畅;气虚则血运无力;寒凝则血液凝涩;血热则迫血妄行,血不归经;外伤则脉络受损,血溢脉外。

由血瘀所致的皮肤病,其皮损为局部皮肤色黯、紫黯、青紫或瘀点、瘀斑;日久则出现结节、肿块、瘢痕等。可伴有疼痛、刺痛,舌质紫有瘀点,脉弦涩等全身症状。

10. 血虚风燥 血虚风燥是为慢性皮肤病所出现的证候,其原因主要由于长期的瘙痒,寝食不安;或导致脾胃虚弱,饮食减退,以致不能从食物中吸收精华,化生血液,造成血虚生风生燥。血虚风燥又为多种皮肤病的发病因素,由于血虚不能荣养肌肤,肤失濡润,生风生燥。其病程较长,皮损表现为干燥、肥厚、粗糙、脱屑、作痒,可伴有头目晕眩、面色苍白、苔薄、舌淡、脉濡等症状。

11. 肝肾不足 肝藏血，肾藏精，肝肾同源，血燥则精伤，精少则血虚，故临床上肝肾同病。肝肾不足，即可产生反常的病理现象，在病理过程中，与皮肤病的发生亦较密切，如血虚无以滋养肝脏，爪甲失荣，则指甲厚干枯；肾虚黑色上泛则面生黧黑。因此，凡肝肾不足引起的皮肤病，其证候大多呈现慢性，皮损干燥、粗糙、脱屑，或伴脱发、色素沉着、指甲变化等。如兼见眩晕、眼花、耳鸣，则为肝阴不足；如兼见性功能衰退，则为肾气虚弱。

皮肤病在发病过程中，常为两个或两个以上病因共同作用，如风热、风湿、湿热，或风湿热同时存在，或肺卫不固，脾虚生湿，肝胆湿热等。有的纯为实证，有的纯为虚证，有的虚中夹实，应在审因时，善于分析，加以区别。

【辨证】

1. 辨皮肤病的常见症状 凡患者能自觉反应的症状称为自觉症状；凡皮肤上客观存在的病变能看到、摸到、检查到的，则称为他觉症状。此外尚有一些症状虽不发生在皮肤上，但与皮肤病有关的，如发热、畏寒、便秘、溲赤、关节酸痛等，称为全身症状。

(1)自觉症状：以皮肤病的性质和严重性及患者个体特殊性而定，主要为痒、痛、灼热、麻木等。

1)痒：痒是风、湿、热、虫之邪客于肌表，而致气血不和，或由于血虚风燥阻于皮肤间，肤失濡养而成。

2)痛：痛是由多种原因引起的气血凝滞，阻塞不通而形成的自觉症状，所谓“不通则痛”，如带状疱疹。

3)灼热：灼热是由于外感热邪，或脏腑实热，蕴阻肌肤，不得外泄，熏蒸为患。皮损有灼热感，一般病属急性，如痈。

4)麻木：麻木是由于气血不运，脉络阻塞或毒邪炽盛所致，如麻风。

(2)他觉症状：他觉症状是诊断皮肤病的重要指征。一般将皮损分为原发性及继发性两种：斑疹、丘疹、水疱、脓疱、结节、风团等属原发性损害；鳞屑、糜烂、浸渍、痂、抓痕、皲裂、色素沉着、苔藓样变、瘢痕、溃疡等属继发性损害。

1)斑疹：为既不高凸亦不凹陷于皮肤的限界性色素变化。红斑压之退色者多属血热；压之不退色者多属热毒炽盛。红斑稀疏，为热轻；密集为热重。白斑多因气滞或血虚。

2)丘疹：为高出皮面的坚实隆起。多为血热、风热所致。

3)水疱：为有腔隙高出皮面，腔内含有水样液体的损害。白色者为水湿；红色或绕有红晕者为湿热；大疱属湿毒。

4)脓疱：疱内含有脓液，其色呈浑浊或为黄色，周围常有红晕。多因湿热或热毒炽盛所致。

5)结节：为大小不一、界限清楚的实质性损害，或陷于皮下，或高出皮面。多因气血凝滞所致。

6)风团：为皮肤上局限性水肿性隆起，常突然发生，迅速消退，不留任何痕迹。白色为风寒所致；红色为风热所致。

7)鳞屑：为表皮角质层的脱落。急性病多为余热不清；慢性病多为血虚风燥、肌肤失养；油性者多为湿热蕴阻肌肤；干性者多为血虚风燥、肌肤失养。

8)糜烂：为局限性表皮缺损，由于水疱、脓疱破裂，或丘疹表皮破损，露出潮湿面的称为糜烂。急性者多属湿热；慢性者多属脾虚湿盛。

9)浸渍：系皮肤久浸于水中后，表皮变白、变软，甚至起皱，容易剥脱。多为水湿所致。

10)痂:由皮肤渗液、渗血或脓疱干燥后而成。多为湿热所致;血痂为血热所致;脓痂为热毒未消所致。

11)抓痕:为搔抓所引起的线状损害。多属风盛或内热。

12)皲裂:为皮肤上线形裂缝。多是血虚、风燥所致。

13)色素沉着:多呈褐色、暗褐色或黑褐色。多是气血不和或肾虚所致。

14)苔藓样变:为皮肤增厚、粗糙、皮纹加宽、增深、干燥、局限性边界清楚的大片或小片损害,常为某些慢性瘙痒性皮肤病的主要表现。多是血虚风燥所致。

15)瘢痕:是溃疡愈合后所形成的新生结缔组织。是痰湿凝聚、瘀血凝滞所致。

16)溃疡:是因皮肤病或损伤以致皮肤局限性缺损达真皮或更深者。愈合后遗留瘢痕。多为热毒或染毒引起。

(3)全身症状

1)寒热:发热重、恶寒轻者为外感风热;发热轻、恶寒重者为外感风寒;高热持续不退,不恶寒者为病已入里;发热持续,起伏不定,时有恶寒,汗出热不退者,称骨蒸潮热,为阴虚;自觉烦热而体温不高者,多为脏腑内热;低热休作无时,倦怠乏力,多为气虚。

2)关节痛:筋骨酸痛麻木者,为气血不足;痛有定处,或游走疼痛者,为风寒湿邪所致。

3)汗:自汗,多为气虚阳虚;盗汗,多为阴虚;全身汗出,为阴阳失调,气血津液运化失职;局部手足汗出,为脾之运化失常,津液旁达于四末而致。

4)二便:①小便:小便多,或夜尿清长,多为肾阳不足;小便短少,甚至无尿,多为律液大亏,或肾阳衰微,气化不足,或膀胱气闭;尿少、尿数、尿赤、尿痛,为膀胱湿热;小便淋漓不尽,多为肾气虚或中气虚。②大便:便秘,多为热结肠道,津亏液少,或为气血两虚;便溏,多为脾失健运;大便先干后溏,多为脾胃虚弱;时干时稀,多为肝脾不和,肝郁脾虚。

5)经带:①月经:先期量多,色红质稠,为血热;后期量少,色淡,为血虚;量多,色淡,质稀薄,为气虚;色紫有血块,为血瘀;经期经量紊乱,多为冲任不调。②带下:色白量多淋漓,为脾虚湿阻;色淡黄,黏稠臭秽,为湿热下注;色白而清稀,为虚证、寒证;色黄或赤,稠黏臭秽,为实证、热证。

2. 辨性质　皮肤病的性质,主要分为急性、慢性两大类。

(1)急性皮肤病:大多数发病急骤,皮损表现为红、热、丘疹、疱疹、脓疱、糜烂等,伴有渗液或流脓。发病原因多为风、湿、热、虫、毒,以实证为主,与肺、脾、心三脏的关系最为密切。其病程较短,预后大多良好。

(2)慢性皮肤病:大多数发病缓慢,皮损表现为苔藓样变、色素沉着、皲裂、萎缩、瘢痕等,伴有脱发、指(趾)甲变化。发病原因多为血瘀、血虚风燥、肝肾亏损、冲任不调,以虚证为主,与肝肾两脏关系最为密切。其病程长,有的可有生命危险。

3. 辨部位　凡发于人体上部者,多因风温、风热引起;凡发于人体中部者,多因气郁、火郁所致;凡发于人体下部者,多因湿热、寒湿引起。其他如发于鼻部者,多与肺经有关;发于胁肋者,多与肝经有关。

4. 辨皮肤病的常见证型

(1)风寒证:皮损色白,遇风寒多瘙痒加重,得热则减,常在秋冬季节发病或加重。多伴有恶寒重、发热轻,头痛,骨节酸楚,苔薄白,脉浮紧等全身症状。如寒冷性多形红斑、冻疮等。

(2)风热证:皮损颜色鲜红,遇热则瘙痒,自觉有灼热感,多在春夏发病,或无明显的季节性。多伴有发热重、恶寒轻，舌苔薄黄，脉浮数等全身症状。如药疹、风热型荨麻疹。

(3)湿热证：皮损呈多形性，有红斑、丘疹、水疱、糜烂、流滋、结痂等，可弥漫全身，亦可局限于某一部位。多伴有发热不高，怕冷不甚，头痛且重，四肢无力，关节酸楚，胸闷纳呆，便秘溲赤，苔黄腻，脉滑数等全身症状。如湿疹、脓疱疮等。

(4)血热证：皮损多红斑鲜艳，或紫红，或有出血点、瘀点、紫癜等。多伴有发热、怕冷、苔薄黄、脉洪数或弦数等全身症状。如固定性药疹、过敏性紫癜。

(5)热毒证：皮损红斑鲜艳，或有瘀斑、紫癜，全身潮红。多伴有寒战，高热，头痛，全身关节疼痛，甚至神昏谵语，舌红绛，苔黄腻，脉弦数、洪数或滑数等全身症状。如红皮病。

(6)暑湿证：皮损为红色丘疹、小水疱、糜烂、流滋等。多伴有轻度发热，或有胸闷纳呆、溲赤，苔薄，脉濡细等全身症状。如夏季皮炎。

(7)血瘀证：皮损以结节、肥厚、发硬、色素沉着、弥漫性肿胀、苔藓样变等多见。无明显全身症状。如寻常疣、局限性硬皮病等。

(8)虫积证：皮损多样，有色素减退伴有糠秕样细小鳞屑，如单纯糠疹；或有风团，如蛔虫引起的荨麻疹。

(9)痰凝证：多表现为结节、肿块等，除刺痛酸胀、麻木外，一般不继发感染，无明显全身症状。如囊肿性痤疮、神经纤维瘤。

(10)阴虚内热证：皮损以红斑不鲜，反复发作者为多数。多伴有发热不高，日晡为重，五心烦热，面颊潮红，或咽干唇燥，黏膜溃疡，苔薄，舌红尖有刺，脉细数等全身症状。如红斑性狼疮、皮肌炎。

(11)血虚风燥证：皮损为皮肤粗糙、肥厚、脱屑，色素沉着，苔藓样变，甚至角化、增厚、结节，多数无全身症状。如慢性湿疹、神经性皮炎。

(12)脾虚湿阻证：皮损为小片糜烂流滋、水肿，或风团反复发作等。多有胸闷纳呆，脘腹胀满，大便溏薄，苔白腻，脉濡滑等全身症状。如湿疹。

(13)脾肾阳虚证：多无明显皮损或红斑不显。多有低热怕冷，腰脊酸楚，关节疼痛，头发稀疏，月经不调或闭经，阳痿遗精，神疲乏力，自汗盗汗，动则多有气急，肢肿腹胀，便溏溲少，苔薄，舌淡胖有齿痕，脉濡细或沉细等全身症状。如红斑狼疮肾损害。

(14)肝肾不足证：皮损颜色不鲜，妇女患病多与月经、妊娠有关，有的经前发疹，经后消失，有的怀孕时皮疹消失或减轻，产后皮疹复出或加重，此种亦称冲任不调证。多伴有腰酸肢软，神疲乏力，头晕耳鸣，阳痿遗精或月经不调，苔薄，舌胖有齿痕，脉濡细等全身症状。如月经疹。

(15)阴伤胃败证：皮损多结痂、脱屑、干裂，多为严重的皮肤病后期。多伴有低热不退，时有汗出，消瘦，咽干唇燥，口渴欲饮，苔光剥，舌红绛，脉沉细等全身症状。如红皮病。

(16)阳虚寒湿阻络证：表现为关节肿胀酸痛，活动不利，或有雷诺现象，手指肿胀，色白、紫红相交替，尤以冬季寒冷时更明显。伴有畏寒、无汗，苔薄白，舌质淡胖，脉沉细等全身症状。如硬皮病。

【治疗】

1. 内治

(1)疏风散寒：用于风寒证。多选用桂枝汤、麻黄汤。常用药物：桂枝、麻黄、荆芥、防风、制川乌、炮姜、白鲜皮等。

(2)疏风清热：用于风热证。多选用银翘散、消风散。常用药物：金银花、连翘、桑叶、菊花、薄荷、牛蒡、山栀等。

(3)清热利湿:用于湿热证和暑湿证。多选用茵陈蒿汤、龙胆泻肝汤、萆薢渗湿汤。常用药物:茵陈、蒲公英、山栀、黄柏、地骨皮、车前草、龙胆草、土大黄、萆薢、生苡仁、土茯苓、六一散等。

(4)清热解毒:用于热毒证。多选用黄连解毒汤、五味消毒饮。常用药物:黄连、黄芩、黄柏、山栀、金银花、菊花、紫花地丁、蒲公英、鲜生地、生石膏等。

(5)凉血解毒:用于血热证。多选用清热地黄汤、化斑解毒汤。常用药物:鲜生地、赤芍、丹皮、紫草、板蓝根、山栀、黄芩、黄柏、蒲公英等。

(6)活血化瘀:用于血瘀证。多选用桃红四物汤、血府逐瘀汤。常用药物:桃仁、红花、丹参、当归、赤芍、川芎、三棱、莪术等。

(7)杀虫驱虫:用于虫积证。多选用乌梅丸。常用药物:使君子肉、槟榔、雷丸、鹤虱、百部、乌梅、苦楝根皮等。

(8)化痰软坚:用于痰凝证。多选用二陈汤、香贝养营汤。常用药物:半夏、陈皮、南星、白芥子、夏枯草、昆布、海藻、贝母等。

(9)养阴清热:用于阴虚内热证。多选用大补阴丸、知柏地黄丸。常用药物:生地、玄参、麦冬、知母、黄柏、枸杞子、龟板、鳖甲等。

(10)养血润燥:用于血虚风燥证。多选用四物汤加味。常用药物:生地、熟地、当归、川芎、赤芍、白芍、小胡麻、鸡血藤、女贞子等。

(11)健脾利湿:用于脾虚湿阻证。多选用参苓白术散、除湿胃苓汤。常用药物:党参、白术、怀山药、茯苓、猪苓、萆薢、白扁豆、薏苡仁等。

(12)温补肾阳:用于脾肾阳虚证。多选用附桂八味丸、二仙汤。常用药物:仙茅、仙灵脾、附子、肉桂、党参、黄芪、锁阳、菟丝子、炙狗脊、巴戟肉等。

(13)养阴生津:用于阴伤胃败证。多选用增液汤、益胃汤。常用药物:鲜生地、鲜沙参、鲜石斛、天花粉、麦冬、肥玉竹、玄参等。

(14)温阳通络:用于寒湿阻络证。多选用阳和汤、独活寄生汤。常用药物:麻黄、桂枝、鹿角胶、制川乌、红花、羌活、独活、络石藤、桑枝、牛膝等。

(15)补益肝肾:用于肝肾不足证。多选用左归丸。常用药物:龟板、杜仲、枸杞子、肉苁蓉、巴戟肉、锁阳、女贞子、何首乌、山萸肉、菟丝子、旱莲草、当归等。

2. 外治

(1)外用药物剂型

1)溶剂:将药物煎煮后的药液,或用开水将药粉冲烊冷却后的药液,称作溶剂。有清洁、止痒、消肿、收敛、清热解毒的作用。适用于急性皮肤病,渗出较多或脓性分泌物多的皮损,或伴有轻度痂皮性损害。常用药物:蒲公英、野菊花、苦参、葎草、生地榆、马齿苋等煎出液,或10%黄柏液等。溶剂一般用于清洗伤口,或作湿敷用。湿敷是将5~6层纱布置于煎液中浸透,挤去多余药液后,敷于患处,每1~2小时换1次;渗液不多时,可4~5小时换1次。

2)粉剂:将各种不同的药物研成粉末制成的药剂,称作粉剂。有保护、吸收、蒸发、干燥、止痒的作用。适用于无渗液性的急性或亚急性的皮炎。常用药物:青黛散、六一散、九一丹、枯矾散、滑石粉、止痒扑粉等。用法为每日3~5次扑患部。

3)洗剂:又名混悬剂、悬垂剂,是水和粉(含粉30%~50%)混合而成的药剂。有消炎、止痒、保护、干燥的作用。适用于无渗液或糜烂的各种炎症性皮肤病。常用药物:三黄洗剂、痤疮洗剂等。用时充分摇匀，每日 3～5 次，用毛笔蘸后涂搽。止痒可加 1%薄荷、樟脑；杀菌可加 10%九一丹或 5%～10%硫黄。凡小儿面部、皮损广泛及冬天最好不用薄荷。

4)酊剂：是将药物溶解在酒精里或将药物浸泡在酒精里制成的药剂。有杀真菌、止痒作用。适用于手癣、足癣、甲癣、体癣、神经性皮炎。常用药物：一号癣药水、复方土槿皮酊、5%水杨酸酊。每日 2～3 次，涂搽患处。凡有明显皮肤破损及头面、躯干等部位应禁用复方土槿皮酊。

5)软膏：是各种药物加植物油、动物油、矿物油等调制成的均匀、细腻、半固体状的药剂。有保护、润滑、杀菌、止痒、去痂的作用。适用于一切慢性皮肤病具有结痂、皲裂、苔藓样变等皮损。常用药物：青黛膏、疯油膏、雄黄膏、硫黄膏等。每日外搽 2～3 次，或涂于纱布上敷贴于患处，去痂时宜涂厚些。用于皲裂、苔藓样变皮损时如加用热烘疗法效果更佳。

6)油剂：是用植物油或矿物油类为溶剂或将不溶性粉末混于油类中制成的药剂。有保护、润滑、止痒、干燥的作用。适用于亚急性皮肤病，具有糜烂、鳞屑、脓疱等皮损者。常用药物：青黛散、三石散等用麻油调成糊状。每日 2～3 次外搽。

(2)外用药物使用原则

1)正确选择剂型：根据皮损选择适当的剂型：①急性炎症性皮损，仅有红斑、丘疹、水疱而无糜烂者，宜用洗剂、粉剂；有糜烂、渗液和红肿者，宜用溶液湿敷。②亚急性炎症性皮损：糜烂不甚，渗液不多，有鳞屑和结痂时，宜选用油剂。③慢性炎症性皮损，浸润肥厚，角化过度，宜选用软膏；若无原发皮疹，仅有抓痕等继发损害，并瘙痒者，宜选用酊剂，亦可选用软膏、洗剂。

2)正确选择药物：化脓性皮肤病，宜用清热解毒、抗菌药物；真菌性皮肤病，宜用杀虫利湿、抗真菌药物；过敏性皮肤病，宜用清热利湿、祛风止痒、抗过敏药物。

(3)外用药物使用注意事项

1)首次用药时，可先试用于小面积，无不良反应时再大面积使用。

2)先选择比较温和无刺激性或低浓度的药物，然后再逐步提高浓度。

3)注意药物的过敏反应，一旦出现过敏，应立即停用，并予以及时的处理。

4)儿童、妇女及老年病人不宜于刺激性强、浓度高的药物。面部、阴部慎用刺激性强的药物。

5)清创涂药时，宜用棉花蘸植物油轻轻揩去，不宜用热水和肥皂洗，以免刺激局部。

3. 针刺　针刺治疗皮肤病，应用范围非常广泛，具有简便易学、疗效高、容易普及和推广等优点。

体针与耳针　具有止痒、止痛、镇静、安眠、消炎，促使毛发生长，调节血管舒缩、内分泌紊乱等作用。

常用穴位　体针：上肢取曲池、列缺、合谷；下肢取血海、阴陵泉、三阴交；躯干取肺俞、心俞、膈俞、脾俞。耳针：取肺、皮质下、神门、肾上腺、交感等穴，或取病变相应的部位。手法：体针以提插重刺激，留针 15～20 分钟，每日 1 次；耳针以捻转后留针 20 分钟，每日 1 次。适用于湿疮、荨麻疹、神经性皮炎、接触性皮炎、虫咬皮炎等。

【预防】

1. 讲究卫生　大力开展卫生活动，养成勤洗澡、勤换衣、勤理发、勤剪指(趾)甲等讲卫生的良好习惯。

2. 控制传染源，切断传播途径，保护易感者　对于感染性皮肤病，应控制传染源，切断传播途径，保护易感者，如麻风患者是麻风病的传染源；不正当的性接触是性传播疾病传播的途径；儿童和免疫缺陷者是易感者。在预防上应积极治疗患者，予以隔离，对于流行区，密切接触者应予以治疗。

3. 寻找病因，加以避免　对于某些过敏性皮肤病，如接触性皮炎，应尽量找出过敏原，并避免与病人的接触。对于一些原因不明的皮肤病，如银屑病、皮肤瘙痒症，应避免诱发因素，如药物、饮食、感染、精神因素等。

4. 加强职业性皮肤病的防护　改善工作环境、生产设备和操作过程，加强保护性措施，提高自动化程度等。

5. 早期诊断，早期治疗　如某些皮肤肿瘤、先天性皮肤病以及结缔组织病，应做到早发现、早诊断、早治疗。

6. 加强体育锻炼　体育锻炼，可以调节神经功能，促进改善皮肤新陈代谢，增强抗病能力。

【护理】

皮肤病的护理非常重要，正确掌握护理的原则和技术，可以使疾病较快地治愈。

1. 消毒隔离　传染性皮肤病的患者，应做好消毒、隔离工作，消毒应对患者的衣物、床上用品等一切接触物品进行消毒，并注意个人卫生。

2. 饮食宜忌　因饮食、药物引起的过敏性皮肤病，发病期间应避免再食用，有的应长期停止食用，对一般与饮食有关的如瘙痒性皮肤病，应忌酒烟、辛辣等物，多食蔬菜、瓜果。对一些慢性消耗性皮肤病，宜多食营养丰富的食物，以增强抗病能力，促进疾病的痊愈。

3. 关心患者，使其树立战胜疾病的信心　注意患者的生活习惯、工作状况和思想情况，这样不仅可以发现有关病因，而且尽量减少对疾病的不利因素。对慢性病患者，如慢性湿疹、银屑病等，应告诉患者正确对待疾病，积极配合治疗，树立战胜疾病的信心。

【现代研究】

1. 祖国医学对皮肤病的认识　祖国医学有关皮肤病的论述，在外科内容中占有相当大的比重。历代各医家对于皮肤病的生理、病理、辨证和方药都有详细的理论探讨和临床经验。

皮肤生理病理学说：《素问・痹论》指出了人体卫气"其性慓疾，不能入于脉也，故循于皮肤之中，分肉之间"。说明卫气作用在皮肤腠理，其功能正如《灵枢・本脏》"卫气者所以温分肉，充皮肤，肥腠理，司开合者也。……卫气和则……皮肤调柔，腠理致密矣。"强调了卫气功能正常，皮肤腠理才能健康缜密，有似于非特异性免疫中的皮肤黏膜屏障作用。卫气靠肺的正常宣发才能散布到皮肤，发挥卫外作用，故谓"肺合皮毛"。《素问・皮部论》亦提出了十二皮部是十二经功能活动在体表皮肤的反映区。

《诸病源候论》对多种皮肤病的病因、病理过程及症状论述较详细，指出与风、湿、热等因素有关。此种根据皮损干燥脱屑或渗液糜烂而区别风与湿的辨证方法，至今仍有沿用。对各类经久不瘥的慢性顽固性皮肤病常认为存在"气血虚"或"肤腠虚"的因素。对变态反应性皮肤病已注意到过敏性体质的存在；对物理因素引起的皮肤病的记载，有"冻烂肿疮候"、"汤火疮候"等。对传染性皮肤病如疥疮，已了解到好发部位及其接触传染性。对酒皶认为"由饮酒，热势冲面，而遇风冷之气相搏所生。"此与嗜酒、温度刺激、血管舒缩神经障碍的现代说法有所近似。

治疗中的整体观：对于皮肤病的诊疗，把局部改变和整体经络、脏腑、气血、津液的改变联系起来，既重内治，又重外治。《外科精要》说："疮疡之生，皆阴阳不和，气血凝滞。"认为外证虽生于肌表，而其根源则与脏腑气血改变有关，诊治应结合全身辨证，用药应根据经络虚实，不可拘泥于热毒之说而过用寒凉克伐之剂。《太平圣惠方》提出"五善七恶"观察方法。《外科精义》对外证的"护忌慎法"，反映了治疗上的整体观。《外科全生集》把外证分为阴阳两类，主张用"阳和通腠、温补气血"的原则治疗阴证，有独到之处。目前用阳和汤治疗结核性脓疡、硬皮病等有一定疗效。《外科正宗》主张内治与外治并重，外治善用腐蚀药或刀针放脓去腐；内治使消、补、托三法的辨证应用规律日趋完善。《理瀹骈文》把辨证论治原则应用于外治法，主要用膏药外治，也有类似水疗、热疗、泥疗、蜡疗及局部发疱等疗法。

由于各医家有不同的学术见解，在皮肤病的治疗中，也各有偏见。如刘河间用药过于寒凉，汪机偏于温补；高秉钧偏于温病学派；王清任用活血化瘀。

研究各家学说的现实意义：温补派重视皮肤病的扶正治疗，扶正固本对增强免疫的影响有探讨意义。皮肤化脓感染一般表现热毒炽盛，但有时反见虚寒征象，用补气内托治疗见效。系统性红斑性狼疮、硬皮病等临床表现肾阳虚时，尿17-羟皮质类固醇排泄量低下，继之对肾本质做了一系列探讨，是对命门学说的发展和阐明。活血化瘀机制的研究，是对王清任活血化瘀学说的发展等等。研究中医各家学说，无疑对提高皮肤病的疗效，有着重要的现实意义。

2. 中西医结合及皮肤病的中医治疗

脉象　在临床上我们观察到急性皮肤病其脉象可见滑数、弦滑、浮数；慢性皮肤病脉象多见沉缓或迟脉；严重皮肤病多见细数或沉细等脉象。这些都与内脏生理病理及微循环方面有着密切的联系。

舌象　我们观察到皮肤病患者，急性病多见红舌，慢性病人多见淡舌。如结缔组织病中系统性红斑狼疮、皮肌炎，多见紫黯色舌，硬皮病多见胖嫩淡舌。一些严重的全身性皮肤病后期常见黑苔或剥离舌苔。这一切对临床辨证论治用药及疾病的预后有一定参考价值。

对脏腑的研究　如肾，多数认为中医的肾与丘脑、垂体、肾上腺有密切关系，并与机体免疫功能有关，有的研究者从异病同治入手对肾虚表现的不同疾病提高了疗效。如系统性红斑性狼疮，多数研究者采用补肾的法则延长了存活时间。通过实验研究证实，肾阳虚的患者24小时尿中17-羟皮质类固醇含量普遍低于正常值，而且是继发于垂体功能低下。近年来也有人研究对于肾上腺皮质功能低下或免疫功能低下的患者用温肾阳的法则取得疗效。并发现通过补肾法则治疗后T细胞的比值有明显增高，提示了中医的肾与免疫功能的关系以及补肾调节免疫功能的途径。皮肤科一些色素增生性疾病如黑变病，以补肾阴及补肾阳同时应用获得疗效。严重的全身性皮肤病后期若合并肾功能不好，尿量极少，在用大剂量利尿药仍不能取效的情况下，增用温补肾阳的药，部分患者可以获效。通过对脾的研究，发现中医的脾与现代医学的肝、胃、肠以及肾上腺皮质和免疫功能都有一定关系。临床研究证实，很多皮肤病和一些消化系统疾病都与脾虚有关。广东中医学院通过对脾虚的实验研究，证实脾虚患者较正常人的免疫功能低下。他们对28例患者的自主神经功能进行了检查，发现大部分脾虚患者的自主神经功能紊乱，以副交感神经偏亢为主。很多皮肤病都有脾虚症状，如系统性红斑狼疮、硬皮病、皮肌炎、天疱疮、慢性湿疹等。中医辨证脾虚者，实验室检查常发现有血清白蛋白、血红蛋白、白细胞偏低，以及有过敏史，E玫瑰花试验，花瓣形成率低等多种不正常，用健脾益气药(如黄芪、党参、白术、茯苓、山药、扁豆)治疗后，临床症状及实验室检查均有不同程度的改善。近年来由于不适当地使用肾上腺皮质类固醇激素制剂及免疫抑制剂等药物，使部分患者表现出免疫功能、代谢功能及自主神经等方面的变化和紊乱，从中西辨证分析来看，又多属于脾肾虚的证候。采用健脾益肾的治疗方法，往往可得到纠正。此外部分变态反应性疾病，如荨麻疹、湿疹、遗传过敏性湿疹等，亦表现有脾虚证候。用健脾的方法常可获效。江苏皮肤病研究所临床实验观察，证实中医所谓脾虚湿盛与现代医学变态反应有关。

中药研究方面　近年来通过临床实验研究及动物试验等多方面研究证实，中药的益气药黄芪、人参、党参、白术、茯苓、山药、灵芝等可以提高T细胞的免疫功能，可以提高健康人的淋巴细胞转换率，因此对免疫功能低下和免疫功能缺陷的皮肤病有效，用药后可以使血中IgG、IgA的含量升高。活血化瘀药能抑制B细胞，有抑制抗体的作用，对免疫功能亢进的皮肤病有效，用药后可以使血中IgA、IgG含量降低。行气活血药可以改变血液流变性和血液黏度，用药后可以纠正血循环和微循环的障碍，增加血流量。有些中药柴胡、秦艽、刺蒺藜、苦参、丹参、龙胆草、黄芩、徐长卿、乌梅、防己、威灵仙、仙灵脾、山萸肉、泽泻、马齿苋等有抗过敏及影响介质释放的作用，故对于一些过敏性皮肤病有效。

3. 皮肤科中西医结合50年回顾与展望　目前在中西医结合防治皮肤病方面，约有160多种皮肤病取得了很好的疗效，不仅在临床方面取得了疗效，而且在基础研究方面也有很多可喜的成绩。

早在20世纪50年代，中医中药、中西医结合在防治性病、麻风、头癣等传染性皮肤病方面，就已发挥了一定的作用。如根据中医扶正祛邪的理论，采用中药扶正培本，配合西医砜类药，使麻风患者能够较长期的服用。在防治头癣中除了外用中药雄黄和铜绿等外，70年代内服中药茵陈大大提高了灰黄霉素的疗效，而且可减少其用量，降低了毒副反应。其他如在湿疹、白癜风、秃发、带状疱疹、慢性荨麻疹等病的治疗方面，也有很好的疗效。特别是用中药熏药疗法治疗神经性皮炎，用黑布药膏治疗瘢痕疙瘩，用针灸治疗慢性荨麻疹等，不仅有较好的疗效，而且有的还在国际皮肤科学术会议上宣读过。不过这些多数是一个方剂治疗一种病的对号入座方式，是一种简单的结合方式。由20世纪70年代开始，逐步由单方单药发展到用中医辨证和西医辨病相结合的方法。就是先以西医的诊断为主，再结合中医辨证分型，将一个病分为若干病型，来进行分型论治，这种中西医结合的治疗研究，大大提高了治疗效果，如把湿疹分为热重于湿、湿重于热、血虚风燥等3型，每一型用一个方剂，就更加对证，疗效更好。把银屑病分为血热、血燥和血瘀，把带状疱疹分为湿热和脾虚等，这就比原来运用一个方剂治一种病，疗效有明显的提高。到20世纪80年代不单纯在治疗常见病、多发病方面找到了一些规律，而且对一些疑难病、危重病，如天疱疮、系统性红斑狼疮、剥脱性皮炎、皮肌炎等，也探索出一些中西医结合的规律。在不同病期中，中西药有机配合使用，有所侧重，特别是在减少皮质类固醇激素的应用和减轻其副作用和合并症等方面找到了一些规律，不但提高了这些病的抢救成功率，而且还对稳定病情和延长缓解时间方面起了很好作用，因而降低了死亡率，延长了存活时间。到80年代后期，普遍比较重视临床和基础研究相结合，采用临床治疗和实验研究相结合，用现代科学的诊断技术、检测手段和中医的“证”相结合(证包括:病因、病机、标、本等)，进行同病异治和异病同治，如对系统性红斑狼疮、根据中医辨证并结合临床检验指标，如血尿常规、抗核抗体(ANA)、抗DNA抗体、总补体、免疫球蛋白等，分成若干型，如毒热炽盛，气血两燔型，患者除了有高热、周身肌肉关节疼痛、口干舌燥，面赤便干、脉数及舌红等特征外，还可见ANA及抗DNA抗体的滴度明显增高。脾肾不足或气阴两虚的病型，则总补体和补体C_3都明显降低。这样就使中西医结合的工作，更具有科学的客观依据。与此同时还进一步从现代药理学、药化学、病理学、生物化学、免疫学以及荧光技术和电子显微镜等方面，探求中西医结合的原理，如邹铭西等用电镜观察中药克银丸治疗银屑病前后的皮损变化，说明了该药是通过抑制细胞的 DNA 合成而达到治疗目的，使中西医结合的研究工作更加深入。雷公藤在中医原本用于治疗痹证(风湿类疾患)，后来用于治疗麻风反应神经痛有效。昆明山海棠开始只用于治疗类风湿关节炎。这些药通过药理药化、免疫等多方面研究，并进一步进行临床实践，证明都有免疫抑制、免疫调节和非特异性抗炎作用。进而扩大应用到一些自身免疫性疾病，如系统性红斑狼疮、天疱疮、皮肌炎、白塞病等，都收到了较好的效果。目前在某种程度上可以取代皮质类固醇激素，这是一个很大的突破。马齿苋在中医原用于内蕴湿热而引起的湿热痢，皮肤科临床内服外用，治疗由湿热而引起的皮肤病。通过实验研究证明可降低毛细血管通透性，抗组胺，对广泛地应用于治疗急性过敏性皮肤病提供了可靠的依据。

近年来，对皮肤病中的疑难病症研究较多，如湿疹、银屑病、硬皮病、系统性红斑狼疮、天疱疮等，在提高临床疗效和探讨作用机制方面，均取得了可喜的成绩。

总之，中西医结合工作 50 年来虽然经过了曲折的道路，但也做出了不少的贡献。她所以有强大的生命力，主要是中西医取长补短，各自发挥自己的特长，互相配合，其所以能够坚持，主要是她具有单纯西医、单纯中医所没有的特点。皮肤科的中西医结合工作虽然取得了很大的进展，但和国外的先进科学技术比较，和日本等一些研究中医的国家比较，在某些方面差距还很大，有待我们进一步进取，完成医学发展的历史使命。

【参考文献】

1. 方大定. 祖国医学对皮肤病的认识. 浙江中医杂志，1981，(10)：406

2. 张志礼. 谈谈中西医结合及皮肤病的中医治疗. 河南医药，1981，(6)：55

3. 张志礼. 皮肤科中西医结合 40 年回顾与展望. 中华皮肤科杂志，1993，26(5)：259

4. 秦万章. 从宏观调控到微观研究是皮肤科中西医结合的必由之路. 中国中西医结合皮肤性病学杂志，2002，1(1)：2

(魏跃钢)

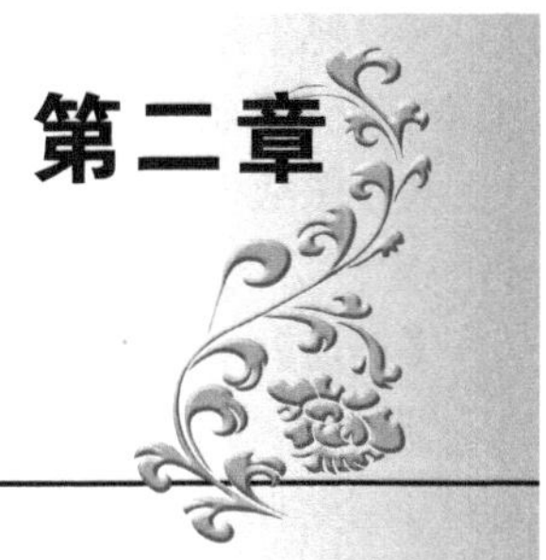

第二章 病毒性皮肤病

第一节 热　　疮

热疮是指发热后或热病过程中，在皮肤黏膜交界处出现的急性疱疹性皮肤病。相当于现代医学的单纯疱疹，由单纯疱疹病毒所引起。

本病最早记载见于《刘涓子鬼遗方》。《圣济总录》论述本病说："热疮本于热盛，风气因而乘之，故谓之热疮。"说明本病多发于热病过程中。

其特点是好发于口唇、鼻孔周围、面颊、外阴等皮肤黏膜交界之处，偶见于口腔、眼内、尿道、阴道等处。皮损为成群的水疱，有的可互相融合。水疱一般在1周左右干敛结痂，若合并细菌感染可伴有脓疱、脓痂。因本病无免疫性，因此容易反复发作。

【病因病机】

发于上者，多因外感风热时毒，客于肺胃二经，热毒互结熏蒸于上而发；发于下者，多因肝胆二经湿热下注而发；反复发作者，因脾胃运化失和，风热之邪乘虚而入，阻于肌肤所致；或由于久病，热邪伤津，阴虚内热而发。

西医学认为，单纯疱疹系感染单纯疱疹病毒所致，病毒经呼吸道、口腔、生殖器黏膜或破损皮肤进入人体，潜伏于局部感觉神经节，原发感染多为隐性。每当机体抗病能力减退时，如发热性传染病、胃肠道功能紊乱、月经、妊娠、病灶感染、情绪精神改变时，体内潜伏的病毒即激活而发病。

【辨病】

1. 临床表现　发病前，局部有灼痒紧张感，随即出现红斑，在红斑的基础上迅速出现成簇或几簇水疱，有的互相融合，四周有红晕，灼痛。初起水疱透明，2～3天后变成混浊或形成稀薄脓液，4～5天后逐渐结痂脱落。愈后可留有轻微的色素沉着。病程约1周左右，反复发作者常可多年不愈。本病好发于皮肤黏膜交界处，如口角、唇缘、鼻孔周围、外生殖器等。常在感冒、猩红热、疟疾等发病过程中，或于劳累后、月经来潮、妊娠、肠胃功能紊乱时发生。一般无全身症状。在热病之后，可伴有全身轻微不适、口干、烦躁、郁闷、便结、尿赤、舌质红、苔黄、脉滑数等全身症状。

2. 诊断要点

(1)多发于热病(如猩红热、重感冒、疟疾等)过程中或发热之后。

(2)好发于口角、唇缘、眼睑、鼻孔旁、外生殖器等处的皮肤与黏膜交界处。

(3)皮损呈针尖大小至绿豆大小成群的水疱，疱液先清后浊，周围红晕，自觉瘙痒、灼热。数日后疱破露出糜烂面，渐结痂痊愈。病程约1周，易反复发作。

3. 鉴别诊断

(1)蛇串疮(带状疱疹):皮损为多个成群的水疱,多沿神经走向排列成带状,疱群间皮肤正常,刺痛明显,愈后一般不再复发。

(2)脓疱疮:皮肤为红斑、水疱,以脓疱为主,结黄色脓痂,皮损广泛者常有全身症状,且有一定传染性。

【辨证】

根据本病的病因病机及临床表现,可辨证分为四型。

1. 风热外袭证　皮损多发于口角、唇缘、鼻孔等处,或发于两颊,自觉灼热刺痛,皮疹以丘疹为主,伴口干、心烦、大便结、小便黄,舌质红,苔薄黄,脉弦滑数。

2. 湿热下注证　多见于外生殖器处,伴小便红赤,大便秘结,舌质红,苔黄腻,脉滑数。

3. 脾胃积热证　多见于面颊等处,反复发作,伴胃纳差,大便干结,唇赤,舌红,苔黄腻,脉滑数。

4. 阴虚内热证　病程较长,皮疹反复发作,迁延日久难愈,伴咽干、唇燥、口渴引饮、心烦,舌绛,脉细数。

【治疗】

1. 内治法

(1)辨证论治

1)风热外袭证:治宜疏风清热,化湿解毒。方用辛夷清肺饮加减。

2)湿热下注证:治宜清热利湿。方用龙胆泻肝汤加减。

3)脾胃积热证:治宜清泻脾胃之积热。方用竹叶石膏汤加减。

4)阴虚内热证:治宜滋阴清热。方用知柏地黄汤加减。

(2)成药、验方

1)上消丸,每次1粒,每日3次。牛黄解毒片,每次6片,每日3次。

2)板蓝根冲剂,每次9g,每日3次。若反复发作者,知柏地黄丸,每次6g,每日3次,连续3个月。

3)清解片,每次5g,每日3次。

4)马齿苋合剂　马齿苋30g,板蓝根15g,紫草10g,败酱草10g。每日1剂,水煎服。

2. 外治法

(1)马齿苋30g,冰片10g(后下)。煎水待凉,用纱布蘸药水湿敷患处,每次15分钟,每日2次。

(2)发于面部者可选用1%～2%龙胆紫溶液、紫金锭、青黛散、金黄散油膏外涂。

(3)发于口角者可外涂青吹口散油膏。

(4)疱疹性角膜炎、眼结膜炎用0.1%疱疹净眼药水、或无环鸟苷眼药水滴眼,每日3～4次。

(5)海金沙藤的嫩芽、嫩叶适量,捣烂绞汁加食盐适量(每100ml加食盐1.5g),外涂患处,每小时1次。

【预防与护理】

1. 对反复发作患者应除去诱发因素。

2. 忌食肥甘厚味、辛辣炙煿之品。

3. 局部保持清洁,促使皮损干燥结痂,防止继发感染。

【现代研究】

1. 辨证论治　张安勇等人将单纯疱疹分为三型:①风热外袭型:治宜疏风清热,解毒敛疮。方用辛夷清肺饮加减。药用：辛夷 10g，栀子 10g，黄芩 10g，紫草 10g，薏苡仁 30g，板蓝根 30g，生石膏 30g，知母 10g，连翘 10g，白茅根 30g，生甘草 30g。恶寒恶风者，去知母、薏苡仁，加荆芥、薄荷、竹叶各 6g；溲赤便秘者，去紫草，加赤小豆 10g、木通 6g、生大黄 6g；发热咽痛者，去连翘、栀子，加青蒿、大力子、千里光各 10g。②中焦积热型：治宜清热解毒，健脾除湿。方用竹叶石膏汤加减。药用：竹叶 10g，生石膏 30g，土茯苓 15g，法半夏 10g，薏苡仁 30g，泽泻 10g，天花粉 15g，生地黄 15g，生甘草 3g。心烦郁闷者，去法半夏，加栀子 10g、马齿苋 30g、车前草 30g、枳壳 10g；口臭纳差者，去土茯苓，加茯苓 30g、熟大黄 10g、黄连 10g；大便稀溏者，去生地黄、天花粉，加黄连、厚朴、粳米各 10g。③阴虚内热型：治宜益气养阴，扶正祛邪。方用生脉散合增液汤加减。

2. 专方治疗　赵红梅自制贯防汤治疗 170 例，临床痊愈 162 例，有效 8 例，总有效率 100%，痊愈率 97%。方药组成：贯众 15g、防风 15g、重楼 15g、郁金 12g、粉葛 15g、前胡 15g、灵芝 15g、芦根 15g、连翘 15g、金银花 15g、桑叶 12g、板蓝根 15g、大青叶 12g、蜈蚣 2 条。反复发作大多兼脾胃积热，可酌加车前子、陈皮、苍术、竹叶等药。并且配合中药外洗尤佳，方药：马齿苋、板蓝板、紫草、败酱草各 30g。

3. 中成药治疗　肖一宾应用马应龙麝香痔疮膏治疗口唇疱疹 184 例，疗效观察：痊愈 147 例，显效 21 例，有效 12 例，无效 4 例。马应龙麝香痔疮膏是由麝香、牛黄、琥珀、冰片、硼砂、炉甘石，辅以凡士林、羊毛脂所组成；方中牛黄、硼砂清热解毒，麝香、琥珀活血消肿，冰片凉血清热止痛，炉甘石收敛生肌，凡士林、羊毛脂濡润肌肤，诸药合用具有清热解毒、消肿止痛、收敛散瘀之功效。其他常用的中成药：龙胆泻肝丸，黄连上清丸，板蓝根冲剂，抗病毒冲剂。

【古籍选粹】

《诸病源候论·热疮候》　诸阳气在表，阳气盛则表热，因运动劳役，腠理则虚而开，为风邪所客，风热相搏，留于皮肤则生疮。

《圣济总录·一百三十三卷·热疮》　热疮本于热盛，风气因而乘之，故谓之热疮。盖阳盛者表热，形劳则腠疏，表热腠疏，风邪得入，相搏于皮肤之间，血脉之内，聚而不散，故蕴结为疮，赤根白头。轻者瘭浆汁出，甚者腐为脓血，热少于风则痒，热盛于风则痛而肿。

【述评】

单纯疱疹是一种常见的病毒性皮肤病。一般初发者，经过治疗，1 周左右即可痊愈，但对于复发性单纯疱疹治疗则较困难。因其复发与否与全身状况密切相关，因此，对该类患者嘱其加强锻炼，增强体质和抵抗力，在治疗上亦可选用免疫调节剂如干扰素、胸腺肽、转移因子等治疗，或选用清热解毒的中药和中药制剂治疗，亦往往能达到预防复发的效果。

【参考文献】

1. 张安勇. 中西医结合治疗口腔单纯疱疹病毒感染的临床评价. 齐鲁医学杂志，2007，22(3)：229

2. 赵红梅. 中医治疗单纯疱疹 170 例疗效观察. 云南中医中药杂志 2005，26(3)：34

3. 肖一宾. 应用马应龙麝香痔疮膏治疗口腔疱疹 184 例疗效观察. 中国中医药信息杂志，2005，7(12)：68

第二节　蛇　串　疮

蛇串疮是一种皮肤上出现成簇水疱，沿身体一侧或呈带状分布的急性疱疹性皮肤病。

状如蛇行，故名蛇串疮。历代医家有火带疮、蜘蛛疮、蛇丹、甑带疮等名称。又因常发于腰肋间，故又有缠腰火丹之称。本病常骤然发生，出现成群簇集水疱，痛如火燎，多发于春秋季节，成人患者较多见，愈后极少复发。相当于现代医学的带状疱疹。

我国历代医家对本病阐述较多。隋·巢元方《诸病源候论·甑带疮候》说："甑带疮者缠腰生，状如甑带，因此为名。"明《疡科准绳·缠腰火丹》称火带疮，"或曰绕腰生疮，累累如珠，何如？曰是名火带疮，亦名缠腰火丹。"清《外科大成》称此证"俗名蛇串疮，初生于腰，紫赤如疹，或起水疱，痛如火燎。"在辨证论治方面，《医宗金鉴·外科心法要诀》论述较详，"此证俗名蛇串疮，有干、湿不同，红、黄之异，皆如累累珠形。干者色红赤，形如云片，上起风粟，发痒作热。此属肝心二经风火，治宜龙胆泻肝汤；湿者色黄白，水疱大小不等，作烂流水，较干者多痛，此属脾肺二经湿热，治宜除湿胃苓汤。"

【病因病机】

本病与肝、肺、脾病变及外感湿热邪毒有关。或因情志内伤，肝气郁结，久而化火妄动，以致心肝之火外炎，蕴积肌肤而发；或肺脾湿热内蕴，蕴久外泛肌肤，再兼感受湿热邪毒而发。热毒蕴于血分，则发为红赤斑片；湿热壅阻肌肤，则起黄白水疱；湿热阻滞经络，不通则痛。若年老体弱患者，常因血虚肝旺，湿热毒盛，气滞血凝，而致病后疼痛剧烈，且持续很久才能消退。

西医学认为，带状疱疹系感染水痘-带状疱疹病毒所致，一般经呼吸道感染后，病毒因其亲神经性，可长期潜伏于脊髓神经后根或脑神经节的神经元内，以后当宿主的细胞免疫功能受到干扰，如感冒、患某些传染病、恶性肿瘤、外伤、疲劳等，神经节内的病毒被激发，再活化，沿感觉神经通路到达皮肤，即引起该神经区的带状疱疹，急性期可引起神经炎和神经节炎，中年以上的患者可伴有较重的神经痛。

【辨病】

1. 临床表现　发病前可先有身微热，倦怠乏力，胃纳不佳，全身不适感。发病时患处皮肤出现云片状紫红丘疹，继则出现成簇疱疹，小如粟米大至绿豆，累累如串珠，聚簇一处或数处，排列成带状，疱群之间皮肤正常，疱壁紧张发亮，四周有红晕，疱液澄清，5～6 天变混浊，最后结干痂，水疱多者穿破后可见糜烂面，易感染。严重者可发生大水疱、血疱或坏死结黑痂。轻者仅见皮肤刺痛，稍有潮红，而不见起疱。本病多发生于身体一侧，不超过正中线。多见于腰肋间，其次见于面部。病程一般 2～4 周。

疼痛为本病的另一主要特征，或发病前先感刺痛，几天后开始起疱，或疼痛与疱同时出现，或先起疱而后疼痛。疼痛的轻重与时间的长短因人而异，儿童及年轻人疼痛轻或不痛，老年人疼痛较重且持续时间较长，皮疹消退后遗可伴有后遗神经痛，少数可持续半年或更长时间。

发于额部的疱疹，可累及三叉神经上支，病情较重，常引起剧烈的疼痛。若累及眼珠，可致视力障碍，甚至失明。

患有癌肿病人如恶性淋巴瘤、霍奇金病、蕈样肉芽肿、淋巴细胞性白血病、肝癌等，可泛发疱疹，波及全身皮肤及黏膜，伴有高热、头痛等全身症状，预后差，甚至死亡。

2. 诊断要点

(1)多发于春、秋季节，发病前患部多有刺痛或皮肤敏感。

(2)多见于腰肋、胸肋和颜面部，皮损沿肋间神经或三叉神经支配的部位分布，一般单侧发病，不超过正中线。

(3)皮损为簇集成群的小水疱，表面光亮，绕以红晕，疱群断续延展，排列成不规则带状，各群间皮肤正常。自觉灼热、疼痛，经过2周左右，少数患者皮疹消退后遗留神经痛，可持续1～2周，甚或更长。

(4)轻者可无水疱，仅有患部皮肤潮红刺痛；重者可见大疱或血疱。发于颜面者，若累及眼部，角膜损伤者，可致目盲。

3. 鉴别诊断

(1)热疮：多发于皮肤黏膜交界处，皮损为一群针头到绿豆大小的水疱，1周左右痊愈，但易复发。

(2)接触性皮炎：皮疹潮红、肿胀，有水疱，边界清楚，局限于接触部位，有明显接触过敏物质病史。

【辨证】

根据本病的临床表现，可辨证分为3型：

1. 毒热证　在焮红的皮损上可见丘疹、丘疱疹或疱壁紧张的小水疱，皮损常见于胸肋腰背部，呈单侧性沿神经走向分布，自觉灼热刺痛，常伴有程度不等的全身症状，如口苦咽干，烦躁纳减，小便黄，大便秘结，舌质红，苔黄，脉弦数。

2. 湿盛证　在红晕的皮损处可见密集成簇的水疱，状如绿豆或黄豆大小，排列成带状，各群疱疹之间夹有正常皮肤，颜面较淡，疱壁松弛，4～6天后，疱液混浊溃破，并出现糜烂浸淫现象，自觉痒痛相兼。口不渴，胃脘胀闷，不思饮食，舌淡体胖，苔薄白或白腻，脉濡数或滑数。

3. 气滞血瘀证　患处皮损大多消退，结痂脱落，但疼痛不止，或隐痛缠绵，咳嗽或动则加重，伴心烦、夜寐不安，舌质紫黯，苔白，脉细涩。

【治疗】

1. 内治法

(1)辨证论治

1)毒热证：治宜泻肝凉心，清热解毒。方用清热地黄汤加减合黄连解毒汤加味。

2)湿盛证：治宜健脾化湿，佐以清热解毒。方用除湿胃苓汤加减。

3)气滞血瘀证：治宜活血化瘀，行气止痛，清解余毒。方用桃红四物汤加减。

(2)成药、验方

1)症状轻微者，用龙胆泻肝丸，每次6g，1日2次吞服；或苦胆草片，每次4片，1日3次口服；亦可用板蓝根或大青叶30g煎汤代茶饮。

2)当归研成细末，每次1g，儿童减半，4～6小时口服1次，服药后能止痛，3～4天后可结痂，或用当归浸膏片(成药)每次4～5片，1日3次口服，可活血止痛。

3)牛黄解毒片，每次3g，1日3次口服；或板蓝根冲剂，每次10g，1日3次口服。

2. 外治法

(1)水疱未破者，可选用下列各方：①雄冰酒：雄黄5g，冰片0.5g，白酒100ml，振荡后直接涂于患处；②雄倍散：雄黄、五倍子、胡黄连、枯矾各等份，研细末，茶水调涂患处，每日1～2次；③石灰酒：石灰粉40g，甘油20ml，50%酒精70ml，摇匀后涂于患处，每日3～4次，涂后即结干痂，痂脱即愈；④以桑螵蛸适量，放文火上烧焦，研细末，加麻油适量调匀，涂患处，每日3～4次。

(2)水疱疹红赤者，外涂玉露膏；水疱溃破糜烂者，外敷金黄膏；若有坏死，脓腐未脱者，酌用九一丹掺在黄连膏上分块贴敷。

(3)若水疱不破,可用三棱针刺之出血,以减轻胀痛。

3. 西药治疗

(1)症轻者,对症治疗给消炎止痛药,如阿司匹林、维生素 B_1、维生素 B_{12} 或维生素 E,亦可给安定剂治疗神经痛后遗症。

(2)严重者,或全身泛发性者,宜卧床休息,早期应用抗病毒药或消炎药,以减轻症状,缩短病程。抗病毒药如阿糖胞苷、阿昔洛韦、伐昔洛韦、干扰素,抗炎药可用类固醇制剂,如泼尼松、泼尼松龙。

4. 针灸疗法

(1)体针:取穴内关、曲池、阴陵泉、三阴交等。针刺入后,采取提插捻转法,留针 30 分钟,每日 1 次。并根据发病部位加刺穴位;皮损在脐上区,加刺合谷;在脐下区,加刺足三里;在面颧区,加刺四白、睛明;在眼睑区,加刺头维、阳白;在下颌区,加刺颊车、地仓。

(2)耳针:取穴肝区、神门埋针,每日 1 次,直至疼痛消失为止,有显著的止痛效果。

(3)围刺法:在皮疹区四周,用 30 号毫针,呈 15°～30°角度针刺四周,留针 30 分钟,其间捻转 3～5 次。

(4)穴位封闭:可选用维生素 B_1 或 B_{12},或当归液,选穴同体针,每穴注射 0.2～0.5ml,每次总量不超过 4ml,每隔 1～2 日 1 次。

【预防与护理】

1. 保持局部皮损清洁,对血疱、坏死结痂要清除,注意休息。

2. 忌食辛辣、酒、鱼和肥甘厚味之物。

【古籍选粹】

《外科启玄·蜘蛛疮》　此疮生长皮肤间,与水窠相似,淡红且痛,五七个成攒,亦能荫开。

《外科秘录》　蛇窠疮生于身体脐腹上下左右,本无定处,其形象宛如蛇也。

《医宗金鉴·外科心法要诀·腰部缠腰火丹》　此证俗名蛇串疮,有干、湿不同,红黄之异,皆如累累珠形。干者色红赤,形如云片,上起风粟,作痒发热。此属肝、心二经风火,治宜龙胆泻肝汤。湿者色黄白,水疱大小不等,作烂流水,干者多疼,此属脾、肺二经湿热,治宜除湿胃苓汤。若腰肋生之,系肝火妄动,宜用柴胡清肝汤治之,其间水疱,用线针穿破,外用柏叶散敷之。

柏叶散:侧柏叶(炒黄为末)、蚯蚓粪(韭菜地内者佳)、黄柏、大黄各五钱,雄黄、赤小豆、轻粉各三钱。上为细末,新汲水调搽,香油调搽更效。

【现代研究】

1. 辨证论治　刘建明将带状疱疹分为三型辨证论治:①肝胆毒热型:治宜凉血泻火,清热解毒。方用连翘贯众大青汤:连翘、贯众、大青叶、玄参、黄芩、金银花、马齿苋、牡丹皮、赤芍等。②湿热蕴结型:治宜清化湿热,佐以凉血解毒。方用薏仁赤豆汤:生地、生薏苡仁、赤小豆、茯苓皮、金银花、地肤子、车前子、车前草、赤芍、马齿苋、甘草。③气滞血瘀型:治宜舒肝理气,通络止痛。方用金铃子散化裁:金铃子、郁金、紫草、延胡索、醋柴胡、青皮、炒白芍、当归、丝瓜络。陈艺娟临床中分为三型:①热盛型:中医辨为肝胆湿热,兼感毒邪。治当清利湿热,解毒止痛。方用龙胆泻肝汤加减。②湿盛型:中医辨证为脾失健运,蕴湿不化,兼感毒邪。治当健脾除湿,佐以解毒。用除湿胃苓汤加减。③气滞血瘀型:中医辨证为气滞血瘀,余毒未尽。治当活血化瘀,行气止痛,清解余毒。方用桃红四物汤加味。

2. 专方治疗 买建修拟胃苓汤合柴胡疏肝饮加减治疗带状疱疹痊愈 20 例,有效 24 例,无效 2 例,总有效率 95.65%。蒋贵昱运用自拟瓜蒌解毒汤(瓜蒌 30g、红花 10g、生甘草 10g、马齿苋 30g、连翘 15g、板蓝根 30g、栀子 12g、黄芩 12g、紫草 15g、赤芍 15g、全蝎 6g、僵蚕 15g)治疗带状疱疹 60 例,痊愈 59 例,好转 1 例。邹荣生自拟补气活血汤(黄芪 60g、党参 30g、白术 12g、茯苓 12g、甘草 6g、薏苡仁 30g、蒲黄 12g、鸡血藤 30g、地鳖虫 12g、三棱 12g、莪术 12g、丹参 30g、北细辛 3g)对 70 例带状疱疹后遗症患者进行了系统的治疗和观察,获得了较满意疗效,治愈 45 例,好转 19 例,无效 6 例。肖光荣自拟银翘玄芩蓝根汤,内服以清肝凉血、解毒止痛、燥湿化浊等。处方:金银花 20g,龙胆草 20g,延胡索 10g,紫草 15g,黄芩 15g,苦参 15g,板蓝根 30g,薏苡仁 30g,丹参 10g,连翘 20g。每日 1 剂,5 天为 1 疗程,药渣煎水备用。外治法:雄黄 20g,青黛 50g,冰片 5g 等,研末用药渣煎的水调成糊状,敷于患处。用药渣煎的水勤淋患处,以保持敷药处的湿度,每天换药 1~2 次。陈明子自拟解毒汤(金银花 30g,连翘 15g,大青叶 15g,板蓝根 20g,黄芩 15g,生地 20g,龙胆草 10g,紫草 15g,栀子 10g,柴胡 12g,甘草 5g)加减治疗带状疱疹 130 例,治愈 86 例,有效 38 例,无效 6 例,总有效率为 95.38%。

3. 中成药 宋慧锋等用云南白药外用治疗带状疱疹:取云南白药适量用菜油或食醋调成糊状,直接敷于患处,以能全部覆盖皮损为度,每日 2 次,1 周左右皮损结痂愈合。王丽新等用紫草油治疗带状疱疹 30 例均治愈。以紫草适量加入鱼肝油中浸透,冬季 7 天,夏季 3 天,外敷,每日换药 1 次。王岩红等用板蓝根注射液 4~6ml,维生素 B_{12} 500μg,用针管从皮损周围向中央皮下注射,每日 1 次,治疗 20 例,总有效率为 100%。

4. 针灸疗法 王慧用梅花针循经叩刺,令皮肤出血治疗带状疱疹 50 例,总有效率达 100%。郭学梅采用针刺法:取穴支沟、阳陵泉、丘墟,针刺得气后行捻转泻法,留针 50 分钟,每 10 分钟行针 1 次。起针后再用梅花针叩刺疱疹及周围皮肤,以刺破疱疹,然后拔罐 10 分钟治疗带状疱疹 50 例,治疗 3 个疗程后全部治愈。夏兆新在带状疱疹头足各刺一针,并在疱疹分布区域外侧寻找疼痛敏感点,进行针刺,得气后行捻转泻法,头尾两针接电针治疗仪,留针 40 分钟,每日针 1 次,10 次为 1 个疗程,结果疗效满意。

5. 实验研究 张美芳等采用细胞病变抑制试验评估金银花黄芪溶液的药效,通过 4 种不同给药途径,观察培养细胞发生病变的情况。结果与病毒对照组比较,各种途径给药的试验组的细胞病变发生率均明显降低,并且随着作用时间的延长,抑制细胞病变的作用越来越强。表明金银花黄芪溶液可以直接抑制水痘-带状疱疹病毒,也可以抑制水痘-带状疱疹病毒在细胞的吸附、穿入、增殖和复制等过程。董岩等观察香菊流浸膏对感染水痘-带状疱疹病毒小鼠体内免疫功能的调节作用,结果显示香菊流浸膏可使感染病毒小鼠的体液免疫功能和细胞免疫功能得到明显改善,提高机体抗病毒能力。复方甘草酸苷是中药甘草的成分,其化学结构类似于皮质类固醇,可间接提高皮质激素的体内水平,从而具有类似于皮质类固醇的功能。即非特异的抗炎及保护细胞膜的作用,可抑制炎症过程,减轻脊神经节的炎症后纤维化,较激素的副作用轻,另外其有诱发干扰素的作用,发挥抗病毒的作用。

【述评】

带状疱疹是临床常见皮肤病,本病具有自限性。中医药治疗疗效显著,在缩短病程、止痛方面效果良好。本病属病毒感染,早期治以清肝解毒利湿为主,后期多以活血化瘀、理气止痛为主,一般临床疗效较好。龙胆泻肝汤为最常用的方剂。一些单方和外治法亦有肯定的疗效，且简便价廉，值得推广。

【参考文献】

1. 刘建明. 辨证治疗带状疱疹的临床体会. 湖南中医杂志，2007，23(6)：49

2. 陈艺娟. 带状疱疹临床诊治体会. 云南中医中药杂志，2007，28(10)：16

3. 买建修. 胃苓汤合柴胡疏肝饮加减治疗带状疱疹临床观察. 辽宁中医药大学学报，2008，10(9)：86

4. 蒋贵昱，杜俊宝. 瓜蒌解毒汤治疗带状疱疹60例. 中国中医急症，2007，16(9)：1144

5. 邹荣生. 补气活血汤治疗带状疱疹后遗症70例临床观察. 现代中西医杂志，2007，16(35)：5272

6. 肖光荣. 银翘玄芩蓝根汤治疗带状疱疹体会. 中国中医急症，2006，13(5)：944

7. 陈明子. 自拟解毒汤治疗带状疱疹130例临床观察. 中国实用医药，2008，3(29)：93

8. 宋慧锋，王晓玲，等. 云南白药外用治疗带状疱疹的临床观察及护理. 中国中医急症，2007，16(9)：1165

9. 王丽新，佟志刚. 紫草油治疗带状疱疹30例临床观察. 吉林中医药，2007，27(12)：33

10. 王岩红，王学吉，王海燕. 板蓝根注射液治疗带状疱疹20例. 新中医，2001，33(10)：55-56

11. 王慧. 梅花针叩刺为主治疗带状疱疹50例. 上海针灸杂志，2002，21(3)：27

12. 郭学梅. 刺络拔罐为主治疗带状疱疹50例疗效观察. 山西中医，2007，23(1)：46

13. 夏兆新. 围针法治疗带状疱疹81例. 南京中医药大学学报，2001，17(2)：117

14. 张美芳，董岩. 金银花黄芪溶液抑制水痘带状疱疹病毒作用的实验研究. 齐鲁医学杂志，2003，18(2)：156

15. 董岩，张美芳，王建平，等. 香菊流浸膏在体内抗疱疹病毒感染的实验研究. 中国全科医学，2003，6(5)：381

16. 石年. 复方甘草酸苷治疗带状疱疹疗效观察. 时珍国医国药，2007，18(9)：2242

第三节　千　日　疮

千日疮是一种常见的病毒性皮肤病。其特征为独立的坚实丘疹，表面有粗糙角质物的赘生物。又名枯筋箭、刺瘊、疣目等。它相当于现代医学的寻常疣。本病多见于儿童及青年人，好发于手背、手指、足缘、颜面等处。依其发生部位及形态不同，而有甲周疣、指状疣、跖疣、丝状疣等名称。

疣的记载，最早见于《灵枢·经脉》。隋《诸病源候论》称疣目，“疣目者，人手足边突生如豆或如结筋，或五个，或十个，相连肌里，粗强于肉。”明·陈实功《外科正宗》称枯筋箭，“初起如赤豆大，枯点微高，日久破裂，攒出筋头，鬔松枯槁，多生于胸乳间”。

【病因病机】

由于肝经血燥，血不养筋，筋气不荣，复感风邪之毒，凝聚肌肤；或皮肤外伤，感受病毒，或因搔抓而自身接种传染；或肝客淫气，致肝热水调，肾气不荣，故精乏而赘生疣目。

西医学认为，本病系感染人类乳头瘤病毒所引起，导致皮肤表皮角化过度，角化不全，刺层肥厚和乳头瘤样增生。其发生与消退和机体免疫功能状态(特别是细胞免疫)有关。

【辨病】

1. 临床表现　基本皮损为初起小如粟米，渐大如赤豆，突出表面，呈半球形或多角形隆起，色灰褐或污黄，表面蓬松枯槁，状如花蕊，少者1～2个，多者数十个，有时可呈群集状。有时粟米状原发母疣治愈后，其周围续发的小疣能自行消失或脱落。

好发于手指、手背，亦可见于头面部。生于指甲边缘者，可向甲下蔓延，增大时可将指甲顶起；生于头皮、手指或足趾间者，为单个或多个堆在一起呈指状突起，尖端呈角质状，称指状疣；生于足跖或足跖间者，为角质性丘疹，中央稍凹，表面粗糙，外固有稍带黄色高起角质环，磨擦或针挑易出血，有的融合成片，碰触或走路则痛，常在外伤部位发生，称跖疣；生于眼睑、颈项者，呈细软突起，呈褐色或淡红色，易脱落，但不断增生，中老年妇女多见，称丝状疣。

本病大多无自觉不适，用手挤压则感疼痛，碰撞或磨擦后易出血。

2. 诊断要点

(1)多见于青少年。

(2)皮疹为米粒至豌豆大小的角质增生性突起，灰色或肤色，表面粗糙不平，呈乳头状增生，触之较硬。初起1～2个，可逐渐增至数个至数十个不等，一般无自觉症状。

3. 鉴别诊断

(1)疣状痣：多从幼年开始，常排列成线状，往往与神经分布走向一致，表面平滑或粗糙，或呈刺状损害，颜色灰褐或灰黄。

(2)毛囊角化病：多发于儿童，可有家族史，皮疹分布以胸前背中线，以及脸部四肢为多，丘疹性赘生物易融合成片，且表面有油腻性鳞屑，恶臭。病理切片可以确诊。

(3)鼠乳：半球形，表面呈蜡样光泽，不呈刺状，中央凹陷有脐窝，可查见软疣小体。

(4)鸡眼：生于足底与趾间受压处，损害为圆锥形角质增生。

【辨证】

1. 肝胆风热证：病程短，皮疹数目较多，遍生肢体，伴有口干心烦，舌质红，苔薄黄，脉弦数。

2. 肾气不荣证：病程较长，屡散屡发，疣体粗糙、干枯，色灰褐；用腐蚀剂后，疣体如花蕊，撞击时渗血。

【治疗】

1. 内治法　本病个数少者一般不需治疗或不做内治，个数多者或泛发者，可选用下述方药治疗。

(1)辨证论治

1)肝胆风热证：治宜清肝泻火。龙胆泻肝汤加减。

2)肾气不荣证：治宜滋补肾水。六味地黄汤加减。

(2)成药、验方

1)紫蓝方：马齿苋60g，板蓝根、大青叶各30g，生苡仁、紫草根、赤芍、红花各15g。水煎服，每日1剂，分2次服。

2)四石桃红汤：灵磁石、生牡蛎、代赭石、珍珠母各30g，桃仁、红花、赤芍各10g，陈皮6g。水煎服，每日1剂。

3)治瘊方　熟地、当归、赤芍、白芍、川芎、桃仁、红花、莪术、白术、香附各6g，制首乌、夏枯草、板蓝根各15g，生牡蛎、龙骨各30g。水煎服，每日1剂。

2. 外治法

(1)五妙水仙膏疗法：本品由江苏省灌南县中医院研制。将药液点于疣体上，每10分钟1次，一般4～5次即可。

(2)水晶膏疗法：生石灰15g，与饱和的苛性钠溶液搅拌，加入糯米3g，经24小时后，将饱胀的糯米捣烂如稀泥状，每100ml稀糊加入熟石灰末4g，调成稀糊状，放入密闭瓶中备用。临用时，用棉签醮药点疣上，注意避开周围正常皮肤。每2～3天涂1次，数天后疣体即可脱落。

(3)鸦胆子疗法：鸦胆子30g，剥去外壳取仁，捣烂极碎。先将疣体常规消毒，刺破见血，将药少许涂疣上，外用纱布固定，1周即可自行脱落。

(4)碘酒注射法：以2%碘酒，在皮肤常规消毒后，用注射器注入母疣基底部，视疣的大小注入0.1～0.3ml，一次即可。

(5)推疣法：在疣体根部，外用棉棒或刮匙外包棉花与皮肤呈30°的角度，均匀用力推疣，有的疣即可脱落，表面压迫止血，并以纱布包扎。若残留少许疣体，经过1月后，可再推1次。

(6)结扎法：头大蒂小的疣或丝状疣，可用丝线或头发结扎，逐渐收紧，可使脱落。

(7)摩擦法：取新鲜荸荠削去皮，用其白色果肉摩擦疣体，每天3～4次，每次要摩至疣体角质软化、脱落部分微有少量点状渗血为度，一般数天即愈。

(8)外洗法：木贼草、香附、生牡蛎、露蜂房各10g。煎水擦洗患处，每次30分钟，每日2次。

(9)腐蚀法：用千金散外点疣上，避开周围正常皮肤，2～3天点药1次。

(10)针刺法：适用于丝状疣，可用短针刺疣的侧方基部0.5cm左右，隔日或3日1次，3～5次疣即可脱落。

(11)艾灸法：疣体先常规消毒，将豆大艾绒置于疣上，点燃任其燃烧至底部，可听到爆响声，睡前或起床后各灸1次，2～3天后用镊子或小刀拨动疣体，即可脱落。

3. 西医治疗　可采用局部冷冻治疗，但应避免遗留瘢痕，亦可采用电凝、电烧灼、激光等治疗，对丝状疣及较小的指头疣，术前应先剪去疣体。

【预防与护理】

1. 避免对皮肤的摩擦和撞击，以防出血与继发感染。

2. 忌滥用强烈的外用腐蚀剂。

【古籍选粹】

《外科启玄》　一名疣疮，又名悔气疮，此疮如鱼鳞，生于人手足上，又名瘊子，生一千日自落，故名之。

《外科正宗·枯筋箭第九十七》　枯筋箭，乃忧郁伤肝，肝失荣养，以致筋气外发。初起如赤豆大，枯点微高，日久破裂，攒出筋头，鬔松枯槁，多生胸乳间，宜用丝药线齐根系紧，七日后其患自落；以珍珠散掺之，其疤自收。兼戒口味不发。

【现代研究】

1. 内服药物治疗　魏淑相等治疗寻常疣36例，基本方为：木贼20g，赤芍12g，红花10g，香附10g，大青叶20g，板蓝根20g，夏枯草15g，穿山甲6g，马齿苋20g。水煎3次，前2次煎汁400ml分早晚服；第3次煎取1500ml左右，稍凉后擦洗皮损部位，每日1次。1周为1疗程。36例患者中痊愈25例，显效8例，有效3例，总有效率100%。张天桥等用平疣煎(紫河车、木贼草、穿山甲各15g，黄芪40g，红花6g，三棱10g，昆布、当归、海藻、香附、蚤休各10g，生牡蛎、山慈菇各30g，莪术20g，山豆根9g)治疗寻常疣70例，总有效率为88.6%。

2. 外用药物治疗　童明欧等用艾炷灸治疗寻常疣35例，其方法为：患者取坐位，先将黏附剂(蒜汁)涂于疣体上(以防止艾炷脱落)，然后将点燃的艾炷置于疣体上，术者听见“噼啪”响声即可取下艾炷，再行第2壮，一般行2～3壮即可，以疣体顶端呈黄色或黑色为度，只需治疗1次。治疗当天患者感觉轻微疼痛，第2天疣体周围开始发红，并逐渐起水疱，但嘱不能将水疱弄破(以防感染)，等其自然吸收后，机体自动修复，疣体会自然脱落，不留瘢痕。

35例中，21例于7日内疣体脱落，10例于10日内疣体脱落，4例于15日内疣体脱落。35例均未见感染和不良反应发生。门龙洋用消疣汤泡足治疗本病，药物组成：板蓝根40g、大青叶20g、木贼草20g、苍术20g、香附30g、蒲公英30g、苍耳子20g、苦参30g、红花15g、莪术15g、乌梅20g。浸泡病足30～45分钟，用钝刀刮病损及周围厚皮1次，用药30天为1疗程。2个疗程治愈率达77.1%。易恒安用鸦胆子软膏（鸦胆子，冰片，凡士林）外涂疣体治疗48例，有效率90.77%。

3. 针灸疗法　肖红丽等用火针治疗本病，根据疣体大小选用多头火针或单头火针（粗或中粗规格），局部常规消毒，将针尖在酒精灯上烧红，迅速刺入寻常疣疣体，随即迅速出针，用消毒干棉球擦拭针孔。进针深度以刺到疣体基底部、破坏疣体的血管组织为限。如刺后针孔上有白色黏液渗出，说明根基已破坏，疣体小者1针即可，大者可刺数针。共治疗120例，治疗1个月，治愈率为88.33%，总有效率为94.17%。

【述评】

千日疮是一种病毒感染所致的增生性皮肤病。目前对其治疗方法多种多样，一般以外治为主，但对顽固者，亦可内外治相结合治疗。条件允许可选用冷冻、激光、电灼等疗法。

【参考文献】

1. 魏淑相，等. 治疣汤治疗寻常疣36例. 山东中医杂志，2007，26(8)：542
2. 张天桥，等. 平疣煎治疗寻常疣70例疗效观察. 新疆中医药，2005，23(3)：29
3. 童明欧，等. 艾炷灸治疗寻常疣35例. 中医外治杂志，2007，16(2)：25
4. 门龙洋. 消疣汤治疗治疣48例. 中医外治杂志，2005，25(2)：90
5. 易恒安，等. 鸦胆子提取物治疗跖疣65例的疗效观察. 广西医学，2008，30(5)：681
6. 肖红丽，等. 火针治疗寻常疣120例. 中医外治杂志，2007，16(4)：53

第四节　扁　　瘊

扁瘊是一种皮肤出现赘生物为主要特征的病毒性皮肤病。临床表现为针头至扁豆大小的扁平丘疹，好发于颜面及手背，多数散在，呈正常皮色或带棕色。多见于青年男女，尤以青春期少女为多见。相当于现代医学的扁平疣（或称青年扁平疣）。

扁瘊属于疣的一种，早在《灵枢·经脉》就有“虚则生疣”的记载。明·薛己《外科枢要》指出：“疣属肝胆少阳经，风热血燥，或怒动肝火或肝客淫气所致。”

【病因病机】

多因脾不健运，湿浊内生，复感外邪，凝聚肌肤所致；或风邪侵袭，热客于肌表，风毒久留，郁久化热，气血凝滞而发；或肝火妄动，气血不和，阻于腠理而致病。

西医学认为，本病系感染人乳头瘤病毒所引起。组织病理改变可见皮肤表面轻度角化过度，不规则的棘细胞层肥厚，但无乳头瘤样增生。

【辨病】

1. 临床表现　基本皮损为表面光滑的扁平丘疹，如针头、米粒到黄豆大小，呈淡红、褐色或正常皮肤颜色，散在分布或簇集成群，或互相融合，有的由于搔抓，新的损害沿着表皮剥蚀处发生，形成一串。少则十数，多则上百个。一般好发于面部和手背。成批发生时略有痒感，若瘙痒加重，往往疣突然过多，色红，鼓起，不久即可脱落。本病多见于青年人，尤其以青春期前后的少女为多见。有时皮疹可自行消失，不久又可复发。

2. 诊断要点

(1)皮损常见于青年人的面部,手背及前臂、颈部也可发生。

(2)皮损为正常皮色或浅褐色的帽针头大小或稍大的扁平丘疹。圆形、椭圆形或多角形,表面光滑,境界清楚,散在或密集,常由于搔抓而自体接种,沿抓痕呈串珠状排列。

(3)无自觉症状或偶有痒感,经过缓慢,可自行消退。消退前常出现炎症反应,异常瘙痒,可能复发。

3. 鉴别诊断

(1)雀斑:可有遗传史,有时几代人在同样部位出现同样皮损,以女性为多,且与日光照射有关,夏季明显加重,冬季减轻,为棕色或黑褐色斑疹,一般不高出皮面。

(2)汗管瘤:女性较多见,好发于上眼睑及上胸部,有小米粒大小之小结节,夏季隆起更加明显,呈正常肤色。

(3)毛发上皮瘤:有遗传史,皮疹呈针头或绿豆大小之半圆形结节,浅黄或淡红色,以鼻根、颊部、前额为多。

(4)疣状表皮结构不良:单个皮疹可类似扁平疣。但多广泛分布于睑、四肢(尤以手足、背部)、颈,可为米粒大小至指甲大小,呈圆形、椭圆形或多角形,表面光滑呈蜡光样,上有油腻鳞屑之皮疹。

【辨证】

根据其临床表现,可辨证分为3型。

1. 风热证　皮疹较多,色微红,伴轻度瘙痒,好发于前额、面颊部。舌质红,苔薄黄,脉弦浮。

2. 风湿证　病程较短,皮疹淡褐色或正常肤色,皮损散在或聚集。舌质淡,苔黄白,脉浮紧。

3. 血瘀证　病程较长,皮疹为棕褐色。舌质紫黯,脉弦涩。

【治疗】

1. 内治法

(1)辨证论治

1)风热证:治宜散风和营,清热解毒。方选银翘散加减。

2)风湿证:治宜解表除湿,宣利肺气。方选除湿胃苓汤加减。

3)血瘀汤:治宜活血化瘀,软坚散结。方选桃红四物汤加减。

(2)成药、验方

1)马齿苋合剂(中国中医科学院广安门医院方):马齿苋60g,大青叶15g,紫草10g,败酱草10g。每日1剂,水煎分2次服。

2)克疣方(上海龙华医院方):桑叶6g,野菊花6g,蒲公英30g,大青叶30g,马齿苋15g,土茯苓30g,赤芍9g,红花9g,生牡蛎30g(先煎),灵磁石30g(先煎),制大黄9g。每日1剂,水煎分2次服。

3)重镇方(上海曙光医院方):灵磁石、代赭石、紫贝齿各30g,生石决明12g(或生牡蛎30g)。以上先煎30分钟,加白芍6g,紫草9～30g,皮损上部者加桑叶或升麻9g。每日1剂,水煎分2次服。

4)治疣方(湖北中医学院附属医院方):珍珠母60g,代赭石30g,灵磁石30g(前三味先煎30分钟),桑叶12g,菊花12g,紫草9g,黄芩9g。每日1剂,水煎分2次服。

2. 外治法

(1)洗疣方：马齿苋 30g，苍术、露蜂房、白芷各 10g，苦参、陈皮各 15g，蛇床子 12g，细辛 6g。煎水约 300ml，乘热反复温洗患处，擦至皮肤呈淡红色为度，每日加温，外洗 3～5 次，每次洗 15 分钟，每煎可洗 2 天。

(2)克疣制剂：木贼草、香附各 15g，白芥子、乌梅、五倍子、枯矾各 10g，露蜂房 8g，生牡蛎 30g。煎水外洗，用法同上。

(3)外擦法：用新鲜鸡内金擦疣上 2～3 分钟，但不要擦破皮肤，每日擦 1～2 次，若无新鲜者，可用干鸡内金，浸水变软后即可使用。

(4)点疣法：用棉棒蘸鸦胆子油少许，小心点在疣上，不接触到周围皮肤，点后不沾水，不洗脸，过 2～3 天结黑痂即脱落。

3. 针灸疗法

(1)针刺法：取列缺、合谷、足三里。施泻法，每天 1 次，留针 30 分钟。

(2)耳针疗法：取肺、皮质下、肝等区，每日 1 次，留针 15 分钟。

4. 西医疗法　可采取局部冷冻疗法，但应避免遗留瘢痕。

【预防与护理】

1. 避免搔抓，以防自身传染扩散。

2. 慎用外用腐蚀药。

【现代研究】

1. 内服药物治疗　韩薇自拟消疣方治疗扁平疣 89 例，年龄在 17～45 岁，平均 31 岁；病程最短 20 日，最长 3 年。药物组成：柴胡 15g、黄芩 10g、香附 10g、木贼 10g、大青叶 10g、败酱草 15g、马齿苋 20g、紫草 15g。随证加减：风热毒邪型加桑叶 10g、菊花 10g、板蓝根 15g；气滞血瘀型加枳实 10g、桃仁 10g、红花 10g；肝郁化火型加龙胆草 10g、栀子 10g。每日 1 剂，水煎 2 次取汁 300ml，分早晚 2 次服，总有效率 91.1%。王艺玲用四物汤加味(生地 20g，当归、赤芍、川芎、蝉蜕、苍术、白附子、甘草各 10g，白鲜皮、海桐皮各 15g)，共治疗扁平疣 76 例，治疗 5～30 天，总有效率为 94.74%。

2. 针灸疗法　陈友义用火针疗法治疗扁平疣 1500 余例，选用单针头木柄火针或圆利针，皮损范围达 3mm，并凸起明显者可选用三针头火针。施术前清洁皮肤，并用碘伏与医用酒精或消炎露(自制)消毒局部皮肤，由于治疗时疼痛轻微，无需麻醉。酒精灯内用 95%乙醇作燃料，操作时将火针针体前端置于酒精灯上烧红后快速移至皮损部位点刺或燔灼病患组织，冷却了再烧红，直至达到治疗目的。一般数量在 300～500 粒以下的，一次去除干净(约需 90～120 分钟)；全身性分布、数量在千粒以上的可分 2～3 批清除。术后 3～5 天保持创面干燥，涂以红霉素眼药膏，脱痂后续涂去印霜 2 周以防止或消除创伤色素沉着。1 个月后 90%病例见不到创伤印迹，皮肤光滑无痕；治疗后 1～10 年内扁平疣的复发率仅 5%，且新长数量只有数粒至数十粒(与原发数量比仅占 1%～5%)，未见大面积复发病例。姜水玉针刺治疗本病，主穴取中渚、丘墟、曲池、血海；好发于手背者加合谷、阳池，好发于颜面者加颊车、太阳，采用泻法，留针 30 分钟，留针期间每隔 5 分钟，运用泻法 1 次以刺激穴位。起针后，任选 3 个穴位，用 2ml 的 1 次性注射器抽取 2%板蓝根注射液 1.5ml，在选好的 3 个穴位上分别注入 0.5ml 板蓝根注射液。在药物注射前患者要有针感，同时要回抽无血时才能将药物注入穴位。拔出注射器后在穴位上适当按揉。隔日 1 次，7 天为 1 个疗程，休息 3 天再进行第 2 个疗程，连续治疗 2 个疗程后统计疗效，总有效率 91%。左建华用王不留行籽贴压耳穴肺、神门、面颊、皮质下、内分泌、大肠、肝、肾上腺。每次用3～4穴，施以直压法，强刺激，每周2次，10次为1个疗程，疗效满意。宿修英等用皮肤针叩刺背部膀胱经至皮肤潮红，以不出血为主，每日或隔日1次，10日为1疗程，治愈率达87.5%。

3. 外用药物治疗　肖永华用复方中药洗剂擦洗(白芷、木贼草、陈皮、生香附、苦参、板蓝根、马齿苋、露蜂房、老紫草)治疗扁平疣，有效率达97.2%。龚勇等扁平洗剂(藿香、香薷、茵陈蒿、透骨草、重楼、板蓝根、三棱、莪术)加食用陈醋湿热敷皮损，有效率达97.5%。侯慧先将马齿苋、白芷、蛇床子、苦参、苍术、细辛、薏苡仁、露蜂房、陈皮用纱布包好煎煮，药汁热熏、反复擦洗患处，有效率达89.32%。朱玉祥等将木姜花全草捣碎加入75%酒精浸泡7天，过滤后加入二甲基亚砜。每天搽患处，连续2个月，有效率达90%。沈鹏用复方香附酊外涂(香附、苍耳子、大青叶、木贼分别研成粗末，浸泡于70%乙醇中约10天)有效率达93%。马世香等用新鲜丹参叶，用力外擦皮损处，直到扁平疣与其周围皮肤明显发红，并有灼痛，使丹参叶汁渗入疣体内，有效率达90%以上。杜小朋等用地肤子、蛇床子、白鲜皮、白矾煎至浓缩汤擦洗患处，疗效满意。郭永瑞用木贼、香附、板蓝根、紫草、牡蛎、红花，水煎2次，过滤、浓缩药液加入75%酒精，擦洗患处，治愈率达97.9%。

【述评】

扁平疣因好发于颜面，易影响容貌。治疗以内外治疗相结合，疗效较为理想。皮疹少而初发者，治疗较易；皮疹多且时间久者，治疗较难。近来有报道心理暗示疗法对该病有一定疗效，不妨一试。条件允许，可选用激光、冷冻等疗法，效果较好。

【参考文献】

1. 韩薇. 自拟消疣方治疗扁平疣临床观察. 河北中医，2008，30(8)：821
2. 王艺玲. 四物汤加味治疗扁平疣76例. 陕西中医，2008，39(8)：1023
3. 陈友义. 火针疗法治疗扁平疣临床总结. 福建中医药，2008，39(3)：26
4. 姜水玉. 针刺结合穴位注射治疗扁平疣22例. 现代中西医结合杂志，2007，16(28)：4125
5. 左建华. 耳穴压丸治疗扁平疣13例. 中国民间疗法，2003，11(11)：12
6. 宿修英，隋峰，张淑杰. 中药结合皮肤针治疗扁平疣48例. 中医药信息，2001，18(4)：57
7. 肖永华. 复方中药洗剂治疗扁平疣疗效观察. 现代中西医结合杂志，2004，13(8)：1023
8. 龚勇，孙燕，吴治恒，等. 扁平洗剂治疗扁平疣162例. 四川中医，2003，21(1)：63
9. 侯慧先. 中药熏洗治疗扁平疣103例临床观察. 中国美容医学，2003，12(2)：143
10. 朱玉祥，田吉，熊霞. 二木搽剂治疗扁平疣. 四川中医，2001，19(3)：65
11. 沈鹏. 复方香附酊治疗扁平疣60例. 实用中医药杂志，2003，19(2)：93
12. 马世香，刘晓晨，刘爱兰. 鲜丹参叶外擦治疗扁平疣26例. 中国民间疗法，2003，11(1)：30
13. 杜小朋，刘福堂. 中药外洗治疗扁平疣36例. 吉林中医药，2003，22(1)：36
14. 郭永瑞. 中药治疗扁平疣48例疗效观察. 菏泽医专学报，2002，16(2)：83

第五节　鼠　　乳

鼠乳是一种传染性、病毒性皮肤病，又称水瘊子。其特征为丘疹样皮损，中央呈脐窝状，可挤出豆腐渣样物质，病毒可自体接种，以儿童和青年人常见。可发生于任何部位，尤多见于躯干、胸前、肩胛、前臂及阴囊等处。相当于现代医学的传染性软疣。

本病病名首见于隋·巢元方《诸病源候论》曰："鼠乳者，身面忽生肉，如鼠乳之状，谓之鼠乳。"

【病因病机】

多因风邪之毒，搏结于肌肤；或肝虚血虚，筋气不荣，腠理不密，复感外邪，凝聚肌肤；或由传染所致。

西医学认为，本病系感染痘病毒而引起，可直接接触传染，可自体接种，也可通过媒介间接感染。

【辨病】

1. 临床表现　初起皮损为针头大小丘疹，近似于正常皮肤颜色，逐渐或迅速增多或扩大，可以大如豌豆或更大，损害为半球形或略微扁平而坚实的丘疹，有蜡样光泽，境界很明显，中央有脐窝，能从中挤出一个半固定的乳酪样白色栓头，有时，此物从中央窝突出而明显易见，皮疹数目不定，由数个至数十个，相继出现。可发生于任何部位，往往散在分布于面部、臀部、颈部或躯干部，甚至口腔黏膜及结膜上，虽然可以成群，但是不会互相融合，往往长期存在而不引起任何症状，或是只有很轻微的痒感，可因瘙痒或自身传染而扩散。有时，皮损自然消退不留任何痕迹。少数病人的皮疹较大，称为巨大软疣，容易继发感染。

2. 诊断要点

(1)本病可发生于身体任何部位。

(2)皮损为半球形黄豆大或更大隆起，中央有脐窝，蜡样光泽，常为数个一群，但不互相融合。

(3)一般无自觉症状，或偶有轻微瘙痒，可自体接种传染。

3. 鉴别诊断

(1)千日疮：表面粗糙不平，如花蕊状，虽有呈乳头状者，但中央无脐窝凹陷。

(2)扁平苔藓：亦可见脐凹状丘疹损害，但好发于屈侧面，皮损为紫红色。

(3)软疣：初起可为小扁平或球状隆起之丘疹，或呈悬垂状，但中央无脐窝，亦无白色豆腐渣样物质。

(4)汗管瘤：为针尖至米粒大小结节，往往多数密集，色黄褐，质坚硬，多见于眼睑、鼻、颈等处。妇女居多，夏季加重。

【辨证】

邪毒滞结证　皮损数目增加较快，或皮疹反复发生，或瘙痒，口苦咽干，便结溲黄，舌质红，苔薄黄，脉弦。

【治疗】

1. 内治法　本病一般不需内治，但数目较多或反复发作者，可辅以内治法。多为邪毒滞结证，治宜清肝解毒，方选龙胆泻肝汤加大青叶、板蓝根、牡蛎、磁石、珍珠母等。

2. 外治法

(1)针挑法：先于局部以75%酒精消毒，后用缝衣针，经消毒后，在软疣顶端挑破，挤出乳酪样物质，再以棉棒蘸碘酒涂布挑破处。疣数目多者分批挑治。

(2)涂点法：用液态石炭酸，棉棒蘸药少许，点涂疣上，3天点1次，1～3次可结痂脱落痊愈。

(3)斑蝥膏：斑蝥12.5g，雄黄2g。捣烂研为细末，加蜂蜜少许，混合调匀成膏，装瓶内备用。用法：疣上先以碘酒消毒，依疣样大小挑取相应大小斑蝥膏，放在疣面上，再用胶布固定，局部略有红肿疼痛，或起水疱，经约10～15小时，将疣剥脱皮肤。

(4)疣洗方：大青叶、板蓝根各30g，煎水擦患处。

(5)刮疣法：局部消毒后用刮匙将疣体刮去，部分大的疣体刮除后创面渗血可用棉签压迫止血，然后在创面外撒珍珠粉。

(6)针刺放血疗法：用三棱针在双足隐白，大敦及双手少商穴进针，以自然出血为度，5～10分钟后擦去血迹，隔日治疗1次。

【预防与护理】

1. 少与患者接触。
2. 勤换洗衣服，最好煮沸消毒。
3. 避免搔抓。

【现代研究】

1. 内服药物治疗　王霞等自拟平疣汤治疗传染性软疣90例，病程5天至3年，主药：蒲公英、生苡仁各30g，连翘15g，板蓝根18g，蚤休10g。治愈63例，好转20例，总有效率为92.2%。记家贵治疗本病36例，药用：板蓝根30g、土贝母15g、薏苡仁30g、苍术15g、夏枯草12g、木贼草12g、香附12g。每日1剂，水煎服，有效率为94.44%。

2. 外治法　林秀云等用血管钳直接夹除疣体并挤出白色乳酪样物质治疗120例，治愈率为100%。韩丽清用中药外涂治疗本病56例，年龄最小2岁，最大的33岁，治法：乌梅、枯矾、雄黄、冰片、大黄、白胡椒等分，研细末，取上述中药适量加适量食醋拌成糊状，涂于疣体上，然后用脱敏胶布覆盖固定。2日换药1次，3次为1疗程。痊愈52例，占92.86%。

3. 针灸疗法　戴宏宇等针刺本病126例，取3cm长针灸针一枚或刃针一枚，找准最先发的疣，俗称"母疣"，常规消毒，针刺母疣的中央深处至疣的根部。抽针至皮下，重复垂直刺数针，再朝疣的四周方向重复各刺4～5针，为治疗1次。间隔15天为第2次治疗时间，在第2次治疗后，间隔20天为第3次治疗时间。有效率为100%。

4. 实验研究　董新永等对124例本病患者的血清IgE含量测定，发现本病患者的血清IgE含量较正常人高，但与发疹时间及皮疹数目无明显关系。

【述评】

传染性软疣是一种病毒性皮肤病。一般均采用外治疗法；但对顽固不愈反复发作者，可辅以内治法。有人主张用干扰素、转移因子等免疫调制剂，调整和增强机体的免疫功能，以巩固疗效，防止复发。

【参考文献】

1. 王霞，等. 平疣汤治疗传染性软疣90例. 实用中医药杂志，2005，18(1)：23
2. 记家贵. 解毒消疣汤治疗传染性软疣36例. 河南中医，2001，21(4)：43
3. 林秀云，等. 传染性软疣直接夹除120例效果观察. 福建医药杂志，2004，26(5)：182
4. 韩丽清. 中药外搽治疗传染性软疣. 内蒙古中医药，2005，(1)：25
5. 戴宏宇，等. 针刺法治疗多发性寻常疣、跖疣126例临床研究. 中国现代医生，2006，45(5)：65
6. 董新永，等. 传染性软疣124例血清IgE含量测定. 职业与健康，2001，17(12)：41

第六节　水　　痘

水痘是一种由病毒引起的疱疹性传染性皮肤病。其特点是红斑、丘疹、疱疹、结痂往往同时存在。一般表现为轻度发热、皮肤及黏膜分批出现水疱，由于疱疹内含水液，状如豆粒，故名水痘。全年可发病，以冬、春两季较多，可发生于任何年龄，但以1～6岁儿童多见。本病传染性较强，容易造成流行。现代医学亦称水痘。

中医学对该病又有“水花”、“水疱”、“水疮”、“肤疹”等名称。水痘病名首见于明代蔡维藩《痘疹方论》。《景岳全书》曾云：“凡出水痘，先十数点，一日后其顶尖上有水疱，二日三日又出渐多，四日浑身作痒，……七八日乃痊。……但与正痘不同，易出亦易靥。”《疡医大全·看水痘法》云：“水花儿即是水痘，遍身杠手，其色白而面淡，且无红是小花，莫作正痘看。”

【病因病机】

本病多因外感时邪之毒所致。时邪从口鼻而入，蕴郁于肺，邪伤肺卫，故初起发热，流涕咳嗽；病邪深入，郁于肺脾，与内湿相搏，发于肌表，而见皮疹，疹色发红并即可化为水疱，疱浆清亮；若素体虚弱，邪盛正衰，湿热炽盛，内犯营血，则可有发热口渴，神志模糊甚至抽搐。

西医学认为，水痘与带状疱疹为同一种病毒(水痘-带状疱疹病毒，感染所致)。对该病毒无免疫力的儿童感染该病毒后，经呼吸道黏膜进入体内，经过血行传播，发生水痘。

【辨病】

1. 临床表现　初起先有轻微发热，多在38℃左右，也偶有高热到39℃以上者，一般3～4天即退，伴有头痛、鼻塞、流涕，偶有喷嚏及咳嗽，苔薄白，脉浮数等。发热1天后皮疹出现或先出现皮疹而后伴全身症状。

皮损初起为针头大小的红色斑丘疹，很快形成绿豆大椭圆形水疱，周围红晕，疱内液体先清后浊，皮薄易破。疱疹出现2～3天后，渐渐干燥，结痂脱落，不遗留瘢痕。偶在结膜、口腔黏膜上发生疱疹，破后形成浅溃疡。出疹先后不一，彼起此伏，常有红斑、丘疹、水疱、结痂同时存在。好发于躯干、四肢近端、头部、面部及口腔、眼等黏膜。手掌、足底较少见。有轻度瘙痒感，一般预后较好，2～3周可以痊愈。患病1次后可终身不发。

体质虚弱的幼婴或久病不愈的儿童感染痘时病情往往很严重，皮疹每多继发感染，发生坏疽等。少数患儿亦可继发病毒性脑炎、病毒性肺炎、血小板减少性紫癜等。

2. 诊断要点

(1)有与水痘或带状疱疹患者接触史。以1～6岁幼儿多发。

(2)初起可见发热、咳嗽、流涕、全身不适等症状。

(3)出痘顺序先后不一，此起彼落，身体同一部位可同时见到斑疹、丘疹、疱疹和结痂。

(4)痘疹如水珠样，呈椭圆形，周围有红晕，呈向心性分布，以躯干、头部为多，四肢较少。痂盖5～20天脱落，短期内有椭圆形浅疤。痘疹完全消退后不留瘢痕。

3. 鉴别诊断

(1)黄水疮　多发于夏秋炎热季节，初起为水疱，继而成脓疱，疱破后结脓痂，多在头面、四肢等暴露部位。

(2)水疥(丘疹性荨麻疹)　可起丘疹、水疱、风团样损害，可因继发感染而成脓疱，愈后遗留色素沉着，3～4日可退而他处又起，瘙痒剧烈，无全身症状。

(3)天花　发热重，多壮热烦躁不安，不思饮食，神倦疲乏或伴呕吐，皮疹于发热3～4天后出现，呈圆形深在皮肉中央，凹陷如脐形，愈后留有瘢痕，病程长。

(4)缠腰火丹　皮疹沿周围神经一侧分布，很少超过躯体正中线，灼热剧痛。

【辨证】

1. 气分偏热证　名曰水痘，稀疏不多，水疱透明，色如露珠，兼有瘙痒，伴有发热、咳嗽、流涕、纳差，苔薄白，脉浮数。

2. 血分偏热证　名曰赤痘，透点较多，痘出根盘绕以红晕，1 周左右回收，痘疹稠密，色紫黯，痘浆混浊不透亮，甚则口腔亦有疱疹，兼有牙齿肿痛。伴壮热烦渴，口齿干燥，唇红面赤，神萎不振，大便干燥，小便黄，苔黄腻而厚，脉洪数。

3. 邪毒内蕴证　感染严重者，疱色紫，发生坏疽，溃烂出血等，伴壮热烦躁，神志模糊，口渴欲饮，甚则抽搐，大便干结，小便短赤，舌苔黄糙而厚，脉洪数。

【治疗】

1. 内治法

(1)辨证论治

1)气分偏热证　治宜疏风清热，解毒渗湿。方用银翘散加减。

2)血分偏热证　治宜清热凉血解毒。方用清热地黄汤或清营汤加减。

3)邪毒内蕴证　治宜清营解毒。方用清瘟败毒饮加减。

(2)成药、验方

1)牛黄解毒片，每次 3 片，每日 3 次口服。

2)板蓝根冲剂，每次 6g，每日 3 次冲服；或防风通圣丸，每次 3g，每日 3 次口服。

2. 外治法

(1)外洗法：苦参 30g，浮萍 15g，芒硝 30g。每日 1 剂，煎水外洗。

(2)外擦：黄洗剂外擦以防继发感染。

(3)皮损糜烂化脓者，用青黛散麻油调敷，或青黛膏外涂。

(4)合并口腔糜烂者，用青吹口散吹口内，每日 3～4 次；眼结膜炎者，可用 0.1%疱疹净眼药水滴眼，每日数次。

【预防与护理】

1. 隔离患者至脱痂为止。
2. 防止搔抓，以防继发感染。
3. 忌食辛辣、鱼虾、蟹等发物。
4. 衣被要勤换洗，保持清洁。

【古籍选粹】

《小儿卫生总微论方·疱疹论》　前人言疱疹有表里证，其疱皮厚，如赤根白头，渐加赤肿有脓。瘥迟者谓之大痘，此谓内证，发于脏也；其疱皮薄，如水疱，破即易干者，谓之水痘。

《婴童百问》　有发热一二日而出水疱即消者，名曰水痘。

《幼幼集成·水痘露丹》　水痘似正痘，外候面红唇赤，眼光如水，咳嗽喷嚏，涕唾稠黏，身热二三日而出，明净如水泡，形成小豆，皮薄，痂结中心，圆晕更少，易出易靥，温之则痂难落而成烂疮，切忌姜椒等辛辣物，并沐浴冷水，犯之则成姜疥水肿。自始至终，惟小麦汤为准。

小麦汤　治小儿水痘。

白滑石、地骨皮、生甘草各五分，人参、川大黄、净知母、川羌活各四分、葶苈子五分。小麦一十四粒作引，水煎，热服。

【现代研究】

1. 辨证论治　胡松在临证中一般将水痘分为两型辨证论治：①风热轻型，治以疏风清热，解毒利湿。方用银翘散加减：金银花、连翘、芦根、淡豆豉、牛蒡子、荆芥穗、竹叶、薄荷、滑石、紫草、桔梗、甘草。②毒热重症型，治以清凉解毒。方药清瘟败毒饮加减：黄连、黄芩、知母、生石膏、山栀、桔梗、赤芍、玄参、连翘、竹叶、牡丹皮、水牛角、僵蚕、白蒺藜、甘草。并用中药外敷，青黛 30g、黄柏 30g、滑石 60g、生石膏 60g，研成细末，用香油调匀外涂患处。

2. 专方治疗　邓雪自拟蓝薏银翘汤治疗水痘 52 例取得满意疗效，方剂组成：板蓝根 10～20g、薏苡仁 8～15g、金银花 6～10g、连翘 6～10g、荆芥 6～10g、防风 6～10g、车前子（包煎）6～10g、紫草 3～6g。若发热加石膏、知母清热泻火；咳嗽有痰加杏仁、浙贝母宣肺化痰；咽喉疼痛加薄荷、僵蚕清热解毒利咽；皮肤瘙痒加蝉蜕白鲜皮祛风止痒；疹密色红、皮肤黏膜有瘀斑加当归、赤芍活血凉血；唇燥口干、津液耗伤加麦门冬、芦根养阴生津；大便干结加大黄；继发脓胞疮加野菊花、蒲公英、紫花地丁加强清热解毒。每日 1 剂，水煎分 2～3 次温服（婴幼儿每日 1 剂，多次频服）。皮肤瘙痒者二煎外洗患外。治疗病例全部痊愈，退热时间最短 6 小时，最长 2 天，平均 1 天；水痘结痂最短 2 天，最长 4 天，平均时间为 3 天。

张华等人采用自拟消毒饮（金银花、连翘、僵蚕、黄芩、板蓝根、蒲公英等）内服，壮热不退加生石膏、黄连、薄荷，大疱加薏苡仁、茯苓，血疱加白茅根、大小蓟，脓疱加白花蛇舌草、紫花地丁。10 天为 1 疗程。除痘汤（大黄、薏苡仁、虎杖、花椒、黄柏、地榆等）外洗，治疗本病 57 例。结果为 10 天内治愈率 91%。

杨伟霞等人自制银石合剂治疗水痘患儿 53 例，平均治愈时间 4 天，未见明显不良反应。银石合剂处方与制备方法：①处方：金银花 240g、石膏 240g、玄参 120g、紫草 120g、泽泻 120g、薄荷 72g、荆芥 48g、蝉蜕 40g。②制备：将金银花、薄荷、荆芥提取挥发油，蒸馏后的水溶液另器收集；石膏打碎先煎 40 分钟，再与药渣及其余 4 味药煎者 2 次，第 1 次 1 小时，第 2 次 40 分钟。煎液滤过，合并滤液加入上述水溶液，减压浓缩至约 1000ml，加蔗糖 100g、苯甲酸钠 3g，搅匀放冷，加入挥发油，加水至 1000ml，搅匀即得。

3. 中成药治疗　赵荷英用双黄连粉针剂配成 0.8%注射液静脉点滴；3%浓度液体涂患处治疗水痘，22 例患者中，显效 18 例，有效 4 例。赫国栋等用板蓝根冲剂治疗水痘 46 例，全部治愈，治疗平均时间为 2～5 天，最长为 8 天。肖诏玮将复方瓜子金颗粒（金宏声）以温开水浸泡，口服，治疗水痘 43 例，痊愈 22 例，显效 17 例，总有效率 97.7%，优于口服利巴韦林组（89.3%）。

4. 中药外治　黄俊勇则单用自拟的银连外洗液治疗水痘患儿 66 例，结果痊愈 46 例，有效 13 例，无效 7 例，总有效率为 89.4%。

5. 实验研究　张美芳等采用细胞病变抑制试验评估金银花黄芪溶液的药效，通过 4 种不同给药途径，观察培养细胞发生病变的情况。结果与病毒对照组比较，各种途径给药的试验组的细胞病变发生率均明显降低，并且随着作用时间的延长，抑制细胞病变的作用越来越强。表明金银花黄芪溶液可以直接抑制水痘-带状疱疹病毒，也可以抑制水痘-带状疱疹病毒在细胞的吸附、穿入、增殖和复制等过程。董岩等观察香菊流浸膏对感染水痘-带状疱疹病毒小鼠体内免疫功能的调节作用，结果显示香菊流浸膏可使感染病毒小鼠的体液免疫功能和细胞免疫功能得到明显改善，提高机体抗病毒能力。

【述评】

水痘是常见的一种小儿传染性皮肤病。其治疗多以内治为主，以祛风清热，利湿解毒为原则，若症状较重者，可加重清热解毒药的应用。对体质虚弱而继发感染者，可采用中西医结合治疗，予以补液并配合应用抗生素。本病具有传染性，宜隔离治疗，治疗期间需重视饮食及皮肤护理。

【参考文献】

1. 胡松. 中医治疗水痘验方. 医药验方，2007，(6)：47

2. 邓雪. 自拟蓝薏银翘汤治疗水痘52例. 实用中医内科杂志，2004，18(4)：317

3. 张华. 中药内外合治治疗成人水痘57例. 陕西中医，2004，25(11)：1004

4. 杨伟霞，孙琦巍. 自制银石合剂治疗水痘疗效观察. 山东医药，2004，44，(4)：9

5. 赵荷英. 双黄连粉针剂内外并用治疗水痘. 湖北中医杂志，2003，25(9)：44

6. 赫国栋，赫国印. 板蓝板冲剂治疗水痘. 中华中西医学杂志，2004，2(3)：90

7. 肖诏玮. 金宏声治疗小儿重症水痘43例. 陕西中医，2004，25(11)：995

8. 黄俊勇. 自拟银连外洗液治疗水痘66例临床观察. 四川中医，2005，23(2)：69

9. 张美芳，董岩. 金银花黄芪溶液抑制水痘带状疱疹病毒作用的实验研究. 齐鲁医学杂志，2003，18(2)：156

10. 董岩，张美芳，王建平，等. 香菊流浸膏在体内抗疱疹病毒感染的实验研究. 中国全科医学，2003，6(5)：381

第七节　风　　疹

风疹是一种病毒引起的小儿常见发疹性传染病。其特征为先有发热，随即耳后、枕骨下淋巴结肿痛而全身发疹。因其皮疹细小如沙，故又名“风痧”或“隐疹”。初起类似感冒，以后皮肤出现淡红色粟疹，出没较快，不留痕迹。好发于婴儿及儿童，以6个月至5岁为多见。流行于冬、春之季，相互传染而得，潜伏期为1～3周。一次罹患，可以终生免疫不再患。妊娠初期妇女患风疹后，可影响胎儿发育，易发生流产、死产、早产和胎儿畸形。

中医学对该病早有记载，如清《医门补要・风疹》：“小儿乃脆嫩弱质，淫风厉气，每能侵犯而发风疹，壮热咳嗽，鼻塞作呕，眼如含泪，烦燥易啼，身现以针尖红点，此名风疹。”

【病因病机】

多因外感风热时邪，与气血相搏，邪毒郁于肌肤而发；或邪毒阻遏肺卫，蕴壅肌表，与卫气互结而发疹。多由口鼻、眼分泌物通过空气、飞沫或大小便传染而发病。

西医学认为，本病系因感染风疹病毒所引起。

【辨病】

1. 临床表现　皮损为淡红色圆形斑丘疹，稍微隆起。3～4天皮损逐渐消退，无脱屑及色素沉着。往往在耳后及颈部摸到肿大的淋巴结。以面颊部为多，也可散发布满躯干、四肢以至全身，但不累及手掌及足底。自觉有瘙痒感。发病前有轻微发热，偶有高热，但全身中毒症状不明显，可有流涕、喷嚏、咳嗽、咽喉疼痛，可持续数日，且有胃纳不香、呕吐、腹泻等症状。发热后1～2天，突然发生皮疹。此病可并发气管炎、肺炎、中耳炎、扁桃体炎。少数在皮疹消失后可并发肾炎或脑炎。

2. 诊断要点

(1)潜伏期为15～20天。以儿童为多发。发病前有轻微发热、头痛、倦怠乏力等症状。

(2)皮疹先见于面部，第2天见于躯干及四肢，为淡红或红色斑丘疹。皮疹仅2～3日很快消退，无脱屑及色素沉着。

(3)耳后、颈后及枕骨后淋巴结肿大，稍有压痛。

3. 鉴别诊断

(1)麻疹：发疹前发热、喷嚏、流涕、咳嗽等全身症状更加明显，目赤畏光，口腔黏膜有灰白色麻疹斑点(科氏斑)。出疹时壮热,疹出齐后,发热渐退,痧疹先见于耳后、面部,逐渐分布全身,约3天左右出齐,手掌足底都有。皮疹呈玫瑰色,可互相融合,皮疹消退后,有糠秕状脱屑。

(2)幼儿急疹　多发于婴儿,突然发高热39～40℃,3～4日后,体温突然降至正常。皮疹为细小而密集的玫瑰色斑丘疹,1～2天内皮疹全部消失。

(3)烂喉痧　发疹前有高热等全身症状,咽痛及草莓样舌是其特征。出疹时壮热不退,疹退热降。皮疹先于胸、颈、腋下,3～4天遍及全身,呈红色点状,密集成片,颜面部潮红而无皮疹,口唇周围苍白圈,皮肤皱褶处呈线状疹。

(4)药毒(药物性皮炎)　发病前有服药史,皮疹突然发生,颜面及手臂暴露部位较多见,一般无发热及流涕、咳嗽、咽痛、喉痛等症状。

【辨证】

1. 风热郁肺证　恶风发热,咳嗽,流涕,目赤嚏涕,神疲乏力,胃纳欠佳,疹色浅红,先起于头面,随后延及躯干、四肢,分布均匀,稀疏细小,2～3日消退,有轻度瘙痒,耳后及枕骨后淋巴结肿大,舌苔薄黄,脉浮数,指纹紫见风关。

2. 热毒炽盛证　壮热口渴,心神不宁,神倦懒动,小便短赤,疹色鲜明或紫黯,成片融合,扪之碍手,瘙痒,消退缓慢,纳呆食少,或伴胸腹闷胀,大便干结,口唇发干,舌质红,苔黄糙或黄厚,脉洪数或指纹紫在风关或上通气关。

【治疗】

1. 内治法

(1)辨证论治

1)风热郁肺证　治宜疏风清热,宣肺透疹。方用银翘散加减。

2)热毒炽盛证　治宜清热凉血解毒。方用透疹凉解汤加减。

(2)成药、验方

1)大青叶、紫草各12g。水煎服。

2)板蓝根、鱼腥草、野菊花各10g。每日1剂,水煎服。

2. 外治法　一般无需外治。瘙痒时可用炉甘石洗剂外涂患处。

【预防与护理】

1. 隔离患儿勿与其他幼儿接触,出疹后应隔离5天。

2. 被患儿呼吸、咳嗽、吐沫等污染的衣被应消毒,事后房间应采取通风、日晒等措施进行消毒。

3. 发热期间,患儿多卧床休息,吃易消化食物。

【古籍选粹】

《诸病源候论·风瘙瘾疹候》　小儿风瘾疹者,由汗出解脱衣裳,风入腠理浮浅,其势微,故不肿不痛,但或瘾疹瘙痒也。

《麻科活人全书·正麻奶麻风瘾不同》　风瘾者,亦有似麻疹,……时值天气炎热,感风热而作,此不同于胎毒,乃皮肤小疾,感风热客于肺脾二家所致,不在正麻之列。

【现代研究】

1. 辨证论治　吴国廉治风疹辨证论治,收效较好,分为:流行性风疹(气营两燔),治以清气凉营、透疹解毒,药用金银花、生地、牡丹皮、玄参、板蓝根、连翘、杏仁、知母、生石膏、淡竹叶。风疹并发风水,治宜疏风清热、宣肺利水,药用金银花、连翘、防风、防己、浮萍、荆芥、蝉蜕、紫花地丁、六一散、车前子、赤苓、泽泻。风疹并发黄疸型肝炎，治宜清热利湿解毒，药用金银花、连翘、茵陈、山栀、板蓝根、凤尾草、六一散、车前子、生大黄、橘皮、郁金、海金沙。

张高林辨证论治将风疹分为三型。①风热型：可见发热恶风，咳嗽流涕，1～2日后皮肤分布淡红色疹，由头面渐波及躯干，分布稀疏，耳后、枕部淋巴结肿大，略瘙痒，舌质嫩红，苔薄白，脉浮数。方用银翘散加减：金银花、连翘、桔梗、牛蒡子、荆芥穗、苏叶、淡竹叶、薄荷（后下）各10g，大青叶15g，芦根、淡豆豉、蝉蜕各6g。若瘙痒剧烈者，加苦参9g，白鲜皮15g；咽痛者，加马勃10g、山豆根10g。②邪热炽盛型：见壮热口渴，烦躁，小便短赤，大便秘结，疹色鲜红或紫黯，皮肤瘙痒，纳呆腹胀，舌质苔黄腻，脉数而有力。方用透疹解毒汤加减：生地黄、白茅根、板蓝根各30g，紫草、赤芍、牛蒡子各15g，黄芩、牡丹皮、薄荷（后下）、金银花、连翘各10g。若大便秘结者，加生大黄10g（后下）；口渴较明显者，加天花粉9g，生石膏15g；瘙痒剧烈者，加白鲜皮15g，荆芥穗15g。

2. 专方治疗　张友政自拟金蝉汤（荆芥、蝉衣、牡丹皮、白鲜皮、土茯苓、地肤子、薏苡仁、泽泻）治疗，每获良效。风偏盛，去土茯苓，加防风、薄荷加强疏风之力；湿偏盛，加茯苓、车前仁、黄柏；热偏盛，加桑叶、连翘、野菊花。宋宁静等人用风疹汤（透疹凉解汤）：金银花12g、连翘9g、桑叶9g、牛蒡子6g、薄荷6g、竹叶9g、蝉衣3g、赤芍6g、生地12g、牡丹皮9g、紫草6g、板蓝根10g、生甘草10g。治疗风疹50例，痊愈41例，有效7例，无效2例。曹旗运用普济消毒饮加减治疗风疹淋巴结肿大36例，痊愈29例，未愈7例，总痊愈率80.56%，明显优于西药对照组（总痊愈率31.42%）。

3. 中成药治疗　任秀英用双黄连联合银翘散治疗60例风疹病人，对照组40例给予病毒唑，治疗组痊愈50例，显效6例，有效3例，无效1例，总有效率98.3%，与对照组比有显著差异。禹永明用穿琥宁合银翘散治疗风疹78例，治愈65例，好转11例，未愈2例，总有效率76%，与对照组（用三氮唑核苷注射液）相比，总有效率无显著差异（$P>0.05$），但是治愈率治疗组高于对照组，差异有显著意义（$P<0.05$）。治疗组的开始退热和完全退热时间均显著短于对照组，差异有显著意义（$P<0.01$），治疗组开始退疹和完全退疹时间亦均显著短于对照组（$P<0.01$）。

【述评】

风疹是一种由风疹病毒感染所致的传染性疾病。中医治疗总的原则是祛风清热、凉血解毒。因本病具有传染性，病人宜隔离治疗。饮食护理上宜清淡，忌辛热燥食物。

【参考文献】

1. 吴国廉. 风疹辨治体会. 江苏中医，1995，16(11)：28
2. 张高林. 中药治疗风疹体会. 河南中医学报，2003，18(108)：62-63
3. 张友政. 金蝉汤加减治疗风疹体会. 实用中医药杂志，2007，23(6)：382-383
4. 宋宁静. 风疹汤治疗风疹100例. J Dermatology and Venereology，2004，26(14)：24
5. 曹旗. 普济消毒饮加减治疗风疹淋巴结肿大36例. 江苏中医药，2003，24(14)：11
6. 任秀英. 双黄连注射液配合中草药治疗风疹60例疗效观察. 现代中西医结合杂志，2003，12(4)：384
7. 禹永明. 穿琥宁合银翘散治疗风疹78例临床观察. 江苏中医药，2005，26(15)：24

（魏跃钢）

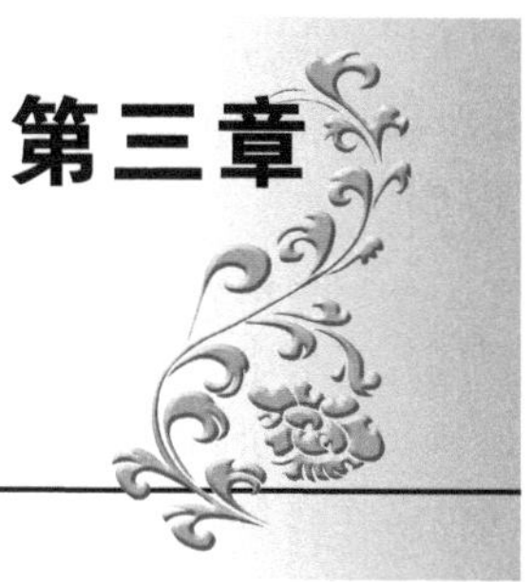

第三章 细菌性皮肤病

第一节　黄　水　疮

黄水疮是一种常见的化脓性传染性皮肤病，又名“天疱疮”或“滴脓疮”。本病多发于夏、秋季节，以2～6岁儿童多见，常在托儿所、幼儿园或家庭中传播流行。好发于头面、四肢等暴露部位。主要皮损为红斑、水疱、脓疱，脓水浸淫之处，常有新的皮损。

明·申斗垣《外科启玄》记载：“黄水疮，一名滴脓疮，疮水到处即成疮。”又说：“天皰疮是手太阴肺经受暑热湿蒸之气所生，肺主皮毛，故遍身燎浆白皰，疼之难忍，皮损赤沾。”清·祁坤《外科大成》说：“黄水疮于头面、耳项，忽生黄粟，破流黄水，顷刻沿开，多生痛痒”。又说：“天疱疮者，初起白色燎浆水疱，小如芡实，大如棋子，延及遍身，疼痛难忍，由肺受暑热，秽气伏结而成。”

【病因病机】

因夏秋之季，气候炎热，感受暑湿热毒，以致气机不畅，疏泄障碍，熏蒸皮肤而成，若小儿机体虚弱，皮肤娇嫩，汗多湿重，暑邪湿毒侵袭，更易发生本病，且相互传染，反复发作者，因邪毒伤正，以致脾气虚弱。

西医认为，本病的病原菌多为金黄色葡萄球菌，少数为链球菌，也可为白色葡萄球菌，葡萄球菌与链球菌混合感染者亦不少见。某些外界环境条件如温度较高，出汗较多和皮肤有浸渍现象时，细菌在皮肤上容易繁殖。

【辨病】

1. 临床表现　本病好发于颜面、耳项等暴露部位，重则可蔓延全身。初起红斑、水疱，在1～2日水疱迅速增大到蚕豆大小，起初透明，一日后混浊成脓疱，脓汁沉积底部，呈半月形积脓现象。疱壁薄而松弛，周围明显红晕，脓疱易破，基底糜烂湿润色红，渗流黄水，干后结成蜜黄色脓痂，是本病皮损特征。其脓痂下脓液向周围溢出，在四周可再生新的脓疱，形成环状，西医称“回状脓疱疮”。一般经6～10天左右脱痂而愈，不留瘢痕。

除自觉瘙痒外，一般无全身症状。由于本病具有接触传染的特点，故局部搔抓后，脓水所到之处而致反复新发，经久不愈。水疱破后形成糜烂时可有灼痛，可发生附近淋巴结肿痛，轻度发热。重则遍身泛发，可伴恶寒高热，面肿尿少继发肾炎。新生儿患者，因抵抗力弱，症状较重，常易并发肺炎，败、毒血症。

2. 诊断要点

(1)好发于颜面，尤其是口鼻周围。多在夏秋季节发病，以儿童多见。

(2)皮损以脓疱，疱壁薄易破，形成脓痂，呈污黄色或黑色为特征，脓痂边缘常有不完整的环形脓疱及红晕，痂下为糜烂面。

3. 鉴别诊断

(1)脓窝疮:常继发虱病、疥疮、湿疹、丘疹性皮肤病等,其脓疱壁厚,溃后凹陷成窝,结成厚痂。

(2)水痘:多在冬春季节流行,全身症状明显,好发于躯干,皮损以大小不等发亮的水疱为主,水疱中央呈脐窝状,不融合,向心性分布,口腔黏膜常受累。

(3)水疥:好发于四肢躯干,皮损多为风团样丘疹,中央起水疱,疱溃少量渗液,结痂而愈,多在春夏之季发病,一般无全身症状。

【辨证】

1. 暑热外袭证 多在夏末发病,水疱色白,疱液混浊成脓,疱壁易破糜烂,自觉痒痛,苔薄白,脉滑数。

2. 热毒熏蒸证 皮损泛发周身,以脓疱糜烂为主,伴发热,口干,大便秘结,小便短黄,舌质红,苔薄或黄腻,脉滑数。

3. 湿热互结证 皮损为大疱、脓疱,四周绕以红晕,疱壁薄易破,黄水淋漓,浸淫成片,痒痛难忍,伴发热,淋巴结肿大,舌质红,苔黄腻,脉濡滑数。

【治疗】

1. 内治法

(1)辨证论治

1)暑热外袭证:治宜清暑泻热,解毒化湿。方用清暑饮加减。

2)热毒蕴蒸证:治宜清热解毒,佐以清暑化湿。方用五味消毒饮加减。

3)湿热互结证:治宜清热利湿。方用龙胆泻肝汤加减。

(2)成药、验方

1)牛黄清解散,每服 1.5g,每日 3 次。清热片,每服 3 片,每日 2 次。

2)三黄片,每次 4.5g,每日 2 次。小儿化毒散,每次 0.6g,每日 2 次。

2. 外治法

(1)外用青黛散麻油调涂,每日 2~3 次。

(2)用颠倒散洗剂外搽患处,每日 4 次,痂脱即愈。

(3)所见脓疱可用消毒针尖逐个挑破,立即以棉球将脓吸干,不使脓液向四周皮肤流出,同时可用 1%~2%龙胆紫药水外涂,每日 2~3 次。

(4)蚕豆荚烧灰,研末,麻油调涂。

3. 西药治疗 根据患者的损害情况,有无全身症状及患者一般情况,酌情给予磺胺类药物,或抗生素如青霉素 G 水剂,或苄星青霉素(儿童 60 万 U,成人 120 万 U,肌内注射),对青霉素过敏者可给红霉素(250mg,每日 4 次,连服 7~10 天)。或根据药物敏感试验给予相应的抗生素。

对于重症新生儿患者,除注意局部治疗外,首先应给予大剂量敏感性高的抗生素,加强支持疗法,包括输血浆及全血或肌内注射丙种球蛋白。

【预防与护理】

1. 患处忌碰水,勿以水洗或烫洗,防止蔓延。

2. 夏季天热,小儿宜勤洗浴,浴后扑痱子粉,保持皮肤清洁干燥,做好预防。

3. 托儿所、幼儿园,夏季应定期检查,一经发现患儿,应立即隔离治疗,勤换衣服,清洗消毒。

【古籍选粹】

《外科正宗·黄水疮第一百十七》　黄水疮于头面，耳项忽生黄色，破流黄水，顷刻沿开，多生痛痒。此因日晒风吹，暴感湿热；或因内餐湿热之物，风动火重者有之。治宜蛤粉散搽之必愈。

蛤粉散：蛤粉、石膏(煅)各一两，轻粉、黄柏(生研)各五钱。共为细末。源水调搽，冬月麻油调亦好。

《外科秘录·卷八·天疱疮》　天疱疮生于头面遍身手足之间，乃毒结于皮毛，而不入于营卫，论理尚轻。然治之不得法，疼痛难忍。……此疮乃肺气虚，而火毒结于肺，本是暑热湿蒸之气，因肺气虚而犯之也。其症燎浆白疱，皮破赤沾，小儿生于夏日居多。故治法必须用解暑散火之药。然单散火而不补肺，则火不能去，而气益虚，疮难速愈矣。补气而佐之解暑，则火毒自消，而疮亦易愈。外用丝瓜叶捣烂，调淀粉敷之，尤易奏功也。

【现代研究】

1. 内服药物治疗　张德昌用五味消毒饮加味治疗脓疱疮 82 例，内服药物予以五味消毒饮加味内服，基本方：金银花 20g、野菊花 15g、蒲公英 20g、紫花地丁 15g、连翘 15g、黄芩 15g、大力子 15g、玄参 15g、山豆根 15g、苦参 15g、赤芍 15g、甘草 10g。临床显效 80 例，好转 2 例，总有效率 100%，治愈率达 99%。

2. 外用药物治疗　李义等在临床中应用双料喉风散治疗脓疱疮 60 例，起效快且治愈率高。治疗方法根据病变皮损范围，取适量双料喉风散，用香油适量调成糊状，涂敷于皮损处，每日 2 次。经治疗 1～3 天后，局部炎性浸润停止，无糜烂渗出，大部分脓疱干涸，7 天全部治愈，治愈率 100%。丰志萍、韩丽清等用中药方：金银花 30g、黄柏 20g、黄芩 20g、紫草 10g、明矾 15g、百部 15g、车前草 20g。使用方法：上述中药用白布包好，加水 2000ml 煎汤，晾至 40～45℃局部外敷 15～20 分钟或药浴 20 分钟(全身皮损)，1 日 2 次，3 天用 1 剂。痊愈 49 例，占 81.67%；显效 7 例，占 11.67%；有效 3 例占 5%；无效 1 例，占 1.66%；总有效率 98.33%。陈迎五报道中药外敷治疗脓疱疮 44 例，治疗组和对照组均给予适量的罗红霉素口服治疗。同时治疗组给予自拟中药加味青黛散外敷，药物组成：大黄 30g，青黛 30g，煅石膏 30g，寒水石 15g，滑石 15g，黄柏 30g。糜烂疮面可直接将药粉敷布在疮面上；丘疹、脓疱、脓痂等皮损用麻油将药粉调成糊状，涂在皮损上，1 日 3 次。对照组不给予外敷药物。均 7 日为 1 疗程。治疗组治愈 38 例，对照组治愈 30 例。

3. 内外并治　任爱民用白花蛇舌草治疗顽固性脓疱疮 1 例，内服白花蛇舌草 30g，白鲜皮 20g，土槿皮 9g，当归 12g，土茯苓、赤芍各 15g，蝉蜕 6g，5 剂，日 1 剂，水煎服。并嘱患者另取白花蛇舌草 100g，研末过筛备用。使用时用荞麦面与上药粉末按 1∶1 比例和匀，水调或醋调成饼，置于皮损面上，再让患者购生牛肉 250g，切薄片，每次 4～5 片，生牛肉在砂锅中煎沸，然后夹取 1 片热牛肉放在面饼上，待肉凉时再置换，冷却的肉片在放入砂锅中，文火煎煮，每个皮损上反复置换 10 次，再转入另一个皮损面治疗每日 1 次。经过内服、外敷治疗半月，痊愈，随访 2 年未复发。黄小菊拟中药内服外洗治疗本病 49 例，疗效满意。自拟银翘苦参汤化裁：金银花 5～10g、连翘 5～10g、牡丹皮 5～10g、苍术 3～6g、萆薢 5～15g、黄柏 3～9g、川黄连 1～3g、茵陈 5～10g、白鲜皮 5～10g、苦参 5～15g、土茯苓 10～20g、大黄 5～10g、紫草 5～10g、甘草 5～10g。以上剂量可根据患儿病情、年龄及体质适当调整。1 日 1 剂，前 2 煎药液分 2 次服，第 3 煎药液熏洗患处，早晚各 1 次。治疗期间，所有患儿均每日换洗内衣，并经直接曝晒或煮沸消毒。7 天为 1 个疗程，一般治疗 1 个疗程。49 例中 1 个疗程内痊愈 47 例(其中 4 天以内痊愈 31 例,5 天痊愈 9 例,6 天痊愈 5 例,7 天痊愈 2 例),有效 2 例,治愈率 95.9%。

4. 中西医结合治疗　齐英报道运用中西医结合治疗 20 例,其中成人 6 例,儿童 14 例,寻常型脓疱疮 9 例,3 例继发上感,2 例肾小球肾炎,4 例淋巴结炎,11 例大疱型疱疮无全身症状。内服方药组成:龙胆泻肝汤加减:鱼腥草 12g、金银花 15g、龙胆草 10g、黄芩 12g、栀子 10g、泽泻 10g、木通 8g、当归 10g、生地 6g、甘草 6g、柴胡 6g,水煎服,每日 1 剂。外用方:三黄汤(黄柏、黄芩、黄连)煎液外洗患处,每日 2 次。西医西药:臂部肌注链霉素 0.125～0.175g,每日 1 次,庆大霉素 4 万 U～8 万 U,每日 2 次,连用 5～7 天。口服复方新诺明 1/2～2 片每日 3 次,连用 5 天。20 例患者中,治愈 19 例,占 95%;好转 1 例,占 5%;总有效率 100%,治疗最少 3 天,最多 7 天,2 个月后随访 1 次无复发。金再华报道运用中西医结合治疗小儿脓疱疮 58 例:中药治疗采用浙江天一堂药业公司生产的乐频清(珍黄丸)内服,1 粒/次,3 次/日,3 岁以下儿童酌减,年龄小者去掉胶囊用药粉喂服。西药治疗用百多邦软膏局部外涂,3 次/日,有脓疱或糜烂的消毒后刺破脓疱,药棉吸去脓液,生理盐水清洗后,再涂药膏。中西医结合内外合用,5 日为 1 疗程,1 疗程后观察疗效。1 个疗程后全部治愈,红斑、水疱、脓疱均消失,无新的皮肤损害发生,脓疱结痂后痂皮脱落。有 5 例服药后大便稀薄,未停药,2 天后转为正常。

【述评】

脓疱疮是小儿常见皮肤病。因其传染性强,故常在托儿所、幼儿园流行。因此本病应以预防为主,搞好集体和个人卫生,保持皮肤清洁干燥。夏季暑热季节,做好检查工作,一经发现患儿,立即隔离治疗。小儿脓疱疮容易继发肾炎,因此,必须加以重视。

【参考文献】

1. 张德昌. 五味消毒饮加味治疗脓疱疮 82 例应用. 哈尔滨医药,2005,(1):42
2. 丰志萍,韩丽. 中药外洗治疗小儿脓疱疮 60 例临床分析. 内蒙古中医药,2008,(2):27
3. 陈迎五. 中药外敷治疗脓疱疮 44 例. 中药外治杂志,2006,15(6):32
4. 任爱民. 白花蛇舌草治疗顽固性脓疱疮. 中医杂志,2007,(7):48
5. 黄小菊. 中药内服外洗治疗儿童脓疱疮 49 例. 中医儿科杂志,2007,3(1):28
6. 齐英. 中西医结合治疗脓疱疮. 内蒙古中医药,2005,(5):10
7. 金再华. 中西医结合治疗小儿脓疱疮 58 例. 中国中西医结合外科杂志,2003,9(1):26

第二节　脓　窝　疮

脓窝疮为继发于其他皮肤病如湿疹、疥疮、痱子、虫咬皮炎等的化脓性皮肤病。四季均可发病,但以夏、秋季节多见,好发于儿童。相当于现代医学的继发性脓疱病。

明·陈实功《外科正宗》中记载:“其患先从水疱作痒,后变脓疱作痛,所成脓窝疮也。”

【病因病机】

多由于肺经有热,脾经有湿,二气交感蕴蒸皮肤而成;或因湿疹、疥疮、痱子、接触性皮炎以及蚊叮虫咬等瘙痒性皮肤病,复经搔抓摩擦,破伤染毒所致。

西医学认为,本病的病原菌多为金黄色葡萄球菌。患有瘙痒的皮肤病如湿疹、疥疮、虫咬皮炎或痱子时,皮肤的屏障作用可被破坏,为皮肤化脓感染提供了较好条件;加上炎热夏天,出汗较多,皮肤有浸渍现象,细菌在皮肤上容易繁殖。

【辨病】

1. 临床表现　多发于原有皮肤病的皮损部位。健康皮肤上较少见。初起红斑、丘疹，很快变成黄豆大脓疱，四周红晕，灼热疼痛，疱壁厚，不易破裂，破后凹陷成窝，上有脓液，可引起附近臖核肿痛，结干黄痂，痂脱而愈。愈后可遗留疤痕。亦有结痂过早，脓流未清，致反复迁延难愈。一般无全身症状，重者可有发热，口干等症。

2. 诊断要点

(1)多有原发皮肤病变，如湿疹、疥疮、痱子、虫咬皮炎等。

(2)皮损继发原发病灶，为黄豆大小脓疱，疱壁厚，破后溃陷成窝，上有脓液。

(3)全身症状较轻，可伴有附近淋巴结肿痛。

3. 鉴别诊断

(1)黄水疮：多发于夏秋季节，具传染性，其皮损较浅，疱壁薄，脓汁沉积于底部，呈半月形积脓现象，溃后其脓水浸淫蔓延，多形成凹陷性溃疡，病程短，痊愈后一般无瘢痕。

(2)疖：起病多为半球形疼痛性结节，以后中央坏死化脓，脓出即愈。

【辨证】

1. 风热夹湿证　多在夏秋时发病，初起局部瘙痒较甚，搔抓后红斑、丘疹，继之脓疱，焮热红肿，痒痛相兼，脓疱难溃或溃后湿烂成窝。伴有口渴少饮，便结溲赤，苔薄黄，脉滑数。

2. 热毒蕴蒸证　局部脓疱高肿不溃，或破后脓液干燥，凹陷成痂，疮周皮肤红肿焮热，啄痛较甚。伴有恶寒发热，口苦咽干，大便干结，小便短赤，舌质红，苔黄厚，脉弦数。

【治疗】

1. 内治法

(1)辨证论治

1)风热夹湿证：治宜疏风清热，利湿解毒。方用消风散合银花解毒汤加减。

2)热毒蕴蒸证：治宜清热解毒，佐以利湿。方用黄连解毒汤合萆薢渗湿汤加减。

(2)成药、验方

1)牛黄清热散(成药)，视小儿年龄大小，每小瓶分作 2 日或 3 日分服。

2)清解片，每次 3 片，每日 2 次；或三黄丸，每次 4.5g，每日 2 次口服。

2. 外治法

(1)脓液多者，可选用蒲公英、野菊花、马齿苋等适量煎水湿敷。

(2)脓液少者，用三黄洗剂加入 5%的九一丹混合遥匀外擦，每日 3～4 次。

(3)均可选用红油膏、九一丹盖贴，敷药前先将脓疱挑破，每一脓疱应分开盖贴。

(4)青蒿 30g，鱼腥草 30g，黄柏 20g，生大黄 10g，金银花 30g，土茯苓 20g，冰片 2g。煎水外洗局部，每日 1～2 次。

3. 西药治疗　同“黄水疮”。

【预防与护理】

1. 有原发皮肤病患者，应注意手的卫生，勤洗手，以免搔抓感染成疮。

2. 及时治疗患者，愈后应将其衣被及用具清洁消毒。

3. 在第 2 次换药时，应以麻油或其他植物油湿润片刻，揩去前药，再敷新药。

【古籍选粹】

《外科正宗·脓窠疮第七十七》　脓窠疮，乃肺经有热，脾经有湿，二气交感，其患先从小泡作痒，后变脓泡作疼，所成脓窠疮也。甚者清热散风、凉血除湿治之，凉血清风散是也；外以蛇床子散或清疮一扫光搽之亦效。兼戒辛辣发物。

蛇床子散：治脓窠疮生于手足遍身，根硬作胀，痒痛非常。

蛇床子、大枫子(肉)、松香、枯矾各一两，黄丹、大黄各五钱，轻粉三钱。上为细末。麻油调搽；湿烂者，干掺之。

脓窠又方：黄柏(以公猪胆汁搽之，火上炙)一两，石膏(煅)一两，轻粉二钱，黄丹、枯矾各三钱。上为末。麻油调搽；湿者，干掺。

【述评】

本病为继发于一些瘙痒性皮肤病或痱子等的化脓性皮肤病，其临床表现与上节的黄水疮相似，病情稍重，临床治疗可相互参照，但本病在治愈后需继续加强对原发病灶的治疗，以防复发。

第三节　须　　疮

须疮是发生在胡须部位的慢性毛囊炎。其临床特点是多在男性胡须部位的毛囊出现丘疹和脓疱，反复起小疱。本病中医亦称之为“羊胡子疮”、“燕窝疮”。

【病因病机】

脾胃湿热，熏蒸口周肌肤；或素体禀赋不耐，外感毒邪而发病。

西医学认为，多由金黄色葡萄球菌感染侵犯毛囊引起的炎症性病变。

【辨病】

1. 临床表现　初起口唇周围、颏、颊部胡须部粟米样丘疹，以后迅速形成绿豆大小脓疱，中央贯穿一根须毛。须毛松动易拔出。脓疱易破，破后即干燥结痂，痂下常有潮红、糜烂、渗液。痂脱愈后留下色素沉着。若皮损逐渐向四周扩大，毛囊破坏，而形成边缘稍隆起瘢痕，上有脓疱结痂。多发于上唇、颊部及下唇有毛部位。极少数可发于眉毛、睫毛、腋毛及阴毛处。自觉灼热，瘙痒及疼痛。一般2～4周痂脱而愈，但易反复发作，以致病情缠绵。

2. 诊断要点

(1)好发于20～40岁男性，上唇多见。自觉症状轻微，部分有灼热、瘙痒及疼痛感。病情缠绵。

(2)皮损为多数硬结性毛囊丘疹，顶端化脓，每个脓疱中央为一根须毛，容易拔出。愈后一般不留瘢痕或永久性秃须。新的损害在外围发生，病区面积逐渐扩大。

(3)有的中央消退形成瘢痕，外围毛囊显著融合隆起，称为狼疮样须疮。如局部出现弥漫性红肿、糜烂、渗液，称湿疹样须疮。

3. 鉴别诊断

(1)须癣：由真菌感染所致，皮损好发于面颊部，为边界清楚的鳞屑性斑损，有断须，从须毛中可以检查到真菌。

(2)脂溢性皮炎：皮损主要为红斑及油脂状鳞屑，不发生毛囊性脓疱。皮疹除胡须部外，头皮、眉毛部亦常同时发生。

(3)寻常性狼疮：皮损为狼疮结节及溃疡，病理切片检查可以区别。

(4)单纯疱疹：皮损多发于热疮之后，为密集成群的水疱，周围红晕，不起脓疱，1周左右即脱痂痊愈，不留瘢痕。

【辨证】

1. 湿热蕴蒸证　多见于嗜好肥甘辛辣之壮年男子，胡须部红斑、丘疹、脓疱、糜烂、渗液、结痂，感灼热痒痛，口渴引饮，便结溲黄，苔薄黄，脉弦滑。

2. 气血不足证　见于禀赋不足的青少年及年老体弱之人，局部皮损此起彼伏，迁延日久不愈；或暂愈数日，但稍因局部刺激又见发作。

【治疗】

1. 内治法

(1)辨证论治

1)湿热蕴蒸证：治宜清脾利湿，清热解毒。方用清胃汤加减。

2)气血不足证：治宜益气养血，托里消毒。方用黄芪托毒汤加减。

(2)成药、验方

1)防风通圣丸，每服 6g，每日 3 次；龙胆泻肝丸，每服 6g，每日 3 次。

2)六一散，每服 6g，每日 2 次。

2. 外治法

(1)颠倒散洗剂外搽，每日 3～4 次。主要用于渗液多者。

(2)青黛散麻油调搽，每日 3～4 次。主要用于结痂者。

3. 西药治疗　可根据病情选用磺胺类药物或敏感的抗生素。

【预防与护理】

1. 忌食辛辣肥甘食物，保持大便通畅。

2. 患者用过的剃刀器具应予消毒处理。

3. 对有口腔、鼻腔等感染病灶患者，应及时治疗。

【古籍选粹】

《医宗金鉴・外科心法要诀・燕窝疮》　燕窝疮，……此证生于下颏，俗名羊胡子疮。初生小者如粟，大者如豆，色红热痒，微痛，破津黄水，形类黄水疮，浸淫成片，但疙瘩如攒。由脾胃湿热而成。宜服芩连平胃汤，外搽碧玉散，即效。

芩连平胃汤：黄芩一钱五分，黄连一钱，厚朴(姜炒)一钱，苍术(炒)二钱，甘草(生)五分，陈皮一钱。水二钟，姜一片，煎八分，食后服。

碧玉散：黄柏末、红枣肉(烧炭存性)各五钱。共研极细末。香油调搽患处。

【述评】

本病为一种细菌感染性化脓性皮肤病，临床治疗以局部外治为主，并注意保持患处皮肤卫生，避免搔抓、摩擦；病重或伴有全身症状者需结合内治进行治疗，或配合使用磺胺类药物和敏感的抗生素。

第四节　麻　　风

麻风是由麻风杆菌感染引起的一种毁形严重的慢性传染性皮肤病。“麻”指肌肤麻木不仁(症状)，“风”指病源(感受风疠之邪)。临床特点为皮肤麻木不仁，闭汗，起红堆紫块，易毁容，致拳手吊足。

中医称本病“大麻风”、“乌白癞”、“疠风”等。早在《内经》就有记载，如《素问・风论》中说：“疠者，有荣气热附，其气不清，故使其鼻柱坏而色败，皮肤溃疡，风寒客于脉而不去，名曰疠风。”在《诸病源候论》中称“大风”、“疠风”、“诸癞”等。如“恶肉须眉坠落候”中说：“大风病，须眉坠落者，皆从风湿冷得之，或因汗出入水得之，或当风冲坐卧树下及湿地上得之，或冷水入肌体得之，或饮酒卧湿地得之，或体痒搔之，渐渐生疮，往年不瘥，即成风痰。八方之风，皆能为邪，邪落于经络，久而不去，与血气相干，则使营卫不和，淫邪散溢，故面色败，皮肤伤，鼻柱坏，须眉落。”在“诸癞候”中有更详细的描述，如“初觉皮肤不仁，或淫淫苦痒如虫行，或眼前见物如垂丝，或隐轸辄赤黑，此皆为疾始起，……或汗不流泄，手足痠痛；针灸不痛；或在面目，习习奕奕；或在胸颈，状如虫行；或身体遍痒，搔之生疮；或身面肿，痛彻骨髓；或顽如钱大，状如蚝毒；或如梳，或如手，锥刺不痛；或青赤黄黑，犹如腐木之形；或痛无常处，流移非一；或如酸枣，或如悬铃；或似绳缚拘急，难以俯仰，手足不能摇动，眼目浮肿，内外生疮，小便赤黄，尿有余沥，面无颜色，恍惚多忘，其间变化多端。”而《外科正宗·大麻风》讲得简明扼要，如大麻风“其患初起，麻木不仁，次发红斑，久则破烂，浮肿无脓，其症最恶。故曰：皮死麻木不仁，肉死刀割不痛，血死破烂流水，筋死指节脱落，骨死鼻梁崩塌。”明·李时珍《本草纲目》是世界上应用大枫子油治疗麻风的最早记载，以后出现了《疠疡机要》、《解围元薮》等麻风病专著。

本病是由麻风杆菌引起的一种慢性接触性传染病，以青壮年发病者为多。潜伏期较长，平均 2～5 年，最长可超过 10 年。早期常因症状不明显易被忽略而贻误治疗，应引起注意。

【病因病机】

总由体虚或经常接触病人及其污染之厕所、床、被、衣服用具等，感染疠气（麻风杆菌）内侵血脉所致。

西医学认为，麻风病的病原菌是麻风杆菌，主要通过接触传染。正常人群对麻风病大多具有自然抵抗力，虽可被感染，但其发病率是很低的。麻风杆菌侵入机体后是否发病，以及发病后的过程和表现，主要取决于接触者对麻风杆菌的抵抗力（免疫状态）。抵抗力较强的，麻风杆菌被吞噬细胞吞噬、消灭而感染终止。若因某些因素使抵抗力减弱时，麻风菌增多，即可出现症状。抵抗力中等者，表现为未定类结核样型及界线类偏结核型麻风；抵抗力弱者，表现为中间界线类及界线类偏瘤型麻风；抵抗力很弱或无者，临床上表现为瘤型麻风。

【辨病】

1. 临床表现　麻风杆菌可侵犯皮肤、黏膜、周围神经、淋巴结、骨骼和内脏，所以可出现各种复杂的临床症状。目前仍以 1953 年举行的第六次国际麻风会议确定的分类方法为基础，参照麻风病的免疫“光谱”学说，1963 年第十届国际麻风会议以“五级分类法”为标准。现将各型麻风的主要症状分述如下：

（1）结核样型：皮损局限，数量少不对称，边界清楚，病情稳定。典型的皮损为红色斑块，有时隆起，表面干燥，毳毛脱落或有鳞屑。有的损害由丘疹聚集成堆呈苔藓样，或向四周扩散成环状、半环状皮损；有的互相融合成堤状隆起。皮损附近常可摸到粗硬而不规则的皮神经，是本型的重要特征。除面部外都有明显的感觉障碍。损害主要分布在面、肩、臀、四肢伸侧等易受摩擦部位。

部分病例无皮损，仅表现为单发性神经痛，耳大神经粗大，腓总神经粗大，或兼有感觉消失，或感觉过敏，肌无力等。

常规检查菌阴性，麻风菌素晚期反应多为强阳性。少数可自愈，经治疗消退快，一般预后良好。

（2）偏界线类结核样型者，皮损为斑疹或略隆起的斑块，淡红或褐黄，其特点是环状损害的内外界线均较清楚，中央皮肤正常。有多发性浅神经粗大，一般不对称。

(3)中央界线类者，皮损的特点为多颜色，多形态，斑疹、结块、浸润、结节，有的似瘤型，有的似结核样型，甚至在同一皮损上有几种形态，皮色有淡红、淡褐、紫红、棕色多种。

(4)偏界线类瘤型者，斑块，结节，浸润性隆起似瘤型，眉毛、头发均可脱落，晚期亦可形成“麻风狮面”，皮损可查到麻风杆菌。

(5)瘤型：按病期、轻重、范围分三期。

(6)未定型：损害多为减色斑或淡红斑，边缘清楚或不清楚，局部感觉减退或消失，可演变为结核样型。有的斑疹小，数目多，分布广但对称，可演变为界线类或瘤型。

早期：以斑疹为主，伴有浅在性浸润损害，边缘模糊不清，眉毛轻度稀疏，周围神经受累轻，无畸形，浅淋巴结肿大，无明显内脏损害。

中期：以浸润性和弥漫性损害为主，伴少数结节。皮损广泛，头发、眉毛、睫毛、鼻毛可全部脱光。鼻黏膜充血，有浸润或结节。周围神经普遍受累，伴感觉障碍、运动障碍，畸形，足底溃疡，浅淋巴结、肝、脾、睾丸可中度肿大。

晚期：以弥漫性浸润或结节为主，损害多遍及全身。面部结节和深在性浸润可形成“狮面”，口唇肥厚，耳垂肿大，鼻梁塌陷，鼻中隔穿孔。口腔、悬雍垂，喉头可有浸润或结节，眼部损害可致失明；全身毛发脱落。神经损害严重，以致面瘫，手足运动障碍，畸形，溃疡，指趾挛缩、变细，下肢水肿，淋巴结和各内脏器官受累较重。

早期在鼻黏膜或皮疹部涂片检查或切片即可找到麻风杆菌。华康氏反应强阳性。

2. 诊断要点

(1)皮肤损害及感觉障碍。

(2)周围浅神经检查，特别应注意耳大神经、眶上神经、尺神经或腓总神经等是否粗大。

(3)麻风杆菌检查，一般包括眉毛、面颊、耳垂、下颏及可疑皮损。

(4)组织病理检查。

(5)其他检查如麻风菌素试验、组织胺测验、出汗试验等。

临床上必须具备以上两项或两项以上阳性者才能确诊为麻风。

3. 鉴别诊断

(1)圆癣：损害呈圆形，中央呈自愈，知觉正常，神经不肿大，皮损好发于阴暗潮湿多汗的部位，有痒感，病情多数是夏重冬轻。

(2)白驳风(白癜风)：应与早期重型麻风的白斑鉴别，白驳风色素完全脱失，界限清楚，无感觉改变，表面毳毛亦变白。

(3)紫白癜风(花斑癣)：应与早期重型麻风的胸背部白斑鉴别，本病多见于胸背部，皮损冬轻夏重，自觉轻微瘙痒。

(4)腹外侧神经炎：在腹外侧皮神经分布的部位(即大腿下 2/3 前外侧)，皮肤感觉异常，浅神经不肿大，无其他麻风症状。

【辨证】

1. 实证　病程短，体质壮实，包括结核样型、大部分未定类或小部分界线类。病变局限于皮毛经络，而不内侵脏腑。红斑、紫红斑或浅色斑，毳毛脱落。正胜邪，故皮疹少，界限清楚，不对称，经络受损出现气滞血瘀，早期表现为斑色浅白，麻木闭汗，晚期则斑疹紫红，舌紫或边有紫斑，脉涩。

2. 虚证　病程长，体质虚弱，病情时轻时重，包括瘤型、小部分未定类和大部分界线类，病变不仅侵及皮毛经络，且内侵脏腑。斑疹堆块较多，广泛对称，界线不清，色泛灰黄，常有须眉脱落，舌淡，脉细弱。

3. 虚实夹杂证　正气较虚，病邪亢盛，经络受损，气滞血瘀的表现明显，而脏腑虚象不太明显，故斑疹部分境界清楚，部分不清，斑疹多紫，手足发绀，刺痛不移，或面紫，舌紫，脉涩。

【治疗】

1. 内治法

(1)辨证论治

1)实证：治宜驱风利湿，温经通络，活血解毒。方用万灵丹加减。

2)虚证：治宜扶正驱邪，滋营解毒。方用补气泻荣汤加减。

3)虚实夹杂证：治宜养血活血，化瘀通络。方用扫风丸或苦参散加减。

(2)成药、验方

1)万灵丹、神应消风散、磨风丸。服法：第1天服万灵丹1粒，温酒送服；第2～4日服神应消风散，每日6g，早晨空腹温酒送服；第5～6天服磨风丸，每次60～70丸，每日2次，温酒送服。连续循环应用，至痊愈为止。

2)一号扫风丸，成人初用6g，每日2次；3日后如无呕吐、恶心等反应，可每次加服1.5g；至第8日后，每日服3次，并不用增加剂量。

3)蝮蛇酒，每次10ml，每日2次。

4)苍耳草膏，每次1匙，每日3次，开水冲服。

5)体虚者可服何首乌酒，按患者酒量大小，时时饮之，醺醺然作汗为度，避风。

2. 外治法

(1)足底溃疡选用冬青膏外敷，每天换药1次。

(2)苦参汤洗涤溃疡处，用七三丹，红油膏外敷，腐脱新生后，改用生肌散外敷。

(3)二味拔毒散　雄黄、枯矾等量为末，茶叶、生姜适量。先将生姜捣烂，用纱布包裹、涂擦神经痛部位；待局部皮肤充血潮红，患者觉有灼热，再将浓茶煎于冲调雄黄、枯矾为糊状，摊于5～6层纱布上，敷于患部，包扎。

3. 西药治疗　早期、及时、足量、足程、规则的化学药物治疗疗效较好。为了减少耐药性菌株的产生，现在主张数种有效的抗麻风化学药物联合治疗。方案如下：

(1)多菌型麻风：利福平600mg，每月1次，看服(在医务人员看视情况下将药服下)；加氯苯吩嗪300mg，每日1次，看服。加氯苯吩嗪每日50mg，氨苯砜每日100mg，自服。疗程至少24个月，随访每月1次，每6个月作1次临床小结，每年做1次全面临床检查和疗效判断，连续随访5年或皮肤涂片查菌阴转为止。

(2)少菌型麻风：利福平600mg，每月1次，看服；加氨苯砜每日100mg，自服。疗程6个月，每月随访1次，至病情不活动，以后每年随访1次，连续2年或2年以上。

【预防与护理】

1. 麻风病是一种需要全社会的努力才能有效预防的疾病。新中国成立后，我国采取全面规划，统一部署，加强协作，积极防治，已取得了可喜的成绩。

2. 开展有关麻风病防治的宣传教育，消除群众对麻风病人的恐惧心理和厌恶、仇视麻风病人等旧社会遗留下来的不良习俗。

3. 对麻风病人，必须实行隔离治疗。

4. 加强营养，禁止饮酒（药引用酒除外），忌房事，居室须注意空气清新及阳光充足。

5. 建立合理生活制度。

6. 参加适当劳动，防止和纠正手足挛缩及畸形。

7. 麻风病流行区的儿童、患者家属和其他密切接触者应进行药物预防及卡介苗接种。

【古籍选粹】

《疠疡机要》　大抵此证多由劳伤气血，腠理不密，或醉后房劳沐浴，或登山涉水，外邪所乘。

《外科正宗·大麻风第四十八》　大麻风症，乃天地间异症也。但感受不同，有体虚之人因骤被阴阳曝晒，露雾风雨之气所侵，感之不觉，未经发泄，凝滞肌肤，积久必作。又有房欲后体虚为风邪所裂，或露卧当风，睡眠湿地；或洗浴乘凉，希图快意，此等相感俱能致之。其患先从麻木不仁，次发红斑，久则破烂，浮肿无脓。又谓皮死麻木不仁，肉死刀割不痛，血死破烂流水，筋死指节脱落，骨死鼻梁崩塌。有此五症，俱为不治。又曰心受之先损于目，肝受之面发紫泡，脾受之遍身如癣，肺受之眉毛先脱，肾受之足底先穿，又为五败症也。总皆风湿相乘，气血凝滞，表里不和，脏腑痞塞，阳火所变，此其根蒂也。初起麻木不仁，肌肉未死者，宜万灵丹洗浴发汗，以散凝滞之风；后服神应养真丹加白花蛇等分，久服自愈。年久肌破肉死者，先用必胜散疏通脏腑，次服万灵丹，每日酒化一丸，通活血脉，服至一月，换服苦参丸，轻者半年，重者一载渐愈。或兼服酒药。忌戒房事、厚味、动风等件，可保终年不发矣。

必胜散：治大麻风血热秘结，脏腑不通，宜用此药利之。大黄、槟榔、白牵牛各一钱，粉霜一钱五分。上各为细末。年壮者作五服，中年久虚者作七服，用生姜四两捣汁，赤砂糖三钱，加水一大杯，三味和匀，临睡时腹中稍空、顿温通口服之即睡；至三更，遍身麻木如针刺，头、目、齿缝俱痛，此药导病之功已达，行出大、小二便，或青白黑黄，又或红虫之类，此乃病根也。一月内服药三次渐痊，眉发俱生，肌肤如旧。

苦参丸：治大麻风毋分新久，穿破溃烂，老幼俱可服之。苦参一斤，大风子肉六两，荆芥十六两，防风、白芷各六两，全蝎、何首乌、白附子、枸杞子、威灵仙、当归、大胡麻、川芎、疾藜、大皂角、川牛膝、牛蒡子、独活各五两，蔓荆子、风藤、羌活、连翘、苍术、天麻、杜仲、草乌（泡，去皮尖）、甘草各三两，人参一两，砂仁二两，白花蛇二两（切片，炙黄）。上药共为细末，醋打老米糊为丸，梧桐子大。每服三、四十丸，温酒食前后任下。避风、忌口为妙。

《外科真诠·大麻疯》　大麻疯初起用麻黄、苏叶各半斤，防风、荆芥各四两，煎汤一桶，沐浴浸洗，换新衣。服再造丸三钱，黄酒送下，再饮至醉，盖卧出汗。……至午又服再造丸三钱，酒下至醉，用夏枯草蒸热铺席下卧之。……再造丸：生漆、松香各八两，大蟹七只，明雄黄八两，蛇壳七条，川乌（姜制）、草乌（姜制）、人参、天麻各二两。将生漆、松香和匀盛瓦盆内，入大蟹，将盆埋半截于土内，日晒之，以柳枝搅之，夜则益之。二十一日俱化成水，再将明雄黄等研末，用漆蟹汁为丸。

【现代研究】

1. 辨证论治　方大定等对各型麻风患者进行了为期 3 年的定期连续性的辨证，观察其证候演变规律，并结合西医某些客观指标，又经治疗验证，将麻风病分为三型论治。①实证型：正盛邪实，病变局限于皮毛经络，初起经络气滞，斑黄浅白，麻木闭汗，退则血瘀，斑色紫红；正气尚可敛邪，故斑疹散少，境界清楚，多数相当于西医结核样型及界线类偏结核样型。②虚证型：正虚邪恋，邪气散漫，故皮疹数多，境界不清，其色灰黄；病邪入侵脏腑，出现脏腑虚象，早期阴虚内热，晚期阴阳两虚，多数相当于西医瘤型。③虚实夹杂型：正虚邪实，只能部分敛邪，故皮损境界部分清楚，部分不清；脏腑受损不重，虚象不显著，而血瘀见证明显，多数相当于西医中间界线类及界线类偏瘤型。各型均以扶正、祛邪、活血通络为总的治则。实证型以祛邪为主，稍佐扶正，气滞血瘀明显者兼以活血理气通络；虚证型先用扶正，早期阴虚内热者以养阴清热为主，晚期阴阳两虚者则扶阳配阴，虚象解除后再用祛邪；虚实夹杂型攻补兼施，重用活血通络。

乔文彪等在"《外台秘要方》对麻风病的认识"中总结的"风湿生虫"之病因，祛风化湿、杀虫活血之治法，辑录的方剂以及归纳的以患者为中心，积极预防，早期诊治，及时隔离，综合调养的防治理念，对当今麻风病的预防治疗仍具有重要的现实意义。麻风病是一种慢性虚损性疾病，发病慢，病程长，对神经损害最为严重和普遍。在其病变的发生传变过程中，神经痛是患者最普遍的症状。采用补养气血的八珍汤，补益气血，加入活血祛痕的三七、丹参，解肌止痛的白芍、葛根。兼寒凝者加入麻黄、淫羊藿、细辛之类，兼湿热者加入黄柏、防己、金钱草、木通之属，使气血充盛，络脉瘀阻得以改善，气血运行畅通，故肿大疼痛诸症消除而痊愈。

卢庆芳等运用清热利湿，通络止痛，活血生肌的方法治疗麻风溃疡。在自制的慢性溃疡洗剂中，金银花、连翘、大黄清热解毒，消痈散结，活血化瘀，具有一定的抗炎、抗渗出与降低炎性病灶微血管壁脆性作用，并能增加血小板，促进血凝，有止血作用，另外大黄具有收敛作用，从而减少溃疡面的渗血渗液。赤芍、当归活血祛瘀止痛，赤芍含有芍药苷，有抗溃疡作用。当归具有一定的镇静镇痛作用，并可以改善血液循环，增加局部营养。乳香、没药可以活血祛瘀、敛疮生肌。黄柏对血小板有保护作用，苦参清热燥湿、杀虫止痒。石决明含氧化钙，与甘草合用对溃疡面具有保护作用。

2. 传统轮服方治疗　根据先攻后补的原则，用若干处方轮换服用，周而复始。辽宁省麻风病院用《医宗金鉴·外科心法》轮服方。即消风散、追风散、再造散、换肌散等轮服，治疗瘤型 376 例，结核样型 90 例，未定类 6 例，疗期 2～15 个月不等，临床有效率 96.4%。疗前查菌阳性的 351 例中，疗后有 56 例阴转，276 例细菌减少。治疗前后曾做病理检查者 76 例，其中 60 例疗后有进步。钟汝敏自拟中药五服方治疗麻风病 65 例，其组成由初服方（羌活、苍术、防风、玄参、荆芥、银柴胡、赤芍、枳壳、黄芩、白鲜皮、甘草各 6g，4 剂，每日 1 剂；次服方（羌活、防风、黄芩、白芷、川芎、知母、甘草、生地各 6g，细辛 3g）2 剂，每日 1 剂；三服方（大黄 9g 后下，芒硝 6g 分冲，枳壳、金银花、赤芍、黄柏、苦参、甘草各 9g，天麻、僵蚕各 6g，大枫子 4.5g，制川乌 4.5g）10 剂，每日 1 剂；五服方（玄参、白芷、枳壳、独活各 6g，赤芍、金银花各 3g，制川乌 1 个，防风 300g，蒺藜 500g，火麻仁 500g，大枫子 500g），以上研成细末，以蕲蛇 360g，去头尾，用热酒浸 2～3 日，秋冬浸 5～6 日，浸松后去骨蒸熟焙干研末和前药及蜂蜜（与药对半）为丸，每丸 12g，日服 3 次，每次 1 丸，茶送下，服完为止。五服方系连续服用，1～4 方为 19 天，第 5 方为 80 天，共 100 天。结果明显好转 22 例，好转 37 例，无效 6 例。

3. 专病专方治疗　章立寰先后 2 次报告用大枫子为主药的扫风丸治疗 24 例结核样型麻风，皮损消退快，知觉有所恢复。以后用此药治疗陆续有报告，多数认为对瘤型的疗效不如结核样型。瘤型患者有时临床有所改善，而降菌不明显，久服可致白细胞减少，服补气血中药后可恢复。

中国医学科学院皮肤病研究所等用雷公藤去皮根心本质部分，每日用 10～20g、21～40g、41～60g 三种剂量，分别治疗轻、中、重三种不同程度的麻风反应共 318 例次，并设西药反应停治疗对照组 113 例。雷公藤治疗Ⅱ型麻风反应 284 例次，有效 281 例次，有效率 98.95%；反应停治疗Ⅱ型反应 113 例次，有效 109 例次，有效率 96.4%。雷公藤治疗Ⅰ型麻风反应 34 例次，有效 32 例次，有效率 94.1%；反应停对Ⅰ型反应无效。从临床症状控制速度仅血沉变化来判断，雷公藤对Ⅱ型反应的疗效不亚于反应停，并对反应停无效的Ⅰ型反应亦有效，能代替皮质激素。但雷公藤治疗麻风反应所需剂量较治疗其他病种大 0.5～1 倍，常在疗效出现的同时，产生副作用。从雷公藤中分离出的有效成分雷公藤总苷治疗两型麻风反应有效率在 92.7%以上，应用雷公藤生药常见的消化道反应、白细胞减少等副作用，改用总苷后均见减少减轻。

4. 中药外治　隋丽华等运用复方茶多酚擦剂治疗麻风病所致神经、血管功能障碍性溃疡。继发性局部神经溃疡好发于足底、手指及小腿等易受压、受损的部位。往往是反复发作，久治不愈持续多年，甚至数十年，重者深达皮下、肌层或骨质，溃疡周围高度角化。屡次继发性感染导致骨髓炎、淋巴管炎、血管炎等，有的甚至还需要截肢。茶多酚(Tea-polyphenols)是从茶叶中分离提纯的以儿茶素为主体的多酚类化合物。国内外大量的研究表明茶多酚具有强大的抗氧化、抗辐射、抗衰老、抗溃疡、清除体内自由基等多种药理活性。其抗自由基作用强度超过维生素 C 及维生素 E 的数倍乃至数十倍。茶多酚对金黄色葡萄球菌，变形杆菌，绿脓杆菌等致病微生物引起的感染具有明显防治作用；并有科学研究证明茶多酚对烧伤、创伤缺血再灌等引起的组织损伤具有相当显著的保护作用。茶多酚还具有良好的透皮吸收性能，且活性极为稳定，又为天然活性物质，故无毒、无刺激性。

张立等运用血竭治疗麻风足底溃疡疗效显著，血竭具有活血化瘀，祛腐生肌，收敛止血，消肿止痛的功效，可改善溃疡面的血液循环，还具有抗真菌和细菌的活性，另有研究表明，血竭还可促进角质形成细胞的游走，有利于溃疡愈合。

【述评】

麻风病是由麻风杆菌引起的慢性传染性疾病。主要经直接接触和呼吸道传染。因其后期可造成畸形、残疾，丧失劳动力和自理能力，且传染他人，危害人的身体健康，因此，对其防治受到全社会的关注。我国一直采取积极防治、控制传染措施，因此，该病在我国已基本被控制。若患者有局部麻木性斑块、浅神经粗大、长期不愈合的足底溃疡、脱眉毛、皮肤有蚁行感等症状，应进一步查麻风菌、组织病理切片以确诊，以期早期发现、早期治疗。20 世纪 40 年代初发现氨苯酚以来，麻风病已是可治之症，随着科学技术进步，利福平、氨苯酚嗪等药物的出现，麻风已成为可防、可治、不可怕的疾病了。我国自 80 年代开展联合化疗(MDT)以来，取得很好的效果。但是，麻风患者特别是瘤型麻风免疫力低下，机体无力处理残存菌，以致无限期服药。单从抗菌途径尚在能解决麻风治疗的全部问题。中医学对麻风病有丰富的记载和大量的临床实践，今后不仅要从中药中探寻抗麻风杆菌的药物，还要发挥中医整体治疗之所长，调整麻风患者机体状况，提高免疫力。总之，要做到早期诊断，早期发现，中西结合，积极防治，麻风病将得到彻底控制。

【参考文献】

1. 秦万章主编. 皮肤病研究. 上海：上海科技出版社，1990，227

2. 乔文彪，张亚密.《外台秘要方》对麻风病的认识. 陕西中医学院学报，2005，28(2)：61-62

3. 卢庆芳，孙本海. 慢性溃疡洗剂治疗麻风溃疡 28 例. Journal of External Therapy of TCM，1998，7(4)：18

4. 辽宁省麻风病院. 中医治疗麻风病的观察报告. 中医杂志，1987，(5)：233

5. 钟汝敏. 中药五服方治疗麻风病 65 例疗效观察. 皮肤病防治研究通讯，1975，4(4)：406

6. 章立寰. 中药治疗麻风病的疗效. 中华皮肤科杂志，1956，4(1)：5

7. 章立寰. 中药治疗麻风病的疗效. 中华皮肤科杂志，1957，5(2)：147

8. 方大定. 中医药治疗麻风病的历史现状和展望. 皮肤病防治研究通讯，1977，6(3)：159

9. 中国医学科学院皮肤病研究所，等，雷公藤治疗麻风反应的临床观察. 中国医学科学院学报，1979，1(1)：17

10. 隋丽华，郭珉，王颖，等. 复方茶多酚搽剂治疗麻风肢端顽固性溃疡的临床疗效观. 辽宁中医杂志，2008，35(1)：93-94

11. 张立，杨荣德，龙恒，等. 血竭治疗麻风足底溃疡 32 例疗效观察. China J Lepr Skin Dis，2004，20(6)：590

（魏跃钢）

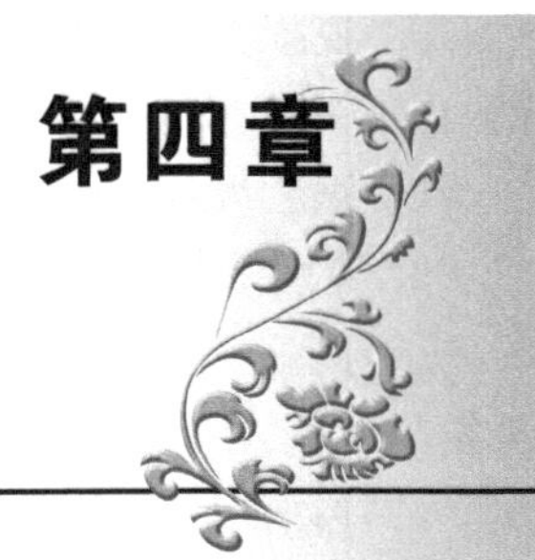

第四章

真菌性皮肤病

第一节　白　秃　疮

白秃疮是生于头部的真菌性皮肤病。因其头生白屑，发落而秃成疮而命名。中医又称"蛀毛癣"，俗称"白鼠瘌"。其特征为灰白色鳞屑斑，毛发易断，在接近头皮的发干外围有白色菌鞘围绕。本病多发于卫生条件差的农村儿童，尤以男孩为多，青春期可自然痊愈。本病即现代医学头癣中的白癣。

历代医家对本病早有认识，认为本病是由虫所引起，可由剃发染毒而致。如隋《诸病源候论·白秃候》记载："白秃之候，头上白点斑剥，初似癣而上有白皮屑，久则生痂成疮，逐至遍头。洗刮除其痂，头皮疮孔如箸头大，里有脓汁出，其细微难见……乃至自小及长大不瘥，头发秃落，故谓之白秃也。"明《外科正宗·白秃疮》云："白秃疮因剃发腠理司开，外风袭入，结聚不散，致气血不潮，皮肉干枯，发为白秃，久则发落，根无营养。"《医宗金鉴·外科心法要诀》则将白秃疮与肥疮混称，统谓之秃疮。"此证头生白痂，小者如豆，大者如钱，俗称钱癣，又名肥疮。多生小儿头上，瘙痒难堪，却不疼痛，日久延漫成片，发焦脱落，即成秃疮，又名瘌头疮。"

【病因病机】

多由接触患者的理发用具、帽、枕等传染而得；或理发时腠理司开，外邪侵入，结聚不散，以致气血不潮，皮肤干枯而成；或由脾胃湿热内蕴，湿甚则痒，流滋，热甚则生风生燥，肌肤失养，以致皮生白屑，发焦脱落。

西医学认为，本病是由小孢子菌（在我国主要由铁锈小孢子菌及犬小孢子菌）所引起的头皮和毛发感染。

【辨病】

1. 临床表现　初起丘疹色红，灰白色鳞屑成斑，中央有毛发穿过，逐渐增多而大，小者如豆，大者如钱，渐沿至头皮他处，毛发干枯，失去光泽，且头发变脆易于折断，易于拔落，多数离头皮 2～3mm 处，头发自行脱落，参差不齐，在接近头皮的毛发干外围，常有灰白色菌鞘围绕，是本病的特点。

自觉瘙痒。少数患者有轻微红肿，丘疹，脓疱，结痂而稍有疼痛。病程缠绵，往往迁延数年未愈。未经治疗者常常到青春期自愈，新发再生，不留瘢痕。亦有继发感染者，发生水疱肿胀、化脓等现象，在化脓处遗留瘢痕，该处头发永不再生。镜检：发处可见有多数圆形孢子集聚。

2. 诊断要点

（1）好发于儿童，尤以卫生条件较差的农村儿童多见。

(2)皮损为大小不等的圆斑,上覆灰白色鳞屑,逐渐扩大,可有轻痒。病发外围绕以白鞘,在距头皮2～3mm处折断。

(3)病程缠绵,但至青春期可自愈。愈后头发可再生。

3. 鉴别诊断

(1)白疕(银屑病):皮损有较厚的银白色鳞屑性斑片,呈云母片状,边缘暗红,边界清楚,头发呈束状,不脱落,搔去鳞屑可见渗出或出血点,同时,四肢伸侧常有同样病变。

(2)白屑风(头皮脂溢性皮炎):多见于青年,白色鳞屑堆叠飞起,虽也脱发,但无断发现象。

(3)肥疮(黄癣):有典型的黄癣痂和特殊的鼠粪臭味,愈后有瘢痕,毛发永久脱落。

(4)黑点癣:头皮散在黄豆到杏子大小鳞屑斑,细薄的鳞屑不多,病发刚出头皮即折断,毛囊口的断发呈黑点状。

(5)油风(斑秃):常突然发生,呈斑片状脱落,病变处光泽而无鳞屑。

(6)石棉状癣(石棉状糠疹):脂溢性皮炎中的一种,表现为堆集很厚的鳞屑,较难脱落,一般无脱发现象。

【辨证】

湿热蕴毒证 头皮瘙痒剧烈,浸淫流滋,散在性脓疱、丘疹,口苦咽干,便结溲赤,舌质红,苔薄黄,脉滑数。

【治疗】

1. 内治法 一般不需要内治。病情较重,或继发感染者,可配合内服汤药治疗。

(1)辨证论治:多为湿热蕴毒证,治宜清热利湿解毒,杀虫祛风。常用药物茵陈、蒲公英、土大黄、金银花、土茯苓、蛇床子、苦参、苦楝根皮等。

(2)西药治疗:灰黄霉素,儿童剂量按每kg体重每日10～15mg,饭后服,服药一般3～4周,短程疗法14天。或选择酮康唑、斯皮仁诺等治疗。治疗期间应注意肝功能及血液情况。

2. 外治法 关键在于将病发连根拔去。外涂一扫光或雄黄膏,或5%硫黄膏并配合拔发治疗。具体方法是:治疗前先在头部寻找病区及可疑病区,然后将该区周围1cm处的毛发剃光或剪平,以便敷药;然后每日以明矾水或热水洗头后,即在病区敷药,用油纸盖上,并嘱患者包扎或戴帽子固定,每日换药1次,涂药必须厚些。用药1周后,头发比较松动,即可以镊子拔去病发,并争取3天内全部拔完。如果头发未松,更须多上些药膏,不能间断,一直到病变处头发拔光为止。病区头发拔光后,继续涂药膏。此时涂药不宜过厚,每日1次,连续2～3周,如果病区内发现有残余的头发或断发时,应立即彻底拔去。

【预防与护理】

1. 做到早期发现,早期治疗,以减少感染来源。

2. 不要使用患者的梳、篦、帽子和枕套等生活用品。

3. 加强对理发室的管理。理发用具每日应分别用水煮沸15分钟,或用酒精、5%石碳酸、10%福尔马林溶液浸泡,或流水冲洗等方法进行清洁消毒。理发后用流水洗头。

4. 患儿须经彻底治愈后,才能参加集体活动。

【古籍选粹】

《疡科心得集·辨白秃疮肥疮论》 白秃疮者,俗称癞瘌疮,……作痒,疮痂高堆是也。风袭则起白屑,热甚则秃,久则伤孔而不生发。治当消风,除湿,杀虫,止痒,养血。肥疮生于头顶,乃脏腑不和之气上冲,血热之毒上注,小儿阴气不足,阳火有余,故最多犯之。宜内服荆芥、防风、连翘、天花粉、贝母、玄参、赤芍、生地、牛蒡子等，清热解毒，凉血活血。

《医宗金鉴·外科心法要诀·秃疮》　此证头生白痂，小者如豆，大者如钱，俗名钱癣，又名肥疮。多生于小儿头上，瘙痒难堪，却不疼痛。日久蔓延成片，发焦脱落，即成秃疮，又名癞头疮。

《外科真诠·白秃疮》　白秃疮一名癞头疮，多生于小儿头上，初起小者如豆，大者如钱，白痂累累，抓痒不堪，年深日久，发焦脱离，由胃经积热生风所致。宜先用番木鳖、生黄柏、荆芥穗煎水，洗去白痂，徐用太极黑铅膏搽之；内服用防风通圣散料醇酒浸焙为细末，每日一二钱，量其壮弱用之，食后白汤送下，服至头上多汗为验。发落不生，用香油调骨碎补末搽之。

第二节　肥　　疮

肥疮是一种传染性较强的毛发真菌病。因其后可发展成秃，故又名秃疮，俗称"堆砂鬁痢。"其特点为蜡黄、松脆、鼠粪臭的癣痂，易形成秃疤。多发于儿童，流行地区成人也被累及，家庭成员或邻居均可患病。

《诸病源候论·赤秃候》中说："此由头疮，虫食发秃落，无白痂，有汁，皮赤而痒，故谓之赤秃。"这是类似"肥疮"的最早记载。以后诸家均有所发挥。《外科启玄·肥黏疮》说："小儿头上多生肥黏疮，黄脓易暴。皆由油手抓头生之，亦是太阳风热所致，亦有剃刀所过。"邹五峰《外科真诠·肥疮》中把本病另列一节，症状描述更为确切，如："肥疮多生小儿头上，乃真阴不足，阳火上浮所致。初发小吻，瘙痒难堪，上结黄痂。"肥疮相当于现代医学发癣中的黄癣。

【病因病机】

本病多因腠理不密，感染风邪湿毒，蕴蒸上攻头皮，凝聚不散，以致气血不潮，皮肤干枯而成；或油手抓头，或枕头不洁，或理发工具不干净，接触传染而得。

西医学认为，本病是由许多兰毛癣菌所引起的头皮和毛发感染。

【辨病】

1. 临床表现　初起红色丘疹，或有脓痂，有毛发穿过，逐渐蔓延扩大，增厚形成黏着棕黄色污秽厚痂，如松脂，又如堆砂，外观呈碟形，边缘稍隆起，中央微凹陷，常有2～3根毛发穿过，称为黄癣痂，为黄癣菌与头皮碎屑所组成，这是本病重要的临床特征。

黄癣痂不易剥去，将痂剥除后可见潮红的湿润面。此痂逐渐扩大、增多或相互融合，结成大片的黄色厚痂，往往散发出类似鼠粪的臭味，这也是本病的特征之一。

自觉瘙痒，病变多先由头顶部开始，逐渐向四周扩大，可侵及整个头皮，但头皮四周约1cm左右宽区域不易受累，所以该处毛发健存。

头发枯黄失去光泽而且容易拔出，并逐渐脱落，日久成秃，留有萎缩性瘢痕，头发永久不再生。其上残存少数毛发，虽不易折断，但易于拔出。

病程缓慢，多由儿童期开始，持续到成人。少数糜烂化脓，伴有附近淋巴结肿大疼痛，有的侵犯面、颈，仅有丘疹和少数鳞屑；亦可累及指(趾)甲，使甲板混浊、变形，甲板游离缘下可见到黄癣痂。

镜检：发干内有多数菌丝和排列成行的关节孢子。

2. 诊断要点

(1)儿童成人皆可发病，但以儿童多见。

(2)皮损初起在毛发根部生成小脓疱，溃后逐渐形成大小不等的淡红色溃疡。脓液干后，结成蜜黄色脓痂，痂缘翘起，中央凹陷如碟状，有残发贯穿。痂质脆，捏之如豆渣，有鼠粪臭气。病发干燥无光泽，逐渐脱落。

(3)病程缠绵，如不及时治疗终身难愈。愈后形成萎缩性瘢痕，不再生发。

3. 鉴别诊断

(1)白秃疮(白癣)：病发容易折断。到青春期可自愈。不发生成片的萎缩性瘢痕。

(2)脓癣：毛囊性脓疱形成肿块，上有多个排脓口。

(3)白疕(银屑病)：在红色的斑片上，有较厚云母状的银白色鳞屑，头发不脱落，不发生秃疤。

(4)湿疹：有水疱、糜烂、流滋、结痂，局部瘙痒，无继发感染。一般不脱发。

【辨证】

湿热内蕴证　糜烂结痂，红肿痒痛，渗出脓水，头痛身重，苔黄腻，脉滑数。

【治疗】

1. 内治法

(1)辨证论治：为湿热内蕴证，治宜祛风杀虫，清热渗湿。方用苦参丸加减。常用药物：紫花地丁、苦参、野菊花、金银花、连翘、山栀、黄芩、半枝莲、半边莲、土大黄等。

(2)西药治疗：口服灰黄霉素，成人每次服用 0.2g，每日 3 次，饭后服；儿童按体重每日每千克 10～15mg，分 2～3 次服，疗程 3 周左右。亦可使用酮康唑、伊曲康唑。

2. 外治法　本病治疗宜采取剪发、洗头、擦药三步治疗法。

(1)剪发：治疗期间，每 10 日剪 1 次。

(2)洗头：用热肥皂水，或 10%明矾水，或用鲜侧柏叶煎水，每日洗 1 次。

(3)搽药：5%硫黄软膏、水杨酸软膏、一扫光或雄黄膏，早、晚各搽 1 次。搽后应戴帽子或裹以毛巾，持续用药 1～2 个月。

【预防与护理】

1. 患者用过的梳、帽、枕巾等物要煮沸消毒。
2. 加强对理发室的管理和工具的消毒。
3. 平时勤洗头和保持头皮清洁。

【古籍选粹】

《外科大成·秃疮》　秃疮生白痂多个而不相连。若癞疮则生黄痂成片，有脓为异耳。

《疡科心得集·辨白秃疮肥疮论》　肥疮生于头顶，乃脏腑不和之气上冲，血热之毒上注，小儿阴气不足，阳火有余，故最多犯之。宜内服荆芥、防风、连翘、天花粉、贝母、玄参、赤芍、生地、牛蒡子等清热解毒、凉血和血，俟毒气少解，方外用药以涂之，切不可骤加寒冷深遏，以致热毒内攻不救。盖小儿脏腑娇嫩，易入难出也。

《外科真诠·肥疮》　肥疮多生小儿头上，乃真阴未足，阳火上浮所致。初发小吻，瘙痒难堪，上结黄痂。宜先用细茶汁洗去黄痂，综用大皂散搽之。

第三节　鹅　掌　风

鹅掌风是手部的浅表真菌病。因其手部粗糙干裂如鹅掌而得名。男女老幼均可患病，但以青壮年较为多见。南方潮湿地带比北方干燥地区发病率高，常与湿疹并发。本病多发于手掌心及指头。其皮损夏季常见起水疱或糜烂渗液，冬季表现为鳞屑及干燥皲裂。本病即现代医学的手癣。

祖国医学对本病早有论述，元《外科精义》首先指出："手足癣，皮剥起。"鹅掌风病名首见于明《外科启玄》。陈实功《外科正宗·鹅掌风》记载："鹅掌风由足阳明胃经火热血燥，外受寒凉所凝，致皮肤枯槁；又或时疮余毒未尽，亦能致此。初起红斑白点，久则皮肤枯厚破裂不已。"清《外科证治全生集》说："鹅掌风，患于手足掌指皮上，硬而痒燥烈者是也。"

【病因病机】

多因外感风、湿、热之毒，蕴积肌肤；病久则气血不能荣润，皮肤失养，以致皮肤肥厚燥裂，形如鹅掌；或由相互接触，毒邪相染，可沾染他人；亦可由脚湿气传染而得。

西医学认为，本病系因生长于手掌和指间的皮肤癣菌（主要是红色毛癣菌、须癣毛癣菌和絮状表皮癣菌）感染所致。

【辨病】

1. 临床表现　鹅掌风在临床上大致分为三型：

（1）糜烂型：多为潮红的斑块，边缘清楚，糜烂湿润，时有流滋，白皮翘起。部分患者发生在指间，重者指部稍有肿胀，容易因搔抓引起化脓而致附近淋巴管炎及淋巴结肿痛。

（2）水疱型：皮下小水疱，散在或簇集，不久破壁破裂，叠起将脱白皮，中心已痊愈，四周续起疱疹，是本型的特征。初起多在指端的腹侧或手掌之中，多数不断蔓延，指端损害可侵及甲板，形成灰指甲；手掌损害可延及手背及腕部，呈边缘清楚，中心有自愈倾向的圆形、椭圆形或不规则形斑片，多伴有小片的潮红或脱屑。

（3）脱屑型：仅有鳞屑和皮肤肥厚、粗糙，有的发生皲裂、疼痛，冬季则裂口更深，疼痛更重。继发感染化脓者，红肿热痛明显。

反复发作或治疗不彻底，可使病程延长，经年不愈。自觉瘙痒，秋冬季节皮肤肥厚、干燥，发生皲裂、疼痛，手掌手指失去弹性以致屈伸不利。

大多数先在一侧手部发病，以后再传染到对侧而左右对称。少数亦可长时间仅一手发病。

2. 诊断要点

（1）多见于成年人，好发于手掌及指缝间。

（2）皮损初起为小水疱，甚痒，破溃或吸收后出现脱屑，或伴有潮红，以后逐渐扩大或融合，形成不规则的损害。

（3）病程缓慢，如不及时治疗，可多年不愈，及致皲裂或皮肤粗糙。

3. 鉴别诊断

（1）病疮（手部湿疹）：常对称发生，损害为多形性，境界不明显，可反复发作，真菌检查阴性。

（2）田螺疱（汗疱疹）：对称性发于手指侧缘，主要皮损为密集的小水疱，水疱较深、较大，疱难破裂，常成批出现，一般在1～2个月内自愈。夏天多见。

（3）癣菌疹：有红斑、丘疹、水疱等湿疹样皮损，常沿着手指伸缘或手掌出现多数成群的小水疱，疱壁紧张而突出。

（4）旋指疳（连续性肢端皮炎）：常在一个指头有水疱、脓疱，糜烂，蔓延而经久不愈。

（5）掌跖角化病：多自幼儿开始发病，手掌、足底有对称性的角化和皲裂，无水疱等炎性反应。

【辨证】

血虚风燥证　病程日久，缠绵不愈，皮肤干燥，脱屑皲裂，瘙痒不堪，舌苔薄白，脉细。

【治疗】

1. 内治法　本病一般无需内治。若病程日久，出现血虚风燥证，可予养血润肤祛风，方用当归饮子加减。

2. 外治法

(1)糜烂型：用雄黄膏或皮脂膏外擦，每日 2 次。

(2)水疱型：用一号癣药水或二号癣药水或复方土槿皮酊外搽，每日 2～3 次；或在炎暑期间用鹅掌风浸泡方浸泡。

(3)脱屑型：粗糙皲裂者，疯油膏或红油膏外涂，加热烘疗法，每日 2 次。

(4)烟熏疗法：用油核桃擦手，炉内置常山 50g，上以胡桃青皮盖好，燃烧熏之，1 周不沾水，退去老皮即愈；或用风油膏揉之，用火熏烘，油干为度。本法适宜于脱屑型。

(5)二矾汤：以白矾、皂矾各 120g，儿茶 15g，侧柏叶 250g。煎汤熏洗。

(6)浆泡法：豆腐浆 2 大碗，加入川椒、透骨草，熬 5～6 滚，待温凉适当，浸泡患处，约 2 小时，连用 3～4 次。适宜于水疱型。

【预防与护理】

1. 注意个人、家庭及集体卫生。

2. 有脚湿气者，宜及早治疗，否则易发本病及灰指(趾)甲。

3. 手部出现干燥、皲裂者，避免接触碱性洗涤品。

【古籍选粹】

《外科正宗·鹅掌风第七十一》　鹅掌风由足阳明胃经火热血燥，外受寒凉所凝，致皮枯槁；又或时疮余毒未尽，亦能致此。初起红斑白点，久则皮肤枯厚破裂不已。二矾汤熏洗即愈。

二矾汤：治鹅掌风皮肤枯厚、破裂作痛，宜用此汤熏洗。轻则不宜，越重越效。

白矾、皂矾各四两，孩儿茶五钱，柏叶半斤。用水十碗，同上药四味煎数滚候用。先用桐油搽抹患处，以桐油蘸纸拈点着，以烟焰向患处熏之，片时方将煎汤乘滚贮净桶内，手架上用布盖，以汤气熏之，勿令泄气，待微热倾入盆内，蘸洗良久，一次可愈。七日忌下汤水，永不再发。

《医宗金鉴·外科心法要诀·掌心风》　无故掌心燥痒起皮，甚则枯裂微痛者，名掌心风。由脾胃有热，血燥生风，不能荣养皮肤而成。

《医宗金鉴·外科心法要诀·鹅掌风》　此证生于掌心，……初起紫白斑点，叠起白皮，坚硬且厚，干枯燥烈，延及遍手。

第四节　脚　湿　气

脚湿气是足部的浅层真菌病。因其脚趾间或足底部生小水疱，脱屑糜烂流汁而有特殊气味，故称脚湿气。本病多发于湿热交蒸之际，夏日加重，冬季较轻，时间久后则皲裂，可传染他人。无论男女老少均可患病，以男性青壮年较多见。其特征是：足部出现水疱，脱屑，皲裂，糜烂。故祖国医学又有“脚气疮”、“烂脚丫”、“香港脚”、“臭田螺”之称。即现代医学的足癣。

历代医家对该病论述颇多，如《外科正宗》在“妇人脚丫作痒”中说“妇人脚丫作痒，乃三阳风湿下注，凝结不散，故先痒而后湿，又或足底弯曲之处痒湿皆然。在“臭田螺”中指的是脚湿气继发感染时情形，说：“臭田螺”乃是阳明胃经湿火攻注而成。多生于指足丫，白斑作烂，先痒后痛，破流臭水，好似螺压。甚者脚面俱肿，恶寒发热。”清《医宗金鉴・外科心法要诀》中提到的“田螺疱”和“臭田螺”指的是脚湿气的两个类型。如在“田螺疱”中说：“此证多生于足掌面，手掌罕见。由脾经湿热下注，外寒闭塞，或因热体涉水，湿冷之气蒸郁而成。初生形如豆粒，黄疤闷胀，硬疼不能着地，连生数疱，皮厚难以自破，传变三五成片湿烂，甚则足跗俱肿、寒热往来。”在“臭田螺”中则说：“此证由胃经湿热下注而生。脚丫破烂，其患甚小，其痒搓之不能解，必搓至烂，津腥臭水，觉疼时，其痒方止。次日仍痒，经年不愈，极其缠绵。”

【病因病机】

由脾胃二经湿热下注而成；或久居湿地，水中工作，水浆浸渍，感染湿毒所致，多由公用脚盆、拖鞋、水池洗足等相互侵染而得。

西医学认为，本病系足跖部、趾间感染皮肤癣菌（主要是红色毛癣菌、须癣毛癣菌和絮状表皮癣菌）所致。

【辨病】

1. 临床表现　开始在趾缝间发病，后蔓延至脚趾。临床上可分为糜烂型、水疱型、脱屑型，但水疱糜烂，角化过度等皮损往往同时存在。其中以糜烂型、水疱型损害为主。发病常先在足部一侧，以后侵延两侧。

（1）糜烂型：在第3、第4趾缝间潮湿、糜烂，覆以白皮，渗液较多。将表皮除去后，基底呈鲜红色，亦可在其他趾间发生皮损，伴有剧烈瘙痒，往往搓至皮烂疼痛，渗出血水为度，并有特殊臭味。

（2）水疱型：初起为皮下小水疱，四周无红晕，有抓痒感，数天后水疱吸收而隐没，叠起白皮。如感染毒气，水疱变成有红晕的脓疱，并且引起疼痛及灼热感。另一种初起亦为水疱，以后发展为圆形或环形边界清楚的褐色斑片，患处皮肤变厚，皱纹深而阔，入冬产生皲裂。

（3）脱屑型：多发生在足跟或趾旁，亦有在足底、足侧或趾间者。损害为鳞屑不断剥脱，角质层增厚显著，洗脚时可刮下一层白粉样物质。以老年患者为多。

其中糜烂型和水疱型常可继发感染流火（小腿丹毒）、红丝疔（急性淋巴管炎）或足丫化脓，肿连足底足背等，致使腹股沟淋巴结肿痛，并可出现恶寒、身热、头痛骨楚等全身症状。患者发高热时，因不利于真菌的生长繁殖，足癣常可好转，热退后足癣又复发。

2. 诊断要点

（1）男女老少均可患病，但多见于青壮年男性，尤以长期从事潮湿环境工作者好发。

（2）好发于足跖及3～4趾缝间，可双侧发生。皮损初起为水小疱，甚痒，破溃或吸收后可出现脱屑。一般以水疱，糜烂多见，并有特殊的臭味。易伴发下肢丹毒及红丝疔。

（3）病程缓慢，时好时发，夏重冬轻。

3. 鉴别诊断

（1）水渍疮（稻田皮炎）：多见于农民，有插秧史，除脚部出现水疱、浸渍糜烂外，手指缝同时累及，病期短暂，停止插秧后即可痊愈。

（2）菜农皮炎：有经常挑水浇菜的职业史，同时累及足底足跟，并引起水疱和脓疱，停工

1周后可自愈。

【辨证】

本病一般无需内治。但病情较重或病程较长时，根据临床表现，可辨证分为二型：

1. 风湿证　主要表现为水疱与脱屑，初起水疱成片，干后脱屑，瘙痒无度，夏重冬轻，舌质红，苔薄，脉数或滑数。

2. 偏热证　趾间湿润，糜烂浸淫，瘙痒臭秽，红烂脱皮，或者染毒成黄水疮，局部焮红肿痛，舌红苔黄，脉滑数。

【治疗】

1. 内治法

(1)风湿证：治宜祛风除湿止痒。方用三妙丸加防风、白鲜皮、车前仁、地肤子等。

(2)偏热证：治宜清热利湿，解毒消肿。方用萆薢渗湿汤加减。

2. 外治法

(1)糜烂型：先以半枝莲60g，煎水待温浸泡患足15分钟，再外扑荆芥散或脚气粉。

(2)水疱型：可以1号癣药水或复方土槿皮酊外搽，每日2次，有脓疱者，用青黛膏外搽，每日2次。

(3)脱屑型：兼有皲裂者，以雄黄膏外搽，每日2次；无皲裂者，可用水杨酸粉或鞣酸粉各1～3g，放入半盆热水中，浸泡患足20分钟，隔日1次，3～6次为1疗程。

(4)若并发丹毒、红丝疔者，外用金黄膏或金黄散冷开水调敷。

【预防与护理】

1. 应注意经常保持足部的清洁干燥。

2. 夏天应尽可能不穿胶鞋，多穿布鞋或凉鞋。

3. 每晚洗脚后扑一些痱子粉或枯矾粉。

4. 脚盆、脚布、拖鞋等用具应分开使用。

5. 患足癣患者穿过的鞋袜，最好以开水烫过或在阳光下曝晒。

【古籍选粹】

《外科启玄·水渍脚丫烂疮》　久雨水湿，劳苦之人跣行，致令足丫湿烂成疮，疼痛难行。

《外科正宗·妇人脚丫作痒第九十八》　妇人脚丫作痒，乃从三阳风湿下注，凝结不散，故先作痒而后生湿烂；又或足底变曲之处，痒湿皆然。

枯矾散：枯矾五钱，石膏(煅)、轻粉、黄丹各三钱。上为末，温汤洗净，搽药即愈。

第五节　灰指(趾)甲

灰指(趾)甲是生于甲部的真菌病。因其指(趾)甲失去光泽，增厚色灰，甲壳色似油煎，故中医称之为油灰指(趾)甲，又名鹅爪甲。其特征为甲变色增厚，破损变形。本病常由鹅掌风、脚湿气、圆癣、阴癣传染而来。夏季易发生，中老年患者多见。既可发于一手一足，亦可发生于双手双足；既可发于一个爪甲，也可多个爪甲同时患病。病后指(趾)甲多呈灰黄色，凸凹不平的甲壳。即现代医学的甲癣。

祖国医学对本病早有记载，如《外科证治全生集》说："鹅爪风，即油灰指甲，日取白凤仙花，捣涂指甲，上下包好，日易1次，涂至灰甲换好为止。"清《外科证治全书》亦有类似描述。俗称"油炸甲"、"一灰甲"、"虫蛀甲"等。

【病因病机】

由于脚湿气、鹅掌风日久蔓延至甲板，湿毒内蕴，爪甲失去荣养所致。

西医学认为，本病常继发于手、足癣，由皮肤癣菌即毛癣菌、小孢子菌和表皮癣菌感染侵犯甲板而引起。

【辨病】

1. 临床表现　初起于爪甲远端，或至甲缘，甚犯甲弧，灰白斑点，逐渐扩大，时而相融，失去光泽而呈灰白色，继则指（趾）甲出现高低不平，逐渐增厚或蛀空而残缺不全。可有3种不同表现：①增厚型者：甲缘增厚渐至整个指（趾）甲肥厚，甲壳变脆，凸凹不平；②萎缩型者：甲板萎缩色白，或见甲缘蛀空呈蜂窝状，或见甲壳与下方分离而张开，或见爪甲枯脆而脱落；③破损型者：甲板部分增厚，边缘破损，略带草绿色，少数甲沟红肿，甲板高低不平。

轻者仅1～2个指（趾）甲受损，重者所有指（趾）甲皆可传染。由于脚湿气患者较多，故病脚趾较病手指甲多见。一般无自觉症状，但指（趾）甲过厚，也可有疼痛感。病程缠绵，难以治愈。

2. 诊断要点

（1）本病继发于鹅掌风、脚湿气、圆癣、阴癣等，中老年患者多见。

（2）指（趾）甲变形，失去光泽而呈灰白色，状如油炸。出现高低不平，增厚或蛀空。

（3）病程缠绵，一般无痛痒感。

3. 鉴别诊断

（1）脆甲症：甲壳不韧不坚，多易断裂，此病与血虚及长期在碱水中工作等有关。

（2）厚甲症：甲壳增厚，甲壳或指（趾）头外伤，或某些皮肤病，如白疕（银屑病）、浸淫疮（湿症）等兼发。在皮肤上可见到各病的典型皮损，甲内不含癣菌。

（3）甲变色症：甲壳上为点状或条状异色斑点，甚至全甲变色，如白甲与黑纹甲等，常与服用某些药物有关。

【辨证】

肝阴不足证　病程日久，多指（趾）甲蔓延，甲枯色白，增厚变形，舌质红，薄白苔，脉细。

【治疗】

1. 内治法　本病一般不需内服中药汤剂，但当外治效果较差，病之蔓延，可辅以内治法。

（1）辨证论治：肝阴不足证，治宜补养肝血，杀虫。方用当归补血汤加减。

（2）西药治疗：斯皮仁诺片，每次100mg，每日2次，饭后服，连用1周，停药2周，再继续用药1周，此为1个疗程。治疗期间注意肝功能及血液情况。

2. 外治法

（1）搽药疗法：首先消毒病甲，先以锋利刀片将病甲轻轻削去，以不出血为度，然后搽药，可使用蚕豆大小棉球浸药水，置于甲壳上，每次半小时，每日2～3次，直到新甲长出为止，可选用灰指甲药水1号或2号。

（2）布包疗法：用凤仙花30g，明矾9g，土大黄3g，凤仙花梗1棵，枯矾6g，共捣烂，麻布包裹患甲上，每日换药1次。亦可选用硫黄、6%水杨酸软膏包甲，每日换药1次。

（3）贴膏疗法：外用黑色拔膏棍，将药膏加温外贴患甲，3～5天换1次。

（4）涂甲疗法：用5%～10%碘酊，或复方土槿皮酊，或30%～50%冰醋酸，直接涂于病甲，每日1～3次。

(5)浸泡疗法:浸泡前先将病甲削薄,可选用醋泡方,每次浸泡 30 分钟,使甲壳软化后,用刮刀再次刮去污物。每日 1 次。

(6)拔甲疗法:采用中药拔甲膏拔甲,经 3～5 次换药,病甲清除后,再外用灰指甲水 1 号或 2 号,直至新甲长出为度,亦可采用手术拔甲。

(7)修脚疗法:用刮刀由左向右,由甲根部向游离端削薄甲,再用轻刀修出嵌入甲沟及甲根部皱襞内的残余病甲,同时细心地削除甲床上的污物,以不出血为度。修治后嘱患者每日涂灰指甲药水 1 号或 2 号,直至爪甲恢复正常为止。

【预防与护理】

1. 患有鹅掌风或脚湿气患者,应积极治疗,以防日久蔓延成灰指甲。

2. 对治疗要耐心,长久坚持,方可收效。

【古籍选粹】

《外科证治全生集·鹅爪风治法》　即油灰指甲,日取白凤仙花,捣涂指甲,上下包好。日易凤仙,过时灰甲换好。

第六节　癣　菌　疹

癣菌疹是由于癣菌及其毒素引起远距离部位或全身的皮肤皮疹的变态反应性皮肤病。一般是在原有脚湿气、鹅掌风或白秃疮等癣病未愈的基础上继发而成。其特征是发生在非癣菌灶部位,有多形性皮损,而该处真菌检查阴性。本病春、夏季节多发。常见于成年男女,好发于手足处,亦偶发于小腿、胸背等部。本病在祖国医学文献中尚无确切病名。

【病因病机】

由于禀赋不耐,湿毒外感,热邪内阻,二邪相搏,郁于皮肤而生。

西医学认为,本病是由于原发灶中真菌的代谢产物通过血液循环到达皮肤而引起的变态反应性皮疹。

【辨病】

1. 临床表现　患者常有活动性的癣菌病灶,尤以患糜烂型手足癣的病人为多。皮损多种多样,以类似汗疱疹样常见。病损主要在手掌或手指两侧,有针头大小的水疱成群密集,呈对称分布。二三日后水疱吸收变干,脱屑,形成鳞屑性损害。自觉瘙痒或有烧灼、胀痛感,抓破水疱则瘙痒自止。以后皮肤可粗糙肥厚,若在手背面,可有轻度的色素沉着。严重者全身发疹,出现红斑、丘疹、水疱、糜烂、脱屑、结痂等,有湿疹样改变,伴有恶寒,发热,胸闷,纳呆,大便干结,小便黄赤,苔薄黄腻,脉象滑数等症状。少数可表现为麻疹样、猩红热样、小腿丹毒样、多形红斑样等皮损。一般病程自限,在原发病灶治愈后,本病即可自愈,但亦有迁延不愈者。癣菌素试验强阳性,癣病灶处真菌检查阳性,但癣菌疹处真菌检查阴性。

2. 诊断要点

(1)一般继发于有活动性的癣菌病灶,以手足癣患者为多见。

(2)多发于掌跖及指(趾)缘,皮疹多种多样,但以类似湿疹的汗疱疹为多见。自觉有瘙痒感。

(3)一般病程可自限,在原发病灶治愈后,本病可以自愈。

3. 鉴别诊断

(1)湿疹　多形性损害,有水疱、糜烂等,弥漫性分布,常有反复发作病史。

(2)汗疱疹　多发于夏季，皮疹为菜籽至黄豆大小的圆形水疱，一般不自行破裂，约经1～2周可自愈或成批发出。

【辨证】

湿热内蕴证　掌跖及指(趾)缘发生针尖大小水疱，疱液混浊，轻度红晕，破流脂水，湿烂成痂，烧灼刺痒，口苦咽干，便结溲赤，苔黄腻，脉滑数。

【治疗】

1. 内治法　湿热内蕴证，治宜清热利湿解毒，佐以健脾。方用二妙丸加味。

2. 外治法

(1)糜烂型手足癣用雄黄膏或10%硫黄软膏外涂。

(2)用1%薄荷三黄洗剂外搽，糜烂流滋可用1%明矾溶液湿敷，或茵陈、蒲公英、地肤子、蛇床子、桂枝、一枝黄花、生甘草煎水外洗。

3. 针灸疗法　选穴：合谷、曲池、三阴交、太溪。施泻法。有止痒及缩短病程作用。

【预防与护理】

1. 积极治疗原发癣菌病。
2. 忌用剧毒、强刺激之品外敷。
3. 忌食鱼腥、肥甘厚味。

第七节　圆癣(体癣)

圆癣(体癣)是生于体表的一种浅部真菌病。多发生于面、头、躯干、四肢，因其状如苔藓，浸淫滋漫，多呈圆形，又因似钱币之状，故民间俗称“金钱癣”或“铜钱癣”。其特征是：圆形或椭圆形斑片，中心有自愈倾向，但四周有活动性边缘。本病常于炎热夏季发作，冬季好转。青壮年较多。多由鹅掌风、脚湿气、阴癣、灰指甲传染而来。即现代医学中的体癣。

祖国医学对本病早有记载，如隋《诸病源候论·疮病诸候·圆癣候》中说：“圆癣之状，作圆文隐起，四畔赤，亦痒痛是也。”清《外科证治全书·卷四·癣》中说“初起如钱，渐渐增长，或圆或否，有匡廓，痒痛不一”。

【病因病机】

环境多热夹湿，或肤热多汗，风、湿、热、虫侵袭皮肤，客于腠理，与气血相搏，则气血否涩，蕴积肌肤，发为此疾；或由患癣的猫、狗直接接触传染；或衣物用具间接传染；或患者自身传染而引起本病。

西医学认为，本病是平滑皮肤上的一种皮肤癣菌感染，故病菌为红色毛癣菌、须癣毛癣菌、犬小孢子菌、铁锈色小孢子菌和絮状表皮癣菌。

【辨病】

1. 临床表现　初起在皮肤上出现群簇针头大小的淡红色丘疹或丘疱疹，中心似愈，向周围扩大，逐渐形成圆形，小者则称笔管癣或雀目癣，如钱币者称金钱癣，圆而不整者称为荷叶癣。皮疹大小、数目不定，可互相融合，重叠形成多环状或大片损害，边缘清楚，常高起作堤状，其上覆盖细薄鳞屑，中央炎症较轻或色素沉着，有时皮损可泛发全身或大部分肢体。炎症较重时，边缘常有断断续续水疱、脓疱、结痂，排列成弧形或环形，鳞屑较厚，儿童的圆癣可形成特殊的花环状。

本病有不同程度的瘙痒感，病程缠绵，很少自愈。天气转凉时，汗水减少，皮肤微燥，此时似好转，隐而不显，但是翌年夏初，复又再发，周而复始，经年不愈。

2. 诊断要点

(1)本病好发于面、颈、躯干、四肢等。

(2)皮损大小、形态不一，为圆形、同心圆形、椭圆形或不规则形的炎性红斑块。病变向四周蔓延，边缘呈细小的丘疹、水疱、结痂及鳞屑、瘙痒，中央常有自愈倾向。

(3)本病缠绵难愈，夏重冬轻。

3. 鉴别诊断

(1)风热疮(玫瑰糠疹)：多发于胸胁与股内，斑疹数目较多，皮疹长轴与皮纹一致，有母子斑之分，为圆形或椭圆形，呈淡玫瑰色，无中央自愈倾向，病情呈急性，病程只有数周，不易复发。

(2)白疕(银屑病)：皮疹有时呈环形，但基底部为淡红色浸润，上覆有多层性银白色鳞屑，银屑叠起，呈点状或斑片，剥离银屑时，可露出潮红浸润面及筛状出血点，无水疱存在，冬重夏轻，好发于头顶及四肢伸侧和关节面，病程缓慢，病情顽固，多年不愈。

(3)白屑风(脂溢性皮炎)：好发于多脂区，损害呈亚急性炎症，表面有油腻性碎小鳞屑，瘙痒剧烈，真菌检查阴性。

(4)神经性皮炎：有明显的光泽丘疹，皮肤增厚、粗糙、剧痒等。

(5)中药毒(固定药疹)：有用药史，皮疹好发于口周、外阴皮肤黏膜交界处与四肢、躯干部，有固定性特征。每次发于原部位并扩大增多，呈圆形、卵圆形、鲜红或紫红色斑片，真菌检查阴性。

【辨证】

湿热蕴结证　皮损泛发，瘙痒剧烈，口苦咽干，便结溲赤，苔黄腻，脉滑数。

【治疗】

1. 内治法　本病一般无需内治，但当外治疗疗效欠佳，可辅以内治。治宜祛风止痒，清热利湿。方用消风散合萆薢渗湿汤加减。

2. 外治法

(1)用2号癣药水或1号癣药水，或青黛膏调匀外搽，均每日2～3次。

(2)皮损有糜烂、疼痛者，用青黛膏外涂，每日2次。糜烂消失后，仍搽2号癣药水或1号癣药水。

(3)1%～3%克霉唑软膏或达克宁霜外涂患处，每日2次。

(4)皮损泛发者，可选用丁香10g，花椒15g，百部30g，黄精30g，共煎水外洗。

【预防与护理】

1. 有鹅掌风、脚湿气、灰指(趾)甲或秃疮者，应同时治疗，防止相互传染。

2. 患者衣被及日常用品应消毒，防止复发和再感染。

3. 为达到根治目的，必须在皮疹完全消失1个月后，方可停止外搽药。

4. 忌用类固醇激素及免疫抑制剂，以免影响免疫力，使皮损蔓延扩大。

【古籍选粹】

《诸病源候论·疮病诸候·癣候》　癣病之状，皮肉隐疹如钱文，渐渐增长，或圆或斜，痒痛，有匡郭，里生虫，搔之有汁。此由风湿邪气，客于腠理，复值寒湿，与气血相搏，则血气否涩，发此疾也。

《外科正宗·顽癣》　顽癣乃风热湿虫四者为患，其形大小圆斜不一，有干湿新久之殊，分有风、湿、顽、牛皮、马皮、狗皮六种。

第八节　阴　　癣

阴癣是生在阴部的浅表性真菌病。主要发于大腿阴股内侧、会阴或肛门周围。好发于潮湿多汗的汽车驾驶员或筑路、建筑工人，多见于高温季节，南方较北方发病率高。患者以男性青壮年为多见，先在阴股内侧发病，潮湿浸淫，日久扩散，严重时扩大到会阴、肛周、臀部等处。并有夏季重、冬季轻的倾向。其特征为圆形或椭圆形斑片，中央有自愈倾向，但四周有活动性边缘。即现代医学中的股癣。

祖国医学对该病早有记载，在宋以前即有“阴癣”名称。宋《苏沈良方》中有治阴癣的记载。明清两代，对其证候描述更为详尽。如清《续名医类案》中说：“两股间湿癣，长三四寸，下至膝，发痒时爬搔，汤火俱不解，痒定黄赤水出，又痛不可耐。”

【病因病机】

因夏日炎热股内多汗潮湿，洗浴不勤，内裤污湿；或女子经期带多，股内湿邪难泄，闭而蕴热，湿热生虫，侵袭肌肤所致。多见互相传染而生。

西医学认为，本病是一种皮肤癣菌感染，具体癣菌为红色毛癣菌、须癣毛癣菌、絮状表皮癣菌和小孢子菌。

【辨病】

1. 临床表现　本病初期常在一侧或延及两侧阴股内侧。先起豆大红斑，渐渐至钱币大小，色泽微红，圆形或椭圆形，有的融合成片，四周微隆起，边缘有水疱，并向四周围扩延，中央渐退。多因患处温度较高，潮湿多汗，易受摩擦，故常见糜烂、流滋、结痂，呈湿疹样改变。亦可蔓延到耻骨、下腹部、阴囊。因剧烈瘙痒，搔抓日久，慢性阶段皮损可以苔藓样变。有时无中心自愈倾向易被误诊为湿疹或皮炎。真菌检查阳性。

2. 诊断要点

(1)发于阴部，以中、青年男性多见。

(2)皮损为圆形或椭圆形红斑，四周微隆起，中央有自愈倾向，有时可互相融合。

(3)自觉瘙痒，发病冬轻夏重。

3. 鉴别诊断

(1)牛皮癣(神经性皮炎)：有明显的皮肤粗糙、肥厚，苔藓样变更加显著，没有水疱。剧痒难忍，多发于颈部两侧，真菌检查阴性。

(2)肾囊风(阴囊湿疹)：阴囊部先发，然后延及阴股与会阴，初为红斑丘疹，而后结痂肥厚，抓后有轻度糜烂。

(3)汗淅疮(擦烂红斑)：除阴股外，在腋窝及乳房下方等处亦可发生。表现为红斑、流脂与燥裂，局部有热痛感。

(4)湮尻疮(尿布皮炎)：发生于婴儿被尿布覆盖之皮肤，局部发红，擦烂渗液，皮疹境界清楚。

【辨证】

湿热蕴积证　局部瘙痒剧烈，糜烂、流滋，口苦咽干，便结溲赤，舌质红，苔黄腻，脉滑数。

【治疗】

1. 内治法　本病一般无需内治。但当外治效果欠佳，可辅以内治法。治宜清热除湿止痒。方选二妙散合龙胆泻肝丸加减。

2. 外治法

(1)5%硫黄软膏或克霉唑软膏，外搽患处，每日2～3次。

(2)硫黄、吴茱萸各等份，共研细末，麻油调稠成糊，外涂患处，每日2次。

(3)冰片3g，硫黄30g，共研为细末，醋调外涂患处，每日2～3次。

(4)癣药水1号或2号，外涂患处，每日1次。

(5)藿香、虎杖、大黄、苦参、蛇床子、百部各20g，共煎水外洗。

【预防与护理】

1. 经常换洗内裤，保持外阴部清洁，养成每晚洗浴的良好习惯。

2. 积极治疗鹅掌风、脚湿气、灰指甲及圆癣，以防传染而成本病。

3. 忌用刺激性过强的药物。

第九节　紫白癜风

紫白癜风因皮疹形如花斑、紫(褐)斑或白斑交叉得名，又名“花斑癣”，俗称“汗斑”。其特点是在胸背皮肤上发生紫白相间的皮疹，汗多易蔓延，搔之略有皮屑，轻微瘙痒。本病多发于成年男性，夏季加重，冬季隐而不见。好发于胸背，有时可蔓延至颈、项颌、颊、腋窝、小腹等多汗之处。因夏季炎热季节多见，俗名“夏日斑”；又因出汗时斑点明显易见，极似汗渍，故又称为“夏日汗斑”。相当于现代医学的花斑癣。

祖国医学对本病早有论述，隋《诸病源候论·疬疡候》有类似本病的记载，如“疬疡者，人有颈边胸前腋下自然斑剥点相连，色微白而圆，亦有乌色者，亦无痛痒，谓之疬疡风。此亦是风邪搏于皮肤，气血不和所生也。”明《外科启玄》正式提出了“汗斑”病名。明《寿世保元》说：“紫白癜风，即如今汗斑之类。”明《普济方》专列了“紫白癜风”一节，文中记载：“夫紫白癜风之状，皮肤皱起生紫点，……白癜风之状，皮肤皱起白斑点也。”清《外科证治全书》则有了进一步说明，如文中所说：“紫白癜风，初起斑点游走成片，久则可蔓延遍身。初无痛痒，久则微痒，由汗衣经晒著体，或带汗行日中，暑湿浸滞毛窍所致。”《医宗金鉴》谓：“此证俗名汗斑，有紫白两种，……多生面项，斑点游走，延蔓成片，初无痛痒，久之微痒。”

【病因病机】

多因热体被风湿所侵，风湿热邪，郁于皮肤腠理，气血凝滞所致；或因汗衣著体，复经日晒，暑湿之邪凝滞毛窍而成；或由他人传染而得。

西医学认为，本病是由糠秕孢子菌感染所致。

【辨病】

1. 临床表现　病变部位多发生在胸前、颈项、肩胛等处。初起皮肤出现细小斑点，色淡红，或赤紫，或棕黄，或淡褐，尤其常见于不常洗澡者。继则游走成片，上有细小糠秕状鳞屑，刮之更明显，微微发亮，将愈时呈灰白色斑片。皮损大小不等，从黄豆大、手指大到手掌大，甚或呈大片地图样的片块，为圆形、椭圆形或不规则形。一般无自觉症状，或有轻度瘙痒感，出汗时痒感较为明显。本病的皮损无炎症反应，经过缓慢，冬轻夏重，或入冬自愈，至夏又发。

2. 诊断要点

(1)好发于胸背、颈、肩及上臂等处，以成年男性多发。

(2)为皮损大小不一、形状不规则的斑块，边界清楚，呈淡褐色、灰褐色至深褐色，可轻度色素减退，可附少许细糠状鳞屑，无特殊不适。

(3)病程经过缓慢，冬轻夏重。

(4)一般诊断较易。遇有困难者，在真菌镜检中可见成群大小不一的孢子和菌丝体；或通过滤过性紫外线检查，可见到黄或棕黄的荧光，即可确诊。

3. 鉴别诊断

(1)白驳风(白癜风)：皮损为纯白色斑片，白斑中毛发亦白，境界明显，周围皮肤色深，始终无痛痒感觉，亦无传染性。

(2)风热疮(玫瑰糠疹)：皮疹呈淡红色，损害长轴沿皮纹方向排列，自觉瘙痒，经过1～2个月后自然消失。

(3)紫癜风(扁平苔藓)：好发于腕屈、前臂、阴股、腰臀及口腔黏膜的扁平丘疹，形为多角，色紫有泽，常有瘙痒。

(4)黄褐斑：多发生于面部，无糠秕状鳞屑。

【治疗】

1. 内治法　本病一般无需内治，以外治为主。对于顽固患者，治以祛风化湿，杀虫止痒，方用防风通圣丸加减。

2. 外治法

(1)2号癣药水，或10%土槿皮酊，或克霉唑软膏外搽患处，每日2～3次。

(2)密陀僧散，外搽患处。

(3)密陀僧研细末，黄瓜片蘸药外搽，每日3次。

(4)枯矾、雄黄各等份、研细末，鲜茄子切块，蘸药粉涂搽，每日2次。

【预防与护理】

1. 本病较顽固，易复发，应耐心治疗。

2. 讲究卫生，勤沐浴更衣，防止过度出汗，患者所着汗衫、内裤应煮沸及日晒消毒。

【古籍选粹】

《外科正宗·紫白癜风第五十四》　紫白癜风乃一体二种。紫因血滞，白因气滞，总由热体风湿所侵，凝滞毛孔，气血不行所致，此皆从外来矣。初起毛窍闭而体强者，宜万灵丹以汗散之；次以胡麻丸常服；外用密陀僧散涂擦，亦可得愈。

【现代研究】

1. 实验研究　我国从20世纪50年代开始，开展了抗真菌中草药筛选的实验室研究，并从中找到和证实了许多抗皮肤真菌作用比较强的药物。如1952年郑武飞首先报道用51种常用中药的水浸液在试管内进行抑菌试验，结果证实菖蒲、射干、黄柏、蛇床子等21种中药有抗致病性真菌作用。其后李群和孙鹤龄等先后报告大蒜水浸液和半边莲煎膏对真菌有相当强的抑制作用。20世纪50年代末和60年代初曹仁烈、孙迅和曹松年等在这方面做了大量研究工作。如曹仁烈等收集中医书籍中治疗癣病最常用且易购到的中药129种，制成1∶3的水浸剂进行抗皮肤真菌实验，结果有不同程度抑菌作用的有95种(占73.4%)，其中以黄连的抑菌作用最强。从有抗皮肤真菌作用的中药中选出41种分别制成酒剂及醋浸剂进行抗真菌实验，结果显示，与水浸剂比较，中药醋浸剂抑菌作用最强，酒浸剂次之，水浸剂最差。孙迅报道选用百种中药的水煎剂在试管内进行抗皮肤真菌试验，结果38种中药煎剂对某些皮肤真菌有不同程度的抑制作用，其中辛夷、木通、藁本、射干、大黄、知母、山柰、藿香

8种中药抑菌作用强，尤以藿香的抗菌作用最强，其8%～15%浓度对红色毛癣菌等10种皮肤真菌均有明显的抑制作用。另外，孙迅应用艾叶熏法对常见14种表皮癣菌进行抗菌实验，李运立用不同浓度的土槿皮制剂进行抗真菌实验，均证实有一定的抗菌作用。60年代初曹松年除进行单味中药抗真菌实验外，还进行了中药复方抗真菌作用的研究，结果34种内服和外用中药复方中有25种有不同程度抑菌作用，以白头翁汤和羽白散(枯矾、潮脑、醋)作用最强，其次是木香、黄柏，单味内服中药中以黄连作用最强，其次是木香、黄柏，单味外用中药以梅片及潮脑作用最强。70年代中期第三军医大学第一附属医院皮肤科选择167种中草药进行试管内真菌实验，结果55种有不同程度的抑菌作用，其中也是黄连的抑菌作用最强，其次是徐长卿。最近孙在厚选用我国名老中医赵炳南临证常用的方药以及国内在试管内试验有较强抑菌作用的单味中药丁香、藿香、紫草、黄柏、土槿皮、尾连、蒲公英、野菊花、苦参、秦艽组成复方制成水煎剂，进行试管内抑菌试验，结果20%浓度对8种皮肤真菌有抑制作用。

为了探讨中草药抗真菌的机制，国内还深入地进行了抗真菌中草药有效成分的研究。现已初步探明土槿皮的抗真菌有效成分主要是土槿皮酸，它是一种有机酸，分子式为$C_{12}H_{26}O_8$。茵陈抗真菌作用的有效成分是在挥发油中：尤其是高沸点所获取的挥发油中。肉桂抗真菌作用的主要成分是桂皮油中的肉桂醛。从香葵中提取的香葵精油在1.56%浓度对红色毛癣菌等16种深浅真菌均显示抑制作用。从木姜子中提取的木姜子油对20种真菌均有明显的抑菌作用，尤其对皮肤癣菌作用最强。从刺人参中提取的挥发油对5种皮肤癣菌有明显的抑菌作用。从抗疟青蒿素生产过程中残余物质提取的黄花油1%浓度对所有皮肤癣菌有杀菌作用，银杏外种皮的总提取物对红色毛癣菌等13种真菌也有明显抑制作用。

另外，为了使实验与临床更密切结合，有人先从实验室筛选有效的抗真菌中药，然后直接运用于临床进行疗效观察。如宋兆友选用80种中药进行抗真菌实验，从中选出抑菌作用最强的黄连、射干、龙胆草、丁香、土槿皮制成“癣灵粉”应用于临床治疗足癣，结果痊愈率37%，总有效率65%。许冰用百种中草药在试管内进行抗真菌试验，从中选出紫地榆、心不干、飞龙掌血三种抑菌作用最强的中草药配成7种不同制剂治疗足癣119例，结果以复方紫地榆的近期疗效最佳，治愈率为55%，有效率达85%。

据不完全统计，新中国成立以来已做过抗真菌试验的中草药有350多种，其中130多种有不同程度的抑菌作用。实验室证实抗皮肤真菌作用比较强的中草药主要有：黄连、黄柏、土槿皮、丁香、藿香、射干、茵陈、半边莲、菖蒲、知母、大黄、紫地榆、大蒜、木香、鹤虱、徐长卿、梅片、枯矾、硼砂等。

2. 临床研究

(1)头癣：头癣中医称为白秃疮、肥疮等。新中国成立前，我国一些地区的头癣发病率较高，如当时有人在江西地区调查，头癣的发病率5%～10%左右。新中国成立后，我国十分重视头癣防治，花了大量人力、物力进行这方面的研究工作，取得了更大的成绩。现在头癣病已得到了有效的控制，有的地区已经基本消灭。因此，有关中药外用治疗头癣的报道解放初期较多，当时治疗头癣疗效比较好的中草药主要有大蒜、大枫子、硫黄、雄黄、苦楝子等。如王正义等报告用大蒜治疗头癣122例，结果66.4%有一定程度的疗效。中国医学科学院皮肤性病研究所用苦楝子治疗头癣70例，结果痊愈46.7%。永修县除害灭病工作组报告用雄黄膏治疗头癣105例，经40天全部治愈。

(2)手足甲癣：手足甲癣是临床最常见的浅部皮肤真菌病，中药治疗手足甲癣的报道特别多。其中治疗足癣疗效比较好的有王效平复方蛇黄洗剂：土槿皮 30g，蛇床子 30g，黄柏 15g，没食子 15g，枯矾 12g，水煎微温泡足，治疗足癣 50 例全部治愈。隋宝俭等用中药土槿皮、蛇床子、透骨草、徐长卿、生黄芩各 30g，土茯苓、苦参、枯矾各 20g，水煎泡足，治疗甲癣并感染 145 例，结果全部在 2～8 天内痊愈。何国兴用苦参洗剂：苦参 50g、蛇床子、生百部、川花椒、土槿皮、白鲜皮各 25g，明矾 30g，煎水浸泡双足，治疗足癣 240 例，一般 5～7 日痊愈。肖健等精选葛根、白矾、千里光研成细末，沸水冲泡后外洗，治疗足癣 238 例，结果痊愈 194 例。认为中药粉剂浸泡患部，除能杀虫清热除湿外，还可以沉淀蛋白质，破坏真菌在皮肤中的生态环境。

手、甲癣中医分别称鹅掌风、灰指甲，对这两种癣病在临床上多采用中药水煎剂或醋制剂治疗。如杨必成用醋浸中药泡手治疗手、甲癣 100 例，治愈 85 例，好转 13 例，无效 2 例，其中灰指甲治愈率 76%，药物：花椒、大枫子、明矾各 10g，皂角 15g，雄黄 5g，土槿皮 30g，信石 1.5g，凤仙花适量。史载青报道用生草乌、百部、土槿皮、白鲜皮、威灵仙、猪牙皂角各 9g，10%冰醋酸 200ml，水 200ml 煎煮。微温浸泡患处，治疗手、甲癣效果良好。另外，赵乐闻介绍用祖传秘方（黄丹、枯矾、明矾等各 12g，五倍子、百部各 15g，雄黄、白芷、白鲜皮、硫黄各 6g，朱砂、轻粉各 3g，蛇床子、白附子、凤仙花各 9g，陈米醋 1500ml）治疗手、甲癣，疗效满意。曹仁烈等报道用中药拔甲膏和黑布膏联合应用，廖玉春介绍用单味苦楝子膏治疗甲癣，均有较好疗效。

中西药结合治疗手、足、甲癣疗效比较好。如严学群用黄柏粉 50g，樟脑 5g，水杨酸 45g，食用醋适量，浸泡治疗手癣 363 例，结果痊愈 345 例（95.1%）。吉照春用中西药配成脚气粉、脚气酊、脚气膏治疗不同类型足癣 300 例，治愈 270 例，无效 30 例。毕明义以明・陈实功《外科正宗》的"润肌膏"，治疗手足癣，疗效满意，周执伟以火柴灸治疗手癣，疗效也较好。

（3）体、股癣：体、股癣中医一般称为圆癣和阴癣。有关中药外用治疗体、股癣的报告不多，沈玉山报告用中药外用治疗股癣 55 例，治愈 50 例，显效 5 例，疗效比较满意。治疗方法：黄柏 10g，白头翁、蛇床子各 25g，煎水外洗患处，每天 1～2 次，同时外搽雄黄膏（由雄黄、生黄精、枯矾、黄柏组方制成）。郭朝广用米糠油治疗股癣 51 例，一般 4～6 天治愈，张长以腊梅树叶外擦治疗股癣也有较好的疗效。

（4）花斑癣：花斑癣中医称为紫白癜风。本病临床多用中药粉剂治疗。常用中药有密陀僧、雄黄、硫黄等。如郭朝广自拟汗斑散（密陀僧 50g，乌贼骨 50g，硫黄 15g，川椒 15g，共研末，用时取生姜切片沾药粉外擦患处）治疗花斑癣 652 例，结果 5 天痊愈者 262 例，10 天痊愈者 282 例，15 天痊愈者 108 例，治愈率 100%。曾冲以雄黄、硫黄、密陀僧各 30g，硼砂 10g，轻粉 5g，研末加米醋 200ml 浸泡 7 天，用时取生姜沾药外擦患处，治疗花斑癣 35 例，痊愈 28 例，好转 7 例。

（5）各种浅表性真菌病：四川省石花治疗浅层霉菌病协作组用 4%和 15%石花酊及其主要成分 3，5-二羟基甲苯酊治疗各种癣病 880 例，疗效较好。罗汉超等报告用石花制剂治疗各种皮肤癣 235 例，结果以花斑癣疗效最好。体、股癣次之，手足癣最差。马淑珍等报告用麦芽酒精治疗浅部真菌病 80 例，结果痊愈 45 例，总有效率 86.2%，其中以股癣疗效最好。

【述评】

癣病属于浅部皮肤真菌病，包括头癣、手足癣、甲癣、体癣、股癣和花斑癣等，是皮肤科临床上常见的一大类真菌感染性皮肤病。

头癣是一种慢性接触性传染性浅部真菌病，其致病真菌主要是黄癣菌、铁锈色小孢子菌、羊毛状小孢子菌、紫色毛癣菌和断发癣菌等。城乡均可发病，农村尤易流行。因此必须重视它的预防工作。要广泛做好卫生宣传，普及防治癣病知识。对发癣患者应及早隔离并积极治疗，杜绝传染源。同时，对公共场所如旅店、宾馆、理发店所用必需品，注意清洁消毒，以防传染癣病。对头癣患者治疗务必积极彻底，说服患者持之以恒，直至完全治愈，不再复发。

手足癣是癣病中发病率最高的病，南方较北方多见，足癣较手癣常见，夏季比冬季多发。足癣主要致病真菌是红色毛癣菌、絮状表皮癣菌和石膏样毛癣菌。其发病率一直较高，主要原因有：其一，脚趾常以鞋袜包裹，局部潮湿闷热，适于真菌繁殖；其二，足跖小汗腺较丰富，出汗较多，利于真菌生长，而足趾的皮肤又没有皮脂腺，缺乏对癣菌有抑制作用的脂肪酸，且其角质层较厚，内含大量癣菌赖以生存的角质蛋白；其三，公共的游泳池、拖鞋、脚盆、抹脚布等均为其提供了传染途径。而且红色癣菌抵抗力强，难以消灭，故对其根治困难较大。因此，对该病除积极预防外，对其治疗也应耐心持久。手癣多因搔抓身体别处癣病感染所致，因此除了积极治疗以外，还需注意手的保护。手部皮肤较厚，药物难以渗透，见效慢，因此，治疗亦需耐心。

甲癣疗程较长，目前斯皮仁诺疗效较好，但要坚持。

体癣、股癣临床治愈不难，但容易反复发作。有的每年夏季或汗渍后又复发。因此，除了耐心积极的治疗外，平时还应注意个人卫生，并对内衣、床单等用具定期煮沸消毒。

癣病的治疗以外治为主，目前临床使用较多且疗效较好的中药有：黄连、黄柏、土槿皮、公丁香、藿香、木香、射干、枯矾、大蒜、密陀僧、硫黄粉、雄黄、梅片、硼砂、大黄、苦楝子、川椒、苦参、蛇床子、地肤子、百部、黄精等，其常用剂型是中药洗剂、酊剂、醋剂、粉剂和膏剂，根据不同病情而选择剂型，目前西药灰黄霉素、酮康唑、斯皮仁诺、疗霉舒等均有较好疗效，可选择使用。

以上所述各种疾病均属由不同种类真菌引起，真菌类疾病只要临床明确诊断，尽早使用敏感杀菌及抗真菌药物，一般临床疗效显著。目前常用的抗真菌药物主要有抗生素、唑类、丙烯胺类、棘球白素类、嘧啶类。

近 10 年来，我国学者对 187 味中草药进行了抗真菌作用研究。其中具有杀灭真菌作用的 77 味，有明显抗真菌作用的 44 味，抗真菌作用微弱的 41 味，抗真菌作用不确定的 5 味，无抗真菌作用的 20 味；中药副作用小、来源广、价格低廉、很少出现耐药，适合于长期及预防性应用的这些特点，使研究开发中药具有良好的前景。简述研究相关情况如下：

1. 选择性弱（指对两种以上真菌有作用）、具有杀灭真菌作用的中草药　土槿皮、高良姜、牡丹皮、肉豆蔻、肉桂、丁香、防己、桂枝、黄柏、急性子、萆薢、知母、黄紫菀、徐长卿、藿香、黄芩、鹤虱、丹参、川芎、菖蒲、蛇床子、莪术、鹅不食草、地骨皮、补骨脂、威灵仙、木香、诃子、白术、紫草、青木香、甘草、当归、细辛、马齿苋、红花、海桐皮、茜草、藁本、白芷、白鲜皮、羌活、鱼腥草、紫花地丁、五倍子、苍术等药物的乙醇提取物在不同的浓度具有较强的杀灭真菌作用。

2. 选择性强（指仅对一种真菌有作用）、具有杀灭真菌作用的中草药　八角茴香、野菊花、忍冬藤、芦荟、骨碎补、莱服子、老鹳草、儿茶、胡黄连、木鳖子、小茴香、淫羊藿、紫苏、青蒿、乌梅、透骨草、生侧柏、连翘等药物其乙醇提取物在一定浓度具有杀灭真菌作用。

3. 选择性弱、有明显抗真菌作用的中草药　青蒿氯仿提取物，竹沥、槟榔、苏木、七叶一枝花、木通、麻黄、秦皮、扁蓄、赤芍、白花蛇舌草、斑蝥、川椒、大蒜、土大黄、血竭、秦艽、苦参等药物的乙醇提取物，山胡椒果水蒸气蒸馏部分、射干、山苍子油、龙血竭、银杏外种皮提取物。

4. 选择性强、有明显抗真菌作用　栀子、吴茱萸、使君子、石榴皮、山楂、三七、漏芦、火麻仁、槐花、白芍、凤尾草、白及、黄芪、忍冬藤、爪蒌、虎杖、山豆根、干漆、马鞭草等药物的不同浓度乙醇提取物。

【参考文献】

1. 郑武飞. 普通中国草药在试管内对致病性及非致病性真菌的抗真菌力. 中华医学杂志，1952，38(4)：315

2. 李群，等. 大蒜液对于致病原性真菌抑制作用的初步研究. 中华医学杂志，1954，(3)：189

3. 孙鹤龄，等. 中药半边莲在试管内对某些致病性皮肤霉菌的抑菌作用. 中华皮肤科杂志，1956，(3)：196

4. 曹仁烈，等. 中药膏治疗爪甲霉菌病的观察报告. 中华皮肤科杂志，1959，(4)：237

5. 曹仁烈，等. 中药酒及醋浸剂在试管内抗真菌的实验报告. 中华皮肤科杂志，1959，(1)：11

6. 孙迅. 中药对某些致病性皮肤癣菌抗菌作用的研究. 中华皮肤科杂志，1958，(3)：210

7. 孙迅. 中药抗真菌实验研究. 中华皮肤科杂志，1958，(4)：354

8. 李运亚. 土槿皮对霉菌作用之试管内观察. 中华皮肤科杂志，1959，(3)：178

9. 曹松年. 中药复方及单味药对真菌的抑菌作用. 中华医学杂志，1962，(12)：781

10. 第三军医大学第一附属医院皮肤科. 徐长卿抗真菌的实验研究. 重庆医药，1976，(5)：68

11. 孙在厚. 中药抗真菌实验研究. 中国皮肤性病学杂志，1993，(1)：22

12. 吴绍熙，等. 土槿皮抗真菌的实验. 临床及药理研究. 中华皮肤科杂志，1960，(1)：18

13. 四川省中药研究所. 茵陈抗真菌的实验研究. 重庆医药，1976，(5)：65

14. 白义杰. 桂醛试管内抗某些致病性真菌实验观察. 中华皮肤科杂志，1988，(6)：380

15. 李树来，等. 香葵精油抗霉菌作用的初步研究. 中药通报，1982，(1)：35

16. 白义杰. 木姜子油试管内抗致病性真菌实验研究. 中华皮肤科杂志，1984，(12)：122

17. 宓鹤鸣，等. 刺人参挥发油成分及其抗真菌性的研究. 药学学报，1987，(7)：549

18. 陈明，等. 黄花油抗致病性真菌的实验研究. 中华皮肤科杂志，1988，(2)：75

19. 徐立春，等. 银杏外种皮总提取物对真菌抑制效应的初步研究. 中成药，1988，(9)：33

20. 宋兆友. 80 种中药抗霉菌的实验和临床观察报告. 中华皮肤科杂志，1981，(3)：204

21. 许冰. 百种中草药抗真菌效力的试验和其有抗真菌效力者临床疗效的初步观察. 临床皮肤科杂志，1984，(3)：9

22. 王正义，等. 试用大蒜治疗头癣的报告. 中华皮肤科杂志，1956，(3)：204

23. 中国医学科学院皮肤性病研究所. 苦楝子药膏治疗头癣的临床疗效观察初步报告. 江西中医药，1959，(3)：5

24. 王效平. 复方蛇黄洗剂治疗足癣感染 50 例. 中西医结合杂志，1984，(4)：239

25. 隋宝俭，等. 中药治疗足癣并感染. 临床皮肤科杂志，1993，(2)：98

26. 何国兴. 苦参洗剂治疗足癣. 浙江中医杂志，1987，(7)：309

27. 肖健，等. 中药粉浸泡治疗足癣及合并症 238 例. 湖北中医杂志，1988，(2)：25

28. 杨必成. 中药浸泡法治疗鹅掌风灰指甲 100 例. 辽宁中医杂志，1984，(8)：14

29. 史载青. 中药治疗皮肤癣菌病. 中华皮肤科杂志，1960，(3)：150

30. 赵乐闻. 中药治疗手、甲癣. 河北中医，1981，(4)：31

31. 廖玉春. 苦楝肉膏治愈甲癣. 四川中医，1986，(7)：48

32. 严学群. 新方鹅掌风浸泡剂治疗鹅掌风 363 例. 江苏中医杂志，1986，(7)：11

33. 吉照春. 中西药合用治疗脚癣 300 例. 陕西中医,1987,(6):248
34. 毕明义. 润肌膏治疗手足癣 250 例. 浙江中医杂志,1985,(4):165
35. 周执伟. 火柴灸治疗顽固性手癣. 新中医,1984,(12):30
36. 沈玉山. 股癣汤治疗股癣 55 例. 陕西中医,1989,(10):445
37. 郭朝广. 汗斑散治疗汗斑的临床体会. 广西卫生,1976,(2):42
38. 张长. 介绍一种治疗汗斑方法. 新中医,1980,(3):10
39. 郭朝广. 汗斑治验. 广西卫生,1975,(5):42
40. 曾冲. 中药治疗花斑癣 35 例. 福建中医药,1986,(3):46
41. 四川省石花治疗浅层霉菌病协作组. 石花酊治疗浅层霉菌病 880 例的观察报告. 临床皮肤科杂志,1981,(1):4
42. 罗汉超,等. 石花治疗皮肤霉菌病的观察报告. 四川医学院学报,1980,(4):349
43. 马淑珍,等. 麦芽酒精对浅部真菌感染的治疗. 中西医结合杂志,1987,(4):210

第十节 鹅 口 疮

鹅口疮是指口内一片白膜,状如鹅口,故名。多见于婴儿,白膜不易拭去,幼儿拒食,哭啼不休。本病又名"白口糊"、"口破"、"雪口"。现代医学称为口腔白色念珠菌病。

祖国医学对该病论述颇多,如隋《诸病源候论·小儿杂病诸候六》云:"小儿初生口中白屑起,乃至舌上生疮,如鹅口里,世谓之鹅口。"此为本病最早描述。唐《备急千金要方·少小婴孺方》谓:"凡小儿初出便有鹅口者,其舌上有白屑如米,剧者鼻中亦有之。"明《外科正宗·鹅口疮》说:"鹅口疮,皆心、脾二经胎热上攻,致满口皆生白斑雪片,甚则咽间叠叠肿起,致难乳哺,多生啼叫。"《外科正宗·大人口破》又云:"口破者,有虚火、实火之别。虚火者,色淡而斑细点……实火者,色红而满口烂斑,甚者腮舌俱肿。"

【病因病机】

1. 胎热上攻　由于心、脾二经积热,胎热蕴蓄,复因外感湿毒,热气循经上蒸于口,致使满口皆生白斑雪片。

2. 气阴两虚　体质虚弱,先有先天不足,又有病后失调,尤其是热病之后,气阴两虚,外邪乘虚而袭,虚火上炎,与津液相搏熏蒸于口则生疮。

【辨病】

1. 临床表现　本病可发生于口任何部位,但以两腮软腭、舌及舌下等部位更为多见。口腔黏膜舌体有豆腐渣样或凝乳状的白色薄膜片,刮去时基底发红,容易出血,自觉疼痛,部分伴见口角发红、浸渍、脱屑,甚则糜烂,并有皲裂及出血等现象。有的感到灼痛,婴儿拒食,流涎,烦躁不安,兼见低热等症。

病程长短不一,一般预后良好。若失治或病重患者,可蔓延至咽喉、食管,伴有吞咽困难,婴儿啼哭时声音嘶哑。

2. 诊断要点

(1)多见于哺乳的婴儿,长期服用广谱抗生素的婴儿更易发生本病。

(2)白屑常散在于颊黏膜、舌、齿龈、上腭等处,蔓延迅速,随拭随生,不易清除,甚则蔓延到鼻道、咽喉或气管。

3. 鉴别诊断

(1)口疮:以青壮年较多见,损害为溃疡散在,上覆盖浅表或灰白色的薄膜,不出血。

(2)口糜：青壮年常见，满口大片糜烂，早期无膜，1～2 天后溃疡覆盖微黄色膜状物，出血，疼痛剧烈。

(3)口疳：婴幼儿常见，急性发作，伴恶寒发热，口内溃烂，小如针尖，大如黄豆，不出血，灼热疼痛。

【辨证】

1. 胎热上攻证　口腔白屑堆起，周围红晕较重，面赤唇红，烦躁拒奶，吮乳啼哭，小便短赤，大便秘结，舌质红，苔腻，脉滑而数，指纹紫滞。

2. 气阴两虚证　口腔白屑散在，周围红晕不显，颜面色红，五心烦热，形体虚弱，精神倦怠，舌红少苔，脉细数无力。

【治疗】

1. 内治法

辨证论治

1)胎热上攻证：治宜清热泻脾。方用泻黄散加减。

2)气阴两虚证：治宜益气滋阴降火。方用知柏地黄汤加减。

2. 外治法

(1)先用纱布一块裹食指，蘸新汲水拭去白斑，以净为度，重拭出血亦无妨，随即外吹冰硼散、锡类散。

(2)以甘草、黄连各 3g，水煎取浓汁，轻巧拭去白斑，然后外涂青吹口散，每日 4 次。

(3)青黛、硼砂、牙硝、生甘草各等份，研细末吹患处。

(4)2%白矾水含漱。

(5)槟榔烧枯，研末涂之。

(6)冰片、枯矾各等份，共研末涂之。

【预防与护理】

1. 平时注意口腔卫生，经常以温开水或淡盐水洗涤婴幼儿口腔。

2. 哺乳用具尽可能煮沸消毒，保持干燥清洁。

【现代研究】

鹅口疮又称雪口、口糜。西医学认为系口腔黏膜感染白色念珠菌引起，如强行剥离，局部可发生出血，如处理不当，白腐可蔓延及咽部、喉头、会厌、食管等，可伴有吞咽困难及呼吸不畅等症状，使病情加重。是由白色念珠菌感染引起的口腔黏膜炎症。多见于新生儿以及营养不良、消化不良、免疫缺陷的患儿。另本病也可经过产道感染或因奶瓶、塑胶奶嘴消毒不严，或用不洁之物揩洗口腔而感染，也可经不洁之母亲奶头而感染。婴幼儿 6～7 个月开始长牙，牙床可能有轻度胀痛感，便爱咬手指、咬玩具，易把细菌、真菌带入口腔，引起感染。中医学认为鹅口疮的病因是胎儿受孕母饮食之气，蕴于心脾二经，出生后热毒上炎，熏灼口舌，在口腔、舌上生满白屑，状似鹅口，以此命名，治疗宜清心热、泻脾火、解热毒等，另婴儿先天禀赋不足，肾阴不足，水不制火，虚火上浮，内熏口舌，亦可导致口腔舌上出现白屑，且绵延反复，治宜滋阴降火，引火归元等。中西医结合治疗鹅口疮疗效显著，且无不良反应，值得推广应用。

临床有报道采用吴茱萸散涂敷涌泉穴治疗鹅口疮有较好疗效。治疗 100 例，结果 88 例治愈(口腔黏膜白屑、溃疡消失)，10 例显效(口腔黏膜白屑、溃疡大部分消失)，2 例好转(口腔黏膜白屑、溃疡部分消失)。其法：取吴茱萸适量研末，拌入食醋调成糊状，趁小儿熟睡时涂敷于涌泉穴，上覆塑料薄膜，膜布固定，晚贴晨取，连用 7 日。所含药物主要成分为吴茱萸碱、吴茱萸次碱、挥发油。与醋相配能生产温和的治疗作用。以温通经脉，调理气血，引热下行。通过经络和神经体液调节，从而改善局部组织血液循环，促进炎症的消散吸收。敷贴于涌泉穴，能使肾气上交于心，心肾相交，水火相济，使邪热散去，气血调和。

临床报道示：金银花 10g，黄连 2g，甘草 5g。每日 1 剂，水浓煎，用药液涂洗口腔黏膜，再用红糖与芝麻油调成的糊剂涂布患处，每日 3～4 次。“金银花＋黄连＋甘草”组合配方中，金银花性寒味甘，既能清里热，又能散表热，具有解温疫秽恶浊邪之功效，其水浸剂在体外对真菌有抑制作用，没有胃肠道的副反应，具有抑菌、抗病毒、解热、止血、抗氧化及免疫调节作用。黄连具有泻火解毒，清热燥湿之功效；黄连不仅对皮肤真菌有抑制作用，对白色念珠菌这类深部真菌也有作用。甘草性味甘平，有补脾、清热、解毒、润肺及调和药性之功效。其中的主要有效成分甘草酸及甘草甜素具有抗炎、抗病毒及增强免疫功能等作用；而甘草苷、异甘草苷、甘草素等黄酮类化合物则有解疮抗溃疡的功能；同时甘草的调和作用则能使药物的抑菌、抗病毒及解热等功效得到充分发挥，从而促进溃疡愈合。红糖性温味甘、入脾，具有益气补血、缓中止痛、活血化瘀的作用且含有的多种维生素和抗氧化物质，能维护细胞的正常功能和新陈代谢；芝麻油性，甘味平，其化学性质稳定，有较强的抗氧化作用且保湿效果好，可减少口腔黏膜水分丧失，对已形成的创面起保护作用，利于修复。此法简便易行，疗效较高，且无任何不良反应及禁忌证，患儿易接受，值得推广应用。在应用中药治疗期间，食具应严格进行煮沸消毒；母乳喂养的婴幼儿，母亲在喂奶前应把乳房洗干净，乳母忌食辛热、炙荤之品；尽量不让婴幼儿吃手、咬玩具及其他不干净的东西；加强营养；停止使用抗生素和激素。

佟玲用自拟方①（黄芩 10g、生地 10g、竹叶 10g、黄柏 10g、苦参 10g、玄参 10g、麦冬 10g、黄连 5g、连翘 10g、白及 10g）治疗婴儿鹅口疮心脾积热证，自拟方②（生地 10g、知母 10g、黄柏 10g、牡丹皮 10g、夏枯草 10g、苦参 10g、地榆 10g、紫草 10g）治疗虚火上浮证，取得较好疗效。

童舜华用引火归元法治疗鹅口疮，取得较好疗效。一剂：生黄芪 30g，炒白术 12g，怀山药 30g，云茯苓 15g，升麻、柴胡各 6g，怀牛膝 30g，淡附片 6g，肉桂（后下）、川连各 3g，青黛（包煎）10g，当归 12g，陈皮 10g。四剂后再服：生黄芪 30g，炒白术 12g，怀山药 30g，茯苓、熟地、玄参各 15g，麦冬 12g，牡丹皮、丹参各 15g，羚羊角粉（吞服）0.6g，五味子 10g，怀牛膝 30g，淡附片 6g，肉桂（后下）3g，淫羊藿 15g，白薇 10g。

【参考文献】

1. 赵红卫，等. 中西医治疗鹅口疮 32 例. 现代中西医结合杂志，2006，(16)：2263
2. 宋修亭，等. 吴茱萸散外敷涌泉穴治疗鹅口疮. 浙江中医杂志，2006，(41)：97
3. 付晖，等. 中医治疗鹅口疮 50 例. 贵州医学杂志，2008，(32)：62
4. 佟玲. 婴儿鹅口疮的中医治疗. 实用口腔医学杂志，2008，(24)：114
5. 童舜华. 引火归元法治疗三则. 中医药学刊，2006，(24)：1502

第十一节　孢子丝菌病

孢子丝菌病是一种由外伤所引起的深部真菌病。多数只发生于皮肤，以沿淋巴管成串出现无痛的结节、脓肿和溃疡等症状为其特点。本病类似祖国医学文献中的“蝼蛄串”。《外科正宗》说："其患多发于两手，初起骨中作痛，渐渐漫肿、坚硬、不热不红，手背及内关前后连肿数块，不能转侧。日久出如豆腐浆汁。"清《医宗金鉴·外科心法要诀》又曰："此患初起筋骨如中流失，疼痛渐增，漫肿坚硬，不红不热，连肿数块，臂膊不能转动，日久其肿块渐次溃破，孔孔时流白浆，内溃串通诸孔，外势肿硬不溃，脓水淋漓如漏，虚让悉淥，如面黄、食少、消瘦，甚则午后寒热交作，而成败证也。"本病多发于直接接触草木和土壤的农民。以青壮年多见。

【病因病机】

由于劳动不慎，皮肤破伤，湿热毒邪乘隙入侵皮肤、筋脉，络脉闭塞，气血凝滞，结而为病。

【辨病】

1. 临床表现　在发病前多有外伤和直接接触土壤、腐木、柴草等病史。

(1)淋巴管型：最常见，其病变好发于手指、手腕、前臂和手足部。典型者在肢端损伤处发生感染病灶，真菌入侵后约经 8～20 天，甚至长达半年，开始出现皮损，一般在 3 周左右，在真菌入侵处出现一个无痛性小的皮下硬结节，可被推动，不与皮肤粘连，无压痛也不发红。待结节扩大后，与其上皮肤粘连，开始变色，成为淡红色、红色、紫红色，甚至黑紫色而破溃，可流出少量黏性浓液。此种皮损称为孢子丝菌病"初疮"。经过数日、数周或数月，新的皮损沿着淋巴管向上蔓延，形成成串的多个皮下结节，呈条状分布，结节的数目不定。不典型者沿淋巴管的分布出现多个或数十个蚕豆大小的肉芽肿、结节、脓肿或创面紫暗，分泌物不多，初疮周围可见有数个黄豆样的肉芽肿，结节之间的淋巴管增粗、变硬。皮损可以经久不消，持续数月或数年，但亦有自行消退者。

(2)固定型：先有外伤，1 个月左右或半年后发病，在外伤处出现椭圆形、坚硬、有弹性的结节，无压痛，可移动。由淡红变为紫红以致发黑、坏死，与周围粘连，溃烂流出稀薄灰黑色的脓液，皮损始终局限于初疮部位，损害好发于面、颈、躯干。

(3)血源型：很少见，由于自我接种或血源散播，表现为全身皮下结节或成瘘管性皮下胀肿或溃疡。无痛性结节可出现于皮肤的任何部位，如鼻、口、咽部、肺部、肾脏、睾丸等处，病程缓慢，常可数年不愈。

2. 诊断要点

(1)一般均先有外伤史。

(2)在肢端出现初疮，皮肤沿淋巴管散播，出现多个皮下结节，无压痛，可移动。慢慢由淡红变成紫红，以致发黑、坏死，流出稀薄灰黄色的脓液。

(3)病程缓慢。真菌培养呈阳性。

3. 鉴别诊断

(1)疖肿：夏季多发，好发于面、颈及四肢，局部红肿热痛，顶端有脓头，病程短。

(2)鼠瘘(瘰疬性皮肤结核)：好发于颈项及腋窝，疮疖穿破可成瘘管，但脓汁内无白色颗粒。

【辨证】

1. 湿热痰浊证　在肢端损伤处出现大小不一的结节，肤色黯，疮顶变软破溃，有少量稀薄灰黄色脓水溢出，愈后遗留瘢痕。

2. 气血凝滞证　皮疹散在性地分布体表多处，同时，在口腔内出现溃疡，骨节疼痛，头痛头昏，胸痛，咳嗽以及壮热，纳差。

【治疗】

1. 内治法

(1)辨证论治

1)湿热痰浊证:治宜清热化痰,和营散结。方用五神汤加减。

2)气血凝滞证:治宜理气活血,通营散结。方用香贝养荣汤加减。

(2)成药、验方:醒消丸 3g(分 2 次吞)或新消片每次 5 片,每日 2 次吞服。

2. 外治法

(1)结节未溃,外敷金黄膏。

(2)溃破后,金黄膏掺九一丹外敷,或用 2%碘化钾溶液湿敷。

(3)可用松香 500g,麻油 45ml,烧酒 60ml,百草霜少许混合熬炼成膏,摊于白布上外敷患处。

【预防与护理】

1. 注意安全,避免四肢皮肤破伤,皮肤如遇外伤,应及时处理。

2. 对于长期大量使用能损伤正气的药物,宜谨慎。

【述评】

孢子丝菌病临床上不多见。一般通过真菌培养可以确诊。临床可采用中西医结合治疗。可采用 10%碘化钾溶液,开始每次 5ml,每日 3 次,逐渐增加到每次 10～15ml,每日 3 次。皮损消退后,再服 3～4 周,巩固疗效。对碘化钾过敏者,可口服灰黄霉素和酮康唑、斯皮仁诺等。局部换药忌用激素类软膏。

(杨志波　朱明芳)

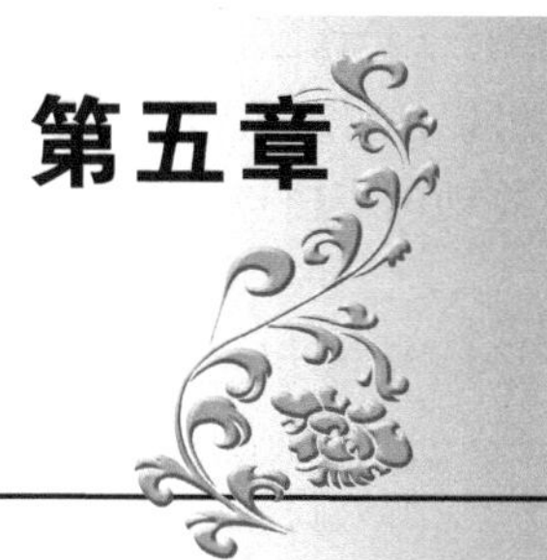

第五章 虫类致皮肤病

第一节 疥　疮

疥疮是一种由疥虫所引起的慢性接触传染性皮肤病。本病可发生于任何年龄，常在集体单位中，如学校、幼儿园、旅社及家庭中流行。其特征为手腕、指缝、下腹等处皮肤发生丘疹、水疱及隧道，夜晚瘙痒剧烈。中医又有“病疮”、“湿疥”、“虫疥”、“癞疥”、“干疤疥”之称。本病现代医学亦称疥疮。

本病记载较早，公元前14世纪的甲骨文中，已有“疥”等象形文字。晋《肘后备急方》即提出了治疗疥疮的药物。隋《诸病源候论·疥候》曰：“疥者，……多生于手足，乃至遍体。大疥者，作疮有浓汁，焮赤痒痛是也。……湿疥者，小疥皮薄，常有汁出，并皆有虫，人往往以针头挑得，状如水内病虫。”又云：“病疮者，……多着于手足间，遂相对如新生茱萸子，痛痒抓搔成疮，黄汁出……。”明《外科大成·疥疮论》：“夫疥者，……潜隐皮肤，辗转攻行，发痒钻刺。”

【病因病机】

多因机体蕴毒，外染虫邪，兼风湿蕴结，虫毒湿热相搏，结聚肌肤所致；或因与病人同卧、相互握手直接传染；或使用过患者用过而未经消毒的衣裤、被席、用具等间接传染。

西医学认为，本病由疥螨(疥虫)寄生皮肤所引起，易在集体和家庭中流行。

【辨病】

1. 临床表现　本病多发于手指、指缝、腕屈、肘内、女子乳房与乳晕、小腹直至会阴、股内、臀部等处。一般不累及头面颈项部(小孩除外)，皮损常从手指缝开始，1～2周内可广泛传布于上述部位。但在婴幼儿中，亦可发生在掌跖部及颈面部。当被疥虫沾染后，大约经过4～6周才出现剧烈瘙痒，尤其是遇热或在夜间更为明显，主要表现为黑线、丘疹与水疱，疥虫黑线约2～3mm长，又称隧道，因视其形似黑线，挑破者像山内隧道，常位于指腕、外阴等皮肤较薄部位。黑线长短弯曲不等，时隐时现，盲端者又称为疥蝎小点，此为虫疥隐居之处。同时患者身上可出现红色针尖大小的丘疹，数目不一，疏密不等。而虫疥、虫卵及其毒汁又可引起皮肤上发生针尖至米粒大小水疱，常为皮色或淡红色，疱液少壁稍厚，抓破后可流脂水糜烂。亦有因搔抓而致继发感染可生脓疱，常伴淋巴管炎或淋巴结炎。部分患者阴茎、阴囊处可有结节损害。

2. 诊断要点

(1)有与疥疮病人接触史。

(2)好发于手指缝、手腕屈面、下腹部、阴股内上侧及阴囊。一般不发于头面部。

(3)皮损为针尖大小微红色丘疹，典型者能见到灰白色的线状隧道。疥虫隐藏于隧道两端。夜间或遇热时活动频繁，引起瘙痒。皮损常因搔抓、感染、结痂而变得不典型。

(4)诊断应以找到疥虫为依据。其方法是：除用低倍显微镜检查，找到虫体与虫卵外，亦可以用针尖在隧道的两端挑破皮肤，轻轻刮一下，把刮出物放在黑色的平板上，如见到一个移动的小白点，即是疥虫。

(5)如一时找不到疥虫，可根据疥疮流行情况、接触史、皮损部位与形态，认真分析，不可轻易否定，以免延误治疗，扩大传染。

3. 鉴别诊断

(1)浸淫疮(湿疹)：任何年龄均可发病，无传染性，皮损为多形性，急性期焮红作痒、流滋糜烂，慢性期皮肤变厚粗糙。

(2)风瘙痒(皮肤瘙痒症)：初起皮肤正常，好发于四肢伸侧，重者可延及全身，自感瘙痒。日久可见抓痕、血痂。

(3)水疥(丘疹性荨麻疹)：多见于儿童，春、秋季节多发。皮疹主要表现为红斑与风团，皮疹似梭形，顶部有小丘疹或小水疱。好发于躯干与四肢，自觉瘙痒，容易复发。

(4)虱病：由虱子引起，皮损表现为局部瘙痒及血痂，常可找到虱子或虱卵。

(5)粟疮(痒疹)：儿童及成年人均可发病，但以儿童为多，好发于四肢伸侧及躯干部，主要表现为风团样丘疹，豆大坚实，瘙痒无度，搔抓后可使皮肤变粗糙，多呈灰褐色，手触有皮厚感。

【辨证】

1. 湿热蕴蒸证　初起泛发水疱，抓破流滋水，瘙痒无度，口干咽苦，便结溲赤，苔薄黄，脉滑。

2. 血虚风燥证　病久体弱，皮肤干燥，抓破出血，结痂难脱，舌尖红，脉细。

【治疗】

1. 内治法　本病一般以外治为主，无需内治。若病情日久，体弱不耐者可辅以内治。

(1)湿热蕴蒸证：治宜清热除湿，杀虫止痒。方选消风散合黄连解毒汤加减。

(2)血虚风燥证：治宜养血润燥杀虫止痒。方选当归饮子加减。

2. 外治法

(1)成年人可外擦10%～20%硫黄软膏，婴幼儿可擦5%硫黄霜剂。方法：先用热水及肥皂洗澡，自颈以下，遍以药搽全身，每日早、晚各擦1次。用药期间不洗澡不换衣，第4天再洗澡换衣被，而原衣被要煮沸日晒消毒，2周后如果仍痒或发现疥虫，应再按上法治疗。多数病人经1～2个疗程均可治愈。亦可选用灭疥油、一扫光、雄黄膏等药，用药方法同上。

(2)花椒9g，枯矾15g，地肤子30g。水煎熏洗，再以硫黄粉20g，熟猪油调涂患处。

(3)硫黄12g，松香10g，黄丹3g。共研细末，香油调匀搽患处。

(4)百部50g，白酒500ml，浸泡7日后，去渣外涂患处。

【预防与护理】

1. 患者衣物需煮沸消毒，或在阳光下曝晒。

2. 讲究清洁卫生，衣被宜常洗常晒。

3. 积极治疗病人，发现患者，及时尽早进行隔离及彻底治疗，以免传染他人。

4. 改善环境卫生，加强卫生宣传，对公共浴室、旅馆、车船等公共场所应定期清洗。

【古籍选粹】

《外科正宗·疥疮论第七十三》　夫疥者，微芒之疾也。发之令人搔手不闭，……外以绣球丸搽擦。……绣球丸：獐冰、轻粉、川椒、枯矾、水银、雄黄各二钱，枫子肉一百枚(另碾)。

以上共为细末，同大枫子肉再碾和匀，加柏油一两化开，和药搅匀，作丸圆眼大，于疮上擦之。

《外科真诠·疥疮》　疥疮先从手丫生起，绕遍全身，瘙痒无度。有干、湿、虫、砂、脓五种之分。虽由传染而来，总因各经蕴毒，兼受风湿所致。……外治干疥用轻桃丸，湿疥擦臭灵丹。……轻桃丸：轻粉一钱，白薇二钱，防风一钱，苏叶一钱。共研细末，用油胡桃肉三钱，同猪板油捣成丸如弹子大，擦疮上一二日即愈。臭灵丹：硫黄末、油核桃、生猪油一两，水银一钱，共捣膏楂。

【现代研究】

1. 外治　梁厚佳用龙胆苦蛇汤（龙胆草 10g，百部 30g，苦参 30g，蛇床子 20g，硫黄 40g，雄黄 4g，大风子 15g，川椒 10g，白鲜皮 10g，地肤子 15g，艾叶 15g，海桐皮 15g，何首乌 15g）熏洗，每次 20～30 分钟。治疗疥疮 128 例，治愈 110 例，好转 15 例，无效 3 例，有效率为 97.7%。余春洋用中药外洗治疗疥疮，药用川花椒、蛇床子、地肤子、苦参、土茯苓、升华硫。并发感染加蚤休、金银花；并发湿疹样变加荆芥、蝉蜕、炉甘石。使用方法：将上约（升华硫、炉甘石除外）水煎 3 次，混合后放入升华硫、炉甘石，得药液约 5000ml，待温后坐浴，每次 15 分钟，日 1 次，5 剂为 1 疗程。共治 3258 例，痊愈 3011 例，占 92.42%；显效 247 例，占 7.58%。管仕美用 20%硫黄软膏与苦参洗剂治疗疥疮（硫黄软膏由升华硫 20g，凡士林加至 100g 而成。苦参洗剂由苦参 50g，百部 25g，黄柏 25g，蛇床子 25g，加水 3000ml，煮沸 30 分钟，纱布过滤，滤液中加入硼砂 10g 溶解即得）。治疗方法：先用苦参洗剂外洗，然后擦 20%硫黄软膏。早晚各一次，7 天为一疗程。共治 80 例，痊愈 72 例（90%），显效 6 例（7.5%），有效 2 例（2.5%）。周发忠用微波治疗疥疮结节，治疗方法：常规消毒疥疮结节，用 2%利多卡因进行局部浸润麻醉，调节微波输出功率为 20～30W，用直径 1mm 针式探头刺入结节中心通电，每个约 2～3 秒，待皮损凝固变苍白为止，对较大皮损可依次由内向外移动探头，直至皮损全部凝固变白。治疗 240 例，一次性治愈 225 例（93.8%），二次性治愈 15 例（6.2%）。

2. 内外合治　胡阳采用龙胆泻肝汤化裁，处方：龙胆草 6g，炒栀子 10g，黄芩 10g，柴胡 10g，当门 10g，生地黄 15g，土茯苓 15～30g，桃仁 10g，红花 10g，白僵蚕 10g，生甘草 6g。水煎服，每日 1 剂，7 日为 1 疗程。治疗疥疮结节 90 例，痊愈 62 例，有效 28 例，总有效率 100%。治愈者一般治疗 1～3 个疗程。夏秀宏用中草药内服、外洗治疗疥疮。内服方为土茯苓 5～30g，龙胆草 3～10g，车前子 5～15g，炒黄芩 5～15g，木通 3～10g，苦参 5～10g，地肤子 5～15g。兼风热者加僵蚕 5～15g，蝉蜕 5～15g，防风 5～15g；湿热毒聚加茵陈 5～30g，白鲜皮 5～15g；虫毒结聚加全蝎 3～10g，乌梢蛇 5～15g。外洗方为九里香 30g，透骨草 30g，茵陈 30g，川椒 30g，海桐皮 30g。共治 32 例，治愈 20 例，好转 10 例，无效 2 例。

【述评】

疥疮是一种临床常见的接触传染性皮肤病。正确的诊断，及时对症治疗，疗效较好。治疗以外治为主，以杀虫止痒为原则。硫黄制剂是公认安全有效制剂，其外用成人以 15%～25%，小儿以 5%～10%浓度为宜。用药方法正确与否，对临床疗效有很大的影响。

【参考文献】

1. 梁厚佳. 龙胆苦蛇汤熏洗治疗疥疮 128 例. 湖南中医杂志，2002，18(5)：37
2. 余春洋. 中药外洗治疗疥疮 3258 例. 中医外治杂志，2007，16(5)：31
3. 管仕美. 自制 20%硫黄软膏与苦参洗剂治疗疥疮疗效观察. 皮肤病与性病，2003，(3)：34
4. 周发忠. 微波与液氮冷冻治疗疥疮结节的疗效对比观察. 四川医学，2007，28(2)：208

5. 胡阳. 龙胆泻肝汤化裁治疗疥疮结节 90 例. 河北中医，2000，22(7)：521

6. 夏秀宏. 中草药内服、外洗治疗疥疮 32 例小结. 中国民族民间医药杂志，1998，(31)：16

第二节　虫咬皮炎

虫咬皮炎是指被某些恶虫叮咬，或接触毒虫的毒汁所致的一类皮肤病。多发于夏、秋季节，男女老少皆可患病。其临床特点是被毒虫叮咬后，局部皮肤即发生丘疱疹及红肿等皮损。轻者瘙痒，重者灼痛。中医称为"恶虫叮咬伤"、"虫毒病"等。

祖国医学对本病的记载较详尽。如晋·葛洪《肘后备急方·治卒中沙虱毒方第六十六》说："山间水间多有沙虱，甚细，略不可见。人入浴后及以水澡浴，此虫在水中著人身，及阴天雨行草中亦著人。"隋《诸病源候论·杂毒诸候》中记述了"蜂螫"、"蝎螫"、"蜈蚣螫"、"蚝虫螫"等疾病，如在描述蝎伤时说："此虫五六月毒最盛，云女八节九者弥甚。螫人毒势流行，多至牵引四肢皆痛，过一周时始定。"介绍蜈蚣之毒伤，更为确切，"此则百足虫也，虽复有毒，而不甚螫人。人误解之者，故时有中其毒。"明《外科正宗·恶虫叮咬》对恶虫的叮咬方式，也有详尽的阐述，曰："恶虫乃各禀阴阳毒种而生。见之者触其恶，且如蜈蚣用钳，蝎蜂用尾，恶蛇用舌螫人，自出有意附毒害人，必自知其恶也。凡有所伤，各导达而推治。"明《外科启玄》记载螫虫伤图文并茂，并分别"蜈蚣叮疮"、"蜂叮疮"、"蝎子叮疮"、"蜊虫伤疮"和"蠼螋疮"等。清《续名医类案·虫兽伤》中记载："忽衣蜘蛛咬头上，一宿咬处有二度赤色，细如筋绕颈，从上毒前，下至心经。两宿头肿淤如外挽，肚渐肿，几至不救。"由上可见，祖国医学对虫咬伤这类疾病认识较早，且内容丰富。

【病因病机】

多因夏、秋之季，诸虫繁生，虫喜叮咬人皮肤或以毒刺刺入，虫毒乘隙而入，人中其毒，郁而化热、生湿，湿热与虫毒郁阻于肌肤而发病。甚者入于营血，侵及脏腑而病情危重。

西医学认为，伤害人体的昆虫，引起皮肤病的机制有：①叮咬的机械损伤，如蠓、蚊、臭虫等。②毒性刺激，如桑毛虫等虫类的分泌物、排泄物、鳞片、刺毛等刺激皮肤，蜈蚣、蝎等刺螫人时排泄的毒液，引起局部或全身反应。③变态反应，有些昆虫的毒腺浸出液和唾液内含有多种抗原，可引起即刻型变态反应，如血吸虫尾蚴钻入皮肤后死于皮内，可引起变态反应。④异物反应，昆虫的口器或肢体留在组织内，可引起肉芽肿性丘疹或结节性反应。

【辨病】

1. 临床表现　皮疹多见于头面、颈项、手足等暴露部位，其皮疹形态多种多样，常见有丘疹、风团、红斑、瘀斑，间或有水疱、血疱、肿块等。重者全身出现畏寒发热，头晕耳鸣，心烦身麻，头痛头胀，坐立不安，恶心欲呕，食呆腹满等中毒症状，并有不同程度瘙痒感或灼热刺痛，但因恶虫种类不同，所致临床表现各有特点。

(1)蜈蚣咬伤：毒爪刺螫处先出现两个瘀点，四周红肿，其痛彻骨，并常引起红丝出现。严重的则有浑身麻木、头痛、眩晕、恶心、呕吐、心悸、脉细等症。

(2)蝎咬伤：蝎咬伤后顿时大片红肿，剧烈疼痛，并可伴发红线及臀核。严重者出现流涎、恶心呕吐、嗜睡、寒战、高热等症状。

(3)蜂咬伤：伤处有瘀点，周围起红斑样丘疹或风团，重者则一片潮红肿胀，往往有水疱形成。自觉瘙痒，亦可发生头晕、恶心等全身症状。

(4)蚂蝗咬伤：吸附处往往发生丘疹或风团，中心有一瘀点，若用力把蚂蝗撕下，则吸附处流血不止。

(5)蚊虫、臭虫、跳蚤咬伤:蚊叮咬后引起皮肤红斑或风团样丘疹,疹中心为一小瘀点,疹边缘有一苍白圈,并伴有轻度的瘙痒或微痛。臭虫叮咬后,引起红斑和丘疹,可伴有不同程度的瘙痒,一般不痛。跳蚤叮咬后引起紫红色斑点,局部红肿剧痒。

(6)蠓虫咬伤:咬伤处有瘀点,水肿性红斑、风团及水疱,奇痒难忍。

(7)隐翅虫咬伤:咬后可引起条状鲜红色水肿性斑块,尤如竹签刮伤一样,重者有水疱及灼痛。

(8)螨虫咬伤:皮疹大都为丘疹,或风团,中央有小水疱或虫咬点,剧烈瘙痒,继发感染后可引起脓疱、发热等。

2. 诊断要点

(1)蜈蚣咬伤

1)有蜈蚣咬伤史,好发于暴露部位。

2)皮损出现两个瘀点,四周红肿,疼痛彻骨,并常引起红丝。

(2)蝎咬伤

1)有接触蝎的环境,好发于人体暴露部位。

2)患处顿时大片红肿,剧烈疼痛,并可伴发红丝疔。

3)严重者出现流涎、恶心呕吐、嗜睡、高热等症状。

(3)蜂咬伤

1)蜂咬伤后,局部立即有明显的灼痛和瘙痒,迅速红肿。刺螫处有小出血点,或有水疱,甚则出现大面积肿胀,甚则坏死。

2)重者有发热、恶心等全身症状。

(4)蚂蝗咬伤

1)多见于野外工作者,有接触蚂蝗的环境,好发于暴露部位。

2)吸附处往往发生丘疹、风团,中心有一瘀点。用力把蚂蝗撕下,吸附处易流血不止。

(5)蚊虫、臭虫、跳蚤咬伤

1)蚊虫一般在夏季和初秋晚间叮咬人的皮肤,以锐利的喙刺入皮肤吸血,并放出唾液,刺激皮肤引起红斑、丘疹、风团。

2)每一个损害处中央有一针头大小红暗瘀点,手压时不完全消退,在瘀点周围出现苍白圈是其特征。皮疹 2～4 天可自行消退。

3)有的人被叮咬后皮肤可无症状,有的感觉瘙痒或微痛。过敏者可出现红肿,甚至瘀斑。

(6)蠓虫咬伤

1)好发于面、颊、上肢等暴露部位。

2)皮损为豆大风团样皮疹或水肿性丘疹,中央有虫咬点或水疱,呈不规则疏散分布,奇痒难忍。

(7)隐翅虫咬伤

1)皮肤损害以面、颈、四肢等暴露部位为主,多发于夏秋季节。

2)皮疹为线状或条索状红肿,上有密集水疱、丘疹或脓疱,灼热、疼痛。

3)重者愈后遗留色素沉着。

(8)螨虫咬伤

1)好发于面颊、上肢等暴露部位。

2)皮损大部为丘疹或风团,中央有小水疱或虫咬点。局部剧烈瘙痒。

3. 鉴别诊断

(1)水疥(丘疹性荨麻疹):小儿多见,皮疹为纺锤形风团,上有水疱,主要分布于腰骶或四肢等处。

(2)蛇串疮(带状疱疹):面颈部蛇串疮与隐翅虫皮炎相鉴别,发疹前有轻度全身症状,皮疹为丘疹、丘疱疹,呈簇状、带状排列,刺痛。

【治疗】

1. 内治法

(1)若皮损以小出血点、丘疹、疱疹、风团及肿胀为主,伴全身症状,治宜清热解毒,方用五味消毒饮加减。

(2)如出现头晕眼花,四肢乏力,或颈项发硬,牙关紧闭等症,则宜清热解毒,祛风镇痉,方用葛根汤加减;伴有烦闷呕吐者,加玉枢丹;如神志昏迷不醒者,治宜清热解毒清窍,可服清热地黄汤或麝香 0.15g 冲服。

2. 外治法

(1)蜈蚣咬伤

1)五灵脂适量,研末,水调敷。

2)苋菜、夏枯草、鲜桑叶、南瓜叶、红薯叶,任选一种捣烂外敷。

3)旱烟袋的筒内烟油外涂。

4)甘草、雄黄各等分,研末,菜油调敷。

5)南通蛇药片,研末,水调敷。

6)取蟾酥饼,醋磨浓汁外涂患处。

(2)蝎咬伤

1)先用拔火罐的办法吸出毒汁,再用雄黄、枯矾等分,研末,茶水调涂。

2)大蜗牛 1 只,捣烂外敷。

3)鲜大青叶、鲜马齿苋、鲜荷花叶,捣烂外敷。

4)生半夏,以水磨汁,外涂患处。

5)明矾研末,食醋调糊状外敷患处。

(3)蜂螫伤

1)米醋擦洗伤口。

2)鲜佛耳草、鲜马齿苋、鲜野菊花叶、鲜夏枯草任选一种捣烂外敷。

3)人乳外搽。

4)南通蛇药片,温水调化外搽。

5)鲜韭菜洗净,捣烂如泥,外敷。

6)蜂房适量,焙干研细末,猪油调成软膏,外敷患处。

(4)蚂蝗咬伤

1)米醋、白酒、盐水任选一种外搽。

2)破溃时可掺九一丹,外盖黄连膏。

(5)蚊虫、臭虫、跳蚤咬伤

1)风油精、清凉油、玉树油任选一种外搽。

2)蛇床子、百部各 25g,50%酒精 100ml,浸泡 24 小时过滤即成。外搽患处。

3)雄黄、细辛等量研末,冷开水调搽。

(6)蠓虫咬伤

1)野菊花、蒲公英、葎草各 10g,煎水外洗患处。

2)生姜汁外搽。

3)冬瓜汁外搽。

4)薄荷、冰片各 9g,白酒 100ml,浸泡后外搽。

(7)隐翅虫咬伤

1)1%薄荷三黄洗剂外涂。

2)黄柏 12g,葎草 30g,野菊花 12g,苦参 15g,煎水外洗。

3)继发感染时,用三黄洗剂 100ml 掺入九一丹 2g 外搽。

(8)螨虫咬伤

1)季德胜蛇药片,冷开水调搽。

2)青黛、冰片各等分,研末醋调搽。

3)大黄、硫黄各等分,研末水调搽。

4)鲜马齿苋捣烂如泥,外敷患处。

5)1%薄荷三黄洗剂外涂。

【预防与护理】

1. 积极开展爱国卫生运动,搞好环境卫生,平时可用烟草、除虫菊、青蒿、野艾、百部、菖蒲晒干,用烟熏法消灭害虫。

2. 加强个人防护,夏日应挂蚊帐、点蚊香。野外作业,应穿防护服,必要时外涂烟油、防虫油等。

【古籍选粹】

《医宗金鉴·外科心法要诀·蜈蚣咬伤》 此伤取雄鸡倒控少时,以手蘸鸡口内涎沫搽伤处,其痛立止;甚者,生鸡血乘热饮之,立效。

《本草纲目》 壁虱即臭虫也,状如酸枣仁,咂人血食,与蚤皆为床榻之害。

《洞天奥旨》 蜂之叮人,有毒刺入肉内,即须挑去,以尿泥涂之,即止痛。

《外科证治全书》 治蜂螫伤方,才伤即用小便浸洗,拭之以香油涂之愈。又方,米醋磨雄黄涂之。又方,用井水调蚯蚓粪涂立止痛。

《外科证治全书》 治蝎伤方,用大蜗牛一个捣烂涂之,其痛立止。如一时不得蜗牛,则用胆矾末,醋和调伤处。

【现代研究】

李华用马齿苋捣敷治疗虫咬皮炎(新鲜马齿苋 100g,洗净后捣敷于伤处)15 例,短则 4 分钟,长则 10 分钟,疼痛及肿胀逐渐减轻。袁水菊用甘草酊治疗虫咬皮炎,取甘草 200g,洗净、晒干、破碎,加入到 75%乙醇 1000ml 中浸泡 3 天,过滤压榨,离心分离,所得上清液即为甘草酊(每 100ml 相当于原药材 20g)。将适量甘草酊涂抹患处,每日 3～6 次,3 天为 1 疗程。共治 100 例,治愈 94 例,有效 4 例,无效 2 例。张子青用南通蛇药外敷治虫咬皮炎,将南通蛇药数片碾碎,取适量用 75%酒精调成糊状,在伤口周围敷成一圈。有毒刺者,应先取出毒刺,然后敷药。对于局部肿胀者,应视肿胀面积敷药达肿胀边缘外 1cm。对于感染、形成水疱者,外敷药物应远离感染灶及水疱 1cm。药糊外覆盖无菌纱布,胶布固定,以防药物散落。敷药时间不少于 24 小时。结果:治疗 24 小时内痛痒及局部肿胀消失 21 例,其中治疗 3 小时内痛痒完全消失 15 例;其余 3 例经治疗 48 小时痛痒明显减轻。

虫咬皮炎是临床上常见的皮肤病,尤以夏、秋季节多见。本病诊断的关键在于详尽了解病史。

蜂螫伤所致损害可轻可重,轻者仅皮肤轻微损害,局部对症治疗,即可迅速治愈;严重者除皮肤损害外,还可伴有发热、头痛、腹痛等全身症状,除局部处理外,还宜配合内治,以清热解毒为主。若某些对蜂毒特别敏感者,出现荨麻疹,颜面肿胀,喉头水肿,甚至过敏性休克等情况时,应积极抢救治疗。

蜈蚣咬伤,蜈蚣毒液可侵入肌肤体内,治疗应以清热解毒止痛为主。对疼痛剧烈者,可进行伤口周围局部封闭治疗。

蚂蝗咬伤,一般仅伤及皮肤,及时正确处理,一般很快痊愈。但若蚂蝗侵及呼吸道、食管、阴道等处时,必须要尽快采用相应的内镜用麻醉剂将其麻醉,及早取出。

全蝎螫伤,毒腺中酸性液体可迅速侵入人体,因此要尽快在蝎螫伤部位近心端扎以橡皮带,防止毒液吸收并扩散。对全身中毒症状严重者,需进行积极抢救治疗。

隐翅虫、蠓虫、螨虫、蚊虫、臭虫、跳蚤等咬伤,一般仅出现轻微皮肤症状,外治即可迅速痊愈。

【参考文献】

1. 李华.马齿苋捣敷治疗虫咬皮炎 15 例.实用中医内科杂志,1994,8(3):20
2. 袁水菊.甘草酊治疗虫咬皮炎 100 例.中医外治杂志,2000,9(5):25
3. 张子青.南通蛇药外敷治虫咬皮炎 24 例.沈阳部队医药,2005,18(1):14

第三节　松毛虫皮炎

松毛虫皮炎是一种接触松毛虫幼虫尸体或虫体污染的柴草或接触松毛虫的毒毛所致的一种急性皮肤病。其特点是轻者仅有皮肤焮红与刺痒;重者则有关节红肿与疼痛。俗称"松毛虫病"、"松虫咬"、"松树痒"。

本病好发于参加农林劳动的青壮年,一般多见于南方。祖国医学文献中有虫毒毒毛引起疾病的记载不少,但无明确指明系松毛虫引起。如《证治准绳·诸虫兽螫伤》中记载:"春夏月树下墙堑间有一等杂色毛虫极毒,凡人触着放毛入人手足上,自皮至内,自内至骨,其初皮肉微痒渐至痛,经数日,痒在外而痛在内,用手抓搔或痒或痛,必至骨肉皆烂,有性命之忧。此名中射工毒。"《诸病源候论·蚝虫螫候》亦云:"毛虫,此毒盖轻,不至深毙,然亦甚痛,螫处作疹起者是也。"《外科真诠》谓:"树间毛虫放毛射入所致,初痒次痛,势如火燎。"清《医宗金鉴·外科心法要诀》说:"射工,即树间杂毛虫也,又名瓦刺虫,人触着,则能放毛射入,初痒刺痛,势如火燎,久久则外痒内痛,骨肉皆烂,诸药罔效。"上述描写均与松毛虫皮炎相近似。

【病因病机】

多因劳役汗出,皮肤腠理不密,为风邪湿热所侵,虫毒所伤,邪毒客于皮肤则发疹作痛。风邪湿热与虫毒走窜于经络、关节骨骼,则关节肿痛,甚如锥刀所刺,日夜彻痛,辗转呻吟。湿盛则关节肿胀坚实,按之内有波动感,甚则肤红,按之焮红疼痛;日久热毒蕴蒸经络,隔阻气血,血凝毒聚,热胜肉腐,关节溃脓,经久不愈,经络关节强直畸形。

西医学对本病发病机制的认识参照"虫咬皮炎"。

【辨病】

1. 临床表现　根据临床表现特点，可分为如下几型：

(1)皮炎型：病情较轻，接触部位出现风团，其次为丘疹、斑丘疹、水疱、脓疱、皮下结节，伴有瘙痒，全身症状轻微或无。

(2)骨关节炎型：主要侵犯四肢关节，但多呈单发性，关节表现为红、肿、热、痛，功能障碍，皮肤发亮，有时有波动感，可抽出浆液性分泌物，化验培养无细菌生长，少数患者可抽出脓液，自觉疼痛剧烈，呈撕烈性发作，患者辗转呻吟，日夜均痛，以夜间更甚，疼痛难忍。X线表示早期病变从软组织开始，以后向内侵犯骨关节，关节囊肿胀，骨端骨质疏松或骨膜反应，继而关节面或骨端边缘骨质破坏，最后关节缩窄脱位或强直。全身症状一般较轻，有畏寒、发热、头痛、全身不适、胃纳差等症。如及早治疗，一般2～3天全身症状消失。

(3)混合型：具有以上两种表现，一般在皮疹出现后2～3天即出现骨关节炎症状。

实验室检查：部分患者白细胞总数增多，血沉加快。

X线片检查：约40%左右有异常变化，主要表现为无菌性骨膜炎。

2. 诊断要点

(1)好发于参加农林业劳动的青壮年，南方多见，有接触松毛虫尸体或虫体污染物史。

(2)皮损为风团、丘疹、斑丘疹、皮下结节、刺痒，或伴关节红肿热痛。

(3)全身症状轻微，或有畏寒、发热、头痛、全身不适、胃纳差等。

(4)关节炎型，X线检查可有无菌性骨膜炎表现。

3. 鉴别诊断

(1)桑毛虫皮炎：多见于蚕桑地区，皮疹轻，以刺痒为主，无关节红肿热痛，病程较短。

(2)风湿热痹(急性风湿性关节炎)：发病急骤，关节红肿，酸痛不已，无皮疹。

(3)虫咬伤(虫咬皮炎)：常为蜈蚣、黄蜂、蝎子、蚊虫等叮咬肌肤所致，疹有伤痕，伤处红肿，痒痛相兼。

【辨证】

1. 皮炎型(风湿热蕴阻肌肤证)　皮损出现风团、丘疹或斑丘疹，色红，自觉瘙痒，苔薄黄，脉浮数。

2. 骨关节炎型(风湿热蕴阻经络证)　初起即关节红肿或积液，呈撕裂性疼痛，日夜不宁，辗转呻吟，痛苦不堪，伴发热头痛、口渴、纳呆、小便黄赤，苔黄腻，脉滑数。

3. 混合型(邪恋正衰、气血不和证)　虽关节肿痛，但热象不著，而体质较弱者兼有功能障碍，关节近端肌肉萎缩或伴有皮炎症状，舌质紫黯，苔腻，脉细数。

【治疗】

1. 内治法

(1)皮炎型：治宜祛风清热除湿。方用消风散合银翘散加减。

(2)骨关节炎型：治宜祛风清热除湿，活血通络。方用桂枝芍药知母汤加减。

(3)混合型：治宜祛风通络，益肝肾，补气血。方用独活寄生汤加减。

2. 外治法

(1)皮炎型：三黄洗剂外搽，每日2～3次；或葎草酊外搽，每日2～3次；或黄柏霜外涂，每日2次。

(2)骨关节炎型：金黄膏外敷红肿处。已化脓者，可用红油膏合九一丹或二宝丹加药线引流。

【预防与护理】

1. 消灭松毛虫，掌握虫情，采取生物防治为主的综合性治虫措施。

2. 避免接触被污染柴草，劳动中有接触史者，用肥皂水或淡石灰水洗浸接触部位，可减少本病发生。

3. 预防残疾，关节肌肉有萎缩者，应尽早进行功能锻炼。

【古籍选粹】

《医宗金鉴·外科心法要诀·射工伤》 射工，即树间杂毛虫也，又名瓦刺虫。人触着，则能放毛射人，初痒次痛，势如火燎，久则外痒内痛，骨肉皆烂，诸药罔效。用豆豉清油捣敷痛痒之处，少时则毛出可见，去豆豉，用白芷煎汤洗之。如肉已烂，用海螵蛸末掺之，即愈。

【现代研究】

松毛虫是松蛾的幼虫，每条虫约有1万多根毒毛，有倒刺状小棘，末端尖锐刺入皮肤后不易拔除，其内毒液的原发刺激作用引起皮炎。

松毛虫病性骨关节炎根据X线检查分为4型：①骨型，以青少年多见，累及短管骨，在松质骨有囊状破坏区及骨膜增生，骨皮质增厚，一般不进入关节。若成年人则常累及长骨骨端，表现为松质骨内多个囊状破坏区及花边样不规则骨膜增生。②关节型，多见于成人，病变致关节软骨及软骨下骨，关节间隙狭窄，关节可见多个囊状破坏。③关节周围型，以滑膜肌腱及韧带附着处的肿胀及骨化为主要表现，骨质及关节软骨无明显破坏。④软骨型，主要累及软骨如肋软骨、甲状软骨、耳廓等，X线无阳性表现。治疗上，急性期可选用皮质激素类及消炎镇痛类药物。中药早期予清热解毒方药内服，双柏散外敷，一般经早期治疗1月左右完全恢复。慢性期可据情况行病灶清除或关节融合术。

吴小波以土茯苓汤(土茯苓30g，忍冬藤、山楂、防己、桑枝各15g，蜂房6g，浙贝母、赤芍、五灵脂、白芥子、郁金、牡丹皮、地骨皮、路路通各10g，生甘草5g)水煎服，治疗松毛虫皮炎，疗效较好。杨家堂等以马樱丹花、叶，用手搓烂或捣烂，挤出汁轻轻涂于患处(切不可擦破处皮肤)，每隔1小时涂药1次，治疗该病，疗效满意。

【述评】

松毛虫皮炎是南方多见的一种皮肤病。随着城乡绿化的加强，旅游事业兴旺，该病发病率有增高趋势。对该病的防治除积极采取灭虫措施外，在有松毛虫的环境活动时应注意防护。若已经发病，需及时处理，积极治疗。

【参考文献】

1. 杨志东. 松毛虫病性骨关节炎治疗1例报告. 新中医，2001，33(11)：77
2. 吴小波. 重用土茯苓治疗松毛虫皮炎. 上海中医药杂志，1986，(4)：30

(杨恩品)

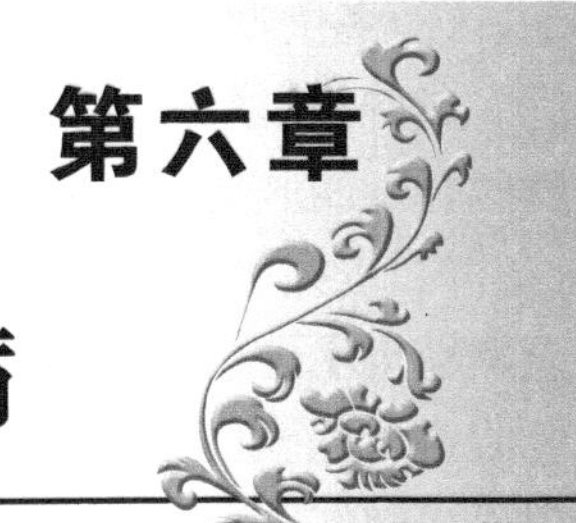

第六章 皮炎湿疹类皮肤病

第一节 漆 疮

漆疮是指人中漆毒,引起肌肤肿胀起疱发痒成疮者。俗称“漆咬疮”、“漆毒”、“漆痱子”。以起病较急,约24小时发疹,轻者仅感瘙痒,重者颜面浮肿,渗流脂水为特征。“漆疮”一词最早见于隋《诸病源候论·漆疮候》,它对漆疮的病因论证较为详尽,且把本证分为轻重二型,指出:“若火烧漆,其毒气则厉,著人急重。”说明用火烧漆所生气体着人,病情较为严重。元《外科理例·漆疮》曰:“漆疮而作呕者,系中气弱,漆毒侵之。”提出漆疮患者作呕的机制,且介绍以六君子汤、藿香等药治疗。明《景岳全书》记载了漆疮的外治法,其中以溻渍方剂记载尤详。明《外科正宗》提出了漆疮的宜忌,同时对本病病机、临床辨证亦有详细论述。漆疮西医称之为漆性皮炎,属接触性皮炎范畴。

【病因病机】

人体先天秉性不耐是漆疮发病的主要原因;而接触外界生漆、漆器,或闻漆气是发病的外因。秉性耐者,虽终日烧煮,接触漆毒亦不为害;凡秉性不耐者,只要接触生漆或漆器,甚至闻及漆气即可发病。

漆为辛热有毒之品,若病家先天秉性不耐,则肌肤腠理不密,接触生漆、漆器或闻漆气,则中漆毒。漆毒客于皮毛,或漆气犯于肺经,漆辛热动风生火之毒与肌腠中内蕴之湿相结,或因肺主皮毛,肺经藏敛漆毒外淫肌肤而致肌肤焮红成片,发疹、虚肿、起疱,滋水频流,瘙痒无度而发病。

【辨病】

1. 临床表现　一般在直接或间接接触漆后1～2小时至10余天发病。初发大都只在暴露部位,以颜面、颈部、手腕关节周围、手背及前臂等处为多,少数可同时发生于阴茎、包皮、阴囊及股内侧,其后可延及躯干、四肢等处。发病急,先有发痒、灼热。其后在上述部位出现皮损。按其表现可分为两种类型:①皮炎型,轻重不一,轻者仅有大片水肿性红斑及痱子样皮损,没有水疱。重者于患处出现大片潮红、肿胀,继而迅速发生密集的针头至粟粒大小的红色丘疹,并迅速变为水疱或大疱,破后形成大片糜烂面。发生于颜面及外阴部者,其红肿尤为显著。甚则可泛发全身,伴发热、头痛、食欲不振等。病程自限性,大致1～2周即可痊愈。②荨麻疹型:多为全身泛发性,呈风团样皮损,色泽鲜红,消退较缓。可出现皮肤划痕试验阳性。无论哪一型,初次发作时,病情多数较重,以后再发,则症状减轻,然而也有少数患者愈发愈重。

2. 诊断要点

(1)发病前有漆的接触史,或既往有对漆过敏史。

(2)潜伏期长短不定，一般在数小时至1日，长者可达2周。

(3)初发多在暴露部位，以颜面、颈部、腕关节周围、手背、指背为多，其后迅速向外阴部、胸腹、腰、四肢等部扩延，背部及手掌发病者绝少。

(4)皮损可分为皮炎型及荨麻疹型。皮炎型，先有局部灼痒，随搔抓出现多数密集针头至粟粒大小红色丘疹，迅速变为水疱或大疱，破裂后形成糜烂面，渗出较多。干燥后凝为黄色浆痂，患处红肿明显，以发于颜面及外阴部者为甚，伴有发热等全身症状。轻者在暴露部位发生潮红肿胀，有多数密集小丘疹或少数水疱。荨麻疹型，局部仅感瘙痒，搔抓后出现大小不等的风团，消退稍迟缓，皮肤划痕试验阳性。

(5)发病急剧，经过短促，可于数日到1～2周内自愈。

3. 鉴别诊断

(1)大头瘟(颜面丹毒)：无漆接触史，全身症状严重，有寒热、恶心呕吐、头痛等症，继之颜面部皮肤焮红水肿，境界明显，往往先由一侧的鼻部或耳部开始，蔓延至同侧的颊部，迅速跨越鼻部而达到另一侧，自觉疼痛而无瘙痒。外周血象、白细胞总数及中性粒细胞均增高。

(2)浸淫疮(湿疹)：无漆接触史，皮损为多形性、对称性，境界欠清，反复发作，病程迁延。

(3)风毒肿(植物日光性皮炎)：常先有服食灰菜、紫云英等病史，无漆接触史，经过日晒后发病，且发疹多限局于暴光部位，全身症状轻微。

【辨证】

1. 毒热夹湿证　病情较重，肌肤焮红成片，肿胀，瘙痒无度，搔之碎疹随手而起，疹子密集，形似麻疹，触之碍手，以肘、腕、颜面部为著，迅即于红斑上起水疱，小者如粟米、黄豆大小，大者如樱桃，疱壁厚而紧张，搔破后津水浸淫，干则被有黄色浆痂，颜面，阴器亦见虚肿如疱。伴头痛，身热，胃纳欠馨，呕恶不适，大便秘结，心悸等症。舌质红，苔黄，脉滑数。

2. 风热蕴盛证　手腕、指缝、手背、前臂肌肤剧烈瘙痒，皮肤焮红肿胀，可见密集红色丘疹，但不起水疱，少数患者皮肤瘙痒，风瘖瘰搔之随手而起。舌质红，苔薄黄，脉数。

【治疗】

1. 内治法

(1)辨证论治

1)毒热夹湿证：治宜清热解毒利湿。选用化斑解毒汤加减。热重者，加水牛角、川连、黄柏；水肿明显者，加木通、滑石、冬瓜皮等。

2)风热蕴盛证：治宜清热消风。选用消风散加减。痒重者，加白芷、羌活；风团堆垒成片，治宜疏风清热、调和营卫，选用疏风清热饮加减。

(2)成药、验方

1)生绿豆60g，生薏仁30g。洗净加水适量，煨烂，加白糖适量，连汤一次顿服，每日1次。

2)马齿苋250g。洗净加水适量，煎熬2次，滤液混合分成2份，分2次温服。

2. 外治法

(1)皮损以丘疹、红斑为主，选用三黄洗剂、炉虎水洗剂外涂；以丘疱疹、水疱、糜烂、渗出为主，以青黛散或玉露散，用植物油调成糊状外涂。每天1～2次。

(2)局部油漆清洁法：先用鸡蛋清或菜油棉花蘸后轻搽局部，去除沾污的油漆，尤其有红肿、水疱动作更宜轻柔或用鲜玉米须挤汁外搽。

(3)溻渍法：用生地榆、黄柏各15g。煎水冷湿敷。适用于水疱湿烂疮面。

【预防与护理】

1. 对秉性不耐者，应避免接触漆树及一切漆器。

2. 工作中接触漆及漆器者应穿戴好防护衣袜、手套，工作前在双手及前臂涂防护油膏。

3. 参加工作的新工人宜先进行检查，如发现对漆高度不耐者，宜及时更换工种。

4. 患处不宜用热水或肥皂洗涤或摩擦，禁用刺激性强烈的外用药物。

5. 多饮开水及食富有营养的食物，忌饮酒，忌食鱼腥发物、辛辣油腻刺激之品。

【古籍选粹】

《诸病源候论·漆疮候》 漆有毒，人有禀性畏漆，但见漆便中其毒。喜面痒，然后胸臂胜腨悉瘙痒，面为起肿，绕眼微赤，诸所痒处，以手搔之，随手辇展，起赤瘖瘟，瘖瘟消已，生细粟疮甚微，有中毒轻者，证候如此。其有重者，遍身作疮，小者如麻豆，大者如枣杏，脓焮疼痛，摘破小定或小瘥。随次更生。若火烧漆。其毒气则厉，著人急重；亦有性自耐者，终日烧煮，竟不为害也。

《洞天奥旨》 漆疮者，闻生漆之气而生疮也，盖漆之气，本无大毒，以漆能收湿，人之肺经，偶有微湿，而漆气侵之，则肺气敛藏，不敢内润皮毛，而漆之气欺肺之气怯，反入人身，彼此相格，而皮肤肿起发痒矣。痒必抓搔，抓搔重而发疮，不啻，如火之制肤而燥裂也。倘用漆之时，用蜀椒研末，涂诸鼻孔，虽近于漆器，亦不生疮，无如世人之懒用也，如一时闻漆之气，即用薄荷、柳叶、白矾煎汤饮之，亦不生疮。即既已生疮，以此三味洗之三五遍，亦愈矣。若犹不愈，以蟹黄搽之，内服芝麻油一二碗无不变也。《千金方》治漆疮作痒。芒硝五钱，煎汤遍痒处涂之即止。又方，治漆疮作痒，贯众研末，油调涂即愈。又方神效：荷叶一片煎汤一二碗，少温洗之即愈。

【现代研究】

1. 发病学研究 国外对漆性皮炎进行了广泛研究，提出漆树科约有 60 个属和近 600 个品种，可分为有毒和无毒两大类，有毒漆树的汁具有抗原性。日本 Majina 于 1922 年确定 34 种抗原成分，此后美国 Mcnair 等研究了美国漆性皮炎主要来源为常青藤汁，并分离四种抗原成分，与 Majina 确定的抗原成分类似，均是在第 3 位的侧链上连接 15 个碳原子的儿茶酚。1944 年 Dowson 首次合成抗原的不饱和成分氢化漆酚，并发现所有的有毒漆树，由于它们抗原的生物化学类似，存在着交叉免疫反应。抗原在干燥条件下其活性保持 5 年以上。最敏感者涂搽 1∶50000000 稀释的氢化漆酚 0.25ml 即能起反应。还指出对漆毒的过敏同个体的敏感度、接触时间长短有关。漆过敏属于迟发型局部变态反应。国内林培泉对某纺织厂木梭车间作了漆性皮炎调查研究，受检 149 例中发病者 136 例，发病率为 91.28%。李士佐对 115 名漆工进行调查，发病者 108 名，发病率为 93.9%。并用豚鼠进行实验，结果涂抹>5%浓度的均在第一次涂搽后 24 小时内出现炎症反应，考虑系原发性刺激，涂抹>30%浓度的并出现过敏反应。而涂抹 1%的为阴性，说明皮炎程度以及过敏反应的出现与大漆浓度高低有关，并提出大漆主要成分是漆酚。具有高度致敏作用，其化学结构上邻位有 2 个羟基和 1 个不饱和的烃基共存的关系。

2. 临床研究

(1)辨证施治：西安市中医医院根据本病的皮疹表现辨证论治，以丘疹为主选药荆芥、防风、生地、知母、木通、牛蒡子、当归、苍术、苦参、浮萍、石膏、蝉蜕、甘草，并用鲜玉米须挤汁擦洗；出现糜烂渗出时选药黄连、黄柏、黄芩、木通、焦三仙、蛇床子、蒲公英、连翘、土茯苓、生苡仁、滑石、甘草，并用马齿苋捣烂外敷；丘疹并有糜烂渗出时选药白鲜皮、金银花、连翘、蒲公英、当归、苦参、川芎、牛蒡子、浮萍、荆芥、防风、羌活、独活、蝉蜕、甘草，并用药渣煎汤外洗后加扑青黛。

(2)单方验方：朱培亭用枇杷三黄汤治疗漆性皮炎。药用枇杷叶45～60g，黄芩、黄连、黄柏各6g，加水1500ml，煎取1000ml，用其半量内服，半量外洗，1～2剂得愈。任洪宽用生绿豆60g，生苡仁30g，加白糖适量煨烂。连汤一次顿服，每日1剂；并以生绿豆60g浸入开水内12小时，取出捣烂外敷治疗12例小儿漆过敏，均于4天内治愈。肖一宾用土家药蒴藋治疗漆疮，用当地的土家药蒴藋全草鲜品10g兑沸水1000ml，待水温降低至40℃以下后浸泡外洗患部，1日2次。共治50例，治愈40例，好转9例，无效1例。

(3)外治方剂：刘光耀用楂黄汤(生山楂40g，生大黄30g)湿敷或外洗。红肿热甚，加芒硝20g；有水疱或糜烂渗液，加明矾15g；伴化脓感染，加蒲公英30g，每日1剂，1日敷洗2～3次，每次15分钟。轻者1剂，重者2～3剂可愈。宋根福用单味苦地丁治疗漆疮。方法：单味苦地丁100～200g，水煎外洗患处，每日数次。共治疗100例，治愈98例，好转2例。

(4)针灸疗法：陈维扬用针灸治疗14例漆疮，取穴尺泽、曲池、合谷、曲泽(以上单侧交替使用)、委中(双侧)。并以用葡萄糖酸钙静脉注射的病例作对照，结果针灸效果显著。

【述评】

中医学对于漆疮的病因、治疗有精辟的理论阐述和丰富的实践经验。目前，对本病的治疗，内治以清热解毒、疏风利湿为主；外治则用清热解毒、收敛燥湿之剂。皮疹泛发，或继发感染，或伴有全身症状严重的病例需内外兼治，必要时加用抗生素、皮质类固醇激素、抗组胺药等以期迅速控制病情。对于一般病例局部治疗即可获得良好疗效。对于不少确有实效的民间验方、单方，应加以发掘、推广；对治疗本病有效的内外方药应运用现代科学手段加以研究，提取有效成分，探索作用机制，制成合适剂型，使其发挥更大的作用和更具实用价值。

【参考文献】

1. 吴勤学. 漆接触性皮炎综述. 国外医学. 皮肤病学分册，1975，(1)：60
2. 林培泉，等. 纺织厂木梭车间漆皮炎调查. 中华皮肤科杂志，1964，(6)：379
3. 李士佐. 大漆皮炎的临床及致病因子的研究. 中华卫生学杂志. 1964，(2)：67
4. 陕西西安市中医医院医疗队. 漆性皮炎及单方验方. 赤脚医生杂志，1978，(2)：99
5. 朱培亭. 杷叶三黄汤治疗漆性皮炎. 陕西中医，1981，(6)：34
6. 任洪宽，等. 中草药治疗大漆性皮炎. 广西卫生，1975，(1)：46
7. 刘光耀. 楂黄汤湿敷治漆性皮炎. 中医杂志，1983，(8)：39
8. 陈维扬. 针灸治疗漆疮疗效观察. 江西中医药，1960，(2)：29
9. 肖一宾. 土家药蒴藋治疗漆疮50例. 中国民族医药杂志，2001，7(1)：44
10. 宋根福. 单味苦地丁治疗漆疮的疗效初探. 中医药学报，1998，(5)：34

第二节 浸 淫 疮

浸淫疮为遍发全身的瘙痒渗出性皮肤病。因其浸淫全身故名浸淫疮。以初生甚小如疥，瘙痒无时，蔓延不止，抓津黄水，浸淫成片为特征。可发生于任何年龄、性别、季节。西医称之为泛发性湿疹。

浸淫疮之名，首见于汉《金匮要略》，经文简略："浸淫疮从口流向四肢者可治，从四肢流来入口者不可治。黄连粉主之。"后世对浸淫疮注释不一，若从口腔亦发病而说，似指天疱疮而言；若以黄连粉主之，则治法简单，亦可能指黄水疮而言。隋《诸病源候论·浸淫疮候》云：

"浸淫疮，是心家有风热，发于肌肤。初生甚小，先痒后痛而成疮，汁出侵溃肌肉，浸淫渐阔乃遍体。……以其渐渐增长，因名浸淫也。"其后，宋《圣济总录·浸淫疮》曰："风热蕴于心经，则神志躁郁，气血鼓作，发于肌肤而为浸淫疮也。其状初生甚微，痒痛汁出，渐以周体，若水之浸渍，淫泆不止，故曰浸淫。"宋、明、清代外科诸书，陈陈相因，大同小异。综合以上文献来看，本病延及遍体，痒痛汁出，可以肯定是泛发性疾病。类似于西医泛发性湿疹。

【病因病机】

本病发病内因为心火、脾湿、肝风等，外因为风湿热邪所致。

1. 心经有热　由于情志所伤，性情急躁，心绪烦扰，气郁化火，心主火，又主血脉，心火内炽，血分有热而致。

2. 饮食不节　不戒口味，嗜饮茶酒，鱼腥海味，五辛膻气，动风发物，脾运失职，以致湿热内蕴。亦可由于多食生冷，损伤脾阳，水湿内生，脾湿心火相结而成。

3. 肝风内生　一则可因湿热内蕴，外受于风而发；一则血热生风，或日久伤阴耗血，肝失血养，风从内生，风胜则燥所致。

4. 风湿热邪侵犯　卫外不固，腠理疏松，风湿热邪客于肌肤而发。

【辨病】

1. 临床表现　本病皮损多种多样。根据病程和皮损特点可分为急性、亚急性、慢性三种类型。

(1)急性：皮损呈多形性，开始为弥漫性潮红。以后为多数密集的粟粒大的小丘疹、丘疱疹或小水疱，基底潮红，由于搔抓，丘疹、丘疱疹或水疱顶端搔破，出现渗出、糜烂，病变中心往往较重，逐渐向周围蔓延，外围常有散在丘疹、丘疱疹，故境界不清。当合并有感染时，则炎症更加明显，并形成脓疱，脓液渗出或结黄绿色或污褐色痂，或合并出现毛囊炎、疖、局部淋巴结炎。皮损发于身体各部，多对称分布，以头面、耳后、四肢远端、阴囊多见，严重者泛发于全身。自觉灼热，瘙痒剧烈，饮酒、搔抓、肥皂洗、热水烫等均可使皮损加重，痒感增剧，严重者影响睡眠。

(2)亚急性：常由于急性者未能及时治疗或治疗不当，致病程迁延所致。皮损以小丘疹、鳞屑、结痂为主，仅有少数丘疱疹或小水疱及糜烂，亦可有轻度浸润，自觉仍有剧烈瘙痒。

(3)慢性：常由于急性或亚急性者处理不当，长期不愈或反复发作而成，亦有少数起病即为慢性者。表现为患部皮肤肥厚粗糙，棕红色或带灰色，上覆以少许糠秕样鳞屑，色素沉着，或因抓破而结痂，个别有不同程度的苔藓样变，具局限性，边缘亦较清楚，外周亦可有丘疹、丘疱疹，当急性发作时可有明显渗出。可发于身体任何部位，常见于小腿、手、足、肘窝、膝窝、外阴、肛门等处，病程不定，易复发，经久不愈。

2. 诊断要点

(1)皮损可发生在任何部位，往往对称分布。

(2)皮损呈多形性，有丘疹、红斑、潮红、水疱、渗液、结痂、皮肤肥厚粗糙及苔藓样变等。按其皮损表现特点可分为急性、亚急性、慢性三类。

1)急性：起病急，发展快，皮损广泛而对称，以红斑、丘疹、水疱为主，境界不清，有糜烂、渗出。

2)亚急性：皮损以丘疹、鳞屑及结痂为主，仅有少量的丘疱疹及糜烂。

3)慢性：皮损为棕红色或带灰色的皮肤肥厚粗糙及苔藓样变，伴有抓痕、脱屑和色素沉着。

(3)自觉瘙痒剧烈。

(4)病程不规则,常反复发作。

3. 鉴别诊断

(1)接触性皮炎:有明显接触史,皮损局限于接触部位,皮损多为单一形态,境界清楚。去除接触病因可自愈。

(2)神经性皮炎:皮损多见于颈部、四肢伸侧、尾骶部。典型皮损为苔藓样变,边界清楚,无糜烂、渗出,瘙痒阵发性加剧。

【辨证】

1. 湿热证　皮损为潮红、肿胀、水疱、糜烂、流滋、边界不清,瘙痒剧烈,伴胸闷,纳呆,心烦口渴,大便秘结,小溲黄赤,苔薄黄腻,脉滑数。

2. 风热证　皮损以红色丘疹为主,泛发全身,剧烈瘙痒,常抓破出血,渗液不多,舌红,苔薄白或薄黄,脉弦带数。

3. 脾湿证　皮损黯淡不红,渗液少且清稀,可有淡黄色脱屑,或以结痂浸润的斑片为主,面色无华,纳差,大便溏薄,小便不黄,或有腹胀,舌淡,苔薄白或白腻,脉缓濡或濡。

4. 血虚证　病程日久,反复发作、皮肤肥厚粗糙,色淡红,或呈苔藓样变,色素沉着,阵发性瘙痒,舌淡红,苔薄白,脉濡细。

【治疗】

1. 内治法

(1)辨证论治

1)湿热证:治宜清热利湿。选用萆解渗湿汤合二妙丸酌加苦参、知母、栀仁、蝉蜕、荆芥、防风等。发于上部者,酌加桑叶、野菊花、蝉蜕;发于中部者,加龙胆草、黄芩;发于下部者,重用车前子、泽泻;伴有青筋暴露者,加泽兰、赤芍、川牛膝;瘙痒甚者,加白鲜皮、地肤子、徐长卿;焮红热盛者,重用生地、赤芍、牡丹皮;便秘者,加生大黄(后下)。

2)风热证:治宜疏风清热。选用消风散酌加白蒺藜、丹参、射干、牡丹皮、土茯苓等。

3)脾湿证:治宜健脾利湿。选用除湿胃苓汤酌加广木香、焦山楂、苦参、白鲜皮、藿香等。

4)血虚证:治宜养血润燥祛风。选用当归饮子、养血润肤汤或四物消风饮,酌加秦艽、蝉蜕、白蒺藜、苦参、防风、胡麻仁等。

(2)成药、验方

1)急性者,清解片合地龙片,每次各 5 片,每日 2 次;慢性者,当归片合乌梢蛇片,每次各 5 片,每日 2 次。

2)苦参注射液,4ml,肌肉注射,每日 1 次。苦参片,每次 5 片,每日 3 次。

3)金银花、干菊花各 60g,川黄连 9g,土茯苓 30g,玉米仁 15g,防风、蝉蜕、生甘草各 9g,每日 1 剂,水煎分 2 次服。

2. 外治法

(1)急性者,渗出较多时,以生地榆、马齿苋、黄柏、蒲公英、野菊各 20g,任选 1～2 种煎水,待冷或温后湿敷、外洗,或 10%黄柏溶液湿敷。渗出减少时,再用青黛散麻油调搽。

(2)亚急性者,可选用三黄洗剂、黄柏霜、青黛散麻油调匀外搽。

(3)慢性者,外搽青黛膏、皮枯膏、润肤膏,加热烘疗法疗效更好;亦可用烟熏法或苦参汤药浴。小腿部者,可加用缠缚疗法。

3. 针刺法　主穴:大椎、曲池、足三里。备穴:血海、三阴交、合谷。针血海要用 6～9cm

针，针尖斜向上，使针感达到腹部；针尖斜向下，使针感达到足跟部。亦可应用耳针，取相应部位穴位或肺区。

【预防与护理】

1. 急性者忌用热水烫洗和肥皂等刺激物洗涤。

2. 不论急性、慢性，均应避免搔抓，并忌食辛辣、鸡、鸭、牛、羊肉等发物。

3. 急性者、慢性者的急性发作期间，应暂缓预防注射。

【古籍选粹】

《金匮要略·疮痈肠痈浸淫病脉证并治》　浸淫从口流向四肢者，可治；从四肢流来入口者，不可治。浸淫疮，黄连粉主之。

《诸病源候论·小儿杂病诸候·浸淫疮候》　小儿五脏有热，熏发皮肤，外为风湿所折，湿热相搏身体。其疮初出甚小，后有脓汁，浸淫渐大，故谓之浸淫疮也。

《医宗金鉴·外科心法要诀》　浸淫疮发火湿风，黄水浸淫似疥形，蔓延成片痒不止，治宜清热并消风。升麻消毒饮、消风散、青蛤散。

【现代研究】

1. 发病学研究　本病病因尚不清楚，可能与多种内外因素有关：内部因素，如慢性感染病灶（慢性胆囊炎、扁桃体炎、肠寄生虫病等）、内分泌及代谢改变（如月经紊乱、妊娠等）、血液循环障碍（如小腿静脉曲张等）、神经精神因素、遗传因素等。外部因素，可由食物（如鱼、虾、牛羊肉等）、吸入物（如花粉、屋尘螨等）、生活环境（如日光、炎热、干燥等）、动物毛皮、各种化学物质（如化妆品、肥皂、合成纤维等）所诱发或加重。

本病的发病机制与各种外因、内因相互作用有关，某些患者可能由迟发型超敏反应介导。

2. 临床研究

(1)辨证论治：朱仁康将本病分四型论治。①湿热型，以利湿清热为主，用龙胆泻肝汤加减。出现脓疱加金银花、连翘；大便干加大青叶；②血热型，以凉血消风为主，除湿清热辅，用皮癣汤加减：生地、牡丹皮、赤芍、黄芩、苦参、地肤子、白鲜皮、丹参、生甘草；③脾湿型，以健脾利湿为主，除湿胃苓汤加减：苍术、陈皮、茯苓、泽泻、六一散、白鲜皮。胃呆纳差加藿香、佩兰：腹胀加川朴、大腹皮；④阴伤型，以滋阴除湿法治疗。药用生地、玄参、当归、丹参、茯苓、泽泻、白鲜皮、蛇床子。沈凌霞将慢性湿疹分三型。①脾虚湿盛型，治以健脾燥湿，润肤止痒。用除湿胃苓汤加减：苍、白术各 10g，厚朴 10g，陈皮 10g，茯苓 15g，枳壳 10g，白鲜皮 30g，地肤子 15g，苦参 10g，炒薏米 30g。治疗 23 例，治愈 15 例，好转 7 例，未愈 1 例；②血虚风燥型，治以养血疏风，除湿润燥。用养血润肤饮加减：生地 10g，当归 10g，炙黄芪 10g，天冬、麦冬各 10g，白芍 10g，桃仁 6g，红花 6g，刺蒺藜 15g，防风 6g，白鲜皮 30g。治疗 18 例，治愈 13 例，好转 5 例；③肝胆郁滞型，治以疏利肝胆，祛风止痒。用逍遥丸加减：柴胡 9g，当归 10g，白芍 10g，白术 10g，黄芩 10g，栀子 10g，牡丹皮 10g，薄荷 3g，防风 6g，地肤子 30g，白鲜皮 30g。治疗 11 例，治愈 8 例，好转 3 例。叶之龙用活血行气化瘀法治疗慢性湿疹，方拟桃红四物汤加减：当归尾 10g，红花 10g，赤芍 15g，地龙 15g，僵蚕 10g，地肤子 15g，防风 15g，陈皮 10g，甘草 3g。总有效率达 92%。

(2)复方治疗：旷燕飞以养血润肤，活血祛风，佐以除湿止痒法治疗慢性湿疹。方用复方归龙汤：地龙 10g，当归 25g，白蒺藜 15g，川芎 10g，乌梢蛇 10g，牡丹皮 10g，茯苓 10g，白鲜皮 15g，威灵仙 10g。瘙痒甚加蝉蜕 5g，蛇床子 12g；有渗出加薏苡仁 15g，冬瓜皮 10g；苔藓样变明显者加穿山甲10g,红花5g。治疗50例,治愈11例,显效26例,有效8例,无效5例,总有效率90%。宋瑜以清热除湿解毒为主的“除湿止痒合剂”(由黄芩、白鲜皮、牡丹皮、金银花、地肤子等组成)治疗急性、亚急性湿疹。共治67例,治愈6例,显效20例,有效32例,无效9例。

(3)外治疗法:鲁亦斌用苦黄膏(取苦参、黄柏、连翘、白鲜皮、僵蚕、雄黄适量,粉碎后过1000目筛,再加入色拉油调匀,冷藏2周而成)治疗各型湿疹。用法:苦黄膏适量,用医用棉签均匀涂擦于皮损表面,每日早晚各1次,1周为1个疗程。共治49例急性湿疹,根据不同年龄组,有效率82.4%～88.2%;10例亚急性湿疹,痊愈6例,显效1例,有效1例,无效2例:11例慢性湿疹,有效6例,无效5例。马春辉用黄柏洗剂(由黄柏、蒲公英、明矾、苦参、白鲜皮、五倍子等药物组成)治疗肛周湿疹,每次熏洗坐浴15分钟,早、晚各1次。共治100例,痊愈72例,显效23例,好转5例。

(4)针灸治疗:孟凡征用“三合穴”刺络放血治疗湿疹,刺血基本处方为“三合穴”,即足太阴脾经合穴阴陵泉、足太阳膀胱经合穴委中、手阳明大肠经合穴曲池。每次操作选三对合穴中的一侧腧穴,两侧交替刺血。热象重者加刺大椎,糜烂渗出明显者加刺三阴交。急性期每星期2次,慢性期每星期1次。经过4次治疗以后,10例急性湿疹患者7例症状完全消除,其余3例皮疹面积明显减少,瘙痒感觉基本消失;7例慢性湿疹患者4例痊愈,3例皮疹面积和瘙痒感觉明显减轻。范瑞青用长强穴注加中药熏洗治疗肛周湿疹,取长强穴,用胎盘注射液1ml加苯海拉明注射液5mg,穴位注射。每3天注射1次,2次为1疗程。同时加中药熏洗。共治56例,痊愈32例,显效22例,有效2例。

3. 实验研究 近年来许多研究发现慢性湿疹存在氧自由基的损伤,自由基的大量堆积产生了一系列血瘀的症状,活血化瘀中药可以通过清除自由基,增强抗氧化能力,改善和调节自由基代谢平衡。从而提高慢性湿疹的临床疗效。

【述评】

本病发病为禀性不耐,加之湿热内蕴,外感风邪,风湿热邪相搏,浸淫肌肤而成。其中“湿”是其主要因素。由于湿邪黏腻、重浊、易变,故病多迁延。治疗总以祛湿为先,或清热疏风利湿,或燥湿健脾或健脾化湿,或活血除湿,或养阴除湿等随证施治,常能收到预期疗效。黄柏、黄连、苦参、生地、马齿苋、山药、茯苓等系治疗本病之主药。探讨除湿药的药理、药化,进行剂型改革,将有助于中西医结合防治本病工作的深入。

【参考文献】

1. 单书键. 古今名医临证金鉴·外科卷. 北京:中国中医药出版社,1999,198-200
2. 沈凌霞. 慢性湿疹52例的中医辨证治疗. 北京中医,1998,(5):36
3. 叶之龙. 变态反应皮肤病的辨证治疗探讨. 云南中医学院学报,2000,23(1):24-27
4. 叶静静. 活血化瘀法治疗慢性湿疹的现代研究与临床应用. 中国中西医结合皮肤性病学杂志,2007,6(1):61
5. 旷燕飞. 中西医结合治疗慢性湿疹50例临床观察. 湖南中医药导报,2004,10(4):31-32
6. 宋瑜. 除湿止痒合剂治疗湿疹的临床研究. 中国中西医结合皮肤性病学杂志,2007,6(2):70-71
7. 鲁亦斌. 苦黄膏外治湿疹的疗效观察. 湖北中医杂志,2007,29(10):51
8. 马春辉. 黄柏洗剂治疗肛周湿疹的临床研究. 河北中医,2007,29(12):1080
9. 孟凡征. “三合穴”刺络放血治疗湿疹17例. 上海针灸杂志,2007,26(8):27
10. 范瑞青. 长强穴注加中药熏洗治疗肛周湿疹的临床观察. 现代医药卫生,2007,23(15):2316

第三节　四　弯　风

四弯风是指发生于四肢弯曲处的瘙痒性皮肤病。以多形性皮损，反复发作，时轻时重，自觉剧烈瘙痒为特征。常伴有哮喘等过敏性疾病。通常可分为婴儿期、儿童期、青年及成人期三个类型，婴儿期一般发病较早，约60%在生后1～6个月内发病，约90%左右在5岁内发病，超过35岁发病的不足5%。中医根据皮损形态不同又有奶癣、浸淫疮、血风疮之称。西医称之为异位性皮炎或先天过敏性湿疹或称之为特应性皮炎。

【病因病机】

由于先天不足，禀性不耐，脾失健运，湿热内生，复感风湿热邪，蕴聚肌肤而成；或反复发作，病久不愈，耗伤阴液，营血不足，血虚风燥，肌肤失养所致。久病常累及于肾，故在病程中可出现脾肾亏损的证候。

1. 遗热于儿　常因胎前怀孕时，母食五辛炙煿，生后又不禁口，多食动风鱼腥发物，致脾运失司，湿热内生，哺乳时遗热于儿。

2. 禀性不耐　禀性不耐，复因饮食不节，喜食鱼腥海味、五辛发物所致。

3. 先天不足，后天失调，生化乏源，以致身体消瘦，不长肌肉，肤失血养。

【辨病】

1. 临床表现　本病根据症状可分为婴儿期、儿童期、青年及成人期三个类型。

(1)婴儿期：皮损好发于额、面颊、耳廓、头皮及下颏部，四肢和全身也可发生。初起为急性红斑，渐渐在红斑基础上出现针头至粟粒大的丘疹、丘疱疹及水疱，可密集成片。瘙痒明显，搔抓后出现糜烂、渗出、结痂。头部可呈黄色脂溢性痂，病情时重时轻，某些食物如鸡蛋、牛奶、鱼虾及出牙、气候突变等因素可使病情加重。一般常在2岁内逐渐痊愈。少数延续到儿童期。

(2)儿童期：多在婴儿期缓解1～2年后，自4岁开始发病，少数自婴儿期延续发生。皮损常累及四肢伸侧或屈侧，常局限于腘窝及肘窝等处。为局限性、对称性、干燥带有鳞屑的丘疹，久之成为边缘清楚的苔藓样斑片，因搔抓而有抓痕，表皮剥脱有血痂。少数为米粒至黄豆大小，呈正常皮色或棕褐色的丘疹，初起较大，颜色潮红，日久变硬，色褐。伴有大腿内侧淋巴结肿大。自觉瘙痒剧烈。

(3)青年及成人期：发病在12岁以后或从儿童期发展而来。皮损多见于颈部、四肢、眼眶周围，类似于播散性神经性皮炎，为多数密集的小丘疹，常融合成片，苔藓样变明显，其上有细薄鳞屑。自觉瘙痒剧烈。

除上述症状外，患者常伴有全身皮肤干燥或呈轻度鱼鳞病样改变，手掌纹理粗重，面色常较苍白，眼眶周围轻度色素沉着，呈淡褐色晕。皮肤经钝刺激后呈白色划痕，冷热刺激、情绪波动、出汗及毛织品接触均易使瘙痒加剧，约60%～70%可伴有支气管哮喘、过敏性鼻炎史。

2. 实验室检查　血嗜酸性粒细胞增高，血清IgE升高，对多种过敏原皮内试验(Ⅰ型)呈阳性反应。对某些迟发性细胞免疫试验如结核菌素、念珠菌素等反应低下，对某些生理及药理试验，如皮肤白色划痕试验、乙酰胆碱皮内注射呈迟缓苍白反应，组胺皮试反应减弱等。

3. 诊断依据

(1)个人或家庭中有遗传过敏史(如哮喘、过敏性鼻炎、遗传过敏性皮炎)。

(2)婴儿和儿童期皮损多见于面部及四肢伸侧或肘及腘窝，为红斑、丘疹及渗出等多形性损害。

(3)青年和成人的皮损常为肢体伸侧或屈侧的苔藓样的皮损。瘙痒剧烈，呈慢性复发性过程。

(4)血嗜酸性粒细胞计数升高，血清 IgE 增高可作为辅助诊断。

4. 鉴别诊断

(1)湿疹：皮损与异位性皮炎没有多大区别，但无一定发病部位，家族中常无"异位性"病史。

(2)婴儿脂溢性皮炎：常见于生后不久的婴儿，头皮局部或全部被有灰黄色或棕黄色油腻状鳞屑，有时亦累及眉区、鼻唇沟、耳后等处，痒轻。

【辨证】

1. 湿热内蕴证　四弯处起红粟、水疱，瘙痒溢水，结痂，便干溲黄，舌红，苔薄黄腻，脉细滑。

2. 脾虚湿盛证　患处皮色黯淡，水窠累累，抓痒水出，小儿面黄肌瘦，神疲乏力，纳呆便溏，或完谷不化，舌淡，苔薄黄或腻，脉缓弱。

3. 阴虚血燥证　皮肤干燥，搔痒脱屑，抓破血痕累累，舌红苔剥或舌淡苔净，脉细。

【治疗】

1. 内治法

(1)辨证论治

1)湿热内蕴证：治宜利湿清热。选用导赤散酌加黄连、车前子等。

2)脾虚湿盛证：治宜健脾利湿。选用参苓白术散加减。

3)阴虚血燥证：以血虚为主者，治宜养血润燥，选用地黄饮子酌加防风、苦参、夜交藤等。以阴虚为主者，治宜滋阴润燥，选用滋阴除湿汤酌加白蒺藜、苦参、熟地等。

(2)成药、验方

1)滋阴补肾片、苁蓉片、地龙片各 5 片，内服，每日 2 次。

2)湿热内蕴证，可选用导赤丹或清热化毒丹，周岁以下每日 1 丸，分 2 次服；周岁以上每次 1 丸，每日 2 次。脾虚湿盛证，可选用参苓白术散，每次 3g，每日 2 次，开水送服。

2. 外治法

(1)婴儿期用青黛散或清解片研粉，用麻油调成糊状，外搽，每日 3～4 次。儿童期和成人期用 1%薄荷三黄洗剂或葎草酊外搽，每日 3～4 次。

(2)湿热内蕴证用湿疹膏或五石膏外搽，每日 3～4 次。经久不愈者，用地肤子 30g，蛇床子 9g，苦参 15g，白矾 5g，煎水外洗，每日 1 次。或用三妙散麻油调成糊状外搽，每日 3～4 次。阴虚血燥证，用润肌膏加湿疹粉调搽。

【预防与护理】

1. 应注意避免各种刺激，天气干燥可外涂黄柏霜保护皮肤。

2. 忌食海鲜、辛辣、醇酒等刺激性食物。

3. 冬季保暖，避免上呼吸道感染及哮喘发作。

4. 内衣应穿棉纱制品，毛料、化纤、羽毛不能直接与皮肤接触。

【古籍选粹】

《外科大成》　四弯风，生于腿弯脚弯，一月一发，痒不可忍，形如风癣，搔破成疮，用大麦一升入砂锅内，水煮麦开花为度，乘热先熏后洗，日二三次，五七日可愈。

《医宗金鉴·外科心法要诀》　四弯风，形如风癣，属风邪袭于腠理而成。其痒无度，搔破津水，形如湿癣。法宜大麦一升熬汤，先熏后洗，次搽三妙散，渗湿杀虫，其痒即止，缓缓取效。

【现代研究】

1. 发病学研究　病因及发病机制不完全清楚，可能与遗传、免疫及环境因素有关：遗传方面，父母一方患有特应性皮炎者，其子女出生后 3 个月内发病率可达 25%以上，2 岁内发病率可达 50%以上，如果父母双方均有特应性疾病史，其子女特应性皮炎发病率可高达 79%；双生子研究显示，同卵双生子与异卵双生子一方患特应性皮炎，另一方患病的几率分别为 77%和 15%；目前已发现本病的 5 个易感基因位点，分别为 20p、17q25、13q12-q14、5q31-33 和 3q21。免疫方面，约 80%患者血清 IgE 水平增高；患者外周血中单核细胞可产生大量前列腺素 E_2(PGE_2)，后者又可直接刺激 B 淋巴细胞产生 IgE；患者 Th_2 细胞在皮损中显著增高，其产生的 IL-4 和 IL-5 也可导致 IgE 增高和嗜酸性粒细胞的增多；皮肤朗格汉斯细胞数量异常，可激活 Th_2 细胞并刺激其增殖；部分患者的高亲和力 IgE 受体发生突变，该受体存在于肥大细胞、单核细胞和朗格汉斯细胞表面，对于调节 IgE 介导的超敏反应非常重要。环境方面，外界环境中的变应原(如屋尘螨、花粉等)可诱发特应性皮炎，某些患者用变应原进行皮试可出现皮肤湿疹样改变；此外，金黄色葡萄球菌等微生物感染和精神压力过大等均可成为 AD 发病的启动因子。总之，本病可能是遗传及环境因素相互作用并通过免疫途径介导所致。

2. 临床研究

(1)辨证论治：尤立平等通过对 44 例特应性皮炎进行中医临床证候分析，结果显示患者证候表现复杂，无单一证型，均为多证相兼。证型几率由高到低依次为脾虚证、血热血燥证、湿热证、肾虚证、肝郁证。相兼证中，以湿热证、血热血燥证和脾虚证相互重叠者最多。提示本病多具有脾虚素质(一部分为肾虚素质)，易受湿、热、燥邪侵袭而发病。精神因素导致的肝郁气滞也是诱发疾病的病因之一。麻林玖用加味启脾丸颗粒治疗儿童特应性皮炎，药用：人参 5g/袋，白术、茯苓、莲子肉、泽泻、山楂、薏苡仁、白鲜皮 10g/袋，苦参 6g/袋。加开水 500ml，冲泡 10 分钟后，分 3 次口服，1 剂/日。治疗 27 例，有效率为 62.96%。金培志用健脾止痒颗粒(由黄芪、白术、当归、何首乌、生地黄、白芍、川芎、荆芥、防风、白蒺藜、钩藤、甘草制成颗粒剂，每袋 10g)口服，每次 10g，每日 3 次。治疗特应性皮炎 32 例，治疗后 SCORAD 积分和 VAS 积分以及总 IgE 和 EOS 计数较治疗前明显下降($P<0.01$)。张林采用清热利湿，祛风止痒法。方用：苦参、白鲜皮各 15g，牡丹皮、紫草、生地、蝉蜕、地肤子、防风、泽泻各 10g，淡竹叶 6g。外用三黄汤：黄连 3g，黄柏、黄芩各 9g，煎水冷敷。治疗 78 例，痊愈 46 例，症状明显改善 32 例。陈艺明用滋阴熄风汤治疗，药用生地黄、川芎、当归、白芍、黄芩、陈皮、知母、防风、柴胡、泽泻，每天 1 剂，治疗 4 周。共治 31 例，有效率为 71.0%。吕会玲自拟当归生地黄方治疗。药用当归 10g，生地黄 10g，赤芍、白芍各 15g，首乌藤 30g，地肤子 15g，白鲜皮 30g，苦参 10g，白术 15g，枳壳 10g，萆薢 15g，生薏苡仁 30g，黄芩 10g。12 岁以下患者药量减半。治疗 31 例，痊愈 4 例，显效 18 例，好转 5 例，无效 4 例。

(2)外治：关小红用润肤止痒洗剂治疗，药用苍术、当归、黄芩、桑白皮、蒲公英、黄柏、地榆、防风各 30g。将上述诸药加 50 倍清水煮沸 20 分钟，取滤液冷却至 40℃备用。将润肤止痒洗剂湿敷患处或浸浴全身，每次 20 分钟，每日 1～2 次。共治 57 例，治疗后积分均明显下降，前后对照差异有显著性；治疗前 35 例细菌培养阳性，治疗后 5 例细菌培养阳性，菌落指数明显减少。

(3)针灸治疗：王笃金用隔药饼灸治疗本病。药饼制作：防风、蝉蜕、白鲜皮、地肤子、蛇床子、黄柏、苍术各等量研末装瓶备用。使用时用上等陈醋把上述药末调成糊状，制成药饼，厚度约0.12～0.3cm，大小根据病变范围而定。操作方法：将药饼贴于患处，然后点燃艾条隔药饼熏灸，以患部有热感、能耐受为度，药饼干后用陈醋润湿再用。每次治疗30分钟，隔日治疗1次，7次为1个疗程，疗程间休息4天，再进行下1个疗程，2个疗程后统计疗效。治疗20例，痊愈9例，好转11例。陈可采用穴位注射治疗异位性皮炎35例，取双侧足三里、血海、神门等穴，在穴位区用碘伏常规消毒后，用灭菌注射器吸取复方甘草甜素注射液4ml，快速刺入穴位，患者产生酸胀痛感后缓慢注入，每个穴位注入0.5ml，每日1次，10次为1个疗程，疗程间休息5天，连续用药2个疗程。有效率达91%。

3. 实验研究　陈保疆研究特应性皮炎中医辨证分型与血清总IgE及IL-4的关系。方法：126例患者，辨证分为湿热型、脾虚湿盛型、血虚风燥型、肾虚型4个证型，采用酶联免疫法检测血清总IgE及IL-4的水平。结果：湿热型患者血清总IgE高于血虚风燥型、肾虚型，差异具有统计学意义($P<0.01$)，而与脾胃虚寒型相比差异无统计学意义($P>0.05$)。湿热型患者IL-4最高，血虚风燥型患者最低，与脾虚湿盛型、血虚风燥型、肾虚型比较差异具有非常显著性意义($P<0.01$)。结论：中医辨证分型与血清总IgE及IL-4水平之间存在一定的关系。

综合国内外研究结果，单味中药治疗AD主要通过：①减少IgE抗体生成的药物：当归、桃仁、龙胆草、竹叶、人参、缩砂仁、大枣、龙胆草。通过对中药抗补体活性的研究发现，牡丹皮、桂皮、麻黄、莪术、紫草、蛇床子、大腹皮、玉米须、白头翁等活性较强；甘草素对激活补体的两条途径均有抑制作用。②抑制肥大细胞脱颗粒，减少过敏介质释放的药物：枳实、防己、牛膝、细辛、桂枝、麻黄、辛夷水提物；枳实、麻黄、细辛、牡丹皮、桃仁醇提物、黄芩苷元；水飞蓟素、香豆素。③具有抗组织胺作用的药物：苦参生物碱、艾叶油、徐长卿、黄芩苷元、淫羊藿素、甘草糖苷。Latchman分析由10种中药组成的处方，均具有非激素抗炎活性，一些成分具有激素样活性或抗组胺活性，另一些成分具有免疫抑制活性。

【述评】

四弯风与先天过敏素质密切相关。病程较长，缠绵日久，反复发作，中医治疗急性期以清热祛风化湿为主，慢性期以健脾养血润燥为法，需内治外治相结合。中医药治疗四弯风疗效确切，近年来临床研究较多。今后，进一步加强本病证治的临床研究，并探讨中药方药的药理作用，进行制剂方面的研究，是其发展的方向。

【参考文献】

1. 尤立平. 44例特应性皮炎中医临床证候分析与辨证治疗. 中国中西医结合皮肤性病学杂志，2003，2(2)：71-72

2. 麻林玖. 加味启脾丸颗粒治疗儿童特应性皮炎疗效观察. 中国皮肤性病学杂志，2006，20(11)：698

3. 金培志. 健脾止痒颗粒治疗特应性皮炎32例疗效观察. 河南中医，2007，27(12)：61-62

4. 张林. 中医辨证治疗异位性皮炎110例. 四川中医，2003，21(12)：76

5. 陈艺明. 滋阴熄风汤治疗特应性皮炎临床疗效观察. 临床皮肤科杂志，2006，35(1)：55

6. 吕会玲. 当归生地黄方治疗异位性皮炎31例. 山东中医杂志，2002，21(8)：474

7. 关小红. 润肤止痒洗剂治疗特应性皮炎57例临床观察. 中国中西医结合皮肤性病学杂志，2006，5(2)：113

8. 王笃金. 隔药饼灸治疗异位性皮炎20例. 中国针灸，2000，20(10)：612

9. 陈可.穴位注射治疗异位性皮炎35例.上海针灸杂志,2004,23(6):25
10. 陈保疆.特应性皮炎中医辨证分型与血清总IgE及白介素4关系研究.甘肃中医,2007,20(4):8
11. 郭雯.中医药治疗特应性皮炎研究进展.河南中医,2007,27(4):83-85

第四节　胎　瘢　疮

胎瘢疮是一种婴儿期常见的过敏性皮肤病。因疮有干湿之分,故可分为干瘢、湿瘢。发病与喂奶有关,故又称奶癣、乳癣。以发生在头面部,皮损呈多形性,剧烈瘙痒,反复发作等为特征。多见于肥胖渗出性体质婴儿,尤多见于人工哺育婴儿。西医称为婴儿湿疹。《诸病源候论·小儿杂病诸候》中说:"小儿面上,癣皮如甲错起干燥,谓之乳癣。"《外科正宗·奶癣》说:"头面遍身发为奶癣。流滋成片,睡卧不安。瘙痒不绝。"《医宗金鉴·外科心法要诀》云:"此证生婴儿头顶,或生眉端,又名奶癣。痒起白屑,形如癣疥。由胎中血热,落草受风缠绵,此系干瘢;有误用烫洗。皮肤起粟,搔痒无度,黄水浸淫,延及遍身,即成湿瘢。"可见中医学对本病的发病原因及证型早有了明确的认识。

【病因病机】

由于怀胎时母食五辛,遗热于儿。如儿母怀孕时多食辛辣炙煿、鱼腥海味等发物;或因产母情志内伤,易于发怒,肝火内动,遗热于儿;或因生后喂乳失当,饮食不节,脾胃薄弱,过食甘肥,以致脾失健运,湿热内生。

【辨病】

1. 临床表现　本病早期发病常于满月前后,亦有迟至3个月或1～2岁小儿发病。依其表现不同,一般分为两型:①渗出型:多见饱食无度、消化不良、外形肥胖的乳婴。患儿大便时而秘结,时而腹泻,前囟或眉弓常有厚积脂性痂皮,皮损为多形性湿疹样改变,易呈现糜烂、渗出、结痂。②干燥型:患儿多为营养较差、瘦弱或皮肤干燥婴儿。皮损以红斑、丘疹、鳞屑为主,少有水疱、糜烂和渗出。

本病好发于颜面,多自两颊开始,渐侵额部、眉间、头皮,患病既久,亦可侵及颈部,肩胛或胸背等处,甚至遍及全身。

自觉阵发性剧烈瘙痒,遇热尤甚,患儿哭闹不安,常影响睡眠和健康。病程缓慢,时好时坏。

2. 诊断要点

(1)好发于颜面、眉间、头皮等处。

(2)皮损为多形性,以糜烂、渗出、结痂为主者,为渗出型;以红斑、丘疹、鳞屑为主者,为干燥型。

(3)自觉阵发性剧痒,病程较长。

3. 鉴别诊断

(1)黄水疮:多发于夏秋之际,开始亦起红粟、水疱,但不久即成脓疱,周围绕以红晕,疱壁松弛,破溃流脓。后结黄蜜色痂皮,好发于颜面、四肢等暴露部位,有传染性。

(2)湮尻疮:仅发生在臀部、阴部、大腿等处和尿布相接的部位,皮损为边界清楚的红斑。

【辨证】

1. 胎火湿热证　为湿瘢,多生于肥胖婴儿。初起多见于脸面、两颧、两颊、头皮、额上、眉间、耳项等处,重者可发于全身各处。成片潮红,起红粟、水疱,抓痒溢水,甚则黄水淋漓,破烂蜕皮，形成黄痂，大便干，小便黄赤。舌红，苔黄腻，脉滑数。

2. 脾虚湿蕴证　为干癥，常见于营养欠佳、面黄饥瘦的婴儿。初则皮肤黯淡，继则成片水疱，瘙痒，抓破后结薄痂，患儿消化不良，吮乳后不久吐出未消化的乳块，大便稀溏，或完谷不化，舌淡，苔白或白腻，脉缓。

【治疗】

1. 内治法

(1)辨证论治

1)胎火湿热证：治宜凉血利湿清火。选用消风导赤汤酌加大黄、淡竹叶、连翘等。

2)脾虚湿蕴证：治宜健脾理湿助运。选用参苓白术散加减。

(2)成药、验方

1)五宝散 0.9g，分 3 次吞服；人造牛黄粉 0.3g，分 2 次吞服。

2)湿癥者，服牛黄清热散，量儿大小，每支周岁以内分 3 次服，周岁以上分 2 次服。或用导赤丹，周岁以内 1 丸分 2 次服，周岁以上每服 1 丸。或用清热化毒丸。量儿大小，每日服 1～2 丸。干癥轻者，服参苓白术散，每日 2 天，每次 3g，水冲服。

2. 外治法

(1)湿癥

1)湿敷：方用生地榆、黄柏各 9g。煎水 100ml，待温，用纱布叠成 5～6 层，或以口罩或小毛巾，蘸水湿罨患处。隔 20～30 分钟蘸水再罨再敷，每日 3～4 次，直至流水减少为止，改用湿疹膏。亦可用青白散，以麻油调敷患处。

2)洗剂：硫黄 30g，花椒 5g，黄连 10g。加水 700ml，去渣外搽，每日 3～4 次。

3)粉剂：青蛤散，煅蛤粉 10g，青黛 3g，轻粉 5g，黄柏 5g，熟石膏 20g，共研细末。水多时干掺，水少时麻油调搽。文蛤散，五倍子 100g，打成细块，锅内炒黄色；次下川椒 60g，同炒至黑色烟起为度，入罐内封口存性，次日加入轻粉 15g，先研极细，再共研极细末，香油调搽。

(2)干癥

1)外搽玉红膏或润肌膏。

2)乌云膏，松香末 60g，硫黄末 60g，研匀，香油调如糊，摊青布上半指厚，卷成条，线扎之，再用香油泡 1 日，取出，刮去浮油，火烧着一头，下用粗碗接之，布灰陆续剪去，取滴下之药油，浸冷水内一夜出火毒，抹于患处。

【预防与护理】

1. 忌用肥皂水洗涤，结痂厚，先用麻油湿润，然后轻轻揩去结痂。

2. 乳母忌食辛辣、海鲜、羊肉等发物。

3. 用纱布包住患儿双手，防止搔抓；头部戴布帽，减轻后枕部的摩擦。

4. 患儿不能穿着羊毛、人造纺织品内衣，以防过敏和加重病情，也不宜穿着太厚，内衣宜宽松，以免物理性刺激。

5. 患儿及哺乳者，均应禁忌种牛痘，同时避免接触新种过牛痘者和单纯疱疹患者。

【古籍选粹】

《外科正宗·奶癣》　儿在胎中，母食五辛，父餐炙煿，遗热与儿，生后头面遍身发为奶癣，流脂成片，睡卧不安，搔痒不绝。以文蛤散治之，或解毒雄黄散，甚则翠文散妙。

《医宗金鉴·外科心法要诀》　此证生婴儿头顶，或生眉端，又名奶癣。痒起白屑，形如癣疥，由胎中血热，落草受风缠绵，此系干癥；有误用烫洗，皮肤起粟，搔痒无度，黄水浸淫，延及遍身，即成湿癓。俱服消风导赤汤，干者抹润肌膏；湿者用嫩黄柏头末，与滑石等分撒之。脓痂过厚，再以润肌膏润之。又有热极皮肤火热，红晕成片，游走状如火丹，治法不宜收敛，只宜外发，宜服五福化毒丹，亦以润肌膏抹之；痒甚者，俱用乌云膏搽之。乳母俱忌河海鱼腥、鸡、鹅、辛辣、动风、发物，缓缓自效。

【现代研究】

1. 发病学研究　病因尚不完全清楚。可能与母亲食蛋白质食物、小儿消化功能障碍以及吸入或食入变应原等有关。目前不少学者认为本病是婴儿期特应性皮炎的表现，但也有学者认为二者之间存在某些差异，因此主张保留本病名。

2. 临床研究

(1)辨证论治：李铁红辨证分型治疗婴儿湿疹：湿热俱盛型，治以清热利湿，疏风止痒。基本方：青黛 3g，紫草 10g，连翘 10g，马齿苋 10g，荷叶 4g，败酱草 10g，地肤子 10g。便干加重紫草用量，便溏加茯苓、苍术、薏米；皮疹以头面为主加蝉蜕、野菊花；下肢为主加苦参、黄柏；渗出液多加土茯苓 10g；痒甚加徐长卿、白鲜皮。头 2 煎分次温服，第 3 煎外洗或湿敷。血虚风燥型，治以养血润肤、疏风止痒。基本方：当归 6g，生地 10g，玉竹 6g，黑芝麻 6g，云苓皮 10g，赤、白芍各 10g，白鲜皮 15g，鸡血藤 10g。水煎服，方法同上。治疗慢性湿疹 166 例，治愈 125 例，好转 21 例，无效 20 例，总有效率 88%。任少杰辨证论治婴儿湿疹，湿热型以清热利湿，疏风止痒。基本方：龙胆草 3g，紫草 6g，连翘 6g，马齿苋 5g，生石膏 10g，生地黄 6g。头 2 煎分 2 次温服，第 3 煎外洗或湿敷。脾虚型以健脾利湿。基本方：赤苓皮 6g，白术 6g，泽泻 6g，茵陈 4g，生地黄 4g，竹叶 4g，甘草 3g。痒甚加白鲜皮、刺蒺藜。水煎服，方法同上。血燥型以健脾润燥，益气养血。基本方：黄芪 9g，白芍药 6g，防风 6g，甘草 3g，当归 9g，丹参 9g，山药 9g，白扁豆 6g。痒甚加白鲜皮、苦参；烦急加佛手、青皮；皮疹反复不愈加赤芍药、乌梢蛇。水煎服，方法同上。共治 81 例，治愈 55 例，好转 21 例，无效 5 例，总有效率 93.8%。

(2)复方治疗：陈金兰用三心导赤饮治疗婴儿湿疹，药用连翘心 6g，山栀心 3g，莲子心 3～6g，灯心草 3 扎，木通、淡竹叶各 6g，生地、车前子各 10g，甘草 4g。渗液多加黄芩、炒黄柏各 6g，赤小豆 15g，藿香、茯苓皮各 10g；干燥型，酌加玄参、蝉蜕各 6g；伴消化不良、大便稀溏，加山药、白术、炒谷麦芽各 10g。每天 1 剂，浓煎至 100ml，分 3 次口服。共治 80 例，显效 44 例；有效 33 例，无效 3 例，总有效率为 96.25%。何金波用自拟三仙汤治疗婴儿湿疹，药用炒麦芽 10g，炒谷芽 10g，炒神曲 10g，土茯苓 5g，苡仁 5g，防风 5g，山药 5g，苍术 5g。有腹泻加车前子、茯苓、泽泻，气虚多汗者加黄芪、当归、五味子，夜啼不安者加枣仁、夜交藤，继发感染者合五味消毒饮加减。日 1 剂，水煎分 2 次服。共治 28 例，痊愈 25 例，显效 2 例，好转 1 例。

(3)外治方剂：田静用紫黄油膏外涂治疗婴儿湿疹，先用银花汤(金银花 30g，马齿苋 30g，蒲公英 30g，白鲜皮 20g，桑叶 20g，甘草 50g)煎煮液冷敷或温洗。然后外涂紫黄油膏(紫草 10g，黄连 6g，金银花 10g，地榆 10g，将以上中药免煎颗粒剂用蛋黄油适量调剂外涂。)每日 2 次。共治 38 例，治愈 30 例，好转 6 例，无效 2 例，总有效率 94.74%。刘桂华用中药外洗治疗婴儿湿疹，药用马齿苋 100g，苦参 30g，生地榆 30g，黄柏 60g，渗出重者加明矾 20～30g，红肿明显者加金银花 30g，蒲公英 30g，上药加水 1800ml，煎至 600ml，分 3 份，每次 1 份，待水温降至 15～20℃，用柔软纱布或毛巾反复蘸洗局部，每次 10～15 分钟，渗出明显者局部冷湿敷 15～20 分钟，每日均为 3 次，洗后局部涂维生素 B_6 软膏。共治 240 例，显效

209例，有效24例，无效7例。

(4)针灸推拿：何玉华用推拿手法治疗婴幼儿湿疹，取穴分阴阳，补脾土，逆运八卦，推掐四横纹，揉小天心、外劳宫、一窝风，清天河水、推六腑。每日1次，每次最少30分钟。配合外用：急性期无渗出或渗出不多者可选用氧化锌油外涂，每日2次；渗出多时可用2%硼酸溶液冷湿敷，每日2次，每次20～30分钟，当渗液减少后可选用尤卓尔软膏外涂。3周为1个疗程。共治120例，痊愈81例，显效32例，有效6例，无效1例，总有效率99.17%。

【述评】

胎癥疮系禀性不耐，内有胎火，脾胃运化失司，外受风湿热邪所侵，蕴阻肌肤而成。临床表现有干癥、湿癥之分。干癥为风热盛，湿癥偏重于湿热盛。治疗上风热盛者，宜清热祛风；湿热重则，宜清热除湿。均可选用消风导赤汤随症加减，常能收到较好疗效。中药洗剂、油膏治疗本病的报道较多，方法简便，易于观察。疗效确切，使用时应注意婴儿皮肤娇嫩，勿用刺激性强的外用药。

【参考文献】

1. 李铁红.辨证分型治疗婴儿湿疹166例临床观察.北京中医杂志，2002，21(1)：11-13
2. 任少杰.辨证论治婴儿湿疹81例.河北中医，2006，28(8)：583
3. 陈金兰.三心导赤饮治疗婴儿湿疹80例.辽宁中医杂志，2002，29(9)：536
4. 何金波.三仙汤治疗婴儿湿疹28例.湖南中医药导报，2001，7(12)：596
5. 田静.紫黄油膏外涂治疗婴儿湿疹38例.中医外治杂志，2002，11(1)：25
6. 刘桂华.中药外洗治疗婴儿湿疹240例.中华皮肤科杂志，2004，37(4)：232
7. 何玉华.推拿手法治疗婴幼儿湿疹120例.中医杂志，2007，48(3)：207
8. 刘桂华.中药外洗治疗婴儿湿疹240例.中华皮肤科杂志，2004，37(4)：232

第五节　肾囊风

肾囊风是指发于阴囊，由多种内外因素所引起的一种瘙痒性皮肤病。以阴囊作痒，破流脂水，后期皮肤肥厚、干燥为特征。多见于成年人，与职业有一定关系，如潮湿工作环境、矿场作业的工人较多见。本病病程较长，常反复发作，经久不愈。有医家称本病为胞漏疮、绣球风。西医称阴囊湿疹。

本病初期又名"胞漏疮"，如明《外科启玄·卷七》所载："肝经湿热而成，外胞囊上起窠子作痒，甚则滴水湿其中衣，久治不痊者。"其后，明《外科正宗·肾囊风》记载："肾囊风，乃肝经风湿而成，其患作痒，喜浴热汤，甚则疙瘩顽麻，破流脂水。"清《医宗金鉴·外科心法要诀·肾囊风》说："此证一名绣球风，系肾囊作痒，由肝经湿热、风邪外袭而成。"《外科证治全书·肾囊风》云："肾囊燥痒系膀胱风热。"综上所述，前人对本病的认识，除明《外科启玄》名胞漏疮外，其后的明《外科正宗》、清《医宗金鉴》及《外科证治全书》均以肾囊风为名，后人亦沿用迄今。

【病因病机】

由于肝脾二经湿热下注而成。多因过食鱼腥、油腻、酒浆、浓茶、发物致胃强脾弱，脾失健运，湿热内生、下注肝经而成；或因地居卑湿，坐卧湿地，久着寒湿，阳虚汗出，日久汗湿浸渍，复受外风而成。

【辨病】

1. 临床表现　局限于阴囊皮肤，有时延及肛门周围，少数可延及阴茎。急性期为阴囊皮肤潮红、肿胀，有轻度糜烂、溢液、结痂；慢性期为阴囊皮肤浸润、肥厚、干燥、皮纹深阔，有薄痂和鳞屑,色素增加,间或有部分色素脱失,自觉剧烈瘙痒。病程较长,常数月、数年不愈。

2. 诊断要点

(1)发于阴囊部位。

(2)皮损急性期以潮红、肿胀、糜烂、渗出为主;慢性期以皮肤肥厚、粗糙、色素增加为多见。

(3)自觉剧痒。

(4)反复发作,经年不愈。

3. 鉴别诊断

核黄素缺乏性阴囊炎 病程短,无阴囊皮肤明显浸润肥厚,常伴有舌炎,内服核黄素后1周左右见效。

【辨证】

1. 湿热下注证 症见阴囊先起水窠、红粟,皮肤灼热,搔破流水,浸润渐大,糜烂蜕皮,甚至黄水淋漓,湿透裤袴。舌红,苔薄黄或黄腻,脉滑数或弦数。

2. 伤阴耗血证 症见瘙痒不休,皮肤变厚、变粗,搔破津血津水,或见皲裂作痛。舌红苔剥,或舌淡苔净,脉细数。

【治疗】

1. 内治法

(1)辨证论治

1)湿热下注证:治宜利湿清热。选用龙胆泻肝汤加减。

2)伤阴耗血证:治宜滋阴养血润肤。选用滋阴除湿汤酌加乌梢蛇、黄柏、苦参、夜交藤、代赭石。

(2)成药、验方

1)苦参合剂:苦参、黄柏、金银花各30g,蛇床子15g。煎液,每次20～40ml,每日2次。

2)苦参片:每次5片,每日3次。

2. 外治法

(1)初期流水多时,黄柏、地榆各15g。煎水待凉,湿敷外洗,每次20～30分钟,每日3～4次,待流水不多时,改用五石膏外敷,每日1次。

(2)后期皮肤肥厚浸润时,五倍子膏外敷,每日1次,或用蛇床子汤熏洗,每次20～30分钟,每日1次。皮肤干燥、皲裂,以狼毒膏外敷,每日1次。

【预防与护理】

1. 注意个人卫生,勤洗澡,勤换衣裤。

2. 避免用热水烫洗,不要用刺激性太强的外用药。

【古籍选粹】

《外科启玄》 肾囊风者肾囊作痒,由肝经风湿所致,宜龙胆泻肝汤、紫胆泻肝汤、蒜豉丸服之,蛇床子汤熏洗之。

《医宗金鉴·外科心法要诀》 肾囊风,一名绣球风,系肾囊作痒,由肝经湿热、风邪外袭皮里而成。初起干燥痒极,喜浴热汤,甚起疙瘩,形如赤粟,麻痒,搔破浸淫脂水,皮热痛如火燎者,此属里热,俱宜龙胆泻肝汤服之,外用蛇床子汤熏洗之,洗后擦狼毒膏甚效。

《外科证治全书》 肾囊风,用合掌散。以右手中指蘸满香油,黏药涂于左手心上,合掌磨擦数次,只有药气,不见药形为度。将两手搓擦患处,每日早晚擦二三次,三日即愈,再擦三四次不发。有湿热抓破成疮者,则用黄丹、枯矾、生牡蛎等分为末,擦搓。或以蛇床子汤同白矾煎汤洗之。

【现代研究】

1. 发病学研究　一般认为代谢障碍、消化不良、精神因素等与本病的发病有关，局部刺激如汗液浸渍、衣物刺激以及某些过敏因素亦可引起发病。

2. 临床研究

(1)辨证论治：高勇将本病分四型论治：①湿热型，清热利湿解毒为主，用龙胆泻肝汤加减：龙胆草 15g，栀子 12g，木通 9g，柴胡 10g，黄柏 12g，甘草 6g。治疗 40 例，痊愈 21 例，有效 17 例，无效 2 例。②阴伤型治以滋阴养血、除湿止痒。用滋阴除湿汤加减：生地 15g，当归 9g，荆芥 9g，防风 9g，赤芍 12g，川芎 6g，白鲜皮 15g，蝉蜕 6g，薄荷 3g，柴胡 5g，红枣 7 枚。治疗 45 例，痊愈 17 例，有效 18 例，无效 10 例。③血燥型，治以养肝生血、利湿止痒。药用：当归 12g，丹参 12g，赤芍 9g，红花 9g，荆芥 12g，威灵仙 12g，白蒺藜 12g，苦参 9g。治疗 38 例，痊愈 18 例，有效 15 例，无效 5 例。④阳虚型治以温肾助阳、健脾利湿。用温肾健脾方加减：菟丝子 15g，吴茱萸 9g，蛇床子 10g，补骨脂 12g，仙茅 9g，益智仁 15g，苍术 12g，茯苓 20g，小茴香 9g。治疗 46 例，痊愈 20 例，有效 19 例，无效 7 例。

(2)复方治疗：邓平荟用中药内服外洗治疗阴囊湿疹，方药组成：黄柏、苦参、徐长卿、连翘、紫草各 12g，土茯苓、鱼腥草、白鲜皮各 15g，蝉蜕、防风、地肤子各 10g，甘草 6g。渗出多者加龙胆草、薏苡仁；瘙痒重者加白蒺藜、蛇床子；皮疹潮红者加牡丹皮、金银花；皮损增厚有色素沉着者加丹参、当归。每日 1 剂，水煎 2 次混合，取药汁 300ml，分 2 次口服。同时再用药渣兑水 2500ml，文火煎 15 分钟，取汁兑溶冰片 10g、枯矾 20g，浸泡或湿敷，每天 2 次。共治 55 例，治愈 46 例，好转 9 例。

(3)外治方剂：孙跃自拟苦参洗剂治疗外阴湿疹，药用黄柏 30g，苦参 30g，地肤子 30g，野菊花 30g，防风 15g，生百部 30g，大菖蒲 30g，生地榆 30g，徐长卿 30g。加水煎至 2000ml，将药汁倒入清洁盆内，先熏洗后坐浴约 20 分钟左右。治疗 146 例，显效 104 例，有效 42 例。周民举以龙胆泻肝汤外用治疗阴囊湿疹，药用：龙胆草 30g，黄芩、栀子、车前子、泽泻、柴胡、生地黄、赤芍、荆芥、防风各 15g，当归、生大黄各 20g，生甘草 10g。每日 1 剂，加水 1000ml，煎取 500ml，外洗、坐浴 30 分钟左右，每日 2 次。共治 32 例，治愈 30 例，好转 2 例。

(4)针灸治疗：萧俊贤用长强穴注射与完带汤结合治疗阴囊湿疹，用维生素 B_1、维生素 B_{12}加 2%利多卡因，在长强穴位注射，每周 1 次，3 次为 1 疗程。同时煎服完带汤：炒白术 30g，山药 30g，党参 10g，白芍 10g，苍术 8g，陈皮 3g，柴胡 5g，车前子 10g，黑荆芥 5g，炙甘草 3g。湿热重者加黄柏 10g，龙胆草 10g；寒湿者加桂枝 10g，附子 10g。治疗 45 例，痊愈 21 例，显效 17 例，有效 5 例，无效 2 例。

【述评】

肾囊风发病多为湿热下注所致，但日久多有阴血耗损，肌肤失养。内治初期以清热利湿为主，后期常需养血滋阴润肤。外治急性者，由于渗出明显宜中药外洗、湿敷；慢性者，多用杀虫止痒润肤之散剂油调或油膏外涂。中医药治疗肾囊风具有简单方便、副作用少、疗效好、复发率低等特点，加强剂型改革以及有效药物的药理研究，筛选出疗效更好的药物应用于临床是其研究方向。

【参考文献】

1. 高勇. 阴囊湿疹辨证论治 169 例. 青海医药杂志，2004，34(7)：43

2. 邓平荟. 中药内服外洗治疗阴囊湿疹 55 例. 中国性科学，2005，14(8)：25

3. 孙跃. 自拟苦参洗剂治疗湿疹146例. 中医外治杂志,2001,10(3):25
4. 周民举. 龙胆泻肝汤外用治疗阴囊湿疹32例. 安徽中医学院学报,1998,17(4):27
5. 萧俊贤. 长强穴注射与完带汤结合治疗阴囊湿疹45例临床观察. 中国实用医药,2006,1(1):126

第六节　药物性皮炎

药物性皮炎又称药疹,是指药物通过口服、注射、皮肤黏膜用药等途径进入人体,所引起的皮肤黏膜急性炎症反应。以具有一定的潜伏期,常突然发病,除固定性药疹外,皮损呈多形性、全身性、对称性、广泛性,多由面颈部迅速向躯干四肢发展的趋势为特征。中医称之"中药毒"。本病随着新药不断面世、药物滥用等,发病率不断增高,目前已占皮肤科初诊病例的3%,且还有不断上升的趋势。

我国古代对服药过量或因服用毒药所引起的中毒反应早有记载,对其临床症状、病案、解救方法等记述尤详。晋《肘后备急方》"治卒服药过剂烦闷方"及"治卒中诸药毒救解方"论述了中诸药毒的解救方药。隋《诸病源候论》一书已认识到药物中毒或致敏对人体是有害的,重者可导致死亡;又认为由肠胃进入,且毒物从大便外泄,毒气未入血脉者易治。此外,在"石火丹候"及"风毒肿候"中的记述,均相当于药物性皮炎的固定性药疹型和红皮症型。唐《备急千金要方·解五石毒》云:"桔梗发则头痛目赤,身体壮热,……若散发身体卒生疮,宜服麦门冬汤方。"已提出中药毒可引起高热、皮疹等症状,且介绍了解救方剂。在明代以前我国医家对中药毒所引起皮肤发疹虽已有记述,但多偏重于对药毒解救方剂的介绍。宋以后对中药毒所散发的细疹,分型论述颇详。明《证治准绳·疡医·丹毒发疽》云:"背上细疮者如浸淫1～2天,如汤火伤,烦躁多渴,……因服丹石刚剂所致,红润者生,紫黯者死。"这里所指皮疹如汤火伤与大疱性表皮松解性坏死性药疹相类似,而且指出是因服丹石剂所引起,如皮疹紫黯系出血性皮疹,病情危笃,可导致死亡。《证治准绳·疡医·面游风毒》又云:"初觉瘙痒,如虫蛇行,搔损成瘢,痛楚难禁,宜服黄连消毒饮。""此积热在内,……服金石刚剂太过,以致热壅上焦,气血沸腾而作。"此处论述似光敏性皮炎型药疹。明《寿世保元·中毒》云:"人为百药所中伤,其脉洪大者生,微细者死。"又曰:"洪大而迟者生,微细无数者死,大凡百药所中,用甘草绿豆水煎服之能解百毒。"指出中药毒所出现的脉象对预后判断的临床意义。清《疡医大全·救中药毒门主论》云:"凡服药过多,生出毒病,头肿如斗,唇裂流血,或心口饱闷或脐腹撮痛,皆中药毒也。"对中药毒所引起的颜面浮肿,唇裂流血症状描述得更为形象,作者主张"凡解药毒,汤剂不可热服宜凉饮之,盖毒得热则势愈盛也。"这里指出凡中热毒宜寒饮之药理。清《外科真诠·龟头肿痛》云:"有因肝经湿热下注者,其肿红胀,宜内服加减泻肝汤。"有类似固定药疹的记述。

总之,宋代以前已重视中药毒的各种治疗方法,尤其提出各种中毒反应的解救方法,对药物过敏所出现的皮疹、脉象等也均有论述。明、清两代由于医学不断发展,对各种类型的中药毒的病因病机及各种治疗方法,均分别予以了阐述。

【病因病机】

药毒发疹,必源于内外因相互作用而发病。只有内在秉赋不耐,而无用药史,则不至于发病;只有草石火毒或辛温燥烈之品,而不通过机体作用,病亦无从而生。

1. 秉性不耐　先天胎中遗热,血分蕴蓄浊恶热毒之气,血热内蕴,热毒外达肌表,可发斑疹。这是引起药毒的内因。

2. 药毒入营，津液内耗　中药丹石刚剂、西药化学药物，多属火毒热性之品，辛温燥烈之药，亦可升发阳毒，先天秉赋不耐之人，误食刚剂热药，火毒内攻，内有热邪蕴蓄肌肤，外有火毒内攻，两阳相搏，火势更炽，肌肤可透发斑疹，引起壮热、呕恶等症。若邪热入血，燔灼阴津，津液内耗，可见伤阴之候。津液亏损，肌肤失养，则见皮肤脱屑如云片。

3. 脾失健运，湿热下注　由于过食肥甘厚味之品，脾失健运，湿热内生，内不得疏泄，外不得透达，湿热与药毒相结，下注阴器则浸淫湿烂，焮肿灼痛；若湿热瘀阻络道，气血瘀滞，则见皮疹黯紫或紫红；如血溢成斑，则紫斑点片相连。

4. 风热搏结，郁于肌腠　药毒入营，血热沸腾，热极生风，风热相搏，郁于肌腠，则发风㾦瘖；若风热上乘，则头面焮肿如斗，眼裂闭合成缝，如风毒肿。

引起药物性皮炎的药物，随着新药不断增加，种类也有增多，任何一种药物在一定条件下，都有引起药物性皮炎的可能。临床上常见的有：①抗生素类：以青霉素、链霉素最多，其次是氨苄青霉素、氯霉素、土霉素等。②磺胺类：如磺胺噻唑、长效磺胺等。③解热镇痛类：其主要成分大多是阿司匹林、氨基比林和非那西丁等，其中以吡唑酮类和水杨酸类（如阿司匹林）的发病率最高。④催眠药、镇静药与抗癫痫药，如鲁米那、眠尔通、泰尔登、苯妥英钠等，以鲁米那引起者最多。⑤异种血清制剂及疫苗等，如破伤风抗毒素、蛇毒免疫血清、狂犬病疫苗等。⑥中药也可引起药物性皮炎，文献中报告单味药物有葛根、天花粉、板蓝根、大青叶、穿心莲、丹参、毛冬青、益母草、槐花、紫草、青蒿、防风、白蒺藜、大黄、蓖麻子等，成药中有六神丸、云南白药、牛黄解毒片、羚翘解毒片等。

【辨病】

1. 临床表现　药物性皮炎的临床表现多种多样，常见者有下列类型：

(1)荨麻疹样型：较常见，多由青霉素、血清制品、痢特灵、磺胺类及水杨酸盐类等引起，表现与荨麻疹相似，风团散布于四肢、躯干。严重者可出现口唇、包皮及喉头血管神经性水肿，发热，关节疼痛，淋巴结肿大，蛋白尿等。

(2)麻疹样或猩红热样型：较常见。多由解热镇痛药类、巴比妥、青霉素、链霉素及磺胺类等引起。发病多突然，常伴有畏寒、发热等全身症状。麻疹样型的皮损为散在或密集、色红、针尖至米粒大的斑疹或斑丘疹，对称分布，可泛发全身，以躯干为多，严重者可伴发小出血点。猩红热样型的皮损初起为小片红斑，从面、颈、上肢、躯干向下发展，于2～3日内可遍布全身，并相互融合。达到高潮时，全身遍布红斑，面部四肢肿胀，酷似猩红热的皮损，尤以褶皱部位及四肢屈侧更为明显。本型患者的皮损鲜明，但全身症状较麻疹及猩红热稍轻，无麻疹或猩红热的其他症状。白细胞可升高，少数患者肝功能可有一过性异常。停药后1～2周病情好转，体温也逐渐下降，皮损颜色变浅，继之出现糠状或大片脱屑，病程一般较短；若未及时发现病因及停药，则可向重型药物性皮炎发展。

(3)固定性药疹型：是最常见的一型。常由磺胺制剂、解热镇痛剂或巴比妥类药物引起。皮损为类圆形或椭圆形的水肿性紫红色斑，直径约1～2cm或2～3cm，常为1个，偶可数个，边界清楚，重者其上有大疱。停药后1周余红斑消退，留灰黑色色素沉着斑，经久不退，如再服该药或同类药物，常于数分钟或数小时后，在原皮损处发痒，继则出现同样皮损，并向周围扩大，以致中央色深，边缘潮红，也可发生水疱。复发时他处也可以出现新的皮损，随着复发次数增加，皮损数目也可增多。损害可发生于任何部位，但较多见于口唇、口周、龟头、肛门等皮肤黏膜交界处，手足背及躯干也常发生，可单独发生或同时累及多处，发生于皱襞黏膜处容易糜烂，产生痛感。一般经过7～10日可消退，若已溃烂则愈合较缓，重者可伴发热。

(4)多形性红斑型：常由磺胺类、巴比妥类及解热止痛药等引起。临床表现与多形性红斑相似，皮损为豌豆至蚕豆大小圆状或椭圆形水肿性红斑、丘疹，中心呈紫红色，或有小疱，境界清楚。多对称分布于四肢伸侧、躯干、口腔及口唇，有瘙痒感，重者可在口腔、鼻孔、眼部、肛门、外生殖器及全身泛发大疱及糜烂，疼痛剧烈，可伴高热、肝肾功能障碍及肺炎等，病情险恶，称为重症多形性红斑型药物性皮炎。

(5)湿疹皮炎样型：大都先由磺胺或抗生素软膏引起接触性皮炎，使皮肤敏感性增高，以后再服用同样的或化学结构相似的药物，又可引发此型药物性皮炎。皮损为粟粒大小丘疹及丘疱疹，常融合成片，泛发全身，可有糜烂渗液，类似于湿疹，自觉瘙痒，或伴有发热等全身症状。

(6)剥脱性皮炎型：为严重型药物性皮炎，多由巴比妥类、磺胺、苯妥英钠、保泰松、对氨水杨酸钠、青霉素、链霉素等药引起，多数病例是在长期用药后发生。首次发病者潜伏期约在20天左右，有些病例是在已发药物性皮炎的基础上，继续用药所致。起病急，常伴高热，寒战。皮损初呈麻疹样或猩红热样，在发展过程中逐渐加剧，融合成全身弥漫性红肿，尤以面部及手足为重。可有糜烂、丘疱疹或小疱，破裂后渗液结痂。至2周左右，全身皮肤脱屑，呈鳞片状或落叶状，手足背则呈手套或袜套状剥脱。以后头发、指(趾)甲可能脱落。口唇和口腔黏膜潮红、肿胀或发生水疱、糜烂，影响进食。眼结膜充血、水肿、畏光、分泌物增多，重时可发生角膜溃疡。全身浅表淋巴结肿大，可伴有支气管肺炎、中毒性肝炎，白细胞显著增高或降低，甚至粒细胞缺乏。病程常超过1个月，重者因全身衰竭或继发感染而死亡。若及时停用致敏药物，应用类固醇激素等药物治疗，可使病情好转。

(7)大疱性表皮松解型：为严重药物性皮炎。常由磺胺类、解热止痛剂如水杨酸类、保泰松、氨基比林等，抗生素，巴比妥类等引起。起病急骤，全身中毒症状较重，有高热、疲乏、咽痛、呕吐、腹泻等症状。皮损为弥漫性紫红色或黯红色斑片，常起始于腋和腹股沟，迅速波及全身，触痛显著。旋即于红斑处起大小不等的松弛性水疱，稍一搓拉即成糜烂面，或形成大面积的坏死表皮，留下疼痛的剥露面，口腔、颊黏膜、眼结膜、呼吸道、胃肠道黏膜也可糜烂、溃疡。部分病例开始时似多形性红斑或固定型药疹，很快即泛发全身，须即刻停药及时抢救，严重者常因继发感染、肝肾功能障碍、电解质紊乱或内脏出血及蛋白尿，甚至氮质血症等死亡。

除上述类型外，药物还可以引起紫癜型药物性皮炎，皮损类似于紫癜；痤疮样药物性皮炎，皮损类似于痤疮；光感性药物性皮炎；系统性红斑狼疮样反应；天疱疮样皮损及假性淋巴瘤综合征等。

2. 诊断要点

(1)有用药史。

(2)有一定的潜伏期，首次用药多在4～20天内发病，重复用药常在1天内发病。

(3)皮损突然发生，色泽鲜明、一致，除固定药疹外，多为对称性或广泛性分布，进展较快。

(4)自觉症状一般常有灼热、瘙痒，多数伴有发热，严重者可伴有肝、肾、心脏等内脏损害。

3. 鉴别诊断

(1)疫痧(猩红热)：无用药史，发病突然，高热，头痛，咽痛，全身中毒症状明显，皮肤呈现弥漫的针尖大小的点状红色丘疹，于肘窝、腋窝、腹股沟处可见排列成瘀点状线条，初期舌乳头红肿肥大，可见“杨梅舌”，口周苍白为其特点。

(2)麻疹：经 9～11 天潜伏期，出现鼻流清涕，眼部充血、怕光，分泌物增多，初期口腔黏膜可见蓝白色或紫白色小点，周围有红晕，约经 2～5 天皮疹发全。发疹时高热，出疹 5～7 天后，体温下降，皮疹开始消退。

(3)浸淫疮(湿疹)：无用药病史，病程长，且多反复发作，常以冬季为重，瘙痒、渗出明显。

【辨证】

1. 血热发斑证　肌肤焮红成片或见密集针头大小之红色粟粒疹，以躯干部为多，压之皮损色退，伴有身热，关节酸痛等，舌质红，苔薄黄，脉细滑数。

2. 毒热伤阴证　全身皮肤潮红，或糠秕状脱屑，重则皮肤大片剥脱，伴有壮热、呕恶等症，或见松弛大疱，皮肤剥落如烫火伤，症情危笃，舌质绛，苔光剥，脉细数。

3. 风热相搏证　全身起风瘖瘟，此起彼伏，或风瘖瘟浮肿不消，壮热，大便秘结，舌质红，苔薄黄，脉浮数。

4. 血瘀成斑证　皮损黯红、紫红或见水疱，舌质黯红或见瘀斑，脉细涩。

5. 湿热下注证　皮损红斑、丘疹、丘疱疹、水疱、糜烂、渗出明显，可见阴器浮肿或龟头湿烂，舌质红，苔黄腻，脉濡数。

【治疗】

1. 内治法

(1)辨证论治

1)血热发斑证：治宜凉血清热解毒。选用清热地黄汤酌加紫草、板蓝根、白茅根等。

2)毒热伤阴证：治宜清营败毒。选用清营汤或清瘟败毒饮酌加板蓝根、大青叶、白茅根、牛蒡子、升麻、金银花等。

3)风热相搏证：治宜疏风清热。选用消风清热饮酌加金银花、牛蒡子、连翘、生地、玄参等。

4)血瘀成斑证：治宜活血化瘀。紫斑者应凉血活血止血，选用清热地黄汤加减；若紫斑中央起疱状如猫眼，宜活血清热，选用通窍活血汤酌加金银花、大青叶、白茅根；若紫斑发于阴器，浸淫湿烂，焮肿灼痛，宜活血化瘀，选用通窍活血汤去麝香，加石菖蒲。

5)湿热下注证：治宜清利湿热。选用龙胆泻肝汤或导赤散酌加牡丹皮、赤芍等。

(2)成药、验方

1)热毒内陷者，选用紫雪丹或安宫牛黄丸内服。

2)本病初期，以大青叶、生石膏、金银花、生槐花、鲜生地、牡丹皮、黄芩、天花粉、车前草、六一散，煎水内服。后期，以南北沙参、玄参、石斛、紫丹参、白术、扁豆，生枳壳、生苡仁、黄柏、生甘草、土茯苓，煎水内服。

2. 外治法

(1)斑疹焮红成片或见瘖瘟发作，瘙痒剧烈者，用三石水或九华粉洗剂外涂，每日 2～3 次。

(2)渗出较多，浸淫湿烂，以水溶液溻渍，药用黄柏、生地榆各 15g，或马齿苋、贯众各 15g，水煎后湿敷。亦可并用青黛散外扑。

3. 西药治疗　轻症者一般给以抗组胺药物、维生素 C 及钙剂。重症者则要加用皮质类固醇激素如泼尼松每日 20～40mg，当病情好转则逐渐减量直至停药。病情特别严重的，如大疱性表皮松解萎缩型和全身性剥脱性皮炎型则需及早采用各种有效措施。应用大剂量皮质类固醇激素，如氢化可的松200～400mg，或地塞米松10～15mg，维生素C1～3g，加入5%～10%葡萄糖水1000～2000ml内缓慢滴注，每日1次，应尽量做到24小时内连续滴注。根据病情同时采用抗生素防止继发感染，注意补钾及维持电解质平衡，加强护理。

【预防与护理】

1. 合理用药，严格掌握用药指征、药量、使用时限，由于临床上存在着滥用药物的情况，特别是抗生素等，增加了发生药物性皮炎的机会，应引起注意。用药前必须仔细询问患者是否有药物过敏史，对青霉素、链霉素、普鲁卡因、头孢类抗生素、抗毒血清制剂等，用药前要做过敏试验。

2. 用药要注意观察患者用药后反应，尤其对有荨麻疹、哮喘等过敏性疾病史的患者，更要留意观察。用药后患者出现全身皮肤瘙痒、皮损或发热者，应考虑到是否有药物过敏引起的皮炎出现，争取早诊断、早停药、早处理。

3. 已确诊为药物性皮炎者，应记入病历，并嘱患者牢记致敏药物，每次看病时告诉医生，勿用该药。

4. 对重症型，如剥脱性皮炎、大疱性表皮松解型患者，应加强对皮肤的清洁护理，防止继发感染，注意养阴生津药的应用，防止津液进一步内耗枯竭，并应多饮水，促进药毒的排泄。对血热发斑型，应及时治疗，防止津液内耗，肌肤失养，发展成剥脱性皮炎。

【古籍选粹】

《诸病源候论》 凡药物云有毒，及有大毒者，皆能变乱，于人为害，亦能杀人。但毒有大小，自可随所犯而救解之，但著毒重者，亦令人发病时咽喉强直，两眼睛疼，鼻干手脚沉重，常呕吐，腹里热闷，唇口习习，颜色乍青乍赤，经百日便死。其轻者乃身体习习而痹，心胸涌涌而吐，或利无度是也。但从酒得者难治，言酒性行诸百脉。流通周体，故难治。因食得者乃愈，言食与药俱入胃，胃能容杂毒，又逐大便泄毒气。毒气未流入血脉，故易治。若但觉有前诸候。便以解毒法救之。

《证治准绳·疡医·面游风毒》 初觉微痒，如虫蛇行，搔损成瘢，痛楚难禁，宜服黄连解毒饮。

《外科正宗·卷四》 砒毒者，阳精火毒之物，服之令人脏腑干涸，皮肤紫黑，气血乖逆，败绝则死。初服知觉早者，大兰根叶捣汁灌之，轻则可解。无兰处，以生绿豆同水研烂以之灌之，多则为效。如不解者，以金汁灌之必苏。苏后如颠不语者，每日以绿豆水饮之，毒尽则愈。

【现代研究】

1. 发病学研究 一般认为药物性皮炎的发病机理可分为免疫性反应和非免疫性反应两大类：

免疫反应即变态反应，多数药物性皮炎系药物变态反应引起。有些药物为大分子物质，是完全性抗原，但更多的药物是低分子量化合物，这些药物本身或其代谢产物属于半抗原，需与体内高分子量的载体如蛋白质、多糖、多肽等通过共键结合，形成完全性抗原，抗原刺激免疫系统，引起变态反应。与药物性皮炎有关的变态反应包括：①IgE依赖型变态反应，即Ⅰ型变态反应，可产生荨麻疹、血管神经性水肿及过敏性休克等。②细胞毒性变性反应，即Ⅱ型变态反应，可引起溶血性贫血、血小板减少性紫癜及粒细胞减少症等。③免疫复合物反应，即Ⅲ型变态反应，如血清病、血清病样综合症、血管炎、荨麻疹及肾小球肾炎等。④由致敏淋巴细胞介导，如光敏性药疹、药物性红斑狼疮样综合征等。

非超敏反应机制，此类药物性皮炎相对少见。可能发病机制有：①免疫效应途径的非免疫活化：某些药物（如阿司匹林）可直接诱导肥大细胞脱颗粒释放组胺引起荨麻疹；造影剂则通过激活补体效应途径引起过敏；部分药物（如非甾体抗炎药）可通过抑制环氧化酶使白三烯水平升高而引起皮损。②过量反应与蓄积作用：过量反应多见于老年人和肝肾功能不良者，因对药物吸收、代谢、排泄速度个体存在差异，故常规剂量也可出现；蓄积作用主要见于某些药物排泄缓慢或用药时间过久，如碘化物长期使用引起的痤疮样皮损。③参与药物代谢的酶缺陷或抑制：因影响了药物的正常代谢途径和速度而诱发药疹，如苯妥英钠超敏反应综合征通常发生在环氧化物水解酶缺陷的个体。

2. 临床研究

（1）辨证论治：刘纳文以清热凉血为主，用清热地黄汤辨证治疗药物性皮炎。风热型加金银花、连翘、黄连清热解毒以透邪热，适当佐以玄参、麦冬等养阴清热之品；湿热型加泽泻、茯苓、木通、车前子等以清热利湿；热毒型则加黄连、黄芩、栀子清热解毒，通泻三焦火热，并可加生石膏、知母以清热保津；尿血者加大小蓟、侧柏叶、白茅根；便秘者加大黄；痒甚加白鲜皮、苦参；口干加沙参、石斛、天花粉。同时配合西医常规用药。共治 25 例，显效 21 例，有效 3 例，无效 1 例。朱晓光用黄连解毒汤加味并结合药疹的类型辨证用药：固定红斑型用黄连解毒汤加大生地、生甘草、赤芍、牡丹皮。发于上肢、口唇、口周，皮损边界清楚，颜色鲜红或紫红色斑者加紫草、金银花、蒲公英；发于下肢或阴囊，或形成水疱者，加土茯苓、车前草、土大黄、生槐花。荨麻疹型用黄连解毒汤合消风散。伴头痛、全身乏力者去当归、知母、胡麻、苍术，加桑叶、连翘、薄荷、蒲公英。合并血清病样表现，伴关节痛、腹痛腹泻、淋巴结肿大者去胡麻、当归、生地、知母、蝉蜕，加枳壳、厚朴、陈皮、法半夏、白术、茯苓。麻疹样或猩红热样型用黄连解毒汤加金银花、连翘、丹参、生地、竹叶、桑叶、野菊花、水牛角。多形红斑型用黄连解毒汤合凉血地黄汤。湿疹型用黄连解毒汤合萆薢渗湿汤。瘙痒甚者加白鲜皮、地肤子、徐长卿；渗水者加滑石、苦参、苍术；胸闷不舒者加厚朴、枳壳；四肢为主者加桑枝、川牛膝、忍冬藤。紫斑型用黄连解毒汤合十灰散。有血疱、坏死者加牡丹皮、紫草、蒲公英、金银花。剥脱性皮炎型黄连解毒汤合清营汤。神昏谵语者加紫雪丹吞服；尿血者加大小蓟、侧柏叶、白茅根；黄疸者加绵茵陈、大黄。共治 23 例，总有效率为 91.3%。

（2）复方治疗：刘斌湘用加味清热地黄汤治疗药物性皮炎。药用：玄参 10g，生地 10g，赤芍 10g，牡丹皮 10g，大黄 10g，水牛角 10g（先煎），蝉蜕 5g，甘草 4g，白术 10g，石斛 12g，麦冬 10g，木通 10g。里实热证者重用大黄；毒伤营血者重用水牛角，加金钱草、木通、浮萍、蒲公英、金银花。治疗 38 例，痊愈 33 例，好转 5 例。

（3）外治方剂：舒占钧等采用中药（生地、当归、紫苏、赤白芍、川芎、牡丹皮、黄芩、连翘、蝉蜕、生甘草、荆芥、防风、金银花、生大黄）外洗配合针灸治疗药疹 12 例，8 例痊愈，2 例显效，2 例无效。

【述评】

中医药治疗药疹的疗效已无可置疑。但由于目前对药疹的发生机制还不完全清楚，除在已有基础上继续提高疗效外，还要突破单纯进行临床观察的局限性。要对药物过敏的机制及治疗剂量、疗程、给药方式、药物性质、交叉过敏与药物的多元性过程、光敏与光毒进行研究，并从复方中筛选出致敏的单味药物，探索其致敏的化学结构。以上这些都有待于通过实验得以进一步研究清楚。

运用中医药治疗某些重症药疹，还存在难以迅速控制病情的不足之处。因此，应及时应用适量皮质激素，并注意维持水与电解质平衡，防止继发性感染以及进行对症和支持疗法，运用中西医结合疗法，调节机体平衡，促进病体的恢复。

为了适应药疹发病率升高的趋向，可根据药疹的各种类型及其证型相结合，拟定相应处方，制成合适的剂型，达到疗效较好、使用方便、安全无毒性以及节约药源的目的，发挥中医药的优势，提高中医药治疗药疹的效果。

【参考文献】

1. 刘纳文.清热凉血法治疗药物性皮炎 25 例.河南中医，2001，21(2)：55

2. 朱晓光.黄连解毒汤加味治疗药物性皮炎 23 例.中国中医药科技，1999，6(6)：403-404

3. 刘斌湘.加味犀角地黄汤治疗药物过敏性皮炎 38 例.湖南中医杂志，1998，14(1)：39

4. 舒占钧.中医综合治疗药疹 12 例.新疆中医药，1998，16(4)：22

第七节 赤白游风

赤白游风是一种发生于皮下组织较疏松部位或黏膜的局限性水肿。以发病突然，好发于口唇、眼睑、外阴等处的无凹陷性水肿为特征。因水肿“得风则游行”，故称游风。水肿表面色红者为赤游风，色白者为白游风。统称为赤白游风。也有医家称之为赤肿、游肿。西医称为血管性水肿，分获得性和遗传性两类。

历代医家对本病的认识较为详尽。隋《诸病源候论·赤游肿候》记载：“小儿有肌肉虚者，为风毒热气所乘，热毒搏于血气，则皮肤赤而肿起。其风随气行游不定，故名赤肿也。”明《薛氏医案》曰：“赤白游风，属脾肺气虚。腠理不密，风热相搏，或寒闭腠理。内热怫郁，或阴虚火动，外邪所乘，或肝火风热。”较为明确地阐述了本病的病因病机。清《医宗金鉴·外科心法要诀·发无定处》则较详尽地描述了本病的证候，书中记载：“此证发于肌肤，游走无定，起如云片，浮肿焮热，痛痒相兼，高累如粟。”清《外科大成》提出了本病应与丹毒相鉴别。曰：“游风者，为肌肤倏然焮赤肿痛。游走无定……较之丹毒，只红肿粟而不走，故与游风为异耳。”饮食忌宜方面，清《外科证治全书》主张“忌猪、羊、鸡、鹅、鱼腥，一切动风燥血之物。”

【病因病机】

1. 脾肺功能失调　脾主肌肉，主运化水湿，若脾运失枢，水湿停聚肌肤则发为肿胀；肺主皮毛，主一身之气，若肺气失宣，皮肤腠理失密。水湿及外邪易乘虚而入引发肿胀。本病以局限性水肿为主要症状，与脾肺二脏关系密切。脾肺气虚，其肿胀宣浮而色淡；若脾肺偏热，其肿胀充实而色红。

2. 风邪外侵　风为百病之长，风邪袭人常夹寒，夹热。风寒侵袭，体表腠理闭而不宣，其局部色淡或白，且恶寒，无汗；若风热侵袭，体表腠理疏松，经脉充盈，故其局部色红或淡红。外邪侵扰，往往使病发急骤。

3. 饮食不当　因食鱼虾海味、辛辣、醇酒、炙煿之品，以及某些药物，易导致脾肺功能偏颇，湿热外壅而发病。

【辨病】

1. 临床表现　获得性者，为单个或多个局限性短暂性大片肿胀，边缘不清，呈肤色或稍带苍白及淡红色。常好发于眼睑、唇、外生殖器、手足等处。多伴发荨麻疹，可并发喉头水肿，或累及消化道。发病突然，损害不痒，有轻度烧灼和不适感，于 2～3 天后自行消退，不留痕迹。遗传性者，多在10岁前发病，发病年龄在一个家庭中通常相同。突然发生局限性、非凹陷性皮下水肿，局部发胀、不适，无瘙痒。常为单发，局限在面部或一个肢体，偶累及外生殖器，可伴暂时性、环状或网状红斑，常有外伤或感染等诱因，水肿于1～2天消退。除皮肤外，可累及消化道黏膜而出现腹绞痛、呕吐、腹胀或水样腹泻，上呼吸道不常受累，一旦受累可产生喉头或咽喉部水肿导致窒息。偶尔在肌肉、膀胱、子宫和肺等处发生水肿。本病可反复发作，甚至终身发病，但中年后发作的频率与严重程度往往较前为轻。

2. 诊断要点

(1)好发于眼睑、口唇、外生殖器等处。

(2)皮损为突然发生，局限性、非凹陷性水肿，呈淡红色或苍白色，边缘不清。

(3)自觉发胀、瘙痒或有烧灼感。

(4)多半于夜间发生，持续2天左右消退。

(5)若发生在喉头。有窒息危险。少数病例有家族史，具遗传性，血清脂酶抑制蛋白、C_4、C_2测定值降低。

3. 鉴别诊断

(1)颜面丹毒：发病急，常先有恶寒，发热，发痛等症，继而出现水肿性红斑，表面光亮焮热，边界清楚，迅速向周围扩大，颌下或耳后常有淋巴结肿大，压痛。

(2)唇风：多生于下唇，上唇也可累及。初起发痒，口唇肿起呈黯红色，日久破裂并有皮屑，疼如火燎。

(3)虫咬症：蚊虫叮咬颜面，局部红肿，中央有针头大暗红色瘀点或小水疱，伴剧烈瘙痒。

【辨证】

1. 脾肺气虚、风寒相搏证　口唇、眼睑、耳垂及手背等处突然肿起，局部紧张发亮，正常肤色或浅白色，压之无凹陷，伴微恶风寒，无汗，少气乏力，饮食欠佳。舌淡，苔薄白，脉濡细或缓。

2. 脾肺燥热、风热壅滞证　发病部位以口唇、眼睑为主，亦可见于头皮，或累及整个面部，肿起如云片，边界不清，色浅红，压之无凹陷而色变浅。皮肤焮热，发病急速，消退较快，伴有口渴，身热，溲黄。舌红，苔薄黄，脉数或滑数。

【治疗】

1. 内治法

(1)辨证论治

1)脾肺气虚、风寒相搏证：治宜补益脾肺，疏风散寒。脾虚为主者，选用补中益气汤酌加防风、蝉蜕等；肺虚为主者，选用补肺汤酌加防风、刺蒺藜等；脾肺俱虚者，选用补中益气汤合补肺汤加减。

2)脾肺燥热、风热壅滞证：治宜清理脾肺，消散风热。选用四物消风饮酌加枇杷叶、桑白皮、生石膏、知母等。

(2)成药、验方

1)止敏片，每次5片，每日3次。

2)蝉蜕15g，水煎取汁，当茶频频饮之。

2. 外治法

1)局部水肿，可用如意金黄散蜜水调涂，或用如冰散冷开水调外敷。

2)肿胀明显，选用马齿苋水洗剂湿敷。

【预防与护理】

1. 忌食鱼腥海味，鸡、鸭、牛、羊肉，辛辣动风之品。

2. 避免搔抓。

【古籍选粹】

《外科钤》 赤白游风，属脾肺气虚，腠理不密，风热相搏，或寒闭腠理，内热怫郁，或因虚火内动，外邪所乘，或肝火血热，风热所致。治法：若风热，用小柴胡汤加防风、连翘；血热，用四物汤加柴胡、山栀、丹皮；风热相搏，用荆防败毒散；内热外寒，用加味羌活汤；胃气虚弱，用补中益气汤加羌活、防风及消风散；血虚，用加味消遥散；阴虚，逍遥散、六味丸；肝肾虚热，用六味丸，则火自息，风自定，痒自止；若用祛风辛热之剂，则肝血愈燥，风火愈炽，元气愈虚，腠理不闭，风客内淫，肾气受伤，相火翕合，血随火耗。反为难治矣。

《医宗金鉴·外科心法要诀·赤白游风》 赤白游风如粟形，浮肿焮热痒兼疼，表虚风袭怫郁久，血赤气白热化成。四物消风饮调荣，血滋风减赤色平，荆防藓蝉兼独活，柴薄红枣水煎浓。

【现代研究】

1. 发病学研究 血管性水肿分获得性和遗传性两种，发病机制有明显不同。获得性血管性水肿常发生在有过敏素质的个体。药物、食物、粉尘、吸入物及日光、冷热等物理因素为最常见诱因。其发病机制与荨麻疹相似。常见的致病药物有造影剂、阿司匹林、消炎痛、可待因及血管紧张素转换酶抑制剂如卡托普利等。常见的致病食物为时鲜水果特别是草莓及鲜鱼。由日光和寒冷引起的血管性水肿其皮损往往是迟缓发作。遗传性血管性水肿是一种常染色体显性遗传病。又称昆克水肿(Quincke edema)。常突发于原本完全健康的人。其主要原因是补体系统的酯酶抑制物-C1 抑制物(C1-INH)先天性缺乏，导致 C1 的异常活化并从 C2 分解出激肽(C-kinin)。该激肽可使血管通透性升高，引起组织水肿。这个过程常伴有补体系统的活化，导致补体 C_2，C_4 的消耗，其血中浓度下降。C1 抑制物的缺乏有 2 种形式：①是该抑制物完全或接近完全缺失(占 60%)；②是该抑制物结构及含量与正常相同，但无活性(占 40%)。由于此型血管性水肿发病机制清楚，故可通过输入含有 C1 抑制物的合成产生疗效。

2. 临床研究 复方治疗：王金芳以散风、清热、利湿治疗血管性水肿。药用荆芥、栀子、制大黄各 9g，黄柏 12g，蝉蜕粉 6g(吞)，车前子 9g(包)，生甘草 6g。水肿甚者加猪、茯苓各 12g，泽泻 9g；恶心呕吐者加黄连 3g，姜半夏 9g；腹泻者加黄芩炭、银花炭各 9g。水煎服，日 1 剂。

配合金黄散冷开水调敷患处。治疗 60 例，治愈 42 例，有效 16 例，无效 2 例。

【述评】

中医学对本病有较系统的理论和丰富的临床经验。发病外因主要为风、湿、热邪，内因以脾肺功能失调为要，亦与食鱼腥海味等关系密切。治疗上以祛风、利湿、清热，调理脾肺功能为法，常用补中益气汤、四物消风饮、消风散、枳术丸，随证选方，加减化裁，若配合西药抗组胺类药物、类固醇激素等可提高疗效，缩短疗程。

【参考文献】

王金芳. 清热散风治疗血管性水肿 60 例. 中国中医急症，1998，7(1)：26

第八节 膏 药 风

膏药风是一种因敷贴膏药或橡皮膏类的外用药物而发生的接触性皮炎。本病是中草药物引起接触性皮炎较多见的一种，引起膏药风常见的膏剂有金不换膏、千捶膏、太乙膏、华佗膏、壮骨膏、追风膏、代温灸膏等。本病西医称为接触性皮炎。

【病因病机】

禀赋不耐，外敷贴膏药，药毒蕴结于肌肤而生。

【辨病】

1. 临床表现　皮肤先潮红肿胀，后有水疱、糜烂、渗出，边界清楚，形态或方或圆，与膏药或橡皮膏类外用药的形态类似。自觉瘙痒剧烈，或有烧灼感。抓破继发感染者，则肿胀疼痛，一般无全身不适。

2. 诊断要点

(1)有外敷贴膏药或橡皮膏类药物史。

(2)发生于药物外贴敷部位。

(3)皮损有潮红肿胀、水疱、糜烂、渗出等，边界清楚，形态大小与所用药一致。

(4)自觉瘙痒或灼热，无全身症状。

3. 鉴别诊断

(1)急性湿疮：无外敷贴膏药史，虽急性发作但不突然，皮损为多形性，边界欠清楚，发病部位不定，常对称分布，有复发倾向，易转变为慢性。

(2)丹毒：皮损颜色鲜红，境界清楚，无接触史，局部疼痛明显，伴有发热、畏寒、头痛、恶心等全身症状。

【辨证】

1. 药毒夹风证　多发于上部，皮肤潮红肿胀，丘疹、水疱较少，糜烂、渗出不多，自觉瘙痒。舌红，苔薄黄，脉数。

2. 药毒夹湿证　多发于下部，肌肤焮红成片，肿胀，水疱或大疱，糜烂，渗出，瘙痒无度。舌红，苔黄腻，脉滑数。

【治疗】

1. 内治法

辨证论治

1)药毒夹风证：治宜解毒、疏风、清热。选用消风散酌加金银花、连翘、刺蒺藜等。

2)药毒夹湿证：治宜解毒、利湿、清热。选用龙胆泻肝汤酌加苦参、黄柏、刺蒺藜、蒲公英等。

2. 外治法　三黄洗剂外搽，糜烂者用青黛膏外涂。

【预防与护理】

1. 停止使用该膏药或橡皮膏类外用药。

2. 忌食辛辣、鱼腥发物。

3. 忌用热水烫洗、肥皂水洗涤。勿用对局部有较强刺激的外用药，避免搔抓。

【现代研究】

发病学研究　一般认为本病发生的原因可分为两类：一是原发性刺激，膏药或橡皮膏类药物具有较强的刺激性或浓度较大的化学物质，能直接损害人体细胞，使蛋白质凝固，细胞坏死，无个体选择性，任何人接触后均可产生皮炎。无潜伏期。二是膏药或橡皮膏类药物中的刺激因子作用于皮肤后，仅少数具有特异性过敏体质的人发生皮炎，此类发病需先使机体致敏，再次接触该物质后 12 小时左右才出现皮损，属迟发性变态反应。

李林峰为了探讨中药接触性皮炎的致病药物，对 14 例中药接触性皮炎进行了斑贴试验，结果 14 例中 12 例由外用活血消炎止痛药引起，5 例对香料及松香有反应，其中 2 例对橡胶促进剂及白降汞过敏。李萍对 256 例接触性皮炎发病原因进行分析，在 68 例外用药物所致的接触性皮炎中，由正红花油引起 26 例，橡皮膏(伤湿止疼膏、麝香壮骨膏、奇正炎痛贴)引起 29 例，中药药膏引起 10 例，中药洗剂引起 11 例，抗生素软膏引起 2 例。

【述评】

关于膏药和橡皮膏类药引起接触性皮炎的报道较多，为临床病因学的分析提供了大量资料。今后应探讨中药外用剂型的合理配方和合理制剂，提高中草药临床应用的安全性。

【参考文献】

1. 李林峰. 中药接触性皮炎临床及斑贴试验分析. 中华皮肤科杂志，1995，28(5)：293

2. 李萍. 接触性皮炎 256 例临床分析. 陕西医学杂志，2006，35(10)：1376

第九节　紫　癜　风

紫癜风为一种皮肤及黏膜炎症性疾病。以紫红色多角形扁平丘疹，剧烈瘙痒为特征。男女均可发病，发病年龄以 30～60 岁最多见，好发于春夏季节，发病率为 0.2%～1.4%，但近年来似有增高的趋势。本病西医称扁平苔藓，又名扁平红苔藓。

【病因病机】

本病由于湿热内蕴，外受风邪，风湿热搏结，阻于肌肤所致。若风湿热久羁，郁而不解，阻于经脉，以致气血瘀滞，皮疹经久不退，病程缓慢缠绵。或因肝肾阴虚，虚火上炎，口腔、唇、齿龈等部位失于濡养，亦可发生白色皮疹。

【辨病】

1. 临床表现　典型损害为微高出皮面的扁平丘疹，粟粒至绿豆大小，多角形，亦可为圆形或类圆形。边界清楚，多为紫红色，亦可为暗红、红褐或污灰色及轻度色素减退或正常皮色。丘疹上覆有细微鳞屑，有时可有小的中央脐形下凹，表面有一层光滑发亮的蜡样薄膜，并可见有细的白色条纹，若在表面搽油后更为清晰，称为魏氏纹。同一患者丘疹往往大小一致，少数可为大小相间。多密集分布，或互相融合成大小不等、形状不一的斑片，但也可散在分布，或在搔抓处呈条状排列。皮疹也可由成群丘疹作环状排列，也可由单个大的损害中央消退，遗留活动性边缘而成。

损害最常见于皮肤，但也有相当一部分患者累及黏膜。发于皮肤者，好发于四肢，特别是屈面，尤以腕部屈侧、踝部周围和股内侧最易受累，皮疹常由远端向心性发展，呈带状分布。也可发于躯干，而面部则少见。发生于头皮时，可引起永久性秃发。发生于毛囊者可呈棘刺状，丘疹顶部有角刺，极似毛周角化症。发生于黏膜者，主要见于口腔和外阴黏膜，也可发生于喉、眼结合膜、阴道、胃、膀胱和肛门、直肠等处，黏膜损害可单独或与皮肤症状同时出现。口腔黏膜损害为树枝状或网状白色细纹，并可出现白色斑点、斑片、丘疹或斑块，舌部常见舌乳头萎缩现象。此外，还可有充血、水肿、糜烂、溃疡、水疱及硬结等特殊类型的损害。口唇部损害可微有糜烂及渗液，有明显的黏着性鳞屑。另外，口腔黏膜损害有癌变之可能。发于生殖器部位，男性多见龟头，其次为包皮、阴茎及阴囊，女性多见于大阴唇内侧，其次为小阴唇、阴蒂、前庭、阴道、子宫颈，除龟头部多为环形损害外，其他部位损害形态与口腔黏膜病变相似。部分病人出现甲损害，常见为甲板出现纵嵴、增厚，粗糙不平，严重时甲板变薄，分裂。可有不规则的点形下凹，褐色色素沉着和匙形甲，可发生甲胬肉、甲床萎缩，甲板可脱落，或发生甲下角化过度。

皮肤自觉症状，多数有瘙痒感，瘙痒程度因人而异。溃疡性损害可有疼痛。也可无自觉症状。黏膜损害可无自觉症状，亦可有烧灼或疼痛感。如有糜烂或溃疡性损害时，疼痛较重。

一般损害初发到波及全身需2～4周，甚至4月。本病病程长，间有急性或亚急性。若不经治疗可经年不愈，愈后亦常复发。

2. 诊断要点

（1）典型损害为粟米至绿豆大小、多角形扁平丘疹，色紫红，丘疹表面光滑发亮，可有白色小点或网状细纹。皮损往往大小一致，密集成片，亦可孤立散在，或呈线状、环状排列，亦可因搔抓引起同型反应。

（2）皮损发于皮肤及黏膜，发于皮肤者，常见于四肢，尤以腕屈侧、踝周围和股内侧最多见。发于黏膜者，常见于口腔和外阴黏模，或单独存在或与皮肤损害同时发生，主要为树枝状或网状白色细纹，或白色斑点、斑片。皮损也可累及头皮引起脱发，累及甲部出现甲板、甲床的病变。

（3）皮损可仅局限于某一部位，亦可急性遍发全身。多自觉瘙痒明显，但也有微痒、不痒、烧灼和疼痛感。

（4）病程慢性，常持续多年，或反复发作。

（5）组织病理示表皮角化过度。粒层增殖，基层液化，真皮上部的下端界限鲜明，并有以淋巴细胞为主的浸润带，可向上延伸至棘层。

3. 鉴别诊断

（1）牛皮癣：好发于颈部、四肢伸侧，尾骶部，苔藓样变明显，无多角形脐窝状丘疹，无魏氏纹，无口腔、外阴黏膜及甲损害。

（2）白疕：皮损为大小不等的红色斑疹。表面覆盖有多层银白色鳞屑，刮去鳞屑后基底可见点状出血，无魏氏纹，发生在头部，头发常呈束状。

【辨证】

1. 风湿热蕴阻证　四肢、躯干突然泛发扁平丘疹，表面光滑，呈紫红色，部分患者下肢可见水疱，自觉剧痒。伴恶寒发热，舌质红，苔薄，脉濡数。

2. 气血瘀滞证　病程较久，多发于四肢。皮疹增厚，多角形或圆形，亦有的融合成片，呈暗紫色或色灰暗，表面粗糙，状似苔藓。剧痒难忍。舌黯红或有瘀斑。脉沉弦。

3. 肝肾阴虚证　多见于口腔、唇部。口腔皮疹呈乳白色点状或网状条纹，唇部皮疹常呈紫红、黯红或污灰色，重者可有糜烂。兼见头晕、少寐、健忘、咽干、口渴，舌红绛，脉沉细。

【治疗】

1. 内治法

（1）辨证论治

1）风湿热蕴阻证：治宜疏风清热，祛湿止痒。选用消风散酌加刺蒺藜、连翘、苦参。

2）气血瘀滞证：治宜化瘀通经，搜风清热。选用乌蛇驱风汤酌加王不留行、茜草、僵蚕、首乌藤。

3）肝肾阴虚证：治宜补益肝肾，滋阴降火。选用知柏地黄丸酌加枸杞子、杜仲、牛膝。

（2）成药、验方

1）雷公藤片，每次2片，每日3次。

2）板芩泽方：板蓝根20g，黄芩9g，白鲜皮9g，地肤子9g，蝉蜕6g，桑枝9g，菊花9g，木贼草9g，苍耳子9g，泽泻9g。每日1剂。水煎分2次内服。

2. 外治法

(1)皮损泛发瘙痒者，用1%薄荷三黄洗剂外搽。

(2)皮损局限肥厚萎缩者，黄柏霜或一扫光外搽。

(3)皮损在口腔和外阴部黏膜者，青吹口散涂于患处。

(4)足跟溃疡者，红油膏掺九一丹外敷。

【预防与护理】

1. 忌食辛辣、鱼腥发物。

2. 口腔黏膜损害者，保持口腔卫生，用碱性溶液漱口。

【古籍选粹】

《证治准绳·疡医》　夫紫癜风者，由皮肤生紫点，搔之皮起而不痒痛者是也。此皆风湿邪气客于腠理，与气血相搏，致营卫痞涩，风冷于肌肉之间，故令色紫也。白花蛇散，治紫癜风。酸不榴丸，治紫癜风其效如神。硫磺膏，治紫癜风。

【现代研究】

1. 发病学研究　扁平苔藓(LP)在中国人群中的患病率＜1%，欧洲患病率为0.8%，美国患病率为0.44%，无种族倾向。口腔扁平苔藓(OLP)较皮肤LP常见，在斯堪的纳维亚OLP的患病率是皮肤LP的8倍。25% OLP患者有皮肤损害，而50%皮肤LP患者可伴有口腔黏膜的损害。本病病因不明，有感染、自身免疫、精神和遗传等学说。主张感染者在电镜下发现在表皮下层细胞间及真皮乳头血管周围有棒状结构，认为是细菌。也有报告在表皮基底层发现病毒。HLA的检测结果报告不一，有报告HLA-A5比正常多1倍。有报告HLA-A3增多2倍。某些化学物质在葡萄糖-6-磷酸脱氢酶(G-6-PD)缺乏者身上可引起溶血，也可产生扁平苔藓样损害。有报道，口腔扁平苔藓患者血清维生素B_1和维生素B_6值低下。真皮浸润细胞作免疫标志证实几乎均为T淋巴细胞，但用扁平苔藓皮肤浸膏和自身淋巴细胞在体外作细胞免疫检测未见异常。有报道，25%病例IM下降，50%病例IA下降的，然其意义还不明确。骨髓移植患者可发生移植物反应而发生扁平苔藓样皮疹，提示表皮先有免疫缺陷，然后发疹。组织化学研究示扁平苔藓皮肤有许多酶的异常。呼吸酶如琥珀酸脱氢酶、细胞色素氧化酶、烟酰胺腺嘌呤二核苷酸(NAD)的活性降低，NAD和还原型磷酸NAD(NADPH)的比例异常，尤以表皮基层为明显，表皮上层NADPH增多，谷氨酸盐脱氢酶受抑。G-6-PD在表皮上层增多，而底层减少。酸性磷酸酶染色减少，特别在粒层。乳酸脱氢酶增多，尤以基层为显著。这些发现意味着扁平苔藓损害中细胞代谢有改变。本病还可能与精神创伤有关。有的病例在长期焦虑或精神过度紧张之后发病或使症状加重。据Altman资料，约有10%患者的发病与精神因素有关，60%患者的精神因素可使症状加剧。有的患者在精神因素消除后皮损可好转。催眠疗法治疗急性泛发性扁平苔藓有效。以上都说明精神因素与本病有关。

2. 临床研究

(1)辨证论治：宋敏花将口腔扁平苔藓分四型论治：肝郁化火型，治以清肝泻火、疏肝理气，用柴胡、牡丹皮、赤白芍、栀子、黄芩、郁金、生地等加减；肝肾阴虚型，治以滋肝补肾、滋阴降火，用生熟地、山药、山茱萸、白芍、玄参、黄柏、知母等；气血两亏型，治以补益气血、疏风润燥，用熟地、白芍、当归、川芎、猪茯苓、白鲜皮、地肤子、党参等加减；脾胃湿热型，治以健脾和胃、清热燥湿，用生地、生石膏、淡竹叶、薏苡仁、黄柏、连翘、藿香、生麦芽等加减。李清莲辨证分型治疗口腔扁平苔藓：实热型，清热燥湿，泻火解毒。方药：黄连 9g，栀子 12g，天麻 9g，生地 15g，黄柏 12g，连翘 15g，竹叶 12g，黄芩 12g，玄参 15g，薄荷 9g，生甘草 6g，生大黄 6g。阴虚火旺型，滋阴降火。方药：生地 15g，玄参 30g，当归 15g，赤芍 12g，牡丹皮 12g，知母 15g，麦冬 15g，肉桂 6g，黄连 6g，细辛 3g，白僵蚕 12g。脾肾阳虚型，健脾补肾，益气助阳。方药：人参 9g，白术 12g，干姜 9g，制附子 12g，肉桂 6g，甘草 6g，黄连 6g，当归 15g，细辛 3g，川芎 12g，砂仁 6g。外用中药：Ⅰ号方：青黛 2 份，冰片 1 份，黄柏 2 份，炉甘石 2 份，共研成细末，涂敷疮面，每日 3～4 次。Ⅱ号方：吴茱萸 30g，细辛 30g，生附子 30g，共研极细末，醋调敷涌泉穴，早晚各 1 次。治疗 34 例，治愈 10 例，显效 14 例，好转 4 例，无效 6 例。

（2）复方治疗：曾昭武用凉血祛风汤加减配合中药外用治疗皮肤型扁平苔藓，凉血祛风汤：生地 24g，石膏 20g，苦参 15g，知母 15g，当归 10g，荆芥 10g，防风 10g，蝉蜕 6g，赤芍 15g，红花 10g，黄芪 15g，丹参 20g，甘草 10g。临证加减：有卫表不固症状者加白术、牡蛎；易怒、肝阳偏亢者加白蒺藜、牡蛎；湿热者加龙胆草、黄连；有兼脾虚、肾虚症状者加白术、茯苓或熟地、杜仲等。日 1 剂。外用中药：土大黄 24g、枯矾 16g，冰片 9g，研细末和匀，用 5％醋＋10％乙醇调敷患处，每天 2 次。治疗 30 例，痊愈 16 例，好转 11 例，无效 3 例。

（3）单方验方：常敏用昆明山海棠治疗 OLP，每次 0.5g，每日 3 次，2 个月为 1 个疗程。

【述评】

目前中医各家对本病的病因病机尚无统一的看法，总的看来皆从风、湿、热、瘀、虚五方面辨证来看待本病的病因病机。风、湿多为外因，“风胜则痒”，湿胜则缠绵难愈。体虚为内因，肝肾阴虚则虚火上炎发为本病，或血虚动风而致痒，正虚无力祛邪，致使风湿之邪郁于肌腠，久而不去成瘀化热，形成皮肤片状扁平状苔藓改变。扁平苔藓临床的多形态变化可按此病机辨证指导治疗。一般对以口腔为主的扁平苔藓，证属肝肾阴虚、脾湿不运者，治宜滋补肝肾、健脾除湿，药用南北沙参、熟地、玄参、石斛、天麦冬、紫丹参、枸杞子、山萸肉、苦参、生薏苡仁、白术、车前子加减。热盛加锦灯笼、藏青果、金果榄，外用锡类散、珠黄散、冰硼散、青吹口散等。对常见的皮肤扁平苔藓，证属风湿蕴聚、成瘀化热者，治宜疏风除湿解毒，药用归尾，赤芍、桃仁、红花、乌蛇、蝉蜕、羌活、荆芥、防风、白芷、白蒺藜、苦参、白鲜皮、茯苓皮、金银花、连翘、黄芩、黄连等加减，或服秦艽丸等，外用湿疡雄冰膏、止痒药膏等。目前，多采取西医诊断，中医治疗或中西医两法同时应用，如按上述中医理法方药调整机体的免疫状态，并对症消除症状。再局部应用皮质类固醇激素类制剂以控制炎症反应，疗效颇佳。

【参考文献】

1. 宋敏花. 口腔扁平苔藓研究与中医辨证. 现代中西医结合杂志，2007，16(32)：4897-4898

2. 李清莲. 中药治疗口腔扁平苔藓临证体会. 山西中医学院学报，2002，3(2)：37

3. 曾昭武. 凉血祛风汤加减配合中药外用治疗皮肤型扁平苔藓 30 例临床观察. 湖南中医药导报，2004，10(9)：22-23

4. 常敏. 口腔扁平苔藓的免疫治疗现状. 口腔医学，1995，15(1)：51-52

5. 管志江. 蝉蜕治疗口腔扁平苔藓的临床研究. 临床口腔医学杂志，1998，14(3)：178

6. 马福凯. 儿茶解毒冲剂治疗糜烂型口腔扁平苔藓的临床研究. 浙江中医学院学报，2003，7(27)：186

7. 吕金. 复方蜂胶膜治疗口腔扁平苔藓的临床观察. 滨州医学院学报，2004，27(4)：35

8. 张冰. 中药配合微波综合治疗口腔扁平苔藓 60 例. 陕西中医，2006，27(5)：548

（杨恩品）

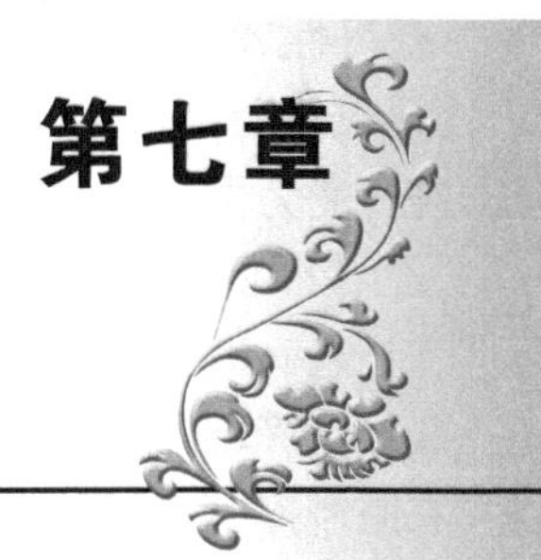

第七章

瘙痒性皮肤病

第一节　痒　　风

痒风又称之为风瘙痒，是指无原发性皮疹，但有瘙痒的一种皮肤病。以皮肤瘙痒剧烈，搔抓后引起抓痕、血痂、皮肤肥厚、苔藓样变等皮疹为特征。好发于老年及青壮年。多见于冬季，少数亦有夏季发作。本病临床上有泛发性和局限性两种。局限性以阴部、肛周最为常见，泛发性皮疹发于全身大部或周身。西医称之为皮肤瘙痒症。

中医文献对于本病早有较为详尽的记载。《素问・至真要大论》认为："诸痛痒疮，皆属于心。"隋《诸病源候论》首载"风瘙痒"病名，又因本病多与风邪相关，故又称为"风痒"。明《外科正宗》则认为本病与风湿、湿热、血热三者多相关联。清《外科证治全书》称"痒风"，并为本病下了确切的定义："遍身瘙痒，并无疮疥，搔之不止。"这与当今对本病的认识已十分接近。并提出"肝家血虚，燥热生风，不可妄投风药"的观点。

【病因病机】

本病病因复杂，凡禀性不耐，气血虚弱，卫外失固，气滞血瘀，血热内蕴等，均可成为本病的内在原因；六淫之邪侵袭，或食入辛辣炙煿、鱼腥动风之品，以及皮毛、羽绒等衣物接触、摩擦等均可为本病的外因而导致本病的发生。

1. 禀性不耐　是发病的主要原因。青壮年者，多血气方刚，血热内蕴，一旦受外邪侵袭，则易致血热生风，肌肤瘙痒。年老体虚，或久病体虚者，气血亏虚，气虚则卫外失固，风邪乘隙外袭；血虚则生风，肌肤失养而致病；或气血循行痞涩，经脉阻滞，营卫不得畅达，肌肤难得濡煦，也能导致本病。

2. 六淫外袭　六淫之邪外袭皆可致本病的发生，但六淫之中，以风邪最为常见。因风为六淫之首，百病之长，善行而数变，有隙必乘。当风邪客于腠理，往来于肌肤，导致经气不宣，故瘙痒不已。

3. 饮食不节　饮食不节，过食辛辣、鱼腥发物，致使脾胃运化失司，水湿内停，停久化热，湿热内蕴，湿热熏蒸肌肤而发为瘙痒。

4. 情志内伤　情志怫郁，烦恼焦虑，神经紧张，致使脏腑气机失调，阴阳偏频，五志化火，血热内蕴，化热动风，淫于肌肤而致瘙痒。

5. 肝肾阴亏　失血或慢性病，常致肝肾阴亏，生风生燥，肌肤失于濡养而发为瘙痒。

【辨病】

1. 临床表现　瘙痒易于睡前、精神紧张、气候变化、饮酒、食辛辣刺激性食物、鱼腥动风之品后发生。瘙痒剧烈，难以忍受，发作时除患部瘙痒外，无原发性皮损，常因剧烈、反复、频繁的搔抓而继发抓痕、血痂、湿疹样变，皮肤肥厚，色素沉着，呈苔藓样变等皮疹。

泛发性者，最初瘙痒仅局限于一处，逐渐扩延至较大范围，甚至遍及全身。

局限性者，多局限于身体某些部位，亦可数处同时发生，一般以外阴、肛周多见。病程较长，易转变为慢性，引起局部皮肤肥厚粗糙，色素沉着，瘙痒剧烈。

2. 诊断要点

(1)起病时只有瘙痒，没有任何原发性皮疹。

(2)瘙痒剧烈，常为阵发性，尤以夜间为甚，精神紧张、气候变化、饮酒、食辛辣刺激性食物、衣服摩擦、多汗等均可引起瘙痒发作或加重。

(3)反复、频繁搔抓可继发抓痕、血痂、湿疹样变，色素沉着，皮肤肥厚粗糙，呈苔藓样变等皮疹。

3. 鉴别诊断

(1)瘾疹：突然发生，皮疹为大小不一的风团，色红或白，迅速出现，消退亦快，消退后不留任何痕迹。

(2)虫咬伤：皮疹多见于头面、颈项、手足等暴露部位，皮疹为红斑、丘疹、丘疱疹、风团、肿胀。

(3)中药毒：有用药史，发病有一定的潜伏期，皮疹大小不一，形态各异，色泽鲜红，多为泛发，停用药后，皮疹逐渐消失。

(4)疥疮：皮疹发生在手指缝、乳房下，会阴部等皮肤皱褶部位，原发性皮疹为丘疹、隧道、水疱、结节，可找到疥虫。在集体和家庭有类似发病者。

【辨证】

1. 血热生风证　多见于青壮年人，好发于夏季，皮肤瘙痒、色鲜红，触之灼热，搔破处呈条状血痕，遇热逢暖则剧，近寒得冷则愈，每随心绪烦躁或食入辛辣则瘙痒加甚，伴心烦口渴，舌红苔薄黄，脉弦数。

2. 瘀血阻滞证　可发于任何年龄，不分季节，瘙痒多限于腰围、足背、手腕部等受挤压部位，证见抓痕累累，伴有紫色条痕，面色晦黯，口唇色紫，舌质黯或有瘀点或瘀斑，口干不欲饮，脉涩滞。

3. 血虚生风证　多见于老年或体虚之人，好发于秋冬季节，夏季多减轻或自愈。证见皮肤干燥，遍布抓痕，夜间痒甚，经常搔抓处皮肤肥厚，上覆细薄鳞屑，或遍布血痂，病程迁延数月至数年。瘙痒每遇劳累而加剧，伴神情倦怠，面色㿠白，昼不精，夜不寐，常心悸失眠，食欲不振，舌淡红，苔薄白，脉弦细。

4. 风盛作痒证　多见于春季，证见周身皮肤瘙痒，痒无定处，抓破出血，随破随收，破处多为干性。经年累月，皮肤肥厚，或状如牛领之皮，舌红，苔薄黄，脉弦数。

5. 风湿外袭证　多发于长夏之季，以青壮年多见，证见皮肤瘙痒剧烈，由于反复搔抓，患处可见糜烂、流滋、水疱、脓疱、潮红等继发性皮疹，舌红，苔腻，脉弦滑。

6. 风寒束表证　多见于冬季，常见于阳气不足之人，瘙痒可见于周身，以胫前为甚。每多由于寒冷诱发或加剧，证见皮肤干燥，上覆少许细薄干燥鳞屑如糠似秕，抚之即落，瘙痒逢暖或汗出时则减轻或痊愈，舌淡，苔薄白，脉浮紧或浮缓。

7. 湿热下注证　多见于肛周、女阴、阴囊等部位。瘙痒为阵发性，夜间尤甚，摩擦、汗出、潮湿等常为其诱因，瘙痒多突然发作，剧烈难忍，因搔抓局部可出现焮肿、水疱、脓疱、丘疹、丘疱疹、糜烂、流滋等皮疹，鼠蹊部常有臖核，触之疼痛，妇人常伴有带下色黄，腥臭，舌红，苔黄腻，脉弦滑数。

【治疗】

泛发性者，以内治为主，外治为辅；局限性者，以外治为主，内治为辅。

1. 内治法

(1)辨证论治

1)血热生风证：治宜凉血清热，消风止痒。选用止痒熄风汤加减。血热甚者，加地榆、紫草；风盛者，加全蝎、防风；夜间痒甚者，加蝉蜕、牡蛎；口渴便秘者，加生大黄、知母。

2)瘀血阻滞证：治宜活血化瘀，消风止痒。选用活血祛风汤加减。病程日久者，加苏木、炒三棱；瘙痒甚者，加皂刺、炙山甲；皮肤肥厚者，加姜黄、莪术。

3)血虚生风证：治宜养血消风，润燥止痒。选用当归饮子加减。心悸失眠者，加枣仁、柏子仁；神疲乏力者，加人参；血虚便秘者，倍用当归身，加肉苁蓉；瘙痒甚者，加皂刺；皮肤肥厚脱屑者，加阿胶、丹参。

4)风盛作痒证：治宜搜风清热，败毒止痒。选用乌蛇驱风汤加减。痒无定处者，酌加全蝎、白僵蚕；皮肤肥厚者，加牡丹皮、莪术；瘙痒剧烈者，加乌梅、五味子。

5)风湿外袭证：治宜祛风胜湿，清热止痒。选用全虫方加减。伴渗水湿烂者，加茯苓、泽泻；苔腻，溲赤者，加六一散、车前子、黄芩；舌红绛者，加牡丹皮、赤芍。

6)风寒束表证：治宜祛风散寒，调和营卫。选用桂枝麻黄各半汤加减。周身瘙痒剧烈者，加川芎、蜈蚣；恶寒肢冷者，加炮附子；表虚自汗者，加生黄芪、白术；伴血虚者，加当归身。

7)湿热下注证：治宜清热利湿，祛风止痒。选用龙胆泻肝汤加减。女阴瘙痒、带下腥臭黄浊者，加土茯苓、蛇床子；肛门瘙痒者，加苦参、地肤子；阴囊瘙痒者，加浮萍、蝉蜕。

(2)成药、验方

1)祛风换肤丸，每服 6g，每日 2～3 次，温开水送下。

2)润肤丸，每服 6～9g，每日 2～3 次，温开水送下。

3)苦参、徐长卿各等分，研细末轧片，每片 0.5g，每天 3 次，每次 3～5 片，温开水送下。

2. 外治法

(1)周身皮肤瘙痒者，苦参酒、九华粉洗剂或三石水，可任选一种外搽。

(2)皮肤干燥发痒者，可外用润肌膏。

(3)阴痒者，可用苦参汤外洗。

(4)耳道痒者，可外涂九华粉洗剂。

3. 针灸疗法

(1)针刺：取穴：曲池、合谷、血海、足三里等，隔日 1 次，10 次为 1 个疗程。

(2)耳针：取穴：枕部、神门、肺区、肾上腺；方法：针刺后留针 30 分钟，每天 1 次。

【预防与护理】

1. 去除病因，如为食物诱发者，当忌食辛辣、鱼腥发物等食品；如因风寒或暑热而致病者，应调适寒温，避免暑热。

2. 调情志，保持心情舒畅。

3. 内衣要柔软宽松，宜穿棉织品或丝织品而不宜毛织品。

4. 瘙痒处应避免搔抓、摩擦、热水烫洗及用碱性强的肥皂洗涤。亦不要用刺激性强的外涂药物。

【古籍选粹】

《诸病源候论·风瘙痒候》　风瘙痒者，是体虚受风，风入腠理，与血气相搏，而俱往来于皮肤之间。邪气微，不能冲击为痛，故但瘙痒也。

《外科证治全书·痒风》　遍身瘙痒，并无疮疥，搔之不止。肝家血虚，燥热生风，不可妄投风药，养血定风汤主之。外用地肤子、苍耳叶、浮萍煎汤暖浴。

【现代研究】

1. 发病学研究　本病病因复杂，泛发性瘙痒常与某些系统性疾病如肝肾疾患、内分泌失调、神经精神功能障碍、血液病及某些内脏肿瘤有关。某些药物如鸦片类的生物碱、颠茄、烟酸，抗抑郁药，某些中枢神经兴奋剂；进食某些食物，特别是辛辣刺激性食物、酒类；皮肤功能状态异常，如皮脂减少，皮肤干燥。炎热、寒冷亦可引起泛发性瘙痒的发生。局限性瘙痒除上述因素外，常与蛲虫、痔疮、白带、多汗、摩擦等有关。

2. 临床研究

(1)辨证施治：徐宜厚对全身皮肤瘙痒的辨证分为 3 型：①气血两燔型，治以清气凉血，佐以疏透，方用变通白虎汤；②脾虚胃弱型，治以健脾益气，佐以固表，方用人参健脾汤加减；③肝肾亏损型，治以滋养肝肾，方用地黄饮子加减。上法治疗 180 例，临床痊愈 103 例，占 57.3%，显效 42 例，占 23.3%；无效 35 例，占 19.4%。总有效率为 80.6%。赵炳南对本病的辨证大多分肝肾亏型（或称血虚肝旺型、血虚风燥型）和风热湿型（或湿热型或风湿蕴阻型）加以论治，前者均以养血润肤、祛风止痒为治法，方用当归饮子、四物汤等加减；后者则宜清热化湿、疏风止痒，方用消风散、茵陈蒿汤、二妙散、全虫方等加减。

(2)单方验方：陈敦涵用变通归脾汤（黄芪、党参、胡麻仁、秦艽各 12g，蜂腿、白术、当归、远志各 9g，茯神、炒枣仁，龙眼肉各 15g，制首乌 25g，生龙牡各 18g，大枣 4 枚，炙甘草 6g）治疗。皮肤肥厚者，加丹参 15～30g，乌梢蛇 6～12g；彻夜难眠者，加合欢皮 15g。治疗 55 例，痊愈 28 例，好转 20 例。王效平用三味止痒散（熟地、丹参各 30g，蝉蜕 450g，共研细末过筛），每次服 3g，每日 3 次，15 天为 1 疗程，总有效率为 97%。

(3)外治疗法：初燕生用复方狼毒洗剂（狼毒、苦参、蛇床子、金银花、艾叶、土槿皮、滑石各 30g，黄柏、连翘各 20g），每日 1 剂，煎汤坐浴，每日 2 次，治疗 186 例，治愈 127 例，偶有复发者 59 例。伍烨民以祛痰散（红花、桃仁、杏仁、生栀仁各等量，研细末），加入适量冰片、凡士林或蜂蜜调成稠糊状，填脐。再用敷料覆盖固定，每日换药 1 次，治疗各种皮肤瘙痒症 90 例，收到近期明显效果。赵桂香等口服氯雷他定配合用窄谱中波紫外线治疗老年皮肤瘙痒症取得较好临床效果。治疗 60 例，有效率为 85.7%。根据皮肤类型，Ⅲ型或Ⅳ型首次剂量为（0.4～0.5）J/cm，每周 3 次，每次剂量在无红斑反应的情况下增加 0.1J/cm。局部外用安肤霜滋润、保护皮肤。4 周为 1 个疗程。照射前可洗温水澡，照射后当日最好不洗澡，以免影响疗效。生活中应注意禁饮浓茶、禁食海鲜；保持情绪稳定，心情舒畅，保证充足的睡眠；衣着宽松、柔软。

(4)针刺及穴位封闭疗法：徐泽运用腕踝针（全身性瘙痒选上一区，局限性者选下一区，小腿瘙痒选下 3、4 区，留针 15～20 分钟），每日或隔日 1 次，10 次为 1 疗程，治疗 15 例，痊愈 13 例，好转 1 例，无效 1 例。曹志明用苯海拉明加奴佛卡因等量穴位封闭（肛门瘙痒取长强穴，阴囊瘙痒取会阴穴），每周 2 次，4 次为 1 疗程。治疗 22 例，痊愈 18 例，好转 4 例。

【述评】

痒风相当于现代医学的皮肤瘙痒症。临床上以皮肤瘙痒而无原发皮疹为临床特点，常为阵发性并反复发作，搔抓后可引起抓痕、丘疹、血痂、皮肤肥厚以及苔藓样改变和色素沉着，严重者，因皮肤剧痒，病程迁延数月或数年，会出现神疲乏力、烦躁不安、失眠等症状。老年人因皮脂腺功能下降或皮脂腺萎缩导致皮脂分泌不足、皮肤干燥而引起瘙痒，常称老年皮肤瘙痒症。另外临床上皮肤瘙痒还是多种疾病的信号，多见于肝胆疾病、肾脏疾病、糖尿病、恶性肿瘤、血液病等。

老年人的生理有“残阴残阳”的特点，此时五脏六腑的功能日渐衰弱，肾精日益亏虚不能濡养五脏和皮肤，导致皮肤干燥失养。而随着肝肾亏虚，调节全身气机和津液代谢的功能日渐减退，津液输布出现障碍，脏腑和皮肤的滋养减少，久之则阴精不足，日久生风或者气血虚弱而血虚生风，故而出现皮肤瘙痒。亦有临床报道示营卫不和是老年瘙痒症的发病基础。老年性皮肤瘙痒症正是由于内在血失濡养，卫外不固，腠理不密，风寒等外邪侵袭，搏结肌肤，营卫失和，致营阴郁滞，致邪郁肌表外不能发越，内不得疏泄，往来于皮肤之间而发为身痒。

近年多数临床报道中医治以养血润燥、调和营卫、配以疏风止痒治疗老年性皮肤瘙痒症取得较好临床疗效。伴有系统疾病者，需积极治疗原发疾病方能有较好临床效果。西医多采取抗组胺药物口服治疗，可取得暂时疗效，但停药易复发。

【参考文献】

1. 徐宜厚. 全身性瘙痒症的辨证论治. 中医杂志，1983，24(5)：27
2. 赵炳南，等. 简明中医皮肤病学. 北京：中国展望出版社，1983. 186
3. 陈敦涵. 变通归脾汤治疗皮肤瘙痒症. 浙江中医杂志，1989，24(11)：511
4. 王效平. 三味止痒散治疗皮肤瘙痒症. 四川中医，1989，(10)：41
5. 初燕生. 复方狼毒合剂治疗女阴瘙痒 186 例. 中医药信息，1989，6(3)：31
6. 伍烊民. 祛瘀散填脐治疗皮肤瘙痒 90 例. 广西中医药，1984，7(4)：24
7. 肖曼莉. 中药外洗治疗瘙痒性皮肤病 800 例. 中医外治杂志，2002，11(2)：20
8. 赵桂香，等. 窄谱中波紫外线治疗老年皮肤瘙痒症的疗效观察及护理. 医学与研究，2009，(26)：72
9. 徐泽运. 腕踝针治疗瘙痒症 15 例疗效观察. 黑龙江中医药，1987，(2)：39
10. 曹志明. 苯海拉明穴位注射治疗顽固性肛门、阴囊瘙痒症. 广东医学，1987，8(4)：32

第二节　瘾　　疹

瘾疹是因皮肤上出现鲜红色或苍白色风团，时隐时现，故名瘾疹。以瘙痒性风团，突然发生，迅速消退，不留任何痕迹为特征。常分为急性、慢性两类。急性者，骤发速愈；慢性者，反复发作达数月或更久。本病属于一种常见的皮肤病，世界上人口约有 20%在一生中曾患过本病。可发生在任何年龄、季节，男女皆可患病。另有医家称本病为风疹块、瘖癗、风瘙瘾疹。西医称为荨麻疹。

中医文献对瘾疹早有详尽的记载，汉《金匮要略》指出：“邪气中经，则身痒而瘾疹。”“风气相搏，风强则为瘾疹，身体发痒。”对本病的病名、病因、症状都作了简略的叙述。隋《诸病源候论》把瘾疹进一步分为赤疹、白疹。在风瘖癗候中，说：“夫人阳气外虚则多汗、汗出当风，风气搏于肌肉与热气并则生瘖癗。状如麻豆，甚则渐大，搔之成疮。”该书不但提出瘖癗之名，而且认为本病之病因是阳气外虚，外风入于腠理，与气血相搏的结果。宋《三因极一病证方论・瘾疹证治》说：“世医论瘾疹，……，内则察其脏腑虚实，外则分寒暑风湿，随证调之，无不愈。”提示在分析本病时，要注意观察“脏腑虚实”情况，特别是心、胃、大肠的变化与本病的关系。清《疡医大全・斑疹门主论》曰：“胃与大肠之风热亢盛已极，内不得疏泄，外不得透达，怫郁于皮毛腠理之间，轻则为疹。”“两阳合明，其火自盛，……热极反兼风化，或客风鼓动内火，其病发于心肺二经。”这些论述不仅说明了肠胃变化与本病发生的关系，而且提出“内热生风”，“外风引动内风”的学术观点，对进一步了解本病的病因有参考价值。在治疗上，清《疡医大全》提出的“疏风、散热、托疹”的治疗原则。清《外科大成》主张的“宜凉血润燥，慎用风药”，以及清《外科真诠》所采用的内治与外治相结合的方法等，对防治本病均有一定的指导意义。

【病因病机】

本病病因比较复杂，病机变化也多。但总因禀赋不耐，人对某些物质过敏所致。可因气血虚弱，卫气失固；或因饮食不慎，多吃鱼腥海味、辛辣刺激食物；或因药物、生物制品、慢性感染病灶、昆虫叮咬、肠道寄生虫；或因七情内伤、外受虚邪贼风侵袭等多种因素所诱发。

1. 禀赋不耐　金《儒门事亲·小儿疮疱丹熛瘾疹旧蔽》云：“凡胎生血气之属，皆有蕴蓄浊恶热毒之气。有一二岁而发者，有三五岁至七八岁而作者，有年老而发丹熛瘾疹者。”较为明确地阐明禀赋不耐是本病较为重要的病因，禀赋不耐，一旦受到过敏物质的刺激，则发为本病。

2. 外邪入侵　“风为百病之长”，引起本病之外邪，以风邪最常见，风邪又常与寒邪或热邪相兼，搏于肌肤腠理而致本病。风热客于肌表致营卫失调。络脉盛而风团色红。风寒外袭，蕴积肌肤，腠理闭塞，络脉结聚而风团色白。此外，外邪亦包括其他诸如昆虫叮咬、接触花粉以及其他过敏物质侵袭肌肤，腠理失常，络脉郁结，发为本病。

3. 饮食不慎　因食鱼腥海味、辛辣醇酒等，致湿热内蕴，化热动风，“内不得疏泄，外不得透达，怫郁于皮毛腠理之间”而发病；或因饮食不洁，湿热生虫，虫积伤脾，以致湿热内生，熏蒸肌肤，发为本病。其他如服用某种药物，注射生物制品，致血热外壅，郁于肌肤也可致本病的产生。

4. 情志所伤　精神紧张、焦虑等情志因素，可使脏腑功能失调，阴阳失衡，营卫失和而发为本病。如精神烦扰，心绪不宁，心经郁热化火，以致血热偏盛，络脉壅郁而发病。

5. 气血虚弱　平素体虚或久病、大病，或冲任不调，以致气血虚弱，气虚则卫外不固，风邪乘虚而入，血虚则虚热生风，肌肤失养而发为本病。

总之，本病病位虽在肌腠，但常与脏腑、气血、阴阳等密切相关。

【临床表现】

皮肤上突然出现风团，色白或红或正常皮肤色，大小不等，形态不一，或局部出现，或泛发于全身，或稀疏散在，或密集成片，发无定时，但以傍晚为多。成批出现，时隐时现，持续时间长短不一，但一般不超过24小时，消退后不留任何痕迹，部分一天反复发作多次。自觉剧痒、烧灼或刺痛感。部分患者，搔抓后随手起条索状风团。有的患者在急性发作期，出现气促、胸闷、呼吸困难、恶心呕吐、腹痛腹泻、心慌心悸。属于急性者，发病急，来势猛，风团骤然而起，迅速消退，瘙痒随之而止；慢性者，反复发作，经久不愈，病期多在1～2个月以上，甚至更久。

【诊断要点】

1. 突然出现风团，大小不等，形态各异，境界清楚。
2. 发无定处、定时，时隐时现，消退后不留痕迹。
3. 剧烈瘙痒，或有烧伤、刺痛感。

4. 部分病例可有腹痛腹泻，或气促胸闷，呼吸困难，甚至引起窒息。

5. 皮肤划痕试验阳性。

【鉴别诊断】

1. 猫眼疮　本病可发生于任何年龄，春秋多见，好发于手足背、手足掌底、四肢伸侧等处，皮损为多形性，有红斑、丘疹、风团、水疱、大疱等。常两种以上皮损同时存在，典型皮损为猫眼即虹膜状，色黯红或紫红。

2. 水疥　好发于儿童，多见于春夏秋季，好发部位为四肢、腰腹部、臂部，典型皮损为纺锤形丘疹、色红，长轴与皮纹平行，中央常有针尖红斑或水疱，瘙痒剧烈。

【辨证】

1. 风寒证　风团色白，遇冷或风吹则加剧，得热则减轻，多冬春季发病，苔薄白或薄白而腻，脉迟或濡缓。

2. 风热证　风团色红，遇热则加剧，得冷则减轻，多夏秋季发病，苔薄黄，脉浮数。

3. 肠胃实热证　风团出现时可伴有脘腹疼痛、神疲纳呆，大便秘结或泻泄，甚至恶心呕吐，苔黄腻，脉滑数，部分患者有肠道寄生虫病。

4. 气血两虚证　风团反复发作，迁延数月或数年，劳累后则发作加剧，神疲乏力，舌淡苔薄，脉濡细。

5. 冲任不调证　常在月经前数天开始出现风团，往往随着月经的干净而消失，但在下次月经来潮时又发作，常伴有痛经或月经不调。

【治疗】

1. 内治法

(1)辨证论治

1)风寒证：治宜疏风散寒，调和营卫。选用桂枝汤或麻黄桂枝各半汤酌加川芎、赤芍。

2)风热证：治宜疏风清热。选用消风散酌加金银花、连翘、刺蒺藜。

3)肠胃实热证：治宜疏风解表，通腑泄热。选用防风通圣散合茵陈蒿汤加减。便秘者，制大黄改生大黄(后下)，加枳壳；腹泻者，加银花炭、炒黄芩；有肠道寄生虫病者，加乌梅，另以炒使君子肉 12g 分 2 次嚼吞，槟榔 30g(先浸一夜)另煎汁冲。

4)气血两虚证：治宜调补气血。选用八珍汤加减。若兼有表证者，则选用当归饮子，以补气养血、祛风止痒。

5)冲任不调证：治宜调摄冲任。选用四物汤合二仙汤酌加菟丝子、枸杞子、女贞子、旱莲草等药。若月经不调，经色黯有血块者，可加桃仁、红花、丹参等药。若为肝郁气滞、冲任失疏所致者，可选用丹栀逍遥散加减。

(2)成药、验方

1)脱敏丸Ⅰ号、Ⅱ号　Ⅰ号(蝉蜕炒焦研末，炼蜜为丸，每丸重 10g)，Ⅱ号(蝉蜕 2 份，刺蒺藜 1 份，妙焦炼蜜为丸，每丸重 10g)，每次 1 丸，日服 2～3 次。

2)止敏片(乌梢蛇、细面粉、淀粉糊、硬脂酸镁，压制成片，每片 0.3g)，每次 5 片，日服 2～3 次。

3)生麻黄 3g，乌梅肉 6g，生甘草 9g。每日 1 剂，水煎分 2 次内服。

2. 外治法

(1)百部洗方煎汤，用毛巾蘸药溻洗，或溻洗后再加热水浸洗。痒甚时洗，以痒止为度，抓破处慎用。

(2)百部膏外搽,每日 3～5 次。

(3)香樟木或晚蚕砂 30～60g,煎水熏洗。用于慢性患者。

3. 针灸治疗

(1)针刺治疗:邻近取穴:损害以头部为主取丝竹空、迎香、风池等;以腹部为主取中脘;以腰部为主取肺俞、肾俞;以下肢为主取伏兔、风市、足三里、委中。循经取穴,风邪善犯阳经取大椎、血海、足三里;湿邪善犯脾经取脾俞、曲池、足三里;血燥生风取三阴交、血海。病因取穴:由风热之邪所致者,取大椎、风池、百会、委中;由肠胃不和所致者,取大肠俞、中脘、合谷、足三里。手法:除血燥生风者用补法外,其他均用泻法。每日或隔日 1 次。

(2)耳针疗法:取神门、肺区、枕部、荨麻疹区、肾上腺、内分泌等穴,针刺后留针 1 小时,每次选 2～3 穴。

(3)穴位注射法:取肺俞、曲池、三阴交等穴,每次交替取 2 穴,各穴注入丹参或当归注射液 0.5～1ml,每日 1 次。

(4)放血疗法:分别在双耳尖、双中指尖,双足二趾尖,经过常规消毒,用三棱针刺之,挤出少许血液,3 日 1 次。

【预防与护理】

1. 尽可能找出病因并去除之。

2. 禁食辛辣刺激、鱼腥发物。

3. 避风寒,调情志,慎起居。

【古籍选粹】

《三因极一病证方论·瘾疹证治》　世医论瘾疹,无不谓是皮肤间风。……内则察其脏腑虚实,外则分其寒暑风湿,随证调之,无不愈。

《外科大成·瘾疹》　瘾疹者,生小粒靥于皮肤之中,憎寒发热,遍身搔痒。经云:劳汗当风,薄为郁,乃痤痱。热微色赤,热甚色黑。由痰热在肺,治宜清肺降痰解表。

《医宗金鉴·外科心法要诀》　此证俗名鬼饭疙瘩,由汗出受风,或露卧来凉,风邪多中表虚之人。初起皮肤作痒,次发扁疙瘩,形如豆瓣,堆累成片。日痒甚者,宜服秦艽牛蒡汤;夜痒重者,宜当归饮之服之。外用烧酒浸百部,以蓝布蘸擦之,谨避风凉自效。

【现代研究】

1. 发病学研究　西医学认为其病因复杂,主要有吸入物如花粉、动物皮屑、烟雾、真菌孢子和某些孢子和某些挥发性物质等;食物如鱼、虾、蛋类、奶类或其他富于蛋白类食物;药物如菌苗、异种血清、输血、青霉素、痢特灵、阿司匹林等;感染包括寄生虫、细菌、病毒、真菌等感染;物理因素如日光、寒冷、湿热等;精神因素如精神紧张或兴奋、运动后;其他还有某些昆虫叮咬刺螫,接触某些植物,患某些皮肤或全身性疾病以及某些内分泌疾病等。发病机制主要有免疫性和非免疫性两类,与免疫有关的荨麻疹主要是由Ⅰ型变态反应引起,少数则可由Ⅱ型或Ⅲ型变态反应所致。非免疫机制的荨麻疹则为刺激因子,如一些药物、食物、物理因子、化学物质、酶类及组织损伤等,亦能直接作用于肥大细胞、嗜碱性粒细胞,使其释放组胺等血管活性物质而引起荨麻疹。此外,某些特发性荨麻疹与先天遗传素质有关。

2. 实验研究　实验证明,在治疗本病的常用药物中,如荆芥、蝉蜕、苍耳子、苦参、白鲜皮、地肤子等,都具有明显的抗敏作用,其作用机制是能抑制组胺和慢反应物质等过敏介质的释放,或直接拮抗过敏介质。肉桂能温能散寒,对血管有一定的调节作用,能减少毛细血管的渗出；当归、丹参有活血养血，降低血管通透性及抗组胺等作用；黄芩清热解毒，具有抗乙酰胆碱作用及能抑制毛细血管通透性增加；甘草有抗炎、抗过敏和皮质激素样作用；麻黄有拟肾上腺样效应，有激活腺苷酸环化酶，促使 c-AMP 增高，从而抑制组胺的释放。桂枝汤能够减少外周血中 T 淋巴细胞数量，对脾脏中 T 淋巴细胞功能有抑制作用；地肤子具有清热利湿、止痒的作用，可抑制速发型、迟发型变态反应；桑白皮有抗炎和免疫调控作用；地骨皮是一种有效而无副作用的抗过敏性中药，因其能抑制免疫球蛋白 E 的产生而抗过敏，并且地骨皮对皮肤黏膜的过敏性损害较对内脏过敏性损害更有效。

3. 临床研究

(1)辨证施治：胡志山将本病分为 3 型辨治：①风热郁表、血热偏盛型，治以宣肺凉营透疹汤；②风热郁表、气热偏盛型，治以宣肺清气透疹汤；③风寒郁表、营卫不和型，治以桂枝温经化疹汤。共治疗 150 例，痊愈 144 例，显效 5 例，有效 1 例。张桂萍从脏腑辨治本病，收效满意。提出：急性荨麻疹治在肺，针对风寒或风热，分别治以麻黄汤和银翘散；肠胃型荨麻疹治在肝脾，选用逍遥散加味；慢性荨麻疹以治肾为主，根据肾阴阳亏损之不同，分别以大补阴丸或肾气丸加减。

(2)专方治疗：专治急性荨麻疹，温治江用连翘败毒丸(连翘、金银花、大黄、桔梗、甘草、木通、防风、玄参、赤白芍、白鲜皮、黄芩、浙贝母、紫花地丁、蒲公英、栀子、白芷、天花粉、蝉蜕)治疗急性荨麻疹，疗效较好。彭暾以伤寒方桂枝麻黄各半汤为主，偏风热加银花、连翘、蝉蜕、石膏；偏风寒加防风、川芎、苍耳子；夹湿热加土茯苓、赤小豆、白鲜皮，治疗急性荨麻疹 52 例，痊愈 41 例，有效 7 例，无效 3 例。专治慢性荨麻疹：王云翔自制消风抗敏片(黄芪、甘草、大枣、桂枝、生地、白芍、白蒺藜、柴胡、防风、蝉蜕、苦参、地龙、汉防己、炒乌梅)治疗慢性荨麻疹 109 例，痊愈 47 例，显效 36 例，好转 16 例，无效 10 例，总有效率为 90.8%；司在和以芪防汤为主，药用黄芪、党参、茯苓、补骨脂、当归、生地、丹参、苦参、徐长卿、防风、白鲜皮、乌梢蛇、甘草，治疗慢性荨麻疹 139 例，总有效率为 84.9%。

(3)单方验方：顾成中以全蝎 1 个塞入鸡蛋蒸食，每次 1 枚，日 2 次，治疗慢性荨麻疹 73 例，痊愈 58 例，显效 13 例，无效 2 例。齐成林用云南白酒 100g 煎生艾叶 10g，煎至 50g，顿服，日 1 次，连服 3 日，治疗 50 例，疗效显著。宋江华采用辛温解表祛风的蝉蜕 10g 研末，配辛热温通的黄酒 20ml 煎服(此为 3 岁患儿用量。可随年龄、体质情况增减)，治疗 86 例小儿急慢性及顽固性荨麻疹，获得良效。李振基用地龙注射液治疗慢性荨麻疹 100 例，每次 2ml，肌内注射，每日 1 次，10 次为 1 疗程，有效率为 84%。

(4)外治疗法：屈录全用夜交藤 200g，苍耳子、白蒺藜各 100g，白鲜皮、蛇床子各 50g，蝉蜕 20g，加水 500ml 煎开 20 分钟后，乘热先熏，候温用布浸药液外洗患处，经治 30 例，近期效果显著。李宇俊以蛇床子 20g，明矾 12g，花椒 6g，土茯苓 30g，白鲜皮 15g，苦参 30g，荆芥 12g，食盐 20g，水 2000ml，煎至 1000ml，外洗，治疗婴幼儿荨麻疹 20 例，均获痊愈。刘燕婷等用中药熏蒸治疗慢性荨麻疹 42 例，痊愈 12 例，显效 22 例，有效 6 例，无效 2 例，总有效率 95.24%。先将机器(DXZ-3 电脑中药熏蒸多功能治疗机)预热，后将药物(防风 20g，艾叶 20g，苦参 30g，荆芥 20g，白鲜皮 20g，蛇床子 20g，乌蛇 30g)装入药袋放入锅内加水 2500ml 煎煮，仓内气体温度达 30℃时协助患者坐入仓内，调节座椅高度将头部暴露在仓外，关好仓门，进行熏蒸治疗。根据患者的耐受能力调节温度，治疗温度设定为 36～43℃，时间为 20 分钟，1 天 1 次，连续 5 天为 1 个疗程。

(5)针灸、耳穴、拔罐、放血疗法：任国强治疗瘾疹用针灸法辨证施治取得临床疗效。①风热证：治以疏风清热。选穴：曲池、大椎、风池、足三里、合谷、风市、内关、三阴交、列缺、承山、天枢、内关、上巨虚、心俞。②风寒证：治以疏风散寒。选穴：曲池、大椎、合谷、委中、足三里、风池、风市，脘腹痛加公孙、内关。另认为如患者反复发作，其根源是肺脾气虚，治疗上佐以益气固表、健脾利湿法。临床表现为遇劳或稍感风寒即发，加用脾俞、肾俞、血海、天枢等穴。以6天为1个疗程。治疗期间忌食鱼虾、牛羊肉、辛辣等食品。共38例，痊愈18例，好转16例，无效4例，总有效率89.5%。林宏以针刺中脘为主，配合曲池、合谷、血海等治疗瘾疹急性者60例，总有效率95%。王建阁以耳背放血治疗荨麻疹72例，总有效率达94%。刘志国以大椎、血海为主穴，酌配曲池、风市、委中、膈俞、风门，点刺出血并拔罐，经2～15次治疗，15例痊愈，随访3年无复发。赵永洲以耳穴贴压治疗本病，取主穴：神门、心、肺、抗过敏区，皮质腺、脾、胃、耳尖。根据病情酌配相应耳穴区，方法：将王不留行籽按常规贴压。每周治疗2次，5～10天为1疗程，休息15天后行对侧耳治疗，共治121例，平均治疗7次，痊愈35例，显效41例，有效34例，无效11例。雷喜荣等用经络穴位介入自血疗法治疗慢性荨麻疹90例，明显好转58例，好转22，无效2例，总有效率99.8%。自血疗法是将患者自身的静脉血抽出再注入其自体肌肉组织以治疗疾病的一种方法。该疗法始于20世纪50年代，经过不断的实践和经验积累现已成为一种独特的疗法。经络穴位介入自血疗法集中医传统疗法的针刺、放血、穴位注射3种疗法于一体，本法具有取穴(作用点)少而精、疗效可靠、安全、简便等优点，通过穴位刺激可激发和调节机体的免疫功能；放血以祛瘀生新止痒；自血以有效的刺激抗原，引起不发热的蛋白应激作用，促进网状内皮系统的细胞吞噬作用及抗体的产生，抑制变态反应，改善微循环，抑制白细胞游走、溶酶体释放的功能，以抵御外来过敏原的干扰，加速疾病治愈。

【述评】

瘾疹即是西医学之荨麻疹，属变态反应疾病，西医治疗以抗组胺类药如西替利嗪、依匹斯汀、氯苯那敏等药物为主，是临床上常见的多发病，中医对本病很早就有了认识，提出了治则、方药，但早期以验方、单方为主。近几十年来中医中药治疗本病的研究发展很快，由临床研究进展的实验室研究，病因病机方面提出了发病与风邪有关，急性者以风寒、风热为主，多为实证；慢性者以气虚、血虚以致风从内生，多为虚证。但近年来亦有医家提出慢性者并非均是虚证，亦有实证，因此，必须审察其虚、实、寒、热。治疗方面以祛风散寒、疏风清热及调补气血为主，均取得良好疗效。同时中医中药治疗本病最大的优点是无西药抗组胺类药物的嗜睡、头晕、呕吐等副作用。在中药治疗有效的基础上还作了实验室研究工作，如方药的研究、中药药理的研究等，但还是初步的、局限性的。为了提高疗效，尤其是治疗慢性瘾疹的水平，在病因病机、药理等方面，还需做大量的实验研究工作。

【参考文献】

1. 胡志山. 辨证治疗瘾疹150例疗效小结. 湖南中医杂志，1990，(5)：6
2. 张桂萍. 荨麻疹从脏腑辨治. 北京中医，1992，(3)：52
3. 温治江. 连翘败毒丸治疗急性荨麻疹18例报告. 中西医结合杂志，1986，(11)：696
4. 彭暾. 桂枝麻黄各半汤治疗急性荨麻疹. 四川中医，1988，(9)：46
5. 王云翔，等. 消风抗敏片治疗慢性荨麻疹109例疗效分析. 中医药学报，1988，(4)：24
6. 司在和. 芪防汤治疗慢性荨麻疹139例. 辽宁中医杂志，1990，(6)：32
7. 顾成中. 全蝎蛋治疗慢性荨麻疹. 浙江中医杂志，1987，(8)：370
8. 齐成林. 偏方治疗荨麻疹. 痔疮、便血. 浙江中医杂志，1990，(6)：254

9. 宋江华. 蝉蜕黄酒煎剂治疗小儿荨麻疹有速效. 新中医,1986,18(4):18

10. 李振基. 地龙注射液治疗慢性荨麻疹100例. 新医学,1976,(4):178

11. 屈录全. 治疗荨麻疹外洗方. 中医杂志,1983,24(2):77

12. 李宇俊. 婴幼儿荨麻疹外洗验方. 云南中医杂志,1986,7(1):19

13. 刘燕婷,等. 中药全身熏蒸治疗慢性荨麻疹42例. Journal of External Therapy of TCM Feb,2009,(1):38

14. 任国强,等. 针灸治疗急性荨麻疹38例临床观察. 吉林中医药,2009,(25):413

15. 林宏. 针刺中脘穴为主治疗荨麻疹60例. 福建中医药,1990,(4):封4

16. 王建阁. 耳背放血治疗荨麻疹. 浙江中医杂志,1990,25(5):210

17. 刘志国. 泻血疗法治疗荨麻疹. 上海针灸杂志,1987,(3):46

18. 赵永洲,等. 耳穴贴压治疗荨麻疹121例,中国针灸,1993,(1):27

19. 雷喜荣,等. 经络穴位介入自血疗法治疗慢性荨麻疹的应用研究. 中医中药,2009,(47):68

第三节　水　　疥

水疥是一种好发于儿童及幼儿的瘙痒性皮肤病。以皮损为纺锤形风团样丘疹,中央有针头至豆大水疱,剧烈瘙痒为特征。好发于温暖季节,多见于儿童及婴幼儿。水疥之名,首见于隋《诸病源候论》,该书疥候论曰:“水疥者,㾦瘟如水瘭浆,摘破有水出。”有医家称本病为土风疮、细皮风疹、水疮湿疡。西医称之为丘疹性荨麻疹。

【病因病机】

本病内因素体不足或胎体遗热以致湿热内蕴,外因蚊、蚤刺咬或因肠内寄生虫或因食入鱼腥动风之品或因内有食滞,复感外邪而诱发。

【辨病】

1. 临床表现　皮损为1～2cm大小的淡红色风团样丘疹,略呈纺锤形,中央常有小水疱,有时可演变为大疱。常分批出现于腹、腰背、臂部及双小腿,多群集,较少融合,自觉瘙痒剧烈。一般经过数天至1周余,皮损便自行消退,或遗留暂时性色素沉着。但次年春秋季常又发生。患者一般无全身症状,一般在7～8岁时便停止发病。

2. 诊断依据

(1)多见于儿童及婴幼儿。

(2)好发于四肢伸侧及躯干部。

(3)皮损为纺锤形风团样丘疹,中央有水疱。

(4)自觉剧裂瘙痒。

3. 鉴别诊断

(1)瘾疹:时隐时现,消退后不遗留痕迹,无丘疹、水疱,与年龄、季节无关。

(2)水痘:皮损为红斑、丘疹及小水疱,以水疱为主,周围有红晕,数目一般较多,损害较小,散发于头面、躯干及四肢,痒感不剧,有流行性,发疹前常有1～2天发热等前驱症状,数天至1周后干燥结痂而愈。

【辨证】

1. 风热搏结证　疹块色红,大小不等,散在分布,疹块中央见水疱,偶见血疱;好发于上半身,尤以上肢伸侧、腰部为多,往往成批出现,此起彼伏,自觉瘙痒。舌质红,苔薄黄,脉数。

2. 湿热郁阻证　疹块大小不等，散在分布，色红或偏暗红，高出皮肤，中央常有水疱，或起大疱，抓破略有渗水；好发于下肢、臀部，自觉剧痒。舌红，苔薄黄或微腻，脉濡或滑数。

【治疗】

1. 内治法

(1)辨证论治

1)风热搏结证：治宜疏风清热止痒。选用消风散酌加金银花、连翘、苦参等。热势明显者，可选用疏风清热饮加减。痒甚者，配皂刺，重用白鲜皮、白蒺藜；若有血疱者，加牡丹皮、紫草、地榆炭。

2)湿热郁阻证：治宜清热利湿，祛风止痒。选用祛风胜湿汤酌加泽泻、车前子、木通、白鲜皮等。若因饮食不当而发病者，加炒麦芽、焦三仙；若因肠道有寄生虫而诱发者，加苦楝子、使君子；若伴有继发感染者，加金银花、连翘、紫花地丁。

(2)成药、验方

1)三黄丸(黄芩、黄连、大黄各300g，研为细末，炼蜜或米糊为丸)每次6～9g，每天2～3次。

2)清解片(大黄、黄芩、黄柏、苍术各500g，共研细末和匀，轧片，每片0.3g)，成人每次5片，6～12岁儿童减半。6岁以下服成人1/3量，每天2～3次。

3)牛黄清热散，每次1/3～1/2包，每天2～3次。

2. 外治法

(1)九华粉洗剂或三黄洗剂外搽，每天数次，若有水疱破裂渗出，用马齿苋、生地榆等量，煎水，凉湿敷，每天2～3次。

(2)10%～25%百部酊外搽，每天数次，搔破糜烂者，以植物油调祛湿散外涂，每天数次。

【预防与护理】

1. 设法避免蚊虫叮咬。若居室内发现跳蚤、臭虫、蚊子等应及时喷撒杀虫灭蚊剂，或采用其他有效方法。

2. 注意调节患者饮食。若肠道有寄生虫者应及时治疗。

3. 发病后，避免搔抓，以防破溃感染，小儿患者应勤剪指甲。

【古籍选粹】

《诸病源候论》　土风疮，状如风疹，而头破，乍发乍瘥，此由肌腠虚疏，风尘入于皮肤故也，俗呼之为土风疮也。

《诸病源候论》　水疥者，瘖瘟如小瘭浆，摘破有水出。

【现代研究】

1. 发病学研究　多数病例的发病与节足动物叮咬有关。系被蚤、螨、蚊、臭虫等咬后发生的一种过敏反应。有些患者可能与胃肠道功能紊乱，食用鱼虾、蛋、牛奶等和有虫牙等因素有关。

2. 临床研究

(1)辨证施治：徐宜厚将本病分为2型。风热型：皮损常发生在四肢，为散在性分布的粟粒大红色丘疹，痒感颇重，脉浮数，舌质红，苔薄黄。当以疏风清热法治之，方用银翘散加减，金银花、连翘、淡竹叶各9g，蝉蜕、炒牛蒡子各4.5g，薄荷1.5g，荆芥6g，黄芩3g，鲜芦根15g。湿热型：皮损多见于腰骶部，为丘疱疹、水疱，抓破则糜烂，或感染结有脓痂痛痒相兼，伴有身热，脉濡数，舌质红，苔黄微腻。以清利湿热法治之，方用龙胆泻肝汤加减，炒龙胆草

1.5g，黄芩、栀子各4.5g，车前子、车前草、泽泻、茵陈各9g，生薏苡仁15g，白术6g。张绪仓将本病分为4型。虫毒外发型，药用党参、白术、云苓、使君子、芦荟、苦楝皮、玉片、焦楂、蝉蜕、白鲜皮、炙甘草。治疗94例，治愈50例，显效39例，无效5例。脾胃虚弱型，方用五味异功散加味，党参、白术、云苓、陈皮、大腹皮、乌梅、防风、炙甘草等。治疗61例，治愈33例，显效25例，无效3例。滞热受风型，方用消风导赤汤加味，白鲜皮、银花、防风、蝉蜕、薄荷、云苓、牛蒡子、生地、胡连、玉竹、竹叶、木通、甘草梢等。治疗25例，痊愈14例，显效8例、无效3例。外感风热型，方用自拟丘麻饮，荆芥、防风、蝉蜕、银花、紫草、苦参、白鲜皮、山楂、生甘草等治疗23例，痊愈17例，显效5例，无效1例。

（2）单方验方：徐宜厚以清热化湿、疏风止痒为治则，药用白术、枳壳、蝉蜕、赤芍、防风各6g，茯苓皮、赤小豆、冬瓜皮各12g，荆芥3g，每日1剂，配合外用百部酊。治疗56例，痊愈53例，有效3例。

（3）外治疗法：曾昭川用大黄300g，生百部200g，花椒100g，蛇床子100g，灭滴灵40g等制成复方大黄酊外用，每日3次，连用7天为1疗程，治疗495例，治愈193例，好转216例，无效86例。黄佩英用南通蛇药片4～5片（根据皮损多少而定）研末，加适量的酒或25%酒精调匀外涂，每日数次，一般连用1～2日即愈，施荣显以百部48g，七叶一枝花60g，白芷、紫苏、薄荷、荆芥各24g，佩兰、苍耳子、苦参、防己、黄芩、硫磺、雄黄各18g，冰片、樟脑各12g，牛黄6g（缺牛黄可用硼砂代）共研为均匀细末，装入瓷瓶，密封备用。使用方法为取60g装入布袋内白天佩带小儿胸前，睡时放在距鼻孔30cm处，每月换药一次。每年4～10月份佩带为1疗程。经过两个疗程2年内无复发者38例，2年发作减少一半者8例，无效者4例。

（4）激光针刺：林迎春用氦氖激光针刺曲池，功率为5mW，输出电流7mA，照射距离为30cm，光斑1～2mm。每次照射10分钟，两侧调换，5天为1疗程，共观察42例，1～2疗程后，32例皮损消退，无新发皮损，6例渐退，偶见新的皮损，4例无效。

【述评】

鉴于目前普遍认为水疥的发病主要与昆虫叮咬有关，因此，对本病的防治，应以预防为主，有许多中药具有驱虫及辟秽之效，以这些中药为主所组成的香袋防治本病已取得可喜的苗头，值得进一步研究和推广应用。

【参考文献】

1. 徐宜厚. 皮肤病中医诊疗简编. 武汉：湖北人民出版社，1980：152
2. 张绪仓. 辨证为主治疗丘疹性荨麻疹203例. 皮肤病与性病，1995，17(1)：80
3. 徐宜厚. 枳术赤豆饮治疗丘疹性荨麻疹56例. 中医杂志，1982，23(6)：23
4. 曾昭川. 复方大黄酊治疗丘疹性荨麻疹等皮肤病. 中华皮肤科杂志，1994，27(3)：170
5. 黄佩英. 丘疹性荨麻疹（验方介绍）. 广西中医药，1981，(3)：37
6. 施荣显. 止痒香包防治小儿丘疹性荨麻疹. 新中医，1994，26(12)：38
7. 林迎春. 氦氖激光针曲池治疗丘疹性荨麻疹. 浙江中医杂志，1985，20(4)：166

第四节　马　疥

马疥是一种慢性、炎症性、瘙痒性的皮肤病。以皮肤结节损害而发奇痒为特征。多见于成年人，尤以妇女为多。病程较长，往往经年累月不愈。马疥之名，首见于隋《诸病源候论》，近代医家赵炳南称本病为“顽湿聚结”。西医称之为结节性痒疹。

【病因病机】

多因体内蕴湿，兼感外邪风毒，或昆虫叮咬，毒汁内侵，湿邪内毒凝聚。经络阻隔，气血凝滞，形成结节而作痒。或妇女由于忧思郁怒，七情所伤，冲任不调，营血不足，脉络瘀阻，肌肤失养所致。湿为重浊之邪，湿邪下注，故往往先发病于下肢。

【辨病】

1. 临床表现　初发皮损为淡红色或红褐色，黄豆大小，高出皮肤，坚硬的小丘疹或丘疱疹，数目多少不定，几个至几十个，孤立散在，一般不融合。好发于四肢伸侧及手足背部，亦可见于腰围、臀部，尤以小腿伸侧多见。自觉阵发性剧痒，夜间及精神紧张尤甚。因经常搔抓而致皮损表面粗糙，角化增厚，周围色素沉着，皮损呈结节或疣状，邻近皮损亦可密集成斑或呈纵行排列，亦可因搔抓而出现抓痕、血痂，病程较长，往往经年累月不愈。

2. 诊断依据

(1)多见于中年妇女。

(2)好发于四肢伸侧，尤以下肢伸侧最为常见。

(3)典型皮损为结节性损害。

(4)自觉剧烈瘙痒，夜间及精神紧张尤甚。

(5)可伴有昆虫叮咬史。

3. 鉴别诊断

(1)水疥：皮损主要为风团样损害，中央有丘疹及小水疱，伴有剧痒，多见于幼儿和儿童，好发于春秋季节。

(2)千日疮：皮损为粟米及黄豆大小的半球状损害，高出皮肤，散在分布与肤色相同，表面粗糙呈乳头状，好发于手指、手背等处，无自觉症状，多见于儿童和青年人。

(3)肥厚性扁平苔藓：常发于儿童，为紫红色扁平丘疹，有的融合成片，无结节性损害。

【辨证】

1. 湿毒证　病程较短，皮损为结节。表面略有粗糙，色泽灰褐，瘙痒剧烈，部分搔破则有污血渗出，或结血痂。舌淡红，脉弦数或弦滑。

2. 血瘀证　病程较长，皮损硬实呈结节性增生，表面粗糙，经久不消，皮损色紫黯，瘙痒难忍。舌黯红，脉迟缓或涩。

【治疗】

1. 内治法

(1)辨证论治

1)湿毒证：治宜除湿解毒，疏风止痒。选用全虫方酌加黄芩、乳香、没药、荆芥、防风等。久病兼有热证，皮损潮红者，方用萆薢渗湿汤加减。

2)血瘀证：治宜活血软坚，除湿止痒。选用大黄䗪虫丸酌加白蒺藜、苦参、珍珠母、黄柏等。

(2)成药、验方

1)秦艽丸或除湿丸 9g，每日 3 次。

2)土茯苓、牡蛎、白鲜皮各 30g，红花、桃仁、三棱、莪术、金银花、皂角刺、山甲片各 9g，刺蒺藜、丹参各 12g。水煎内服。

2. 外治法

(1)结节较小，浸润不深者，可用鲜芦荟折断，蘸雄黄解毒散或化毒散外搽，或用黄瓜尾巴蘸黄药粉外擦，或单独用黄药粉擦，黑色拔膏棍、稀释拔膏外敷。

(2)结节硬大、浸润较深者,则宜用黑色拔膏棍加温外贴。

【预防与护理】

1. 避免蚊虫叮咬,严禁抓破皮肤以防断发感染。

2. 平时保持心情愉快,不宜过食辛辣、海腥、炙煿之品。

【古籍选粹】

《诸病源候论》 马疥者,皮内隐嶙起作根墌,搔之不知道。

【现代研究】

1. 发病学研究 病因及发病机制尚不清楚,目前多认为与神经因素和细胞免疫机制相关。与发病有关的因素除遗传素质外有精神刺激、昆虫(包括蚊、蠓、臭虫等)和水蛭叮咬,胃肠机能紊乱及内分泌障碍等。也有学者将本病视为局限性神经性皮炎的一种变型。

2. 临床研究

(1)辨证施治:朱仁康认为本病总的治疗方法为除湿解毒、疏风止痒、活血软坚。初病以除湿解毒、疏风止痒为主,方用全虫方加减;久病不愈则以搜风清热、除湿止痒为主,可选用乌蛇驱风汤加减。若结节坚硬,经久不消,可在前方基础上加用或重用活血软坚之品,如赤芍、红花、归尾、丹参、川军、夏枯草、穿山甲等药。

(2)单方验方:刘斌用乙双吗啉加苓桂术甘汤治疗结节性痒疹 32 例,具体方法为:查血常规,血小板正常者,给乙双吗啉 0.2g,每日 3 次,第 1 个月每周查血 1 次,第 2 个月半月 1 次,以后 1 个月 1 次,持续服药至结节消退。如有新疹加服苓桂术甘汤(茯苓 20g,白术 15g,桂枝、甘草各 10g),每日 1 剂,至新疹消失。结果痊愈 3 例,显效 17 例,有效 8 例,无效 4 例,有效率 87.5%,最短 4 周见效,最长 8 周。刘玉萍用血府逐瘀汤加减治疗本病,药用桃仁、红花各 8g,防风、赤芍各 12g,川芎、柴胡、苦参、白鲜皮各 10g,当归、金银花、连翘各 15g,生地 20g。疗效显著。杨平等用痒疹汤(蜈蚣、蛇蜕、乌蛇、水蛭、苦参、牛蒡子、当归、丹参、莪术、何首乌、生地黄、麦冬、黄芪、甘草)治疗结节性痒疹 39 例,30 天为 1 个疗程,3 个疗程后痊愈 20 例,显效 7 例,好转 11 例,无效 1 例,总有效率 97.44%。

(3)外治疗剂:余子荣用蛇床子酊(取蛇床子 25g 浸入 75%酒精 100ml 内)外搽,每日 3~4 次,治疗本病 15 例,9 例痊愈,1 例显效,1 例好转,疗效不明 4 例。江津地区人民医院皮肤科用黑固子 15g,鸦胆子(去壳)、黄连各 9g,冰片、雄黄各 6g,轻粉 3g,75%酒精 100ml,诸药浸泡 7 天后,外搽。疗效显著。肖曼莉用中药外洗治疗瘙痒性皮肤病 80 例,其中结节性痒疹 50 例,具有较好疗效。治疗方法为:黄柏 20g,苍术 20g,生大黄 15g,连翘 20g,白鲜皮 30g 为主,头目部加菊花,面部加白芷,上肢重者加桂枝,胸胁部加柴胡,会阴部者加龙胆草,渗出多时加地榆,继发感染者加黄连等,上药加水 5 000ml 煎取汁,待温后用两条毛巾浸药交替湿敷患处,每次 20~40 分钟,每日早晚 2 次,每剂药轻者用 1 天,重者用 2 天,1 周为 1 个疗程,治疗 5 周后,痊愈 40 例,显效 5 例,好转 2 例,无效 3 例,有效率 92%。

(4)电针:左子平采用 DF2-B 型电子腋臭仪治疗本病,局麻后电灼至适当深度,留黑色焦痂,外涂庆大霉素软膏或外敷紫草油纱布。47 例共 283 个皮损,1 次治愈 232 个占 81.98%,2 次治愈 32 个占 11.31%,19 个皮损 2 次治疗不愈改用他法。治愈者经随防 6 个月~1 年未见复发。

其他:乔子虹等用梅花针为主治疗结节性痒疹 36 例。其方法为:常规消毒后,用梅花针从结节外围螺旋状叩击,直至结节顶部,并对结节顶部加以重叩后,用负压火罐吸拔结节出血 5 分钟,清除创面及结节顶部厚痂,再反复涂搽自制外用药狼疮 2 号酊(用 75%医用酒精

1 000ml，狼毒 10g，斑蝥 15g，乌蛇 20g，鸦胆子 20g 配制，浸泡密封 1 周后使用），涂药日 4 次，每 3 日治疗 1 次，3 周 1 个疗程。1 个疗程后显效 26 例，有效 7 例，无效 3 例，总有效率 91.7%。柳典花等用局部叩刺治疗结节性痒疹 18 例，方法如下：病变部位常规消毒后，用梅花针在痒疹部位以中度刺激逐个叩刺，痒疹有渗血为止。操作时，先上肢再下肢，术毕擦净渗血。每周 2 次，10 次 1 疗程。痊愈 10 例，显效 5 例，有效 3 例。陶喜莲等采用综合疗法治疗结节性痒疹一例，其方法如下：口服清血排毒合剂（自制剂，由生地黄、当归、赤芍、黄芩、甘草等组成），30～50ml/次，3 次/日，同时采用手法治疗：患者仰卧位，医者用一指禅揉法由中脘开，边揉边按向下移至神阙、气海、关元，往返 5～6 次，然后腹部以顺时针方向摩腹，约 5 分钟，以腹内有温热感为度，再以重手法点掐曲池、合谷、天枢、足三里、行间等穴，然后，患者俯卧位，用擦法沿脊柱两旁从脾俞至大肠俞放松腰部肌肉，往返 3～5 次，按揉肝俞、胆俞、胃俞、大肠俞、长强，每穴约 1 分钟，从背部至骶部用擦法治疗，以透热为度，时间约 10 分钟，再沿长强至大椎穴，用捏法自下而上捏脊，最后，以轻柔的擦法放松两侧骶棘骨收功，每日 1 次，10 次 1 个疗程。1 个疗程后皮损消退 95%，症状消失。

【述评】

马疥由风湿内蕴，外受毒虫咬螫，气血凝滞，结聚而成。故多以搜风除湿、清热解毒为法。西医认为结节性痒疹的发病可能是一些微生物因子进入皮内，引起 T 辅助细胞、嗜酸粒细胞及肥大细胞浸润释放免疫介质及细胞因子，导致表皮细胞增生产生结节。部分痒介质引起皮肤瘙痒。另外神经介质及神经传导对以上过程有重要的调节作用。在其组织学上表现为增生和炎症细胞浸润。炎症细胞浸润是引起增生的内在原因，因此，抗炎药物的应用实际上就是对因治疗。从浸润的细胞来看，属于慢性炎症反应，而非 IgE 介导的Ⅰ型速发性变态反应，因此，单纯抗组胺药物疗效欠佳。雷公藤多苷片为中药的免疫制剂，不仅可以抗炎、抑制迟发性超敏反应，更重要的是可抑制血单核细胞对Ⅱ型胶元的特异性增殖反应。DDS 也具免疫抑制作用。然而，对于本病的临床研究和实验研究报道甚少，治疗上多为经验性的回顾性总结，有待进一步探讨。

【参考文献】

1. 朱仁康. 中医外科学. 北京：人民卫生出版社，1987. 631
2. 刘斌. 乙双吗啉加苓桂术甘汤治疗结节性痒疹 32 例. 中国皮肤性病学杂志，1990，3(2)：86
3. 刘玉萍. 血府逐瘀汤加减治愈结节性痒疹. 浙江中医杂志，1995，30(3)：129
4. 杨平，朱玉姣. 痒疹汤治疗结节性痒疹 39 例. 实用中医内科杂志，2005，19(1)：43
5. 余子荣. 蛇床子酊治疗结节性痒疹初步报告. 皮肤病防治研究通讯，1979，(1)：42
6. 江津地区人民医院皮肤科. 中药"去结药水"对结节性痒疹的治疗观察. 重庆医药，1976，(5)：32
7. 肖曼莉. 中药外洗治疗瘙痒性皮肤病 800 例. 中医外治杂志，2002，11(2)：20
8. 左子平. 高频电针治疗结节性痒疹. 中国皮肤性病杂志，1994，8(1)：55
9. 乔子虹，杨开云. 梅花针为主治疗结节性痒疹 36 例. 中国针灸，2003，23(5)：276
10. 柳典花，刘清文. 局部叩刺治疗结节性痒疹 18 例. 中国针灸，2004，24(1)：48
11. 陶喜莲，顾宜宜. 综合疗法治疗结节性痒疹. 湖北中医杂志，2004，26(10)：29

第五节　牛　皮　癣

牛皮癣是指因皮疹状如牛领之皮，厚而且坚，自觉瘙痒，故称之为牛皮癣。又因好发于颈项部，故又称为之摄领疮。以皮肤苔藓样变伴剧烈瘙痒为特征。多见于 20～40 岁的青年和成年人，老年及儿童少见。临床上可分为局限性和泛发性两种。西医称之为神经性皮炎。

牛皮癣病名，首见于元《世医得效方》，综观中医学有关文献，有从好发部位去认识的，如隋《诸病源候论·摄领疮候》云："摄领疮，如癣之类，生于颈上痒痛，衣领拂着即剧。云是衣领揩所作，故名摄领疮也。"也有从外观形态描述的，如明《外科正宗·顽癣》曰："牛皮癣如牛项之皮，顽硬且坚，抓之如朽木。"可见前人对本病的观察是符合临床实际的。清《外科大成》和《医宗金鉴》对本病症状也有具体描述，所载内服和外用方剂均有一定实用价值。

【病因病机】

本病初起为风湿热邪阻滞肌肤，日久乃血虚风燥，肌肤失养。而情志郁闷，衣领拂着，搔抓，嗜食辛辣、喝酒、鱼腥发物等皆可诱发或使病情加重。

1. 外邪阻肤　风、湿、热邪蕴阻肌肤，日久不解，化热生风，风燥伤阴，阴血受损，失其濡养，故肤干发痒。

2. 情志内伤　由于精神不畅，情绪波动以及性情急躁等精神因素的变化，五志化火、生热，火热伏于营血，逼血外行于肤。血热偏盛，营血失和，经脉充斥，故见斑疹而色红，血热生风，风盛则燥，故剧痒、脱屑，皮肤干燥，火热日久耗血伤阴，营血不足，经脉失疏，肌肤失养，故斑疹色淡红。

3. 营血不足　久病、大病、体弱等致营血不足，血虚生风生燥，皮肤失去濡养，故瘙痒。

【辨病】

1. 临床表现　本病根据受累范围大小，可分为限局性及播散性。

(1)限局性：多见于青年或中年，常发生于颈部及四弯、上眼、尾骶、会阴、大腿内侧等处，初发时为局部瘙痒，经常搔抓或摩擦后出现扁平圆形或多角形的丘疹。日久皮疹增多，融合成片，搔抓后皮肤肥厚，皮沟加深，皮嵴隆起，纹理粗重，状如苔藓，是本病的主要特征。丘疹色红，黯红、淡红、红褐不一，表面光亮，略覆有鳞屑。自觉阵发性奇痒，入夜更甚，搔之不知痛楚，情绪波动时瘙痒加剧。

(2)播散性或称之为泛发性：多见于成人及老年人，皮疹呈多数苔癣样变，散发全身多处。

本病病程缠绵，常迁延数年之久，虽经治愈，容易复发。

2. 诊断要点

(1)限局性好发于项部及骶尾部、四弯，播散性分布较广泛，以头面、四肢、腰部为多见。

(2)局部皮肤先有痒感，因搔抓局部出现发亮的扁平丘疹，并迅速融合发展为苔藓样变。病变处通常无色素沉着，多对称分布、剧痒。

3. 鉴别诊断

(1)慢性湿疮：常由急性湿疮，亚急性湿疮演变而来，无一定好发部位，虽有苔藓样变但仍有抓痕、色素脱失斑，表面有大量黄色痂皮，倾向湿润。

(2)痒风：先瘙痒后起疹，无原发性皮疹，皮疹主要为抓痕、血痂、脱屑及苔藓样变。

(3)原发性皮肤淀粉样变：皮疹为高粱大小的圆顶丘疹，紫褐色，质地硬，密集成片，角化粗糙，多发生在背部和小脚伸侧。

【辨证】

1. 风湿蕴热证　局部除有成片丘疹、肥厚外，并伴有部分皮肤潮红、糜烂、湿润和血痂，苔薄黄或黄腻，脉弦数。

2. 血虚风燥证　病程较长，局部干燥、肥厚、脱屑，状如牛领之皮，苔薄，脉濡细。

【治疗】

1. 内治法　限局性一般不需内治。

(1)辨证论治

1)风湿蕴热证　治宜疏风清热利湿。方选消风散加减。

2)血虚风燥证　治宜养血祛风润燥。方选四物消风散或当归饮子加减。凡情绪波动，病情加剧者，加珍珠母、代赭石、生牡蛎、五味子、夜交藤。

(2)成药、验方

1)可选用当归片、清解片、乌梢蛇片或地龙片，每次各5片，1日2次。

2)加减八珍汤　泡参30g，沙参30g，白术15g，茯苓15g，甘草10g，白芍30g，当归12g，黄芪18g，陈皮10g，地骨皮15g，牡丹皮12g，钩藤12g，红活麻30g。每日1剂，水煎分2次内服。

(3)西药治疗　可酌情给予镇静、安神剂、抗组胺药。如安定、扑尔敏、息斯敏、特非那定。

2. 外治法

(1)风湿蕴热证：用三黄洗剂外搽，1日3～4次。

(2)血虚风燥证：用二号癣药水外搽，1日2次，或风油膏加热烘疗法，局部涂油膏后，热烘10～30分钟，烘后即可将所涂药膏擦去，每日1次，4周为1疗程。

(3)羊蹄根散醋调搽患处，每日1～2次。

(4)5%～10%黑豆馏油、糠馏油、松馏油、煤焦油等配成酊剂或乳剂外涂，皮质类固醇乳剂中亦可酌加焦油剂。止痒剂中常用者有1%达克罗宁、5%苯唑卡因、1%冰片等乳剂。对皮肤肥厚、粗糙、苔藓样变显著者可酌选下列药物如各种皮质类固醇或焦油类硬膏；皮质类固醇乳剂局部封包；皮质类固醇加尿素如0.1%醋酸去炎松10%尿素软膏；2%苯甲醇5～20ml加0.25%～0.5%盐酸普鲁卡因溶液患部封闭，隔周1次。

3. 针灸治疗

(1)针刺：播散性者，取曲池、血海、大椎、足三里、合谷、三阴交等，隔日1次。

(2)艾卷灸：小块肥厚者。可用艾卷灸患处，每次15～30分钟，每日1～2次。

(3)梅花针：苔藓样变明显者，用梅花针在患处来回移动叩击，每日1次。

【预防与护理】

1. 避免精神刺激，保持心情舒畅、精神愉快。

2. 忌食鱼虾蟹海味、五辛发物。

3. 局部不宜自行乱涂外用药。

【古籍选粹】

《疡医大全》　癣乃风热湿虫四者而成，风宜散，热宜清，湿宜渗、虫宜杀，总由血燥风毒克于脾肺二经耳，顽癣抓之全不知病，牛皮癣顽硬且坚，抓之如朽木。牛皮癣，百部膏治之。牛皮癣，用穿旧牛皮靴底上皮，阴阳瓦煅存性，研细，将癣乱破擦之。牛皮癣，用桃树根同胆矾捣烂敷。牛皮血癣，用硫磺九分，白矾一分，巴豆三粒去油，研细，茶油调搽。

【现代研究】

1. 发病学研究　西医对本病的发病原因尚不完全明确。一般认为系大脑皮层兴奋和抑制功能失调所致。患者常伴有头晕、失眠、情绪易于激动等神经官能症或更年期症状。过度疲劳、精神紧张以及搔抓、摩擦、日晒、多汗、饮酒或机械性物理性刺激因子均可促发本病。

使病情加重。

2. 辨证施治　一般根据症状多分为风热蕴阻证和血虚风燥证进行施治。但以下医家略有差异。徐宜厚分为:①风湿热证,治法除清热散风外,还兼以化湿;②血虚风燥证,治宜养血祛风润燥,方选地黄饮子加减。管汾认为本病初发多系风热,慢性多属风燥,分别以清热祛风和养血祛风治之。还认为病久之顽症,皮损泛发全身,呈大片浸润性潮红斑块,并有抓痕、结痂,心烦内热,口渴喜饮,尿黄便干,舌质红,苔黄腻,脉濡数者,则为热入营血,故治宜清营凉血,消风止痒。方以清营汤合消风散加减,药用生石膏、知母、生地、牡丹皮、栀子、麦冬、连翘、金银花、蝉蜕、乌梢蛇、蜈蚣等。赵炳南等则以3型辨证施治,①肝郁化火型,除皮损色红外,兼有心烦易怒或精神抑郁,失眠多梦,眩晕,心悸,口苦咽干,舌红脉弦。治以疏肝理气,清肝泻火,方以丹栀逍遥丸加减,药用柴胡、栀子、龙胆草、牡丹皮、生地、当归、赤芍、白芍、首乌藤、钩藤。②风湿热阻型,治以祛风利湿、养血润肤,方选全虫方加减,药用全虫、皂刺、防风、刺蒺藜、苦参、白鲜皮、当归、首乌藤。③血虚风燥型,与上述诸家所论相同。

3. 专方治疗　施访梅报告用健脾化湿清金汤治疗神经性皮炎,其组方分为1号健脾化湿清金汤:党参、茯苓、白术、薏苡仁、怀山药、玄参、鸡内金、黄芩、白及、甘草;2号健脾化湿清金汤:黄芪、茯苓、白术、薏苡仁、怀山药、玄参、鸡内金、黄芩、白及、甘草。上述二方共治50例,其中限局型30例(服药6~24剂),显效28例占93.3%,无效2例占6.7%;泛发型20例(服药6~60剂),显效14例,无效6例。张昌华以养血祛风汤治疗泛发性神经性皮炎136例,主要药物为当归、白芍、生地、丹参、苦参、秦艽、苍耳子、黄芩、栀子、白鲜皮、生甘草。初发者,加牡丹皮、赤芍;病久者,皮肤肥厚,加白蒺藜、红花;面积大、皮损弥漫时,加乌梢蛇、羌活、白芷。结果痊愈83例,显效36例,好转9例,无效7例,总有效率为94.8%,服药时间最短者20天,最长者3个月。王玉玺通过大量的临床观察和对古典著作及各家经验的大量研究认为本病的发生是由于脾经湿热、肺经风毒客于肌肤腠理之间,兼感风湿热邪所致。运用全虫方加减治疗取得了很好的临床效果。全虫方组成:全虫10g,皂刺20g,皂角15g,刺蒺藜30g,槐花30g,威灵仙20g,苦参20g,白鲜皮30g,黄柏20g。瘙痒较重,可加乌梢蛇,白鲜皮加量;心烦失眠,可加生龙牡、灵磁石、夜交藤;皮肤肥厚角化过度,加鸡血藤、当归、白芍、天冬、麦冬;明显色素沉着,可加川大黄;急性泛发,可加川槿皮、海桐皮以驱风除湿止痒;病情较久,血虚血热,加生地、牡丹皮、白茅根;便不成型的,可加苍术、薏苡仁等。

4. 中药外用治疗　中药外用药物治疗本病报道颇多,朱润衡等报告应用轻陀散(轻粉15g,冰片9g,密陀僧15g。分别研成细末,再合研混合),用生菜油调成糊状,涂于患处,外贴较皮损稍大之塑料薄膜,再用薄层纱布覆盖固定,每日换药1次。坚持搽药2~3周。焦源用雄黄3g,巴豆(去外壳)30g,捣碎拌和即成。用四层纱布包扎后,擦患处,每日3~4次,每次1~2分钟。直到痒感消退为止。石丽霞以自制复方皮炎净治疗神经性皮炎(苦参、蛇床子各150g,黄柏、地肤子、白鲜皮、防风、皂刺各100g,樟脑20g,薄荷10g,苯酚10ml,乙醇1000ml,吐温80.5ml,蒸馏水加至4000ml),结果治愈28例,有效9例,无效3例。

5. 针灸治疗　祁秀荣用梅花针配合穴位埋线治神经性皮炎87例,治愈53例,显效30例,无效4例,总有效率为95.4%。①梅花针治疗:取穴:病变皮损部位。操作:碘伏常规消毒,然后用梅花针以中重度手法,叩至皮肤渗血为度。最后用火罐吸附,务使瘀血散尽。3日1次,一般可治疗3~5次。全身泛发性皮炎,先取瘙痒较重的皮损,一次治疗范围以病人能承受为宜,隔天可选其他部位同法治疗。②埋线疗法:取穴:肝俞透风门、心俞、大椎、灵台、曲池、血海、足三里、三阴交。操作:穴位严格消毒,先用利多卡因局麻,然后用专用埋线针将 3cm 左右羊肠线埋入穴位肌肉层，牵拉挤压针孔放血，一可排出局部瘀血，二可检查线头是否露于皮下。露于皮下的要用镊子夹出重埋。最后将针孔以碘伏消毒，创可贴外敷针孔，3 天内不得着水。20 天治疗 1 次，一般治疗 3～5 次。饮食以清淡为宜，避免鱼、虾、辛辣发物。杨运宽等用杨氏贴棉灸治疗神经性皮炎 143 例，痊愈 100 例，显效 26 例，有效 14 例，无效 3 例，总有效率为 97.90%，治疗组取阿是穴（皮损处）。操作方法：先将皮损部位常规消毒，用皮肤针叩刺至皮损处潮红或微出血，擦去血污。以优质脱脂棉少许，摊开状如蝉翼的薄片（不能有空洞），相当于皮损部位大小，覆盖于皮损部位之上，用火柴点燃，令火一闪而过，迅速燃完，则为 1 次，视患者体质、皮损情况灸 3～5 次。每 2 日治疗 1 次，1 个月为 1 个疗程，每周观察 1 次，1 个疗程期间观察 4 次。

6. 实验研究　唐续元等为了解神经性皮炎患者大脑皮层的功能状态，曾对 98 例患者作了脑电图观察检查结果，神经性皮炎患者脑电图变化大多数显示界限性异常和轻度异常脑电图。屠善庆等为了阐明神经性皮炎发生与脊椎病变有否内在联系，对 30 例本病患者作了检查，皮损在颈部与上肢的 23 例作颈椎侧位片，有异常者 18 例，其中 16 例皮损分布在该颈椎有异常改变所在相应脊神经支配的皮肤上，皮损在下肢者 8 侧作腰椎侧位片，有异常者 6 例，其中 5 例的皮损分布在腰椎有异常改变所在相应脊神经支配的皮肤上。作者认为局限性神经性皮炎的发生，系由于脊椎病变致使相对应的脊神经营养功能发生某些障碍，造成其所支配的皮肤发生神经营养功能紊乱而发病。刘忠英等用针刺治疗神经性皮炎好转率达 86%，针灸治疗前后，血浆亮氨酸脑啡呔样物质含量从 14.90±3.01pg/ml，增高到 23.77±4.09pg/ml。

【述评】

神经性皮炎属于中医牛皮癣、摄领疮范畴，目前大多中医医家认为本病是风热、湿热、血热相互搏结，壅滞于肌肤而发生。初起多因情志不遂，郁闷不舒而起，七情内伤，五志化火，伏于营血，产生血热，血热生风，风盛则燥而发病；或肝旺克土，脾虚湿困，水湿停留于肌肤，复感湿热之邪而发病。西医治疗神经性皮炎多采用局部镇静、止痒的方法，多用糖皮质激素，能暂时缓解患者剧烈瘙痒的症状。亦有学者认为神经性皮炎是一种身心性疾病，由于过度紧张、焦虑、恐惧等负性情绪长期得不到宣泄和调解，被压抑到无意识中，能过无意识转换为皮肤瘙痒等症状表现出来，并使皮肤很快苔藓样化。所以建议患者要经常注意调节自己的情绪，而不是压抑自己的情绪，只要合理调整情绪，就可得到有效的控制和防止复发。中药则可在原方基础上加入炒枣仁、百合等安神解郁药物，增强疗效。

【参考文献】

1. 徐宜厚. 皮肤病中医诊疗简编. 武汉：湖北人民出版社，1980. 186
2. 管汾. 实用中医皮肤病学. 兰州：甘肃人民出版社，1981. 167
3. 赵炳南. 简明中医皮肤病学. 北京：中国展望出版社，1983. 189
4. 施访梅. 健脾化湿清金汤治疗神经性皮炎. 湖南医学杂志，1979，(5)：31
5. 张昌华. 养血祛风汤治疗泛发性神经性皮炎 136 例. 北京中医，1995，(2)：51
6. 杨喜坤. 王玉玺教授应用全虫方加减治疗神经性皮炎. 2008，(5)：25
7. 朱润衡，等. 中药轻陀散治疗神经性皮炎 43 例疗效观察. 贵州医药，1980，(1)：35
8. 焦源. 雄巴膏治疗神经性皮炎. 上海中医药杂志，1982，(6)：31
9. 石丽霞. 自制复方皮炎净治疗神经性皮炎. 中国中西医结合杂志，1995，15(5)：350
10. 祁秀荣，等. 梅花针配合穴位埋线治神经性皮炎 87 例. 中国民间疗法，2009，(17)：18
11. 杨运宽，等. 杨氏贴棉灸治疗神经性皮炎 143 例. 中医杂志，2007，(18)：1000

12. 唐续元，等. 98 例神经性皮炎患者脑电图报道. 中华皮肤科杂志，1983，16(2)：123
13. 屠善庆，等. 局限性神经性皮炎与脊椎病变关系分析. 临床皮肤科杂志，1984，13(1)：50

第六节　阴　　痒

阴痒是一种女阴部沾染毒虫，引起局部瘙痒湿烂的疾病。以白带增多，局部瘙痒、糜烂、渗出，或有尿痛、尿急为特征。四季均可发病，多见于中青年妇女。在卫生条件不佳情况下，可互相传染，男女之间可通过性交传播。有医家称本病为阴䘌。西医称之为滴虫性外阴阴道炎。

阴痒病名，出自葛洪《肘后备急方》。隋《储病源候论·阴痒候》云："妇人阴痒，是虫食所为。三虫九虫，在肠胃之间，因脏虚虫动作，食于阴，其虫作势，微则痒，重者乃痛。"明确指出本病系"虫食所为"。明《寿世保元》指出："阴户中有细虫，其痒不可当"，且"其虫作热，微则为痒，重则为痛也。"清《类证治裁·阴蚀》描述道："阴中生虫如小蛆。名曰䘌，痛痒如虫行。"清《医宗金鉴·外科心法要诀·妇人阴痒》记载："如阴器外生疙瘩，内生小虫作痒者，……又名䘌疮。"总之，历代医家对本病的病因及证候有着详尽的认识。

【病因病机】

本病多因忽视卫生，阴部不洁，病虫侵入阴户而患；或因肝经湿热，湿热循经下注阴器而成；或肝虚血燥，局部失其濡养，淫痒不止而发。

【辨病】

1. 临床表现　潜伏期 4～7 天，阴道黏膜呈鲜红色，有假膜状斑点，白带增多，黄白色或脓性带绿色，有泡沫和腥臭味，阴道口灼热，外阴瘙痒，常因搔抓外阴出现局部湿疹样变。有的患者可出现下腹部酸痛及月经不调。部分患者可出现尿频、尿痛、间隙性血尿。男性可成为带虫者，或出现尿道刺痛和不适，排尿时加重，或有脓性分泌物，排尿困难，或有倦怠、腰酸肢软等。

2. 诊断要点

(1)阴道黏膜呈鲜红色，其上覆有斑片状假膜，常有白带增多呈泡沫样。外阴皮肤潮红、糜烂、渗出，或肥厚、粗糙等湿疹样变。

(2)自觉瘙痒、灼热或伴有尿频、尿痛、尿血等。

(3)男性患者可引起尿道炎和前列腺炎。

(4)阴道黏液镜检找到阴道滴虫。

3. 鉴别诊断

(1)非特异性阴道炎：常见致病菌有葡萄球菌、链球菌、大肠杆菌和变形杆菌等。病人有下腹坠痛，阴道分泌物增多，呈脓性、浆液性或泡沫状，无凝乳状白带。分泌物涂片革兰染色。可见上述细菌，无霉菌。

(2)阴道嗜血杆菌性阴道炎：顽固性白带增多。白带均质性，稀薄常呈灰白色。个别患者可为灰黄色泡沫状，腥臭。外阴瘙痒，阴道分泌物直接涂片，革兰染色可见大量革兰阴性球菌样小杆菌。

(3)念珠菌性阴道炎：女阴黏膜、皮肤猩红色，表现类似湿疹皮炎，阴道壁附有凝乳样物，易除掉，露出基底鲜红的黏膜面，白带呈豆渣样，严重者皮肤黏膜红斑上还可有水疱、脓疱和溃疡。阴道分泌物中可找到芽孢或假菌丝。

(4)外阴湿疹:外阴皮肤潮红水肿,有丘疹、水疱、丘疱疹,糜烂,渗出,结痂,抓痕,反复发作则见外阴皮肤浸润肥厚、粗糙,苔藓样变,自觉瘙痒,白带量、色无变化,阴道分泌物找不到滴虫。

【辨证】

1. 湿热下注证　女阴部潮红、丘疹,搔破有少许渗出,瘙痒,黄白带下,量多,夹有腥臭气味,兼有心烦少寐,坐立不安,口苦而腻。舌质红,苔黄腻,脉弦滑。

2. 肝虚血燥证　女阴部干燥,剧痒,日久则呈轻微萎缩外观。抓痕明显,结有血痂,兼有头晕耳鸣,失眠盗汗,手足心热。舌质红,苔少,脉细数。

【治疗】

1. 内治法

(1)辨证论治

1)湿热下注证:治宜清热利湿。选用萆薢渗湿汤酌加鹤虱、芜荑、琥珀等。

2)肝虚血燥证:治宜养血祛风。选用当归饮子酌加苦参、土茯苓、地肤子等。

(2)成药、验方

1)妇科白带膏。每次 1 汤匙,日服 2 次。温经白带丸,每次 9g,每日 2 次。妇科千金片,每服 4 片,每日 2 次。

2)山药、黄柏、车前子、川楝各 9g,生甘草 6g。每日 1 剂,水煎内服。

3)白鸡冠花 15g,白扁豆花 30g。水煎内服。

2. 外治法

(1)可选用蛇床子洗剂、溻痒汤、苦参汤、阴匿外洗方 1 号、2 号。水煎,先熏后洗,每天 1～2 次,每次 20～30 分钟。

(2)若有溃破者,可用玉红膏外涂。

【预防与护理】

1. 注意阴部卫生,每晚用温水洗浴,不宜用碱性肥皂、盐水、茶叶水烫洗。内裤宜柔软宽松,以棉织品为佳。

2. 忌食辛辣、鱼腥发物,忌饮酒类,多吃蔬菜水果。

3. 有病应积极治疗,因极易复发,故患者需连续治疗 3 个月以上。

4. 患病期间避免房事,盆、桶等洗器应专用,防止传染他人。

【古籍选粹】

《景岳全书》　妇人阴痒者,必有阴虫。微则痒,甚则痛,或为脓水淋沥,多由湿热所化,名曰䘌。内宜清肝火,以龙胆泻肝汤及加味逍遥散主之。外宜桃仁研膏,和雄黄末,或同鸡肝纳阴中,以制其虫。

《医学准绳六要》　阴中痒,亦是肝家湿热,泻肝汤妙。瘦人燥痒属阴虚,坎离为主,外用蛇床子煎剂洗之。

【现代研究】

1. 发病学研究　病原体为阴道毛滴虫,通过直接或间接方式感染,阴道内的毛滴虫可消耗其处的糖原,从而阻碍阴道内乳酸杆菌的酵解作用,致使正常的阴道酸性环境破坏,增加其他各种致病菌的大量繁殖机会,造成继发性细菌感染。加之妇女月经后和妇女妊娠期,阴道的 pH 值本来就接近中性,又富有血清等营养物质更利于阴道的毛滴虫生长繁殖。毛滴虫侵袭后所造成的危害,临床症状的轻重,随着滴虫株和宿主的机体生理状态而明显不同。约有3%～15%的妇女阴道内有滴虫而无炎症反应，称为健康带虫者。

2. 临床研究 易修珍用中药熏洗及阴道外塞药治疗滴虫性阴道炎、霉菌性阴道炎140例，药用外洗1号（土茯苓、苦参、土蛇床子、花椒、乌梅、苦楝皮、黄柏、雄黄、枯矾、地肤子）、外洗2号（土茯苓、土蛇床子、苦参、乌梅、苦楝皮、百部、地肤子、黄柏、土槿皮、儿茶），以上各药等分，研粗末备用。阴道塞药：土蛇床子用纱布裹成小枣状。用法选用外洗1号或2号粗末40g，开水冲之，乘热熏洗，后用阴道塞药塞入阴道。6天为1疗程。结果：滴虫性阴道炎93例，治愈79例，好转9例，无效2例。潘月琴用中药熏洗加灭滴灵片塞入阴道治疗滴虫性阴道炎60例。方法为用中药蛇床子、苦参各30g，五倍子、白头翁、仙鹤草、黄柏、土茯苓各15g，乌梅1g，冰片3g。脓带加紫花地丁、生薏苡仁各15g，1剂水煎500ml，调pH 4.5。加水至1000ml再煮沸后，先熏后洗，洗后阴道内塞入灭滴灵片1片。15天为1疗程，结果60例中，经2个疗程治疗后，症状消失，查无滴虫，3月无复发者，54例；症状减轻，3月内复发者为好转，5例。

3. 实验研究 沙人珏选用具有抗炎止痛、活血化瘀及抗瘤作用的中草药14种，分别制成针剂、酊剂、煎剂。选用玻皮法后，再培养进行体外抗阴道毛滴虫试验。结果对滴虫有致死作用的有冬虫夏草（醇）1∶2、1∶5，水仙花1∶2，番杏1∶2，观音竹1∶2；有一定杀灭或抑制作用的有冬虫夏草（醇）1∶10、1∶20；无效的有冬虫夏草（水）、三尖杉、红花、贯众、荜澄茄等。

【述评】

滴虫性外阴阴道炎，由于病因、病机、传染途径和方式都已明确，又有多种行之有效的中西医治疗方法，因此，只要早期发现、早期隔离、早期治疗，同时加强卫生宣传教育，如改公共盆浴为淋浴等等，可从根本上控制本病的发生和发展。

【参考文献】

1. 易修珍. 外用中药治疗滴虫性、霉菌性阴道炎140例. 云南中医杂志，1982，3(5)：19
2. 孙贵珍. 中药合剂治疗阴道滴虫病疗效的初步观察. 天津医药，1982，10(7)：436
3. 沙人珏. 十四种中草药体外抗阴道毛滴虫试验. 福建医药杂志，1987，9(3)：29

（杨志波 朱明芳 匡 琳）

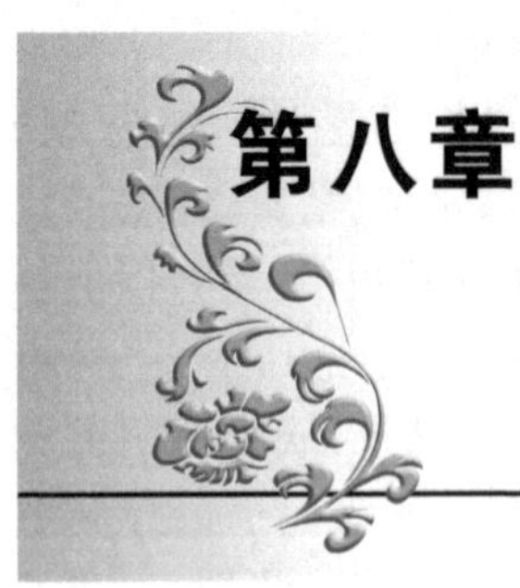

第八章

职业性皮肤病

第一节 沥 青 毒

沥青毒是指由沥青所引起的皮肤炎症性疾病。以皮肤红斑、脱屑、糜烂、渗出为特征。好发于夏秋季节,多见于炼钢、搬运、筑路、建筑等接触沥青的工人,可集体发病。本病古代医籍无记载,近代才有发生。有医家称为沥青疮。西医称为沥青皮炎。

【病因病机】

禀性不耐,腠理不密,复受沥青毒气,再遇日光照射,两热相搏,蕴化成毒而生。

【辨病】

1. 临床表现

(1)皮肤症状:①光毒性皮炎:在日光下,接触沥青后数小时至一二天,于面、颈、前臂等暴露部位出现大片边界清楚的红斑,严重者出现明显红肿、水疱。自觉灼热刺痛和程度不等的瘙痒。若经适当处理,脱离接触后,1周左右消退。长期反复接触,可使皮肤干燥粗糙,色素沉着,并可有轻度的苔藓样变,少数可出现皮肤萎缩和毛细血管扩张。②毛囊性损害:好发于手背、指背及前臂等处,毛囊口角化现象突出,分布稠密均匀,触之粗糙,主要为黑头粉刺和痤疮样损害,少数可继发感染引起毛囊炎。③色素沉着:主要发生于面、颈等暴露部位,初为不规则小片,以后融合,呈弥漫性,为不同程度的棕黑色。一般无自觉症状,在反复接触沥青的老年患者,常同时伴有上皮角化、粗糙及皮肤萎缩,毛细血管扩张等,可呈鲛鱼皮样表现。④赘生物:常见于接触沥青多年后发生,多为疣状损害,约米粒大小,常为多发性,形态与扁平疣或寻常疣相似。部分长到一定程度能自然脱落。主要发生于手背、前臂及面颈部,部分有癌变之可能。

(2)眼、鼻、咽症状:眼部以流泪多见,其次为羞明和胀痛感,还可有视力模糊,灼热感、异物感,结膜炎及翼状胬肉等。鼻、咽部以干燥、灼热感常见,但亦可发生鼻炎、咽炎。

(3)全身症状:一般无明显全身症状。有时可有咳嗽、胸闷、恶心等。在急性皮炎患者中,尚可伴头晕、头痛、乏力,甚至发热等症状。

2. 诊断要点

(1)有沥青接触史,接触后数小时至一二天发病。与职业有关,可集体发病。

(2)多见于面、颈、前臂等暴露部位。

(3)皮损为边界清楚的红斑、红肿、水疱,自觉灼热、瘙痒。可出现黑头粉刺、痤疮样损害、色素沉着、赘生物,日久皮肤粗糙,苔藓样皮,毛细血管扩张或有皮肤萎缩,偶有癌变的可能。

(4)可伴有流泪、羞明和胀痛感,视力模糊,灼热、异物感,结膜炎,鼻咽部干燥、灼热、疼痛等眼、鼻、咽局部症状。

(5)一般无全身症状，有时可有头晕、头痛、咳嗽多痰、胸闷、恶心、神疲乏力等症状。

3. 鉴别诊断

(1)日光性皮炎：有强烈日光曝晒史，局部皮肤红肿或有水疱。或呈黑色素沉着的晒斑，与季节有明显关系，与职业无关，无沥青接触史。

(2)寻常痤疮：以青年男女多见，无沥青接触史，好发于面部、上胸、背部皮脂腺发达部位，最典型皮损为位于毛囊口的黑头粉刺，可产生丘疹、脓疱、结节、脓肿、瘢痕，病程慢性。

【辨证】

1. 毒蕴血热证　皮肤干燥、红斑，少许脱皮，自觉灼热疼痛或微痒。舌红，苔黄，脉数。

2. 热毒夹湿证　皮肤焮红，略有肿胀，丘疱疹或水疱，破则糜烂。自觉剧痒或微疼。舌红，苔黄腻，脉滑数。

【治疗】

1. 内治法

(1)辨证论治

1)毒蕴血热证：治宜凉血解毒，佐以退斑。选用犀角地黄汤酌加绿豆衣、紫草、板蓝根、焦山栀、生石膏等。

2)热毒夹湿证：治宜解毒利湿。选用龙胆泻肝汤酌加炒黄连、茯苓、银花、绿豆衣、竹叶等。

(2)成药、验方：鲜生地 15g，牡丹皮 10g，紫草 10g，金银花 10g，紫花地丁 10g，黄芩 10g，生山栀 10g，板蓝根 15g，制大黄 5g，生甘草 5g。每日 1 剂，水煎内服。

2. 外治法

(1)皮损以肿胀、焮红、丘疱疹为主者，选用马齿苋水洗剂湿敷或 10%黄柏溶液湿敷。

(2)疱破糜烂者则选用青白散、祛湿散，植物油调成糊状，外涂，每日 2～3 次。

【预防与护理】

1. 改善工作环境，加强车间通风排气。

2. 注意防护，在工作前皮肤暴露部位涂以防护油膏，操作时尽可能戴防护用品如口罩、毛巾、防护面罩等。下班后，淋浴 1 次，更换清洁衣服。

3. 避免日光曝晒，忌食酒类、辛辣刺激性食物。

4. 皮损部不要用热水烫洗，避免搔抓、摩擦，不用刺激性的外用药。

【现代研究】

1. 发病学研究　根据临床资料分析：沥青皮炎在性别上男性多于女性，新工人多于老工人，原因主要是新上岗的劳动作业者的劳动保护意识不强所造成的。沥青对人体的作用主要有两个方面：一是感光作用，沥青中所含吖啶、蒽等是感光物质，当此种物质接触皮肤后，如果操作者同时暴露于日光下，几个小时后就可以发病。若反复接触，经日光刺激后也会使症状加剧。本病的发生与日光照射有明显的关系。二是刺激作用，沥青在常温和加温过程中，放出的挥发性气体可刺激皮肤及黏膜，沥青粉尘可填塞毛囊孔，并使皮肤干燥、粗糙、增厚，甚至产生赘生物。沥青对皮肤的刺激作用，高沸点的成分较低沸点的为大。赵西龙对某碳素厂成型车间煤焦沥青烟直接接触者进行调查，共调查 24 人，年龄 20～49 岁，平均工龄 6 年，沥青烟接触年限≥2 年。另外，对厂内对照组 20 名，年龄 20～50 岁，平均工龄 7 年和厂外对照组 26 名，年龄 24～45 岁，平均工龄 6 年进行调查，实验室检查结果：直接接触及厂内对照组皮肤损害和呼吸系统症状、神衰综合征及女职工妇科疾病检出均显著高于厂外对照组，主要表现为暴露部位皮肤红斑、瘙痒，胸闷、咳嗽、头晕、失眠等，女职工多月经不调及痛经。外周血T淋巴细胞检查：沥青烟直接接触组T淋巴细胞明显降低，厂内对照组的健康指标也呈现直接接触者相似变化，可能由于间接接触所致。

2. 临床研究 张元芳对62例21～40岁沥青皮炎患者采取外用止痒消炎药，口服息斯敏10mg，每日1次，或口服扑尔敏4mg，每日3次，外用皮炎平霜或皮康霜等霜剂。若伴有感染现象，同时使用抗生素抗炎，其他情况采取对症治疗，经3～7天均获痊愈。

【述评】

沥青毒发病系接触沥青所致，与职业有关。古籍无本病的记载，治疗容易，对急性皮炎经停止接触，并作适当处理，数天内即可痊愈，少数易感者经再次接触，往往再发。所以，对反复接触者，应加强防护措施，严密观察，以便及时发现问题，及时处理。对反复发作并且病情较重者，最好调换工作。

【参考文献】

1. 赵西龙，等.煤焦沥青烟对职业接触人群健康及外周血细胞的影响.宁夏医学杂志，1991，13(16)：335

2. 张元芳.沥青皮炎62例临床分析.镇江医学院学报，1998，8(1)：27

第二节 水 渍 疮

水渍疮是指农业劳动者在从事稻田耕作过程中所发生的一种常见的农业性皮肤病。以指趾丫的肿胀、糜烂、渗出，易继发感染为特征。多见于5～8月春夏农忙季节。发病率因生产环境和劳动条件的不同而变化，但参加稻田耕作者均有可能发病。本病西医称为稻田皮炎。

中医学对本病早有认识，如隋《诸病源候论》早指明了本病的多发地区为长江两岸。明《外科启玄》记载："水渍手丫烂疮，辛苦之人，久弄水浆，不得停息，致令手丫湿烂。""水渍脚丫烂疮，久雨水湿，劳苦之人跣行，致令足丫湿烂成疮，疼痛难行。"清《串雅外编·禁药门》专列了"辟水毒"一章。文中记述的蛇莓对本病有一定的防治作用，已为现代中药研究者证实。

【病因病机】

久浸水浆，湿邪外侵，郁于肌肤，复加摩擦而成。春季初暖，稻田中冷水初温，寒中有温，水中烂草老根、农药化肥、污物泥浆，或夏季水温回阳，湿热蒸腾，农民在水中作业频繁，其湿热毒邪侵蕴肌肤而发病。

【辨病】

1. 临床表现

(1)浸渍糜烂型皮炎：一般在水田连续劳动2～5日后发病。指(趾)间皮肤浸渍发白，起皱，自觉发痒。继之引起皮肤表层剥离，露出鲜红的糜烂面，少量渗出，自觉灼热、疼痛。在掌跖部可有皮肤表层蜂窝状剥离。病情轻者，仅见皮肤浸渍，或局限于第3、4指(趾)间；重者则累及腕、踝部，伴有甲沟炎。若停止下田，经适当处理，可于1周左右痊愈。如继发感染，可引起局部红肿化脓，并发淋巴结炎、淋巴管炎，出现发热、畏寒等全身症状。

(2)尾蚴皮炎：一般在下水田10～30分钟后发病。皮损见于小腿、踝部。前臂等与水接触的部位。先有痒感，继之出现粟粒大小的红斑，数小时后发展成绿豆至黄豆大小，红色丘疹或丘疱疹。周围绕以红晕，顶端有虫咬痕迹。皮损散在或密集分布，接近水面的部位尤多，陷入泥土的部位不发病。自觉瘙痒。搔抓后可继发感染。皮损3～4日达高峰，停止下田后1周左右消退，留下色素沉着斑。若反复发作，则同时可见红斑、丘疹、丘疱疹、抓痕及色素沉着。

2. 诊断要点

(1)浸渍糜烂型皮炎

1)一般在连续下田后2～5日发生。

2)多见于指(趾)间及其两侧、掌跖。

3)皮损为浸渍，表皮剥离，呈红色糜烂面，有少许渗出。掌跖蜂窝状剥离。或伴甲沟炎等。

4)自觉局部灼热疼痛。

5)停止下田，约1周左右痊愈。

(2)尾蚴皮炎

1)一般在下田劳动10～30分钟后发生。

2)多见于与水接触部位，如小腿、踝部、前臂，陷于泥中部位通常不发病。

3)先有痒感，迅速出现红斑，数小时后变为红色丘疹、丘疱疹，绿豆至黄豆大小，有红晕，分布疏散或密集。

4)自觉局部瘙痒或疼痛。

5)停止下田1周左右消退，反复接触病程可长达1月以上。

3. 鉴别诊断

(1)手足癣：无浸渍水田病史，好发于手足，可兼有甲癣，皮损为浅在性小水疱，鳞屑，反复发作可并发皲裂。以瘙痒为主，夏重冬轻，病程较长，真菌检查阳性。

(2)菜农皮炎：患者为蔬菜种植者，由于赤脚浇灌蔬菜，粪水污染所致。好发于足部、皮损除有浸渍糜烂外，尚可见丘疱疹或脓疱。

(3)汗疱疹：好发于手指、掌跖，皮损为多数群集或散在的表皮深处小疱，正常肤色，破后流出黏性液体，数日后水疱吸收、干涸，自觉灼热及瘙痒，夏重冬愈，常有手足多汗史。

【治疗】

1. 内治法　一般不需内治。若手足感染而局部出现红肿疼痛或继发红丝疔，臖核，流火者，治宜清热解毒利湿，方用五味消毒饮加减，或参照红丝疔、流火治疗。

2. 外治法

(1)浸渍时，以雄黄、大枫子、梅片、熟石灰粉，研细末干扑；或枯矾粉干扑。

(2)糜烂时，用青黛膏、清凉油乳剂外涂。

(3)红肿者，用金黄膏、玉露膏外敷。

【预防与护理】

1. 改进耕作技术，逐步实行农业机械化或半机械化，农田干湿轮作。

2. 加强个人防护。常用方法如下：

(1)用12.5%明矾水或3%食盐水。于每次歇工后浸泡手足。让其自行干燥。或用温水洗净皮肤后，扑枯矾粉。

(2)新鲜墨旱莲搓烂擦手足，至皮肤稍发黑色，干后再下田劳动。每天上工前1次。

(3)茶叶水适量，与明矾同时放入开水中，待温后使用。下田前后，浸泡手足，自行干燥。

(4)穿水田袜。

(5)石榴皮、五倍子、地榆各60g，明矾250g。下田前用煎液搽手足。

【古籍选粹】

《外科启玄》　水渍脚丫烂疮，久雨水湿，劳苦之人跋行，致令足丫湿烂成疮，疼痛难成。惟用密陀僧煅赤，置地下去以火性，碾细末，先以矾水洗足，拭干，即以此末上之，次日即能行走。

《疡医大全》 水渍疮，此乃酷以晒暴，先痛后破而成疮。此辛勤劳作佣工务农之人多有之，宜制柏散加青黛治之。

【现代研究】

1. 发病学研究　浸渍糜烂型皮炎的发病与下列因素有关：①长期浸水是发病的主要原因，皮肤长期浸水后，角质层松软，屏障作用降低，导致水分进入表皮，引起局部表皮肿胀、浸渍；②机械性摩擦为本病发生的决定性因素，浸渍的表皮不能耐受劳动过程中的机械性摩擦，引起角质层或表皮的部分剥脱，局部发生糜烂；③田水温度高会使皮肤浅层毛细血管扩张，加重皮损处的水肿和渗出；④空气湿度大，皮肤不容易干燥，也可促发或加重本病。

血吸虫尾蚴皮炎又称“鸭怪”，是由鸭、牛、羊等家禽、家畜类血吸虫尾蚴钻入皮肤内所引起的一种过敏反应。本病发病地区广泛，东北、西南、华东、华南均可发病。引起本病的血吸虫有两种：①北方为无眼点的鸟毕血吸虫，以牛、羊为终末宿主；②南方为有眼点的鸟毕血吸虫，以鸭等禽类为终末宿主，两种的中间宿主均为椎实螺。血吸虫尾蚴皮炎主要是在水田劳动时引起，但也可在池塘、河畔捕鱼或游泳时引起，每年 6～8 月为本病高发季节，在疫水中劳动时发病率 100%，人在水中含有这种尾蚴的稻田里劳动 5～30 分钟即可发病(慢者 12 小时)。

陈裕旭在典型水稻种植地区调查了常年水稻作业者 6131 名，检出肌劳损、稻田皮炎、中暑、工伤、农药中毒等 5 种与稻农职业有关的疾病，其中稻田皮炎的发病率为 14%。

2. 临床研究　曾冲采用自制皮炎散治疗稻田皮炎 76 例，患部先以淡盐水清洗、拭干。若渗液少者，取皮炎散(将大黄、黄柏、紫草、苦参、白鲜皮各 50g，雄黄、密陀僧、枯矾、五倍子各 30g，青黛 20g，轻粉 10g，冰片 5g，分别研极细末，各药混合、和匀，过 120 目筛，储瓶密封、消毒备用)少许加蓖麻油适量调成糊状，每天 3～5 次涂抹于患处，必要时包扎固定，3 天为 1 疗程，直至痒止疹消，连续用药 2～3 疗程。治疗结果：治愈 64 例，占 84.2%；好转 8 例，占 10.5%；无效 4 例，占 5.3%；总有效率达 94.7%。杨仕卫用土荆芥防治稻田皮炎 43 例，涂药 5 分钟大多不再刺痒，2～3 天结痂，无 1 例发生感染，近期(5 天左右)治愈率达 100%，治疗效果无年龄及性别差异。何运仲用加味黄连解毒汤外洗治疗浸渍糜烂型皮炎并发感染 23 例，治疗方法为加味黄连解毒汤：黄连 30g，黄芩 30g，黄柏 30g，栀子 20g，大黄 30g，苦参 30g，鱼腥草 50g，生地黄 30g，黄芪 30g，冰片 5g(后下)，以上除冰片外，加水 2500～3000ml，煮沸 30min 后，取滤液趁热投入冰片，待药液温热时浸洗患足，每次 30 分钟，每日 3 次，药液用后可倒入药渣加热后再用，可连用 2 日，7 天为 1 个疗程。治疗效果：23 例均获痊愈(炎症、糜烂、疼痛、瘙痒消失，淋巴结肿大和低热消退，白细胞计数恢复正常，5 个月内未见复发)，治愈时间最短 4 天，最长 10 天，平均 8 天。

【述评】

水渍疮是从事稻田耕作的农民的常见病、多发病。新中国成立后全国各地已大力开展了对本病的防治研究工作，并已取得了初步的成效。但由于其发病率高，波及地区较广，对稻农的身体健康影响较大，故对本病的防治仍需进一步努力。对本病的治疗，一般不需内治，外治以清热利湿、收敛止痒为原则，根据局部皮损，选用洗剂湿敷、外洗，粉剂干扑，膏剂外涂等，多有佳效。关于本病的预防，主要从改进耕作技术，加强个人防护两方面着手。随着对本病有计划的全面、系统、深入的研究，对本病的防治必将取得突破性进展。

【参考文献】

1. 田利新. 稻田皮炎. 中国实用乡村医生杂志，2007，(12)：114

2. 陈裕旭. 稻田职业性危害的现状调查. 职业医学,1993,20(5):318
3. 曾冲. 自制皮炎散治疗稻田皮炎 76 例. 实用乡村医生杂志,1999,6(4):41
4. 杨仕卫. 土荆芥防治稻田皮炎 43 例疗效显著. 中国社区医师,2003,19(8):30
5. 何运仲. 加味黄连解毒汤外洗治疗稻田皮炎 23 例. 广西中医药,2001,24(4):40

第三节　粉　花　疮

粉花疮是指由于接触油彩或化妆品所引起的一种炎症性皮肤病。以初起皮肤瘙痒,继而出现密集性大小不等的红色丘疹,并融合成片,反复发作,日久留下色素沉着斑为特征。多见于使用油彩化妆品的文艺工作者。女性稍多,随着生活水平提高,发病率渐上升。西医称油彩皮炎。

中医学对本病早有认识。如《疡医大全·粉花疮门》记载:"粉花疮多生于室女,火浮于上,面生粟累或痛或痒,旋灭旋起;亦有妇女好搽铅粉。铅毒所致。"较为详尽地描述了本病的症状及病因。

【病因病机】

本病多由禀性不耐或腠理不密,外触彩毒而发。在戏剧油彩中以大红、朱红、肉色,棕色和黄色最易诱发本病。因为油彩除含有油质、填料、香精外,尚有铅、砷、汞等有毒物质,或因一些化妆品,质量低下,亦可沾滞皮毛。毛孔闭塞,或风吹日晒,或灯光久照,或卸妆粗糙,使彩毒之邪蕴结于肤,亦可诱发。总之本病为外触油彩之毒,内由禀性不耐而成。

【辨病】

1. 临床表现

(1)皮炎型:最多见,一般在油彩上妆 1 小时左右,于涂油彩处出现瘙痒感,卸妆后在局部出现水肿性红斑、丘疹,边界欠清,重者眼周红肿尤为明显,自觉剧烈瘙痒。停止化妆后约 1 周左右皮损可消退,再接触油彩、化妆品仍可再发,反复多次复发后,局部皮肤干燥、脱屑,甚至出现色素沉着。

(2)痤疮型:与一般寻常痤疮相似,以毛囊性丘疹为主,主要见于前额,两颊及下颌部。于连续多次化妆演出后,突然发生多数散在绿豆至黄豆大小红色炎性丘疹,可伴有黑头粉刺或毛囊炎。多发生在青年演员。使用石油产品作油基的油彩者,毛囊炎更为多见。原患痤疮者,损害可明显增多。

(3)色素沉着型:多见于皮炎反复发作之后,但亦有并无明显皮炎而发生者,艺龄较长的中老年演员居多,近年来发病有增多趋势。主要见于眼周、鼻侧、额、颊及耳前部位,皮损为大小不等的青褐、黑褐或灰褐色色素斑,边缘欠清,分布常对称,少数发生在颞部。耳前的色素沉着斑上可间有网状色素减退或正常皮色斑纹,并伴有毛细血管扩张,色素斑一经出现则难以完全消退。

(4)瘙痒型:较多见,多于上妆或卸妆后,于油彩接触部位(以面部为主)出现刺痒或蚁行感,重者可伴有灼热或灼痛。除瘙痒外,局部无明显皮损,瘙痒感一般于卸妆数小时后明显减轻或消失。

2. 诊断要点

(1)多见于使用油彩化妆品的文艺工作者。

(2)主要发生在接触部位,以面部尤其眼周最常见。

(3)根据皮损,可分为4型。

1)皮炎型:以水肿性红斑、丘疹为主,边界欠清,以眼周、前额及两颧颊部为突出。

2)痤疮型:与寻常痤疮相似,以毛囊性丘疹为主,主要见于前额,两颊及下颌部。原有痤疮者,化妆后往往使病情加重。

3)色素沉着型　大多于皮炎反复发作后出现,为大小不等的黑褐或灰褐色色素斑,位于眼周、颞、颊及耳前,分布多对称。

4)瘙痒型:多于上妆后不久发生,卸妆后几小时内能自行消失,无明显皮损可见。

(4)自觉不同程度的瘙痒或灼热感(色素沉着型多无自觉症状)。

(5)病程依皮损类型及上卸妆情况而定。皮炎型若停止上妆后约1周左右可消退,极少数反复接触者,越发越重。痤疮型及色素沉着型则消退较慢。

3. 鉴别诊断

(1)寻常痤疮:无油彩化妆品接触史,多为青春期男女,好发于颜面,上胸及背部,有黑头粉刺,对称分布。

(2)黄褐斑:以鼻为中心,对称发生于颜面,尤以两颊、额部、鼻、唇及颏等处多见,皮损为黄褐色至暗褐色斑片,边界欠清,慢性经过,无自觉症状。发生与内分泌紊乱,对紫外线过敏等因素有关。

(3)颜面湿疹:常为额部、眉部、耳前等部位的淡色或微红的局限性、大小不等的斑片,上覆以鳞屑,对称或不对称,有或多或少的痒感,病程较长,经年累月不愈。

【辨证】

1. 彩毒湿热证　眼周、前额及两颧颊部水肿性红斑、丘疹,边界欠清,自觉剧痒。舌红,苔薄黄,脉数。

2. 彩毒肺热证　前额、两颊及下颌部毛囊性丘疹,或有黑头粉刺。舌红,苔黄腻,脉滑数。

3. 彩毒阴虚证　病程较长,眼周、鼻侧、额、颊及耳前出现大小不等的褐色色素斑,边缘欠清,无自觉症状。舌红,少苔,脉细数。

4. 彩毒风热证　面部瘙痒,无明显皮损。舌红,苔薄黄,脉浮数。

【治疗】

1. 内治法

(1)辨证论治

1)彩毒湿热证:治宜清热解毒利湿。选用清热除湿汤加减。

2)彩毒肺热证:治宜宣肺清热解毒。选用黄芩清肺饮加减。

3)彩毒阴虚证:治宜滋阴降火解毒。选用六味地黄汤加减。

4)彩毒风热证:治宜疏风清热解毒。选用消风散加减。

(2)成药、验方

1)清解片,每次5片,每日3～5次;防风通圣丸,每次4.5g。每日2次。

2)桑叶9g,黄菊9g,金银花9g,连翘15g,蒲公英9g,白鲜皮9g,苍耳草6g,车前草9g,制大黄6g,生甘草6g。每日1剂,水煎内服。

2. 外治法

(1)三黄洗剂外搽,每日3～4次。

(2)颠倒散洗剂外搽,每日3次。

(3)黄柏霜外搽,每日3次。

【预防与护理】

1. 改进和提高油彩和化妆品质量，最好上妆前做皮肤斑贴试验，以杜绝本病发生。

2. 上、下妆操作动作宜轻柔，特别是卸妆时不宜用热水、毛巾过度洗擦。

3. 若皮损已经发生，局部禁用刺激性强的外用药。

【古籍选粹】

《外科启玄》　妇女面生窠瘘作痒，名曰粉花疮。乃肺受风热或绞面感风，致生粉刺，盖受湿热也。

《疡医大全·粉花疮》　粉花疮多生于室女。火浮于上，面生粟累或痛或痒。旋灭旋起，亦有妇女好搽铅粉，铅毒所致。

【现代研究】

1. 发病学研究　演员尤其是京剧演员，由于面部肌肤长期接触各种油彩，致使很多人发生了皮肤刺激、过敏或色素沉着改变，王莉等在对北京京剧院127例京剧演员的调查中，对油彩无反应的占32.3%，轻反应的占40.2%，重反应的占28%，其中近1/3人为重度不良反应。出现不良反应的原因与油彩中某些化学成分有关，尤其是铅、汞、砷，有的演员有明显的铅、汞过敏，可是由于职业的关系必须使用，造成不可避免的不良反应。从事京剧演员行业多年后，皮肤往往变得粗糙，易发生多种皮肤病。调查表明，约73%的演员面部或轻或重地患有一种或几种皮肤病，如脂溢性皮炎、各种色素斑及粉刺、痤疮等，这可能与他们长期接触油彩受到刺激有关，尤其是各种色素斑的发生率达26%。

2. 临床研究　仇大涵提出对本病的防治措施是提高戏剧化妆用品的质量，使用上卸妆防护剂，合理上卸装操作。采用防治结合，以防为主的方法，在治疗上按一般接触性皮炎、黑变病及痤疮的治疗原则处理。皮炎型以0.03%地塞米松冷霜外擦；色素沉着型以20%过氧化氢冷霜外擦；痤疮型短期服用六神丸。除严重皮炎型者给予停演、治疗外，绝大多数配合防护剂使用能继续上演，近期防治效果有效率达89.6%。从类型来看，皮炎型有效率达96.5%，色素沉着型有效率达66.2%，痤疮型有效率达91.2%。

3. 实验研究　赵辨对153例患者应用标准筛选抗原斑贴试验，结果变态反应性阳性110例，刺激性反应4例，阳性率为74.5%。引起化妆品皮炎的主要抗原为芳香混合物、对苯二胺、硫酸镍、松香、氯化钴、秘鲁香油、甲醛及羊毛醇。

【述评】

多年来，对油彩皮炎的防治研究，从临床和实验研究两方面都做了不少工作，取得了较大的成绩。但随着人们生活水平的提高，化妆品的普遍运用使本病的病因有所改变，发病率升高，从而给医务工作者提出了新的课题。因此，提高化妆品质量，积极防治化妆品皮炎是当前迫切要解决的问题，应予重视。

【参考文献】

1. 王莉，赵俊英，徐薇，等. 面部皮肤油彩性皮炎调查. 实用医学杂志，1999，15(5)：420

2. 仇大涵，等. 演员化妆所致职业性皮炎481例报告. 中华皮肤科杂志，1965，11(6)：376

3. 赵辨. 标准筛选系列抗原在化妆品皮炎诊断中的应用. 临床皮肤科杂志，1994，23(6)：299

（杨素清）

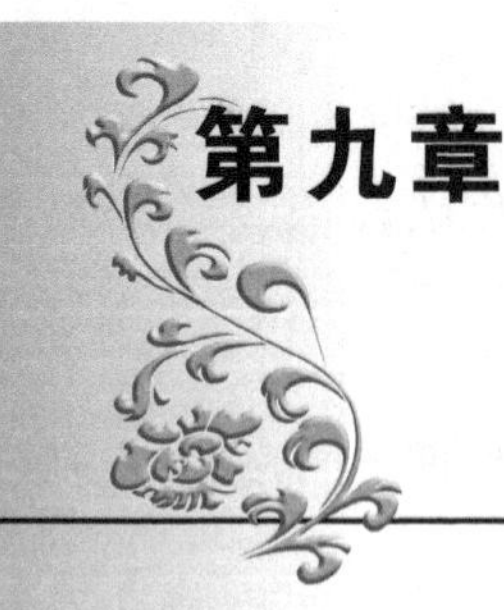

第九章

红斑鳞屑性皮肤病

第一节　玫瑰糠疹(风癣)

玫瑰糠疹是一种以斑疹脱屑如糠秕状，四周呈玫瑰色为主的炎症性皮肤病。类似中医文献中的“风热疮”、“风癣”。其特征为大小不等的圆形或椭圆形的玫瑰色斑片，上覆不易脱落的糠秕状鳞屑，其长轴与皮纹走向一致，好发于躯干和四肢近端。

中医文献明《外科启玄》中称“风热疮”，认为由“肺受风热”所致。明《外科正宗·顽癣第八十四》中说：“风癣如云朵，皮肤娇嫩，抓之则起白屑。”清《医宗金鉴·外科心法要诀》则称之为“血疳”，并说：“此证由风热闭塞腠理而成，形如紫疥，痛痒时作，血燥多热。”用消风散治之。清《洞天奥旨》中有外治方法。

本病在男女老少中皆可累及，但好发于中青年，在儿童和老年人中较为少见，偶有婴儿患者的报道。以春秋两季最为多见，占皮肤科门诊1%～2%左右。

【病因病机】

外感风热之邪，闭塞腠理；内因热伤阴液，血热化燥，外泛肌肤所致。

【辨病】

1. 临床表现　初起皮疹多在躯干、股部或上臂等处，也可泛发全身，但一般不累及头面部。先出现一个圆形或椭圆形的淡红色斑片，指甲大小，边界清楚，上附有细微鳞屑，称为原发斑或母斑。1周后斑疹逐渐增大，达5分钱币大小，或更大，斑疹中心产生浅棕色糠秕样鳞屑。母斑出现1～2周后，在躯干及四肢等部迅速分批出现形态相仿，范围较小的红斑，称为子斑。子斑虽亦逐渐增大，但范围不超过母斑。呈圆形或椭圆形，长轴与皮纹一致，在胸部者可沿肋骨线分布，表面附有糠秕样鳞屑，中心略带黄色，用手抓之，有细微鳞屑，边缘稍高起。斑疹颜色不一，鲜红至褐色、褐黄或灰褐色不等。母斑因出现较早，颜色较为黯淡。少数有丘疹、风团、水疱、瘀斑等。

自觉有不同程度的瘙痒。部分患者发疹前和发疹初起可伴有全身不适，轻度发热，头痛，关节痛，咽喉干痛，或有淋巴结肿大，苔薄，舌质红，脉滑数。病程一般为4～6周，也可迁延2～3个月，甚至更长时间才能痊愈。愈后不遗留任何痕迹，通常不再复发。极少数也可第2次发病。

2. 诊断要点

(1)多见于春秋两季，好发于中青年。

(2)好发于胸背(尤其胸部两侧)、腹部、四肢近端，颜面及小腿一般不发生。

(3)皮损大多先在躯干或四肢局部出现一个圆形或椭圆形的淡红色斑片，称为原发斑或母斑。母斑出现1～2周后，在躯干及四肢等部位迅速分批出现形态相仿、范围较小的红斑。

其长轴与皮纹走行一致，中心有细微皱纹，境界清楚，边缘不整，略似锯齿状，表面附有糠秕样鳞屑，多数孤立存在。自觉痒甚，一般无全身症状。

(4)皮损成批出现，颜色常不一致，色鲜红至褐色、褐黄色或灰褐色不等。

(5)预后良好，如不治疗，一般约4～6周可自然消退，但也可迁延2～3个月，甚至更长时间才能痊愈。消退时一般先自中央部开始，由黄红色渐变为黄褐色、淡褐色而消失，边缘消退较迟。

3. 鉴别诊断

(1)圆癣(体癣)：一般皮疹数目不多，虽呈环状，但中心有自愈倾向，四周常有红晕、丘疹、小水疱等。

(2)白疕(银屑病)：发病部位不定，但以四肢伸侧、肘膝关节及头部多见，皮损为大小不等的红色斑片，其上堆集较厚的银白色鳞屑，搔抓后渐露出一层淡红发亮的半透明薄膜，再刮除薄膜有露水珠样点状出血。

(3)脂溢性皮炎：躯干部可有散在性红斑，然无母斑，皮损发展缓慢，但有油脂状鳞屑，头面部更为明显，皮损不按肋骨或皮纹排列，若不治疗皮损将持续存在而不自行消退。

(4)紫白癜风(花斑癣)：多发于胸背、颈项。肩胛等部。皮损为黄豆到蚕豆大小的斑片，微微发亮，先淡红或赤紫，将愈时呈灰白色斑片。冬轻夏重，或入冬自愈，至夏又发。

【辨证】

1. 风热蕴肤证　发病急骤，皮损呈圆形或椭圆形淡红色斑片，中心有细微皱纹，表面有少量糠秕样鳞屑，伴有心烦口渴，大便干，尿微黄。舌质红，苔白或薄黄，脉浮数。

2. 风热血燥证　斑片鲜红或紫红，鳞屑较多，瘙痒较剧，伴有抓痕血痂。舌红，苔少，脉弦数。

【治疗】

1. 内治法

(1)辨证论治

1)风热蕴肤证：治宜散风清热，凉血止痒。方以银翘散加减。金银花、连翘、牛蒡子、荆芥、桑叶、薄荷、黄芩、蝉蜕、生甘草。

2)风热血燥证：治宜散风清热，凉血润燥。方以消风散加减。荆芥、防风、蝉蜕、牛蒡子、苦参、生地、赤芍、板蓝根、紫草、知母、生石膏(打碎)。

加减法：瘙痒甚者，加白鲜皮、地肤子；心烦口渴者，加川连、花粉；病程长者，加丹参、红藤、虎杖。

(2)成药、验方

1)成药：龙胆泻肝丸，每次4.5g(吞服)，每日2次；或维C银翘片，每次3片，每日3次。

2)验方：紫草15g，板蓝根30g。煎汤内服，10天为1疗程。

(3)西药治疗：以减轻症状为目的，缩短病程。抗组胺药物、维生素C、维生素B_{12}、葡萄糖酸钙及硫代硫酸钠等均可应用，一般不用皮质类固醇激素。

2. 针灸治疗　取穴合谷、曲池、大椎、肩髃、肩井、血海、足三里，宜泻法，留针10～15分钟。

3. 外治法

(1)三黄洗剂或炉甘石洗剂外擦，每日3次。

(2)黄柏霜或5%硫黄膏外涂。

(3)苦参片30g,蛇床子30g,川椒目12g,明矾12g。煎汤外洗患处。

(4)紫外线照射可减轻症状,尤其是在子斑泛发期。可用红斑量或亚红斑量分区交替照射。

【预防与护理】

1. 注意皮肤卫生,避免潮湿。

2. 发疹期应忌辛辣刺激性食物,不可用肥皂热水烫洗,避免外用刺激性药物,以免加重病情,延长病期。

【古籍选粹】

《外科启玄·风热疮》　此疮初则疙瘩痒之难忍,扒之而成疮。似疥非疥,乃肺受风热,故皮毛间有此症也。宜防风通圣散数剂治之,三五日即愈,不似疥难痊。若不早治,亦恐遍身成癞也。

《外科正宗·顽癣》　风癣如云朵,皮肤娇嫩,抓之则起白屑。……此等总皆血燥风毒客于脾、肺二经。初起用消风散加浮萍一两,葱、豉作引,取汗发散。久者服首乌丸、蜡矾丸,外擦土大黄膏,或槿皮散洗而用之,俱可渐效。

《医宗金鉴·外科心法要诀·血疳》　血疳形如紫疥疮,痛痒时作血多伤,证因风热闭腠理,消风散服功最强。

《外科大成·血疳》　血疳形如紫疥,痒痛多血,由风热闭塞腠理也。宜清肌渗湿汤。

【现代研究】

1. 发病学研究　本病的发病原因至今仍不清楚。目前多数学者认为与感染有关,尤其是病毒性感染,也有部分学者认为与患者的细胞免疫和(或)体液免疫失衡有关。Drago等最早于1997年应用PCR技术证实PR与人类疱疹病毒7(HHV27)及人类疱疹病毒6(HHV26)感染有关系。1994年宋馥香等用病毒学及免疫学方法研究了玫瑰糠疹与柯萨奇B组病毒感染的关系,认为玫瑰糠疹的发病与柯萨奇B组病毒感染有直接关系。Alba等对PR患者进行了组织学和免疫学研究,发现皮损部位表皮内存在细胞免疫反应。有学者推测PR可能与某种自身免疫性疾病拥有相同的HLA2DR抗原系,在急性病毒感染或病毒复活时引发。

2. 临床研究

(1)辨证施治:①血热风盛型:治宜清热凉血,祛风止痒。方药组成:生石膏15g,生地15g,牡丹皮15g,赤芍10g,紫草15g,荆芥12g,防风12g,蝉蜕6g,生甘草6g。水煎2次,取汁200ml,分2次饮,连服10剂为1个疗程。服药期间忌烟酒、辛辣食物。②风热血燥型:治宜疏风清热,凉血润燥。生地15g,当归12g,白茅根20g,白芍15g,玄参15g,蝉蜕6g,麦冬10g,生甘草6g。水煎2次,取汁200ml,分2次饮,连服10剂为1个疗程。服药期间忌烟酒、辛辣食物。

(2)单方验方

1)复方青黛胶囊:复方青黛胶囊由中药青黛、白芷、紫草、丹参等14味中药组成,具有清热解毒、化瘀消斑、祛风止痒之功能。蔡桂英、王兰英用复方青黛胶囊治疗玫瑰糠疹。每次4粒,每日3次,1周为1个疗程。可连续服用几个疗程,共治疗95例,其中痊愈46例(48.42%),其中第一疗程治愈3例(6.52%),第二疗程治愈15例(32.61%),第三疗程治愈28例(60.78%)。显效24例(25.26%),有效18例(18.95%),无效7例(7.37%),有效率为73.68%。

2）土槐颗粒：土槐颗粒的组成为：土茯苓30g，双花10g，连翘15g，黄芩10g，大青叶、板蓝根、槐花各30g，牡丹皮10g，生地30g，玄参、当归、红花、麦冬、甘草各10g，具有清热解毒，凉血和血之功。周立东，郑义宏用土槐颗粒治疗玫瑰糠疹，土槐颗粒3g，每日2次，口服，连用2周为1个疗程，共治疗136例，其中痊愈72例，显效36例，有效20例，无效8例，总有效率79.4%。

【述评】

本病是一种具有自愈倾向的炎症性皮肤病，凉血清热祛风的中药有良好效果，一般不必加用西药，初用祛风清热之剂，继用凉血清热之法，后用养血润燥之方，即可明显收效。

【参考文献】

1. Drago F, Ranieri E, Malaguti F, et al. Human herpesvirus 7 in pityriasisrosea. Lancet, 1997, 349: 1367-1368

2. 宋馥香，许丽艳，段正方，等. 玫瑰糠疹与柯萨奇B组病毒感染关系的研究. 中华皮肤科杂志，1994，27:144-145

3. Aiba S, Tagami H. Immuno histologic studies in pityriasis rosea. Evidence forcellular immune reaction in the lesional epidermis. Arch Dermatol, 1985, 121: 761-765

4. 高歌. 中医辨证治疗玫瑰糠疹疗效观察. 医药论坛杂志，2007，28(23):83-84

5. 蔡桂英，王兰英. 复方青黛胶囊治疗玫瑰糠疹95例疗效观察. 实用医技杂志，2004，11(2):250

6. 周立东，郑义宏. 土槐颗粒治疗玫瑰糠疹136例. 辽宁中医杂志，2005，32(6):570

（杨素清）

第二节　吹花癣（单纯糠疹）

单纯糠疹是一种发生在儿童或女青年颜面的常见的鳞屑性非特异性皮肤病。又称“白色糠疹”。因部分患者有肠寄生虫，故又谓之“虫斑”。其特征为大小不等的圆形或椭圆形淡白色或灰白色斑片，境界不太清楚，上覆少许糠秕状鳞屑。

中医文献早有类似的记载，如清《外科证治全书》记述：“吹花癣，生面上如钱，搔痒抓之如白屑，发于春月，故俗名桃花癣，妇女多有之。”

本病好发于学龄期儿童及青年女性，可发生于任何季节，但冬、春季节居多。

【病因病机】

1. 风热郁肺，随气上升，上蕴肌肤所致。

2. 饮食不洁，虫积内生，脾失健运，湿热内蕴，泛于肌肤而成。

【辨病】

1. 临床表现　皮损为大小不等的圆形或椭圆形淡白色或灰白色斑片，境界不太清楚，上覆糠秕状鳞屑。皮损好发于面部，亦可发于头皮、颈部、肩部和上臂等处。一般无自觉不适，部分患者可有轻度瘙痒。经数月或更长一些时间可自行消退。部分患者有肠道寄生虫。

2. 诊断要点

(1)多见冬、春两季，夏秋季可减轻或消退。好发于学龄期儿童及青年女性。

(2)皮损多见于面部，亦可发于头皮、颈部、肩部和上臂等处。

(3)皮损为大小不等的圆形或椭圆形淡白色或灰白色斑片，境界不太清楚，上覆糠秕状鳞屑。

(4)一般无自觉症状,有时感觉轻度瘙痒。

(5)皮损经数月或更长一些时间可自行消退。部分患者鳞屑消退后白色斑尚可持续1年或更久。

3. 鉴别诊断

(1)白癜风:白斑显明,境界清楚,表面无鳞屑,周边皮肤色素往往加深,无一定好发部位。

(2)圆癣:皮损呈环状,但中心有自愈倾向,周边有红晕、丘疹、小水疱等。

【辨证】

1. 风热外袭证　一般多发于春天,尤以日晒后为重。皮疹色泽淡红,瘙痒明显,伴有口渴,舌红,苔薄白,脉数。

2. 虫积伤脾证　患儿面色萎黄,常伴脐周腹痛,纳谷欠佳,皮疹为淡白或灰白色斑,边缘不清。大便检查:有肠寄生虫卵。

【治疗】

1. 内治法

(1)辨证论治

1)风热外袭证　治宜疏风清热。方选桑菊饮或银翘散加减。桑叶、荆芥、防风、生地、黄芩、桑白皮、地骨皮、银花、苍术、黄菊、生甘草。

2)虫积伤脾证　治宜驱虫健脾。上方加苦楝根皮、使君子肉、鹤虱、槟榔,或用乌梅丸。

(2)西药治疗　内服维生素B复合剂,有肠寄生虫时应作驱虫治疗。

2. 外治法　黄柏霜、雄黄膏、硫黄膏外搽,每日2～3次。

【预防与护理】

1. 注意饮食卫生,避免寄生虫传染。

2. 忌用碱性肥皂擦洗。

【古籍选粹】

《医宗金鉴·外科心法要诀·卷七十四·癣》　面上风癣,初如瘖癗,或渐成细疮,时作痛痒,发于春月,又名吹花癣,即俗所谓桃花癣也,妇女多有之。此由肺、胃风热,随阳气上升而成,宜服疏风清热饮,外用消风玉容散,每日洗之自效。

《外科证治全书·卷四·发无定处·癣》　吹花癣,生面上如钱,搔痒抓之如白屑,发于春月,故俗名桃花癣,妇女多有之。用绿豆捣碎,将纸蒙碗,针刺数小孔,将豆放纸上,以大炭火一块烧豆,灼尽,纸将焦即去豆,揭纸碗中有水,取涂,三五次愈。

《外科大成·卷四·不分部位小疵·诸癣》　吹花癣生于面,初起瘖癗作痒,渐成细疮,女子多有之。由风热积郁,久之恐变风症。治宜清心火,除肺风,外以羽白散搽之。

《证治准绳·疡医·卷之五·疥癣》　面上风癣,初起瘖癗,或渐成细疮,时作痛痒,发于春月,名吹花癣,女人多生之。此皆肺经蕴积风热,阳气上升,发于面部或在眉目之间,久而不愈,恐成风疾。治法当清心火,散肺经之风热,然后以消毒散热之药敷之则自愈矣。

【现代研究】

1. 发病学研究　本病的病因尚未明确。有人认为与感染有关,但至今未能成功地分离出细菌、病毒或真菌;有人认为与寄生虫有关,俗有“虫斑”之称,但亦未确证;有人认为本病和病灶感染有关;也有人认为本病是一种非特异性皮炎;营养不良或维生素缺乏、皮肤干燥、日光曝晒可能促使本病发生。也有学者认为是个体生理性皮肤代谢问题,如暂时缺乏某种微量元素及维生素，从而间接影响色素形成而造成。该病多发于青少年，有报道显示，其在小学中的患病率达 8.43%，且农村高于城市。

2. 临床研究

(1)辨证施治：管汾将单纯糠疹分为 2 型：①风热外袭型：一般多发于春天，尤以日晒为重。皮疹色泽较鲜，重者可呈轻度肿胀，瘙痒剧烈，伴口渴喜饮。舌红，脉数。治宜清疏上焦风火，一般以黄连上清丸常服，或汤药予以化裁。②虫积伤脾型：患儿面色萎黄，常伴脐围腹痛，食纳不佳。皮疹为淡白色或淡红色斑，边缘不清，无主观感觉，大便检查有肠寄生虫卵。治宜驱虫健脾，化虫丸合参苓白术散加减，或乌梅丸。徐宜厚主张单纯糠疹从血论治，用凉血散风法，方以凉血五花汤加减，药用红花、凌霄花各 6g，金银花、野菊花、沙参、生地各 12g，玄参、升麻各 10g，绿豆衣 15g，甘草 3g。1 日 1 剂，分 2 次内服。外用鹅黄膏、润肤膏，每日外搽 1 次。

(2)现代治疗：龙振华局部治疗可选用 5%白降汞软膏有效，不主张用皮质类固醇霜剂；且认为内服维生素是必要的，如维生素 C，0.3g，每天 3 次；维生素 B_6，10mg，每天 3 次；维生素 B_{12}，5mg，每天 3 次。同时服 4～6 周。

【述评】

单纯糠疹临床多见，很容易与白癜风混淆，引起患者或其家属紧张不安。一旦确诊，应耐心解释清楚，一般仅用外擦药即可，不必用内服药治疗。

【参考文献】

1. 罗贵华. 一起小学生患白色糠疹现况调查. 中国学校卫生，2007，28(12)：1

2. 邝捷. 龙振华教授诊治皮肤病经验集. 北京：中国医药科技出版社，2001：293-295

3. 吕媛，易尚辉，曾印红，等. 长沙市 17 542 名小学生皮肤病流行状况调查. 中华流行病学杂志，2005，26(1)：68-69

（杨素清）

第三节　猫眼疮(多形性红斑)

多形性红斑是一种以红斑为主，兼有丘疹、水疱等多形性损害的急性、复发性皮肤黏膜疾病。类似于中医学的“雁疮”、“猫眼疮”。其特征为水肿性红斑，上有重叠的斑丘疹、水疱，形似虹彩状。本病好发于手、足背，颜面及四肢伸侧。常呈对称性。

中医文献隋《诸病源候论·雁疮候》中说：“雁疮者，其状生于体上，如湿癣疬疡，多着四肢，乃遍身，其疮大而热，疼痛。得此疮者，常在春秋二月、八月，雁来时则发，雁去时便瘥。”清·《医宗金鉴·外科心法要诀·猫眼疮》：“此证一名寒疮，每生于面及遍身，由脾经久郁湿热，复被外寒凝结而成。初起形如猫眼，光彩闪烁，无脓无血，但痛痒不常，久则近胫。”

本病多见于青壮年，女性多于男性。以冬春两季最为多见。冬季因寒冷刺激而引起者，称之为寒冷性多形红斑。

【病因病机】

1. 风寒外袭，营卫不和而成。

2. 风热外感，湿热内蕴，郁于皮肤为病。

3. 火毒炽盛，蕴阻肌肤所致。

总因禀性不耐所致，而服用药物，病灶感染，食用鱼、虾、蟹等发物皆可成为诱发因素。

西医学对本病的发病原因尚未完全阐明，多数认为是皮肤的小血管对某些致敏性物质所引起的过敏反应。

【辨病】

1. 临床表现　典型的皮损为水肿性红斑，上有重叠的斑丘疹、水疱，形似虹彩状，称虹膜样红斑。为本病特征性表现。皮损多形性，有水肿性红斑、丘疹、水疱，甚至大疱、血疱等，多数损害原为红斑，而后转变为其他损害。临床上可分以斑疹为主者，初起多为红斑或丘疹，可相互融合，红斑颜色鲜艳，或暗红到紫红，多形成环状；以丘疹为主者，呈圆顶状的丘疹，约黄豆大小，较为坚实；以水疱为主者，水疱周围鲜红或紫红，典型者大小环相套，中心有重叠水疱，形成特殊的虹彩状。

黏膜损害多在斑片上形成水疱、糜烂、出血、溃疡和结痂，眼部表现多为结膜炎。

本病好发于手背、手掌、指缘、足背、颜面、四肢伸侧、颈旁，严重者黏膜亦可受累，少数泛发全身皮肤。常呈对称性。

自觉有烧灼、胀痛、瘙痒。发病急骤，常有明显的全身症状，如发热、全身不适、头痛、咽痛等。每次发作约3～4周，易于反复发作。重症多形红斑皮损广泛，累及口腔黏膜。皮疹有红斑、丘疹、水疱、大疱或血疱。起病突然，病情发展快，初起即有高热、头痛、肌肉酸痛、关节疼痛、乏力等全身症状；口腔黏膜可因血疱、溃疡、疼痛而影响进食；眼结膜累及可致失明；鼻黏膜可因溃烂、结痂而影响呼吸；阴部受累影响大小便；甚至因肺炎、败血症、内脏损伤而死亡。

实验室检查：部分患者嗜中性白细胞可升高，血沉加快，肾脏受累时，可出现蛋白尿及血尿。

组织病理：表皮细胞水肿，渗出明显者可见表皮下水疱形成。真皮水肿，小血管扩张，周围有炎性细胞浸润，早期为嗜中性及嗜酸性细胞，晚期为淋巴细胞、胶原纤维明显肿胀。

2. 诊断要点

(1)多见于冬春两季，好发于青壮年，女性多于男性。

(2)好发于手、足背，颜面及四肢伸侧，严重者黏膜亦可受累，常呈对称性。

(3)典型的皮损为水肿性红斑，上有重叠的斑丘疹、水疱，形似虹彩状，称虹膜样红斑。为本病的特征性表现。皮损呈多形性，水肿性红斑、丘疹、水疱、甚至大疱、血疱、糜烂等。

(4)自觉烧灼、胀痛、瘙痒。严重者发病急骤，常有明显的全身症状，如发热、全身不适、头痛、咽痛、关节痛等。

(5)病程有自限性，每次发作大约经历3～4周，易于反复发作。

3. 鉴别诊断

(1)冻疮：冬季多见，耳轮、手背、足缘有紫红色斑片，有瘙痒，遇热尤甚。一般无水疱，无虹彩状，无黏膜发疹。

(2)荨麻疹：以风团为主，红白不定，24小时内自行消退。无一定好发部位，皮疹不对称。

(3)疱疹样皮炎：皮损虽亦呈多形性，但主要分布在躯干和四肢近端，剧痒，黏膜一般不累及。病程慢性，易于复发。组织病程示大疱位置在表皮下，疱内及其邻近组织内有较多中性粒细胞和嗜酸性粒细胞。碘化钾试验阳性。

【辨证】

1. 风寒证　冬季发作，春季减轻或消失。红斑色黯红，指趾可肿胀，皮肤温度偏低。可伴有畏寒、肢冷、苔薄白、脉浮等症状，可因寒冷侵袭而复发。

2. 湿热证　多发于夏季。红斑鲜红，丘疹、水疱较多。伴有发热、口干、咽痛、肌肉关节酸痛、便秘、溲赤，苔薄黄、脉滑数等症状。

3. 火毒证　相当于重症多形红斑。常突然发病，先有怕冷高热，头痛，乏力，咽干喉痛，胸痛咳嗽，甚至呕吐腹泻，关节疼痛等症状。除全身皮疹外，口腔、阴部黏膜亦可广泛累及，有红斑、大疱、糜烂、出血、结痂、苔黄舌红、脉滑数等症状。

【治疗】

1. 内治法

(1)辨证论治

1)风寒证：治宜和营祛寒。方用桂枝汤加味。桂枝、赤芍、当归、红花、白鲜皮、生姜皮、防己、威灵仙、秦艽、桑枝、生甘草。

2)湿热证：治宜清热利湿。方用龙胆泻肝汤加减。金银花、连翘、生栀子、黄芩、生地、竹叶、生石膏(打碎)、车前草、木通、牡丹皮、蒲公英。

3)火毒证：治宜清热解毒，凉血利湿。方用普济消毒饮加减。生地、赤芍、牡丹皮、黄连、黄芩、金银花、连翘、板蓝根、山豆根、土茯苓、紫草、生甘草。

加减法：咽痛者，加玄参；关节酸痛者，加羌活、独活；瘙痒者，加白蒺藜、徐长卿。

(2)成药：雷公藤片，每次 2 片，每日 3 次口服。

(3)西药治疗：一般应用抗组胺制剂、钙剂，静脉注射维生素 C 等。严重者应用泼尼松，每日 30～60mg，加用抗生素，必要时采用输血等支持疗法。

2. 外治法

(1)三黄洗剂外搽，或青黛膏外涂，每日 3～4 次。

(2)黏膜溃疡者用青吹口散或锡类散外吹，每日 4～5 次。

(3)物理疗法：可用 CO_2 激光照射或紫外线照射皮损部位，每日 1 次。

【预防与护理】

1. 应保暖，避免感受风寒。

2. 忌食生姜、大蒜、辣椒、韭菜、海鲜等发物。

3. 多食含维生素的水果、新鲜蔬菜。

【古籍选粹】

《诸病源候论》　雁疮者，其状生于体上，如湿癣疬疡，多着四肢乃遍身，其疮大而热，疼痛。得此疮者，常在春秋二月、八月雁来时则发，雁去时便瘥，故以为名。亦云：雁过荆汉之域，多有此病。

《外科大成·卷四·寒疮》　寒疮形如猫眼，有光彩而无脓血，多生身面，冬则近胫，由脾经湿热所致。先服金蝉解毒丸，次服清肌渗湿汤。

《医宗金鉴·外科心法要诀·猫眼疮》　此证一名寒疮，每生于面及遍身，由脾经久郁湿热，复被外寒凝结而成。初起形如猫眼，光彩闪烁，无脓无血，但痛痒不常，久则近胫。宜服清肌渗湿汤，外敷真君妙贴散，兼多食鸡、鱼、蒜、韭，忌食鲇鱼、蟹、鰕而愈。

【现代研究】

1. 临床研究

(1)辨证施治：艾儒棣从内外两因论治多形性红斑。将多形性红斑分为三型：①湿热蕴肤型：该型的皮损特点以猫眼状的皮损为多，颜色潮红，同时尚有部分红色的丘疹、水疱，患者的舌质红，苔薄黄腻，脉滑数或濡数。在临床上治宜清热利湿、解毒消斑，选用五味消毒饮合黄连解毒汤为主方进行加减。②寒湿瘀阻型，其皮损主要分散在手足部位，颜色紫红或黯红，一般遇寒加重而得热减轻，患者的舌质淡红，苔薄白，脉沉紧或弦紧。临床上治宜祛湿散寒、温经通络，同时佐以解毒，选用当归四逆汤为主方进行加减。③热毒入营型，该型属于多形性红斑的重型，其皮损为大片的水肿型红斑、水疱或血疱，黏膜累及较重，全身症状明显，表现为高热、乏力、关节疼痛，患者舌质红绛，苔黄，脉滑数或细数。临床上治宜清营凉血、解毒祛湿，选用犀角地黄汤合黄连解毒汤为主方进行加减。朱光斗从心脾论治多形性红斑将该病分为两型：①风湿热型：其主要表现为皮损颜色鲜红，以水疱居多，伴口舌糜烂，瘙痒较剧烈，同时有灼痛感，患者苔薄黄或黄腻，舌尖红或起刺，脉数或滑数。临床上治宜清热利湿疏风。选用导赤散为主方进行加味，继发感染者可加金银花、鸭跖草；湿重者加厚朴、车前草等。②虚寒型：其主要变现为暗红色的皮损，同时伴有肢端的肿胀，畏寒，四肢逆冷，脘腹疼痛，便溏。患者苔少或白，舌质多淡胖，脉濡细。临床上治宜温中散寒通络。选用附子理中丸合炙甘草汤为主方进行加减。治疗风湿热型的多形性红斑效果较好，愈后多不复发。而治疗虚寒型的效果略差，患者由于外界的诱因常复发，但通过治疗可使病情明显减轻，延迟发病。

(2)辨病复方：刘明用凉血化斑汤治疗多形性红斑，凉血化斑汤组成为水牛角 100g(锉碎先煎)，生地 30g，大青叶、玄参各 15g，牡丹皮、赤芍、紫草、黄柏、茜草、金银花各 10g。热毒炽盛加紫花地丁 20g，板蓝根 30g；大便秘结加生大黄 10g。日 1 剂，加水 1500ml，取汁 1000ml，分 2～3 次服。共治疗 12 例，全部治愈。金兆秀用玉屏风散加味：黄芪 16g、牡丹皮 16g、防风 10g、白术 10g、云苓 19g、赤芍 10g、桂枝 6g、甘草 6g、生姜 5g、大枣 5 枚。治疗多形性红斑 100 例，其中痊愈 95 例，显效 4 例，无效 1 例，总有效率达 99%。

(3)单方验方：刘华昌等运用自制的红花注射液，每次 4ml，每日 1 次，肌内注射，治疗多形性红斑 30 例，其中治愈 21 例，有效 9 例，总有效率达 100%。平均治愈时间 15 天。雍校军自拟中药方治疗多形性红斑，药用苍术、黄柏、黄芩、甘草、苦参、地肤子、蒲公英、栀子、生地、牡丹皮、赤芍、连翘。若热甚加金银花、紫花地丁、黄连；湿甚加薏苡仁、滑石；痒甚加白鲜皮、徐长卿；瘀滞加丹参；咽痛加玄参；关节痛加木瓜、秦艽；发热加石膏、知母。水煎 150ml，日 2 次口服。1 周为 1 个疗程。局部治疗：保护创面为主，防止感染。治疗期间嘱患者禁食辛辣刺激食物，温凉适中，避免过激，保持心情舒畅，生活有规律。共治疗 26 例，全部治愈。其中，1 个疗程治愈 2 例；2 个疗程至 3 个疗程治愈 20 例；4 个疗程治愈 4 例。有连年复发的 2 例，经治疗 2 年，病愈。此后，未见复发。

(4)其他疗法：刘汉利等运用针刺皮疹局部的阿是穴，同时风寒型加列缺、合谷；风热型加大椎、曲池、外关；湿甚加阴陵泉的方法治疗多形性红斑 35 例，其中痊愈 27 例，显效 5 例，有效 3 例。刘华昌等报告用紫外线照射充氧自血回输疗法，治疗多形性红斑患者 44 例，其中痊愈 35 例，显效 6 例，有效 3 例。

2. 实验研究　目前国内外对于多形性红斑的研究主要集中在病因学的研究。多形性红斑有多种病因，但已证明的一个促发因素是单纯疱疹病毒感染。多形性红斑和单纯疱疹病毒感染之间的关系已得到临床、免疫和病理方面研究和间接证明。近年来，用多聚酶链反应在多形性红斑皮损中发现单纯疱疹病毒的 DNA，这说明单纯疱疹病毒可能是多形性红斑的促发因素。目前研究发现疱疹相关的多形性红斑是机体对单纯疱疹病毒介导的免疫反应。随着分子生物学的发展，新的技术能从多形性红斑的皮损中发现 HSV DNA，检出率 35%～72%。这也直接说明了单纯疱疹感染是最可能的和主要的多形性红斑的促发因素。

而其他方面的实验研究多数集中在寒冷性多形性红斑，其他证型报道仍很少。

【述评】

从中医及中西医结合对本病的现代研究来看，中医中药治疗本病明显优于西药，特别是寒冷性多形红斑，各家报道的药物虽有不同，但大多与“血受寒凝而病”的中医发病学观点相关联，而用活血化瘀、温阳通络的治则来治疗寒冷性多形红斑，其机制又得到了现代实验研究的证实。其他类型的多形红斑，亦有赖于中医辨证论治。如果我们从这些方面作更深一步的研究，会取得更大的进展。此外，单味有效中药如雷公藤等的临床及实验室研究尚少，有待进一步充实与完善。

【参考文献】

1. 陶春荣，王见宾，艾儒棣. 多形性红斑的宏观与微观证治规律探讨. 中国中医急症，2005，14(3)：245

2. 朱光斗. 40 例寒冷季节多形性红斑的中医治疗. 上海中医药杂志，1980，(1)：28

3. 刘明. 凉血化斑汤治疗多形性红斑. 四川中医，1997，15(3)：49

4. 金兆秀. 玉屏风散加味治疗多形性红斑 100 例. 湖北中医杂志，1989，(6)：40

5. 刘华昌，王径珊. 红花注射液治疗多形性红斑疗效观察. 山东医药，1999，(5)：201

6. 雍校军. 自拟中药方治疗多形性红斑 26 例. 实用中医内科杂志，2007，21(6)：49

7. 刘汉利，李永玲. 针刺治疗猫眼疮 35 例. 中国民族民间医药杂志，2002，(64)：148

8. 刘华昌，李冠勇，李世国，等. 紫外线照射充氧自血回输疗法治疗多形性红斑临床及甲皱微循环观察. 中华理疗杂志，1994，17(2)：89

9. 屈冰心. 多形性红斑与单纯疱疹病毒关系的研究进展. 国外医学皮肤性病学分册，1994，20(5)：269-272

（杨素清）

第四节　脱屑性红皮病

脱屑性红皮病是一种好发于婴幼儿的慢性红斑鳞屑性皮肤病。又名 Leiner 病。以全身皮肤广泛性红斑、浸润、大量脱屑为其临床特征。多发于出生后不久或 2～3 个月的婴儿，女婴稍多于男婴。绝大多数发病于冬季和早春，夏季发病者极少见。本病死亡率甚高，一般在 10％以上。

【病因病机】

1. 先天不足，气血两虚，肌肤失养所致。

2. 脾失健运，胃失和降，纳谷呆滞，不能化生精微，以致气血两亏，肌肤失养而成。

【辨病】

1. 临床表现　皮疹初起为局限性红斑，迅速扩大为大片或全身皮肤潮红，数日后出现灰白色细薄的糠秕状鳞屑。头皮及眉部皮肤潮红浸润，有黄色厚痂堆集，与毛发黏着；面部有脂溢性皮炎样油腻性鳞屑；躯干及四肢伸侧为大片灰色糠秕状或云片状脱屑；指(趾)甲可有增厚、发脆等营养不良性变化。皮损多从头面向躯干、四肢蔓延；也有从阴部腹股沟开始向全身发展的。全身皮疹程度常不一致，以皮肤皱褶处为严重，常有水肿和少量渗液，且容易继发感染。

本病患儿常有发热、腹泻、贫血、低蛋白血症、肠炎、佝偻病、淋巴结肿大、营养失调等症状。一般 2～3 周后红斑鳞屑开始消退。若不及时治疗，常因继发感染而使病情恶化，若未用足量有效抗生素等及时处理，可致支气管炎、肺炎、肾炎、脑膜炎，甚至败血症而死亡，其死亡率可高达50%。

实验室检查：血红蛋白、红细胞、白细胞、血清蛋白降低；感染时血白细胞总数增高；继发肾炎时，尿中有红、白细胞，蛋白；大便稀、混有乳块，镜检脂肪球＋～＋＋＋。

2. 诊断要点

(1)多见于冬季和早春，好发于出生后不久或2～3个月的婴儿，女婴稍多于男婴。

(2)皮损以皮肤皱褶处为严重。大多从头面向躯干、四肢蔓延，也有从阴部、腹股沟开始向全身发展的。

(3)皮疹初起为局限性红斑，迅速扩大为大片或全身皮肤潮红，数日后出现灰白色细薄糠秕状鳞屑。头皮及眉部皮肤潮红浸润，有黄色厚痂堆集，与毛发黏着。面部有脂溢性皮炎样油腻性鳞屑；躯干及四肢伸侧为大片灰色糠秕状或云片状脱屑；指(趾)甲可有增厚、发脆。无痒感。

(4)患儿伴有营养不良及腹泻、发热、贫血、淋巴结肿大等症状，易并发支气管炎、肺炎、肾炎、脑膜炎，甚至发生败血症而死亡。

(5)实验室检查：血红蛋白、红细胞、白细胞、血清蛋白降低；感染时血白细胞总数增高；继发肾炎时，尿中有红、白细胞，蛋白；大便稀，混有乳块，镜检脂肪球＋～＋＋＋。

(6)如无合并症，一般约2～4周可以治愈。

3. 鉴别诊断

(1)新生儿剥脱性皮炎：多出生后5～7天时发病，皮损为红斑上有浅在性水疱、脓疱、糜烂，尼氏征阳性，头皮及眉部无脂溢性皮炎损害，常有高热等全身症状，预后不良。

(2)先天性鱼鳞病样红皮病：出生时即有，全身皮肤发红，粗糙增厚，有鱼鳞状脱屑，以四肢屈侧最为显著，以红皮病和角化过度同时存在为特点。

(3)遗传性过敏性皮炎：一般在婴儿2个月以后发病，除红斑外，尚有丘疹、疱疹等，痒剧，病程长，有反复发作史。

(4)婴儿脂溢性皮炎：皮损主要发生在头皮及面部，有油腻性结痂，基底有红斑浸润，可有丘疹、渗出、糜烂。自觉剧痒，类似婴儿湿疹。

【辨证】

脾气虚弱，湿热内蕴　遍身红斑、浸润、大量脱屑。往往伴有发热、腹泻、贫血、营养失调，舌淡红、苔薄白、脉细等症状。

【治疗】

1. 内治法

(1)辨证论治：多为脾气虚弱，湿热内蕴。治宜健脾和胃，清热利湿。方以参苓白术散加减。炙黄芪、党参、焦白术、焦山楂、姜半夏、陈皮、金银花、白鲜皮、土茯苓。

加减法：腹泻次数多者，加黑扁豆、怀山药、茯苓；继发肾炎者，加大蓟根、旱莲草、煅牡蛎(先煎)。

(2)成药、验方

1)成药：①归脾丸，每次3g，每日2次。②香砂养胃丸，每次3g，每日2次。

2)验方：西洋参3g煎水代茶饮。

3)西药治疗：补充维生素A、B、C、D，病重时输新鲜血浆或注射丙种球蛋白并予以抗生素，以控制感染。系统性皮质激素不作常规治疗，但当一般处理后红皮病不消退，在营养情况改善和感染已控制的情况下，可酌情考虑。

2. 外治法

(1)青黛散麻油调敷,每日2～3次,且经常用麻油或清凉油乳剂湿润。

(2)脱屑用麻油少许涂之,保护皮肤。

(3)感染糜烂者,用黄柏搽剂外搽,每日3次。

【预防与护理】

1. 注意皮肤卫生,避免潮湿。

2. 加强护理,保温防寒。

3. 增进营养,多食高蛋白食物、新鲜蔬菜和水果。

4. 保护皮肤,防止外伤和感染。

【现代研究】

周亚玲运用中药外洗治疗20例新生儿脱屑性红皮病,有效率90%,中药方剂:乳香6g、大黄10g、苦参10g、当归10g、白芷10g、黄柏10g、金银花15g、野菊花10g、苍术10g、干姜3g、甘草3g、透骨草10g、百部15g、蛇床子10g、红花5g、川芎6g。外洗方法:上述方药放入3000ml水中煮沸约20分钟,过滤去渣,凉至37℃左右,外洗患部,每次外洗时间15分钟左右,每日1次,1周后改为隔日1次。

【参考文献】

周亚玲.新生儿脱屑性红皮病的中药外洗治疗的疗效观察.现代医药卫生,2003,19(2):201

(杨素清)

第五节　白　疕

白疕是一种皮损以红斑、鳞屑为主的、慢性复发性皮肤病,即西医学的银屑病。其特征为在红斑或丘疹上堆集多层的银白色鳞屑,剥去鳞屑,露出发亮的薄膜,再抓有点状出血现象。临床根据症状不同,可分为寻常型、脓疱型、关节病型、红皮病型。

中医文献早有类似的记载,如隋《诸病源候论·疮疡诸侯·干癣候》中说:"干癣,但有匡郭,皮枯瘙痒,搔之白屑出是也。"清《外科证治全书·卷四·发无定处证》中描述了本病的特点,如"白疕,一名疕风,皮肤燥痒,起如疹疥而色白,搔之屑起,渐至肢体枯燥拆裂,血出痛楚。"

本病男女老幼,皆可累及,但以青壮年为多,男性多于女性,在自然人群中的发病率约为1%～3%左右,北方寒冷地带患者较多,具有一定的遗传倾向,15%～30%的患者中,有家族发病史。

【病因病机】

本病多由内因禀赋不耐,血热之体,易外感风湿热毒,内侵肌肤,加之饮食不节,情志内伤,阴阳失调,以致营血亏损,生风生燥,皮肤失养而成。久病体虚,邪毒侵犯经络,伤及关节,燔灼营血,内损脏腑。

1. 血热　外感风寒或风热之邪,以致营血失和,气血不畅,血分蕴热,阻于肌表而生。

2. 血瘀　久病风寒、风热、寒湿诸邪化为燥邪,气血耗伤,血瘀血虚,生风生燥,肌肤失养,瘀阻肌肤而成。

3. 湿热　风湿热之邪,内侵蕴积,内不能利导,外不能宣泄,阻于肌肤所致。

4. 寒湿　寒湿内侵,流窜经络,侵及关节,夹风可合而成痹。

5. 热毒 饮食不节，调治失当，兼感毒邪，热毒流窜，入于营血，内侵脏腑，而致气血两燔之证。

【辨病】

1. 临床表现 本病男女老少皆可发生，最小3个月，最大80多岁，但以青壮年患者为多。临床上一般分为4型，即寻常型、脓疱型、关节病型、红皮病型。

(1)寻常型银屑病：约占本病的95%左右。多为急性发病，迅速扩延到全身，也有初起仅局限在头皮和四肢伸侧，慢慢扩展到全身。

基本皮损为表面白色，基底潮红的斑丘疹，可融合成形态不同的斑片，如点滴状、钱币状、环状、地图状、蛎壳状等。但其上都有堆集较厚的银白色有闪光的鳞屑，鳞屑很易被刮除，下面露出淡红色半透明的薄膜，再轻刮一下，即可看到呈筛状如露水珠样的出血，是本病的重要特征。

病变可发生在全身各处皮肤，但以头皮、四肢伸侧的肘膝关节、尾骶部发病最为多见。

因病变的部位不同可有各种不同表现。如头皮部的皮疹呈黯红色，覆有灰白色较厚的鳞屑，把头发簇集成束状，但不脱发；在甲床上的损害呈点状凹陷，状似顶针箍，或凹凸不平，变黄增厚，甲床与甲板分离，其游离缘可翘起或破碎；在面部的皮疹可呈小片红斑，类似脂溢性皮炎；在口腔黏膜上的损害呈灰白色环形斑片；在龟头上呈光滑干燥性红斑，上有细薄的白色鳞屑；在小腿前侧多年反复发作的皮损可有浸润、肥厚，伴苔藓样变；在腋窝、腹股沟、女性乳房下等皱褶处，可有浸渍、皲裂。

病程缓慢，反复发作。进行期时，新皮疹不断出现、扩大，颜色鲜红，鳞屑增多，摩擦、外伤、针刺处均可引起皮疹的发生；静止期时，病情稳定；退行期时，皮损缩小，逐渐消失，也有从中心开始消退的，遗留暂时性色素减退或色素沉着斑。

(2)脓疱型银屑病：较为少见，但病情严重，约占银屑病的0.7%左右，临床上有2种类型。

泛发性脓疱型：常因妊娠、感染、激素等影响，由寻常型发展成脓疱型。皮疹为红斑上出现密集的粟粒大小的黄白色脓疱，形成环形或半环形，有的呈"脓糊"状，以后干涸、脱落。急性者1～2天布满全身，伴有寒战、高热、恶心等全身症状。缓慢发病者，先局限一处，缓慢发展，常呈环状，类似离心性环状红斑，但其边缘有细小脓疱，逐渐干涸、脱屑，全身症状轻微。2～3周好转，或转化为红皮病，有时伴有关节病变。

局限性脓疱型银屑病：又称为掌跖脓疱型银屑病，多发生在中老年人，以女性为多。皮疹为粟粒大小的淡黄色脓疱，基底潮红，1～2周结痂、脱屑。多局限在大、小鱼际和足底部位，发病时伴瘙痒，或有疼痛和肿胀，经常反复发作。病久可转变为泛发性脓疱型银屑病。

(3)关节病型银屑病：又名为银屑病性关节炎。银屑病的关节炎发病率自0.7%～6.8%不等，寒冷的北方较多，男性多于女性，多中老年患者，多由寻常型患者反复发作后而生，也有先出现关节症状的，或与脓疱型、红皮病型并发。关节症状与皮损有平行关系。有一定遗传性。

急性发病者，多个关节红肿热痛，活动受限。常见于手、腕、足等小关节，尤以指(趾)末端关节为多，也可累及脊柱。严重者足、膝、踝、肩、髋各处均有损伤，甲损害明显，有点状凹陷、纵嵴、脆裂、脱落等。重者伴有高热、贫血等全身症状，可并发淀粉样变，溃疡性结肠炎、风湿性心脏病、肾炎等。伴发脓疱型银屑病者，预后较差。

(4)红皮病型银屑病：又称银屑病性剥脱性皮炎。病情严重，占银屑病的1%左右，多由外用强烈刺激性的药物、服用皮质类固醇药突然停药或减量过快所致。少数由寻常型演变而成；脓疱型在消退过程中，也可形成红皮病。表现为全身弥漫性潮红、肿胀、浸润，伴有大量脱屑，仅存少数斑片状的正常皮肤，犹如分布在海洋中的岛屿，称之为“皮岛”，是本病的重要特征。逐渐皮肤大量剥脱，头皮有很厚的鳞屑痂，手部脱皮如破手套，足部如破袜套，指（趾）甲增厚、变形、脱落。常有怕冷、发热、头痛、关节酸痛等全身症状。反复发作者，病情顽固，伴有关节炎或脓疱型者，预后不良。后期患者逐渐衰弱，继发皮肤和淋巴结感染，合并肺炎等内脏损害者，更为危险。

2. 诊断要点

（1）红斑或丘疹上有堆集很厚的白色鳞屑，抓之脱落露出薄膜，刮之有出血点。即可诊断为寻常型银屑病。

（2）有寻常型银屑病的皮疹，兼有密集米粒大小的脓疱，脓液培养无细菌生长，或伴有发热等全身症状，即为脓疱型银屑病。

（3）有银屑病史或有其皮疹，伴有关节炎症状，远端小关节症状明显，类风湿因子阴性者，可诊断为关节病型银屑病。

（4）全身皮肤弥漫性潮红、浸润，每日有大量脱屑，伴有片状正常“皮岛”，表浅淋巴结肿大，血白细胞计数增高，全身症状明显者，可诊断为红皮病型银屑病。

3. 鉴别诊断

（1）慢性湿疮：皮肤肥厚，色素沉着，伴有抓痕、血痂，鳞屑不多，剧烈瘙痒，多发生在四肢的屈侧。

（2）风热疮（玫瑰糠疹）：皮疹为红色圆形或椭圆形斑片，有子母斑现象，鳞屑不多，多数有自愈倾向。

（3）白屑风（头皮部脂溢性皮炎）：头皮部有灰白色或灰褐色油腻性细小鳞屑，伴有瘙痒和脱发。

【辨证】

1. 血热证　相当于寻常型进行期，皮损不断增多，颜色焮红，筛状出血点明显，鳞屑增多，瘙痒，或夏季加重，伴有怕热，大便干结，小溲黄赤。舌质红，苔薄黄，脉滑数。

2. 血瘀证　相当于寻常型稳定期，病情稳定，皮损不扩大，或有少数新发皮疹，但皮肤干燥，小腿前侧肥厚，或有苔藓样变。在关节伸侧可有皲裂、疼痛，可伴有头晕眼花、面色㿠白、苔薄质淡、脉濡细等症状。或病期较长，反复发作，多年不愈，皮损紫黯或有色素沉着，鳞屑较厚，有的呈蛎壳状，苔薄舌有瘀斑，脉细涩。

3. 湿热证　相当于皱褶部位银屑病及掌跖脓疱病，多发在腋窝、腹股沟等屈侧部位，红斑糜烂，浸渍流滋，瘙痒；或掌跖部有脓疱，多在阴雨季节加重，伴有胸闷纳呆，神疲乏力，下肢沉重，或带下增多，色黄。苔薄黄腻，脉濡滑。

4. 寒湿证　相当于关节病型银屑病，伴有多个关节的酸痛、活动不利，或有肿胀不舒，日久指（趾）关节畸形，伴有怕冷、低热、乏力，苔薄白、脉濡细等症状。

5. 火毒证　相当于红皮病型和全身脓疱型。全身皮肤发红，或呈黯红色，甚则稍有肿胀，鳞屑不多，皮肤灼热，或有密布散在的小脓疱。往往伴有壮热、口渴、便干、溲赤。舌质红绛，苔薄，脉弦滑数。

【治疗】

1. 内治法

（1）辨证论治

1）血热证：治宜清热凉血。方选犀角地黄汤加减。常用药物如：桑叶、野菊花、生地、赤芍、牡丹皮、白花蛇舌草、草河车、大青叶、白鲜皮、苦参片、蒲公英、泽泻。

2)血瘀证:治宜活血化瘀,祛风润燥。方选桃红四物汤加减。常用药物如:丹参、当归、三棱、莪术、益母草、桃仁、王不留行、槐花、牡蛎(先煎)、蝉蜕粉(分吞)、白鲜皮、乌梢蛇。

3)湿热证:治宜清热利湿,和营通络。方选三妙散或萆薢渗湿汤加减。常用药物如:苍术、黄柏、萆薢、蒲公英、薏苡仁、土茯苓、猪苓、泽泻、忍冬藤、泽兰、丹参、路路通。

4)寒湿证:治宜温阳散寒,化湿通络。方选独活寄生汤加减。常用药物如:羌活、独活、桑寄生、鸡血藤、桑枝、忍冬藤、威灵仙、土茯苓、川牛膝。

5)火毒证:治宜凉血清热解毒。方选清瘟败毒饮加减。常用药物如:鲜生地、赤芍、牡丹皮、金银花、连翘、生栀子、黄芩、紫草、紫花地丁、土大黄、生甘草。

(2)成药、验方

1)复方青黛丸:功能清热解毒,消斑化瘀,祛风止痒。主治银屑病。

组成用法:青黛、白芷、焦山楂、建曲、五味子、白鲜皮、乌梅、土茯苓、萆薢。将上药研末泛丸,每100丸含生药6~7g,每次服100丸,每日2次,小儿酌减,30日为1疗程。一般需服2~3个月。

2)平屑汤:功能滋阴凉血,解毒化瘀。主治银屑病。

组成用法:生地30g,玄参15g,麦冬12g,黄连9g,黄芩12g,金银花30g,大青叶30g,白花蛇舌草30g,当归10g,丹参30g,土鳖虫15g,大枣5枚。水煎服。

3)生玄饮:功能凉血解毒,清热活血。主治银屑病。

组成用法:生地15g,玄参15g,栀子15g,板蓝根15g,蒲公英10g,野菊花10g,桔梗10g,当归10g,赤芍10g,花粉10g,贝母12g,土茯苓12g,紫花地丁12g,甘草6g。水煎服。

(3)西药治疗:脓疱型、关节病型、红皮病型需用肾上腺皮质类固醇激素控制病情,并加用抗生素等。

2. 外治法

(1)10%硫黄膏或雄黄膏,外搽患处,每日3次。

(2)二号癣药水,外搽患处,每日3次。

(3)石榴皮软膏,外搽患处,每日2次。

(4)恩肤霜(成药)等外搽,每日3次。

【预防与护理】

1. 少食肉类及脂肪、多吃新鲜蔬菜及水果。
2. 忌食辛辣及酒类。
3. 避免精神紧张和过分劳累。
4. 温泉浴。
5. 石榴皮软膏(石榴皮粉15g,樟脑1g,石碳酸1g,凡士林100g,加少量石蜡油)或石榴皮油(石榴皮1份,炒炭研细末,麻油3份调成稀糊状备用)外搽,每日2次。
6. 红皮病型忌用上述外治方法,可用青黛散麻油调搽,1日3~4次。

【古籍选粹】

《证治准绳·疡医·卷五·诸肿》 遍身起如风疹疥丹之状,其色白不痛,但搔痒抓之起白疕,名曰蛇虱。

《外科大成·卷四·白疕》 白疕,肤如疹疥,色白而痒,搔起白疕,俗称蛇虱。由风邪客于皮肤,血燥不能荣养所致,宜搜风顺气丸、神应养真丹加白蛇之类。

《外科证治全书·卷四·白疕》 皮肤燥痒，起如疹疥而色白，搔之屑起，渐至肢体枯燥皲裂，血出痛楚，十指间皮厚而莫能搔痒。……多患于血虚体瘦之人，生血润肤饮主之，用生猪脂搽之。

【现代研究】

1. 临床研究

(1)辨证施治：朱仁康用克银方治疗银屑病236例，进行期血热风燥型162例，用土茯苓30g，山豆根，忍冬藤，板蓝根，紫河车，白鲜皮各15g，威灵仙10g，生甘草6g。有效率92.6%。静止期，血虚风燥型74例，用生地，玄参，丹参各30g，山豆根，苦参，麻仁各10g。有效率97.3%，周鸣岐等辨证分2型：风胜血热型，用生地、丹参、金银花、白茅根、白鲜皮等；风热血燥型，用熟地、当归、鸡血藤、威灵仙等。治疗302例，有效率为96.69%。张志礼把白疕辨证分5型：血热证用凉血活血汤加减，血燥证用养血解毒汤加减，瘀证用活血散瘀汤加减，寒湿证多见于关节病性银屑病，药用：秦艽、乌蛇、羌活、独活等加减，热毒证药用金银花、连翘、蒲公英、败酱草等。周德瑛以脏腑辨证治疗银屑病，银屑病早期从肺论治，方用银翘散加减；银屑病进行期患者，从心论治，方用清热地黄汤加减；银屑病病程长久，反复发作，皮疹呈现黯红斑块、浸润、鳞屑干燥的患者，从肝论治，方用血府逐瘀汤加减；银屑病反复发作，皮疹呈现淡红斑片，干燥脱屑伴气短乏力，腹胀便溏的患者，从脾论治，方用参苓白术散加减。银屑病患者久治不愈，反复发作，皮诊为黯红斑片，鳞屑干燥，多有口干咽燥，腰脊酸软，舌红少苔，脉细数的患者，从肾论治，以六味地黄丸加减。王玉玺从寒湿论治银屑病，方用：制川乌(先)15g，制草乌(先)10g，制附子(先)15g，麻黄5g，细辛5g，乌梢蛇30g，羌活15g，防风15g，独活15g，白芍药15g，黄芪40g，白蒺藜30g，炙甘草(先)15g，先煎者加蜜先煎40～60分钟。治疗寒湿性白疕，有效率极佳。

(2)单方验方：孙步云根据银屑病冬病夏愈或冬重夏轻的特点，选用民间验方“天地虫方”(白僵蚕、细生地、黄精各15g，土鳖虫、乌梢蛇、鸡血藤、凌霄花各10g，狼毒1.5g，生乌梅20g)内服，外用“天地龙方”(守宫、地龙各15g，黄升丹、白及各10g，轻粉5g，蟾酥2g，冰片3g，鸡蛋6枚)取得良效。段有超等人运用苦参汤外洗治疗寻常型银屑病58例，苦参汤组成：苦参、菊花各60g，金银花、蛇床子各30g，白芷、地肤子、黄柏各15g，石菖蒲10g。煎成药汁，并将新鲜猪胆1个倒入药汁中搅匀，用棉花蘸药汁外擦皮损部位，每日3次，总有效率98.2%。

(3)中西医结合治疗：王萍等人用中药加激素、免疫抑制剂治疗红皮病型银屑病113例，其中既往有激素或免疫抑制剂用药史者82例，结果治疗后甲皱微循环均得到明显改善。

2. 实验研究　王禾等人运用中医辨证治疗银屑病60例，总有效率66.6%，并检测了60例治疗前后患者的血清t-IgE和ECP水平，结果显示，银屑病患者血清t-IgE和ECP水平治疗前均显著升高，治疗后明显下降。周萌等人运用活血化瘀中药治疗38例银屑病患者，治疗后发现患者的血浆内皮素及PASI均明显改善，证明银屑病与血瘀证相关。黄青等人采用体外细胞培养技术，选用人角质形成细胞株colo-16，发现黄连、土大黄和苍术单方及复方中药提取液对肿瘤坏死因子-α(TNF-α)刺激前后均表现出显著的抑制人角质细胞增殖的作用，因此认为中药复方通过抑制人角质形成细胞的异常增殖对银屑病有治疗作用。

【述评】

银屑病是常见病、多发病，目前尚无根治的药物，该病已成为世界皮肤科领域内研究的重要课题。应用中药治疗，有明显效果，但不能防止复发。所用药物有100多种，单味药中有青黛、土茯苓、山豆根等，复方中以凉血清热、活血化瘀的疗效较好。实验研究已在免疫、超微结构等方面进行了探索，但尚无突破性进展，今后应在病因、有效药物的筛选、中药动物模型的建立等方面进行综合性研究，或许方能取得更重要成果。

【参考文献】

1. 朱仁康.克银方治疗银屑病的临床研究进展.中医杂志，1983，(9)：31

2. 周鸣岐，等.辨证分型治疗银屑病302例.中医杂志，1989，(5)：42

3. 王萍，张芃，邓丙戌，等.张志礼中医辨证治疗银屑病方法及临床研究(一).中国中西医结合皮肤性病学杂志，2004，3(4)：191-193

4. 周德瑛.脏腑辨证治疗银屑病经验.中国中医急症，2005，11(14)：1080-1085

5. 王丽，蔡桂玲，韩宪伟.王玉玺教授治疗寒湿型白疕临床经验.中医药学报.2006，34(5)：191

6. 孙步云.中医药治疗银屑病226例临床观察.中医杂志，1995，36(2)：99-10

7. 段有超，朱春才.苦参汤外洗治疗寻常型银屑病58例观察.中医药信息.2004，21(5)：27

8. 邓丙戌，张志礼，王萍，等.中西医结合治疗红皮病型银屑病113例分析.中华皮肤科杂志，1998，31(2)：123

9. 王禾，王萍，等.60例银屑病患者中药治疗分析及血清总IgE、嗜酸细胞阳离子蛋白的变化.中国中西医结合皮肤性病学杂志，2005，4(3)：153-154

10. 周萌，陶林昌，黄桂云，等.丹参对银屑病中医分型及血浆内皮素的影响.国医论坛，2006，21(3)：14-15

11. 黄青，瞿幸，吴清.黄连、土大黄、苍术提取液抗银屑病实验研究.中国中医药信息杂志，2008，15(6)：30-31

（杨素清）

第十章

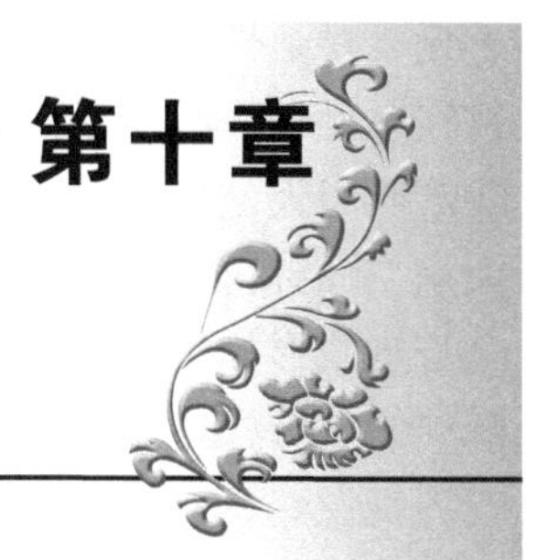

大疱性皮肤病

第一节　天　疱　疮

天疱疮是一种慢性、复发性预后不良的严重的大疱性皮肤病。中医亦称为“天疱疮”。其特征为在外观正常的皮肤和黏膜上出现松弛性水疱，尼氏征阳性，病情严重，可危及生命。

中医文献无明确类似的记载，有其名，其描述和现代医学的天疱疮不同，应注意区分。如明《外科启玄・天疱疮》中说：“遍身燎浆白疱，疼之难忍，皮破赤沾。”清《外科大成・天疱疮》中说：“天疱疮者，初期白色燎浆水疱，小如芡实，大如棋子，延及遍身。”

本病好发于成年人，30～50 岁发病者占半数，男女之比无明显差异。病程经过慢性，预后不良。

【病因病机】

1. 热毒炽盛　心火旺盛，热邪燔灼营血，则热毒炽盛。

2. 湿热交阻　脾虚不运，则心火内蕴与脾经湿热交阻。

3. 阴伤胃败　日久则湿火化燥，灼津耗气，胃液亏损，故病之后期每致气阴两虚，阴伤胃败。

总由心火脾湿内蕴，外感风热毒邪，阻于皮肤而成。

西医学目前认为可能是自身免疫病。

【辨病】

1. 临床表现　本病的特征是在正常皮肤或红斑上成批出现约蚕豆大小的水疱，疱壁薄，松弛而有皱折，很易破裂。用手揉搓水疱间的正常皮肤，表皮即脱落；用手指压迫水疱顶部，水疱向四周扩张，此即为尼氏征阳性，这是本病的重要特征。疱液初清后混，可有渗血、糜烂、感染，以后结痂，遗留色素减退或沉着，有少许瘢痕。

多数累及黏膜，黏膜损害以口腔最常见，且半数病人水疱最初发生于口腔黏膜，其损害是水疱、糜烂、溃疡、出血。

自觉疼痛，伴全身寒战高热，口渴欲饮，烦躁不安，大便干结，小便黄赤，苔黄糙，舌质红绛，脉弦数。

临床常分成四型：①寻常型天疱疮：是天疱疮中最多见和较严重的一种。其特征是在正常皮肤上出现松弛性大疱。大部分病人在发病初期先出现口腔水疱，经过数月甚至数年之后，皮肤才出现水疱，形成典型的寻常型天疱疮。发病初期可以是缓慢的，在急剧发展期，往往有长时间发烧，高达 39～40℃以上。如果不伴有合并症，水疱本身不痛、不痒，或只有微痒。②增殖型天疱疮：可由寻常型天疱疮转化而来，本型比较少见。其特征是在黏膜和皮肤上发生松弛性大疱，疱破后在糜烂面上常形成肥厚的乳头瘤样增殖，有恶臭的脓性分泌物。往往多见于皮肤皱褶处，如腋下、腹股沟、会阴部及乳房下等。病程慢性，自觉症状轻微。③落叶型天疱疮：其特征是在正常皮肤上，有时也可发生在红斑基底上的极易破裂的松弛性大疱，有的甚至在大疱尚未形成之前已经破裂。水疱反复成批出现，疱膜和痂皮持续脱落，全身皮肤形如树枝落叶之状，故名“落叶型天疱疮”。破裂干燥成灰黄色或褐黄色的痂片，似酥油饼状，这是本病的又一特征。初期好发于头面、躯干，逐渐波及全身。④红斑型天疱疮：较为良性，病程可达十数年或数十年之久，若不发展成落叶型或寻常型天疱疮，一般健康不受影响。其特征是松弛性易破裂的大疱和水疱。开始时常在两颊、鼻部或耳部出现片状红斑，表面很快形成脂性鳞屑和痂皮，颇似脂溢性皮炎；有时皮疹呈蝶形，类似红斑狼疮。四型天疱疮有时可以相互转化，常见的是寻常型转变成增殖型，红斑型转变成落叶型，甚至两者界限不清，很难区分。

实验室检查：血清总蛋白明显减少而 α_1、α_2 和 γ 球蛋白增高，血沉加快，寻常型天疱疮细胞学检查可找到天疱疮细胞。

2. 诊断要点

(1)好发于成年人，30～50 岁发病者占半数，男女之比无明显差异。

(2)全身皮肤和黏膜均可累及。

(3)本病的特征是在正常皮肤或红斑上成批出现蚕豆大小的水疱，疱壁薄，松弛而有皱折，很易破裂。用手揉搓水疱间的正常皮肤，表皮即脱落；用手指压迫水疱顶部，水疱向四周扩张，此即为尼氏征阳性，这是本病的重要特征。多数累及黏膜，表现为水疱、糜烂、溃疡、出血。

(4)自觉疼痛，伴全身寒战高热、口渴欲饮、烦燥不安、大便干结、小便黄赤、苔黄糙、舌质红绛、脉弦数。

(5)病程慢性，易复发，预后大多不良。

3. 鉴别诊断

(1)疱疹样皮炎：皮损多形性，红斑、丘疹、水疱、风团、结痂可以并存，典型者呈环状或半环状排列，周围红晕明显。尼氏征阴性，碘试验阳性，常不累及黏膜，自觉剧痒。血嗜酸性粒细胞明显增高。好发于两肩、腰骶及四肢伸侧。

(2)大疱性类天疱疮：在红斑上或正常皮肤上出现紧张性大疱，这种大疱壁厚难破易愈，尼氏征阴性，但在炎性红斑上压迫水疱，有时可移动，而正常皮肤无擦脱现象。一般无黏膜损害。自觉有明显的瘙痒。多发于腋窝、腹股沟、中腹部及四肢屈侧。

(3)大疱性表皮松解症：多见于出生后不久的小儿。皮损为在易摩擦、外伤或受压的手、足、肘、膝发生松弛性的大疱或血疱，数天后糜烂、结痂，遗留色素沉着，或萎缩、瘢痕。病程较长，预后良好。

(4)大疱性多形性红斑：皮损为在红斑基底上出现大疱或血疱，常同时或先后发现虹膜样红斑，尼氏征阴性。自觉有瘙痒和烧灼感。

【辨证】

1. 热毒炽盛证　多起病急骤，水疱成批发出，焮红糜烂、灼热、或有血疱、或有渗血、或有感染，红肿疼痛。伴有寒战高热，口渴欲饮，烦躁不安，大便干结，小便黄赤，苔黄糙，舌质红绛，脉弦细而数。

2. 湿热交阻证　红斑水疱散在，成批发作偏少。糜烂流汁较多，或已结痂，病情稳定，或有增殖，稍有蔓延，或伴有胸闷纳呆，腹部胀满，大便溏薄，苔薄黄而腻，脉濡滑数。

3. 阴伤胃败证　病情稳定，或是后期，多数结痂，或有少数水疱发出，消耗过多，人体消瘦，神疲肢软，汗出口渴欲饮，饮食不多，咽干，唇燥开裂，口角糜烂结痂，舌质红绛，舌体胖，苔光剥，脉沉细虚数而无力。

【治疗】

1. 内治法

(1)辨证论治

1)热毒炽盛证：治宜凉血清热，利湿解毒。方用犀角地黄汤加减。生地、赤芍、牡丹皮、金银花、连翘、生栀子、黄芩、黄柏、生石膏(打)、白鲜皮、地肤子、生大黄(后下)、土茯苓、生甘草。

加减法：神志不清者，加安宫牛黄丸或紫雪丹；腹胀呕吐者，加陈皮、厚朴；大便溏泄者，加怀山药、银花炭，去生大黄、银花。

2)湿热交阻证：治宜清火健脾，利湿解毒。方用除湿胃苓汤加减。黄连、苍术、白术、怀山药、猪苓、茯苓、赤小豆、茵陈、芡实、干蟾皮、蒲公英、车前子、甘草。

加减法：胸闷纳呆者，加陈皮、鸡内金；流汁多者，加滑石、泽泻；有乳头状增殖者，加丹参、夏枯草、牡蛎；红斑明显者，加牡丹皮、生栀子；有继发感染者，加草河车、半枝莲。

3)阴伤胃败证：治宜益气养阴，和胃解毒。方用益胃汤加减。生黄芪、太子参、生地、玄参、玉竹、北沙参、赤芍、金银花、地骨皮、生甘草。

(2)成药、验方：外科蟾酥丸，每次3～5粒，1日2次，温开水送服。

(3)西药治疗

1)皮质类固醇激素：病情严重者，每日应用泼尼松60～80mg，分次口服；病情稳定后逐渐减量，若在3～5天内无进展，则应及时增加用量，增加剂量应为原剂量40%～50%。

2)免疫抑制剂：当患者已使用大剂量皮质类固醇激素仍不能控制皮损，或有使用皮质激素的禁忌证，应选用免疫抑制剂，常用环磷酰胺每日50～100mg，硫唑嘌呤每日100～150mg。

3)抗生素：继发感染者，加用抗生素。

2. 外治法

(1)金银花30g，地榆30g，野菊花15g，秦皮15g，煎汤外洗。

(2)青黛散麻油调搽。

(3)滋水不止者，用青黛散加煅海螵蛸粉、煅牡蛎粉等份，在患处先用麻油湿润后干扑，或麻油调搽，1日3～4次。

(4)滑石粉30g，绿豆粉30g，研末和匀外扑，每日多次。

(5)绿豆粉50g，氧化锌5g，樟脑1g，滑石粉加至100g，和匀外扑，每日多次。

【预防与护理】

1. 卧床休息，经常翻动身体，防止发生褥疮。

2. 预防全身和局部继发感染。

3. 给予高蛋白、低盐饮食。

4. 皮损结痂或层层脱落时，可用麻油湿润，轻轻揩之，不宜水洗。

【古籍选粹】

《外科启玄·卷之六·天疱疮》　遍身燎浆白疱，疼之难忍，皮破赤沾。

《外科大成·卷四·天疱疮》　天疱疮者，初起白色燎浆水疱，小如芡实，大如棋子，延及遍身，疼痛难忍。

《医宗金鉴·外科心法要诀·卷七十四》　初起小如芡实，大如棋子，燎浆水疱，色赤者为火赤疮；若顶白根赤，名天疱疮。俱延及遍身，焮热疼痛，未破不坚，疱破毒水津烂不臭，上体多生者，属风热盛，宜服解毒泻心汤；下体多生者，属湿热盛，宜服清脾除湿饮。未破者，俱宜蝌蚪拔毒散敷之；已破者，俱宜石珍散撒之，清其湿热，破烂自干，甚效。

【现代研究】

1. 临床研究

(1)辨证论治：黄鸣用自拟解毒利湿汤治疗本病 32 例全部有效。药用金银花、蒲公英、紫花地丁、萆薢、土茯苓、苦参、地肤子、甘草等。发热者，加柴胡、黄芩；口渴便秘者，加花粉、生地；便溏者，加车前子、滑石；合并感染者，加连翘、蚤休。林熙然采用健脾益气法治疗本病，并观察到长期服用健脾益气中药(黄芪、党参、白术、茯苓等煎服或补中益气丸)有稳定病情的作用。姜洁等用清热利湿、解毒凉血法治疗重症天疱疮 1 例，药用：生地 30g，金银花 50g，莲子芯 15g，白茅根 50g，薏苡仁 50g，黄连 10g，栀子 15g，蒲公英 50g，紫花地丁 20g，土茯苓 50g，黄芩 15g，生石膏 100g(先煎)，重楼 15g，甘草 10g。配合静点清开灵 60ml 加入 5%葡萄糖液 500ml 中，每日 1 次。服药 15 帖后症情基本告愈，后以养阴清热，佐以通络止痛之法巩固疗效。周鸣岐等认为天疱疮多由素体心火亢盛，脾胃湿热蕴蒸，复因外感风热、湿热之邪，内外合邪，搏结肌肤，内不得疏泄，外不得透达，而发天疱疮。急重期治以清热利湿、疏风解毒为法，以求病邪表里双解，邪去病痊。药用白鲜皮、苦参、大黄、黄柏、地肤子清热燥湿；金银花、薄公英清热解毒；蛇蜕、蜈蚣祛风解毒，既达皮腠，又入经络，搜剔邪毒；赤芍凉血化瘀；薏苡仁、生甘草渗浊化浊解毒。治疗中后期，要逐渐加用补气益阴扶正之品，以期全功，故减方中蜈蚣，加土茯苓、威灵仙，以增利湿化浊之力。病久改用扶正祛邪之法，增生黄芪、山药、生地、石斛等补气益阴之品，去大黄、蒲公英、苦参、黄柏等苦燥寒凉之药，邪毒得去，正气得复，令顽疾痊愈。

(2)中西医结合治疗：张志礼等采用中西医结合治疗 30 例，临床治愈 18 例，显效 9 例，死亡 3 例，有效率 90%。同时认为：①在急性暴发期，激素仍是首选药物；②中药治疗可使激素减量速度加快；③中医治疗必须随时根据病情辨证论治。袁兆庄用中医辨证论治，湿热炽盛型多为红斑型及落叶型天疱疮，治以清热利湿，方用除湿解毒汤；脾虚湿盛型多为寻常型及增殖型天疱疮，治以健脾除湿，方用除湿胃苓汤加减或用二术汤。西药治疗同时应用皮质激素或硫唑嘌呤或氨苯砜等。并认为尽管目前中药治疗不能控制重症天疱疮的病情，但其改善症状，减少激素副作用和增强体质作用是可以肯定的。李清用皮质激素合并雷公藤治疗天疱疮 6 例，男 1 例，女 5 例，年龄 38～80 岁，病程 2 周～1 年。其中 5 例寻常型天疱疮，1 例疱疹样天疱疮。6 例中 4 例效果良好。

(3)单方验方治疗：朱光斗报告雷公藤糖浆治疗天疱疮，一般 10～15ml，每日 3 次口服，少数每日可达 60～80ml，1 个月为 1 疗程，有效续服，依病情酌情增减用量。

2. 发病学研究　天疱疮的发病机制目前尚未完全弄清。康克非等认为是一个自身免疫性疾病。主要根据是：①皮损的直接免疫荧光显示棘细胞间有免疫球蛋白的沉积，而且沉积部位与天疱疮最初病理变化部位完全一致。②使用间接免疫荧光技术显示患者血清中存在有抗表皮棘细胞间物质抗体，且滴度与病变的活动度相一致。③将具有高滴度抗体天疱疮患者的血清或 IgG 被动转移至实验动物，如多次注射于兔的皮内或黏膜内，可产生表皮棘细胞松解；将上述血清加于组织培养皮片的培养液中，亦可产生表皮棘细胞松解，而且造成棘细胞松解所需血清量与抗体滴度成正比。④使用免疫抑制剂治疗有明显效果。

【述评】

天疱疮是一种慢性、复发性、严重性表皮内棘层松解性大疱性皮肤病，血清中有天疱疮抗体，临床以正常皮肤或黏膜出现松弛性水疱，尼氏征阳性为特征。目前认为该病是一种自身免疫系统疾病。中医学认为此病属"浸淫疮浸淫疮"、"水赤疮"范畴。或因心火内炽，脾湿浸淫，血热内湿相感而成；或因婴儿胎火，外受暑湿毒邪所致。临床多从热毒、阴伤、风湿热等证论治。目前临床上皮质类固醇及免疫抑制剂在治疗中起重要作用。该病需长期治疗，故常出现药物副作用。临床有研究报道利用类固醇激素联合中药雷公藤治疗寻常型天疱疮的副作用比西药联合疗法少。另天疱疮激素治疗的起始量选择至关重要，对天疱疮激素治疗起始剂量的使用各家报道不一。

【参考文献】

1. 黄鸣. 解毒利湿汤治疗天疱疮 32 例. 福建中医药，1983，(4)：30
2. 林熙然. 健脾益气法治疗天疱疮和皮肌炎. 中国中西医结合杂志，1985，(3)：139
3. 姜洁，等. 重症天疱疮 1 例治验. 吉林中医药，1995，(3)：23
4. 周鸣岐，等. 天疱疮治验. 中医杂志，1990，(8)：17
5. 张志礼，等. 中西医结合治疗天疱疮 30 例临床分析. 中西医结合杂志，1985，(3)：155
6. 袁兆庄. 中西医结合治疗天疱疮症状分析及疗效观察. 中医杂志，1985，(3)：360
7. 李清. 皮质激素合并雷公藤治疗天疱疮 6 例报告. 中国皮肤性病学杂志，1994，(3)：157
8. 朱光斗，等. 雷公藤治疗天疱疮 11 例疗效观察. 中国中西医结合杂志，1986，(3)：149
9. 康克非，等. 免疫皮肤病学. 北京：人民卫生出版社，1992. 162
10. 曲喆. 雷公藤多苷片联合强的松治疗寻常型天疱疮的疗效观察. 中外医疗，2009，17：93
11. 陈作良，郑燕芬，等. 强的松治疗天疱疮起始量的探讨. 临床口腔医学，2008，24：753

第二节　类天疱疮

类天疱疮是一种以表皮下水疱为主的慢性老年性皮肤病。又称大疱性类天疱疮。因其皮损类似于天疱疮，故名类天疱疮。其特征是在红斑上或者正常皮肤上出现紧张性大疱，疱壁较厚，呈半球形，不易破裂，尼氏征阴性，预后较好。

本病多见于老年人，但青壮年、儿童亦可患病，女性多于男性。病程长，预后较好。

【病因病机】

脾虚失运，湿热内生，蕴积肌肤所致。

西医学目前认为与自身免疫有关，在活动期患者的血清中可查到循环抗基底膜带抗体。

【辨病】

1. 临床表现　皮疹为在红斑上或正常皮肤上出现紧张性水疱，疱壁较厚，呈半球形，不易破裂，疱液清亮透明，偶有血疱。有的中心消退呈环形红斑样损害，疱破后露出糜烂面，在无继发感染的情况下，很快愈合，留下色素沉着斑。尼氏征阴性，但在炎性红斑上压迫水疱，有时可能移动，而正常皮肤无擦脱现象。口腔黏膜很少受累。本病皮损主要分布在颈、腋、腹股沟和四肢的屈侧，但往往泛发。

自觉症状瘙痒明显。小部分患者在发疹前可有怕冷、发热、关节酸楚、胃纳不香、苔薄黄腻、脉滑数等症状。预后良好，但易反复发作。

2. 诊断要点

(1)好发于老年人，女性多于男性。

(2)本病损害主要分布在颈、腋、腹股沟和四肢的屈侧。

(3)皮损为在红斑上或正常皮肤上出现紧张性水疱，疱壁较厚，呈半球形，不易破裂，疱液清亮透明，偶有血疱。尼氏征阴性。

(4)自觉症状瘙痒明显。小部分患者在发疹前可有怕冷、发热、关节酸楚等症状。

(5)病程长，预后较好，但可反复发作。

3. 鉴别诊断

(1)大疱性多形红斑：本病发病急剧，伴有高热等全身症状，好发于足背、前臂与面部，口腔黏膜亦常受累。皮损有时可见虹膜样损害。

(2)疱疹样皮炎：皮损主要为成群的丘疹及水疱，水疱较小多呈环状排列，主要发于四肢伸侧、肩胛、臀部等处，不侵犯黏膜。碘试验阳性。

(3)天疱疮：皮损多在外观正常的皮肤上出现水疱，疱壁薄而松弛，易于破裂形成糜烂及结痂。尼氏征阳性。可见于任何部位，常侵犯黏膜。

【辨证】

1. 脾虚湿热证　红斑水疱，疱壁较厚，不易破裂，破后糜烂，或伴有怕冷，发热，胃纳不香，苔薄黄腻，脉滑数。

2. 血热夹湿证　水疱周围色紫，夹有血疱、血痂，伴有苔薄舌红，脉弦数。

【治疗】

1. 内治法

(1)辨证论治

1)脾虚湿热证：治宜健脾益气，清热利湿。方以参苓白术散加减。党参、白术、怀山药、生黄芪、蒲公英、金银花、土茯苓、白鲜皮、车前子(包)、六一散(包)。

加减法：发热者，加金银花、黄芩、板蓝根；有血疱者，加牡丹皮、仙鹤草、白茅根；瘙痒甚者，加白鲜皮、苦参片、徐长卿。

2)血热夹湿证：治宜凉血利湿。方以凉血地黄汤加白茅根、紫草等。

(2)西药治疗

1)皮质类固醇激素：一般作为治疗的首选药物，以泼尼松最为常用。轻者每日30～60mg，重者每日60～80mg。若在3～5天内皮损无明显进步，则应及时增加泼尼松用量，增加剂量应为原剂量的40%～50%。

2)免疫抑制剂：当有服用类固醇皮质激素的禁忌证，或服用了大剂量皮质激素仍不能控制皮损时，应采用免疫抑制剂，常用环磷酰胺，每日100mg、硫唑嘌呤每日100～150mg。

3)氨苯砜：轻者可首选氨苯砜，一般一次50mg，每日2～3次。重者与皮质激素合并使用，以减少激素量。

2. 外治法　黄柏搽剂涂后，再外扑青黛散。

【预防与护理】

1. 注意休息。

2. 预防全身和局部继发感染。

3. 给予高蛋白、高维生素、低盐饮食。

【现代研究】

1. 临床研究

(1)辨证施治:朱仁康等将天疱疮类疾患分成4型治疗:①热毒炽盛证:发病急骤,水疱、脓疱迅速扩展增多,可泛发,不断新起,皮色赤如丹。兼见身热夜甚,甚则壮热口渴,皮面灼热,唇焦齿燥,烦躁不安,便干尿黄,舌质红绛,苔黄燥,脉数。治宜清热解毒,气营两清。方选清瘟败毒饮加金银花、秦艽、车前子。②心火脾湿证:燎浆水疱,反复新起,疱壁松弛,未破不坚,皮毛脆弱,擦则起疱破烂,疱破津烂不易愈合,甚则口糜舌烂。兼见心烦不眠,胃纳呆滞,腹胀便溏,甚则恶心呕吐,体重下降,舌尖红,苔黄腻,脉濡数。治宜健脾除湿,清心益肺,方选清脾除湿饮加怀山药、生黄芪、沙参、扁豆衣,或用健脾除湿汤加减。③湿热受风证:皮损成群成簇,焮红成片,水疱上身较多,壁厚较坚,饱满而不易破,破后亦易愈合,除水疱外,间见红疹、脓疱、血疱。自觉瘙痒无度。兼见肢节重痛,口干尿黄,烦痒难眠,舌红,苔薄腻,脉浮数或兼滑。治宜清热疏风,佐以解毒除湿。用天疱疮方加减,或用消风散合导赤散化裁。④伤阴耗气证:重者见于病之进展期,遍体层层脱屑,状如酥饼;轻者见于恢复期,新疱已少,疱干结痂,干燥脱屑,入夜痒甚。兼见口干咽燥,面红低热,便于尿少,或有头晕、乏力、气短诸证,舌光或裂,脉细涩。治宜养阴益气,润燥生津。方选滋阴养荣汤加减。病之恢复期余毒未尽,气阴两伤者,用解毒养阴汤加减。

(2)中西医结合治疗:孙占学、李元文等采用中西医结合方法治疗大疱性类天疱疮,取得满意疗效。中医治疗给予清开灵注射液静脉点滴配合中药汤剂口服,中药汤剂中山药、白术、茯苓、薏苡仁健脾利湿,黄芩、金银花、紫花地丁清热解毒,生地、丹参、牡丹皮清热凉血,泽泻利湿泻浊,当归、熟地黄养血滋阴,使湿热清而阴不伤,全方共奏健脾除湿、清热解毒之效,药后脾健湿除热清而病愈;西药治疗上给予泼尼松片配合保护胃黏膜药物及补钾补钙药物治疗。随诊半年,患者无自觉皮肤瘙痒,未见新发皮疹。

(3)单方验方:杨光华用普济消毒饮治疗获效,其方药组成:炒黄芩6g,炒黄连6g,牛蒡子10g,玄参10g,桔梗10g,板蓝根10g,山豆根10g,马勃6g,连翘12g,升麻6g,僵蚕12g,柴胡9g,陈皮10g,薄荷3g,甘草6g。结果服药7剂后水疱全部结痂,未见新水疱,守方继服2剂,皮损消退,留色素沉着而告痊愈。李金科采用利湿清热法治愈类天疱疮1例,药用黄柏25g,茵陈30g,滑石20g,苍术15g,怀牛膝、茯苓、猪苓各12g,泽泻、白芷、地肤子、白鲜皮、车前子、木通、大腹皮、竹叶各9g。有的用苍术膏、白术膏内服。

2. 实验研究 曾凡钦运用正常人皮肤及分离正常人皮肤为底物的两种间接免疫荧光方法,对20例大疱性类天疱疮血中循环抗基底膜抗体进行研究。发现传统的IIF法阳性率为65%(13/20),分离皮肤IIF法阳性率为100%(20/20)。分离皮肤法不单敏感性明显高于传统方法,且能知道抗体在基底膜的结合部位,比传统方法更有助于类天疱疮和几种表皮下大疱病的鉴别诊断。张学军等用免疫印迹检测36例大疱性类天疱疮(BP)患者血清中类天疱疮抗体(BPAb)。结果表明,32例(89%)BP血清与正常人皮肤热分离表皮的提取物中230kD、190kD、165kD、145kD和115kD多肽反应,其中16例(44%)血清与230kD和165kD多肽同时反应,7例(19%)血清单独与230kD多肽反应,9例(25%)血清单独与165kD多肽反应。对照组正常人血清,EBA和寻常型天疱疮血清阴性反应。

【述评】

本病因皮损类似于天疱疮,故名"类天疱疮",其区别主要是本病疱壁较厚,尼氏征阴性,口腔黏膜损害轻,一般预后良好。治疗上,目前主张中西医结合治疗。中医认为本病多属实证、热证，治疗上多应用清热解毒，利湿祛风的药物；西医治疗关键在于糖皮质激素等免疫抑制剂的合理应用。

【参考文献】

1. 朱仁康. 中医外科学. 北京：人民卫生出版社，1987. 718

2. 孙占学，李元文，张丰川，等. 中西医结合治疗大疱性类天疱疮 1 例。中国中西医结合皮肤性病学杂志，2007，6(3)：186-187

3. 杨光华. 普济消毒饮治愈类天疱疮. 云南中医杂志，1985，(5)：27

4. 李金科. 类天疱疮治验. 新中医，1984，(5)：25

5. 曾凡钦. 间接免疫荧光技术对类天疱疮的循环抗基底膜抗体的研究. 中国皮肤性病学杂志，1994，(4)：206

6. 张学军，等. 免疫印迹检测大疱性类天疱疮抗体. 中国免疫学杂志，1995，(1)：48

第三节　疱疹样皮炎

疱疹样皮炎是一种有多形性损害的慢性复发性皮肤病。其临床以皮肤上水疱、大疱和多形皮疹共存，环形水疱及大疱突出，疱壁紧张，不易破裂，有持久而剧烈的瘙痒为特征。

本病好发于中、老年人，亦偶见于 5 岁以下儿童。男女性别比例约 2∶1。好发部位多在腋后皱褶、肩胛、腰背、四肢伸侧，严重者波及全身。黏膜损害者极为罕见。本病常反复发作，可迁延数年至数十年，但亦有自然缓解痊愈者。

【病因病机】

1. 内有湿热结聚，外感风湿热毒，内外相搏，蕴积肌肤而成。

2. 日久则伤津耗血，肌肤失养，生风生燥，风燥湿热相结，而致反复。

西医学对本病病因尚不清楚。目前大多认为有两方面原因：①免疫异常；②谷胶致敏性肠病。

【辨病】

1. 临床表现　多数患者先有全身不适，倦怠，低热，咽喉干痛等前驱症状。以后渐在腋后皱褶、肩胛、腰背、四肢伸侧发生红斑、丘疹、丘疱疹、风团、水疱、大疱，周围绕有红晕，分布对称，呈半环形或环形排列，典型者外观状如珠戒，是本病的特征性皮损。疱壁厚而紧张，不易自行破裂，疱液大多清亮，尼氏征阴性。疱破裂后形成剥裸面，结痂愈后有色素沉着和轻微瘢痕。一般不累及黏膜。

自觉有剧烈的瘙痒，这是本病的又一特征。多数反复发作，时轻时重，病程慢性，可迁延数年至数十年，但亦有自然缓解痊愈者。

小儿疱疹样皮炎临床表现与成人不同：①皮疹缺乏多形性；②皮疹主要是水疱、大疱；③很少广泛、对称分布，常群集分布；④痒不明显或缺如。

实验室检查：血液中嗜酸性粒细胞增多，疱液细胞涂片有较多嗜酸性粒细胞。用25％～50％碘化钾软膏做斑贴试验，80％患者 24 小时内局部出现红斑、水疱。

2. 诊断要点

(1)本病好发于中、老年人，男性多见。

(2)多数患者有全身不适，倦怠，低热，咽喉干痛等前驱症状。

(3)好发部位多在腋后皱褶、肩胛、腰背、四肢伸侧，黏膜罕见。

(4)皮疹呈多形性。初为红斑、丘疹、丘疱疹、风团、水疱、大疱，周围绕有红晕，分布对称，呈半环形或环形排列，典型者外观状如珠戒。

(5)自觉有剧烈的瘙痒，这是本病的又一特征。

(6)多数反复发作，时轻时重，病程慢性，可迁延数年至数十年。但亦有自然缓解痊愈者。

(7)25%～50%碘化钾软膏做斑贴试验，80%患者 24 小时内局部出现红斑、水疱。

3. 鉴别诊断

(1)天疱疮：皮损为水疱，疱壁极薄而松弛，尼氏征阳性。常有口腔黏膜的损害。

(2)类天疱疮：皮损以大疱为主，疱壁厚不易破裂，无红斑、丘疹、风团、抓痕等。

(3)疱疹样脓疱病：皮损为在红斑上起针头到绿豆大小的脓疱群，全身症状较重。

(4)痒疹：好发于儿童，皮损为散在的丘疹、风团、丘疱疹或有结节，以四肢伸侧为多。重者可累及全身，常伴有腹股沟淋巴结肿大。

【辨证】

1. 风湿蕴热证　多见于急性发作者。遍身发红斑、丘疹、水疱、风团，剧痒。伴有头痛、发热、咽干，苔白腻舌红，脉弦滑数。

2. 血虚风燥证　多见于慢性反复发作者。除红斑、水疱外，以抓痕、血痂、皮肤肥厚、粗糙、色素沉着为主。伴有头晕乏力，四肢倦怠，消瘦纳少，苔薄舌红，脉细数。

【治疗】

1. 内治法

(1)辨证论治

1)风湿蕴热证：治宜健脾利湿，祛风清热解毒。方以参苓白术散加减。焦白术、怀山药、生扁豆、茯苓、防风、白鲜皮、地肤子、胡黄连、白花蛇舌草、苦参、黄芩、生甘草。

加减法：瘙痒夜难安眠者，加乌梢蛇、生牡蛎；糜烂化脓者，加蒲花英、金银花；下肢皮损重者，加苍术、黄柏。

2)血虚风燥证：治宜养血润燥，养阴清热。方选当归饮子加减。生地、熟地、丹参、当归、肥玉竹、天花粉、白花蛇舌草、鹿衔草、白鲜皮、蛇床子、土茯苓、生甘草。

加减法：头晕者，加枸杞子、女贞子；肢软乏力者，加炙狗脊、菟丝子(包)；纳呆者，加鸡内金、生山楂；心烦不眠者，加柏子仁、合欢皮。

(2)西药治疗：一般轻症者首选药物为氨苯砜，每日 100～150mg。开始量每日 50mg，1 周后如无反应可增至 100mg，必要时可增至 150mg。

磺胺吡啶也有一定疗效，每次服 0.5g，每日 4 次。服药期间应经常查血、尿常规、肾功能。

重症患者可应用皮质激素，泼尼松每日 30～40mg。

还可给予抗组胺类药物以止痒，如赛庚啶、扑尔敏。

2. 外治法

(1)三黄洗剂外搽，每日 4～5 次。

(2)黄柏霜外涂，每日 3 次。

【预防与护理】

1. 注意生活规律，多休息。

2. 多吃蛋白质类食物。

3. 禁止进食含谷胶的食物，如麦面粉食物，可进食大米或其他粗粮。

4. 禁食溴类、碘类药物。

【现代研究】

1. 临床研究

(1)辨证施治:全身无一定部位,但好发于肩胛、腰背、四肢伸侧等处的多形性损害,有红斑、丘疹、水疱、风团等。丘疹、水疱最为多见,疱壁厚而不易破裂。有聚集的倾向,典型的呈环状排列,状如珠戒。部分病例有增殖性损害。自觉剧痒或有烧灼感。苔薄腻,舌淡,脉象弦滑。中医辨证属脾虚蕴湿,兼感风邪。马绍尧据此用健脾利湿,祛风清热解毒来治疗疱疹样皮炎,常用药物:焦白术 9g,怀山药 15g,生扁豆 15g,金银花 9g,土茯苓 30g,防风 9g,白鲜皮 15g,地肤子 9g,胡黄连 6g,蒲公英 30g,白花蛇舌草 30g,苦参片 9g,生牡蛎 30g(先煎)。

(2)中西医结合治疗:邓丙戌将 7 例疱疹样皮炎中医辨证为脾虚湿盛,治以健脾除湿为主,再根据兼症加用凉血、散风或解毒之品,在急性活动期可适量结合应用 DDS 或皮质激素,结果 7 例均治愈。

2. 实验研究　邓丙戌对 7 例疱疹样皮炎通过 DIF 检查,逐渐认识到疱疹样皮炎包括数种疾病,发现 3 例 DIF 检查为表皮细胞间 IgG 沉积,组织病理为表皮内水疱,其中 2 例有 ES 形成,结合皮疹诊断为疱疹样大疱疮(HP);2 例 DIF 检查为基底膜带 IgG 线状沉积,组织病理为表皮下水疱,结合皮疹诊断为小疱性类天疱疮(VP);2 例 DIF 检查为沿基底膜带均质型线状 IgA 沉积,组织病理为表皮下水疱,结合皮疹诊断为成人线状 IgA 病(LADA)。

【述评】

本病以氨苯砜为首选的治疗药物,小剂量皮质类固醇激素可减轻症状,加用中药内服,治愈率可明显提高。

【参考文献】

1. 马绍尧. 中医外科. 上海:上海医科大学出版社,1994. 152

2. 邓丙戌. 疱疹样皮炎样发疹的 DIF 检查及治疗. 中国皮肤性病学杂志,1993,(4):218

(杨志波　朱明芳　匡　琳)

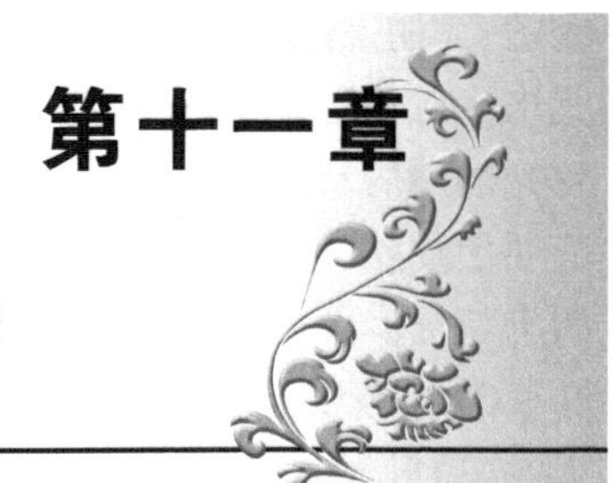

第十一章 角化性皮肤病

第一节 蛇　皮　癣

蛇皮癣是一种皮肤干燥有鳞甲的遗传性角化障碍性皮肤病。相当于西医学的鱼鳞病。其临床特征为皮肤呈蛇皮状，干燥如有鳞甲。好发于四肢、躯干部，一般持续终身。

中医文献中早有类似的记载，如隋《诸病源候论·蛇身候》中说："蛇身者，谓人皮肤上如蛇皮而有鳞甲，世谓之蛇身也。"在"蛇皮候"中又说："蛇皮者，由风邪客于腠理也。人腠理受于风则闭密，使气血涩浊，不能荣润，皮肤斑剥，其状如蛇鳞，世呼蛇体也。"

本病多自幼开始发病，冬重夏轻，无男女性别差异，多与遗传有关。其发病率为 4～10/万。

【病因病机】

1. 多由先天禀赋不足，后天脾胃失调，营血亏损，以致血虚生风生燥，皮肤失于濡养而成。

2. 由于先天营血不足，胎热不清，以致血虚生风生燥，燥热蕴阻肌肤而成。

西医学对本病病因尚不完全清楚。除遗传是一个重要因素外，一般认为与内分泌功能障碍，特别是与脂质代谢异常，维生素 A 水平低下，以及细胞脱屑增加或细胞脱屑减少而产生的表皮增生和脱落之间的不平衡有关。

【辨病】

1. 临床表现　主要损害为皮肤如蛇皮状，干燥粗糙，伴有糠秕状鳞屑，呈菱形或多角形，相互紧密相联，形如鱼鳞镶嵌于皮肤之上，边缘略为游离。重者皮肤变厚，皮纹明显。常伴有掌跖角化过度，指(趾)甲亦粗糙变脆，毛发稀疏干燥。或现弥漫性红斑，上有大小不等、黄色或灰棕色鳞屑的红皮病损害。多数对称地分布于四肢、躯干部，严重者全身皮肤到处皆有。

多数在出生后不久，或于幼年即开始发病，儿童期明显，至青春期后可逐渐好转，但不会消失，严重者不会好转。一般夏季减轻，冬季加重。

自觉干燥，轻度瘙痒。少数可因出汗困难而感到周身不适，甚至有轻微发热，冬季则有皮肤皲裂，感到疼痛。

临床常见 4 型：①显性遗传寻常性鱼鳞病：是鱼鳞病中较常见的一种。一般在 1～4 岁之间发病。好发于四肢伸侧及背部。一般患者除皮肤干燥粗糙外，尚有白色的半透明的纤细鳞屑。可伴发毛周角化，肘、膝、胫前、踝局限性的角化过度，掌跖角化以及异位性皮炎。②性联隐性遗传鱼鳞病：仅发于男性，出生至 1 岁以内发病。好发于面部两侧，颈、头皮受累最为严重，躯干之腹侧亦累及。幼儿期肘、腋较普遍；成人期腘窝较易累及。基本皮损为散在的、大的、棕黑色的鳞屑。毛发干燥，有时有斑秃。③显性遗传先天性鱼鳞病样红皮病：患儿出生时正常，但在一周内突然发生泛发性的，以四肢屈面为甚的红斑，小的、黄色的、闪闪发光的鳞屑及广泛分布的大疱。④隐性遗传先天性鱼鳞病样红皮病：好发于肘窝、腘窝及颈等屈面皮肤。从出生即显示弥漫性的红斑，5～15mm大，灰棕色，四边形，中央黏着边缘游离为特征。部分患者可连续发生板样表皮脱落。

2. 诊断要点

(1)多数在出生后不久，或于幼年即开始发病，儿童期明显，至青春期后可逐渐好转，但不会消失。一般冬重夏轻，无男女性别差异。

(2)本病多数对称地分布于四肢伸侧，尤以肘、膝之伸侧面为甚，严重者全身皮肤到处皆有；而先天性鱼鳞病样红皮病皮损主要分布于四肢屈侧及褶皱区。

(3)主要损害为皮肤如蛇皮状，干燥粗糙，伴有糠秕状鳞屑，呈菱形或多角形，相互紧密相联，形如鱼鳞镶嵌于皮肤之上，边缘略为游离。重者皮肤变厚，皮纹明显。常伴有掌跖角化过度，指(趾)甲亦粗糙变脆，毛发稀疏干燥。或现弥漫性红斑，上有大小不等、黄色或灰棕色鳞屑的红皮病损害。

(4)自觉干燥，轻度瘙痒。

3. 鉴别诊断

(1)鳞状毛囊角化症：鳞屑中央常有与毛囊一致的黑点。多发于腹部、臀部及股外侧，一般无自觉不适。

(2)毛周围角化病：皮损为针头大小，尖顶的毛囊性丘疹，质地偏硬，有时中央有毳毛穿出或踡曲在内。

【辨证】

1. 血虚风燥征　皮肤如蛇皮状，干燥粗糙，有鳞甲，有的患者伴掌跖角化过度，毛发干燥稀疏，指甲变脆。夏轻冬重。

2. 血瘀燥热证　多见于先天性鱼鳞病样红皮病。皮损为干燥弥漫性红斑，上有大小不等、黄色或灰棕色鳞屑的红皮病损害，有的起松弛的水疱，疱破后露出潮红的糜烂面。夏重冬轻，日晒后症状加重。

【治疗】

1. 内治法

(1)辨证论治

1)血虚风燥证：治宜养血祛风润燥。方用桂枝加当归汤加减。当归、白芍、桂枝、制首乌、玉竹、黑芝麻(打)、秦艽、大枣、炙甘草。

2)血瘀燥热证：治宜活血润燥，清热解毒。方用四物汤合犀角地黄汤加减。丹参、当归、赤芍、白芍、川芎、生地、何首乌、玉竹、玄参、小胡麻、紫草、金银花、绿豆衣、牡丹皮、白花蛇舌草。

(2)成药、验方

1)冬天可用猪油500g，红枣500g，黄酒500g炖服，分3～5天服完；或每日吃红枣10枚。或用青蛇1条，加黄酒250ml，水适量，炖酥淡食。亦可加盐少许，一冬天吃2次。

2)丹参片和四季青片各3片，每日3次。

(3)西药治疗：目前尚无满意疗法。一般口服大剂量维生素A或维生素A酸有一定帮助。先天性鱼鳞病样红皮病，可采用皮质激素以减轻症状，但不能长期使用。

2. 外治法 用润肤膏,或杏仁 30g,猪油 60g,捣烂如泥涂擦,每日 2 次。

【预防与护理】

1. 经常用热水洗浴,使皮肤柔软,鳞屑减少。

2. 预防局部继发感染。

3. 尽量避免日光照射。

【古籍选粹】

《诸病源候论·面体病诸候·蛇身候》 蛇身者,谓人皮肤上如蛇皮而有鳞甲,世谓之蛇身也。此由血气痞涩,不能润于皮肤故也。

《诸病源候论·面体病诸候·蛇皮候》 蛇皮者,由风邪客于腠理也。人腠理受于风则闭密,使气血涩浊,不能荣润,皮肤斑剥,其状如蛇鳞,世呼蛇体也。亦谓之蛇皮也。

【现代研究】

1. 辨证论治 周鸣岐作了较多的中医药治疗鱼鳞病的疗效观察。初用何首乌、生地、当归各 20g,黑芝麻 40g,白鲜皮、地肤子、苦参片、大秦艽各 15g,丹参 25g,川芎 10g,蝉蜕 10g,治愈 1 例。继改用鱼鳞汤,药用生黄芪 50g,黑芝麻 40g,丹参、地肤子各 25g,当归、生地、熟地、枸杞子、何首乌、白鲜皮各 20g,生山药、苦参片、防风各 15g,川芎、桂枝、蝉蜕、甘草各 10g。上方加减治疗 70 例,疗程 4～8 个月,临床治愈 12 例,明显好转 45 例,好转 11 例,总有效率为 97.1%。再改用鱼鳞汤加减,药用:当归、生地、熟地、生山药、白鲜皮、地肤子、苦参各 20g,川芎、桂枝、防风、蝉蜕、甘草各 10g,枸杞子、何首乌各 15g,黑芝麻 40g,生黄芪 25g,丹参 15g。治疗 75 例,疗效明显。改良剂型,用鱼鳞糖浆(片)治疗。方法:Ⅰ号用蝉蜕、麻黄、桂枝、红花、地肤子等 11 味中药;Ⅱ号用当归、生地、熟地、黄芪、枸杞子、白鲜皮等 14 味中药。服糖浆者,先服Ⅰ号 20 瓶(每瓶 100ml,每日 1 瓶,分 3 次饭后半小时服);继服Ⅱ号 160 瓶,剂量、服法同Ⅰ号,6 个月 1 疗程。治疗全身泛发者 76 例,局限者 35 例,有家族史者 65 例,伴有神经官能症者 12 例,关节痛者 10 例,慢性胃炎 8 例,慢性支气管炎 2 例,癫痫 1 例。结果痊愈 13 例,皮肤柔软、鱼鳞状鳞屑消失、汗腺和皮脂腺分泌正常、汗毛正常;明显好转 22 例,皮肤较前柔软、鳞屑明显减少、汗腺和皮脂腺分泌有所增加;好转 71 例,皮肤也见柔软、皮肤鳞屑较前减少;无效 5 例。总有效率为 95.1%。满 1 疗程者 30 例,不足 1 疗程者 59 例,1 疗程以上者 22 例。根据中医理论,本病为肝肾阴虚,肺脾虚弱,营血不足,血虚生风,风盛则燥,肌肤失养所致。故用Ⅰ号方祛风通络兼扶正,Ⅱ号方补肾健脾、益气养荣兼祛风活络治疗而获效。

2. 单方验方 黄永昌用当归饮子治愈鱼鳞病,主要方药为当归、白芍、川芎、生地、白蒺藜、荆芥穗、防风各 30g,何首乌、黄芪、甘草各 15g。主治心血凝滞,血蕴风热,皮肤疮疥、赤疹、瘖瘟者。此方治一女性患者,14 岁,服药 35 剂痊愈。随访 3 年未复发。李树勋用苍术、生薏苡仁各 15g,黄柏、丹参、赤芍各 10g,鸡内金、川芎、红花各 7.5g,甘草 2g。治疗 1 名 9 个月的男性患儿,诊断为"鱼鳞病红皮病"取得成功。李风文内服生血润肤饮,外用椒连膏治疗鱼鳞病 7 例,疗效明显。内服方药为生地、熟地各 20g,天冬、麦冬、当归、黄芩、天花粉各 15g,黄芪 30g,桃仁、红花、五味子各 10g。外涂川椒、黄连各 30g,制成膏药,与凡士林 500g 混合外用。

3. 外用疗法 孟宪琳等用胆固醇软膏治疗鱼鳞病,四肢病变对称,肢体一侧外用 10% 胆固醇软膏,每天 2 次;另一侧用 10%尿素软膏作对照。治疗结果 20 例中 8 例痊愈,5 例病变明显改善,无副作用。鱼鳞病是皮肤及其他组织内类固醇-硫酸酯酶含量不足,不能去除硫酸盐，以致皮肤角质层内硫酸胆固醇过多积聚，游离胆固醇减少所致。硫酸胆固醇能促进鳞状上皮形成，硫酸胆固醇过剩，使角质层黏合力太强，而鳞状上皮不能脱屑，游离的胆固醇则促进鳞状上皮自然脱落，故此药有效果。孙步云用自制"蛇皮灵膏"（当归 30g，姜黄 60g，白及 30g，生槐花 25g，紫草 10g，生甘草 30g，轻粉和冰片各 6g，蜂白蜡 90g，黑芝麻油 600g 组成。制法：先将上方前六种药浸于黑芝麻油中 10 天，然后在炉火上熬至诸药枯黄，离火去渣滤清，待油微温时，再入轻粉、冰片，最后加入蜂白蜡调膏备用）外治为主，治疗本病 84 例，疗效满意，总有效率为 98.8%。

【述评】

本病是一种遗传性皮肤病，外用药可明显减轻局部症状，多数报道内服中药能够治愈，可扩大临床，推广应用。若能在实验室研究中得到证实，可望提高治疗鱼鳞病的研究水平。

【参考文献】

1. 周鸣岐. 鱼鳞病治验. 辽宁中医杂志，1980，(3)：12
2. 周鸣岐. 中医中药治疗 70 例鱼鳞病疗效观察. 中医杂志，1980，(8)：29
3. 周鸣岐. 鱼鳞汤治疗鱼鳞病 70 例. 辽宁中医杂志，1981，(3)：22
4. 周鸣岐. 鱼鳞糖浆（片）治疗鱼鳞病 111 例疗效观察. 辽宁中医杂志，1984，(5)：18
5. 黄永昌. 当归饮子治愈鱼鳞病介绍. 中医杂志，1985，(6)：42
6. 李树勋. 鱼鳞病样红皮症. 辽宁中医杂志，1983，(9)：32
7. 李风文. 生血润肤饮、椒连膏治疗鱼鳞病. 吉林中医药，1984，(4)：22
8. 孟宪琳，等. 胆固醇软膏治疗鱼鳞病. 新医学，1984，(12)：640
9. 孙步云. 蛇皮灵膏为主治疗鱼鳞病 84 例临床观察. 中医杂志. 1988，(3)：44

第二节　毛囊角化病

毛囊角化病是一种少见的遗传性角化不良性皮肤病。其临床特征是坚硬的毛囊性疣状丘疹，表面盖有油腻性痂皮。如发于头面、四肢等皮脂溢出的部位。

本病多在儿童发病，到成年期加重，很少见于 5 岁以下，男性多于女性。夏重冬轻，日晒加剧。

【病因病机】

1. 先天禀性不足，阴血虚亏，生风生燥，肌肤失养而成。

2. 后天脾运不健，蕴湿不化，凝集肌肤所致。

【辨病】

1. 临床表现　早期皮疹为针头至米粒大小的坚硬丘疹，正常肤色，逐渐增大，颜色由浅变深，表面盖有油腻性灰色、褐色或黑褐色痂皮，去掉痂皮，丘疹顶端出现小凹窝。丘疹可相互融合成片，隆起成疣状，也可呈乳头状增殖性损害。

本病的好发部位为头面、颈、四肢及躯干，面部以颞、额、耳和鼻唇沟为多；四肢以屈面为多；躯干部以中线及腹部为多。常呈对称分布。因累及部位不同，损害的表现也有别：在手掌、足底损害表现为角化过度肥厚；四肢常有扁平疣样皮疹；齿龈及腭黏膜可有小的白色脐形小丘疹；舌、颊黏膜及女阴黏膜可有糜烂或浅溃疡；甲板干燥、易脆，有时甲变形、变色。可感染发生浅溃疡，有脓性和血性分泌物，伴有恶臭气味。

一般无自觉症状，偶有轻度瘙痒。不能自愈。

2. 诊断要点

(1)多发于儿童，到成年期加重，很少见于5岁以下，男性多于女性。夏重冬轻，日晒加剧。

(2)好发于头面、颈、四肢及躯干，面部以颞、额、耳和鼻唇沟为多；四肢以屈面为多；躯干部以中线及腹部为多。常呈对称分布。

(3)早期皮疹为针头至米粒大小的坚硬丘疹，表面盖有油腻性灰色、褐色或黑褐色痂皮，去掉痂皮，丘疹顶端出现小凹窝。可融合成片，也可呈乳头状增殖性损害。

(4)一般无自觉症状，偶有轻度瘙痒。

(5)如不治疗，不能自愈。

3. 鉴别诊断

(1)脂溢性皮炎：多见于头面部，皮损边缘不十分鲜明，可伴有脱发，有油腻性鳞屑，但无恶臭脓样痂皮，皮损不融合成乳头状，不伴口舌糜烂。

(2)鱼鳞病：多在幼年开始发病，皮损为菱形或多角形鳞屑，呈鱼鳞或蛇皮状，以肘、膝伸侧及胫前为甚，冬重夏轻，并有家族史。

【辨证】

1. 血虚风燥证　初起皮疹针头至米粒大小，触之坚硬，状如蟾皮，表面有油腻性痂皮，指甲干燥、易脆，伴有口干舌燥，舌红少苔，脉细数。

2. 脾虚湿阻证　皮疹如米粒大小，触之较硬，伴脓性黏液，口唇皲裂，掌跖肥厚，兼见纳呆便溏，少气懒言，舌淡有齿痕，脉濡。

【治疗】

1. 内治法

(1)辨证论治

1)血虚风燥证：治宜养血润燥。方用四物消风饮加减。常用药为生地、熟地、当归、赤芍、白芍、川芎、玉竹、小胡麻、白鲜皮、苍耳草、豨莶草、土茯苓、生甘草等。

2)脾虚湿阻证：治宜健脾除湿。方用参苓白术散加减。常用药为党参、茯苓、白术、白扁豆、怀山药、生薏苡仁、萆薢、车前草、泽泻、金钱草、滑石、生甘草等。

(2)成药、验方

1)二妙丸，每次8粒，每日3次。

2)蛇蜕1具，蝉蜕10只，全蝎1只，共研细，分20份，每日早晚各1份，温开水送服。

(3)西药治疗：目前无满意的治疗方法。可试服维生素A，每日口服20万单位，如服用2个月无效则停用，有效则可小剂量维持一段时间。亦可选用皮质类固醇激素、氯喹及维生素B族。

2. 针灸治疗　常选用风池、曲池、足三里、血海、三阴交、中脘、脾俞。每次选穴2～4穴，用补法，留针10分钟，每日1次，10次为1疗程。

3. 外治法

(1)皮损干裂、脱屑者，外涂疯油膏，每日2次。

(2)皮损有渗出、糜烂及恶臭者，外擦硫黄软膏，每日2～3次。

【预防与护理】

1. 不宜用热水洗烫。

2. 不宜过食辛辣炙煿及油腻酒酪。

3. 饮食以清淡为宜，可多吃胡萝卜。

4. 避免日光曝晒。

【述评】

本病临床较少见，治疗以改善症状为主，远期疗效不佳。中医治疗主要以养血润肤为主；西医治疗可局部外用维A酸乳膏，口服维生素A、维生素E或维A酸等。

第三节　掌跖角化病

掌跖角化病是一种先天性角化性皮肤病。以掌跖皮肤角化增厚、干燥、变硬为本病的临床特征。病变部位主要在掌跖。多自幼年开始发病，也有到青春发育期才发病者，常有家族遗传史。

【病因病机】

营血不足，不能荣养四末而成。

【辨病】

1. 临床表现　皮损为掌跖皮肤角化增厚、干燥、变硬，冬季可皲裂。轻者呈米粒样点滴状分布，重者呈疣状增殖和虫蚀状凹陷。坚硬角质物呈淡黄色、发亮，很像胼胝。常对称分布于掌跖或其侧背面。冬重夏轻，皲裂时可有疼痛。常见以下类型：

(1)弥漫性掌跖角化病　婴幼儿时开始发病，开始时掌跖皮肤轻微的弥漫性角化、粗糙，随着年龄增长角化渐加重，严重时大片对称性胼胝样角化增厚，或疣状增厚，继之皲裂。

(2)点状掌跖角化病　该型多在成年人发病，其皮损为米粒大小的灰黄色坚硬角质性丘疹，中心部剥落后形成虫蚀状凹陷。多见于跖部受压部位。

2. 诊断要点

(1)多自幼年开始发病，也有到青春发育期才发病者。

(2)病变部位主要在掌跖或其侧背面，呈对称分布。

(3)皮损为掌跖皮肤角化增厚、干燥、变硬，冬季可皲裂。

(4)通常无自觉症状，皲裂时可有疼痛。

(5)病程长久，较难彻底治愈。

3. 鉴别诊断

(1)胼胝：仅发生于掌跖或其他受磨擦、挤压之处，多日久而成。患外皮肤增厚，圆短如茧，中央凸起，小如指甲，大如钱币，表面光滑，触之坚实。

(2)掌跖部慢性湿疹：损害常有急性发作，境界常不清楚，不一定对称，可具局限性，其他部位亦可有湿疹皮损，自觉瘙痒。

【辨证】

血虚风燥证　掌跖皮肤角化增厚、干燥、变硬，夏季汗渍变白，冬季皲裂疼痛，伴有手足多汗，苔少舌淡，脉细弱。

【治疗】

1. 内治法

(1)辨证论治：血虚风燥证：治宜养血祛风润燥。方选当归饮子加减。药用：太子参、白术、茯苓、焦扁豆、怀山药、当归、鸡血藤、红藤、白鲜皮、乌梢蛇、炙地龙、生薏苡仁。

(2)成药、验方

1)理中丸，每次4.5g，每日2次。

2)当归丸,每次 10 粒,每日 3 次。

3)党参片、当归片,每次各 5 片,每日 3 次。

(3)西药治疗　目前尚无满意疗法,一般可用维生素 A5 万单位,每日 3 次。

2. 针灸治疗　常选合谷、曲池、三阴交、血海、太溪、脾俞,每次选穴 2～4 穴,用补法,留针 10 分钟,每日 1 次,10 次为 1 疗程。

3. 外治法

(1)雄黄膏或风油膏涂后加热烘疗法,每日 2 次。

(2)苦参 30g,野菊花 30g,土茯苓 30g,地骨皮 30g,藿香 9g,明矾 15g。煎液待温,浸泡 15 分钟,每日 1 次。

【预防与护理】

1. 多吃新鲜蔬菜、水果,忌食辛辣燥烈食物。

2. 避免用强碱性肥皂洗涤患处。

3. 掌跖应避免接触汽油、酒精、乙醚等。

【述评】

用中药内服外洗能改善症状。

第四节　汗孔角化症

汗孔角化症是一种少见的慢性汗管角化性皮肤病。类似祖国医学文献中的"鸟啄疮"。临床以边缘角化隆起呈堤状,中央轻度萎缩凹陷为特征。好发于面部及四肢等暴露部位。

本病大多在幼年发病,少数也可起病于成年。部分病人有家族遗传史,男性较为多见,病程慢性,不易消失。

【病因病机】

肝肾不足、痰瘀凝结肌肤所致。

【辨病】

1. 临床表现　开始时为一角化性丘疹,逐渐向外扩展,形成环状、地图状或不规则形的斑块,边缘隆起呈堤状。斑块中央轻度萎缩凹陷,毳毛脱失。皮疹色灰黄、淡褐或正常皮色,边界清楚,数目不定,大小不等。

本病多发于四肢、面部等部位,也可累及黏膜。发生在面部的斑片,边缘清楚多不突起;腋下的损害角化萎缩不显著;在足趾、背侧、臀部等摩擦部位的边界显著;在足底受压处,表面粗糙不平略带疣状,头皮受累可引起脱发;在口腔黏膜上皮损边缘稍隆起、浸渍而呈乳白色;在龟头表现似糜烂性龟头炎。

一般无自觉不适。病程慢性,不易治愈。

2. 诊断要点

(1)大多在幼年发病,少数也可起病于成年。部分病人有家族遗传史。

(2)好发于四肢、面部等部位,也可累及黏膜。

(3)皮损开始时为一角化性丘疹,逐渐向外扩展,形成环状、地图状或不规则形的斑块,边缘隆起呈堤状。

(4)一般无自觉不适。

(5)病程慢性,不易治愈。

3. 鉴别诊断

扁平苔藓　皮损为多角形扁平丘疹，有蜡样光泽，色紫红，伴有瘙痒。

【辨证】

肝肾不足、痰瘀凝结证　皮损为角化性丘疹，呈环状、地图状、边缘隆起，中央凹陷，毳毛脱失，色灰、褐或正常，舌淡紫，脉沉细涩。

【治疗】

1. 内治法

(1)辨证论治：肝肾不足、痰瘀凝结证　治宜补益肝肾，化痰软坚。方选阳和汤加减。药用：熟地、山萸肉、怀山药、菊花、枸杞子、茯苓、夏枯草、白芥子、玄参、牡蛎、炙山甲、皂角刺。

(2)成药、验方

1)新六味片，每次 5 片，每日 3 次。

2)小金片，每次 4 片，每日 2 次。

(3)西药治疗：可试用维生素 A，2.5 万～5 万单位，每日 3 次。

2. 外治法　红灵酒外擦，每日 2～3 次。

【预防与护理】

1. 不宜过用热水洗烫患处。

2. 饮食以多食胡萝卜、南瓜为宜。

【古籍选粹】

《诸病源候论·鸟啄疮候》　鸟啄疮，四畔起中央空是也。

【述评】

本病有遗传性，临床并不多见，中药治疗有部分消退的病例，效果如何，尚需在实践中进一步探索。

第五节　毛发红糠疹

毛发红糠疹是一种以毛囊口处发生红斑鳞屑的慢性炎症性皮肤病。其临床特征为红斑鳞屑、坚硬的毛囊角化性丘疹，中央有黑色角栓。可发生于手指第一、二节背面。多见于青年和儿童，壮年也可发病。男性略多于女性。

【病因病机】

1. 风邪侵袭，脾气不健，气血不和，肌肤失养所致。

2. 久病气阴两亏，虚热内生，瘀血阻于肌肤而成。

3. 火毒炽盛，燔灼血分，泛于肌肤。

西医学认为本病的发生可能与遗传因素、维生素 A 缺乏、肝功能不全等有关。

【辨病】

1. 临床表现　皮损为淡红或红色的毛囊角化性丘疹，质地坚硬，其顶端中心有黑色角栓或毳毛贯穿，触之有刺。此种特征性丘疹常好发于第一、二指节背面，腕、前臂、肘、膝伸侧等处，是诊断本病的重要特征。多数丘疹可聚集成斑片，如鸡皮状，大小不等，形态不一，边缘清楚，上有细薄的鳞屑，这种红斑鳞屑性损害中可特征性见到散在的大小不等的“皮岛”，也是该病的特征。

本病多发于四肢伸侧，也可泛发全身，但以手指背部、腕、肘、膝关节的伸侧为多，常呈对称分布。因累及部位不同，可有特殊的表现：在头面部的红斑上有细薄鳞屑似脂溢性皮炎；在掌跖部的皮肤则角化过度，指(趾)甲粗糙、增厚、发脆；在唇部的则口角皲裂；在躯干和四肢的皮损多为大片红斑，上有细薄鳞屑，类似银屑病；严重者波及全身，类似红皮病，但其间有散在的大小不等的“皮岛”；口腔黏膜较少累及，颊黏膜可有“毛玻璃”样或扁平苔藓样改变。

通常无自觉症状，有的有轻度瘙痒或皮肤干燥。病程慢性，常数年不变，有时呈急性发作，极少数有自愈倾向。

2. 诊断要点

(1)多发于青年和儿童，壮年也可发病。男性略多于女性。

(2)好发于第一、二指节背面，腕、前臂、肘、膝伸侧等处。也可泛发全身，常呈对称分布。

(3)皮损为淡红或红色的毛囊角化性丘疹，质地坚硬，其顶端中心有黑色角栓或毳毛贯穿，触之有刺。形态不一，大小不等，边缘清楚，上有细薄的鳞屑。

(4)通常无自觉症状，有的有轻度瘙痒或皮肤干燥。

(5)病程慢性，常数年不变，有时呈急性发作，极少数有自愈倾向。

3. 鉴别诊断

(1)银屑病：皮损为大小不等、形态不一的红斑，其上有多层银白色的鳞屑，刮除鳞屑，其下有露水珠状出血点。

(2)扁平苔藓：皮损为针头大小，紫红色的多角形扁平丘疹，表面有蜡样光泽，有 Wickham 纹，无毛囊性角质栓。

(3)毛周角化病：皮损为毛囊性小丘疹，多分布在上臂和股部的伸侧，长期存在而不融合。

(4)维生素 A 缺乏病：皮肤干燥，可有毛囊角化性丘疹密集成片，但伴有夜盲，眼干燥，角膜软化等。

(5)脂溢性皮炎：本病早期常不易与脂溢性皮炎相鉴别，后者无毛囊性角质丘疹，不伴有掌跖角化，有渗出倾向。

【辨证】

1. 风邪侵袭、气血不和证　皮损多，很快波及全身，颜色淡红，鳞屑细薄，皮肤干燥，瘙痒剧烈。多伴有怕冷，全身不适。苔薄白，舌质淡红，脉浮数。

2. 阴虚内热血瘀证　皮色黯红，皮肤肥厚，掌跖角化过度。往往伴有口干唇燥，关节酸楚，活动不利。苔剥舌红，脉细数。

3. 火毒炽盛血热证　病重发展成红皮病，全身皮肤鲜红肿胀，鳞屑很多。可伴有发热心烦，口渴喜饮。苔黄腻，舌红绛，脉洪数。

【治疗】

1. 内治法

(1)辨证论治

1)风邪侵袭、气血不和证：治宜疏散风邪，调和气血。常用药：桑叶、黄菊、荆芥、防风、白鲜皮、地肤子、苦参、当归、赤芍、黄芪、鸡血藤、蝉蜕粉(吞)、生甘草。

2)阴虚内热血瘀证：治宜养阴清热，活血化瘀。常用药：生地、玄参、天花粉、白花蛇舌草、紫草、虎杖、土茯苓、茶树根、杜红花、桃仁泥、莪术、红藤。

3)火毒炽盛血热证：治宜凉血清热，和营解毒。方用犀角地黄汤合黄连解毒汤加减。生地、赤芍、牡丹皮、紫草、金银花、连翘、生栀子、黄芩、黄连、丹参、蒲公英、土茯苓、生甘草。

(2)成药、验方

1)丹参注射液,每次 4ml,肌内注射,每日 1 次。

2)当归片、地龙片各 5 片,每日 3 次。

(3)西药治疗

1)维生素 A,每日 15 万～20 万单位,分 3 次口服,连续应用 2 个月,无效停服,有效可维持 4～6 个月。

2)维生素 A 酸,每日 30～60mg,分 3 次口服。

3)维生素 E,每次 20mg,每日 3 次。可保护维生素 A 不被氧化,大大增强维生素 A 的效果。

4)伴有红皮病者,可合并应用皮质类固醇激素及免疫抑制剂。

2. 外治法

(1)白玉膏外搽,每日 3～4 次。

(2)青黛散以麻油调成糊状,每日擦 2～3 次。

【预防与护理】

1. 注意休息。

2. 高热能、高维生素饮食。

【现代研究】

中西医结合治疗　唐宁枫、宋宁静等对 30 例毛发红糠疹患者进行采用中西医结合疗法的探讨。治疗组:维生素 A 酸胶囊(迪维胶囊)20mg,每日 3 次,口服;当归饮子化裁:当归 30g,白芍、川芎、地黄、白蒺藜、荆芥穗、防风各 15g,何首乌、黄芪各 12g,元参 9g,甘草 6g,煎服,每口 1 剂;外用复方维 A 酸乳膏(维他松乳膏),每日 3 次。对照组:维生素 A 胶囊,5 万单位,每日 3 次口服,雷公藤片,3 片,每日 3 次,口服;外用去炎松尿素软膏,每日 3 次。治疗 8 周后进行疗效比较:治疗组痊愈 9 例,有效 3 例,无效 3 例,痊愈率为 60%,有效率为 80%;对照组痊愈 5 例,有效 2 例,无效 8 例,痊愈率为 33%,有效率为 47%。说明采用中西医结合治疗该病有一定的优势。

【述评】

本病临床少见,除根据临床症状辨证施治外,常用丹参注射液 8～12ml 加入到低分子右旋糖酐 500ml 中静脉滴注,每日 1 次,10 次为 1 疗程,休息 5 天,再继续治疗,一般 2 个月有明显效果。

【参考文献】

唐宁枫,宋宁静,宋兆友. 毛发红糠疹的中西医结合疗法探讨. 皮肤病与性病,1998,20(4):35

第六节　毛 发 苔 藓

毛发苔藓又称毛发角化病、毛周角化病,是一种慢性毛囊口角化性皮肤病。其临床特征是发生在四肢伸侧的群集而不融合的毛囊口角化性丘疹,内有卷曲残断的毳毛,剥掉角质栓可见一杯状凹陷。

本病常在儿童时期发病,青春发育期明显,成年期逐渐好转。少数与鱼鳞病、掌跖角化病并发。亦可见于甲状腺功能低下或库欣病患者。男女皆可患病,冬季更为明显。

【病因病机】

血虚风燥,肌肤失养所致。

【辨病】

1. 临床表现　皮疹为针头至粟粒大小的毛囊性丘疹，群集而不融合，形似“鸡皮疙瘩”样，摸之有粗糙感，正常皮色或呈淡红色，丘疹顶端有角质小栓，剥掉角质栓，可见盘曲的毳毛，拉出毳毛，丘疹中心出现小的杯状凹陷。

本病的好发部位是四肢伸侧、颈、肩、臀部等处。在眉部者为持久性红斑及毛囊性角化丘疹，眉毛细而易折断，有时丘疹消退而遗留微小的萎缩性瘢痕；在耳前颊部者为红斑、毛囊性丘疹，有的可见色素沉着、网状萎缩和瘢痕。

本病无自觉症状，有的伴有轻度瘙痒。病程经过缓慢，冬重夏轻。

2. 诊断要点

(1)本病常在儿童时期发病，青春发育期明显。

(2)好发于四肢伸侧、颈、肩、臀部等处。

(3)皮疹为针头至粟粒大小的毛囊性丘疹，群集而不融合。丘疹顶端有角质小栓，剥掉角质栓，可见盘曲的毳毛，拉出毳毛，丘疹中心出现小的杯状凹陷。

(4)本病无自觉症状，有的伴有轻度瘙痒。

(5)病程经过缓慢，持续几年后可改善。

3. 鉴别诊断

(1)小棘苔藓：毛囊性丘疹密集成群，有明显的界限，丘疹顶端有一条丝状角质小棘。且主要发生在儿童，很少发生在成年人。

(2)毛发红糠疹：早期为毛囊性丘疹，有糠状落屑，丘疹可互相融合呈淡黄红色鳞屑性斑片。多见于四肢伸侧，尤好发于手指第一、二指节背面，掌跖角化明显。

(3)维生素 A 缺乏症：毛囊角化性丘疹密集成片，皮肤干燥，往往与夜盲、眼干燥、角膜软化等同时存在。

【辨证】

血虚风燥证　皮疹为毛囊性丘疹，形似“鸡皮疙瘩”样，摸之有粗糙感，或呈淡红色，或有瘙痒，苔薄白，舌淡，脉沉细。

【治疗】

1. 内治法

(1)辨证论治：血虚风燥证　治宜养血祛风润燥。方用四物消风饮加减。生熟地(各)、当归、赤芍、川芎、制何首乌、知母、小胡麻、豨莶草、荆芥、防风、蝉蜕、白鲜皮、生甘草。

(2)成药、验方：当归片、地龙片各 5 片，每日 3 次。

(3)西药治疗：可试用大剂量维生素 A、E。

2. 外治法

(1)尿素霜、黄柏霜混合外搽，每日 2～3 次。

(2)尿素霜、硫黄软膏混合外搽，每日 2～3 次。

【述评】

毛周角化病非常多，尤以青春发育期最为明显，以后可逐渐减轻而不明显。对症治疗有一定效果，可减轻患者的心理负担。

(杨志波　朱明芳　匡　琳)

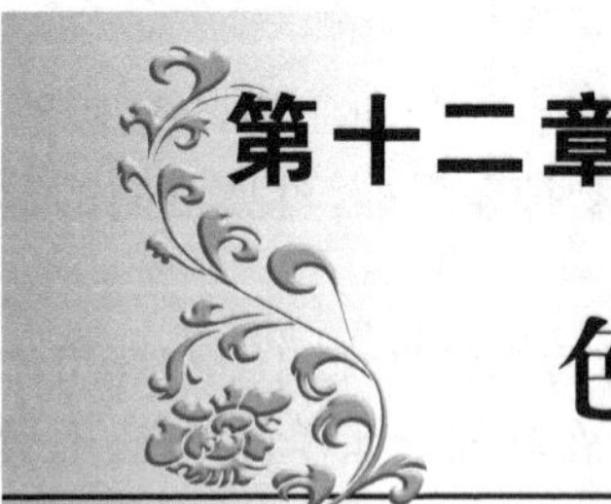

第十二章 色素障碍性皮肤病

第一节 雀　　斑

雀斑是一种常见的皮肤上出现黄褐色斑点的遗传性皮肤病。中西医同名。其特征为面部有状若芝麻散在，如雀卵色的色素沉着斑点。多见于面部，尤以鼻部和眶下为多，有遗传倾向。

中医文献隋《诸病源候论・面皯䵟候》中说："人面皮上，或有如乌麻，或如雀卵上之色是也。"清《外科证治全书》则说："雀斑，生面部，碎点无数，其色淡黄或淡黑。"

本病多见于皮肤较白的女性，男性也可累及。一般多自学龄前即可少数发生，到青春发育期皮损明显增多，成年后多停止发展。夏季日晒后显著。冬季避晒减轻。

【病因病机】

先天肾水不足，阴虚火邪上炎，日晒热毒外侵，郁于皮内所致。

【辨病】

1. 临床表现　皮损为针头至米粒大小的圆形或椭圆形的淡褐色至褐黑色斑点，数目从数个、数十个到百个以上不等，散在分布而不融合。境界清楚，不高出皮面。表面光滑，亦无脱屑。夏季日晒后显著，冬季避晒减轻。

本病多见于面部，颈部、手臂、手背、小腿亦可累及，甚至腰背、胸胁亦可有零星分散的褐色斑点。但手掌、足底无损害，也不见于黏膜。无任何自觉症状。

2. 诊断要点

(1)本病多见于女性。一般多自学龄前即可少数发生，到青春发育期皮损明显增多。

(2)本病多见于面部，尤以鼻部和眶下为多，颈部、手臂、手背、小腿亦可发生。

(3)皮损为针头至米粒大小的圆形或椭圆形的淡褐色到褐黑色斑点，散在分布而不融合。境界清楚，不高出皮面。表面光滑，亦无脱屑。

(4)无任何自觉症状。

3. 鉴别诊断　雀斑状痣：皮损颜色深，接近黑色。可出现在身体的任何部位，一般不受日光影响。

【辨证】

阴虚内热，肝肾不足证　皮损为针头至米粒大小的圆形或椭圆形的淡褐色到褐黑色斑点，苔薄，舌红，脉细。

【治疗】

1. 内治法

(1)辨证论治：阴虚内热，肝肾不足证　治宜养阴清热，补益肝肾。药用生地、玄参、麦冬、黄精、枸杞子、芦根、黄柏、知母、生甘草。

(2)成药、验方:何首乌片或新六味片,每次5片,每日3次。或知柏地黄丸,每次4.5g,每日2次。

2. 外治法

(1)黄柏霜或3%氢醌霜,涂于患处。

(2)去雀斑法:先用肥皂洗去皮损状油腻,再用尖头木棒,卷上极薄的一层棉花,蘸60%三氯醋酸点患处,见起白色即可。再用吸水纸吸干,约有1~2小时烧灼感,禁止洗面揩去,待痂盖自然脱落。2周后可重复使用。因可能损伤皮肤,需慎重。

【预防与护理】

1. 避免强烈日光直接照射。

2. 不宜滥用外用药物。

【古籍选粹】

《外科正宗·雀斑第八十九》 雀斑乃肾水不能荣华于上,火滞结而为斑,宜六味地黄丸,以滋化源,外以玉容丸,早晚搽洗渐愈。

《外科证治全书》 雀斑,生面部,碎点无数,其色淡黄或淡黑,乃肾水不荣于上,浮火滞结而成。内宜服六味地黄丸,以滋化源。外用玉容散,早晚擦洗自愈。

《外科大成·卷三·面部》 雀斑由水亏不能制火,火滞结而成斑也。宜六味地黄丸服之,用玉容散洗之,久久可愈。

【现代研究】

1. 单方验方 李太安用丹参、浮萍、鸡血藤各30g,生地20g,连翘15g,红花、川芎、荆芥穗、生甘草各10g,日1剂,水煎服,治疗雀斑30余例,服药6~18剂,结果全部治愈。钟翠琼治疗肾虚宫寒、气血瘀滞型雀斑,拟温肾暖宫、活血化瘀法,予以独活寄生汤加减治疗。处方:桑寄生30g,杜仲20g,牛膝20g,当归15g,川芎8g,仙灵脾10g,仙茅10g,秦艽10g,防风10g,细辛2g,独活10g,肉桂4g,吴茱萸5g,炙甘草5g。水煎服,每日1剂。共服用2个月后,雀斑消退而愈。

2. 外治疗法 尹玉贞用五妙水仙膏治疗雀斑81例,痊愈44例(54.32%),显效21例(25.93%),有效9例(11.11%),无效7例(8.64%),总有效率为91.36%。治疗方法:局部常规消毒后,用牙签将药点在皮疹上,干后再点,直到皮疹周围潮红时用生理盐水擦去药物,再用砂石针轻轻把雀斑剔除,然后在创面上扑珍珠末即可。治疗中不宜过多摩擦创面及点药,以免形成瘢痕。孙翔用60%三氯醋酸液少许,点于皮损,半分钟皮肤变为霜白色,用吸水纸吸去多余液体,半小时后皮肤渐渐变为褐色,局部红肿,呈接触性皮炎,次日结成薄痂,7~10天痂落,雀斑消失。共治疗80例,结果痊愈60例,显效19例,无效1例,总有效率98.7%。随访半年无复发。

3. 火针疗法 张喜兰用火针疗法治疗雀斑1200例。先在患处常规消毒后再涂麻沸散液局部麻醉,约过10分钟后即可开始点刺。在点刺前,将针在酒精灯上烧到针尖端发红时,对准斑点迅速点刺,斑点立变灰白色后结痂,过10~15天结痂自行脱落,斑点消除,不留瘢痕。结果痊愈936例,有效233例,无效31例,总有效率为97.4%。

【述评】

本病遗传倾向明显,内服药很难见效。对身体健康没有影响,为美容起见,外治即可,必须在医师指导下进行,否则易引起意外伤害和过敏反应。

【参考文献】

1. 李太安.雀斑治验.河南中医,1982,(3):41
2. 钟翠琼.独活寄生汤新用举隅.江苏中医药,2002,23(2):41
3. 尹玉贞.五妙水仙膏治疗色素痣和雀斑217例临床报告.实用医学杂志,1992,(2):31
4. 张喜兰.火针治疗面部雀斑1200例疗效观察.中医杂志,1991,(2):40

第二节　黄　褐　斑

黄褐斑是一种常见的面部色素沉着病。又有的因肝病而引起者,故亦称为"肝斑"。以面部形状不规则、无自觉症状的黄褐色斑片为特征。

中医文献常把本病和黑变病放在一起,如清《外科证治全书·面部证治》中说:"面尘(又名黧黑斑,又名黧黑皯黯,面色如尘垢,日久煤黑,形枯不泽。或起大小黑斑,与面肤相平。"

本病多见于妊娠期、长期服用避孕药、生殖器疾患以及月经紊乱的妇女,也可累及中年的男性,或在肝病、结核病等慢性病患者中发生。由于日光的照射,夏季颜色加深,冬季病情减轻。

【病因病机】

1. 肝郁内热　多由肝气郁结,日久化热,熏蒸于面而生。
2. 肝肾不足　冲任失调,肝肾不足,虚火上炎所致。
3. 气滞血瘀　慢性疾病,营卫失和,气滞血瘀而成。
4. 脾虚湿热　脾虚失健,湿热内生,熏蒸肌肤而致病。

西医学一般认为本病的发生与内分泌有关。妇女妊娠期多见,分娩后来月经时即渐消失,此可能与孕激素水平增加有关;口服避孕药的妇女中,已证明是由于雌激素与孕激素的联合作用所致;一些慢性疾病,特别是女性生殖器疾病和月经不调、附件炎,以及肝病、结核病、内脏肿瘤、甲亢等患者中也常发生,推测与卵巢、垂体、甲状腺等内分泌因素有关。另外大多患者在夏季日晒后诱发或加重,据此说明与日光照射有一定的关系。

【辨病】

1. 临床表现　皮疹为黄褐斑片深浅不定,淡黄灰色,或如咖啡,大小不等,形态各异,孤立散在,或融合成片,圆形或条状。一般多呈蝴蝶状。皮损境界明显,颜色较淡则模糊不清,皮损常发展到一定程度即停止扩大。若因妊娠而发病者,多自怀孕3～4个月,在面部出现局限性,边界清楚的带状或蝴蝶状褐色斑,乳晕和外生殖器部也有程度不等的色素加深。一般分娩后逐渐消失,但也有皮损不退,仅颜色稍淡而已,待再次妊娠复又出现。慢性肝病、结核病、内脏肿瘤、妇女月经不调、附件炎等,均可出现黄褐斑,可随着病情的加重而色素加深,当疾病痊愈,黄褐斑可自行消失。

本病多分布在前额、颧部或面颊的两侧,也可见于颏部和上唇。病程经过缓慢,无自觉症状。夏季日光照射后颜色加深,冬季病情减轻。

2. 诊断要点

(1)本病多见于妊娠期、长期服用避孕药、生殖器疾患以及月经紊乱的妇女,也可累及中年男性。

(2)多分布于前额、颧部或面颊的两侧。

(3)皮疹为黄褐斑片深浅不定，淡黄灰色，或如咖啡，大小不等，形态各异，孤立散在，或融合成片，一般多呈蝴蝶状。

(4)无自觉症状。

(5)病程经过缓慢。

3. 鉴别诊断

(1)艾迪生病：本病斑片颜色较深，边界不清，面、手背、身体屈侧均可有弥漫性色素性斑片。同时伴有神疲乏力，胃纳不佳，体重减轻等全身症状。

(2)瑞尔黑变病：本病好发于前额、颧部和颈侧，色素斑上常有粉状鳞屑。

【辨证】

1. 肝郁内热证　多见于女性，伴有烦躁不安，胸胁胀满，面部烘热，口干，苔薄，舌红，脉弦细。

2. 肝肾不足证　颜色褐黑，面色无华，伴有头晕耳鸣，腰膝酸软，苔薄，舌淡，脉细。

3. 气滞血瘀证　颜色灰褐，伴有慢性肝病，两胁胀痛，苔薄，舌紫，或有瘀斑，脉弦细。

4. 脾虚湿热证　颜色污黄，状如尘土附着，伴有纳呆、便秘、溲赤，苔黄腻，舌红，脉滑数。

【治疗】

1. 内治法

(1)辨证论治

1)肝郁内热证：治宜疏肝清热。方用丹栀逍遥散加减。牡丹皮、山栀、柴胡、当归、赤芍、白芍、茯苓、白芷、白花蛇舌草、生甘草。

2)肝肾不足证：治宜补益肝肾。方用六味地黄丸加减。生地、熟地、怀山药、山萸肉、牡丹皮、泽泻、茯苓、仙灵脾、枸杞子、女贞子、旱莲草、白鲜皮。

3)气滞血瘀证：治宜理气活血化瘀。方用桃红四物汤加减。桃仁、红花、生地、熟地、川芎、当归、白芍、白蒺藜、白菊花、白芷。

4)脾虚湿热证：治宜健脾清热利湿。苍术、白术、黄柏、薏苡仁、野赤豆、绿豆、白扁豆、怀山药、姜半夏、陈皮、块滑石、车前子。

(2)成药、验方

1)逍遥丸，每次 4.5g，每日 2 次口服。

2)杞菊地黄口服液，每次 1 支，每日 2 次。

3)西药治疗：有病因者尽量去除病因。口服大剂量维生素 C，每日 1～3g。

2. 针灸疗法

(1)针刺疗法：常用穴足三里、三阴交，备用穴肾俞、脾俞、肝俞。实证用泻法，虚证用补法，留针 10～20 分钟，每日 1 次，连续 10 日为 1 疗程。

(2)耳针：肝、肾、内分泌等部位贴香桂活血膏，内放白芥子 2 粒，隔日换 1 次。

3. 按摩　每日睡前洗净面部，外擦营养霜在黄褐处，用手掌顺摩 10 次，逆摩 18 次，交替进行 10 分钟。

4. 外治法

(1)玉容散(《外科证治全书》)：甘松、山柰、茅香各 15g，白僵蚕、白及、白蔹、白附子、天花粉、绿豆粉各 30g，防风、零陵香、藁本各 9g，肥皂 9g，香白芷 30g。共研细末，每日早、晚蘸末擦面。

(2)白附子、白芷、滑石各 250g。共研细末，早晚洗面，擦患处。

(3)0.1%～0.5%升汞酒精,或3%双氧水(过氧化氢溶液)外擦,每日3次。

【预防与护理】

1. 饮食适宜,多食酸性食物及水果,勿食油腻辛辣及酒酪。

2. 避免日光曝晒,局部不宜滥涂外用药物。

【古籍选粹】

《外科证治全书·面部证治》　面尘(又名黧黑斑,又名黧黑䵟黯,面色如尘垢,日久煤黑,形枯不泽。或起大小黑斑,与面肤相平。由忧思抑郁,血弱不华。外用玉容散,每日早晚蘸以洗面。内宜疏胆气兼清肺,加味归脾汤送六味地黄丸主之。

《医宗金鉴·外科心法要诀·面部、黧黑皯黯》　此证一名黧黑斑。初起色如尘垢,日久黑似煤形,枯暗不泽,大小不一。小者如粟粒赤豆,大者似莲子、芡实,或长、或斜、或圆,与皮肤相平。由忧思抑郁,血弱不华,火燥结滞而生于面上,妇女多有之。宜以玉容散早晚洗之,常用美玉磨之,久久渐退而愈。戒忧思、劳伤,忌动火之物。

【现代研究】

1. 临床研究

(1)辨证施治:李秀敏将黄褐斑分成3型:①肝郁型:治以清肝解郁,理气活血,药用清肝丸。处方:柴胡100g,当归100g,白芍120g,生地120g,丹参200g,牡丹皮150g,栀子100g,凌霄花100g,益母草200g,香附100g,白芷60g。上药共研细末,炼蜜为丸,10g1丸,1日3次,每次1丸。②肾虚型:治以滋水涵木,养血润肤,予益阴丸。处方:菟丝子300g,女贞子300g,生熟地各150g,牡丹皮150g,桑寄生300g,当归120g,旱莲草200g,鸡血藤200g,花粉120g,云苓120g。上药共研细末,炼蜜为丸,每丸10g,1日3次,每次1丸。③脾虚型:治以健脾益胃,利湿消斑,予实脾丸。处方:党参120g,白术100g,薏苡仁300g,冬瓜皮300g,木香100g,茯苓120g,生地120g,当归100g,鸡血藤200g,鸡内金100g。上药共研细末,炼蜜为丸,每丸10g,每日2～3次,每次1丸。结果清肝丸共治33例,其中痊愈6例,显效15例,有效8例,无效4例;益阴丸共治15例,其中痊愈2例,显效5例,有效6例,无效2例;实脾丸共治22例,其中痊愈6例,显效3例,有效7例,无效6例。徐宜厚将黄褐斑分成3型:①肝郁血滞型,用补肝丸加味;②脾虚痰湿型,用二陈汤、益黄散合裁;③肾亏外露型,用温肾散加减。共治疗23例,结果痊愈4例,显效8例,有效10例,无效1例,总有效率为95.6%。

(2)专家经验:吴淞治疗黄褐斑,根据多年经验总结,重视血瘀理论,强调治斑不离活血。她认为黄褐斑在脏乃肝肾不足,肝、脾、肾三脏功能失调;在气血则为气血亏虚,无以濡养;或运行滞涩,瘀阻肌肤所致。临证多运用王清任的血府逐瘀汤加减,并结合外用白及、茯苓、白芍、白术、白菊花、白芷、僵蚕、白蔹、蒺藜、白附子、牡丹皮、丹参、桃仁、红花等中药的颗粒剂治疗黄褐斑,疗效显著。刘爱民教授对肝经郁热型黄褐斑,拟疏肝清热,化瘀清斑法,以丹栀逍遥散加减治疗。方药:白芍18g,当归15g,柴胡10g,牡丹皮12g,栀子12g,川芎12g,玫瑰花10g,黄芩12g,薄荷6g,桑叶10g,甘草6g,每日1剂,水煎服。进服用近4个月后,色斑消失,面色红润。

(3)中西医结合治疗:刘桂卿报道运用中西医结合治疗女性黄褐斑66例,治疗组与对照组均同时口服维生素E,0.1mg/次,3次/天,维生素C,0.2g/次,3次/天。治疗组另服中药,基本方为:当归15g,川芎10g,生地30g,白芍15g,柴胡10g,茯苓10g,丹参15g,牡丹皮15g,郁金10g。服用10天为1个疗程,共为3个疗程。治疗组34例,基本治愈13例(39%),显效9例(27%),好转7例(20%),无效5例(14%),总有效率为66%;对照组32

例，基本治愈 5 例(16%)，显效 6 例(20%)，好转 9 例(27%)，无效 12 例(38%)，总有效率为 36%。治疗组与对照组比较，其疗效明显优于对照组($P<0.05$)。

(4)复方治疗：姚庆云用杞菊地黄丸加减(熟地 18g，山药 20g，茯苓、泽泻各 15g，黄柏、菊花各 12g，牡丹皮、山萸肉、枸杞子、陈皮各 9g)治疗黄褐斑 98 例，痊愈 46 例，显效 31 例，好转 18 例，无效 3 例。连服 6～32 剂。刘远坝用七草汤(夏枯草 6～15g，旱莲草 15～30g，益母草 10～30g，白花蛇舌草 15～60g，谷精草、豨莶草各 10～15g，紫草 6～12g)加减治疗黄褐斑 110 例，结果治愈 67 例，显效 18 例，有效 22 例，无效 3 例，总有效率 97.27%。

(5)外治疗法：梁惠婵用复方当归糊剂(当归、川芎、沙参、柴胡、防风、花粉各 20g，冬瓜仁、白芷、白及、绿豆各 10g，共研细末，配制糊剂)敷于面部，温热棉垫覆盖，30 分钟后清洗掉，接着按摩地仓、迎香、太阳、瞳子髎、印堂等穴位。共治疗黄褐斑 20 例，结果 100%有效。李秀敏等用倒模面膜治疗黄褐斑 61 例，男性 6 例，女性 55 例，结果显效 16 例，有效 32 例，无效 13 例。

(6)针灸疗法：徐宜厚采用针刺耳穴(肾、肝、脾、内分泌)为主，配合面部局部穴位(前额区配上星、阳白；颧颊配颊车、四白；鼻梁配印堂、迎香；上唇配地仓)治疗黄褐斑 10 例，结果痊愈 6 例，好转 4 例。杨永静等运用滋水涵木针法治疗黄褐斑，取穴曲泉、太冲、行间、水泉、足三里、交信、三阴交、肾俞、肝俞，局部围刺。体针用 0.30mm×(40～50)mm 毫针进针 0.5～1.5 寸，进针得气后，留针 30 分钟。局部用 0.30mm×13mm 毫针，视皮损大小取 3～10 根不等，用围刺方法在皮损的外周向中心横刺 0.3 寸，每天 1 次，每次留针 30 分钟，10 次为 1 个疗程。月经期间禁针。一般治疗 6 个疗程。6 个疗程后，基本痊愈 19 例占 33.9%，显效 23 例占 41.1%，好转 10 例占 17.9%，无效 4 例占 7.1%。

2. 实验研究　梁存让等对 47 例黄褐斑患者进行了血液生化及尿中神经递质检查，以期在病因方面能有新的认识，结果发现患者血清锌、维生素 A、维生素 E 值比正常人有明显降低($P<0.01$)，血清铜也低于正常人($P<0.05$)，其余各值与正常人无差异($P<0.05$)。李健等报道，黄褐斑患者的血清促卵泡生成素(FSH)、促黄体生成素(LH)、雌二醇(E2)、孕酮(P)测定结果均明显高于对照组，提示女性激素紊乱与黄褐斑发病有密切关系，可能与下丘脑-垂体-性腺轴功能紊乱有关。

【述评】

黄褐斑是常见病、多发病，中医治疗多从舒肝健脾补肾着手，酌加活血化瘀、清热利湿之品，临床观察有一定疗效，如果再加按摩、耳针、面膜等综合治疗，效果更为明显。

【参考文献】

1. 李秀敏. 70 例黄褐斑的辨证论治. 中医杂志，1986，(3)：38

2. 徐宜厚. 黄褐斑 23 例临床资料分析. 湖北中医杂志，1985，(5)：9

3. 毛文姣. 吴淞主任医师治疗黄褐斑的经验举隅. 广西中医药，2009，32(2)：43

4. 代淑芳，张步鑫，王延乾. 刘爱民教授运用丹栀逍遥散治疗皮肤病验案 5 则. 中国中西医结合皮肤性病学杂志，2009，8(5)：298

5. 刘桂卿. 中西医结合治疗女性黄褐斑 66 例疗效观察. 贵州医药，2009，33(9)：852-853

6. 姚庆云. 治疗 98 例黄褐斑疗效观察. 上海中医药杂志，1987，(6)：21

7. 刘远坝. 七草汤治疗黄褐斑 110 例. 陕西中医，1990，(2)：65

8. 梁惠婵. 复方当归糊剂配合穴位按摩治疗黄褐斑 20 例报告. 临床皮肤科杂志，1989，(6)：316

9. 李秀敏，等. 中药倒模面膜治疗痤疮、黄褐斑、扁平疣 216 例疗效观察. 中医杂志，1991，(3)：40

10. 徐宜厚. 针刺治疗黄褐斑 10 例观察. 中医杂志，1988，(5)：17

11. 杨永静，陈新华，李雪冰. 滋水涵木针法治疗黄褐斑的疗效观察. 中国疗养医学，2009，18(10)：930

12. 梁存让，等. 黄褐斑发病机理及活血化瘀法治疗的探讨. 临床皮肤科杂志，1985，(5)：238

13. 李健，王新燕. 女性黄褐斑患者血清性激素水平检测及疗效观察. 临床皮肤科杂志，2004，33(12)：738

第三节　黑　变　病

黑变病是一种皮肤由褐变黑的皮肤病。与祖国医学文献记载的“黧黑斑”相类似。其特征为初起潮红，自觉刺痒，日晒更重，皮色渐由黄褐到淡黑。多见于面部。

中医文献常把本病和黄褐斑放在一起，如清《医宗金鉴·外科心法要诀·黧黑皯䵟》中说：“此证一名黧黑斑。初起色如尘垢，日久黑似煤形，枯暗不泽，大小不一。小者如粟粒赤豆，大者似莲子、芡实，或长或斜或圆，与皮肤相平。”

本病好发于青壮年，以女性患者为多。

【病因病机】

1. 肝郁血虚　肝郁气滞，血虚不能滋养肌肤，日光照身，染化妆品之毒，以致火毒结滞于内而成。

2. 肾亏血虚　饮食不调，脾胃失和，肾亏血虚不能滋养肌肤而成。

西医学认为可能与营养不良，维生素 A、C、B 族缺乏，再加上日光照射而诱发本病。

【辨病】

1. 临床表现　皮损为网状色素沉着斑，初起潮红，逐渐色素加深，由黄褐到淡黑。在毛囊周围，慢慢形成弥漫性斑片，但面部中央和颈部前侧的色素显得较淡。往往伴轻度的网状毛细血管扩张，在颈部者常有糠秕状脱屑，外观好像扑了一层白粉，与正常皮肤境界不鲜明。

本病主要累及面部，多先自两颞部开始，以后渐波及前额、面颊、耳前后，以后扩展整个面部，甚至可累及颈侧、前臂、腋窝、脐周等全身各个部位。但口周与下颏常不受侵，黏膜不累及。

一般无主诉不适，少数患者可有瘙痒、乏力、纳差、头痛等症状。经过缓慢，多在数月之后停止发展，多数色素长期存在，少数可自行消退。但一般不会完全消失。

2. 诊断要点

(1)本病好发于青壮年，以女性患者为多。

(2)主要累及面部，多先自两颞部开始，以后渐波及前额、面颊、耳前后，以后扩展整个面部。

(3)皮损初起潮红，逐渐色素加深，由黄褐到淡黑。在毛囊周围，慢慢形成弥漫性斑片。

(4)一般无自觉不适，少数患者可有瘙痒。经过缓慢，多在数月之后停止发展，色素长期存在，少数可自行消退。

3. 鉴别诊断

(1)焦油黑变病：本病有长期接触煤焦油的病史。皮损主要在面颈等暴露部位，呈弥漫性色素沉着，往往伴有痤疮样损害。

(2)网状色素性皮肤异色病：基本皮损为红棕色的网状色素沉着，夹杂淡白色萎缩性斑点，以及有明显的毛细血管扩张，多对称分布于面颈部。

(3)艾迪生病：该病除色素沉着除皮肤外，黏膜上也有褐黑色斑片，常伴有神疲乏力，怕冷，舌胖脉细等症状。

【辨证】

1. 肝郁血虚证 多见于初期，常伴有性情急躁，纳呆泛恶，皮损潮红刺痒，日晒更甚，苔薄，舌红，脉细数。

2. 肾亏血虚证 常见于后期，病久面色黑黯，伴有腰酸肢软，头晕耳鸣，苔剥舌胖，舌淡胖，脉濡细。

【治疗】

1. 内治法

(1)辨证论治

1)肝郁血虚证：治宜疏肝解郁，养血清热。方选逍遥散加减。药用柴胡、当归、赤白芍（各）、黄芪、熟地、鸡血藤、银花、黄芩、生栀子、野菊花等。

2)肾亏血虚证 治宜滋补肾阴。方选杞菊地黄丸合二至丸加减。药用生熟地、生萸肉、怀山药、仙灵脾、枸杞子、女贞子、旱莲草、当归、白芍、川芎等。

(2)成药、验方

1)六味地黄丸，每次 4.5g(吞服)，每日 2 次。

2)逍遥丸，每次 4.5g(吞服)，每日 2 次。

3)新六味片，每次 5 片，每日 3 次。

4)西药治疗：用大剂量维生素 C、硫代硫酸钠等。

2. 外治法 云茯苓粉涂擦患部，1 日 2 次。

【预防与护理】

避免日光曝晒。

【古籍选粹】

《太平圣惠方》 夫面皯黯者，由脏腑有痰饮，或皮肤受风邪，致令气血不调，则生黑皯。

《外科正宗·女人面生黧黑斑》 黧黑斑者，水亏不能制火，血弱不能华肉，以致火燥结成黑斑，色枯不泽。宜朝服肾气丸，以滋化源，早晚以玉容丸洗之，兼戒忧思动火劳伤，日久渐退。此证不得于夫，及疑事不决者常有之。

《医宗金鉴·外科心法要诀·黧黑皯黯》 此证一名黧黑斑，初起色如尘垢，日久黑似煤形，枯暗不泽，大小不一，小者如粟粒赤豆，大者似莲子、芡实，或长或斜或圆，与皮肤相平。由忧思抑郁，血弱不华，火燥结滞而生于面上，妇女多有之。宜以玉容散早晚洗之，常用美玉磨之，久久渐退而愈。戒忧思、劳伤，忌动火之物。

【现代研究】

1. 专家经验 王耀廷教授治疗一例黑变病患者，认为该患者形于外者为皮肤变黑，成于中者实为肺肾气虚，兼以肝郁血瘀。证属肺肾气虚，兼肝气郁滞，血燥血瘀，皮肤失荣。治宜补肾益肺，柔肝和血，化瘀消斑。处方：黄芪、生地黄各 30g、山茱萸、赤芍、白芍、菊花、白蒺藜、僵蚕、蝉蜕、白芥子各 10g，当归、白鲜皮各 15g，白附子 5g。坚持继服汤剂达 300 余剂，黑斑尽消，皮肤白皙如前。董永丰根据多年临床经验认为黑变病治疗应以疏肝健脾，养血活血消斑原则，同时因黑变病色黑缘于肝郁日久，子病及母，引起肝肾不足，本色外露，故宜加服六味地黄丸滋肾水，以固其本。玉竹、生地、黄芪各 30g，郁金 20g，牡丹皮、红花各 10g，配合内服六味地黄丸。

2. 单方验方 施慧用方药①：地肤子、白芷、赤芍、归尾、紫花地丁、连翘、柴胡各 10g，川芎、金银花各 6g，红花 4g，蝉蜕 5g，怀山药、丹参、薏苡仁各 15g；方药②：六味地黄丸加减：生地、山药各 15g，当归 12g，川芎、牡丹皮、泽泻各 6g，赤白芍、肉苁蓉、潼蒺藜、苍耳子各 10g，益母草、鸡血藤各 18g。治疗 1 例黑变病，方药①服 14 付药后，色素转褐色，再以方药②内服，共服药 20 余剂，病愈。

3. 针灸治疗　王晓燕等运用针灸治疗一例黑变病患者，证属肝郁血瘀。治拟滋肾疏肝，活血化瘀。针刺取穴以肝经、肾经、脾经穴位为主。风池、肺俞、膈俞、肝俞、脾俞、肾俞为一个体位，百会、曲池、手三里、血海、足三里、阴陵泉、三阴交、太溪、太冲，病变部位围针为第二个体位。手法采用平补平泻。隔日 1 次，1 个月为 1 疗程。1 疗程后病变部位色呈淡褐色，且面积缩小。3 疗程后见淡淡的色素沉着斑，半年后复查皮肤恢复正常。

4. 按摩　曹翠忠用按摩方法治疗黑变病 1 例，①腹部按摩：以掌揉脐周 3～5 分钟，至掌下微汗；用食指和中指揉按左右天枢穴，时间为 2～3 分钟；用大指揉按右梁门、中脘、巨阙、建里穴区，时间为 2～3 分钟。②腰背部推按：以直推和分推为主，时间为 3～5 分钟。经 40 天治疗，色素斑块渐消，颜色变浅。

【述评】

本病致病因素复杂，应采取综合措施，如加强营养、改善体质，不用劣质化妆品、避免日光照射等不良刺激，多食新鲜蔬菜和水果，以增加维生素 C 的摄入等。再根据症状，进行辨证论治，坚持治疗，也能收到较好的效果。

【参考文献】

1. 王丹. 王耀廷教授临证验案 3 则. 新中医，2007，39(12)：76-77

2. 肖玲，李晓云，韩世荣. 董永丰主任医师运用逍遥散治疗皮肤病的经验案举偶. 陕西中医，2003，24(9)：826-827

3. 施慧. 黑色素沉着治验. 四川中医，1987，(5)：37

4. 王晓燕，张则荣. 针刺治疗瑞尔黑变病 1 例. 上海针灸杂志，2006，25(8)：26

5. 曹翠忠. 中医按摩治疗黑变病 1 例. 中医杂志，1988，(5)：51

第四节　白　癜　风

白癜风是一种原发性、限局性皮肤色素脱失性皮肤病。中医文献中称“白癜”。其特征为大小不等、形态各异的局限性白色斑片，边缘清楚，周边皮肤较正常皮肤色素稍加深。大多局限，也可泛发，以面、颈、手背为多。

中医文献《诸病源候论·白癜候》中说：“白癜者，面及颈项身体皮肉色变白，与肉色不同，亦不痒痛，谓之白癜。”清《医林改错·卷上·通窍活血汤所治症目》中有：“白癜风血瘀于皮里。”

本病好发于青年，亦可见于儿童和老人，常有家庭史，男女性别发病基本相等。一般夏季发展快，冬季减慢或停止蔓延。其发病率随地区、人种肤色而有不同，一般肤色越深的人发病率越高。

【病因病机】

1. 血热风热　风邪搏于肌肤，日久化热，气滞血瘀所致。

2. 肝肾不足　肝肾不足，气血虚弱，不能滋养皮肤所致。

西医学目前只能提出一些可能的致病因素：如阳光、精神神经化学刺激、自身免疫、内分泌失调、饮食、药物、遗传等，如机体紊乱或异常，就会导致黑色素形成的障碍，以致出现黑色素缺乏，终至色素脱失，皮肤出现白斑。

【辨病】

1. 临床表现　皮损为大小不等、形态各异的局限性白色斑片，边缘清楚，周边皮肤往往较正常皮肤色素稍加深，表面光滑，没有萎缩或脱屑。是本病的重要特点。白斑数目不定，往往融合成片状，可长期存在，也可扩展到一定程度后固定不变。少数患者可在白斑的中央出现色素沉着的斑点，称为“晕痣”。是本病的又一类型皮损。部分患者伴发斑秃、神经性皮炎。在夏季，患处常因阳光曝晒而发生晒斑，甚至发生水疱。

本病大多分布局限，也可泛发，但以面、颈、手背为多。在面部者，额、鼻、口唇四周，犹如很不规则的白色地图；在手部者，像戴了一双破损的白色手套；在躯干、四肢者，可呈点滴、斑片或大片，或多或少地对称，甚至整个皮肤变白；在口唇、阴部等黏膜者，多呈小的斑片。有的患者全身皮肤发白，毛发正常，或也变白。

一般无自觉症状。少数在发疹前或同时，以及在白斑增加或扩展时有轻微的瘙痒。病程长短不一，常在暴晒、精神创伤、急性疾病或手术等严重的应激状态后迅速扩散，完全自愈者较少，有的愈后复发。

2. 诊断要点

(1)本病好发于青年，亦可见于儿童和老人，男女性别发病基本相等。一般夏季发展快，冬季减慢或停止蔓延。常有家族史。

(2)本病大多分布局限，也可泛发，全身任何部位的皮肤、黏膜均可发生，但以面、颈、手背为多。

(3)皮损为大小不等、形态各异的局限性白色斑片，边缘清楚，周边皮肤较正常皮肤色素稍加深。

(4)一般无自觉症状。少数在发疹前或同时，以及在白斑增加或扩展时有轻微瘙痒。

(5)病程长短不一，完全自愈者较少，亦有愈后复发者。

3. 鉴别诊断

(1)部分性白化病：幼年发病，既不扩大，亦不消失，皮损周围色素并不增多。

(2)局限性硬皮病：皮肤萎缩硬化，表面光滑，色泽发亮。皮肤干燥，轻微脱屑。

(3)单纯糠疹：皮损为淡白或灰白，上覆少量糠状脱屑，边缘不清楚，无周边色素加深的特点。

(4)紫白癜风：皮损为边界清楚的紫白色斑片，稍有脱屑，有光泽。病变部毛发不变白色。多数冬轻夏重，或入冬自愈，至夏又发。

(5)贫血痣：是局限性白斑，拍击或摩擦白斑均不能使之发生红斑反应，周围正常皮肤可见发红，用玻片压之本病皮损处周围皮肤可使损害消失。

【辨证】

1. 血热风热证　相当于急性期。起病急，或有皮肤过敏史。白斑粉红，不断增多，并向周围正常皮肤移行扩大，境界模糊不清，多分布于额、面及鼻、口唇等五官周围。局部皮肤常有轻微瘙痒感，可有情绪烦躁、口干、溲赤，苔薄黄，舌质红，脉细数。

2. 肝肾不足证　相当于稳定期。有遗传倾向，无固定好发部位，可局限或泛发，白斑固定，境界清楚，脱色明显，白斑内毛发多变白，白斑边缘皮肤色黯，病程长。可有面色无华、头晕耳鸣、腰膝酸软，苔薄，舌胖有齿印，脉细弱。

【治疗】

1. 内治法

(1)辨证论治

1)血热风热证:治宜凉血活血,清热祛风。方用凉血地黄汤加减。生地、赤芍、当归尾、川芎、丹参、桃仁泥、黄芩、地榆、荆芥、防风、豨莶草、白鲜皮、地肤子、乌梢蛇、生甘草。

2)肝肾不足证:治宜补益肝肾,养血活血祛风。方用二仙汤合四物汤加味。生熟地、当归、赤白芍、山萸肉、仙茅、枸杞子、仙灵脾、川芎、桂枝、白蒺藜、白鲜皮、防风、炙地龙、桃仁泥、生甘草。

(2)成药、验方

1)白癜丸(补骨脂、生黄芪、白蒺藜、红花、川芎、全当归、制香附、桃仁各 125g,蜜为丸,每丸 6g),每次 1 丸,每日服 2~3 次。或当归片、地龙片,每次各 5 片,每日 3 次。

2)单方验方:豨莶草 9g(研粉分吞);或白蒺黎 9g(研粉分吞);浮萍草 15g(泡茶饮),每日 1 次;或功劳叶 15g,槟榔片 10g,白蒺黎 12g,补骨脂 12g,生甘草 4.5g,每日 1 帖煎服。上述均 1 个月为 1 疗程,可连服 3~6 个疗程。

3)西药治疗:皮损泛发者,尤其对应激状态下皮损迅速发展及伴发自体免疫性疾病者,可应用皮质激素治疗。

2. 针灸治疗

(1)耳针:取穴肺、枕、内分泌、肾上腺的相应点,每次选用 2~3 穴,单耳埋针,双耳交替,每周轮换。

(2)梅花针:局部用梅花针刺激,可配合外用药涂擦,在白斑周围用较强的刺激,有防止皮损扩大的作用。

3. 自血疗法 皮损范围较小者,可用针筒从静脉抽血后,立即注射到白斑的皮下,使皮损处现青紫时止。每周 2 次,10 次为 1 疗程。

4. 外治法

(1)用 25%补骨脂酊,或骨碎补浸在 75%酒精内,使成糊状搽患处,同时可配合日光照射 5~10 分钟,或紫外线照射 2~3 分钟,每日 1 次。

(2)用铁锈水或白茄子蒂蘸硫黄细末擦患处。

(3)用密陀僧散干扑擦患处,或用醋调成糊状分搽。

(4)远志肉 12g,蜜糖 30g,放瓷碗内,并用皮纸密封,放在饭锅内蒸后取用,日搽 2~3 次;亦可用烂枇杷汁外擦,1 日 2 次。

【预防与护理】

1. 忌服海鲜和刺激性食物,少食番茄等酸性水果。

2. 避免用可能引起白癜风的药物,特别要提醒注意的是不可用维生素 C。

3. 注意精神愉快,坚持连续治疗,有助于治愈和防止复发。

【古籍选粹】

《外科大成·卷四·白驳疯》 白驳疯,生于颈面,延及遍体,其色驳白,亦无痛痒,形如云片。宜先刮患处至燥痛,取鳗鱼脂敷之,三上自效,内服浮萍丸、苍耳膏等,或可奏效。

《医宗金鉴·外科心法要诀·卷七十三·白驳风》 此证自面及颈项,肉色忽然变白,状类斑点,并不痒痛,由风邪相搏于皮肤,致令气血失和。施治宜早,若因循日久,甚者延及遍身。初服浮萍丸,次服苍耳膏;外以穿山甲片先刮患处,至燥痛,取鳗鲡鱼脂,日三涂之。

【现代研究】

1. 临床研究

(1)辨证施治:裘凝才将白癜风分成3型进行治疗,其基本方:丹参、桑寄生、蒺藜、补骨脂、豨莶草、何首乌各25g。肺气虚型,加党参25g,陈皮、紫苏各15g,当归9g;脾气虚型,加茯苓、白术各15g,山药25g,当归12g;肾气虚型,加附子、肉桂、干姜各15g,黑芝麻25g,当归15g。共治疗58例,结果治愈36例,其中最快者1个月治愈,最长者1年愈。

(2)复方治疗:孟庆琴等用消白灵汤剂(白蒺藜30g,豨莶草30g,鸡血藤30g,广郁金15g,赤芍15g,红花15g,紫草15g,甘草6g等)治疗白癜风200例,其中男性106例,女性94例,共有皮损315个。结果消白灵组白斑113个,痊愈32个,显效29个,有效17个,进步29个,总有效率94.70%;消白灵加氮芥酒精组白斑145个,痊愈42个,显效37个,有效26个,进步35个,总有效率96.60%;半剂消白灵组白斑57个,痊愈5个,显效14个,有效11个,进步15个,总有效率78.95%。并对治愈皮损79个进行1~3年随访,9个皮损于6~24个月复发,续服消白灵汤剂仍有效。

(3)单方验方

1)补骨脂:补骨脂中含补骨脂素和异构补骨脂素等呋喃香豆素类物质,能提高皮肤对紫外线的敏感性,增加黑素细胞的密度、黑素细胞中酪氨酸酶的活性,从而促进黑素的生化、合成和运转,促使皮色恢复正常。其临床报道较多,疗效较好。如张农功用酚补擦剂(用30%液化酚60ml,加补骨脂酒精浸泡液30ml混合即成)治疗白癜风40例。其方法是将酚补擦剂点涂患处,每隔2~3天点涂1次,6次为1疗程。结果治愈10例,基本治愈8例,好转19例,无效3例,总有效率为92.4%,副作用为局部有烧灼感,但在20分钟内可以消失。

2)马齿苋:马齿苋含有生物激素,能激活组织,使其渗透性增高,促进皮肤对日光中紫外线的吸收,使人体表皮组织中所含的黑色素原变为黑色素,使皮色恢复正常。如晨苗子用马齿苋醋剂或马齿苋汁少许外涂白斑处,每日1~2次,再配合日光浴治疗白癜风125例,结果痊愈57例,有效57例,无效11例,总有效率91.2%。

3)无花果叶:该叶中含有补骨脂素及生物激素,能激活组织,促其渗透性增高,使体内的黑色素原便于吸收,有利于变成黑色素,使皮色恢复正常。如贾泰元等用无花果叶注射液2ml深部肌注。每日1~2次,如无不良反应,可加至每次4ml,共治疗白癜风119例,结果治愈8例,显效9例,进步53例,总有效率为58.82%。配合日晒可提高疗效。晨苗子用无花果叶浸剂外涂患部,每日2~3次,共治疗112例,结果痊愈16例,显效21例,有效66例,总有效率91.9%。

近年来研究发现中草药除上述补骨脂、无花果叶外,含有呋喃香豆素类物质的还有独活、白芷;增加皮肤吸收紫外线能力除马齿苋外,还有虎杖、茜草根、决明子、沙参、麦冬等具有强烈光敏作用。

(4)中药光化疗法:紫外线照射治疗白癜风早有报道,它能增强酪氨酸酶活性,加速黑色体的生成与转移而使病变皮损恢复正常。若长波紫外线与呋喃香豆素类物质合用可以提高疗效。如郑庆印用该疗法治疗白癜风137例,其方法:全身泛发口服8-MOP 0.5mg/kg,1.5小时后用BHG-1型黑光治疗机全身照射,首次照射12(女)、15(男)分钟,以后每3日增加3分钟,最大量不超过30分钟。局限性患处先涂0.2% 8-MOP液,半小时后用GCQ400型长波紫外线照射,首次照射8秒(女)、10秒(男),以后每2~3天递增

4 秒,但不超过 2 分钟。结果全身泛发者 57 例,有效率为 96%;限局者 80 例,有效率为 89%。

(5)外治疗法:潘春林用去白散(枯矾、硫黄各 30g,密陀僧 60g,轻粉 5g,共研细末,调入地塞米松霜)每日擦患处 3~5 次,共治白癜风 22 例,结果治愈 16 例,好转 4 例,无效 2 例。邵成明等使用复方卡力孜然酊(主要成分为驱虫斑鸠菊)联合白癜风丸治疗 60 例,4 个月后,痊愈 18 例,显效 35 例,好转 6 例,无效 1 例,总有效率为 88.33%。李洪武等使用赤菟酊(赤芍、川芎、菟丝子、刺蒺藜、补骨脂各 10g 加入 75%乙醇浸泡制成)进行治疗,也取得了满意的临床疗效。

(6)针灸治疗:赵玉雪等用改良火针(改用毫针做火针针具)治疗面部及躯体部白癜风患者,此方法克服了原始火针的缺点,突出了火针的优势,取得了满意的效果。郑卫国用神灯下梅花针叩刺结合穴位埋线治疗白癜风 58 例,与适确得霜作对照,结果治疗组效果明显优于对照组。修孟刚用火针点刺治疗白癜风 80 例,全部有效,其中痊愈 58 例,有效 22 例。

2. 实验研究 吕成焕等对 41 例白癜风患者进行了血清免疫球蛋白的测定,结果 41 例血清免疫球蛋白 IgG、IgA、IgM 均显示增高,经统计学处理差异均非常显著。IgG 与对照组相比显示增高,经统计学处理差异非常显著(t 值=4.649,$P<0.01$),IgA 与对照组相比显示增高,经统计学处理差异非常显著(t 值=6.933,$P<0.01$),IgM 亦显示增高,经统计学处理差异非常显著(t 值=3.412,$P<0.01$)。

李晓捷等观察中药菟丝子水提取物对无色素黑素细胞(AMMC)分化的诱导作用,以 8-甲氧补骨脂素(8-MOP)为阳性对照,菟丝子水提取物以浓度依赖方式促进黑素的生成,50.0mg/ml 的作用与 8-MOP 作用相当。而且发现 AMMC 细胞内线粒体明显增多,并且线粒体扩张,说明其功能活跃,进一步研究 AMMC 分化的机制发现菟丝子的提取物可以直接增强 Tyr 的活性,且有很强的促进作用,因此,推断菟丝子促进 AMMC 的分化作用与其激活 Tyr 活性有关。

【述评】

本病常见,容易诊断,难以治愈,中医治疗方药很多。辨证分气血失和型、风湿热相搏型、肝郁气滞型、肝肾不足型、经络阻滞型等。作者分急性期、稳定期治之,再配合外用药,取得了明显效果。

【参考文献】

1. 裘凝才. 中医分型治疗白癜风 58 例观察. 辽宁中医杂志,1989,(8):15

2. 孟庆琴,等. 消白灵汤剂治疗白癜风 200 例临床观察. 中医杂志,1995,(8):473

3. 张农功. 酚补擦剂治疗白癜风. 中华皮肤科杂志,1989,(6):412

4. 晨苗子. 白癜风的防治. 北京:清华大学出版社,1990. 79

5. 贾泰元,等. 无花果叶注射液治疗白癜风 270 例报告. 中级医刊,1981,(10):32

6. 郑庆印. 光化学疗法治疗白癜风 137 例疗效观察. 临床皮肤科杂志,1990,(1):44

7. 潘春林. 去白散治疗白癜风. 上海中医药杂志,1987,(9):34

8. 邵成明. 复方卡力孜然酊联合白癜风丸治疗白癜风临床疗效观察. 临床皮肤科杂志,2008,37(2):130

9. 李洪武,朱文远,夏明玉,等. 中药赤菟酊治疗白癜风临床疗效观察. 中国麻风皮肤病杂志,2006,22(1):62-63

10. 赵玉雪,黄石玺,赵宏. 改良火针规范化方案治疗白癜风. 上海针灸杂志,2008,27(4):40-41

11. 郑卫国. 神灯下电梅花针叩刺结合穴位埋线治疗白癜风 58 例. 中国针灸，2005，25(2)：85

12. 修孟刚. 火针点刺治疗白癜风 80 例. 中国针灸，2005，25(4)：251

13. 吕成焕，等. 某些皮肤病血清免疫球蛋白的分析(131 例). 中华皮肤科杂志，1982，(2)：85

14. 李晓捷，尤海燕，杨晶，等. 中药菟丝子水提取物促毛囊无色素黑素细胞分化的实验研究. 中国皮肤性病学杂志，2008，22(1)：4-13

（杨素清）

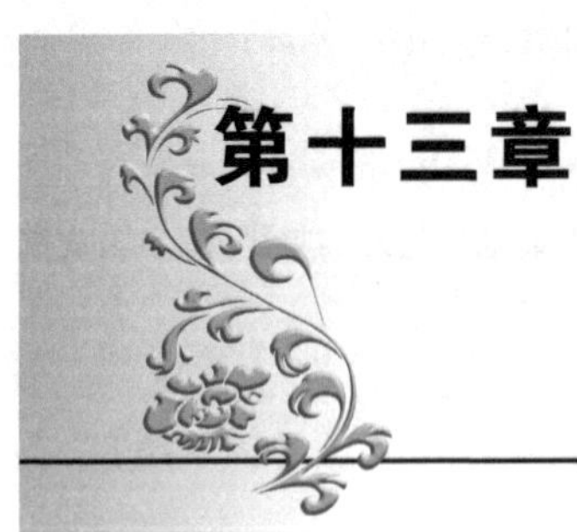

第十三章

结缔组织病

第一节　红斑狼疮

红斑狼疮是一种累及全身多脏器、多系统的自身免疫性疾病，属结缔组织疾病范围，俗称“鬼脸疮”。在中医文献中尚未查到相似的病名，但根据其症状一般认为属于“温热发斑”、“痹证”、“水肿”、“心悸”、“黄疸”等范畴。

本病男女皆可患病，而以女性为多见，男女之比约为1∶(7～9)，发病年龄以中青年为最多。其发病率约为1/10万，近年来有增加的趋势。根据本病的临床表现可分为盘状红斑狼疮、亚急性皮肤型红斑狼疮和系统性红斑狼疮3个类型。

【病因病机】

总由先天禀赋不足，气血耗伤，肝肾亏损，毒邪侵入所致。《素问・生气通天论》中说：“阴者，藏精而起亟也；阳者，卫外而为固也。”阴阳失调是发病之本。肝藏血，肾藏精，精血不足，虚火上炎，若日光照射，两热相搏；或毒邪内侵，郁久化热；或妊娠冲任受损；或内服药物，毒邪蕴结。以致热毒入里瘀阻经脉，内伤脏腑，外阻肌肤而成。

1. 热毒炽盛，肝肾不足，日晒和毒邪侵袭，入于肌肤经络，燔灼营血，内侵脏腑，热毒炽盛所致。

2. 阴虚内热，正邪抗争，耗气伤精，气阴两虚，外则肌肤失养，内则脏腑受损，产生阴虚火旺的证候。

3. 脾肾阳虚，病久则阴损及阳，而致脾肾阳虚。

西医学对本病的病因尚不明了，目前大多认为是多种原因引起的免疫功能紊乱，遗传、感染、紫外线照射、药物、内分泌异常、过分劳累、精神创伤等均可促使本病的发生或加剧。

【辨病】

1. 临床表现

(1)盘状红斑狼疮：基本损害为黄豆至蚕豆大小的红斑，边缘稍隆起，中央略凹陷，呈圆形、不规则形，典型者形成蝴蝶样形态，一般逐渐向外扩大、蔓延、红斑表面附有黏着性鳞屑，剥去鳞屑在皮肤上可见到开大的毛囊口，状如筛孔，鳞屑下面有角质栓，状如钉板，嵌在开口的毛囊孔内。有时毛细血管扩张。多年的皮损中央萎缩或形成瘢痕，周围色素沉着，间有色素减退。

本病大多仅局限在面部，以两颊、鼻部或者耳轮为主；黏膜也可受累，主要侵犯下唇和上唇的红缘，其次为颊、舌、腭部。

一般无自觉症状，或伴有不同程度的瘙痒和烧灼感，少数患者可有低热、乏力、关节酸痛等症状。

发生在不同部位的皮损，常有不同的形态，如在头皮者，多先有红斑鳞屑，再有角质增生或呈萎缩性瘢痕，头发往往折断，甚至头皮可连毛囊一齐揭下如钉鞋，而成永久性脱发；发生在耳轮、鼻尖、指端的损害，常是边缘不清的青红色或黯紫色的斑块，冬季明显，很像冻疮，但夏季也不消失，日久多形成萎缩性瘢痕，以致畸形呈虫蚀或鼠咬状；唇部的病变，以下唇的唇红部为多，开始为充血性红斑和角质性脱屑，质硬且多，日久呈萎缩性的白色瘢痕，侵及四周皮肤则糜烂和溃疡；口腔内颊黏膜上也发生四周红晕、中心灰白色糜烂的损害。极少数患者皮损波及四肢、躯干等部位，则称播散性盘状红斑狼疮；极少数患者可因日晒或过度劳累等原因，损害加重，累及内脏系统则转变为系统性红斑狼疮；如愈后表面凹陷，留下大小不同及深浅不一的瘢痕，一般无全身症状，称为深部红斑狼疮。

实验室检查：血尿常规及免疫学检查一般无明显异常，少数患者 ANA 可阳性，但滴度较低。少数播散型患者可有白细胞减少、血沉加快、球蛋白增高表现。

(2)亚急性皮肤型红斑狼疮：皮损有两种类型：一种是丘疹红斑鳞屑型，初起为红色丘疹，逐渐扩大形成不规则的淡红色斑片，上有细薄的鳞屑，呈银屑病样或糠疹样损害。另一种是环形红斑型：为孤立或散在分布的水肿性红斑，呈环形或多环形，内侧缘有细小的鳞屑，外侧绕红晕，中央消退遗留色素沉着或色素减退，毛细血管扩张。少数两型同时存在，也可同时出现盘状红斑狼疮皮损。

本病的好发部位：丘疹红斑鳞屑型主要分布在颜面、躯干和上肢伸侧，腰以下罕见；环形红斑型主要分布在颜面和大腿内侧。

本病有轻度的内脏损害，严重者甚少，常伴有乏力、轻度发热、关节疼痛等全身症状。

实验室检查：可有白细胞减少、血小板减少、血沉加快、免疫球蛋白增高。80%患者 ANA 阳性，60%～70%患者抗 Ro/SSA 抗体和抗 La/SSB 抗体阳性，后两种抗体被认为是 SCLE 的标记抗体，其中环形红斑型抗体 La/SSB 抗体阳性率更高。

(3)系统性红斑狼疮：症状复杂，有的急性发作，也有缓慢起病者，临床以面部蝶形红斑及广泛的内脏受累为特征。

1)皮损：约有 80%～90%病例有皮损。损害为多形性，大多呈水肿性红斑，有的呈蝶形，以鼻梁为中心，在两侧面颊对称性分布，边缘不太清楚，四周隆起，中心略凹，有的浸润明显，红斑数日后变成黯红色；部分病人可出现瘀点、瘀斑，甚至水疱、血疱、糜烂、结痂。红斑在缓解期逐渐消退，遗留色素沉着，皮肤轻度萎缩。

全身均可发疹，黏膜也可受累，但多见于面部，其次为手足。在掌跖、四肢大小关节伸侧面、肩胛、上臂、臀部等易受摩擦的部位，有大小不等、形态不规则的水肿性红斑，压之不退色，类似多形性红斑；在指甲根周围有紫红色斑片，指(趾)甲远端有弧形红斑，具有特征性；在口唇者，多为下唇部红斑性唇炎的表现；在头发者，可逐渐稀疏、细软、易断，前额脱发，边界明显，称“狼疮发”；在口腔、外阴黏膜者，糜烂、溃破；少数病例面部呈明显的红肿，好像急性皮炎或丹毒。有的伴有雷诺现象，遇冷后有手指、足趾皮肤苍白、青紫、潮红或伴网状青斑，发生在四肢，特别是下肢，其次是手足背、肘膝周围，呈网状，或树枝状红斑或青紫斑；或有眼眶水肿及红斑，坏死性血管炎样皮损，荨麻疹样损害等。

2)全身症状

发热：绝大多数有发热，长期低热为多见，一般以不规则热型为多，弛张热、波状热均可出现。急性发作时高热达 40～41℃以上。

关节酸痛：是最常见的症状。有多个关节焮红、肿胀、灼热、疼痛，类似风湿性关节炎；有的为指骨关节、手、肘、肩、膝等多个关节发生变形，很像类风湿关节炎，但大关节较少累及；有的可发生无菌性缺血性骨坏死，股骨头最常累及。

3)系统损害

肾：约有75%的病人可有肾脏损害，主要表现为肾炎或肾病综合征。开始多为肾炎，尿内有红细胞、白细胞、蛋白质、管型等，而肾功能正常；有的为肾病综合征，表现为全身水肿明显，有胸水或腹水，甚至心包积液，低蛋白血症和血胆固醇增高。后期往往出现高血压和尿毒症，肾衰竭，预后较差。

心血管：约有一半以上的病人可有心血管损害，其中以心包炎最多见，可有少量积液，但纤维素性心包炎更多，有心前区不适、气急、心前区疼痛并可听到心包摩擦音；心肌炎亦常见，表现为气短、疼痛、心动过速、心脏扩大，以致心力衰竭，心电图出现低电压、ST段抬高、T波倒置、P-R间期延长等。或有动脉炎、静脉炎和冠状动脉炎，因冠状动脉供血不足而致的心绞痛或心肌梗死、血栓闭塞性脉管炎、游走性静脉炎等也较为常见。

呼吸系统：主要为胸膜炎和间质性肺炎，表现为咳嗽，痰多有白沫，严重者呼吸困难，口唇发绀，胸痛，甚至呼吸衰竭。

消化系统：主要表现为食欲缺乏，恶心呕吐，腹痛腹泻，腹水，便血，类似腹膜炎、肠炎、阑尾炎；少数病例可伴发腹膜炎和急性胰腺炎；肝脏病变也常见，主要表现为肝肿大、球蛋白增高、白蛋白降低、转氨酶增高等。

精神、神经系统：多见于急性期，可有脑膜炎、脑炎、脑血管意外、脊髓炎等，表现为神昏谵语、烦躁不安、或头痛、恶心呕吐、颈项强直、昏迷、抽搐、偏瘫、截瘫等。

淋巴系统：有局部或全身淋巴结肿大，以颈、腋部肿大为多见，肿大的淋巴结质地软，无压痛。

眼：如眼结膜炎，角膜溃疡，视网膜出血，视神经乳头水肿等。

病程慢性，可持续数年或更长，但也有发展迅速的。有时和皮肌炎、硬皮病重叠或先后发病，成为重叠综合征、混合结缔组织病。也可和干燥综合征、白塞病等重叠，甚至合并重症肌无力、桥本甲状腺炎、天疱疮等。

实验室检查　血常规检查可有贫血、白细胞减少和血小板减少，淋巴细胞绝对计数常减少，血沉加快提示疾病活动；尿常规检查可见蛋白尿、血尿和管型尿；患者常出现血清蛋白异常，如β_2和γ球蛋白升高、IgG、IgM或IgA升高、补体水平下降、循环免疫复合物水平升高、Coomb试验阳性、类风湿因子阳性等；肾脏受累时可有血肌酐水平上升，部分患者有肝功能异常。血清中可以检测到多种自身抗体，其中ANA为SLE的筛选抗体，抗dsDNA抗体、抗Sm抗体对SLE的特异性较高，有重要诊断意义。其他还有抗心磷脂抗体、抗ENA抗体，包括U_1RNP、Ro/SSA、La/SSB抗体等。

2. 诊断要点

(1)本病多好发于中青年女性，男女之比约为1∶(7～9)。

(2)感染、紫外线照射、药物、内分泌异常、过分劳累、精神创伤等均可促使本病的发生或加剧。

(3)好发部位：盘状红斑狼疮大多仅局限于面部，以两颊、鼻部或者耳轮为主。亚急性皮肤型红斑狼疮主要分布在颜面、躯干和上肢伸侧，腰以下罕见。系统性红斑狼疮皮损多见于面部，其次为手足；内脏损害最多见的是肾，其他依次是心血管、呼吸系统、消化系统、精神神经系统、淋巴系统、眼等。

(4)全身症状:发热、关节酸痛。

(5)特征性皮损　盘状红斑狼疮皮损为边缘清楚的浸润性红斑和环形红斑。指甲根周围的紫红色斑片,指(趾)甲远端弧形红斑,狼疮发是系统性红斑狼疮的特征性皮损;雷诺现象、网状青斑等对系统性红斑狼疮的诊断具有参考价值。

(6)系统损害:盘状红斑狼疮无系统损害,少数患者可转变为系统性红斑狼疮。亚急性皮肤型红斑狼疮仅有轻度的内脏损害。系统性红斑狼疮有肾脏损害、心血管损害、胸膜炎、间质性肺炎、肝损害等;精神、神经系统主要表现常是危重证候。

(7)实验室检查:血沉加快,白细胞总数和血小板计数减少,抗核抗体阳性,抗 DS-DNA 抗体阳性和抗 Sm 抗体阳性,抗 Ro、抗 La 抗体阳性,或能找到红斑狼疮细胞。

(8)病程慢性,可持续数年或更长,但也有发展迅速的。

3. 鉴别诊断

(1)银屑病:有疏松银白色鳞屑,薄膜现象和筛状出血点,分布全身,腰以下也常见到。

(2)系统性硬皮病:本病虽也多发生于女性,但皮损以弥漫性肿胀、变硬为主,有蜡样光泽,以后萎缩,有色素沉着或色素减退;发热不常有;内脏多先累及食管,肾与心脏病变少见;白细胞计数正常。

(3)皮肌炎:皮损以眼眶周围实质性肿胀为主,呈黯红色斑片;四肢无力,近端肌肉酸痛明显;内脏病变少见,偶尔累及心脏;24 小时尿肌酸显著增高;部分患者伴有恶性肿瘤。

(4)结节性多动脉炎:多见于中年男性。皮损多形性,但以沿血管分布的结节为多见;常有多个脏器受累,而白细胞计数增高。

【辨证】

1. 热毒炽盛证　相当于系统性红斑狼疮的急性期。面部红斑鲜艳,伴有瘀点斑、血疱、甲周紫红色斑片和指(趾)甲远端弧形红斑明显。高热、烦躁不安、头痛、口渴、大便秘结、小便短赤,或见神昏谵语,狂躁乱动,苔黄糙而干,舌质红绛或紫黯,脉弦滑或洪数。严重者癫狂、抽搐、偏瘫、大小便失禁或潴留、苔少舌红,脉细数。

2. 阴虚内热证　相当于盘状红斑狼疮,亚急性皮肤型红斑狼疮、系统性红斑狼疮缓解期。红斑转黯,低热不退,口干唇燥,神疲乏力,耳鸣目眩,关节疼痛,自汗盗汗,头发稀疏,月经不调,大便不调,小便短赤;或有胸闷心悸,夜难安眠,面色㿠白,或胁肋胀痛,胃纳不香,呕恶嗳气,肝脾肿大,苔薄舌红,脉弦细。

3. 脾肾阳虚证　相当于系统性红斑狼疮后期肾病综合征或库欣病,或因长期服用激素所引起的证候:红斑不显,面色㿠白,倦怠,形寒肢冷,下肢浮肿,重者全身浮肿,有胸水、腹水,腹胀,纳呆,恶心,甚则咳逆上气,痰阻喉间,不能平卧,或面如满月,颈粗如牛颈,头发稀疏,月经量少或闭经。苔薄白或白腻,舌质淡,舌体胖,边有齿痕,脉濡细或沉细带数。

【治疗】

1. 内治法

(1)辨证论治

1)热毒炽盛证:治宜凉血生津,清热解毒。方用犀角地黄汤加减。常用药:鲜生地、玄参、赤芍、牡丹皮、水牛角(先煎)、生山栀、淡竹叶、生石膏、金银花、连翘、黄芩、板蓝根、紫草、蛇舌草、白茅根。

加减法:大便干结者,加生大黄(后下)、玄明粉(分冲);小便短赤者,加猪苓、车前子(包)。瘀点紫癜者,加侧柏叶、仙鹤草;神昏谵语者,加安宫牛黄丸,或紫雪丹;癫狂抽搐者,加天竺黄、钩藤、生石决明、羚羊角。

2)阴虚内热证：治宜养阴清热，补益肝肾。方用知柏地黄丸加减。常用药：生地、玄参、麦冬、肥知母、黄柏、青蒿、地骨皮、太子参、枸杞子、女贞子、炙黄精、鹿衔草。

加减法：关节疼痛者，加大秦艽、威灵仙、茅莓根；关节红肿明显者，加忍冬藤、络石藤、红藤；自汗、盗汗者，加生黄芪、生牡蛎；夜寐不安者，加夜交藤、酸枣仁；头发脱落者，加菟丝子、旱莲草；月经不调者，加当归、益母草；心悸胸闷者，加生黄芪、五味子、酸枣仁；咳嗽痰多者，加北沙参、炙紫菀、炙冬花；心绞痛者，加麝香保心丸；四肢厥冷，脉微欲绝者，加附子、干姜、白参；腹胀泛恶者，加姜半夏、陈皮、厚朴；肝脾肿大者，加大黄䗪虫丸。

3)脾肾阳虚证：治宜温肾壮阳，健脾利水。方用苓桂术甘汤合参苓白术散加减。常用药：生黄芪、党参、白术、猪苓、茯苓、仙灵脾、锁阳、肉苁蓉、熟附块、泽泻、车前子、桂枝。

加减法：尿蛋白多者，加大蓟根、米仁根、金樱子；尿素氮高者，加六月雪、扦扦活、土茯苓；有胸水者，加葶苈子、白芥子、炙苏子或控涎丹(分吞)；有腹水者，加大腹皮、汉防己。

(2)成药、验方

1)雷公藤片或昆明山海棠片，每次 2 片，每日 3 次。

2)知柏地黄丸，每次 4.5g，每日 2 次。

(3)西药治疗

1)氯喹：具有防光、抗炎及免疫抑制等作用，一般每次 0.25g，每日 2 次，1 周后减为每日 1 次，3 个月后改为每周 2 次。出现视力模糊等副作用时停服。

2)皮质类固醇激素：是急性发作或重症病例的首选药物。一般用强的松每日 40～80mg，或地塞米松每日 5～20mg，静脉滴注。待病情稳定后，按病情好转情况逐渐减量。一般维持量为每日 5～15mg，或用中药代替，停用激素。

3)免疫抑制剂：是系统性红斑狼疮、特别是重症系统性红斑狼疮常用的药物，一般不作为首选药物。多用于激素无效或不能使用较大剂量激素者。免疫抑制剂可减少激素用量，平稳激素减量，如与激素合用则治疗效果明显优于单用激素。常用硫唑嘌呤，每次 50mg，每日 2～3 次；环磷酰胺，每次 50mg，每日 2 次。

2. 外治法

(1)白玉膏外涂，每日 3～4 次。

(2)生肌玉红膏外涂，每日 3～4 次。

(3)黄柏霜外涂，每日 3～4 次。

【预防与护理】

1. 建立战胜疾病的信心，配合医务人员，积极进行治疗。

2. 避免日光和紫外线照晒。

3. 注意营养，忌食酒类和刺激性食品。水肿时应限制钠盐。

4. 避免劳累，注意保暖，急性期应卧床休息。

【现代研究】

1. 临床研究

(1)辨证施治：张志礼临床分 4 型治疗：①毒热炽盛、气血两燔型：证见高热、烦躁、面赤、全身关节肌肉疼痛，重者神昏谵语或有出血倾向，口渴思冷饮，舌红苔黄脉细数。治法清热解毒、凉血护阴。处方：生玳瑁或羚羊角粉、生地炭、银花炭、板蓝根、白茅根、花粉、牡丹皮、赤芍、元参、石斛、蚤休、白花蛇舌草等。②气阴两伤、血脉瘀滞型：证见低热缠绵、心烦乏力、手足心热、自汗盗汗、面浮红、腰腿足跟痛，舌红少苔或镜面舌、脉细数。治法养阴益气、活血通络。处方：南北沙参、石斛、党参、黄芪、黄精、玉竹、丹参、鸡血藤、秦艽、蚤休、白花蛇舌草等。③脾肾不足、气血瘀滞型：证见乏力纳差、浮肿尿少、腰膝酸软、面热肢冷，足跟痛，舌淡舌体胖嫩苔白，脉沉细，尺脉尤甚。治法健脾益肾、活血通络。处方：黄芪、太子参、白术、茯苓、山药、女贞子、菟丝子、枸杞子、车前子、丹参、鸡血藤、秦艽、蚤休、白花蛇舌草等。④脾虚肝郁、经络阻隔型：证见上型病症并有胸胁胀满、头晕头痛、月经不调或闭经，皮肤红斑或瘀斑，舌紫黯或有瘀斑、脉弦缓。治法健脾舒肝、活血通络。处方：黄芪、党参、白术、茯苓、柴胡、厚朴、丹参，鸡血藤、首乌藤、益母草、钩藤、蚤休、白花蛇舌草等。临床可随症加减。共治疗 1029 例患者，取得了较好的结果。曾真等介绍著名老中医丁济南从痹论治红斑狼疮的经验，基本方：川桂枝 3g，制川草乌、伸筋草、仙灵脾各 9g，玄参 9～12g，甘草 4.5g。分型为：①风痹损及肌肤脉络：治宜温阳祛风通络，属局限性盘状红斑狼疮或病损限于面部、口腔黏膜、口唇等各部位者，予基本方加白术、牡丹皮各 9g；口腔反复溃疡、口渴明显者，再加天花粉 9g，甘中黄（包）0.3g；皮肤瘙痒甚者，加地肤子、白鲜皮各 9g；复感外邪而见形寒、身热、骨楚者，选加荆芥、防风、黄芩、紫苏、贯众各 9g；咳嗽咽痒者，再加嫩前胡 9g，苦桔梗 4.5g；低热缠绵者，加党参、青蒿各 9g。关节冷痛发白，指端麻木甚至无脉，小腿无力者，基本方去玄参，加熟附子 3～6g，泽兰、丹参各 9g；关节红肿疼痛者，再选加桑枝、贯众、嫩白薇、漏芦、泽兰、丹参各 9g，石膏 12g。②风痹损肾：治宜温阳祛风，佐以益肾，损及肾阳，予基本方去玄参，再选用牛膝、肉苁蓉、杜仲各 9g，淡附片 4.5g；损及肾阴者，玄参用 12g，加生地 9～12g；尿蛋白阳性者，加生黄芪 9～12g，生白术 9g，玉米须、薏苡仁各 18g，黑料豆 18～30g；肾功能不佳、尿素氮升高者，加宣木瓜、牛膝各 9g；伴有尿路感染者，加红藤 15g，地栗梗 9g。③风痹损心：治宜温阳祛风、养心开窍，损及心阴者，予基本方，玄参用 12g，再选用麦冬、夜交藤、柏子仁各 9g，五味子 4.5g；损及心阳者，予基本方去玄参，加熟附子 4.5～6g，丹参 9g；邪蒙清窍；癫痫抽搐、神识昏迷者，基本方加蜣螂虫（去头足）4.5g，炙远志 3g，石菖蒲 9g。④风痹损肝：治宜温阳祛风，柔肝理气，损及肝阳者，予基本方，玄参用 12g，再选用女贞子、旱莲草、石决明各 9g；头胀痛、眩晕者，基本方加炒白芍、嫩钩藤各 9g，穞豆衣、珍珠母各 12g；右胁疼痛、脘腹作胀、肝功能欠佳者，加黄芩 9～12g，牡丹皮、香附各 9g；HBsAg 阳性者加荆芥、蔓荆子、熟牛蒡子各 9g，肿功能慢性指标反复不正常或见肝硬化、肝肿大而兼有乏力腹胀者，此为虚胀，酌加党参、白术、生麦芽等各 9g，也常加炙鳖甲 12g 或人参鳖甲煎丸（包煎）9g。⑤风痹损脾：治宜温阳祛风，健脾助运，予基本方去玄参。加炮姜炭 4.5g，煨木香、条芩炭、焦六曲、怀山药各 9g；脾虚湿阻者，基本方去玄参，加薏苡仁 12g，苍白术各 4.5～9g；肌肉消瘦萎缩、四肢怠惰加生黄芪 9～12g，当归、泽兰、丹参各 9g。⑥风痹损肺：治宜温阳祛风开肺，外邪侵犯，肺气闭塞者，予基本方加麻黄 3～6g，嫩前胡 9g，桔梗 4.5g；痰多者，加炙远志 3g，葶苈子 9g；肺热炽盛者，予基本方，玄参用 12g，加桑叶皮、冬瓜子皮、丝瓜子络各 9g；咽干喉燥、痰中带血或咯血者，基本方玄参用 12g，加麦冬、生藕节、侧柏叶各 9g；皮肤麻木不仁者，加生黄芪、当归、郁金、威灵仙各 9g。

（2）专家经验：邓兆智教授整体辨证论治，谨守阴虚内热病机，认为阴虚的病机贯穿 SLE 的整个病程，临床所见绝大多数患者亦以阴虚内热证候表现为主，故治疗上养阴、清热的治疗大法贯彻始终。养阴之法因症状表现的不同，而以滋肝肾之阴为主，或养肺胃之阴为主；清热之法亦因临床表现有异而有清气分热、清营血分热的不同。同时邓兆智教授认为本病病机以阴虚为主，但阴虚多内热，热灼津液，热郁血瘀，故治疗中多辅以活血化瘀，往往可以提高疗效。SLE是一种侵犯全身多脏器多系统的自身免疫性疾病，病情多较凶险，单予中医辨证施治往往难以控制病情，因此中西医结合治疗是控制SLE病情的有效方法。在西医治疗方面，邓兆智教授认为要给予足量糖皮质激素，配合二联、三联的免疫抑制剂，病情严重时给予醋酸泼尼松和环磷酰胺冲击疗法，同时配合中药辨证施治，以降低西药的毒副作用。控制、稳定病情后，糖皮质激素和免疫抑制剂要减量维持使用，同时亦予中药长期调治。

(3)复方治疗：徐宜厚用健脾益肾、调气活血方(黄芪、党参、茯苓、白术、桃仁、益母草、泽兰、丹参、青皮、蒲黄、金樱子、酒大黄等，治疗23例狼疮性肾炎，结果经3～6个月住院治疗，血常规、尿常规、血沉、非蛋白氮、二氧化碳结合力、酚红排泄等六项检验有明显疗效。近期疗效及远期随访均较满意。

(4)单方验方

1)雷公藤：雷公藤及其同属植物昆明山海棠主要具有抗炎和调节免疫功能的作用。各方面的实验研究表明，雷公藤可使炎症部位的血管通透性降低，组织肿胀消退。对各型红斑狼疮均有明显和经得起重复的疗效，是目前治疗红斑狼疮较有前途的中草药。秦万章于1976年首次采用雷公藤治疗38例系统性红斑狼疮，近期有效率占79.4%。乏力、低热、关节疼痛等症状好转，肝肾等内脏功能改善，白细胞上升至正常，血沉下降，狼疮细胞转阴，抗核抗体滴度下降或转阴，补体(C_3)升高，微循环及血液物化特性改善，并认为雷公藤的效果可能是通过调节系统性红斑狼疮的免疫紊乱环节，进一步改善微循环及血液物化特性而取得的。

2)黄芪：主要具有增强机体免疫功能的作用。潘复初等应用大剂量的黄芪(30g、60g、90g)煎服治疗系统性红斑狼疮，均有不同程度的疗效。主要表现在全身症状及皮损改善，内脏功能好转，免疫实验包括体液免疫及细胞免疫指标改善，无副作用。

2. 实验研究

(1)活血化瘀的研究：秦万章等阐述了从微循环观察、心前区高频阻抗图测定、血液物化特性测定、血清及尿纤维蛋白降解产物、血尿渗透压测定、红细胞变形能力测定等方面的研究，认为活血化瘀有改善红斑狼疮微循环、血流、血液理化特性等功能。

(2)解毒祛瘀滋阴法的研究：有研究认为，解毒祛瘀滋阴法能降低SLE患者雌二醇(E)、泌乳素水平(PRL)，提高睾酮(T)水平，而对MRL/Ipr小鼠亦具有同样作用，推测可能通过调节神经-内分泌-免疫网络起作用；同时临床研究发现，解毒祛瘀滋阴法能降低患者的血沉，升高补体C_3，降低SIL-2R、新喋呤水平，调节细胞免疫功能，提高外周血淋巴细胞凋亡等途径调节免疫。

(3)免疫功能研究：秦万章等经过对抗核抗体、去氧核糖核蛋白抗体、类风湿因子、核糖核蛋白抗体、抗天然去氧核糖核酸抗体、补体C_3及总补体CH_{50}、免疫球蛋白、免疫复合物等体液免疫检查，发现各型红斑狼疮均有一定的体液免疫紊乱，其中又以系统性红斑狼疮及其重叠型的异常更为明显，几项指标平均发生率为56.6%～77.7%。

【述评】

红斑狼疮是一种累及皮肤、肾脏、神经、血液等多系统的自身免疫性疾病，严重危害着人类健康。临床上伴皮肤损害者高达80%～90%。中医古籍有类似的记载，如“阴阳毒”、“日晒疮”、“温(瘟)毒发斑”等，近代医家称之为“红蝴蝶”、“鬼脸疮”等，《中医病证诊断疗效标准》(1994)确定为“红蝴蝶疮”。SLE病因病机方面，多提到先天禀赋不足。脾肾不足或肝肾亏损，兼因腠理不密，日光暴晒，热毒入里，正不胜邪而发病。毒热侵袭是本病的外因，正气不足为内因，治以健脾益肾或疏肝补肾结合清热凉血解毒。中医药治疗有明显疗效，能较快地改善临床症状，加速激素的递减，延长患者生存年限。40多年来，全国各地均有大量临床实践和丰富治疗经验，主要以辨证施治为主，分型很多，如分热毒炽盛型、气滞血瘀型、风湿热痹型、阴虚火旺型、脾肾阳虚型等，再随症加减。单味药以雷公藤制剂的应用最为广泛，疗效稳定。由于本病临床症状繁杂，且有危急证候，所以急性发作时仍需中西医结合治疗，以皮质类固醇激素等控制病情为主，稳定后再以中药为主，以加速激素的减量，这是目前治疗本病的较好方案。

【参考文献】

1. 张志礼.中西医结合治疗系统性红斑狼疮.中华皮肤科杂志，1996，(1)：64
2. 曾真，等.著名老中医丁济南从痹论治红斑狼疮的经验.上海中医药杂志，1983，(12)：8
3. 刘孟渊.邓兆智教授中西医结合治疗系统性红斑狼疮的经验.中医研究，2007，20(11)：55-57
4. 徐宜厚.治疗狼疮肾炎23例的临床分析.新中医，1982，(7)：26
5. 秦万章.雷公藤和昆明山海棠临床疗效研究进展.上海中医药杂志，1981，(4)：46
6. 范永升，温成平.狼疮定对SLE患者外周血淋巴细胞凋亡及Fas基因表达的影响.中国医药学报，2002，17(5)：278-280
7. 范永升，陈湘君.系统性红斑狼疮中医药研究新进展.浙江中医学院学报，2004，28(3)：73-76
8. 温成平，范永升，许志良，等.解毒祛瘀滋阴药与激素对系统性红斑狼疮T细胞亚群Bcl-2基因表达的干预作用研究.中国中西医结合肾病杂志，2006，7(5)：272-274
9. 潘复初，等.大剂量黄芪治疗系统性红斑狼疮疗效观察.临床医学杂志，1985，(2)：34
10. 秦万章，等.皮肤病研究.上海：上海科学技术出版社，1990.158

第二节　硬　皮　病

硬皮病是一种以皮肤及各系统硬化的结缔组织疾病。祖国医学文献《内经·痹论篇》中有“皮痹”的记载，类似本病。如“以秋遇此者为皮痹。”隋《诸病源候论·风湿·痹候》说：“风湿痹病之状，或皮肤顽厚，或肌肉酸痛。”清《医宗金鉴·杂病心法要诀·痹入藏府证》说：“久病皮痹，复感于邪，见胸满面烦，喘咳之证，是邪内传于肺，则为肺痹也。”其特征为皮肤肿胀、发硬，后期发生萎缩，可伴有内脏损害。

【病因病机】

1. 寒凝经脉　腠理空虚，卫外不固，风寒侵袭，阻于皮肉经脉之间，痹塞不通，发为皮痹。

2. 气滞血瘀　气血不和，营卫失调，运行受阻，以致气滞血瘀，停留于经络、血脉而发病。

3. 脾肾阳虚　阴阳失调，脾肾阳虚，肌肤失于温煦，日久则肌肉萎缩不用，坚硬如皮革而成。

上述病因相互影响，互为因果。寒凝经脉，痹阻不通，导致气滞血瘀；气滞血瘀则阳气不通，不能温煦四末，反之，阳气不通则推动无力，又可导致气血停滞，外邪乘虚而入。在疾病发展过程中，由于脏腑功能紊乱，可出现郁而化火，或瘀久化热，或阴损及阳等寒热并作，虚实夹杂，使病情日趋严重。

西医学对本病病因及发病机制尚不清楚，但大多认为与遗传、感染、结缔组织代谢异常、血管异常、免疫异常等因素有关。

【辨病】

1. 临床表现

(1)局限性硬皮病:初起皮损为紫红色斑,慢慢扩大至一定程度即长久不变,颜色渐变淡,皮肤发硬,可呈点滴状、斑片状、带状分布,毳毛脱落,局部不出汗,后期皮肤萎缩,色素减退。

本病一般无自觉症状,有的可发生轻微的瘙痒和刺痛,逐渐知觉迟钝,无明显全身症状。少数可自行痊愈,遗留萎缩的痕迹。

临床上根据皮损形态及分布情况分为4型:①点滴状硬皮病:皮损为黄豆大小,密集而不融合的发硬小斑点,呈白色或象牙色,表面光滑,四周有色素沉着,久则可发生萎缩。好发于颈、胸、肩、背、臀等部位。②斑片状硬皮病:开始为淡红色或紫红色斑块,呈椭圆形或不规则形,大小不定,逐渐扩大,中间颜色亦随之变淡(淡黄色或象牙色),皮损微凹,境界清楚,周围有紫晕环。以后皮肤萎缩硬化,弹性消失,表面光滑,干燥如皮革样,毳毛脱落,局部不出汗,皮损上有黄褐色的色素沉着。进展缓慢,消退后可遗留白色萎缩性瘢痕。好发于头面、躯干等部位。③带状硬皮病:皮损呈凹陷性条状分布,似刀砍状,有时皮损下肌肉、骨骼也可萎缩。好发于头面、四肢、躯干。发生于额部的可由头皮向前方伸延,甚至引起颜面部偏侧萎缩;发生于胁肋间的呈束带状分布。多见于儿童患者。④泛发性硬皮病:即大面积、大小不等的片状皮肤硬化斑。常从躯干开始,先为大面积斑片状硬化,后不断出现新的皮损,逐渐波及全身皮肤。发于面、手足部的似肢端硬皮病;发于躯干四肢的类似系统性硬皮病,但无内脏损害。有少数患者可转变为系统性硬皮病。

(2)系统性硬皮病

1)前驱症状:发病前常有不规则发热,关节痛或神经痛,体重下降,而以雷诺现象最为多见。主要表现为手指轻度发绀直到典型的色泽变化,如苍白、青紫和发红。雷诺现象可早于皮损数月或数年,可自动缓解却多次复发。女性者常有月经不调,或子宫疾病,或生殖器功能不全等病史。

2)皮损:可分为浮肿期、硬化期、萎缩期。浮肿期:在皮损首发部位出现弥漫性红斑和实质性浮肿,按之无凹陷,皮肤紧张发亮似蜡状,正常皱纹消失,呈淡黄色或黄褐色,或苍白色或正常肤色。发病前常有感觉异常,如刺痛、微痛、麻木或蚁行感等。硬化期:皮肤浮肿处渐变硬,呈蜡黄色而有光泽,皮肤不能被手捏起,可伴有色素异常(色素沉着和色素脱失并存),知觉迟钝,毛发脱落。萎缩期:皮肤萎缩变薄,如羊皮纸样或僵如皮革,日久成木板状硬化。

本病皮损常对称性地从四肢或自末端向中心发展,头、面、躯干开始全身缓慢地进行性扩大加重。

根据首发部位不同,可有不同的典型表现:面部表情淡漠如假面具状,鼻尖细如鹰嘴,口唇变薄、收缩,周围呈放射状皱纹,口裂狭小,张口困难,牙齿脱落;手指变硬、变细、变尖,指关节活动受限,呈鸟爪状,活动困难;胸部有紧束感,状如披甲,呼吸表浅、困难。

3)系统损害:系统性硬皮病可侵犯内脏各器官,但以消化系统、呼吸系统多见,其他如泌尿、循环、神经、内分泌等系统也可受累。内脏损害可发生于皮肤症状之前或无皮肤损害的内脏硬皮病。

消化系统:食管病变是最常见的早期症状,表现为吞咽困难,或食后感胸骨后疼痛,或泛恶呕吐;胃肠道病变可见上腹部疼痛,腹胀、纳差、腹泻和便秘交替;慢性肝脏损害也较常见。

呼吸系统：可有间质性肺炎，肺纤维化，支气管扩张，少数有肺气肿，表现为咳嗽、呼吸困难、肺活量降低。

运动系统：包括骨、关节、肌肉病变。多数患者早期有关节痛和关节炎的表现，大小关节同时受累，关节肿胀、甚至畸形；后期出现末节指骨或其他病变骨骼的骨质疏松和吸收而致骨骼短缩、狭小，甚至骨折。肌肉的损害：早期为多发性肌炎，表现为肌肉疼痛、压痛、肌无力；后期表现为纤维化、肌萎缩、肌硬化。

循环系统：主要引起心肌、心包、心内膜炎症，表现为心悸、心慌、呼吸困难，甚至出现心绞痛，心力衰竭。

泌尿系统：少数患者肾脏受累，表现为蛋白尿、血尿、管型。如出现急性肾衰竭、氮质血症、恶性高血压时，称硬皮病肾危象，死亡率高。

神经系统：一般损害周围神经和植物神经，表现为指趾麻木，感觉异常，神经衰竭。

内分泌系统：表现为月经紊乱、闭经、性欲减退或消失等。

4)临床常见的特殊类型：①肢端硬化症：是系统性硬皮病的一种特殊类型。其临床特点是皮肤硬化仅发于肢端，可累及面部，雷诺现象明显，肢端皮肤硬化、萎缩，而致僵硬、畸形、活动障碍，并可发生指(趾)端溃疡、坏疽、甚至脱落。内脏一般不受累，病程进展缓慢，有时可以自然恢复。有的可侵犯内脏变成系统性硬皮病。②良性硬化症：是肢端硬化症较为良性的异型，临床以皮肤钙质沉着，雷诺现象，指(趾)皮肤硬化，毛细血管扩张等四种表现为特征，又称 CRST 综合征(以四种表现的第一个英文字母命名)。若伴有食管功能障碍者，则称 CREST 综合征。病程缓慢，一般不侵犯内脏系统，预后较好。

5)实验室检查：轻度贫血，血中嗜酸性白细胞增多，血沉加快，血中纤维蛋白原含量明显增加，丙种球蛋白增高，血液凝固性增强。部分患者类风湿因子阳性，抗核抗体阳性。

6)X 线检查：①食管蠕动减弱或消失，食管扩张，下 1/3 处常见狭窄，严重者可见畸形；胃肠钡剂通过时间延长，结肠扩大，并可见憩室形成。②关节间隙狭窄，关节面的骨硬化；指端骨质疏松、吸收。③心脏扩大，心包积液。④软组织内有钙盐沉积阴影。

7)其他检查：①心电图示有心房纤维颤动，期前收缩，低电压，房室传导阻滞。S-T 段偏移及 T 波平坦等改变。②肌电图示波幅减弱，动作电位平均持续阶段缩短，多相比例增高。③血流图示肢端血流速度减慢，血流量减少，血管弹性减弱。

2. 诊断要点

(1)本病可发生于任何年龄，但以青、中年女性为多见，男女性别之比约为 1∶(3～11)。

(2)本病皮损好发于头面、四肢、躯干；系统性硬皮病可侵犯内脏各器官，但以消化系统、呼吸系统多见。

(3)特征性皮损：局限性硬皮病初起皮损为紫红色斑，慢慢扩大，颜色渐变淡，皮肤发硬。毳毛脱落，局部不出汗，后期皮肤萎缩，色素减退。系统性硬皮病可分为水肿期、硬化期、萎缩期。肢端硬化症皮肤硬化仅发生于肢端。良性硬化症是以皮肤钙质沉着、雷诺现象、指(趾)端皮肤硬化、毛细血管扩张为特征；若伴有食管功能障碍者，则称 CREST 综合征。

(4)系统损害：系统性硬皮病可侵犯内脏各器官，但以消化系统、呼吸系统多见。循环系统、泌尿、神经、内分泌等系统也可累及。

(5)实验室检查：轻度贫血，血中嗜酸性白细胞增多、血沉加快，血中纤维蛋白原含量明显增加，丙种球蛋白增高，血液凝固性增强。

(6)本病大多数无内脏损害，病情进展缓慢，预后较好；若侵及内脏，呈弥漫性分布，则病情进展快，预后差，有生命危险。

3. 鉴别诊断

(1)雷诺病：有肢端苍白、青紫、疼痛等症状，但无皮肤硬化及内脏损害等系统性硬皮病的表现。但有少数雷诺病可代表硬皮病最轻型，并可发展成为系统性硬皮病，应注意检查和随访观察。

(2)成人硬肿病：皮肤肿胀发硬如木质样，但发病自颈部开始，逐渐向两肩、躯干发展，手足很少受累。有自愈倾向，愈后不遗留皮肤萎缩，也无雷诺病及内脏损害。

(3)皮肌炎：虽有雷诺现象、皮肤硬化、皮下钙质沉着，但其特点是以上眼睑为中心的特殊水肿性淡红色斑、皮疹常对称分布，上有细小糠秕状鳞屑。或合并癌症。有明显肌无力、疼痛、肿胀及压痛。24 小时尿肌酸含量显著增高，有诊断意义。

(4)新生儿硬化症：为新生儿受寒冷后引起的广泛性皮下脂肪凝固硬化。多见于早产儿和体虚的新生儿，于出生后 4～20 天内发病。先发于下肢、臀部，尤其是腓肠肌部位，然后再累及全身。皮损为白色或青紫色的皮肤硬化斑，似板样，对称分布，表面光滑，发冷，有蜡样光泽。体温、呼吸、脉搏较正常新生儿低，预后差。

(5)全身黏液性水肿：为甲状腺机能低下所致，皮损为非凹陷性水肿、增厚、干燥，有细薄鳞屑，但无皮肤萎缩，常伴有精神痴呆及其他甲状腺功能低下的症状，基础代谢率低。

【辨证】

1. 寒凝经脉证　相当于局限性硬皮病初期和系统性硬皮病的浮肿期。肢端青紫、苍白，遇寒加剧，皮纹消失，紧张变厚，呈非凹陷性水肿，皮色苍白或黄褐，皮损处感觉刺痛或麻木，或伴骨节疼痛，无汗，舌质淡红，脉濡。

2. 气滞血瘀证　相当于局限性硬皮病后期和系统性硬皮病的硬化期。皮肤变硬，有蜡样光泽，捏起困难，色素异常或有毛细血管扩张，肌肤甲错，毛发干枯脱落，口唇青紫而薄，妇女月经量少或闭经，或有血尿，或胸闷如披甲，或皮下有包块和结节，舌质紫黯或有瘀点、瘀斑，脉象细涩。

3. 脾肾阳虚证　相当于系统性硬皮病萎缩期。皮肤菲薄如羊皮脂状，紧贴于骨，面色如土，表情淡漠，呈假面具样，鼻尖如削，唇薄色白，牙根外露，松弛易落，眼睑不合，手如鸟爪，骨节隆起，伴畏寒肢冷，纳呆，便溏，心悸气急，腰酸肢软，月经不调，阳痿遗精，性欲减退或消失，舌淡胖，苔薄，脉沉细无力。

【治疗】

1. 内治法

(1)辨证论治

1)寒凝经脉证：治宜温经散寒，和营通络。方以阳和汤合当归四逆汤加减。常用药：净麻黄、熟地、白芥子、炮姜、当归、桂枝、赤白芍(各)、细辛、丹参、羌活、僵蚕、甘草。

加减法：寒甚者，加独活、威灵仙；风湿甚者，加桑寄生、秦艽。

2)气滞血瘀证：治宜行气活血，化瘀通络。方以桃红四物汤加减。常用药：桃仁、红花、当归、赤芍、生地、丹参、桂枝、三棱、莪术、鸡血藤、八月札、益母草。

加减法：气滞明显者，加郁金、青木香；伴血虚者，加阿胶、制首乌。

3)脾肾阳虚证：治宜温补肾阳，健脾益气。方以四君子汤合二仙汤加减。常用药：党参、白术、茯苓、仙灵脾、仙茅、鹿角胶、巴戟天、肉苁蓉、锁阳、菟丝子、丹参、当归、黄芪、甘草。

加减法：气虚重者，加太子参；血虚明显者，加阿胶、熟地、鸡血藤；肾阳虚者，加附子、肉桂;尿中有蛋白者,加大蓟根、土茯苓。

(2)成药、验方

1)右归丸、附桂八味丸、金鹿丸、十全大补丸均可辨证选用,每次 4.5g,每日 2 次(吞服)。

2)复方胎盘片,每次 4 片,每日 3 次(吞服)。

3)丹参注射液 8～16ml 加入低分子右旋糖酐 500ml 内静脉滴注,每日 1 次,10 天为 1 疗程,间隔 10 天,如无不良反应,可连用 3 个疗程。也可用丹参注射液肌内注射,每次 4ml,每日 2 次,连用 1 个月。

4)当归注射液、红花注射液、毛冬青注射液可选用。每次 2～4ml,每日 2 次,肌内注射。

(3)西药治疗:重症患者有内脏损害时应用。

1)皮质类固醇激素:皮质类固醇激素对系统性硬皮病早期的炎症、水肿、关节痛等症状有效。一般常用强的松每日 20～40mg,分 3～4 次口服,待病情控制后,可逐渐递减剂量。一般维持量每日 5～10mg。

2)免疫抑制剂:常用硫唑嘌呤、环磷酰胺,每日 75～100mg,分 3 次(吞服)。若与皮质激素合并应用,常可提高疗效和减少皮质激素用量。

3)结缔组织形成抑制剂:常用 D-盐酸青霉胺,每日 1g,分 3～4 次口服,连服 2～3 周。本品对肾有刺激,并能抑制骨髓,出现白细胞和血小板减少。

4)维生素 E,每次 20mg,1 日 3 次口服。

2. 针灸治疗

(1)针刺:取曲池、足三里、中脘、大椎、气海、肾俞、脾俞、肺俞等穴位。

(2)梅花针:在患处轻轻敲打,每日 1 次。

(3)耳穴:取耳、肺、枕、内分泌、肾上腺、肝、脾、脑点。

3. 外治法

(1)用回阳玉龙膏调和黄蜡内(黄蜡 240g 加入上药 90g,隔火炖温)敷贴患处,上药 1 剂,可连用 2 周,也可用蜜调敷,再加热烘疗法。

(2)红灵酊搽擦患处,每次 10 分钟,每日 2 次。

(3)川楝子 60g,花椒 30g。食盐炒后布包,乘热时熨,每日 2 次。

(4)伸筋草 30g,透骨草、蕲艾各 15g,乳香 6g,没药 6g。煎水热洗患处。

(5)蜡疗、水疗、透热电疗均可应用。

【预防与护理】

1. 吃富有营养的食物,以增强抵抗力。

2. 防止冷冻和外伤。

【现代研究】

1. 临床研究

(1)辨证施治:徐宜厚等认为浮肿期属皮痹,是卫弱肺虚,寒阻肌肤(5 例),治宜益气固卫,温阳散寒。人参 6～10g(另煎兑入)或重用沙参 30g,核桃、炙黄芪各 10g,桔梗 6g,桂枝 4.5g,生熟地各 12g,天冬、麦冬、白术、茯苓各 15g,生甘草、五味子各 6g。硬化期(18 例)是脾肾阳衰、寒湿痹塞,治宜温阳健脾,通络活血。党参、生黄芪、茯苓、炒薏苡仁各 15g,炒白术、肉苁蓉、巴戟天、陈皮各 10g,淫羊藿、丹参各 12g,山药 20g,橘络 6g。萎缩期(7 例)是元气虚怯,血阻孙络,治宜扶正固本,理气通络。党参、炒白芍各 12g,黄芪、丹参各 15g,三棱、莪术、肉桂、甲珠各 4.5g，炙甘草、路路通各 10g，山药 30g，生熟地各 20g，橘络 3g。配合外治法，水肿期用透骨草 12g，石菖蒲、川乌、草乌各 10g，蕲艾叶、红花、伸筋草、桂枝各 15g，加水 5000ml，煎煮 30 分钟，乘热熏洗，外敷毛巾持续 10～15 分钟，每日 1～2 次；硬化期用红花、桂枝各 10g，50%酒精 200～300ml，密闭浸泡 7 天，过滤取汁，微微加温，倒 5～10ml 药酒于手掌中，趁热温熨，轻巧按摩患处，约 10～30 分钟，以皮肤色红并有灼热感为度，隔日 1 次。灸法：用于偏阳虚者，取穴①大椎，肾俞；②命门，脾俞；③气海，血海；④膈俞，肺俞。每次取 1 组穴位，隔丁桂散灸 3～5 壮，每周灸 3 次。连续治疗 2 个月后，临床治愈 13 例，好转 9 例，无效 3 例。

(2)专家经验：邓铁涛教授认为从硬皮病患者临床症状看，当属中医虚损证。其病病因，可归纳为先天禀赋不足，后天失调，或情志受刺激，或外邪所伤，或疾病失治、误治，或病后失养，导致脏腑亏虚，积虚成损。肺主皮毛，肺之气阴亏损，皮肤失其柔润，变硬如革、干燥、无汗。脾主肌肉、四肢，本病常伴脾气虚亏，脾失健运，气血衰少，津液不能濡养肌肤，肌肉萎缩而四肢活动困难。肾主水液，为人体元阴元阳之本，本病皮肤干枯变硬，为阴液不足，病虽在皮毛与肺，其本在肾，故病机以肺、脾、肾气阴不足为主，形成多脏同病，多系统、多器官受损害的局面。治疗上，邓教授以补益肺脾，养阴活血为法则，基本方以六味地黄丸培补元阴为主，加黄芪、党参或太子参益气健脾，其中黄芪能走肌表输布津液，是为要药；加阿胶养肺阴，以其为"血肉有情之品"填阴塞隙，病在肌肤用阿胶寓有中医学"以形养形"之意；皮肤干硬如皮革，是久病兼有血瘀，故在养阴血时可配合红花、阿胶或丹参等活血而不燥的药物，如患者舌淡、阳虚明显可加桂枝走表而通阳，助行津液；久服滋补药须防其碍脾，可少加砂仁或陈皮助运化，兼痰多加橘络、川贝母等。化瘀而不燥烈怕阴。本病病位在肺，而其本在肾，以阴液不足为基本病机。邓老以此理论和相应方药治疗硬皮病多例，效果均满意。

(3)复方治疗：刘世金用党参、茯苓各 10g，苍术、当归各 10g，炮姜 4.5g，忍冬藤 15g，桂枝 9g，炙甘草 3g。肾虚，加淫羊藿、补骨脂；脾虚，加山楂、大枣等。治愈 3 例。樊绍能用桂枝、麻黄各 5～10g，细辛 3～5g，威灵仙、当归尾各 10g，红花 6～10g，羌活、独活、生川乌、草乌各 5g，黄芪、熟地各 15～20g。肾阳不足，加肉苁蓉、菟丝子各 10g；肝硬太甚，加穿山甲珠 10g。外用：归尾、肉桂各 60g，干姜、红花、山花椒各 30g，樟脑、细辛各 15g，加 95%酒精 1000ml，浸泡 1 周后，局部搽热为度，治愈 2 例。

(4)单方验方

1)积雪苷：为中药积雪草中提取的一种有效成分，实验证明能抑制成纤维细胞的合成，软化结缔组织。苏立德等用积雪苷治疗硬皮病 100 例，其中局限性硬皮病 55 例，系统性硬皮病 45 例。积雪苷片每片 6mg，每次 3～4 片，每日 3 次，口服。疗程一般为 6 个月～1 年，最长者 3 年。结果显效 33 例(系统性硬皮病 11 例，局限性硬皮病 22 例)，好转 49 例(系统性硬皮病 24 例，局限性硬皮病 25 例)，无效 18 例(系统性硬皮病 10 例，局限性硬皮病 8 例)，总有效率为 82%。

2)丹参：具有活血化瘀的作用，历来被视为活血养血的要药。研究表明丹参具有调节血管功能，改善血液循环和抗炎作用。秦万章等采用丹参注射液每次 8～16ml，加入低分子右旋糖酐或 5%～10%葡萄糖溶液 500ml 内静脉滴注。共治疗硬皮病 16 例，总有效率为 68.8%。

(5)中西医结合治疗：张曼华等采用中西医结合治疗 24 例系统性硬皮病，中药用基本方：黄芪、党参、桃仁、红花、当归、川芎、赤芍、丹参、桂枝、鸡血藤，进行加减治疗；西药用：小剂量皮质激素(强的松每日 10～15mg 或隔日 15mg)或加小剂量免疫抑制剂(常用硫唑嘌呤,每天 50mg)。结果:显效 10 例,有效 13 例,无效 1 例。

2. 实验室研究 朱明娟等观察了治疗前后肢体血流图的改变。患者服药后,自觉手足发热,肢体血流图也观察到末梢循环改善,一般服药后 3～7 天可见血流图波幅升高,流入容积速度加快。活血化瘀药物治疗硬皮病,可能先改善血液循环、血管舒缩功能,改变组织的缺氧缺血状态,以影响胶原代谢。现已证实"通脉灵"对常压缺氧,减压缺氧,缺血缺氧,氢化物所致组织缺氧均具有明显的保护作用,能改善心肌微循环,扩张外周血管,即有利于胶原合成和分解代谢平衡,电镜也观察到治疗后闭合血管开放循环改善。异常血浆成分不再继续向组织漏出,原来漏出的血浆性物质被吸收到血管内或由组织细胞直接清除,从而异常血浆形成胶原的途径被切断。当然,也不排除药物直接影响结缔组织代谢的可能。李明等对温阳补肾中药对硬皮病患者皮肤成纤维细胞的增殖进行了研究,结果显示,所检测的温阳补肾 16 种中药中有肉苁蓉、杜仲、续断、淫羊藿、吴茱萸、鹿角、益智仁等 12 种对硬皮病患者皮肤成纤维细胞具有显著抑制作用。李尚珠等的研究表明,中药川芎素治疗不仅能改善硬皮病患者的临床症状,而且随着临床症状体征的好转的同时,血管内皮细胞数量亦明显下降,提示川芎素对硬皮病患者的血管内皮细胞损伤具有很好的治疗和保护作用。

【述评】

硬皮病是一种导致皮肤和内脏纤维化的自身免疫疾病,病因不明,考虑与遗传、环境因素导致的免疫系统激活、微血管功能障碍、成纤维细胞增殖、胶原增生有关。

目前现代医学治疗硬皮病常用药物有血管活性药物、结缔组织抑制剂和免疫抑制剂。中医辨证施治有良好效果,活血化瘀药的应用较为显著。如丹参注射液、脉络宁等的静脉滴注,具有见效快、疗程短的优点,加用积雪苷内服、外用能提高疗效。实验研究证实:积雪苷能抑制成纤维母细胞的增殖。对结缔组织基质和纤维成分也有抑制作用,其他用温经散寒、健脾补肾、软坚散结、益气通络等方法,均能改善临床症状。

【参考文献】

1. 徐宜厚,等. 硬皮病 30 例临床观察. 中国医药学报,1987,(3):43
2. 郑洪. 邓铁涛教授治疗硬皮病验案 2 则. 新中医,2002,34(5):10
3. 刘世金. 辨证治愈硬皮病 3 例. 四川中医,1987,(5):39
4. 樊绍能. 中药治愈系统性硬皮病 2 例. 广西中医药,1987,(1):15
5. 苏立德,等. 积雪草治疗硬皮病 100 例临床观察. 中医杂志,1985,(12):32
6. 秦万章,等. 丹参治疗硬皮病 16 例的临床观察. 新医药学杂志,1978,(8):48
7. 张曼华,等. 中西医结合治疗系统性硬皮病 24 例临床观察. 临床皮肤科杂志,1990,19(5):244
8. 朱明娟,等. 通脉灵治疗硬皮病肢体血流图观察. 天津中医,1987,(3):35
9. 李明,王强,胡东艳,等. 温阳补肾中药对系统性硬皮病患者皮肤成纤维细胞增殖的影响. 中国麻风皮肤病杂志,2000,16(2):106
10. 李尚珠,刘春华,黄平平,等. 川芎素对系统性硬皮病患者循环内皮细胞的影响. 中华皮肤科杂志,2001,34(1):3

第三节 皮 肌 炎

皮肌炎是一种以皮肤、肌肉为主要病变的结缔组织性疾病。其临床特征为眼睑有水肿性紫红色斑片,肌肉乏力、酸痛、肿胀、触痛,并伴有毛细血管扩张,皮肤异色病样改变等症状。

中医文献中尚无类似的记载，但根据其临床表现，属“痿证”的范畴。如《素问·痿论篇》中说：“肺热叶焦，则皮毛虚急薄者，则生痿躄也。”所谓痿躄，即肢体筋脉弛缓，枯萎不用，手足无力而不能随意运动。又说：“脾气热，则胃干而渴，肌肉不仁，发为肉痿。”肉痿即肌肉麻木不仁之意，与皮肌炎症状相似。

本病可发于任何年龄，但以青年为多，女性患者约为男性的 2 倍。

【病因病机】

1. 热毒炽盛　先天不足，正气虚弱，风温热毒侵入肺胃，蕴阻肌肤，燔灼营血，内攻脏腑，热毒炽盛所致。

2. 气阴两虚　肾气不足，卫气不固，风寒湿邪侵入人体，阻于肌肤，正邪相争，耗气伤精；或热毒炽盛，耗伤津液，而致气阴两虚。

3. 脾肾阳虚　风寒湿邪留着不去，久则损伤脾肾，脾肾阳虚，气血生化无源，而致肌肤筋骨失于温煦、濡养。

【辨病】

1. 临床表现　本病发病多数缓慢，少数呈急性或亚急性发病，部分患者发病前可有前驱症状，如发热，咽喉疼痛，神疲乏力，消瘦，肌肉酸痛，关节疼痛等症状，以及有雷诺现象和不典型的红斑。

(1)皮肤损害：皮损主要为紫红色水肿性红斑，大小不等，上有糠状鳞屑，呈对称分布，多先发于面部，尤以上眼睑为最显著，此为皮肌炎的特征性皮损。发病较急者皮损常不典型，颜色鲜红，如多形红斑样。四肢关节伸侧也可有对称性红斑或扁平隆起丘疹，融合成斑片，萎缩，毛细血管扩张，色素减退和上覆糠状鳞屑，具有特征性。颈前、上胸部呈 V 字形扩展。

由于各处皮损出现有先后，可以在不同部位，可同时看到水肿、红斑、色素沉着、皮肤萎缩等不同的皮损。有的面部红斑融合成蝴蝶形，类似红斑狼疮；有的四肢肿胀、发硬，类似硬皮病；有的毛细血管扩张、色素沉着和皮肤萎缩并存，类似皮肤异色病；有的皮损广泛，累及身体表面的大部分，大片脱屑，颇似剥脱性皮炎；有的损害位于头皮，可有不同程度的脱发；有的在关节附近皮肤内有钙盐沉积形成的结节；有的在口腔、咽喉的黏膜处发生肿胀和溃疡。

(2)肌肉症状：主要损伤横纹肌，呈多发性、对称性。一般四肢近端肌肉先受累，表现为肌肉的疼痛、肿胀和触痛，以后酸胀无力，进行性萎缩，肌力减退，活动困难，以致患者下蹲、上台阶困难，甚至不能行走，上肢不能抬举，不能自行梳头及进食，后期肌肉变硬、萎缩，关节发生继发性挛缩。

由于损伤肌肉不同，可出现不同的症状。如颈部、咽喉部肌群受损，则吞咽困难，声音嘶哑；肋间肌、膈肌和呼吸肌受累，则呼吸困难；眼肌受损，则出现复视；舌肌、面肌受累，可致咀嚼无力；肛门及膀胱括约肌受损，则大小便失禁；心肌受损，则可发生心肌炎而致心力衰竭；消化道受累，则食道蠕动减弱，胃肠功能紊乱等。若无皮损只有肌肉症状者，称为多发性肌炎。

(3)全身症状：有不规则的发热，贫血，消瘦，关节酸痛，神疲乏力，肝脾肿大及淋巴结肿大；病情急性者可有高热、寒战、咽喉疼痛、多汗、便秘、尿赤等。

(4)合并肿瘤：40 岁以上患者合并肿瘤明显增多，一般发病年龄越大，则伴发肿瘤的机会越大。若皮损颜色明显发红，称恶性红斑，提示有合并肿瘤的可能。合并内脏肿瘤常见的有消化道癌、乳腺癌、卵巢癌、子宫癌、前列腺及睾丸癌等。癌肿经治疗后缩小或消失，则皮肌炎症状可缓解或消失；反之，肿瘤恶化，则皮肌炎加剧。

本病病程大多呈慢性渐进性，可时轻时重，有时可急性发作，有的越发越重，多数预后不良，甚至死亡；有的长期静止或有轻微症状，少数可缓解后不再复发。部分病例可与系统性红斑狼疮、系统性硬皮病等其他结缔组织病重叠。

实验室检查　①有轻度贫血，白细胞总数正常或增高，血沉加快。②血清酶：肌酸磷酸激酶、谷草转氨酶、乳酸脱氢酶、醛缩酶均显著增高。③尿肌酸：24 小时尿肌酸明显增高，常达 300～1200 单位以上，尿肌酐排泄减少。④免疫：类风湿因子和抗核抗体阳性。以荧光抗体法检查病变肌肉中的毛细血管壁约半数有 IgG、IgM 沉着。

X 线检查　显示关节周围有钙质沉着，少数有骨质疏松现象。

肌电图检查显示电位和波幅明显降低。

2. 诊断要点

(1)本病好发于青年女性。

(2)本病皮损多先发于面部，尤以上眼睑为最显著，颈、胸、肩部、四肢伸侧也可发生；肌肉主要损伤横纹肌，但平滑肌和心肌有时亦可受累，一般四肢近端肌肉先受累。

(3)皮损主要为紫红色水肿性红斑，呈对称分布，毛细血管扩张，色素减退和上覆糠状鳞屑，具有特征性。颈前、上胸部呈 V 字形扩展。

(4)肌肉症状：表现为肌肉的疼痛、肿胀和触痛，以后酸胀无力，进行性萎缩，肌力减退，活动困难。

(5)全身症状：有不规则的发热，贫血，消瘦，关节酸痛，神疲乏力，肝脾肿大及淋巴结肿大。病情急性者可有高热，寒战，咽喉疼痛，多汗，便秘溲赤等。

(6)合并肿瘤：40 岁以上患者合并肿瘤明显增多。

(7)本病病程大多呈慢性渐进性，可时轻时重，有时可急性发作，有的愈发愈重，多数预后不良。

(8)实验室检查：①贫血，白细胞总数正常或增高，血沉加快。②血清酶：肌酸磷酸激酶、谷草转氨酶、乳酸脱氢酶、醛缩酶均显著增高。③尿肌酸：24 小时尿肌酸明显增高，常达 300～1200 单位以上。④类风湿因子和抗核抗体阳性。

(9)肌电图：显示电位和波幅明显降低。

3. 鉴别诊断

(1)系统性红斑狼疮：面部多有典型的蝶形红斑，黏着性鳞屑和角质栓，多脏器有损害，肾脏损害较多且重，无肌肉症状，24 小时尿肌酸正常。

(2)系统性硬皮病：早期皮肤实质性肿胀，蜡样光泽，后期皮肤明显硬化、萎缩，肌肉症状不明显，无眼睑水肿性紫红斑，24 小时尿肌酸正常。

(3)血管萎缩性皮肤异色病：早期可有片状红斑、丘疹和苔藓样皮损，以后毛细血管扩张现象显著，伴有明显色素沉着和皮肤萎缩。

(4)旋毛虫病：主要为眼睑水肿，肌肉疼痛，血液中嗜酸性细胞增加，皂土絮状试验阳性，肌肉活检在横纹肌中可找到旋毛虫的幼虫。

【辨证】

1. 热毒炽盛证　相当于皮肌炎急性期。发病较急，皮损常不典型，面部红斑鲜红，如多形红斑、猩红热样和麻疹样红斑；肌肉症状明显，肿胀触痛；全身症状严重，常寒战、高热，咽干、喉痛、口渴、纳呆、多汗、便结、尿赤，苔薄黄，舌红绛，脉细数。

2. 气阴两虚证　相当于慢性皮肌炎，肌肉酸痛无力，面黄肌瘦，少气懒言，纳呆，眼睑水肿性红斑。低热，咽喉不利，汗多，失眠，脱发，舌红少苔，脉细无力。

3. 脾肾阳虚证　相当于慢性皮肌炎。有雷诺现象，四肢腰膝酸软无力，甚至肌肉萎缩。皮损黯红带紫，伴有肢冷，纳呆便溏，见舌淡胖嫩，脉沉细。

【治疗】

1. 内治法

(1)辨证论治

1)热毒炽盛证：治宜清热解毒，凉血养阴。方用清瘟败毒饮加减。常用药：鲜生地、赤芍、牡丹皮、紫草、黄芩、生栀子、知母、生石膏、玄参、金银花、生甘草。

加减法：肌肉关节疼痛甚者，加鸡血藤、秦艽；肢体软瘫无力者，加生黄芪、太子参；干咳、呼吸困难者，加杏仁、象贝；口干唇燥者，加麦冬、石斛；神昏谵语者，加水牛角、人工牛黄粉；尿赤者，加猪苓；便结者，加全瓜蒌(打)、生大黄(后下)。

2)气阴两虚证：治宜益气养阴。常用药：黄芪、党参、白术、茯苓、生地、玄参、阿胶、鸡血藤、白花蛇舌草、秦艽、桑寄生。

加减法：肌肉酸痛明显者，加豨莶草、金雀根、威灵仙；红斑显著者，加丹参、赤芍、牡丹皮；低热者，加银柴胡、地骨皮；脱发者，加熟地、何首乌、菟丝子；咽喉干燥者，加玄参、麦冬。

3)脾肾阳虚证：治宜温补脾肾、散寒祛湿。常用药：党参、黄芪、仙灵脾、菟丝子、仙茅、肉苁蓉、独活、桑寄生、秦艽、桂枝、当归、牛膝。

加减法：痛甚者，加制川乌、细辛；肾阳虚明显者，加附子、干姜；肢软无力者，加续断、狗脊；伴发恶性肿瘤者，加白花蛇舌草、野葡萄藤、夏枯草。

(2)成药、验方：雷公藤片或昆明山海棠片，每次 2 片，每日 3 次。

(3)西药治疗

1)皮质类固醇激素：是目前治疗皮肌炎的首选药，尤其是急性皮肌炎或多发性肌炎效果最好，对合并肿瘤者效果差。一般最好选用泼尼松，每日 30～60mg，分 3～4 次口服，待病情控制后逐渐减量，维持量每日 5～10mg。

2)免疫抑制剂：对大剂量激素治疗无效或因副作用而不能继续使用激素，可以合并使用或单独使用免疫抑制剂，能减少激素用量、减轻副作用、提高疗效。常用硫唑嘌呤、环磷酰胺，一般每日 50～100mg，分 2 次服。

2. 外治法　按摩、推拿以防止肌肉萎缩。

【预防与护理】

1. 急性期应卧床休息，病情不严重应适当活动。

2. 给予高蛋白和维生素含量多的饮食。

3. 避免日光照射。

4. 40 岁以上的患者应进行全身检查有无恶性肿瘤，若未发现肿瘤，也应 3～6 个月定期随访。

【现代研究】

1. 发病机制　皮肌炎是一种补体介导的自身免疫性微血管病，细胞免疫和体液免疫激活的免疫过程以及其他因素起着重要作用。常见 3 大原因：①人类白细胞抗原(HLA)；②免疫异常，常包括细胞因子改变、补体的作用、氧化应激；③结构蛋白和酶改变。其中体液免疫激活免疫过程，补体激活、膜攻击复合物形成，毛细血管内皮细胞破坏而产生微栓塞，导致肌纤维、皮肤、肺、心脏及胃肠道损害。目前认为，皮肌炎的肌肉损害是继发于血管病变。在皮肌炎的肌肉组织中可检测到白细胞介素-1a(IL-1a)、IL-1G、转化生长因子 p(TGF-p)、巨噬细胞炎症蛋白 la(MIP-1a)、高泳动类箱染色体蛋白 1(HMGB-1)，说明促炎症细胞因子在皮肌炎发病中也有一定作用。此外，遗传因素在皮肌炎的发病机制中起重要作用。

2. 临床研究

(1)辨证施治：张镜人等将皮肌炎分成 3 型：①肺热伤津证(4 例)：开始多有发热、皮损，起病较急，肢体软弱乏力，常以近端肢体明显，并兼见咳呛咽干，心烦口渴，小便短赤，大便干结，舌质红，苔薄黄，脉细数。治宜清热润燥、养肺生津，用清燥救肺汤加减。②脾虚湿热证(5 例)：肢体痿软乏力，下肢较为常见，可有发热，皮损，水肿，关节疼痛，肌肉疼痛，胸脘痞满，饮食减少，大便溏薄，面色萎黄，小便黄少。苔薄黄腻，脉滑数。治宜健脾益肾、清热利湿，用参苓白术散、二妙散加减。③肝肾阴虚证(6 例)：发病较久，肢体痿软乏力，肌肉萎缩，吞咽困难，抬手下蹲动作不便，腰背酸软，卧床不起。舌红少苔，脉细数。治宜补肝益肾、滋阴清热，用虎潜丸加减。结果共治 15 例，显效 4 例，进步 4 例，无效 5 例，死亡 2 例。

(2)专家经验：范永升教授认为，正虚、湿热、血瘀贯穿于该病的始终。治疗上，活动期，治以祛邪为主兼以固护中焦及肾精，常用清热利湿、凉血活血的当归拈痛汤加减。并加白花蛇舌草、连翘、红花以清热解毒、活血止痛；肌肤红斑明显加凌霄花、紫草、白鲜皮；关节痛重加雷公藤、制川乌、乌梢蛇、蕲蛇。在活动期予激素足量或大量冲击治疗后，患者多表现为阴虚内热，使用解毒祛瘀滋阴中药以调节免疫、抗炎、调节内分泌等，有助于激素及免疫抑制剂的临床减量，从而减少其毒副作用，可选药用青蒿、白芍、赤芍、牡丹皮、生地黄等。缓解期，治以扶正为主兼以祛邪，采用健脾滋肾，解毒祛瘀之法，方用四君子汤合青蒿鳖甲汤加减。缓解期激素减量阶段，患者常表现为气阴两虚甚或阴阳两虚，采用滋阴益气温阳之法，药用女贞子、山茱萸、黄芪、菟丝子、仙灵脾等，以利于激素撤减；在激素维持量阶段，若表现为脾肾阳虚，应着重温肾补脾，药用黄芪、菟丝子、仙灵脾等配合金匮肾气丸，以巩固疗效，防止病情反跳和复发。

(3)复方治疗：单一君等用活血补气复方(党参 15g，黄芪 15g，生地 15g，红藤 15g，紫草 9g，鸡血藤 15g，白芍 9g。每日 1 剂，煎汤内服)治疗皮肌炎 7 例。结果：显效 2 例，有效 3 例，无效 2 例。一般 2 周～2 个月见效或达显著疗效，观察期限 3 月至 2 年。杜学孟用金匮肾气丸改汤剂(熟地 48g，山药 12g，山萸肉 12g，茯苓 15g，泽泻 15g，牡丹皮 9g，附片 9g，肉桂 6g。水煎服，1 日 1 剂，分 2 次服)，治疗 1 例获愈，随访观察 20 多年，病未复发。谭亚萍针对“湿浊热毒”，以清热解毒、利湿燥湿为治，多以二妙散加味，常用药物有苍术、黄柏、鱼腥草、泽泻、薏苡仁、草果仁等。

(4)单方验方

1)雷公藤：雷公藤具有活血化瘀、清热解毒、消肿散结的作用，是治疗皮肌炎很有前途的药物。如单一君等应用雷公藤片，每次 3～5 片口服，每日 3 次；雷公藤糖浆，每次 10～15ml 口服，每日 3 次。1 个月为 1 疗程，共治疗 23 例。结果：显效 10 例，有效 9 例，无效 4 例。秦万章应用雷公藤口服治疗皮肌炎共 6 例，5 例均有不同程度的疗效，表现为皮疹消退，肌无力改善，近端肌肉疼痛消失，肌浆酶降低，24 小时尿肌酸恢复正常。其中 2 例随访 2～3 年，未见病情反复。

2)丹参素：单一君等用丹参素注射液(每支 2ml，每 ml 含生药 2g)，每次 4ml，肌内注射，每日 1～2 次，共治疗 5 例，结果显效 2 例，有效 2 例，无效 1 例。

3. 实验研究　在中西医结合治疗皮肌炎作用原理探讨中，单一君等对活血补气治疗方法的作用原理进行了一些探索。

(1)血清 N-乙酰神经氨酸含量水平测定：用周氏改良法测定 16 例皮肌炎血清，其平均值为(0.387±0.068)毫克分子/ml，与正常值比较有明显差异。提示本治疗方法可能有调节肌蛋白代谢及免疫功能作用。

(2)体液免疫检查：经治疗病情稳定后抗核抗体有 6 例转阴或滴度下降，类风湿因子有 5 例转阴，免疫球蛋白 IgG 有 7 例、IgA 有 3 例明显改善或降至正常。

(3)细胞免疫检查：经治疗病情稳定患者的 Et、Ea 及 PHA 的诱发试验均有一定改善，说明本方法有一定改善 T 细胞免疫功能的作用。

(4)血液黏、凝、聚特性测定：对 16 例皮肌炎患者作了 8 项血液理化特性测定，结果有 14 例具有 1～3 项指标异常，经治疗后有 50%患者接近健康人的正常值。说明本方法有改善皮肌炎患者血液理化特性的作用。

【述评】

皮肌炎是免疫性结缔组织疾病，慢性渐进性中医药治疗，可以取得明显效果。急性发作者，有生命危险，仍需用皮质类固醇激素控制病情。临床上发现本病伴发恶性肿瘤的患者日渐增多，彻底治疗肿瘤，可使皮肌炎症状缓解，所以对中老年病人应定期检查有无内脏癌症的病灶。中医常用清热解毒、益气养阴、健脾补肾、润肺生津、活血祛风等治法，可改善临床症状。本病病情复杂，单纯中医疗法不能替代激素疗法和免疫抑制剂，中西医结合治疗不失为一种好的治疗思路。

【参考文献】

1. 张镜人，等. 中西医结合治疗多发性肌炎——皮肌炎 15 例. 上海中医药杂志，1980，(3)：20
2. 何兆春. 范永升治疗皮肌炎经验撷要. 浙江中西医结合杂志，2009，19(9)：530-531
3. 单一君，等. 中医药治疗皮肤炎 50 例临床观察及其机理研究. 中医杂志，1985，(1)：40
4. 谭亚萍. 李孔定主任医师治疗皮肌炎经验. 中医函授通讯，2000，19(1)：29-30
5. 杜学孟. 皮肌炎治验. 上海中医药杂志，1985，(5)：12
6. 秦万章. 雷公藤和昆明山海棠临床疗效研究进展. 上海中医药杂志，1981，(4)：46

(杨志波　朱明芳　匡　琳)

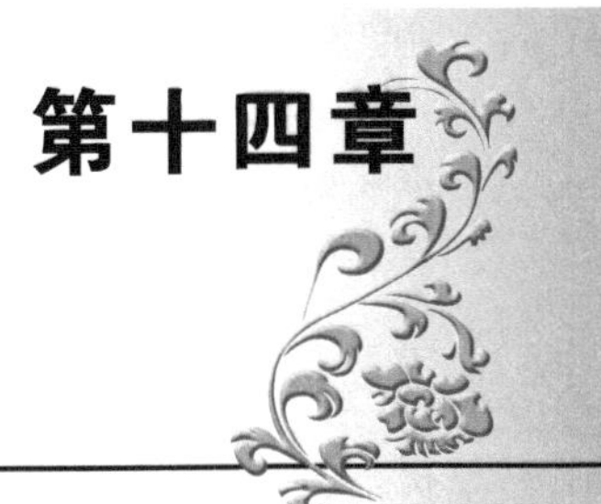

第十四章

皮肤血管炎

第一节　过敏性紫癜

过敏性紫癜是一种皮肤、黏膜下及其他器官的毛细血管变态反应性出血性疾病。类似祖国医学的"葡萄疫"。其临床以皮肤反复出现瘀点瘀斑，常伴有腹痛、关节痛、肾脏病变为特征。好发于四肢伸侧，尤多见于小腿部。

中医文献早有类似的记载，如隋《诸病源候论·患斑毒病候》中说："斑毒之病，是热气入胃，而胃主肌肉，其热夹毒蕴积于胃，毒气蒸发于肌肉，状如蚊蚤所啮，赤斑起，乃匝遍体。"清《医宗金鉴·外科心法要诀·葡萄疫》说："此证多因婴儿感受疠疫之气，郁于皮肤，凝结而成。大小青紫斑点，色状若葡萄，发于遍身，惟腿胫居多。"

本病可发生于任何年龄，但以儿童和青年居多，男女皆可发病，春季发病最多。

【病因病机】

总由禀性不耐，脏腑蕴热，脉络被热邪损伤，遂使血不循经，外溢于皮肤，内渗于脏腑而成。或有风热之邪阻于肌表；或因风湿热之邪阻塞络道和关节；或兼湿热之邪蕴结于肠胃之间；或内伤脏器，肾气不充，气化失司，湿热下注所致。

西医学大多认为与药物、食物、感染、虫咬及其他变应原等有关。

【辨病】

1. 临床表现　发病前1～3周常有发热、咽喉疼痛、头痛、乏力、食欲减退等全身症状。皮损为针尖到黄豆大小的鲜红色瘀点或瘀斑，压之不退色，一周左右转为黄褐色。常一面消退，一面发新疹。有的伴有风团、水肿、多形红斑等损害。

临床上依受累部位和程度的不同可分为四型：①皮肤型（又名单纯性紫癜）：患者以儿童为多，通常无全身症状，只有少数患者病前或有怕冷发热、咽喉疼痛等风热外感症状，无内脏改变；②关节型：皮损除紫癜外，尚有红斑、风团、血疱，并有膝、踝、肘、腕等多个关节的红肿疼痛，或有积液，以膝关节最为多见，关节疼痛呈游走性，一般在数日至数周内关节症状消失，易复发；③胃肠型：除紫癜外，脐周或下腹部的痉挛性腹痛是本病的重要特征，同时伴有恶心呕吐、腹泻、便血，严重者可发生肠套叠、肠穿孔；④肾型：多见于儿童，皮肤紫癜较严重，伴有明显的蛋白尿、血尿、管型尿，而以血尿最为多见，后期转为慢性肾炎、尿毒症，或同时有关节、胃肠道症状。

本病发病部位以四肢伸侧为主，尤多见于小腿部，严重者可泛发到臀部和躯干，常对称分布，分批出现，有的可发于黏膜。稍有瘙痒，反复发作，1～2个月才能全部消退。

实验室检查：血小板计数、出凝血时间、血块收缩时间均正常；白细胞、嗜酸性白细胞可升高；肾型者，尿中可有红细胞、尿蛋白。

2. 诊断要点

(1)本病好发于儿童及青年,男女皆可发病,春季发病最多。

(2)本病好发生于四肢伸侧,尤多见于小腿部。

(3)发病前 1～3 周常有发热、咽喉疼痛、头痛、乏力、食欲减退等全身症状。

(4)基本皮损为针尖到黄豆大小的鲜红色瘀点或瘀斑,压之不退色,1 周左右转为黄褐色。或有关节红肿疼痛,或有脐周、下腹部疼痛,或有蛋白尿、血尿、管型尿等伴发症状。

(5)皮损常对称分布,分批出现,反复发作,1～2 个月才能全部消退。

(6)实验室检查:血小板计数、出凝血时间正常。

3. 鉴别诊断

(1)血小板减少性紫癜:除皮肤紫癜外,实验室检查血小板计数明显减少,出血时间延长,血块收缩时间延长。

(2)血友病:有家族遗传史,可因轻微外伤而有严重出血,凝血时间延长。

(3)维生素 C 缺乏病:外伤可造成皮肤发生瘀斑,维生素 C 治疗有显效。

【辨证】

1. 风热证　除紫癜外,伴有怕冷发热,咽喉疼痛,苔薄黄,舌红,脉浮数。

2. 血热证　大片紫癜,色鲜红,后渐变紫,伴有发热,鼻衄,舌红绛,脉洪数。

3. 风湿热证　多见于关节型。除紫癜外,尚有红斑、风团、血疱,关节肿痛明显,以膝、踝关节为多,伴有手臂和小腿疼痛,苔黄腻,舌红,脉滑数。

4. 肠胃湿热证　多见于胃肠型。除紫癜外,常伴有恶心呕吐,腹痛腹泻,便血,苔黄腻,舌红,脉滑数。

5. 脾肾两虚证　反复发作,病程较长,皮疹紫红,并见面黄神疲乏力,午后潮红,颧红盗汗,五心烦热,苔少,舌红,脉细数;或皮疹淡紫,触之欠温,头晕耳鸣,腰膝酸软,身寒肢冷,纳少便溏,苔薄,舌淡,脉沉迟。

【治疗】

1. 内治法

(1)辨证论治

1)风热证:治宜祛风清热。方用牛蒡解肌汤加减。牛蒡子、桑叶、黄菊、荆芥、防风、蝉蜕、白鲜皮、豨莶草、板蓝根、鸭跖草、生甘草。

2)血热证:治宜清热凉血。方用犀角地黄汤加减。水牛角(先煎)、生地、赤芍、牡丹皮、金银花炭、黄芩炭、茜草根、旱莲草、仙鹤草、生侧柏叶、生甘草。

3)风湿热证:治宜祛风化湿,和营通络。羌活、独活、桑寄生、忍冬藤、络石藤、丹参、泽兰、汉防己、野赤豆、生薏苡仁、桑枝、川牛膝。

4)肠胃湿热证:治宜燥湿清热和胃。苍术、黄柏、姜半夏、陈皮、厚朴、煨木香、金银花炭、生地榆、焦山楂、制大黄、仙鹤草、生甘草。

5)脾肾两虚证:治宜健脾补肾,养血止血。方用归脾汤加减。黄芪、党参、白术、茯苓、熟地、山萸肉、大小蓟(各)、肥知母、蒲黄、地榆、阿胶、白茅根。肾阳虚者温阳补肾,加用金匮肾气丸,每次 8 粒,1 日 3 次。

(2)成药、验方

1)成药:十灰丸,每次 4.5g,每日 2 次;归脾丸,每次 4.5g,每日 2 次;复方丹参注射液 20ml 加入 5%葡萄糖 250～500ml 内静滴,每日 1 次,10 次为 1 疗程;雷公藤浸膏片,每次 2

片，每日2次。

2）验方：连翘18g，红枣10枚，加水500ml，用小火煎成200ml，饭前服，1日3次。

（3）西药治疗：消除致病因素，是治疗过敏性紫癜的关键所在。

单纯型一般选用降低血管壁渗透性、脆性的药物，以及抗组胺药物。如复方路丁、钙剂、维生素C、扑尔敏、赛庚啶等药。

关节型、胃肠型、肾型患者，皮质类固醇激素治疗有效，类固醇激素有抗过敏及降低血管壁的渗透性的作用。常用泼尼松每日30～40mg。肾型尚可应用免疫抑制剂，疗效以环磷酰胺、硫唑嘌呤较明显。

2. 针灸治疗

（1）针刺：主穴：曲池、足三里、气海。配穴：内关、天枢、筑宾、飞扬。手法：强刺激为主。

（2）耳针：肾上腺、脾、内分泌、肺、枕部，两耳交替，1日1次。

【预防与护理】

1. 预防感冒和上呼吸道感染。

2. 多食蔬菜、水果，忌食海鲜发物。

3. 禁用已过敏的药物。

【古籍选粹】

《外科正宗·葡萄疫第一百三十二》　葡萄疫，其患多生于小儿，感受四时不正之气，郁于皮肤不散，结成大小青紫斑点，色若葡萄，发在遍体头面，乃为腑症，邪毒传胃，牙根出血，久则虚人。初起宜服羚羊散，清热凉血；久则胃脾汤，滋益其内；又有牙龈腐烂者，用人中白散。

《外科证治全书·葡萄疫》　此症多生于小儿，盖感四时不正之气，郁于肌肤不发，发成大小青紫斑点，色若葡萄，头面遍身随处可发，身热口渴者羚角化斑汤主之，不渴倦怠者，补中益气汤加生地主之。有邪毒传胃，牙根腐烂出血者，内用羚角化斑汤去苍术加升麻、葛根服之，外搽珍珠散。

《外科大成·葡萄疫》　葡萄疫者，形如青紫葡萄，大小不一，头面身体随处可生，由感四时不正之气，郁于皮肤，乃腑症也。初起服羚羊角散，清热凉血；久则牙根出血，邪传入胃也，服胃脾汤滋益其内。

【现代研究】

1. 临床研究

（1）辨证施治：潘澄濂对过敏性紫癜的辨证和治疗：一为热毒入营，络脉损伤证。治宜清营解毒，活血消瘀。药用：生地、茜草、赤芍、荆芥、甘草、红枣为基本方，脐腹疼痛者，去荆芥加生白芍、延胡索；关节疼痛者，加防己、秦艽、忍冬藤。二为营血耗伤，肾阴亏损证。治宜清营凉血，益肾滋阴。药用：生地、知母、黄柏、茜草、阿胶、山萸肉、山药、茯苓、红枣为基本方，胃纳不良去阿胶，加山楂肉、生麦芽或鸡内金；气血两虚者，加黄芪、当归。周霭祥把过敏性紫癜分为急性者与慢性者，急性者常用祛风清热、凉血止血法，可用防风、蝉蜕、地龙、白鲜皮、地肤子等祛风；银花、连翘、蒲公英、紫花地丁等清热解毒；白茅根、侧柏叶、旱莲草、茜草等凉血止血；有咽痛者加牛蒡子、马勃解毒利咽；腹痛便血者，加白芍、甘草、广木香、地榆炭、槐花炭以柔肝理气止血；关节肿痛者，加独活、防己、薏苡仁、威灵仙以祛风除湿。急性型者，也可用麻黄连翘赤小豆汤加味。慢性型者，用归脾汤健脾益气，稍加祛风药以祛余邪，根据“治风先治血，血行风自灭”之理，适当加用活血化瘀药，此外凉血止血药、收敛止血药均可应用。李素卿将本病分为 6 型:①风热伤络型:治以银翘散为主加味;②湿热伤络型:治以三黄四物汤加减;③血热伤络型:治以犀角地黄汤加减;④气不摄血型:治以归脾汤加减;⑤阴虚火动型:治以茜根散加减;⑥瘀血阻络型:治以桃红四物汤加减。

(2)专家经验

1)张琪治疗过敏性紫癜主要有 3 种方法。①清热解毒、凉血止血法,药用大青叶、板蓝根、生地黄、牡丹皮、黄芩、赤芍、小蓟等药物;②泄热逐瘀、凉血止血法,药用白花蛇舌草、小蓟、白茅根、焦栀子、茜草、侧柏叶、蒲黄、赤芍、生地黄等药物;③健脾益气、补气养血法,治疗以健脾益肾、补气养血或扶正祛邪共施。并酌加收涩止血之品,予六味地黄丸、知柏地黄丸加龟甲、阿胶或圣愈汤等化裁,并与龙骨、牡蛎、海螵蛸、茜草等药合用,疗效更佳。

2)孙轶秋教授认为正气不足是本病的内因,外感时邪是外因,强调“风热湿毒瘀”为患,其中“热、瘀”是发病的关键。治疗上,孙教授提出“早期清热解毒、凉血祛风,中期解毒化瘀、凉血止血,后期养阴活血、滋肾清利”三步曲,并倡导活血化瘀、脱敏调免的治疗原则应贯穿始终的思想。早期多为风热证、血热妄行证,兼见胃肠湿热证或湿热痹阻证,治宜清热解毒,凉血祛风,兼以理气化湿,方用银翘败毒散合犀角地黄汤,或消风散合犀角地黄汤加减;中期多为血热妄行证、瘀热伤络证,治以解毒化瘀,凉血止血,兼以滋肾清利,方用犀角地黄汤加味;晚期多为瘀热伤络证、气阴两虚证,治宜养阴活血,滋肾清利,益气养血,方用知柏地黄丸合生脉饮,或合二至丸,或合玉屏风散。孙教授在总结前人经验并结合自身临床实践的基础上提出治疗过敏性紫癜特别是紫癜性肾炎应以凉血化瘀通络为基本大法,并在犀角地黄汤的基础上化裁出凉血化瘀通络方,主方为:水牛角先煎 30g,生地 10g,赤芍 10g,牡丹皮 10g,雷公藤 6～10g(久煎 2h),鸡血藤 15g,大蓟 10g,小蓟 10g,益母草 13g,蝉蜕 10g,甘草 5g。运用该方进一步研制出丹芍颗粒,经临床试验证明,治疗过敏性紫癜肾炎有较好临床疗效,且无明显毒副作用。

(3)专方治疗:李素亭等用青紫汤(青黛 3g,紫草 9g,乳香 6g,白及 9g。上药加水 300 至 500ml,煎至 150～200ml,分 2～3 次口服,每日 1 剂)治疗过敏性紫癜 200 例,结果痊愈 128 例,好转 66 例,无效 6 例,总有效率为 97%。季之颖等用紫癜Ⅲ号(青黛 3g,紫草 9g,茅根 30g,丹参 9g,大小蓟各 15g,牡丹皮 9g,赤芍 9g,威灵仙 9g,生地 12g,生薏苡仁 20g,凤尾草 9g,倒扣草 30g)治疗过敏性紫癜肾炎 27 例,结果治愈 11 例,显效 14 例,有效 1 例,无效 1 例,总有效率为 96.2%。阎丰书用清癜合剂(大青叶、仙鹤草、防风、栀子、牡丹皮、紫草、侧柏叶、地榆、生地黄、黄连、大黄、三七粉、生甘草)治疗过敏性紫癜 57 例,总有效率为 77.19%。吴雪华运用羌活胜湿汤加减(羌活、独活、川芎、蔓荆子、防风、藁本、荆芥、黄芪)治疗过敏性紫癜 42 例,总有效率为 100%,随访 1 年,未见复发。薛辉自拟消斑汤[水牛角(先煎)、黄芪、生地黄、当归、蝉蜕、阿胶(烊化)、三七粉(冲服)、甘草、仙鹤草、大枣 5 枚]治疗过敏性紫癜 13 例,痊愈 7 例,占 53.8%;显效 3 例,占 23.1%;好转 2 例,占 15.4%;无效 1 例,占 7.7%;总有效率为 92.3%。

(4)单方治疗

1)雷公藤:雷公藤具有较好的非特异性抗炎作用,能降低血管壁的渗透性,用于治疗过敏性紫癜的报道日渐增多。如朱光斗等用雷公藤片(每片含生药 3 克)或雷公藤糖浆(每毫升含生药 1g)治疗过敏性紫癜 23 例,雷公藤片每次 2～4 片,每日 3 次,雷公藤糖浆每次 10～15ml,每日 3 次。结果痊愈 8 例,显效 9 例,好转 4 例,无效 2 例。

2)甘草:甘草具有抗炎、抗过敏、解毒及肾上腺皮质激素样作用,可以改变毛细血管脆性而缓解病情。如李兴福采用甘草合剂(甘草 300g,加水 1200ml,煎 1～2 小时,成 450ml,分 2 次服,服至紫癜消失 3 天后停药)治疗过敏性紫癜 5 例,平均 6.2 天痊愈,经 2～3 个月随访,未见复发。

2. 实验研究　过敏性紫癜的实验研究大多以活血化瘀为主,如朱光斗等从毛细血管脆性、微循环等方面对过敏性紫癜进行了研究:①毛细血管脆性试验:采用负压(−200mmHg)法毛细血管脆性试验,以了解患者治疗前后的血管脆性情况。共测定 16 例过敏性紫癜患者,治疗前的脆(瘀)点数为 30.13±24.75(均值±标准差,下同),治疗后为 6.94±5.67,$P<0.01$,提示治疗后毛细血管脆性有极其明显改善。②微循环测定:对 14 例过敏性紫癜患者进行了治疗前后的甲皱微循环观察。治疗前有明显异常,治疗后微血管功能改善,呈现视野转为清晰,血管弯曲度或扭转畸形现象减轻,血流加快,血管变化改善。龚红蕾等实验证明,过敏性紫癜患者急性期 SIL-2R 升高。SIL-2R 是免疫调节过程中的重要物质,它与膜白细胞介素 2 受体(IL-2R)结合竞争 IL-2,中和已活化的 T 细胞周围的 IL-2,从而减弱机体的自分泌效应,抑制已活化的 T 细胞克隆性扩增。同时也导致了体液免疫功能失调,从而诱发本病。周炳华等报道,过敏性紫癜患者发病时还存在着 IL-6、IL-8、TNF-α 显著异常。因此,过敏性紫癜的发病与免疫功能密切相关,根据患者的免疫功能紊乱情况来指导临床治疗,具有较深远的意义,并可通过对患者免疫指标的检测对该病的病情、预后有着进一步的了解。

【述评】

本病为全身性的血管炎症,以血液或血浆渗透到皮肤下、黏膜下、或内脏浆膜下、关节腔内引起多种证候。其中单纯型者,症状轻微,应用凉血活血养血,清热化湿祛风之剂,效果明显。有内脏损害者,应中西医结合治疗,以免发生不良后果。

【参考文献】

1. 潘澄濂. 紫癜证治. 中医杂志,1985,(9):9
2. 周霭祥. 紫癜证治. 中医杂志,1985,(9):12
3. 肖和印,卢京. 李素卿教授治疗小儿过敏性紫癜经验. 中医教育 ECM,2000,19(2):56-57
4. 于梅. 张琪治疗过敏性紫癜性肾炎主要三法. 中医杂志,1997,21(4):27
5. 邵莉,孙轶秋. 孙轶秋治疗过敏性紫癜经验拾撷. 北京中医,2007,26(11):717-718
6. 李素亭,等. 青紫汤治疗过敏性紫癜 200 例报告. 中医杂志,1990,(5):32
7. 季之颖,等. 中药治疗过敏性紫癜肾炎 27 例. 中医杂志,1988,(6):74
8. 阎丰书. 清癜合剂治疗小儿过敏性紫癜 57 例疗效观察. 新中医,2003,11(35):29-30
9. 吴雪华. 羌活胜湿汤加减治疗过敏性紫癜 42 例. 吉林中医药,2003,10(23):26-27
10. 薛辉. 自拟消斑汤治疗过敏性紫癜 13 例的体会. 现代中医药,2003,(4):27
11. 朱光斗,等. 活血化瘀治疗紫癜的临床和实验研究. 中医杂志,1987,(3):48
12. 李兴福. 甘草煎剂治愈过敏性紫癜 5 例. 黑龙江医刊. 1960,(2):36
13. 龚红蕾,蒋晓天,陆建红,等. 过敏性紫癜 23 例可溶性白介素-2 受体检测. 南通医学院学报,2001,21(2):205
14. 周炳华,普雄明,刘玉琴,等. 过敏性紫癜患者血清 IL-6、IL-8、TNFa 水平的测定. 皮肤病与性病,2001,23(4):4

第二节　皮肤变应性结节性血管炎

皮肤变应性结节性血管炎是一种皮下脂肪内细小血管的过敏性炎症性皮肤病。其临床以皮下结节，酸胀疼痛，慢性经过，反复发作等为特征。好发于两小腿、踝部。

本病多见于中、青年女性，男性亦可患病，男女性别之比为 1∶5，其发病有明显季节性，多见于春末夏初，盛夏较重，秋后减轻，冬天可消退，次春又作。

【病因病机】

风邪夹湿侵入络脉，气血循行受阻，瘀血凝聚肌肤。

西医学一般认为可能与结核过敏、链球菌感染过敏有关。

【辨病】

1. 临床表现　皮损为黄豆到杏仁大小的皮下结节，略高出皮面，常数个或十数个沿皮肤浅静脉排列成串珠状，颜色由淡红到黯红。或伴有条索状结块，紫红肿胀疼痛，压痛明显。数周后缩小、消失，遗留色素沉着。

本病好发于两小腿，尤以小腿下 2/3 多见，并逐渐波及至大腿、臀部、足背或足底、外踝后和足跟，偶尔亦可累及前臂。

急性发作时伴有低热乏力、咽喉疼痛、关节酸楚等症状。容易反复发作，数年或数十年不愈。

实验室检查：抗"O"、血沉、黏蛋白、α 和 γ 球蛋白均升高，OT 试验半数以上病例为强阳性。

2. 诊断要点

(1)本病多见于中、青年女性，好发于春末夏初，盛夏较重，秋后减轻。

(2)本病好发于两小腿，并逐渐波及至大腿、臀部、足背或足底、外踝后和足跟。

(3)皮损为黄豆到杏仁大小的皮下结节，略高出皮面，常数个或十数个沿皮肤浅静脉排列成串珠状，颜色由淡红到黯红。或伴有条索状结块，紫红肿胀疼痛，压痛明显。

(4)急性发作时伴有低热乏力，咽喉疼痛，关节酸楚等症状。

(5)容易反复发作，数年或数十年不愈。

(6)实验室检查：抗"O"、血沉、黏蛋白、α 和 γ 球蛋白均升高。

3. 鉴别诊断

(1)结节性红斑：多在小腿前侧发生蚕豆大小的鲜红色皮下结节，分布对称，不与浅静脉走向一致。

(2)硬红斑：在小腿屈侧发生深红色有浸润的皮下结节，可破溃，病程长。

(3)结节性多动脉炎：除沿小动脉出现皮下结节外，尚可有紫癜、多形性红斑等损害，多累及内脏。

【辨证】

风湿入络，气血瘀阻证　皮下结节、高出皮面，颜色黯红，伴有条状结块，紫红酸胀疼痛，慢性经过，反复发作。急性发作时有低热乏力、咽喉疼痛，苔薄舌红或有紫斑，脉濡滑涩。

【治疗】

1. 内治法

(1)辨证论治：风湿入络，气血瘀阻证　治宜祛风化湿，活血通络。常用：牛蒡子、桑叶、防风、忍冬藤、连翘、黄芩、丹参、泽兰、虎杖、土茯苓、鸡血藤、桑寄生、独活、白花蛇舌草。

(2)成药、验方：雷公藤浸膏片，每次 2 片，每日 2～3 次。

(3)西药治疗：异烟肼 0.1g，每日 3 次，连续口服半年至 1 年。

2. 针灸治疗　常选用足三里、三阴交、承山、血海，每日或隔日 1 次，轮换使用。

3. 外治法　红灵酊外搽，每日4～5次。

【预防与护理】

应减少站立与行走。

【现代研究】

1. 临床研究

(1)辨证施治：曾昭明等将结节性血管炎分成2型：①热毒型(25例)：患肢喜冷，皮肤结节色鲜红。治疗清热解毒，活血化瘀。方药：生地、金银花、蚤休、鸡血藤各20g，黄柏、赤芍、大青叶、野菊(或蒲公英)各15g，黄芩、山栀、牡丹皮各12g，紫草、甘草各10g。病重者，可酌情加大剂量，每日1付煎服。②瘀滞型(5例)：患肢无寒热或欠温，肢胀痛，皮肤结节色黯红或青紫等。治疗活血化瘀，通络散结。方药：丹参、玄参各20g，郁金、牡丹皮、牛膝、当归各15g，白芍、川芎各12g，红花、甘草各6g，鸡血藤30g。结果痊愈18人，平均服药29付，显效6人，进步5人，无效1人。

(2)复方治疗：蔡铁勇等用清热活血温阳法(早期用清热活血法，处方：当归、川芎、黄柏、金银花、连翘、赤芍各10g，牛膝、生地各12g，白花蛇舌草30g等煎汤内服，每日1剂；后期用温阳活血法，处方：附子、三棱、莪术、黄柏、当归、连翘、丹参各10g，生黄芪、桂枝各15g，牛膝12g等，煎汤内服，每日1剂)治疗变应性结节性血管炎26例，结果完全缓解14例，基本缓解7例，好转4例，无效1例。

2. 实验研究　黄正吉等对皮肤变应性结节性血管炎进行病理组织学研究，共检查700例，结果基本病变为皮下脂肪组织小叶间隔和脂肪细胞群间原发性血管炎，累及毛细血管、细血管、小静脉和小动脉。有变质渗出和增生性病变。一般是纤维素渗出，管壁纤维素样变性及(或)坏死，内皮细胞增生，血栓和肉芽肿形成，管壁及其周围组织不完全性坏死，浸润以淋巴细胞为主，并有破碎的中性白细胞和红细胞，有时见嗜酸性白细胞，无干酪样坏死，结核杆菌染色阴性。

【述评】

本病是血管炎，属免疫性疾病范围，临床表现多样，也有伤及内脏的患者，仅有皮肤症状者，中医治疗有明显效果。有的学者坚持用桂枝茯苓丸治疗数百例有良效，可以推广使用，以便深入研究。

【参考文献】

1. 曾昭明，等. 中药治疗结节性血管炎的疗效观察和探讨. 临床皮肤科杂志，1985，(1)：43

2. 蔡铁勇，等. 变应性结节性皮肤血管炎45例临床分析. 新中医，1983，(8)：28

3. 黄正吉，等. 皮肤变应性结节性血管炎938例的研究报告. 中华内科杂志，1982，(7)，427

第三节　结节性红斑

结节性红斑是一种对称发生于小腿伸侧的红色或紫红色的炎性结节性皮肤病。类似于祖国医学的“湿毒流注”、“瓜藤缠”。其特征为散在的皮下结节，鲜红到紫红色，大小不等，按之疼痛。好发于小腿伸侧，皮损常反复出现，使病程迁延数月之久。

中医文献有类似的记载，如清《医宗金鉴・外科心法要诀》中说：“此证生于腿胫，流行不定，或发一二处，疮顶形似牛眼，根脚漫肿……若绕胫而发即名瓜藤缠，结核数枚，日久肿痛。”

本病好发于青年女性，男女性别比例约 1∶3.6，以春秋季节最为多见。

【病因病机】

外感风邪，内有湿热，蕴蒸肌肤，以致经络阻隔，瘀血凝滞而成。

西医学认为本病是一种由细菌（链球菌、结核杆菌）或真菌引起的过敏反应。

【辨病】

1. 临床表现　皮损为散在分布的鲜红或紫红色的皮下结节，高出皮面，大小不等，自蚕豆至杏核或核桃大，如数个结节融合一起，亦可大如鸡卵。按之疼痛，不化脓，不溃破。一周以后，颜色及结节逐渐消退，不留痕迹。亦可在两小腿伸侧残存数个小结节，按之微痛，且新的损害可陆续出现，使病程迁延数月之久。

损害好发部位为小腿伸侧，发疹较多时，亦可见于小腿屈侧、大腿、臀部，偶见于前臂或颜面。

发病前可有发热、畏寒、头痛、咽痛、全身倦怠、关节痛等前驱症状；病变过程中自觉有轻度发热、咽喉痛、关节痛、全身不适等，以及皮下结节自发痛，压之更甚。

急性发病者经过迅速，一般在 6 周左右自愈，但亦有长达数月者。并在妇女行经期或工作劳累，或感冒后易于复发。

实验室检查：血白细胞正常或略增高，血沉加快，蛋白电泳分析 α_2 球蛋白增高。

2. 诊断要点

（1）多见于春秋两季，好发于青年女性。

（2）好发于小腿伸侧。

（3）皮损为散在分布的鲜红或紫红色的皮下结节，高出皮面，大小不等，自蚕豆至杏核或核桃大，如数个结节融合一起，亦可大如鸡卵。按之疼痛，不化脓，不溃破。

（4）发病前可有畏寒、发热、头痛、咽痛、全身倦怠、关节痛等全身症状。

（5）急性发病者经过迅速，一般在 6 周左右自愈，但亦有长达数月者。并在妇女行经期或工作劳累，或感冒后易于复发。

3. 鉴别诊断

（1）皮肤变应性血管炎：损害以皮下结节为主，几个到几十个不等，常伴有条索状块物，疼痛较轻，反复发作，病程较长。

（2）硬结性红斑：病起缓慢，疼痛轻微，结节好发于小腿后侧，四季都有，易于破溃，病程较长，常伴有瘰疬或结核病史。

【辨证】

1. 湿热证　起病较急，皮下结节红肿，压痛明显，伴有头痛、发热、关节疼痛、大便秘结、小便短赤，舌红，苔腻，脉滑数。

2. 血瘀证　结节色紫，触之坚实，胀痛明显，伴有下肢沉重，苔薄，舌黯红，脉弦涩等症状。

【治疗】

1. 内治法

（1）辨证论治

1）湿热证：治宜清热利湿。方选三妙散加减。苍术皮、黄柏、萆薢、防己、鸡血藤、川牛膝、生甘草。畏寒发热、咽痛头痛者，加荆芥、牛蒡子、桔梗；关节酸痛者，加羌活、独活、威灵仙、木瓜；下肢肿甚者，加赤豆、冬瓜皮。

2)血瘀证:治宜和营活血。方用桃红四物汤加减。桃仁、红花、当归、赤芍、川芎、丹参、黄柏、泽兰、鸡血藤、生甘草。

(2)成药、验方

1)鸡血藤浸膏片,每次 5 片,每日 3 次。

2)四季青片,每次 4 片,每日 3 次。

(3)西药治疗:急性发作时给予非甾体类抗炎药物如吲哚美辛(消炎痛)、羟基保泰松、水杨酸类制剂。对皮损广泛、疼痛剧烈、红肿明显者,可同时应用泼尼松等皮质类固醇激素治疗。

2. 外治法　金黄膏或玉露膏外敷,每日 1 换。

【预防与护理】

1. 急性期应卧床休息,抬高患肢。

2. 避免受寒,防止感冒和上呼吸道感染。

3. 避免重体力劳动。

【古籍选粹】

《医宗金鉴·外科心法要诀·卷七十一·瓜藤缠》　此证生于腿胫,流行不定,或发一二处,疮顶形似牛眼,根脚漫肿,轻则色紫;重则色黑,溃破脓水浸渍,好肉破烂,日久不敛。……若绕胫而发即名瓜藤缠,结核数枚,日久肿痛,腐烂不已。

《外科大成·卷二·瓜藤缠》　生于足胫,结核数枚,肿痛久之,溃烂不已,属足太阳经湿热。初宜荣卫返魂汤加减,或五香流气饮。

《证治准绳·疡医·瓜藤缠》　或问足股生核数枚,肿痛久之,溃烂不已,何如?曰:此名瓜藤缠,属足太阳经,由脏腑湿热流注下部所致,用防风通圣散加槟榔牛膝防己主之。

【现代研究】

1. 临床研究

(1)辨证施治:张家敬报道本病 72 例,多数为中青年。病程最短 1 周,最长 5 年。辨证分为 4 型:血热型治以清热凉血,行气活血;湿热下注型治以清热利湿,疏通经络;气血凝滞型治以活血化瘀,散结通络;中气不足型治以补中益气,佐以祛瘀散结。结果治愈 36 例,好转 23 例,总有效率 81.9%。裘凝才报道 76 例,辨证分为 3 型:湿热型(36 例),药用黄柏、苍术、木瓜、丹参、蒲公英、防己、赤芍、当归、牛膝、陈皮、独活、透骨草、伸筋草、红花。寒湿型(26 例),药用木瓜、薏苡仁、苍术、独活、秦艽、当归、茯苓、桃仁、白术、丹参、防己、陈皮、透骨草、伸筋草、五加皮、川芎、桂枝。瘀凝型(14 例),药用桑寄生、丹参、木瓜、黄芪、山药、防风、荆芥、牛膝、防己、厚朴、独活、当归、王不留行、狗脊、制附子、炮姜、制川乌。结果治愈 62 例,显效 8 例,有效 5 例,总有效率 98.78%。戴惠玲对 52 例结节性红斑患者进行观察,根据证候分为湿热型、气滞血瘀型、湿滞血瘀型、寒湿凝滞型。处方为:湿热型,方用当归四逆汤加减:金银花 20g,当归、生地、牡丹皮、知母、黄芩、黄柏、蒲公英、泽泻各 10g,川牛膝、甘草各 6g。气滞血瘀型,方用当归、赤芍、红花、川牛膝、青皮、陈皮、路路通、蚤休、玄胡、泽兰各 10g,乳香、没药、甘草各 6g。湿滞血瘀型,方用除湿活血汤加减,当归、茯苓、白术、桃仁、鸡血藤、猪苓、苍术各 10g,红花、砂仁各 6g,连翘 15g。寒湿凝滞型,方用阳和汤加减,当归、银花各 15g,红花、桃仁、桔梗、川芎、生黄芪、五灵脂、川牛膝、连翘各 10g,制附子 6g。所有 52 例中,按上述辨证施治进行,局部红肿,外敷如意金黄膏。红斑结节紫黯,外敷冲和膏。52 例中治愈 41 例,有效 8 例,无效 3 例,总有效率为 94.2%。

(2)单方验方：谢勇用活血除湿汤(当归、川芎、乳香、没药、茜草、羌活、木瓜、苍术、黄柏、威灵仙、牛膝、生甘草)治疗47例。药汁1～2煎早晚分服，3煎温洗，湿敷皮疹处20分钟。结果治愈36例，显效11例。疗程在21～30天之间。孝风仙等用五根汤(茜草根、紫草根、板蓝根、瓜蒌根)治疗40例，有效率85%。杨擎宇运用凉血五根汤加减治疗结节性红斑，药用紫草根10g，茜草15g，白茅根10g，忍冬藤30g，黄柏10g，防己10g，赤芍15g，丹参20g，络石藤15g，虎杖15g，红花6g，发于下肢者加牛膝10g。关节痛者加鸡血藤30g，豨莶草15g。咽痛者加银花20g，连翘15g。并与对照组给予抗生素及吲哚美辛(消炎痛)内服进行疗效比较。治疗2周末两组总有效率有明显差异($P<0.05$)，治疗组总有效率为83.33%，对照组为56.66%。常贵祥革薢渗湿汤(黄柏12g，萆薢15g，茯苓30g，生薏苡仁30g，牡丹皮20g，泽泻10g，滑石30g，元胡15g，银花藤30g，茜草15g，川牛膝10g)加减治疗结节性红斑80例，痊愈62例，其中10天为1疗程，1个疗程痊愈者31人，2个疗程痊愈者15人，3个疗程痊愈者17人，平均17.9天痊愈。显效6例，有效5例，无效7例，总有效率91.25%。

(3)中西医结合治疗　车乃增报道150例，单用中药的34例，基本方为当归、川芎、生地、牛膝、丹参、桂枝、赤芍、鸡血藤、路路通；单用西药的24例，用吲哚美辛(消炎痛)、妥拉苏林等；中西医结合治疗的92例。结果中西医结合组、中药组和西药组分别治愈38、10和4例，显效33、12和6例，进步21、8和9例，无效0、4和5例。以中西医结合组的效果最为显著。

2. 实验研究　刘喜福报道对57例进行组织病理观察，结果发现其病理特点：①以脂肪小叶间隔性脂膜炎为主，炎细胞浸润仅限于小叶周边部位；②炎细胞以淋巴细胞为主，伴有少量组织细胞，急性期有较多嗜中性白细胞；③多数无脂肪坏死，少数有小灶状坏死；④慢性期以肉芽肿为主，可见到上皮样细胞及多核巨细胞构成之结核样结节；⑤间隔内中、小静脉内膜增生，管腔狭窄，周围或壁内有炎细胞浸润。王见宾等提出辨证分型与病理形态的关系：①血热偏盛型：局部病理改变表现为皮下组织小叶间隔增宽，间隔内毛细血管扩张，血管周围有淋巴细胞、嗜中性粒细胞或嗜酸性粒细胞浸润，可见血管外红细胞。②湿热下注型：局部病理改变表现为小叶间隔增宽、毛细血管扩张、水肿明显，有炎症细胞浸润，以淋巴细胞、组织细胞为主，或有多核巨细胞，部分血管内膜增生、血栓形成、管腔阻塞。③寒湿凝聚型：局部病理改变为浸润细胞以淋巴细胞和组织细胞为主，肉芽肿形成，血管壁有轻度增厚，或有脂质肉芽肿形成。④痰瘀互结型：局部病理改变为小叶间隔内纤维母细胞明显增多，发生纤维化，血管内皮细胞增生，管壁增厚，部分管腔阻塞。

【述评】

本病属血管炎范围，是一种变态反应性疾病，也可能是结缔组织病的一个症状，多数与病毒、细菌等感染有关。中药初期以清热解毒利湿为主，后期多用活血化瘀通络之品，疗效明显，可预防其复发。

【参考文献】

1. 张家敬. 辨证治疗结节性红斑72例. 浙江中医杂志，1986，(9)：402
2. 裘凝才. 辨证治疗结节性红斑76例. 北京中医，1991，(6)：32
3. 戴惠玲. 辨证分型治疗结节性血管疾病52例. 陕西中医，2006，27(4)：421
4. 谢勇. 活血除湿汤治疗结节性红斑47例. 江苏中医，1994，(4)：19
5. 孝风仙，等. 五根汤化裁治疗结节性红斑. 中医药研究，1989，(6)：20

6. 杨擎宇，邱竹芳. 凉血五根汤加减治疗结节性红斑疗效观察. 中国麻风皮肤病杂志，2002，18(4)：437-438

7. 常贵祥. 萆薢渗湿汤加减治疗结节性红斑 80 例. 光明中医，2007，22(3)：3-4

8. 车乃增. 中西医结合治疗结节性红斑的临床观察. 陕西中医，1988，(6)：252

9. 刘喜福. 下肢炎性结节类皮肤病 100 例临床与组织病理对照观察. 吉林医学，1993，(2)：79

10. 王见宾，黄静，张毅. 结节性红斑的宏观和微观辨证论治规律探讨. 中国中医急症，2004，13(10)：670-671

第四节　结节性多动脉炎

本病又称结节性动脉周围炎。是一种以中、小动脉炎症为主的皮肤、内脏、多器官均受累的少见的全身性疾患。属祖国医学“脉痹”的范畴。其临床特点：①皮损呈多形性，但以沿小动脉分布的皮下结节为多见；②内脏损害大多以肾脏为主，表现为肾小球肾炎，常有发热、多汗和关节酸痛等症状。

本病可发生于任何年龄，而多见于中年男性患者，男女性的发病率比为 4∶1。

【病因病机】

禀性不耐，腠理不密，风湿入络，阻于经脉，郁久化火，血分蕴热，外泛肌肤，内侵脏腑所致。

西医学大多认为本病可能与感染、药物、注射血清等有关的一种多因素的变态反应；近年来有人提出本病可能与自身免疫有关。

【辨病】

1. 临床表现　本病的临床表现复杂而多样。皮损约在 1/3 的患者中出现，呈多形性。多为黄豆到蚕豆或更大的结节，质地较硬，可以推动，或与皮肤粘连，一个或数个不等，沿皮肤表浅动脉排列，有时不规则地聚集在血管的近旁。有的结节中心坏死形成溃疡，数月后愈合，遗留瘢痕。不典型的皮损尚可有多形性红斑、风团、紫癜、结节性红斑、网状青斑、坏疽等。皮损的颜色为正常肤色、淡红色、鲜红色、黯红色。

本病皮损好发于小腿部，其次在足、前臂，偶发于躯干、头面及肩部，两侧发生而不对称。自觉疼痛和压痛。皮肤型患者只有皮肤损害而无全身症状，或偶有轻微不适，预后大多良好。

内脏型者，约有 80％累及肾脏，表现为肾小球肾炎和高血压；消化系统受累则恶心呕吐，腹胀腹痛，腹泻，大便带血，若累及肝脏则表现为肝肿大，肝坏死；心脏受累者主要表现为冠状动脉功能不全，可引起心绞痛，甚至心肌梗死，部分患者心肌受损，导致心力衰竭；神经系统受累者，以周围神经炎多见，表现为肢端触痛及麻痹，若累及中枢神经则表现为脑膜脑炎症状，如头痛、头晕、抽搐、项强等；如发生急性肾衰竭、脑和腹腔出血、心肌梗死、心力衰竭及反复感染导致死亡。本病发作时常伴有消耗性发热。多汗乏力、肌肉及关节酸痛等症状。

实验室检查　血白细胞总数常明显增高，嗜中性白细胞计数增高，约 1/3 病例嗜酸性粒细胞计数增高；血沉明显加快；肾损伤时有血尿、蛋白尿、管型；血清丙种球蛋白增高。

2. 诊断要点

(1)可发于任何年龄，而多见于中年男性。

(2)本病皮损好发于小腿部，其次在足、前臂，偶发于躯干、头面及肩部，两侧发生而不对称；内脏损害常累及肾脏，其次是消化系统、心脏、神经系统、眼部等。

(3)本病的临床表现复杂而多样。皮损约在 1/3 的病例中出现，呈多形性，沿皮肤表浅动脉排列，形成溃疡愈合后遗留瘢痕。

(4)内脏型者，约有 80％累及肾脏，表现为肾小球肾炎和高血压；消化系统受累则恶心呕吐，腹胀腹痛，腹泻，大便带血，肝肿大，肝坏死；心脏受累为冠状动脉功能不全，可引起心绞痛，心肌梗死，心力衰竭；神经系统受累者，表现为肢端触痛及麻痹。

(5)皮损的颜色为正常肤色、淡红色、鲜红色、黯红色。

(6)本病发作时常有消耗性发热，多汗乏力，肌肉及关节酸痛等症状。

(7)皮肤型者只有皮肤损害而无全身症状，预后大多良好；内脏型者如发生急性肾衰竭，心肌梗死，心力衰竭及反复感染可导致死亡。

3. 鉴别诊断

(1)结节性红斑：结节为鲜红色，蚕豆至核桃大小，好发于小腿伸侧，有明显的疼痛和压痛，但结节不沿浅动脉走向排列，不破溃，成年妇女多见，无系统损害。

(2)结节性血管炎：结节为黯紫红色，有疼痛和压痛，好发于小腿屈侧，有时结节沿表浅静脉排列，一般不破溃，多发于中年妇女，无系统损害，病理检查是静脉为主的血管壁炎症。

【辨证】

血分瘀热，风湿阻络　皮下结节，质地坚硬，可以推动，或与皮肤粘连，皮损颜色为正常肤色、淡红色、鲜红色、黯红色，常有发热，多汗乏力，肌肉和关节酸痛，或有头晕，眼花；或有恶心呕吐，腹痛腹胀，腹泻，大便带血；或有胸闷，心痛，心力衰竭；或有肢端触痛，麻痹。苔黄，舌质黯红，脉滑数。

【治疗】

1. 内治法

(1)辨证论治：血分瘀热，风湿阻络　治宜清热解毒，凉血化瘀，祛风通络。常用：生地、赤芍、牡丹皮、紫草、丹参、鸡血藤、虎杖、牛膝、忍冬藤、白花蛇舌草、栀子、络石藤。

加减法：高热者，加生石膏（先煎）、知母；关节疼痛者，加秦艽、防己；血压高者，加石决明（先煎）、珍珠母（先煎）、杭菊花、夏枯草；头痛抽搐者，加钩藤（后下）、羚羊角（先煎）；有血尿、蛋白尿、管型者，加黄柏、知母、玉米须、米仁根；恶心呕吐者，加淡吴茱萸、黄连；腹痛腹泻者，加煨木香、白芍、炮姜；便血者，加生蒲黄、五灵脂、生地榆；心肌梗死者，加冠心苏合香丸或麝香保心丸。

(2)成药、验方

1)雷公藤浸膏片，每次 2 片，每日 3 次。

2)复方丹参片，每次 3 片，每日 3 次。

(3)西药治疗

1)皮质类固醇激素　为内脏型首选药物，一般初用泼尼松每日 60～100mg，分 3～4 次口服，病情控制后渐减量，每周减 5mg，维持量每日 5～10mg。

2)免疫抑制剂　如与激素联合应用，可提高疗效，减少激素用量及副作用，用药期间注意血象及肝功能的变化，一般用硫唑嘌呤、环磷酰胺，每次 50mg，每日 2～3 次。

2. 外治法

(1)赤肿：阳和解凝膏外敷。

(2)脓成：切开引流。

(3)溃后:红油膏掺九一丹外敷。

【预防与护理】

1. 去除感染病灶。

2. 避免应用致敏药物。

3. 发作期应注意休息。

【述评】

本病皮肤损害为主,内脏损伤轻微者,用凉血活血、清热通络的中药,疗效较好。若内脏累及,损伤严重者,应中西医结合治疗,尤以用肾上腺类固醇激素控制病情为佳。否则预后不良,应引起注意。有危急证候,当积极抢救。

第五节　色素性紫癜性皮肤病

色素性紫癜性皮肤病是一组由于毛细血管炎所引起的皮肤色泽性变化的疾病。主要是由于红细胞溢于血管外在皮下破碎含铁血黄素的沉积所形成。包括进行性色素性紫癜性皮肤病、色素性紫癜性苔藓样皮炎和毛细血管扩张性环状紫癜。其共同的临床特点为好发于下肢伸侧,对称分布;皮损为紫斑、瘀点,棕黄色或棕褐色色素沉着;病程经过缓慢,自觉有轻微瘙痒或无自觉症状。

进行性色素性紫癜性皮肤病

进行性色素性紫癜性皮肤病是一种好发于小腿伸侧的有自愈倾向的慢性皮肤病。临床以小腿伸侧片状淡褐色或黄褐色色素沉着间杂瘀点、瘀斑为特征。

本病可发于任何年龄,以中年男性为多见,而儿童及老年人也可发病,部分有家族史。

【病因病机】

血行不畅,脉络损伤,血溢脉外,郁积不散,瘀血凝滞而成。

西医学大多认为是由于毛细血管通透性增高,红细胞外溢崩溃以致含铁血黄素沉着而致。

【辨病】

1. 临床表现　早期损害为一群针头大小的淡红色或紫红色瘀点,逐渐增多,密集成片,并不断向外扩展,中心变成棕褐色、黄褐色色素沉着,但新的瘀点不断发生,散布在原皮损内和边缘处,状如撒落的辣椒末,颜色逐渐加深,皮肤增厚,皮损数目不等,压之不退色。

本病好发于小腿伸侧,尤多见于胫前、踝部和足背,有时也可发生于臀部和大腿。

一般无自觉症状或有轻度瘙痒。病程缓慢,反复发作,可持续数年、数十年,有自愈倾向。可与其他色素性紫癜性皮肤病之皮损合并存在。

2. 诊断要点

(1)本病可发于任何年龄,以中、老年男性为多见,部分有家族史。

(2)好发于小腿伸侧,尤多见于胫前、踝部和足背。

(3)早期损害为一群针头大小的淡红色或紫红色瘀点,中心变成棕褐色、黄褐色色素沉着,颜色逐渐加深,皮肤增厚,皮损数目不等,压之不退色。

(4)一般无自觉症状。

(5)病程缓慢,反复发作,可持续数年、数十年。

(6)有自愈倾向。

3. 鉴别诊断

(1)色素性紫癜性苔藓样皮炎：为红棕色小丘疹性紫癜，相互融合成为边界清楚的苔藓样斑片。自觉瘙痒。

(2)毛细血管扩张性环状紫癜：初为毛囊周围毛细血管扩张出血，渐扩展成环状，中央遗留色素沉着及萎缩，无自觉症状。

【辨证】

血虚瘀滞证　小腿伸侧片状淡褐色或黄褐色色素沉着，间杂瘀点、瘀斑，压之不退色，苔薄舌胖，脉濡涩。

【治疗】

1. 内治法

(1)辨证论治：血虚瘀滞证　治宜养血活血祛瘀。方用桃红四物汤加减。常用：生地、赤芍、当归、川芎、桃仁、红花、黄柏、旱莲草、生栀子、生甘草。

(2)成药、验方

1)复方丹参片，每次3片，每日3次。

2)复方丹参注射液16ml加入5%葡萄糖液500ml，静脉滴注，每日1次，10次为1疗程。

(3)西药治疗：可用减少毛细血管扩张、减少渗透性的药物，如维生素C、芦丁、钙剂等。

2. 外治法　苍耳秧、楮桃叶各150g，煎水洗浴。

【预防与护理】

1. 多食新鲜蔬菜及水果。

2. 注意休息，抬高患肢。

色素性紫癜性苔藓样皮炎

色素性紫癜性苔藓样皮炎是一种原因不明的紫癜性瘙痒性慢性皮肤病。类似《外科真诠》中的“血风疮”。其临床以细小铁锈色的紫癜性丘疹，易融合成苔藓样斑片，瘙痒明显为特征。好发于小腿及躯干下部。

本病多见中、老年男性，偶见于更年期妇女。

【病因病机】

1. 血热瘀滞　血分蕴热，循行失常，溢于脉外，郁积不散，瘀血凝滞。

2. 血虚风燥　瘀血凝滞，阻于脉道，日久则肌肤失于濡养。

【辨病】

1. 临床表现　皮损初起为圆形或多角形粟粒大小的紫癜性丘疹，散在分布，逐渐增多，互相聚集成大小不等、边界不清的斑片，颜色红色至橘红色，最后演变成褐色或铁锈色，压之不退色。表面有红点和轻微的毛细血管扩张，或有鳞屑。逐渐呈苔藓样变化。

本病好发于小腿及躯干下部，也可累及大腿、股、臀部，其他部位罕见。呈对称性。

自觉瘙痒，病程缓慢，常持续多年，可遗留色素沉着而自愈。

2. 诊断要点

(1)本病多见于中、老年男性，偶见于更年期妇女。

(2)本病好发于小腿及躯干下部，也可累及大腿、股、臀部，其他部位罕见。呈对称性。

(3)皮损初起为圆形或多角形粟粒大小的紫癜性丘疹，散在分布，逐渐增多，互相聚集成大小不等、边界不清的斑片，颜色红色至橘红色，最后演变成褐色或铁锈色，压之不退色。

(4)自觉瘙痒。

(5)病程缓慢，常持续多年，遗留色素沉着而自愈。

3. 鉴别诊断

(1)进行性色素性紫癜性皮肤病：小腿伸侧片状淡褐色或黄褐色色素沉着，间杂瘀点瘀斑，状若撒落的辣椒末。

(2)毛细血管扩张性环状紫癜：初为毛囊周围毛细血管扩张出血，渐扩展成环状，中央遗留色素沉着及萎缩，无自觉症状。

【辨证】

1. 血热瘀滞证　紫癜性丘疹，散在分布，逐渐增多，颜色红色至橘红色，苔薄，舌黯红，脉弦数。

2. 血虚风燥证　紫癜性丘疹，逐渐聚集成斑片，日久则苔藓样变，颜色褐色或铁锈色，表面或有鳞屑，自觉明显瘙痒，苔薄，舌淡红，脉细涩。

【治疗】

1. 内治法

(1)辨证论治

1)血热瘀滞证：治宜凉血清热，活血祛瘀。方用桃红四物汤加减。常用药物：生地、赤药、牡丹皮、黄柏、旱莲草、生山栀、桃仁、红花、生甘草。

2)血虚风燥证：治宜养血润燥，活血祛瘀。方用四物汤加减。常用药物：熟地、当归、赤芍、丹参、鸡血藤、制首乌、仙鹤草、泽兰、川牛膝、生甘草。

(2)成药、验方：当归片，每次5片，每日3次。

(3)西药治疗：维生素C、维生素E等。

2. 外治法

(1)瘙痒者外搽三黄洗剂或葎草酊，每日3次。

(2)苔藓样变、干燥者外涂黄柏霜，每日3次。

【预防与护理】

1. 平时多食新鲜蔬菜和水果。

2. 避免过度劳累。

3. 休息时宜下肢抬高。

毛细血管扩张性环状紫癜

毛细血管扩张性环状紫癜是一种皮下出血性皮肤病。临床以毛囊周围毛细血管扩张及出血，逐渐扩展成环状，中央遗留色素沉着及轻微的萎缩为特征。好发于小腿伸侧。

本病多见于青年女性。

【病因病机】

血分有热，营血循行失常，溢于脉外，瘀血凝滞所致。

西医学认为可能是由于某种感染性或中毒性因素所致局部血管炎改变。

【辨病】

1. 临床表现　皮疹初为毛囊周围毛细血管扩张，呈环形、半环形或斑片状，皮疹边缘明显，境界清楚，可相互连接、融合。呈对称分布，颜色呈粉红色、黯红色或黯蓝色。随着环状损害的扩大和发展，皮损中心红色消退而呈褐色的色素斑，以后慢慢消退，有的可形成轻度皮肤萎缩，毳毛脱落。

本病好发于小腿伸侧、股部，也可累及上肢和躯干，但较少见，无黏膜损害。

一般无自觉症状，或有轻度瘙痒感。病程缓慢，常反复发作，有的经过数月至数年后，有自愈倾向。

2. 诊断要点

(1)本病多见于青年女性。

(2)好发于小腿伸侧、股部，呈对称分布，也可累及上肢和躯干。

(3)皮疹初为毛囊周围毛细血管扩张，呈环形、半环形或斑片状，皮疹边缘明显，境界清楚，可相互连接、融合。颜色呈粉红色、黯红色或黯蓝色。

(4)一般无自觉症状，或有轻度瘙痒。

(5)病程缓慢，常反复发作，有的经过数月至数年后而痊愈。

3. 鉴别要点

(1)进行性色素性紫癜性皮肤病　小腿伸侧片状淡褐色或黄褐色色素沉着，间杂瘀点瘀斑，状若撒落的辣椒末。

(2)色素性紫癜性苔藓样皮炎　为红棕色小丘疹性紫癜，相互融合成为边界清楚的苔藓样斑片。自觉瘙痒。

【辨证】

血热瘀滞证　小腿伸侧毛细血管扩张及出血，呈环形、半环形或斑片状，中央遗留色素沉着及轻微的萎缩，苔薄，舌红，脉滑数。

【治疗】

1. 内治法

(1)辨证论治：血热瘀滞证　治宜凉血清热，和营活血。方用桃红四物汤加减。常用：生地、赤芍、牡丹皮、当归、桃仁、泽兰、黄柏、蒲公英、王不留行、生甘草。

加减法：有神经痛者，加徐长卿、白芍；有风湿痛者，加土茯苓、鸡血藤、虎杖。

(2)成药、验方

1)四季青片，每次 4 片，每日 3 次。

2)当归片，每次 5 片，每日 3 次。

(3)西药治疗：内服维生素 C、维生素 E。

2. 外治法　三黄洗剂或葎草酊外搽，每日 3 次。

【预防与护理】

1. 注意冷暖，防止感冒和上呼吸道感染。

2. 多食新鲜蔬菜和水果；不食海鲜和辛辣之物。

【古籍选粹】

《外科真诠》　血风疮生于两胫内外臁，上至膝，下至踝骨。乃风热湿热血热交感而成。初起瘙痒无度，破流脂水，日渐沿开，形同针眼。多生于好饮之徒，过饮于酒以致湿滞不散，血气一衰，疮渐生矣。治之之法，必须断酒，内服补气分湿汤，外贴十补膏，方能奏效。妇人患此，因肝脾二经风热郁火血燥所致。宜内服加味逍遥散治之。

【现代研究】

单方验方　吴启成用生地白茅根汤(生地 30g，白茅根 90g，仙鹤草、藕节炭各 10g，大枣

4 枚。每日 1 剂，20 剂为 1 疗程）治疗色素性紫癜性苔藓样皮炎 30 例，结果治愈 16 例，显效 6 例，好转 6 例，无效 2 例。总有效率为 93.3%。治愈 16 例中，用药 10 剂者 7 人，20 剂者 9 人。

【述评】

本组疾病，近年来逐渐增加，目前尚无特效药物，应用凉血活血、养血止血、清热祛风的中药有明显疗效，可能与增强病员体质、改善血液循环、清除有害物质有关。因积累病例不多，寻找有效方药，探索发病因素，仍是今后临床研究的主要课题。

【参考文献】

吴启成. 中药治疗紫癜性苔藓样皮炎 30 例. 陕西中医，1986，(7)：298

（郭伟光）

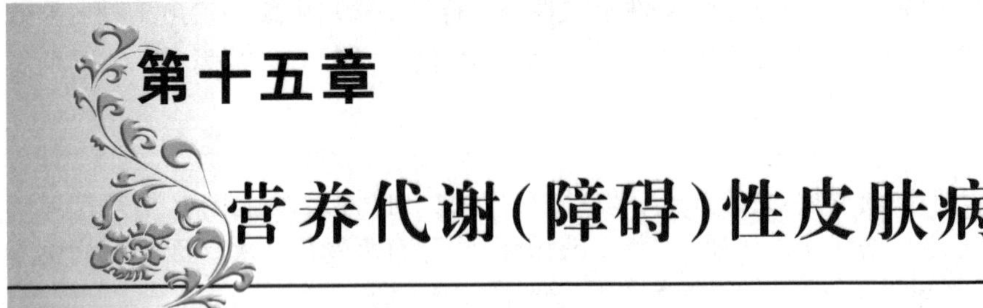

第十五章 营养代谢(障碍)性皮肤病

第一节　维生素缺乏症

维生素在体内与其他化合物构成辅酶和其他重要物质，参与蛋白质、脂肪、糖类新陈代谢和组织形成，在物质代谢中具有十分重要的作用。维生素缺乏时，可引起许多疾病，如蟾皮病、核黄素缺乏症、烟酸缺乏症(糙皮病)、坏血病和佝偻病等。造成维生素缺乏的原因主要有：

1. 维生素摄入量不足　食物中维生素含量不足或缺乏；长期食欲不振或吞咽困难，进食不足；膳食调配不当或偏食使某些维生素量不足；食物贮存和烹调方法不当使大量维生素丢失或破坏等。

2. 机体对维生素吸收和利用不良、合成减少、排泄增加　消化道疾患如胃酸缺乏、腹泻、胆囊疾患、胰腺疾病、肝病、瘘管等均可使胃肠道消化吸收功能降低，以致维生素吸收困难。胆汁缺乏妨碍脂溶性维生素 A、D、K、E 的吸收。甲状腺功能减退，维生素不能被完全利用。肝功能不良，一些维生素的利用、转变和贮存发生障碍。肠道中细菌能合成某些维生素如维生素 K、PP 和 B_6，长期服用广谱抗生素，细菌受抑制，引起一些维生素合成减少。糖尿病和长期服用利尿剂的患者，维生素 B 排泄量增加。

3. 机体维生素需要量增加　生长发育期的儿童和青年，强体力劳动者，妊娠和哺乳期妇女，长期高热，慢性消耗性疾病，甲状腺功能亢进等都比一般人需要更多维生素，引起相对性维生素缺乏。

维生素缺乏病患者常同时有多种维生素缺乏，并伴其他营养不良，因此治疗时除提供某一特定维生素外，应同时补充其他维生素和加强营养疗法。

维生素 A 缺乏症

又名蟾皮症，系维生素 A 缺乏或不足所引起的一种营养缺乏性慢性皮肤病，临床以皮肤干燥、四肢伸侧有非炎性棘状毛囊丘疹，间伴有眼干燥、角膜软化或夜盲等为特征。属中医“藜藿之亏”、“雀目”、“鸡盲眼”等的范畴。

【病因病机】

多因久病体虚，气血不足；或脾胃不健，运化失司，气血生化不足，以致血虚不能濡养肌肤所致；或血虚无以滋养肝木，精气不能上承，目失所养而成。

维生素 A 可维持上皮组织的健康生长，参与视网膜视紫红质的形成，同时维持幼儿的生长。现代研究表明，维生素 A 影响角朊细胞生长分化，使细胞膜不稳定，释放溶酶体酶，而此酶与颗粒层细胞溶解有关。当维生素 A 缺乏时，颗粒层增厚并形成毛囊角化性丘疹。

【辨病】

1. 临床表现

(1)初起皮肤干燥,鳞屑增多。以后在四肢伸侧、项背、臀部和背部出现黯褐色针头大小的圆锥性丘疹,中心有角质栓,触之如棘刺,散在而不融合,将角栓除去,留下凹坑,无炎症反应,自觉症状轻微。

(2)头发稀疏、干燥,没有光泽,并间有弥漫性部分头发脱落,产生早秃现象,指甲亦不如正常光亮,有纵嵴、横沟、点状凹陷或变脆,尤以指甲近端最为明显。

(3)眼部症状包括泪液减少、眼干、角膜软化或夜盲,暗适应检查早期即较正常差。

(4)病程缓慢,预后良好。

(5)实验室检查　血清中维生素 A 的含量偏低。

2. 诊断要点

(1)多见于青年及儿童。

(2)病史:如缺乏维生素 A 的食物和影响维生素吸收的胃、肠、肝、胆病史,或既往曾患本病及其他营养不良性疾病史。

(3)皮肤干燥、粗糙,其上有黯褐色针头大小圆锥形丘疹,中央有角质栓,触之如棘状,互不融合,形如蟾皮或鸡皮。丘疹基底及周围无炎症,自觉症状轻微。

(4)毛发稀疏、干燥。指甲变脆无泽,表面可有纵嵴。

(5)干眼症,夜盲。可继发角膜软化以至全眼球炎。

(6)暗适应检查、血清维生素 A 和胡萝卜素测定及试验性治疗有助本病诊断。

3. 鉴别诊断

(1)毛周角化病:症状与本病相似,但多为遗传性,多发于上臂及股外侧,冬季加重,经过迟缓,血中维生素 A 水平无改变。

(2)小刺苔藓,皮损与本病类似,但皮损多发于颈部、肩部及臀部外侧,常密集成片,可自行消退。一般发生在儿童。

(3)毛发红糠疹:好发于第一指节背面、前臂、股及臀部外侧面骨凸出部。皮疹表面覆有鳞屑,基底部炎症显著,掌跖角质增厚。

(4)毛囊角化病:有家族史,始自幼年,经过迟缓。好发于颜面及胸背中央等皮脂溢出部位,常可侵及口腔及阴部黏膜,皮疹倾向融合,底面可有潮红糜烂。

【辨证】

本病以虚为主,以气血不足、肝肾亏损证多见。

1. 气血不足证　皮肤干燥、粗糙,上有圆锥形角质丘疹,眼干,夜盲,伴头晕,疲乏,面色萎黄,纳呆,腹胀,舌淡苔薄白,脉虚细。

2. 肝肾亏损证　皮肤干燥,粗糙,上有坚实角质丘疹,头发稀疏干枯,指甲变脆,眼干,夜盲。伴头晕、腰酸,舌淡苔薄白,脉弦细。

【治疗】

1. 内治法

(1)辨证论治

1)气血不足证:治宜健脾益气养血。方选八珍汤或人参养荣汤等。

2)肝肾亏损证:治宜补益肝肾。方选杞菊地黄汤加制首乌、菟丝子。

(2)成药、验方

1)六味地黄丸，或十全大补丸，口服，每次6g，1日2次。

2)八珍口服液，口服，每次1支，1日2次。

3)胡萝卜、韭菜各100g，经常当菜煮食。

4)鸡肝(或牛肝、猪肝、羊肝等)50g，鸡蛋1只，经常当菜食用。

5)粳米100g，鲜番薯250g，共煮粥，加白糖适量调味食用。

2. 西药治疗　维生素A，口服，每日5万～20万单位，分3次服；或维生素A20万单位，深部肌内注射，1日2次。

3. 外治法　大枫油、蛋黄油、甘草油等量混匀外搽。

【预防与护理】

1. 去除病因，给予富有维生素A和胡萝卜素的食物，如动物肝、鱼卵、牛奶、蛋黄、胡萝卜、菠菜、韭菜、荠菜、金针菜、杏干或其他含黄色素或叶绿素较多的食物。

2. 过分限脂饮食、慢性消耗性疾病者应注意补足维生素A。

3. 注意保护眼睛，必要时作相应治疗。

核黄素缺乏症

本病主要是由于食物中核黄素含量不足或缺乏所致的口腔和阴囊综合征，表现为阴囊炎、舌炎、唇炎和口角炎。多见于集体生活中的青壮年男性，常有调换地区、突然改变饮食习惯的病史。

【病因病机】

多食辛辣、酒类，或劳累过度，或调换地区，饮食突然改变，均可致脾胃失健，湿热内生，外泛肌肤，下注阴部而成；或日久生风生燥，津液暗耗，阴虚内热所致。

核黄素即维生素B_2，它参与构成各种黄酶的辅酶，发挥生物氧化过程中的递氢作用，与糖、脂肪类和蛋白质的生物氧化有密切关系，对神经细胞和视网膜代谢、脑垂体促肾上腺皮质素释放和胎儿生长发育亦有影响。核黄素不足，上述代谢紊乱，进而出现一系列皮肤和黏膜症状。本病患者常成批出现，与伙食烹调不当或劳动强度大消耗增多有关。

【辨病】

1. 临床表现　临床表现最突出的是阴囊炎，并多表现为本病的唯一早期症状，其次为舌炎、唇炎和口角炎不具特异性。

(1)阴囊炎

1)皮炎型：最常见，在阴囊中线的两侧对称分布，为境界清楚的淡红色斑，初期发亮，继而覆盖灰白色或褐色鳞屑或痂片，可蔓延至阴茎、包皮大部。

2)湿疹型：阴囊皮肤弥漫性干燥或皲裂、脱屑，有时可有糜烂渗出结痂，皮损可蔓延至阴茎、包皮和会阴。

3)丘疹型：较少见。单侧发生，为少数散在针头至黄豆大小丘疹，可密集融合成片，上覆灰白或褐色鳞屑或痂皮。

(2)舌炎：舌面红肿有裂隙，表面平滑，舌乳头肥厚或变平。轻者仅在舌中部，自轮廓乳头到舌尖，呈深浅不等的红色斑，分布对称、整齐，境界清楚。重者全舌均呈青红色，肿胀显著。患者自觉疼痛，常影响进食。

(3)口角炎与唇炎：常见口角发白、浸渍、糜烂、线状皲裂和角化。下唇干燥，小片脱屑，微红肿，色素沉着，皲裂或糜烂。

(4)其他：面中部、鼻、鼻唇沟、口周、耳周、内外眦和会阴部可有淡红色斑和糠状脱屑，类似脂溢性皮炎。此外尚可有鼻前庭结痂和皲裂、睑缘炎、结膜炎、巩膜充血、角膜血管增生、浑浊、溃疡、畏光流泪、视物不清、烧灼感或痒感、眼球有灼痛等。

2. 诊断要点

(1)病史：如饮食营养缺乏史，家庭或集体中有同样患者史。

(2)多见于春冬季。

(3)突出的阴囊炎、舌炎、唇炎和口角炎表现，并伴有头面脂溢性皮炎外观和眼部异常。

(4)实验室血维生素 B_2 水平测定和核黄素耐量试验有助于诊断。

3. 鉴别诊断

(1)阴囊湿疹：不并发舌炎和口角损害，核黄素试验性治疗无效。

(2)传染性口角炎：无阴囊炎表现。

(3)脂溢性皮炎：无阴囊炎、舌炎、口角炎等表现，用核黄素治疗不易收效。

【辨证】

本病辨证可分虚实两大类。实则脾胃、肝胆湿热下注外阴，外泛肌肤；虚则阴虚血亏，虚火上炎。

1. 湿热证　阴囊炎、舌炎、口角炎和唇炎，尤以阴囊炎为重。兼见身热，口干口苦，脘闷，纳呆，腹胀，大便干结，小便黄赤。舌红苔黄腻，脉弦数。

2. 阴虚内热证　阴囊炎、舌炎、口角炎和唇炎。兼见口干咽燥，心烦不寐，五心烦热。舌红少苔，脉细数。

【治疗】

1. 内治法

(1)辨证论治

1)湿热证：治宜清热利湿解毒。方选龙胆泻肝汤或萆薢渗湿汤加减。

2)阴虚内热证：治宜养阴清热解毒。方选玉女煎或知柏地黄汤加减。

(2)成药、验方

1)龙胆泻肝丸，口服，每次 6g，1 日 3 次；清解片，口服，每次 5 片，1 日 3 次。

2)知柏地黄丸，口服，每次 6g，1 日 3 次。

3)蘑菇 100g，常法烹饪食用。

4)鲜竹笋 150g，常法烹饪食用。

2. 西药治疗　维生素 B_2，口服，每次 5～10mg，1 日 3 次；酵母片，口服，每次 3g，1 日 3 次。或长效维生素 B_2 125mg 肌注 1 次。

3. 外治法　用黄柏霜外搽或按“肾囊风”处理。

【预防与护理】

1. 日常生活中注意补充含 B 族维生素丰富的食物，如糙米、酵母、肝、蛋黄、豆类、绿叶蔬菜等。

2. 对生长发育期的儿童和青年、强体力劳动者、孕期和哺乳期的妇女，应增加维生素 B_2 的摄入量。

3. 按照营养学要求改善对食品、蔬菜的贮存和烹调方法，减少食品中核黄素的丢失。

4. 对患有胃肠吸收障碍的各种慢性患者可定期肌注长效维生素 B_2。

烟酸缺乏症

本病又称糙皮病、癞皮病和玉蜀黍疹等，由烟酸缺乏所引起，临床以皮炎、舌炎、肠炎、精神异常和周围神经炎为特征，好发于春季，倾向复发，与光感有关。

【病因病机】

脾胃虚弱，气血两亏，肌肤失养所致；日久则阴液亏耗、虚火上炎而成。

西医学认为，人体烟酸的来源，一是食物，尤其是动物类食物如肝、肾、肉类等含量较多，其次为豆类和新鲜蔬菜，大米、白面含量较少。二为色氨酸经过体内代谢转变为烟酸。三为肠道细菌如大肠杆菌合成烟酸。当长期进食含烟酸及其前体色氨酸甚低的食物，或胃肠功能障碍、吸收不良等，可造成烟酸缺乏症。在体内，烟酸转变为烟酰胺，后者被组织吸收利用后组成细胞内的辅酶Ⅰ和Ⅱ，促进生物氧化中的递氢作用，并参与体内糖和脂肪的代谢。烟酸不足将直接影响细胞内辅酶的合成，导致代谢紊乱，引起皮肤神经精神系统和消化道症状。

【辨病】

1. 临床表现　皮炎、腹泻、痴呆是本病典型严重患者的 3 大症状，简称“3D”病，其中以皮炎最有诊断价值，三者可同时或单独出现。

(1)皮炎：好发于暴露部位，对称分布，初起鲜红，边界清楚，酷似晒斑，逐渐变成红色，有明显水肿，以后皮肤粗糙、增厚、脱屑、脆性增加，最后皮肤变薄似萎缩性瘢痕，常有皲裂或出血，愈后留色素沉着或色素脱失。小腿前侧可有鱼鳞样变化。自觉疼痛或瘙痒。皮损具有光敏性，夏日加剧，冬季减轻或消退。

(2)腹泻：慢性腹泻伴纳差，恶心呕吐，腹痛。口腔黏膜发生溃疡、口角炎、舌炎。舌质鲜红，光滑发亮如牛肉外观，舌乳头萎缩或肥大，舌面有裂纹，可引起疼痛或出血。

(3)神经精神症状：可有烦躁、焦虑、抑郁、健忘、失眠等表现。周围神经可出现感觉异常，手套袜式感觉减退，肢体麻木或瘫痪，并有烧灼感或疼痛。

2. 诊断要点

(1)病史：有摄取缺乏烟酸食物史，或既往有本病发作史，或家庭或集体中有同样患者。

(2)皮炎：暴露部位对称性红斑，色素沉着，粗厚脱屑，具光敏性，夏日加剧。

(3)胃肠症状：慢性腹泻、腹胀，纳差，伴口炎、舌炎。

(4)神经精神症状：烦躁、焦虑、健忘、痴呆，周围神经感觉功能减退。

(5)全血和血清烟酸水平降低，尿排烟酸减少，尿卟啉含量增高，有助于诊断。

3. 鉴别诊断

(1)日光性皮炎：有日光照射史，但除局部红斑及轻微脱屑外，无其他肠、胃及精神神经症状。

(2)迟发性皮肤卟啉症：有化学物质接触史或长期饮酒史，无消化道和神经症状。

(3)盘状红斑狼疮：慢性经过，好发于颜面，尤其在鼻部及两颊，宛如蝴蝶形。毛孔多开。内含角栓。缺乏胃肠和神经精神症状。

【辨证】

本病辨证以虚或虚中夹实为主，阴虚火旺证多见。

阴虚火旺证：皮疹好发于暴露部位，日晒后加重，早期为鲜红或紫红色斑，晚期皮肤粗糙脱屑，兼见口躁咽干，心烦不寐，舌光红少苔或有裂纹，脉细数。

【治疗】

1. 内治法

(1)辨证论治：阴虚火旺证　治宜滋阴降火，养血润燥。方选知柏地黄汤加玄参、白芍。

(2)成药、验方

1)知柏地黄丸，口服，每次6g，1日2次。

2)扁豆(或赤小豆、蚕豆、绿豆)50g，烹煮食用。

3)猪肝或猪肾50g，烹煮食用。

2. 西药治疗　烟酸或烟酰胺，每日100～300mg，分3～4次口服；重症者可肌内注射，每日100～500mg，或1000mg加入葡萄糖盐水中静滴。同时给予维生素B_1、B_2、B_6和酵母等。

3. 外治法　皮肤搽黄柏霜；口腔黏膜和舌部溃疡外用青吹口散或喉风散。

【预防与护理】

1. 进食含烟酸丰富的食物，如动物肝、肾、肉类、奶类、豆类、糠皮、麦麸、酵母、新鲜蔬菜和果类等。

2. 注意口腔卫生，经常以抗菌液漱口，避免继发感染，有皮炎者避免日光照射。

3. 有复发倾向者，在好发季节应注意避免日晒或适当外用避光剂。

4. 本病常与其他营养缺乏症并发，应同时给予治疗。

坏　血　病

坏血病是缺乏维生素C(抗坏血酸)所引起，主要表现为软弱无力，精神抑郁，齿龈水肿充血，皮肤毛囊角化及毛囊性紫癜，重症者可有皮下、肌肉、关节等处的出血及骨骼病变。我国一般膳食中有大量新鲜蔬菜，婴儿多母乳喂养，大多均能保证维生素C的需要量，因此本病极少见。《医宗金鉴》称之为“青腿牙疳”。

【病因病机】

过食辛辣酒类，以致肠胃积热，熏蒸于上部；或因经常坐卧寒冷湿潮之地，寒湿之痰凝滞于下部而成。

西医学认为食物中缺乏维生素C，人工喂养的婴儿及成人食物中长期缺乏新鲜蔬菜水果，或因胃酸缺乏，均可影响维生素C的吸收而导致本病。维生素C是强还原剂，它在氨基酸和糖类代谢、细胞成熟、抗体形成、解毒脱敏、神经介质合成、铁质吸收、叶酸转化为四氢叶酸及固醇类激素羟化过程中均起重要作用。它参与脯氨酸和赖氨酸的羟基化作用，羟脯氨酸是胶原形成的成分，并参与构成细胞间质。维生素C缺乏时，胶原和细胞间质合成障碍，结缔组织形成不良，以致毛细血管脆性增加，易于出血。此外还可使成牙质细胞、成骨细胞和成釉细胞的功能发生障碍，以致引起牙齿和骨骼的病变。

【辨病】

1. 临床表现

(1)出血：全身皮肤可有出血点，初期局限于毛囊周围及牙龈等处，以后在皮下组织、肌肉、关节、腱鞘等处均可出血，形成血肿或瘀斑。小儿的瘀点和瘀斑多见于下肢，以膝、踝部多见。内脏、黏膜亦可有出血现象，如鼻衄、血尿、便血、月经过多和腹腔、颅内出血等。

(2)牙龈炎:牙龈出血水肿,以牙龈尖端最显著。牙齿松动,可因牙龈萎缩、牙槽坏死而脱落,常伴口臭,并可并发溃疡及继发感染。

(3)毛囊角化:与维生素 A 缺乏类似,多见于前臂伸侧、腹腔和股部等处,有角栓形成,角栓下毛囊内有卷曲碎断的毛发,称螺旋状毛发。

(4)其他:患者营养不良,倦怠乏力,精神抑郁,常有贫血,严重者伴有水肿。毛细血管脆性试验常呈阳性,小儿 X 线长骨照片骨骺端有先期钙化现象。

2. 诊断要点

(1)营养及饮食有缺乏维生素 C 病史。

(2)皮肤瘀点或瘀斑及鼻衄、血尿、便血、月经过多等出血症状。

(3)毛囊角化及螺旋状毛发。

(4)一般表现营养不良,软弱无力,精神抑郁。

(5)治疗试验,坏血病经维生素 C 治疗见效迅速。

(6)维生素 C 负荷试验、小儿长骨 X 线照片、血红蛋白值测定等均有助于本病的诊断。

3. 鉴别诊断

(1)维生素 A 缺乏症:有毛囊角化现象,但无毛周瘀斑和出血倾向。

(2)毛周角化症:无毛周瘀斑和出血倾向,无牙龈炎。

(3)过敏性紫癜:起病急剧,无其他出血倾向。

(4)某些血液病引起的紫癜:有凝血机制的缺陷。

【辨证】

本病证型可分虚、实两大证类,实则脾胃积热,阳火炎炽;虚则脾失健运,营血亏虚。

1. 脾胃积热证　牙龈炎,牙龈出血水肿,全身皮肤可有瘀点或瘀斑,毛囊角化。兼见身热,口干口苦,渴喜冷饮,消食易饥,大便干结,小便黄赤,舌红苔黄腻,脉滑数。

2. 气血两亏证　全身皮肤出现瘀点或瘀斑,皮肤干燥、粗糙,毛囊角化。兼见疲乏、纳呆、口淡、脘闷,面色萎黄。舌淡,苔薄白,脉虚细。

【治疗】

1. 内治法

(1)辨证论治

1)脾胃积热证:治宜清胃泻火,凉血止血。方选玉女煎合犀角地黄汤加减。

2)气血两亏证:治宜健脾益气,和营止血。方选归脾汤加减。

(2)成药、验方

1)人参健脾丸,口服,每次 1 丸,1 日 2 次;八珍口服液,口服,每次 10ml,1 日 2 次。

2)山楂、黑豆各 100g 煎水加糖调味分服。

2. 西药治疗　维生素 C,口服,每次 0.1g,1 日 3 次;重症患者或胃肠道吸收不良患者,每日 0.5～1.0g,静滴,一般持续 3 周左右,待症状明显好转后,减为维持量。

【预防与护理】

1. 选择含维生素 C 丰富的食物,如橘、柚、杏、柠檬、西瓜、番茄、嫩辣椒、胡萝卜等新鲜水果和蔬菜,同时注意补充足够的蛋白质食物,如动物的肝、肾、脾等;改进烹调方法,减少维生素 C 在烹调时的损失;提倡母乳喂养婴儿,若人工喂养的婴儿应添加富含维生素 C 的食物或维生素 C。

2. 注意保持口腔清洁卫生,预防和治疗继发感染。

【古籍选粹】

《诸病源候论·目病诸候·雀目》　人有昼而睛明，至瞑则不见物。世谓中雀目。

《秘传眼科七十二症全书·高风雀目内障》　高风雀目者，乃肝中积热，肾水衰不能制伏肝火，肝火壅盛，致伤于目。黄昏易物，至点灯全不见物，渐渐昏朦，视物惟见直上之物。依方服药外，又可用夜明砂蘸白猪婆肝，空心食之，或羊肝连胆煮，露一宿，切薄，空心蘸夜明砂食之亦可。此症初患时，若不谙调理，延至日久，变为青盲，终为不治之症。

《原机启微》　人有昼视通明，夜视罔见，虽有火光月色，终为不能睹物者，何也？答曰：此阳衰不能抗阴之病，谚所谓雀盲者也，……昼为阳，天之阳也。昼为阳，人亦应之也。虽受忧思恐怒劳役饥饱之伤，而阳气下陷，遇天之阳盛阴衰之时，我之阳气虽衰，不得不应而升也，故犹能昼视通明。夜为阴，天之阴也。夜为阴，人亦应之也。既受忧思恐怒劳役饥饱之伤，而阳气下陷，遇天阴盛阳衰之时，我之阳气既衰，不得不应之而伏也，故夜视罔所见也。问曰：何以为治？答曰：镇阴升阳之药，决明夜灵散主之。

《证治准绳·杂病·七窍门》　雀盲，俗称也，亦曰鸡盲，本科曰高风内障。至晚不明，至晓复明也。盖元阳不足之病。或曰既阳不足，午后属阴，何未申尚见？子后属阳，何丑寅未明？曰：午后虽属阴，日阳而时阴，阳分之阴，且太阳明丽于天，目得其类故明。至酉，日没阴而暝。子后虽属阳，夜阴而时阳，阴分之阳，天地晦黑，理之当暝。虽有月灯而不见者，月阴也，灯亦阴也，阴不能助内之阳，病轻者视亦稍见，病重者则全不见。至寅时阳盛日道气升而稍明，卯时日出如故。……若不能受养，反致丧真，则变为青盲内障。

《医宗金鉴·眼科心法要诀》　雀目内障，患时暮暗朝明，多痒多涩，发作不常，或明或暗，夜中惟能视直下之物，而不能视上。乃肝风邪火上冲于目，致成内障。宜服洗肝散先清虚热，后服泻肝汤，以泻其实邪也。

《医宗金鉴·外科心法要诀》　青腿牙疳，此证自古方中罕载其名，仅传雍正年间，北路随营医官陶起麟颇得其详。略云：军中凡病腿肿色青者，其上必发牙疳；凡病牙疳腐血者，其下必发青腿，二者相因而至。推其原，皆因上为阳火炎炽，下为阴寒闭郁，以致阴阳上下不交，各自为寒为热，各为凝结而生此证也。相近内地，闻亦有之，边外虽亦有，不甚多，惟内地人，初居边外，得此证者十居八九。盖中国之人，本不耐边外严寒，更不免坐卧湿地，故寒湿之痰生于下，致腿青肿，其痛形如云片，色似痂黑，肉体顽硬，所以步履艰难也。又缘边外缺少五谷，多食牛、羊等肉，其热与湿合，蒸淤于胃，毒火上熏，致生牙疳，牙龈腐肿出血，若穿腮破唇，腐烂色黑，即为危候。边外相传，仅有令服马乳之法。麟初到军营，诊视青腿牙疳之证，亦知投以马乳；阅历既久，因悟马脑之力，较马乳为效倍速，令患者服之，是夜即能发出大汗，而诸病减矣！盖马脑为诸阳之首，其性温暖，且能流通故耳。兼服活络流气饮、加味二妙汤，宣其气血，通其经络，使毒不得凝结。外用砭法，令恶血流出，以杀毒势，更以牛肉片贴敷，以拔出积毒，不数日而愈。盖黑血出，则阴器外泄，阳气即随阴器而下降，两相交济，上下自安也。由是习为成法，其中活者颇多，因不敢自私，著之于书，以公于世。

《外科证治全书》　青腿牙疳，……外用三棱针，向腿上之青处黑处，不拘穴道，量其黑之大小，针一分深，或十针或二十针俱可，务令黑血流出，以杀毒势。若病人形气衰败，饮食不思者不治。牙齿俱落紫黑流血腐臭秽者不治。满腿大肿或细而干枯者不治。

【述评】

维生素缺乏症属营养障碍性皮肤病范畴，是由维生素不足所致的皮肤黏膜疾病。近年随着人民生活水平的提高，传统膳食结构的改善，本病的发生已趋少见，但本病仍有一定的发病率，曾令济等对门诊皮肤科 11062 例初诊病例调查结果显示，烟酸缺乏病患病率达 1.14%，这多与慢性胃炎、慢性腹泻、肺 TB 等慢性消耗性疾病及食物贮存烹调方法不当等有关。

临床根据病史和特殊临床表现易于诊断，有条件者可行血中维生素浓度测定检查，必要时还可采用治疗试验以明确诊断。

临床上应贯彻预防为主的方针，并注意维生素缺乏症的患者往往是数种维生素同时缺乏，因此，治疗上除供给某一特定维生素外，应同时补充其他维生素并加强营养。

【参考文献】

曾令济，罗时艳. 烟酸缺乏症 126 例报告. 中国皮肤性病学杂志，1991，(3)：136

第二节　睑　黄　疣

眼睑部黄色斑块如疣，谓之睑黄疣，又称睑黄瘤，属黄瘤病的一种，多见于中年以上的妇女，为脂质代谢障碍性皮肤病。

【病因病机】

多由肝胆湿热上泛，阻于肌肤所致；或痰凝瘀阻，郁于肌肤而成。

西医学认为本病为扁平黄色瘤中的一种，系原发性代谢性黄色瘤，为家族性高脂蛋白血症的常见症状。高脂蛋白血症是脂质代谢障碍的根本病变，一种或多种脂蛋白在血中过多的堆积，引起高三酰甘油酯血症和高胆固醇血症。高脂蛋白血症常产生明显的临床症状和体征，如黄瘤、脂血性视网膜病、急腹症，特别常见的是动脉粥样硬化性血管病变。

【辨病】

1. 临床表现

(1)多见于中年以上的妇女，尤好发于患有肝、胆疾患的妇女，亦可见于心血管病和高胆固醇血症患者中。

(2)皮损为黄豆到蚕豆大小的橘黄色柔软的斑块，呈圆形、椭圆形或不规则形，对称性发于上眼睑内眦处，有时亦可侵及下眼睑，或上下眼睑损害融合。

(3)经过缓慢，患者常无自觉症状。

(4)部分病例实验室检查显示血胆固醇、甘油三脂或脂蛋白水平升高。

2. 诊断要点

(1)多见于中年以上或更年期妇女。

(2)有肝、胆疾患或心血管、高胆固醇血症病史者多发，家族成员中可有相同病史。

(3)皮疹好发于上眼睑内眦处，对称分布，为扁平黄色瘤样损害。

(4)病程缓慢，患者无自觉症状。

【辨证】

根据本病的病因病机和临床表现，可分为肝胆湿热证和痰凝瘀阻证等。

1. 肝胆湿热证　病程或短或长，眼睑扁平橘黄色丘疹或斑片，表面平滑而光亮，伴有口苦纳呆，大便不调，小便短赤，苔黄腻，脉弦数。

2. 痰凝瘀阻证　病发日久，眼睑扁平黄色斑块，晦黯无华，体胖乏力，胸胁痞闷，舌黯苔白滑，脉涩。

【治疗】

1. 内治法

(1)辨证论治

1)肝胆湿热证:治宜清泻肝胆,佐以软坚消瘤。方选龙胆泻肝汤加虎杖、山楂、丹参、珍珠母等。

2)痰凝瘀阻证:治宜化痰散结,活血祛瘀。方选二陈汤合桃红四物汤加减。

(2)成药、验方

1)龙胆泻肝口服液,口服,每次10ml,1日3次。

2)山楂冲剂,开水冲服,每次10g,1日2次。

3)脉安冲剂,开水冲服,每次1袋,1日2次。

4)虎杖片,口服,每次4片,1日3次。

(3)西药治疗:对同时伴有血脂升高患者可服用降血脂药物治疗。如安妥明、消胆胺、降醇灵、胆酪胺、D-甲状腺素、祛胆乙酯、雌激素等。这些药物在降血脂同时,可使部分患者的黄色瘤消失。

2. 外治法

(1)激光疗法:局部麻醉后,采用CO_2激光进行逐层焦化,直至将病灶消除,术后暴露创面,痂皮形成后,不宜强行剥去,任其自行脱落。

(2)冷冻疗法:用与皮损相当大小的贮冷的冷刀,准确地接触皮损,视年龄、皮损厚薄、深浅及个体差异以决定接触时间,术后注意局部创面的保护。必要时可酌情口服抗生素以防感染。若皮损较大者可分次进行治疗。

(3)五妙水仙膏疗法:局部常规消毒后,先用金刚石长车针打磨皮肤后,再涂以五妙水仙膏,干后再涂,约涂药2～3次,至周围皮肤潮红,用长车针打磨。如是反复2次左右,直至皮损表面完全着色,并与周围皮肤分界明显为止。最后视病情需要或再涂一层药物,操作完毕。创面暴露,候其自然痂脱而愈。

(4)其他疗法:可根据情况选用电分解、电凝、腐蚀药物等方法。有人用皮质类固醇激素局部注射有效。

【述评】

睑黄疣是一种损容性皮肤病,其发病逐年增多,与脂质代谢紊乱有较密切的联系,部分患者伴随有高三酰甘油酯血症和高胆固醇血症。本病伴有高脂血症的患者,应注意饮食的调理,低脂饮食。中药虎杖、山楂、丹参、杜仲、何首乌、黄精、赤石脂、夜交藤、泽泻等对降低血脂有一定的作用,同时对心血管也有良好的作用。外治方面,我们认为:激光焦化疗法对睑黄疣病灶去除,改善美容效果较佳。

第三节　皮肤淀粉样变(松皮癣)

皮肤淀粉样变是一种淀粉样物质在组织中沉积所引起的皮肤病变,属中医“松皮癣”的范畴。

【病因病机】

中医认为本病是由于先天气血不足,外感风湿之邪,客于肌肤,郁于气血,气血运行不畅,肌肤失养所致。

【辨病】

1. 临床表现　原发性皮肤淀粉样变是指淀粉样蛋白仅沉积于正常皮肤内，而无其他器官累及的证据。根据皮损特点可分为：

(1)苔藓样淀粉样变：又称淀粉样变苔藓，临床最常见，多见于中年人，皮损对称分布于双小腿胫前，其次在臂外侧、腰、背和大腿。基本损害为淡褐色、棕色或肤色圆锥形、半球形的丘疹，芝麻至黄豆大小，表面粗糙，角化过度，有少许鳞屑，顶部有黑色角栓，剥脱后留脐形凹陷，皮损互不融合，排列成半球状，呈荔枝壳样外观。有剧烈瘙痒。

(2)斑状淀粉样变：多见于中年以上，好发于背部肩胛区，亦可累及躯干及四肢，皮疹为褐色或紫褐色色素沉着斑，由点状色素斑聚合而成，呈网状或波纹型，有不同程度的瘙痒。

(3)结节状或肿瘤状皮肤淀粉样变：也称淀粉样瘤，罕见，是单发或多发黄色或皮肤色结节，位于头、面、躯干和四肢，自觉瘙痒。

(4)结节萎缩型皮肤淀粉样变：女性多见，好发于躯干和四肢，呈单个或多个，棕色或金黄色约 3cm 大小的结节，表面皮肤萎缩松弛，中心指压有疝样下陷。

(5)皮肤异色病样淀粉样变：简称 PCA 综合征，本病属常染色体隐性遗传，多在 20 岁前发病，男性多见，好发于背、腰、耳后或分布全身，除苔藓样丘疹外，有皮肤萎缩、毛细血管扩张、网状色素异常，多在春夏季出现水疱或血疱，可有掌跖角化和对光过敏，身材矮小或正常。

(6)肛门、骶骨部皮肤淀粉样变：多发生于老年人，可能与压迫、摩擦等机械刺激有关。以肛门为中心有手掌大小、角化过度、黯褐色色素沉着斑，呈放射状或扇形线条状分布，有痒感。

2. 诊断要点

(1)有典型皮损。

(2)病程缓慢，常迁延数年至十数年或更长时间，间可自行消退，但易复发。

(3)刚果红试验阳性(用 1.5%刚果红溶液注入可疑皮损内，24～48 小时内在有淀粉样蛋白处呈红色)。

(4)组织病理和特殊染色显示淀粉样蛋白沉积。

3. 鉴别诊断

(1)神经性皮炎：大多数发生在颈部，皮损为圆形或多角形的扁平丘疹，常融合成片，表面发亮而光滑，日久有典型的苔藓样变。刚果红试验阴性。

(2)黏液水肿性苔藓：在红斑浸润的基础上分布有淡红色或黄色群集蜡样苔藓样丘疹，组织病理显示真皮有黏蛋白沉积，HE 染色呈亮蓝色。

(3)肥大性扁平苔藓：皮疹为疣状增殖之肥厚性斑块，有薄的鳞屑，斑块多呈圆形或卵圆形，周围有散在性扁平丘疹。损害消退后，留有色素沉着及皮肤萎缩。刚果红试验阴性。

【辨证】

本病辨证可分为风湿蕴阻证和风燥血瘀证两个证型。

1. 风湿蕴阻证　皮疹颜色淡褐，融合成片，皮肤粗糙肥厚，阵发性剧痒，舌苔薄白或白腻，脉濡弦。

2. 风燥血瘀证　皮疹干燥、粗糙，呈荔枝壳样改变，有灰白色薄鳞屑，或伴色素沉着，舌黯脉细。

【治疗】

1. 内治法

(1)辨证论治

1)风湿蕴阻证:治宜疏风利湿止痒。方选消风散合二妙散加减。

2)风燥血瘀证:治宜搜风润燥,活血化瘀。方选桃红四物汤加全虫、莪术、鸡血藤等。

(2)成药、验方

1)当归片、地龙片,每次各5片,同时服二陈丸9g,1日2次。

2)全虫6g,皂角刺6g,防风10g,苦参10g,白鲜皮30g,白蒺藜20g,当归10g,丹参15g,鸡血藤30g,首乌藤30g。水煎服,每日1剂。

2. 西药治疗

(1)氯喹,口服,每次0.25g,1日2次。

(2)普鲁卡因静脉封闭:0.25%普鲁卡因100~200ml,维生素C 1~3g,加入5%葡萄糖液250ml中,缓慢静滴。对剧痒者较佳。

(3)其他:静脉滴注低分子右旋糖酐与丹参注射液,口服维生素A和维生素A酸,可试用。

3. 外治法

(1)外洗:荆芥30g,苦参30g,丹参30g,白鲜皮30g,大黄20g,地榆20g,大枫子20g,赤芍20g。水煎成2000ml微温外洗患处。

(2)外涂:用风油膏、金粟兰酊外涂。

(3)热敷疗法:用苍术、黄柏、防风、白鲜皮等量各30~60g,分装布袋,煮热后外敷局部皮损,每日1次,每次1小时,每剂中药可应用5~7天,对剧痒的疣状局限性斑块有一定疗效。

(4)吹烘疗法:用10%硫磺膏外涂皮损后,以电吹风吹烘15分钟,每日治疗1次,5次为1疗程。

(5)滚刺疗法:先按常规消毒,再用带小钝刺滚筒进行推滚,直至皮肤损害处全部渗血,揩干血后,撒上消毒的枯矾粉研磨片刻,外贴伤湿止痛膏或橡皮膏,5~7日推滚1次,7次为1疗程。注意有瘢痕体质者不宜用。

(6)神灯照射疗法:局部外涂10%硫磺膏后,照射神灯(TDP)15分钟,每日1次。10次为1疗程。

(7)艾灸疗法:用艾条或用艾绒直接灸皮损处。

(8)针刺:下肢皮损主穴取足三里、阴陵泉、血海,得气后留针15分钟。

(9)穴位封闭:取足三里、三阴交,用当归或丹参注射液每次每穴注射0.5ml,隔日治疗1次,7次为1疗程。

(10)温泉浴疗法:全身浸泡在水温41~44℃的温泉水中,每次1小时,每日1次。

(11)矿泥疗法:用矿泥经温泉水浸泡后加热至60~65℃,做成5~6cm厚的泥饼敷患处,每次20分钟,每日1次,每周休息1日,30次为1疗程。

【现代研究】

1. 发病学研究　西医学对于本病病因尚未完全明了,主要是由于淀粉样蛋白代谢紊乱所致。部分病人有家族遗传史。有人提出本病系常染色体显性遗传。有证据表明在苔藓样和斑块病变处的淀粉样蛋白来源于表皮。结节状病变的淀粉样蛋白可能由局部浆细胞或纤维母细胞所合成。

2. 临床研究

(1)辨证论治:郑雨佳等将本病分为痰浊阻滞证、湿热蕴结证 2 型。痰浊阻滞证一般见于素体痰湿之人,因感受外邪,迁延不愈,损伤脾胃之气,脾失健运,导致痰湿阻滞,阻于肌肤,无形之痰聚为有形之痰,在肌肤表现为结实坚硬的丘疹,融合成片,呈苔藓样变,伴瘙痒。治宜健脾除湿,化痰软坚,佐以疏风止痒。方以四君子汤加味。药用:南沙参、茯苓、白术、浙贝母、桑白皮、地骨皮、昆布、海藻、白鲜皮、山慈菇、甘草等。在此处用到海藻与甘草两味反药,是因两者均可祛痰散结,利水消肿,共同使用可增强其化痰软坚的作用。但煎煮之前应将海藻洗净,避免不良反应。湿瘀蕴结证多因外邪郁于体内,再加湿邪阻于中焦,久而化瘀,湿瘀互结于肌肤,在肌肤表现为皮损颜色较红,或有瘀斑瘀点,瘙痒甚。治宜除湿化瘀,安神止痒。方用萆薢渗湿汤加减。药用:萆薢、薏苡仁、黄柏、茯苓、牡丹皮、泽泻、滑石、苍术、桃仁、红花、丹参。

(2)专家经验:沈楚翘把本病病机归纳为热邪侵入营分内,迫血妄行溢脉外,日久肌肤失濡润,则发苔藓脱鳞屑,病发下部皮肤腻,治疗当祛风清热,凉血和营,兼清湿热。故用自拟方荆芩四用汤,加用黄柏、地肤子、萆薢、豨莶草、金银花等清热利湿之品。

(3)单方验方:孙步云采用中药内服(基本方:秦艽、白僵蚕各 10g,徐长卿、白花蛇舌草各 30g,生山楂、玄参、紫丹参各 15g,生甘草 6g。湿热互结,蕴于肌肤者,加紫草、夏枯草、龙胆草、车前子等;气滞络阻,痰凝血瘀者,加红花、鸡血藤、穿山甲、白芥子、胆南星、生大黄等;血虚风燥,肌肤失养者,加黄芪、当归、熟地、制首乌、白蒺藜、青防风等)配合液氮冷冻,治疗本病 52 例,结果痊愈 40 例(76.9%),有效 9 例(17.3%),无效者 3 例(5.8%)。

(4)外治法:杨桂芹等以苦参汤(苦参、艾叶、花椒枝、徐长卿、硫黄、白矾)外洗治疗本病 20 例,全部有效。尹玉贞采用梅花针弹刺配合枯矾粉外搽的方法治疗本病,疗效满意,其治疗机制在于梅花针弹刺能疏通经络,活血祛瘀,治疗后经络畅通,气血条达,痒感减轻,皮疹变薄缩小。

【述评】

皮肤淀粉样变在我国较为常见,它已肯定是一种代谢障碍性皮肤病,而且与遗传、免疫反应均有一定关系,目前在根治上有一定困难。本病由于病程缠绵,必致经络阻隔、气滞血瘀,故在辨证基础上,须兼用活血化瘀之品。此外,近年在临床上我们试用补肾法,也常取得较为满意的疗效,可供参考。

【参考文献】

1. 倪容之. 现代皮肤病治疗学. 北京:人民军医出版社,1994. 571
2. 郑雨佳,黄晓凌,李莹,等. 从湿痰角度浅谈皮肤淀粉样变的辨证治疗. 甘肃中医,2008,21(6):7-8
3. 陈立琼. 沈楚翘自拟荆芩四用汤治疗皮肤疑难杂病. 上海中医药杂志,1990(9):23
4. 孙步云. 中药加冷疗治疗皮肤淀粉样变疗效观察. 中医杂志,1988,(11):56
5. 杨桂芹,鲁振香. 苦参治疗原发性皮肤淀粉样变. 中医杂志,1995,(10):582
6. 尹玉贞. 梅花针治疗皮肤淀粉样变 8 例. 实用医学杂志,1991,(2):92-93

(杨志波　朱明芳　匡　琳)

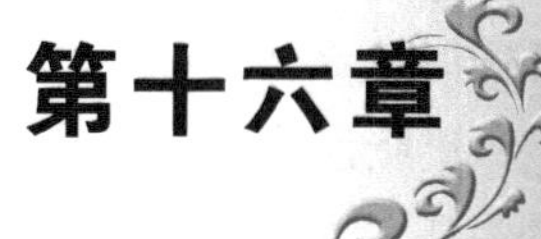

第十六章 毛发及皮肤附属器病

第一节　白屑风　面游风

白屑风、面游风是一种皮肤瘙痒、油腻潮红或起白屑的慢性皮肤炎症性疾患。因其发病部位不同又有“眉风癣”、“钮扣风”等不同名称。相当于西医所称的“皮脂溢出症”和“脂溢性皮炎”。多见于中青年及婴幼儿。其特征为发于头皮、颜面、胸腋等皮脂溢出区，红斑上有油脂性鳞屑对称分布，病程缓慢，反复发作。

追溯本病病名历史沿革，明代《医学入门》首先提及“头生白屑，肺之证也。肺主皮毛，故因风热而头皮燥痒，生白屑。”明代《外科正宗·白屑风第八十四》亦说：“白屑风，多生于头面耳项，发中，初起微痒，久则渐生白屑，叠叠飞起，脱之又生，此皆起于热体当风，风热所化。”阐述了本病的症状及病因病机。清代《外科真诠》载：“白屑风初生发内，延及面目、耳项燥痒，日久飞起白屑，脱去又生。由肌热当风，风邪侵入毛孔，郁久燥血，肌肤失养，化成燥症也。”对本病的描述最形象，然对于面游风的记载则首推清代《医宗金鉴·外科心法要诀·面游风》，“此证生于面上，初起面目浮肿，痒若虫行，肌肤干燥，时起白屑。项后极痒，热湿甚者津黄水，风燥甚者津血，痛楚难堪。由平素血燥，过食辛辣厚味，以致阳明胃经湿热，受风而成。”《外科正宗·钮扣风第九十六》载：“钮扣风，皆原风湿凝聚生疮，久则搔痒如癣，不治则沿漫项背。”指出本病多见于项背胸之间，古人衣钮扣处，这与本病好发部位完全一致。清《疡医大全》称本病为“眉风癣”，曰：“初起作痒，搔之流脂，延蔓额上、眼胞者是也。”提示眉间亦是本病好发部位。

【病因病机】

由于过食肥甘厚味之品、辛辣炙煿之味，以致脾胃运化失常，湿热内生，加之外感风邪，风湿热邪蕴结肌肤而成；或由于平素血燥阴伤，肌肤失养，加之风热之邪外侵，风燥热邪蕴阻肌肤而成。

《外科证治全书》载：“湿热甚者浸黄水，风燥盛者干烈。”说明本病因湿热为主引起的主要症状表现为湿性皮损，而风燥所致者则为干性皮损。

西医学对于本病病因不明，可能与免疫、遗传、内分泌、神经及环境等多个因素有关。

近年研究认为，卵圆形糠秕孢子菌可能是导致或加重本病的主要因素，表现在：①动物实验中利用卵圆形糠秕孢子菌可诱发本病类似的病变。②临床外用抗真菌药物治疗本病有良好的疗效，本病治愈后，致病真菌随之消失。

【辨病】

1. 临床表现

(1)多见于中青年，其次为婴幼儿，男多于女，少数可并发粉刺或酒渣鼻。

(2)好发于皮脂腺分布丰富部位，如头皮、颜面、耳后、上胸、腋窝、腹股沟、四肢屈侧、阴囊、臀缝以及多汗、多毛等处。常先自头部或颜面开始，逐渐发展至其他部位。

(3)皮脂溢出症在临床上分为干性皮脂溢出症、油性皮脂溢出症及婴儿皮脂溢出症等三个类型，其表现不一。

1)干性皮脂溢出症：多发于头皮，故又名头皮单纯糠疹。表现为头屑较多或头皮布有糠状鳞屑，呈白色或灰白色，可局限一处、多处或布满全头，梳发或搔抓时，大量脱落，犹如麸片，鳞屑略带油性，但毛发干枯，日久可伴有头发脱落。自觉有不同程度的瘙痒但无明显头皮炎症。

2)油性皮脂溢出症：皮脂分泌特别多，尤以颜面、鼻唇沟、头皮为甚，犹如涂脂，夏季更重，毛发光亮，触之有油腻感，局部皮脂腺口(即毛囊口)扩大，并可挤出白色皮脂栓，常继发脂溢性脱发、痤疮或毛囊炎，多在青春期发病，中老年后减轻，病程较长。

3)婴儿皮脂溢出症：常发生于婴儿出生后数天或数周，头皮可见略带黄色或污褐色或灰褐色油腻性厚痂，并以前囟及双眉为重，严重时鼻部、鼻唇及前额等处，均可见油腻性痂皮，其下皮肤潮红。

(4)脂溢性皮炎是发生在皮脂溢出症基础上的急慢性炎症，又称为脂溢性湿疹，临床以基底潮红的皮肤上附有红黄色油腻性鳞屑和痂皮，伴有瘙痒，抓后发生糜烂及渗液，从而演变为湿疹样变为特征。不同部位和年龄表现不一。

1)婴儿脂溢性皮炎：多发生于3个月以内婴儿，好发于头面及四肢屈侧和躯干部，又称婴儿白屑风。

2)头皮脂溢性皮炎：为境界不明显之红斑及油腻性鳞屑与结痂为主，瘙痒较严重，抓后糜烂、渗液，继则湿疹样变。

3)颜面部脂溢性皮炎：最常见于鼻唇沟、眉弓、前额等部。表现为淡红色斑上覆有油腻性鳞屑。

4)躯干及皱褶部脂溢性皮炎：见于前胸、肩胛骨间、四肢屈侧及躯干，境界清楚或不清楚之淡红斑，此外，腹股沟、腋窝、外阴等皮脂腺分布丰富部位亦常好发。耳前后表现为潮红、皲裂、易渗液，结痂。

(5)本病经过缓慢，自觉有不同程度瘙痒或油腻不适感，可继发或伴发脂溢性脱发、毛囊炎、淋巴结炎等病变。

2. 诊断要点

(1)年龄：多见于青中年及婴幼儿。

(2)好发部位：皮脂腺分布丰富部位，如头皮、颜面、耳前后、外阴等部位。

(3)干性皮脂溢出症：头部糠疹伴头皮瘙痒，头发干枯、脱落，但无明显头皮炎症。

(4)油性皮脂溢出症：皮脂分泌旺盛，皮面油腻，皮脂腺口扩大，易挤出软脂，常继发脂溢性脱发、毛囊炎、痤疮等病变。

(5)婴儿皮脂溢出症：头皮略带黄色，污褐色、灰褐油腻性厚痂覆于头皮，并以前囟和双眉为重。

(6)脂溢性皮炎：基底潮红的皮肤上覆有黄红鱼油腻性鳞屑和痂皮，伴有瘙痒，抓后糜烂、渗液，易继发湿疹样变。

3. 鉴别诊断

(1)白疕(银屑病)：红斑上覆盖有较厚银白色干燥鳞屑，不油腻，具有薄膜现象和露滴现象，发呈束状，不脱发。

(2)白秃疮(白癣)：多见于儿童，至青春期自愈。头皮有灰白鳞屑斑，有断发和菌鞘，真菌检查阳性。

(3)风癣(玫瑰糠疹)：与胸背部脂溢性皮炎相鉴别。前者好发于躯干和四肢近端，皮损为椭圆形淡红色斑，长轴与皮纹一致，无油腻性鳞屑，瘙痒轻微。

【辨证】

本病以脾胃湿热、阴血亏虚为本，以风热外侵为标，证型可分虚、实两个大类。实则湿热蕴结，风湿热邪搏结肌肤，表现为湿性皮损；虚则阴血不足，津伤血燥，肌肤失养，临床主要表现为干性皮损。

1. 湿热蕴结证　皮脂过多，皮肤潮红，鳞屑油腻，或见糜烂、渗液、结痂，剧烈瘙痒，可伴有心烦口苦，小便短赤，舌质红，苔黄腻，脉滑数。多见于脂溢性皮炎和油性皮脂溢出症。

2. 风热血燥证　多见于干性皮脂溢出症，患病日久，鳞屑干性或略带油腻性，皮肤干燥，或见浸润肥厚，瘙痒明显，或伴有毛发干枯脱落，舌红少苔，脉弦细。

【治疗】

1. 内治法

(1)辨证论治

1)湿热蕴结证：治宜清热利湿通腑为主。选用茵陈蒿汤加味。常用药物如：茵陈、栀子、生大黄、生薏苡仁、白花蛇舌草、土茯苓、生地、黄芩、丹参、苦参、甘草。

2)风热血燥证：治宜养血祛风润燥为主。选用二至丸合当归饮子加减。常用药物如：女贞子、旱莲草、当归、生地、白芍、何首乌、桑叶、桑白皮、丹参、葛根、蔓荆子、甘草。

(2)成药、验方

1)龙胆泻肝丸，每次6g，每日2次(用于湿热蕴结证)。

2)防风通圣丸，每次6g，每日2次(用于风热血燥证)。

2. 外治法

1)外洗：头皮皮肤损害可用颠倒散洗头；或用茶麸20g，侧柏叶20g，水煎去渣洗头；或用猪胆汁1个，冲水半盆洗头。

2)外搽：面部皮肤损害可用侧柏叶酊外搽，或颠倒散洗剂外搽，每日2次。也可用青黛膏搽后扑三石散(用于湿热蕴结证之皮肤损害)。

3)穴位注射：用丹参注射液，取体针穴位(风池、肝俞、胆俞、脾俞、肾俞、足三里)或耳针穴位(肝、脾、肾、内分泌、肾上腺)，每次2穴得针感后体针每穴注入0.5～1ml，耳针每穴注入0.1～0.2ml。

【预防与护理】

1. 有油脂状淡黄色鳞屑者，可用温水硼酸肥皂或护肤香皂洗涤，每周2次，但忌用刺激性过强的肥皂洗涤。

2. 少吃脂肪、浓茶、咖啡、甜品、酒、烟及辛辣刺激性食物，多食蔬菜、水果、豆制品。保持大便通畅，晨起饮一杯淡盐开水。

3. 可常用荷叶、生薏苡仁、山楂适量煮粥食用。

4. 避免精神紧张，避免情志刺激，生活规律化。

5. 注意皮肤清洁，避免搔抓。

【古籍选粹】

《外科正宗·白屑风第八十四》　白屑风，多生于头、面、耳、项、发中，初起微痒，久则渐生白屑，叠叠飞起，脱之又生，此皆起于热体当风，风热所化。治当消风散，面以玉肌散擦洗；次以当归膏润之。发中作痒有脂水者，宜翠云散搽之自愈。

《外科正宗·钮扣风第九十六》　钮扣风，皆原风湿凝聚生疮，久则搔痒如癣，不治则延蔓项背当以冰硫散擦之，甚者服消风散亦妙。

《外科大成》　白屑风，由肌热当风，风热之所化也，宜祛风换肌丸。

《外科大成》　面游风，初发微痒，次如蚁行，面目俱浮，更兼痛楚，由阳明壅热所致。

《外科证治全书》　面游风，初起面目浮肿，燥痒起皮，如白屑风状，次渐痒极，延及耳项，有时痛如针刺。湿热盛者浸黄水，风燥甚者干裂或浸血水，日夜难堪。

《医宗金鉴·外科心法要诀·白屑风》　此症初生发内延及面目，耳项燥痒，日久飞起白屑，脱去又生。

【现代研究】

1. 辨证论治　李玉兰运用滋阴养血、清热润燥、活血化瘀之法自拟方药(生地 30g，何首乌、丹参、桑叶、生胡麻各 15g，阿胶、桃仁、红花各 10g，牡丹皮 12g，甘草 6g)治疗干性脂溢性皮炎，疗效显著。徐学武等采用茵陈蒿汤加味(茵陈、栀子、生大黄、苦参、白花蛇舌草、地肤子、蛇床子)配合苦参齿苋汤湿敷治疗湿性脂溢性皮炎 128 例，治愈 78 例，疗效明显优于西药对照组。周云燕采用自拟清脂方(银花 12g，连翘 10g，蒲公英、白花蛇舌草、钩藤各 15g，竹叶 10g，生地 15g，牡丹皮 6g，银柴胡 10g，珍珠母 15g，白芍、白鲜皮各 10g，甘草 6g)治疗 51 例面部脂溢性皮炎患者取得满意疗效，其中痊愈 32 例，显效 12 例，有效 5 例，无效 2 例，总有效率 96.1%。治疗期间未发现明显不适感。

2. 中药外用治疗　广东省中医院皮肤科报告以《医宗金鉴》颠倒散方治疗头皮脂溢性皮炎 100 例，总有效率 91%，临床观察发现本方有显著的去头屑、止瘙痒、去头发油腻之功效。李玉霞等自拟脂溢洗方(苍耳子 30g，王不留行 30g，苦参 20g，明矾 10g，冰片 10g)治疗头部脂溢性皮炎 60 例，结果痊愈 55 例，显效 5 例，总有效率 100%。胡令眉以去屑搽剂(皂角、白附子、大枫子、土槿皮、紫荆皮、樟脑、枯矾加酒精浸泡而成)治疗干性脂溢性皮炎，疗效满意。周世荣应用冰黄肤乐软膏治疗脂溢性皮炎 42 例，取得了较理想的效果，无明显不良反应。方法：用冰黄肤乐软膏均匀涂于患处，2 次/天；对照组 37 例，用 10%硫磺软膏均匀涂于患处，2 次/天。两组均连续用药 3 周。结果治疗组治愈率为 66.67%，有效率为 85.71%；对照组治愈率为 16.22%，有效率为 48.65%。两组有效率比较差异有统计学意义($P<0.01$)。王丽等采用萆薢渗湿汤加减内服，颠倒散外敷治疗面部脂溢性皮炎辨证属脾胃湿热证者 40 例，取得满意疗效。年龄 18～65 岁，病程最长 3 年，最短 20 天。随机分为两组。设有口服维生素 B_6 片 20mg，每日 3 次；局部外用派瑞松，每日薄涂 1 次的对照组 40 例。治疗组总有效率为 87.5%，对照组总有效率为 65.0%。治疗组明显高于对照组。经统计学分析，$P<0.05$，差异有显著性。

【述评】

本病病名分类上，承前人所述，白屑风、面游风、钮扣风、眉风癣等虽发病部位不同但病变性质实属同一类疾病。参阅有关文献资料，我们认为，将“白屑风”归于现代医学“干性皮脂溢出症”的范畴，将“面游风”归于“油性皮脂溢出症”及“脂溢性皮炎”的范畴，这种分类方法较为妥当。

本病病因病机及辨证分型治疗已趋统一。干性皮损多从阴虚血少、津伤血燥、风燥外伤论治，辨证多虚或虚中夹实；湿性皮损多从脾胃湿热、风热外侵论治，辨证多实。

【参考文献】

1. 李玉兰. 干性脂溢性皮炎治验. 新中医，1985，(10)：27
2. 徐学武，陆海莲. 中药内服外用治疗脂溢性皮炎 128 例. 中医药学报，1992，(2)：33
3. 广东省中医院皮肤科. 颠倒散治头皮脂溢性皮炎 100 例临床观察. 新中医，1986，(11)：29
4. 李玉霞，等. 脂溢洗方治疗头部脂溢性皮炎 60 例. 黑龙江中医药，1993，(2)：28
5. 胡令眉. 去屑搽剂治干性脂溢性皮炎. 山东中医杂志，1987，(4)：43
6. 周世荣. 冰黄肤乐软膏治疗脂溢性皮炎疗效观察，中国医学文摘(皮肤科学)，2008，25(4)：208-209

第二节　粉　　刺

粉刺是一种毛囊皮脂腺的慢性炎症性疾患。又称“肺风粉刺”、“酒刺”、“面皰”，俗称“暗疮”、“青春痘”。相当于西医所称的“寻常痤疮”。常见于青年男女，也见于一些中年妇女。其特征为散在颜面、胸、背等处的针头或米粒大小皮疹，如刺，可挤出白色粉渣样物，故称粉刺。

【病因病机】

1. 肺热血热　肺热熏蒸于上，血热蕴阻肌肤。

2. 肠胃湿热　过食辛辣肥滞甜腻之品，生湿生热，结于肠胃，不能下达，反而上逆，湿热阻于肌肤。

3. 脾失健运　运化失调，水湿内停，日久成痰，湿郁化热，湿热夹痰，凝滞肌肤。

【辨病】

1. 临床表现　基本皮损为毛囊性丘疹，多数呈黑头粉刺样，周围色红。用手指挤压，有小米或米粒样白色脂栓排出；少数呈灰白色小丘疹，以后色红，顶部出现小脓疱，破溃出脓，愈后遗留暂时色素沉着或轻度凹陷瘢痕；有的形成结节、脓肿、囊肿、瘢痕等损害，以至破溃后形成多个窦道和瘢痕，严重者呈橘皮样脸。临床常以一二种损害较为明显，油性皮脂溢出往往同时存在。

发病部位以颜面为多，其次为上胸、背部，亦可发生于上臂、臀部等其他部位，常对称分布。自觉稍有瘙痒或疼痛，病程缠绵，此起彼伏，有的可延数年或十数年。一般 30 岁左右可逐渐痊愈，但 30～50 岁，甚至 50 多岁亦可见到。

2. 诊断要点

(1)常见于青年男女。

(2)多发于颜面、上胸、背部等皮脂腺丰富的部位。

(3)初起多为细小皮色丘疹，白头或黑头粉刺，接着出现脓疱，严重可有结节、囊肿。反复发作或挑刺后，留下凹凸不平的瘢痕及色素沉着。

(4)一般无明显全身症状，可有轻微瘙痒或疼痛。

3. 鉴别诊断

(1)酒渣鼻：多发生于中壮年，尤以中年女性多见，皮损分布以鼻准、鼻翼为主，两颊和前额也可出现。初起潮红，继而深红，常伴有局部毛细血管扩张，无黑头粉刺。

(2)鼻红粒病：主要发生于儿童，皮损为局限性红斑，上有圆形尖顶丘疹，局部多汗，虽冬天也滴汗不止。

(3)颜面播散性粟粒性狼疮：皮疹为粟粒大小的半球状或扁平状丘疹，可化脓、结痂，愈后出现点状凹陷性瘢痕。常见眼睑下方，有多数丘疹融合成堤状，无黑头粉刺。

(4)职业性痤疮：见于接触煤焦油、石蜡、机油的工人。丘疹密集，伴有毛囊角化，面部、手臂、肘、膝部都有发病。

(5)扁瘊(扁平疣)：多见于青少年，皮损好发于面、额及手臂，亦可见于前臂及小腿、足背。皮疹为扁平的皮色或淡褐色坚实丘疹。可搔抓而引起病毒自身接种，皮疹出现沿抓痕呈串珠状排列，愈后不留瘢痕。

【辨证】

根据本病的病因病机和临床表现，临床可分为肺热血热证、肠胃湿热证、脾虚痰湿证等。

1. 肺热血热证　表现为皮损以红色丘疹为主，可有脓疱、红色结节。患处焮热疼痛，颜面潮红，舌质红，苔薄黄，脉细数或弦数。

2. 肠胃湿热证　表现为皮疹红肿，可有脓疱、结节，颜面油滑光亮，患处瘙痒、疼痛。伴有大便秘结，小便黄赤，纳呆腹胀，舌苔黄腻，脉滑数。

3. 脾虚痰湿证　表现为皮损色红不鲜，皮疹以脓疱、结节、囊肿、瘢痕为主。伴有神疲乏力，纳差便溏，苔腻，脉滑等。

【治疗】

1. 内治法

(1)辨证论治

1)肺热血热证：治宜凉血清热为主。选用枇杷清肺饮加减。常用药物如：人参叶、枇杷叶、桑白皮、黄柏、甘草、鱼腥草、白花蛇舌草、丹参、生地。若有脓疱者，加蒲公英、蚤休；有红色结节者，加夏枯草、浙贝；大便秘结者，加大黄、枳实。

2)肠胃湿热证：治宜清热化湿通腑。选用茵陈蒿汤加味。常用药物如：茵陈、栀子、大黄、枳实、土茯苓、黄芩、黄柏、生地、甘草。若脓疱肿痛者，加蒲公英、金银花；纳呆腹胀者，加陈皮、青木香。

3)脾虚痰湿证：治宜健脾利湿，清热化痰。选用参苓白术散合海藻玉壶汤加减。常用药物如：党参、茯苓、怀山药、生薏苡仁、海藻、昆布、浙贝、连翘、制半夏、甘草、夏枯草、白花蛇舌草。若缠绵日久、结节、囊肿、瘢痕严重者，加莪术、川红花、牡蛎。

(2)成药、验方

1)清热暗疮片，每次 4 片，每日 3 次。

2)众生丸，每次 6 丸，每日 3 次，外用捣烂涂于患处。

3)白花蛇舌草、丹参各 30g，甘草 10g。水煎服。

2. 外治法

(1)外搽：颠倒散洗剂或痤疮洗剂或三黄洗剂，每日 3～5 次。

(2)外敷：结节、囊肿可用四黄膏或金黄膏或双柏散外敷，每日换药 1 次。

(3)抽脓：如出现脓肿，可用消毒注射器、大号针头，常规消毒后，把脓抽净，再行敷药。

(4)耳穴刺血疗法：取颊区、交感、内分泌、皮质下等穴位，速出血，隔天 1 次，10 天为 1 疗程。

(5)自血疗法：对一些反复发作的顽固性痤疮，可用自身静脉血 4ml，抽出后，马上肌注，隔天 1 次，5 次为 1 疗程。或抽取自身静脉血 3ml，立即注射于患者本人的两侧足三里，3 周

1 次，3 次为 1 疗程。

【预防与护理】

1. 经常用温水硫黄肥皂洗脸。

2. 严禁用手挤压粉刺。

3. 生活作息尽量有规律，要保证有充足睡眠。

4. 不吃或少吃油腻、辛辣、糖类食品。

5. 多吃蔬菜、水果，保持大便通畅。

【古籍选粹】

《诸病源候论·面皰候》 面皰者，谓面上有风热气生疱，头如米大，亦如谷大，白色者是。

《外科正宗·肺风粉刺酒皶鼻第八十一》 粉刺属肺，皶鼻属脾，总皆血热郁滞不散。所谓有诸内，形诸外，宜真君妙贴散加白附子敷之，内服枇杷叶丸、黄芩清肺饮。

《医宗金鉴·外科心法要诀·肺风粉刺》 此证由肺经血热而成。每发于面鼻，起碎疙瘩，形如黍屑，色赤肿痛，破出白粉汁，日久皆成白屑，形如黍米白屑。宜内服枇杷清肺饮，外敷颠倒散，缓缓自收功也。

《验方新编》 面上粉刺，又名酒刺。肺经血热而生。发于面鼻，如黍如粟，色赤肿痛，破出粉汁。用大黄、硫磺等份研末，以凉水调敷，内服清肺热药自愈。

【现代研究】

1. 发病学研究 痤疮是一种多因素疾病，其发病机制目前尚未完全清楚。内分泌因素、皮脂的作用、毛囊内微生物是痤疮发病的主要因素。此外，遗传也是本病发生的一个重要因素。各型痤疮皮损的严重程度与蠕形螨的数量一致。检出率显著高于正常人，而囊肿结节型患者，多为两种蠕形螨混合感染。痤疮丙酸杆菌长期寄生于毛囊皮脂腺开口部位，一方面直接刺激局部，使局部角化并引起毛囊皮脂腺导管阻塞；另一方面该细菌作为抗原物质刺激机体，引起机体产生全身或局部免疫反应，从而导致痤疮的临床表现，细胞免疫参与了寻常痤疮的致病过程。

2. 临床研究 痤疮是青少年时期多发的皮肤病，大多青春期过后本病会逐渐减轻和消失，但亦有部分病人一直延续至中年，反复发作。严重的痤疮治疗不及时或不恰当，可遗留继发性瘢痕疙瘩或永久性色素沉着而影响容貌的美观。相东应用囊肿内注射及中药内服治疗重症痤疮 50 例，结果治愈 30 例，显效 15 例，总有效率 90%。方法：常规消毒皮损处，对囊肿先用 5ml 注射器尽量抽出囊内液体，再用结核菌素注射器、皮试针头将醋酸去炎松混悬液 5mg，庆大霉素 8 万单位混合液缓慢注入囊内，注入药量一般不超过 0.5ml；对结节皮损将醋酸去炎松混悬液 5mg 与 1%普鲁卡因 2ml 混合后缓慢注入每个结节，直到结节变白为止。每周 1 次，4 次为 1 个疗程。同时口服中药，肺热型用荆芥、防风、黄芩，肝郁毒热血瘀型用柴胡、薄荷、黄芩等，肝郁血瘀型用柴胡、黄芩、黄芪等。

吴碧娣用维生素 B_6 片 20mg，硫酸锌片 50mg，安体舒通片 20mg，每天 3 次口服，配合外搽复方硫磺洗剂治疗寻常痤疮 526 例，结果基本痊愈 358 例(68.4%)，显效 93 例(17.78%)，好转 61 例(11.6%)，总有效率 85.7%。复方硫黄洗剂的制备方法：先取大黄适量浸泡在 20%酒精 1～2 周，取滤过液备用。再取雷琐辛、硼砂、升华硫、冰片研末与大黄液混合，同时每 60ml 溶液加入氯霉素针、鱼腥草针、维生素 B_6 针各 1 支。

崔成军短期应用雷公藤多苷片联合甲硝唑治疗痤疮取得了较好疗效。方法：雷公藤多苷片 20mg，甲硝唑 0.2g，每天 3 次，2 周后停用雷公藤多苷片，继续口服甲硝唑 2 周。结果总有效率为 75%，仅用甲硝唑治疗的对照组总有效率为 50%($P<0.05$)。

张芃以中药为主，配合外搽复方硫磺洗剂，口服维生素 B_6 治疗痤疮 60 例，结果痊愈、显效率为 83.9%。口服中药处方为：金银花、桑白皮、地骨皮、全瓜蒌、野菊花各 15g，黄芩、制大黄、生栀子各 10g。每天 1 剂水煎服，连服 30 日为 1 个疗程。

颜德宽以中药开颜露外用配合口服西药四环素、硫酸锌、烟酰胺治疗痤疮 69 例，结果治愈率 85.5%。开颜露由生大黄、土大黄、蛇床子、白及、白蔹、硫黄、枯矾各 50g，冰片 20g，雄黄 10g 制成。治疗方法：先用温盐水洗脸，然后搽开颜露于患处，每天 3～4 次，连用 3～4 个月。同时口服四环素片，每次 0.5g，每天 3 次，1 周后减至 0.75g，每天 1 次。第 3 周开始每天 0.5g，连用 2～3 个月。硫酸锌 50mg，烟酰胺 0.2g，维生素 B_6 20mg，每天 3 次，连服 2 个月。

3. 实验研究

(1)单味中药抗痤疮丙酸杆菌的研究：黄畋等选用 48 种中药进行了对痤疮丙酸杆菌的体外抑菌试验，结果显示对痤疮丙酸杆菌高度敏感的中药有丹参、连翘、虎杖、黄柏、山豆根、大黄、黄连和茵陈蒿；中度敏感的中药有黄芩、龙胆草、大青叶、金银花、地榆、百部、秦皮、椒目、当归、川芎、重楼、紫花地丁。这 20 种中药中，15 种属于清热药，3 种属于活血药。

(2)中药复方抗痤疮丙酸杆菌的研究：禤国维等应用消痤灵酊(丹参、连翘、穿心莲等)对痤疮丙酸杆菌、金黄色葡萄球菌、白色葡萄球和大肠杆菌等进行体外抑菌试验，证实有良好的抑菌作用。

(3)中药对皮脂分泌影响的实验研究：周华等选用 16 种中药的乙醇提取物，外涂仓鼠耳以测定其对皮脂分泌的调节作用，结果鱼腥草、橘皮、人参这三种中药分别能使皮脂减少 20%、29%和 30%。

(4)丹参治疗痤疮的实验研究：据文献报道，从中药丹参中提取的有效成分丹参酮是一种缓和的雌激素样药物，有抗雄性激素、抗细菌和抗炎以及调节免疫功能的作用。

【述评】

痤疮是一种临床常见多发病，由于本病好发于青少年颜面部位，有损面部的美容，所以随着社会的进步和人们生活水平的提高，对本病的防治已日益受到关注。痤疮的治疗中西医学各有长处。中医治疗痤疮强调整体调理，内外合治，而且一般来说，中医的治疗方法毒副作用较少。实践证明，对一些重症痤疮采用中西医结合的方法治疗可取得较好疗效。临床治验表明，对轻度痤疮一般采用中医中药治疗即可；对重症者如聚合性痤疮、囊肿结节性痤疮等在中医治疗的同时，配合西药如抗生素、维甲酸类、抗雄性激素等药进行短期治疗。待症状好转后，停用西药继续用中医中药等调理，巩固疗效。这样可以减少长期服用抗生素、维甲酸类药带来的副作用。临床上发现部分乙型病毒性肝炎和乙肝病毒携带者的病人患痤疮皮损多比较严重，且治疗也比较困难。乙肝与痤疮有无相关性值得进一步探讨。对这部分病人，要在治疗痤疮的同时积极治疗乙肝病。部分月经前痤疮皮疹加重的病人，宜在月经前一周用中药调理，控制痤疮的发生和加重。丹参是中医治疗痤疮的要药。该药味苦微寒，具有祛瘀止痛，活血凉血，清心除烦之功效。现代药理学研究证实丹参具有抗炎、抗菌、改善血循环、调节免疫和内分泌功能的作用。在临床中对一些慢性反复发作囊肿、结节和瘢痕性痤疮常采用大剂量(每次 30～50g)配合治疗，具有很好的消囊肿、散结节、去瘢痕的作用。由于丹参具有活血功效，所以对于月经量多的女性痤疮病人应慎用。今后中西医结合治疗痤疮的研究，可主要从制订和规范中西医结合治疗痤疮的治疗方案，尤其是优化治疗方案入手，并且采用现代科学和西医学的研究方法从内分泌学、免疫学、分子生物学、微生物学、病理学等多学科、多层次探讨和阐明中医药治疗痤疮的作用机制，以此进一步提高中医治疗痤疮的学术水平。

【参考文献】

1. 相东，何美华. 囊肿性痤疮囊肿内注射及中药内服治疗重症痤疮 50 例. 中国皮肤性病学杂志，1998，12(6)：348

2. 吴碧娣. 复方硫磺洗剂治疗寻常痤疮 526 例. 中华实用中西医结合杂志，1999，12(4)：1511

3. 崔成军. 短期应用雷公藤联合甲硝唑治疗痤疮. 中华皮肤科杂志，2000，33(1)：58

4. 张芃. 中西医结合治疗寻常痤疮 60 例. 中国中西医结合杂志，1997，17(7)：428

5. 颜德宽. 中西医结合治疗坏死性痤疮 69 例. 中国中西医结合杂志，1998，18(3)：173

6. 黄畋，孔俐君，孙令，等. 48 种中药对痤疮丙酸杆菌的抑制作用. 中华皮肤科杂志，1992，(5)：307

7. 禤国维，范瑞强，尹玉贞，等. 中药消痤灵治疗痤疮的多中心随机对照研究. 广州中医学院学报，1995，(3)：6

8. 周华，沈礼平，吴绍熙. 寻常痤疮患者与正常人皮脂溢出率和痤疮丙酸杆菌计数的对比研究. 中华皮肤科杂志，1991，(6)：363

第三节　酒　渣　鼻

酒渣鼻是发生于面部中央和鼻部红赤、并伴有局部组织增生肥厚的慢性皮肤病。又称“酒齄”、“鼻齄”、“赤鼻”、“酒皶鼻”，俗称“红鼻子”、“酒糟鼻”。相当于西医所称的“酒渣鼻”、“酒渣性痤疮”、“玫瑰痤疮”。多见于中年男女。其特征为颜面中央部鼻部潮红、丘疹、脓疱并伴有局部毛细血管扩张，皮脂腺及结缔组织增生，如酒渣样，故称酒渣鼻。

本病病名首见于《黄帝内经》，如《素问・热论》中说：“脾热病者，鼻先赤。”《素问・生气通天论》中说：“劳汗当风，寒薄为皶，郁乃痤。”古人多注意酒对本病的影响，认为酒是本病的主要致病因素，如隋《诸病源候论・酒齄候》中提到“……由饮酒，热势冲面，而遇风冷之气相搏所生。”明《古今医统・鼻赤》亦云：“酒齄鼻多是饮酒之人，酒气邪热，熏蒸面鼻，血热壅滞而成鼻齄，赤色者也。或因肺经素有风热，虽不因酒，亦自红黑而生齄也。”明《医方考》更指出：“若不绝酒而徒用药抱薪救火，何益于事?”《东垣十书》详细解释：“诸阳聚于头，则面为阳中之阳。鼻居面中央，而阳明起于额中。一身之血运到面鼻阳部，皆为至清至精之血矣。酒性善行而喜升，大热而有峻急之毒。多酒之人，酒气熏蒸，面鼻得酒，血为极热，热血得冷为阴气所搏，汗浊凝结，滞而不行，宜其先为紫而后为黑色也。”现代临床观察，本病因饮酒所致者较为少见，但忌酒对本病的治疗确有裨益。

【病因病机】

由于素体阳热过盛，加之饮食不节，过食油炸煎炒肥腻之品或烟酒过度，以肺胃积热与血相搏，上熏头面，复遇风寒外束、血瘀凝结而成。

西医对本病的发病原因目前尚未清楚，一般认为可能在皮脂溢出的基础上，由于胃肠功能障碍，内分泌功能失调、精神紧张、病灶感染（特别是局部毛囊虫感染）、冷热刺激、过食辛辣、嗜酒等使颜面血管运动神经失调、毛细血管长期扩张而促发酒渣鼻。

【辨病】

1. 临床表现　多发于中年人,妇女多见。损害发生于颜面中部,以鼻尖、鼻翼为主,其次为两颊和前额。少数患者只发于两颊和前额,鼻部正常。无明显自觉症状,或伴有轻度瘙痒,病情发展缓慢,临床本病可分三期:

(1)红斑期:初为暂时性,阵发性红斑,呈弥漫性分布,遇寒风、刺激性饮食或精神兴奋后更加明显。日久呈持续性红斑,并有轻度毛细血管扩张,呈树枝状。患部有油腻感。

(2)丘疹期:在潮红色斑片的基础上,出现散在性粉刺样丘疹或小脓疱,有的呈豆大坚硬的丘疹,鼻部有明显的毛细血管扩张,形如红丝缠绕,自觉轻微瘙痒,皮色由鲜红逐渐变成紫褐,毛囊口扩大,油脂分泌明显。

(3)鼻赘期:病情持续发展,迁延日久,鼻部皮脂腺和皮肤组织增生肥厚,血管进一步增生扩张,皮脂腺进一步增大,腺口极度扩张呈蜂窝状,尤以鼻尖和鼻翼部为甚,可出现结节样增生,还可密集融合成乳头状,皮肤增厚,表面凹凸不平,皮色紫红,即成鼻赘。

2. 诊断要点

(1)多发于成年人及中年人,女性多于男性。

(2)皮损好发于颜面的中央部,如鼻尖、鼻翼、前额、眉间、双颊及下颏,对称分布,常伴皮脂溢出症。

(3)局部以毛细血管扩张、皮脂腺及结缔组织增生为主,有红斑、丘疹、脓疱等临床表现。

(4)病程缓慢,一般无自觉症状。

3. 鉴别诊断

(1)粉刺(痤疮):多发于青春期男女,皮疹发于颜面部及胸背,常有黑头粉刺,无毛细血管扩张,但两者偶可并发。

(2)酒渣鼻样结核疹　皮损为散在的丘疹、丘疱疹,主要分布在两颊,鼻部大多数正常,组织病理检查则可证实。

(3)脂溢性皮炎:皮疹分布广泛,不仅仅限于颜面,富有油腻性,不发生毛细血管扩张,常有不同程度之瘙痒。

(4)颜面湿疹:发生于任何年龄,损害为多形性,瘙痒剧烈,无毛细血管扩张及毛囊口扩大,常有其他部位湿疹损害。

(5)盘状红斑狼疮:为境界清楚的鲜红或桃红色斑,继而中央凹陷萎缩,有毛囊角栓,表面常附有黏着性钉板样鳞屑,皮损常常呈蝴蝶状分布。

(6)鼻红粒病:主要发生于儿童,皮损为局限性红斑,上有圆形尖顶丘疹,局部多汗,虽冬天也滴汗不止。

【辨证】

根据本病的病因病机和临床表现,临床可分为肺胃血热证、热毒炽盛证、瘀热聚结证等。

1. 肺胃血热证　发病初期,患部潮红,毛细血管扩张,油腻,灼热不适,进食刺激性饮食或精神兴奋后加重。可有口干苦,心烦,便结,尿赤。舌质红,苔黄,脉数。

2. 热毒炽盛证　发病中期,在患部红斑的基础上伴有较多红色丘疹和脓疱,灼热肿胀明显。口干苦,大便秘结,小便短赤。舌质红,苔厚干,脉滑数。

3. 瘀热聚结证　发病后期,患部潮红肿胀、肥大增生,满布大小不一的结节,可有灼热胀痛感。舌质黯红或有瘀点,苔微黄,脉弦或弦涩。

【治疗】

1. 内治法

(1)辨证论治

1)肺胃血热证：治宜清泄肺胃，凉血解毒。选用泻白散加味。常用药物如：桑白皮、地骨皮、鱼腥草、黄芩、牡丹皮、芦根、黄连、生地、赤芍、白花蛇舌草、甘草。心烦者，加栀子、竹叶心；便结，加大黄、枳实；尿赤，加车前子、淡竹叶。

2)热毒炽盛证：治宜清热解毒，通腑泻热。选用五味消毒饮加减。常用药物如：蒲公英、紫花地丁、紫背天葵、野菊花、生地、石膏、白花蛇舌草、黄芩、大黄、枳实、甘草。如灼热肿胀明显者，加龙胆草、知母。

3)瘀热聚结证：治宜活血凉血，化瘀散结。选用凉血四物汤加减。常用药物如：当归尾、赤芍、生地、川红花、川芎、丹参、白花蛇舌草、石上柏、紫草、浙贝、甘草。鼻赘肥大者，可加生牡蛎、皂刺；胃寒者，加陈皮、法半夏；体虚者，加黄芪。

(2)成药、验方

1)复方丹参片，每日 3 次，每次 3 片。

2)大黄䗪虫丸，每日 2 次，每次 1 丸。

2. 针灸疗法

(1)体针：主穴：印堂、素髎、迎香、地仓、承浆。配穴：合谷、曲池、足三里、三阴交、血海。每次选用 3～5 穴，用泻法，留针 20～30 分钟，每 2～3 天 1 次，10 次为 1 疗程。

(2)耳针：取肺、胃、皮质下、鼻。每次 2～3 穴，留针 15～30 分钟，1～2 天 1 次，或埋针，或穴位压贴磁朱丸。

(3)梅花针：患处用梅花针轻叩刺，以微出血为度，每次 5 分钟，隔日 1 次。

(4)水针：取穴迎香，用 0.25%普鲁卡因注射液，在两侧迎香穴内各注入 0.5ml，隔日 1 次，10 次为 1 疗程。如效不明显时，可休息 1 周，继续第 2 疗程。

(5)刺血加针：采用 1 寸毫针点刺典型皮损部，以微出血为度，然后用消毒棉球擦拭。再针印堂、迎香，留针 30 分钟，隔日 1 次，7 次为 1 疗程，休息 1 周，继续第 2 疗程。

3. 外治法

(1)用一扫光外涂，每日 2 次，或颠倒散洗剂外搽，每日 3 次，或颠倒散加少许蜂蜜，调成糊状，外涂患处，每日 2 次。

(2)以蜡脂膏摊于纱布上敷贴患处，或用纱布一层包箍药膏，搓擦患处，每日 2～3 次(初用时如局部皮肤稍有潮红、丘疹、水疱等反应，仍可继续使用，3～4 天后即能适应)每次擦 5 分钟。

(3)其他疗法：为消除持久扩张的毛细血管，可采用电凝术、切割术、激光(氩离子激光或 He-Ne 激光)照射，或用化学腐蚀剂(如三氯醋酸)等。对鼻赘期患者，可用手术切除肥大的部分，也可酌情选用五妙水仙膏疗法、电外科、冷冻外科、激光外科或皮肤磨削术。

【预防与护理】

1. 饮食宜清淡，忌食辛辣、酒类等刺激性食物，少饮浓茶。
2. 保持大便通畅。
3. 平时洗脸水温适宜，避免冷热水刺激，每次敷药前，先用温水洗脸。
4. 避免情绪过度紧张和身体劳累。

【古籍选粹】

《诸病源候论·酒齄》　此由饮酒，热势冲面，而遇风冷之气相搏所生，故令鼻面生齄，赤疱匝匝然也。

《外科启玄》　肺风刺皶鼻疮，鼻乃肺之窍，因肺气不清，受风而生，或冷水洗面，以致血热凝结于面所有，宜清肺消风活血药治之，外上搽药消之。

《外科秘录》　肺风疮皶鼻疮，生于鼻面之间，乃肺经之病也。而肺开窍于鼻，肺气不清，而鼻乃受害矣，鼻既受害，遂沿及于面。世人不知肺经有病，或冷水洗面，使热血凝滞因结于面而生疮矣。

《外科大成》　酒皶鼻者，先由肺经血热内蒸，次遇风寒外束，血瘀凝结而成，故先紫而后黑也。治须宣肺气，化滞血，使荣卫流通，以生滋新血，乃可得愈。

《外科证治全书》　鼻皶，一名酒皶鼻，鼻及鼻两边红赤，系阳明血热，好酒者多得此病，肺受郁热所致；亦或血热遇寒，污浊凝结见紫黑色。

【现代研究】

1. 辨证论治　临床诸家对本病的辨治趋向于从肺胃积热、血热、血瘀凝结3个证型立论。以实为主，虚则少见。病变初期（红斑期和丘疹脓疱期）以肺胃积热、血热乃至火毒证多见，病程日久者则以血瘀凝结证多见或瘀热多见。王凤岭将本病分为肺胃积热型、热毒炽盛型和血瘀凝结型3型，分别施以枇杷清肺饮、五味消毒饮和桃仁四物汤加减治疗，治疗本病50例，治愈35例，显效9例，有效5例，总有效率98%。

2. 专方治疗　临床运用专方治疗的报道较多，概其治法有清宣肺胃积热、清热凉血解毒、活血化瘀等，与本病辨证论治法一致，说明临床对本病的辨证论治规律已渐趋统一。邹世光以麻杏石甘汤加味（麻黄、生甘草各6g，石膏45g，杏仁10g，大黄4g，生地30g，白花蛇舌草、半枝莲各20g，半边莲15g）治疗本病39例，结果35例显效，4例无效。晁锦芙以枇杷清肺饮加减方（枇杷叶、桑白皮各12g，黄芩、赤芍、当归、白芷、红花、甘草各10g，川芎8g）治疗本病30例，治愈7例，追踪3年无复发，显效15例，好转5例。

3. 中西药结合治疗　王宝荣观察了中西医结合治疗面部酒渣的临床疗效。方法：治疗组30例，用疏肝活血冲剂（柴胡、薄荷、黄芩、栀子、归尾、赤芍、红花、莪术、陈皮、甘草，每包10g），每天2包，分2次口服；灭滴灵0.2g，维生素B_6 10mg，口服，每天3次口服。对照1组30例，用灭滴灵和维生素B_6口服，方法同上。对照2组19例，用疏肝活血冲剂，用法同上。3组均外涂氯灭霜软膏，每天3次，每周为1个疗程。结果：治疗2个疗程，3组分别痊愈21例、9例、3例，显效4例、11例、4例，有效2例、5例、5例，无效3例、5例、7例，总有效率90%、82.5%、64%，治疗组优于对照两组（$P<0.01$）。

钱大善、罗招金观察了中西医结合治疗酒渣鼻的临床疗效。方法：红斑期，用枇杷清肺饮加减（白花蛇舌草50g，桑白皮、地骨皮各15g，黄芩、栀子、枇杷叶、赤芍、牡丹皮各10g，生地12g，石膏35g），每天1剂，水煎服，用1个月；丘疹期伴脓疱，用五味消毒饮加减（白花蛇舌草50g，金银花、虎杖各20g，连翘15g，蒲公英、败酱草、黄芩、牡丹皮各10g，生地12g），待脓疱消除后改服枇杷清肺饮；鼻赘期，治宜清热凉血，活血祛瘀，用凉血四物汤（生地、玄参、当归、川芎各12g，赤芍、栀子各10g，虎杖20g，白花蛇舌草25g，黄芩15g），每天1剂，服45日；各期见便秘者加大黄、茵陈；小便短赤而数者加车前草、泽泻。每天1剂水煎服。并用维生素B_6 20mg，口服每天3次连用1个月；灭滴灵0.2g，每天3次口服，连用2周后减为0.2g，每天2次口服，共用1个月；四环素0.25g，口服每天4次，连用2周后改为0.25g，每天 2 次口服，共服 1 个月。外用颠倒散洗剂（硫黄、大黄各 15g 研末，加 200ml 石灰水中混匀）。结果：本组 20 例，治愈 12 例，好转 6 例，无效 2 例，总有效率为 90%。

李仁学用中药酒渣鼻方（桑白皮、枇杷叶、黄芩、金银花、陈皮、茯苓、牡丹皮、丹参各 15g，黄连 9g，桃仁、红花各 12g），每天 1 剂，水煎分 3 次服。并用中药酒渣鼻粉（大黄、硫黄各 20g，雄黄 1g，樟脑 0.4g，白芷 12g），粉碎为细末，醮水调成糊状在患部轻擦。另加西药口服：甲硝唑 0.4g，维生素 B_6 20mg，每天 3 次；四环素 0.5g，每天 2 次，7 日后减为 0.25g，每天 2 次，14 日后减为 0.25g，每天 1 次。8 周为 1 个疗程。用以上中西医结合方法治疗酒渣鼻 30 例，治愈 25 例，显效 2 例，有效 1 例，无效 2 例，总有效率 93.33%，高于单纯服西药组。

4. 中药外用治疗　牛忻群以百部、蛇床子各 30g，雷丸 40g，苦参 20g，苍术 15g，加 80% 乙醇 500ml 浸泡 15 日。使用时每 100ml 溶液加氮酮 2～3ml，每天外涂患处 3 次，治疗 3 个月。治疗的 32 例中痊愈 24 例，有效 5 例，无效 3 例，总有效率 90.6%。

5. 实验研究　朱平等采用培养法对酒渣鼻感染性病因作了探讨，结果显示病变部位和脓疱内以白色葡萄球菌（76%）和金黄色葡萄球菌（20%）为主，患者面部蠕形螨感染为本病致病原因。冯文莉等对酒渣鼻患者的甲皱微循环进行了观察，结果显示患者存在血液流速减慢、红细胞聚集、袢周渗出等程度不等的微循环障碍。潘祥龙等运用免疫组化技术对鼻赘型酒渣鼻皮损内浸润细胞表现型进行了观察，发现酒渣鼻病理组织中的炎性细胞以 T 淋巴细胞为多，尤以呈灶性浸润分布于真皮及血管、毛囊和皮脂腺周围的 T 辅助细胞增加为主，T 抑制细胞及 B 淋巴细胞少见，提示在酒渣鼻病变过程中，受到毛囊蠕形螨等抗原刺激，可导致 T 辅助细胞活化增殖，细胞免疫反应可能参与了酒渣鼻的病理过程。

【述评】

本病是以颜面中央部弥漫性潮红、丘疹、脓疱，伴有局部毛细血管扩张、皮脂腺及结缔组织增生为特征的慢性皮肤疾病。本病又损害容颜，特别是对鼻赘期患者，身心损害更大，值得重视。

中医对本病发病机制的认识已趋统一，临床多从热、瘀论治，以实为重。从调节人整体机能出发，中医药治疗本病有着确切的疗效，特别是对Ⅰ、Ⅱ期红斑丘疹期患者，远期疗效好，复发病例少。

西医学可运用冷冻、激光、外科手术等多学科、多方法对本病治疗，特别是对鼻赘期患者，近期疗效肯定，但要注意临床治疗方法的选择，李铁男等认为：①对毛细血管显著扩张的损害，先用冷冻疗法，2～3 周后再行切割术。②轻度鼻赘形成者，并用磨削术和切割术。③对巨大鼻赘形成者，先用手术将增生肿物大部分切除，然后对剩余部分行切割术，巨大损害者分二次手术进行。④对同时有毛细血管扩张和赘生物形成者，采用冷冻、磨削、切割术并用的方法。我们认为这种术式选择方法值得借鉴。

【参考文献】

1. 王凤岭. 中药治疗酒渣鼻 50 例. 辽宁中医杂志，1987，(12)：19
2. 邹世光. 麻杏石甘汤加味治疗酒渣鼻 39 例，1993，(7)：323
3. 晁锦芙. 中药治疗酒渣鼻 30 例. 中西医结合杂志，1989，(7)：439
4. 王宝荣. 中西医结合治疗面部酒渣 30 例. 天津中医，1999，16(2)：6-7
5. 钱大善. 中西医结合治疗酒渣鼻 20 例疗效观察. 中国中西医结合耳鼻咽喉杂志，2000，8(2)：92
6. 李仁学. 中西医结合治疗酒渣鼻. 湖北中医杂志，2001，23(1)：24
7. 牛忻群. 中西医结合治疗酒渣鼻 32 例. 中国中西医结合杂志，2000，20(1)：12

第四节　体　　气

体气是身体散发出臭气的一种皮肤病。相当于西医所称的“臭汗症”。一般发生于腋部者，称“腋臭”；发生于足部者，称“足臭”；他处亦见者，可称“狐臭”、“胡气”、“体气”。本病多发于腋部或以腋部为甚。常见于青年男女，以妇女更为多见。壮年以后可逐渐减轻。其特征为患处散发出特殊的刺鼻臭味，夏季更甚。

祖国医学对于本病早有记述，晋称本病为“胡臭”，见于晋·葛洪《肘后备急方》；隋《诸病源候论》称“体臭”、“狐臭”、“漏腋”，“狐臭候”中说：“人腋下臭如葱豉之气者，亦言如狐狸之矢气者，故谓之狐臭。此皆血气不和蕴积故气臭。”“漏腋候”中有“腋下常湿，乃臭生疮，谓之漏腋。此亦是气血不和，为风邪所搏，津液蕴瘀，故令湿臭。”唐《千金要方》称“腋漏”，认为本病天生即有，难于治愈；宋《三因极一病证方论》认为“胡臭”、“漏腋”两者有所区别，非同一疾病，故应分别出方治疗；明《古今医统》认识本病尚可累及阴股、阴囊等多汗皱襞处；明《外科正宗》称“体气”、“狐气”，并阐明本病为父母所遗传；清《外科大成》称“腋气”，认为本病难于根治。后世医家亦有因本病气味特殊，而称为“体臭”、“胡气”、“狐骚”等。

【病因病机】

本病由湿热内蕴，浊气随汗从毛孔而出所致，或由父母遗传而生。

1. 秽浊内蕴　先天禀赋于父母，秽浊之气从腋下而出。如清《杂病源流犀烛·腋臭》曰：“腋臭、漏腋，皆先天湿郁病也。”清《外科大成·腋气》亦曰：“腋气，俗名狐臭，受秉于未形之初，腋内有窍，浊气由此而出。”

2. 湿热熏蒸　夏日天暑，汗渍污垢较甚，聚而酿成秽浊之气，熏蒸于体肤之外，臭秽难闻；或由过食肥甘厚味，湿热蕴于内而发于外，秽浊之气从腋下而出。故隋《诸病源候论·漏腋候》曰：“腋下常湿乃臭生疮，谓之漏腋，此亦是气血不和，为风邪所搏，津液蕴瘀，故令湿臭。”

西医学认为本病是汗腺分泌液所引起，分全身性和局限性两类，全身性体气由小汗腺所引起，而局限性体气由大汗腺所引起，多数患者有家族史，具有遗传性。与汗腺分泌液中含有有机物及挥发性脂肪酸有关，并与多种细菌作用而产生的大量不饱和脂肪酸有关。其功能受性腺分泌素的影响，因此多在青春期发生，且好发于腋窝、肘窝、会阴、肛门等大汗腺的部位，老年后，由于性腺内分泌功能减退，故本病症状减轻或自愈。

【辨病】

1. 临床表现　本病多发于腋下、肛门、腹股沟、会阴等汗腺分布广泛且不易蒸发之部位，而以腋部为甚，腋下汗出色黄而沾衣，常有特殊臭味，味如野狐，可伴有“油耳”、汗多、头皮瘙痒。多有家族史。症状轻重不一，轻者无汗时没有臭味，仅夏季汗出时加剧；重者腋下如膏如脂，臭秽熏人，且腹股沟、阴部等处亦散发臭气。

2. 诊断要点

(1)本病多见于青年男女，尤以青春期妇女为多。

(2)患者常有家族遗传史。

(3)发病部位以腋窝、外阴、腹股沟、肛周、足部、脐部及妇女乳房下部等大汗腺分布区多见，尤以腋部为多。常伴有外耳道耵聍、多汗等症。更年期后，大汗腺逐渐萎缩，本病亦渐消退。

(4)汗出臭秽，刺鼻难闻，如狐狸之矢气。

3. 鉴别诊断

多汗症　见于掌、跖、前额、腋下、外阴等处，尤其以掌、跖最为常见，汗液可呈点滴状，滴流不停，情绪激动时，更为明显。汗液无臭味。

【辨证】

本病与先天禀赋及湿热内蕴有关，临床辨证分为以下两个类型。

1. 秽浊内蕴证　常有家族遗传史，多在青春期发病，夏天汗出时更甚。腋下多有棕纹数孔，汗出色黄沾衣。耳道多有柔软耵聍，舌脉可如常人。

2. 湿热熏蒸证　常无家族遗传史，好发于夏天，腋下多汗，色黄沾衣，臭秽之味与汗之多少相关。洗浴后，可暂时减轻或消除。舌红苔黄腻，脉弦数或滑数。

【治疗】

1. 内治法

(1)辨证论治

1)秽浊内蕴证：治宜芳香辟秽，化浊敛汗。选用五香丸加减。常用药物如：白豆蔻、丁香、藿香、香附、甘松、当归、白芷、浮小麦、麻黄根、糯稻根。

2)湿热熏蒸证：治宜清热利湿，化浊敛汗。选用甘露消毒丹加减。常用药物如：滑石、绵茵陈、木通、藿香、白蔻仁、石菖蒲、薄荷、浮小麦、糯稻根、黄芩。

(2)成药、验方

1)蒜肚方：用公猪肚一具，入大蒜 49 枚去皮入肚内，以线扎口，水煮烂；用盐、醋蘸肚食之。

2)浮小麦 30g，甘松 10g，白芷 12g，佩兰 6g。水煎代茶，每日 1 剂。

2. 外治法

(1)密陀僧散加枯矾粉扑撒患处，每日 3 次。

(2)五香散水调搽擦患处，3 天 1 次；或用 6g，绢袋盛贮，挂于患处。

3. 手术疗法

(1)电解法：在局麻下，把电极针插入腋毛基部，通电拔毛，破坏大汗腺。

(2)切除术：对长腋毛的皮肤作梭形切除。术后瘢痕形成可能会影响运动功能。为减轻瘢痕，可并用“Z”形切除术。

(3)搔刮法：在有腋毛的皮肤作一小切口，把刮器伸到皮肤里面进行搔刮。

(4)剪除法：在腋部皮肤作一横切口，剪除皮下组织，清除毛囊和汗腺。术后用纱布团按压局部，用粗缝线固定，使皮肤与深部组织贴紧。注意防止术后血肿的发生。

(5)削除法：在腋部皮肤的一端作切口，插入稻叶式皮下组织削除器，从皮肤里面广泛地削除皮下组织。术后用粗纱布团块抵压，然后用双缝线双重固定。本疗法须有熟练的操作技巧。

(6)自来水离子导入法：有抑制小汗腺分泌的作用，每周 2～3 次，多适用于足跖臭汗症的治疗。

(7)腰交感神经切除术：适用于足跖臭汗病情特别严重病例，可有效地控制足跖部出汗。

(8)浅层 X 射线治疗、激光治疗、冷冻治疗。

【预防及护理】

1. 经常洗浴，更换衣袜，保持皮肤清洁、干燥。

2. 忌食辛辣刺激性食物，戒除烟酒。

3. 积极治疗多汗症。

【古籍选粹】

《诸病源候论·体臭候》　人有体气不和，使精液杂秽，故令身体臭也。

《诸病源候论·狐臭候》　人腋下臭如葱豉之气者，亦言如狐狸之矢气者，故谓之狐臭。此皆血气不和蕴积故气臭。

《诸病源候论·漏腋候》　腋下常湿，乃臭生疮，谓之漏腋。此亦是气血不如，为风邪所搏，津液蕴瘀，故令湿臭。

《外科正宗·体气》　体气一名狐气，此因父母有所传染者，……腋下多有棕纹数孔，出此气味，常以五香散擦之，内用蒜肚时常馔食之，亦可解其气味。

《外科大成·腋气》　腋气，俗名狐臭，受秉于未形之初，腋内有窍，浊气由此而出。

《三因极一病证方论·胡臭》　夫胡臭者，多因劳逸汗渍，以手摸而嗅之，致清气道中，受此宿秽，故传而为病。

《杂病源流犀烛·腋臭》　腋臭、漏腋，皆先天湿郁病也。

【现代研究】

1. 专方治疗　阮士军以防己黄芪汤(防己、黄芪各 30g，炒白术 15g，甘草 6g，生姜 9g，大枣 20g)加减治疗本病 12 例，结果 12 例全部治愈，治愈时间最短 2 月，最长 6.5 月，平均 3.5 月。

2. 中西药结合治疗　李志民以消痔灵注射液皮下注射治疗本病 120 例，其方法是：常规消毒腋窝皮肤后用 7 号针头将药腋毛分布范围注入皮下组织，每侧注射 20～40ml(消痔灵原液：0.75％利多卡因＝1：1)注射完轻轻揉压局部，使药液散开，局部有轻微胀痛感。结果治愈 116 例，好转 4 例，总有效率 100％。

3. 中药外用治疗　刘贤文等以扑腋香喷雾剂(青木香、石菖蒲、白矾等乙醇提取液)喷撒腋窝治疗本病 189 例，总有效率为 97.48％。轻度腋臭有效率 96.97％，中度腋臭有效率 96.77％，重度者为 100％。作者发现 78 例伴发多汗者，治疗后有 60 例汗出减少。张绍湖以中药外敷法治疗本病，方法是：密陀僧、无名异等量，共研细末，贮存瓶中备用，先洗净患部，再将药末擦敷患处，早晚各用药 1 次，连用 5 天。再取密陀僧 1 份，大蒜 3 份，共捣如泥，平摊于纱布上，敷于脐下，以胶布固定，日换 1 次，5 天为 1 个疗程，一般 2～4 个疗程可愈。

【述评】

腋臭的病因有人认为是由于皮肤表面细菌分解大汗腺分泌液中的有机物而产生不饱和脂肪酸引起，但也有认为是大汗腺分泌液中挥发性脂肪酸本身散发出的特殊臭味。后者比较有力的证据在于本病与遗传相关，大部分病例有家族遗传史，而且本病与外界环境因素无关。至于本病是否由于大汗腺的分泌物具有易为细菌分解的特殊成分所致，尚值得进一步研究。

治疗上应以破坏大汗腺为目的才能收到较好的疗效，局部外涂、外洗或外扑腋臭粉的方法具有简便易行的特点，但这种表浅治疗只能缓解患者的临床症状，而难以达到根治的目的。临床上对于本病比较严重的病例，主张采用手术切除、高频电针和皮下注射药物的方法进行治疗。

高青、李增银等对传统手术切除、高频电针方法作了改进，在提高治愈率、减少复发率、减少术后瘢痕等方面又前进了一步，他们的方法值得临床推广运用。

皮下药物注射的方法是以破坏大汗腺为目的，所选药物有四环素、确炎舒松 A、枯痔液、消痔灵等，但应注意注射深度，注射过深或过浅均达不到治疗目的，应注射于皮肤与皮下组织交界处。

【参考文献】

1. 阮士军. 防己黄芪汤治疗狐臭12例. 贵阳中医学院学报，1985，(3)：34
2. 李志民. 消痔灵注射液治疗腋臭120例疗效观察. 新疆中医药，1990，(3)：35
3. 刘贤文，等. 扑腋香喷雾剂祛除腋臭的临床观察. 成都中医学院学报，1994，17(3)：26
4. 张绍湖. 治狐臭方. 湖南中医杂志，1994，10(3)：44
5. 高青. 新法应用高频治疗仪治疗腋臭. 临床皮肤科杂志，1994，(6)：350
6. 李增银，等. 腋臭切除改良术. 临床皮肤科杂志，1994，(1)：15

第五节　油　　风

油风是一种头发突然成片脱落、头皮鲜红光亮、无明显自觉症状的慢性皮肤病，相当于西医所称的“斑秃”。可发生于任何年龄，但以青年人患病更为普遍。其特征为头皮突然片状脱落，常在无意中发现，脱发处的头皮鲜红光亮、状如涂油，故名油风。

追溯本病病名的历史沿革，《内经》中称“毛拔”、“发落”、“发坠”等；《难经》中称“毛落”；隋《诸病源候论》中称“鬼舐头”，该书在“鬼舐头候”中说：“人有风邪在头，有偏虚处，则发秃落，肌肉枯死。或如钱大，或如指大，发不生，亦不痒，故称之鬼舐头。”又说：“足少阴肾之经也，其华在发。冲任之脉，为十二经之海，谓之血海，其别络上唇口。若血盛则荣于须发，故须发美；若血气衰弱，经脉虚竭，不能荣润，故须秃落。”阐述了本病病因。本病病名首见于明《外科正宗·油风》，该书说：“油风乃血虚不能随气荣养肌肤，故毛发根空，脱落成片，皮肤光亮，痒如虫行，此皆风热乘虚攻注而然。”明、清两代的一些外科专著均沿用“油风”病名。

若头发全部脱落称全秃，全身其他处毛发也同时脱光者，则称为普秃。

【病因病机】

由于血虚不能随气荣养皮肤，以致毛孔开张，风邪乘虚侵入，风盛血燥，发失所养而成片脱落；或因情志抑郁，肝气郁结过分劳累，有伤心脾，气血生化不足，发失所养而致；因肝藏血，发为血之余，肾藏精，主骨生髓，其华在发，肝肾不足，精血亏虚，发失所养亦为本病主要原因。此外，王清任《医林改错》说：“皮里肉外血瘀阻塞血路，新血不能养发，故为脱落。”又说：“无病脱发，亦是血瘀。”说明头部肌肤气血瘀滞，致使毛发失养，亦是脱发的主要原因。

【辨病】

1. 临床表现　本病起病突然，患者常在无意中发现头发迅速成片脱落呈圆形或不规则形，小如指甲，大如钱币或更大，数目一般数个不等，皮肤光滑而亮，无炎症，境界清楚，毛囊口清晰可见或有纤细短发存在。脱发区边缘的头发常松动易拔，拔出的头发呈上粗下细感叹号状，此时病势有继续发展的可能性，脱发区由小变大，数目也随之增多，甚至融合成片。若脱发区周围的毛发固着较牢，不易拔除，说明病势已趋稳定。本病严重者可累及全头部，以致头发大部或全部脱落者称全秃。若全身毛发包括眉毛、睫毛、胡须、腋毛、毳毛均脱落者称普秃。一般无自觉症状，或有瘙痒。也可伴有头晕、目眩、心烦、失眠、多梦等。

油风有自愈倾向，但很易再行脱落。以致病程可持续数月或更长久。在恢复时，患部新发长出，初起大都细而柔软，色呈淡黄或灰白，逐渐变粗、变硬、变黑，最后与健康毛发相同。

2. 诊断要点

(1)病史:发病前常有过度劳累、睡眠不足或受到精神刺激等情况。

(2)临床症状:头皮突然发生指盖至钱币大圆形脱发区,境界明显。患部除脱发外,毫无任何异常症状,损害边缘头发松动易拔。

(3)病程缓慢,有时可长期静止,亦可迅速进行,病损范围扩大增多。甚至头发全脱成全秃。患部无自觉症状,多于无意中发现。本病有自愈倾向,但可再发。可发于任何年龄,严重者眉毛、睫毛、腋毛、阴毛及全身毳毛均可脱落,称为普秃。

3. 鉴别诊断

(1)假性斑秃:为永久性脱发,患者头皮萎缩,光滑如薄纸,看不见毛囊口,脱发区边缘头发不松动。

(2)黄癣:自幼发病,头部有结痂史或典型的碟形痂,真菌检查阳性,且局部有萎缩性瘢痕。

(3)白秃疮(白癣):儿童多患,初起时头部可见大小不一的白色鳞屑,小如指头,大如钱币,逐渐蔓延成片,毛发干枯,容易折断,日久则发枯脱落,形成秃斑,但到青春发育期大部分可获自愈。

(4)白屑风(皮脂溢出症):常有脱屑、剧痒,脱发多于额角开始,并延及至前头及颅顶部。

(5)梅毒性脱发:脱发区境界不明显,头发未完全脱落,而且高低不齐,状如虫蛀。脱发区常见于鬓部及枕。USR(不加热血清反应素试验)及RPR(梅毒非螺旋体抗原试验)、TPHA(梅毒螺旋体血凝试验)等阳性。

【辨证】

本病有虚有实,实则血热、血瘀;虚则气血、肝肾不足。临床辨证大致分为以下几个类型。

1. 血虚风燥证　包括血热风燥证、风盛血燥证等。脱发时间较短,进展很快,有时是大把脱落,常伴有不同程度的瘙痒,头发干燥,头晕,目眩,失眠。舌质淡红,苔薄白,脉细数。

2. 气滞血瘀证　包括肝郁血瘀证。在头发脱落前,先有头痛、偏头痛或者头皮刺痛等自觉症状,脱发病程较长或突然脱发,或有病变处外伤血肿史,胸胁胀满,烦热难眠。舌淡黯紫或有瘀斑,脉沉涩。

3. 气血两虚证　包括心脾两虚证。患者多在大病、久病、产后发病。脱发渐进性加重,病程较长。伴有唇白,心悸,气短语微,头晕目眩,面色萎黄,倦怠乏力等全身症状。舌淡苔薄白,脉虚细或细弱。

4. 肝肾不足证　脱发经久不愈,甚至全秃或普秃,或边脱边长,所长之发纤细柔软。伴头晕,失眠,耳鸣,目眩,腰腿酸痛或遗精盗汗。苔少,舌质淡,脉细数。

【治疗】

1. 内治法

(1)辨证论治

1)血虚风燥证:治宜养血祛风为主。选用神应养真丹加减。常用药物如:当归、白芍、川芎、熟地、桑寄生、何首乌、羌活、防风、炙甘草。若有血热者,加生地、牡丹皮。

2)气滞血瘀证:治宜理气活血。选用逍遥散合通窍活血汤。常用药物如:白芍、赤芍、当归、柴胡、川芎、桃仁、红枣、老葱。夜多噩梦,加生地、熟地、酸枣仁、远志;情志抑郁,加合欢皮、郁金。

3)气血两虚证:治宜气血并补。选用八珍汤加味。常用药物如:川芎、当归、白芍、熟地、党参、白术、茯苓、黄芪、大枣、炙甘草。

4)肝肾不足证:治宜补益肝肾。选用七宝美髯丹加减。常用药物如:黄芪、党参、熟地、茯苓、女贞子、旱莲草、枸杞子、当归、何首乌、桑椹。

(2)成药、验方

1)固肾生发丸,每次 2.5g,每日 2 次。

2)养血安神片,每次 5～10 片,每日 3 次。

3)蒲公英 30g,黑豆 5000g,加水煮熟,去蒲公英渣,再加冰糖 120g,收干,每日吃 60g。

2. 针灸治疗　多选用梅花针叩刺治疗,脱发时间长、面积小、患者耐受力强者,用重叩刺,至局部微微出血;脱发面积大、时间短或耐受力差者,采用轻叩刺,用较钝的梅花针叩至局部发红即可。每日或隔日 1 次。

3. 外治法

(1)骨碎补外擦。隔日 1 次,以局部稍有灼热感、稍发红为度。

(2)鲜生姜切成薄片,烤热后,反复轻擦患处,每日 1 次。

(3)5%～10%斑蝥酊或 10%辣椒酊外擦,每日数次。

【预防与护理】

1. 注意劳逸结合,保持心情舒畅,切忌烦恼、悲观、忧愁和动怒。

2. 饮食要多样化,克服和改正偏食的不良习惯。

3. 讲究头发卫生,不要用碱性太强的肥皂洗发,平时少用电吹风吹发。

4. 向病员作耐心的思想工作,解除精神负担,坚定治愈信心。同时积极寻找发病诱因并去除之。

【古籍选粹】

《素问·上古天真论》　……肾气实,发长齿更。……肾气衰,发坠齿槁。

《诸病源候论·毛发病诸候》　人有风邪在头,有偏虚处,则发秃落,肌肉枯死。或如钱大,或如指大,发不生,亦不痒,故谓之鬼舐头。

《诸病源候论·毛发病诸候》　……血盛则荣于头发,故须发美;若血气衰弱,经脉虚竭,不能荣润,故须发秃落。

《外科正宗·油风》　油风乃血虚不能随气荣养肌肤,故毛发根空,脱落成片,皮肤光亮,痒如虫行,此皆风热乘虚攻注而然。

《疡医大全·头发门》　生姜切片,擦落发光皮上,数日即长。

《疡医大全·头发门》　川椒四两,用白酒酿浸七日,早晚润秃处,其处自生。

《血证论·瘀血》　瘀血在上焦,或发脱不生。

《医林改错·通窍活血汤所治之症目》　……头发脱落,各医书皆言伤血,不知皮里肉外血瘀,阻塞血路,新血不能养,故发脱落。

【现代研究】

1. 辨证论治　本病病因病机复杂,临床辨证标准难于统一,中医辨证分型复杂,根据有关文献,临床辨治大致从肝肾不足、气血两虚、肝郁血瘀、风盛血燥、湿热上熏、肾阳虚衰 6 个证型。应当指出的是,肺主皮毛,临床所见肺气虚、肺阴虚的脱发患者应从肺论治。如张珍玉治疗一脱发 5 年余患者,以往养血补肾为治无效,予自拟黄芪益气汤以补肺助卫实表,20 剂即见头部细微黄发出,3 个月见黑发全长。又如罗才盛以清燥救肺汤加减治疗斑秃 38

例，痊愈31例，好转7例，疗效满意。

2. 专方治疗 马贵琴等以首乌生发饮（熟地18g，黑芝麻、白芍各30g，当归12g，川芎10g，何首乌、山萸肉、枸杞子、菟丝子各15g，羌活6g），加减治疗本病36例，结果治愈23例，显效8例，有效4例，无效1例，总有效率97%。

3. 中西医结合治疗 刘成以中西医结合治疗斑秃20例，治愈18例，其方法是：内服中药（熟地黄、何首乌、茯苓、沙参、枸杞子、女贞子、旱莲草、丹参、潼蒺藜），每天1剂，分2次服用，配合口服西药谷维素、维生素类，并且外用中药和复方土槿皮酊。

李明裕报道用中药（紫荆皮、补骨脂、白芷、菟丝子、羌活、斑蝥、樟脑用高粱酒泡制而成酊制）外搽局部，每天3～4次，10天后局部进行紫外线照射，治疗斑秃患者基本治愈，也可采用口服或外搽8-甲氧补骨脂素加长波紫外线局部照射治疗斑秃。

汤一鹏用抗秃汤（珍珠母、牡蛎、磁石、代赭石各30g，枣仁、茯神各15g）每天1剂，水煎服。偏肝肾阴虚加桑葚子、熟地各20g，旱莲草、首乌藤各15g，枸杞子、菟丝子各12g；偏风盛血燥者加生黄芪、白芍各30g，当归20g，天麻、羌活、川芎各12g。同时用0.2%盐酸氮芥酒精溶液外涂患处，每天1次。治疗30例，痊愈15例，有效13例，无效2例，效果满意。

4. 中药外用治疗 多选用皮肤刺激药如干姜、斑蝥、川椒、补骨脂之属配以其他药物，用酒精浸泡制成酊剂外涂，起到刺激斑皮，扩张斑皮下毛细血管，增加血流量，消除微循环障碍的作用，以利于改善毛乳头营养，刺激毛囊再生。如速效克秃灵生发精（人参、制何首乌、骨碎补、旱莲、红花、尖干红辣椒、生姜、侧柏叶、川芎等）、生发酊（人参、红花、骨碎补、洋金花、生姜）和101毛发再生精等。

5. 实验研究 冯毅等应用中药四君子汤治疗各种秃发患者34例（其中斑秃25例、全秃5例、普秃3例、脂溢性脱发1例），治疗前免疫球蛋白、淋巴细胞转化率多在正常范围的低值，治疗后脱发症状好转的同时，IgG、IgM、IgA及淋巴细胞转化率明显升高，与用药前比较（$P<0.01$）差异有显著性意义。方中人参皂苷在体内参与淋巴细胞的分化成熟过程，促使淋巴细胞转化恢复正常；白术、甘草具有显著增强网状内皮系统的吞噬功能，茯苓健脾益气。诸味中药均有扶正、固本、补气之作用，可调节免疫功能。

陈达灿等采用中药益发制剂A和B（益发制剂A含生药67%，主药有制何首乌、女贞子、黄芪、山楂、蒲公英、崩大碗、甘草等；益发制剂B含生药25%，主药有制刺五加，人参叶、花椒、侧柏叶、川芎、冰片等）随机单盲对照治疗斑秃319例，痊愈205例，显效63例，有效37例，总有效率95.6%，疗效高于西医对照组（$P<0.01$）。实验研究结果显示：益发制剂能显著提高斑秃患者外周血循环T淋巴细胞，抑制性T细胞（Ts细胞）的水平，从而使Th/Ts比值下降，揭示益发制剂能调节患者体内T淋巴细胞亚群及其分布，提高患者血清IL2水平（$P<0.01$），增强机体免疫功能。

【述评】

油风相当于西医所称的“斑秃”。现代医学对该病的病因未明，目前多倾向于有一定遗传因素参与的自身免疫性疾病，与精神创伤、过度紧张、内分泌功能失调、感染、中毒及头部外伤等因素有关。当前应用西药治疗虽然有一定的疗效，但副作用大、复发率高；而应用中医药治疗虽然疗程长，但疗效高，无副作用，复发率低。如能注意辨证论治、内治外治结合，一般均可获得满意的疗效，对该病的治疗是中医药在防病治病方面优势的表现。

【参考文献】

1. 朱仁康，等. 脱发证治. 中医杂志，1986，(12)：9

2. 赵章光. 斑秃的中医治疗研究述评. 北京中医学院学报，1991，14(3)：1

3. 胡国俊，等. 脱发证治初探. 新中医，1991，(10)：10

4. 张珍玉. 脱发治肺. 山东中医杂志，1990，9(6)：43

5. 罗才盛. 清燥救肺汤治疗斑秃 38 例. 湖南中医杂志，1989，(2)：43

6. 马贵琴，等. 首乌生发饮治疗斑秃 36 例. 山东中医杂志，1994，(6)：259

7. 刘成. 中西医结合治疗斑秃 20 例疗效观察. 中西医结合杂志，1987，7(2)：108

8. 李明裕. 中药外搽加局部紫外线照射治疗斑秃等脱发 61 例疗效观察. 中华皮肤科杂志，1982，15(4)：235

9. 汤一鹏. 抗秃汤内服与氮芥外用治疗斑秃 30 例. 安徽中医学院学报，1991，10(3)：36

10. 冯毅，王梅，吕秀玲. 中药四君子汤对秃发患者某些免疫学指标影响的初步探讨. 临床皮肤科杂志，1993，(4)：216

11. 陈达灿，禤国维，胡东流. 中药益发制剂治疗斑秃 319 例临床观察. 广州中医药大学学报，1996，13(34)：41-43

第六节 田 螺 泡

田螺泡是一种因汗出不畅导致手掌、足跖部复发性水疱性皮肤疾患，又称“蚂蚁窝”。相当于西医所称的“汗疱疹”、“汗疱症”。常见于中青年男女。其特征为春末夏初开始发病，夏季加重，入冬自愈，发于手掌、足跖的表皮深处的小水疱，干后脱皮，每年反复发作，皮损形似蚁窝、田螺泡。

【病因病机】

本病由脾经湿热内蕴，风邪聚结，交阻皮内而成。如明《外科正宗·田螺泡第一百二十二》说：“田螺泡，……此脾经风湿攻注……”清《医宗金鉴·外科心法要诀·田螺皰》说：“……由脾经湿热下注、外寒闭塞，或因热体涉水、湿冷之气蒸郁而成。”

西医对本病的病因目前尚未完全清楚，既往认为由于手足多汗、汗液潴留于皮内而引起；现在有些学者认为此病是一种皮肤湿疹样反应，此外，又认为精神因素可能为此病的重要因素之一。

【辨病】

1. 临床表现 皮疹为深在的米粒到绿豆大小的水疱，可融合成较大的水疱，内容物澄清或混浊，周围无红晕。疱壁较厚，一般不自行破裂，干燥后脱皮。水疱群集或分散，多对称分布于手掌或手指两侧面，少数手背、足底亦可累及。自觉瘙痒，抓破则疼痛结痂，或有烧灼感。水疱一般经 2 个月可吸收，如穿破则呈点状糜烂面，容易继发细菌或真菌感染。患者并有手足多汗，入冬病愈，翌春又生。

2. 诊断要点

(1)好发部位 手指、掌跖，有时亦发生在腕前或趾缝。

(2)皮疹为深在性，周围皮肤无红晕的水疸，多呈半球形。稍隆起于皮肤表面，粟粒至米粒大小，一般不融合，偶尔也可融合成较大水疱。壁厚而不易破裂，疱液澄清，晚期可稍浑浊。水疱常不自行破溃，愈后不遗留色素沉着及瘢痕。

(3)自觉有不同程度的瘙痒或烧灼感。

(4)夏季加重,入冬自愈。患者常伴有掌跖多汗,易于复发。

3. 鉴别诊断

(1)水疱型手癣和足癣:多为一侧性,不对称,皮疹边缘清楚,周边的丘疹、脱屑明显,真菌检查阳性。

(2)汗疱型癣菌疹:水疱较浅,疱壁较薄,有活动性真菌感染病灶,癣菌素试验阳性。当真菌感染被控制后,癣菌疹自愈。

(3)剥脱性角质松解症:多在春秋季节发病,掌部可见小红斑,继而在红斑上或在正常皮肤上出现干性白疱,以干疱为中心脱屑,渐渐向周围扩大,往往累及整个手掌,无水疱损害(只是看起来像水疱),无自觉症状。

【辨证】

发生于手足部、指(趾)间,为多数深在性小水疱,自觉灼痒,局部脱屑。同时兼有心烦脘闷,便溏,尿短而赤,苔黄腻,脉濡数。辨证属脾经湿热内蕴,风邪聚结,交阻皮内。

【治疗】

1. 内治法

(1)辨证论治:本病属脾经湿热内蕴,风邪结聚,交阻皮内。治宜利湿清热,散风解毒。选用解毒泻脾汤加减。常用药物如:石膏、牛蒡子、防风、黄芩、苍术、栀子、生薏苡仁、浮小麦、土茯苓、甘草、绵茵陈、白花蛇舌草、鱼腥草。

(2)成药、验方

1)金菊五花茶冲剂,每日 2～3 次,每次 1 包。

2)甘露消毒片,每日 2 次,每次 4～6 片。

2. 外治法

(1)苦参、石菖蒲、艾叶各 10g。水煎外洗患处,每日 1 次,每次 15 分钟。

(2)三黄洗剂外搽,每日 3 次。

(3)5%硫黄霜外搽,每日 2 次。

3. 针灸治疗　手部皮疹取内关、曲池、合谷;足部皮疹取三阴交、足三里、涌泉。得气后留针 15 分钟。

【预防与护理】

1. 保持心情舒畅,防止精神过度紧张或情志抑郁。

2. 手足少接触肥皂、洗衣粉等有刺激性的化学物品。

【古籍选粹】

《外科正宗·田螺泡一百二十二》　田螺泡多生手足,忽如火燃,随生紫白黄泡,此脾经风湿攻注,不久渐大,胀痛不安。线针挑破泄去毒水,太乙膏盖。挑破又生者,内服解毒泻脾汤可愈。

《疡医大全》　蚂蚁窝乃无意脚踹蚂蚁而成,或风湿结成,多生手足,形似蚁窝,俨如针眼,奇痒入心,破流滋水。

《医宗金鉴·外科心法要诀·田螺皰》　此症多生足掌,而手掌罕见。由脾经湿热下注,外寒闭塞,或因热体涉水,湿冷之气蒸郁而成。初生形如豆粒,黄皰闷胀,硬疼不能着地,连生数皰,皮厚难于自破,传度三五成片湿烂;甚则足跗俱肿,寒热往来。法宜苦参、菖蒲、野艾熬汤热洗;次用线针将皰挑破,放出臭水,加味太乙膏贴之。又将皰皮剪去,宜用石膏、轻粉等份研末撒之,仍以加味太乙膏盖贴,内服解毒泻脾汤。

【现代研究】

张世洲以青黛软膏(青黛 3g,煅石膏 6g,滑石粉 6g,大黄 3g,凡士林 82g)外涂治疗本病 20 例,全部治愈。

【述评】

田螺泡是由脾经湿热内蕴、风邪聚结、交阻于皮内所致。西医目前对本病病因未明,尽管连续组织切片已证明本病水疱并非汗液潴留,且与普通皮炎的水疱无异,故可视本病为掌跖部湿疹样皮炎予以论治。

临床本病并非少见,孙连吉曾对 1112 名汽车驾驶员进行了调查。双手多汗及汗疱患病率达 10.45%,值得注意。

中医对本病的治疗一般疗程较长,但疗效比较确切,特别是内治外治配合。

【参考文献】

1. 张世洲. 青黛软膏外用治疗汗疱疹 20 例临床观察. 黑龙江中医药,1993,(2):27

2. 孙连吉,等. 汽车驾驶员皮肤损害调查. 职业医学,1992,19(2):126

第七节 白 发

白发是指发色变白而言。俗称“发白”。有先天禀赋不足性白发,如白化病、某些遗传性综合征所出现的发色变白;有后天脏腑失调性白发(如白癜风患处的毛发可变白,油风病人复原时,新生的毛发也可呈白色)。

【病因病机】

先天禀赋不足,肾精亏损,精虚不能化生阴血,阴血不足,发失濡养所致;或由多愁善感,思虑伤脾,气血生化无源而生;或由血热偏盛,肝旺血燥,发失濡养而来;或与家族遗传有关。

西医学认为,老年时头发变灰或变灰白是一种生理现象,原因在于毛球中黑素细胞酪氨酸酶活性进行性丧失而使毛干中色素消失;未到老年的早期灰发或白发常有家族史,表现为常染色体显性遗传,有的伴有器官特异性免疫性疾病,如恶性贫血、甲状腺功能亢进、冠心病等。严重的情绪影响亦可使头发迅速变白。已知灰发中黑素细胞数目正常,但胞质中可含有大的空泡,含有外观正常的黑素体,但很少含有丰富的黑素;白发中黑素细胞数目减少或缺如。但形成这种现象的确切病理机制尚未明了。

【辨病】

1. 临床表现 头发变白较正常人早而快,渐进性发展,头发间杂逐渐变白,或从头顶开始,或由额部,或由两鬓,或整个头部的毛发变白。快慢不一,无自觉不适。少数伴有头晕耳鸣、神疲乏力、倦怠肢软等症状。

2. 诊断要点

(1)先天性全身性白发病:多与白化病同时伴发;全身毛发呈灰白色,皮肤及虹膜亦缺乏色素。

(2)先天性局限性白发病:往往与家族有关,多在身体某部分有局限性白发区,一般多在头部,有时眉毛及睫毛部分变白。

(3)老年性白发病:系生理现象,一般在 40 岁以后,各部分毛发即可开始变白。

(4)青少年白发病:常见于青少年,亦称为早老性白发病,局限于两鬓部,最初头发有散在稀疏少数白发,以后可逐渐或突然增多。

一般白发病除白发外，无任何明显症状。

3. 鉴别诊断

(1)白驳风(白癜风)：病变发生在头部，除局部头发变白外，底层的皮肤亦变白。

(2)油风(斑秃)：在病情恢复的过程中，初生白色毳毛，细软稀疏，但底层皮肤正常，时间一久，白毳毛遂变黑、变粗，以至恢复正常。

【辨证】

本病有虚有实，实则血热肝旺；虚则肾精亏损、心脾两亏。脏腑定位以肾、肝、脾三脏为主，其中与肾关系更为密切。临床辨证大致分为以下几个类型。

1. 血热肝旺证　患者以青壮年多见，白发时间较短，进展较快兼有烦躁易怒，胸胁胀满，目赤口干，头部烘热等全身症状，舌质红苔薄黄，脉弦数。

2. 心脾两虚证　头发由枯黄变花白或早白，病情有的静止数年不再发展；有的情志不遂，或者烦劳太过，促使头发迅即变白。伴有精神抑郁，纳谷不香，心悸怔忡，失眠多梦，倦怠乏力等全身症状。舌淡，苔薄白，脉虚细或细弱。

3. 肾精亏损证　患者多数是40岁以上的中老年人，头发由两鬓开始发白，先是少数白发掺杂出现，以后白发逐渐增多，经过数年，白发波及整个头部，甚至全部变白。亦可见于少数青少年。伴头晕耳鸣、目眩、腰膝酸软、遗精盗汗等症状。舌淡少苔，脉细弱。

【治疗】

1. 内治法

(1)辨证论治

1)血热肝旺证：治宜凉血清肝乌发。选用丹栀逍遥散加减。常用药物如：牡丹皮、栀子、白芍、赤芍、当归、柴胡、茯苓、生地、珍珠母、决明子、甘草、白蒺藜。

2)心脾两虚证：治宜疏肝解郁，健脾养心。选用归脾汤加减。常用药物如：白术、茯苓、黄芪、龙眼肉、酸枣仁、党参、木香、炙甘草、当归、牡丹皮、决明子、白蒺藜。

3)肾精亏损证：治宜补肾益精。选用七宝美髯丹加减。常用药物如：黄芪、党参、熟地、女贞子、旱莲草、枸杞子、当归、何首乌、桑葚、白芍、菟丝子。

(2)成药、验方

1)杞菊地黄丸，每次6g，每日2次。

2)二至丸，每次5g，每日2次。

3)首乌片，每次5片，每日3次。

2. 外治法　为满足美容的需要，可用染发剂染发，染发时应注意药物过敏，一旦发生，则按急性皮炎处理。

【预防与护理】

1. 保持心情舒畅，性格开朗，克服悲观失望的消极情绪，尤须避免精神性刺激因素。

2. 坚持体育锻炼，提高机体抗病能力。

3. 注意饮食营养，饮食要多样化，并克服和纠正偏食的不良习惯。可常吃些胡桃仁、黑芝麻、丝瓜。

【古籍选粹】

《素问·上古天真论》　女子……六七，三阳脉衰于上，面皆焦，发始白。……丈夫……六八，阳气衰竭于上，面焦，发鬓颁白。

《诸病源候论·白发候》　足少阴肾之经也，肾主骨髓，其华在发。若血气盛则肾气强，肾气强则骨髓充满，故发润而黑；若血气虚则肾气弱，肾气弱则骨髓枯竭，故发变白也。

【现代研究】

张华等以补肾疏肝、填精养血法自拟黑发饮（女贞子、何首乌各 30g，熟地、合欢皮、牡丹皮、皂角刺各 20g，藁本 10g）加减治疗本病 12 例，结果痊愈 5 例，好转 7 例，全部有效。

【述评】

本病病因未明，已知白发中黑素细胞数目减少或缺如，但形成这种病理变化的机制未明，遗传可能是一个比较肯定的因素，有报道患者有家族遗传史占 36.12%，另外可能与精神紧张和营养状况亦有一定的关系。

本病发病率高，李学武等对山东淄博、泰安两地区的 20782 名青少年进行了普查，结果发现两地区患病率分别高达 8.8%和 8.1%，值得注意。

治疗上，病因明确的，如由白癜风、斑秃和某些内科疾病引起的，在原发病治愈后，毛发往往由白转黑；原因不明或与遗传有关的白发则无特效疗法，可考虑长期服用首乌片、二至丸、七宝美髯丹、六味地黄丸等益气血、补肝肾的中成药。为了满足美容上的需要，可用染发剂治疗，但应注意接触性皮炎的发生。

【参考文献】

1. 张华. 黑发饮治疗青年白发 12 例. 湖南中医杂志，1991，(5)：42

2. 李学武，等. 两万名青少年的白发调查及八种微量元素分析. 中华皮肤科杂志，1990，23(5)：333

（杨　柳）

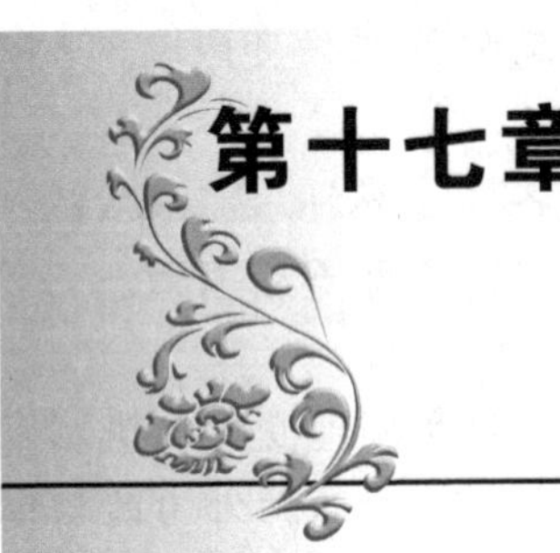

第十七章 物理性皮肤病

第一节 日晒疮

日晒疮是皮肤暴晒于日光下所引起的皮肤炎症。临床以暴晒部位焮红漫肿，皮肤表面光亮紧绷，燎浆起疱，自觉瘙痒、灼热、刺痛为特征。

日晒疮病名首见于明《外科启玄》，该书曰："三伏炎天，勤苦之人，劳于工作，不惜身命，受酷日晒曝，先疼后破而成疮者，非血气所生也。"指出本病多发生于盛夏，尤其强调"酷日晒曝"是本病主要病因。

现代医学光源性皮肤病，包括日光性皮炎、多形性日光疹、植物-日光性皮炎等，属于中医"日晒疮"之范畴。

【病因病机】

本病多由禀赋不耐，腠理不密，不能耐受日光暴晒，阳毒外侵，灼伤皮肤，甚或热毒蕴于肌肤，与内湿搏结而成。如清《洞天奥旨·日晒疮》所说："日晒疮乃夏天酷烈之日曝而成者也。必先痛后破，乃外热所伤，非内热所损也。"

【辨病】

1. 临床表现

(1)日光性皮炎：又称日晒伤。好发于妇女、儿童，多发于盛夏及春末夏初。无潜伏期，多在照射日光后数小时或十数小时内发病，皮疹发于日光照射部，如颜面、颈部、前臂等，病情与光线强度、照射时间、肤色、体质等有关，临床可根据反应轻重分为一度晒伤和二度晒伤。

1)一度晒伤：局部皮肤于日晒后出现弥漫性红斑，境界清楚，24～36小时达高峰，2～5天炎症逐渐消退，出现脱屑，少数较为严重病例愈后可留有色素沉着。

2)二度晒伤：局部皮肤日硒后肿胀，甚至出现水疱或大疱，疱壁紧张，内有淡黄色浆液，有灼痛或刺痒感，水疱破裂后糜烂、结痂，1周后恢复，愈后留有色素沉着。并可伴有发热、头痛、恶心呕吐等全身症状。严重者可出现心悸谵妄或休克。

(2)多形性日光疹：多发于成年，女性多见，好发于春夏季，秋冬季缓解或消退，但来年又可复发，病程缓慢，自觉瘙痒，部分可有家族光过敏史。皮疹常见于面颊、鼻背、颈部、胸上部"V"形区、前臂、手背等暴光区，呈多形性，但常以一型为主。根据皮疹主要形态，一般分为红斑型、湿疹型、痒疹型等。

1)红斑型：境界清楚大小不等的红或暗红色水肿性斑，浸润不著，毛囊口不扩大，有时可见毛细血管扩张。皮疹消退后，无或有轻微的色素沉着。可反复发作。

2)湿疹型：又称日光性湿疹，皮疹多形性，如湿疹样外观，并可发于非光照部，慢性者形成苔藓样变。

3)痒疹型:又称夏季痒疹,初起可为红斑、丘疹、风团及小结节,日久局部皮肤苔藓样变,皮脂腺分泌减少,皮肤干燥、增厚、色素沉着。

(3)植物-日光性皮炎:发病前有大量食用光感性蔬菜及日光暴晒史,潜伏期由数小时到1～2日,于颜面、手背、前臂等露出部,对称出现非压陷性浮肿,紧张发亮,并可见有瘀斑,严重者发生水疱、血疱、坏死等。发于颜面者肿胀异常显著,眼裂常不能睁开。自觉麻痛和灼痒,有时可伴有发热、头痛、头晕、胸闷、恶心呕吐等不适。病程自限,轻者1周即可消退,重者往往需2～3周或更久方能痊愈。

2. 诊断要点

(1)发病季节:多发于盛夏及春末夏初。

(2)病史:有日光暴晒史。植物-日光性皮炎发病前有食过光敏性蔬菜或接触有关植物史。

(3)皮疹以光照部位为主、为重,每遇日晒后加甚,避光及停止日晒后病情好转。

(4)必要时可行光斑试验和紫外线红斑反应试验等检查。

3. 鉴别诊断

(1)接触性皮炎:有接触刺激史,与日晒无关,可发生于任何季节,皮疹好发于接触刺激物处。

(2)烟酸缺乏症:除皮疹发生外,有突出的舌炎和腹泻等消化系统症状,以及烦躁、抑郁、幻想、运动失调和丧失定向力等神经系统症状。

(3)盘状红斑狼疮:皮疹成盘状,中央消退,底平、色淡、边缘有色素沉着带,稍高起,鳞屑固着,有角质栓损害,多呈蝶状外观。

(4)湿疹:皮疹发生的部位与光线照射和季节的关系不大。

(5)多形性红斑:皮疹多见于手足,呈虹膜状,春秋季多见,与光照无关。

【辨证】

本病辨证以实为主,热毒外侵证多见;皮损糜烂、渗液较多者,为毒热兼夹暑湿之邪浸淫肌肤所致,属湿毒搏结证。

1. 热毒外侵证 日晒后皮肤弥漫性潮红、肿胀,或见红色丘疹集簇,甚者可发生大疱、血疱,多见于夏季日光照射部位,局部可有刺痛、灼热、瘙痒感,兼见发热、头痛、口苦、大便干结、小便短赤等症,舌红或红绛,苔黄,脉弦数。

2. 湿毒搏结证 日晒后皮肤弥漫性潮红、肿胀,水疱、糜烂、渗液较多,瘙痒较著,发热,胸闷,纳呆,大便干结,小便黄赤,舌红,苔白腻或黄腻,脉滑数或濡数。

【治疗】

1. 内治法

(1)辨证论治

1)热毒外侵证:治宜凉血清热解毒。方选凉血地黄汤合黄连解毒汤加减。

2)湿毒搏结证:治宜清暑利湿解毒。方选清暑汤加减。湿热甚者,合龙胆泻肝汤;大便秘结,加大黄、枳实。

(2)成药、验方

1)清解片,每次5片,每日2次。或牛黄解毒丸,每次2片,每日2次。

2)青蒿60g,捣碎,冷开水冲饮,渣敷患处。

3)蒲公英30～60g,煎汤代茶,药渣待冷可用湿敷患处。

2. 西药治疗

(1)抗组胺药物:多用于治疗光变应性皮肤病,可选用赛庚啶、苯海拉明、克敏能和息斯敏等,但应注意本类药物中如非那根、扑尔敏等本身亦可能引起光敏感。

(2)抗疟药物:常用者为氯喹,用于光变应性皮肤病如多形日光疹,能吸收致病的光波起避光作用,同时亦能阻止抗原-抗体间的反应。还可选用硫酸羟氯喹。

(3)皮质类固醇激素:对严重的光源性皮炎可短程应用,可选用强的松、地塞米松等。

(4)维生素类药物:可阻抑或减弱光敏作用,剂量宜大。可选用维生素 B_{12}、维生素PP、维生素C或烟酰胺等。

(5)β-胡萝卜素:可减少游离射线并减少氧活性,对本病治疗有效。

(6)酞胺哌啶酮:又名反应停,可试用于严重病例,但育龄妇女慎用。

(7)硫唑嘌呤:对严重高度敏感者及湿疹样患者有效。

3. 针灸治疗

(1)发于头面者,取穴人中、巨髎、颊车、劳宫、颧髎等穴,用泻法,留针15分钟;发于四肢者,取外关、劳宫、合谷、太溪、昆仑等穴,用泻法,留针15分钟。

(2)针刺曲池、合谷、足三里、太冲、阿是等穴,用泻法,强刺激。

4. 外治法

(1)外搽:以遮光、止痒、消炎为原则,可酌情选用三黄洗剂、炉甘石洗剂、甘草油、万花油等。

(2)湿敷:用于糜烂、渗液较多皮损,用生地榆、马齿苋等分水煎,待凉后湿敷患处。或用马齿苋、蒲公英等分水煎,待凉后湿敷患处,每日2～3次。

(3)局封疗法:适用于慢性苔藓化及斑块性皮损。去炎松混悬液,皮损内或皮损下注射。

【预防与护理】

1. 常在室内工作者,应经常参加户外锻炼,以提高皮肤对日光的耐受性。
2. 在强光下不宜时间过长,外出时注意避光或涂避光防护剂。
3. 避免继续接触光敏物质和可能引起交叉反应的物质。
4. 对日光敏感患者,尽可能避免直接日光照射。
5. 已发病者,局部禁用热敷,避免搔抓。

【古籍选粹】

《诸病源候论》　风毒肿者,其先赤痛炎热,肿上生瘭浆,如火灼是也。

《外科启玄》　日晒疮,三伏炎天,勤苦之人,劳于工作,不惜身命,受酷日晒暴,先疼后破而成疮者,非血气所生也。内宜服香薷饮加芩连之类,外搽金黄散、制柏散、青黛散等药治之,则自安矣。

《外科秘录》　日晒疮,乃夏天酷烈之日曝而成者也,必先痛后硬。乃外热所伤,非内热所损也。大约皆奔走劳役之人与耕田胼胝之农夫居多,安闲之客安得生此疮乎?故止须消暑热之药,如青蒿一味饮之,外用末药服之即安。

【现代研究】

1. 发病学研究　西医学认为本病发病与光线、光感物质、个体易感性以及外界环境等多个因素有关。光线作用于机体所引起的异常反应有光毒性反应和光变态反应两类:

(1)光毒性反应:可有急性光毒性反应和慢性光毒性反应两种临床表现,光感物质吸收紫外线后再转移到细胞膜、胞核及胞浆中，使机体的细胞受损伤而引起轻重不等的皮肤炎症反应。常见的光感物质有某些药物、植物以及机体组织中的色基等。

(2)光变态反应：可有即刻性光变态反应和延迟性光变态反应两类，是一种免疫机制，一般仅见于少数在过去已被致敏的病人。光线(紫外线)促使正常皮肤内的抗原先质变为半抗原，然后再与相应的抗体相结合或通过细胞间变化而发生免疫反应。

此外有人认为前列腺素、组胺和激肽等物质可加重本病的炎症反应。

2. 临床研究

(1)辨证施治

1)多形性日光疹：陈达灿将本病分为三型：风热型：相当于红斑型，为暴露部位见有红斑或斑丘疹，日晒后加甚，自觉有烧灼或疼痛感，舌质红、苔黄，脉数。治宜清热解毒，祛风止痒。药选金银花、连翘、淡竹叶、白茅根、防风、生地黄、白鲜皮、牛蒡子、紫草、生甘草等。湿热型：相当于湿疹型，为皮肤潮红、肿胀，表面有丘疹、水疱、糜烂、渗液、结痂等，皮疹可泛发全身，常伴口干不欲饮，纳呆、胸闷不适，舌质红，苔黄腻，脉滑。治宜清热利湿。药选龙胆泻肝汤加减。肝郁血热型：相当于痒疹型，为红斑、丘疹、小结节，有时可伴风团，或紫癜、毛细血管扩张等，皮疹常反复发作，遇光加重，瘙痒较剧，舌黯苔黄，脉弦。治宜疏肝清热，佐以祛风止痒。药选柴胡、黄芩、薄荷、栀子、赤芍、白蒺藜、全蝎、蝉蜕、地肤子、甘草等。杨东海将之分为风热、湿热两型，分别以消风散和龙胆泻肝汤加减治疗。边天羽认为本病多为风热证与肝郁气滞血瘀证，选用荆防汤、疏肝活血汤与痒疹方等治疗。郗文珺用中药夏季皮炎洗方(银花 30g，蒲公英、牛蒡子、白鲜皮、地肤子、紫草各 15g，防风 12g，苦参、丹皮各 10g、薄荷、生甘草各 6g。红肿热痛，加大青叶；渗液多，加苍术、萹蓄；痒甚，加木贼)，结果痊愈 12 例，好转 6 例，无效 2 例。石丽莉应用中药治疗多形性日光疹疗效观察治疗 50 例，痊愈 37 例(74%)，显效 8 例，好转 5 例，总有效率 100%。药物组成：野菊花、青蒿、生地、白茅根、生薏苡仁、白鲜皮、大青叶各 30g，牡丹皮、地骨皮各 15g，茵陈 20g。随证加减：红斑型加生石膏 30g，湿疹型(皮损呈苔藓样变)及痒疹型加丹参 15g、秦艽 10g。中药汤剂内服，日 1 剂。

2)植物-日光性皮炎：朱仁康等将它分为风毒型：病起较快，浮肿显著，可致两目合缝，自感皮肤绷紧、灼热瘙痒，红斑瘀点，身发微烧，舌红苔薄黄或腻，脉濡滑。治宜散风清热、理湿解毒为主，方用普济消毒饮加减。常用药物如：炙僵蚕、薄荷、桑叶、香薷、黄芩、牛蒡子、桔梗、生甘草、板蓝根、生栀子、蒲公英等。毒热型：病起急暴，可在 2～3 小时内高度水肿，面如满月，眼睑不能睁开，并见红斑、瘀斑、水疱、糜烂、坏死，指甲青紫脱落，全身症状有高烧、头晕头痛，舌绛苔黄或黄燥，脉洪数。治宜凉血清营、清热解毒。方用清瘟败毒饮加减。贾美华用助阳止痒汤(黄芪 30～60g，桃仁 10～15g，红花 3～10g，皂角刺 10～30g，赤芍 10～20g，炒山甲 5～10g。发热者，加生石膏 30～60g，知母 10～20g；搔破流水者，加焦苍术 10～30g，车前草 30～50g；烦躁便秘者，加生大黄 10～20g)治疗本病 16 例，结果所有病例全部治愈，平均治愈时间 8.6 天。徐纪昌以越婢加术汤治疗本病 16 例，疗效满意。

3. 实验研究　有部分中草药具有防晒作用，应用于化妆品中，可以起到预防日晒性皮炎、剥脱性皮炎，防止皮肤晒黑。同时也克服了化学合成防晒品有毒有害副作用大的弊端。如芦荟提取物做成油膏对小鼠局部照射 X 线有轻度的保护作用，以之制成的防晒用品，可防止日晒性皮炎；芦根含薏苡素和维生素 C，有很好的防晒作用；青蒿有效成分青蒿素有抗光敏的作用，被用于光敏性皮炎的治疗。此外，田菊、鼠李等制成防晒霜(露)可防止日晒性皮炎及 X 线、紫外线等有害照射。

【述评】

日晒疮属西医光线性皮肤病范畴，是由日光或其他光线照射所引起的急性、亚急性或慢性皮肤损害。本病发生除与光线、光感物质有关外，个体易感性、患者特有的光敏体质以及地理工作生活环境，包括皮肤角质层的厚度、皮肤色素的多寡、饮食、遗传等在本病的发病中亦起着重要的作用。光线引起机体产生光毒性反应和光变态反应。

本病临床表现形式多样，但有其共同特点，患者多有日光暴晒史，有明显季节性，皮损多见于暴露部位，并于日晒后加重。

光激发试验和光斑贴试验等光生物学测定方法可明确并设法避免种种可能存在的致敏原，在本病的诊治中有重要的意义。

【参考文献】

1. 禤国维. 皮肤性病中医治疗全书. 广州：广东科技出版社，1996：280-281
2. 赵纯修. 中医皮肤病学. 北京：科学出版社，1994：136
3. 边天羽. 中西医结合皮肤病学. 第 2 版，天津：天津科学技术出版社，1987：184
4. 郗文珺. 中药夏季皮炎洗方治疗多形性日光疹 20 例. 中国中西医结合杂志，1993，13(11)：695
5. 石丽莉. 中药治疗多形性日光疹疗效观察. 北京中医杂志，2003，22(1)：17
6. 顾伯华. 实用中医外科学. 上海：上海科学技术出版社，1985：483
7. 贾美华. 助阳止痒汤治疗植物-日光性皮炎 16 例. 中医杂志，1984，25(12)：13
8. 徐纪昌. 越婢加术汤治疗蔬菜日光性皮炎. 中医研究，1990，3(3)：42
9. 周欣初. 中草药与化妆品. 天津：天津科学技术出版社，1987：65

第二节　皲　裂　疮

皲裂疮是一种主要发生于秋冬季的手足干燥和裂开的常见皮肤疾病，又称皴裂疮、裂口疮、干裂疮等。本病好发于工人、农民、渔民及某些行业（如饮食、理发等）的服务员等。主要表现为手掌、足跖部皮肤增厚、干燥、粗糙、皲裂等。明《证治准绳》曰："手足皴裂，夫秋冬风寒燥裂，人手足为之皲瘃者，血少肌肤虚故易伤也，外润以膏泽，内服益气和血之药可也。"概括了本病的好发季节、临床症状、病因病机及治疗原则。

【病因病机】

本病主要是由于素体肌热，而骤被风寒燥冷所伤，导致血脉阻滞，肌肤失于濡养，燥胜枯槁而成；或素体血虚，复因局部经常摩擦，致肌肤破裂，或水湿、外毒浸渍而成。

【辨病】

1. 临床表现　本病以成人发生率较高，主要表现为手掌、足跖部皮肤增厚、干燥、粗糙、龟裂，甚至出现皲裂、出血、疼痛等。其中拇指、食指突出部位、足跟及两侧部位最为好发。

2. 诊断要点

(1)多发于秋冬之季，常见于成人。

(2)皮损发生于手掌、足跖部。

(3)表现为皮肤粗糙、干燥，甚者出现皲裂，或出血、疼痛。

3. 鉴别诊断　临床手足部癣疾、掌跖角化病、鱼鳞病等可并发皲裂，故应注意详细询问病史，以资鉴别。

(1)手足癣：手癣以红斑、鳞屑、皲裂为主，但也可伴有水疱、渗液，常以单侧发病，自觉瘙痒。足癣除与手癣相似外，还可见有潮湿、浸渍、发白、多汗等现象，好发于足趾间、足弓、足缘等处，癣病多为冬轻夏重，皮屑镜检可查得真菌阳性。

(2)剥脱性角层松解症：大多伴有多汗症。掌跖出现针冒大小、无炎症性小白点，继而向四周扩大，同时表皮破裂，撕脱出浅薄鳞屑，不出现皲裂。

(3)手部湿疹：皮疹多形性，自觉瘙痒，常有水疱、渗液，可有局限性干燥的鳞屑，或合并皲裂。

(4)掌跖角化病：手掌、足跖表皮角层增厚，皮肤发硬，边缘清楚，呈大片黄色胼胝样厚茧，可发生皲裂。

(5)进行性指掌角化症：多发于妇女的右手，以示指、中指、拇指末端多见，皮肤干燥、粗糙、发紫、发红、脱屑，甚者可皲裂。

(6)鱼鳞病：常有家族史，以四肢伸侧伴有鱼鳞样干燥鳞屑为主，有明显的冬重夏轻之特点。

【治疗】

1. 内治法

(1)宜养血润燥：选用四物汤加减。常用药物如当归、白芍、熟地、鸡血藤、何首乌、桃仁、桑白皮、黄精、甘草等。

(2)成药、验方

1)归脾丸，口服，每次 9g，每日 3 次。

2)蛤蜊油，外涂，每日数次。

3)白及软膏(白及细末 10g、凡士林 50g 混合调匀)，外搽，每日数次。

4)蜂蜡、麻油各适量加温，溶化，乘温热滴于患部。

5)新楝树果，去核，取肉，加猪油捣烂如泥，外搽，每日 2～3 次。

2. 外治法

(1)外洗

1)大枫子 20g，陈皮 10g，黄精 15g，地榆 15g，威灵仙 20g，金毛狗脊 20g，红花 10g。煎水温泡，每日 1～2 次。

2)苦楝子、地骨皮、王不留行各 30g，白矾 15g。煎水，乘热熏洗，每日 1～2 次。

(2)外涂

1)红花 5g，白及 4g，松香 5g，黄蜡 5g，凡士林 100g。制成软膏外涂，每日 3 次。

2)甘油涂剂：甘油 60%，红花 15%，青黛 4%，香水 1%，75%酒精 20%。共混合调匀，每日 3 次涂患处。

3)紫草、甘草、当归、白蔹研成极细末等量，加入凡士林内混和均匀，外涂，每日 2～3 次。

(3)外贴

1)柏树膏、松香各等份研末，用时将药粉均匀撒在肤疾宁帖剂上，文火烊化，紧贴患处，每日 1 次。

2)白及 100g，尿囊素 0.4g 掺入普通氧化锌橡皮膏制成硬膏。用药前先用热水浸泡患处，使角质软化或用刀片削去过厚的角化层，然后敷贴硬膏，每 1～3 日更换一次。

(4)中药吹烘疗法：配备 5%硫黄霜、白及细末(封备用)，家用电吹风筒。治疗时将 5%硫黄霜和白及细末按 10∶1 调和均匀，涂在患部，采用电吹风筒所发生的热风吹于其上，间隔 5 分钟左右涂药，每次吹烘 15 分钟左右，2～3 日治疗 1 次，20 日为 1 疗程，操作时要调节好电吹风筒距离，以病人感觉舒服为宜，过热容易引起皮肤烧伤，但热度不够则疗效欠佳。

【预防与护理】

1. 注意职业防护，尽量避免手足直接接触酸、碱、有机溶媒及吸水物质。

2. 冬季注意保暖防寒，可外涂润肤膏(霜)，如肤必润、尿素软膏等。

3. 有手足慢性皮肤病者应积极治疗。

【古籍选粹】

《诸病源候论》　肉裂者，皮急肉坼破也，由腠理虚，风邪乘之，与血相冲击，随所击处而肉坼裂也。

手足皲裂者，肌肉破也，严冬时触冒风寒，手足破，故谓之皲裂。

脚破者，脚心坼开也，世谓之脚破。脚心肾脉所出，由肾气虚，风邪客于腠理，致使津液不荣，故坼破也。

尸脚者，脚跟坼破之名也，亦是冬时触犯寒气，所以言。又言脚蹹死尸所卧地，亦令脚坼破。

《证治准绳》　手足皴裂，夫秋冬风寒燥裂，人手足为之皲瘃者，血少肌肤虚故易伤也，外润以膏泽，内服益气和血之药可也。

东垣润肤膏，治手足皱涩皮肤裂开，疼痛不能见风。

手足跟皴裂：用头发一大握，桐油一碗于瓦器油熬，候油沸头发溶烂，出火摊冷，以瓦器收贮不令灰入，每用百沸汤泡洗皲裂，令软，敷其上即安。一方加水粉。

治脚跟皴裂：用头发一大握，桐油一碗于瓦器油熬，候油沸裂，令软，敷其上即安。一方加水粉。

脚裂烂，蒸藕研成膏敷之。

用五倍子为末同牛骨髓填缝内即好。

《外科秘录》　皴裂疮，皆云手艺工辈赤手空拳犯风弄水而成者也，不止行船推车打鱼染匠。此疮皮破者，痛尤轻，纹裂者疼必甚。

《外科启玄》　皴裂疮，行船推车辛苦之辈及打鱼染匠碾玉之人，手足皴裂成疮，动出血，痛不可忍者，先用地骨皮、白矾煎汤洗之至软，次用腊羊油炼熟入轻粉一钱搽之，累验累效，珍之。

《医学入门》　冻裂，冬月下虚身触寒冷，血涩生疮，顽滞不知痛痒。内服升麻和气饮去大黄，外用木香、槟榔、硫磺、吴萸、姜黄、麝香为末，麻油调搽。

《串雅内编》　手足皴裂用大萝卜一个，内雕空，放入柏油五钱，安炉火上炖熟，候冷取油搽患处即愈。

《外科正宗》　皴痛……每逢冬即发者，须三伏时晒捣烂大蒜，间搽三次，不再发。谓寒因热治，其理甚明矣。

《医宗金鉴·外科心法要诀》　皴痛，此证系暴寒侵袭肌肤之中，寒郁不行，偶犯衣触或以手捺，疼痛连心，似乎如无皮之状。法宜胡椒四钱，烧酒四两，共入磁碗内，重汤炖煮，以软绵蘸酒，湿溻熨痛处即效。

【现代研究】

1. 发病学研究　手足皲裂的发生与掌跖部特殊的生理结构-角质层厚、无毛囊及皮脂腺等内因有关，而局部活动是产生本病的决定因素，同时与接触各种物质如有机溶剂、酸、碱溶液、有机油等以及机体原有的皮肤疾病如湿疹、手足癣、鱼鳞病、先天性掌跖角化症等外因也有关联。正常角质层内约含20%水分，当含水量小于10%时皮肤干燥、韧性降低，易出现皲裂，因此本病在寒冷季节从事露天作业的人员多见。

2. 临床研究　郭仁旭报道以甘油搽剂(甘油60%，红花油15%，青黛4%，香水1%，75%酒精20%，混合调匀)外搽治疗本病1206例，结果3天治愈421例，占34.2%，7天治愈593例，占49.2%，10～20天治愈192例，占15.9%，治愈率达100%。

【述评】

皲裂疮，中医学亦称"裂口疮"、"干裂疮"、"裂手裂脚"等。相当于现代医学的"皲裂"，是主要发生在手足的一种常见皮肤病。祖国医学早在二千多年前已有关于本病记载。但国外医学文献中，至今也只有"皲裂"这个症状，而无"皲裂"这个病名。手足皲裂多发于冬季，皮肤干裂而疼痛，影响人们的工作和生活。因此在日常工作生活中应注意预防。本病的治疗以外治为主，但对素体血虚者，兼服一些养血祛风润肤之品，对于提高和巩固疗效有一定的帮助。

【参考文献】

1. 朱学骏，等. 实用皮肤病性病治疗学. 北京：北京医科大学、中国协和医科大学联合出版社，1992：462

2. 杨国亮. 皮肤病学. 上海：上海医学大学出版社，1992：461

3. 郭仁旭. 甘油搽剂治疗手足皮肤皴裂症1206例. 陕西中医，1985，(2)：79

第三节　痤痱疮(痱子)

痤痱疮是主要发生于夏天炎热之时的一种常见的物理性皮肤病，又称痱瘰、热痱、痱等。儿童发病为多，肥胖、长期卧床、体质虚弱者也易患本病。多发于头面、颈、胸、背及皱襞等部位，明《外科正宗》曰："痤痱者，密如撒粟，尖如芒刺，疼痛非常，浑身草刺，此因热体见风，毛窍所闭，宜服消风散，洗用苦参汤；甚者，皮损匝匝成疮，以鹅黄散软绢蘸药扑之。"记载了本病的临床特点、病机及内外治法。痤痱疮相当于西医学的痱子。

【病因病机】

痱痱疮为夏日炎热之时，热体蕴湿，复感暑邪，暑湿交阻，汗泄不畅，熏蒸肌肤，闭阻毛窍而成。故《医学入门》曰："痱痱疮，因汗出多湿而成。"《石室秘录》称："痱痤，以暑气伤热而生也。"

【辨病】

1. 临床表现　本病以儿童发病为多，在临床上有白痱、红痱、黄痱三种。

(1)白痱又名晶状粟丘疹，常见于体弱、高热、大量出汗者，颈、躯干等部位出现多数的非炎症性针头大半透明的壁薄、浅在性水疱，内容清透，周围无红晕，疱壁易破，或自行吸收而出现轻度脱屑，一般无自觉症状。

(2)红痱又称红色粟丘疹，为临床上最常见的一种，多发于小儿或体胖者的胸、背、颈、腋窝、腘窝、臀部、头面及妇女乳房下皱褶处等，表现为如针头大的丘疹或丘疱疹，周围绕有红晕，密集分布，自觉轻度灼热或刺痒。皮疹因天气转凉可自行消退，退后有轻度脱屑。

(3)黄痱又称脓痱，多见于小儿皮肤皱褶处和头部，于痱子顶端有针头大浅表性小脓疱。

小儿患者因瘙痒抓破皮肤后，常可继发暑疖和脓窝疮。肥胖的患者，往往同时发生湿疮及擦烂。

2. 诊断要点

(1)多见于夏天炎热之时，常见于小儿。

(2)好发于前额、颈部、胸、背及皮肤皱襞等处。

(3)皮损发生迅速,在皮肤见针头大小密集的丘疹,很快变成小水疱或脓疱,其周常有红晕。疹退后常有轻度脱屑。

(4)自觉灼热或轻度瘙痒刺痛。

3. 鉴别诊断

(1)夏季皮炎:以成人多见,常自觉瘙痒剧烈,皮疹好发于四肢伸侧、躯干、常伴有抓痕、血痂。

(2)湿疹:皮疹多形性,易渗出,瘙痒剧烈,易反复发作,无明显季节性。

【辨证】

根据本病临床特点结合其症状可分为暑湿证和热毒证。

1. 暑湿证　额、颈、胸、背及四弯等处出现较密集的丘疹、丘疱疹,如针头或粟粒大小,周围绕有红晕,自觉刺痒或灼热感,小便短赤,舌质红,脉数。

2. 热毒证　多见于黄痱,除可有白痱或红痱的表现外,同时伴有脓疱或疖肿,疼痛,附近臀核肿大,口苦咽干,口渴引饮,大便干结,舌质红苔黄,脉滑数。

【治疗】

1. 内治法

(1)辨证论治

1)暑湿证:治宜清暑利湿。选用荷叶青蒿汤(荷叶 9g,青蒿 9g,生薏苡仁 30g,桑叶 9g,滑石 15g,木棉花 15g,淡竹叶 9g,灯心花 4 扎,杭菊花 12g,扁豆花 6g,蝉蜕 6g,佩兰 6g,甘草 3g)或清暑汤加减。

2)热毒证:治宜清热解毒、祛暑除湿。选用五味消毒饮酌加滑石、淡竹叶、生地、生大黄、牡丹皮等。

(2)成药、验方

1)绿豆汤:绿豆 50g,薄荷 10g。煎汤加糖适量,代茶喝。

2)金银花或地骨皮适量煎汤加糖适量,代茶喝。

3)取马齿苋 60g,煎水外洗。

4)取明矾 15g 加入温水中溶化,洗澡,每日 2～3 次。

2. 外治法

(1)外洗

1)消炎止痒洗剂(苦参、地榆、大黄、大飞杨、地肤子、蛇床子、荆芥、枯矾、甘草等组成,制成颗粒冲剂备用),每次 1～2 包,用开水融化,再加冷水适量调至水温适度外洗,每日 1～2 次。

2)金银花 30g,野菊花 20g,鲜马齿苋 200g。煎水外洗,每日 1～2 次。

3)鲜马齿苋 100g,苦参 30g,枯矾 15g。煎水外洗,每日 1～2 次。

(2)外涂

1)鲜黄瓜切片外涂,每日数次。

2)复方炉甘石洗剂外涂,每日 3 次。

3)1%薄荷三黄洗剂外涂。有脓疱或疖肿者,可用 10%氯霉素、三黄洗剂外涂,每日数次。

(3)外扑

1)用止痒粉(滑石粉、炉甘石粉各 45g,冰片 1g,混匀备用)外扑,每日数次。

2)用六一散加20%枯矾和匀外扑,每日数次。

【预防与护理】

1. 在夏季之时,居室应保持通风,睡眠应在阴凉处。

2. 衣着宜宽大透气,要勤洗澡和更衣,洗澡后可扑上一些爽身粉或六一散,尤其注意额、颈、胸、背、腋窝等皮肤皱襞部位。

3. 小儿睡觉时出汗较多,应及时抹干,并经常给小儿翻身,盛夏闷热之时,不要经常把小儿抱在怀里或背在背上。

4. 适时进服清凉饮料以解暑温、利湿热。

【古籍选粹】

《黄帝内经》　汗出见湿,乃生痤痱。

《诸病源候论》　夏日沸烂疮,盛夏之月,人肤腠开,易伤风热,风热毒气搏于皮肤,则生痱疮,其状如汤之沸,轻者匝匝如粟粒,重者热汗浸渍成疮。

《外科正宗》　痤痱者,密如撒粟,尖如芒刺,疼痛非常,浑身草刺,此因热体见风,毛窍所闭。宜服消风散,洗用苦参汤;甚者,皮损匝匝成疮,以鹅黄散软绢蘸药扑之。

《外科大成》　痱者先如水疱作痒,次变脓疱作疼。由肺热、脾湿所致,宜凉血消风散。

《外科证治全书》　痱瘟,俗称痱子,夏月汗湿,怫郁毛窍,发痱如疹。用绿豆一两,滑石五钱,轻粉二钱,研和匀,以软绢沾扑患处。或以东壁土研细搽之。

《疡医大全》　痱子乃暑气伤热而生也。

痱疮痛痒,绿豆粉微炒,滑石研匀扑之。又方雪水洗之,随洗随灭。又方黄瓜切片,擦之即愈。又方石粉扑之良。痱子磨破成疮,生肌止痛,赤石脂、黄柏、腊茶、白面、冰片共研细,棉沾扑之。

【现代研究】

1. 发病学研究　痱子是由于外界温度高、湿度大、汗腺分泌过多或汗液蒸发不畅致汗孔堵塞,汗管破裂,汗液外溢渗入周围组织而引起发病。紫外线照射、汗管远端的电荷变化、汗液的浸渍、角化层过度脱脂及表皮较多的细菌繁殖产生毒素,损伤汗管腔的细胞有关。

2. 实验研究　孟群用金银花六神痱子水对巴豆油混合液引起的兔耳部肿胀及对角叉菜引起的跖肿胀均有明显抑制作用,与氢化可的松疗效相同,说明对炎症早期的渗出水肿以及前列腺素合成、释放或其他致炎作用,有明显对抗作用。

【述评】

痱子是夏季常见的皮肤病,婴儿的汗腺发育不成熟,汗孔更容易闭锁,更易造成汗液潴留,故婴儿发病尤多,一般轻微者数日可自愈。但有些小儿因护理不当或体质较差,可引发毛囊炎、疖、脓肿及脓疱疮等,需引起注意。痱子应重视预防,民间一些方法确实有其廉、便、验的特点,应予挖掘和推广。

【参考文献】

1. 吴志华,等. 皮肤性病学. 广州:广东科技出版社,1992:203

2. 杨国亮. 皮肤病学. 上海:上海医科大学出版社,1992:455

3. 孟群,史清水,陈民辉. 金银花六神痱子水抗炎作用的实验研究. 苏州医学院学报,1997,17(3):432-433

第四节 暑 热 疮

暑热疮是盛夏发生的一种时令性皮肤病。既往夏季有同样发病史，多见于成年人，尤其是在高温环境中工作者。秋凉后自愈，愈后皮损处不留任何痕迹。本病又名“夏疥”，相当于现代医学的夏季皮炎。

【病因病机】

暑为夏令主气，属阳邪，由火热之气所化。夏令暑蒸炎热，腠理易疏，暑热夹湿外侵，与内蕴湿热相感，蕴于肌肤而生。

西医学认为本病主要由于 6～8 月份炎热夏季，气温高，湿度大，加上灰尘等刺激皮肤所致。

【辨病】

1. 临床表现

(1)多发于炎热的天气，尤以 6～8 月份发病率最高，患者以往夏季多有同样病史。

(2)多见于成年人，好发于四弯、颈及四肢伸侧和躯干等部，尤多见于下肢两小腿前，呈对称分布，严重者可泛发全身。

(3)皮疹初起为针头到粟米大密集小红斑，继之可出现小丘疹和丘疱疹，自觉瘙痒和轻度灼热感。由于奇痒难忍而搔抓，引起较多线条状抓痕、血痂。日久皮肤可出现淡褐色色素沉着，间有轻度苔藓样变。偶可继发感染。

(4)病情与气温和湿度密切相关，气温高，湿度大时，皮损加剧，瘙痒更为明显，秋凉后因气温下降，则病情逐渐减轻或消失，但次年又可复发。

2. 诊断要点

(1)发病季节明显，多在炎热夏季。

(2)发病年龄及好发部位：成年人多见，尤好发于两小腿胫前区皮肤。

(3)皮损表现及伴随症状：红斑、小丘疹、丘疱疹、抓痕、血痂、淡褐色色素沉着，伴较剧瘙痒。

(4)与气温和湿度相关，秋凉后自愈，每年夏季有同样病史。

3. 鉴别诊断

(1)急性湿疹：皮损为多形性，除有红斑、丘疹外，多伴有水疱、糜烂、流滋，一般常冬重夏轻，至秋凉后仍不能自愈，并可转为慢性。

(2)瘙痒症：夏季瘙痒症无原发性皮损，可继发抓痕、血痂，日久反复可出现苔藓样变。

(3)红痱：常见于儿童，好发于头、面、躯干及皮肤皱褶部位，皮损为密集针头大小丘疹或丘疱疹。

【辨证】

本病以实为主，暑热湿阻证多见。

暑热湿阻证　发于盛夏，皮肤潮红或成片的斑丘疹或丘疹，瘙痒剧烈，尤以热后为甚。抓之无滋水流出，可见抓痕、血痂，伴烦躁、夜寐不安、口干、胸闷、尿黄短涩。舌质红，苔黄，脉弦。

【治疗】

1. 内治法

(1)辨证论治

暑热湿阻证：治宜清暑利湿，除热止痒。方选荷叶青蒿汤(荷叶 9g，青蒿 9g，生薏苡仁

30g，桑叶 9g，滑石 15g，木棉花 15g，淡竹叶 9g，灯心花 4 扎，杭菊花 12g，扁豆花 6g，蝉蜕 6g，佩兰 6g，甘草 3g）加减。

（2）成药、验方

1）龙胆泻肝丸，口服，每次 6g，1 日 2 饮。

2）清解片，口服，每次 5 片，每日 3 次。

3）荷叶 6g，竹叶 3g，西瓜皮 30g。水煎加糖调服，1 日 1 次。

4）广东凉茶（由苦瓜干、鬼箭羽、淡竹叶、水翁花、雷公藤、相思藤、布渣叶、岗梅根、金钱草、芒果核、鸭脚皮、榕树须、千层纸、凤尾草、大甘草等配方而成），加水煎服，每日 1 剂。

2. 针灸疗法　选用曲池、血海、三阴交等穴，用泻法。若逢夏日屡次复发，可选用三棱针耳部快速点刺疗法。

3. 外治法

（1）外搽：可选用 1%薄荷三黄洗剂外涂，每日 3 次。

（2）外扑：可选用六一散加 20%枯矾和匀，外扑。或止痒粉外扑。

（3）外洗

1）徐长卿、苦参等分，水煎微温外洗。

2）消炎止痒洗剂（颗粒冲剂），每次 1～2 小包，用开水融化，再加冷水适量调至水温适度外洗，每日 1～2 次。

【预防与护理】

1. 保持室内通风散热。

2. 保持皮肤清洁干燥，衣着宽畅。

3. 避免用热水烫洗。

4. 注意饮食，忌食鱼、虾、辛辣发散之品。

【古籍选粹】

《疡科心得集》　夏令暑蒸炎热，肌体易疏，遇凉饮泛，……客于肌表者，则为痞为瘰，为暑热疮。

【现代研究】

临床研究　徐宜厚用加味白虎汤治疗夏季皮炎 40 例，药用生石膏 15～30g（先煎），知母 6～9g，粳米 9～12g，甘草 6g，沙参 12g，绿豆壳 15g，竹叶 9g，灯心 1 扎。偏于瘙痒者，加蝉蜕 6g，苦参片 9g；偏于皮炎者，加生地 12g，赤芍 9g，牡丹皮 6g。外用百部酊或薄荷炉甘石洗剂。结果有效 24 例，好转 16 例。陈德宇等用滑石清暑止痒汤（滑石 18g，白鲜皮 10g，桑叶 10g，地肤子 10g，蝉蜕 10g，鲜青蒿 20g，五味子 5g，黄柏 5g，甘草 3g）治疗夏季皮炎 35 例，治愈 22 例，总有效率为 74.3%。庄亦仁用祛暑解毒汤（藿香、青蒿、黄柏、苦参、地骨皮各 9g），配合振荡洗剂、炉甘石洗剂外搽治疗本病 60 例，结果痊愈 30 例，显效 9 例，进步 9 例。

【参考文献】

1. 徐宜厚. 加味白虎汤治疗夏季皮炎. 临床皮肤科杂志，1981，10(2)：90

2. 陈德宇，等. 中药清暑止痒汤治疗夏季皮炎. 中华皮肤科杂志，1990，(5)：340

3. 庄亦仁. 祛暑解毒汤治疗夏令皮炎 60 例. 浙江中医杂志，1985，(8)：374

第五节　冻　　疮

冻疮是由寒冷引起的一种局限性郁血性皮肤病，又称瘃冻、冻风、寒瘃等。本病多见儿童、妇女及末梢血液循环不良者，经常在寒冷环境工作的人员也容易患本病。明代申斗垣在《外科启玄》中说："冻疮，先痛后肿，遇暖发烧，破流脓血。多起于贫贱卑下之人，受其寒冷，致令面目耳手足初痛次肿，破出脓血，遇暖则发烧。亦有元气弱之人，不耐其冷者有之。内服补中益气之剂，外用附子末，楝树子肉捣搽之妙。"把冻疮之好发部位、临床表现都描述得较为贴切，其治疗之法在现在亦有一定的指导意义。

【病因病机】

本病乃因素体气血虚弱，寒冷外袭，不胜其寒，寒凝肌肤，经络阻塞，气血凝滞而成。本病轻者其伤浅，仅为皮肤络脉气血凝滞，成肿为斑。重者其伤深，肌肉脉络气血凝滞不通，复感邪毒，寒极化热，热盛肉腐而溃。

【辨病】

1. 临床表现

(1)多见于妇女、儿童和末梢血液循环不良者，多发生于冬季寒冷之时。

(2)皮损为局限性瘀阻性充血性紫红色水肿性斑，对称好发于四肢末端，以手指、手背、面部、耳廓、足趾、足缘、足跟等处多见，境界不清，中央青紫，边缘呈鲜红色，表面光泽，压之色退，去压后缓慢恢复红色。严重者可有水疱、糜烂和溃疡。

(3)自觉局部胀痒，遇热后加剧，溃烂后疼痛。

(4)经过缓慢，气候转暖时可自愈，愈后存留色素沉着或萎缩性瘢痕。次年冬季多复发。

2. 诊断要点

(1)发病季节明显，有受冻与寒冷史。

(2)皮损为局限性紫红色水肿性斑，好发于身体末梢部位，对称分布。

(3)局部胀痒，遇热后加重，溃烂后疼痛。

(4)经过缓慢，天暖自愈，易于复发。

3. 鉴别诊断

(1)多形性红斑：亦好发于手背、指缘、手掌及足底、足背等处，但损害多形性，发病前常有发热等前驱症状，天温暖后痒感加重表现，典型皮损为虹彩状红斑，可伴有关节痛，经过急性，多发于春秋两季。

(2)结节性红斑：好发于小腿伸侧，出现红斑、皮下结节，自觉疼痛或压痛，不形成水疱及溃疡。与寒冷季节无关。

(3)肢端青紫症：见于成年妇女，两小腿青紫，皮肤冷厥，微肿，远端着色重，不破溃，无自觉症状，终年不退。与季节无关。

(4)类丹毒：多见于肉类或渔业工人，有外伤史，常见于手指、手背出现深红色肿胀，灼热疼痛，有游走性，不破溃。

【辨证】

本病初起以寒凝血瘀证为主，破溃则寒化热毒证多见，溃久不敛为气血不足证。

1. 寒凝血瘀证　麻木冷感，肤色青紫，肿胀结块，灼痛发痒，手足清冷，舌淡，苔白，脉沉细或沉涩。

2. 寒化热毒证 疮面溃烂，破流脓血，焮赤肿痛。兼见身热、口干、便结尿黄。舌红，苔黄，脉数。

3. 气血不足证 疮口溃烂，紫黯干塌，肉色灰白，滋流血水，久不收敛，肢冷，脉细。

【治疗】

1. 内治法

(1)辨证论治

1)寒凝血瘀证：治宜温经散寒，活血通络。方选当归四逆汤或阳和汤加减。

2)寒化热毒证：治宜清热解毒，活血止痛。方选四妙勇安汤加赤芍、丹参、野菊花、紫草等。

3)气血不足证：治宜补气养血，温经通络。方选十全大补汤加毛冬青、鹿角霜、黄酒等。

(2)成药、验方

1)人参养荣丸，口服，每次1丸，1日2次。

2)取伤湿止痛膏(或辣椒贴膏)1贴，将患处用温水洗净，贴上即可，每日换一次。冻疮已溃者不宜用。

3)用消毒棉球蘸云香精外擦冻疮患部及周围，每日2～3次，每次1～3分钟，至局部有微热感为止，7天为1疗程。或用云香精5ml倒入约300ml热水中，浸泡并揉擦冻疮患部，早晚各1次，每次轮流浸洗3～5分钟，至局部热感为止，7天为1疗程。

4)云南白药酊，对早期红斑型冻伤疗效最佳，对水疱型和坏死型效果亦好。用药棉蘸取适量，涂擦患处，每天3～4次。

5)干姜数块，放入火中烧黑成炭，研细末，装瓶备用。冻疮溃烂患者，先用双氧水洗净擦干，将姜炭末撒上疮面，厚薄均匀，再用凡士林纱布复盖，胶布固定，两天换1次。冻疮初期红肿或即将破溃者，用白酒调姜炭末，成糊状，敷于患处，再用长布条包扎，两天换1次。

6)夹竹桃叶(阴干研末备用)，适量加入热开水冲开拌匀，先熏蒸，待水温至40～50℃时泡洗患处，水温下降可加入热水。

7)用柚皮150g，橘皮100g，生姜20g，煎水，熏洗浸泡患处，每日1次。

8)辣椒10只，切碎加水适量，煎煮，熏洗患处，每日1～2次。

9)桂枝30g，干姜、当归、山楂、金银花、连翘、玄参、黄芩各15g，赤芍、桃仁、红花、乳香、没药各6g。日1剂，水煎服，连用15～20天。

10)当归生姜羊肉汤：当归18g，生姜30g，羊肉250g。加水煲炖，汤肉同服，每周2次。

2. 针灸治疗

(1)手部选用阳溪、阳池、合谷、外关等穴，足部选用解溪、公孙、足通谷等穴，用泻法。并可用毫针点刺或梅花针叩刺局部，轻轻挤压出血，每日1次或间日1次。

(2)耳针疗法 取神门、交感、肺、皮质下等相应穴位。

3. 外治法

(1)外洗

1)冻疮外洗方：透骨草30g，毛冬青45g，细辛9g，炮姜9g，桂枝20g，大黄20g，川椒9g，芒硝15g(熔化)。煎水，先将患部置热水上熏蒸，待水温40～50℃时用药液洗泡患部。

2)桂枝、川椒各15g，大黄、艾叶各30g，细辛、红花各10g。水煎外洗，同上法。

(2)外搽

1)用复方樟脑酒(樟脑10g，花椒50g，干辣椒3g，95%酒精100ml，甘油30ml组成)外搽，每日 5～7 次。皮破者不宜使用。

2)用 2％薄荷入地金牛酊(由薄荷脑 2g，入地金牛 10g，75％酒精 100ml 组成)外搽，每日数次。

3)冻疮康霜(正红花油 10g，薄荷脑 5g，樟脑 5g，地塞米松 50g，山莨菪碱 30g，维生素 E 2g，霜剂基质 100g。取薄荷脑、樟脑混合研磨至液化，加入正红花油混匀，再加入研细过筛的地塞米松、山莨菪碱粉、维生素 E 共研成糊状，分次加入霜剂基质至足量，研匀即得)涂擦揉搓于患部，每日 2～3 次。

4)复方丹参冻疮膜剂(用 70％乙醇浸渍法或渗滤法提取丹参有效成分，合并滤液，浓缩提取液，将乙醇处理过的 10g 聚乙烯醇 1788 加入 100ml 丹参提取液(含生药 150g)中浸泡，膨胀过夜，置水浴上加温搅拌溶解，放冷加入 654-2 0.3g、盐酸异丙嗪 0.5g、盐酸达克罗宁 0.5g、氮酮 1g 等，搅匀，分装，密封即成)。临床应用，温水清洁创面后涂抹药液，几分钟后形成一层保护膜，约维持 1 小时，每日用药 1～2 次。

(3)外敷　已溃烂者可用 20％马勃膏、生肌膏外敷，合并感染者外敷四黄膏。

(4)穴位注射疗法　常用穴位：合谷、足三里、曲池、内关、外关、三阴交等。可酌情选用当归注射液、川芎嗪注射液、复方丹参注射液作穴位注射，每穴注射 0.5ml，3 日 1 次。

4. 物理疗法　可选用红外线、He-Ne 激光治疗仪、TDP 治疗器、热辐射器、恒磁场紫外线、直流电等局部理疗。

【预防与护理】

1. 平时加强体育锻炼，增强体质，以提高机体耐寒能力。

2. 加强营养，多吃豆类、肉类及鸡蛋等食品，摄取丰富的维生素、蛋白质等，有利于提高耐寒能力。积极治疗贫血等慢性消耗性疾病。

3. 注意防寒保暖，保持皮肤干爽，避免长久接触潮湿寒冷。

4. 鞋袜不宜过紧，受冻部位不宜立即烘烤及用热水浸泡，以防溃烂成疮。

5. 常行局部按摩及温水浴，改善血液循环。

【古籍选粹】

《诸病源候论·冻疮肿疮候》　严冬之日，触冒风雪寒毒之气，伤于肌肉，血气壅涩，因即瘃冻，焮赤疼肿，便成冻疮，乃至皮肉烂溃，重者肢节堕落。

《外科启玄》　冻疮，先痛后肿，遇暖发烧，破流脓血。多起于贫贱卑下之人，受其寒冷，致令面耳手足初痛次肿，破出脓血，遇暖则发烧。亦有元气弱之人，不耐其冷者有之。

《外科正宗》　冻风，乃肌肉寒极，气血不行，谓肌死患也。初起紫斑，久则变黑腐烂作痛者，以碧玉膏主之，生肌膏敛口。

《石室秘录》　冻疮乃人不耐寒，而肌肤受冷，骤用火烘，乃成冻疮。至于耳上冻疮，必是用手温之，反成此累也。

《医学入门》　冻裂，冬月下虚身触寒冷，血涩生疮，顽滞不知痛痒，内服升麻和气饮去大黄，外用木香、槟榔、硫磺、吴萸、姜黄、麝香为末，麻油调搽。

《外科大成》　冻疮者，由寒极气凝，血滞肌死而成也。甚则手足耳鼻受冷，至不知痛痒者，宜置温处，以绵厚裹之，或用热手熨之。切忌火烘汤泡，犯之则肉死，至春月心溃，宜服内托之药，以助阳气，则腐肉自溃，良肉自生。

《医宗金鉴·外科心法要诀》　冻疮，此证由触犯严寒之气，伤及皮肉着冻，以致气血凝结，肌肉硬肿，僵木不知痛痒。即在着冻之处，垫衣揉搓，令气血活动；次用凉水频洗觉热，僵木处通活如故则已。若日久冻僵，疙瘩不散，用冰一块，绢包溻之，以僵疙瘩化尽为度，此从治之法也。若暴冻即着热，或进暖屋，或用火烘汤泡，必致肉死损形，轻则溃烂，重则骨脱筋连……初冻宜人参养荣汤，加醇酒服之。

《外科证治全书》　冻疮，宜用阳和解凝膏贴之。若因暴冻著热，或久烘，或汤泡，必致皮肉溃烂，亦用此膏贴之，五张可愈。

有冻跟冻耳，每遇冬寒则发者，用茄秸同葱煎汤浸洗，便不再发。

【现代研究】

1. 发病学研究　西医学认为本病系由寒冷引起的异常反应。冬季长期寒冷刺激或冷暖急变时，局部皮下小动脉痉挛，久之血管麻痹而扩张，静脉瘀血，血液循环不良致局限性组织浸润而发病。植物神经功能紊乱、肢端血循环障碍、贫血、营养不良、内分泌障碍、慢性中毒、感染、鞋袜过紧、缺乏运动、局部潮湿多汗等常为发病诱因。遗传、职业亦起一定作用。

2. 临床研究　谭升顺等以当归四逆汤加减内服治疗冻疮 54 例，当归、芍药各 10g，桂枝 6～10g，细辛 3～8g，木通、炙甘草各 6g，大枣 15g；伴胃寒、手足冰冷和青紫明显者加吴茱萸、干姜、附子各 6～10g；伴冻疮斑块、结节或冷性脂膜炎者加鸡血藤、丹参、首乌藤各 10～15g；有水疱、红肿溃烂者加野菊、马勃、生薏苡仁、白术各 10～15g；痒剧加白鲜皮、刺蒺藜各 12g；病变位于下肢加防己、牛膝。总治愈率为 85.2%，总有效率 100%。复发者于来年天气转冷前服用当归四逆汤，可预防本病的复发或减轻复发症状。黄景等报告以桂枝汤加减内服治疗本病 43 例，川桂枝 10g，赤白芍各 10g，炙甘草 6g，生姜 6 片，大枣 12 枚，黄酒 15g(后入)。寒重局部痒痛甚者，加麻黄、细辛；气虚神疲乏力，加生黄芪；阳虚畏寒者，加附子、细辛，并重用川桂枝至 20g；血瘀重，局部紫黯者，加丹参、红花。结果 43 例本病患者全部治愈。马文秀应用大黄甘草液(取甘草 50g，大黄 50g，加水 4000ml，煎沸 30 分钟后，去药渣，取药液，冷却 50～60℃。备用)浸泡治疗本病 100 例，结果Ⅰ度冻疮 59 人，均在 10 日内治愈。Ⅱ度冻疮 32 人，均在 15 日内治愈。Ⅲ度冻疮 9 人，均在 25 天内治愈。谢满生等以中药冲剂(肉桂 10 份，麦芽 10 份，花椒 3 份，细辛 1 份，艾叶 10 份，黄柏 3 份，明矾 3 份，甘草 8 份，樟脑 2 份，烘干研末)熏泡治疗本病 282 例，痊愈 196 例，显效 86 例，总显效率 100%。

吴文花观察了中西医结合治疗冻疮的临床疗效。方法：用丁香、肉桂、五倍子各 50g，细辛 15g，冰片 25g，加 75%酒精 250ml，浸泡 5 日备用。用药液涂擦患处，以使局部皮肤发热为度，冻疮如有溃破，亦可使用，但只涂不擦。每天 3 次，5 日为 1 个疗程。Ⅱ度以上患者，可用山莨菪碱注射液涂擦患处，每天 1 次。结果：本组 295 例，治疗 1 个月，痊愈 164 例，显效 93 例，有效 32 例，无效 6 例，总有效率 98%。1 年后随访 245 例中复发 16 例，以Ⅱ度冻疮复发率为高。结论：本品温经通络，消肿止痛，抗菌抗感染，疗效满意。岑迎东用补阳还五汤化裁(黄芪、红花、赤芍、当归、川芎、桃仁、川牛膝、浙贝母)治疗冻疮 34 例，治愈 26 例，好转 6 例，未愈 2 例，总有效率为 94.1%。

胡田桂对中药搽剂(当归、花椒、肉桂、红花、樟脑、细辛、干姜)防治冻疮 126 例疗效分析，126 例中，102 例治愈，好转 16 例，无效 8 例，总有效率为 93%。

3. 实验研究　刘训荃对 88 例冻疮患者进行了指端皮肤温度、湿度、指端血流图、指端毛细血管镜、血黏度、血小板聚集、免疫球蛋白、冷球蛋白、血沉等检查。发现患者除了对寒冷发生异常反应外，还与患者自身的皮肤湿度、肢端微循环、末梢微血管畸形等因素有关。林文注等观察了药物温灸法对冻疮患者手指血流图的影响。结果显示：药物温灸可引起血流图波型改善，波幅增高，上升角扩大，重搏波好转，主峰角变锐。提示可降低手部血管的紧张性，提高搏动性血流供应量。

【参考文献】

1. 倪容之. 现代皮肤病治疗学. 北京：人民军医出版社，1994. 358
2. 谭升顺，等. 当归四逆汤加减治疗冻疮 54 例. 陕西中医，1986，7(12)：550
3. 黄景，叶德超. 桂枝汤加减治疗冻疮 43 例. 四川中医，1985，(1)：20
4. 马文秀. 大黄甘草液治疗冻疮 100 例临床观察. 中国农村医学，1987，(12)：33
5. 谢满生，等. 中药冲剂熏泡治疗冻疮 282 例. 中国皮肤性病学杂志，1993，7(4)：244
6. 吴文花，段斐，魏会敏，等. 中西医结合治疗冻疮 295 例. 中国民间疗法，2000，8(12)：11-12
7. 岑迎东. 补阳还五汤化裁治疗冻疮 34 例. 实用中医药杂志，2006，11(22)：11
8. 胡田桂. 中药搽剂防治冻疮 126 例分析. 中国实用乡村医学杂志，2005，11(12)：44
9. 刘训荃，等. 88 例冻疮的病因探讨. 中华皮肤科杂志，1991，(2)：87
10. 林文注，等. 药物温灸法对冻疮患者手指血流图的影响. 上海针灸杂志，1986，(3)：28

第六节　湮　尻　疮

湮尻疮是发生于婴幼儿尿布遮盖部位的接触性皮炎。又名“臀部红斑”、“尿布红斑”，多见于肥胖之婴幼儿，临床以臀部、阴部等尿布包裹部位起红斑、丘疹、水疱、浸渍、糜烂、流滋为特征，相当于西医学的尿布皮炎。

祖国医学文献对本病有过较早的记载，如隋《诸病源候论・小儿杂病诸候》中说：“丹发膝上，从两股起至脐间，走入阴头。……丹发两髈里尻间，正赤流阴头，赤肿血出。”明《外科启玄・湮尻疮》中载：“淹尻疮，月子乳孩，绷缚手足，颐下颊肢窝腿丫内湿热之气，常皆淹烂成疮，系乳母看顾不到所致。”这是祖国医学对本病病名的最早记述。后世医家对本病亦有“淹尻疮”、”猴子疳”之称。

【病因病机】

婴儿皮肤娇嫩，乳母看顾不到，尿布未及时更换，尿、屎淹淅，秽浊污垢浸渍，以致湿热秽浊蕴蒸肌肤所致。

【辨病】

1. 临床表现

(1)发生于婴儿，皮损常局限于尿布接触的部位，如阴部、臀部、大腿内侧等处，其范围大小和形态与尿布遮盖部位相当。

(2)皮损初起为边界清楚的红斑，肿胀略甚，以后可出现丘疹、水疱、糜烂、渗液。继发感染者可出现脓疱及浅溃疡，局部红肿疼痛，伴腹股沟淋巴结肿大。

2. 诊断要点

(1)发生于婴儿，皮损常局限于尿布接触部位，其范围大小和形态与尿布遮盖部位相当。

(2)皮损初起潮红、水肿，继则可有丘疹、水疱、糜烂、渗液和溃疡。

3. 鉴别诊断

(1)擦烂性红斑：发病不限于尿布覆盖部，亦不限于婴儿，多见于夏季湿热季节。

(2)念珠菌性皮炎：发病不限于尿布覆盖部，口腔内往往有鹅口疮，皮损处皮屑镜检可查见菌丝和孢子。

(3)婴儿湿疹:多形性损害,部位不一,边缘不清,易反复发作。

【治疗】

1. 内治法

(1)辨证论治:本病一般不需内治。若继发感染者,宜清热解毒利湿。方选银花甘草汤加味。常用药物如金银花、野菊花、生薏苡仁、绿豆衣、生甘草等。

(2)成药、验方

1)复方黄柏散(苍术 3 份,青黛 2 份,黄柏 1 份,银花炭 1 份,冰片少量,分别研为细末,均匀混合)外扑患处,每日 3 次。

2)取新鲜油菜叶捣烂绞汁,将菜叶汁拌以少许菜油,调匀后涂于患处,每日 1~2 次。

3)黄柏、甘草、苦参各 15g,白矾 2g,裹入纱布里,放入盆内加入水 1500ml,煎煮 10 分钟左右,待温后外洗患处,每日 2 次。

2. 外治法

(1)外洗

1)金银花、甘草等量煎水,待温后外洗患处,每日 1~2 次。

2)皮肤有炎症与感染者,用黄连、黄柏、甘草各 15~30g 煎水,待温后外洗,每日 1~2 次。

(2)外扑:可酌情选用六一散、三石粉、或青黛散均匀外扑。

(3)湿敷:渗液糜烂较明显者,用 10%黄柏溶液或马齿苋 100g 煎水待凉后湿敷。

(4)外涂:可选用黄连膏、青黛膏等外涂。

3. 物理疗法　用特定电磁波谱辐射器预热后照射局部,灯距患处 30~40cm,每次照射 20~30 分钟,每日 1~2 次。照射时注意局部温度,避免灼伤皮肤。照射后局部涂以含水软膏或红花草油以保护皮肤。

【预防与护理】

1. 温水清洗小儿臀部,勤撒扑粉,保持局部清洁、干爽,并注意观察臀部情况,如有本病先兆,应立即加强护理,防止病情发展。

2. 小儿尿布宜选用质地柔软、吸水性强的白色棉布做成,洗涤时宜用中性肥皂,再用清水漂洗干净,应放在日光下晒干,折叠平整后备用。有条件者可使用一次性尿布。

3. 塑料垫布不可过厚或太硬,尿布不可兜得太紧。

4. 腹泻患儿由于大便次数增多,每次便后应用温水清洗涂油保护。

5. 出现皮损时,清洗或涂药时动作应轻柔,清洗时忌用热水烫洗或用力擦拭。

【古籍选粹】

《外科启玄》　淹尻疮,月子乳孩绷缚手足,颐下颏肢窝脚丫内湿热之气,常皆淹烂成疮,系乳母看顾不到所致。不可用别药,只将伏龙肝一味,不拘多少,捣细末,搽在患处,用纸裹之即愈。

《外科证治全书》　猴子疳,是证小儿多得之,从肛门或阴囊边红晕烂起,渐至皮肤,不结靥,或眼梢口旁亦红。若不早治,必至烂死。此证切忌洗浴,只用软绵帛蘸甘草汤拭净用药,虽延蔓遍身,可保立愈。此方已屡试见效矣。

绿豆粉一两,轻粉一钱五分,漂砂一钱,冰片一至三分,为极细末,将金汁调,鹅毛蘸敷上。如无金汁,雪水亦可,或甘草、灯心汤亦可。一方轻粉用二钱,加牛黄一分,内再服退毒散,乳母亦宜药,谅精神弱服之。

【现代研究】

1. 发病学研究　西医学认为本病系发生于婴幼儿尿布遮盖部位的接触性皮炎，发病与下列因素有关。

(1)尿布更换不及时，或加用橡皮布、油布、塑料，使局部皮肤经常处于潮湿或浸渍状态。

(2)尿布洗涤不净，残留的尿渍及粪便易被寄生菌分解而产生氨，刺激皮肤。

(3)尿布上的染料、残留的肥皂及橡胶或塑料本身成刺激因素，诱发本病。

2. 临床研究　王淑云报道应用九华膏(飞滑石 15g，龙骨 15g，硼砂 10g，浙贝 10g，朱砂 3g，冰片 6g，麝香 0.1g，研成极细末，用凡士林调成 15%的油膏)外涂尿布皮炎患处，每日 3 次，治疗新生儿尿布皮炎 33 例，经用药 2～3 天治愈者 17 例，4～5 天治愈者 15 例，疗效不满意 1 例，总有效率 95%以上。梁玉梅治疗重症顽固性尿布皮炎 30 例，应用中药马齿苋、车前草、苦参各 20g，鱼腥草、白鲜皮、蒲公英各 15g，黄柏 10g，加水至 500ml，煎沸 10～15 分钟后去渣取汁，待温度降至 38℃左右，先熏患处 1～2 分钟，待水温不烫手时反复浸洗 2～3 分钟，每日 2 次。并用滑石 30g、黄柏 10g，碾细后与麻油调匀成稀糊状，待外洗后涂于患处。结果痊愈 27 例，好转 2 例，无效 1 例，平均用药 6.333±2.073 天。孙宝琴治疗婴幼儿尿布皮炎 128 例，用软紫草油(用新疆产软紫草，干燥取根 10g 加植物油 100g，浸泡后呈紫红色紫草油)外涂患处，每日 3 次。痊愈率为 93.75%，总有效率为 98.44%。郑华生用蛋黄油(将鸡蛋打碎，除去壳及蛋清，将蛋黄置于铁勺内，用文火煎至蛋黄成黑褐色胶体，此时会有黏稠褐色油液不断溢出，便是蛋黄油，密封备用。用时先用 3%双氧水和生理盐水清洗糜烂创面，待创面清洁后，将浸入蛋黄油内的无菌纱条敷在创面上)治疗尿布皮炎 30 例，结果 30 例尿布皮炎糜烂全部治愈。轻者 1 日即可痊愈；重者 3 日后，局部皮肤即可光滑。

【述评】

本病是发生于婴幼儿外阴、肛周及臀部等尿布遮盖部位的接触性皮炎，发病直接与尿布更换不及时，尿布洗涤不净，尿布上颜料、肥皂、残留尿渍、粪便等的刺激，局部潮湿等有关。去除病因易于治愈，然对于本病，尚须以预防为主，重在加强婴幼儿的护理，以减少本病的发生。

对于本病较为严重病例，应考虑局部可能合并的细菌或念珠菌感染，可参照细菌培养和药敏试验结果，选择敏感的抗菌素内服或外用；有念珠菌感染时可给制霉菌素、克霉唑等药物，必要时参照念珠菌病治疗。

【参考文献】

1. 刘辅仁. 实用皮肤科学. 北京：人民卫生出版社，1984：271
2. 王淑云. 九华膏对尿布皮炎治疗与护理体会. 湖南中医杂志，1989，(4)：48
3. 梁玉梅. 应用中药外治法护理重症顽固性尿布皮炎. 中华护理杂志，1990，(7)：336
4. 孙宝琴. 软紫草油治疗婴幼儿尿布皮炎 128 例. 安徽中医学院学报，1994，13(1)：39
5. 郑华生. 蛋黄油外治尿布皮炎. 山西中医，1994，10(4)：35

第七节　鸡眼与胼胝

鸡眼是足部皮肤长期受挤压或摩擦而致的角质增生物，皮损淡黄色或深黄色，根陷肉里，顶起硬凸，中褐边淡，形似鸡的眼珠，故名。好发于跖部或趾侧，多见于穿着紧窄鞋靴，长期行路或足部畸形者。

鸡眼中医又称为肉刺，首见于隋《诸病源候论》，该书在“肉刺候”中记载：“脚趾间生肉如刺，谓之肉刺。肉刺者，由著靴急，小趾相揩而生也。”唐《外台秘要·肉刺方》则首先介绍了本病外治方法：“好薄刮之，以黑木耳取贴之自消烂。”然鸡眼之病名则首见于清《医宗金鉴·外科心法要诀》：“此证生在脚趾，形如鸡眼，故俗名鸡眼。根陷肉里，顶起硬凸，疼痛，步履不得。或因缠脚，或著窄鞋远行，皆可生之。”

胼胝是局部皮肤对长期机械性摩擦和压迫刺激的一种保护性角质增生反应，俗称“茧子”、“膙子”，多见于铁匠、鞋匠、木工或机械工人手部，或经常行走及站立工作者的足底部受压处。皮损表现为淡黄色而坚实的角质增生斑块，中央较厚，表面光滑，局部感觉迟钝，有轻度压痛。

胼胝中医又有“牛程蹇”、“土栗”、“琉璃疽”之称，病名首见于隋《诸病源候论》，该书在“手足发胝候”中说：“有手足忽然皮厚涩而圆短如茧者，谓之胼胝。此由行气沉行，不荣其表，故皮涩而成胝。”明《外科正宗》将远路速行而突发之胝，伴有脓疱者，称为“牛程蹇”。明《证治准绳》将染毒化脓又延至足旁者，称为“琉璃疽”。清《医宗金鉴》又称本病为“土栗”。

【病因病机】

中医认为鸡眼和胼胝是由于局部受压或摩擦而致气血运行不畅，瘀阻日久，皮肤失养而成。

【辨病】

1. 临床表现

(1)鸡眼

1)好发于跖部或趾侧，多见于穿着紧窄鞋靴、长期行走或站立，或足部畸形者。

2)皮损为境界清晰的淡黄色、深黄色圆形、椭圆形角化过度，绿豆至蚕豆大，平于皮面或略高于皮面，表面光滑有皮纹，质坚实，削去外层则可见到致密的核心向下楔入真皮，恰似倒置的圆锥。

3)局部受压时可引起明显的疼痛，甚至呈切割样、顶撞样锐痛。

4)发生于两趾间的损害由于汗浸渍，表面变软呈白色，故又称软鸡眼。而发生在趾背、趾侧的损害表面角化明显的称硬鸡眼。在有骨刺的部位常出现顽固性鸡眼。

(2)胼胝

1)多见于劳动人民，往往与职业有关，如铁匠、鞋匠、搬运工、机械工等。

2)好发于掌、跖易受摩擦或压迫部位，尤以掌跖骨突起处为著。

3)皮损为境界不甚清楚的淡黄色、蜡黄色扁平角质肥厚性斑块，对称分布，中央略厚，隆起于皮面，边缘较薄，质硬，略透明，皮损处皮纹清晰，有时皮损部可发生皲裂。

4)局部感觉迟钝，汗出减少。可有轻度压痛和不适感。

5)病程较长，如除去或排除受压因素后，常能自行消退减轻。

2. 鉴别诊断

(1)跖疣：不限于足底受压部位，表面呈乳头状角质增生，皮纹中断常有黑色出血点，质粉软，挤压痛较明显。

(2)掌跖点状角化病：掌跖部多发性孤立的圆锥形角质栓，不楔入皮内，不限于受摩擦部位。

【治疗】

1. 鸡眼　本病一般不需内治，可根据情况选用下列方法。

(1)针灸疗法

1)火针疗法:局部皮肤常规消毒后,用三棱针烧红后直刺鸡眼中心至尖端部,数天后结痂脱落而愈。如不愈可重复治疗1次。

2)艾灸疗法:鸡眼表面涂凡士林或麻油后艾灸,连灸4～5壮,1日1次。

3)水针疗法:破故纸30g,打烂,置于250ml葡萄糖空瓶中,加入95%酒精100ml,用橡皮塞密封,每日振摇几次,静置取上清液。加活性炭1g吸附,用滤纸过滤2～3次,分装备用,使用时常规消毒,抽药0.2ml,在鸡眼中心垂直进针,获针感后慢慢推药,注射1次即可。

(2)外治法

1)外洗:陈皮15g,金毛狗脊30g,威灵仙30g,地肤子30g,红花10g。煎水,每日热泡患处30分钟,每日1～2次,每剂药可浸泡3～4次。

2)外搽:乌梅30g,研成细末后加醋250ml浸泡2周,去渣后用药液搽擦患处,每日3次。

3)外敷

鸡眼膏(水杨酸2g,樟脑0.12g,蔗糖0.12g,普鲁卡因0.08g,95%乙醇适量)外敷。局部皮肤常规消毒,先将鸡眼表面角化的硬皮修削少许,后再用橡皮胶布贴在患部(中央剪一小孔,露出鸡眼),用鸡眼膏外敷其上,加盖塑料软胶片(如可用报废的手术胶手套,剪成略比鸡眼大少许)再贴上橡皮胶布使其密封不透气,3～5日后揭开除去药物,可见皮损与正常皮肤分离,用温水浸泡患处后,用刀片将分离部分的皮损刮去。若皮损未完全除掉,仍按上法处理,直至皮损完全脱落。愈后须用肤疾宁盖贴至表面与健皮齐平。

红花3g,地骨皮6g。研成细末,加适量的麻油和少许面粉,调成糊状,用法同上。

鸭胆子仁捣烂外敷,隔6天换药1次。

蜂蜡骨碎补膏(用60g蜂蜡加热熬化后加入骨碎补细末30g拌匀成膏),外敷患处,1周左右鸡眼可脱落,一般重复2次可痊愈。

4)手术疗法

鸡眼挖除术:一般不需麻醉,常规消毒后,用手术刀将鸡眼表面角层削除露出白色角质栓,分清与正常组织分界的乳白色环,用刀沿此环分离后取出鸡眼栓,并将鸡眼基底膜剥离干净,以免复发。

CO_2激光手术:常规消毒、局麻后,用CO_2激光刀烧割开一侧皮损角质增厚处,以有钩镊子夹住并沿青线进行烧割(青线即角质增厚与正常皮肤分界线,呈淡青灰色,烧割时该处吸收激光有强弱之分),逐渐深入,将圆锥形角质栓取出,并将基底部白膜烧灼干净。此法复发较挖除术少。

冷冻加剥离术:先削去鸡眼上部的角质层,选用大小合适的冷头,对准病损加压接触,采用一次冻融法,使局部变成Ⅱ度冻伤为宜。24小时后用盐水浸泡半小时左右,再用尖头手术刀沿血泡与正常皮肤分界边缘划开剥离,以有齿镊钳住,将鸡眼完整取出,清理创面压迫止血后再行包扎,待组织修复后即可。

2. 胼胝　本病一般不须治疗,如能去除病因,多能渐愈。若角质物太厚太硬,行走有压痛,可定期用热水浸泡使其变软,然后用刀片削去。或以氧化锌胶布(或各种硬膏胶布)粘贴表面,每2～3天换1次,可显著软化和剥脱角质,减轻疼痛,冬季尤为适用。亦可外用各种角质剥脱剂,如选用25%水杨酸火棉胶、0.3%维甲酸软膏或30%尿素软膏后,再手术削去增厚的角质。

继发感染者，可用刀或剪刀刺破脓点引流，再按一般溃疡处理。

【预防与护理】

1. 减少足部的摩擦和挤压。鞋靴宜柔软合脚，鞋内可衬厚软的棉垫或海绵垫。

2. 患者不可自行乱挖或随便用药物腐蚀，以防邪毒感染。

3. 足有畸形者应进行矫治，如有足部外生骨疣应予手术治疗。

【古籍选粹】

《诸病源候论》　脚趾间生肉如刺，谓之肉刺。肉刺者，由著靴急，小趾相揩而生也。

《证治准绳》　肉刺者，生于足趾间，与肉相附，隐痛成刺，由靴履急窄相摩而成。

《疡医大全》　肉刺用乌梅肉、荔枝肉各等分，捣膏，贴之自消。又蜈蚣、硼砂等分于磁中内杵匀，埋地下七日取出，银簪点上即消。

《外科大成》　肉刺，俗名鸡眼，用针拨破，以蟾酥五分汤化，调铅粉一钱，涂之裹之。一以刀修净厚皮，取河豚鱼胆涂纸上贴之，二三次不发。或以胆阴干收用。

《医宗金鉴·外科心法要诀》　肉刺，此证生在脚趾，形如鸡眼，故俗名鸡眼。根陷肉里，顶起硬凸，疼痛步履不得。或因缠脚，或著窄鞋远行，皆可生之。治宜贴加味太乙膏滋润之。或用纸玉簪花根，捣烂贴涂，以油纸盖之。又地骨皮、红花等分研细，香调敷俱效。

《诸病源候论》　手足发胼胝，人手足忽然皮厚涩圆短如茧者，谓之胼胝，此由血气沉行，不荣其表，故皮厚而成胝。

《外科正宗·牛程蹇》　牛程蹇，程途奔急，热脚下水见风，以致气滞血枯，结成顽硬，皮肉荣卫不滋，渐生肿痛；肿高突起，支脚难行，久则破裂，脓水相流。每日温汤净洗，搽牛角散。又有内脓攻注，皮顽难破者，以大线针胝头挑破，出脓乃宽，破皮敲破者，剪而去之；肉不生者，玉红膏长之；肉满不生皮者，珍珠散搽上，生皮乃愈。

《证治准绳》　或问足跟之旁生疽何如，曰此名琉璃疽，属太阳经，其色黄肿，如琉璃。多由行路崎岖，朒伤筋骨脉而成。

《外科大成》　土栗，生足跟之旁，黄肿如琉璃，无脓，由行路崎岖，朒伤筋骨所致，宜活命饮，脓熟针之。

《医宗金鉴·外科心法要诀》　牛程蹇，此证生于足跟及足掌皮内，顽硬肿起，高埂色黄，疼痛不能行履。由脚热着冷水，或遇寒风袭于血脉，令气滞血凝而成。法宜用盆一个，内安新砖，砖上安鸽粪，粪上合罩篱，以脚踏罩篱上，次以滚水从旁冲入，蒸之，浸渍之，冷则易之。或用新砖烧红，韭菜汁泼之，将病足踏于其上烫之。早治或有消者，久则破裂，脓水津流，每日米泔水洗净，搽牛角散。四围顽皮浮起剪之，换搽生肌玉红膏、月白珍珠散，生肌敛口自愈。

《医宗金鉴·外科心法要诀》　土栗，此证又名琉璃疽，生在足跟之旁，形如枣栗，亮而色黄，肿如琉璃，由行崎岖之路，劳伤筋骨血脉而成。急服五香汤及仙方活命饮，宣通壅滞；脓熟针之，脓少而多水者，以陀僧膏贴之。

【现代研究】

顾廷全用冰蜈膏（蜈蚣、骨碎补各 10g，糯米粉 12g，冰片 2g，研细，加冰醋酸适量，充分混匀成膏装瓶备用）治疗鸡眼 139 例、胼胝 33 例、跖疣 42 例，合计 214 例，用时先常规消毒皮肤，用刀片削去表面角化增厚的皮肤，用胶布保护周围皮肤，于患处涂适量冰蜈膏，表面覆盖胶布，有明显痛感时弃除药物，隔日换药 1 次。治疗结果：痊愈 147 例，显效 67 例，近期有效率 100%，对 75 例进行 1～2 年随访，69 例未复发。远期有效率 92%。杨向东以蒜葱椒糊剂(大蒜1头,葱10cm,花椒3～5粒,捣烂如泥)外敷治疗152例共192个鸡眼,外敷药物后24小时除去,3日后鸡眼开始变黑、脱落,最多半月即完全脱落。一般外敷1次可愈,最多2次即愈。所有病例192个鸡眼全部治愈。李适坤等报告以蓖麻子仁外敷治疗鸡眼疗效满意,方法是:蓖麻子1枚去外壳,灰火内埋烧,以爆胀为度,患处以热水泡洗,刮去外皮,蓖麻子用手捏软,乘热敷患处。3～5日换药1次。作者以此方法治疗鸡眼160个,1次治愈94个,2次治愈52个,3次以上治愈14个。

朱振堃用蜈蚣粉治疗鸡眼35例,一般1个疗程,最多2个疗程即可痊愈。方法:蜈蚣数条焙干,研成细粉,装玻璃瓶内,密封瓶口备用。用45～50℃温水泡足15～20分钟,水温以不烫足为好,水温下降应更换热水,用刀除去硬加角质层,使鸡眼露出,撒上蜈蚣粉少许,再抹上凡士林,直接贴上胶布,7天为1个疗程,7天后剥去胶布,用热水将足浸泡擦洗,即可脱落,或用镊子拔去或用刀除去即可。吴丕中用鸦胆石灰治疗鸡眼。药物配制:鸦胆子仁2/3(碾末),生石灰1/3(过筛)食醋适量,上药共调成糊状备用。用法:将鸡眼上硬皮剥去少许,视鸡眼大小用药糊适量敷上料胶布固定。每日更换药一次,直至鸡眼软化吸收无触痛感。许庆涛等观察了鸦胆子仁合水杨酸粉外敷治疗鸡眼,疗效显著。方法:将橡皮膏中央剪一圆孔,孔径比鸡眼略大,贴于患处,露出鸡眼,将水杨酸粉和捣烂的新鲜鸦胆子仁按1∶1混匀后撒在鸡眼上,外用橡皮膏覆盖,根据鸡眼大小和角质层厚薄决定拆封时间,一般10～15日拆封,拆封时将鸡眼连根完整揭下,如有残留,根据情况再予同法包扎3～15日,治疗时不能将包扎处沾湿。结果:本组80例用1～2次均治愈。

【述评】

导致鸡眼生成的原因较多,长期穿鞋不合适是导致鸡眼生成的原因之一,如穿窄鞋远行,经常站立工作等;足畸形(平足、垂足)或足趾畸形(拇外翻、相邻趾紧压)更易导致鸡眼生成;另外,角化型和鳞屑型脚癣患者,由于皮肤发生了改变,足底干燥少汗,使皮肤经常受到摩擦和挤压,也使得鸡眼生成的可能性加大。导致胼胝生成的原因往往与劳动、运动有极大的关系,甚至与走路的摩擦、穿鞋的大小都有关,其产生的原因是长期的刺激使局部的角质层增厚。

因此为预防鸡眼的发生,预防工作应从儿童时代开始。首要是不宜穿过紧或过硬的皮鞋以减少脚底摩擦和挤压。治疗时为了行走方便,不宜穿硬底鞋,可改换旅游鞋,并在病患处的鞋垫打出一个与病变大小相宜的圆洞,以避免刺激和挤压。

胼胝的治疗原则与鸡眼相同,首要的是预防,减少机械性的摩擦与压迫,部分病例可症状好转,乃至渐渐痊愈。若因足畸形(如平足等)引起的胼胝,则首要的是纠正畸形。对胼胝本身,多采取腐蚀(角质溶解)、修削的方法。由于本病容易复发,治疗的同时应强调预防调理,方能巩固疗效。发生在足跖的胼胝,可在鞋底放一个较厚的软垫,在相当于胼胝的部位挖一个洞,这样行走时胼胝部位承受的压力减轻,可缓解症状。

使用水杨酸制剂时要注意可引起的不良反应,如应用后偶可引起接触性皮炎,大面积使用吸收后甚至可出现水杨酸全身中毒症状,如头晕、神志模糊、精神错乱、呼吸急促、持续性耳鸣、剧烈或持续性头痛和刺痛。用药后如出现上述情况的反应者,应及时停药。

在对鸡眼或胼胝的治疗期间,有以下情况的患者应及时就医:擅自切开鸡眼或胼胝导致的皮肤病损处出现感染、疼痛加剧或红肿;鸡眼分泌脓性或清亮的液体时(因其可能有感染或形成溃疡的先兆);糖尿病、动脉粥样硬化、心脏病患者或其他循环功能障碍者患有鸡眼时(因其可能比正常人有更高的细菌感染率)。

【参考文献】

1. 顾廷全.冰蜈膏治疗鸡眼胼胝、跖疣214例.中国皮肤性病学杂志,1993,(4):245
2. 杨向东.蒜葱椒糊剂治疗鸡眼.中西医结合杂志,1989,9(8):490
3. 李适坤,李俊伟.蓖麻子外敷治疗鸡眼.新中医,1992,24(5):17
4. 朱振堃.蜈蚣粉治疗鸡眼35例临床分析.中国临床医生,2006,34(03):50
5. 吴丕中.鸦胆石灰散治疗鸡眼.湖南中医杂志,1994,10(4):11
6. 许庆涛,陆金囡.鸦胆子仁合水杨酸粉外敷治疗鸡眼的体会.实用中医药杂志,2000,16(2):29

(杨　柳)

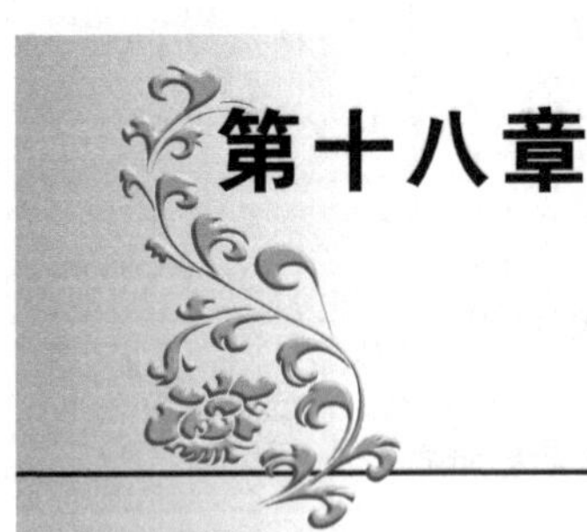

第十八章 良性皮肤肿瘤

第一节 瘢痕疙瘩

瘢痕疙瘩是由于皮肤受创伤后结缔组织过度增生超出原有损害范围的病变。中医称之为“肉龟疮”、“蟹足肿”、“锯痕疮”。

【病因病机】

中医认为本病多因先天禀赋不足，后天为金刃所伤，或水火烫伤，或疮疡疖肿感受外邪，经治疗后余毒未净，气血不和，血瘀痰凝聚结而成。

西医认为本病是机体对多种皮肤损伤的超常结缔组织反应，发病与具有瘢痕的先天素质有关。

【辨病】

1. 临床表现　本病常继发于皮肤各种创伤，如手术、烧伤、烫伤、外伤和疮疡疖肿之后。好发于胸骨前区，其次为肩胛、四肢、面颈和头皮、外阴。皮损为红色隆起的结缔组织斑块，大小不一，硬实或呈硬橡胶样，表面光滑无皮纹。常为条索、不规则或蟹足状。损害渐扩大并超出原瘢痕的范围。部分病人皮损有瘙痒或刺痛不适感。

2. 诊断要点　根据有皮肤创伤或感染炎症以后局部出现超出原创口范围的结缔组织斑块可确诊。

3. 鉴别诊断　瘢痕疙瘩与肥大性瘢痕临床上早期很难区别，若几个月后增生性斑块超出原创口范围并持久不消退，可诊断为瘢痕疙瘩；若病变不超出原创口范围并在1年或数年后逐渐消散形成萎缩性损害，此为肥大性瘢痕。

【辨证】

1. 瘀毒聚结证　瘢痕块初起或时间不长，颜色较鲜红或紫红，质地坚硬，时有痒痛不适，口干，大便干结，小便短赤。舌红有瘀点，苔薄黄，脉弦。

2. 气虚血瘀证　瘢痕疙瘩日久不消退，颜色淡红或黯红，质地韧实如硬橡胶样，无痒痛。体弱肢倦，声低懒言，面色无华。舌质淡，苔薄白，脉细涩。

【治疗】

1. 内治法　辨证论治。

(1)瘀毒聚结证：治宜活血化瘀，解毒散结。用桃红四物汤加减：桃仁15g，牡丹皮10g，红花5g，生地黄20g，连翘12g，丹参20g，赤芍12g，水蛭12g，蒲公英15g，香附15g，甘草5g。每天1剂水煎服。

(2)气虚血瘀证：治宜益气活血，化瘀散结。方用归芪化瘀汤：当归尾12g，黄芪20g，丹参20g，赤芍15g，三棱12g，莪术12g，党参15g，茜根12g，青皮10g，炙甘草5g。每天1剂水煎服。

2. 外治法

(1)外洗：丹参 30g，三棱 20g，莪术 30g，乌梅 30g，五倍子 30g，紫草 30g，赤芍 30g，水煎成 2000ml，微温外洗患处。

(2)黑布药膏：黑醋 2500g，五倍子 860g，蜈蚣 10 条，蜂蜜 180g，制成黑色稠膏。使用时先将患处用茶水擦洗干净，涂上黑膏药，然后贴上黑布，每日换药 1 次。

(3)甘遂散：甘遂、芫花、白芷各等份研成细末备用。使用时加米醋调成糊状外敷患处，每天换药 1 次。

(4)瘢痕软化膏：氧化锌、明胶、甘油各 500g，制成膏。另用五倍子 800g，蜈蚣 10 条，冰片、樟脑各适量，共研成细末。使用时取药粉加入氧化锌膏中混匀外敷患处，3～4 天换药 1 次。

(5)鸦胆子膏：鸦胆子 30g，凡士林 70g。将鸦胆子去壳，置乳钵中研成泥状，然后加入凡士林拌匀，放置 48 小时后使用。用时将药膏直接涂于患处，注意不要触及正常皮肤。第一次间隔 48 小时换药，以后可隔 2～4 天换药 1 次

3. 西医治疗

(1)皮质激素类制剂局部注射：这是目前西医治疗瘢痕疙瘩的常用方法，有一定的疗效。常用的药物有确炎舒松 A(Kenacor-A)、2.5%强的松龙混悬剂、2.5%醋酸氢化可的松混悬液、1%去炎松混悬液等。使用方法是选用其中一种皮质激素制剂与 1%普鲁卡因以 1∶1 比例混合，局部消毒后，在瘢痕块的基底部及其瘢痕内分点将药液注入。每次注射总量根据瘢痕斑块的大小而定，一般每次以不超过 4ml 为宜，每 7～10 天注射 1 次，瘢痕面积大者，可分次进行治疗。每个瘢痕块经 1～3 次注射后，基本可变软缩小复平。但应注意不能用药量过大和注射次数过频，否则易引起局部皮肤过度萎缩。

(2)手术切除后局部注射皮质激素制剂或用放射治疗。

(3)音频电疗：可部分或完全消除痒痛，瘢痕不同程度变软、变平、缩小。详细方法请参考上海杨国亮著《音频电疗》一书。

【预防与护理】

有瘢痕体质的人平时应尽量避免皮肤外伤和感染。有了瘢痕疙瘩应避免抓搔、摩擦、按压等不良刺激，不要轻易采用手术切除方法治疗。手术切除后一定要配合局部注射皮质激素或放射治疗。

【古籍选粹】

《中国医学大辞典》　肉龟疮：生于胸背两胁间，俨如龟形，头尾四足皆具，皮色不红，高起二寸。

【现代研究】

1. 中药药膏外用

(1)黑布药膏是我国著名中医皮外科专家赵炳南的经验方。吴绍熙等报告用黑布药膏治疗瘢痕疙瘩 89 例，结果显效率 22.2%～41.17%，并认为涂药前加针刺或在药膏中加适量麝香疗效更好。胡传揆和房文彬等也都报告用黑布药膏治疗烧伤瘢痕取得较好疗效。

(2)卫莲群等报告用瘢痕止痒软化膏治疗 309 例烧伤后的增生性瘢痕，结果显效率为 75.4%。该药由五倍子、威灵仙、牡丹皮、泽兰、薄荷脑、冰片、樟脑、冬青油、二甲基亚砜制成。

2. 中药直流电导入

(1)万日义用复方铜钱草制剂直流电导入法治疗瘢痕疙瘩 46 例,结果痊愈 13 例,显效 22 例,有效 8 例,无效 3 例。处方为:铜钱草 300g,紫草 12g,煎煮 3 次取浓缩液 1000ml。使用方法:将电极绒布浸入药液中,取出放在患处,治疗电流成人 0.05~0.2mA/cm^2,儿童 0.02~0.05mA/cm^2,每次 20 分钟,每日 1 次,30 次为 1 疗程。

(2)郭伯英用 30%复方五倍子浸剂(由五倍子、蜈蚣、红花、甘草等制成)直流电导入治疗瘢痕疙瘩 78 例亦收到满意效果。

3. 中药超声透入 四川泸州医学院附属医院康复医学科胥方元等用中药灭瘢膏超声透入法随机对照治疗增生性瘢痕 37 例,结果临床治愈 20 例,显效 13 例,有效 4 例,临床治愈显效率为 89.2%。灭瘢膏组成:腊月羊脂 1000g,丹参 80g,五倍子 120g,蜈蚣 30 条,紫草 60g,刺五加 60g。治疗时先将患处以温水洗于净,取适量灭瘢膏作为超声波耦合剂涂于瘢痕表面,连续输出超声波,用接触移动法多处治疗,强度 0.75~1.75W/cm^2,时间 8~15 分钟,每日 1 次,15 次为 1 疗程。认为经强量超声的机械振荡作用可使坚硬的瘢痕结缔组织延长、变软,提高半透膜的渗透性,使药物直接进入瘢痕组织细胞内发挥作用。灭瘢膏中丹参能抑制成纤维细胞的有丝分裂,使细胞周期停滞于 G_2-M 期,从而抑制成纤维细胞的生长;五倍子对组织蛋白有沉淀作用,能抑制纤维母细胞增殖。

4. 碘离子加火针治疗 朱渝红等采用碘离子导入加火针治疗瘢痕疙瘩 50 例,结果痊愈 42 例,好转 8 例。方法是用 2%~5%碘化钾适量经水溶解后,倒入布垫浸渍,然后放置瘢痕疙瘩上面,大片瘢痕疙瘩放正极,小片放负极,接通电源,通电 10 分钟,10 天为 1 个疗程。1 个疗程后加用火针点刺患处。

5. 中药外敷 何云华将瘢痕切除术后患者分为两组,治疗组:在瘢痕切除缝合术后,在切口上敷湿润烧伤膏,外盖无菌敷料,2 日换药 1 次,1 周后拆线;对照组:在瘢痕切除缝合术后,不敷湿润烧伤膏,直接敷无菌敷料,2 日换药 1 次,1 周后拆线(两组之间除了湿润烧伤膏外、其他治疗用药均相同)。治疗组临床治愈 36 例,有效 6 例,无效 2 例;对照组治愈 25 例、有效 11 例、无效 6 例。经统计学处理 $x^2=1.40,P<0.01$,两组有显著性差异,治疗组优于对照组,说明湿润烧伤膏具有减轻损伤促进愈合、减少瘢痕等作用。

【述评】

瘢痕疙瘩的发生多与个体的瘢痕体质有关,并且这种瘢痕体质具有家族遗传性。中医治疗瘢痕疙瘩总的治疗原则是活血化瘀,软坚散结,多内服外用相结合。夹热毒者佐以清热解毒,伴气虚阴虚者,佐以益气养阴。近年采用的中药离子导入或超声透入为临床治疗瘢痕疙瘩提供了一个新的方法和思路。西医用皮质激素类制剂局封治疗瘢痕疙瘩虽然有较好的疗效,但亦有不良的副作用,部分女患者使用后会有月经不调;如果注射剂量掌握不好,用量过度会引起局部永久性萎缩。

【参考文献】

1. 吴绍熙,等. 黑布膏药治疗瘢痕疙瘩的进一步观察. 中华皮肤科杂志,1959,7(6):368

2. 胡传揆,等. 用中药治疗瘢痕疙瘩的初步体会. 中华皮肤科杂志,1955,3(4):247

3. 房文彬,等. 黑布膏药治烧伤瘢痕好. 新中医,1986,18(12):8

4. 卫莲群,等. 瘢痕止痒软化膏治疗增殖性瘢痕的临床观察. 临床皮肤科杂志,1981,(11):27

5. 万日义. 复方铜钱草治疗瘢痕简介. 中国中药杂志,1990,(8):57

6. 郭伯英. 应用复方五倍子浸剂电导入法治疗瘢痕疙瘩 78 例. 重庆医药,1988,(6):25

7. 胥方元，等. 中药超声透入法防治瘢痕增生临床观察. 中国中西医结合杂志，1996，(3)：79
8. 朱渝红，等. 碘离子加火针治疗瘢痕疙瘩 50 例. 辽宁中医杂志，1995，(12)：551
9. 何云华. 湿润烧伤膏治疗瘢痕疙瘩 86 例. 江西中医药，2007，38(292)：65

第二节　色素痣（黑子）

色素痣是黑色素细胞系统的良性肿瘤。中医称之为“黑子”。

【病因病机】

中医认为色素痣主要是由于皮肤脉络失疏，肾中浊气瘀毒聚结皮肤所致。

西医认为构成色素痣的痣细胞既非正常组织应有成分，也非成熟的黑色素细胞，它可能来自黑色素细胞、神经鞘细胞或为胚胎黑色素母细胞的衍生。

【辨病】

1. 临床表现　色素痣大多于儿童或青春期开始出现，亦有出生时就存在，可以说几乎人人都有，数目多少不定。色素痣可发生于身体的任何部位，大小形态和颜色不一，可呈斑点状、丘疹状、疣状、息肉状或乳头状。小如针头大，大至兽皮样，覆盖大片皮肤。颜色多为黑色，灰褐色或棕色，也可呈蓝色、紫色。妊娠时可由于激素影响而使色素痣的颜色加深。

临床病理上将色素痣分为交界痣、皮内痣和混合痣 3 种。交界痣可出现于任何年龄，但常始于婴幼儿，好发于掌、跖和阴囊部，其他身体部位亦可见到，皮损多为平滑不高出皮面。皮内痣除不发生于掌跖和生殖器部位外，可发生于身体任何部位，皮损多为高出皮面呈半球形、疣状或乳头状，并可长毛。混合痣的外观形状介于交界痣和皮内痣之间。

2. 色素痣恶变的临床特征　目前认为大多数良性色素痣不会发生恶变，只有极少数出现下列表现时应引起高度注意：①色素痣短期内明显增大和颜色加深，表面潮湿或结痂；②色素痣出现溃疡、出血和继发感染，局部皮温升高，发红痛疼或瘙痒；③色素痣中出现硬结或有卫星状黑点形成；④毛痣的毛发突然脱落。

3. 色素痣的病理表现　交界痣在表皮下部或直接邻近真皮处有痣细胞巢，上皮样痣细胞排列规则，细胞内有大量色素。皮内痣其痣细胞巢或条索位于真皮不同深度，在痣细胞巢和表皮之间有明显的正常区域。混合痣的病理变化同交界痣，但痣细胞巢呈索状伸向真皮。

4. 诊断　根据病史和临床有色素的特征，病理检查有痣细胞的存在可确诊。

【治疗】

色素痣一般不需治疗。

发生在掌跖、腰围、腋窝、腹股沟、肩背、外阴等易受摩擦刺激部位的色素痣或发生在颜面部位有碍美容的色素痣可考虑治疗；色素痣出现恶变征象时要及时治疗。治疗的方法可采用 CO_2 激光、手术切除、电灼、冷冻等。较小的色素痣可用中药五妙水仙膏、水晶膏治疗。

【古籍选粹】

《诸病源候论》　面黑子者，风邪搏于血气变化所生。

《外科正宗》　黑子，痣门也，此肾中浊气混滞于阳，阳气收束，结成黑子，坚而不散。

《医宗金鉴·外科心法要诀》　黑子，此证生于面部，形如霉点，小者如黍，大者如豆，比皮肤高起一线，有自幼生者，亦有中年生者。由孙络之血，滞于卫气，阳气束结而成。宜用银针挑破，以水晶膏点之，三四日结痂，其痣自落。

【述评】

色素痣属于中医古医籍所称“黑子”的范畴。但应注意的是现代医学的黑子病与中医所称的黑子概念不同。现代医学的黑子又称雀斑样痣，是一种临床表现与色素痣极相似但病理表现不同的色素障碍性皮肤病。

第三节　皮肤血管瘤

皮肤血管瘤是一种由新生的血管所构成的良性皮肤脉管肿瘤，包括鲜红斑痣、毛细血管瘤、海绵状血管瘤和混合型血管瘤等。属于中医“血痣”、“红疕”、“血瘤”的范畴。

【病因病机】

中医认为本病多因先天不足，气滞血瘀；或血热瘀阻，脉络壅滞所致。

西医认为皮肤血管瘤是胚胎期成血管组织畸形异常发育所形成的良性肿瘤。

【辨病】

1. 临床表现

(1)鲜红斑痣：又名毛细血管扩张性痣、葡萄酒色痣、焰状痣。目前认为其发病机制可能为毛细血管壁先天性薄弱扩张而成。临床表现为一个或数个鲜红色或紫红色斑片，不高出皮肤表面，压之易退色，无自觉症状，大小不一，小如指甲，大如手掌。常发生于头颈部、面部和枕部，一般是出生时即有，皮损会随着人体长大而扩大，但发生于枕部、额部及鼻梁部的鲜红斑痣大多可自行消退。

(2)毛细血管瘤：又称单纯性血管瘤、草莓状血管瘤。皮损可在出生时即有，但大多数是在出生后1～3个月才出现。面积大小不一，常为草莓状、分叶状隆起于皮肤表面，质软，边界清楚，易被挤压退色，生长缓慢，有的可在数年内自行消退。

(3)海绵状血管瘤：是一种发生在皮下层呈团块状质软的血管错构瘤。本病出生时即有，亦可出生后才发生并一直持续到成年。病变为大而不规则柔软的皮下血管肿块，无自觉症状，挤压可退缩，松开后又充血鼓起。体积大小不一，小者1cm左右，大者可达10～20cm。皮肤血管瘤的出现常提示内脏有伴发血管瘤的可能。

(4)混合型血管瘤：若两种类型血管瘤混合存在，称混合型皮肤血管瘤。

2. 诊断要点　皮肤血管瘤的临床诊断不难，依据斑状、草莓状或海绵状血管扩大增生性的皮损可确诊，而一些深在性的海绵状血管瘤需要在外科手术或活检时才能确诊。

【辨证】

1. 血热瘀阻证　皮肤出现紫红色或鲜红色血管扩张性斑片，表面光滑或草莓状突起，压之退色，出生时即有。大便干结，舌质红或黯红有瘀点，脉细数或涩滞。

2. 气虚血瘀证　皮肤出现柔软海绵状肿块，皮色黯红或淡红色，压之退缩变平，松之充血鼓起，不痛不痒。舌质淡黯，苔白，脉细弱。

【治疗】

1. 内治法

(1)血热瘀阻证：治宜凉血活血，化瘀消斑。方用桃红四物汤加减：桃仁15g，红花5g，生地黄20g，旱莲草20g，丹参15g，赤芍12g，紫草15g，茜根12g，鸡血藤20g，甘草5g。每天1剂水煎服。

(2)气虚血瘀证：治宜益气通络，活血化瘀。方用归芪活血汤：黄芪 20g，当归尾 12g，党参 15g，炒牡丹皮 12g，丹参 15g，川芎 10g，茯苓 15g，枳壳 12g，青皮 10g，炙甘草 5g。每天 1 剂水煎服。

2. 外治法

(1)五妙水仙膏：该药是具有腐蚀性作用的中药糊剂，适用于治疗血管瘤中的鲜红斑痣和小的毛细血管瘤。用法是将五妙水仙膏直接涂布于皮损上，直至皮损周围皮肤潮红水肿时，擦去药物，用牙科砂轮磨除病变皮损。

(2)七仙膏：用牙硝、明矾、青矾各 150g，砒石、斑蝥各 100g，食盐 75g，水银 150g，凡士林适量配制成药膏。使用时将药膏直接涂布于皮损上，至皮损出现潮红、水肿、疼痛时将药膏擦去。

(3)及莪散：白及 50g，莪术 30g，黄药子 20g，山慈菇 10g，重楼 5g，紫硇砂 2g，五倍子 5g，月石 5g，青木香 2g，雄黄 5g，血竭 3g，共研细末备用。使用时取药散适量，加入白酒和食醋调成糊状涂敷患处，每日 1 次，7 天为 1 疗程。

(4)消痔灵硬化剂：五倍子 0.25g，明矾 4g，枸橼酸钠 1.5g，低分子右旋糖酐 10ml，甘油 10ml，三氯叔丁醇 0.3g，蒸馏水加至 100ml，制成注射液灭菌备用。用法：局部常规消毒后，取药液与 1%普鲁卡因配成 1∶1 溶液，吸入 5～10ml 注射器中，用 5 号细长针头刺入瘤体，见回血后将药液慢慢注入，至整个瘤体高起为止。然后缓慢退针，至皮肤处再注射少量药液。一般小瘤体每次注射混合液 3～6ml。隔周后如瘤体尚未变硬萎缩，可用药液 2 份配 1%普鲁卡因 1 份再次注射。

3. 西医治疗

(1)硬化剂：适用于小血管瘤，如用 5%鱼肝油酸钠液 0.1～0.5ml 注射于血管瘤底部，每 1～2 周注射 1 次，常需数次后才显效。

(2)冷冻疗法：用液态氮喷射或直接接触法，依据瘤体大小选择适当的冷冻时间及次数。

(3)激光或电灼：对较小的血管瘤，可用 CO_2 激光或电灼术治疗。

(4)手术切除：适用于较大的血管瘤或内脏血管瘤。

(5)放射疗法：可试用于鲜红斑痣。

【古籍选粹】

《外科正宗》　血瘤者，微紫微红，软硬间杂，皮肤隐隐缠如红丝，擦破流血，治当养血凉血，抑火滋阴，安敛心神，调和血脉，芩连二母丸是也。

《外科证治全书》　血痣，初起红痣，渐积大如赤豆，触破则血出不止。

《医宗金鉴·外科心法要诀》　血痣，此证由肝经怒火，郁血而成。

【现代研究】

袁钟岱报告用五妙水仙膏治疗皮肤血管瘤 103 例(海绵状 74 例，鲜红斑痣 10 例，草莓型 11 例，混合型 5 例，外伤性血管瘤 3 例)，结果疗效优(病变完全消失，皮肤色泽、弹性正常，随访 1 年以上无复发者)96 例，占 93.2%；良(病变完全消失，皮肤有色素沉着或少量瘢痕形成)6 例，占 5.8%；差(病变完全消失，皮肤有较厚的瘢痕形成)1 例，占 1%。认为五妙水仙膏治疗皮肤血管瘤副作用小，除不用麻醉时有不同程度的灼痛外，无其他不适。但有特发性的瘢痕形成。周高龙报告用七仙膏治疗各类血管瘤 54 例，结果治愈 70.3%，总有效率为 86.9%。高鹏起、王天祥和顾伯康均报告用中药硬化剂消痔灵注射液瘤体内局部注射治疗皮肤血管瘤，结果是对局限型海绵状血管瘤疗效较好，混合型血管瘤疗效次之，对弥漫型海绵状血管瘤无效。夏少农报告用黄芪 30g，党参 12g，白芍 12g，紫草 9g，牡丹皮 9g，蜀羊泉 30g，木馒头 30g，土茯苓 30g，共治疗海绵状血管瘤 33 例，结果痊愈 2 例（6%），显效 16 例（48.5%），有效 10 例（30.3%），无效 5 例（15.2%）。

【述评】

临床上血管瘤分为鲜红斑痣、毛细血管瘤和海绵状血管瘤 3 型，治疗时应根据具体情况选用不同的治疗方法。中药内服对各型血管瘤均有一定的辅助治疗作用，但应详辨证候虚实而用之，虚证者宜益气活血、化瘀散结为主，实证者宜凉血活血、化瘀散结为主。

治疗血管瘤的外用中药多为具有腐蚀性作用的药物，使用时应根据血管瘤的类型、部位、大小、深浅不同而用药。一般鲜红斑痣和毛细血管瘤可选用五妙水仙膏或七仙膏、及莪散治疗，海绵状血管瘤可选用中药硬化剂注射治疗，目前西医治疗血管瘤的方法，如冷冻、硬化剂、放射治疗、外科手术和口服皮质类固醇激素及 CO_2 激光、微波等，可根据具体情况配合使用。

【参考文献】

1. 袁钟岱. 五妙水仙膏治疗 103 例皮肤血管瘤. 中华皮肤科杂志，1995，18(4)：220
2. 周高龙. 七仙膏治疗血管瘤. 中医杂志，1986，27(5)：55
3. 高鹏起. 消痔灵治疗血管瘤 58 例报告. 陕西中医，1986，7(6)：172
4. 王天祥，等. 消痔灵注射治疗海绵状血管瘤临床研究. 临床皮肤科杂志，1987，(1)：14
5. 顾伯康. "775"注射液治疗海绵状血管瘤 10 例报告. 中医杂志，1982，23(11)：843
6. 夏少农. 中医中药治疗海绵状血管瘤 33 例疗效观察. 上海中医药杂志，1979，(6)：15

第四节　血管角皮瘤

血管角皮瘤又称血管角化瘤，是一组血管角化增生性皮肤病，包括肢端型血管角皮瘤、阴囊型血管角皮瘤、丘疹型血管角皮瘤、限界型血管角皮瘤和泛发型血管角皮瘤，其中最后一型归属于类脂质病。在中医学中尚没见到与之相对应的病名，可参照"血瘤"和"血痣"论治。

【病因病机】

中医认为血管角皮瘤的产生或因血热溢于脉外，或因气血不和、血行不畅、瘀阻脉络而成。

西医认为血管角皮瘤发病可能与先天性遗传因素、冻疮、冻伤或局部皮肤弹力纤维功能减退，血液循环不良，毛细血管过度扩张有关。

【辨病】

1. 肢端型血管角皮瘤　又名冻疮样痣、疣状毛细血管扩张。常发生于儿童或青少年，女性多见。发病前常先有冻疮史。皮疹好发于指、趾的背面，一般对称分布，外观为针头至粟米大的斑疹或丘疹，呈紫色或黯红色，表面粗糙角化，压之常有退色。亦有的表现为 2～8mm 大小的结节，呈蓝红或灰色，表面角质增厚或毛细血管扩张，外伤后容易出血。无自觉症状。

2. 阴囊型血管角皮瘤　又名 Fordyce 血管角皮瘤，主要发生于中老年男性的阴囊，偶可见于女阴的阴唇。皮损初起为针头大的黯红或紫红色丘疹，常随年龄增长而增大增多。早期质软，后期质硬并有角化性疣状改变。散在分布或沿浅表静脉、阴囊皮纹排列成线状。

一般无自觉症状或偶有微痒，损伤后易出血。

3. 丘疹型血管角皮瘤　多发生于年轻或中年人，皮损为直径2～8mm大的鲜红色或淡蓝色丘疹，质较硬，表面角质增厚，无自觉症状。

4. 限界型血管角皮瘤　又名角化性血管瘤，临床上十分少见。常为出生时即有，好发于双下肢小腿，皮损为大小不等的深红色至蓝黑色丘疹或结节，表面角化增厚呈疣状，常随年龄增长而增大。

【辨证】

1. 气血不和证　皮疹好发于四肢和趾指的背面，发病前常先有冻疮史。皮疹损伤后易出血。胃纳差，冬天四肢不温。舌质淡或淡红，苔薄白，脉细。

2. 血热瘀阻证　皮疹多而紫红或鲜红，好发于青少年，体质壮实，口干口苦，大便干结，小便短赤。舌红，苔黄，脉数。

【治疗】

1. 内治法　辨证论治。

(1)气血不和证：治宜调和气血，化瘀通络。方用八珍汤加减：党参15g，黄芪20g，当归尾10g，川芎10g，白芍15g，熟地15g，炒牡丹皮10g，丹参15g，炙甘草5g。

(2)血热瘀阻证：治宜清热凉血，化瘀通络。方用桃红四物汤加减；桃仁15g，红花5g，生地黄20g，旱莲草20g，丹参15g，赤芍12g，紫草15g，牡丹皮10g，麦冬15g，甘草5g。

2. 外治法　对于一些小的血管角皮瘤可用五妙水仙膏、水晶膏等点涂治疗。

3. 西医治疗　除泛发型血管角皮瘤外，西医多采用CO_2激光、冷冻、电灼、电解或微波治疗。

【述评】

血管角皮瘤是一种良性的皮肤组织瘤性病变。在中医古医籍中虽没有专门的论述，但根据其临床表现特征本病可归属于“血痣”和“血瘤”的范畴。近代的中医皮外科专著和杂志也少有本病的论述和报道。本病临床上大多无需特殊治疗，需要治疗的话，也多用外治法。

第五节　神经纤维瘤

神经纤维瘤是以来自周围神经束衣、外衣的神经膜细胞增生为主，伴有神经鞘细胞、神经纤维增生的良性肿瘤。相当于中医古医籍中所称的“恶肉”、“气瘤”、“瘤赘”。

【病因病机】

中医认为神经纤维瘤病主要是由于先天素体秉赋不足，风邪寒邪凝阻肌肤，气滞痰结血瘀搏结而成。

西医认为神经纤维瘤病是神经外胚层发育异常，导致周围神经多发性瘤样增生和神经纤维中结缔组织增生，发病跟遗传有关。

【辨病】

本病临床上可分为单发局限性神经纤维瘤病和多发性神经性纤维瘤病。

单发性病变临床少见，而以多发性神经纤维瘤病多见。本病的临床表现包括柔软的神经纤维瘤、咖啡斑、腋下雀斑、青铜色皮肤、色素性毛发痣、贫血痣、骶部多毛症和巨舌症等。其中位于真皮的神经纤维瘤为柔软皮肤色或淡红色的肿物，外观呈丘疹样、锥形、半球形或带蒂乳头状，大的可重达数千克或几十千克，呈巨大悬垂袋状，不痛不痒。当病变增大导致皮下淋巴水肿而使皮肤下垂如肉赘时，则称神经瘤性象皮病。临床检查指压皮肤肿物时有空虚感，放松后又恢复原来病变外形。咖啡斑为褐黑色的色素沉着斑，呈圆形、椭圆形，边界清楚，其长轴常沿皮肤切线方向分布，大小不等。

据统计约有5%～10%的病人有口腔黏膜乳头瘤状损害或有巨舌症；60%病人可伴有智力发育障碍；40%病人伴有神经系统病变。一般咖啡斑于出生时即有，而纤维软瘤多于儿童时期出现，至成年时增加。

【辨证】

本病目前可分为气滞血瘀、风阻寒凝两型。

1. 气滞血瘀证 皮肤肿物外突，触之如囊如袋，柔软不坚，不痛不痒。胁胀心烦，易怒不寐。舌质暗红，脉弦或弦涩。

2. 风阻寒凝证 皮肤柔软肿物呈丘疹状、锥状或半球形，压之空虚。恶风肢凉，大便溏薄。舌质淡或淡红，苔白，脉缓或细。

【治疗】

1. 内治法 辨证论治。

(1)气滞血瘀证：治宜疏肝行气，活血化瘀。方用柴胡疏肝活血汤：柴胡15g，郁金20g，赤芍15g，枳壳12g，香附20g，茯苓15g，丹参15g，牡丹皮12g，莪术12g，三棱12g，甘草5g。

(2)风阻寒凝证：治宜祛风散寒，调和气血。方用祛风散寒化瘀汤：白蒺藜30g，防风15g，僵蚕12g，白芥子12g，川芎12g，白术15g，白芍15g，党参15g，青皮12g，大枣15g，鸡血藤20g，甘草3g。

2. 外治法 对巨大皮肤神经纤维瘤有碍美观或影响功能活动时可考虑手术切除治疗。

【古籍选粹】

《诸病源候论》 恶肉者，身里忽有肉如小豆突出，细细长长如牛马乳，亦如鸡冠之状，不痒不痛，久不治，长不已。皆春冬被恶风所伤，风入肌肉，结瘀血积而生也。

《医宗金鉴·外科心法要诀》 软而不坚，皮色正常，随喜怒消长，无寒无热者名气瘤。

《薛氏医案》 若劳伤肺气，腠理不密，外邪所搏而壅肿者，其自皮肤肿起，按之浮软，名曰气瘤。

【现代研究】

北京赵炳南、张志礼主编的《简明中医皮肤病学》认为神经纤维瘤病多因先天素质缺陷或劳伤肺气，腠理不密，外邪所搏，气血不和，阻滞经络而发于肌肤。治宜调和气血、通经活络、软坚内消。选用活血逐瘀汤加减：丹参15g，鸡血藤30g，赤芍15g，红花15g，厚朴10g，橘红10g，白芥子15g，橘络10g，全丝瓜10g，白僵蚕10g，土贝母10g。武汉徐宜厚编著的《中医皮肤科诊疗学》认为神经纤维瘤是由于先天禀赋不足，肺气不宣，腠理不密，湿痰气郁，相互纠结，阻滞经络而发于肌肤。治疗分二型：湿痰型，治宜理气化痰、活血散结，用温胆汤加减；气郁型，治宜调和气血、软坚内消，用活血逐瘀汤加减治疗。陈可平治疗1例神经纤维瘤患者，辨证为肝郁肾虚，脾弱湿困，治宜疏肝补肾以调其本，健脾祛湿以散其结。方以炙何首乌、熟地黄、续断、杜仲、墨旱莲、菟丝子滋补肝肾；柴胡、枳壳疏肝解郁、行气散结；生地黄、当归凉血活血、养阴润肠；益母草、生阿胶活血补血、补益精血；茯苓、焦三仙渗湿健脾化积；冬瓜皮、桑白皮走皮肤，利水消肿、泻肺胃之热。全方阴阳气血俱调，补中有泻，标本兼顾，证药相和，效如桴鼓。

【参考文献】

1. 赵炳南，张志礼. 简明中医皮肤病学. 北京：中国展望出版社，1983：265
2. 徐宜厚. 中医皮肤科诊疗学. 武汉：湖北科技出版社，1986：324
3. 叶姝，陈可平. 多发性神经纤维瘤中医治验. 中国中医药信息杂志，2009，16(2)：82

（杨志波　朱明芳　匡　琳）

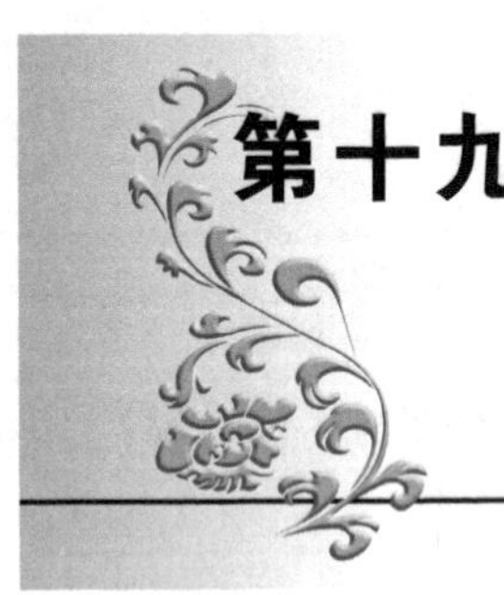

第十九章

恶性皮肤肿瘤

第一节　恶性黑色素瘤

恶性黑色素瘤是一种由黑色素瘤细胞构成的高度恶性皮肤肿瘤。在中医学中目前尚未找到与之相对应的病名。

【病因病机】

中医认为本病主要是由于七情内伤，脏腑功能失调，或皮肤受不良因素摩擦刺激，气血不和，血瘀痰凝，聚结于皮肤所致。

西医认为恶性黑色素瘤是由黑色素细胞发展而来，但其具体发病原因目前尚不完全清楚，一般认为跟种族遗传、创伤刺激、病毒、日光以及免疫功能障碍诸因素有关。

【辨病】

1. 临床表现　恶性黑色素瘤常发生于身体易受摩擦和暴露部位的皮肤，如手足、外阴、头面。以 30 岁以上的成年和老年人多见，青少年很少发病。早期的表现是在正常皮肤上出现黑色斑片状损害，或原有的黑痣于近期内突然增大、发红、色素加深。继之皮损隆起呈斑块或结节状、蕈状、菜花状，容易破溃形成溃疡出血。周围可有不规则的色素加深或色素脱失晕。如果肿瘤向皮下组织浸润生长时，则呈皮下结节肿块；如果向周围扩散时，则呈卫星状损害。一般会有轻度痒痛感或无自觉症状。

临床上起源于黑色素细胞的恶性黑色素瘤多发生于老年人，恶性程度低，生长较缓慢；起源于痣细胞者多见于较年轻的人，恶性程度高，生长迅速，较快发生转移。

根据恶性黑色素瘤的发病方式、起源、病程与预后的不同，临床上又可将恶性黑色素瘤分为原位性恶性黑色素瘤和侵袭性恶性黑色素瘤两大类：①原位恶性黑色素瘤。又名表皮内恶性黑色素瘤，是指瘤细胞病变仅局限于表皮内的恶性黑素瘤，包括恶性雀斑样痣、Paget样原位黑色素瘤和肢端雀斑样原位黑素瘤三型。②侵袭性恶性黑色素瘤。是指瘤细胞向皮下侵袭生长并发生转移扩散的恶性黑色素瘤。

2. 诊断要点　依据病史和典型的临床表现恶性黑色素瘤诊断并不困难，但最后确诊和病理类型要依靠病理组织活检判定。

不典型的恶性黑色素瘤要与色素痣、蓝痣鉴别。

如果原有的色素痣出现下列征象应高度警惕恶变：①色素痣短期内显著而迅速地扩大；②色素痣颜色明显加深发亮，周围发红；③患处经常易出血；④色素痣溃破；⑤附近淋巴结肿大或周围有卫星状损害。出现上述征象时应及时将色素痣切除并作病理活检。

【辨证】

根据恶性黑色素瘤的类型、病程和是否转移可将恶性黑素瘤分为血瘀痰凝、浊气聚结和痰瘀走窜、气血败坏两型。

1. 血瘀痰凝，浊气聚结证　发病早中期，皮肤出现黑色斑块或结节肿块。胃纳二便尚可。舌黯红有瘀点，脉弦或滑。

2. 痰瘀走窜，气血败坏证　发病中后期，黑色斑块或结节肿块破溃出血或形成溃疡，或周围他处出现黑斑结节。体弱气短，纳差便溏，双目无神。舌质淡黯，脉细涩无力。

【治疗】

1. 内治法　辨证论治。

(1)血瘀痰凝:浊气聚结证　治宜活血祛瘀，化痰散结。方用桃红四物汤加味：桃仁15g，红花5g，生地20g，川芎10g，赤芍15g，香附20g，丹参20g，白花蛇舌草30g，半枝莲20g，玄参20g，陈皮6g，郁金15g，甘草5g。

(2)痰瘀走窜、气血败坏证：治宜补益气血，扶正祛邪。方用八珍汤加味：党参30g，黄芪20g，白术15g，茯苓15g，川芎10g，当归10g，白芍20g，熟地15g，白花蛇舌草20g，石上柏20g，炙甘草10g。

2. 外治法　恶性黑色素瘤一旦确诊，应及早手术切除治疗。在手术治疗的同时配合中药内服治疗，或在手术后化疗的同时配合中药内服治疗。

3. 西医治疗　由于恶性黑色素瘤恶性程度高，易发生转移，所以西医治疗的首选方案是手术切除。并且认为切除范围应包括肿瘤周围正常皮肤5～8cm，结节性恶黑手术切除要深达筋膜，肢端型恶黑有时还需截肢。有瘤细胞转移的病人术后应配合化疗以延长存活时间。亦可术后配合免疫疗法。

【现代研究】

专家经验　中医治疗恶性黑色素瘤，习惯于辨证施治，常将恶性黑色素瘤分为气血两虚型、脾肾阳虚型、肝肾阴虚型、湿热下注型、瘀血内结型等来制订治疗方案。尤建良认为治疗恶性黑色素瘤，当紧抓阴寒之关键，下温肾重剂，同时注意以补肾阴药之腻来制温药之燥，达到"善补阳者当于阴中求阳，善补阴者当于阳中求阴"之妙。同时兼以化瘀解毒，利湿散结。阳和汤乃治疗恶性黑色素瘤之首选，并常获奇效。该方具有温通和阳作用，主治一切阴疽。并擅在原方基础上按实际情况加减，尤于方中增附子益温肾之力，重用熟地制附子过燥，补而不腻又温补营血；鹿角胶性温，为血肉有情之品，生精补髓、养血助阳、强壮筋骨为辅；姜炭、肉桂破阴和阳，温经通脉；麻黄、白芥子通阳散滞而消痰结，合用能使血气宣通，且又使熟地、鹿角胶补而不腻，于是补养之用，寓有温通之义；甘草生用者，解脓毒而调诸药。该方用于阴疽恶性黑色素瘤之症，犹如离照当空，阴霾自散，可化阴凝而使阳和。尤建良亦主张内服外治，以相得益彰。曾治疗1例黑色素瘤切除及植皮术后2月局部复发，皮肤破溃，表面不热、不红，疮面白色脓性分泌物层出不穷，并有少量黑色分泌物，腐烂奇臭，痒痛难忍患者，用阳和汤加减内服，外用泡足方：生大黄30g、龙胆草50g、苦参50g、黄柏50g，五倍子30g、枯矾10g、冰片10g(另冲)、蛇床子20g、土槿皮30g，经治疗3个月后，病情基本治愈，随访4年，未见复发和转移。

【述评】

恶性黑色素瘤是一种恶性程度高、易发生转移的皮肤肿瘤，目前临床上对于中晚期有转移的恶性黑色素瘤中西医均还没有理想的治疗方法。笔者认为，恶性黑色素瘤一旦确诊，应及早手术切除为宜，即使是可疑病变，也最好整个皮损切除后送活检。术后无转移者可配合中药治疗，有转移者可在化疗和免疫疗法的同时配合中药治疗。实践证明，对中晚期恶性黑色素瘤采用中西医结合方法治疗可有效缓解病情，减轻病人痛苦和延长存活时间。

【参考文献】

尤建良.恶性黑色素瘤验案三则.四川中医，2006，24(1)：69-70

第二节　基底细胞癌

基底细胞癌又名基底细胞上皮瘤、侵蚀性溃疡，简称基癌，是一种来源于表皮或附属器特别是毛囊的低度恶性肿瘤。其特点是生长缓慢，极少发生转移。相当于中医“翻花疮”、“癌疮”、“恶疮”、“石疽”等病的范畴。

【病因病机】

中医认为本病的发生多为七情内伤，肝郁气滞，脏腑功能失调，痰瘀凝聚，阻于肌肤所致；或为痰湿郁久成毒化火，聚结皮肤而成。

西医目前认为本病可能起源于皮肤原始上皮胚芽细胞即未分化胚胎细胞，发病可能与日光暴晒、放射线、烧伤后瘢痕等因素有关。具体发病机制尚不完全清楚。

【辨病】

1. 临床表现

(1)基底细胞癌临床上比鳞状细胞癌少见，主要发生于老年人，以60～70岁为发病的年龄高峰，其次为50～59岁，30岁以下发病者较少。

(2)本病好发部位为身体暴露皮肤，如头面部(占86%～94%)，少数见于躯干部，但掌跖部一般不发病。

(3)基底细胞癌的典型基本损害初起为针头至绿豆大蜡样半透明结节，后渐增大或彼此融合成不规则的圆形肿块。根据其发展趋向和临床特征大致可分为以下6个类型：

1)结节溃疡型：是临床上最常见的损害，初起一般为单个针头至黄豆大、非炎症性、浅黄褐色或浅灰白色的结节，呈蜡样或半透明状，质硬，表面易出血。以后结节缓慢增大，中央凹陷，并破溃形成底面呈颗粒状、肉芽状、菜花状或蕈状的溃疡，伴有浆液性分泌物。有的结节溃疡边缘向外扩展和向深部侵蚀，形成如鼠啮样的“啮状溃疡”，这是此型基底细胞癌的特征。

2)浅表型：本型临床较少见。损害一般为单发，也可多发，表现为淡红色浸润斑，边界清楚，表面皮肤菲薄，常有极细的糠状鳞屑，生长极慢，后期出现糜烂。一些面部以外的较大皮损常有线形、匍行性蜡样边缘，中央部分糜烂或浅表溃破，颇似湿疹样癌。

3)局限性硬皮病样型：本型临床十分罕见。好发于面部特别是颊部。损害为扁平或稍隆起的限界性浸润斑块，边缘清楚或不清楚，呈不规则形或匍行形，灰白或淡黄色，表面光滑，常可见毛细血管扩张，触之似限局性硬皮病，生长缓慢，一般不溃破。

4)瘢痕性基癌：一般发生于面部，损害为浅表性结节状斑块，生长缓慢，中央或周围可产生萎缩性瘢痕。

5)色素性基癌：特征是在上述各型表现的同时伴有色素沉着，呈灰黑至深黑色，不均匀分布，边缘色素较深，中央可呈点状或网状分布。

6)其他类型　包括恶变前纤维上皮瘤、基底细胞痣综合征等。

2. 组织病理　基底细胞癌是由起源于表皮或皮肤附属器的多能性基底样细胞构成，可向多方向分化。典型的癌细胞呈卵圆形或梭形，胞核深染，胞质少，胞界不清楚，细胞间桥常不明显。间质内常见较多幼稚成纤维细胞。癌细胞常形成团块状，边缘呈栅栏样排列，具有向毛发、皮脂腺及大小汗腺分化的潜能。

3. 诊断要点　临床上典型的结节溃疡型基底细胞癌一般不难诊断。但不典型的基底细胞癌应注意与鳞状细胞癌、日光性角化病、角化棘皮瘤、皮脂腺痣、恶性黑色素瘤等病鉴别。

基底细胞癌主要发生于颜面部，尤以鼻、前额、眼睑、颞、上唇多见，而鳞状细胞癌较多发生于手足部或颜面皮肤黏膜交界处；外观上基底细胞癌多为蜡样半透明的结节损害或为侵袭性鼠啮状溃疡，鳞状细胞癌多为质硬浸润性边缘外翻的溃疡。最后的确诊必须依靠临床病理活检。

【辨证】

1. 痰瘀凝聚证　皮损表现以单个蜡样半透明结节为主，触之硬实，或伴有色素，不痛不痒。舌质黯红或有瘀点，脉弦或滑。

2. 湿毒聚结证　皮损表现以侵袭性呈鼠啮状的结节溃疡为主，常伴有浆液性黏稠分泌物。舌质黯红，苔黄浊或黄腻，脉滑数。

【治疗】

1. 内治法　辨证论治。

(1)痰瘀凝聚证：治宜行气化痰，祛瘀散结。药用醋柴胡 15g，郁金 15g，赤芍 15g，香附 20g，莪术 12g，三棱 12g，半枝莲 30g，白花蛇舌草 30g，红花 5g，白芷 10g，白芥子 15g，甘草 5g。

(2)湿毒聚结证：治宜化湿解毒，行气散结。药用白花蛇舌草 30g，半枝莲 30g，石上柏 20g，土茯苓 20g，香附 15g，川朴 12g，赤芍 15g，薏苡仁 30g，白术 12g，玄参 20g，猪苓 15g，甘草 5g。

加减法：若年老体弱或病久耗伤气血，正气不足者，宜在上述方药的基础上佐加益气补血、扶正祛邪之品，如黄芪、党参、川芎、当归等。

2. 外治法

(1)藜芦膏：藜芦 10g，苦参 30g，枯矾 30g，雄黄 10g，松香 10g，药用凡士林适量制成膏。每天 1 次外敷患处。

(2)五烟丹：胆石、磁石、丹砂、白矾、雄黄各 30g，用升华法煅烧 72 小时，取丹备用。使用时根据癌肿大小将适量药丹撒在癌肿表面，每日或隔日换药 1 次，直至肿瘤坏死脱落干净为止。

(3)信枣散：大枣 10 枚，去核后将 0.2g 信石放于枣内，置恒温箱内烤干，研细末后备用。使用时取适量用麻油调成糊状外敷患处。一般肿瘤直径 2cm 以内者一次用药 0.2～0.3g，2～5cm 者第一次用 0.5g，间隔 2～3 周再用 0.3g，5cm 以上者第一次用 1g，2～3 周后再用 0.5g。

(4)五虎丹：水银、白矾、青矾、牙硝各 180g，食盐 90g，用升华法煅烧取丹备用。使用时取五虎丹 18g，蟾酥、红娘、斑蝥各 0.5g，洋金花粉 1g，共研细末用温开水调成糊状涂布于癌肿表面，外敷普通药膏，2～3 天换药 1 次，直至癌肿完全脱落。

(5)砒矾散：白砒 5g，明矾 6g，马钱子 3g，黄连素 1g，普鲁卡因 2g。将白砒、明矾混置于瓦罐内，放在炉火上煅至青烟尽，白烟出，上下通红，冷却 24 小时后取出与马钱子、黄连素、普鲁卡因共研粉，瓶装备用。使用时取药散适量外撒于癌肿上，外盖凡士林油纱，每天或隔天换药1次，直至癌肿组织脱尽为止。

(6)千金散：制乳香15g，制没药15g，轻粉15g，飞朱砂15g，煅白砒6g，赤石脂15g，炒五倍子15g，煅雄黄15g，醋制蛇含石15g，将各药研细末和匀备用。使用时取适量药粉撒于癌肿表面，纱布包扎，每两天换药1次。

(7)消瘤膏：血竭、紫草根各30g，水蛭、炮甲珠、地鳖虫各15g，松香120～150g，蓖麻子适量，麝香少许制成膏。使用时先用雄黄、生姜涂患处，然后外敷药膏，每4天换药1次。

(8)皮癌外洗方1号　大黄30g，露蜂房20g，荆芥30g，紫草30g，苦参30g，枯矾20g，莪术30g，山豆根20g，水煎微温外洗癌肿患处。适用于皮肤癌上药前清洗。

3. 西医治疗

(1)X线照射：因基底细胞癌生长缓慢，很少引起淋巴结转移，癌细胞对放射线敏感，所以临床上西医较常采用X线进行治疗。

(2)外科手术：适用于癌肿侵蚀性损害很深，不宜做其他方法治疗时。

(3)其他：包括用电灼术、冷冻、CO_2激光等。

(4)外用细胞毒药物：常用的是5%氟尿嘧啶，它可以将基底细胞癌完全破坏，但用药时疼痛明显，病人不易接受。

(5)维甲酸类药物：常用的如口服芳香维甲酸、13-顺维甲酸、异构维甲酸等。

(6)免疫疗法：常使用干扰素局部注射，但疗效不十分肯定，可作为辅助治疗。

【预防与护理】

平时注意防止皮肤阳光过度暴晒，尤其是老年人更应注意皮肤保护，减少各种不良的皮肤摩擦刺激。皮肤出现可疑病变应及早到医院检查，明确诊断。

【古籍选粹】

《诸病源候论》　翻花疮者，由风毒相搏所为，初生如饭粒，其头破则血出生恶肉，渐大有根。浓汁出，肉反散如花状，因名翻花疮。凡诸恶疮久不瘥者，亦恶肉反出如翻花疮。

《外科发挥》　翻花疮者，由疮疡溃后，肝火血燥生风所致，或疮口胬肉突出如菌，大小不同，或出如蛇头，长短不一。

【现代研究】

湖南邵阳地区人民医院肿瘤组用面碱石灰糊剂加碱性氟尿嘧啶液治疗皮肤基底细胞癌9例，其中溃疡型7例，结节型2例。肿瘤面积在$1cm^2$以内者2例，1.5～$7cm^2$7例，结果有效率100%，疗程20～120天，平均52.6天。具体做法是：先用碱石灰糊剂涂于癌肿表面，20分钟后用3%硼酸溶液清洗创面，每天1～2次。用药2～8次后瘤体可基本消失，残留的创面用10%碱性氟尿嘧啶外涂，每天7～10次，连续7～10天。若创面溃疡经久不愈，可用黄连、黄柏、黄芩、紫草各10g，硼酸、枯矾各30g，冰片9g，青黛12g，象皮9g，共研细末撒于患处。亦可在局部治疗的同时用争光霉素肌注或静脉滴注，每天30mg，1个疗程总量为450～900mg。

江西省藤黄抗癌研究协作组采用藤黄针剂、片剂及5%藤黄软膏治疗基底细胞癌19例，鳞状上皮癌15例，鳞状基底细胞癌4例，结果显效率41%，总有效率71%。使用方法是藤黄针剂100～200mg加入5%葡萄糖溶液500ml静脉滴注，每日2次；片剂60～90mg口服，每日3次；5%藤黄软膏外敷癌肿，每日或隔日换药1次。藤黄系藤黄科植物所分泌的干燥树脂，经分离其中所含的藤黄酸及别藤黄酸具有抗癌作用。实验研究表明藤黄提取物对动物移植性肿瘤和体外培养的人体癌细胞均有一定的杀伤或抑制作用，经扫描电镜观察到细胞表面微绒毛明显减少或消失，线粒体肿胀或破裂，提示藤黄可能属于一种细胞毒类药物。

顾松筠等用信枣散外敷患处治疗颜面皮肤癌 22 例，结果获 5 年以上治愈者 7 例，4 年以上治愈者 3 例，3 年以上治愈者 3 例，2 年以上治愈者 5 例，1 年以上治愈者 2 例。信枣散中的主药信石是一种矿物药，其所含的三氧化二砷具有细胞浆毒作用，可抑制癌细胞生长。

【参考文献】

1. 湖南邵阳地区人民医院肿瘤组. 中西医结合治疗皮肤癌阴茎癌 26 例疗效报告. 湖南医药，1977，(5)：8

2. 江西省藤黄抗癌研究协作组. 中药藤黄制剂治疗 41 例皮肤癌. 中华皮肤科杂志，1986，(1)：31

3. 顾松筠，等. 中药信枣散治疗颜面皮肤癌 22 例. 中西医结合杂志，1986，(3)：146

第三节　鳞状细胞癌

鳞状细胞癌(简称鳞癌)，又称表皮样癌、棘细胞癌，是一种起源于表皮棘细胞或皮肤附属器角朊细胞的恶性肿瘤，约占所有皮肤癌的 60%。属于中医“翻花疮”、“恶疮”、“癌疮”等病的范畴。

【病因病机】

中医认为鳞癌主要是由于七情内伤，脏腑气血功能失调所致。初起多为肝郁气滞、痰瘀互结于皮肤；中期多为痰瘀郁结日久化火化湿，火毒湿浊搏结于皮肤，败坏气血而致溃疡；后期耗伤气血而致脾肾不足，正气虚弱，阴阳两虚。

西医目前尚不完全明了鳞癌的发病机制。但下列因素被认为跟鳞癌的发生有关：①阳光的过度照射和不同种族皮肤对阳光紫外线感受性差异。②长期接触某些致癌化学物品，如砷、多环碳氢化合物和沥青等。③某些癌前皮肤病，如光化性角化病、射线角化病、砷剂角化病、X 线和镭射线性皮炎、着色性干皮病等。④其他如瘢痕，外伤和反复发作的慢性皮肤病。

【辨病】

1. 临床表现

(1)鳞状细胞癌多见于老年人暴露部位的皮肤，如颜面、耳、颈和手背等处，也可见于黏膜。或继发于老年角化病、白斑病、慢性骨髓炎、小腿慢性溃疡、皮肤结核、烧伤瘢痕、砷剂角化病和 X 线角化病等。

(2)病变开始多为单发性坚硬疣状物，基底较宽，深红色伴表面毛细血管扩张，以后病变逐渐发展为大而深的结节性溃疡，经久不愈，伴恶臭、浓脓性分泌物，或表面覆盖痂皮，鳞痂剥离后见质硬的乳头状肉质基底。

(3)一般发病缓慢，病程可为数年至 10 余年。

(4)根据癌肿的形态，临床可将鳞癌分为两型：

1)菜花样(或乳头状)型：初起为浸润性小斑块、结节或溃疡，继而隆起形成乳头状或菜花样，淡红至黯红色，底宽质硬，表面可见毛细血管扩张。

2)深在型(或称溃疡型)：初起为淡红色坚硬小结节，表面光滑，有光泽，以后逐渐增大并在中央形成脐状凹陷和破溃后形成边缘坚硬高起外翻呈火山口样溃疡，溃疡底面高低不平，颜色鲜红或黯红，有污垢坏死组织和脓样分泌物，恶臭。此形发展较快，易向深部浸润，可引起区域性淋巴结转移，但很少血行转移。另外还有两种特殊部位的鳞癌，即下唇鳞癌和发生于口腔、外阴、肛门部位的疣状鳞癌。

2. 组织病理 菜花状或乳头型为分化良好的类型，镜下见癌细胞团呈乳头、团块、条带状，向体表生长，同时也侵袭真皮深层和皮下层。深在溃疡型为分化不良的类型，镜下见癌细胞呈团块、网状或细索状排列，向真皮层、皮下层浸润生长。

3. 诊断要点 发生在暴露部位皮肤质硬的斑块结节或边缘硬实隆起呈火山口样的溃疡应考虑本病的可能性，最后确诊要靠病理组织切片检查。

【辨证】

1. 痰瘀互结证 初起皮肤浸润性斑块或结节，继而形成坚硬如乳头状或菜花状的肿块，淡红至黯红色。心烦易怒，胸胁胀痛。舌质黯红或有瘀点，苔薄黄，脉弦或滑。

2. 火毒湿阻证 初起为硬实小结节，较短时间内形成火山口状溃疡，边缘坚硬，隆起外翻，溃疡面有脓样分泌物和恶臭味。口苦，大便不畅，小便黄赤。舌质红苔黄腻，脉滑。

3. 脾肾亏损证 皮肤癌肿日久不愈，形体消瘦，面色无华，四肢不温，食少便溏，腰膝乏力。舌质淡黯，苔白，脉细弱。

【治疗】

1. 内治法 辨证论治。

(1)痰瘀互结证：治宜祛瘀化痰散结。方用桃红四物汤加减：桃仁 15g，红花 5g，生地 15g，郁金 15g，赤芍 15g，厚朴 12g，白花蛇舌草 20g，浙贝母 12g，莪术 12g，三棱 12g，半枝莲 20g，甘草 5g。

(2)火毒湿阻证：治宜解毒利湿，祛瘀软坚。方用解毒利湿化癌汤：白花蛇舌草 30g，半枝莲 20g，蒲公英 15g，土茯苓 20g，赤芍 15g，蚤休 12g，白芷 10g，莪术 12g，三棱 12g，连翘 15g，红花 5g，皂角刺 12g，甘草 5g。

(3)脾肾亏损证：治宜补益脾肾、扶正祛邪。方用八珍汤加减：黄芪 30g，党参 20g，茯苓 15g，川芎 10g，白术 15g，白芍 15g，黄精 15g，何首乌 15g，怀山药 20g，枸杞子 12g，白花蛇舌草 20g，炙甘草 5g。

2. 外治法

(1)皮癌外洗方 2 号：大黄 30g，五倍子 30g，紫草 30g，枯矾 20g，苦参 30g，荆芥 30g，牡丹皮 20g，三棱 20g，莪术 30g，煎水微温外洗患处，适用于各种皮肤癌上药前清洁癌肿创面。

(2)五烟丹：胆石、磁石、丹砂、白矾、雄黄各 30g，用升华法煅烧 72 小时，取丹备用。使用时先用皮癌外洗方清洗局部，然后根据肿瘤的部位、形态、大小不同而用不同的上药方式。肿癌根底大而扁平者，可由顶部开始上药，层层蚕蚀；若肿瘤高大而根底小者，可采用基底围蚀；若肿瘤坏死液化，可用药线插入坏死组织中，每日或隔日换药 1 次，直至癌肿坏死脱落干净为止。

(3)其他如信枣散、五虎丹、砒矾散、千金散、消瘤膏等均可外用治疗鳞状细胞癌，详细见基底细胞癌外治法。

3. 西医治疗

(1)手术治疗：原则上临床鳞癌一经病理确诊应及早手术治疗。但发生在暴露部位或较大的癌肿经手术切除治疗后，常遗留瘢痕和影响美容。一般认为手术切除时，切口应距离癌肿 0.5～2cm，深度根据癌肿侵犯的程度尽可能作广泛切除。

(2)X 射线治疗：适合于年老体弱，有手术禁忌证或发生在瘢痕组织上和血液供给不足部位的癌肿。对于已侵犯软骨、骨骼或转移到淋巴结的鳞癌也可考虑X射线治疗。

(3)镭治疗：适应证同X射线治疗。虽然治疗操作较繁琐，但对某些特殊部位的鳞癌有较好疗效。

(4)化学药物治疗：可外用三氯醋酸、足叶草脂或5-Fu软膏。全身用药可用争光霉素每次15mg，每日1次肌注或静注，总量为600～900mg。

【预防与护理】

平时防止过多阳光照射，有报道经常使用日光保护因子的人其皮肤癌的发生率可减少28%。老年人暴露部位的皮肤慢性皮损应避免不良摩擦刺激。

【古籍选粹】

《外科大成》　翻花疮疮口内肉突出，翻如菌翻如蕈也，且无痛苦，由溃疡血燥生风所致。

《医宗金鉴·外科心法要诀》　翻花疮，此证因生疮溃后，胬肉自疮口突出，其状如菌，头大蒂小，愈胬愈翻。虽不大痛，大痒，误有触损，流血不住，久则亏虚。

《证治准绳》　治翻花疮，马齿苋一斤烧灰研细，猪脂调敷。

【现代研究】

天津医院骨科李长信用五烟丹治疗皮肤癌肿16例，结果治愈10例(其中鳞状细胞癌5例、鳞状上皮高度增生2例、基底细胞上皮癌1例、恶性黑色素瘤2例)、好转6例。五烟丹是一种具有强烈腐蚀胬肉作用的丹药，与其他升、降丹类药比较，在实验研究中其抑菌环最大，并可使周围血管坏死栓塞阻断癌肿血运，从而使肿物坏死脱落而不出血。其药力大小与上药量多少有关，且腐蚀作用可维持数天。作者认为在治疗过程中应注意把癌体彻底清除，又应注意不要太过伤及正常组织。

湖南中医学院附二院应用五虎丹治疗皮肤癌72例，其中鳞状细胞癌60例，基底细胞癌12例，结果治愈53例，有效11例，总有效率88.9%。使用方法：用五虎丹18g，蟾酥、红娘子、斑蝥各0.5g，洋金花粉1g，共调成糊状直接涂敷于癌肿上。待癌组织坏死脱落后，改用红升丹撒于疮面，隔2～3天换药1次，直至愈后。可同时配合内服菊藻丸：由菊花、海藻、三棱、莪术、蚤休、制马钱子、金银花、漏芦、马兰子、山慈菇、何首乌、黄连等制成。

中国人民解放军第303医院肿瘤组用砒矾散治疗鳞状细胞癌35例，基底细胞癌25例，结果治愈率66.6%，总有效率85%。方法：创面先进行清洗，然后外撒一层极薄的砒矾散，外盖油纱敷料，每天或隔天换药1次，每隔3～5天彻底清除1次坏死组织。在癌组织脱尽，3次活检未找到癌细胞后，改用0.1%雷夫奴尔溶液湿敷，直至创面愈合。如果癌肿直径>10cm者，可采取分区治疗，不宜1次用药过多，以免引起砷中毒。

【述评】

皮肤癌常见有基底细胞癌、鳞状细胞癌、原位癌等，属于中医“翻花疮”、“石疔”、“癌疮”、“石疽”等病证的范畴。中医认为皮肤癌的发生主要是由于七情内伤，正气内虚，火毒外侵，脾失健运，气滞血瘀痰凝所致。中医传统治疗皮肤癌是以外治为主，配合内治。总的治疗原则是早中期以清热解毒、化痰软坚、祛瘀散结为主；后期宜活血化瘀、软坚散结和补益气血、调补阴阳、扶正祛邪相结合。中医外治常采用具有解毒、腐蚀、燥湿、化瘀、散结、软坚、生肌的药物，如用水银、明矾、雄黄、白砒、青矾、牙硝等制成丹药以及用蟾酥、红娘子、斑蝥、洋金花、马钱子、藜芦等制成药散、药糊、药条等外用。这些药物多具不同程度的毒性，所以在使用时应严格掌握。适应证和掌握用药分量，做到药到病除即止，不可过量。

皮肤癌的内治应详辨虚实而用之，一般病之初起、体质壮、癌肿高突鲜红、分泌物浓稠恶臭者多为实证，治以清热解毒、利湿软坚散结、活血化瘀攻邪为主；发病后期、或年老体弱、食少便溏、声低懒言、癌肿塌陷、颜色淡白或黯红不鲜、分泌物少而清稀者多为本虚标实，治宜健脾益气，活血养血，软坚散结，扶正祛邪。

皮肤癌是恶性肿瘤，目前尚属难治之症。笔者认为，皮肤癌一旦病理确诊后，应以中西医结合治疗为宜。适合手术者，应尽可能及早采用手术治疗，术后在放疗和化疗的同时积极配合中医中药治疗。对一些不愿意手术或有手术禁忌证的病人，采用中医中药治疗是最佳选择。实践证明，中西医结合治疗皮肤癌可以明显提高疗效，减轻病人痛苦和减轻术后、放疗化疗后所带来的副作用，起到延长病人的生命和提高生存质量的作用。

【参考文献】

1. 李长信. 五烟丹治疗皮肤癌. 中西医结合杂志，1984，(1)：26
2. 湖南中医学院二附院. 五虎丹治疗皮肤癌 72 例临床观察. 湖南医药杂志，1976，(1)：12
3. 中国人民解放军第 303 医院肿瘤组. 砒矾散治疗皮肤癌 60 例临床分析. 广西中医药，1978，(3)：18

第四节　蕈样肉芽肿

蕈样肉芽肿是一种原发于皮肤的低恶性的 T 淋巴细胞瘤。相当于中医文献记载的“乌白癞”。

【病因病机】

中医认为本病早期多为血热风燥，中后期多为瘀热火毒夹湿。若瘀毒内攻脏腑，耗伤气血，可导致正气内虚。

西医对本病的病因尚不十分清楚，认为可能与遗传、病毒感染、化学物品刺激和免疫功能障碍有关。

【辨病】

1. 临床表现　典型的蕈样肉芽肿临床上大致可分为三期，即红斑期、斑块期、肿瘤期。

(1)红斑期：又称蕈样前期或湿疹样期。主要的临床表现是皮肤剧痒，伴有扁平、淡红色、鳞屑性非萎缩性红斑或表面萎缩、光亮，毛细血管扩张，色素增多或减退的萎缩性红斑。皮疹多型，剧烈瘙痒，一般的抗组胺止痒药治疗不能止痒是本期的特征。多型性的皮疹常表现为类似银屑病、副银屑病、湿疹、脂溢性皮炎、神经性皮炎、鱼鳞病、玫瑰糠疹、肥大细胞增生病。皮损多发生于躯干，通常持续 2～5 年。

(2)斑块期：又称浸润期。通常由红斑期发展而来，但亦有部分病人第一期症状极其短暂而不明显，似乎一开始就表现为斑块期。本期的皮损特征是浸润型斑块，呈黯红色不规则隆起，表面紧张、发亮、高低不平。有的可呈环状、疣状，有的皮疹颜色可为淡红、黄红、砖红、紫红或棕褐色。浸润性斑块可溃破或不溃破。通常无明显痒感，除少数浸润性斑块可自行消退并留下萎缩及色素沉着或减退外，一般浸润性皮损可持续多年或增生呈疣状。

(3)肿瘤期：这是蕈样肉芽肿的后期损害，通常在陈旧性浸润皮损的边缘发生，一般不出现在新起的浸润斑块上。表现为向表面隆起的蕈样损害或向皮下生长的结节性肿块。蕈样损害常有破溃，结节状肿块多有分叶。肿块的大小不一，可短期内迅速增大，数目增多，表面呈灰白色、黄红色或棕红色。完整的肿块一般无痛感，但破溃后可有剧痛并可留下萎缩性瘢痕或伴有色素改变。

本病除皮肤损害外还可伴有毛发脱落甚至全秃，但黏膜一般不累及。

2. 组织病理　红斑期无萎缩的皮损病理改变早期在真皮乳头及乳头下层见单纯性炎症浸润细胞，主要是T淋巴细胞和多少不等的组织细胞，并可见亲表皮现象。在有萎缩的皮损中其组织象类似血管萎缩性皮肤异色症，可见表皮变平，基底细胞空泡化，表皮下有带状单一核细胞浸润和部分区域侵入表皮。

斑块期的病理特征是有亲表皮现象，表皮内出现Pautrier微脓肿；真皮浸润呈带状或斑片状；出现相当多的所谓MF细胞（核深染，外形不规则）。

肿瘤期的病理特征是真皮内有大片浸润并侵入皮下组织。浸润主要由MF细胞组成，核异形，深染，大小很不一。

3. 诊断要点　临床诊断主要依靠典型的临床表现和病理活检。对不典型有怀疑的病例应及时作活检。凡表现为多形皮疹，顽固性剧痒，慢性过程，一般止痒药不能控制者均应高度怀疑本病。

【辨证】

1. 血热风燥证　皮肤红斑，剧烈瘙痒，或伴有血痂脱屑，萎缩，抓痕鲜红。口干心烦，大便干结。舌红苔少而干，脉弦细数。

2. 瘀热火毒证　皮肤浸润性红色斑块、结节肿块或隆起如蕈样。或肿块溃破剧痛。口干口苦，大便秘结，小便短赤。舌红苔黄，脉滑数。

3. 气血亏虚证　病久体弱，气短声低，头晕目眩，心悸失眠，口干唇黑。舌质淡，脉细无力。

【治疗】

1. 内治法　辨证论治。

（1）血热风燥证：治宜凉血润燥，祛风止痒。方用凉血祛风止痒汤：生地20g，沙参20g，麦冬20g，牡丹皮15g，玉竹20g，土茯苓20g，白鲜皮15g，白蒺藜15g，徐长卿12g，紫草12g，旱莲草15g，甘草5g。

（2）瘀热火毒证：治宜活血清热，解毒散结。方用桃红散结汤：桃仁15g，红花5g，赤芍12g，生地20g，三棱12g，莪术12g，半枝莲30g，白花蛇舌草30g，石上柏20g，丹参15g，郁金15g，甘草5g。若肿块溃破剧痛者，加土茯苓20g，田七末5g（冲服），蒲公英20g。

（3）气血亏虚证：治宜补益气血，扶正祛邪。方用八珍汤加减：党参20g，白术12g，茯苓20g，当归10g，熟地20g，白芍20g，白花蛇舌草20g，半枝莲20g，丹参15g，黄芪20g，大枣15g，炙甘草5g。

2. 外治法

（1）外洗方：荆芥30g，苦参30g，紫草30g，赤芍30g，大黄30g，地肤子30g，煎水外洗患处。若肿块溃破剧痛，加枯矾20g，野菊花20g。

（2）喜树软膏：喜树果粉20g，凡士林配至100g，每天2次外搽患处。

3. 西医治疗

（1）氮芥治疗：注射用氮芥10mg加50ml生理盐水或75%酒精稀释，间隔3～5天外搽皮损1次。

（2）放射线治疗：适用于浸润期斑块。

（3）全身化疗：适用于肿瘤期和晚期有转移的患者。

（4）其他：可根据病情采用电子束、光化学疗法（PUVA）、干扰素、卡氮芥、维甲酸类等方法和药物治疗。

【古籍选粹】

《证治准绳》 治乌癞皮肤变黑生疮肿痛，杀虫雄黄药涂之。

《医宗金鉴·外科心法要诀》 乌白癞，此二证，俱由恶风侵袭皮肤血分之间，火郁耗血而成。

【现代研究】

湖南医学院第一附属医院报告用喜树注射液（每 ml 含喜树根皮 1g 之粗制提取液）治疗 1 例蕈样肉芽肿达到完全缓解。方法是每次 3ml 肌注，每天 2 次。同时外搽 20%喜树软膏。副作用为白细胞计数下降，但停药后可恢复正常。

郑佛洲等报告用光敏性中药白芷加黑光，配合转移因子和氮芥等外用药，治疗蕈样肉芽肿 2 例，达到完全缓解的效果，随访 1 年无复发。

【述评】

蕈样肉芽肿是一种向表皮性的皮肤 T 细胞淋巴瘤。该病原发于皮肤并最终累及淋巴结和内脏。目前中西医的治疗方法对红斑和浸润期的蕈样肉芽肿有一定疗效，对肿瘤期的疗效较差。中医治疗该病总的原则是红斑浸润期以凉血解毒、祛风止痒为主；肿瘤期宜化瘀软坚、扶正祛邪。鉴于蕈样肉芽肿的发病机制和性质，采用具有抗癌和改善机体免疫功能的中草药以及中药光化学疗法治疗本病是今后防治研究的一个方向。

【参考文献】

1. 湖南医学院第一附属医院皮肤科. 喜树制剂治疗蕈样肉芽肿一例报告. 皮肤病防治研究通讯，1973，(1)：41

2. 郑佛洲，等. 白芷黑光综合治疗蕈样肉芽肿. 临床皮肤科杂志，1986，(1)：46

（杨志波　朱明芳　匡　琳）

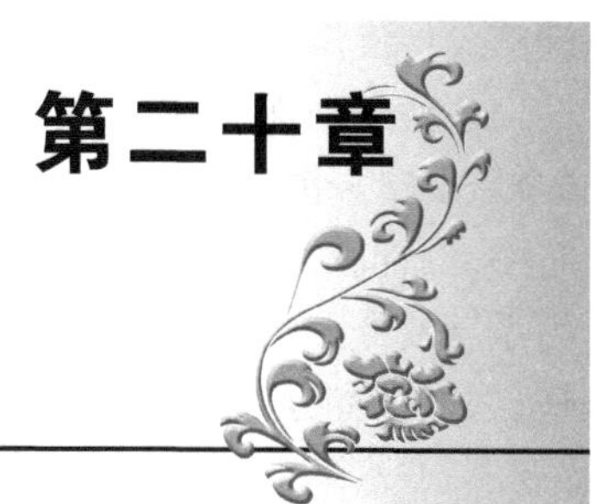

第二十章 性传播疾病

第一节 概　　论

性病是一组以性行为为主要传播途径的传染病。过去我国称之为"花柳病",传统上只把梅毒、淋病、软下疳、性病性淋巴肉芽肿和腹股沟肉芽肿5种病列为性病,称为经典性性病。

新中国成立前,梅毒是性病中较多发且最严重的疾病。当时,城市中梅毒,包括胎传梅毒,很常见。梅毒的患病率相当高,约占皮肤科门诊初诊的10%。一些边远地区和少数民族地区患病率更高,是其人口锐减的原因之一。

新中国成立后,党和政府重视全国性病防治工作,封闭妓院,取缔暗娼,建立性病防治机构,积极开展性病的防治工作,经过15年的努力,于1964年已基本消灭了性病。

近10余年来,随着经济体制的发展,日益增多的旅游者和贸易人员来到我国,从沿海城市逐渐深入到内地,国内人员流动频繁,一些人受西方性自由腐朽思想影响及黄色书刊图像尚未彻底清除,一些流氓团伙的诱骗威胁,社会上又出现了卖淫、暗娼、嫖妓和吸毒,同性恋亦有发生。这样,为性病再一次传入我国提供了条件。

随着医学的发展,社会条件和性行为的某些变化,国际上对性病的概念有所改变。1975年世界卫生组织规定:凡与性行为、性接触密切相关的各种传染病,统称为性传播疾病(sexually transmitted diseases,STD)。除上述5种经典性性病外,还包括非淋菌性尿道炎、生殖器疱疹、尖锐湿疣、滴虫病、生殖器念珠菌病、细菌性阴道病、股癣、阴虱、疥疮、传染性软疣、乙型肝炎、肠梨形鞭毛虫病、艾滋病等20余种疾病。根据我国国情,目前尚不宜将上述20余种性传播疾病都列入性病范畴。例如,将滴虫病、股癣、阴虱、疥疮、乙型肝炎等常见传染病称为性病,很难被医务人员和患者所接受,因为这些病并不是以性行为为主要传播方式。因此,国务院已规定:将淋病、非淋菌性尿道炎、梅毒、尖锐湿疣、生殖器疱疹、艾滋病、软下疳及性病性淋巴肉芽肿8种疾病作为我国的性病监测病种。本章讨论的内容为前6种,软下疳和性病性淋巴肉芽肿发病率相对较低,未予讨论。

(金文银)

第二节 淋　　病

淋病是目前最常见的性传播疾病,由淋病双球菌感染所致。主要通过性接触传染,多见于有不洁性生活者,青壮年性活跃时期发病率较高。本病除可以直接感染尿道、子宫颈内膜、直肠肛周、眼结膜和咽部外,还可引起男女内生殖器的各种不同损害,且可并发许多全身性感染性疾病。

中医学中无“淋病”的记载，但“淋”及“淋证”之名则早在两千多年前的《内经》就有描述。《金匮要略·消渴小便不利淋病》篇对淋的描述为：“淋之为病，小便如粟状，小腹弦急，痛引脐中。”后世对淋证进一步分类，有气淋、血淋、膏淋、石淋和劳淋之分，从而对淋证进行了较为系统的分型与论治。淋病主要的病理为急慢性尿道炎，临床以尿频、尿急、尿痛、排尿不畅、尿道口有分泌物等为主要表现。可归属于中医“淋证”的范畴，“精浊”也有一定关系。在“五淋”、“八淋”之说中，淋病更与“热淋”、“气淋”、“膏淋”和“劳淋”相近。

【病因病机】

淋病究其病因，主要是由于感染疫疠秽污之气，湿热污气郁结下焦所致。湿热蕴结下焦，可以化火伤阴扰心；亦可伤脾结浊，结痰阻中；还可阻滞气血，伤及络脉；更可以伤肾、伤精，进一步阴损及阳，阴阳两虚。《景岳全书·淋浊》篇所说颇为相近，书中指出：“淋之初病，则无不由乎热剧，无容辨矣。……又有淋久不止，及痛涩皆去，而膏液不已，淋如白浊者，此惟中气下陷及命门不固之证也。”说明淋病初起，多属感染秽浊疫疠之气，湿热蕴结膀胱及下焦；日久则由实转虚，或虚中夹实。

1. 下焦湿热　房事不洁，感受秽浊疫疠之气，浊气太盛，气机阻滞，蕴湿化热，湿热蕴结下焦，下注膀胱，遂起淋证。热盛肉腐，湿浊流注，则化脓外溢；湿热蕴结下焦，气化不利，无以分清浊，脂液随之而出，则小便如膏。秽毒湿热流注下焦，蕴积窍端，则产生一系列精、溺及阴道、胞宫的症状。

2. 心火上炎　感受秽浊疫疠湿热之气，素体心火偏旺，加之湿热郁滞化火伤阴，形成虚实夹杂之势，心火亢炎于上，湿热秽浊蕴滞于下，膀胱气化失可，窍溺为浊邪所滞而生诸症。

3. 脾虚湿滞　感受秽浊疫疠湿热之气，湿邪蕴滞下焦，下闭中壅，土为湿困，脾为湿伤；或素有脾虚失运，复感秽浊疫疠湿热之气，致脾更伤，遂致湿热蕴滞下焦，湿浊困阻中焦，脾虚湿滞，健运失司，水道失其枢转，膀胱气化不利，窍溺为所不畅而生诸症。

4. 气滞血瘀　感受秽浊疫疠湿热之气，湿热久滞，气机不畅；或恼怒伤肝，气郁化火；加之溺窍及生殖诸器官多为肝经及冲任经脉所主，故无论初起还是久病，常有肝经气机阻滞之证，湿重于热则肝郁气滞，脾为木克，湿浊诸证逆生；热重于湿，则木火灼水，肝郁阴虚，虚中夹实；肝郁气滞，湿浊阻滞，气血运行不畅，久病成瘀，气滞血瘀诸症频生。

5. 阴精亏虚　感受秽浊疫疠湿热之气，湿热蕴结下焦，肝经为之阻滞，膀胱气化不利，湿郁化火，气滞血瘀，化腐生脓，伤血伤精，灼水灼阴，致使肝肾阴虚，精室受扰；或素体肾阴不足，恣意色情，伐伤阴精，复感湿热秽浊之气，正虚邪盛，克损尤加，致使阴精更虚，邪气久恋，正虚邪滞，诸证纷生。

6. 阳虚气损　感受秽浊疫疠湿热之气，邪气蕴滞下焦，湿盛阳微，久病伤气，气虚及阳；或素体阳气不足，复感秽浊之气，正虚邪盛，阳气克伐；气虚则膀胱无以气化，关门无以固摄，精窍无以开合；阳虚则气化失去温煦，肾虚失去蒸腾，气血失去鼓动，则诸症并现，虚实夹杂，病证繁杂，缠绵难愈。

淋病的命名最早见于公元130年，意为流动的精子。1767年John Hantor做了一个大胆的试验，将淋病患者的脓液种植到自己身上，结果同时患了梅毒，当时人们认为淋病是梅毒的早期病变。时至1879年Albeit Neisser在患者尿道、阴道及新生儿眼内脓液中找到了淋球菌，并被正式命名为淋病奈瑟菌。稍后在体外分离成功，并能在体外培养出淋菌，接种于正常人尿道，产生同样症状。

淋病双球菌(简称淋球菌)是革兰染色阴性双球菌,外形为肾形或卵圆形,多成对排列,无鞭毛、无夹膜、不形成芽胞。它对外界理化因素的抵抗力不强,干燥环境1～2小时死亡,55℃下5分钟死亡,一般消毒剂容易将它杀死。在不完全干燥的条件下,附着于衣裤、被褥、浴巾中能生存18～24小时,将其放入封缄的培养试管中,在37℃条件下可保存4～5周,淋球菌对培养的条件要求较高。

人类是淋球菌的唯一宿主,它对低等动物无致病能力,所致的人类淋病,是目前世界上发病率最高的性传播疾病,主要的传播途径是性接触,据统计成人淋病患者中男女一次性交的感染率为20%～35%,感染率与性交次数成正比,男性更易传染给女性。另外间接接触也日益成为流行病学上的一大问题,接触被淋球菌污染的衣裤、被褥、床单、浴盆、浴池、浴巾、马桶及卫生纸等物品,都有可能被感染。产道传染是新生儿淋病的最主要感染途径。研究表明,20%的男性、60%的女性,感染淋球菌后为无症状淋病,这些传染源更难控制,无论是对流行病学还是防治学都极为重要。

淋球菌不易侵入完整的皮肤,但由于其表面具有使其黏附宿主细胞表面的纤毛,故对黏膜的亲和力很强,很容易侵犯男性的尿道、附睾、前列腺、精囊腺及女性的子宫颈、尿道、子宫、输卵管等,亦可引起新生儿眼部淋病及咽部和播散性淋病。

淋球菌对许多抗生素敏感,但由于染色体介导和质粒介导,目前耐药淋菌株越来越多,已引起流行病学、治疗学及制药学界的广泛和高度重视。

【辨病】

1. 临床表现　淋病的临床表现取决于感染部位。感染时间、感染株毒力、感染的程度、机体敏感性及是否伴有其他性传播疾病的感染,尤其是衣原体和支原体感染。临床可分为有症状淋病和无症状淋病;有合并症淋病和无合并症淋病;播散性淋病和生殖器等局限性淋病;急性淋病和慢性淋病等多种表现。可发生于任何年龄、但以青壮年为主,以往报道男性多于女性,但目前男女发病的比例渐趋一致。

(1)无合并症淋病

1)急性淋菌性尿道炎(一般所指急性淋病):不洁性交后,潜伏期约2～10天,平均3～5天,引起急性前尿道炎。初起尿道口红肿,有发痒及轻微疼痛,并有稀薄分泌物流出,随后分泌物变稠,尿道口溢脓呈深黄色或黄绿色,同时症状加剧,出现尿痛、排尿困难,入夜有阴茎痛性勃起,可引起包皮炎、包皮龟头炎,甚至并发包皮嵌顿,亦可有腹股沟淋巴结肿大。发病第1周最严重,约持续3～5周后症状减轻或消失。

急性前尿道淋球菌感染发病2周后,约有60%的患者会引起后尿道炎,出现尿频、尿意窘迫,昼夜排尿次数可达20～50次,尿痛的特点是排尿终末加剧,并有会阴下坠感,偶有终末血尿,此时易并发前列腺、精囊等炎症,持续约1～2周后症状逐渐减轻。

女性因尿道短,淋病易蔓延到膀胱括约肌、膀胱及会阴部,常于性交后的2～5天出现尿频、尿急、尿痛,常伴有血尿,尿道口可有溢脓,尿道旁腺也易受感染,发生肿胀、溢脓。

急性淋病性尿道炎有一定的全身症状,症见发热(38℃左右)、头痛、全身不适等。

2)慢性淋菌性尿道炎(一般所称慢性淋病):感染后症状持续两个月以上,或一开始即无明显急性经过,不经意发现慢性过程。主要因失治、误治、治疗不彻底,淋球菌隐伏于尿道体、尿道隐窝、尿道旁腺等所致。亦有体质虚弱,一次染菌量较小引起,表现为前后尿道同时受累,好侵犯尿道球部、膜部及前列腺部。症状轻微,尿道常有痒感,排尿时有灼热感或轻度刺痛,尿流变细,排尿无力,余沥不尽。常有晨起尿道口少量浆性分泌物,挤压阴茎根部可见稀薄黏液流出，尿液清，但可见淋丝。

3）淋菌性宫颈炎（一般所指女性急性淋病）：女性原发性淋球菌感染的主要部位在宫颈，只是它的潜伏期难以确定，因为约有60%以上的患者呈无症状自然过程。有学者认为其潜伏期当在不洁性接触后的2～5天。若出现症状，可见阴道分泌异常或增多、脓性白带、外阴瘙痒，或烧灼感，偶有下腹及腰部疼痛。检查可见宫颈糜烂充血，有脓性白带或分泌物。淋菌性宫颈炎自然发展，可引起直肠炎、尿道旁腺炎、前庭大腺炎等。

急性淋菌性宫颈炎未经治疗或不彻底治疗，可转入慢性炎症，此时自觉症状较轻，可见小腹坠胀、腰痛、白带增多等。

（2）淋病合并症

1）男性淋病合并症：男性淋病性尿道炎有各种合并症，主要有前列腺炎、精囊炎、附睾炎及尿道狭窄等。

前列腺炎：淋球菌更多的是引起慢性前列腺炎，症见会阴部不适、阴茎痛、尿后余沥、晨起尿道口有分泌物，或大便时尿道口有白色分泌物。检查前列腺肿大或如常或较小，常有轻压痛，前列腺液中卵磷脂小体减少，白细胞增多，涂片或细菌培养约一半的人可见到淋球菌。由于生精环境发生变化或排泄管附道排脓或形成瘢痕能影响射精及精子的活力，造成不育。

附睾炎：常单侧发病，症见附睾肿大，疼痛、坠胀。急性者有明显的红肿热痛，但临床更多的为慢性。

精囊腺炎：多与前列腺炎、精囊腺炎并发，急性者可有精液潴留，腹痛，射精痛，慢性者可有血精。

尿道球腺炎：可在会阴部出现指头大结节，疼痛，急性可化脓破溃，压迫尿道出现排尿困难，慢性者进展较慢。

尿道狭窄：治疗未愈或未经治疗的慢性淋病性尿道炎，在5～10年后可引起尿道狭窄，以尿道海绵体后方及球部多见，症状为排尿困难，尿线变细，严重时可出现尿潴留。

2）女性淋病合并症：主要是盆腔炎，包括输卵管炎、子宫内腔炎及继发的盆腔脓肿、肝周炎、腹膜炎等。急性输卵管炎是淋病的重要并发症，若同时存在衣原体、支原体感染，其发病率增加。输卵管狭窄或闭塞、附件肿块，可引起不孕或宫外孕。

（3）其他部位淋病：主要有淋菌性结膜炎、淋菌性咽炎、淋菌性肛门直肠炎、淋菌性皮炎、原发性皮肤淋病等。

（4）播散性淋球菌感染：主要是淋球菌经过血行播散到全身引起，多见于女性及男性同性恋患者，女性常在月经及妊娠时发病。由于抗生素的出现，播散性淋病已较少见，较多表现为关节、皮肤损害，初期为菌血症阶段，有发热、白细胞增高及皮肤损害。紧接着为第二阶段，有腱鞘炎或脓毒关节炎。亦可见到淋菌性心内膜炎、淋菌性脑膜炎、淋菌性心肌心包炎、淋菌性角化症等。需要注意的是，大多数播散性淋病患者都无典型淋病的表现。

（5）实验室检查

1）涂片检查：取材于男性尿道分泌物及女性宫颈分泌物，如在多形核白细胞内见到典型的革兰阴性双球菌即可做出诊断。此法阳性率男性约为90%，女性为50%～60%。若是慢性淋病，则阳性率很低，建议男性取前列腺液涂片。咽部涂片见到革兰染色阴性球菌不能诊断为淋病，因为其他奈瑟菌属在咽部是正常菌落。

2）培养检查：男性患者急性期取尿道分泌物，慢性期取前列腺分泌液，女性取宫颈分泌物，这是诊断淋病的重要依据，同时加做药物敏感试验。培养阳性率男性80%～95%，女性为80%～90%。

3)聚合酶链反应(PCR):为DNA基因检测,敏感性、特异性均高。不过有两点需要注意,一是男性患者慢性期及治疗后的复查要用前列腺液;二是治愈后若细菌排除体外不彻底仍会出现假阳性。

2. 诊断　诊断应根据病史、症状、体征和实验室检查进行综合分析,慎重作出诊断。

3. 鉴别诊断　淋菌性尿道炎应与其他类型的尿道炎相鉴别,若是并发症淋病,更要与其他原因所致的泌尿生殖系统疾病鉴别,特别是由衣原体、支原体感染所致的非淋菌性尿道炎鉴别,还应与念球菌、滴虫感染的尿道炎相区别。

(1)非淋菌性尿道炎:由衣原体或支原体感染所致。与淋菌性尿道炎比较,它的潜伏期较长,约7～21天,尿道分泌物少而稀薄,或是无分泌物,尿痛、排尿困难较轻,无全身症状,细胞涂片无胞内革兰阴性双球菌,实验室检查有衣原体或支原体。

(2)念珠菌性尿道炎:病史较长,多有反复感染史,尿道口、龟头、包皮潮红,可有白色垢物,明显瘙痒,实验室检查可见念珠菌丝。

(3)滴虫性尿道炎:可见尿频、尿急,以尿道刺痒为主,有灼热感,尿道口有分泌物,有异味,涂片镜检可见阴道毛滴虫。

【辨证】

本病为感受秽浊湿热疫疠之气所致,病位主要在下焦膀胱、胞宫及肝肾。初起以湿热蕴滞为主,正盛邪实,热盛肉腐;久病伤正,气阴两虚,阴阳俱损,邪气留滞,气血不畅。实则为湿热、瘀血;虚则为脾虚湿困、肝肾不足,精气不固;初起以实为主,后期以虚为主而呈现虚实夹杂证。

1. 下焦湿热证　小便频数,灼热刺痛,尤以排尿起始为甚,尿道口有大量黄色脓性分泌物,尿道口红肿,龟头及包皮潮红,下腹拘急。兼见口苦咽干,大便秘结,或有发热呕恶。舌质红,苔黄厚腻,脉滑数或弦滑。

2. 心火上炎证　小便频数,灼热刺痛,尿道口红肿或有溃疡,有黄白色脓性分泌物,或稀薄分泌物。兼见口干咽燥,口舌生疮,心烦难寐。舌边尖红,苔黄而燥,脉弦数。

3. 脾虚湿滞证　小便频数,余沥不尽,时有白色分泌物流出、尿道内刺痒微痛。兼见神疲脘闷,泛恶纳差,面色萎黄,大便不爽。舌质淡或淡红,苔灰白厚腻,脉濡缓。

4. 气滞血瘀证　小便频数,艰涩不畅,时有尿痛,下腹及阴部拘急掣痛,尤以睾丸及精索尤甚。兼见急躁易怒或抑郁悲伤,时叹气,胁下胀满。舌质淡红、苔薄白或薄黄而腻,脉弦或弦涩、弦数。

5. 阴精亏虚证　小便短数,淋漓不尽,尿道口偶有黏液。兼见射精不畅,精少稀薄,或不育,腰骶虚软及酸痛不适,膝软腿麻,头晕耳鸣,健忘神疲。舌质红、少苔,脉细弱。

6. 阳虚气损证　小便频数,余沥不尽,时有微痛,晨起尿道口有稀薄分泌物。兼见阳痿早泄,精液稀薄,射精无快感,性欲下降,腰膝酸软,会阴疼痛湿冷,神疲乏力,畏寒肢冷。舌质淡,或有齿印,苔薄白或润,脉沉弱无力。

【治疗】

1. 辨证论治

(1)下焦湿热证:治宜清热泻火,利湿化浊。方选八正散加减。若肝经湿热为盛,可选用龙胆泻肝汤加减;若湿浊较甚,清浊难分,可选用程氏萆薢分清饮加减。

(2)心火上炎证:治宜清心泻火,养阴利湿。方选导赤散加车前草、黄连、黄柏、莲子心。

(3)脾虚湿滞证:治宜健脾益气,利湿化浊。方选五苓散加益智仁、薏苡仁、石菖蒲、台乌药等。

(4)气滞血瘀证:治宜疏肝理气,祛瘀化浊。方选柴胡疏肝散合血府逐瘀汤加减。

(5)阴精亏虚证:治宜滋阴补肾,清热降火。方选知柏地黄丸加川牛膝、车前草、虎杖等。

(6)阳虚气损证:治宜温肾壮阳,益气化浊。方选济生肾气丸加益智仁、桑螵蛸、牡蛎、川楝子等。

2. 成药、验方

(1)成药根据辨证可酌情选用龙胆泻肝丸、知柏地黄丸、金锁固精丸、五子衍宗丸、金匮肾气丸、逍遥丸等;亦可选用具有清热利湿、祛瘀通经作用的前列通。

(2)验方:祛舒通,用于急性淋病。药用龙胆草 20g,车前草 20g,金钱草 20g,鱼腥草 20g,虎杖 15g,栀子 10g,柴胡 12g,生地黄 20g,赤芍药 12g,萆薢 20g,川楝子 15g,生甘草 5g。每日 1 剂,连服 7～14 剂。

3. 西药治疗　治疗用药应及时,足量和彻底的原则用药,并且兼顾其他感染原及不同感染部位的情况,注意对其他性伙伴进行查治,系统进行治疗后的追踪复查。无并发症淋病可选择其中一至二类药物进行治疗,急性期建议用药最好不少于 7 天;慢性者特别是有合并症者,用药时间要延长,且最好采取几种药联合运用。

(1)青霉素类:是传统的有效药物,但现在耐药菌珠大量出现,我国已超过 5%。可较大剂量一次性给药,加丙磺舒能延长并提高其血中的有效浓度。常用氨苄青霉素、羟氨苄青霉素、匹氨青霉素、酞氨苄青霉素、普鲁卡因青霉素 G 等。

(2)氨基苷类:对耐青霉素及四环素菌株有效,已报道有染色质介导耐药菌株出现。常用的药物有庆大霉素、卡那霉素、壮观霉素(淋必治)、乙基西梭霉素等。

(3)头孢菌素类:头孢菌素类药物对耐青霉素菌株十分有效,对孕妇淋病的治疗较安全。头孢三嗪对各个部位的淋菌感染都有很好疗效,尚无有耐药菌株出现的报道。常用的有各类先锋霉素、头孢呋辛钠、头孢哌酮钠、头孢三嗪(菌必治)等。

(4)喹诺酮类:这类药物对淋球菌有很好效果,并对衣原体及支原体有效,已有耐药菌株出现,因其对骨关节及中枢神经系统有毒性,孕妇及儿童淋病患者禁用。常用的有氟哌酸、氟嗪酸、环丙氟哌酸、多氟哌酸等。

(5)大环内酯类:本类药物对具有耐青霉素、四环素、壮观霉素及奎诺酮类药物菌株有效,同时具有较好的杀灭衣原体及支原体的作用。常用的药物有红霉素、琥乙红霉素、克拉红霉素、阿奇红霉素等。

(6)四环素类:对淋球菌及衣原体、支原体同时有效,很少单独使用。常用的药物有四环素、强力霉素、美满霉素等。

4. 外治法　对于伴有急性龟头包皮炎及阴道炎的患者可酌情采用外洗的方法。如用黄柏、白鲜皮、蒲公英煎水外洗,或选用各种市售中西外洗药物均可。

5. 手术治疗　若是尿道球腺发炎形成瘘管要手术切除瘘管和腺体;女性巴氏腺脓肿也要及时切开引流;尿道周围脓肿,要采用大孔针头穿刺抽脓的方法,尽量避免外科手术。

【预防与护理】

1. 洁身自好,预防感染。

2. 淋病患者未治愈前应暂停性生活,性交时使用避孕套能减少传染。

3. 预防性使用有效抗生素可以减少感染危险。

4. 性伙伴同时治疗。

5. 处理污染物品，可选用煮沸、日晒及药物消毒。

6. 患者应注意个人卫生，与家人及亲友要有接触性隔离，特别是不要同床、同浴。

7. 高危新生儿及时预防性治疗。

【治愈标准】

治疗结束后 2 周复查，其标准为：①临床症状消失；②尿液清晰、不含淋丝；③前列腺分泌液或宫颈分泌物涂片及培养或 PCR 检查，连续 2 次为阴性。

【古籍选粹】

《金匮要略·五脏风寒积聚病脉证并治》　热在下焦者，则溺尿血，亦令淋秘不通。

《外台秘要》　集验论五淋者，石淋、气淋、膏淋、劳淋、热淋也。

《诸病源候论·淋病诸候》　诸淋者，由肾虚而膀胱热故也，……肾虚则小便数，膀胱热则水下涩，数而且涩，则淋涩不宣，故谓之淋。

《诸病源候论·淋病诸候》　热淋者，三焦有热，气搏于肾，流入胞而成淋也，其状小便赤涩。

《丹溪心法·淋》　最不可用补气之药，气得补而愈胀，血得补而愈涩，热得补而愈盛。

《医学原理·淋闭门》　淋闭之症，多由膀胱受邪。益膀胱乃州都之官，津液藏焉，气化而能出矣。苟风寒湿热客于胞中，则气不能施化，是以胞满而大便不通。……治小便淋涩，相引胁痛。夫胁乃肝之络，盖膀胱与肾相表里，而肾肝同居，于膀胱热炽，燔及肾肝，是以小便淋涩引胁而痛，法当清膀胱热为本，泻肝经火为标，是以用茯苓、川楝、琥珀、灯心、泽泻等利小便，以清膀胱热，生草梢、柴胡以泄肝经火。夫肝藏血，肝病则血滞，热炽则气伤，是以佐当归梢、玄胡索等以活滞血，兼助人参以补气。

【现代研究】

1. 单方专治　从临床的实际情况来看，中医药治疗淋病主要是以单方专治为主，所用法则以清热解毒、利湿通淋为主。如高福泰用加减毒淋汤（土茯苓、金银花、甘草梢、白芍、海金沙、石韦、三七、鸦胆子），随证加减，连续治疗 17 日，治疗淋病 68 例均愈。吴隆贵以八正散重用大黄治疗淋病 68 例；并设原方对照组，治疗 20 日，结果治疗组治愈 55 例，总有效率 98%，大于对照组 90%。王桂林等用清淋解毒汤（土茯苓、蒲公英、马齿苋、败酱草、天花粉、车前子、连翘、蜂房、牛膝、甘草）治疗急性淋病 56 例，随证加减，结果治愈 48 例，总有效率 93%。占盛青用复方八正汤（金银花、蒲公英、土茯苓、滑石各 30g，车前子、龙胆草、萆薢、地肤子各 15g，萹蓄、瞿麦、木通各 10g），1 剂煎 2 次，日服 1 剂，治疗淋病 41 例，痊愈 29 例，显效 9 例，无效 3 例。

2. 辨证论治　李彪等分为肝经湿热、下焦热毒、阴虚火旺和肾气虚寒 4 个证型论治，其中以肝经湿热型最常见，拟用龙胆泻肝汤加土茯苓、板蓝根、苦参治疗有较好疗效。叶杰民等将淋病分为膀胱湿热证、心火上炎证、膀胱虚寒证及肾阴不足证。东宏用辨证论治的方法治疗淋病 200 例。其中，湿热下注型，用自拟通淋祛毒方（龙胆草、土茯苓、萆薢、黄芩、金银花、泽泻、甘草、杏仁）；肾阴虚夹湿热蕴结型，上方去龙胆草、金银花、加生地、牡丹皮、川断；肾阳虚夹湿浊聚结型，上方去龙胆草、金银花、黄芩，加淫羊藿、巴戟天。并用地肤子、苦参、蒲公英煎水外洗，7 日为 1 个疗程，连续治疗 2 个疗程，结果治愈 151 例，总有效率为 95.5%。范玉芹将淋病分三型辨证论治：湿热淫毒蕴结下焦，治宜清热利湿、解毒通淋，方以八正散加味，药用大黄 7.5g，黄柏 10g，栀子 20g，败酱草 15g，木通 10g，车前子 20g，茯苓 25g，金银花、萹蓄、瞿麦各 20g，滑石 20g；湿热阻滞，治宜清热利湿、分清泌浊，方以萆薢分清饮加味，药用草薢、石菖蒲各 20g，乌药、益智仁各 25g，鱼腥草、石苇各 15g，黄柏、桃仁、红花各 10g，生甘草 10g；肾气虚弱，治以补肾益气佐以解毒通淋，方以六味地黄汤合补中益气汤加减，药用熟地、山药、山茱萸各 20g，金樱子、菟丝子、杜仲各 25g，茯苓、丹皮、泽泻各 20g。甘草 10g，党参、黄芪、白术各 20g。

3. 中西医结合治疗　该方法是临床治疗淋病特别是淋病并发症最为有效的方法。蔡子鸿等自拟清淋解毒饮（栀子、黄柏、木通、萹蓄、瞿麦、石菖蒲、王不留行、滑石、蒲公英、泽泻、甘草），随症加减，并肌注壮观霉素、口服环丙沙星、强力霉素，共治疗 164 例；另仅以前西药治疗作为对照组亦观察 164 例。均治疗 7 日，结果治疗组显效 164 例，对照组显效 107 例，差异显著。

4. 耐药性研究　淋病的治疗，很早以前西方多采用尿道灌注疗法。1935 年磺胺药用于治疗淋病，1938 年开始用青霉素，单剂量 10 方单位即可有效地控制和治愈急性淋病，1945 年美国即报道有耐青霉素淋病的患者，1960 年开始检测淋球菌对青霉素的耐药性，1976 年在美国正式分离出产青霉素酶的淋球菌菌株（简称 PPNG），目前在亚洲和非洲的许多地方 PPNG 已达 50%或更多。1985 年分离出了质粒介导的高度耐四环素的菌株，它们对强力霉素、二甲胺四环素都有高度耐药性。近年在国外和国内均已发现耐壮观霉素、氟哌酸、环丙沙星的菌株，淋球菌的耐药性已成为防治的关键。其耐药有 3 种途径：一种是染色体介导的，染色体突变逐渐产生耐药菌株，它是细胞通透性改变，引起对青霉素耐药；二是质粒介导的，耐药质粒能够编码合成 β-内酰胺酶，使青霉素失效；三是质粒介导，染色体介导二者兼有。另外淋球菌还有逃避宿主防御的机制。

5. 实验研究　袁昌衡通过 80 种中药水煎液对淋球菌的抑制试验，结果表明对淋球菌敏感的 15 种中药，除地榆和五味子两种外，其余 13 种都具有清热解毒、燥湿等功能，与中医对淋病的治则颇为相符。高度敏感的中药有大蒜、千里光、黄柏、黄连、虎杖；中度敏感的中药有大黄、五味子、地榆、黄芩、射干、车前草、海桐皮、锦灯笼；低度敏感的中药有龙葵、地耳草；其余 65 种中药对淋球菌不敏感。

【述评】

淋病属于中医“淋证”的范畴，可以参照有关淋证的理论和方法加以辨证施治。但是淋病又不同于普通的淋证，它是由感染秽浊湿热的疫疠之气所致，具有很强的传染性。若转为慢性合并症淋病、播散性淋病及其他部位的淋病，则其所属范围就远远超出中医淋证的范畴，一般初起以清热利湿、解毒化浊为法则，后期根据病情辨证施治。

目前，中医药治疗淋病的研究相对处于起步阶段，缺乏系统，特别是较为深入的理论、实验和临床研究。大多数报道属病例的回顾性总结。缺乏严格的临床研究设计，对照组设置不合理或无，疗效判断标准不一。但可以肯定的是中医、中西医结合治疗淋病确为一个有效的途径，特别是对慢性有合并症的淋病，中西医结合治疗的效果优于单纯的中药或西药治疗。

从临床实际情况看，对于急性有症状淋病的治疗，难度并不大。但是，由于 60%的女性和 20%的男性淋病患者无症状，而许多有症状的患者也多在治疗或自然过程中经 1～2 周进入缓解期，加之淋病感染时常与其他性传播疾病共存，特别是衣原体、支原体感染所致的非淋菌性尿道炎，它们对青霉素类和头孢菌素类抗生素不敏感，导致大量慢性、合并症淋病的出现，无典型临床症状的淋病患者成为主要的疫源，且随着大量耐药菌株的出现，淋病这个过去认为容易治疗的疾病，现在也成为一个棘手的医学难题。

【参考文献】

1. 高福泰. 加减毒淋汤治疗淋病 68 例. 云南中医中药杂志，1995，(4)：18
2. 吴隆贵. 八正散重用大黄治疗淋病 68 例. 实用医学杂志，1995，(11)：769
3. 王桂林，等. 清淋解毒汤治疗急性淋病 56 例. 陕西中医，1995，(10)：452
4. 占盛青. 复方八正汤治疗淋病 41 例. 江苏中医，2000，21(1)：23
5. 李彪，等. 男科证治. 长沙：湖南科技出版社，1990：265
6. 冷方南. 中医男科临床治疗学. 北京：人民卫生出版社，1991：325
7. 东宏. 中药辨治淋病 200 例临床总结. 河南中医药学刊，1995，(3)：41
8. 范玉芹. 淋病的辨证施治. 实用中医内科杂志，2005，19(3)：224
9. 蔡子鸿，等. 中西医结合治疗急性淋病体会. 实用中医药杂志，1995，(2)：25
10. 吴志华. 现代性病学. 广州：广东人民出版社，1996：97
11. 袁昌衡，等. 80 种中药水煎液对淋球菌的抑制试验. 中国医院药学杂志，1997，17(11)：508

（金文银）

第三节　非淋菌性泌尿生殖道炎

非淋菌性泌尿生殖道炎，又称之为非淋菌性尿道炎。指由性接触为主要传播途径，以尿道炎症为主要病理改变的一类泌尿生殖道炎症。它主要由衣原体、支原体感染引起，因其临床表现类似淋病，尿道分泌物中分离出淋球菌而得名。过去，未分离出衣原体和支原体，曾把它称为淋菌后尿道炎。实际上，它和淋球菌感染常同时发生或交叉感染。目前，非淋菌性泌尿生殖道炎的感染呈明显上升的趋势。

中医学文献中无此病名记载。根据其病位主要在下焦，症状以尿频、尿急，尿道内轻微灼痒、疼痛、尿道口有稀薄分泌物为主，亦属“淋证”的范畴。淋证之名最早见于《内经》，其后历代著述甚多，对其病因、病机、诊断、治疗有很多论述。《诸病源候论・淋病诸候》指出：“诸淋者，由肾虚而膀胱热故也，……肾虚则小便数，膀胱热则水下涩，数而且涩，则淋沥不宣，故谓之淋。”对非淋菌性尿生殖器炎的中医辨证有一定的指导意义。

【病因病机】

非淋菌性泌尿生殖道炎的病因多为感受湿浊疫疠之气所致。房事不洁，或误感秽浊，湿浊疫疠之气由溺窍及阴户而入，湿浊阻滞下焦，膀胱气化不利而为病。本病初起为实证，湿浊阻滞，气血不畅；后期为本虚标实，正邪纷争。

1. 湿浊阻滞　房事不洁，或误感秽浊之气，湿浊疫疠之气侵犯溺窍、阴户，湿浊阻滞，膀胱气化不利；或气郁化火，湿郁化热，致使湿热秽浊之气蕴结下焦而生溺窍、阴户诸症。

2. 肝经郁滞　湿浊疫疠之气阻滞下焦，肝经气机不畅，气滞血瘀，下焦肝经所行部位湿浊，瘀血阻滞，经脉不利，不通则痛，而生外肾诸症。

3. 中气下陷　感受湿浊疫疠之气，湿浊阻滞下焦，渐及中焦；或肝经郁滞，克伐脾土；或外湿内伐，脾虚失运，脾阳不升，中气下陷，导致湿困中虚，湿浊冷滥诸症。

4. 阴虚浊阻　感染湿浊疫疠之气，湿浊阻滞下焦，湿郁化热，热伤阴津；或肝经郁滞，久郁化火，木火灼阴；或素体阴虚，复感湿邪，阴虚火旺，湿浊阻滞逐生诸症。

5. 阳虚不固　感受湿浊疫疠之气，湿浊阻滞下焦，湿盛伤阳；或素体阳虚，复感湿浊之气，湿阻气滞，阳气不展，久病阳气伐伤，失其温煦、鼓动、气化、固摄之功，遂生阳虚不固、湿浊蕴滞诸症。

非淋菌性尿道炎，最早是为区别淋病而命名的。直至此类患者的分泌液中分离出衣原体、支原体，并在实验室内得到验证后才得知它们也属于特异性的性传播疾病。自20世纪80年代以来，本病的发病率一直保持上升趋势，其在性病中的感染率已在许多地方超过了淋病。

衣原体是一类能通过细菌滤器、有独特发育周期、严格细胞内寄生的原核细胞型微生物，其中引起性传播疾病的主要有沙眼衣原体。沙眼衣原体有3个变种：性病性淋巴肉芽肿生物变种、沙眼生物变种和鼠生物变种。沙眼生物变种又可分为$D\text{-}L_{2a}$ 11个血清型，其中的$D\text{-}K_8$种血清型引起泌尿生殖系统感染。衣原体对热敏感，56°～60℃仅能存活5～10分钟，在－70℃可保存数年，对多数消毒剂敏感，其中75％的乙醇在半分钟即可灭活。衣原体侵入机体后，一般先在杯状细胞或柱状上皮细胞内生长繁殖，然后在单核巨噬细胞内增殖。它在细胞内繁殖除损害寄生的细胞外，尚能逃避宿主免疫防御功能，得到间歇性保护。人体感染衣原体后，可获得特异性免疫，但免疫力不强，很短暂，因此常造成持续感染、隐性感染和反复感染。

支原体有80多种，其中引起人类疾病的有肺炎支原体、人型支原体、解脲支原体和生殖器支原体，其中前者引起肺炎，后3者引起泌尿生殖道感染，支原体无细胞壁及前体，细胞器极少。它对外界的抵抗力较差，在45℃15～30分钟，55℃15分钟即可灭活，一般消毒剂都可立即杀死。低温或冷冻干燥可长期保存。支原体不侵入组织和血液，只能黏附在呼吸道或泌尿生殖器的上皮细胞表面的受体上。它通过损伤细胞，产生大量有毒物质，吸附于精子，卵细胞及巨噬细胞表面而引起相应的症状，不育和不孕是支原体感染的一个最令人关注的并发症，如解脲支原体吸附于精子表面后，除可以阻碍精子的运动外，还可产生神经氨酸酶样物，干扰精子和卵子的结合。

【辨病】

1. 临床表现　衣原体及支原体感染后具有慢性过程和非典型症状的临床特点。潜伏期1～3周，多数感染者呈隐匿性过程，无明显临床不适表现，常因此而失去及时治疗的机会。

(1)男性非淋菌性尿道炎：起病缓慢，或是在诊断为淋病性尿道炎治愈后仍有不适的症状，症状较轻，可见尿道刺痒，烧灼感及排尿疼痛，少数有尿频、尿道口轻度红肿，分泌物量少，为浆液性或脓性，多需用手挤压才见分泌物溢出，常有晨起尿道口有少量分泌物或黏口现象。

(2)女性非淋菌性宫颈炎及尿道炎：女性衣原体及支原体感染以宫颈为中心，可见白带增多，子宫颈水肿或糜烂，或有下腹疼痛，但临床症状多不明显。合并或单独发生尿道炎，可有尿道灼热或尿频症状，尿道口充血、微红或正常，挤压常见有分泌物溢出，不少患者无任何不适症状。

(3)合并症：主要因为失治、误治、未经彻底治疗所致。男性最常见的并发症有附睾炎，典型的是附睾炎症状与尿道炎症状并存，多为单侧发病；其次是前列腺炎，亚急性前列腺炎较常见，若是慢性前列腺炎可无症状或可见会阴部钝痛，阴茎痛等。女性合并症主要有输卵管炎、子宫内膜炎及宫外孕等。男女相关的并发症主要是不育和不孕。极少数男性可出现Reiter综合征(表现有尿道炎、关节炎、角膜炎、结膜炎和皮疹)。

(4)其他感染：主要有新生儿衣原体感染(包括新生儿衣原体结膜炎、新生儿衣原体肺炎)、支原体性肾盂肾炎、习惯性自发性流产及绒毛膜羊膜炎、低出生体重儿等疾病。

(5)实验室检查：衣原体、支原体的诊断主要靠实验室检测。标本采集的方法和部位对结果影响很大。男性急性期可用拭子插入尿道 2～4cm，用力擦去；慢性期及治疗后的复查一定要用前列腺液和尿道拭子结合取样。女性无论是急性期、还是慢性期，是初诊还是复查，都要在宫颈取样。

1)衣原体检测：常用的有衣原体细胞培养法，敏感性为 80%～90%；衣原体细胞学检查法，敏感性约 40%，现已少用；荧光标记抗衣原体单克隆抗体法，使用较方便，敏感性和特异性男性为 70%～100%和 87%～99%，女性为 48%～100%和 82%～100%；衣原体酶免疫检查法，敏感性为 81%，特异性为 98%；衣原体聚合酶链式反应(PCR)检测，敏感性和特异性较前几种方法大为提高，检测迅速，便于筛选及诊查和复查，但本法因易于出现假阳性，故现仅用于实验，临床已停止使用。

2)支原体检测：常用的支原体检测方法有支原体培养法，初步鉴定包括“煎蛋样”菌落，并可用生化试验、荧光或免疫酶法直接对菌种鉴定；血清学诊断法，用酶联免疫吸附试验法敏感性高，用微量免疫荧光法速度快；用 DNA 探针，敏感性稍差，但特异性高。

2. 诊断　根据典型病史、症状、体格检查及尿道分泌物中中性粒细胞增多(>10～15 个/高倍镜视野)，可初步做出诊断。但是确诊要依靠实验室检测确有衣原体或支原体才能做出。

3. 鉴别诊断　衣原体、支原体感染所致泌尿生殖道炎应与淋病性、滴虫性、念珠菌性及其他病原微生物感染所致的炎症相鉴别。

【辨证】

本病为感受湿浊疫疠之气所致，起病缓慢，以膀胱、胞宫、溺窍为主要病位。实证以湿浊阻滞、肝经血瘀为主；虚证以中气下陷、阴虚火旺及阳虚不固为多，但均兼湿浊或瘀血之实邪，多为虚实夹杂。

1. 湿浊阻滞证　尿道刺痒、疼痛，尿道口发红，尿道口有稀薄或厚浊液溢出，排尿不畅。兼见下腹痞满不适。舌质淡红或红，苔白腻或黄腻，脉濡或滑数。

2. 肝经郁滞证　尿道刺痒，疼痛，尿道口有少量分泌物，双侧或单侧附睾及精索疼痛。兼见会阴、腰骶疼痛，排尿不畅，精神抑郁。舌质淡或红，苔薄白腻或薄黄而腻，脉弦或弦数。

3. 中气下陷证　尿道口时流稀薄分泌物，尿道微痒，排尿无力，余沥不尽。兼神疲乏力，纳差、便溏。舌质淡或有齿痕，苔白腻，脉沉弱。

4. 阴虚浊阻证　尿痛，刺痒，尿黄而灼，余沥不尽，尿道口偶有少量分泌物，或晨起尿道口黏封结痂。兼见口干咽燥，头晕耳鸣，腰膝酸软。舌红少苔或苔薄黄而腻，脉细数。

5. 阳虚不固证　尿血余沥，尿频，排尿不畅，偶有尿道刺痒。兼见阳痿、早泄，腰膝酸软发冷，头晕耳鸣。舌质淡或胖，苔白而润，脉沉弱。

【治疗】

本病的治疗原则应是早期诊断、系统足量、足够疗程、综合治疗。中西医结合对慢性复发性，特别是兼有前列腺疾病者疗效较好。

1. 辨证论治

(1)湿浊阻滞证：治宜利湿化浊，清热通经。方选程氏萆薢分清饮加减。若湿热之象较甚，可选八正散加减治疗。

(2)肝经郁滞证：治宜疏肝理气，通经化浊。方选橘核丸加减。若湿热较甚，可用龙胆泻肝汤加台乌、橘核、郁金、玄胡等治疗。

(3)中气下陷证:治宜补中益气,升清降浊。方选补中益气汤加菖蒲、萆薢。若气阴两虚可合六味地黄丸。

(4)阴虚浊阻证:治宜滋阴补肾,化浊利湿。方选济生肾气丸去桂枝、附子,加萆薢、菖蒲。若阴虚火旺,可用知柏地黄丸加味治疗。

(5)阳虚不固证:治宜温阳补肾,化气行水。方选五子衍宗丸合金锁固精丸加萆薢、菖蒲、薏苡仁治疗。

2. 成药、验方

(1)成药:根据病情可酌选龙胆泻肝丸、逍遥丸、补中益气丸、济生肾气丸、知柏地黄丸、金锁固精丸等传统中药治疗。

(2)验方:利湿化浊汤:车前草、鱼腥草、萆薢、菖蒲各20g,虎杖、栀子、台乌、牡丹皮、桃仁各15g,薏苡仁,黄芪各30g,生甘草5g。每日1剂,日服2次。

3. 西药治疗　衣原体、支原体无细胞壁,故作用于细胞壁的抗生素是无效的。另外,其发病多呈慢性过程,特别是伴有前列腺及盆腔炎症时治疗更加棘手,联合、足量、足疗程用药,一般2～8周为1个疗程。妊娠期感染衣原体和支原体,禁用强力霉素、氟嗪酸、无味红霉素、磺胺二甲基异噁唑。

(1)四环素类:是传统用于治疗衣原体、支原体感染的药物,虽然新的高效、低毒抗生素层出不穷,但本类药仍是临床治疗衣原体和支原体感染的常用药。主要有四环素、强力霉素及二甲胺四环素(美满霉素),已有耐药报道。

(2)大环内酯类:是目前治疗衣原体、支原体感染的主要药物。常用药物有红霉素、琥乙红霉素、克拉红霉素、罗红霉素、阿奇红霉素等。已报道有耐药菌株出现。

(3)奎诺酮类:已证明对衣原体、支原体有效,特别是氟嗪酸。

(4)壮观霉素:已证明对支原体感染有一定作用,但对衣原体无效。

(5)利福平:已证实对衣原体及支原体感染有一定疗效。

4. 外治法　选用黄柏、土茯苓、白鲜皮、蒲公英各10g,煎水,每日洗阴部2次。

【预防与护理】

1. 洁身自好,预防感染。
2. 性交时使用避孕套能减少感染。
3. 预防性使用抗生素可以减少感染危险。
4. 性伙伴同时治疗。
5. 早期发现,积极系统治疗。
6. 处理污染物品,可选用煮沸、日晒及药物消毒。
7. 患者应注意个人卫生,与家人及亲友要有接触性隔离,特别是不要同床、同浴。
8. 高危新生儿应及时预防性治疗。

【治愈标准】

连续治疗3周以上,症状消失,尿道分泌物涂片在1000倍显微镜下,多形核白细胞≤4个,前列腺液做抗原、抗体、培养或PCR证明无衣原体或支原体存在,隔1～2周再次复查无病原菌,可判定为治愈。

【古籍选粹】

《证治汇补・下窍门》　劳淋,遇劳即发,痛引气衔,又名虚淋。

《证治要诀》　尿道口常流白色浊物,小便涩痛明显,但尿不浑浊。

《医林绳墨·淋沥》 经曰：热极成淋，气滞不通。或曰：诸淋所发，皆肾虚而膀胱有热也。水火不交，心肾不济，遂使阴阳乖舛，清浊相干，蓄于下焦，故膀胱里急，膏血砂石从小便出焉。于是有欲出不出，淋沥不断之状，甚则窒塞其间、则令人闷绝矣。大凡小肠有气则小便胀，小肠有血则小便涩，小肠热则小便痛。

《医学原理·淋闭门》 治一切淋症，用郁金泄小肠火，木通泄膀胱火，滑石利窍，当归理血，木香行滞、助萹蓄、琥珀利小便而通五淋。

【现代研究】

1. 临床研究　目前非淋菌性尿道炎的中医及中西医结合治疗报道渐见增多。邓光远自拟通淋解毒汤治疗非淋菌性尿道炎 165 例，方用白花蛇舌草、瞿麦、萹蓄、车前子、蒲公英、牡丹皮、赤芍、猪苓、大黄、黄连、黄柏、炮山甲、木通、甘草。小便混浊，加萆薢、莲须；血尿，加白茅根、茜草；并发附睾炎，加青皮、橘核；并发前列腺炎，加地龙、败酱草；并发盆腔炎，加椿根皮、益母草，治疗 7～60 天，结果临床治愈 159 例，显效 6 例。

2. 流行病学研究　近年来衣原体、支原体的发病率在全球及至中国大陆呈明显的上升趋势。它们的感染已成为性传播疾病中常见的类型。廖明敏等对性病高危人群沙眼衣原体感染的初步调查表明，衣原体和支原体在性病患者中的感染率为 16.8％和 28％。周乐等对上海地区非淋菌性尿道炎、宫颈炎的病原学调查表明，在对 1124 例门诊性病患者同时进行衣原体、解脲支原体及淋球菌检测，证实其中 491 例有 623 株不同病原微生物感染，沙眼衣原体占总数 15.7％，解脲支原体占总数 27％，淋球菌占总数 12.6％。同时还证实高危年龄在 21～40 岁，其中半数以上为 2 种或 3 种病原混合感染。吴志华等研究提示，衣原体、支原体可存在于健康携带者。而在性乱者、同性恋、妓女、淋病患者中检出率较高。我国报道 7 个地区健康人的携带率为衣原体占 7.58％，解脲支原体 10.59％，人型支原体 5.34％；性乱者检出率衣原体占 18.22％，解脲支原体为 25.47％，人型支原体为 8.8％。流行特点是淋球菌与衣原体或支原体，或是衣原体和支原体，或三者同时混合感染。

3. 实验研究　梁学林等采用微量稀释法测定了 12 味中草药对 7 株解脲支原体(Uu)标准株的体外抑制效应，选取临床治疗泌尿生殖道支原体感染的常用中草药 12 味：黄柏、白芷、蒲公英、蚤休、紫苏、金银花、连翘、板蓝根、地肤子、鹤虱、牡丹皮、苦参。每种生药用天平称取 10g，略粉碎后，用纱布包好，放入 1 000ml 烧杯中，煎药时间按药性不同确定。根据煎药时间的不同，加入 200～400ml 蒸馏水，浸泡 1 小时，适当加入山梨醇甲酯以增加药物的溶解度，用电炉分别煎 15～60 分钟，过滤，沉渣再加适当蒸馏水煎 30 分钟，过滤，两液混合，浓缩至 1∶1(即 1ml 煎液相当于 1g 生药)，离心，3 000r/min，离心 20 分钟。取上清液，补足失水，用 50％枸橼酸钠调 pH 7.0，分装试管，8 磅 15 分钟灭菌备用，2 个月内用完。将药物注入 Uu 液体培养基孔。结果：12 味中草药煎剂对 7 株解脲支原体标准株体外抑制作用，12 味中草药的敏感率依次为黄柏、蒲公英、地肤子、白芷、金银花、鹤虱、蚤休、板蓝根、连翘、紫苏、牡丹皮、苦参。由于支原体易产生耐药性，过去曾对四环素和大环内酯类药物敏感的支原体，现在对其耐药率已达较高程度。本实验结果表明，临床选用的具有清热解毒、燥湿杀虫的中草药，体外对解脲支原体有不同程度的抑制作用，其中最敏感的是黄柏。

李建军等为了解白头翁、大青叶、玄参、知母四味清热中药体外抗泌尿生殖道沙眼衣原体活性，应用微量 Mccoy 细胞培养法检测了 7 味清热中药体外抗衣原体活性，结果白头翁等四味中药体外均有不同程度的抗泌尿生殖沙眼衣原体的活性，其 MIC 值从 8.298 8～40.937 5mg/ml。

【述评】

衣原体、支原体感染的发病率逐渐增高可能与它的流行特点及检测手段的不断提高有关。由于它感染后症状不明显，又多和淋球菌感染混合出现，当以淋病为主导的急性炎症反应被青霉素类头孢类药物快速抑制后，对上述药物不敏感的衣原体、支原体则得以隐藏并传播。从目前临床发病的情况来看，多呈慢性过程，虽然阿奇红霉素等的出现，使治疗效果大大提高，但是大剂量较长期给药对阿奇红霉素亦不敏感的现象应引起足够的重视。过去占相当比例的非细菌性慢性前列腺炎，现在发现很大一部分是由衣原体和支原体感染所致。中西医结合治疗衣原体和支原体感染，特别是慢性顽固性感染，是一条切实可行和需要进一步深化提高的有效途径。

【参考文献】

1. 邓光远. 通淋解毒汤治疗非淋菌性尿道炎 165 例临床观察. 吉林中医药，1995，(5)：11

2. 廖明敏，等. 性病高危人群沙眼衣原体感染初步调查. 中华皮肤科杂志，1991，24(4)：253

3. 周乐，等. 上海地区非淋菌性尿道炎宫颈炎的病原学调查研究. 中国皮肤性病学杂志，1996，10(1)：11

4. 吴志华. 现代性病学. 广州：广东人民出版社，1996：130

5. 梁学林，等. 12 味中草药体外抗解脲支原体的药敏试验. 中国中药杂志，2004，29(11)：1120

6. 李建军，等. 四味清热中药体外抗泌尿生殖道沙眼衣原体研究. 中国中西医结合皮肤性病学杂志，2004，3(3)：158

（金文银）

第四节　梅　　毒

梅毒是由梅毒苍白螺旋体引起的一种全身慢性传染病。主要通过性接触传染。梅毒的表现极为复杂，几乎可以侵犯全身各个器官，造成多器官的损害。

本病古称徽疮、霉疮、杨梅疮、广疮，约在 1505 年由印度等国传入我国广东省，1632 年陈司成所著《霉疮秘录》是我国第一部论述梅毒的专著。书中对疾病的来源、流行、传染和症状、诊治都有较详细的描述，并指出霉疮可以经性交传染、非性交传染及胎传，提出了解毒、清热、杀虫为大法，首创砷剂治疗梅毒。《医宗金鉴·发无定处》则对梅毒的临床表现和分期做了较为详细叙述，书中指出："此症一名广疮，因其毒出自岭南；一名时疮，以时气乖变，邪气凑袭之故；一名棉花疮，因其缠绵不已也；一名翻花杨梅，因窠粒破烂，肉反突于外，如黄蜡色；一名天疱疮，因其夹湿而生白疱也；有形如赤豆嵌于肉内，坚硬如铁，名杨梅痘；有形如风疹作痒，名杨梅疹；先起红晕后发斑点者，名杨梅斑；色红作痒，其圈大小不一，二三相套，因食秽毒之物，入大肠而发，名杨梅圈。"历代文献根据其临床表现分为下疳、横痃、杨梅疮、杨梅结毒、小儿遗毒等。

梅毒曾在世界广泛流行，它的来源仍有争论，较为信服的观点是来源于美洲。据记载哥伦布第一次探险后，1494 年回到欧洲。其水手带去的梅毒在欧洲流行，1498 年传到印度，1510 年传入日本，随后蔓延全世界。16 世纪以前，我国尚无梅毒的明确记载。1505 年梅毒传到中国后，成为最主要的性病，发病率居首位，资料显示，新中国成立前汉族的发病率达 2%～5%，少数民族达 5%～20%。1964 年我国基本消灭了性病，主要标志是梅毒。目前，梅毒的发病率较低，发病率约为 0.66/10 万～1/10 万，且主要是男性、以 20～39 岁年龄组最高，其中早期梅毒占 97%左右。

【病因病机】

梅毒的病因，早在明清时期就已发现它与性接触有关，具有传染性，有所谓气化传染、精化传染及胎传染毒三个途径。《医宗金鉴·外科心法要诀·杨梅疮》指出："总不出气化、精化二因。但气化传染者轻，精化欲染者重。气化者，或遇生此疮之人，鼻闻其气；或误食不洁之物；或登圊受梅毒不洁之气，脾肺受毒，故先从上部见之，……精化者，由交媾不洁，精泄者，毒气乘肝肾之虚而入于里，此为欲染，先从下部见之。"从中可见已对梅毒的传染性和传染途径有了较为清楚的认识，并且对后世的有关病因学、预防治疗学产生了很大的影响。

1. 气化传染　所谓气化传染即为非性交传染。因接触被污染的被褥、浴具、厕所用具、毛巾、食具、衣物或与梅毒患者接吻、触摸、握手、同寝等，致使梅毒疫疠之气侵入人体，脾肺二经受毒，流注阴器，发为疳疮，泛于肌肤，发为梅毒痘疹。

2. 精化传染　所谓精化传染即性交传染，由于不洁性交，致使梅毒疫疠之气由阴器直接感受，乘精泄之时，毒邪直入肝肾，深入骨髓，侵入关窍，外发于阴器，内伤于脏腑。

3. 胎传染毒　所谓胎传染毒即是胎儿通过母体感染梅毒疫疠之气，毒气陷入营血，损伤脏腑筋髓，发于肌肤孔窍所致。

总之本病的形成在于感染梅毒疫疠之气，内伤肺脾、肝肾，化火生热、夹湿夹痰，外攻肌肤、孔窍，内渍脏腑骨髓为病。若外发肌肤则见杨梅圄疙、杨梅疹、杨梅斑；留着关节，则见骨节酸痛，关节不利；侵于阴器则生疳疮；流于经脉则生横痃；蚀于口鼻咽喉，则致喉烂、鼻缺、唇裂、齿脱；内攻脏腑则造成肝、肾、脾、肺及心脑俱伤，危及生命。

西医学认为，梅毒致病微生物是梅毒苍白螺旋体，于 1905 年由德国学者首先从梅毒患者的初疮中分离发现。它系厌氧微生物，离开人体不易生存，干燥环境 1～2 小时死亡，加热 41℃可存活 2 小时，100℃立即死亡，耐寒力强，在 0℃中可存活 48 小时，零下 78℃数年仍具传染性。干燥、阳光、肥皂水和一般消毒剂很容易将其杀灭。

梅毒螺旋体只感染人类，梅毒患者是唯一的传染源，可通过性交及密切生活接触和接触梅毒螺旋体污染的器皿、用具、衣物传染，胎儿可通过母体直接感染。性接触主要通过性交由破损处传染，占 95%，未经治疗的患者在一年内最具传染性，随着病期延长，传染性越来越小，病期超过 4 年者，通过性接触无传染性。胎传主要在梅毒孕妇妊娠 4 个月通过胎盘感染胎儿，未经治疗已达 4 年之久的梅毒妇女，虽无性接触传染性，但仍可传给胎儿，病期越长，传染性越小。产道传染的初生儿常在头部或肩部擦伤处发生硬下疳，它是区别胎传的标志。唾液、血液、精液、白带及其他体液污染的用具是间接传染的原因。

梅毒螺旋体从完整的黏膜和擦伤的皮肤进入人体后，数小时即侵入附近淋巴结，2～3 日经血液循环播散全身，潜伏期大约 3 周，具有传染性。然后在入侵部位发生初疮，即硬下疳，为一期梅毒；由于免疫作用，螺旋体被大部分消灭，硬下疳自然消失，进入一期潜伏梅毒；未被杀灭的螺旋体约经 6～8 周，大量繁殖进入血液循环，引起二期早发梅毒，皮肤黏膜、骨骼、眼等器官及神经系统受损；随着机体免疫应答反应的建立，螺旋体又大部分被杀灭，二期早发梅毒亦自然消失，进入二期潜伏梅毒；若机体抵抗力降低，会出现二期复发梅毒，如此反复出现，2 年后即进入晚期梅毒；晚期梅毒除侵犯皮肤黏膜、骨骼等处外，尤其对心血管、神经系统有严重损害；若无任何症状，仅有梅毒血清试验阳性，则为晚期潜伏梅毒；部分梅毒患者血清滴度下降，最后转阴而自然痊愈。

【辨病】

1. 梅毒分期　中医学对梅毒的分期主要基于其临床表现而定，古人及目前不少学者都以疳疮(硬下疳)、横痃(梅毒硬化性淋巴结炎)、杨梅疮(梅毒疹)、杨梅结毒(梅毒结节性及树胶性损害)、小儿遗毒(先天梅毒)进行分类,这种分类基本上可以反映出本病的几个主要特征。如疳疮、横痃、杨梅疮、杨梅结毒均主要见于后天梅毒,小儿遗毒为先天梅毒。其中疳疮、横痃是早期梅毒中一期梅毒的主要表现;杨梅疮是二期梅毒的主要表现;梅毒结毒是晚期梅毒的主要表现。

按照目前国际国内通行的分类标准,梅毒分为获得性梅毒(后天梅毒)和胎传梅毒(先天梅毒),同时根据其感染时间,临床表现和传染性分为早期梅毒和晚期梅毒。

(1)获得性梅毒:分为早期和晚期梅毒。早期梅毒(病期<2 年)又分为一期、二期和早期潜伏梅毒;晚期梅毒(病期>2 年)又分为皮肤黏膜梅毒、骨梅毒、眼梅毒、心血管梅毒、神经梅毒、消化道及肝脏梅毒、晚期潜伏梅毒。

(2)胎传梅毒:分为早期胎传梅毒(年龄<2 岁)和晚期胎传梅毒(年龄>2 岁)。晚期胎传梅毒又分为皮肤黏膜梅毒、骨梅毒、眼梅毒、心血管梅毒、神经梅毒、潜伏梅毒。

各系统损害的梅毒可以同时存在或以一个系统、器官损害为主,如神经系统和心血管系统同时受累等。

30%～40%未经治疗的早期梅毒可发生晚期活动性梅毒。

2. 临床表现

(1)后天梅毒

1)一期梅毒:主要表现为硬下疳,潜伏期 2～4 周,平均 3 周,90%发生在外生殖器。初起为一小红斑,2～3 天内扩大及隆起成丘疹,后为硬结(硬结期),很快糜烂或溃疡(溃疡期),损害大小自小米粒至 10cm 直径不等。典型的溃疡呈圆形或椭圆形,直径通常 1～2cm,边界清楚、周围堤状隆起,疮面平整,基底呈肉红色,有少量浆液渗出,内含大量梅毒螺旋体,传染性很强。硬下疳约经 3～8 周可不治而愈,留下黯红色浅表瘢痕。硬下疳多单个出现,不疼痛,软骨样硬度,表面清洁。一期梅毒除硬下疳及淋巴结肿大外,无全身症状,硬下疳出现 2～3 周后血清梅毒试验开始出现阳性,7～8 周全部出现阳性。

2)二期梅毒:二期梅毒以皮肤黏膜损害为主,亦有骨骼、感觉器官及神经损害。多出现在感染后的 7～10 周或硬下疳出现后的 6～8 周。皮肤黏膜损害常见的有各种斑丘疹,扁平湿疣、秃发、黏膜损害,另外还有二期梅毒骨及关节损害、眼损害、二期神经梅毒、梅毒性多发性硬化性淋巴结炎及梅毒性肝炎、肾病、胃肠道疾病和二期复发梅毒。

二期梅毒疹的共同特点是皮疹泛发,分布对称,皮疹和分泌物中有大量梅毒螺旋体,传染性很强,皮疹一般无自觉症状,大多数皮损无破坏性。皮疹主要有玫瑰疹、环形疹、白斑疹、斑丘疹、丘疹、丘脓疱疹、脓疱疹,其中以斑疹和斑丘疹最多,约占半数以上,丘疹占 40%,其余约 10%,二期梅毒疹中的特别表现之一是扁平湿疣,约 10%的患者出现,女性较男性多,有痒痛不适感。常发生在皱褶多汗处,如肛门、外阴等,另外在腋、脐、腹股沟、指趾间、甲沟等处亦可出现。扁平湿疣初起呈表面湿润的丘疹,渐扩大融合成扁平湿疣,基底宽而无蒂,直径约 1～3cm,扁平或分叶的疣状损害,周围有黯红色浸润,自觉灼热、瘙痒,表面糜烂渗出,内含大量梅毒螺旋体,在二期复发梅毒中,扁平湿疣特别多见。梅毒性秃发约有 10%的患者在二期梅毒中出现,这种脱发经治疗后可以在 6～8 周内再生。二期梅毒的黏膜损害多见于口腔、舌、咽、喉及生殖器,表现为黏膜红肿,表面糜烂,含梅毒螺旋体极多。另外,还有梅毒性白斑、色素性梅毒疹、梅毒性甲病等。

二期梅毒骨及关节损害,又称为二期骨梅毒及关节梅毒。其中以骨膜炎最多,约占

75%，多发于长骨，患处的骨膜轻度增厚、隆起，局部有明显压痛，夜间痛甚；关节炎，约占25%，多见于大关节，对称性、关节腔积液，关节肿胀、压痛、酸痛，夜间较重，活动后减轻；另外，骨炎及滑囊炎、腱鞘炎较少见。

二期梅毒眼损害表示已经为二期梅毒。常见的有虹膜炎、虹膜睫状体炎、脉络膜炎、视神经视网膜炎、视神经炎及角膜炎、间质性角膜炎和葡萄膜炎。

二期梅毒神经损害可分为无症状神经梅毒、梅毒性脑膜炎、脑血管梅毒3种。

梅毒性多发性硬化性淋巴结炎是二期梅毒的前驱症状期，与一期梅毒淋巴结肿大仅限于硬下疳所属淋巴结不同的是出现全身淋巴结肿大，发生率为50%～85%，先从颌下、颈后发生，继之肘、腋窝、乳房附近出现。淋巴结肿大如花生米大小，质硬，孤立，不与皮肤粘连，不化脓，不破溃。

3)三期梅毒：又称晚期梅毒，与早期梅毒的界线一般是2年。晚期梅毒最早可在感染后的2年出现，多在3～4年出现，经不充分治疗者可在5～10年或更长时期出现。在二期梅毒结束后，通常有半年至1年的无症状潜伏期，称之为第三潜伏期。晚期梅毒可大体分为晚期良性梅毒，约15%的病人发生，通常指皮肤黏膜、骨骼、眼、鼻、喉病损害；心血管梅毒，约有10%；神经梅毒，约占10%。晚期梅毒传染性弱或无，但对机体破坏较大，有重要器官和系统受累，可造成残废和死亡。发生的原因与早期未经治疗或治疗不彻底，机体对体内残余的螺旋体的变态反应性损害有关。

三期梅毒皮肤黏膜损害，占晚期良性梅毒的约28.4%，多数在感染后的3～10年内发生。主要有结节性梅毒疹、树胶肿、近关节结节等。皮损具有数目少、分布不对称、自觉症状缺如或轻微等。结节性梅毒疹为一群直径约0.3～1.0cm大小的浸润性结节，呈铜红色，表面光滑或附有薄鳞屑，质硬，无自觉症状。多发生于感染后的3～4年内，损害好发于头部、肩部、背部及四肢伸侧。每个结节可持续3～6个月，老的未消，新的又出，可吸收萎缩留下长期色素沉着，亦可中心坏死形成溃疡以永久性瘢痕结局。

树胶肿是晚期梅毒的典型损害，是三期梅毒的标志。它初起为无痛性黯红色结节，渐渐增大约3～5cm，经2～6个月中心软化发生破溃，出现单发或多发性穿孔，溢出状如阿拉伯树胶的黄褐色或乳黄色的具有很强黏性的胶状脓液，形成肾形及马蹄形溃疡，境界清晰，边缘锐利，基底呈紫红色，但无疼痛。多见于四肢伸侧、前额、头部、胸骨部、小腿及臀部，亦可发生于骨骼、口腔、上呼吸道、喉、肝及胃等内脏器官，形成舌树胶肿，上腭树胶肿、鼻树胶肿、喉梅毒等，多在感染后的3～5年内发生。

近关节结节好发于大粗隆、肘关节、骶髂关节及坐骨结节等处。开始为皮下小结节，渐增大至2～3cm或更大，坚硬无粘连，表面皮肤正常，左右对称，可保持数10年不消退，极少发生溃疡。

三期骨梅毒，包括骨、关节及肌肉腱鞘的梅毒。具有骨骼疼痛、日轻夜重，有骨赘或骨疣，病程缓慢，很少发生坏死和溃脓，可自愈。常见的有骨膜炎、骨髓炎、骨炎、骨树胶肿、关节炎等。

三期梅毒眼损害与二期梅毒相同，主要有虹膜炎、视网膜脉络炎、原发性视神经萎缩、视神经炎、瞳孔脊髓痨、间质性角膜炎、眼睑梅毒等。

晚期心血管梅毒约占整个晚期梅毒的10%，其中85%发生在主动脉，感染后的10～25年才产生明显的症状和体征。常见的有单纯性梅毒主动脉炎、梅毒性主动脉瓣关闭不全、梅毒性冠状动脉口狭窄、梅毒性主动脉瘤、梅毒性心脏树胶肿，几种损害可同时并存。螺旋体极少侵入心肌或心内膜。

三期中枢神经系统梅毒约占晚期梅毒的10%，多在感染后的3～10年发生。常见的有脑膜血管型梅毒、脊膜血管型梅毒、脊髓痨、麻痹性痴呆、视神经萎缩等。神经梅毒的诊断应综合作出，不能用任一单独试验来确诊所有的神经梅毒。

(2)潜伏梅毒：潜伏梅毒的特点是仅有梅毒血清反应阳性，而临床症状全无或消失，物理检查及X线检查，脑脊液检查均属正常范围。一般来说感染2年以内为早期潜伏梅毒，感染2年以上为晚期潜伏梅毒。潜伏梅毒期间，梅毒螺旋体会间歇性地出现在血液中，孕妇可感染宫内胎儿，通过血液可传染他人。潜伏梅毒的出现主要是机体抵抗力强或经不完全驱梅治疗使梅毒螺旋体暂时受到抑制所致。

(3)先天梅毒：先天梅毒亦称胎传梅毒，一般在怀孕约4个月时经胎盘传染，若孕妇感染梅毒5年以上，则宫内传染的可能性很小。胎儿感染梅毒后多数死亡或流产，部分胎儿娩出后形成先天梅毒，若2岁以内为早期先天梅毒，超过2岁为晚期先天梅毒。

1)早期先天梅毒：约在出生后3周出现临床症状，表现为早产、消瘦、失水、发育差、皮肤松弛，貌似老人，躁动不安，表情痛苦；出现水疱、大疱性皮损、扁平疣、口角与肛周放射性皲裂；堵塞性鼻炎及鞍鼻；梅毒性指炎梭形指，骨髓炎及梅毒假性瘫；肝脾淋巴结肿大等，亦可伴有贫血、血小板减少、秃发等。约1%的患儿可发生活动性神经梅毒。

2)晚期先天梅毒：约从5～8岁发病，晚可至20～30岁，可分为两大组临床表现。一组为永久性损害，可见前额圆凸、佩刀胫、胡氏齿、桑椹齿、马鞍鼻，锁骨、胸骨关节肥厚及视网膜炎等，为早期损害遗留所致，无活动性；另一组是有活动性的临床表现，可见实质性角膜炎、神经性耳聋、脑脊液异常、肝脾肿大、鼻或腭树胶肿、关节对称为积水及关节炎、皮肤黏膜多形性损害等。

3)先天潜伏梅毒：胎传梅毒未经治疗，无临床症状，但梅毒血清反应为阳性。

3. 实验室检查

(1)梅毒螺旋体检查：常用的有暗视野显微镜检查、免疫荧光染色、活体组织梅毒螺旋体检查等。

(2)梅毒血清试验：常用的有非梅毒螺旋体抗原血清试验，包括性病实验室试验(VDRL)、快速血浆反应素试验(RPR)、不加热血清反应素玻片试验(VSR)等；另外还有梅毒螺旋体抗原血清试验，包括荧光梅毒螺旋体抗体吸收试验(FTA-ABStest)、梅毒螺旋体血凝试验(TPHA)、梅毒螺旋体制动试验(TDI)等。

(3)分子生物学技术检测螺旋体，主要是聚合酶链式反应(PCR)，它对诊断先天和神经性梅毒具有一定的敏感性和特异性。

(4)脑脊液检查：主要有细胞计数、蛋白定量、VDRL试验、PCR检测、胶体金试验等，用于诊断神经梅毒。

4. 诊断　梅毒的病程长，变化多，涉及多个器官和系统，症状和体征复杂多样，又常处于潜伏状态，所以诊断中心须依据详尽的病史、体征辅以多项实验室检查结果，综合分析后才能做出。对可疑梅毒患者要定期进行临床及血清学检查，连续3次未发现梅毒时方能排除。

5. 鉴别诊断

(1)一期梅毒硬下疳应与软下疳(中医称之为妒精疮)、固定药疹、生殖器疱疹等相鉴别。

(2)二期梅毒皮疹应结合皮疹的具体形态与相应皮肤病相鉴别，如玫瑰糠疹、扁平苔藓、毛囊炎等近 40 余种皮肤病都与梅毒的不同皮疹相似。扁平湿疣应与尖锐湿疣及阴部其他赘生物鉴别。

(3)三期梅毒结节样及树胶样损害应与麻风、红斑狼疮、结节性红斑、溃疡、肿瘤等相鉴别。

【辨证】

梅毒的临床表现复杂多变,中医辨证可将各期归结起来,以证统病、统分期,进行辨证分型以利治疗。

1. 肺脾蕴毒证　多见于气化染毒者,疳疮多见于手指、乳房、口唇等处,杨梅疮亦好发于躯体上部,疮小而干。兼见纳呆脘闷、胸痞。舌质淡红,苔薄白或薄黄,脉滑或濡。

2. 肝经湿热证　多见于精化染毒的疳疮及杨梅疮者,病损生于男子阴茎,女子外阴及阴道,疳疮质硬而润,或伴有横痃,杨梅疮多在下肢、腹部、阴部。兼见口苦口干,小便黄赤,大便秘结。舌质红,苔黄腻,脉弦滑。

3. 血热蕴毒证　多见于精化染毒的二期霉疮,周身起杨梅疮,色如玫瑰,不痛不痒,或有丘疹、脓疱,鳞屑。兼见口干咽燥,口舌生疮,大便秘结。舌质红绛,苔薄黄或少苔,脉细滑或细数。

4. 毒结筋骨证　见于杨梅结毒,患病日久,在四肢、头面、鼻咽部出现树胶肿,伴关节、骨骼作痛,行走不便,肌肉消瘦,疼痛夜甚。舌质黯,苔薄白或灰或黄,脉沉细涩。

5. 肝肾亏损证　见于梅毒晚期脊髓痨者,患病可达数 10 年之久,逐渐两足瘫痪或痿弱不行,肌肤麻木或虫行作痒,筋骨窜痛,腰膝酸软,小便困难。舌质淡,苔薄白,脉沉细弱。

6. 心肾亏虚证　见于心血管梅毒患者,证见心慌气短,神疲乏力,下肢浮肿,唇甲青紫,腰膝酸软,动则气喘。舌质淡有齿痕,苔薄白而润,脉沉弱或结代。

【治疗】

1. 辨证论治

(1)肺脾蕴毒证:治宜清泄肺脾,祛风解毒。方选杨梅一剂散加减。若湿热盛者,加黄芩、栀子;若体虚汗出,去麻黄,加黄芪。

(2)肝经湿热证:治宜清热利湿,解毒驱梅。方选龙胆泻肝汤为主,酌加土茯苓、虎杖、茵陈、郁金、夏枯草等。

(3)血热蕴毒证:治宜凉血解毒,泻热散瘀。方选清营汤合桃红四物汤加夏枯草、虎杖、大青叶等。

(4)毒结筋骨证:治宜活血解毒,通络止痛。方选五虎汤加减。瘀阻盛者,酌加乳香、没药、桂枝;兼有热象者,可加入大量土茯苓;病甚者,加羌活、独活、田三七、川牛膝。

(5)肝肾亏损证:治宜滋补肝肾,填髓熄风。方选地黄饮子加减。有闪电样疼痛者,酌加威灵仙、红花、木瓜、川牛膝、独活、羌活等。

(6)心肾亏虚证:治宜养心补肾,祛瘀通阳。方选苓桂术甘汤,酌加制附子、薤白、桔梗、丹参等。

2. 成药、验方

(1)成药:根据所处不同期,特别是辨证情况,依证可选防风通圣散、龙胆泻肝丸、左金丸、小金丹、片仔黄、荆防败毒散、活络效灵丹、归脾丸、十全大补丸等。

(2)验方:土茯苓合剂,由土茯苓 180g,金银花 60g,甘草 30g 组成。具清热、解毒、驱梅之功。每剂分 5 天服完,每 5 剂 1 个疗程。

3. 外治法

(1)疳疮：选用鹅黄散，由石膏、黄柏、轻粉组成，具清热解毒之功，用于疳疮溃烂成片、脓秽较多者，每日干掺患处2～3次。

(2)横痃：初起用冲和膏外敷以消肿散结止痛，已成脓肿则以五五丹掺入或药线引流，提脓祛腐；收口宜用生肌散消肿、解毒、敛疮、生肌。

(3)杨梅疮：可用土茯苓、蛇床子、川椒、蒲公英、莱菔子、白鲜皮煎汤外洗，每日1次。

(4)杨梅结毒：结毒溃前用葱汁或陈酒调敷冲和膏；结毒溃后，腐肉难脱，脓水不尽者以五五丹提脓祛腐；结毒溃后脓水将尽用生肌散收口；毒结咽喉用七神散吹喉治之。

4. 西药治疗　从汞剂、砷剂到青霉素的治疗，基本形成一套行之有效的方法。现将卫生部1994年编《性病防治手册》梅毒治疗方案介绍如下表(参照吴志华主编《现代性病学》)：

梅毒治疗方案

病期	青霉素类	其他抗生素(只限青霉素过敏者)	临床及梅毒血清复查
早期梅毒(一、二期及早期潜伏梅毒)	普鲁卡因青霉素G80万U/日，肌注，连续10～15天 苄星青霉素G240万U，1次/周，肌注，共2～3次	四环素/红霉素，0.5g，口服，4次/日，共15天；或强力霉素100mg，2次/日，共15天	随访2～3年，第1年每3个月1次，以后每半年1次
晚期梅毒(晚期良性梅毒及晚期潜伏梅毒)、二期复发梅毒	普鲁卡因青霉素G80万U/日，肌注，连续20天苄星青霉素G240万U，1次/周，肌注，共3次	四环素/红霉素，0.5g，口服，4次/日，共30天；或强力霉素100mg，2次/日，共30天	随访3年，第1年每3个月1次，以后半年1次
心血管梅毒	不用苄星青霉素 普鲁卡因青霉素G80万U/日，肌注，15天为1个疗程，共2个疗程(疗程间停药2周)	四环素/红霉素/0.5g，口服，4次/日，共30天	随访至少3年
神经梅毒	水剂青霉素G1200万～2400万U/日，静滴(200万～400万U，每4小时1次)，连续10天，继以苄星青霉素G240万U/周，肌注，共3次 普鲁卡因青霉素G240万U/日，肌注，同时口服丙磺舒0.5g/次，4次/日，共10～14天，接着可用苄星青霉素G240万U/周，肌注，共3次	四环素0.5g，口服，4次/日，共30天	治疗后3个月作第1次，包括脑脊液检查，以后每6个月1次，到脑脊液正常，此后，每年复查1次，至少3年，包括脑脊液检查
孕妇梅毒	普鲁卡因青霉素G80万U/日，肌注，共10天，妊娠初3个月及末3个月各一疗程	红霉素剂量与同期非妊娠病人相同(禁用四环素)	分娩前每月1次，如3个月内血清反应滴度不下降2个稀释度，或上升2个稀释度，应予复治。分娩后按一般梅毒病例进行

续表

病期		青霉素类	其他抗生素（只限青霉素过敏者）	临床及梅毒血清复查
先天梅毒	早期	1. 脑脊液异常者 水剂青霉素 G5 万 U/(kg·d)，肌注，连续 10～14 天 普鲁卡因青霉素 G5 万 U/(kg·d)，肌注，连续 10～14 天 2. 脑脊液正常者 苄星青霉素 G5 万 U/kg，1 次肌注		观察到血清阴转为止
	晚期	普鲁卡因青霉素 G5 万 U/(kg·d)，肌注，连续 10 天，为 1 疗程，大儿童用量不超过成人同期患者用量	红霉素 7.5～12.5mg/(kg·d)，分 4 次口服，共 30 天（8 岁以下儿童禁用四环素）	

【预防与护理】

1. 洁身自好，预防感染。
2. 重点发现和治疗一期、二期梅毒，治疗要及早彻底。
3. 预防血液传播，梅毒血清试验应成为血源检查的常规。
4. 性交时使用避孕套以减少感染。
5. 对高危孕妇及新生儿应及早诊断、治疗，中止妊娠。

【治愈标准】

梅毒的治愈标准有临床治愈和血清治愈。早期梅毒治疗后症状可以消退，血清转阴，晚期梅毒可达症状消退治愈，但血清反应不一定转阴，疗后观察一般为 2～3 年，第 1 年每 3 个月复查 1 次，第 2 年每半年复查 1 次，第 3 年末最后再复查 1 次，若一切正常则停止观察。每次复查应全面详尽地做临床检查，同时做各种有关的血清检查，必要时做脑脊液检查及神经系统和心血管系统的专项检查。

【古籍选粹】

《韩氏医通》　近时霉疮亦以霞天膏入防风通圣散治愈，别著霉疮论治方一卷，滇壶简易方一纸为远近所传，用者辄效。

《外科证治全书·前阴证治》　下疳一证，属肝、肾、督三经之病。……其治不外乎内外二法。内者，由欲火猖动，不能发泄，致败精湿热留滞为患，加味逍遥散、六味地黄丸主之，外敷螵蛸散，湿热即清，其疮自愈，无足虑也。外者，由娼妇阴器瘀浊未净，辄与交媾，致淫精邪毒，感触精宫，最不易愈。如治得法，亦必发出便秽疮下疳，以泄其毒始愈。宜服龙胆泻肝汤、三黄丸。疼痛难忍者，用五灵丹五分，数服奏功；倘溃烂日久，真阴亏损，须禁用苦寒，惟用三黄丸、八味地黄汤，早晚轮服为妙。外以忍冬、生甘草各一两，赤皮葱三茎，槐枝六十寸，煎汤，日洗三次；螵蛸散敷之。

《外科大成·下部前》　生马口之下曰下疳，生苓之上曰蛀疳。色紫而兴举者，由房术涂抹所致；淋浊而尿痛者，由志欲不遂所致，俱宜龙胆泻肝汤，外兼敷洗，甚者芦荟丸。此症以肿痛寒热为标，肝肾阴虚为本。故肿痛溃甚者，八珍汤加柴胡、栀子；日晡倦怠者，补中益气汤加胆草、栀子；晡热阴虚者，六味地黄丸。

【现代研究】

梅毒的诊断方法由细菌学到血清学至生物分子技术已日臻成熟，其治疗由于青霉素的应用已能有效的控制，在青霉素中首推普鲁卡因青霉素，其他如头孢类、特别是头孢三嗪，大环类脂类、特别是阿奇霉素都能有效的控制及驱梅。中医学早期将汞剂、砷剂用于驱梅，并辅之于辨证施治，在明末及清朝得到广泛应用。1949 年后由于消灭娼妓，梅毒在几十年内已成少见疾病，且主要由性病防治机构以青霉素类处置，故中医药研究很少，近 10 余年来，虽然梅毒死灰复燃，但由于诊断及治疗主要由性病防治机构承担，加之各类西药疗效确切，驱梅方案成熟，所以有关中医药诊治梅毒的较为系统的各类研究及临床报道较少。

1. 专病专方　王庆泉对 30 例确诊为早期后天性梅毒患者，以单味土茯苓进行治疗，效果颇佳。治疗方法：每天用土茯苓 250g，三餐饭前 30 分钟水煎温服，20 天为 1 个疗程，3 个疗程后观察疗效。每疗程做梅毒血清试验 1 次。结果治愈 27 例，平均治疗 2.6 个疗程，3 例因工种关系，煎药不便，半途改用青霉素治疗（其中一期 2 例，二期 1 例）。杨素兰等用中药内服外洗治疗梅毒取得满意效果。梅毒患者共 38 例，均为对青霉素过敏或经青霉素等足量、正规抗梅毒治疗后，症状、体征消失，但血清持续不转阴者，38 例分为两组。治疗组：①桔梗解毒汤：土茯苓、黄芪各 30g，桔梗 12g，川芎、防风各 10g，芍药 15g，当归、木通、生大黄各 6g，生甘草 5g。②搜风解毒散：土茯苓、金银花各 30g，薏苡仁、白鲜皮各 15g，防风 10g，木瓜 9g，皂角刺 6g。③蛇床子散：蛇床子 15g，百部 12g，硫磺、雄黄、明矾、苦参各 10g。桔梗解毒汤、搜风解毒散均水煎，取汁 300～400ml，分 2 次口服，交替使用，每日各 1 剂，每方 6 剂为 1 个疗程。蛇床子散水煎后先熏后洗，7～10 天。对照组：用四环素或红霉素治疗，500mg，每日 4 次，口服，每日总量 2g，连服 15 天。治疗组总有效率 96.4%，对照组总有效率 70%，两组比较有显著性差异（$P<0.05$）。血清反应试验转阴时间治疗组平均 9±0.6 月，对照组 13±0.3，两组比较显著性差异（$P<0.05$）。

2. 中西医结合治疗　王砚宁等采用青霉素与中药清热排毒汤联合治疗早期梅毒患者 46 例，收到了较好的临床学和血清学疗效。治疗方法：74 例患者随机分为治疗组 46 例和对照组 28 例，两组均给予羟苄青霉素 240 万 U，肌注，每周 1 次，共 3 次。治疗组同时加服清热排毒汤治疗，方用木通 6g，金银花 9g，土茯苓 30g，生薏苡仁 12g，黄芪 20g，川芎 5g，茯苓 12g，白术 9g，木瓜 6g，大黄 4.5g，皂荚子 3g，每日 1 剂，分早晚饭后服用，共 14 天。两组均于治疗后 1、2、4、6、9、12 个月分别进行临床和血清学检测，以观察疗效。治疗组 46 例患者 1 年内血清学转阴 39 例，有 34 例经 1～2 年随访观察未见血清学及临床学复发，5 例失访；对照组 17 例血清学转阴患者，有 14 例经 1～2 年随访观察，未见血清学及临床学复发，有 3 例失访。张华等观察中西医结合疗法治疗梅毒的临床疗效，将 79 例一、二期梅毒患者随机分为 2 组，治疗组 47 例，采用中西医结合治疗，以西药苄星青霉素加中药解毒汤（处方：土茯苓、紫花地丁、金银花、白鲜皮、白花蛇舌草、百部、野菊花、甘草）治疗；对照组 32 例，单纯用西药苄星青霉素治疗。结果：治疗 3 月后，快速梅毒血浆反应素试验（RPR）转阴治疗组 6 例，对照组 1 例，转阴率分别为 12.77%、3.13%；6 月后 RPR 转阴治疗组 11 例，对照组 2 例，转阴率分别为 23.40%、6.25%；3 月及 6 月 2 组 RPR 转阴率比较，差异均有显著性意义（$P<0.05$）。1 年半后复查 RPR 转阴情况：治疗组转阴 46 例，对照组转阴 27 例，转阴率分别为 97.87%、84.38%，2 组转阴率比较，差异有显著性意义（$P<0.05$）。结论：中西医结合治疗梅毒比单纯用苄星青霉素疗效好，能缩短 RPR 的转阴时间，提高转阴率。

【述评】

梅毒的诊疗中医的全盛时期主要在明末及清朝，与世界同步的广泛应用汞剂、砷剂，并且在此基础上充分运用辨证施治、专病专治、内外结合的方法，为防治梅毒、保证人民健康做出了不可磨灭的贡献。今天仍可在此基础上由辨证施治入手，中西医结合以增强对梅毒的防治能力。

梅毒的诊断要综合、细致、确切，误诊是现在诊治失时及病情延误的最重要原因。梅毒的治疗要尽早、及时、足量、规则，不规则的无系统的治疗是其迁延、隐匿、复生的直接原因。梅毒的流行，特别近年来在几种主要性传播疾病中所占的比例不断上升，应引起足够重视。

【参考文献】

1. 王庆泉. 土茯苓治疗梅毒 30 例报道. 时珍国医国药，2001，12(9)：822

2. 杨素兰，等. 中药内服外洗治疗梅毒 28 例观察. 实用中医药杂志，2004，20(9)：484

3. 王砚宁，等. 青霉素与清热排毒汤治疗早期梅毒 46 例. 现代中西医结合杂志，2000，9(19)：1878

4. 张华，等. 中西医结合治疗梅毒 47 例疗效观察. 新中医，2006，38(2)：58-59

（金文银）

第五节　尖锐湿疣

尖锐湿疣又称尖圭湿疣、生殖器疣，是由人类乳头瘤状病毒引起的一种性传播疾病。性传播为其主要途径。好发于生殖器、肛周及乳房、腋下等部位。

中医称之为“臊瘊”，实际上它亦属于泛称的皮肤浅表赘生物。在《五十二病方》中有用灸法治疣的记载，在《灵枢·经脉篇》中有“虚则生肬”的说法。以后历代外科专著都将体表的浅在赘生物统称为疣，并根据其特征进行了相应的分类。现在已知中医的疣应包括尖锐湿疣、寻常疣、传染性软疣、丝状疣等，它们都是由于人类乳头瘤状病毒的不同亚型所引起，近年来其流行呈不断上升趋势。

【病因病机】

感受秽浊湿热之毒，湿热郁蕴于肝胆经，下注阴部或外发皮肤所致。湿热与痰浊互结，与郁热盛伤阴，正虚邪恋，反复发作，缠绵难愈。其致病特点是染毒日久，蓄毒而发，湿热秽浊毒气与痰浊互结，久病伤正，正虚邪恋。

人类乳头瘤状病毒是尖锐湿疣的直接病因，它属于 DNA 病毒，分子生物技术研究表明，该病毒已有 60 余种抗原型，其中 13 类与尖锐湿疣发病有关，最常见的是 6 型和 11 型。该病毒无包膜，不能进行组织培养，对冷冻及干燥有抵抗力，乙醚灭活较难。

本病多发生于性活跃的中青年人，以 20～40 岁发病率最高，男性多于女性。其传播途径主要有性接触、间接传播及母婴垂直传播。其中非性接触传播在有些地区特别是在老人和孩子中的传播占很大分量。我国近 10 年来发病率约增加 10 倍以上。当含有比较大量病毒的颗粒的脱落表皮细胞或角蛋白碎片进入易感的上皮裂隙中，感染疣可能发生。组织学上正常的上皮细胞中也有人类乳头瘤状病毒 DNA 存在，治疗后残余的 DNA 常可导致疾病的复发，目前还未证实人类对其有终生免疫力，该病有自然消退趋向，但是它在自然消退或经治疗消退后，仍有约 45%的患者存在潜伏感染，其中 67%可能再次复发。

【辨病】

1. 临床表现　人类乳头瘤状病毒感染后，约经1～8个月，平均3个月发病。一般可分为临床有症状、亚临床症状和病毒潜伏三种情况。

主要发生于男女生殖器及肛周等皮肤黏膜交界处，亦可出现于腋窝、乳头、口唇及咽部等处。初起为单个、散在或成簇的细小丘疹样赘生物，界清，以后渐大、增多，具有重叠生成的特征，融合成乳头状、菜花状、鸡冠状，表面凹凸不平，潮润，根部较细成蒂，呈灰白色、淡红色或污灰色，久则呈褐灰色，伴有糜烂渗液，软脆易破，触之出血，易并发感染，有脓性分泌物，恶臭，亦常与淋病等合病。可无明显不适感觉，或有瘙痒及压迫感，合并感染时有疼痛。赘生物小至针尖大小，大至拳头甚至偶见巨大蕈样湿疣。发生于直肠的湿疣可出现腹痛，里急，大便不规则。机体抵抗力降低、妊娠及有严重肝病时生长会加快，长期生长的湿疣及亚临床感染有致癌的可能性。

2. 实验室检查

(1)醋酸白试验：用3%～5%的醋酸液涂擦或湿敷3～10分钟，阳性者局部变白，病灶稍隆起，在放大镜下观察更明显。

(2)甲苯胺蓝试验：先用1%甲苯胺蓝涂擦在待诊处，待干燥后用1%醋酸液洗脱，未脱色蓝者即为阳性。

(3)免疫组化检测：用特异性抗人类乳头瘤状病毒抗体作染色，再用过氧化物酶抗过氧化酶方法检测，此法特异性高。

(4)聚合酶链反应(简称PCR)：此法敏感性及特异性均很高。

(5)细胞学检查：对于巨大或不典型湿疣为排除恶性病变，可切取疣体作组织细胞学检查。该病表现为空泡细胞和角化不良细胞，角化不全，棘层肥厚，表皮突延长、增厚、呈乳头瘤样增生，棘细胞和基底细胞有相当多的核分裂，类似鳞状细胞癌，但其细胞排列规则，真皮与表皮界清，可资诊断。

3. 诊断　依据典型的临床表现、病史、发病部位可做出初步临床诊断，辅以醋酸白试验可做常规筛选，PCR检测、免疫组化检测、细胞学观察可以确诊。

4. 鉴别诊断

(1)阴茎珍珠疹：为类珍珠白灰色、淡红色细小均匀的小丘疹，可出现在系带两旁或在冠状沟整齐排列成行，互不融合，无自觉症状。

(2)假性湿疣：多发生在女性小阴唇内侧，呈密集绒毛状生长，较细，红色或灰红色，生长有自限性，大小较均等，局部湿润，轻微瘙痒。

(3)扁平湿疣：是二期梅毒的典型表现，皮损扁平增厚，质稍硬，分泌物涂片在暗视野或银染色可查到梅毒螺旋体，梅毒血清反应呈强阳性。

(4)鳞状细胞癌：皮损不规则，有癌前期病变史，局部浸润明显，久治不愈，易形成溃疡和感染，引起淋巴结肿大，组织学检查可作出诊断。

【辨证】

1. 湿热下注证　外生殖器及肛周出现灰红秽浊赘生物，瘙痒，湿润，尤以天热时为甚，兼见阴部瘙痒、异味，尿赤，便秘，舌质红，苔黄腻，脉弦滑或滑。

2. 湿浊互结证　外生殖器及肛周等出现灰褐秽浊菜花样赘生物，表面污秽，较多渗液，兼见外阴瘙痒、异味，纳差，脘闷，舌质红，苔白或灰腻，脉濡。

3. 阴虚浊结证　外生殖器及肛周等处出现浅红、灰白色赘生物，表面干燥，久治不愈，兼见手足心热，烦躁失眠，口干咽燥，舌质红或绛，少苔，脉细或细数。

4. 气虚邪恋证　外生殖器及肛周等处出现灰白色赘生物，久治不愈，兼见神疲乏力，纳差便溏，气短健忘，舌质淡，苔薄白或腻，脉沉弱无力。

【治疗】

1. 辨证论治

(1)湿热下注证：治宜清热利湿，化浊散结。方选龙胆泻肝汤加夏枯草、玄参、牡蛎、浙贝、菖蒲、虎杖、板蓝根等。

(2)湿浊互结证：治宜利湿化浊，散结祛秽。方选萆薢渗湿汤合消瘰丸加虎杖、石菖蒲、薏苡仁等。

(3)阴虚浊结证：治宜滋阴清热，利湿化浊。方选知柏地黄丸加薏苡仁、石菖蒲、萆薢、虎杖等。若偏肾虚湿浊，可用济生肾气丸加味。

(4)气虚邪恋证：治宜扶正祛邪，化浊散结。方选归脾丸加石菖蒲、萆薢、虎杖、薏苡仁等。

2. 外治

(1)外洗方：土茯苓、大青叶、板蓝根、蒲公英，明矾各10g。煎汤熏洗，1日1～2次。

(2)祛疣方：鸦胆子油适量，用小竹签或探针点涂患处，每日2～3次，至脱落为止。注意保护正常皮肤黏膜。

(3)五妙水仙膏，用竹签或探针点涂患处，3分钟后用力推刮，生理盐水洗净残药，局部消毒即可。

3. 西药治疗

(1)内治：可选用干扰素、阿昔洛韦、病毒唑、聚肌胞、阿糖腺苷等免疫增强剂和抗病毒药物作辅助治疗。

(2)外治：可选用5％5-氟尿嘧啶软膏、秋水仙碱、足叶草酯制剂、毒兔臼制剂、酞丁胺制剂等外涂，疗效较为确切，可反复使用。但要注意保护正常皮肤，因这类药物都具有较强的毒性。

4. 手术治疗

(1)高频电灼：局麻下进行。适宜于较小的赘生疣体。

(2)激光治疗：局麻下进行。适宜于广泛的赘生疣体。

(3)红外光凝结：优点是不需麻醉，无痛苦，可反复进行，清洁。

(4)冷冻：选用液氮冷冻，较之前几种方法限制多，深度不宜掌握。

(5)手术切除：适宜于较大疣体。

【现代研究】

1. 专方治疗　吴忠贤用野菊花、土茯苓各30g，金银花、甘草、板蓝根、山豆根、射干、连翘、黄芩、栀子、黄柏、苍术各10g，山慈菇5g，每日1剂煎服；外用百部、苦参、蛇床子、地肤子煎水外洗。治疗20例，痊愈16例，好转3例，无效1例。本类研究报道较多。

2. 外治法　刘英杰等用密陀僧、蛇床子、当归、苦参、苍术、椿根皮、百部、赤芍、紫草，水煎外洗，10日1个疗程。治疗36例，治愈20例，好转12例，无效4例。荆志强用鸦胆子研末涂敷，治疗15例，痊愈12例，复发5例。朱军用消疣汤熏洗治疗尖锐湿疣60例，药物组成：苦参、金银花、白鲜皮、板蓝根、大青叶、香附、木贼、土茯苓各30g，苍术10g。有效率为98.3％。愈后患者经随访，均未复发。林天东等将300例男性尖锐湿疣患者随机分为治疗组和对照组，各150例，分别外敷加味颠倒膏和5%5-氟尿嘧啶软膏，治疗14天。结果：治疗组痊愈68例，显效52例，总有效率98.6%；对照组痊愈35例，显效45例，总有效率87.33%。两组间差异有显著性($P<0.01$)。结论：加味颠倒膏治疗男性尖锐湿疣安全有效，疗效优于5%5-氟尿嘧啶软膏，具有疗效满意，药简价廉，无毒副作用，使用安全方便等优点。

3. 中西医结合治疗　何柏森等以5-Fu注射液与奴夫卡因配1∶1液，于湿疣基底注射，切除疣体，并用鸦胆子、川椒、苦参、野菊花、硼砂、明矾、五味子、黄柏各30g，雄黄15g煎水外洗15分钟，治疗48例，治愈46例，无效2例。卢桂莲用三氯醋酸腐蚀加口服中药扶正祛毒胶囊治疗尖锐湿疣再复发22例，随访6个月，治愈20例，复发2例，明显优于对照组。黄龙等采用多功能电离子治疗机及口服左旋咪唑并配合中药熏洗治疗尖锐湿疣260例，随访3个月，结果治疗组总有效率94%，明显优于对照组。

4. 中药结合物理方法治疗　党永庆用CO_2激光加中药熏洗治疗本病54例，先用激光切割汽化疣体，口服甲硝唑、病毒灵等，外用板蓝根50g，黄柏、苦参、大青叶、土茯苓各30g，白花蛇舌草、苦楝皮各25g，荆芥、防风各20g，煎水，先熏后洗。结果治愈51例，好转3例。祁素英等用冷冻或结合中药治疗尖锐湿疣94例，外用液氮冷冻，2周1次，2次1个疗程，共40例。配合内服中药：银花藤15g，黄柏、甘草各6g，紫草、桃仁、红花、三棱、莪术各10g，珍珠母30g，共54例。结果单纯用冷冻者治愈率为60%，加服中药者为86.17%。

5. 实验研究　卓煜娅等用CO_2激光(对照组)与CO_2激光加中药消疣灵综合治疗(实验组)尖锐湿疣，并进行了较为系统的实验研究。其中对照组24例，实验组32例。同时作E-花环形成试验及淋巴细胞转化试验，结果提示加用中药组能显著提高机体的细胞免疫功能。

【述评】

尖锐湿疣的内治、外治及中西医结合，中药与物理方法、手术疗法结合的临床报道较多，但主要停留在临床的回顾性总结上，系统的临床研究，特别是作用机制的研究尚不多见。各种外用治疣药品较多，多以腐蚀、解毒之品而制成，临床有一定疗效。尖锐湿疣的治疗方法很多，短期疗效较好，但复发率很高，如何将亚临床及潜伏病毒驱除或体内灭活，是当前亟待解决的问题。

【参考文献】

1. 吴忠贤. 中药治疗尖锐湿疣20例. 湖北中医杂志，1995，17(1)：24

2. 刘英杰. 外治法治疗女性外阴尖锐湿疣36例. 北京中医药大学学报，1995，18(6)：46

3. 荆志强. 鸦胆子治疗男性性病疣15例临床观察. 贵阳中医学院学报，1995，17(3)：53

4. 朱军. 消疣汤熏洗治疗尖锐湿疣60例. 山西中医，2004，20(1)：63

5. 林天东，黄显勋. 加味颠倒膏外敷治疗男性尖锐湿疣150例临床观察. 中医杂志，2002，43(11)：837

6. 何柏森. 中西医结合治疗尖锐湿疣48例. 湖南中医学院学报，1995，15(3)：36

7. 卢桂莲，宋德军. 中西医结合预防尖锐湿疣再复发疗效分析. 中国中西医结合皮肤性病学杂志，2003，2(3)：168

8. 黄龙，张建斌. 中西医结合治疗尖锐湿疣260例疗效分析. 中国麻风皮肤病杂志，2003，19(4)：399

9. 党永庆. CO_2激光加中药熏洗治疗尖锐湿疣54例. 陕西中医，1995，16(2)：54

10. 祁素英，等. 中药结合冷冻治疗尖锐湿疣94例. 江苏中医，1995，16(11)：22

11. 卓煜娅，等. CO_2激光与CO_2激光加中药消疣灵综合治疗尖锐湿疣的实验研究. 中国皮肤性病学杂志，1996，10(2)：91

(金文银)

第六节　生殖器疱疹

生殖器疱疹是由单纯疱疹病毒感染引起的一种常见性传播疾病。主要损害在男女生殖器的皮肤黏膜处，其损害几乎可以涉及机体的任何组织与器官，特别是皮肤黏膜、生殖系统及神经系统。

中医学早在南北朝即对本病有了一定的认识，在《刘涓子鬼遗方》中已有治疗热疮的专方记载。同时亦认识到本病的发生与正虚邪盛、火热内炽、湿热下注有关，其发病上达口腔、颜面，下及阴部、肛周。并且将它们和带状疱疹既联系又区别的特征也作出了较为明确的阐述。实际上中医所述的热疱包括由单纯疱疹Ｔ型病毒感染为主引起的口腔、颜面部的单纯疱疹和由单纯疱疹Ⅱ型病毒感染为主引起的生殖器疱疹两方面。

【病因病机】

生殖器疱疹主要由于感受热邪秽浊之气，郁邪外发肌肤；或湿热下注阴部，热炽湿盛，湿热郁蒸而发病。邪既入侵，正邪相争，久病热盛伤阴，正气不足，邪气缠绵，经久难愈，正胜热去则病消，正虚热盛则病复发。热盛、湿滞、正虚是发病的主要原因。正如《圣济总录》所说："热疱本于热盛，风气因而乘之，故特谓之热疱。"病势潜伏之时，肝郁化热生火、脾虚气血不足、冒雨涉水、久病正虚都可成为再发之诱因。

单纯疱疹病毒（HSC）属 DNA 病毒，有Ⅰ型和Ⅱ型两个亚型，其中Ⅰ型 70％以上引起口唇及颜面腰部以上的感染，20％～30％左右引起生殖系统感染；Ⅱ型 80％以上引起生殖系统感染，偶可发生口腔及其周围的感染，而且Ⅱ型感染引起的生殖器疱疹复发率远比Ⅰ型高，它们与生殖器系统某些恶性肿瘤相关。人类是其天然宿主，两种病毒有相同抗原决定簇，机体能产生中和抗体，清除部分病毒，但无法彻底清除且无终生免疫力。病毒通过皮肤黏膜侵入机体，主要在原发部位细胞内复制并向周围播散，并侵入相关的神经干、神经节，Ⅱ型主要潜伏在骶神经节内，当机体抵抗力降低后多数会在原发部位再次出现。该病毒对脂溶剂特别敏感，1％的石碳酸、0.5％甲醛能很快使之灭活；在湿热环境中 52℃或干燥环境 90℃ 30 分钟可杀灭，但在潮湿低温环境中可存活几个月。

本病全世界各地均有流行，尤以英国、美国和非洲为甚，在我国性病中发病率逐年上升，居第 5 位。生殖器疱疹的主要传播途径是性接触，其Ⅰ型引起生殖系感染与口交有关；另外母婴可以通过胎盘及产道传染，尤其是初发者，传染比率可达 50％以上；复发者由于母体中抗体传给胎儿或婴儿，这种比率约在 10％左右；日常生活中间接感染亦是不可忽视的因素。目前尚无特效疗法，而它又与许多恶性肿瘤有关，已引起人们的重视。

【辨病】

1. 临床表现

（1）原发性生殖器疱疹：感染后约经 4～45 天的潜伏期而发病，实际上初次感染者 80％～90％为隐性感染，显性感染者只占少数。初次感染恢复后多数转为潜伏感染。原发感染者既往无感染史，此时血清中无 HSV 抗体产生。出现症状者在生殖器可见散在瘤性红斑、丘疹、水疱、脓疱、糜烂、溃疡，皮损有疼痛及痒感，持续 1～2 周，经过一段时间后结痂、愈合，整个过程约 3～4 周。常常是旧的皮损消退，新的皮损又接着出现。原发性全身症状明显，可伴有发热、头痛、乏力、肌痛及腹股沟淋巴结炎。若出现在尿道可致排尿困难；发生于肛门直肠可出现腹痛、便秘、里急后重、肛门瘙痒等。首次感染的妇女 80％可累及子宫颈和尿道，偶尔累及子宫内膜、输卵管及前列腺。

(2)复发性生殖器疱疹：复发性生殖器疱疹较原发性者无论局部还是全身症状都轻。50%的患者在复发部位出现局部瘙痒、烧灼感及刺痛感等前驱症状，一般7～10日皮损可消退愈合。

(3)孕妇单纯疱疹感染：因可累及胎儿故非常棘手，新生儿通过产道亦可感染，严重时形成播散性感染，死亡率达50%，即使存活也会留下严重的神经系统损害后遗症。

(4)并发症：常见的并发症有脑膜炎、脑炎、骶神经根炎及脊髓脊膜炎、疱疹性指头炎以及泌尿生殖系统广泛感染等。

2. 实验室检查

(1)细胞学检查：取新鲜水疱液做Giemsa染色，可见许多棘刺松解，一个或多个核的气状细胞及嗜伊红性核内包涵体。

(2)电镜检查：可见病毒颗粒。

(3)接种：将疱液接种在家兔角膜上，可引起树枝状角膜炎。

(4)抗原检测：可用酶联免疫吸附试验、免疫荧光法、放射免疫测定法，核酸杂交技术检测法等检测病毒抗原。

(5)抗体检测：用间接荧光抗体检查及血清抗体测定法检测病毒抗体。

(6)聚合酶链反应(PCR)：该法快捷准确，特异性及敏感性都非常高。若条件许可，值得大力推广。

3. 诊断　生殖器疱疹临床特征显著，有不洁性交史，在生殖器部位出现皮肤红斑和原发性水疱时，临床即可作出诊断。但确诊要结合实验室检查结果。实际上临床诊断只能发现约20%的患者，所以实验室检查非常重要。

4. 鉴别诊断　临床应与硬下疳、软下疳及接触性皮炎、固定药疹、带状疱疹、白塞综合征、脓疱疮、散在阴部疥疮、包皮龟头溃疡性炎症等相鉴别。

【辨证】

1. 肝经炽热证　外生殖器灼热疼痛潮红，隐现小水疱，口干口苦，心烦，常在忧怒烦扰后出现，舌质红，苔薄黄，脉弦数。

2. 湿热下注证　外生殖器潮红，成簇水疱，溃破糜烂有渗液，尿频急，或排尿不畅，舌红，苔黄腻，脉滑数。

3. 阴虚湿着证　外生殖器反复出现潮红水疱，很少形成溃疡，口干咽燥，五心烦热，腰酸腿软，或周身困重，脘痞纳差，舌质红绛，少苔或苔腻，脉细或濡。

4. 肝肾瘀滞证　外生殖器反复出现潮红，久不消退，腰骶及胁肋时有疼痛，每遇气候变化时出现或加重，舌质黯，苔薄白或黄，脉沉涩。

5. 正虚邪恋证　外生殖器反复出现潮红，水疱、溃疡，日久不愈，遇劳复发或加重，神疲乏力，腰膝酸软，纳差健忘，舌质淡，苔薄白，脉细弱。

【治疗】

1. 辨证论治

(1)肝经炽热证：治宜清肝泻火，通经利湿。方选丹栀逍遥散加夏枯草、龙胆草、虎杖、紫花地丁、郁金。

(2)湿热下注证：治宜清热利湿，化浊解毒。方选龙胆泻肝汤加夏枯草、石菖蒲、虎杖、薏苡仁。

(3)阴虚湿着证：治宜滋阴降火，利湿化浊。方选知柏地黄丸加萆薢、薏苡仁、虎杖、板蓝根、蒲公英。

(4)肝肾瘀滞证:治宜活血通经,调理肝肾。方选少腹逐瘀汤去干姜、肉桂、小茴香,加郁金、三七、鸡血藤、桑寄生、虎杖。

(5)正虚邪恋证:治宜益气养血,扶正祛邪。方选归脾丸加薏苡仁、虎杖、紫花地丁、炙黄芪、山药。

2. 成药、验方

(1)成药:根据辨证情况,内服可选用龙胆泻肝丸、逍遥丸、归脾丸、补中益气丸、知柏地黄丸等。

(2)验方:黄芪 50g,大青叶、紫花地丁、虎杖、丹参、龙胆草、蒲公英、野菊花、牡丹皮各 20g。水煎,每日 1 剂。

3. 外治法

(1)外洗方:马齿苋、土茯苓、蒲公英、大青叶、明矾等量,煎水外洗患处,1 日 2～3 次。

(2)外敷方:外敷玉露膏或金黄膏,1 日 2 次;或用青吹口散外敷。

(3)红外光谱:用红外光谱仪调至中等亮度,在患处间断照射,以干燥为度。

4. 西药治疗

(1)内服药:首选阿昔洛韦,肌注或口服,连用 2 周,若反复发作可用至 1 年以上。另外酌情选用病毒唑、干扰素、聚肌胞、左旋咪唑及维生素 C、复合维生素 B 等。

(2)外用药:酌情选用阿昔洛韦软膏、酞丁胺软膏等。

【预防与护理】

1. 洁身自好,防止性传播疾病感染。

2. 感染静止期性交时使用避孕套,感染活动期禁止性交。

3. 便前便后洗手,防止间接感染。

4. 保持心情舒畅,饮食起居规律,慎寒凉,节烟酒。

5. 积极治疗其他疾病,增强体质,提高机体抗病能力。

【古籍选粹】

《诸病源候论·疮病诸候·热疮候》 诸阳气在表,阳气盛则表热,因运动劳役,腠理则虚而升,为风邪所客,风热相搏,留于肌肤,则生疮。初作瘭浆黄汁出,风多则痒,热多则痛,血气乘之,则多脓血,故名热疮也。

《圣济总录·一百三十三卷·热疮》 热疮本于热盛,风气因而乘之,故特谓之热疮。盖阳盛者表热,形劳则腠疏,表热则腠疏,风邪得入,相搏于皮肤之间,血脉之内,聚而不散,故蕴结为疱,赤根白头,轻者瘭浆汁出,甚者腐为脓血,热少于风则痒,热盛于风则痛而肿。

《刘涓子鬼遗方·卷第五》 治热疮,蛇床子膏方:蛇床子二两,干地黄二两,苦参一两,大黄二两,通草二分,白芷、黄连各一两,狼牙二分。……治热疮,黄连膏方:黄连、生胡粉各三两,白蔹二两,大黄二两,黄柏二两。上五味为末,用猪脂以意调和涂之。……

【现代研究】

疱疹病毒感染的单纯疱疹(热疮)及带状疱疹(蛇串疮)的中医诊断和治疗在过去研究及报道较多,而生殖器疱疹(热疮在下部、阴部者)随着性传播疾病的流行已逐渐增多,现代中医临床多在辨证施治基础上进行内治、外治相结合。由于阿昔洛韦等对疱疹病毒较为有效,所以临床治疗多采用中西医结合。如汪卫平等治疗生殖器疱疹 68 例。治疗组 38 例,口服龙胆草、炒栀子、黄芩、板蓝根、柴胡、黄柏各 10g,牛膝 12g,泽泻 15g,土茯苓 20g,薏苡仁

30g，水煎，每日1剂；外用木贼草、板蓝根、苦参、枯矾各30g，山豆根、细辛、土茯苓各20g，煎水浸洗患处，每日3次。对照组30例，用吗啉胍、维生素C，均300mg/日3次口服；并用5%硼酸液外洗后，涂阿昔洛韦软膏，日3次。两组均用三氮唑核苷针800mg，静滴，日1次，结果两组疼痛消失，丘疹、糜烂、浅溃疡愈合，时间分别为2.2～8日、6～12日（$P<0.01$）。李代全等用自拟清热解毒汤（龙胆草、柴胡、泽泻、当归、苦参、蚤休各12g，生栀子、黄芩、车前草、木通、生甘草、大青叶、板蓝根、金银花、连翘各15g，甘草5g，连用10～20剂，并加服病毒灵、复方板蓝根片，肌注干扰素及病毒唑，收到较好效果。杨志华等为观察薏蓝颗粒（板蓝根、薏苡仁、重楼、连翘、夏枯草、茯苓、紫草、丹参、赤芍、柴胡、枳壳、黄芪等组成）治疗湿热下注型生殖器疱疹的临床疗效，将符合诊断标准的150例患者随机分为治疗组100例，对照组50例，治疗组服薏蓝颗粒，每次2包，每日2次，早晚餐后开水冲服；对照组服复方板蓝根颗粒，每次1袋，每日2次，早晚餐后开水冲服。服药7天为1个疗程。结果显示治疗组皮损愈合的时间明显快于对照组，两组病人治疗前后皮损愈合后时间比较有显著性差异（$P<0.05$）。病人灼痛症状改善明显优于对照组。

【述评】

生殖器疱疹由于机体对其的免疫力绝大多数不足以彻底清除，也不能防止其复发和再感染，加之静止期潜伏位置又深在神经干等部位，目前尚无特效根治方法。当机体抵抗力降低时易于感染及复发，所以它也常是艾滋病的一个常见并发疾病。治疗扶正祛邪，既提高机体抵抗力，调动免疫系统以清除之；又可直接灭活和清除病毒，是中医治疗本病的基本原则。运用益气滋阴为主的药物以扶正，选择清热解毒、利湿化浊的药物以驱邪。如果中西医结合，对防止复发、清除病原体有肯定的疗效，值得深入研究。

【参考文献】

1. 汪卫平，等. 中西医结合治疗生殖器疱疹68例疗效观察. 浙江中医学院学报，1995，19(4)：30
2. 李代全，黄立村. 中西医结合治疗生殖器疱疹84例. 云南中医杂志，1994，15(6)：5
3. 杨志华，等. 薏蓝颗粒治疗湿热下注型生殖器疱疹的临床研究. 中医中药，2008，5(15)：76

（金文银）

第七节　艾　滋　病

艾滋病是获得性免疫缺陷综合征（简称ADS）的简称，是由人类免疫缺陷病毒（简称HIV）所致的传染病。主要通过性接触及血液、血液制品和母婴传播传染。HIV能特异性侵犯T_4淋巴细胞（CD_4），引起机体细胞免疫系统严重缺陷，导致各种机会性顽固感染、恶性肿瘤的发生，并对机体各系统、尤其是神经系统造成致命的损害，是当今世界头号性传播疾病，也是头号传染病，已引起全人类的高度重视。

中医过去无艾滋病的研究资料，20世纪80年代初艾滋病出现后，特别是1985年在国内出现第1例艾滋病以来，有关的研究已系统展开。目前除国内外，在美国、日本、韩国及非洲援外的中国医疗机构都进行着卓有成效的工作。艾滋病就其性质来讲，属于“疫疠”、“虚劳”的范畴，就其临床疾病的演变来讲，属于正虚邪犯，是一个正气渐虚、邪气渐盛的过程，依据中医诊疗的核心——辨证施治，并结合现代研究的成果辨病选药遣方，无论是今天还是将来都会大有作为。

【病因病机】

根据艾滋病由艾滋病毒侵犯人体的基本原因来看，中医审症求因，其因当为邪毒外袭和正气不足，特别是肾不藏精，肾亏体弱，所谓“邪之所凑，其气必虚”。其邪毒当属疫疠之气，正如《温疫论》所说：“瘟疫之为病，非风、非寒、非暑、非湿，乃天地间别有一种异气所感。”它具有强烈的传染性，即“五疫之至，皆相染易，无问大小，病状相似”（《素问·刺法论》）。不过艾滋病这种疫疠不是以呼吸道、消化道这些常见途径传播，而是通过性接触、血液及其制品、母婴接触及垂直传播传染的，又具有特殊性。由于肾藏精，主生殖，主骨生髓通于脑，是先天之根，元气之所在，人的一身之根本，卫气之所依，营气之所系，合其他脏腑及肌肤皮毛共司卫外固内之作用。大凡由性接触传染者，多为嫖娼、同性恋、肛交、滥交伐精纵欲者，其肾精处匮乏状态易为邪毒之所入；而凡吸毒者均用兴奋致幻之品，令人异常亢奋，性欲亢进（暂时），心神恍惚，不能自恃，为燥烈耗气伤精之品，久则致人形容消瘦、精力减退、性功能降低，呈肾精亏乏状态，易为邪毒之所犯。至于输血等亦为气血之不足，夹邪毒之血液补充而为病。总之，应抓住邪毒侵袭、正气不足，正气渐虚、邪气渐盛这样的基本病因病机。“瘟疫”和“虚劳”并存共处是其特点。“瘟疫”是艾滋病毒，“虚劳”是由邪毒入侵渐至的五脏六腑，特别是肾、肺、脾、心、肝五脏的损伤，气血津液的耗竭。其病机为邪盛与正虚共存、夹杂，但终至正气衰竭，阴阳离决。由于其病程迁延，变化多端，涉及多个系统和多种感染，中医审症求因辨证较为复杂。

艾滋病毒为逆转录C型RNA病毒，1933年由法国巴斯德研究所首先分离出来，1986年国际病毒分类委员会正式定名为人类免疫缺陷病毒（HIV），已发现有HIV-1、HIV-2两种，近年又发现了不同于它们的另外类型。人类免疫缺陷病毒主要攻击和破坏的靶细胞是辅助性T细胞（T_4），这种病毒对T_4有亲和力，穿入T_4后使其破裂、溶解、消失，从而使T_4减少，呈免疫抑制状态，致使机体呈无设防缺陷，发生条件致病菌感染和卡波济肉瘤、B细胞淋巴瘤、何杰金病等。同时对神经系统造成严重损害。HIV的病毒核酸可以与宿主染色体DNA整合，强占遗传机构达到复制，故无论是免疫接种预防，还是治疗都是极其困难的。

HIV对热敏感，抵抗力较弱，56℃10分钟可灭活，一般煮沸即可消毒；50%乙醇或乙醚，0.2%次氯酸钠、0.1%家用漂白粉、0.3%的双氧水、0.5%来苏尔在5分钟内可灭活，但对紫外线及γ射线不敏感。

传染源是艾滋病患者及HIV携带者，传染性最强的是无临床症状而血清HIV抗体阳性者，若抗体阴性则更危险。感染者的血液、唾液、脑脊液、精液、泪液、子宫颈分泌液、乳汁、尿液、脑组织和淋巴结中都可分离出HIV。但已证实血液及其制品、精液、宫颈分泌物、乳汁能传染HIV。传播途径主要是性接触，在成人病例中已占3/4；其次是血液及其制品；母婴传染已多有发生；医务人员因沾染患者血液及污染的高危体液亦可感染。目前尚不能证实HIV可通过空气、食品、饮水、食具、吸血节肢动物或日常生活传播。

自从1981年6月美国疾病控制中心首先报道洛杉矶发现5名男性同性恋者患不能解释的卡氏肺囊虫肺炎，且同时发现26例男性同性恋者患卡波济肉瘤这一当时并不知确切原因的艾滋病报道以来，至1990年5月31日为止，世界卫生组织发表的全世界艾滋病病例报告情况为艾滋病病人增至263051例，并预测到2000年，全世界HIV感染者将达3000万～4000万。美洲是艾滋病的高发区，尤以美国为甚，但1996年底已呈稳态，非洲仍是处于继续流行的严重状况，而亚洲后来居上，感染人数正在迅猛增加，特别是泰国、印度，泰国的感染已从高危人群扩散到一般人群，据估计已占成人总数的2%。我国自1983年通过血液制品传入境内以来，由血液传播到吸毒传播已发展为性接触传播三者并存的状态，截至1992

年 12 月 1 日已累计发现 HIV 感染者 969 例，其中艾滋病患者 12 例，9 例已死亡。专家估计我国的实际艾滋病病毒感染者现在约在 10 万人以上。

【辨病】

1. 临床表现

(1)潜伏期与窗口期：潜伏期指从感染 HIV 到出现艾滋病症状和体征的时间，一般从 6 个月～8 年，最长可达 14 年以上，最短 6 天(输血形成急性感染)。"窗口期"是指感染 HIV 到抗体形成的时间，平均约 45 天，约在 2～8 周之间。

(2)急性感染期：多数人感染后初期无任何症状和体征，少数患者在感染后 3～4 周出现急性 HIV 感染的临床表现，但症状轻微，常被忽略。其症状和体征是非特异性的，包括发热、淋巴结肿大、咽炎、皮疹、肌瘤或关节痛、腹泻、头痛、恶心等，白细胞总数正常，其中单核细胞增多，淋巴细胞比例轻度降低，血小板减少。此时 HIV 血清抗体仍为阴性。症状持续 2～3 周自行缓解，此后进入一个长短不等的健康无症状潜伏期。

(3)无症状 HIV 感染(AC)：患者无症状，仅少数可有持续全身淋巴结肿大，CD_4 T 淋巴细胞正常，CD_4/CD_8 比值正常，血清抗 HIV 抗体阳性。

(4)艾滋病相关综合征(ARC)：患者发热、乏力、盗汗、腹泻，伴体重下降，全身表浅淋巴结肿大，血清抗 HIV 抗体阳性，CD_4 T 淋巴细胞数下降至$(0.2\sim0.4)\times10^9/L$。

(5)完全型艾滋病(AIDS)：患者血清抗 HIV 抗体阳性，CD_4 T 淋巴细胞数明显下降，低于 $0.2\times10^9/L$，伴有各种机会性感染和恶性肿瘤。

2. 实验室检查　实验室检查就临床诊断来讲，主要是检测 HIV 和 HIV 抗体。

(1)HIV 检测：常用的有：①细胞培养分离病毒；②检测 HIV 抗原；③检测逆转录酶；④检测病毒核酸等。由于操作复杂，价格昂贵，未做常规筛选之用。

(2)HIV 抗体检测：这类方法是确定有否 HIV 感染的最简便方法，但高危人群若为阴性应在 2 个月后复查。常用方法有：①酶联免疫吸附法(ELISA)；②间接免疫荧光法(IIF)；③明胶颗粒凝集试验(PA)；④免疫 EP 迹检测法(WB 法)；⑤放射免疫沉淀试验(RIP)。其中前 3 种用于筛查，后 2 种用于确诊。

3. 诊断　我国艾滋病诊断标准：

(1)艾滋病病毒抗体阳性，又具有下述任何一项者，可确诊为艾滋病病人。①近期内(3～6 个月)体重减轻 10%以上，且持续发热达 38℃ 1 个月以上；②近期内(3～6 个月)体重减轻 10%以上，且持续腹泻(每日达 3～5 次)1 个月以上；③卡氏肺囊虫肺炎(P、C、P)；④卡波济肉瘤(K. S.)；⑤明显的霉菌或其他条件致病菌感染。

(2)若抗体阳性者体重减轻、发热、腹泻、症状接近上述第 1 项标准且有以下任何 1 项时，可为实验室确诊艾滋病病人。①CD_4/CD_8(辅助/抑制)淋巴细胞计数比值<1，CD_4 细胞计数下降；②全身淋巴结肿大；③明显的中枢神经系统占位性病变的症状和体征，出现痴呆，辨别能力丧失或运动神经功能障碍。

4. 鉴别诊断　艾滋病应与原发性免疫缺陷病、继发性免疫缺陷病、特发性 CD_4^+ T 淋巴细胞减少症、自身免疫性疾病、淋巴结肿大疾病、中枢神经系统疾病及假性艾滋病综合征等相鉴别。

【辨证】

艾滋病的中医辨证应把握邪毒与正虚及其相互关系，执简驭繁。首先，要辨正虚、邪实及其之间的比例，并且把它贯穿于从初期、潜伏期、艾滋病相关期、艾滋病期及其相关症的审症求因、辨证分型之中；其次，要辨标本缓急，分清主次、标本、轻重、缓急，确立及时的治则；第三，要辨层次深浅，病在脏在腑、在气在血、在卫在营，综合施治；第四，要辨夹兼证，这是艾滋病的一个特点，在整体辨证的基础上，依据相应的兼病予以辨病施治。下面的分型可起提纲挈领之用，具体临床当灵活变通。辨证时还可参考本篇附录“艾滋病的分期中药治疗。”

1. 肺卫受邪证　见于初感期，表现为发热，微畏寒，微咳，身痛，乏力，咽痛。舌质淡红苔，薄白或薄黄，脉浮。

2. 肺肾阴虚证　多见以呼吸系统症状为主的艾滋病中、早期患者，尤以卡氏囊虫肺炎、肺孢子肺炎、肺结核较多见。症见发热，咳嗽，无痰或少量黏痰，或痰中带血，气短胸痛，动则气喘，全身乏力，消瘦，口干咽痛，盗汗，周身可见淡红色皮疹，伴轻度瘙痒。舌红，少苔，脉沉细小数。

3. 脾胃虚弱证　多见于以消化系统症状为主者。症见腹泻久治不愈，腹泻呈稀水状，少数夹有脓血和黏液，里急后重不明显，可有腹痛。兼见发热，消瘦，全身乏力，食欲不振，恶心呕吐，吞咽困难或腹胀肠鸣，口腔内鹅口疮。舌质淡有齿痕，苔白腻，脉濡细。

4. 脾肾亏虚证　多见于晚期患者，预后较差。症见发热或低热，形体极度消瘦，神情倦怠，心悸气短，头晕目眩，腰膝酸痛，四肢厥逆，食欲不振，恶心，呃逆频作，腹泻剧烈，五更泄泻，毛发枯槁，面色黄白。舌淡或胖，苔白，脉沉细无力。

5. 气虚血瘀证　以卡波济氏肉瘤多见，或见于其他恶性肿瘤。症见周身乏力，气短懒言，面色黄白，饮食不香，四肢、躯干部出现多发性肿瘤，瘤色紫黯，易于出血，淋巴结肿大。舌质黯，脉沉细无力。

6. 窍闭痰蒙证　多见于出现中枢神经病症的晚期患者。症见发热头痛，恶心呕吐，神志不清，或神昏谵语，项强惊厥，四肢抽搐，或伴癫痫或痴呆。舌质黯或胖，或干枯，苔黄腻，脉细数或滑。

【治疗】

艾滋病的治疗应以扶正祛邪、联合用药，中西医结合、综合治疗原则。

1. 辨证论治

(1)肺卫受邪证：治宜宣肺祛风，清热解毒。方选银翘散加土茯苓、夏枯草、生甘草。若寒邪为甚，选用荆防败毒散加减。

(2)肺肾阴虚证：治宜滋补肺肾，解毒化痰。方选百合固金汤合瓜蒌贝母汤加虎杖、夏枯草、土大黄等。

(3)脾胃虚弱证：治宜扶正祛邪，培补脾胃。方选补中益气汤合参苓白术散加土茯苓、田基黄，猫爪草等。

(4)脾肾亏虚证：治宜温补脾肾，益气回阳。方选肾气丸合四神丸加猪苓、生甘草等。

(5)气虚血瘀证：治宜补气化瘀，活血清热。方选补阳还五汤、犀角地黄汤合消瘰丸加减。

(6)窍闭痰蒙证：治宜清热化痰，开窍通闭。方选安宫牛黄丸、紫雪丹、至宝丹。若为寒甚者，用苏合香丸豁痰开窍。痰闭清除后，缓则治其本，可用生脉散益气养阴。

2. 常用有效中药辨病施治

(1)抗艾滋病毒有效中药：甘草、人参、党参、黄芪、白术、茯苓、当归、大枣、枸杞子、杜仲、淫羊藿、苦参、柴胡、刺五加、香菇、丹参、黄连、金银花、黄芩、天花粉、紫花地丁、夏枯草、穿心莲、牛蒡子、螃蜞菊、紫草、狗脊、贯众、千里光、丁公藤、苦瓜、龙胆草、蒲公英、麻黄、水牛角、漏芦、巴豆、槟榔、白头翁、防风、麝香、白屈菜、姜黄、桑白皮、黄柏、大蒜、山豆根、连翘、鱼腥草、大青叶、白花蛇舌草、野菊花、知母、板蓝根、十大功劳叶等。

(2)促进单核细胞吞噬能力的中药：人参、党参、黄芪、紫河车、仙灵脾、五加皮、白术、黄精、灵芝、蒲公英、金银花、丹参、桃仁、赤芍、川芎、香菇、云苓、甘草。

(3)促进巨噬细胞吞噬作用的中药：黄芪、党参、人参、白术、灵芝、猪苓、香菇、当归、地黄、蝮蛇、仙灵脾、补骨脂、刺五加、杜仲。

(4)增加T细胞的中药：人参、灵芝、茯苓、香菇、白术、薏苡仁、黄精、天冬、女贞子、仙灵脾。

(5)提高细胞免疫力的中药：人参、党参、黄芪、黄精、白术、山药、灵芝、阿胶、菟丝子、仙灵脾、旱莲草、当归、红花、仙鹤草、丹参、生地、女贞子、枸杞子、白芍、川芎、五味子、金银花、黄连等。

(6)提高体液免疫力的中药：人参、党参、黄芪、白术、灵芝、黄精、山药、旱莲草、菟丝子、阿胶、仙灵脾、丹参、红花、川芎、当归、仙鹤草、生地、女贞子、枸杞子、白芍、金银花、五味子。

(7)延长抗体存活及促进其生成的中药：麦冬、玄参、沙参、鳖甲、鸡血藤、阿胶、女贞子等延长抗体存活时间，肉桂、附子、仙茅、仙灵脾、锁阳、菟丝子促进抗体生成，提高淋巴细胞转化作用。

3. 常用有效成方及成药辨病施治　补中益气丸、十全大补丸、人参养荣丸、归脾丸、黄连解毒丸、黄连上清丸、牛黄解毒丸、八味地黄丸、六味地黄丸、知柏地黄丸、逍遥丸、消瘰丸、龙胆泻肝丸、银黄注射液、复方丹参注射液、黄连注射液、冠心灵注射液、复方大青叶注射液、牛黄醒脑注射液等也有抑制艾滋病病毒的作用，可根据病情灵活选用。

4. 针灸治疗　针灸可以调动机体的免疫系统，提高抗病能力。可选关元、命门、腰俞、脾俞、足三里、内关、合谷、曲池、百会、阴陵泉、阳陵泉、风池、委中、列缺等穴位。

5. 西药治疗

(1)支持疗法：对症处理，尽可能改善患者的进行性消耗和不适症状。

(2)免疫调节剂：常用的有白细胞介素2(IL-2)；干扰素(IFN)，包括α-干扰素、β-干扰素、γ-干扰素；粒细胞集落刺激因子(G-CSF)及粒细胞-巨噬细胞集落刺激因子(GM-CSF)；双乙基双硫氨基甲酸酯(DTC)；异丙肌醇等。需注意的是，上述免疫调节剂使用不当能加速HIN感染，并促成为艾滋病。

(3)抗病毒制剂：主要有$rsCD_4$，能与HIV结合，占据CD_4位置，使HIV不能与CD_4T淋巴细胞的CD_4结合，属于抑制病毒与宿主细胞结合药物。

(4)抑制HIV逆转录酶(RT)的药物：主要有叠氮胸苷(AZT)，是目前最有效的药物；双脱氧肌苷(ddI)及双脱氧胞苷(ddC)；阿昔洛韦(ACV)。一般主张联合用药，如AZT＋ddI或AZT＋ddI＋ACV等。

(5)抑制HIV调节基因的药物：刚刚开始研究，有反义寡核苷酸和rev缺陷蛋白。

(6)联合抗病毒治疗：最有希望的方案目前有：①AZT＋IFN-d；②AZT＋$rsCD_4$；③AZT＋ACV；另外还有AZT＋$rsCD_4$＋IFN-d及抗病毒药＋免疫调节剂。

6. 机会性感染的治疗　主要是治疗卡氏肺囊虫肺炎、白色念珠菌感染、巨细胞病毒感染、新型隐球菌感染、单纯疱疹感染、带状疱疹、沙门菌感染及隐孢子虫、等孢子虫、弓形虫等感染。根据病情选用相应的药物治疗。

7. 肿瘤治疗　可根据病情需要采用免疫调节剂、化疗、放疗等进行治疗。

【预防与护理】

由于尚无有效的特异性预防方法，所以应采用综合性的预防。

1. 加强对艾滋病防治知识的宣传普及。

2. 加强道德观念的宣传教育，减少性伴侣，杜绝不卫生的性生活习惯及方法。

3. 避免与 HIV 感染者、艾滋病患者及高危人群发生性接触。

4. 禁止静脉吸毒者共用注射器，严格加强普通人群注射消毒管理，提倡使用一次性用品。

5. 使用进口血液、血液成分制品时一定要进行 HIV 检测。

6. 严格选择供血者，HIV 检测应做为供血者的常规检查项目，防止血源传染。

7. 器官移植、人工受孕，都要将 HIV 检测列为常规检测项目。

8. 艾滋病病人或 HIV 阳性者应避孕妊娠，已出生婴儿不用母乳喂养。

9. 不共用剃刀、牙刷等，并且提倡分餐制。

10. 医务人员，特别是接触高危人群及患者的医务人员要严格遵守操作规程，切实加强自我防护。

11. 加强入境检疫，严防艾滋病传入。

【现代研究和述评】

自从 20 世纪 80 年代初报告艾滋病以来，经过近 30 年的艰苦努力，人类已基本明了 HIV 的常见类型及其结构，对其不断的变异也进行了不懈的追踪和研究，对全球艾滋病的流行，已能宏观调查及预测；对艾滋病的免疫学、发病学都有了较为深入的研究；对其临床表现的知识日渐清晰，几经变更补充的诊断标准越来越能准确把握疾病的本质；在治疗学上倾注了大量的人力和物力，虽不能解决根本问题，但是免疫调节剂、抗病毒制剂及综合疗法的实施已能部分控制和延长患者的存活时间和存活质量。中医中药和其他自然疗法一样已在全球广泛地运用于艾滋病的预防和治疗。中国中医研究院已建成 P_3 实验室，有关中医对艾滋病的诊断、辨证分型及治疗的研究方兴未艾；大量的有抗艾滋病病毒及提高机体免疫功能的药物得以筛选，并推向临床作为辨证基础上辨病用药的有效手段；建立艾滋病实验动物模型并以中医药加以治疗的实验研究及常用中药复方对艾滋病防治的实验研究取得可喜成绩。但是离最终战胜艾滋病还为时甚远，相信中医中药在治疗学上会有所作为，有效单味中药和复方的筛选必将丰富艾滋病的治疗手段，针灸的整体调节功能也会发挥一定的作用。

【附录】

艾滋病的分期中药治疗

1. 急性感染期　证属风热者，治宜辛凉解表法，方用银翘散加减；证属风寒者，治宜辛温解表法，方用荆防败毒散加减。

2. 艾滋病潜伏期(AC)　系无症状的病毒携带者，患者一般无明显症状，以辨病与辨证相结合，重在辨病的原则进行治疗。一般可采用扶正固本、培补气血的方剂加祛邪解毒之品，如八珍汤加板蓝根、大青叶、土茯苓、蚤休、紫草、黄连、金银花、连翘、牛蒡子、紫花地丁、夏枯草等。

3. 艾滋病相关综合征(ARC)　患者表现多样。

(1)阴虚外感发热者：治宜养阴清热、宣肺解表，方用养阴清肺汤合葳蕤汤加减(玉竹、白薇、桔梗、薄荷、淡豆豉、生地、麦冬、川贝母、玄参、板蓝根、大青叶、金银花、白芍、天竺黄、甘草)。

(2)气虚外感发热者:治宜益气固表,清热解毒,方用玉屏风散加味(黄芪、白术、人参、防风、茯苓、金银花、连翘、桔梗、川贝母、板蓝根、甘草)。

(3)气虚阳明热盛者:治宜益气生津、清热解毒,方用人参白虎汤加减(人参、石膏、知母、金银花、连翘、茯苓、川贝、桑白皮、黄芪、甘草)。

(4)肺气阴两虚者:治宜益气养阴,清肺润燥,方用生脉散合清燥救肺汤或补肺汤加减(人参、麦冬、五味子、生地、阿胶、杏仁、川贝、黄芪、桑白皮、白术、茯苓、枇杷叶、紫草、马兜铃、甘草)。

(5)脾气虚者:治宜健脾益气,方用四君子汤合保元汤加减(人参、白术、茯苓、甘草、黄芪、白扁豆、山药、陈皮)。

(6)脾虚中气下陷者:治宜益气健脾,升提中气,方用补中益气汤加减(人参、黄芪、白术、当归、升麻、柴胡、陈皮、甘草)。

(7)脾虚血亏:治宜益气健脾补血,方用八珍汤合归脾汤加减(人参、白术、茯苓、当归、生地、熟地、白芍、川芎、黄芪、远志、枣仁、龙眼肉、木香、甘草)。

(8)脾虚湿阻者,治宜健脾利湿,方用参苓白术散加减(人参、白术、茯苓、山药、白扁豆、薏苡仁、莲子肉、半夏、陈皮、砂仁、甘草)。

(9)脾肾气虚者:治宜益气健脾、补肾助阳,方用补中益气汤合附桂八味丸加减(党参、黄芪、白术、陈皮、升麻、柴胡、熟地、山萸肉、山药、泽泻、茯苓、附子、肉桂、当归)。

(10)脾肾阳虚者:治宜健脾益气、温补肾阳。方用右归丸合四神丸加减(熟地、山药、山萸肉、枸杞子、杜仲、菟丝子、附子、肉桂、鹿角胶、五味子、肉豆蔻、吴茱萸、补骨脂、生姜、大枣)。

(11)肝肾阴虚者:治宜滋补肝肾之阴,方用左归丸合一贯煎加减(生地、熟地、枸杞子、山药、山萸肉、鹿角胶、菟丝子、川牛膝、北沙参、麦冬、当归、川楝子)。

(12)肾精亏损者:治宜填补肾精、益气养血,方用河车大造丸加减(生地、熟地、天冬、肉苁蓉、巴戟肉、杜仲、阿胶、龟板、鳖甲、白芍、紫河车、甘草)。

4. 完全性艾滋病

(1)气滞血瘀者:治宜活血化瘀、理气散结,方用膈下逐瘀汤(桃仁、红花、当归、川芎、赤芍、五灵脂、玄胡、香附、枳壳、甘草)加减。

(2)痰热壅肺者:治宜清热化痰、宣肺平喘,方用清气化痰丸合百合固金汤加减(半夏、杏仁、陈皮、瓜蒌仁、黄芩、枳实、茯苓、桑白皮、生地、贝母、百合、当归、白芍、玄参、桔梗、麦冬、甘草)。

(3)痰浊结聚者:治宜化痰软坚散结,方用消瘰丸加减(玄参、牡蛎、贝母、半夏、山慈菇、夏枯草、僵蚕、海藻、白芥子、南星、白花蛇舌草、黄药子等)。

(4)湿热壅盛者:治宜清热利湿,方用甘露消毒丹加减(茵陈、滑石、黄芩、贝母、木香、藿香、连翘、射干、白蔻仁)。

(5)热盛痰蒙者:治宜清热化痰、豁痰开窍,方用安宫牛黄丸或用钩藤饮(钩藤、天麻、羚羊角、全蝎、人参、甘草)加减。

5. 艾滋病兼夹症的治疗

(1)皮肤疖肿:治疗时应以温阳益气、托里排脓为主,方用阳和汤合四妙勇安汤(麻黄、肉桂、鹿角胶、熟地、姜炭、白芥子、甘草、玄参、当归、金银花），不宜单纯使用清热解毒之苦寒药。

(2)疱疹：分型治疗如下：

1)肝经风火者：治宜泻肝胆实火，兼以清热利湿，方用龙胆泻肝汤加减（龙胆草、黄芩、栀子、泽泻、木香、车前子、柴胡、生地、当归、甘草）。

2)湿毒蕴结者：治宜健脾利湿、清热解毒，方用参苓白术散合胃苓汤加减（党参、白术、茯苓、山药、白扁豆、薏苡仁、半夏、陈皮、猪苓、泽泻、滑石、栀子、木香、厚朴、苍术、灯心草、甘草）。

(3)卡波济肉瘤：治宜活血化瘀、解毒散结，方用消瘰丸合解毒化瘀加减（玄参、煅牡蛎、贝母、乳香、没药、丹参、赤芍、连翘、金银花、鸡血藤、牡丹皮、白花蛇舌草、土茯苓）。

(4)口疮

1)心脾积热者：治宜清热泻火，方用凉膈散加减（黄芪、黄连、栀子、生地、麦冬、竹叶、薄荷、生甘草），局部外用冰硼散或锡类散。

2)阴虚胃火上炎者：治宜滋阴降火清胃热，方用玉女煎合清心莲子饮加减（生地、当归、牡丹皮、生石膏、升麻、黄芪、麦冬、地骨皮、车前子、石莲子、炙甘草、茯苓、人参），局部外用冰硼散、锡类散。

3)中气不足、胃气衰败者：治宜补中益气，方用补中益气汤加减（人参、黄芪、白术、当归、陈皮、升麻、柴胡、黄芩、砂仁、麦芽、甘草）。

(5)淋巴结病：出现全身性淋巴结肿大。

1)痰瘀互结者：治宜化痰祛瘀、解毒散结，方用西黄丸合消瘰丸加减（玄参、煅牡蛎、川贝、乳香、没药、牛黄、麝香、夏枯草、黄药子、蚤休、制南星、姜半夏、人参、黄芪、当归）。

2)气滞痰凝者：治宜疏肝理气、化痰散结，方用内消瘰疬丸加减（夏枯草、玄参、柴胡、海藻、贝母、花粉、生地、当归、桔梗、薄荷、甘草），另可服用夏枯草膏或猫眼草膏。

(6)视力损害

1)浊邪上犯者：治宜利湿清热、祛瘀化浊，方用三仁汤或温胆汤加减（杏仁、白豆蔻、薏苡仁、滑石、厚朴、白通草、淡竹叶、半夏、茯苓、枳实、竹茹、甘草）。

2)气滞血瘀者：治宜疏肝理气、活血化瘀，方用丹栀逍遥散加减（柴胡、当归、白芍、白术、茯苓、甘草、薄荷、生姜、牡丹皮、栀子、丹参、郁金、川芎、茺蔚子。

3)肝肾不足者：治宜补益肝肾，方用杞菊地黄丸（枸杞子、菊花、生地、牡丹皮、茯苓、泽泻、山萸肉、山药）或加减驻景丸（车前子、当归、熟地、五味子、枸杞子、楮实子、川椒、菟丝子）加减。

4)心脾两虚者：治宜养心益脾、补血行血，方用人参养荣汤（人参、白术、茯苓、甘草、生地、当归、白芍、五味子、远志、陈皮）加牡丹皮、川芎。

5)肝火亢盛者：治宜清肝泻火，方用龙胆泻肝汤（龙胆草、柴胡、泽泻、车前子、木香、生地、归尾、栀子、黄芩、甘草）加减。

(7)脑神经损害

1)痰浊上蒙清窍者：治宜理气解郁、化痰开窍，方用涤痰汤（制半夏、制南星、陈皮、枳实、茯苓、人参、石菖蒲、竹茹、甘草、生姜）加减。

2)痰热炽盛、肝风内动者：治宜清热化痰、凉肝熄风，方用安宫牛黄丸、羚羊钩藤汤（羚羊角、桑叶、川贝、鲜生地、钩藤、菊花、白芍、生甘草、竹茹、茯神）或钩藤饮（羚羊角、钩藤、天麻、全蝎、人参）加减。

3)心脾两虚、神情呆钝者：治宜养心健脾、开窍醒神，方用养心汤（黄芪、茯苓、茯神、当归、人参、五味子、肉桂、川芎、甘草、半夏、柏子仁、枣仁、远志）加石菖蒲。

【参考文献】

1. 吕维柏.艾滋病中西医防治学，北京：人民卫生出版社，1994.141
2. 王振坤.中医药治疗艾滋病的体会.中医杂志，1995，36(4)：208
3. 吕维柏，等.中医治疗研究艾滋病实践论文汇编.北京：人民卫生出版社，1992
4. 关崇芬.克艾可治疗艾滋病的实验研究.中医杂志，1993，34(6)：365

（金文银）

附　方

一　画

一扫光
一贯煎
一号扫风丸
一号癣药水

二　画

二白散
二仙汤
二至丸
二妙丸
二陈汤
二号癣药水
二味拔毒散
十灰散
十全大补丸
十全大补汤
十全流气饮
丁桂散
七三丹
七神散
七宝美髯丹
八二丹
八正散
八宝丹
八珍丸
八珍汤
人参养荣汤
人参健脾丸
入地金牛酒
九一丹
九华膏
九黄丹

三　画

三石散
三妙丸
三黄丸
三黄洗剂
三品一条枪
上清丸
土槿皮酊 10%
大分清饮
大补元煎
大补阴丸
大承气汤
大黄牡丹汤
大黄䗪虫丸
万灵丹
千金散
千捶膏
小升丹
小金片
小金丹
小金散
小承气汤
小柴胡汤

四　画

开郁散
天王补心丹
天台乌药散
天麻钩藤饮
五五丹
五仁汤
五石膏

五虎丹
五虎汤
五宝散
五香丸
五香散
五神汤
五倍子汤
五倍子散
五子衍宗丸
五味消毒饮
五虎追风散
太乙膏
止痉散
止痒扑粉
止痛如神汤
内托黄芪汤
内消沃雪汤
内消瘰疬丸
内疏黄连汤
少腹逐瘀汤
牛皮癣膏药
牛黄解毒丸
牛蒡解肌汤
升丹
升阳调经汤
化岩汤
化斑汤
化坚二陈丸
化斑解毒汤
丹参片
丹栀逍遥散
乌梅丸
乌梢蛇片
乌蛇驱风汤
六一散
六应丸
六神丸
六味地黄丸
六神全蝎丸
双柏散
水晶膏
水杨酸酊剂 5%

五　画

玉女煎
玉枢丹
玉真散
玉露散
玉露膏
玉屏风散
甘露消毒丹
平胃散
平胬丹
左归丸
左归饮
右归丸
右归饮
龙胆泻肝丸
龙胆泻肝汤
四妙汤
四苓散
四虎散
四物汤
四逆汤
四逆散
四神丸
四黄散、膏
四君子汤
四妙勇安汤
四物消风饮
四海舒郁丸
归脾丸
归脾汤
生肌散
生脉散
生肌玉红膏
生肌白玉膏
生精种子汤
代抵当丸
仙方活命饮
白玉膏
白虎汤
白降丹
白头翁汤
白屑风酊

白虎地黄汤
瓜蒌贝母汤
瓜蒌牛蒡汤
皮脂膏
皮癌净
加味五苓散
加味归脾丸
加味逍遥散

六　画

芋芳丸
地龙片
地榆散
地黄饮子
地榆芍药汤
百部酊
百合固金汤
至宝丹
托里散
托里消毒散
托里排脓汤
扫风丸
当归片
当归饮子
当归龙荟丸
当归四逆汤
当归补血汤
回阳玉龙膏
回阳玉龙油膏
先天大造丸
竹叶石膏汤
竹叶黄芪汤
血府逐瘀汤
全虫方
众生丸
如圣金刀散
冲和膏
安宫牛黄丸
安神定志丸
冰蛳散
冰硼散
异功散
导赤散
阳和汤
阳和解凝膏
阳毒内消散
阴毒内消散
防风羌活汤
防风通圣散
红油
红灵丹
红灵酒
红油膏
红灵丹油膏
红油膏纱布

七　画

苓部丹
芩连二母丸
苍耳草膏
两仪膏
还少丹
连翘散坚汤
杨梅一剂散
杞菊地黄丸
抗银片
吴茱萸汤
何首乌酒
龟鹿二仙膏
疔毒复生汤
辛夷清肺饮
羌活散
沙参麦冬汤
沉香散
补肺汤
补骨脂酊
补中益气丸
补中益气汤
补气泻荣汤
补阳还五汤
阿魏膏
阿魏化坚膏
附子理中汤
附桂八味丸
鸡眼膏

八　画

青黛散
青黛膏
青吹口散
青蒿鳖甲汤
苦参丸
苦参汤
苓桂术甘汤
枇杷清肺饮
虎地煎液
抵当汤
固肾生发丸
知柏地黄丸
和荣散坚丸
侧柏叶酊
金黄散
金黄膏
金铃子散
金菊五花茶
金匮肾气丸
金锁固精丸
炙甘草汤
炉甘石洗剂
泻白散
泻热汤
泻黄散
参附汤
参芪内托散
参苓白术散

九　画

珍珠散
荆芥散
荆防败毒散
茵陈蒿汤
枯痔丁
枯痔散
枸橘汤
咬头膏
香连丸
香贝养营汤
香砂六君子汤
复方枯痔液
复方土槿皮酊
保元汤
保和丸
追疔夺命汤
顺气归脾丸
独活寄生汤
疯杨膏
疯油膏
首乌片
前列腺汤
养血安神片
养血润肤汤
养阴清肺汤
活血祛风汤
活血散瘀汤
活血散瘿汤
济生肾气丸
祛风胜湿汤
祛风换肌丸
神功内托散
神应养真丹
神应消风散
神效瓜蒌散
除湿胃苓汤
除湿解毒汤

十　画

真武汤
桂枝汤
桂麝散
桂附地黄丸
桂枝加当归汤
桂枝芍药知母汤
桂枝麻黄各半汤
桂枝加龙骨牡蛎汤
桃花散
桃红四物汤
顾步汤
柴胡连翘汤
柴胡清肝汤
柴胡疏肝散

逍遥散
逍遥贝蒌散
透脓散
透疹凉解汤
健脾除湿汤
倍黄膏
脏连丸
离宫锭
益胃汤
凉膈散
凉血地黄汤
消风散
消疬丸
消核丸
消痔散
消痔膏
消瘰丸
消风导赤汤
消瘤二反膏
消痔灵注射液
海浮散
海藻玉壶汤
润肌膏
润肠汤
润肤丸
调元肾气丸
桑菊饮
桑螵蛸散
通乳丹
通气散坚丸
通肝生乳汤
通经导滞汤
通窍活血汤

十　一　画

理中丸
黄芪片
黄连油
黄连膏
黄柏霜
黄连溶液 30%
黄柏溶液 2%～10%
黄芪托毒汤
黄芪鳖甲汤
黄连上清丸
黄连解毒汤
黄芩清肺饮
黄芪桂枝五物汤
萆薢化毒汤
萆薢分清饮
萆薢渗湿汤
梅花点舌丹
救唇汤
银翘散
银花甘草汤
银花解毒汤
银翘解毒丸
脚气粉
麻仁丸
麻黄汤
痔宁片
痔宁注射液
羚角钩藤汤
清胃散
清骨散
清肺饮
清营汤
清暑汤
清解片
清心莲子饮
清肝芦荟丸
清肝渗湿汤
清胃黄连饮
清热暗疮片
清凉甘露饮
清凉油乳剂
清暑益气汤
清瘟败毒饮
密陀僧散
蛋黄油

十　二　画

琥珀蜡矾丸
斑蝥酊 10%
散肿溃坚汤
蒌贝散

葛根芩连汤
葱归溻肿汤
酥胆痔疮膏
硫黄膏 5%～10%
雄黄膏
紫金锭
紫雪丹
紫雪散
黑虎丹
黑退消
舒肝溃坚汤
舒筋活血汤
脾约麻仁丸
鹅黄散
鹅掌风浸泡方
痤疮洗剂
普济消毒饮
滋阴补肾片
滋阴除湿汤
犀黄丸
犀角地黄汤
疏风清热饮

十 三 画

雷公藤片
槐花散
槐角丸
硼酸洗剂 3%
暖肝煎
锡类散
解毒养阴汤
解毒泻脾汤
新消片
新六味片

十 四 画

酸枣仁汤
豨莶丸
膈下逐瘀汤
漱口方
漏芦散

十 五 画

增液汤
增液承气汤

十五画以上

薄荷三黄洗剂 1%
颠倒散洗剂
醒消丸
橘叶散
橘核丸
赞育丹
磨风丸
糠锌油
藤黄膏
藿香正气散
蟾酥丸、蟾酥条、蟾酥饼
蟾酥合剂

一 画

一扫光(《外科正宗》)

苦参 黄柏各500g 烟胶500g 枯矾 木鳖肉 大风子肉 蛇床子 点红椒 潮脑 硫黄 明矾 水银 轻粉各90g 白砒15g 共研细末,熟猪油1120g,化开,入药搅匀,作丸如龙眼大,瓷瓶收贮。

功用:杀虫止痒。治白秃疮、疥疮、白屑风等证。

用法:搽擦疮上。

一贯煎(《续名医类案》)

北沙参 麦冬 地黄 当归 杞子 川楝

功用:滋阴舒肝。治肝肾阴虚气郁,胸胁脘腹胀痛,吞酸吐苦,咽干口燥,及疝气瘕聚,舌红少苔,脉弦细数。

用法:水煎服。

一号扫风丸(经验方)

大枫子1750g 薏苡仁240g 荆芥240g 苦参 白蒺藜 小胡麻 苍耳子 防风各120g 白花蛇30g 苍术 白附子 桂枝 当归 秦艽 白芷 草乌 威灵仙 川芎 钩藤 木瓜 菟丝子 肉桂 天麻 川牛膝 何首乌 千年健 青礞石(制) 川乌 知母 栀子各60g 共为细末,水泛成小丸,干燥后待用。

功用:祛风、利湿、杀虫。治初期轻型麻风。

用法:成人初用6g,每日2次。3天后如无呕吐、恶心等反应,可每次加1.5g,至第8天后每日服3次。

一号癣药水(经验方)

土槿皮300g 大风子肉300g 地肤子300g 蛇床子300g 硫黄150g 白鲜皮300g 枯矾150g 苦参300g 樟脑150g 50%酒精20 000ml将土槿皮打成粗末,大风子肉捣碎,硫黄研细,枯矾打松,用50%酒精温浸,第1次加8 000ml浸2天后,倾取清液,第2次再加6 000ml,再浸2天,倾取清液,第3次加6 000ml,去渣取液,将3次浸出之药液混和,再以樟脑用95%酒精溶解后,加入药液中,俟药液澄清,倾取上层清液备用。

功用:杀虫止痒。治鹅掌风、脚湿气、圆癣等病。

用法:搽擦患处,每日3~4次;有糜烂者禁用。

二 画

二白散(《外科大成》)

生南星 贝母 共研细末。

功用:化痰散结。治肉瘤、痰核。

用法:鸡子清和米醋调敷。

二仙汤(经验方)

仙茅 仙灵脾 当归 巴戟肉(如无可用菟丝子代) 黄柏 知母

功用:调摄冲任。

用法:水煎服。

二至丸(《证治准绳》)

女贞子 旱莲草

功用:调摄冲任。用于白疕、红斑性狼疮、油风冲任不调者。

用法:水煎服。

二妙丸(《丹溪心法》)

苍术180g(米泔水浸) 黄柏120g(酒炒) 研为细末,水煮面糊为丸,如梧桐子大。

功用:清热化湿。治湿疹、臁疮等证,肌肤焮红,作痒出水,属于湿热内盛者。

用法:每服9g,用淡盐汤送下。

二陈汤(《局方》)

陈皮 半夏 茯苓各6g 甘草3g

功用:燥湿化痰。治疮疡痰浊凝结之证。

用法:水煎服。

二陈汤(《外科全生集》)

橘红 姜半夏 白芥子(炒研) 茯苓 生甘草

功用:化痰散结。治痰核、痰块、痰包、流痰等。

服法:水煎服。

二号癣药水(经验方)

米醋10 000g 百部 蛇床子 硫黄各240g 土槿皮300g 白砒6g 斑蝥60g 白国樟36g 轻粉36g(或加水杨酸330g,冰醋酸100ml,醋酸铝60g)先将白砒、硫黄、轻粉各研细末,再同其余药物和米醋浸在瓶中或缸中,俟1周后使用。

功用:解毒杀虫。治鹅掌风、脚湿气等证。

用法:外搽,每日1~2次。亦可浸用,约浸20分钟,有糜烂者禁用。

二味拔毒散(《医宗金鉴》)

白矾30g 明雄黄6g 为末。

功用:杀菌化腐,燥湿敛疮,止痒。治风湿热毒引起的疮疡、湿疹,红肿痒痛及毒虫咬伤。

用法:茶清调化,鹅翎蘸扫患处。

十灰散(《十药神书》)

大蓟　小蓟　荷叶　侧柏叶　茅根　茜根　山栀　大黄　丹皮　棕榈皮各12g

功用:凉血止血。治血热妄行所致各种出血证。

用法:水煎服。

十全大补丸

即十全大补汤共研末和匀,炼蜜为丸。

功用:同十全大补汤。

用法:每日服9g,用温开水送下。

十全大补汤(《医学发明》)

当归9g　白术4.5g　茯苓9g　甘草3g　熟地9g　白芍4.5g　人参3g　川芎3g　黄芪9g　肉桂1.5g(冲服)

功用:大补气血。治疮疡气血虚弱,患久不愈,或溃疡脓汁清稀,寒热,自汗盗汗,食少体倦,作渴。

用法:水煎服。

十全流气饮(《外科正宗》)

陈皮　赤茯苓　乌药　川芎　当归　白芍　香附　甘草　青皮　木香

功用:行气解郁。治肉瘿、肉瘤。

用法:姜3片,枣2枚,水煎,食远服。

丁桂散(《外科传薪集》)

丁香　肉桂各等分　共研细末。

功用:温经活血,散寒止痛。治一切阴证肿疡。

用法:掺膏药或油膏上,敷贴患处。

七三丹(经验方)

熟石膏7　升丹3　共研细末。

功用:提脓祛腐。治流痰、附骨疽、瘰疬、有头疽等证,溃后腐肉难脱,脓水不净者。

用法:掺于疮口上,或用药线蘸药插入疮中,外用膏药或油膏盖贴。

七神散(《外科证治全书》)

黄柏　僵蚕　儿茶　制乳香　制没药　冰片　人中白

功用:解毒活血,祛瘀通络。治梅毒之杨梅结毒、横痃、疳疮等证。

用法:水煎服。

七宝美髯丹(邵应节方)

何首乌　赤白雌雄各300g　牛膝240g　破故纸210g　白茯苓240g　菟丝子240g　当归身240g　枸杞子240g　研为细末,炼蜜和丸,如龙眼大。

功用:培补肝肾,益气养血。治肝肾两亏,气血不足,体弱羸瘦,须发早白,腰瘦肢软。

用法:每服1丸(9g),1日2次。空腹时细嚼。温酒或热汤、盐汤、米汤送下。忌食萝卜、糟醋。

八二丹(经验方)

煅石膏8　升丹2　研极细末。

功用:排脓提毒。治一切溃疡,脓流不畅,腐肉不化。

用法:将药粉掺入疮口中,或黏附于药线上,插入疮口中。

八正散(《局方》)

车前子　木通　瞿麦　萹蓄　滑石　甘草梢　山栀　大黄

功用:清热泻火,利尿通淋。治湿热下注,小便黄赤,尿时涩痛、淋沥不畅或癃闭不通。

用法:水煎服。

八宝丹(《疡医大全》)

珍珠9g　牛黄1.5g　象皮　琥珀　龙骨　轻粉各4.5g　冰片0.9g　炉甘石9g　研极细末。

功用:生肌收口。治溃疡脓水将尽,阴证、阳证都可通用。

用法:掺于患处。

八珍丸

即八珍汤诸药,共研细末,和匀,炼蜜为丸。

功用:同八珍汤。

用法:每日服9g,分2次吞服,用温开水送下。

八珍汤(《正体类要》)

人参　白术　茯苓　甘草　当归　白芍　地黄　川芎

功用:补气养血。治气血俱虚,营卫不和,疮疡脓水清稀,久不收敛者。

用法:水煎服。

人参养荣汤(《局方》)

党参　白术　炙黄芪　炙甘草　陈皮　肉桂心　当归　熟地黄　五味子　茯苓　远志　白芍　大枣　生姜

功用:补益气血,宁心安神。治疮疡溃后气血虚弱,久不收敛者。

用法:水煎服。

人参健脾丸(《饲鹤亭集方》)

党参　冬术　神曲　麦芽各120g　枳实180g　陈皮60g　山楂90g　为末,水泛丸。

功用：健脾益胃。治脾胃虚弱，食不消化，胸膈饱闷，便溏泄泻，内热体倦，伤酒吞酸，反胃呕吐。

用法：每服9g，日服2次，温开水送下。

入地金牛酒(经验方)

入地金牛　75%酒精　冷浸。

功用：解毒止痛。

用法：湿敷患处。

九一丹(《医宗金鉴》)

熟石膏9　升丹1　共研极细末。

功用：提脓去腐。治一切溃疡流脓未尽者。

用法：掺于疮口中，或用药线蘸药插入，外盖膏药或药膏，每日换药1～2次。

九华膏(经验方)

滑石600g　月石90g　龙骨120g　川贝18g　冰片18g　朱砂18g

功用：消肿止痛，生肌润肤。用于内、外痔发炎及内痔术后。

用法：共研细末，放凡士林油中调匀，使成20%的软膏，冬季可适当加入香油，外用。

九黄丹(经验方)

制乳没各6g　川贝6g　石膏18g　红升9g　腰黄6g　朱砂3g　炒月石6g　冰片0.9g　各研极细末，和匀。

功用：提毒拔脓，去瘀去腐，止痛平胬。治一切痈疽已溃，脓流不畅，肿胀疼痛者。

用法：将药粉掺于患处，用膏药或油膏纱布盖。

三　　画

三石散(经验方)

制炉甘石90g　熟石膏90g　赤石脂90g　共研细末。

功用：收湿生肌。治一切皮肤病，滋水浸淫，日久不止；烫伤腐肉已化，新肌不生者。

用法：干扑或麻油、凡士林调搽患处。

三妙丸(《医学正传》)

苍术180g(米泔水浸)　黄柏120g(酒炒)　牛膝60g　研为细末，水煮面糊为丸，如梧桐子大。

功用：利湿退肿，引达下焦。治湿热下注，两脚麻痿如火烙，足趾湿烂，小溲赤浊。

用法：每服9g，用淡盐汤送下。

三黄丸(《东垣十书》)

黄连　黄芩　大黄各300g　研为细末，炼蜜或米糊为丸，如梧桐子大。

功用：清除内热。治上焦有热，目赤头痛，口舌生疮；中焦有热，心膈烦躁，饮食不佳；下焦有热，小便赤涩，大便秘结；或因五脏蕴热而生痈疖疮疡等证。

用法：每服6～9g，食后热汤或米汤送下。

三黄洗剂(经验方)

大黄　黄柏　黄芩　苦参片各等分　共研细末。上药10～15g，加入蒸馏水100ml，医用石炭酸1ml。

功用：清热、止痒、收涩。治一切急性皮肤病及疖病，凡有红肿焮痒出水者。

用法：临用时摇匀，以棉花蘸药汁搽患处，每日4～5次。如用于皮肤病瘙痒剧烈者，可加入薄荷脑1g(即1%薄荷三黄洗剂)。

三品一条枪(《外科正宗》)

白砒45g　明矾60g　雄黄7.2g　乳香3.6g

制法：将砒、矾二物研成细末，入小罐内，煅至青烟尽白烟起，片时，约上下通红，住火，放置一宿，取出研末，约可得净末30。再加雄黄、乳香二药，共研成细末。厚米糊调稠，搓条如线，阴干备用。

功用：腐蚀。治瘰疬、痔疮、肛瘘等。

用法：将药条插入患处。

上清丸(《北京市中药成方选集》)

川芎500g　连翘3000g　白芷3000g　防风1000g　大黄6000g　菊花3000g　薄荷500g　桔梗1000g　黄柏2000g　黄芩5000g　栀子(炒)1000g　荆芥500g　为细末，过罗，冷开水泛为小丸。

功用：清热散风，消肿止痛。治肺胃积热，风火牙痛，头目眩晕，大便秘结，小便赤黄。

用法：每服6g，温开水送下。

土槿皮酊10%

土槿皮粗末10g　80%酒精100ml　按渗漉法制成即可。

功用：杀虫止痒。治鹅掌风、脚湿气、紫白癜风等病。

用法：搽擦患处，每日3～4次；手足部糜烂或皲裂者禁用。

大分清饮(《类证治裁》)

茯苓　猪苓　泽泻　木通　山栀　车前子　枳壳

功用：清热利湿。治精浊、溺浊、水疝等。

用法：水煎服。

大补元煎(《景岳全书》)

人参 6g　山药(炒)6g　熟地 9g　杜仲 6g　当归 6g　山茱萸 3g　枸杞 6g　炙甘草 3g

功用:回天赞化,救本培元。治男女气血亏虚,精神失守。

用法:水煎服。

大补阴丸(《丹溪心法》)

熟地　龟板各 180g　黄柏　知母各 120g(共为末)　将猪脊髓蒸,炼蜜同捣和,为丸如梧桐子大。

功用:滋阴降火,补肾水。治流痰、红斑狼疮、肾岩等证阴虚火旺者。

用法:每日服 6～9g,空腹时淡盐汤送下。

大承气汤(《伤寒论》)

生大黄　枳实　厚朴　芒硝(冲服)

功用:通大便,泻实热。适用于疮疡实热阳证,便结里实及肠梗阻等。

用法:水煎服。

大黄牡丹汤(《金匮要略》)

大黄　丹皮　桃仁　瓜子　芒硝(冲服)

功用:通腑清热,逐瘀散结。治肠痈尚未成脓,而大便秘结者。

用法:水煎服。

大黄䗪虫丸(《金匮要略》)

大黄 300g(酒蒸)　黄芩 60g　甘草 90g　桃仁 1 升　杏仁 1 升　芍药 120g　干地黄 300g　干漆 30g　虻虫 1 升　水蛭 100 枚　蛴螬 1 升　䗪虫半升末之,炼蜜为丸小豆大。

功用:活血祛瘀。

用法:温酒送下 5 丸,日 3 服。

万灵丹(《医宗金鉴》)

茅术 240g　何首乌　羌活　荆芥　川乌　乌药　川芎　甘草　川石斛　全蝎(炙)　防风　细辛　当归　麻黄　天麻各 30g　雄黄 18g　共研细末,炼蜜为丸,朱砂为衣,每丸重 9g。

功用:解表发汗,驱风理湿,温通经络。治附骨疽风寒湿邪型初起,恶寒发热,筋骨疼痛,以及麻风初起,麻木不仁等证。

用法:每服 1 粒,葱头、豆豉煎汤或温酒送下。

千金散(经验方)

制乳香 15g　制没药 15g　轻粉 15g　飞朱砂 15g　煅白砒 6g　赤石脂 15g　炒五倍子 15g　煅雄黄 15g　醋制蛇含石 15g　将各药研细和匀。

功用:蚀恶肉,化疮腐。治一切恶疮顽肉死腐不脱者,以及寻常疣、肉刺、痔瘘等证。

用法:将药粉掺入患处,或黏附在纸线上,插入疮中。

千捶膏(经验方)

蓖麻子肉 150g　嫩松香粉 300g(在冬令制后研末)　轻粉 30g(水飞)　东丹 60g　银朱 60g　茶油 48g(冬天需改为 75g)　须在大伏天配制。先将蓖麻子肉入石臼中捣烂,再缓入松香末,俟打匀后,再缓入轻粉、东丹、银朱,最后加入茶油,捣数千棰成膏。

功用:消肿止痛,提脓祛腐。治一切阳证,如痈、有头疽、疖、疔等。

用法:隔水炖烊,摊于纸上,盖贴患处。

千捶膏的简易制法

处方:上方去茶油,嫩松香(不需研末)增为 360g,蓖麻子肉改为蓖麻子油 90g。

制法:先将蓖麻子油和嫩松香一并入砂锅内,炖烊后,离火,以木棒不断搅匀,约 5 分钟,稍冷,再缓入银朱、东丹,搅匀,最后缓入轻粉,搅匀成膏。

用法:用文火保温,摊于纸上,当时一次摊好备用。

注:此法配制,可不受气候限制,并可省时省力。上药银朱、东丹、轻粉,遇高热可发生化学变化,故配制时必须离火稍冷。

小升丹

水银 30g　白矾 24g　火硝 21g

制法:先将硝矾研成粗末,再入水银,共研细末,以不见水银星为度(不研细末也无妨),然后放于生铁锅内,再将粗料大瓷碗一只盖合(事先需用生姜普遍擦过,以防止因高热而致碎裂),需用上浆的纸条(即以棉纸裁成 3cm 宽的纸条,加上面浆搓成绳状),结实地嵌塞缝口,再用煅石膏细末醋调封固,务使不令泄气,再将黄砂铺压碗旁,露出碗底,碗底内置棉花一团,上用铁锤压紧,将锅子移置火炉上烧,约 40～60 分钟,看碗底棉花焦黑为度。取下待冷,约 1 小时,除去砂泥及烧焦炭样的绵纸,缓缓揭开瓷碗,则锅子底中为三药的渣滓,此为升药底,在碗内所升之药,有黄色或红色的如霜物质,就是升丹。此时将升药刮下,以色红者为红升丹,色黄者为黄升丹。收贮备用。此外,一料所得升药的数量可有 57～81g 不等,这需要炼制者经常看火候确当与否来决定之。

功用:具有提脓祛腐的作用,能使疮疡内蓄之脓毒,得以早日排出和腐肉迅速脱落。凡溃疡脓栓未落,腐肉未脱,或脓水不净,新肌未生的情况,均可使用。

用法:疮口大者,可掺于疮口上;疮口小者,可黏附于药线上插入;亦可掺于膏药,油膏上盖贴。纯粹升丹因药性太猛,在临床应用时须加赋形药使用,阳证一般用10%～20%,阴证一般用30%～50%的升丹含量。凡对升丹有过敏者则必须禁用,如患在唇部、眼部附近的溃疡也宜慎用。升丹如能陈久应用,则可使药性缓和而减少疼痛。

小金片(上海中药一厂)

白胶香15g　当归7.5g　地龙15g　马钱子15g　五灵脂15g　制乳香7.5g　制没药7.5g　草乌15g　香墨1.2g　上药打成细粉,过100目筛,加入淀粉、糖浆适量,将药粉倒入糖浆内,调成颗粒状,干燥后,轧片,片重0.325g,每片含生药0.32g。

功用:破瘀通络,祛痰化湿,消肿止痛。治流痰、瘰疬、瘿、岩、皮肤肿瘤等病。

用法:成人每日2次,每次2～4片,用温开水或黄酒送下,儿童减半,孕妇忌服。

小金丹(《外科证治全生集》)

白胶香45g　草乌头45g　五灵脂45g　地龙45g　马钱子(制)45g　乳香(去油)22.5g　没药(去油)22.5g　当归身22.5g　麝香9g　墨炭3.6g　各研细末,用糯米粉和糊打千捶,待融和后,为丸,如芡实大,每料约250粒左右。

功用:消痰化坚,活血止痛。治流注初起,及一切痰核、瘰疬、乳岩、横痃初起。

用法:每服1丸,每日2次,陈酒送下。孕妇禁用。

小金散(经验方)

马钱子(制)216g　地龙234g　全虫117g　制附子234g　姜半夏225g　五灵脂225g　制没药117g　制乳香126g　上药各研细末和匀,加辅料(黏合剂)轧制成片,每片含生药量0.3g。

功用:破瘀通络,祛痰化湿,消肿止痛。治流痰、瘰疬、瘿、岩等病。

用法:成人每日服3g,用温开水送下,儿童减半,孕妇忌服。

小承气汤(《伤寒论》)

大黄　厚朴　枳实

功用:泻热通便,消痞除满。治阳明腑实证,热邪与积滞互结。

用法:水煎服。

小柴胡汤(《伤寒论》)

柴胡　黄芩　人参　半夏　甘草　生姜　大枣

功用:和解表里。治伤寒少阳病,及疟疾、黄疸、胁痛等杂病见少阳证者。

用法:水煎服。

四　画

开郁散(《外科秘录》)

柴胡　当归　白芍　白芥子　白术　全蝎　郁金　茯苓　香附　天葵草　炙甘草

功用:舒肝解郁,化痰散结。治乳癖、乳痨等症。

用法:水煎服。

天王补心丹(《校注妇人良方》)

人参(去芦)　茯苓　玄参　丹参　桔梗　远志各15g　当归(酒浸)　五味　麦门冬(去心)　天门冬　柏子仁　酸枣仁(炒)各30g　生地黄120g　为末,炼蜜为丸,如梧桐子大,用朱砂为衣。

功用:养血固精,宁心保神。治阴血亏少,虚烦少寐,心悸神疲,梦遗健忘,舌红少苔,脉细数。

用法:每服二三十丸,临卧竹叶煎汤送下。

天台乌药散(《医学发明》)

天台乌药　木香　茴香　青皮　高良姜　槟榔　川楝子　巴豆

功用:行气疏肝,散寒止痛。治疝气。

用法:水煎服。

天麻钩藤饮(《杂病证治新义》)

天麻　钩藤　生石决明　桑寄生　杜仲　牛膝　山栀　黄芩　益母草　夜交藤　茯神

功用:平肝熄风。治肝阳上亢引起肝风内动的眩晕、头痛、震颤、失眠等症。

用法:水煎服。

五五丹(经验方)

熟石膏5g　升丹5g　共研细末。

功用:提脓祛腐。治流痰、附骨疽、瘰疬等证,溃后腐肉难脱,脓水不净者。

用法:掺于疮口中,或用药线蘸药插入,外盖膏药或油膏,每日换药1～2次。

五仁汤(《世医得效方》)

杏仁　柏子仁　郁李仁　瓜蒌仁　火麻仁

功用:润肠通便。治内痔属于燥热便秘者及痞结型肠梗阻等。

用法:水煎服。

五石膏(《朱仁康临床经验集》)

青黛 9g 黄柏末 9g 枯矾 9g 蛤粉 60g 炉甘石 60g 煅石膏 90g 滑石 12g 凡士林 370g 麻油 250ml 为细末,加入凡士林及香油,调和成膏。

功用:收湿止痒。治湿疹渗水不多时。

用法:薄涂皮损上。

五虎丹(《中医皮肤病学简编》)

水银 62g 白矾 62g 青矾 62g 牙硝 62g 食盐 31g 先将水银与矾磨研,以不见水银为度,再将余药加入共研细末。将上药末置入小铁锅内。盖大碗 1 只,用泥土密糊封闭,文火炼 2~3 小时,待冷却,轻轻除去泥土,将碗取出,碗底附着如霜之白色结晶,即为五虎丹。糊剂:五虎丹结晶体 18g,蟾蜍 0.5g,红娘 0.5g,斑蝥 0.5g,洋金花粉 1g,用浆糊调成糊状。钉剂:药物份量同上,用米饭赋形,搓成两头尖的梭状条,每支长 2~3cm,重 0.65g,阴干。

功用:祛腐拔毒,生新。治皮肤癌,痈疽疔疮,慢性瘘管,淋巴结核等需要腐蚀脱落者。

用法:糊剂黏涂肿块上面,以普通膏药贴之。钉剂用时插入癌组织,肿块脱落坏死后,改用红升丹细粉末撒布,贴膏药至疮面愈合。

五虎汤(《霉疮秘录》)

全虫 僵蚕 穿山甲 蜈蚣 斑蝥 生大黄

功用:活血解毒,通络止痛。治梅毒毒结筋骨之杨梅结毒证。

用法:水煎服。

五宝散(《医宗金鉴》)

钟乳石 12g(如乳头下垂,敲之易碎,似蜻蜓翅者方真) 朱砂 3g 珍珠 6g(豆腐内煮,半炷香时取出) 冰片 3g 琥珀 6g 各研极细、和匀,用药 6g,另加飞罗面 24g,再研和匀,瓷罐密收。

功用:清凉解毒。治杨梅痯疮结毒及婴儿湿疹。

用法:每用土茯苓 150g,水 3 碗,煎至 2 碗,滤去渣,分作 3 次,每次加五宝散 0.3g 和匀,日用 3 次,儿童减半,婴儿服 1/3。如鼻子腐烂,每日于土茯苓内加辛夷 9g 煎服,以引药上行。忌海腥、牛、羊、鹅肉、酒、煎炒等。

五香丸(《千金要方》)

豆蔻 丁香 藿香 零陵香 青木香 白芷 桂心各 30g 香附子 60g 甘松香 当归各 15g 槟榔 2 枚 为末,炼蜜为丸,如大豆大。

功用:下气去臭,止烦散气。治口及身臭。

用法:常含 1 丸,咽汁,日三夜一。慎五辛。

五香散(《外科正宗》)

沉香 檀香 木香 零陵香 麝香 共为细末。

功用:芳香辟秽化浊。治体气。

用法:水调搽擦患处,每 3 日 1 次;或用 6g,绢袋盛贮挂于患处。

五神汤(《外科真诠》)

茯苓 金银花 牛膝 车前 紫花地丁

功用:清热利湿。治委中毒、附骨疽等证,由湿热凝结而成者。

用法:水煎服。

五倍子汤(《疡科选粹》)

五倍子 朴硝 桑寄生 莲房 荆芥各 30g

功用:消肿止痛,收敛止血。治痔疮、脱肛等肛门病。

用法:煎汤熏洗患处。

五倍子散(《医宗金鉴》)

用五倍子大者 1 个,敲一孔,用阴干车前草(荔枝草)揉碎,填塞五倍子内,用纸塞孔,湿纸包,煨片时,取出待冷,去纸,研为细末。每药末 3g 加轻粉 0.9g,冰片 0.15g,共研极细。

功用:收敛收涩。治内痔、脱肛等证。

用法:干搽痔上。

五子衍宗丸(《摄生众妙方》)

枸杞子 240g 菟丝子 240g(酒蒸,捣饼) 五味子 60g(研碎) 覆盆子 120g(酒洗,去目) 车前子 60g(扬净) 各药俱择道地精新者,焙、晒干,共为细末,炼蜜为丸,如梧桐子大。

功用:填精补髓,益肾种子。治肾虚腰痛,尿后余沥,遗精早泄,阳痿不育。

用法:每服空心 90 丸,上床时 50 丸,白沸汤或盐汤送下,冬月用温酒送下。

五味消毒饮(《医宗金鉴》)

银花 野菊 紫花地丁 天葵子 蒲公英

功用:有清热解毒之功。治疔疮初起,壮热憎寒。

用法:水煎服。

五虎追风散(《晋南史全恩家传方》)

蝉衣 30g 南星 6g 天麻 6g 全蝎 7 个(带尾) 僵蚕 7 条(炒)

功用:散风热,开郁结,化痰滞。治破伤风。

用法:水煎服,黄酒 60ml 为引,服前应先将朱砂 1.5g 冲入，小儿酌减朱砂为 0.6g。

太乙膏(《外科正宗》)

玄参　白芷　归身　肉桂　赤芍　大黄　生地　土木鳖各 60g　阿魏 9g　轻粉 12g　柳槐枝各 100 段　血余炭 30g　铅丹 1200g(别名东丹)　乳香 15g　没药 9g　麻油 2500g　除东丹外，将余药入油煎，熬至药枯，滤去渣滓，再加入东丹(一般每 500g 油加东丹 195g)，充分搅匀成膏。

功用：消肿清火，解毒生肌。适用于一切疮疡已溃或未溃者。

用法：隔火炖烊，摊于纸上，随疮口大小敷贴患处。

止痉散(经验方)

全蝎　蜈蚣各等分　为细末。

功用：搜风通络，镇痉止痛。治四肢抽搐，痉厥。

用法：1 岁婴儿每次服 0.3g。

止痒扑粉(经验方)

绿豆 50g　氧化锌 5g　樟脑 1g　滑石粉加至 100g　将绿豆、氧化锌、滑石粉研细后，再加入樟脑，研匀即成。

功用：清热、收涩、止痒。治夏季皮炎、痱子等。

用法：干扑患处，每日 3～5 次。

止痛如神汤(《外科启玄》)

秦艽　桃仁　皂角刺　苍术　防风　黄柏　当归尾　泽泻　槟榔　熟大黄

功用：清热、祛风、利湿。治诸痔发作时肿胀痒痛者。

用法：水煎服。

内托黄芪汤(《兰室秘藏》)

生地黄　黄柏　肉桂　羌活　当归梢　土瓜根(酒制)　柴胡　连翘　黄芪

功用：益气养血，解毒托疮。治肿疡、溃疡不辨肉色，漫肿，皮泽木硬，疮势甚大，脉细弦。

用法：水煎服。

内消沃雪汤(《外科证治全书》)

青皮　陈皮　制乳香　制没药　当归　丹皮　甘草节　广木香　皂角刺　穿山甲　山栀　浙贝

功用：理气活血，清热透脓。治脏毒属实热证者。

用法：水煎服。

内消瘰疬丸(《疡医大全》)

夏枯草 240g　玄参 150g　青盐 150g　海藻　贝母　薄荷　花粉　海粉　白蔹　连翘(去心)　熟大黄　生甘草　生地　桔梗　枳壳　当归　硝石各 30g　磨细，酒糊丸，如梧桐子大。

功用：化痰、消坚、止痛。治瘰疬。

用法：每服 9g，温开水送下。

内疏黄连汤(《医宗金鉴》)

黄连　山栀　黄芩　桔梗　木香　槟榔　连翘　芍药　薄荷　甘草　归身　大黄

功用：通二便，除里热。治痈疽热毒在里，壮热烦渴，腹胀便秘，苔黄腻或黄糙，脉沉数有力者。

用法：水煎，食前服。

少腹逐瘀汤(《医林改错》)

小茴香(炒)　干姜(炒)　延胡　没药　当归　川芎　肉桂　赤芍　蒲黄　五灵脂(炒)

功用：活血祛瘀，消积止痛。治少腹癥积、睾丸瘀血肿块、前列腺肥大等。

用法：水煎服。

牛皮癣膏药(经验方)

①雄黄 60g　硫黄 60g　洋樟 60g　枯矾 60g　明矾 60g　红矾(红砒)30g

制法：共研细末。

用法：将药粉均匀掺在膏药上。

②荆芥　防风　苦参　斑蝥　白芷　甘草　大黄　当归　槟榔　鹤虱　瓦松　花椒　生地　茴香　番木鳖　蛇床子　全蝎　蝉蜕各 60g　蜈蚣 12 条　红矾 30g　土槿皮 60g　巴豆 60g　苍术 60g

制法：以上各药用麻油 5 000g，春浸 5 天，夏 3 天，秋 7 天，冬 10 天，熬煎去渣，滴水成珠，再将熟油称准，每 500g 熟油加炒透广丹 240g(冬天改 180～210g)，收膏。

功用：杀虫、止痒、润肤。治白疕。

用法：将膏摊于布上，随患处大小敷贴，贴 7 天为 1 次，3 次为 1 疗程。在第 1 次敷贴时，将①方药粉均匀地撒在膏药上，烘热贴上，第 2、3 次不撒药粉。

按：在第 1 次敷贴后，皮肤会高起一小片，作痒；第 2 次敷贴较痉；第 3 次敷贴不痒，皮肤平复。

牛黄解毒丸(《中国药典》一部)

牛黄 5g　雄黄 50g　石膏 200g　冰片 25g　大黄 200g　黄芩 150g　桔梗 100g　甘草 50g　除牛黄、冰片外，雄黄水飞或为极细末，其余石膏等五味为细末；将牛黄、冰片研细，与上述药粉配研，过筛，混匀。每 100g 粉末加炼蜜 100～110g 制成大蜜丸，每丸重 3g。

功用：清热解毒。治火热内盛，咽喉肿痛，牙龈肿痛，口舌生疮，目赤肿痛。

用法：口服，每次1丸，每日2～3次。

牛蒡解肌汤（《疡科心得集》）

牛蒡子　薄荷　荆芥　连翘　山栀　丹皮　石斛　玄参　夏枯草

功用：祛风清热，化痰消肿。治头面颈项痈毒，因风火痰热所致者。

用法：水煎服。

升丹（《医宗金鉴》）

水银30g　火硝120g　白矾30g　雄黄　朱砂各15g　皂矾18g　用升华方法制成，它的纯粹成分是氧化汞。根据《医宗金鉴·外科心法要诀》、《疡医大全》、《外科真诠》等书，它的组成品，大致是相同的。现在一般采用小升丹。故功用、用法从略。

升阳调经汤（《兰室秘藏》）

升麻　葛根　草龙胆　黄芩　莪术　三棱　炙甘草　黄连　连翘　桔梗　黄芩　当归　芍药　黄柏　知母

功用：升阳清热，软坚散结。治瘰疬绕颈，疮疡深远。

用法：水煎服。

化岩汤（《疡医大全》）

人参　黄芪　忍冬藤　当归　白术　茜根　白芥子　茯苓

功用：补益气血，健脾化痰。治岩症气血不足者。

用法：水煎服。

化斑汤（《温病条辨》）

石膏　知母　甘草　玄参　水牛角　粳米

功用：清热凉血。治血热型白疕、红斑性狼疮。

用法：水煎服。

化坚二陈丸（《医宗金鉴》）

陈皮　半夏各30g　白茯苓45g　生甘草　川黄连各10g　炒白姜蚕60g　共细末，薄荷煎汤泛丸，如梧子大。

功用：清热化痰散结。治体表各部痰核。

用法：每次6g，白开水下，1日3次。

化斑解毒汤（《医宗金鉴》）

升麻　石膏　连翘（去心）　牛蒡子（研炒）　人中黄　黄连　知母　玄参

功用：清热解毒。治内发丹毒。

用法：竹叶20片。水煎服。

丹参片（经验方）

丹参　三七　冰片　制成片剂。

功用：活血祛瘀，凉血开窍。治酒渣鼻及证属气血凝滞所致皮肤外科疾病。

用法：每次3片，每日3次，温开水送服。

丹栀逍遥散（《薛氏医案》）

柴胡　当归　白芍　白术　茯苓　炙甘草　生姜　薄荷　丹皮　栀子

功用：清肝解郁。治瘾疹、红斑性狼疮属于肝郁化火者。

用法：水煎服。

乌梅丸（《伤寒论》）

乌梅　细辛　干姜　当归　附子　蜀椒　桂枝　黄柏　黄连　人参

功用：安蛔。治胆道蛔虫、蛔虫性肠梗阻等。

用法：水煎服。

乌梢蛇片（经验方）

乌梢蛇研粉，加适量赋型剂，轧片，每片含生药0.3g。

功用：祛风止痒。

用法：成人每日2～3次，每次5片，温开水送下。

乌蛇驱风汤（《朱仁康临床经验集》）

乌蛇　蝉蜕　荆芥　防风　羌活　白芷　黄连　黄芩　金银花　连翘　甘草

功用：搜风清热，败毒止痒。治慢性荨麻疹，皮肤瘙痒症，泛发性神经性皮炎，扁平苔藓，结节性痒疹。

用法：水煎服。

六一散（《伤寒标本》）

滑石60g　甘草10g

功用：清暑利湿。

用法：每服9g，或入汤剂包煎。

六应丸（经验方）

丁香　蟾酥　腰黄　牛黄　珍珠　冰片

功用：解毒、消炎、退肿、止痛。治乳蛾、风热喉痹、牙痛、口疳、疔、疖、痈疽、毒蛇咬伤、脓疱疮。

用法：每次10粒，1日3次。小儿减半，婴儿每次3粒，1日3次，外用冷开水调敷患处。孕妇忌服。

六神丸（《中药成方配本》）

西牛黄4.5g　朱砂4.5g　麝香4.5g　蟾酥6g　飞腰黄6g　珠粉4.5g　各取净末，用高梁酒30g化蟾酥为丸，如芥子大，百草霜1g为衣，每

100 丸约干重 0.3g。

功用:消肿解毒。治咽喉肿痛,痈疽疮疖。

用法:每服 7～10 丸,食后开水吞服,每日 2 次;小儿酌减。孕妇忌服。

六味地黄丸(《小儿药证直诀》)

熟地 240g　山萸肉　干山药各 120g　丹皮　白茯苓　泽泻各 90g　上药为末,糊丸如梧桐子大。

功用:补肾水,降虚火。

用法:每日服 9g,淡盐汤送下,或水煎服。

六神全蝎丸(《外科秘录》)

全蝎 90g(焙干、去足钩)　白术 90g　半夏 30g　白芍 120g　茯苓 120g　炙甘草 15g　共细末,油核桃肉捣为丸,如绿豆大。

功用:健脾化痰,解毒散结。治瘰疬、结核、乳癖。

用法:每次 4.5g,黄酒一盅兑下,早、晚各 1 次。

双柏散(经验方)

侧柏叶 60g　大黄 60g　黄柏 30g　薄荷 30g　泽兰 30g　共研细末。

功用:活血祛瘀、消肿止痛。治疮疡初起红肿热痛,腹腔炎症包块,静脉炎等。

用法:水、蜜调制外敷。

水晶膏(《医宗金鉴》)

浓碱水小半茶杯　石灰块 15g　糯米 50 粒。将石灰放于浓碱水内,将糯米撒在石灰水上,泡1～2 天,将米取出,捣烂成膏。简易方法,用浓碱水调石灰块,搅成糊状即成。

功用:腐蚀黑痣、疣、鸡眼、皮肤小肿瘤。

用法:点涂病变上。

水杨酸酊剂 5%

水杨酸 5g　75%酒精加至 100ml　调匀即成。

功用:止痒,杀霉菌。

用法:每日外搽 3～4 次。

五　画

玉女煎(《景岳全书》)

石膏　熟地　麦冬　知母　牛膝

功用:补肾阴,泻胃热,止虚火齿痛。

用法:日服 1 剂,水煎,分 2 次服。

玉枢丹(即紫金锭,《鹤亭集》)

山慈菇　五倍子　大戟　朱砂　雄黄　麝香

功用:消肿解毒。

用法:用麻油或饴糖、或醋、或蜂蜜,调成糊状,外敷。

玉真散(《外科正宗》)

生禹白附 360g(漂净)　防风 30g　白芷 30g　生南星 30g(漂净,姜汁炒)　天麻 30g　羌活 30g　以上六味共研细粉过筛,混合均匀,即得。密闭贮藏。

功用:祛风镇痉,止血止痛。治跌打损伤、金疮出血、破伤风、疯犬咬伤等证。

用法:外用冷开水调敷患处。内服 0.9～1.5g,每日 2 次,热酒 1 盅调服,或遵医嘱,孕妇忌内服。

玉露散(经验方)

芙蓉叶　不拘多少,去梗茎,研成极细末。

功用:凉血、清热、退肿。治一切阳证。

用法:可用麻油、菊花露、银花露或凡士林调敷患处。

玉露膏

即用凡士林 8/10,玉露散 2/10,调匀成膏(每 300 油膏中,可加医用石碳酸 10 滴)。

功用:清热解毒。治丹毒、疮痈。

用法:外敷。

玉屏风散(《世医得效方》)

黄芪 18g　白术 6g　防风 6g

功用:补气,固表,止汗。治气虚自汗,易于感冒。

用法:原为散剂,现作汤剂,加水煎服。

甘露消毒丹(《医效秘传》)

飞滑石 15g　黄芩 10g　茵陈 11g　藿香 4g　连翘 4g　石菖蒲 6g　白蔻仁 4g　薄荷 4g　木通 5g　射干 4g　川贝母 5g　神曲糊为丸。

功用:利湿化浊,清热解毒。治时毒疠气,病从湿化,发热倦怠,胸闷腹胀,肢痠咽肿,斑疹身黄、颐肿口渴,溺赤便秘,淋浊疮疡。

用法:开水化服。

平胃散(《医方类聚》引《简要济众方》)

苍术 4g　厚朴 3g　陈皮 2g　甘草 1g　为散。

功用:燥湿运脾,行气和胃。治脾胃不和,湿滞中阻。

用法:每服 6g,水一中盏,加生姜 2 片,大枣 2 枚,同煎,去滓,食前温服。

平胬丹(《外科诊疗学》)

乌梅肉(煅存性)　月石各 4.5g　轻粉 1.5g　冰片 0.9g　研极细末。

功用:有轻度腐蚀平胬之功。治疮疡有胬肉突出,障碍排脓,用之可使胬肉平复。

用法:掺疮口上,外盖膏药。

左归丸(《景岳全书》)

熟地 240g　山药 120g　山茱萸 120g　菟丝子 120g　枸杞子 120g　怀牛膝 90g　鹿角胶 120g　龟甲胶 120g　蜜丸。

功用:补肝肾,益精血。治肝肾精血虚损,形体消瘦,腰膝痠软,眩晕,遗精等症。

用法:每服 3～6g,日 1～2 次,淡盐汤送服。

左归饮(《景岳全书》)

熟地　山药　枸杞　炙甘草　茯苓　山茱萸

功用:养阴补肾。治真阴不足,腰痠痛,遗精盗汗,咽燥口渴。

用法:水煎服。

右归丸(《景岳全书》)

熟地黄 240g　山药 120g　山茱萸 90g　枸杞子 120g　杜仲 120g　菟丝子 120g　制附子 60～180g　肉桂 60～120g　当归 90g　鹿角胶 120g　丸剂。

功用:温肾阳,补精血。用于肾阳不足,命门火衰,畏寒肢冷,阳痿,滑精,腰膝痠软等症。

用法:每服 3～6g。

右归饮(《景岳全书》)

熟地　山药　山茱萸　枸杞　甘草　杜仲　肉桂　制附子

功用:温肾填精。治肾阳不足,腰膝痠痛,气怯神疲,大便溏薄,小便频多,手足不温,阳痿遗精,舌苔淡薄,脉沉细。

用法:水煎服。

龙胆泻肝丸

即龙胆泻肝汤诸药,共研细末和匀,以水泛为丸。

功用:同龙胆泻肝汤。

用法:每日服 9g,分 2 次吞,用温开水送下。

龙胆泻肝汤(《兰室秘藏》)

龙胆草(酒炒)　黄芩(炒)　栀子(酒炒)　泽泻各 3g　木通　车前子　当归(酒炒)　生地(酒炒)　柴胡　甘草(生)各 1.5g

功用:清肝火,利湿热。治肝胆经实火湿热,胁痛耳聋,胆溢口苦,小便赤涩,如乳头破碎、乳发、蛇丹、阴肿、囊痈、耳脓等证。

用法:共粗末,水煎服。

四妙汤(《外科说约》)

黄芪　当归　金银花　甘草

功用:扶正托毒。

用法:水煎内服。

四苓散(即《伤寒论》五苓散去桂枝)

白茯苓　泽泻　猪苓　白术

功用:利水渗湿。治疮疡湿邪内蕴,小便不利者。

用法:水煎服。

四虎散(《直指》)

天南星　草乌头　生半夏　狼毒各等分　为细末。

功用:化痰解毒。治发疽肿硬,厚如牛皮,按之方痛。

用法:醋蜜调敷,留头出毒气。

四物汤(《局方》)

熟地　归身　白芍　川芎

功用:养血补血。治疮疡血虚之证。

用法:水煎服。

四逆汤(《伤寒论》)

附子 5～10g　干姜 6～9g　炙甘草 6g

功用:回阳救逆。

用法:附子先煎 1 小时,水煎温服。

四逆散(《伤寒论》)

柴胡　白芍　枳实　甘草

功用:疏肝理气,和营解郁。热厥,阳气内郁,而致手足厥冷,或胸胁脘腹疼痛,或兼见泄泻。

用法:用开水调服。

四神丸(《内科摘要》)

肉豆蔻　补骨脂　五味子　吴茱萸　为末,用水 1 碗,煮生姜 120g,红枣 50 枚,水干,取枣肉为丸,如梧桐子大。

功用:温肾暖脾,涩肠止泻。治命门火衰,脾肾虚寒,纳差便溏,五更泄泻,肚腹作痛。

用法:每服 50～70 丸,空心、食前服。

四黄散、膏(经验方)

黄连　黄柏　黄芩　大黄　乳香　没药各等量　研细末。

功用:清热解毒,活血消肿。治阳证疮疡。

用法:水或金银花露调成厚糊状敷疮上。或作围药敷法。或以药末 20%加 80%凡士林调成油膏、摊敷。

四君子汤(《局方》)

人参　茯苓　白术(土炒)　甘草

功用:补元气,益脾胃。治疮疡中气虚弱,脾失运化者。

用法:姜3片,枣2枚,水煎服。

四妙勇安汤(《验方新编》)

玄参　当归　金银花　甘草

功用:清热解毒,活血,滋阴。治脱疽(血栓闭塞性脉管炎)溃烂,局部红肿热痛,脓水淋漓,烦热,口渴。

用法:日服1剂,水煎取汁,分3~4次服。

四物消风饮(《医宗金鉴》)

生地黄　当归　荆芥　防风　赤芍　川芎　白鲜皮　蝉蜕　薄荷　独活　柴胡　红枣

功用:养血祛风。用于瘾疹、牛皮癣等血虚风燥者。

用法:水煎服。

四海舒郁丸(《疡医大全》)

青木香15g　陈皮　海蛤粉各6g　海带　海藻　昆布　海螵蛸各60g(俱浸淡)　共研细末,为丸如梧桐子大。

功用:理气解郁,软坚消肿。治气瘿。

用法:每服9g,日服1~2次,水、酒送下均可。

归脾丸

即归脾汤诸药,除龙眼肉、生姜、大枣外,共研细末和匀,然后将龙眼肉、生姜、大枣煮烂和丸。

功用:同归脾汤。

用法:每日服9g,用温开水送下。

归脾汤(《济生方》)

人参6g　白术(土炒)6g　黄芪(炒)6g　当归身3g　炙甘草1.5g　茯神6g　远志(去心)3g　枣仁(炒研)6g　青木香1.5g　龙眼肉6g　生姜3片　大枣2枚

功用:养心健脾,益气补血。治岩、乳痨等疮疡,久溃不敛,气血两亏,心脾衰弱,心烦不寐者。

用法:水煎服。

生肌散(经验方)

制炉甘石15g　滴乳石9g　滑石30g　血珀9g　朱砂3g　冰片0.3g　研极细末。

功用:生肌收口。治痈疽溃后,脓水将尽者。

用法:掺疮口中,外盖膏药或药膏。

生脉散(《内外伤辨惑论》)

人参3~9g　麦冬12g　五味子3~9g

功用:益气养阴,敛汗,生脉。

用法:日服1剂,水煎取汁顿服。

生肌玉红膏(《外科正宗》)

当归60g　白芷15g　白蜡60g　轻粉12g　甘草36g　紫草6g　血竭12g　麻油500g　先将当归、白芷、紫草、甘草四味,入油内浸3日,大杓内慢火熬微枯,细绢滤清,复入杓内煎滚,入血竭化尽,次入白蜡,微火化开。用茶盅4个,预放水中,将膏分作4处,倾入盅内,候片时,下研细轻粉,每盅投3g,搅匀。

功用:活血祛腐,解毒镇痛,润肤生肌。治一切疮疡溃烂脓腐不脱,疼痛不止,新肌难生者。

用法:将膏匀涂纱布上,敷贴患处,并依溃疡局部情况,可掺提脓、祛腐药于膏上同用,效果更佳。

生肌白玉膏(经验方)

见白玉膏方。

生精种子汤(《医学正印种子编》)

沙苑蒺藜　川续断　菟丝子　山茱萸　芡实　莲须　覆盆子　甘枸杞子

功用:生精种子。治梦遗滑泄,真精亏损,以致无子。

用法:水煎服。

代抵当丸(《证治准绳》)

大黄　归尾　炮山甲　芒硝　桃仁　肉桂

功用:攻逐瘀血。治膀胱蓄血所致的癃闭。

用法:水煎服。

仙方活命饮(《医宗金鉴》)

穿山甲　皂角刺　当归尾　甘草　银花　赤芍　乳香　没药　天花粉　陈皮　防风　贝母　白芷

功用:清热散风,行瘀活血。治一切痈疽肿疡、溃疡等。

用法:水煎服。

白玉膏(亦名生肌白玉膏)(经验方)

尿浸石膏90%　制炉甘石10%　石膏必须尿浸半年(或用熟石膏),洗净,再漂净2月,然后煅熟研粉,再加入制炉甘石粉和匀,以麻油少许调成药膏,再加入黄凡士林(配制此膏时用药粉约3/10,油类约7/10)。

功用:润肤、生肌、收敛。治溃疡腐肉已尽,疮口不敛者。

用法:将膏少许匀涂纱布上,敷贴患处,并可掺其他生肌药粉于药膏上同用,效果更佳。

白虎汤(《伤寒论》)

知母　石膏　粳米　甘草

功用：清热生津。治阳明气分热盛，壮热面赤，烦渴引饮，大汗出，脉洪大有力。

用法：水煎服。

白降丹（《医宗金鉴》）

朱砂　雄黄各6g　水银30g　硼砂15g　火硝　食盐　白矾　皂矾各45g

制法：先将雄黄、皂矾、火硝、明矾、食盐、朱砂研匀，入瓦罐中，微火使其烊化，再和入水银调匀，待其干涸。然后用瓦盆1只，盆下有水，即以盛干涸药料的瓦罐覆置盆中，四周以赤石脂和盐卤层层封固，如有空隙漏气处，急用赤石脂盐卤加封，再以炭火置于倒覆的瓦罐上，约过3炷香（约3小时）即成。火冷定开看，盆中即有白色晶片的药粉。

功用：腐蚀、平胬。治溃疡脓腐难去，或已成漏管，肿疡成脓不能自溃，及赘疣、瘰疬等证，外敷消散药物，效果不显著。

用法：疮大者用0.15～0.18g，小者0.03～0.06g，以清水调涂疮头上；亦可和米糊为条，插入疮口中，外盖膏药。

白头翁汤（《伤寒论》）

白头翁　黄柏　黄连　秦皮

功用：清热解毒，凉血止痢。治热痢。

用法：水煎服。

白屑风酊（经验方）

蛇床子40g　苦参片40g　土槿皮20g　薄荷脑10g　将蛇床子、苦参片、土槿皮共研成粗粉，先用75%酒精30ml，将药粉渗透，放置6小时后，然后加入75%酒精920ml，依照渗漉分次加入法，取得酊剂约1000ml（不足之数可加入75%酒精补足），最后加入薄荷脑即成。

功用：祛风止痒。治白屑风。

用法：搽擦患处，每日3～5次；有糜烂者禁用。

白虎地黄汤（《增订医方易简》）

石膏　生地　当归　枳壳　大黄　木通　生甘草　泽泻

功用：去实火，解邪热。治小儿出痘，发热不退，口渴喜冷，痘疮黑陷，小便赤燥，大便闭结，口鼻气热。

用法：水煎服。

瓜蒌贝母汤（《增订胎产心法》）

瓜蒌实　土贝母　甘草节

功用：化痰软坚。治乳房结核、焮肿等。

用法：水煎服。

瓜蒌牛蒡汤（《医宗金鉴》）

瓜蒌仁　牛蒡子（炒研）　花粉　黄芩　陈皮　生栀子（研）　连翘（去心）　角刺　金银花　生甘草　青皮　柴胡

功用：疏泄厥阴，清解邪热。治乳痈初起，寒热往来，表证重者，可加荆芥、防风。

用法：水煎服。

皮脂膏（经验方）

青黛6g　黄柏6g　煅石膏60g　烟膏60g（即土法烟熏烘硝牛皮后的残留物质）共研细末，和匀，以药末60g加凡士林240g，调匀成膏。

功用：清热杀虫止痒。治湿疹、肛门瘙痒病等。

用法：外搽患处。

皮癌净（河南省鹿邑县人民卫生防治院方）

红砒3g　人指甲　头发各1.5g　大枣1枚（去核）　碱发面30g

将红砒研细末，同人指甲、头发共放入去核大枣内，用碱发面包好，稍阴干，置桑木炭火上，煅烧成炭，将烧成之药，研细末，瓷瓶贮，备用。煅烧时应注意：①细心观察，经常轻轻翻动药团，使其煅烧均匀，不可用力过大，以防药团破碎。②煅烧时可见药团冒出白烟，闻有臭味，烟过后，在药团表面可见到黄色小点，此为正常现象。③煅烧成的药团，必须呈炭样，质较轻，易破碎，色乌黑发亮。如敲开药团，见枣内有红赤色细丝，指甲、头发分开药末易破碎者，为尚未煅好。

功用：祛腐解毒。

用法：直接掺于瘤体疮面上，或用麻油调成50%糊状，涂抹于瘤体疮面上。每日1次或隔日1次。

加味五苓散（《类证治裁》）

猪苓　茯苓　白术各30g　泽泻24g　小茴香12g　肉桂5g　共研粗末。

功用：温阳化气利水。治水疝。

服法：以药末12g加盐少许，水煎服，1日3次。

加味归脾丸（《医宗金鉴》）

香附　人参　炒酸枣仁　远志（去心）　当归　黄芪　乌药　陈皮　茯神　白术（土炒）　贝母（去心）各30g　木香　甘草各10g上药共细末，合欢皮120g煎汤，糊丸。

功用：益气养血，解郁化痰。治气瘿、气瘤。

服法：每服10g，食远服，开水下。

加味逍遥散（《和剂局方》）亦名丹栀逍遥散。见丹栀逍遥散方。

六　画

芋艿丸(经验方)

香梗芋艿(拣大者),不拘多少。切片晒干,研细末,用陈海蜇漂淡,大荸荠煎汤泛丸,如梧桐子大。

功用:消痰、软坚、化毒、生肌。治一切瘰疬,不论已溃、未溃。

用法:每服9g,陈海蜇、荸荠煎汤送下。

地龙片(经验方)

地龙研粉,加适量赋型剂,轧片,每片含生药0.3g。

功用:祛风潜镇。

用法:成人每日2～3次,每次5片,温开水送服。

地榆散(《仁斋直指方论》)

地榆　黄连　茜根　黄芩　茯神　栀子仁为粗末。

功用:清热利湿,凉血止痢。治肠风热证下血。

用法:每服9g,加薤白5寸同煎服。

地黄饮子(《黄帝素问宣明论方》)

熟地　巴戟天(去心)　山茱萸　石斛　肉苁蓉(酒浸,焙)　附子(炮)　五味子　官桂　白茯苓　麦门冬(去心)　菖蒲　远志(去心)等分

功用:滋肾阴,补肾阳,开窍化痰。

用法:上药共为粗末,每服9g,水一盏半,生姜5片,枣1枚,薄荷5～7叶,同煎至八分,温服。不计时候服。

地榆芍药汤(《素问病机气宜保命集》)

苍术　地榆　卷柏　芍药

功用:清热利湿凉血。治泻痢脓血,乃至脱肛,直肠息肉。

用法:水煎服。

百部酊(《赵炳南临床经验集》)

百部180g　75%酒精360ml　将百部碾碎置酒精内,浸泡7昼夜,过滤去滓备用。

功用:杀虫止痒。治荨麻疹、神经性皮炎、疥癣、虱病等瘙痒性皮肤病。

用法:以棉棒或毛刷蘸涂。

百合固金汤(《慎斋遗书》)

熟地　生地　归身　白芍　甘草　桔梗　玄参　贝母　麦冬　百合

功用:滋肾保肺,止咳化痰。治肾水不足,虚火上炎,肺阴受伤,喘嗽痰血,头眩耳鸣,午后潮热,口干溲赤,舌红少苔,脉细数。

用法:水煎服。

至宝丹(《和剂局方》)

人参30g　朱砂30g　麝香3g　制南星15g　天竹黄30g　水牛角30g　冰片3g　牛黄15g　琥珀30g　雄黄30g　玳瑁30g(原方还有安息香、金箔、银箔三药,而无人参、天竹黄、制南星)研细末,和匀,加炼蜜20%～30%为丸。每料成丸240粒。

功用:开窍,镇痉。卒中昏迷,内闭外脱;外感热病,痰热阻塞清窍,神昏;小儿急惊,神昏痉厥。

用法:日服1～2丸,用凉开水化服,分2次服。

托里散(《外科真诠》)

生黄芪　当归　白芍　续断　云苓　香附　枸杞　甲片　金银花　甘草　桂圆

功用:扶正托毒。治疮疡已成或溃后,凡气血虚者,均可用之。

用法:水煎服。

托里消毒散(《医宗金鉴》)

人参　川芎　当归　白芍　白术　金银花　茯苓　白芷　皂角刺　甘草　桔梗　黄芪

功用:补益气血,托毒消肿。治疮疡体虚邪盛,脓毒不易外达者。

用法:水煎服。体弱者去白芷,倍人参。

托里排脓汤(《医宗金鉴》)

当归　白芍　人参　白术　茯苓　连翘　金银花　浙贝母　生黄芪　陈皮　肉挂　桔梗　牛膝　白芷　甘草　生姜

功用:排脓消肿。治痈疽脓将成。

用法:水煎服。

扫风丸(经验方)

大风子1.75kg　薏苡仁　荆芥各240g　苦参　白蒺藜　小胡麻　苍耳子　防风各120g　白花蛇30g　苍术　白附子　桂枝　当归　秦艽　白芷　草乌　威灵仙　川芎　钩藤　木瓜　菟丝子　肉桂　天麻　川牛膝　何首乌　千年健　青礞石(制)　川乌　知母　栀子各60g　为细末,水为小丸,干燥后待用。

功用:祛风、利湿、杀虫。治初期轻型麻风。

用法:成人初用6g,每日2次。3天后如无呕吐、恶心等反应,可每次加1.5g,至第8天后,每日服3次。

当归片(经验方)

当归研粉，加适量赋型剂，轧片，每片含生药0.3g。

功用：养血祛风润燥。

用法：成人每次每日2～3次，每次5片，温开水送下。

当归饮子（《济生方》）

当归　白芍　川芎　生地　白蒺藜　防风　荆芥穗　何首乌　黄芪　甘草

功用：养血润燥，祛风止痒。治各种皮肤病血虚致痒者。

用法：水煎服。

当归龙荟丸（《丹溪心法》）

全当归（酒浸焙）　龙胆草（酒洗炒焦）　栀子仁（炒）　川黄连（炒）　黄柏（炒）　淡黄芩（炒）各30g　大黄（酒浸炒）　芦荟　青黛（水飞）各15g　木香7.5g　麝香1.5g（另研）　共细末，炼蜜为丸，如小豆大。

功用：泻肝胆实火。治肝火所致的大便秘结，小便涩滞，阴囊肿胀，急性湿疹，药物性皮炎等。

用法：每服20～30丸，生姜汤送下，日3次。

当归四逆汤（《伤寒论》）

当归　桂枝　白芍　细辛　甘草　通草　大枣

功用：补心益血通脉。

用法：水煎服。

当归补血汤（《兰室秘藏》）

当归　黄芪

功用：补益气血。治疮疡气血不足者。

用法：水煎服。

回阳玉龙膏（《外科正宗》）

草乌（炒）　干姜（煨）各90g　赤芍（炒）　白芷　南星（煨）各30g　肉桂15g　研成细末。

功用：温经活血，散寒化痰。治一切疮疡阴证。

用法：热酒调敷，亦可掺于膏药内贴之。

回阳玉龙油膏

即用凡士林8/10，回阳玉龙膏2/10，调匀成膏。

先天大造丸（《医宗金鉴》）

人参　白术（土炒）　当归身　白茯苓　菟丝子　枸杞　黄精　牛膝各60g　补骨脂（炒）　骨碎补（去毛微炒）　巴戟肉　远志（去心）各30g　广木香　青盐各15g　丁香9g（以上共研细末）　熟地120g（酒煮捣膏）　仙茅（浸去赤汁，蒸熟去皮，捣膏）　何首乌（去皮，黑豆同煮，去豆捣膏）　胶枣肉（捣膏）　肉苁蓉（去鳞并内膜，酒浸捣膏）各60g　紫河车1具（白酒煮烂，捣膏）　将药末与膏共合一处，再加炼过白蜂蜜和匀，为丸如梧桐子大。

功用：补气血，壮筋骨。治流痰溃后脓稀难敛，气血两亏者。

用法：每日服70丸，空腹温酒或开水送下。

竹叶石膏汤（《伤寒论》）

竹叶　石膏　麦冬　人参（党参）　半夏　粳米　甘草

功用：清热，养胃，生津止渴。

用法：一般日服1剂，水煎，分2次服。

竹叶黄芪汤（《医宗金鉴》）

人参　黄芪　石膏（煅）　半夏（炙）　麦冬　白芍　川芎　当归　黄芩　生地　甘草　竹叶　生姜　灯心

功用：滋阴生津清热。治有头疽，阴液不足，热甚口渴者。

用法：水煎服。

血府逐瘀汤（《医林改错》）

当归　生地　桃仁　红花　枳壳　赤芍　柴胡　甘草　桔梗　川芎　牛膝

功用：活血，祛瘀，理气，止痛。

用法：日服1剂，水煎取汁，分2次服。

全虫方（《赵炳南临床经验集》）

全虫6g　皂刺12g　猪牙皂角6g　刺蒺藜15～30g　炒槐花15～30g　威灵仙12～30g　苦参6g　白鲜皮15g　黄柏15g

功用：祛风止痒，除湿解毒。治慢性湿疹，慢性阴囊湿疹，神经性皮炎，结节性痒疹等慢性顽固瘙痒性皮肤病。

用法：水煎服。

众生丸（经验方）

蒲公英　板蓝根　岗梅根　天花粉　玄参　白芷　防风　虎杖　柴胡　黄芩　赤芍　当归　皂角　牛黄　制成浓缩丸。

功用：清热解毒，凉血活血，消肿止痛。治各种阳证疮毒。

用法：每次6丸，每日3次，重症加倍，小儿减半，温开水送服。外用捣碎冷开水调匀涂患处。

如圣金刀散（《外科正宗》）

松香210g　生白矾　枯矾各45g　研极细末。

功用：收敛、收涩、止血。治金疮出血不止。

用法：掺于患处，纱布紧扎。

冲和膏(《外科正宗》)

紫荆皮(炒)150g 独活 90g 赤芍 60g 白芷 30g 石菖蒲 45g 研成细末。

功用:疏风、活血、定痛、消肿、祛冷、软坚。治疮疡介于阴阳之间的证候。

用法:葱汁、陈酒调敷。

安宫牛黄丸(《温病条辨》)

牛黄 郁金 水牛角 黄芩 黄连 栀子 雄黄 朱砂各 30g 冰片 麝香各 7.5g 珠粉 15g 研极细末,炼蜜和丸,每丸 3g,金箔为衣,以蜡护之。

功用:清热解毒,化秽开窍,安神宁心。治疔疮走黄及疮疡毒邪内陷神昏谵语、狂躁惊厥抽搐者。

用法:每服 1 丸。脉虚者,人参汤送下;脉实者,银花薄荷汤送下。病重体实者,每日 3 服。

安神定志丸(《医学心悟》)

茯苓 茯神 人参 远志各 30g 龙齿 石菖蒲各 15g 炼蜜为丸,如梧桐子大,辰砂为衣。

功用:安神定志。治惊恐不得卧,惊跳怵惕。

用法:每服 6g,开水送下。

冰螄散(《外科正宗》)

硇砂 0.6g 大田螺(去壳,线穿晒干)5 枚 冰片 0.3g 白砒(面裹煨熟,去面用砒)3.6g 将螺肉切片,同白砒研末,再加硇砂共研细,以稠米汤糊,搓成捻子,瓷瓶收贮。

功用:腐蚀解毒。治瘰疬日久,坚核不消,及服消药不效,瘿瘤患大带小及诸般高突,异形难状者;乳岩。

用法:用时将捻子插入针孔,外用纸糊封,贴核上勿动,10 日后四边裂缝,其核自落。

冰硼散(《外科正宗》)

冰片 1.5g 朱砂 1.8g 玄明粉 1.5g 硼砂 1.5g 为极细末。

功用:清热解毒,消肿止痛。治咽喉疼痛,牙龈肿痛,口舌生疮,舌肿木硬,小儿鹅口白斑。

用法:吹搽患上,甚者日搽五六次。

异功散(《局方》)

人参 白术 茯苓 炙甘草 陈皮

功用:健脾、和胃、理气。

用法:水煎服。

导赤散(《小儿药证直诀》)

木通 生地 生甘草 竹叶

功用:清热利水。治心经火毒所致之疮疡。

用法:水煎服。

阳和汤(《外科证治全生集》)

麻黄 熟地 白芥子(炒研) 炮姜炭 甘草 肉桂 鹿角胶

功用:温经散寒,化痰补虚。治流痰及一切阴疽,漫肿平塌,不红不热者。

用法:水煎服。

阳和解凝膏(《外科正宗》)

鲜牛蒡子根叶梗 1 500g 鲜白凤仙梗 120g 川芎 120g 川附 桂枝 大黄 当归 川乌 官桂 肉桂 草乌 地龙 僵蚕 赤芍 白芷 白蔹 白及 乳香 没药各 60g 续断 防风 荆芥 五灵脂 木香 香橼 陈皮各 30g 苏合油 120g 麝香 30g 菜油 5000g。

白凤仙熬枯去渣,次日除乳香、没药、麝香、苏合油外,余药俱入锅煎枯,去渣滤净,秤准斤两,每油 500g 加黄丹(烘透)210g,熬至滴水成珠,不黏指为度,撤下锅来,将乳、没、麝、苏合油入膏搅和,半月后可用。

功用:温经和阳,驱风散寒,调气活血,化痰通络。治一切疮疡阴证(如贴于背脊上第三脊骨处,可治疟疾)。

用法:摊贴患处。

阳毒内消散(《药蔹启秘》)

麝香 冰片各 6g 白及 南星 姜黄 炒甲片 樟冰各 12g 轻粉 胆矾各 9g 铜绿 12g 青黛 6g 研极细末。

功用:活血、止痛、消肿、化痰、解毒。治一切阳证肿疡。

用法:掺膏药内敷贴。

阴毒内消散(《药蔹启秘》)

麝香 3g 轻粉 9g 丁香 6g 牙皂 6g 樟冰 12g 腰黄 9g 良姜 6g 肉桂 3g 川乌 9g 炒甲片 9g 胡椒 3g 制乳没各 6g 阿魏(瓦上炒去油)9g 研极细末。

功用:温经散寒,消坚化痰。治一切阴证肿疡。

用法:掺膏药内贴之。

防风羌活汤(《疡医·准绳》)

防风 羌活 连翘 升麻 夏枯草 牛蒡子 川芎 黄芩 甘草 昆布 海藻 僵蚕

功用:疏风清热,化痰软坚。治瘰疬发热。

用法:水煎服。

防风通圣散(《宣明论方》)

防风 荆芥 连翘 麻黄 薄荷 川芎 当归 白芍(炒) 白术 山栀 大黄(酒蒸) 芒硝

各15g　石膏　黄芩　桔梗各30g　甘草6g　滑石9g　共研细末。

功用：解表通里，散风清热，化湿解毒。治内郁湿热，外感风邪，表里同病，属于气血实者。

用法：每服6g，开水送下。或用饮片，水煎服（剂量可用近代常用量）。

红油（《外科证治全生集》）

红砒3g(打碎成细粒)　麻油30g　入砂锅同煎，至砒枯烟绝为度，去砒留油。

功用：杀虫、止痒、润燥。治鹅掌风皮肤燥痒者。

用法：搽擦疮上，每日2～3次。若加热烘疗法，效果更佳。

红灵丹（经验方）

雄黄18g　乳香18g　煅月石30g　青礞石9g　没药18g　冰片9g　火硝18g　朱砂60g　麝香3g　除冰片、麝香外，共研细末，最后加冰片及麝香，瓶装封固，不出气，备用。

功用：活血止痛，消坚化痰。治一切痈疽未溃者。

用法：掺膏药或油膏上，敷贴患处。

红灵酒（经验方）

生当归60g(切片)　杜红花30g　花椒30g　肉桂60g(薄片)　樟脑15g　细辛15g(研细末)　干姜30g(切碎片)　用95%酒精1 000ml，泡浸7天备用。

功用：活血、消肿、止痛。治脱疽、冻疮等证。

用法：每日用棉花蘸药酒在患处(溃后在患处上部)揉擦2次，每次擦药10分钟。

红油膏（经验方）

凡士林300g　九一丹30g　东丹(广丹)4.5g　先将凡士林烊化，然后徐徐将两丹调入，和匀成膏。

功用：防腐生肌。治溃疡不敛。

用法：将药膏匀涂纱布上，敷贴患处。

红灵丹油膏

红灵丹45g　凡士林300g　先将凡士林烊化冷却，再将药粉徐徐调入，和匀成膏。

功用：同红灵丹。

用法：将油膏涂于纱布上贴之，每日换药1次。

红油膏纱布

将纱布剪成6cm×12cm大小，约20～30块左右，用红油膏60～90g，共同放置于钢精饭盒内，经高压蒸气消毒备用。

功用：同红油膏。

用法：按疮面大小，剪贴患处。

七　画

芩部丹（经验方）

丹参沉淀粉1 350g　黄芩沉淀粉3 600g　百部浸膏2 500g　将百部浸膏拌入药粉内，成颗粒，轧片，每片含生药0.3g。

功用：清热杀虫。治皮肤结核、流痰、瘰疬等病。

用法：成人每日2～3次，每次5片，温开水送服。

芩连二母丸（《外科正宗》）

黄芩　黄连　知母　贝母(去心)　当归(酒炒)　白芍(酒炒)　羚羊角(镑)　生地　熟地　蒲黄　地骨皮　川芎各30g　生甘草15g　共为细末，侧柏叶煎汤，面糊为丸，如梧桐子大。

功用：抑火滋阴，养血凉血，安敛心神，调和血脉。治血瘤。

用法：每日服6～9g，灯心煎汤送下。

苍耳草膏（经验方）

苍耳草不拘多少，于小暑节采取，连枝带叶，洗去泥土，切细晾干。以水煎2次，去渣滤净，再煎，浓缩为流膏，瓷瓶密贮。

功用：杀虫祛风。治麻风，不论初起病重，眉毛脱落，皮肤紫斑，麻木，肌肉痛痹等证，均可应用。

用法：每服1匙，开水冲下，每日3次。

两仪膏（《景岳全书》）

党参120g　熟地240g　以上二味，酌予切碎，分次水煎取煎出液，至味尽，去滓。将煎出液过滤合并。用文火浓缩成清膏，另加蜂蜜120g，收膏，即得。

功用：补气益血。

用法：每服6～9g，每日1～3次，用温开水冲服。

还少丹（《扶寿精方》）

何首乌　牛膝　生地　肉苁蓉　黄柏　补骨脂　车前子　柏子仁　麦门冬　天门冬　为末，炼蜜为丸，如梧桐子大。

功用：发白返黑，益精补髓，壮元阳，祛病延年。

用法：每服50丸，空心，午前酒送下。

连翘散坚汤（《兰室秘藏》）

柴胡　草龙胆　土瓜根　黄芩　当归梢　生黄芩　广莪术　京三棱　连翘　芍药　炙甘草

黄连　苍术

功用：清热解毒，活血排脓。治疮疡生于上半身，坚硬如石，动之无根，或生两胁，或已流脓，作疮未破。

用法：水煎服。

杨梅一剂散(《医宗金鉴》)

麻黄　威灵仙　大黄　羌活　白芷　皂角刺　金银花　穿山甲　蝉蜕　防风

功用：清泄肺脾，祛风解毒。治梅毒病在肺脾，毒秽壅滞之疳疮、杨梅疮。

用法：水煎服。

杞菊地黄丸(《医级》)

枸杞　菊花　山药　山萸肉　茯苓　丹皮　泽泻　熟地　制成水蜜丸。

功用：滋补肝肾，益精明目。治白发及肝肾阴虚所致皮肤外科疾患。

用法：每次6g，每日2次，温开水或淡盐水送服。

抗银片(经验方)

狼毒　血箭愁　先将狼毒研成细粉，血箭愁煎成流浸膏，将狼毒粉放入血箭愁流浸膏内，搅拌成颗粒状，轧片，每片含狼毒12.5mg，血箭愁25mg。

功用：活血解毒。治白疕。

用法：成人每日3次，每次2片，服药期间如有恶心呕吐等反应则停服，连服2周后检查血白细胞，如总数下降至4 000以下者则停药。

吴茱萸汤(《伤寒论》)

吴茱萸　人参　生姜　大枣

功用：温中补虚，降逆散寒。治胃中虚寒，干呕，吐涎沫；厥阴头痛；少阴吐利，手足逆冷；吞酸。

用法：水煎服。

何首乌酒(《医宗金鉴》)

何首乌120g　当归身　当归尾　穿山甲(炙)　生地　熟地　虾蟆各30g　侧柏叶　松针　五加皮　川乌(汤泡去皮)　草乌(汤泡去皮)各12g　将药入夏布袋内，扎口，用黄酒10kg，同药袋入坛内，封固。

功用：滋阴消毒。治麻风稍露虚象者。

用法：按患者酒量大小，时时饮之，以醺醺然作汗为度。避风。

龟鹿二仙膏(《北京市中药成方选集》)

鹿角800g　龟甲800g　冰糖80g　黄酒48g　香油24g　先将鹿角锯成三四寸段，浸泡4天取出，另将龟甲浸泡7天，换清水刷洗，取出，连同糖、酒煎制成胶后，将槽散热凝固，出槽切成小块长方形。

功用：补气补血，强壮身体。治气虚血亏，骨蒸潮热，夜梦遗精，精神疲倦。

用法：每服6～9g，黄酒炖化服之，或白开水亦可。

疔毒复生汤(《外科正宗》)

牡蛎　大黄　山栀　金银花　地骨皮　牛蒡子　连翘　木通　乳香　没药　皂角刺　瓜蒌各等分

功用：清热解毒，活血排脓。治疔疮走黄，头面发浮，毒气内攻，烦闷欲死。

用法：水煎服。

辛夷清肺饮(《外科正宗》)

辛夷　生甘草　石膏(煅)　知母　栀子(生研)　黄芩　枇杷叶(去毛)　升麻　百合　麦冬水2盅，煎八分。

功用：清肺胃，解热毒。治鼻内息肉及热疮等证。

用法：水煎，食远服。

羌活散(《普济方》)

羌活　独活　防风　藁本　黄芩　黄连　黄柏　知母　生地　汉防己　泽泻　熟地　当归身　连翘　黄芪　人参　甘草　橘红　生甘草梢　苏木　当归尾　桔梗

功用：治疔疮等诸毒恶疮。

用法：水煎服。

沙参麦冬汤(《温病条辨》)

沙参　玉竹　生甘草　冬桑叶　天花粉　麦冬

功用：清养肺胃，生津润燥。主治燥伤肺胃阴分，咽干口渴，或热或干咳少痰。

用法：水煎服。

沉香散(《三因极一病证方论》)

沉香　石韦　滑石　王不留行　当归　葵子　白芍药　甘草　橘皮　为细末。

功用：理气通尿。治五内郁结，气不得舒，致气淋癃闭，小腹胀满。

用法：每服6g，食前煎大麦汤调下，饮调亦可。

补肺汤(《仁斋直指方论》)

阿胶(炒)　苏子　桔梗　半夏　炙甘草　款冬花　紫菀　细辛　杏仁　陈皮　桑白皮　青皮　缩砂仁　五味子　石菖蒲　草果

功用：补肺、化痰、止咳。治肺虚气乏久嗽。

用法：水煎服。

补骨脂酊(《赵炳南临床经验集》)

补骨脂 180g　75%酒精 360ml　将补骨脂碾碎，置酒精内，浸泡 7 昼夜，过滤去滓。

功用：调和气血，活血通络。治白癜风、扁平疣、斑秃、神经性皮炎、瘙痒症。

用法：用棉球蘸药涂于患处，并摩擦 5～15 分钟。

补中益气丸

即补中益气汤方共研细末和匀，用生姜、大枣煎汤泛丸。

功用：同补中益气汤。

用法：每日服 9g，用温开水送下。

补中益气汤(《脾胃论》)

黄芪 3g　人参 0.9g　炙甘草 1.5g　归身　橘皮　升麻　柴胡各 0.6g　白术 0.9g

功用：补中益气。治疮疡元气亏损，肢体倦怠，饮食少思，内痔脱垂和脱肛等。

用法：共粗末，水煎服。

补气泻荣汤(《东垣试效方》)

升麻　连翘　苏木　当归　全蝎　黄连　地龙　黄芪　黄芩　甘草　人参　生地　桃仁　桔梗　麝香　胡桐泪　虻虫　水蛭

功用：治疠风，满面连须极痒，眉毛脱落。

用法：共粗末，水煎服。

补阳还五汤(《医林改错》)

黄芪 120g　归尾 6g　赤芍 4.5g　地龙 3g　川芎 3g　桃仁 3g　红花 3g

功用：补气、活血、通络。治下肢痿废，静脉炎等。

用法：水煎服。

阿魏膏(亦名阿魏化痞膏)(《景岳全书》)

羌活　独活　玄参　官桂　赤芍药　穿山甲　生地黄　两头尖　大黄　白芷　天麻　红花各 15g　番木鳖 10 枚(去壳)　乱发 1 团　槐、柳、桃枝各 15g　用麻油 1 120g，煎药黑，去渣，入发再煎，发化仍去渣，入上好真正黄丹，煎收，软硬得中，入后细药即成膏矣。阿魏　芒硝　苏合油　乳香　没药各 15g　麝香 9g

功用：祛风活血，消肿止痛，化痞软坚。治各种岩肿未溃者。

用法：将膏摊成布膏。临用以朴硝铺肿块上 5mm，盖纸，热熨，硝化，贴膏。7 日 1 更。

阿魏化坚膏(亦名飞龙阿魏化坚膏)(《外科正宗》)

蟾酥丸药末一料，加金头蜈蚣 5 条炙黄去头足研末，和匀。另取太乙膏 750g，烊开，加入药末，搅匀备用。

功用：化坚破结。外治瘿、瘤、岩肿未溃破者。

用法：隔水炖化，布片摊贴，半月 1 换。

附子理中汤(《三因方》)

附子　人参　干姜　白术　炙甘草

功用：温补脾肾。治疮疡脾肾阳衰，神疲纳呆，便泄肢冷者。

用法：水煎服。

附桂八味丸

即金匮肾气丸。

鸡眼膏(《疡医大全》)

荸荠　火丹草　蟾酥　蓖麻子　桃仁　穿山甲　三棱　红花　莪术　天南星各 6g　鳝鱼血半杯(阴干为末)　鸡肫皮 10 个　河豚眼 10 枚　虎耳草　阿魏各 4.5g　麝香 1g　麻油 180g　飞黄丹 90g　熬膏。

功用：治鸡眼。

用法：将鸡眼修净摊贴。

八　画

青黛散(经验方)

青黛 60g　石膏 120g　滑石 120g　黄柏 60g　各研细末，和匀。

功用：收湿止痒，清热解毒。治一般皮肤病，焮肿痒痛出水。

用法：干掺，或麻油调敷患处。

青黛膏

青黛散 75g　凡士林 300g　先将凡士林烊化冷却，再将药粉徐徐调入即成。

功用：同青黛散，兼有润肤作用。

用法：将药膏涂于纱布上贴之，或蘸药搽擦患处，或再加热烘疗法，疗效更好。

青吹口散(经验方)

煅石膏 9g　煅人中白 9g　青黛 3g　薄荷 0.9g　黄柏 2.1g　川连 1.5g　煅月石 18g　冰片 3g　先将煅石膏、煅人中白、青黛各研细末，和匀，水飞(研至无声为度)，晒干，再研细，又将其余五味各研细后，和匀，用瓶装，封固不出气。

功用：清热、解毒、止痛。治口、舌、咽喉疼痛之痈疮。

用法：洗漱净口腔，用药管吹敷患处。

青蒿鳖甲汤（《温病条辨》）

青蒿　鳖甲　生地　知母　丹皮

功用：养阴清热。治疮疡、肛瘘、肛周脓肿等见夜热早凉，热退无汗，热自阴来者。

用法：水煎服。

苦参丸（《解围元薮》）

苦参 10g　甘草　黄连　山栀各 1g　为末，水为丸。

功用：治麻风。

用法：每服 100 丸，酒送下，每日 3 次。

苦参汤（《疡科心得集》）

苦参 60g　蛇床子 30g　白芷 15g　金银花 30g　菊花 60g　黄柏 15g　地肤子 15g　大菖蒲 9g

功用：祛风除湿，杀虫止痒。治阴痒、阴蚀、白疕、麻风等病。

用法：水煎去渣，临用亦可加猪胆汁 4～5 滴，一般洗 2～3 次即可。

苓桂术甘汤（《伤寒论》）

茯苓　桂枝　白术　甘草

功用：健脾祛湿，温化痰饮。

用法：日服 1 剂，水煎，分 2 次服。

枇杷清肺饮（《医宗金鉴》）

人参　枇杷叶（去毛蜜炙）　生甘草　黄连　桑白皮　黄柏

功用：清宣肺热。治粉刺。

用法：水一盅半，煎七分，饭后服。

虎地煎液（经验方）

虎杖　地榆

功用：清热解毒，清洁烫伤创面。减少创面的细菌和毒素，促进焦痂分离，引流痂下积脓，对感染重的肉芽创面亦可作植皮前的准备。

用法：将全身或局部浸泡在药液中，每日 1 次，也可隔日或更长时间 1 次，浸泡半小时，或 1～2 小时不等。浴水温度以高于体温 2℃ 为宜。浴后须用无菌巾吸干身上的余水。出浴后常有短暂的体温升高现象。

抵当汤（《伤寒论》）

水蛭（熬）　虻虫（熬，去翅足）　桃仁（去皮尖）　大黄

功用：逐瘀结峻剂。主治瘀结实证，及血栓性静脉炎等。

用法：水煎，温服 1/3 药汁，不下更服。

固肾生发丸（经验方）

熟地　枸杞　桑椹　羌活　首乌　丹参　川芎　木瓜　党参　女贞子　当归　黑芝麻　制成水蜜丸。

功用：固肾养血，益气祛风。治油风及肝肾虚所致脱发。

用法：每次服 2.5g，每日 2 次，温开水送服。

知柏地黄丸（《医宗金鉴》）

熟地　山萸肉　山药　泽泻　茯苓　丹皮　知母　黄柏　制成丸剂。

功用：滋阴降火。治复发性口疮，红斑性狼疮阴虚内热证。

用法：每日 9g，分 2 次吞服。

和荣散坚丸（《医宗金鉴》）

川芎　白芍　当归　茯苓　熟地　陈皮　桔梗　香附　白术　人参　甘草　海粉　昆布　贝母　升麻　红花　夏枯草　共研细末，夏枯草膏合丸，如梧桐子大。

功用：调和荣血，散坚开郁。治失荣。

用法：每服 9g，食远白滚水送下。

侧柏叶酊（经验方）

二甲基亚砜 100g　侧柏叶酒精浸出液加到 10 000ml（取生侧柏叶 2 500g，用 60%乙醇渗漉到 10 000ml即成）。

功用：凉血清热止痒。治白屑风。

用法：每日搽擦患处 3～4 次。

金黄散（《医宗金鉴》）

大黄　黄柏　姜黄　白芷各 2 500g　南星　陈皮　苍术　厚朴　甘草各 1 000g　天花粉 5 000g　共研细末。

功用：清热除湿，散瘀化痰，止痛消肿。治一切疮疡阳证。

用法：可用葱汁、酒、醋、麻油、蜜、菊花露、银花露、丝瓜叶捣汁等调敷。

金黄膏

即用凡士林 8/10，金黄散 2/10，调匀成膏。

功用：同金黄散。

用法：将药膏摊敷料上，贴患处，或涂患处。

金铃子散（《袖珍》引《圣惠》）

金铃子　玄胡各 30g　为末。

功用：行气疏肝，活血止痛。治肝气郁热之胃脘、胸胁痛，疝气疼痛。

用法：每服 6～9g，酒调下，温汤亦可。

金菊五花茶(经验方)

金银花　木棉花　葛花　野菊花　槐花　甘草　制成冲剂

功用:清热利湿解毒。治田螺泡及因湿热毒所致皮肤外科疾患。

用法:每次服1包,每日2～3次,温开水冲服。

金匮肾气丸(《金匮要略》)

熟地250g　山药　山茱萸125g　茯苓　丹皮　泽泻各90g　附子1枚(炮)　桂枝30g　共研细末,炼蜜为丸,如梧桐子大。

功用:补肾填精。治肾虚腰痛,男子消渴小便多,妇女转胞不得溺。

用法:每服15～20丸,温酒送下,1日2次。

金锁固精丸(《医方集解》)

沙苑蒺藜　芡实各60g　龙骨(酥炙)　牡蛎(煅)各30g　共细末。莲肉煮烂捣糊为丸。

功用:固肾涩精。治肾虚遗精、白浊。

用法:每服10g,1日3次,空腹淡盐汤送下。

炙甘草汤(《伤寒论》)

炙甘草　人参(或党参)　桂枝　生姜　阿胶(烊冲)　生地黄　麦冬　麻仁　大枣

功用:益心气,补心血,养心阴,通心阳。治心动悸,脉结代。

用法:日服1剂,原方以酒水同煎,现在一般用水煎,取汁,分2次服。

炉甘石洗剂

炉甘石粉10g　氧化锌5g　石碳酸1g　甘油5g　水加至100ml。

功用:冷却、保护、干燥、止痒、消炎。

用法:用前必须摇匀,用时每天至少搽5～6次。

泻白散(《小儿药证直诀》)

地骨皮　桑白皮各30g　甘草3g　为散。

功用:泻肺清热,止咳平喘。治肺热咳嗽,甚则气喘。

用法:入粳米一撮,水2小盏,煎服。

泻热汤(《外科证治全生集》)

黄连　黄芩　连翘　甘草　木通　归尾

功用:清热解毒,利湿消肿。治囊痈等。

用法:水煎服。

泻黄散(《小儿药证直诀》)

藿香叶　山栀子仁　石膏　甘草　防风锉,同蜜酒微炒香,为细末。

功用:泻脾胃伏火。治脾胃伏火,口疮口臭,烦渴易饥,口燥唇干,舌红脉数。

用法:每服3～6g,水一盏,煎后温服。

参附汤(《世医得效方》)

人参　附子(炮)

功用:回阳,益气,救脱。治阳气暴脱,上气喘急,汗出肢冷,头晕气短,面色苍白,脉微欲绝。

用法:水煎取汁,顿服。症情严重者,用量可酌加,并可日服2剂。

参芪内托散(《疮疡经验全书》)

人参　黄芪　当归　白术　橘红　甘草　升麻　川芎　生地　羌活　厚朴

功用:益气托毒。治痈疽发背气虚不能化毒者。

用法:为粗末,水煎服。

参苓白术散(《局方》)

白扁豆450(姜汁浸,去皮,微炒)　人参(或党参)　白术　白茯苓　炙甘草　山药各600g　莲子肉　桔梗(炒令深黄色)　薏苡仁　缩砂仁各300g

功用:健脾补气,和胃渗湿。治脾胃虚弱,饮食不消,或吐或泻,形体虚羸,四肢无力,胸脘不畅,脉虚而缓。

用法:用枣汤调服。

九　画

珍珠散(《疡科心得集》)

珍珠(生研)10g　炉甘石(煅)30g　石膏(尿浸49日,煅飞)45g　共研细末。

功用:燥湿生肌。用于各种溃疡腐肉净时。

用法:撒疮口上。

荆芥散(《圣济总录》)

荆芥穗不拘多少,以瓦罐子盛,盐泥固济,只留一窍,用炭火烧,候出清烟,便拔去火,用湿泥塞了窍子,放冷取出,研为细散。

功用:治多年湿癣、脚气。

用法:每用末15g,入麝香3g,腻粉15g,同研匀细,先以口含盐浆水抓洗全破,帛子揭了,生油调药涂患处。

荆防败毒散(《医宗金鉴》)

荆芥　防风　柴胡　前胡　羌活　独活　枳壳　炒桔梗　茯苓　川芎　甘草　人参　生姜或薄荷

功用:解表达邪。治风寒相搏,邪气在表,发生疮疡，头痛，无汗，恶寒重，发热轻者。

用法：水煎，食后缓缓温服。

茵陈蒿汤（《伤寒论》）

茵陈　栀子　大黄

功用：清热利湿。治风疹块因胃肠湿热所致者。

用法：水煎服。

枯痔丁（经验方）

第一步：取红砒 0.3g，明矾 0.6g（捣碎），混合均匀后，置瓦壶内，四面用炭火烘，火力须猛，约烧 2～3 小时（黑烟消逝，白烟出现即可），将瓦壶取出，待冷却后，即可得雪白的明矾与砒的化合物。

第二步：①明矾与矾的化合物 4 份，朱砂 1 份，雄黄 2 份，没药 1/2 份。②米饭（干米计算）8 份（先煮成糊状）。

把①项的四种成分，先混合，捣碎，研成均匀粉末，并取出一成，与②项的米糊二成混合调匀，如太干可和开水，至可能搓成铁钉状的药锭，比火柴梗稍细些，一头尖，一头平，长约 3.2cm，直径约 0.1cm。经过阴干或烘干，并可用紫外线照射 1 小时消毒备用。

功用：腐蚀痔核。

用法：插于痔核部。

枯痔散（经验方）

白砒 60g　白矾 60g　月石 6g　硫黄 6g　雄黄 6g

制法：先将上列各药分别研成细末，除硫黄外，其他各药混合，装入砂罐内，将罐用纸封闭，中间剪一直径 1.5cm 大的小孔。将砂罐置于炭火上煅制，不久即有黄烟从小孔中冒出，罐内也发出大小不均的响声。待黄烟变为青烟，烟量较少，罐中声响均匀后（即罐中药物全部溶化时），再从小孔中放入硫黄粉末，并将火力略为减少。待罐中声响消逝，青烟出尽后，将砂罐取下，冷却，倒出，置阴凉处约 2 个月，退尽火毒后，研成粉末，即可应用。

功用：腐蚀。一般用于内痔。

用法：将药粉掺涂患处。

枸橘汤（《外科证治全生集》）

枸橘　川楝子　秦艽　陈皮　防风　泽泻　赤芍　甘草

功用：疏肝理气，化湿清热。治子痈睾丸肿痛。

用法：水煎服。

咬头膏（经验方）

铜绿　松香　乳香　没药　生木鳖　蓖麻子（去尖）　杏仁各 3g　巴豆 6g　白砒 0.3g　捣成膏，为丸如绿豆大。

功用：有腐蚀之功。治疮疡已成脓，不能自破者。

用法：每用 1 粒，放于膏药上，贴于疮疡中心。

香连丸（《全国中药成药处方集》）

黄连　广木香　川朴　槟榔　白芍　枳壳各 30g　为细末，水泛小丸。

功用：消炎理肠。治肠炎腹痛，里急后重，脓便血便。

用法：每服 3g，开水送下，1 日 2 次。

香贝养营汤（《医宗金鉴》）

香附　贝母　人参　茯苓　陈皮　熟地　川芎　当归　白芍　白术　桔梗　甘草　生姜　大枣

功用：养营化痰。治瘰疬、乳岩、上石疽等，日久体虚，气郁痰凝之证。

用法：水煎服。

香砂六君子汤（《杏苑生春》）

人参（或党参）　白术　茯苓　炙甘草　陈皮　半夏　木香（或香附）　砂仁

功用：和胃畅中。治脾胃虚弱，脘腹隐痛，或见胸闷嗳气，呕吐，或见肠鸣便溏等症。

用法：日服 1 剂，水煎取汁，分 2 次服。

复方枯痔液（经验方）

明矾 6g　枸橼酸钠 1.5g　石碳酸 1g　甘油 20ml　黄连 2g　盐酸普鲁卡因 1g　蒸馏水加至 100ml

功效：用于一、二期内痔的患者。

用法：将上药灭菌后，供注射内痔用。

复方土槿皮酊（经验方）

10%土槿皮酊 40ml（土槿皮粗末 10g、80%酒精 100ml，按渗漉法制成），苯甲酸 12g，水杨酸 6g，75%酒精加至 100ml（将苯甲酸、水杨酸加酒精适量溶解，再加入 10%土槿皮酊混匀，最后将酒精加至尽量）。

功用：杀虫止痒。治鹅掌风、脚湿气等病。

用法：搽擦患处，每日 3～4 次；手足部糜烂或皲裂者禁用。

保元汤（《外科正宗》）

人参　黄芪　白术　甘草　生姜　红枣

功用：益气培元，托里解毒。

用法：水煎服。

保和丸（《丹溪心法》）

山楂18g　神曲6g　半夏　茯苓各9g　陈皮　连翘　莱菔子各3g　为末，炊饼为丸，如梧桐子大。

功用：消食、导滞、和胃。治食积停滞，胸膈痞满，腹胀腹痛，嗳腐吞酸，厌食呕恶，或腹中有食积癖块，或大便泄痢。

用法：每服70～80丸，食远白汤送下。

追疔夺命汤(《疮疡经验全书》)

羌活　独活　青皮　防风　黄连　天花粉　赤芍　细辛　蝉蜕　僵蚕　桔梗　金银花　归梢　川芎　白芷　连翘　山栀仁　甘草节

功用：消肿。治疔疮。

用法：加生姜10片，葱白3茎，水煎服。

顺气归脾丸(《外科正宗》)

陈皮　贝母　香附　乌药　当归　白术　茯神　黄芪　酸枣仁　远志　人参各30g　木香　炙甘草各9g　为末，以合欢树根皮120g，煎汤煮老米糊为丸，如梧桐子大。

功用：理气健脾。治思虑伤脾，致脾气郁结，乃生肉瘤，软如绵，肿似馒，脾气虚弱，日久渐大。或微疼或不疼者。

用法：每服60丸，食远白滚汤送下。

独活寄生汤(《千金要方》)

独活　桑寄生　人参　茯苓　川芎　防风　桂心　杜仲　牛膝　秦艽　细辛　当归　白芍　地黄　甘草

功用：温经散寒，祛风化湿，益肝肾，补气血。治风寒湿三气侵袭筋骨而体质较虚者。

用法：水煎服。

疯杨膏

即疯油膏组分100g中加水杨酸5g调匀即成。

功用：同疯油膏。

用法：同疯油膏。

疯油膏(经验方)

轻粉4.5g　东丹(广丹)3g　飞朱砂3g　上药研细末，先以麻油120g，煎微滚，入黄蜡30g再煎，以无黄沫为度，取起离火，再将药末渐渐投入，调匀成膏。

功用：润燥、杀虫、止痒。治鹅掌风、牛皮癣。皲裂疮等皮肤皲裂、干燥作痒者。

用法：涂擦患处。或加热烘疗法疗效更好。

首乌片(经验方)

何首乌　制成片剂。

功用：补肝肾，益精血，乌须发。治白发及肝肾不足、精血亏虚所致皮肤外科疾患。

用法：每次5片，每日3次，口服。

前列腺汤(经验方)

丹参　泽兰　桃仁　红花　赤芍　乳香　没药　王不留行　青皮　川楝子　小茴香　白芷　败酱草　蒲公英

功用：活血化瘀，行气导滞。治以会阴、小腹或阴囊部疼痛为主，腰痠乏力，血尿或血精以瘀滞见证的前列腺炎。

用法：水煎服。

养血安神片(经验方)

仙鹤草　旱莲草　鸡血藤　熟地　生地　合欢皮　首乌藤　制成片剂。

功用：滋阴养血，宁心安神。治油风及阴血不足、肝肾亏虚所致脱发。

用法：每次服5～10片，每日3次，温开水送服。

养血润肤汤(《外科证治全书》)

当归　熟地　生地　黄芪　天冬　麦冬　升麻　黄芩　桃仁　红花　天花粉

功用：滋阴养血，润燥止痒。治面游风、皮肤瘙痒症、牛皮癣静止期、红皮症等。

用法：水煎服。

养阴清肺汤(《重楼玉钥》)

生地黄　玄参　麦冬　川贝母　丹皮　白芍　甘草　薄荷

功用：养阴清肺，清咽解毒。治白喉，慢性咽喉炎，以及阴虚燥咳。

用法：水煎服。

活血祛风汤(《朱仁康临床经验集》)

归尾　赤芍　桃仁　红花　荆芥　蝉蜕　白蒺藜　甘草

功用：活血祛瘀，和营消风。治慢性荨麻疹、皮肤瘙痒症。

用法：水煎服。

活血散瘀汤(《外科正宗》)

当归尾　赤芍　桃仁(去皮尖)　大黄(酒炒)　川芎　苏木　丹皮　枳壳(麸炒)　瓜蒌仁　槟榔

功用：活血逐瘀。治瘀血流注及委中毒等症。

用法：水煎服。

活血散瘿汤(《外科正宗》)

白芍　当归　陈皮　川芎　半夏　熟地　人参　茯苓　丹皮　红花　昆布　木香　甘草节　青皮　肉桂

功用：活血散瘿。治瘿瘤已成，日久渐大，无痛无痒，气血虚弱者。

用法：水煎服。

济生肾气丸(《济生方》)

干地黄　山药　山茱萸　泽泻　茯苓　丹皮　桂枝　炮附子　牛膝　车前子

功用：温肾利水。治泌尿系结石、前列腺肥大肾阳虚者。

用法：水煎服。

祛风胜湿汤(《朱仁康临床经验集》)

荆芥　防风　羌活　蝉蜕　茯苓皮　陈皮　银花　甘草

功用：祛风胜湿清热。治丘疹性荨麻疹，皮肤瘙痒症。

用法：水煎服。

祛风换肌丸(《外科正宗》)

威灵仙　石菖蒲　何首乌　苦参　牛膝　苍术　大胡麻　天花粉各2g　甘草　川芎　当归各1g　为末，新安酒泛丸，如绿豆大。

功用：治白屑风，紫白癜风，顽癣，淫热疮疥，一切诸疮，瘙痒无度，日久不绝，愈而又发。

用法：每服6g，白汤送下。

神功内托散(《外科正宗》)

当归　白术　黄芪　人参　白芍　茯苓　陈皮　附子　木香　甘草　川芎　山甲

功用：益气养血，托毒排脓。治痈疽、脑项诸发等疮，至14日后，当腐溃流脓时不作腐溃，且疮不高肿，脉细身凉者。

用法：加煨姜3片，大枣2个，水煎服。

神应养真丹(《医宗金鉴》)

羌活　木瓜　天麻　当归　白芍　菟丝子　熟地(酒蒸捣膏)　川芎　等分　为末，入地黄膏，蜜丸如梧桐子大。

功用：养血生发，祛风活络。治风邪外袭，以致风盛血燥，不能荣养毛发者。

用法：每日服27g，饭后温酒或盐汤送下。同时配用海艾汤(蕲艾、菊花、藁本、蔓荆子、防风、薄荷、荆芥、藿香、甘松各6g)，加水煎数滚，先将热气熏头面，候汤稍温，用布蘸洗，每日2次。1剂用4天后再换新药。

神应消风散(《医宗金鉴》)

白芷　全蝎　人参各30g　共研细末。

功用：扶正散风。治早期麻风。

用法：每服6g，勿食晚饭，次日空心温酒送下。

神效瓜蒌散(《外科大成》)

大瓜蒌　当归　甘草　没药　乳香

功效：和营化痰，散结消肿。治内痈、脑髭背腋诸毒，瘰疬、便毒、乳痈、乳疽、乳痨、乳岩等。

用法：用黄酒2碗加入煎至大半碗，温服。

除湿胃苓汤(《医宗金鉴》)

苍术(炒)　厚朴(姜炒)　陈皮　猪苓　泽泻　赤茯苓　白术(土炒)　滑石　防风　山栀子(生研)　木通　肉桂　甘草(生)　水2盅，灯心50寸，煎八分。

功用：除脾肺湿热。治缠腰火丹。

用法：水煎服。

除湿解毒汤(《赵炳南临床经验集》)

白鲜皮　大豆黄卷　生苡米　土茯苓　山栀子　丹皮　金银花　连翘　地丁　木通　滑石　生甘草。

功用：除湿利水，清热解毒。治急性女阴溃疡，过敏性皮炎，接触性皮炎，下肢溃疡合并感染。

用法：水煎服。

十　画

真武汤(《伤寒论》)

茯苓　芍药　生姜　白术　附子

功用：温补脾肾。治脾肾阳虚的红斑性狼疮。

用法：水煎服。

桂枝汤(《伤寒论》)

桂枝　芍药　甘草　生姜　大枣

功用：解肌发表，调和营卫。治风疹块等因风寒外袭，营卫不和所致者。

用法：水煎服。

桂麝散(《药蔹启秘》)

麻黄15g　细辛15g　肉桂30g　牙皂9g　生半夏24g　丁香30g　生南星24g　麝香1.8g　冰片1.2g　研极细末。

功用：温化痰湿，消肿止痛。治一切阴证疮疡未溃者。

用法：掺膏药内贴之。

桂附地黄丸

即金匮肾气丸。

桂枝加当归汤(经验方)

桂枝　芍药　甘草　生姜　大枣　当归

功用：养血和营，温通经络。治脱疽、冻疮等证，因营血不足，寒湿凝滞者。

用法：水煎服。

桂枝芍药知母汤（《金匮要略》）

桂枝　芍药　知母　甘草　麻黄　生姜　白术　防风　附子（炮）

功用：温经通阳，祛风除湿。治风寒湿痹。

用法：水煎服。

桂枝麻黄各半汤（《伤寒论》）

桂枝　芍药　生姜　甘草　麻黄　大枣　杏仁

功用：发汗解表，调和营卫。治太阳病，发热恶寒，热多寒少。

用法：水煎服。

桂枝加龙骨牡蛎汤（《金匮要略》）

桂枝　芍药　生姜　甘草　大枣　龙骨　牡蛎

功用：调阴阳，和营卫，固精液。治男子失精，女子梦交，自汗盗汗，遗尿。

用法：水煎服。

桃花散（《先醒斋医学广笔记》）

白石灰 0.5 升　大黄片 45g　先将大黄煎汁，白石灰用大黄汁泼成末，再炒，以石灰变成红色为度，将石灰筛细备用。

功用：止血。治疮口出血。

用法：掺于患处，纱布紧扎。

桃红四物汤（《医宗金鉴》）

当归　赤芍　生地　川芎　桃仁　红花

功用：活血调经。治妇女月经不调，痛经，经前腹痛或经行不畅而有血块、色紫黯者，或由于血瘀所致的月经过多和延久淋漓不净。或由于瘀血所致的各种肿块。

用法：日服 1 剂，水煎，分 2 次服。

顾步汤（《外科真诠》）

黄芪　石斛　当归　牛膝　紫花地丁　人参　甘草　银花　蒲公英　菊花

功用：益气养阴，和营清热。治脱疽火毒型初起。

用法：水煎服。口渴者加天花粉。

柴胡连翘汤（《兰室秘藏》）

肉桂　当归　鼠黏子　炙甘草　黄柏　生地　黄芩　柴胡　知母　连翘　瞿麦穗

功用：治男女热毒、瘰疬，并气寒血滞经闭。

用法：水煎服。

柴胡清肝汤（《医宗金鉴》）

生地　当归　白芍　川芎　柴胡　黄芩　山栀　天花粉　防风　牛蒡子　连翘　甘草

功用：清肝解郁。治痈疽疮疡，由肝火而成者。

用法：水煎服。

柴胡疏肝散（《证治准绳》引《统旨》）

柴胡　陈皮　川芎　芍药　枳壳　甘草　香附

功用：疏肝理气。治肝气郁结证。

用法：水煎服。

逍遥散（《局方》）

柴胡　白芍　当归　白术　茯苓　炙草　生姜　薄荷

功用：疏肝解郁，调和气血。治肝郁不舒，致成乳癖、失荣、瘰疬等证。

用法：水煎服。丸剂每次 4.5g，每日 2 次，温开水送下。

逍遥贝蒌散（经验方）

柴胡　当归　白芍　茯苓　白术　瓜蒌　贝母　半夏　南星　生牡蛎　山慈菇

功用：疏肝理气，化痰散结。治乳癖、瘰疬、乳癌初起。

用法：水煎服。

透脓散（《外科正宗》）

当归　生黄芪　炒山甲　川芎　皂角刺

功用：透脓托毒。治痈疽诸毒，内脓已成，不易外溃者。

用法：水煎服。

按：本方一般适用于实证，因此，使用时亦可去黄芪，以免益气助火。

透疹凉解汤（经验方）

桑叶　金银花　连翘　牛蒡子　薄荷　竹叶　蝉蜕　赤芍　生地　牡丹皮　紫草

功用：疏风清热，透疹凉解。治风疹、痘疹证属风热者。

用法：水煎服。

健脾除湿汤（《赵炳南临床经验集》）

生薏米　生扁豆　山药　芡实　枳壳　萆薢　黄柏　白术　茯苓　大豆黄卷

功用：健脾除湿利水。治慢性湿疹，渗出较多；慢性下肢溃疡、慢性足癣渗出液较多者；下肢浮肿，盘状湿疹。

用法：水煎服。

倍黄膏（经验方）

五倍子粉 80g　藤黄粉 40g　黄蜡 120g　麻油 500g　将麻油煮沸，入黄蜡溶化，加入五倍子粉和藤黄粉调匀，收贮备用。

功用：化湿解毒，收敛生肌。治各种溃疡。

用法：薄摊于纱布上或贴于溃疡上，1日1换。

脏连丸（《证治准绳》）

黄连240g（研净末）　公猪大肠（肥者一段，长1.2尺）　将黄连末装入大肠内，两头以线扎紧，放砂锅内，下煮酒1 250ml，慢火熬之，以酒干为度。将药肠取起，共捣如泥。如嫌湿，再晒1小时许，复捣为丸，如梧桐子大。

功用：清化大肠湿热。治痔疮无论新久，便血作痛，肛门重坠。

用法：每服3～9g，空心温开水送下。

离宫锭（《医宗金鉴》）

血竭9g　朱砂6g　胆矾9g　京墨30g　蟾酥9g　麝香4.5g　为末，凉水调成锭。

功用：化坚祛毒，消肿止痛。治疔毒肿毒，一切皮肉不变，漫肿无头。

用法：凉水磨浓涂患处。

益胃汤（《温病条辨》）

沙参　麦冬　细生地　玉竹　冰糖

功用：养胃益阴。治疮疡胃阴不足者。

用法：水煎服。

凉膈散（《局方》）

连翘120g　大黄（酒浸）　芒硝　甘草各60g　栀子（炒黑）　黄芩（酒炒）　薄荷各30g　共研粗末。加竹叶、蜂蜜。

功用：凉膈、清热、通府、解毒。治心火上盛，中焦燥实，烦躁口渴，目晕头眩，口疮唇裂，头面疮疖，吐血咳血，二便秘结等证。

用法：每服9g，竹叶20片，蜂蜜3匙，煎服；或入汤剂包煎。

凉血地黄汤（《外科大成》）

细生地　当归尾　地榆　槐角　黄连　天花粉　生甘草　升麻　赤芍　枳壳　黄芩　荆芥

功用：清热凉血。治血栓痔、肛门周围痈疽等证。

用法：水煎服。

消风散（《医宗金鉴》）

荆芥　防风　当归　生地　苦参　苍术（炒）　蝉蜕　胡麻仁　牛蒡子（炒研）　知母（生）　石膏（煅）　甘草（生）　木通

功用：散风、清热、凉血、理湿。治风疹块，疮疡因于风湿血热所致者。

用法：水煎服。

消疬丸（《外科真诠》）

玄参　牡蛎（煅）　川贝等分　米糊为丸，如梧桐子大。

功用：软坚化痰。治阴虚火旺所致之瘰疬。

用法：每服9g，温开水送下。

消核丸（《类证治裁》）

橘红（盐水炒）　赤茯苓　熟大黄　连翘各30g　黄芩　山栀各24g　半夏　元参　牡蛎　花粉　桔梗　栝蒌各21g　僵蚕15g　共为末，蒸饼为丸。

功用：清热化痰，软坚散结。

用法：每服10g，日3次。

消痔散（经验方）

煅田螺30g　煅咸橄榄核30g　冰片1.5g　共研细末，和匀。

功用：消痔退肿止痛。

用法：用油调敷痔上。

消痔膏

即用凡士林8/10，消痔散2/10，调匀成膏。

消瘰丸（《许履和外科医案医话集》）

生牡蛎　玄参　川贝　夏枯草

功用：滋阴降火，化痰软坚。

用法：水煎服。

消风导赤汤（经验方）

生地　赤芍　牛蒡子　白鲜皮　银花　薄荷　木通　黄连　甘草

功用：清热利湿，解毒祛风。治急性湿疹。

用法：水煎服。

消瘤二反膏（《外科大成》）

甘遂　芫花　大戟　甘草各等分　共研细末。

功用：化痰散结。治肉瘤、痰核。

用法：醋或姜汁调敷。

消痔灵注射液　（中国中医研究院经验方、北京第四制药厂成药）

鞣酸（由五倍子提出）0.15g，硫酸钾铝（医用明矾）4g，枸橼酸钠1.5g，低分子右旋糖酐（平均分子量为25 000～5 000，含糖）10ml，甘油10ml，三氯叔丁醇0.5g，蒸馏水加至100ml。制法：将枸橼酸钠溶解于50ml的蒸馏水中，加入硫酸钾铝搅拌溶解。另将鞣酸、三氯叔丁醇溶解于甘油中（水浴上加热），将两者混合加低分子右旋糖酐，再加蒸馏水至足量，10磅压力下消毒30分钟。从4号垂溶漏斗过滤后pH＝3。灌封在10ml和20ml的安瓿中，再经100℃水浴灭菌30分钟即可。适应证：内痔出血，各期内痔，由三期内痔发展而成的轻度静脉曲张性混合痔。禁忌证：内痔嵌顿发炎，外痔皮赘。

作用：本品有收敛、抑菌、止血等作用。适用于各期内痔，特别适用于三期内痔以及由三期内痔发展而成的轻度静脉曲张性混合痔、血管瘤。

用法：痔核局部注射。内痔出血，早、中期内痔用原液注射到痔的黏膜下层，三期内痔和静脉曲张性混合痔按四步注射法进行，并在医生指导下应用。

常用量：1%普鲁卡因 1∶1 稀释液 20～40ml。

注意事项：①急性肠炎、内痔嵌顿发炎须在炎症消退后进行注射。②外痔皮赘忌用。③四步注射法需经专科培训或熟悉本疗法的医生进行操作。

海浮散（《外科十法》）

制乳香（去油）　制没药（提炼）各等分　共研极细末。

功用：生肌、止痛、止血。治痈疽溃后，脓毒将尽者。

用法：将药粉掺于患处，外盖膏药或药膏。

海藻玉壶汤（《医宗金鉴》）

海藻（洗）　陈皮　贝母　连翘（去心）　昆布　半夏（制）　青皮　独活　川芎　当归　甘草　海带（洗）

功用：化痰、消坚、开郁。治肉瘿、石瘿。

用法：水煎，食前后服之。

润肌膏（《外科正宗》）

麻油 120g　当归 15g　紫草 3g　同熬，药枯滤清，将油再熬，加黄蜡 15g，化尽，倾入碗内，顿冷。

功用：润肌肤。治秃疮干枯，白斑作痒，发脱，肌肤燥裂。

润肠汤（《证治准绳》）

当归梢　甘草　生地　麻仁　桃仁泥

功用：养血清热润肠。治疮疡阴虚内热，肠燥便结者。

用法：水煎服。

润肤丸（《赵炳南临床经验集》）

桃仁　红花　熟地　独活　防风　防己各 30g　丹皮　川芎　当归各 45g　羌活　生地　白鲜皮各 60g　共为细末，水泛为丸，如绿豆大。

功用：活血润肤，散风止痒。治牛皮癣（白疕），鱼鳞癣，松皮癣，毛发红糠疹，脂溢性湿疹，鹅掌风等。

用法：每服 3～6g，温开水送下，1 日 2 次。

调元肾气丸（《外科正宗》）

生地（酒煎捣膏）12g　山萸肉 60g　山药（炒）60g　丹皮 60g　白茯苓 60g　泽泻 60g　麦冬（去心捣膏）30g　人参 30g　当归身 30g　龙骨（煅）30g　地骨皮 30g　知母（童便炒）15g　黄柏（盐水炒）15g　砂仁（炒）9g　木香 9g　共研细末。另用鹿角胶 120g，老酒化调，加蜂蜜 120g，同煎至滴水成珠，和药末为丸，如梧桐子大。

功用：补益肾气，散肿破坚。治骨瘤后期。

用法：每日服 6～9g，空心温酒送下。忌萝卜、酒及房事。

桑菊饮（《温病条辨》）

桑叶　菊花　杏仁　连翘　薄荷　甘草　桔梗　芦根

功用：疏风清热，宣肺止咳。

用法：水煎服。

桑螵蛸散（《济生方》）

桑螵蛸（炙）　为细末。

功用：固尿涩精。治遗尿，遗精，漏下不止。

用法：每服 6g，空心、食前米饮调服。

通乳丹（《傅青主女科》）

人参　黄芪　当归　麦冬　木通　桔梗　猪蹄

功用：补气血，生乳汁。治产后气血两虚，乳汁不下。

用法：水煎服。

通气散坚丸（《外科正宗》）

人参　桔梗　川芎　当归　花粉　黄芩（酒炒）　枳壳（麸炒）　陈皮　半夏（制）　白茯苓　胆星　贝母（去心）　海藻（洗）　香附　石菖蒲　生甘草各 60g　研为细末，荷叶煎汤为丸，如豌豆大。

功用：宣肺调气，化痰散结。治气瘤。

用法：每服 3g，饭前灯心、生姜汤送下。

通肝生乳汤（《傅青主女科》）

白芍　当归　白术　熟地　甘草　麦冬　通草　柴胡　远志

功用：疏肝健脾，养血生乳。治肝郁脾虚，产后数日两乳胀满作痛，乳汁不通。

用法：水煎服。

通经导滞汤（《外科正宗》）

香附　赤芍　川芎　当归　熟地　陈皮　紫苏　丹皮　红花　牛膝　枳壳　甘草　独活

功用：通经活血，理气导滞。治妇人产后，败血流注经络，结成肿块疼痛者。

用法：水煎服。

通窍活血汤（《医林改错》）

赤芍　川芎　桃仁　老葱　生姜　红枣　麝香（绢包）

功用：活血化瘀，通窍活络。治斑秃，酒皶鼻，荨麻疹（血瘀型）。

用法：水煎服。

十　一　画

理中丸（《伤寒论》）

人参　干姜　炙甘草　白术各90g　为末，炼蜜为丸，如鸡子黄大。

功用：温中祛寒，补气健脾。治脾胃虚寒证。

用法：每次1～2丸，温水送服。

黄芪片（经验方）

黄芪研粉，加适量赋型剂，轧片，每片含生药0.3g。

功用：补气。

用法：成人每日2～3次，每次5片。

黄连油（经验方）

黄连素片2g　麻油100ml　将黄连素片研细，加入麻油中调匀即成。

功用：清热润燥止痒。治湿疹、唇风等病。

用法：外搽患处，每日3～4次。

黄连膏（《医宗金鉴》）

黄连9g　当归15g　黄柏9g　生地30g　姜黄9g　麻油360g　黄蜡120g　上药除黄蜡外，浸入麻油内，1天后，用文火熬煎至药枯，去渣滤清，再加入黄蜡，文火徐徐收膏。

功用：润燥、清热、解毒、止痛。治痔疮、烫伤等证，疮疡焮红作痛者。

用法：将膏匀涂于纱布上，敷贴患处。

黄柏霜（经验方）

硬脂酸200g　单硬脂酸甘油脂72g　石蜡油160g　凡士林40g　尼泊金1g　苯甲酸钠4g　吐温-80 10g　三乙醇胺50g　二甲基亚砜20g　黄柏液（1∶4）500g　取硬脂酸、单硬脂酸甘油脂、石蜡油、凡士林、苯甲酸钠及尼泊金置溶器内加热60℃使熔化（油相）。再取黄柏液、吐温-80、三乙醇胺加入水溶液中，并加热至60℃（水相）。将水相一次加入油相中，并用力搅拌至呈乳状，继续搅拌至冷即成。

功用：清热止痒。

用法：搽擦患处，每日3～4次。

黄连溶液30%（经验方）

黄连30g　冰片0.3g　硼酸4g　蒸馏水100ml　将黄连研成粗末，浸于100ml蒸馏水中，经48小时，过滤，入瓶中，隔汤煮沸30分钟，再加无菌蒸馏水补足100ml，趁热加入硼酸4g，使彻底溶解，待冷，再溶入冰片0.3g，普鲁卡因0.5g，备用。

功用：清热解毒。治耳脓。

用法：滴入耳内，每日6～7次。

黄柏溶液2%～10%（经验方）

黄柏流浸膏2～10ml　蒸馏水100ml　尼泊金0.05g（或安息香酸钠0.2g）　将黄柏捣碎或粗末，用75%酒精渗漉，收集渗漉液，回收酒精，即得流浸膏，每1ml流浸膏等于含生药1g。最后取流浸膏2～10ml，加蒸馏水100ml，尼泊金0.05g，稀释即成。

功用：清热解毒，去腐止痛。治烫伤糜烂及痈、疽疮疡溃后，脓腐不脱，疼痛不止，疮口难敛者。

用法：用消毒纱布或棉球蘸溶液洗涤创面，或湿敷疮上。

黄芪托毒汤（《临证一得录》）

黄芪　当归　白芍　山药　陈皮　金银花　郁金　茯苓　泽泻

功用：益气养血，托毒排脓。治疮疡肿势不聚者。

用法：水煎服。

黄芪鳖甲汤（《医学入门》）

人参　肉桂　苦梗　生干地黄　半夏　紫菀　知母　赤芍药　黄芪　炙甘草　桑白皮　天门冬　鳖甲　秦艽　白茯苓　地骨皮　柴胡

功用：益气养阴，宣肺退热。治男女虚热，身瘦，五心烦热，四肢怠惰，咳嗽咽干，自汗食少。

用法：水煎服。

黄连上清丸（《北京市中药成方选集》）

黄连8g　大黄256g　连翘64g　薄荷32g　防风32g　旋覆花16g　黄芩64g　芥穗64g　栀子64g　桔梗64g　生石膏32g　黄柏32g　蔓荆子64g　白芷64g　甘草32g　川芎32g　菊花128g　为细粉，过罗，用冷开水泛小丸；或炼蜜为丸，重6g。

功用：消炎解热，清火散风。治头目眩晕，暴发火眼，牙齿疼痛，口舌生疮，二便秘结。

用法：每服6g，每日2次，温开水送下。

黄连解毒汤(《外台》引崔氏方)

黄连　黄芩　黄柏　山栀

功用:苦寒泄热,清火解毒。治疗疮及一切火毒热毒,发热,汗出,口渴等实证,热在气分者。

用法:水煎服。

黄芩清肺饮(《卫生宝鉴》)

黄芩　栀子

功用:清肺泄热。用于前列腺肥大肺热者。

用法:水煎服。

黄芪桂枝五物汤(《金匮要略》)

黄芪　芍药　桂枝　生姜　大枣

功用:调养荣卫,祛风散邪。治血痹。

用法:水煎服。

萆薢化毒汤(《疡科心得集》)

萆薢　归尾　丹皮　牛膝　防己　木瓜　薏苡仁　秦艽

功用:清热利湿。治湿热所致疮疡。

用法:水煎服。

萆薢分清饮(《医学心悟》)

川萆薢　石菖蒲　黄柏　茯苓　车前子　莲子心　白术

功用:清心利湿。治膏淋、白浊。

用法:水煎服。

萆薢渗湿汤(《疡科心得集》)

萆薢　薏苡仁　黄柏　赤苓　丹皮　泽泻　滑石　通草

功用:清利湿热。治脚丫破烂,下肢丹毒及湿疮等证。

用法:水煎服。

梅花点舌丹(《外科证治全生集》)

制乳香　制没药　硼砂　雄黄　熊胆　血竭　葶苈　沉香　冰片各3g　麝香　朱砂　牛黄各6g　珍珠9g　各研细末,用人乳汁化开蟾酥6g,充分和匀,捣融作500丸,如绿豆大,金箔为衣,蜡壳收好。

功用:清热解毒。治疔疮、有头疽、喉风、喉蛾等病。

用法:每日服2次,每次服1粒,开水化服,或将丸放于舌下,俟觉舌麻时吞下之。孕妇忌服。

救唇汤(《辨证录》)

紫花地丁　金银花　白果　桔梗　生甘草　知母

功用:清热解毒。治头面唇口疔毒。

用法:水煎服。

银翘散(《温病条辨》)

金银花　连翘　牛蒡子　桔梗　薄荷　鲜竹叶　荆芥　淡豆豉　生甘草　鲜芦根

功用:疏风清热。治疮疡焮红肿痛,邪气在表,头昏少汗,发热重,恶寒轻者。

用法:水煎服。

银花甘草汤(《外科十法》)

鲜金银花30g(干用15g)　甘草3g

功用:清火解毒。治疮疡有热毒者。

用法:水煎服。煎汤外用,可洗涤疮面。

银花解毒汤(《疡科心得集》)

金银花　地丁　水牛角　赤苓　连翘　丹皮　川连　夏枯草

功用:清热解毒凉血。治风火湿热,痈疽疔毒,痤疮。

用法:水煎服。

银翘解毒丸

即银翘散改为丸剂。

脚气粉(《朱仁康临床经验集》)

六一散9g　枯矾3g　为细末。

功用:收湿止痒。治脚气渗水,糜烂发痒。

用法:掺脚缝内。

麻仁丸(《伤寒论》)

麻子仁　芍药　枳实　大黄　厚朴　杏仁为末,炼蜜为丸,如梧桐子大。

功用:润肠通便。治胃强脾弱,津亏便秘。

用法:每服10丸,每日3次。

麻黄汤(《伤寒论》)

麻黄　桂枝　杏仁　炙甘草

功用:发表宣肺,平喘止咳。治感冒风寒,怕冷发热,无汗,咳嗽气喘,肢体疼痛。

用法:日服1剂,水煎,分2次服。

痔宁片(经验方)

地榆　侧柏叶　槐米　当归等　制成片剂。

功用:清热凉血,润燥疏风。治实热内结或湿热瘀滞所致痔疮出血、肿痛。

用法:每服6～8片,每日3次。

痔宁注射液(经验方)

石榴皮250g　乌梅250g　黄连250g　明矾72g　枳壳500g　普鲁卡因36g　甘油400ml　枸橼酸钠1.5g　加水7 000ml。水煎3次,合并浓缩为3 600ml,酒精沉淀,流通30分钟灭菌即得,每ml含生药0.1g,pH=5。

功用:使组织硬化、粘连、萎缩,治内痔。

用法:注射于痔核的黏膜下层。每点用 1～2ml。最多 1 次可注射 30ml。

羚角钩藤汤(《重订通俗伤寒论》)

羚角片　霜桑叶　川贝　生地　钩藤　菊花　茯神木　白芍　生甘草　淡竹茹

功用:凉肝熄风。治肝风上扰,头晕胀痛,耳鸣心悸,手足躁扰,甚则瘛疭,狂乱痉厥,惊风。

用法:水煎服。

清胃散(《脾胃论》)

生地　当归　丹皮　黄连　升麻　为细末。

功用:清胃凉血。治胃经积热,上攻口齿,牙痛,发热,口臭,咽干舌燥,舌红苔黄,脉数。

用法:水煎服。

清骨散(《证治准绳》)

银柴胡　鳖甲　炙甘草　秦艽　青蒿　地骨皮　胡黄连　知母

功用:养阴清热。治流痰溃久,骨蒸潮热者。

用法:水煎服。

清肺饮(《东垣十书》)

黄芩　山栀　桑白皮　麦冬　车前子　木通　茯苓

功用:清泄肺热,通利膀胱。治肺热癃闭。

用法:水煎服。

清营汤(《温病条辨》)

水牛角(磨粉冲服)　生地　玄参　竹叶心　银花　连翘　黄连　丹参　麦冬

功用:清营解毒,泄热养阴。治有头疽、发颐、丹毒等证有温邪内陷之象者。

用法:水煎服。

清暑汤(《外科全生集》)

连翘　花粉　赤芍　甘草　滑石　车前　银花　泽泻　淡竹叶

功用:清暑、利尿、解毒。治脓疱疮、痱子等证。

用法:水煎服。

清解片(经验方)

大黄　黄芩　黄柏　苍术各 500g　共研细末和匀,轧片,每片含量 0.3g。

功用:清热解毒,化湿通便。治疮疡湿热内盛,便秘里实之证。

用法:每日服 2～3 次,成人每次服 5 片,温开水送下,6～12 岁减半,6 岁以下服成人量 1/3。

清心莲子饮(《局方》)

黄芩　麦门冬　地骨皮　车前子　炙甘草　石莲肉　白茯苓　黄芪　人参

功用:益气阴,清心火,止淋浊。治心火偏旺,气阴两虚,湿热下注,遗精淋浊,血崩带下,遇劳则发;或肾阴不足,口舌干燥,烦躁发热。

用法:水煎服。

清肝芦荟丸(《外科正宗》)

当归　生地(酒浸捣膏)　白芍(酒炒)　川芎各 60g　黄连　海粉　牙皂　甘草节　昆布(酒洗)　芦荟各 15g　为细末,神曲糊丸,如梧桐子大。

功用:清肝解郁,养血舒筋。治筋瘤。

用法:每服 80 丸,食前后服之,白滚水下。

清肝渗湿汤(《外科正宗》)

黄芩　栀子(生研)　当归　生地　白芍(酒炒)　川芎　柴胡　花粉　龙胆草(酒炒)　甘草(生)　泽泻　木通

功用:清利肝经湿热。治热淋及湿热引起的白浊癃闭。

用法:水二盅,灯心 50 寸,煎八分,食远服。

清胃黄连饮(经验方)

黄连　生地　桔梗　玄参　黄柏　丹皮　石膏　知母　栀子　甘草　连翘　天花粉　赤芍　黄芩

功用:清胃解热,消肿止痛。治胃热所致口燥舌干,咽喉肿痛,齿龈腐烂,鼻衄生疮。

用法:水煎服。

清热暗疮片(经验方)

金银花　大黄　穿心莲　人工牛黄　蒲公英　珍珠粉　山豆根　甘草　栀子　滑石粉　制成片剂。

功用:清热解毒,凉血散瘀。治粉刺。

用法:每次服 4 片,每日 3 次,温开水送服。

清凉甘露饮(《外科正宗》)

水牛角(可用丹皮、赤芍代)　银柴胡　茵陈　石斛　枳壳　麦冬　甘草　生地　黄芩　知母　枇杷叶

功用:清热凉血。治茧唇高突坚硬,或损破流血,或积热生痰,或渴证久作等证。

用法:水煎服。

清凉油乳剂(即清凉膏)(《医宗金鉴》)

风化石灰 1 升　清水 4 碗

功用:清热润肤。治烫伤初期,皮肤潮红,或有燎疱出水者。

用法:将石灰(陈者佳)与水搅浑,待澄清后,吹去水面浮衣,取中间清水。每水 1 份加麻油 1 份,

搅调百遍，即以鸡翎蘸涂伤处。

清暑益气汤(《温热经纬》)

西洋参　石斛　麦冬　黄连　竹叶　荷秆　知母　甘草　粳米　西瓜翠衣

功用：清暑热，益元气。治暑热伤气，汗多烦渴，脉大而虚。

用法：水煎服。

清瘟败毒饮(《疫疹一得》)

石膏　生地　水牛角　黄连　山栀　桔梗　黄芩　知母　赤芍　玄参　连翘　甘草　丹皮　竹叶

功用：清热解毒，凉血救阴。

用法：水煎服。

密陀僧散(《医宗金鉴》)

雄黄　硫黄　蛇床子各6g　密陀僧　石黄各3g　轻粉1.5g　共研细末。

功用：祛风杀虫。治白驳风、紫白癜风及狐臭等。

用法：醋调搽，或干扑患处。

注：石黄即石门产之雄黄。

蛋黄油(经验方)

煮熟鸡蛋黄3～4枚，放入锅内用文火煎熬，炸枯去渣存油备用。

功用：润肤生肌。治乳头破碎、奶癣等病。

用法：外搽患处。

十　二　画

琥珀蜡矾丸(《外科正宗》)

白矾12g　黄蜡10g　雄黄　朱砂各1.2g　琥珀1g　蜂蜜2g　先将白矾、雄黄、琥珀、朱砂为细末，另将蜜、蜡溶化，离火片时，候蜡四边稍凝，将药末入内搅匀成一块，将药火上微烘搓丸，豌豆大，朱砂为衣。

功用：治痈疽、发背已成未脓。

用法：每服20～30丸，食后白开水送下，日2次。

斑蝥酊10%(经验方)

斑蝥10g　75%酒精100ml　浸泡2周，过滤澄清备用。

功用：治油风、脱发。

用法：外搽局部。

散肿溃坚汤(《薛氏医案》)

柴胡　升麻　龙胆草　黄芩　甘草　桔梗　昆布　当归尾　白芍　黄柏　葛根　黄连　三棱　木香　瓜蒌根　连翘　知母

功用：清肝火，活血软坚。治肾岩、瘰疬。

用法：水煎服。

蒌贝散(《外科大成》)

瓜蒌　贝母　南星　连翘　甘草

功用：化痰散结。治乳核。

用法：水煎，加酒少许，食远服。

葛根芩连汤(《伤寒论》)

葛根　黄芩　黄连　炙甘草

功用：解表清里。治泄痢证属肠道湿热者。

葱归溻肿汤(《医宗金鉴》)

独活　白芷　当归　甘草各9g　葱头7个

功用：疏导腠理，通调血脉。治痈疽初肿之时。

用法：以水三大碗，煎至汤醇，滤去渣，以棉帛沾汤热洗，如凉再易之。

酥胆痔疮膏(经验方)

蟾酥　血竭　硼砂　白芷　炉甘石　滑石　黄连　桉叶油　冰片等　制成膏剂。

功用：清热解毒，消肿定痛，止血生肌，收湿敛疮。治痔疮，用于术后。

用法：术后换药用，外敷。

硫黄膏5%～10%(经验方)

硫黄5～10g　凡士林90～95g　将硫黄研细，与凡士林调匀即成。

功用：杀虫止痒。治疥疮、玫瑰糠疹、白秃疮、肥疮等。

用法：搽擦患处。

雄黄膏(经验方)

雄黄30g　氧化锌30g　凡士林300g　先将凡士林烊化，冷却，再将药粉徐徐调入即成。

功用：解毒杀虫。治白秃疮、肥疮、鹅掌风、脚湿气等证。

用法：涂擦患处。敷药后宜包扎或戴帽子。

紫金锭

即玉枢丹。

紫雪丹(《局方》)

黄金　寒水石　石膏　滑石　磁石　升麻　玄参　甘草　水牛角　羚羊角　沉香　丁香　朴硝　硝石　辰砂　青木香　麝香

功用：清心开窍，镇惊安神。治内外烦热不解，发斑、发黄，瘴毒、疫毒及小儿惊痫，疮疡内陷，疔毒走黄，神识昏迷等证。

用法：每服0.9～1.5g，每日3服。病重者每服可增至 3g。

紫雪散(上海中药一厂)

羚羊角 水牛角 麝香 朱砂 公丁香 甘草 青木香 银硝 灵磁石 沉香 玄参等。

功用:清热镇惊。治瘟热不解,重感伤寒,咽病口渴,小儿急热惊风,疮疡内陷,疔疮走黄,神识昏迷等证。

用法:每服 1.5~3g,每日 2~3 次,温开水送服。孕妇忌服,小儿遵医嘱服用。

黑虎丹(《外科诊疗学》)

磁石(醋煅)4.5g 母丁香 公丁香(炒黑)各 3g 全蝎 7 只(约 4.5g,炒过) 炒僵蚕 7 只(约 2.1g) 炙甲片 9g 炙蜈蚣 6g 蜘蛛 7 只(炒炭) 麝香 1.5g 西黄 0.6g 冰片 3g 研成细末。

功用:消肿提脓。治痈、疽、瘰疬、流痰等证,溃后脓腐不净,亦可用于对升丹有过敏者。

用法:掺少许在疮头上外盖太乙膏,隔日换药 1 次。

黑退消(经验方)

生川乌 生草乌 生南星 生半夏 生磁石 公丁香 肉桂 制乳没各 15g 制甘松 硇砂各 9g 冰片 麝香各 6g 上药除冰片、麝香外,各药研细末后和匀,再将冰片、麝香研细后加入和匀,用瓶装置,不使出气。

功用:行气活血,驱风逐寒,消肿破坚,舒筋活络。治一切阴证疮疡未溃者。

用法:将药粉撒于膏药或油膏上敷贴患处。

舒肝溃坚汤(《医宗金鉴》)

夏枯草 僵蚕(炒) 香附子(酒炒) 石决明(煅) 当归 白芍(醋炒) 陈皮 柴胡 川芎 穿山甲(炒) 红花 片姜黄 生甘草 灯心

功用:舒肝解郁,行瘀散坚。治上石疽等证。

用法:水煎,空腹热服。

舒筋活血汤(《伤科补要》)

羌活 防风 荆芥 独活 当归 续断 青皮 牛膝 五加皮 杜仲 红花 枳壳

功用:活血祛瘀,舒筋活络。

用法:水煎服。

脾约麻仁丸

即麻仁丸。

鹅黄散(《外科正宗》)

石膏(煅) 黄柏(炒) 轻粉各等分 为极细末。

功用:清热解毒,驱梅敛疮。治梅毒疳疮证。

用法:干掺烂上。

鹅掌风浸泡方(经验方)

大风子肉 9g 烟膏 9g 花椒 9g 五加皮 9g 皂荚 1 条 地骨皮 9g 龙衣 1 条 明矾 12g 鲜凤仙花 9g 米醋 500~750g 将上药均浸入米醋内 1 昼夜。

功用:疏通气血,杀虫止痒。治鹅掌风、灰指甲。

用法:上药与醋放在砂锅内先浸 1 夜,次日煮沸待温,用塑料袋 1 只,将药汁倾入,患手伸入袋中,扎住,浸 6~12 小时或每天浸 1~2 小时左右,每日 1~2 次,连续 7 天,总以浸次数愈多、时间愈长最好。数天内不能用肥皂及碱洗手。使用此法时,以大伏天效果最好。但伏天每帖药汁仅能用 4 天。

又方:

生川乌 生草乌 羌活 百部 青防风 浮萍草 威灵仙 白鲜皮 土贝母 猪牙皂 白僵蚕 石菖蒲 土槿皮各 7.5g 米醋 1000g 将上药共浸入米醋内 1 昼夜。

功用:同上。

用法:同上。

痤疮洗剂(经验方)

沉降硫黄 6g 樟脑醑 10g 西黄芪胶 1g 石灰水加至 100ml。

功用:减少皮脂溢出,消炎。治痤疮。

用法:外擦,每日 3~4 次。擦药前先用热水肥皂洗涤患部。

普济消毒饮(《东垣试效方》)

黄芩(酒炒) 黄连(酒炒) 陈皮(去白) 甘草(生) 玄参 连翘 板蓝根 马勃 鼠黏子 薄荷 僵蚕 升麻 柴胡 桔梗

功用:散风温,清三焦,解热毒。治锁喉痈、发颐、疫喉痧、抱头火丹、红花草疮等证,由于外感风温,内蕴热毒,而发于头面、腮颐、颈项者。

用法:水煎服。如热毒重者可加大黄。

滋阴补肾片(经验方)

生熟地各 500g 泽泻 500g 山药 500g 生白芍 250g 女贞子 500g 制首乌 500g 五味子 250g 桑椹子 500g 麦冬 500g 将生熟地、女贞、桑椹子四味煎汁浓缩,其余药物研细粉,过 100 目筛,把浓缩液拌入药粉内,搅拌成颗粒,轧片,每片含生药 0.3g。

功用:滋阴益肾。

用法：成人每日 2～3 次，每次 5 片，温开水送服。

滋阴除湿汤(《外科正宗》)

川芎　当归　白芍　熟地　柴胡　黄芩　陈皮　知母　贝母　泽泻　地骨皮　甘草　生姜

功用：滋阴除湿。治肝肾阴亏，湿热未解之疮疡。

用法：水煎，饭前服。

犀黄丸(《外科证治全生集》)

牛黄 1g　麝香 4.5g　乳香　没药各 30g　先将乳香、没药各研，秤准。再加入牛黄、麝香共研。用煮烂黄米饭 30g，入药末捣和为丸。如粟米大，晒干，忌烘。

功用：治痈疽、石疽、失荣、乳岩、瘰疬、痰核、恶核、横痃、流注、肺痈、小肠痈、一切阴疽腐烂。

用法：每服 9g，陈酒送下。患在上部者，临卧时服；患在下部者，空腹时服。

犀角地黄汤(《千金要方》)

水牛角屑(水磨更佳)　生地(捣烂)　丹皮　芍药

功用：凉血，清热，解毒。治一切疮疡热毒内攻，凡高热神昏烦躁，发斑发黄等热在血分者。

用法：水煎服。生地先煎，水牛角另冲。

疏风清热饮(《医宗金鉴》)

苦参　皂角　皂角刺　全蝎　防风　荆芥穗　金银花　蝉蜕

功用：疏风清热。治面上风癣，时作痛痒。

用法：加葱头 3 寸，水、酒各半煎服。

十　三　画

雷公藤片(经验方)

雷公藤　制成片剂。

功用：祛风除湿，活血通络，消肿止痛。治红斑狼疮，皮肤血管炎，麻风反应，银屑病、天疱疮等。

槐花散(《证治准绳》)

槐花、槐角(炒香黄)各等分　研为末。

功用：清化湿热。治脱肛。

用法：羊血蘸药炙热食。温酒送下。

槐角丸(《疡医大全》)

槐角子　槐花各 240g　槟榔 120g　黄芩 90g　刺猬皮 2 个(酒浸焙)　共研细末。炼蜜为丸，如梧桐子大。

功用：清化湿热。治痔漏。

用法：每服 100 丸，空腹时熟汤送下。

硼酸洗剂 3%(经验方)

酚 1g　樟脑 0.5g　硼酸 3g　氧化锌 5g　淀粉 10g　甘油 8g　醇 5g　蒸馏水加至 100ml。

功用：消炎，止痒，保护，干燥。

用法：外擦，每日 3～4 次。

暖肝煎(《景岳全书》)

当归　枸杞子　沉香　肉桂　乌药　小茴香　茯苓

功用：温补肝肾，行气逐寒。治肝肾阴寒，小腹疼痛，疝气等。

用法：加生姜 3～5 片，水煎服。

锡类散(《金匮翼》)

象牙屑 0.9g　珍珠 0.9g　青黛 1.8g　(水飞)　冰片 0.09g　壁钱 20 个　西黄 0.15g　人指甲 0.15g　各研极细末和匀。

功用：祛腐生新。治咽喉、口、舌腐烂。

用法：用吹药器喷入。

解毒泻脾汤(《外科正宗》)

石膏　牛蒡子　防风　黄芩　苍术　生甘草　木通　生山栀　灯心

功用：解毒泻脾。治田螺疱。

用法：水煎服。

新消片(经验方)

生雄黄 1 875g　生乳香 1 875g　丁香 6 875g　上药研粉，过 100 目筛，60℃干燥，轧片，每片含生药 0.3g。

功用：祛瘀消肿，解毒止痛。治痈，流注，红丝疔，血栓性浅、深静脉炎，脱疽，附骨疽，流痰，瘰疬，皮肤结核等病。

用法：成人每次 5 片，每日 2 次，儿童减半，婴儿服 1/3，饭后温开水吞服。服 2 周后，停服 2 周，即间隔 2 周。同时检验血白细胞计数总数下降至 4000 以下者停止使用；年老、体弱、孕妇或肝肾有病变者忌服。

新六味片(经验方)

生地 4 000g　怀山药 2 000g　茯苓 1 500g　女贞 2 000g　赤芍 1 500g　泽泻 1 500g　将上药共研细粉，过 100 目筛，加适量赋型剂，轧片，每片含生药 0.3g。

功用：同六味地黄丸。

用法：每日 2～3 次，每次 5 片，温开水送服。

十　四　画

酸枣仁汤(《金匮要略》)

酸枣仁　川芎　知母　炙甘草　茯苓

功用:养血除烦安神。治虚烦失眠,健忘梦多。

用法:水煎服。

豨莶丸(经验方)

豨莶草　不拘多少,用黄酒拌,九蒸九晒,研细粉,炼蜜为丸,如梧桐子大。

功用:祛风胜湿。治白驳风等证。

用法:每服 9g,空腹陈酒或开水送下。

膈下逐瘀汤(《医林改错》)

五灵脂　川芎　丹皮　赤芍　乌药　延胡索　甘草　当归　桃仁　红花　香附　枳壳

功用:活血祛瘀,行气止痛。

用法:水煎服。

漱口方(经验方)

风化硝 3g　白矾 3g　食盐 3g

功用:清热祛痰,杀虫解毒。

用法:加水 200ml,煎开待凉,临用时,将煎成的药汁少许,和以 1/2 温开水,吹药前漱涤咽喉。

漏芦散(《疡科选粹》)

漏芦　生甘草　槐白皮　五加皮　白蔹 1.5g　白蒺藜 4g　为粗末。

功用:治脚气疮,疼痒流水。

用法:每次用 150g,水煎,去渣淋洗。

十　五　画

增液汤(《温病条辨》)

玄参　莲心　麦冬　细生地

功用:增液生津。治痈疽津液耗损者。

用法:水煎服。

增液承气汤(《温病条辨》)

玄参　麦冬　生地黄　大黄　芒硝

功用:滋阴增液,泄热通便。治疮疡、皮肤病阴伤便结者。

用法:水煎服。

十五画以上

薄荷三黄洗剂 1%(经验方)

三黄洗剂 100ml 中加入薄荷脑 1g。

功用:清热、止痒、收涩。治一切急性皮肤病,凡红、肿、焮热、剧痒、出水者。

用法:临用摇匀。笔蘸搽,每日 4～5 次。

颠倒散洗剂(经验方)

硫黄　生大黄各 7.5g　石灰水 100ml　将硫黄、大黄研极细末后,加入石灰水(将石灰与水搅浑,待澄清后,取中间清水)100ml 混和即成。

功用:清热散瘀。治酒渣鼻、粉刺等病。

用法:在应用时,先将药水充分振荡,再搽擦患处,每日 3～4 次。

醒消丸(《局方》)

乳香(去油)30g　没药(去油)30g　麝香 4.5g　雄精 15g　先将乳、没、雄三味,各研秤准,再合麝香共研,煮烂黄米饭 30g,入药末,捣为丸,如莱菔子大,晒干,忌烘。

功用:和营通络,消肿止痛。治痈、流注等证。

用法:每日服 3～6g,热陈酒送下或温开水送下,儿童减半。婴儿服 1/3。一般连服 7 天后,停药 3 天。孕妇忌服。

按:《外科证治全书》醒消丸方中麝香改为 0.9g,可作临床实用参考。

橘叶散(《外科正宗》)

柴胡　陈皮　川芎　栀子　青皮　石膏　黄芩　连翘　甘草　橘叶

功用:疏肝清热,理气散结。治妇人乳结肿痛,寒热交作,甚者恶心呕吐。

用法:水煎服。

橘核丸(《济生方》)

橘核(炒)　海藻(洗)　昆布(洗)　海带(洗)　川楝子(打炒)　桃仁各 30g　厚朴(去皮,姜汁炒)　木通　枳实(麸炒)　延胡索(炒)　桂心　木香各 15g　研细末,酒糊为丸。

功用:疏肝行气,散瘀消肿,软坚利水。主治睾丸肿块,阴囊积液。

用法:每服 10g,日 2～3 次,空腹,温酒或淡盐汤下。

赞育丹(《景岳全书》)

熟地黄　当归　杜仲　巴戟天　肉苁蓉　淫羊藿　蛇床子　肉桂　白术　枸杞子　仙茅　山萸肉　韭子　附子　或加人参　鹿茸　制成丸剂。

功用:补肾填精,壮阳种子。治阳虚阳痿,早泄,男性不育症等。

用法:每服 9g,每日 3 次,白开水或淡盐汤送下。

磨风丸(《医宗金鉴》)

豨莶草　牛蒡子(炒)　麻黄　苍耳草　川芎　当归　荆芥　蔓荆子　防风　车前子　威灵仙　天麻　何首乌　羌活　独活各30g　共研细末,酒打面糊为丸,如梧桐子大。

功用:祛风、利湿、杀虫。治早期麻风。

用法:每服6~9g,温酒送下,日用2次。

糠锌油(经验方)

糠馏油5g　氧化锌50g　花生油50g

功用:止痒、消炎、减少渗出。

用法:外搽,每日3~4次。

藤黄膏(经验方)

生藤黄粉120g　白蜡120g　麻油500g　先将麻油煮沸,入白蜡溶化,加入藤黄粉调匀,收贮备用。

功用:解毒生肌。治各种溃疡。

用法:薄摊纱布上,贴溃疡上,1日1换。

藿香正气散(《局方》)

藿香9g　紫苏6~9g　白芷3~6g　桔梗3~6g　白术6~9g　厚朴3~6g　半夏曲9g　大腹皮6~9g　茯苓9~12g　陈皮4.5~9g　甘草3g

功用:芳香化湿,疏散表邪,和中。治感受寒湿之邪,怕冷、发热、头痛,胸腹胀闷、泛恶、胃呆,或大便溏泄、口淡、口甜、舌苔腻等湿浊中阻的证候。

用法:原方为散剂,加生姜3片,枣1枚煎服。临床可改为汤剂,水煎取汁,分2次服。

蟾酥丸、蟾酥条、蟾酥饼(《外科正宗》)

蟾酥6(酒化)　轻粉1.5g　麝香　枯矾　寒水石(煅)　制乳香　制没药　铜绿　胆矾(绿矾)各3g　雄黄6g　蜗牛21个　朱砂9g　上药各为末,先将蜗牛研烂,加蟾酥,方入其他药末捣匀,丸如绿豆大。亦可作饼、作条外用。

功用:驱毒,发汗。外敷有化腐、消坚之能。内服治疔疮初起。

用法:每服3丸,用葱白嚼烂,包药在内,取热酒1杯送下,被盖卧,出汗为效。重证可再进一服。孕妇忌服。外用:条,可插入疮口中;饼,可盖贴疮口上。

蟾酥合剂(经验方)

酒化蟾酥　腰黄　铜绿　炒绿矾　轻粉　乳香　没药　枯矾　干蜗牛各3g　麝香　血竭　朱砂　煅炉甘石　煅寒水石　硼砂　灯草灰各1.5g　各研细末,和匀。蟾酥另以烧酒化开为糊,徐徐和入药末,混合研匀,晒干,研成极细末,收贮听用。

功用:驱毒、消肿、化腐。治疔疮、白喉、走马牙疳等证。

用法:在红肿初起时,用上药(亦可用煅石膏为赋形剂,成为30%~50%蟾酥合剂)以烧酒调涂患处外面敷贴太乙膏。至红肿消失,腐肉与健康组织起一裂缝时,改用10%蟾酥合剂(即上药1份,煅石膏9份)。至腐肉脱落阶段,再改用5%蟾酥合剂(即上药1份,煅石膏9份,煅炉甘石5份,海螵蛸5份)。亦可用吹药器将药喷入口腔、咽喉患处。

(何清湖)

《中医药学高级丛书·中医妇产科学》（上、下册）（第2版）
《中医药学高级丛书·中医儿科学》（第2版）
《中医药学高级丛书·中医眼科学》（第2版）
《中医药学高级丛书·中医耳鼻咽喉口腔科学》（第2版）
《中医药学高级丛书·中医骨伤科学》（上、下册）（第2版）
《中医药学高级丛书·中医急诊学》
《中医药学高级丛书·针灸学》（第2版）
《中医药学高级丛书·针灸治疗学》（第2版）
《中医药学高级丛书·中药炮制学》（第2版）
《中医药学高级丛书·中药药理学》（第2版）